한국의 약초

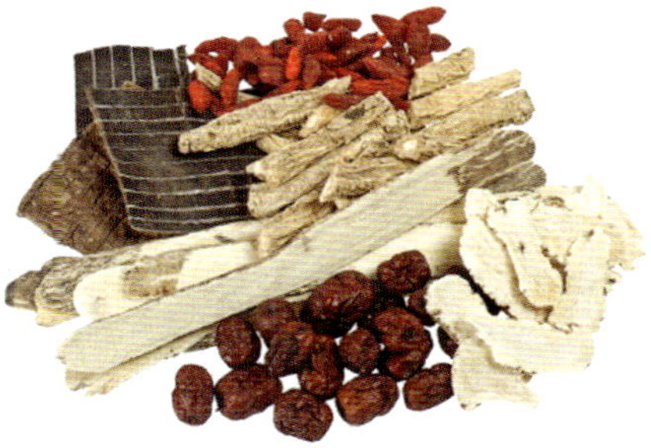

한국의 약초

초판인쇄 : 2018년 6월 4일
초판발행 : 2018년 6월 8일

지 은 이 | 박종철
펴 낸 이 | 고명흠
펴 낸 곳 | 푸른행복

출판등록 | 2010년 1월 22일 제312-2010-000007호
주　　소 | 경기도 고양시 덕양구 통일로 140(동산동)
삼송테크노밸리 B동 329호
전　　화 | (02)3216-8401 / FAX (02)3216-8404
E-MAIL | munyei21@hanmail.net
홈페이지 | www.munyei.com

ISBN 979－11－5637－089－5 (13510)

※ 이 도서의 국립중앙도서관 출판예정도서목록(CIP)은 서지정보유통지원시스템 홈페이지(http://seoji.nl.go.kr)와 국가자료공동목록시스템(http://www.nl.go.kr/kolisnet)에서 이용하실 수 있습니다.(CIP제어번호: CIP2018015951)

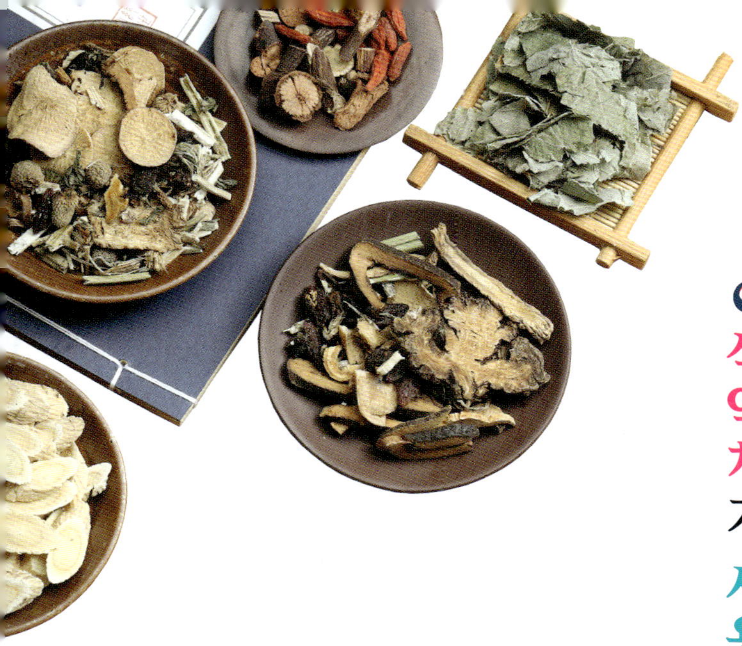

동의보감
효능 해설

한국의 약초

• 약효 · 약용부위 · 성미 · 귀경 · 약용법 수록 •

식약처가 사용을 공인한 약초 463가지

글·사진 | 박 종 철 소장
국립순천대학교 한의약연구소

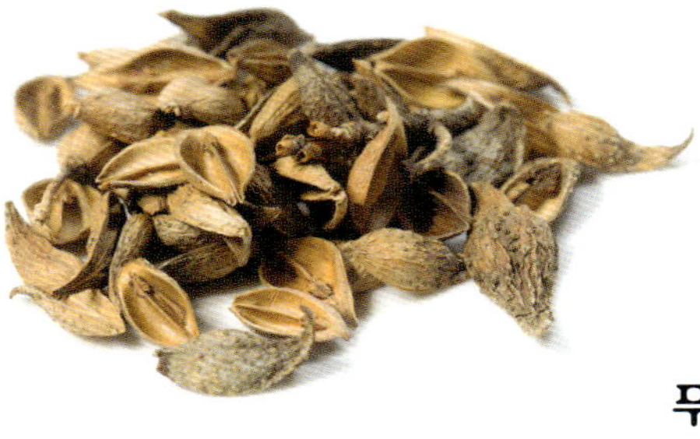

푸른행복

펴내는 글

식약처가 인정하는 한국의 약초 463종을 싣다

이 책은 우리나라 최초로 대한민국 식품의약품안전처(식약처)에서 공인하는 약용식물 중에서도 한국에서 자라는 약초의 효능을 정리하고 해당 약용식물과 한약의 사진을 함께 게재한 서적이다.

또한 고전 의서에서부터 지금까지 한방효능은 대부분 한자용어로 표기해온 점을 개선하기 위해 필자는 식약처 인정 약용식물의 한방효능(한자)을 전부 우리말로 알기 쉽게 해석하여 병기했다. 이 점이 이 책의 가장 큰 특징이자 자랑인 셈이다. 예를 들자면 동아의 겉껍질인 동과피의 한방효능은 청열이수(清熱利水)로 써왔는데, 이 책에서는 다시 번역하여 '열기를 식히고 소변이 잘 나오게 한다'로 추가한 것이다.

이 작업은 반드시 필요하다는 신념으로 시작을 하였지만 번역해야 하는 한방용어(한자)는 590개로 끝이 보이지 않는 방대한 용량이었다. 필자는 다시 마음을 다잡고 매일 아침 연구실에 출근하면 10개 내외의 한방효능을 정리하고 나서 하루 일과를 시작하기로 결심했다. 지난한 작업이었지만 시간이 흐르자 완성한 한방용어가 쌓여가고 드디어 두 달 반이 지나 마무리를 지을 수 있었다. 조금씩 가더라도 결국 끝은 온다는 체험을 했던 순간이다.

우리나라 식약처는 한약(생약)을 두 가지 의약품 공정서를 통해서 인정하고 있다.

첫 번째는 대한민국약전이다. 1958년에 대한약전 1개정(보건사회부고시 제25호)이 공보된 이래 2012년 12월에 약사법 제51조 제1항 개정에 따라 대한약전은 대한민국약전으로 명칭이 바뀌었고 현재는 대한민국약전 제11개정까지 발행되었다. 이 공정서의 의약품 각조 제2부에 한약(생약)이 수재되어 있다.

두 번째 의약품 공정서는 대한민국약전외한약(생약)규격집이다. 대한민국약전에 수재되지 않은 한약(생약) 및 그 제제 등에 대한 규정으로, 1959년 국립중앙화학연구소에서 생약규격집으로 발간을 시작했다. 1985년 대한민국약전외한약(생약)규격집으로 고시하고 한약(생약)의 규격집으로서 널리 사용하기 시작하였다. 이후 대한민국약전 전면개정과 함께 현재는 대한민국약전외한약(생약)규격집 제4개정으로 발행되었다.

이 책은 한약의 학문적 연구 발전과 의약적 실용화에 뒷받침이 되기 위해 이들 두 갈래의 식약처 공정서에 수재된 약용식물 중에서 우리나라에서 분포하는 463종의 식물을 찾아서 수록했다.

그뿐 아니라 우리나라에서 시험 재배 중이거나 중요한 식물로 인정하는 몇 가지 식물도 추가했고, 뇌환, 복령, 복신 같은 균류도 연관성에 따라 가져다 넣었다.

정부가 공인하는 식물의 학명과 식물명, 약용부위, 과명을 기재하는 것을 시작으로 약성, 한방효능, 약효해설, 약용법을 빠짐없이 실어 독자 여러분들께 정확한 한방 정보를 제공하고자 했다. 동의보감 원문과 그 해석문도 추가하여 자료로서 활용도를 넓혔다.

각 항목마다 필자가 직접 발로 뛰고 국내외를 넘나들며 촬영한 살아있는 약용식물과 업데이트된 한약 사진을 수록했다. 식약처에서 공인한 약용식물의 식물학적 특성을 시각적으로 이해하도록 살아있는 식물의 사진을 풍부하게 실어 편집한 것이다. 그러므로 이 책은 준비과정이 있기도 전부터 사진 제작에 쏟아온 수많은 시간으로 이루어진 결실인 것이다.

백세 시대를 맞아 약용식물과 한약에 대한 관심이 눈에 띄게 증가한 최근의 추세를 감안할 때 한약학, 한의학, 한약자원학, 자원식물학, 생약학, 약학, 식품학, 생물학 등 분야에서 공부하는 학부생과 대학원생을 포함한 과학자는 물론 실무에 종사하는 제조업자들에게도 곁에 두고 가까이 지낼 수 있는 책이 되었으면 한다. 특히 건강과 약초(약용식물)에 관심이 많은 일반인들에게 실질적인 도움이 될 수 있으리라 믿는다.

책 발간에 있어서 수고해주신 여러분들께 고개 숙여 인사를 전하고 싶다. 먼저 한방효능과 동의보감 원고의 정리에 너무나 큰 도움을 준 한국한의학연구원 최고야 선임연구원께 고마운 마음을 전한다. 원고를 작성할 때, 늦은 밤은 물론이고 휴일에도 언제든지 문의하면 바로 연락을 줘서 자료 작성에 속도를 올릴 수 있었다. 그리고 한약 사진촬영을 위해 며칠간이나 편리를 제공해주신 우석대 한의대의 주영승 교수님, 필자가 구할 수 없던 귀중한 사진을 제공해주시고 식물 분류에 관하여 소중한 가르침을 주신 충남대 약대의 배기환 명예교수님께 마음 깊이 감사드린다.

〈감사의 글〉에 귀한 사진을 제공해주시고 사진촬영의 편리를 봐주신 고마운 분들의 성함을 기록해두고 잊지 않으려 한다. 원고 정리와 교정에 수고를 아끼지 않았던 순천대 윤영범 박사, 송영하 졸업생, 김지현 박사과정 대학원생, 김동현 석사에게 감사의 말을 전한다. 출판을 승낙해주시고 모든 호의를 베풀어주신 도서출판 푸른행복 여러분께 감사드린다.

2018년 5월

국립순천대학교 한약자원개발학과 연구실에서 저자

박종철

일러두기

1. 본서는 우리나라 의약품 공정서에 수재된 약용식물 중에서, 우리나라에 분포하거나 식물원 등에서 재배 중인 식물 또는 시험 재배 중인 식물을 찾아 수재했다. 그리고 재배 여부는 찾을 수 없지만 중요한 식물로 인정되는 몇 가지 식물도 포함했다. 뇌환, 복령, 복신, 마발, 영지 등은 식물은 아니지만 본서에 포함했다.

2. 약용식물은 식약처 공정서인 대한민국약전(KP) 제11개정의 의약품 각조 제2부에 수재된 의약품(생약)과 다른 공정서인 대한민국약전외한약(생약)규격집(KHP) 제4개정의 의약품 각조 제1부에 수록된 식물명을 합하여 가나다순으로 배열했다.

3. 본서에 수록된 모든 사진은 저자가 국내 · 외 현지에서 직접 촬영한 사진이다. 촬영지인 나라명은 괄호 안에 표기했으나 한국, 중국, 일본의 경우는 기재하지 않았다. 단 주요한 식물은 중국, 일본의 장소를 표기했다. 일부 사진은 기증자 및 출판사로부터 제공받아 사용했다.

4. 사진의 주요 촬영장소는 다음과 같다. 국내는 우석대 한의학과 본초학교실, 가천대 한의학과 본초학교실, 경희대 약대 한약박물관, 식약처 국가옥천생약자원센터, 경동시장 한약박물관, 서울대 약초원, 경희대 약초원, 조선대 약초원, 전남한방산업진흥원 약초원, 홍릉수목원, 한택식물원, 신구대 식물원, 화성시 우리꽃식물원이다. 국외는 프랑스, 스위스, 오스트리아, 크로아티아, 키르기스스탄, 인도, 스리랑카, 인도네시아, 베트남, 태국, 중국, 타이완, 일본 등지에서 촬영했다.

5. 각 한약(생약)은 동의보감 탕액편과 방약합편 수재 여부를 조사하여 표기했다.

6. 〈한약의 기원〉 항, '저백피는 가죽나무 *Ailanthus altissima* Swingle(소태나무과 Simarubaceae)의 주피를 제거한 수피 또는 근피이다'에서 근피는 뿌리껍질, 수피는 줄기껍질을 말한다. 식약처 공정서의 기원을 그대로 옮겨야 하는 현실에서 본문의 〈한약의 기원〉 항에서는 수피, 근피를 그대로 표기했다. 그 외 사진 캡션 등에는 뿌리껍질, 줄기껍질로 바꿔서 기재했다.

7. 〈동의보감 원문의 한글 식물명〉이 없는 항목은 동의보감 원문에 표기가 되어 있지 않으므로 기재하지 않았다.

8. 〈약효 해설〉 항에는 저자가 국내 · 외에 발표한 학술논문의 약리작용을 기재했다. 해당 논문은 〈참고문헌〉 항에 표기했다.

9. 지금까지 한방 효능은 대부분의 도서에서 한자로 표기해왔다. 본서는 식약처가 인정하는 약용식물의 한방 효능(한자)을 전부 우리말로 풀이했다.

10. 〈약용법〉 항에서 약용부위가 뿌리, 뿌리줄기, 나무인 경우에는 800mL의 물을 부어 반이 될 때까지 끓이고 꽃이나 잎은 잠깐 끓이면 된다.

| 감사의 글 |

약용식물의 귀한 사진을 제공해주시거나 한약 및 약용식물의 사진촬영 장소를 제공해주신 분 그리고 원고작성과 교정 등에 도움을 주신 분들의 성함을 아래에 기록해 둡니다. 대단히 감사합니다.

● 사진을 제공해주신 분 (무순)

- **김창민** 명예교수(강원대 약대): 백화전호 지상부(p.358)
- **배기환** 명예교수(충남대 약대): 감수 어린 지상부(p.51), 감수 덩이뿌리와 지상부(p.52), 개연꽃 지상부(p.84), 개연꽃 잎(p.85), 개연꽃의 꽃(p.85), 두잎갈퀴 지상부(p.247), 두잎갈퀴 꽃(p.248), 벌등골나물 꽃(p.403), 사프란 지상부(p.467), 산달래 지상부(p.469), 조릿대풀 지상부(p.777)
- **주영승** 교수(우석대 한의대): 만형 잎(p.572)
- **김진웅** 교수, **한상일** 선생님(서울대 약대 약초원): 약난초 꽃(p.608), 풍도대극 지상부(p.182), 풍도대극 잎(p.183)
- **이영종** 교수(가천대 한의대): 석송 전초(p.519)
- **황완균** 교수(중앙대 약대): 탕구트대황 잎(p.613), 탕구트대황 뿌리줄기(p.615)
- **성락선** 센터장(전남천연자원연구센터): 천속단 꽃(p.870)
- **이재선** 과장(신구대 식물원): 가시연꽃의 꽃(p.33), 백부자 꽃(p.396), 층층둥굴레 꽃(p.814), 층층둥굴레 열매(p.815)
- **김천옥** 약사(부산): 석류나무 꽃(p.515)
- **오성윤** 팀장(제주한의약연구원): 비자나무 수형(p.447), 비자나무 열매(p.449)
- **김현석** 학부생(동신대 한의대): 석곡 줄기(p.155)

● 동의보감 원고, 한방 효능 원고, 기타 자료에 도움을 주신 분 (무순)

- 최고야 선임연구원(한국한의학연구원)
- 권동렬 교수(원광대 약대)
- 최문경 교수(동의과학대학교)
- 황기욱 부교수(일본 도호쿠대학 약학부)

● 사진촬영에 도움을 주신 분 (무순)

- 주영승 교수(우석대 한의대 본초학교실 한약자료관)
- 육창수 명예교수(경희대 약대 약초원)
- 이영종 교수, 서정범 박사(가천대 한의대 본초학교실 한약자료관)
- 오명숙 교수, 최진규 박사과정 대학원생(경희대 약대 한약박물관)
- 김진웅 교수, 한상일 선생(서울대 약대 약초원)
- 이상국 교수(서울대 약대)
- 우은란 교수(조선대 약대)
- 성락선 과장, 황대선 연구원(식약처 국가옥천생약자원센터)
- 오성윤 팀장(제주한의약연구원)
- 이경희 졸업생(순천대)

● 식물 분류에 도움을 주신 분 (무순)

- 배기환 명예교수(충남대 약대)
- 황완균 교수(중앙대 약대)
- 임형탁 교수(전남대 생물학과)

● 원고 정리, 교정 등에 도움을 주신 분 (무순)

- 윤영범 박사(순천대)
- 송영하 졸업생(순천대)
- 장진희 석사(순천대)
- 이태미 졸업생(순천대)
- 정가현 졸업생(순천대)
- 이경희 졸업생(순천대)
- 김지현 박사과정 대학원생(순천대)
- 백지윤 박사과정 대학원생(순천대)
- 김동현 석사(순천대)
- 남민우 학부생(순천대)
- 정지은 학부생(순천대)
- 김창조 학부생(순천대)
- 조성준 학부생(순천대)

차 례

약초명

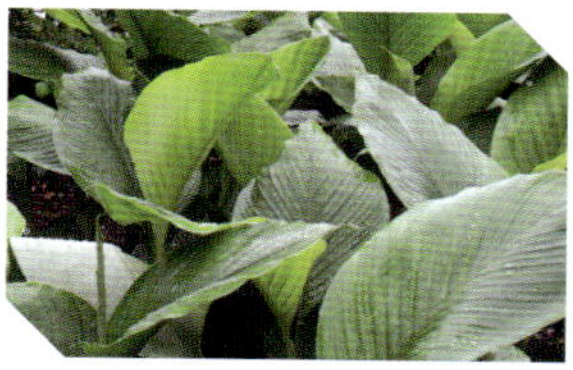

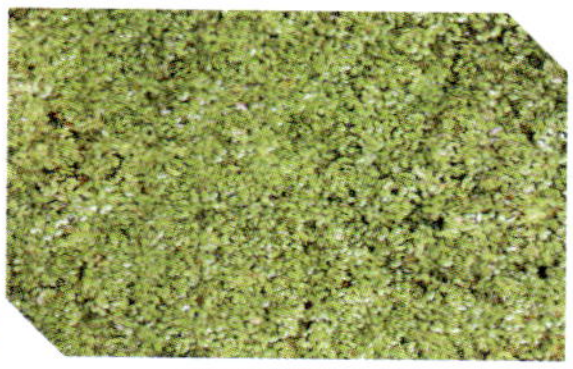

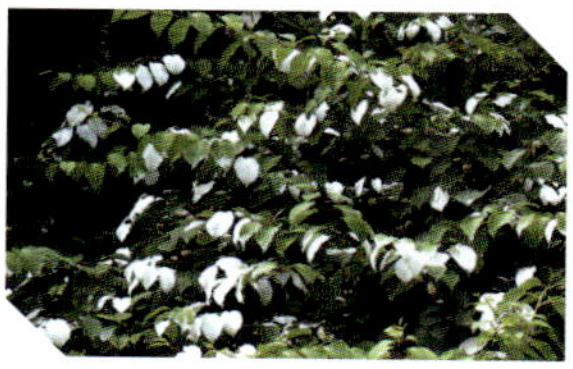

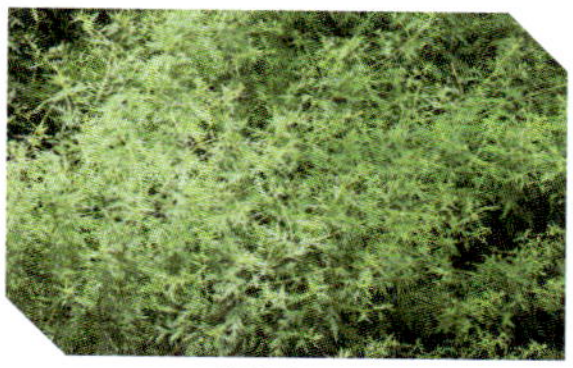

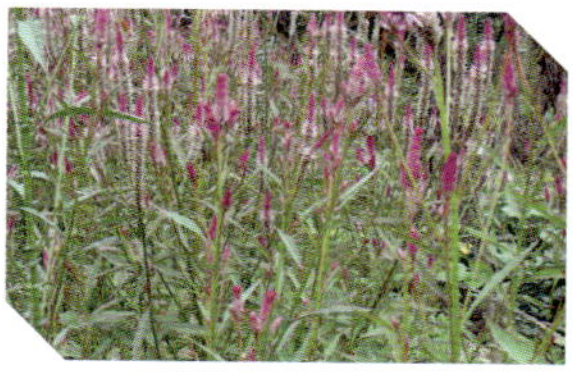

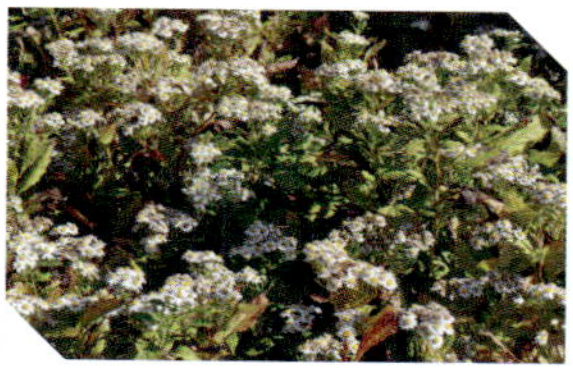

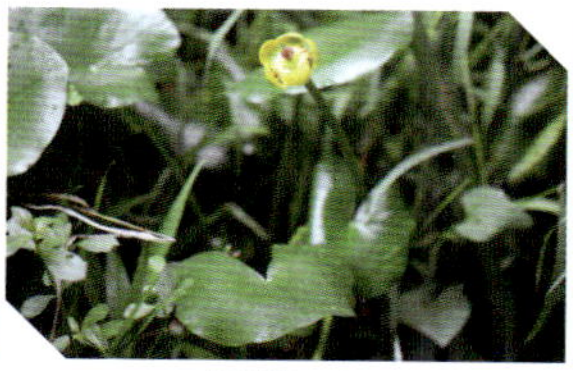

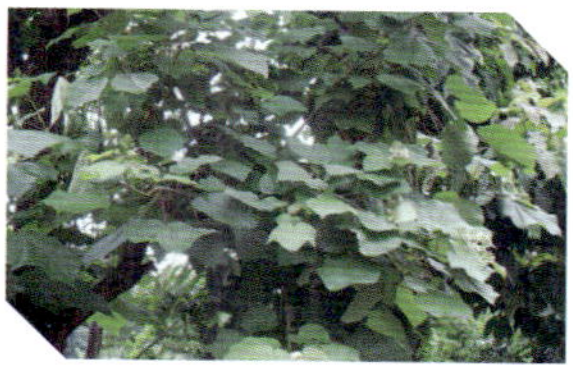

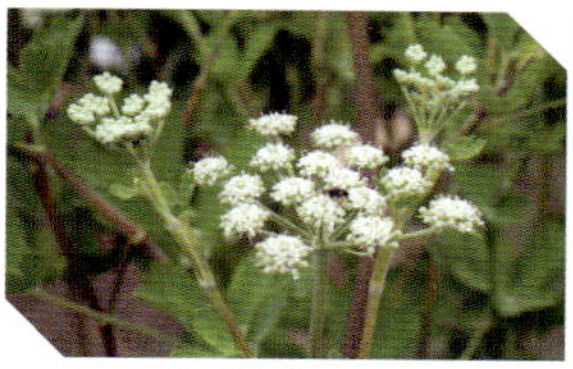

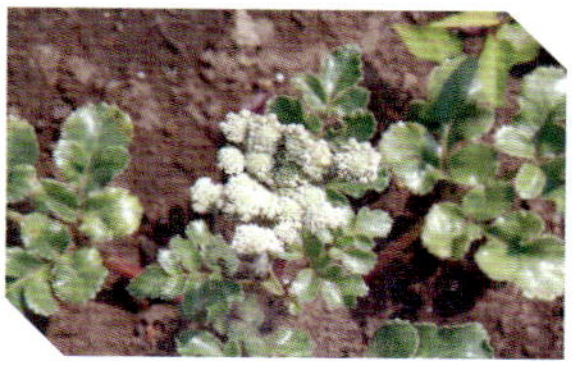

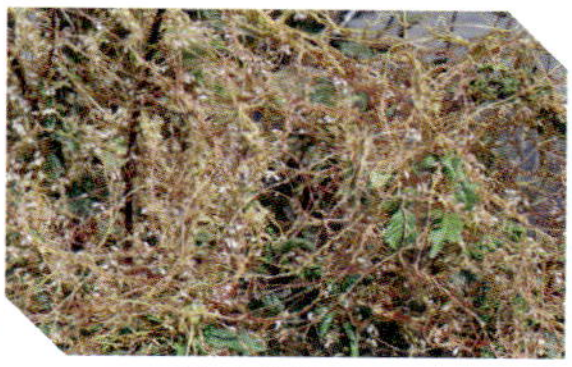

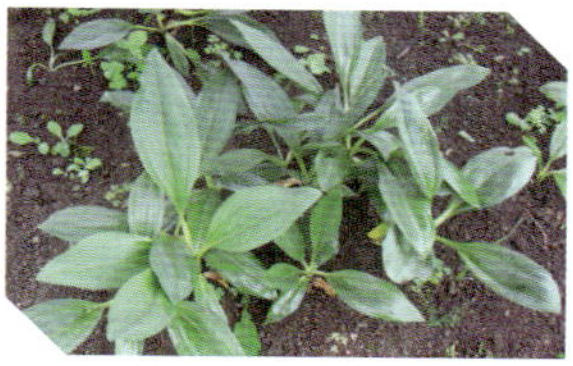

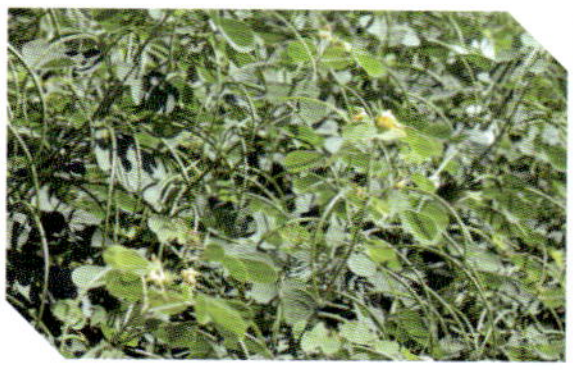

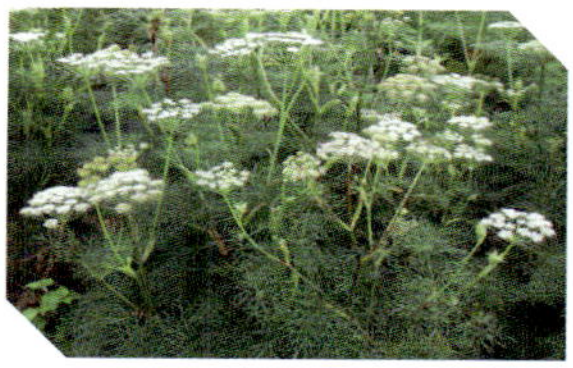

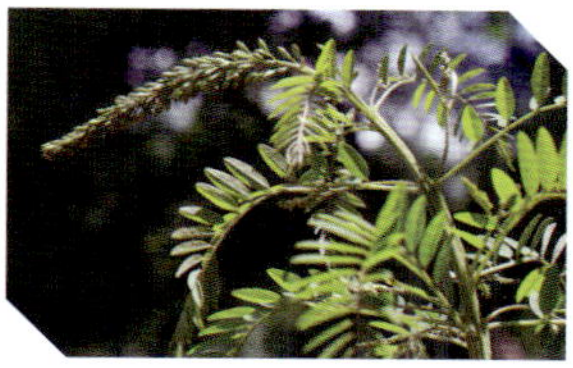

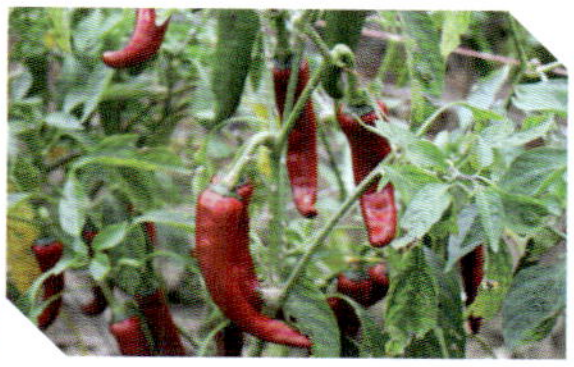

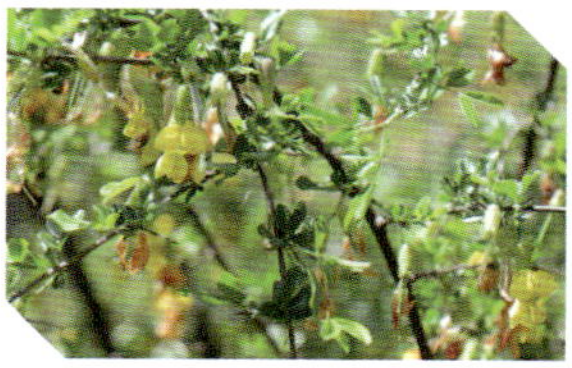

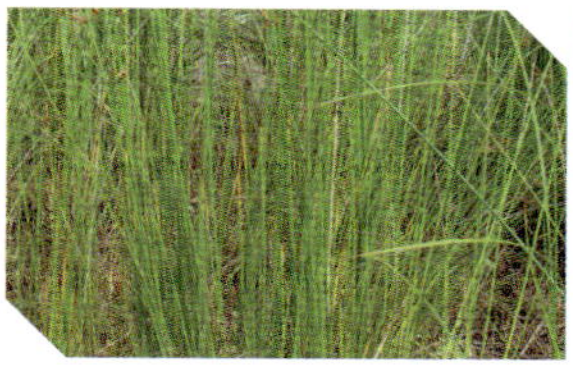

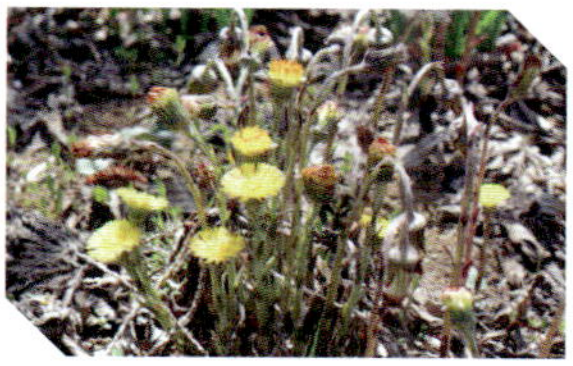

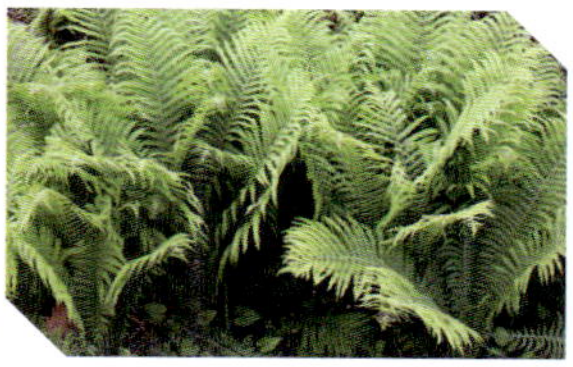

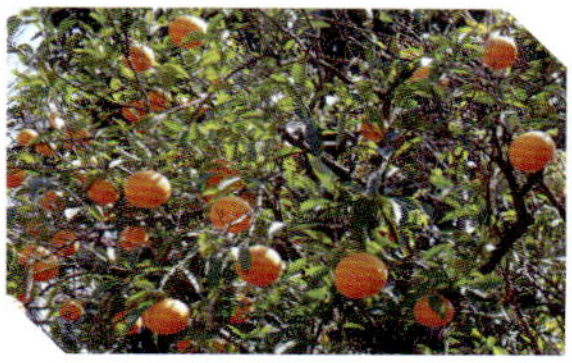

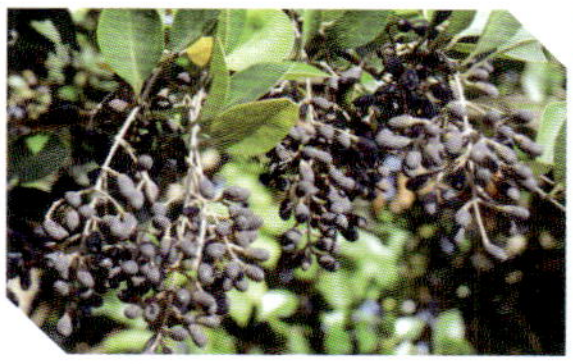

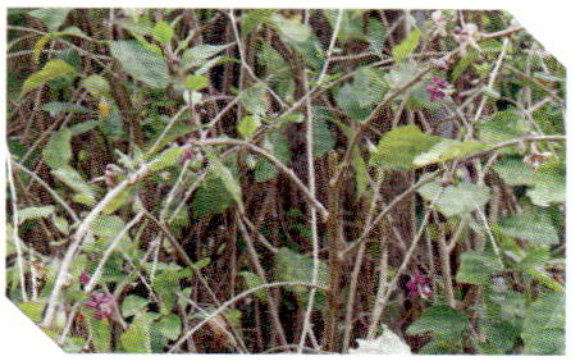

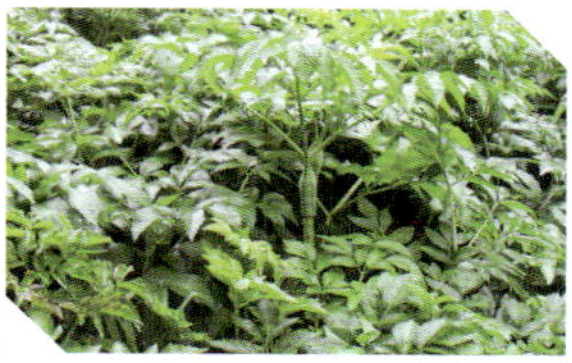

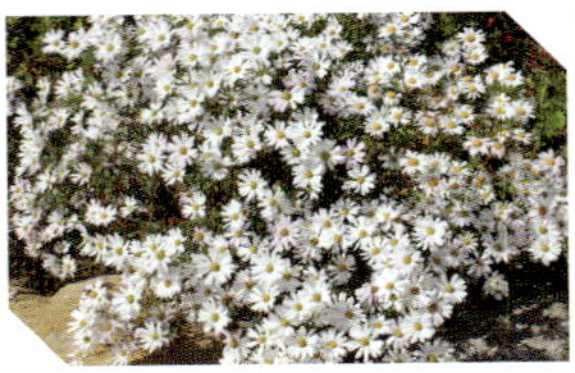
구절초 • 138

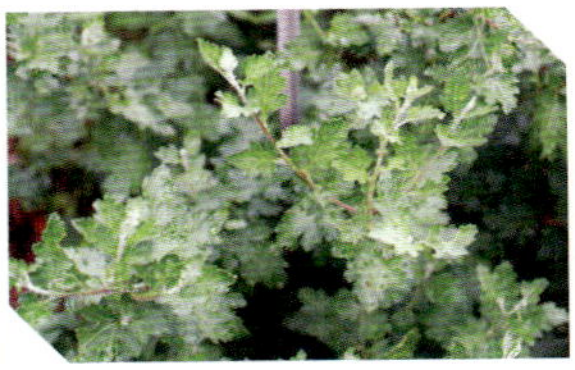
국화 • 140

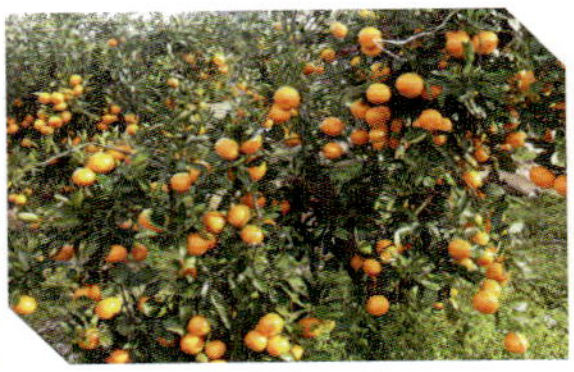
귤나무 • 142

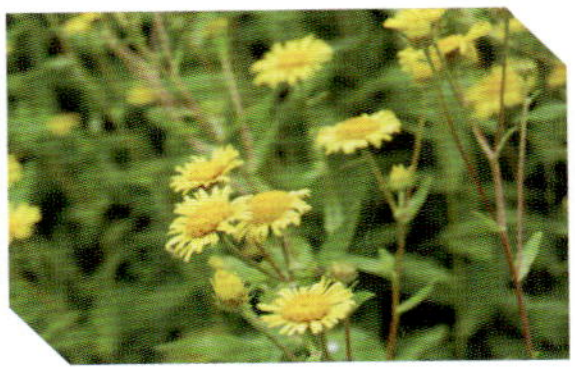
금불초 • 148

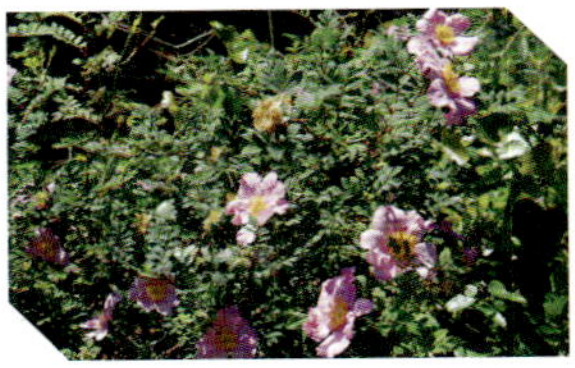
금앵자 • 151

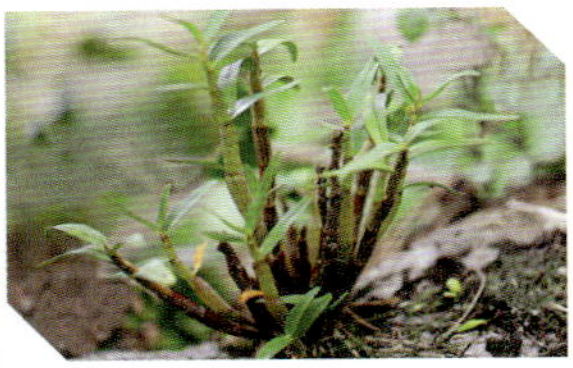
금채석곡 • 153

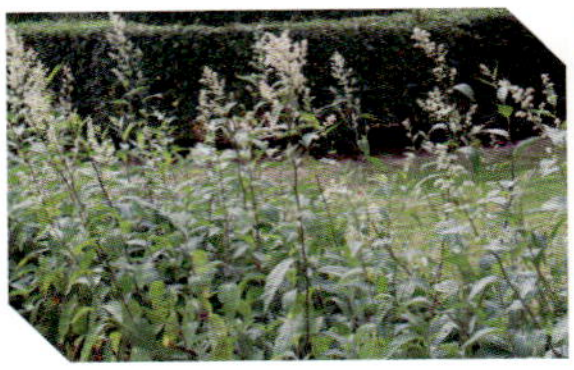
기호 • 156

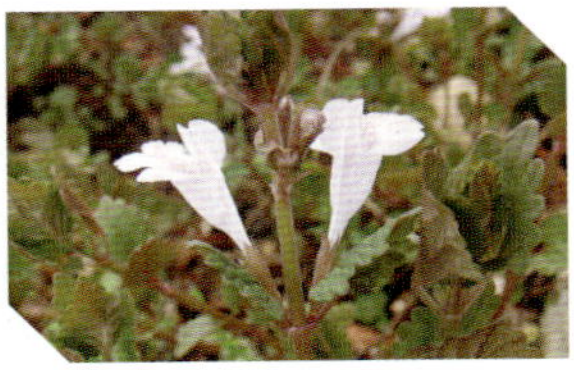
긴병꽃풀 • 159

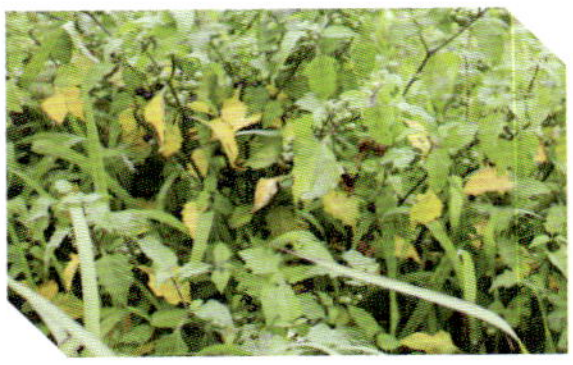
까마중 • 161

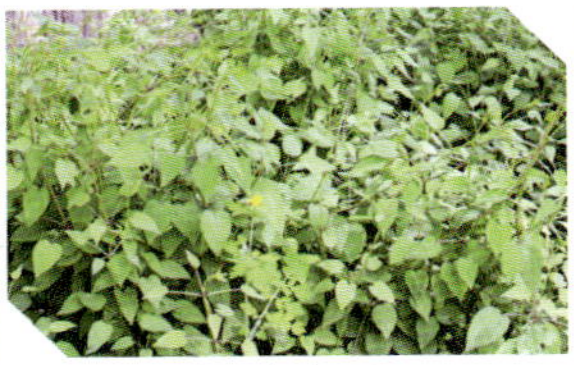
꼭두서니 • 164

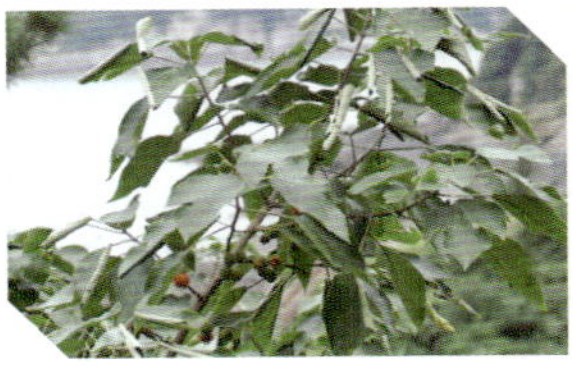
꾸지나무, 닥나무 • 167

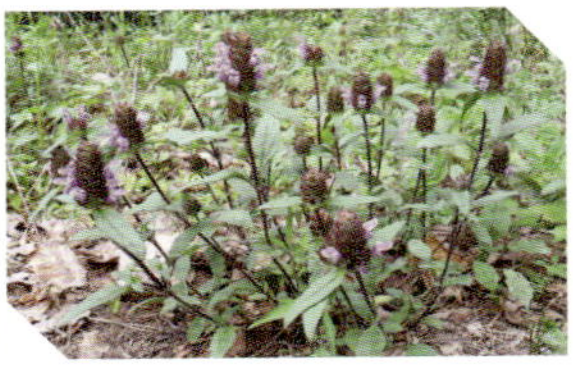
꿀풀 • 170

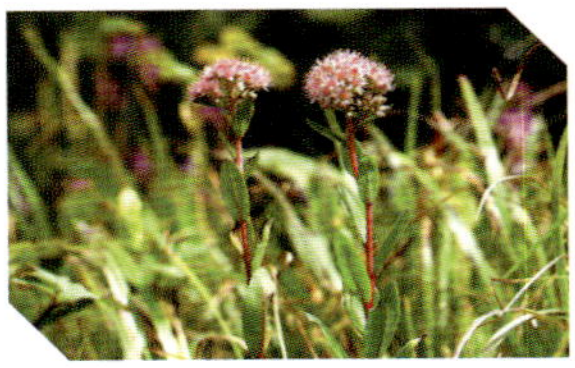
꿩의비름 • 173

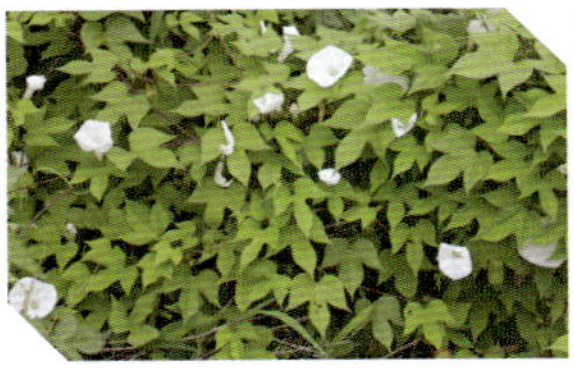
나팔꽃, 둥근잎나팔꽃 • 176

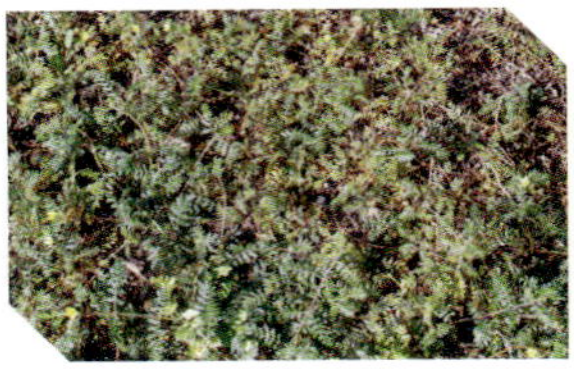
남가새 • 179

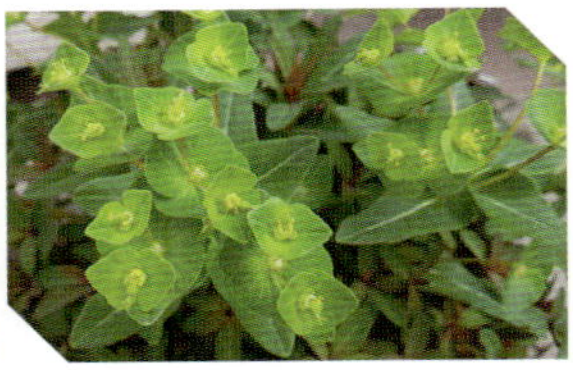
낭독, 풍도대극 • 182

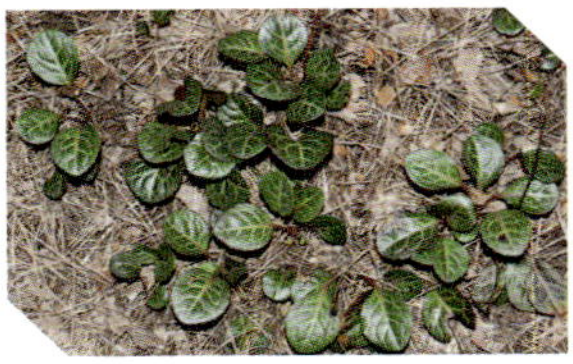
노루발풀 • 185

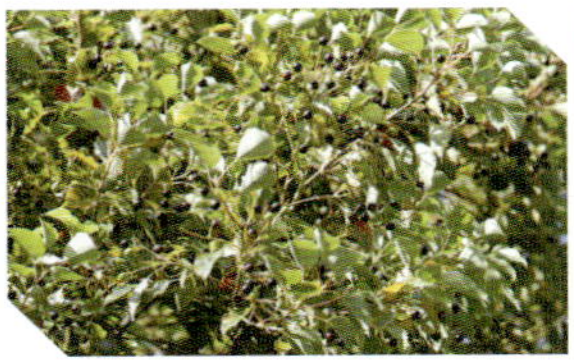
녹나무 • 188

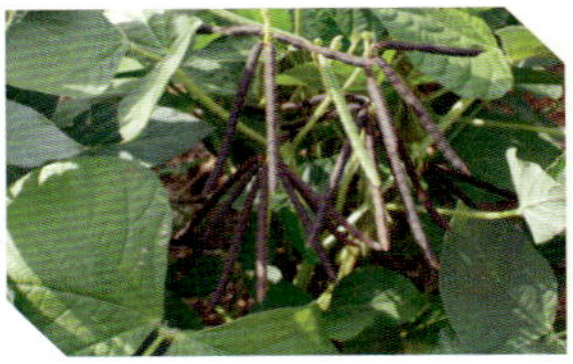
녹두 • 191

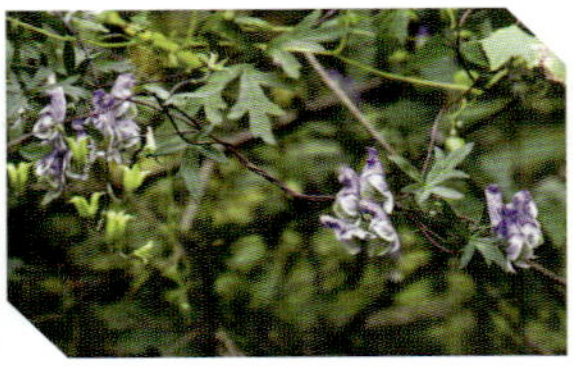
놋젓가락나물, 세잎돌쩌귀 • 194

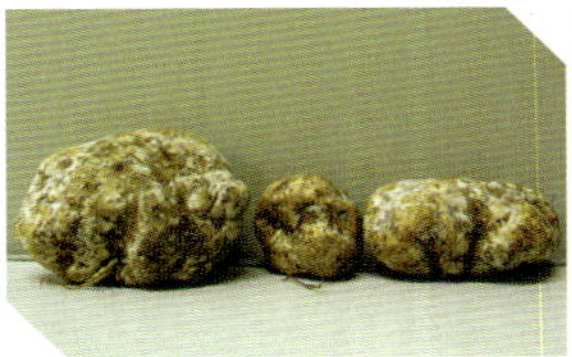
뇌환 • 197

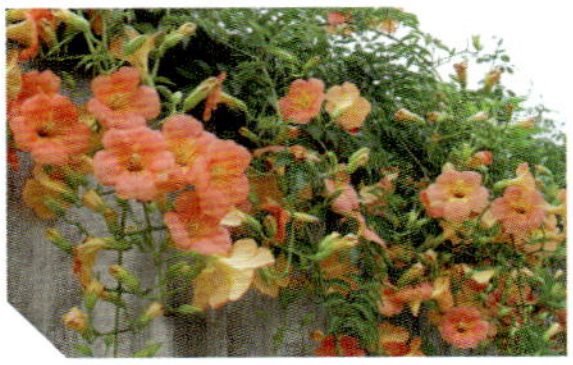
능소화 • 199

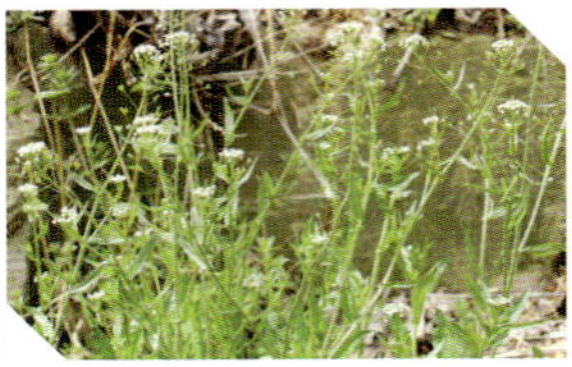
다닥냉이 • 202

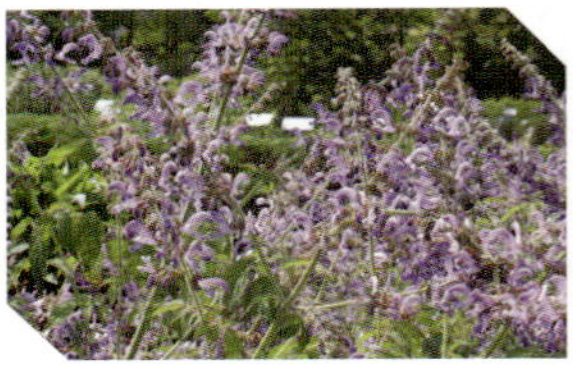
단삼 • 205

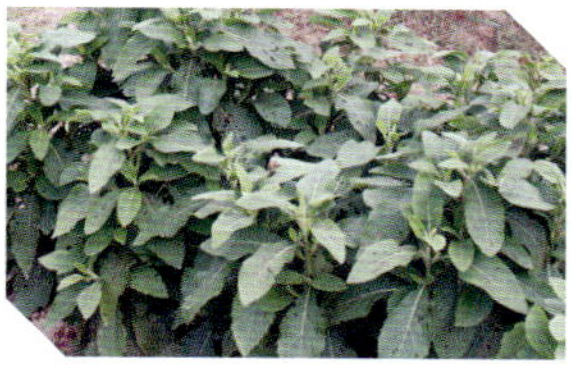

담배풀 • 208

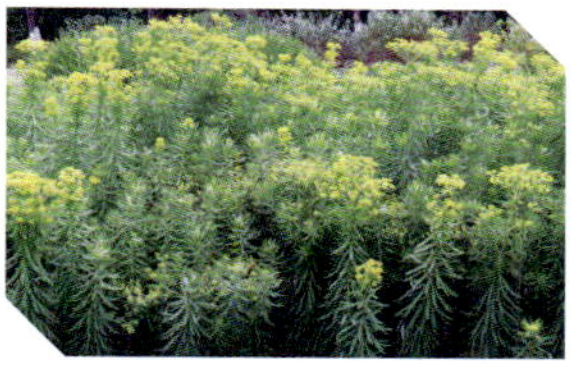

대극 • 210

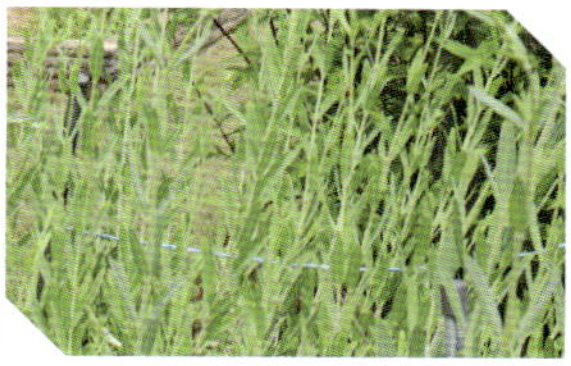

대나물, 은시호 • 213

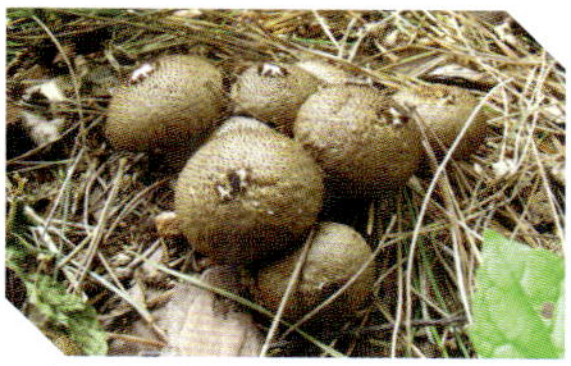

대마발, 자색마발, 탈피마발 • 216

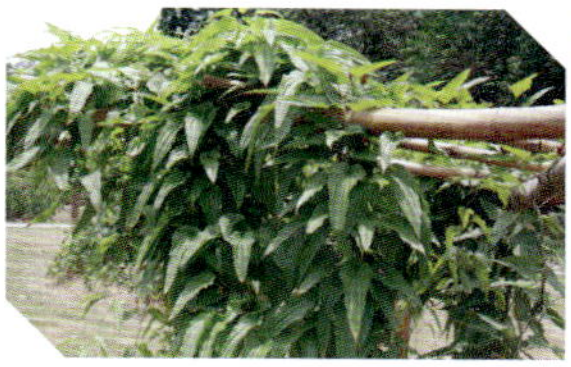

대엽백부, 만생백부, 직립백부 • 218

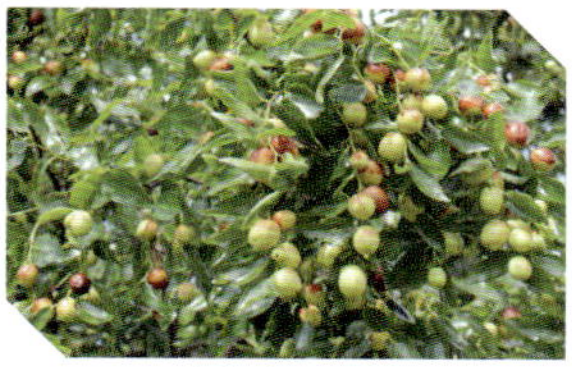

대추나무 • 221

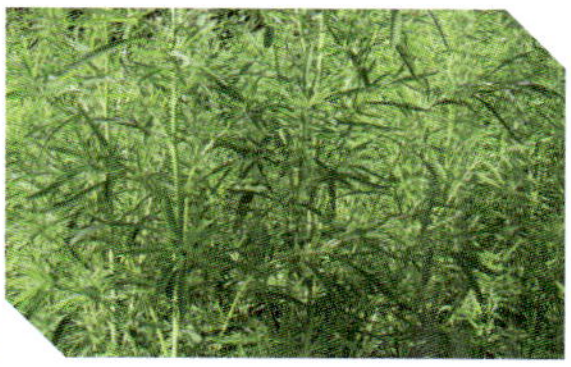

댑싸리 • 224

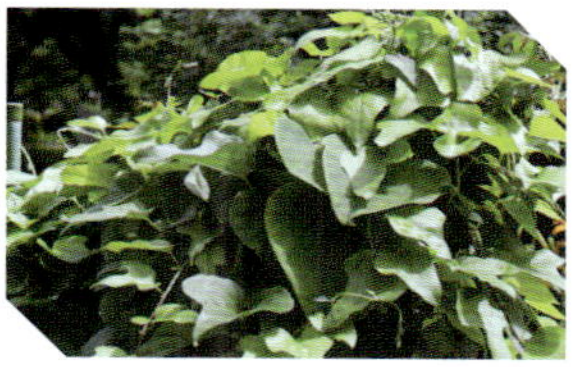

댕댕이덩굴 • 227

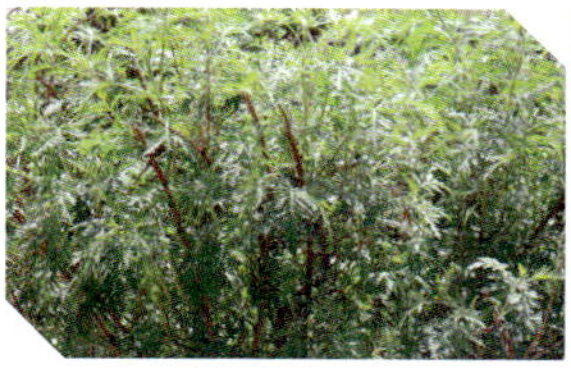

더위지기 • 229

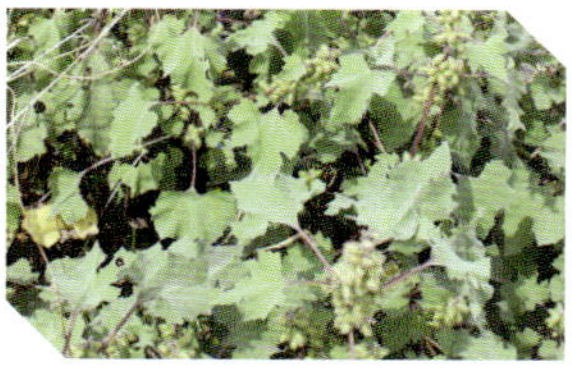

도꼬마리 • 231

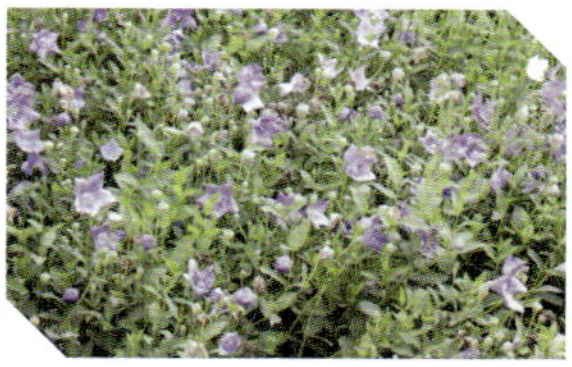

도라지 • 234

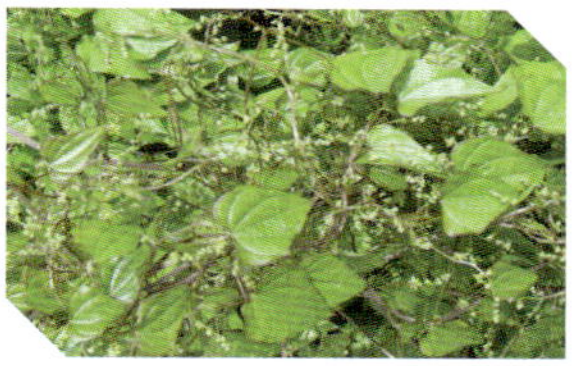

도코로마 • 237

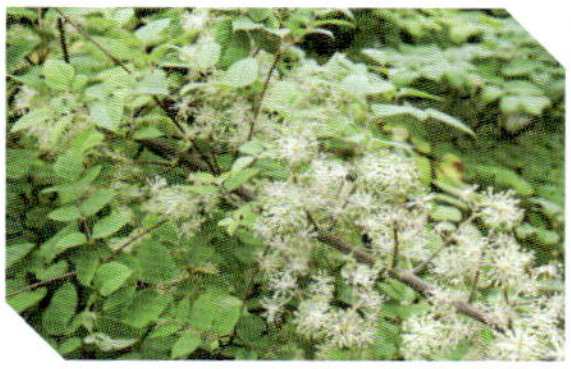

독활 • 240

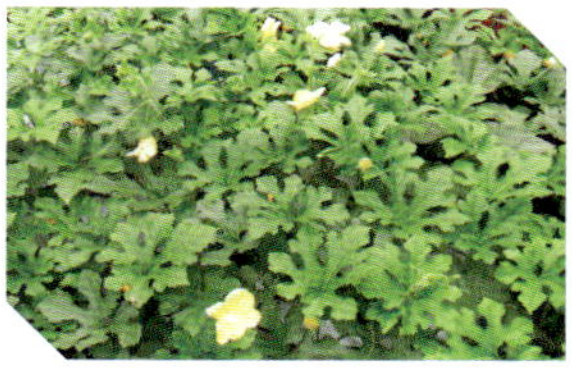

동아 • 243

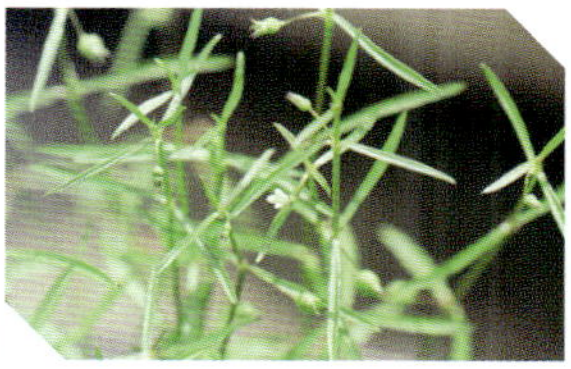

두잎갈퀴 • 247

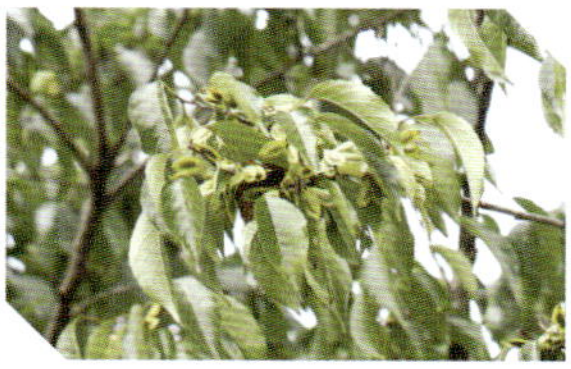

두충나무 • 249

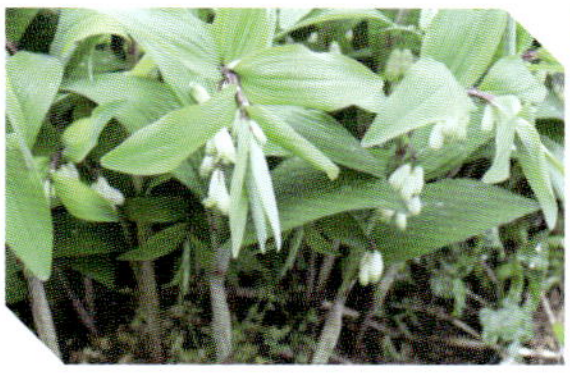

둥굴레 • 253

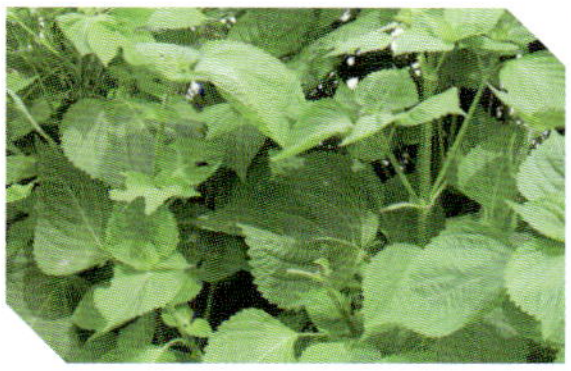

들깨 • 256

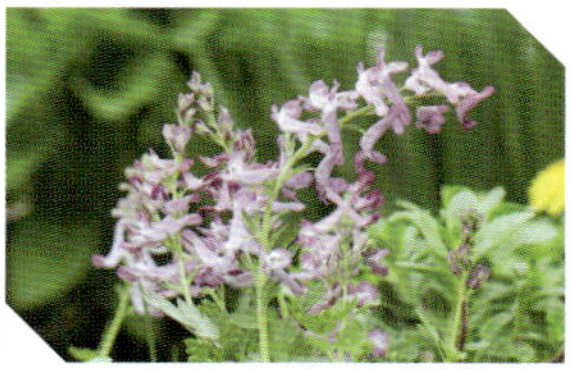

들현호색 • 259

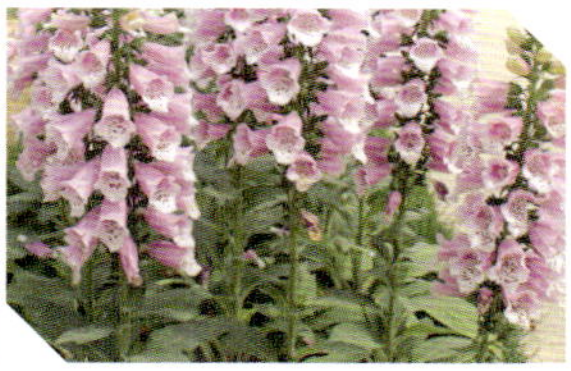

디기탈리스, 털디기탈리스 • 262

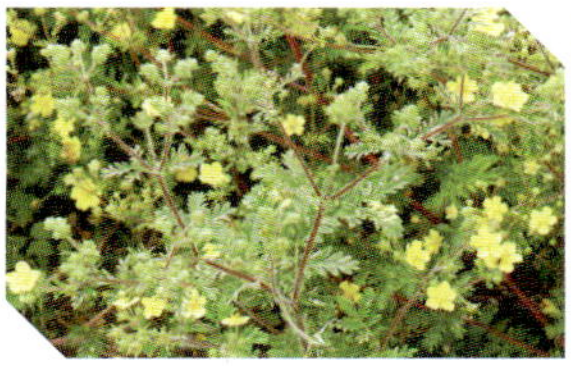

딱지꽃 • 264

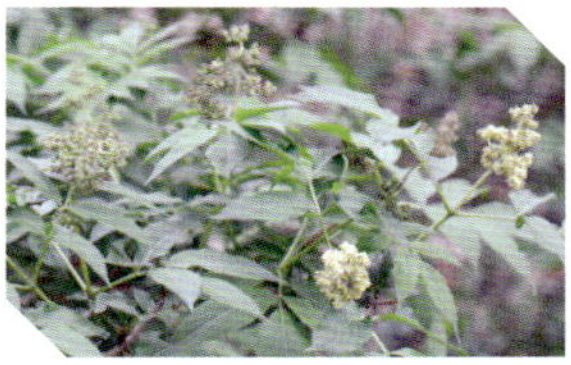

딱총나무 • 267

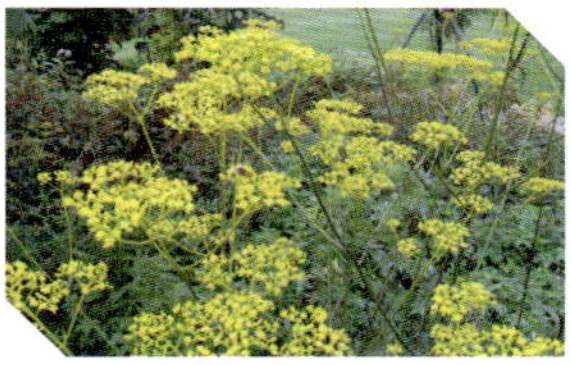

뚝깔, 마타리 • 270

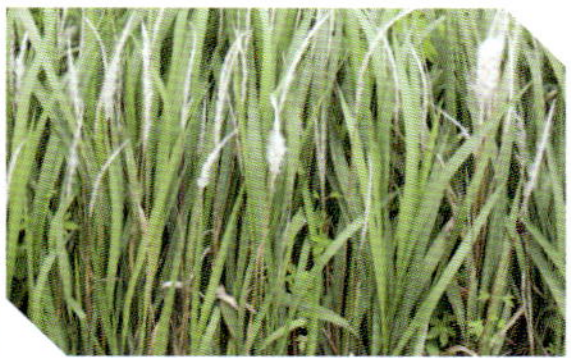

띠 • 273

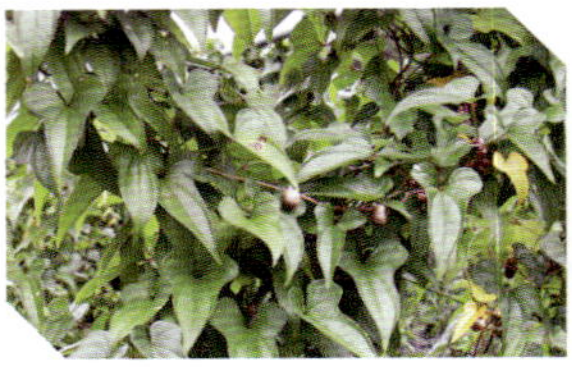
마, 참마 • 276

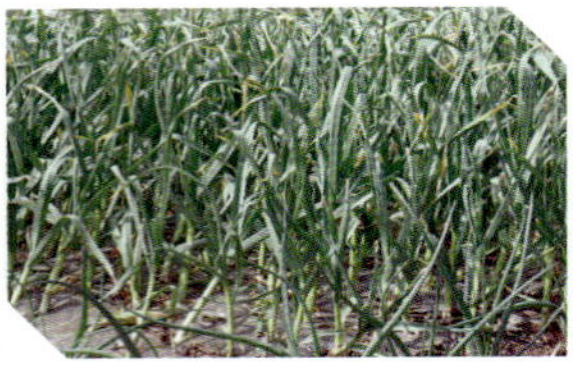
마늘 • 279

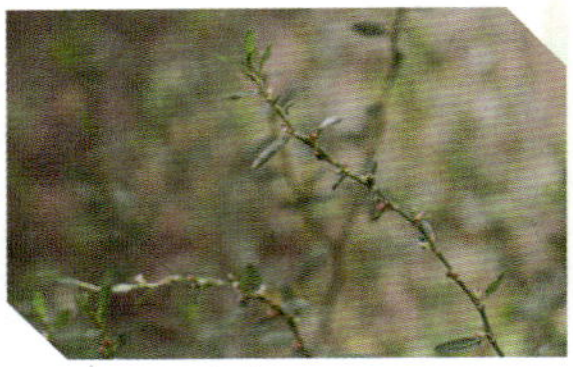
마디풀 • 282

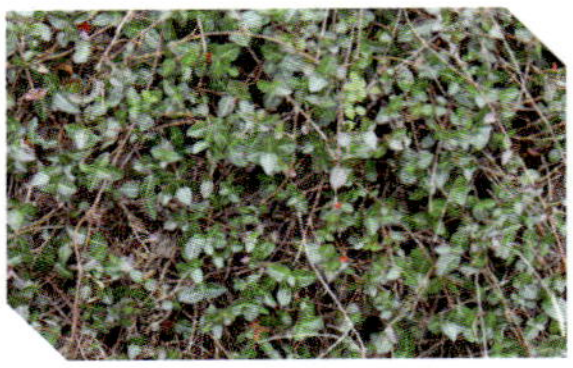
마삭줄, 털마삭줄 • 285

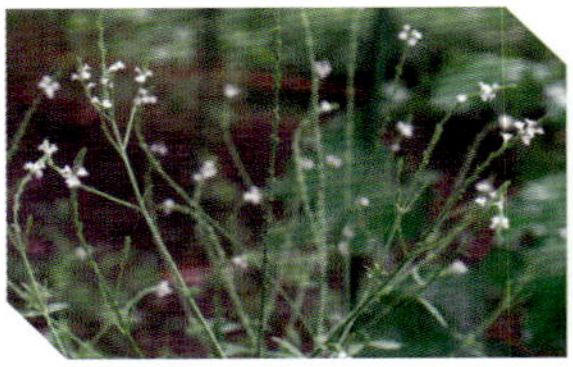
마편초 • 288

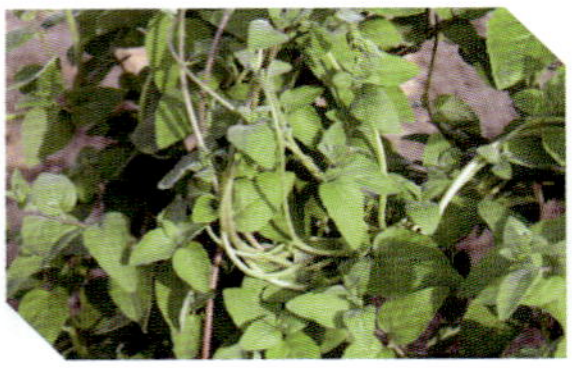
만삼 • 290

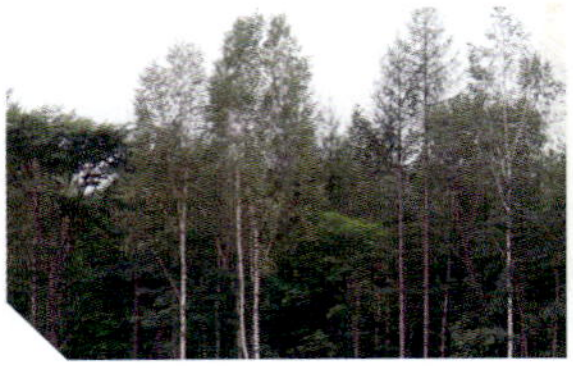
만주자작나무 • 293

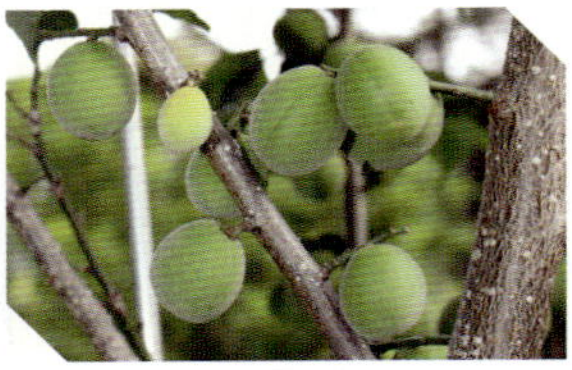
매실나무 • 295

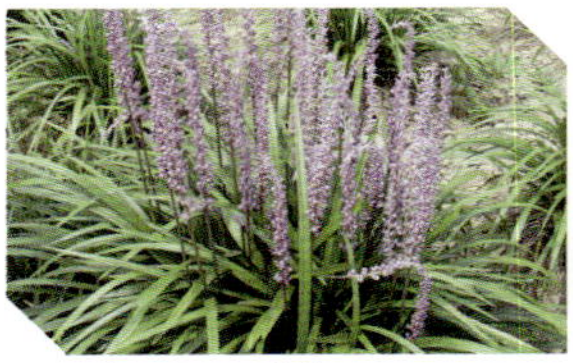
맥문동, 소엽맥문동 • 298

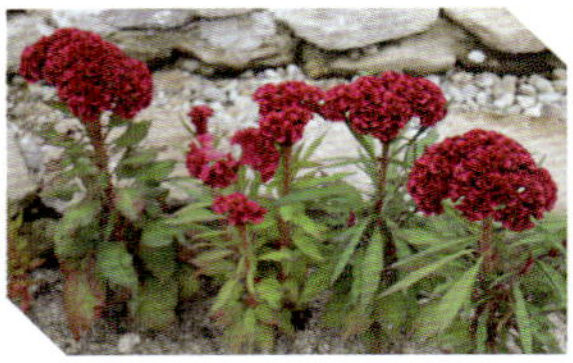
맨드라미 • 301

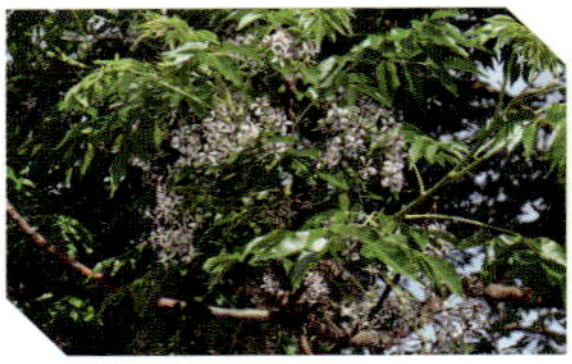
멀구슬나무 • 304

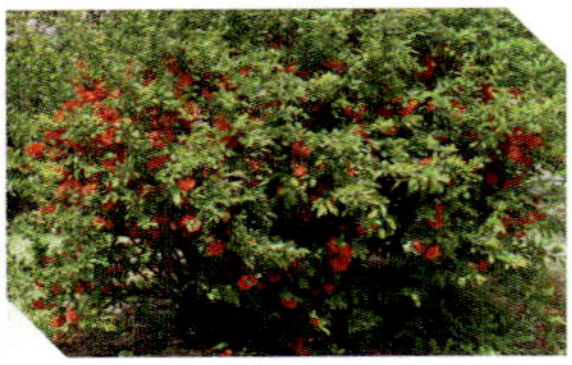
모과나무, 명자나무 • 308

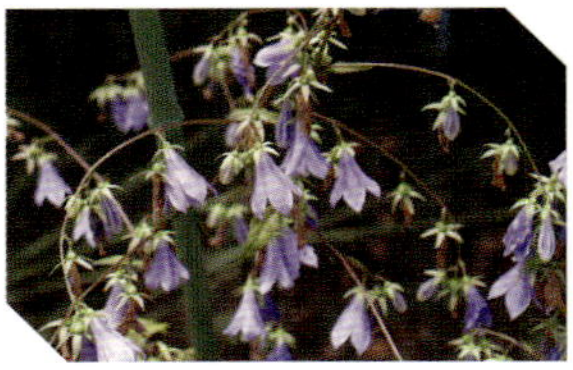
모시대 • 311

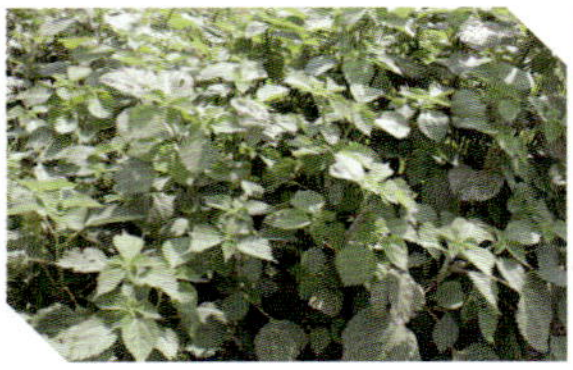
모시풀 • 313

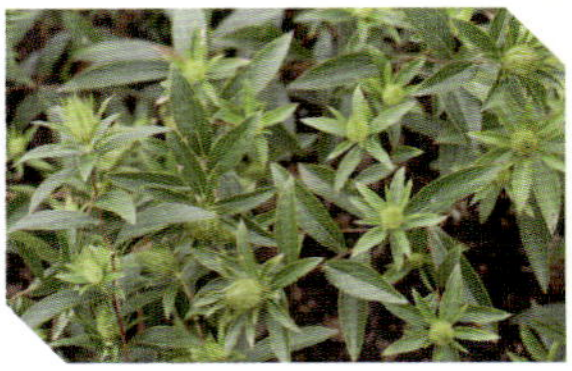
모창출, 북창출 • 316

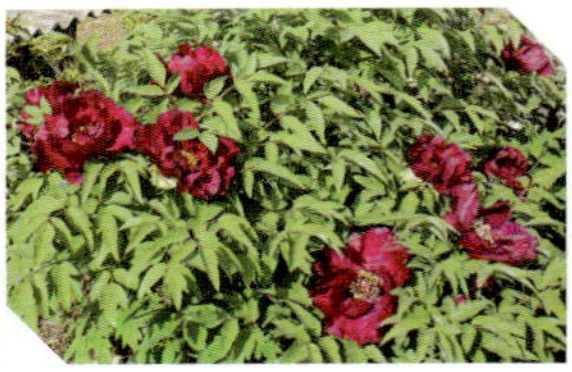
목단 • 319

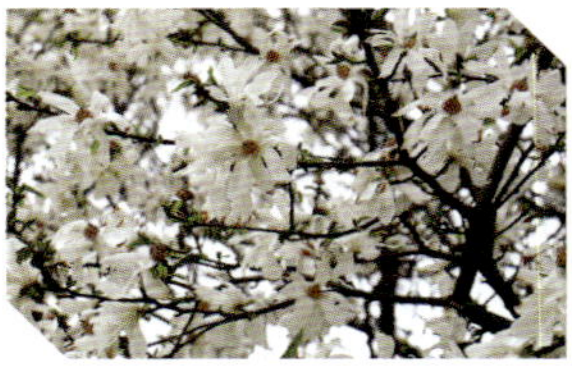
목련, 백목련 • 322

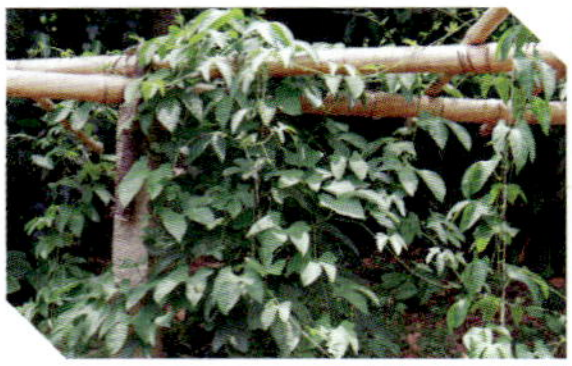
목별 • 325

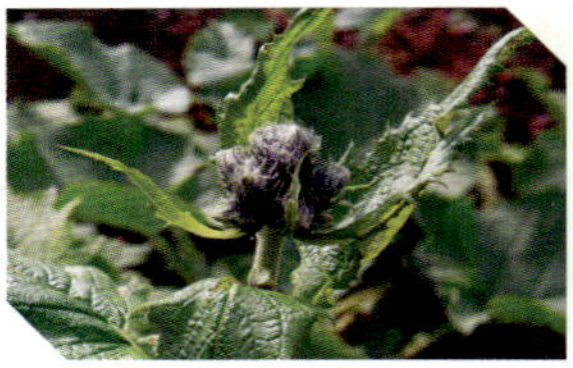
목향 • 327

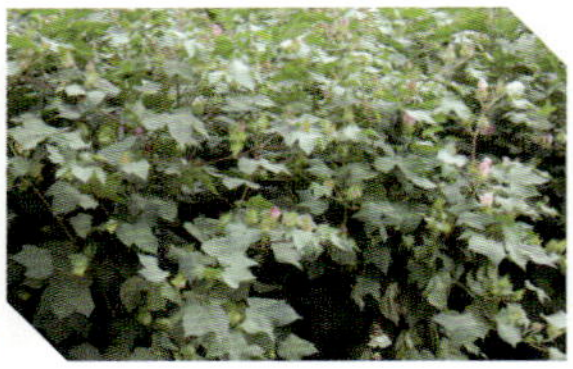
목화 • 330

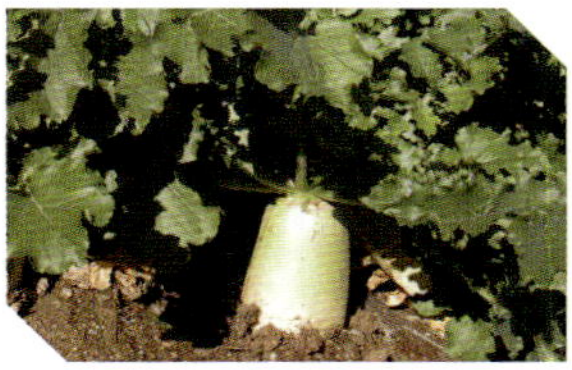
무 • 333

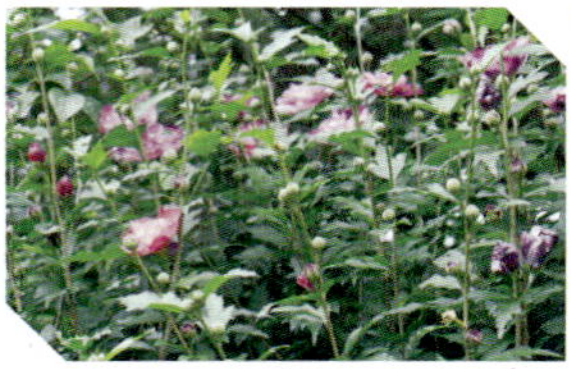
무궁화나무 • 336

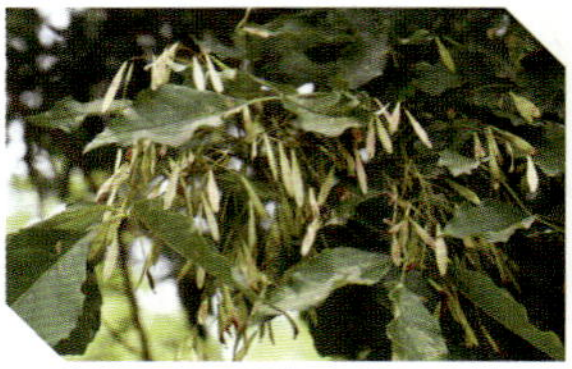
물푸레나무 • 339

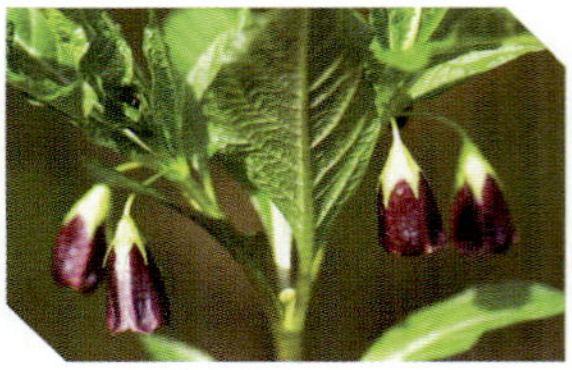
미치광이풀 • 342

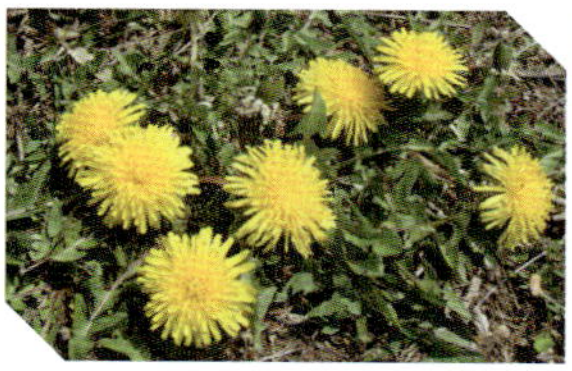
민들레, 서양민들레 • 344

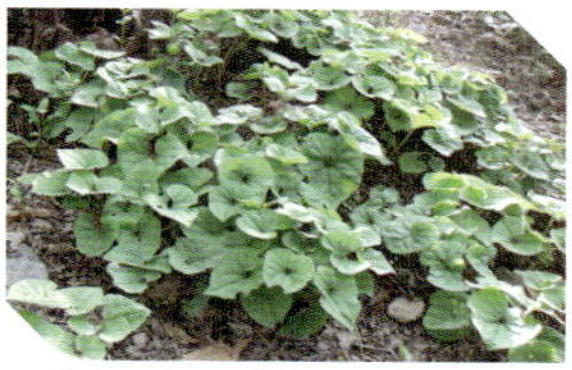
민족도리풀, 서울족도리풀 • 347

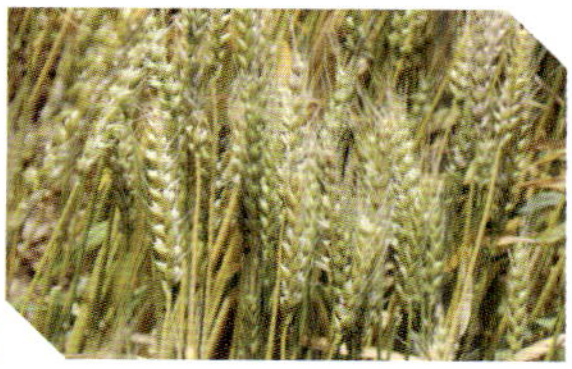
밀 • 350

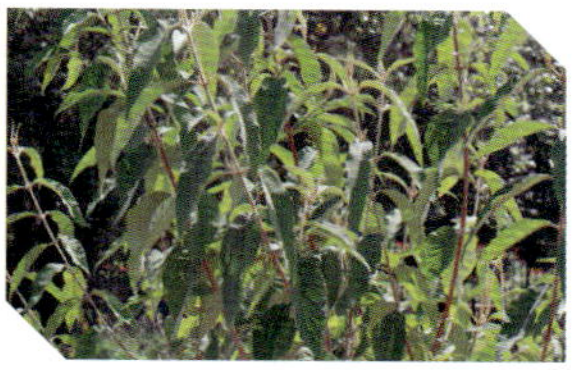
밀몽화 • 353

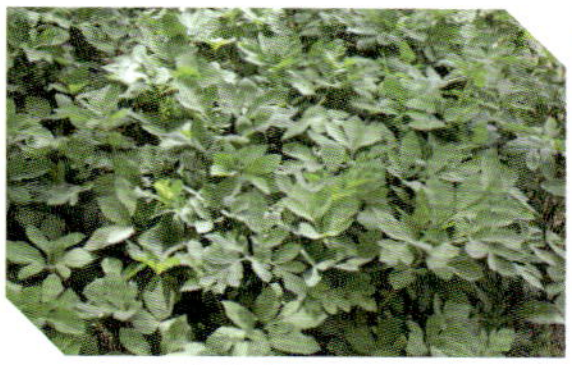
바디나물 • 356

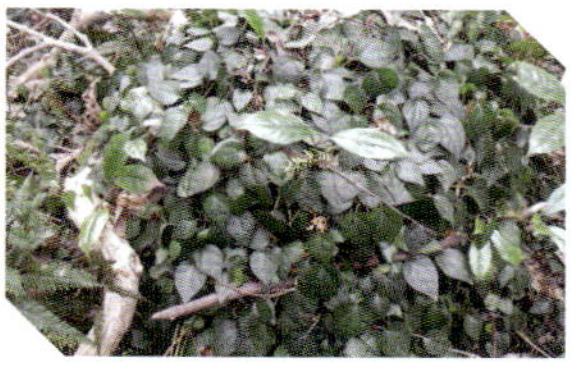
바람등칡 • 359

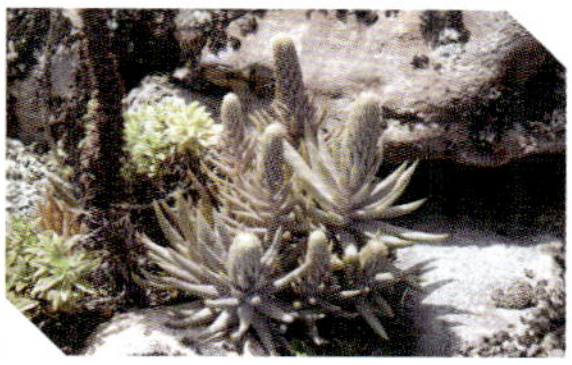
바위솔 • 361

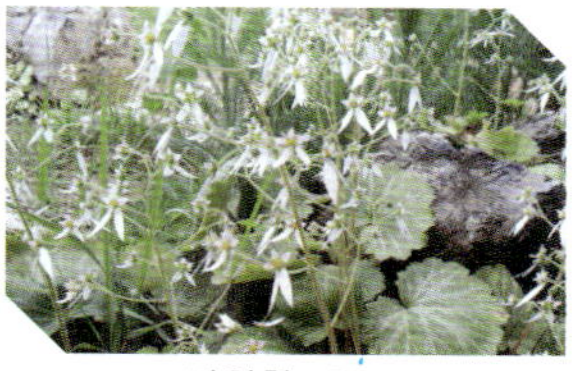
바위취 • 364

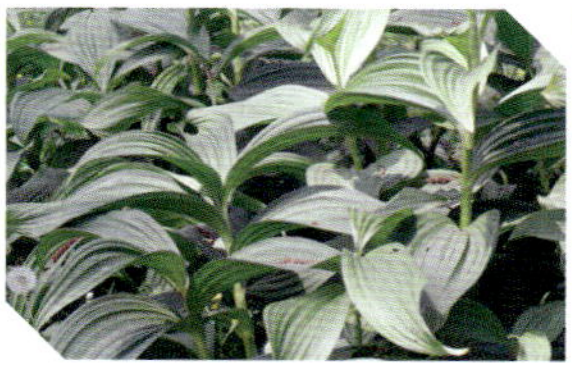
박새 • 366

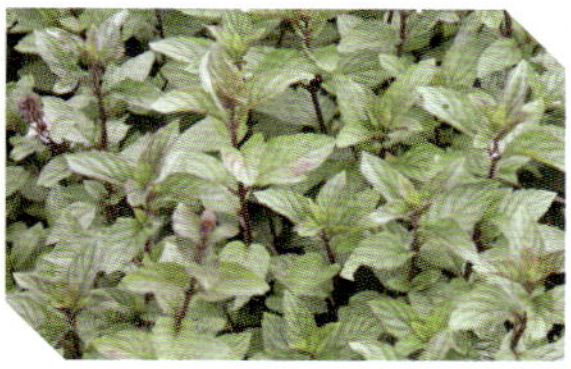
박하 • 369

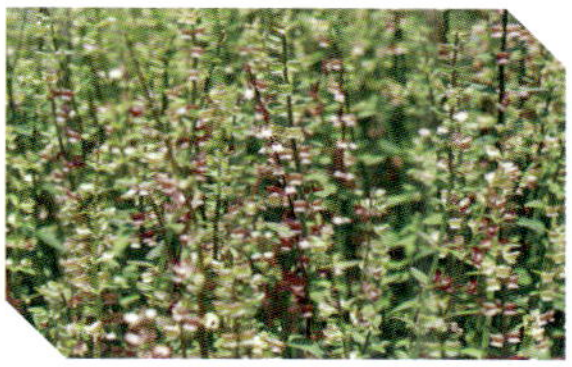
반지련 • 372

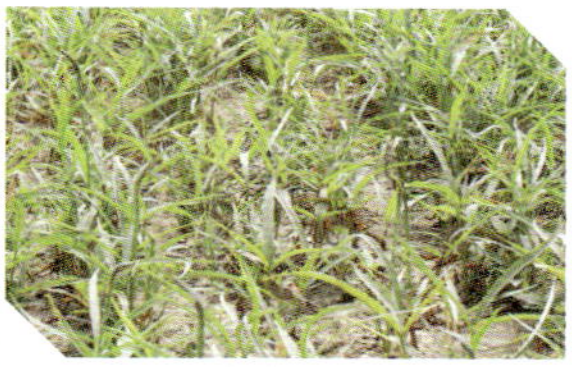
반하 • 374

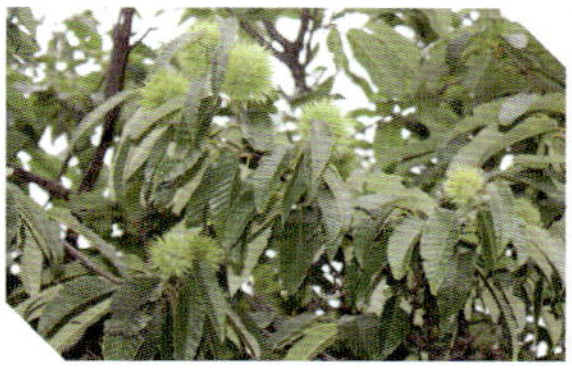
밤나무 • 378

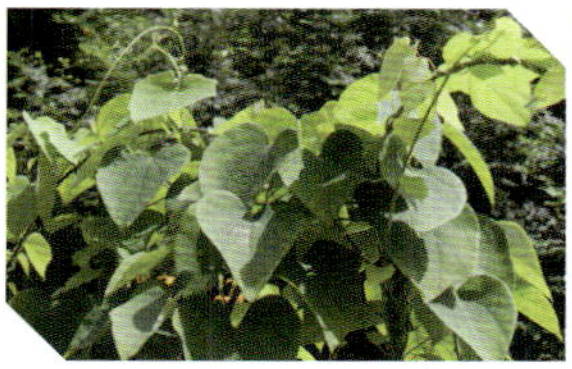
방기 • 381

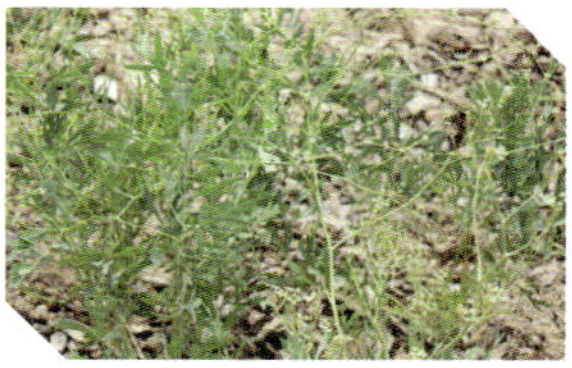
방풍 • 384

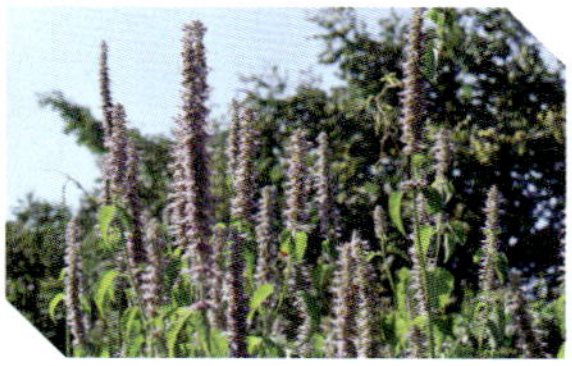
배초향 • 387

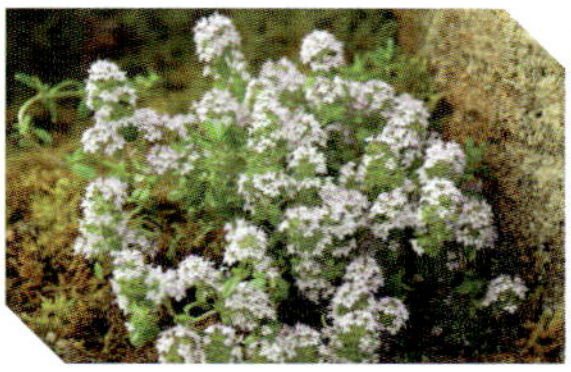
백리향, 타임 • 390

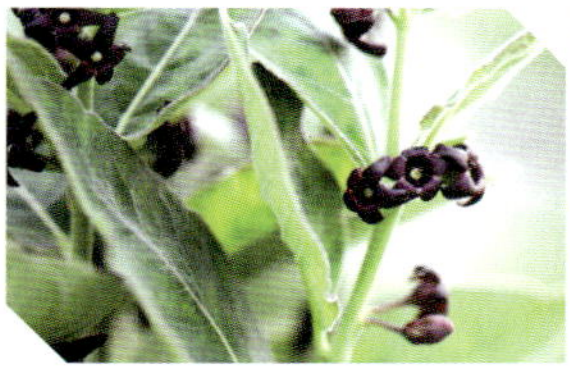
백미꽃 • 393

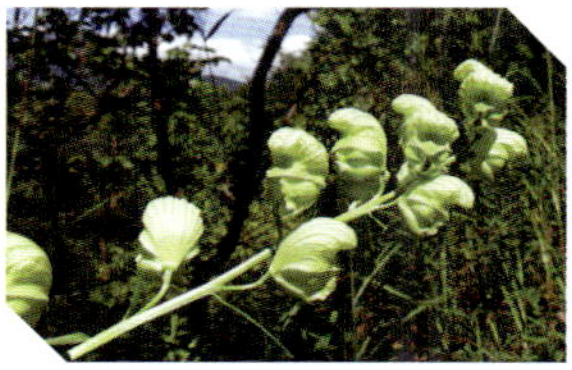
백부자 • 396

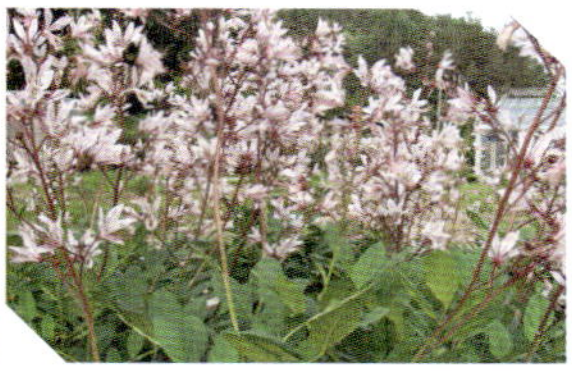
백선 • 399

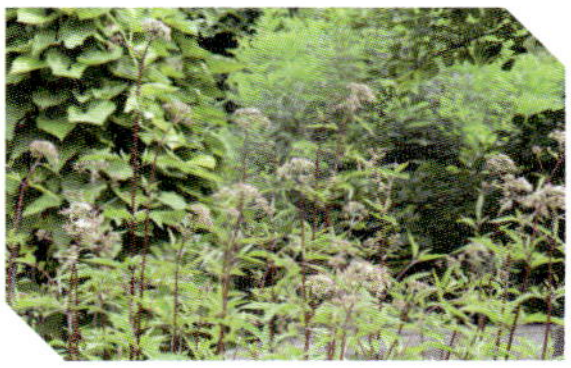
벌등골나물 • 402

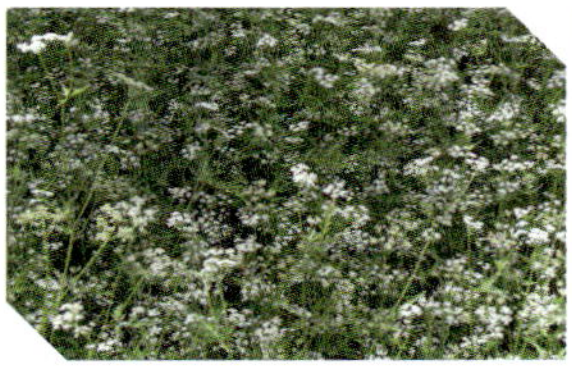
벌사상자, 사상자 • 404

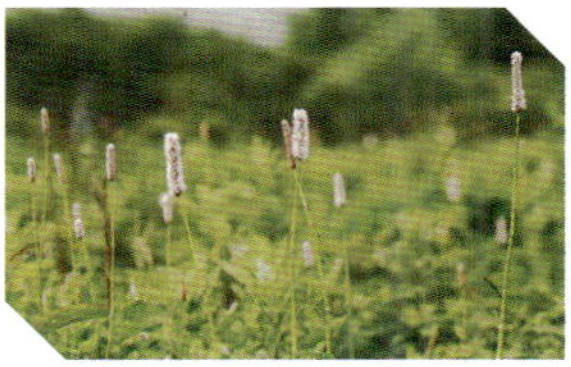
범꼬리 • 407

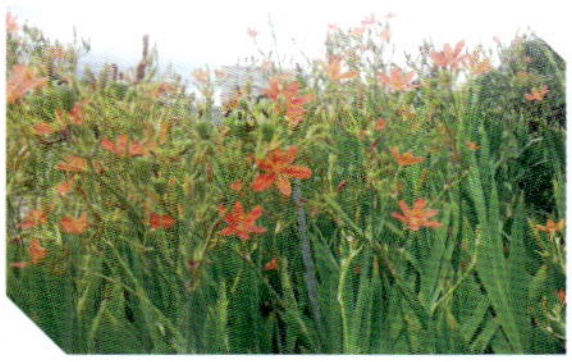
범부채 • 410

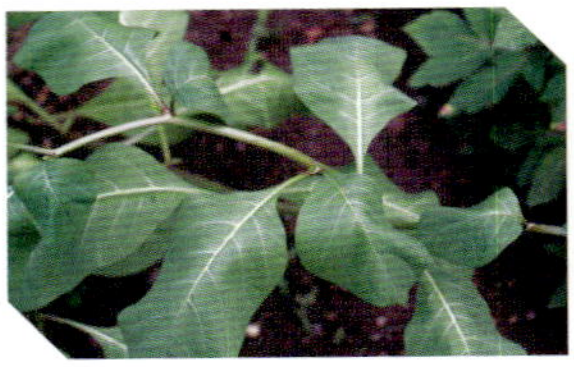
벨라돈나 • 413

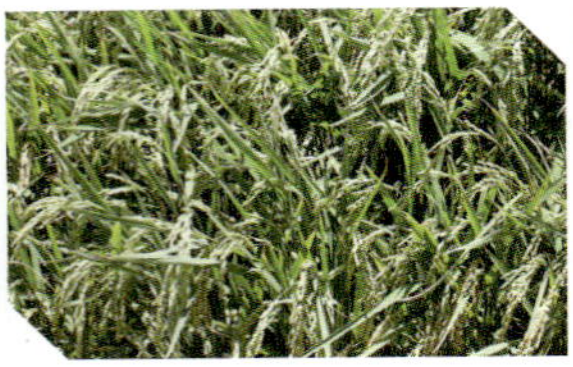
벼 • 415

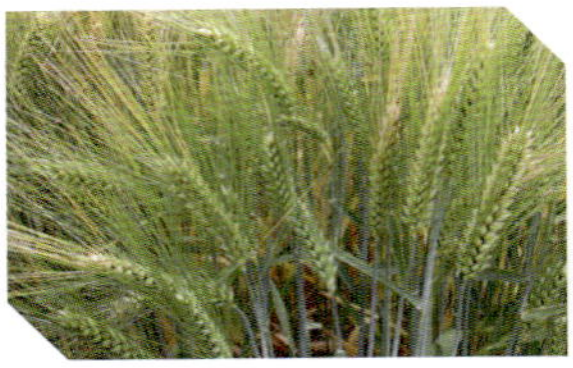
보리 • 419

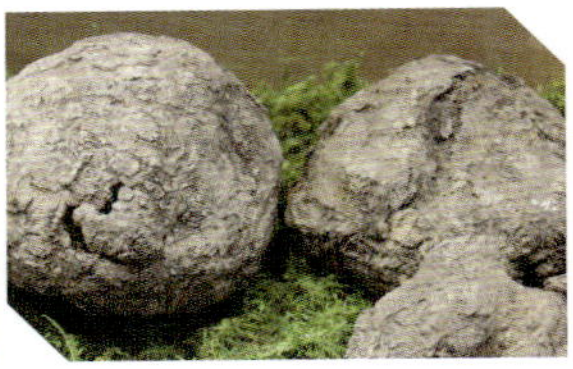
복령 • 422

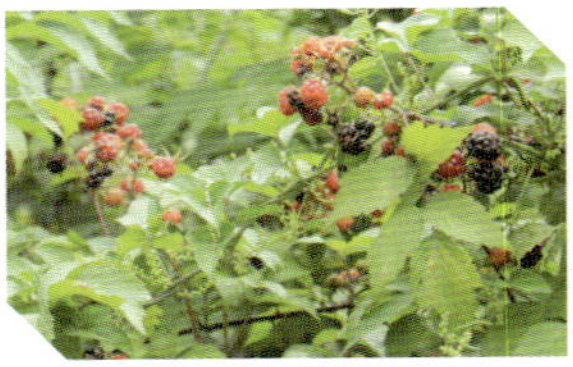
복분자딸기 • 426

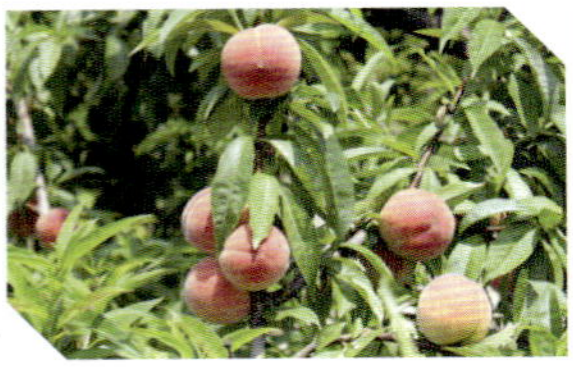
복숭아나무 • 429

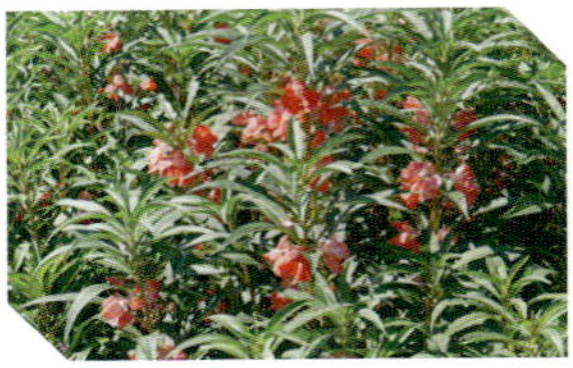
봉선화 • 432

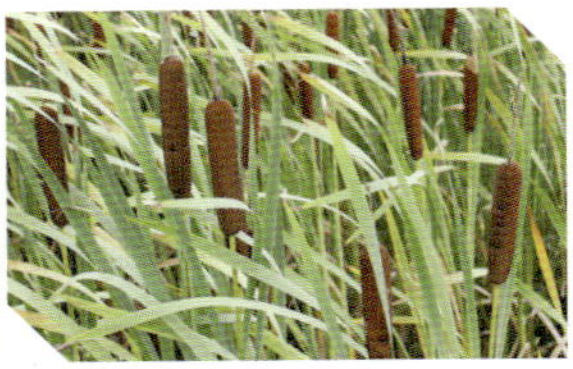
부들 • 435

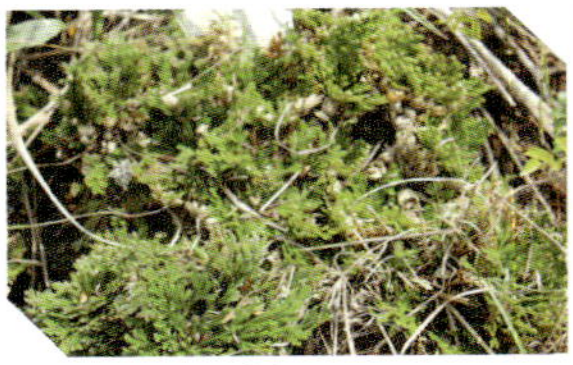
부처손 • 438

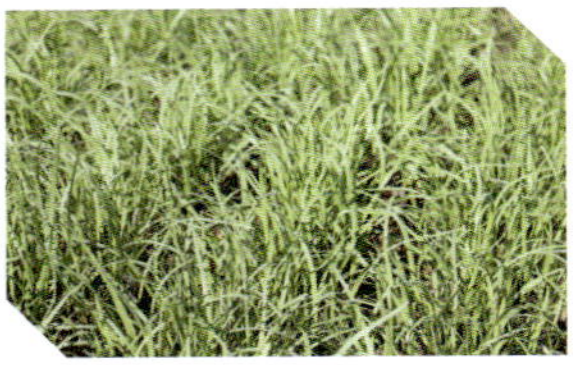
부추 • 441

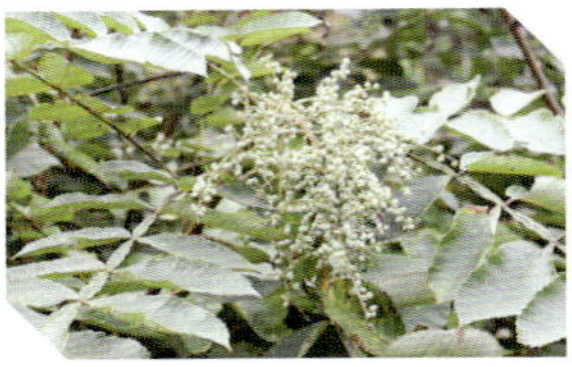
붉나무 • 444

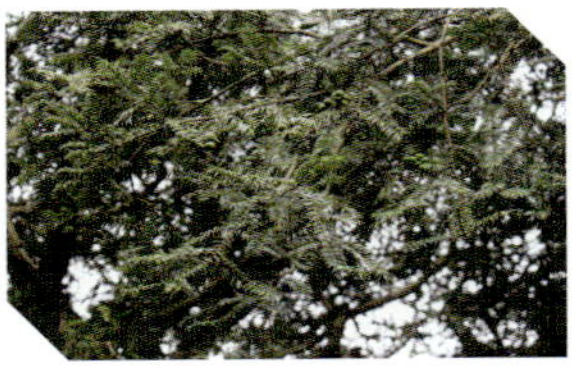
비자나무 • 447

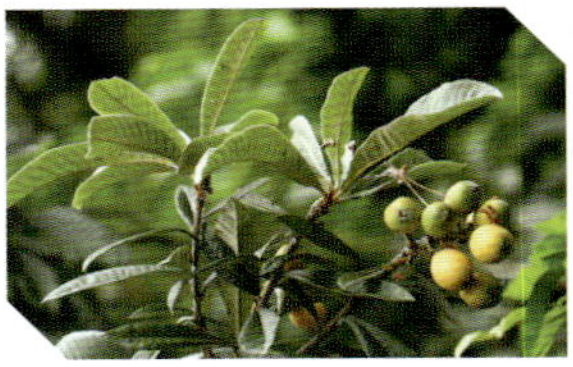
비파나무 • 450

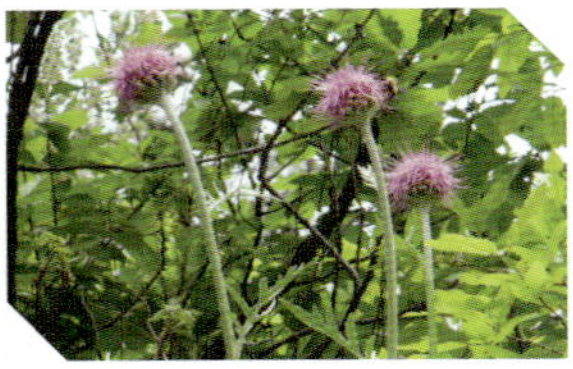
뻐꾹채 • 453

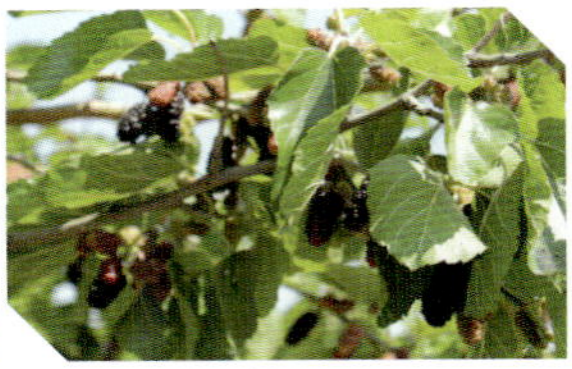
뽕나무 • 456

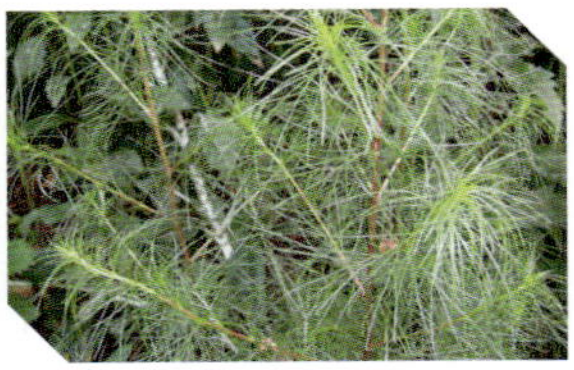
사철쑥 • 464

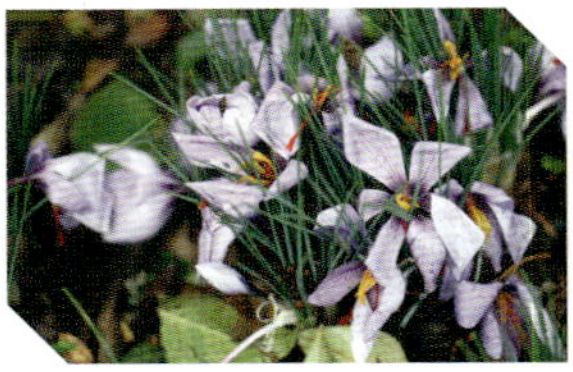
사프란 • 467

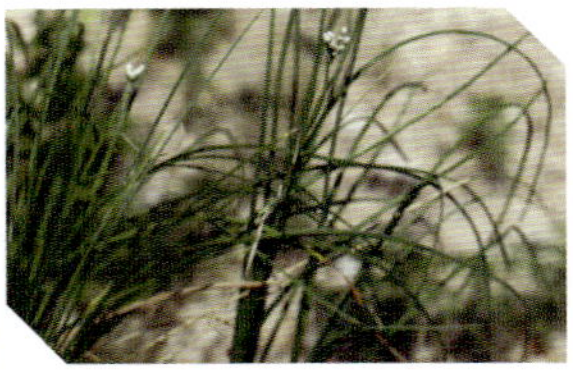
산달래 • 469

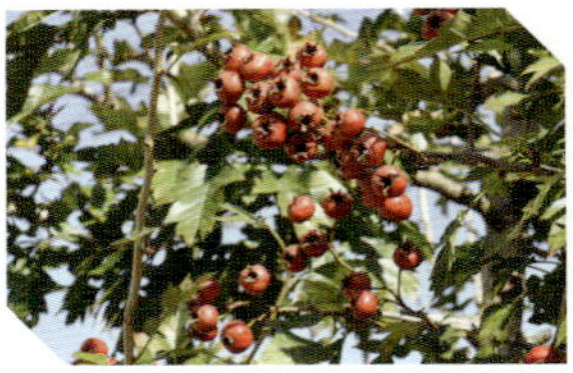
산사나무 • 471

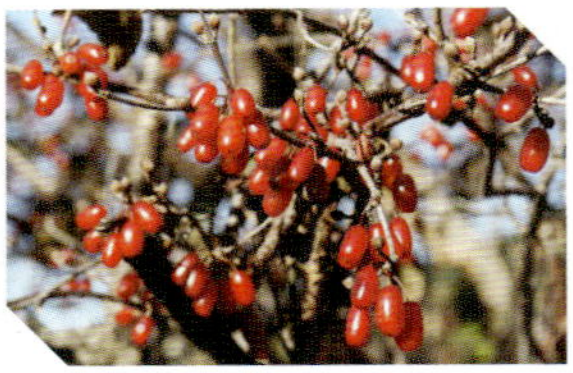
산수유나무 • 474

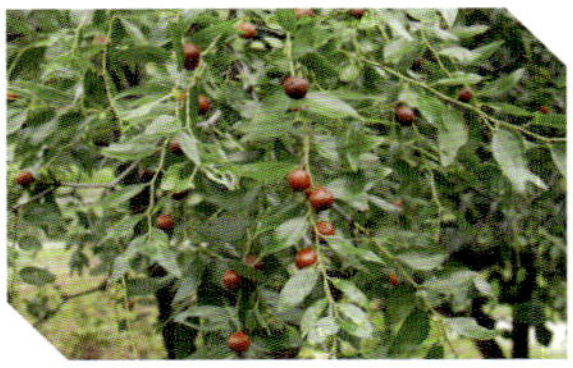
산조 • 477

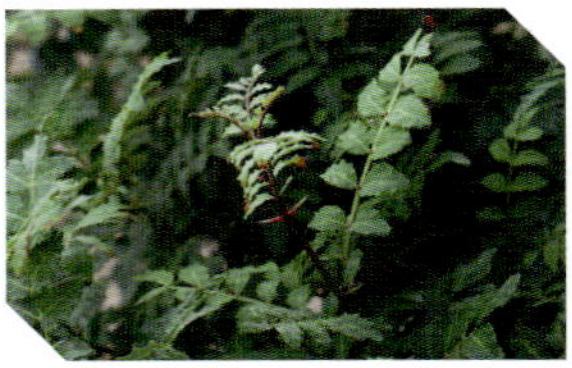
산초나무, 초피나무 • 480

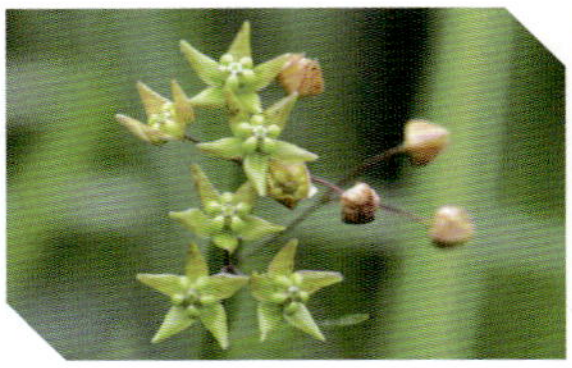
산해박 • 483

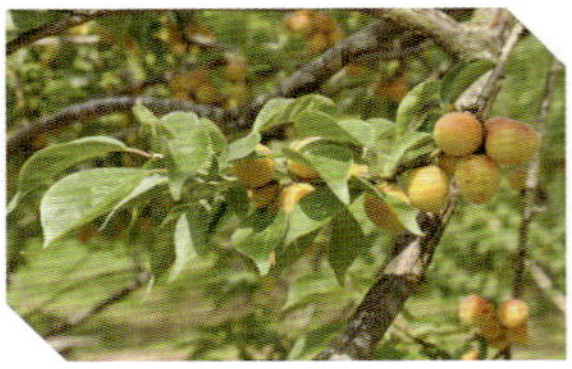
살구나무 • 486

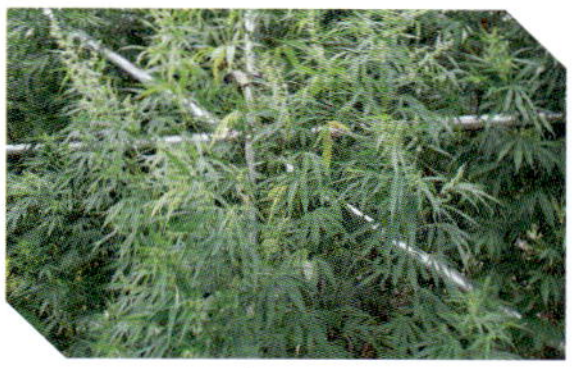
삼 • 489

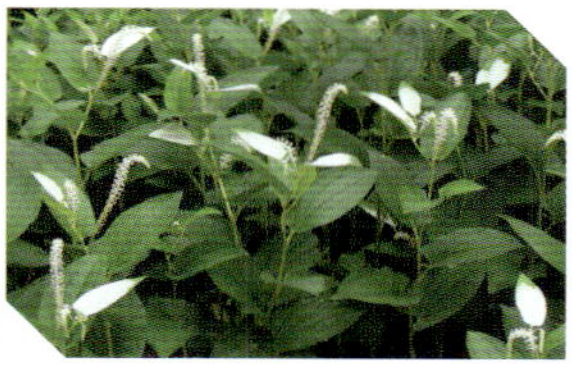
삼백초 • 491

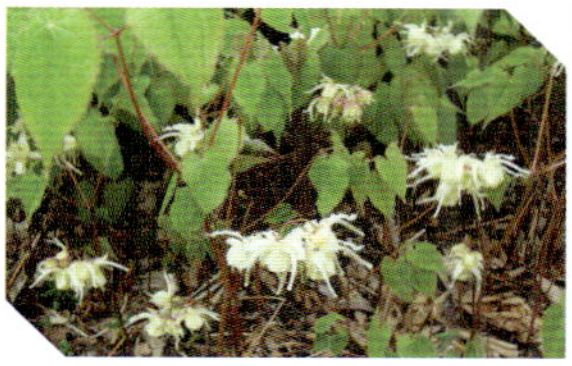
삼지구엽초 • 494

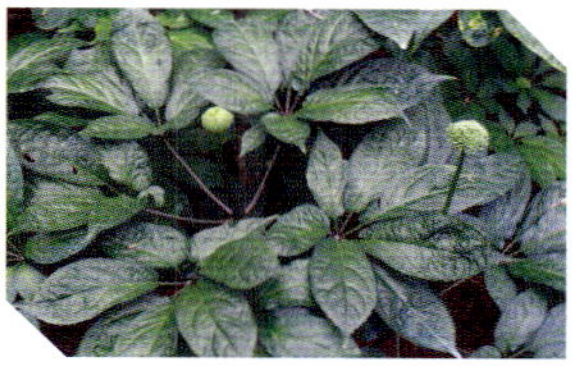
삼칠 • 498

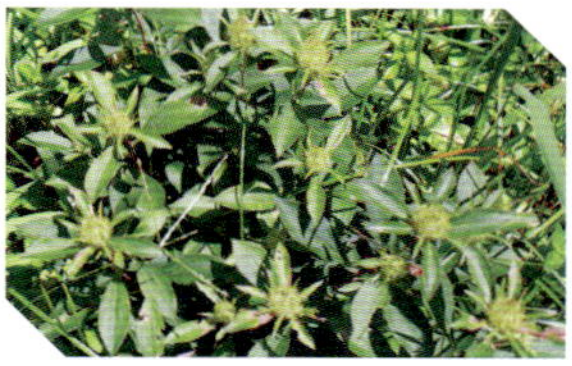
삽주 • 501

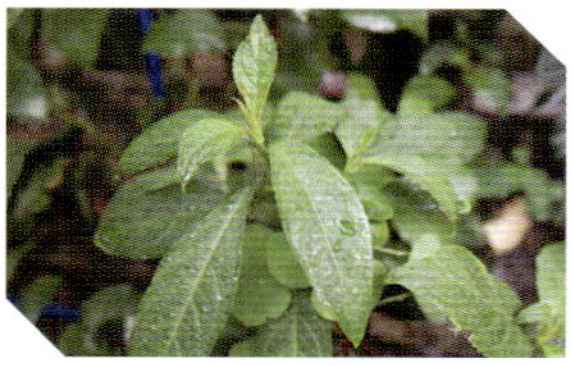
상산 • 504

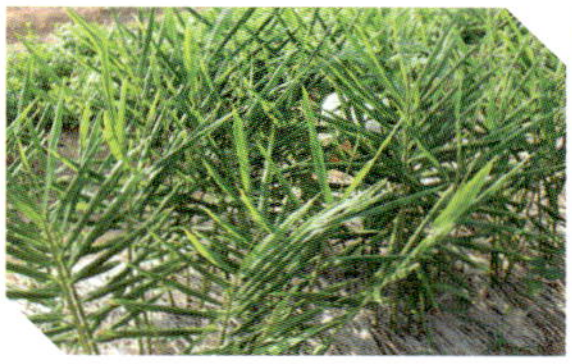
생강 • 507

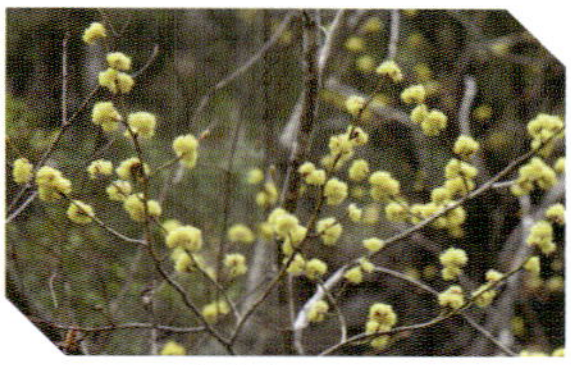
생강나무 • 512

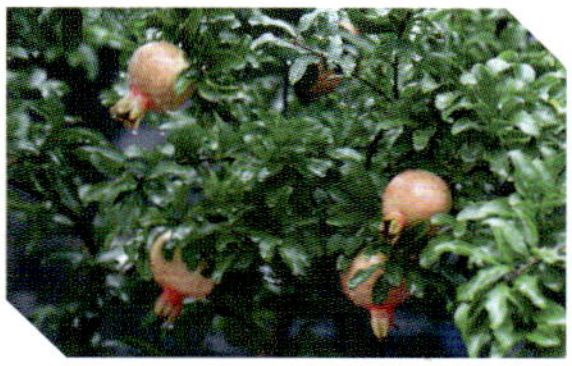
석류나무 • 514

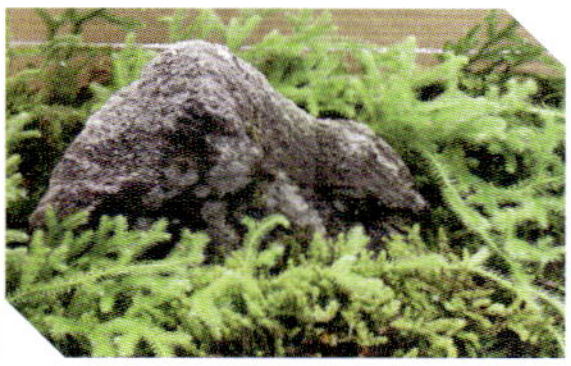
석송 • 518

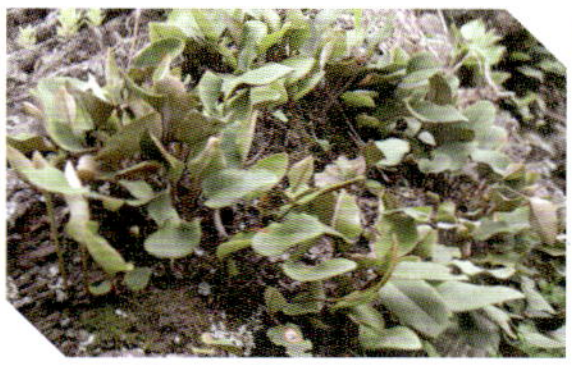
석위, 세뿔석위 • 521

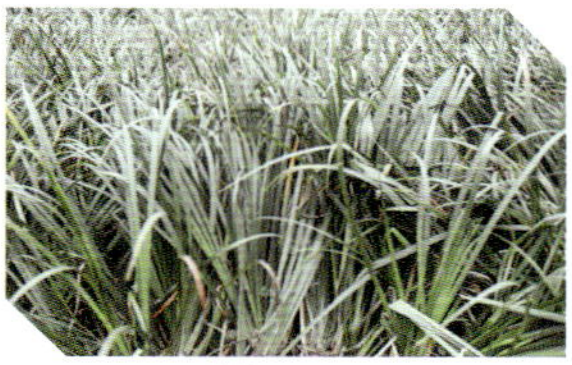
석창포 • 524

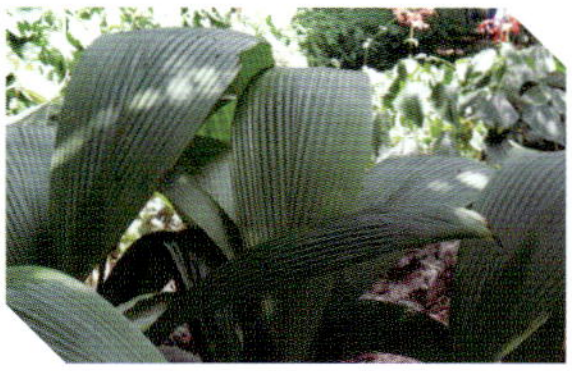
선모 • 527

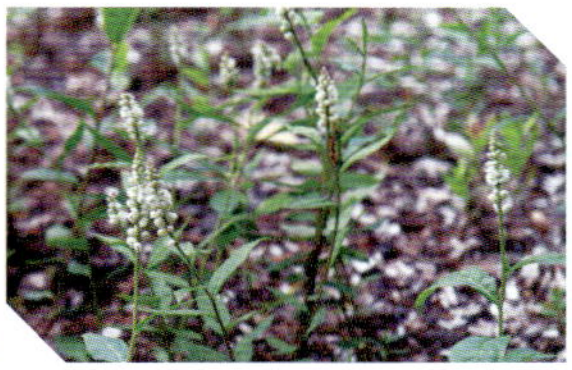
세네가, 넓은잎세네가 • 529

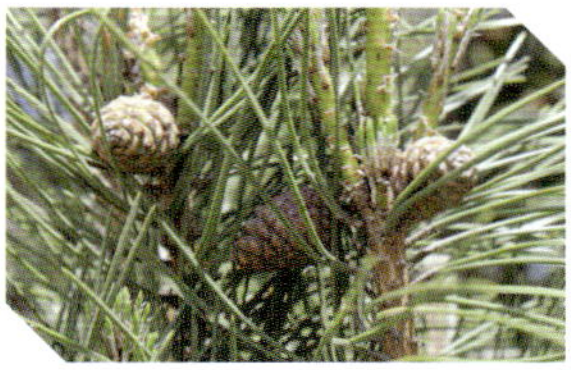
소나무 • 531

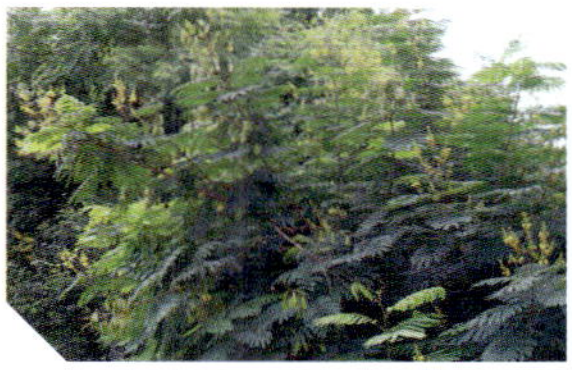
소목 • 536

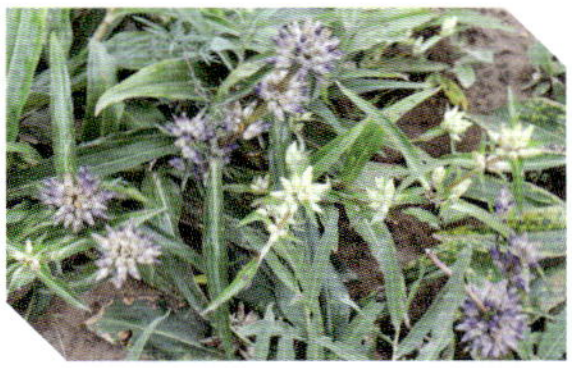
소진교 • 539

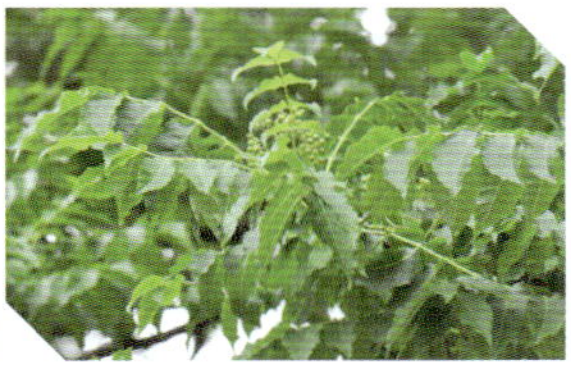
소태나무 • 542

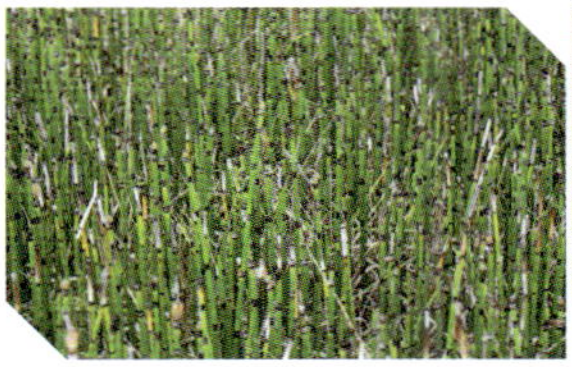
속새 • 545

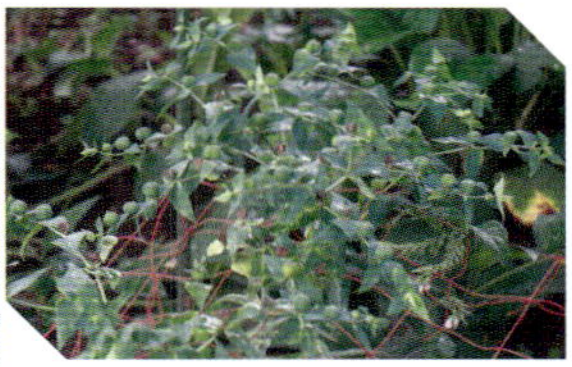
속수자 • 548

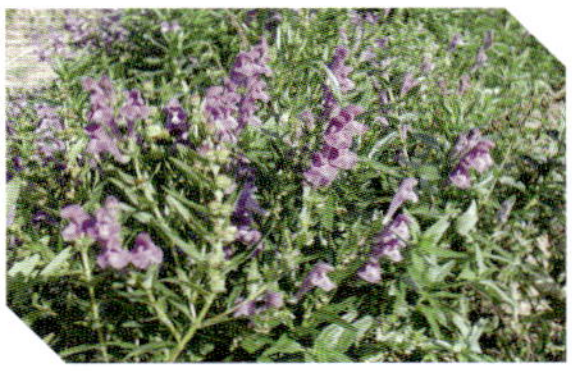
속썩은풀 • 551

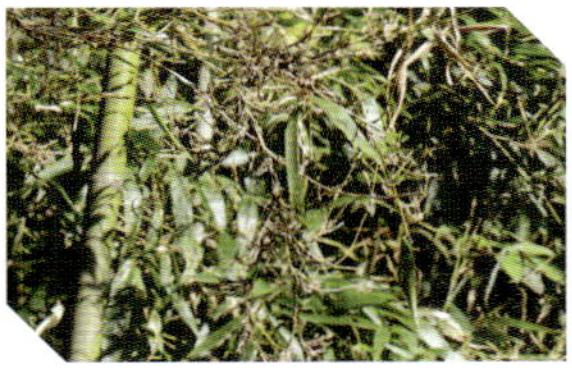
솜대, 왕대 • 554

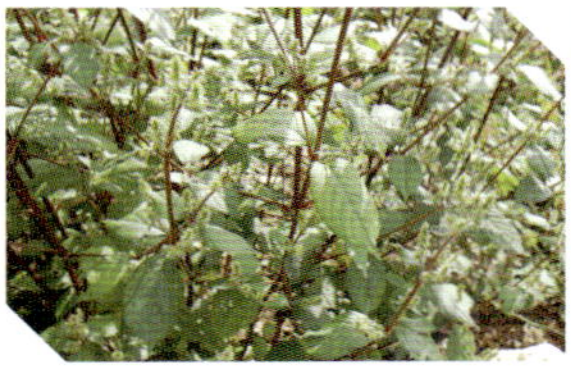
쇠무릎 • 559

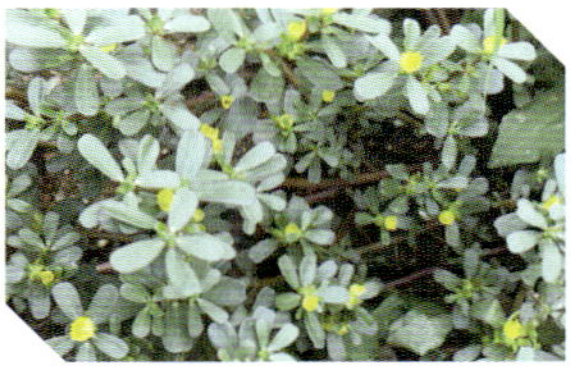
쇠비름 • 563

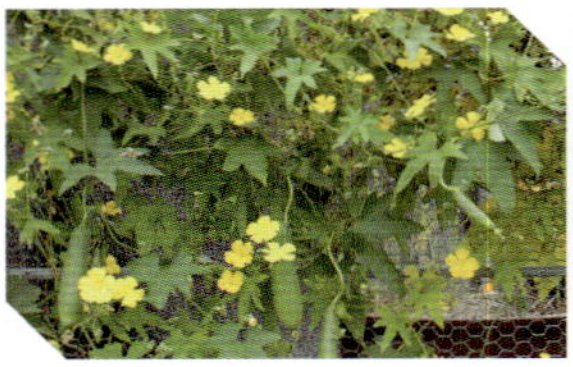
수세미오이 • 566

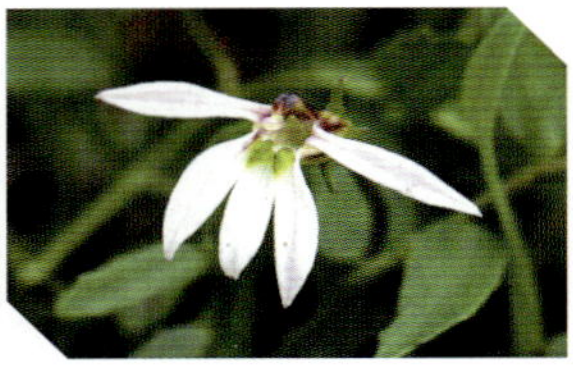
수염가래꽃 • 569

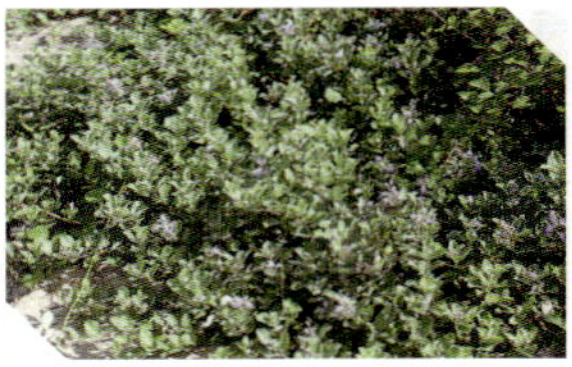
순비기나무 • 571

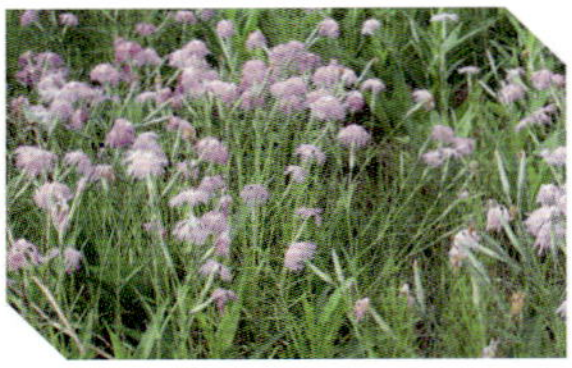
술패랭이꽃, 패랭이꽃 • 574

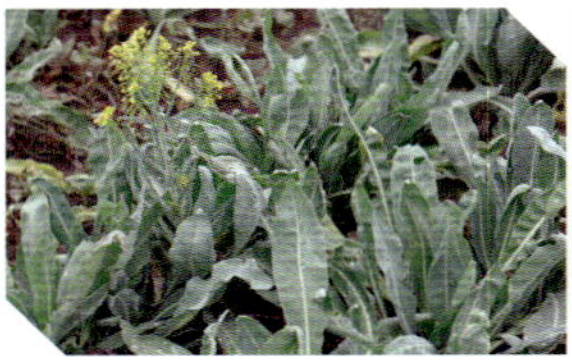
숭람 • 577

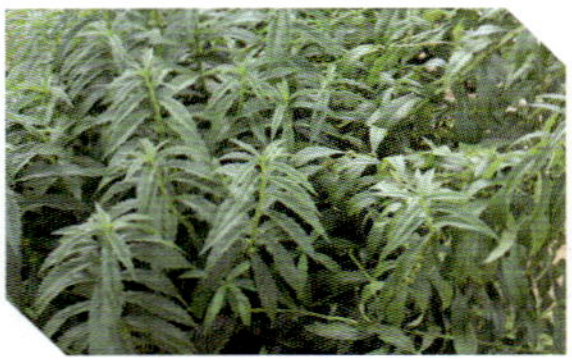
쉽싸리 • 582

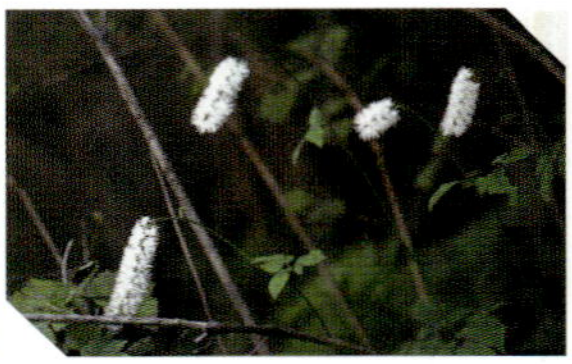
승마, 눈빛승마, 촛대승마 • 585

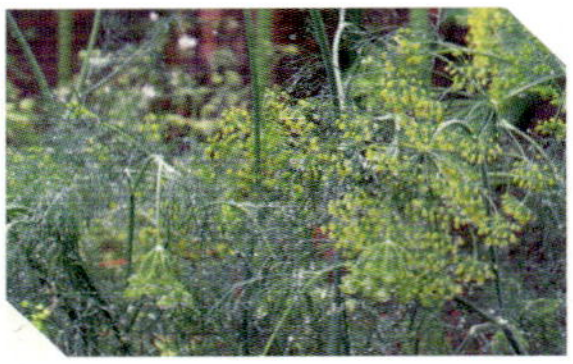
시라 • 588

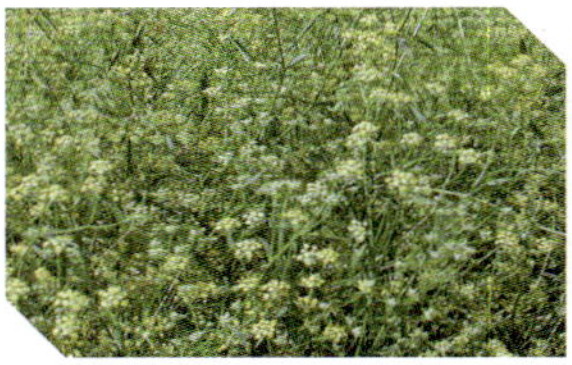
시호 • 590

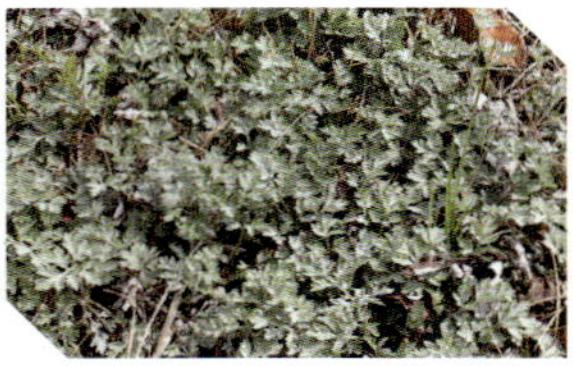
쑥, 산쑥, 황해쑥 • 593

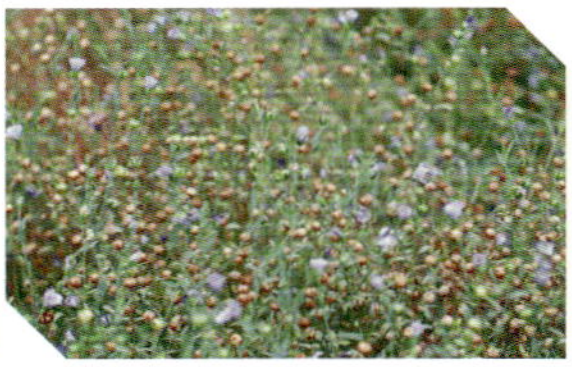
아마 • 596

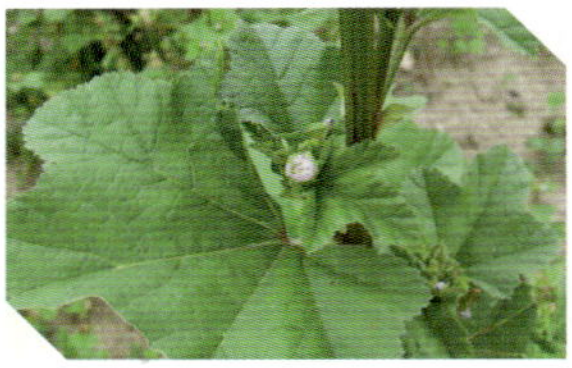
아욱 • 598

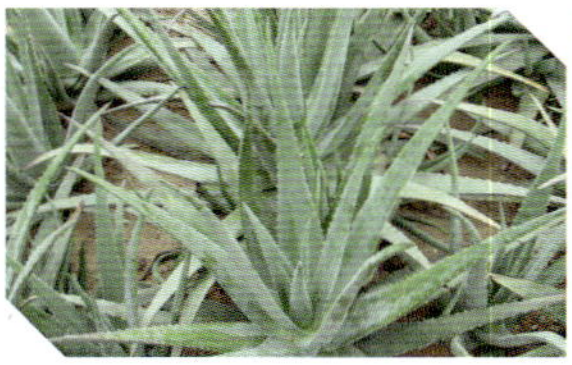
알로에 • 601

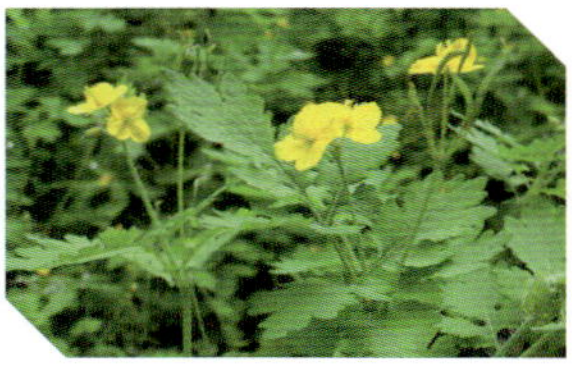
애기똥풀 • 604

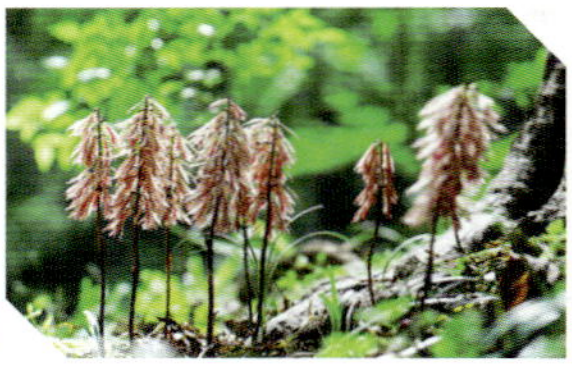
약난초 • 607

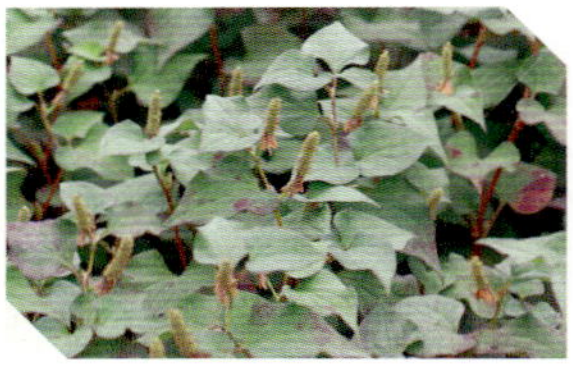
약모밀 • 610

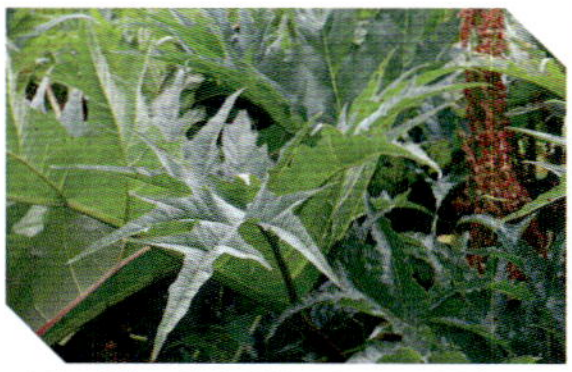
약용대황, 장엽대황, 탕구트대황 • 613

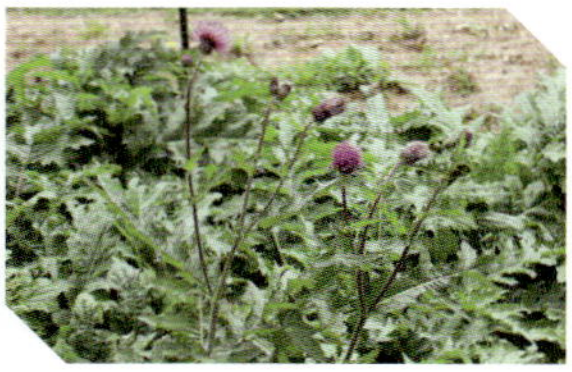
엉겅퀴 • 616

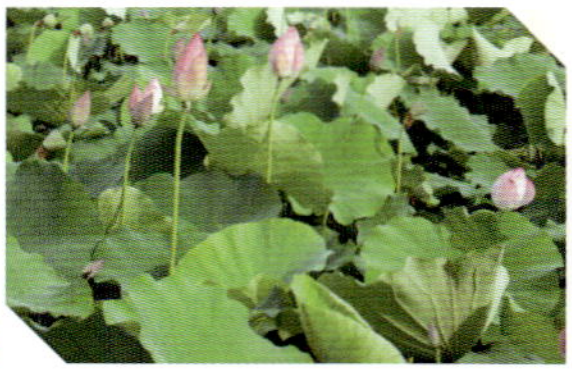
연꽃 • 619

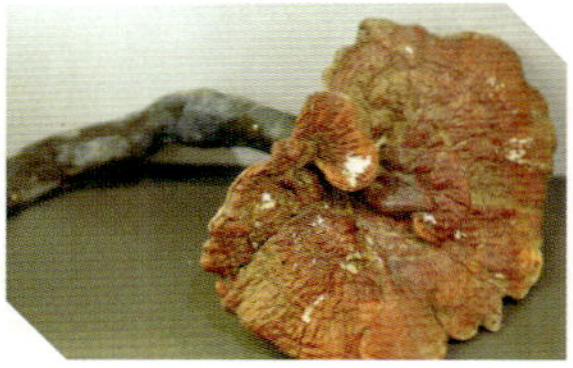
영지 • 627

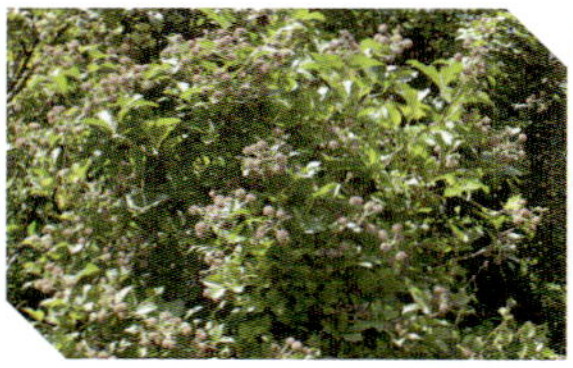
오갈피나무 • 629

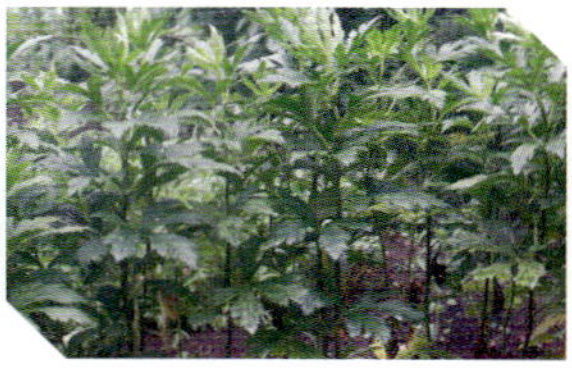
오두 • 632

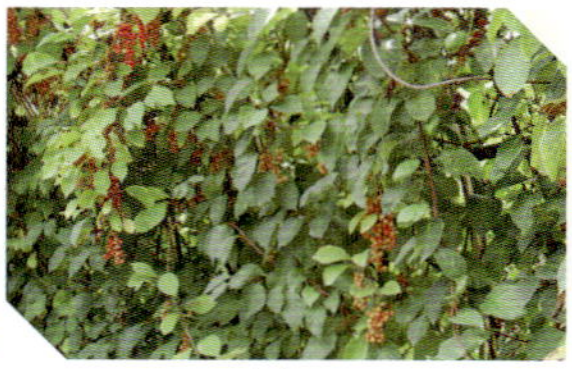
오미자 • 637

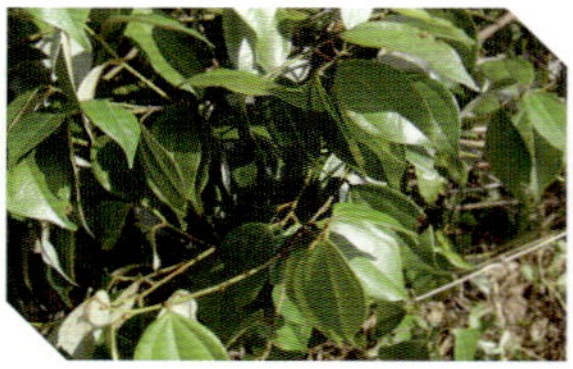
오수유 • 640

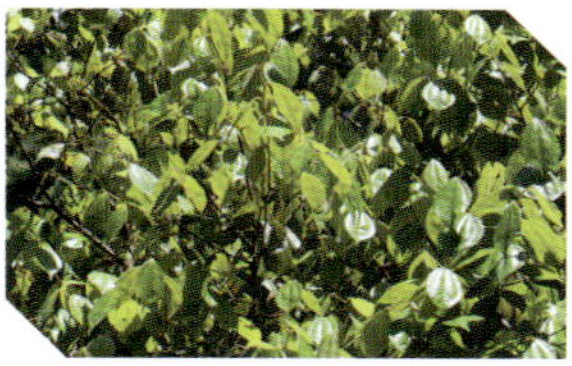
오약 • 643

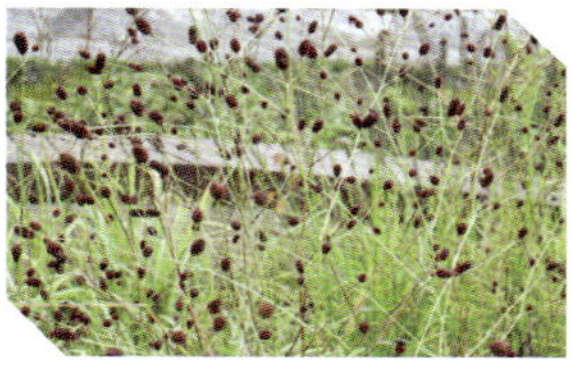
오이풀 • 646

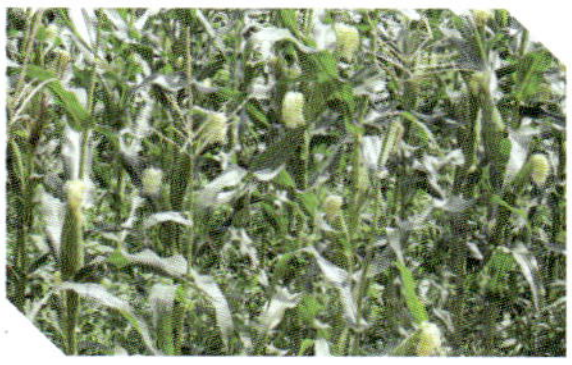
옥수수 • 649

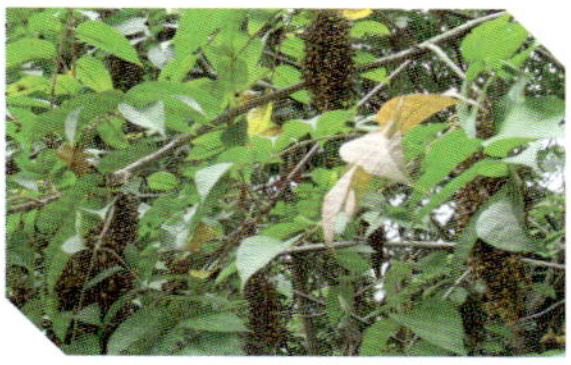
옻나무 • 652

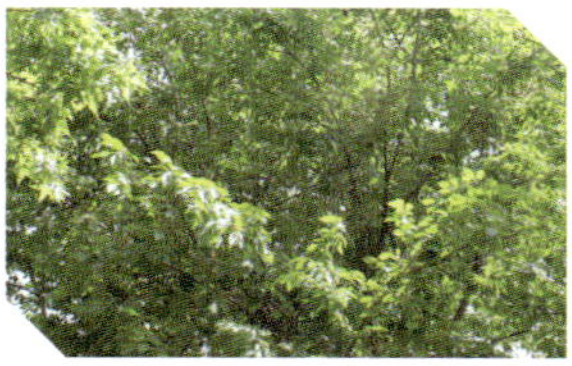
왕느릅나무 • 656

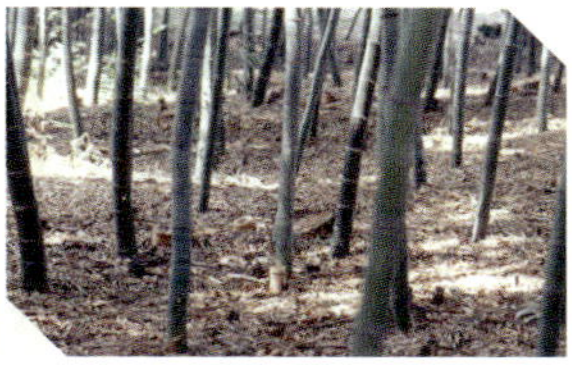
왕대 • 660

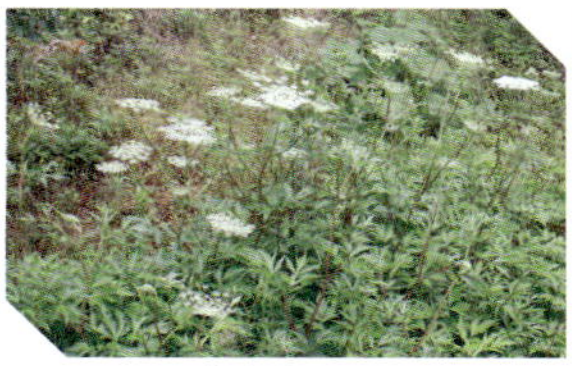
왜당귀 • 663

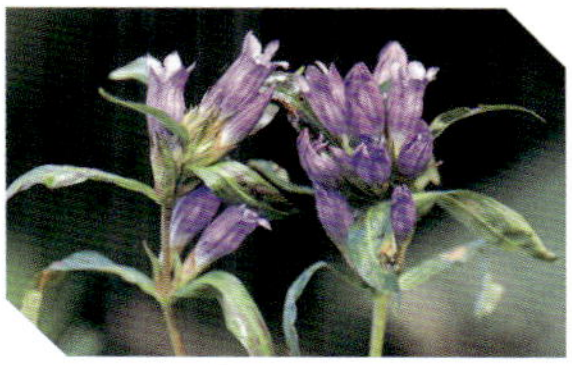
용담 • 666

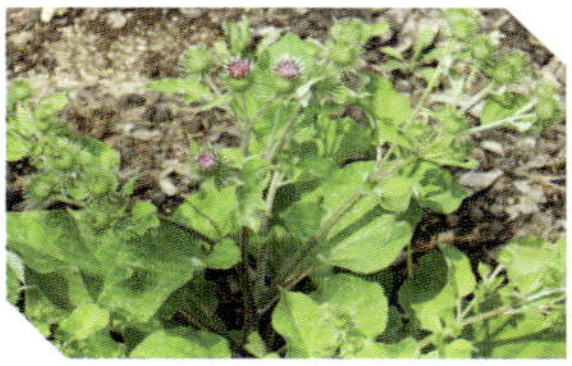
우엉 • 669

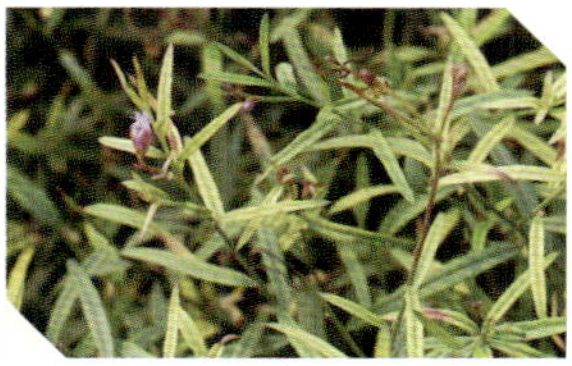
원지 • 673

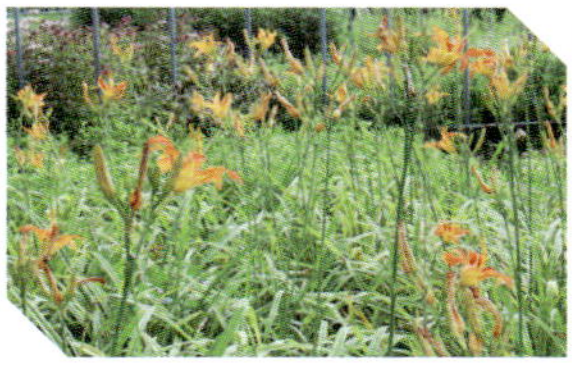
원추리 • 676

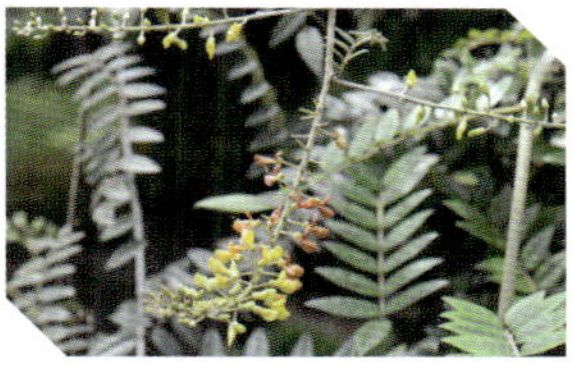
월남괴 • 679

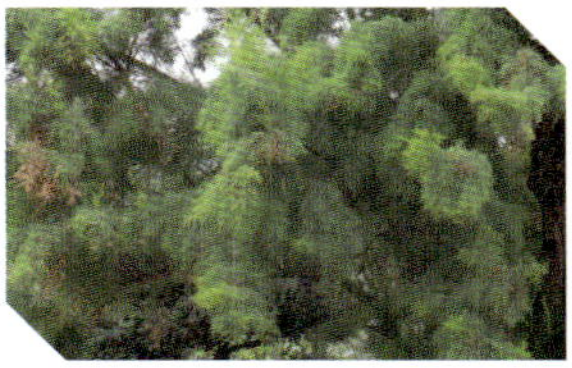
위성류 • 681

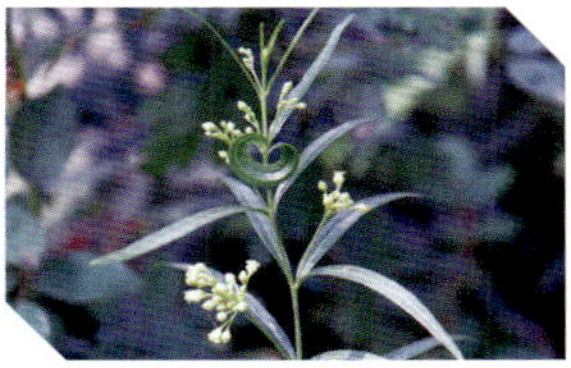
유엽백전 • 684

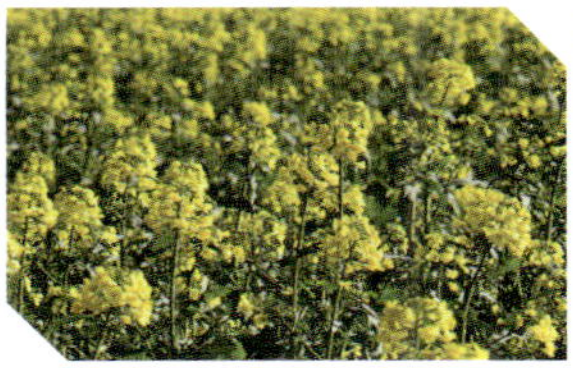
유채 • 686

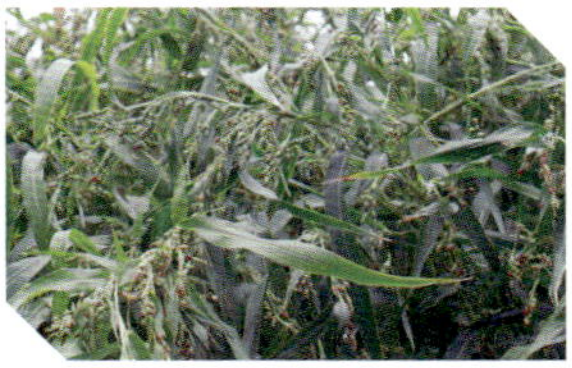
율무 • 689

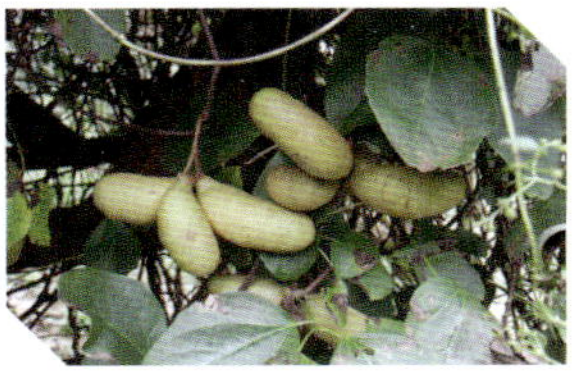
으름덩굴 • 692

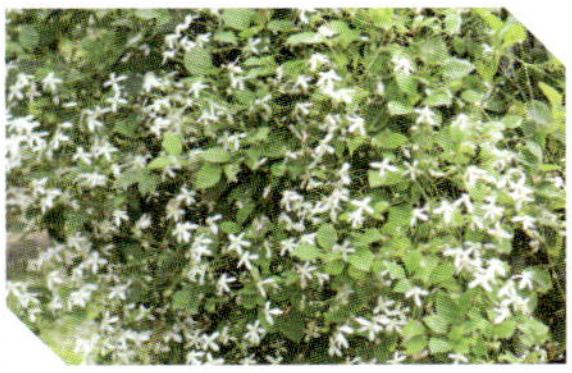
으아리 • 697

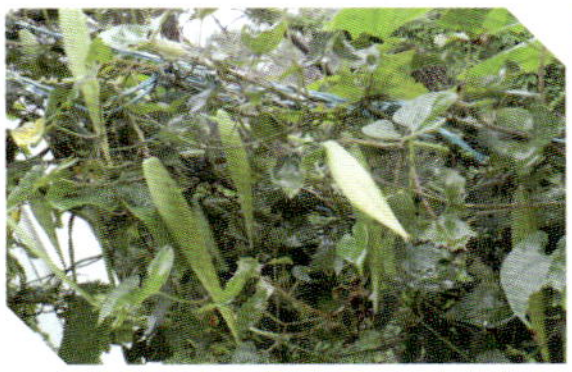
은조롱(큰조롱) • 700

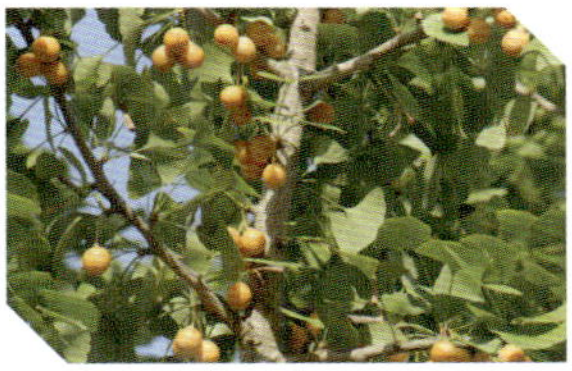
은행나무 • 703

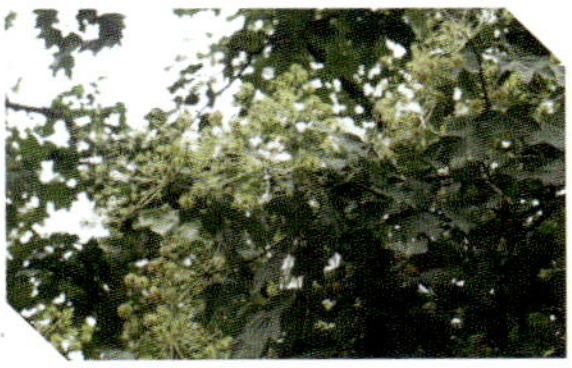
음나무 • 707

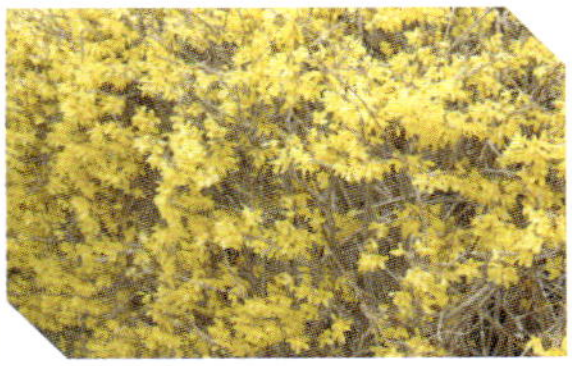
의성개나리 • 710

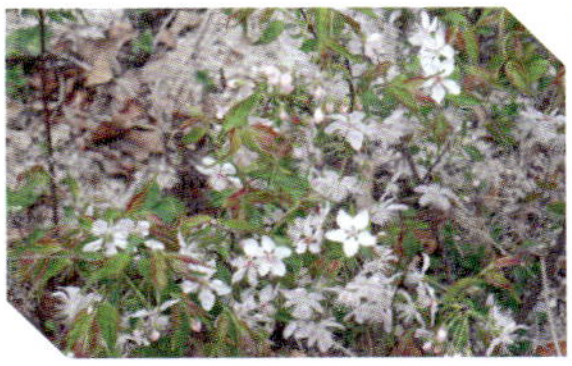
이스라지 • 713

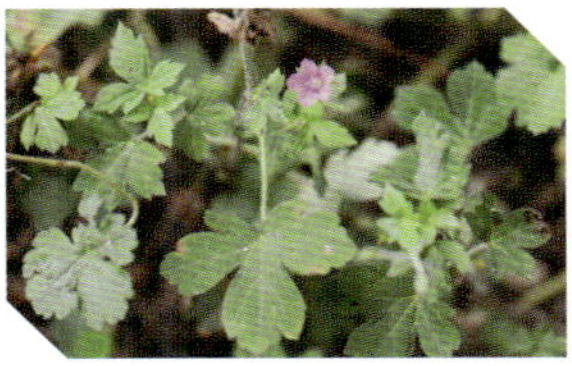
이질풀 • 716

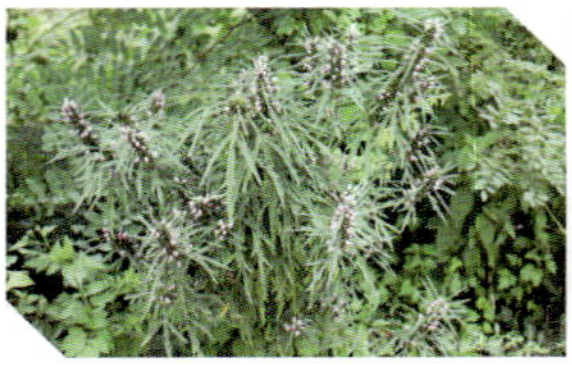
익모초 • 719

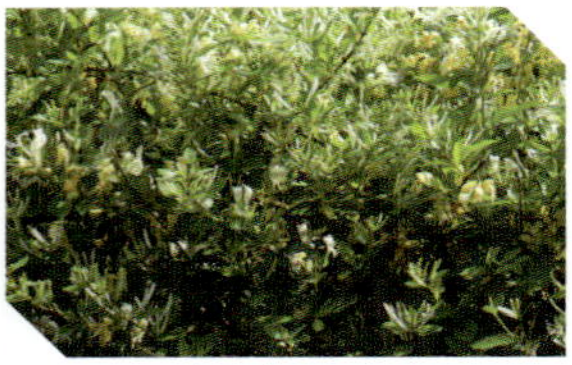
인동덩굴 • 724

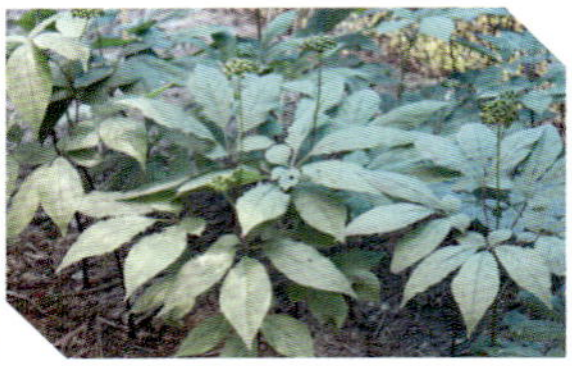
인삼 • 728

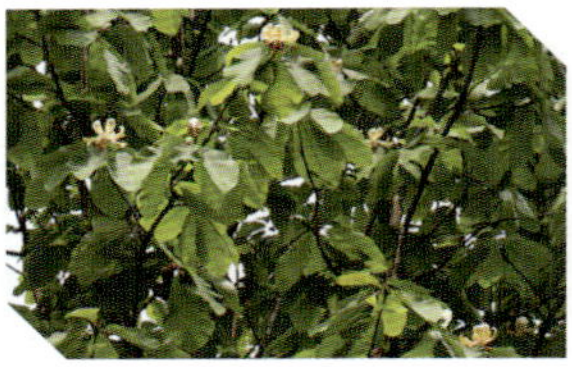
일본목련 • 734

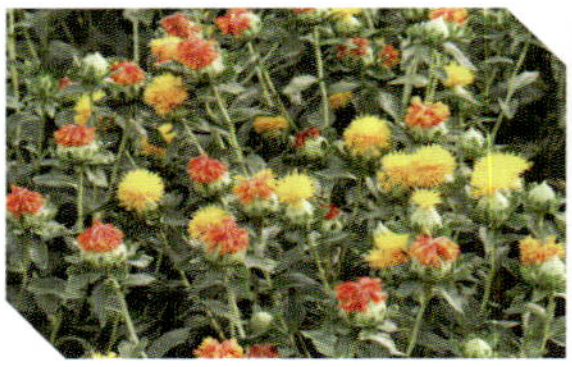
잇꽃 • 737

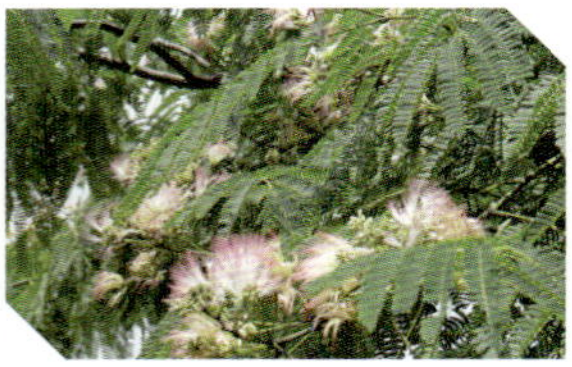
자귀나무 • 742

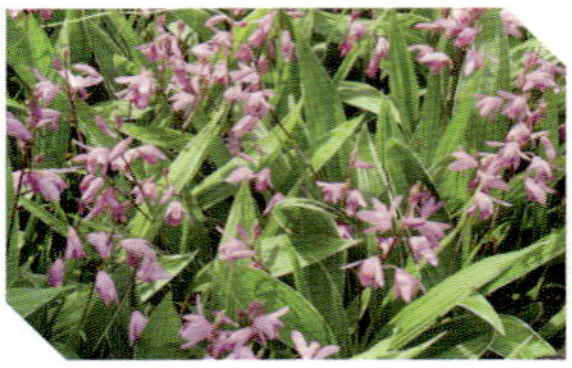
자란 • 745

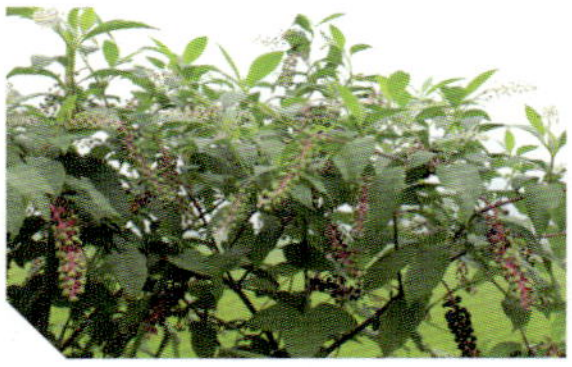
자리공, 미국자리공 • 748

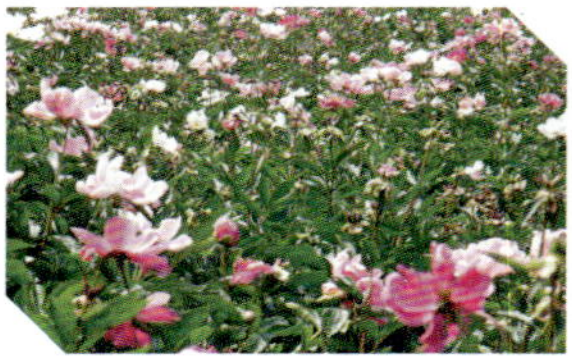
작약 • 751

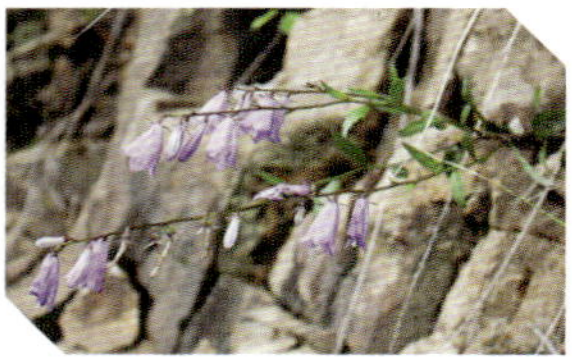
잔대 • 754

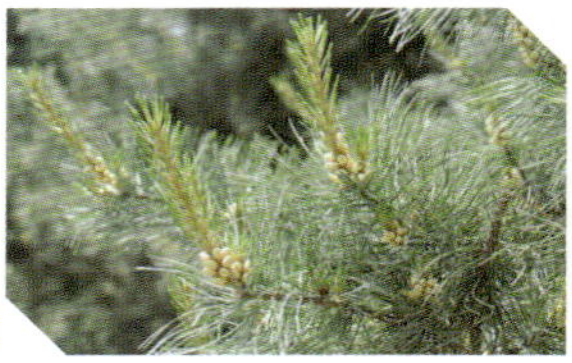
잣나무 • 757

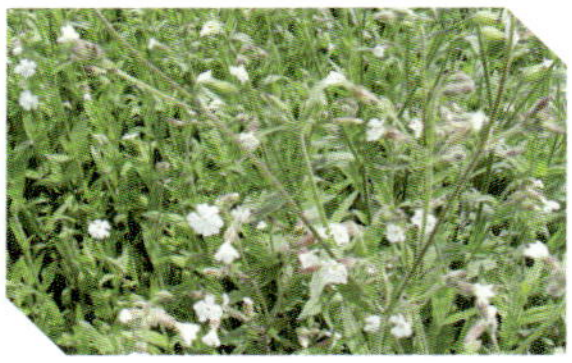
장구채 • 760

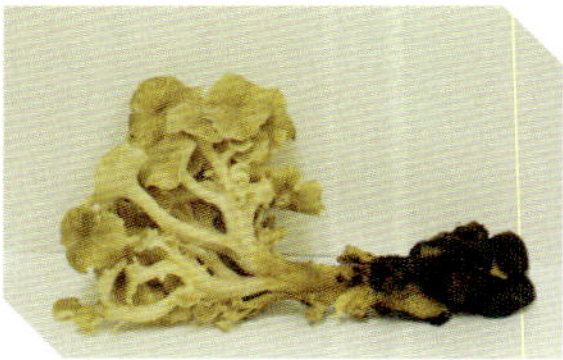
저령 • 763

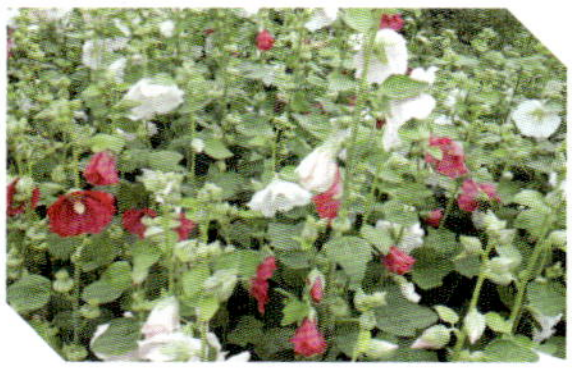
접시꽃 • 765

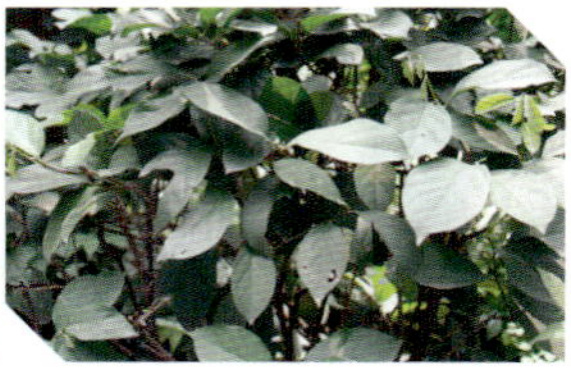
정공등 • 768

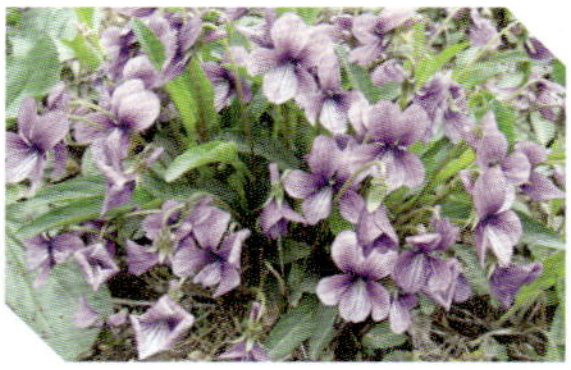
제비꽃 • 770

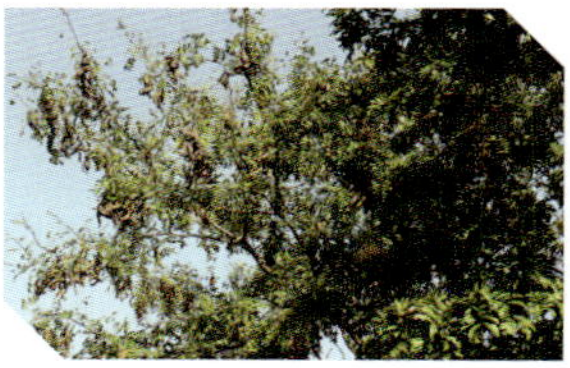
조각자나무, 주엽나무 • 772

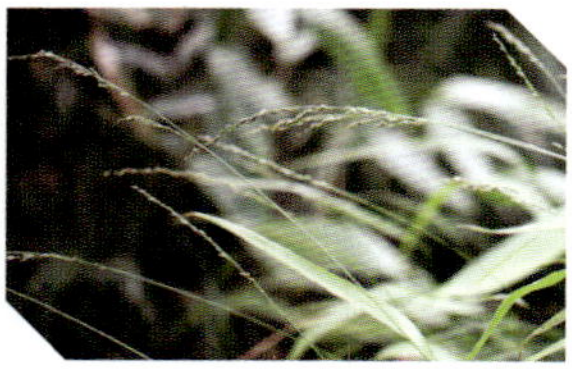
조릿대풀 • 777

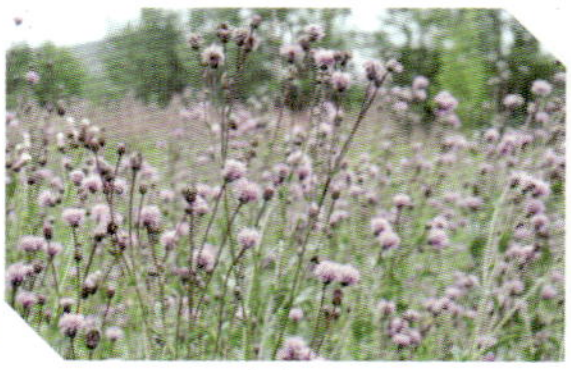
조뱅이 • 779

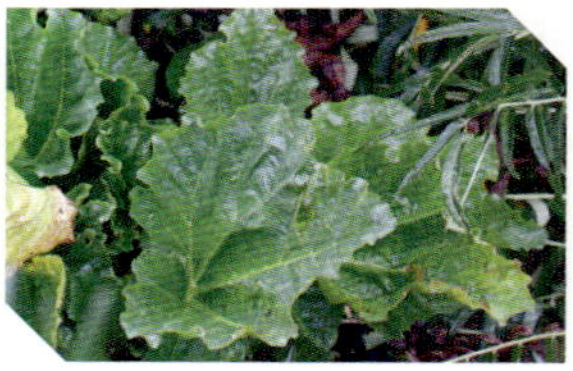
종대황 • 782

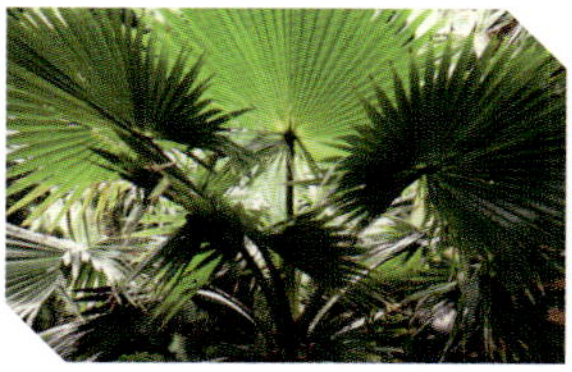
종려 • 784

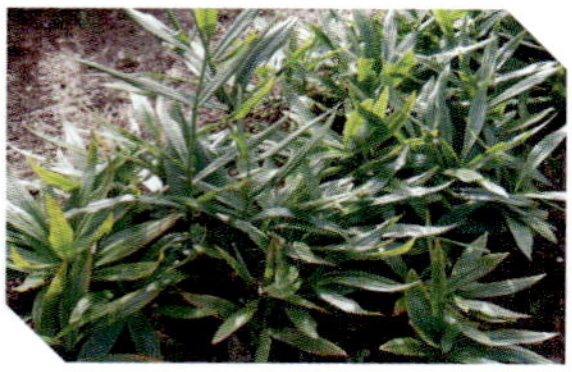
중국패모 • 787

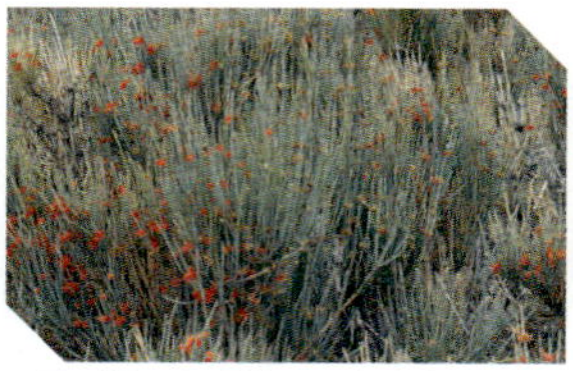
중마황, 초마황, 목적마황 • 790

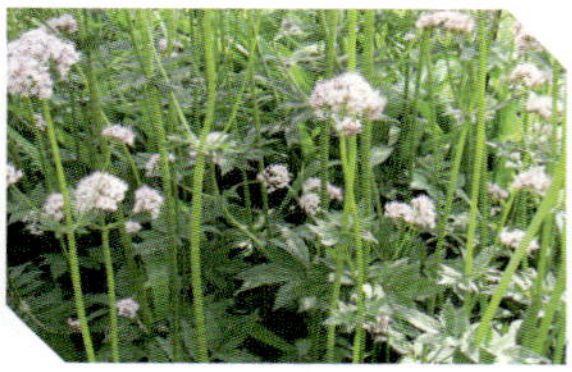
쥐오줌풀 • 795

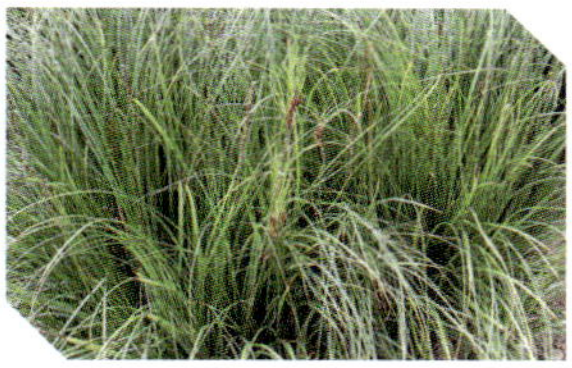
지모 • 798

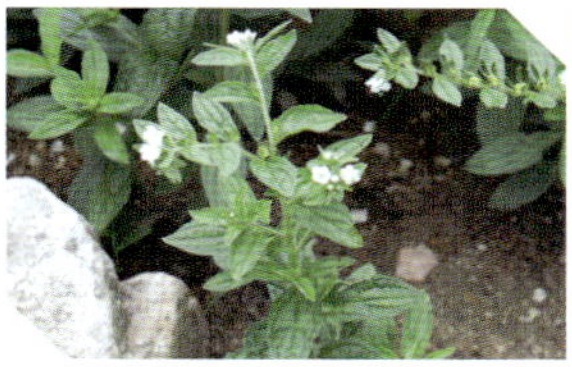
지치 • 801

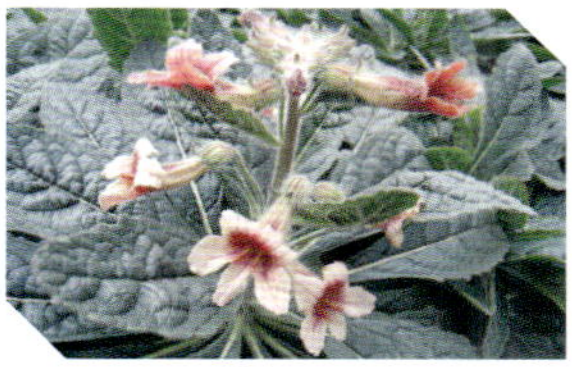
지황 • 804

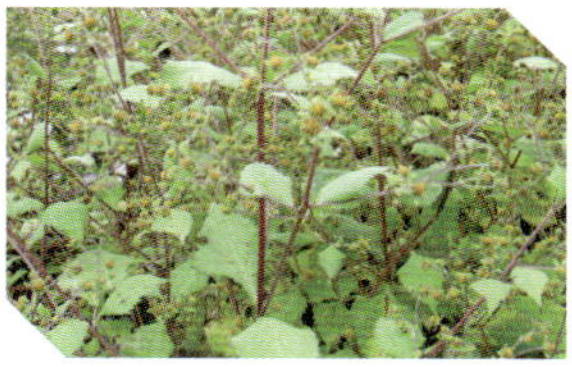
진득찰, 털진득찰 • 810

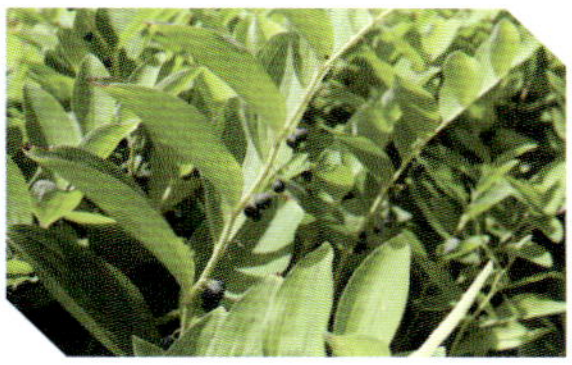
진황정, 층층갈고리둥굴레 • 813

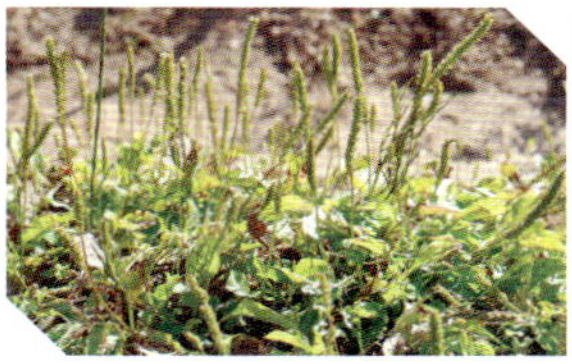
질경이, 털질경이 • 817

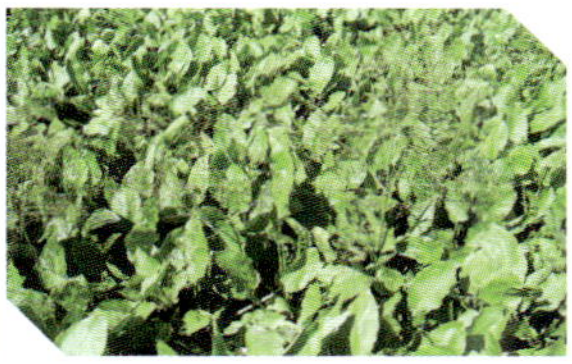
질경이택사 • 822

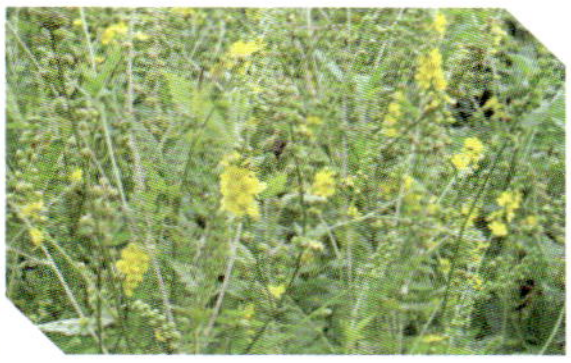
짚신나물 • 825

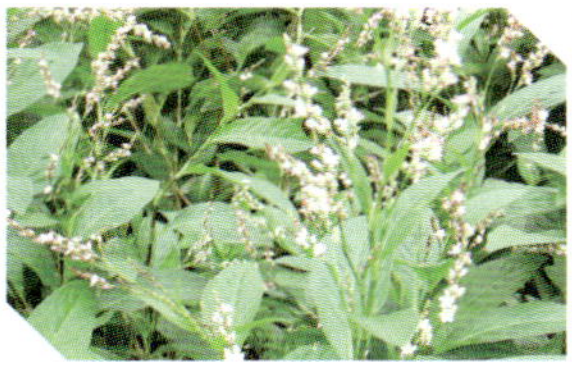
쪽 • 828

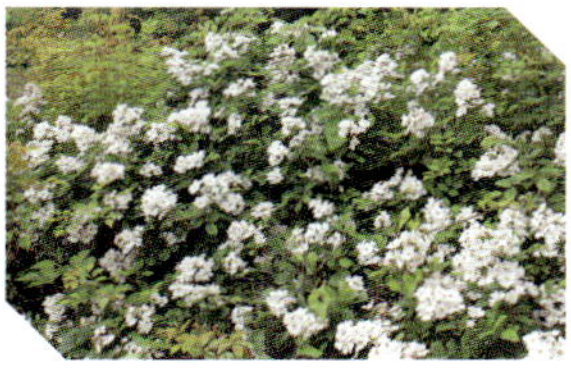
찔레꽃 • 831

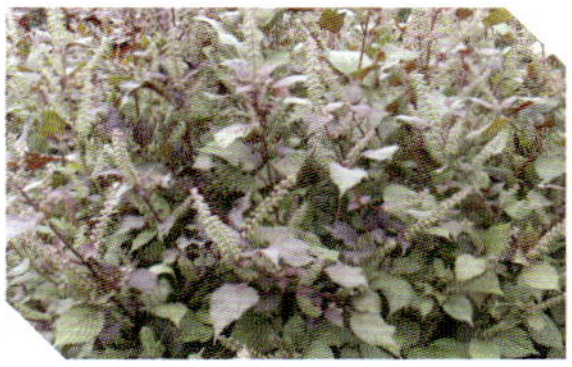
차즈기 • 834

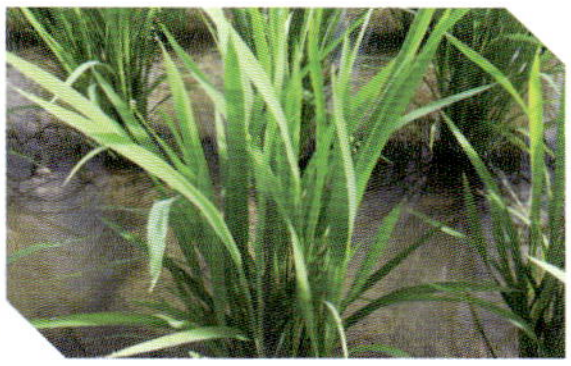
찰벼 • 839

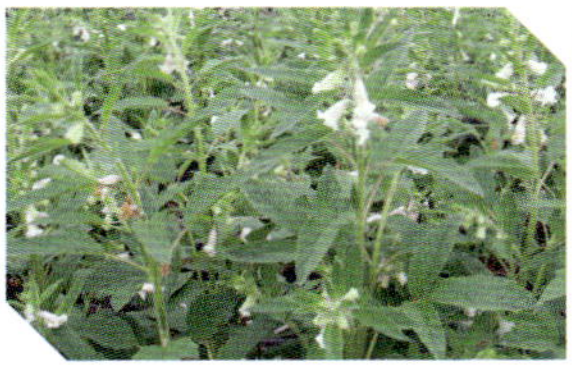
참깨 • 842

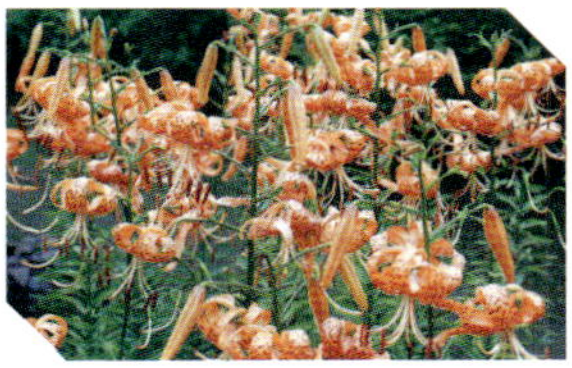
참나리 • 845

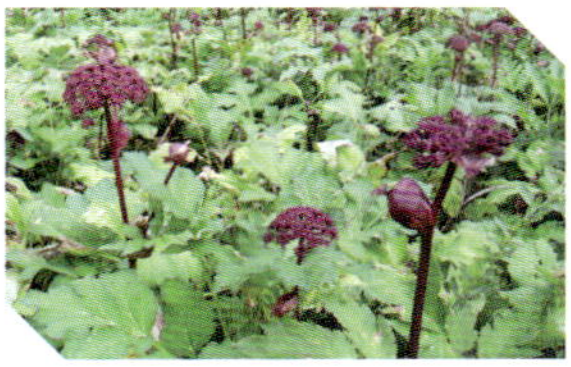
참당귀 • 848

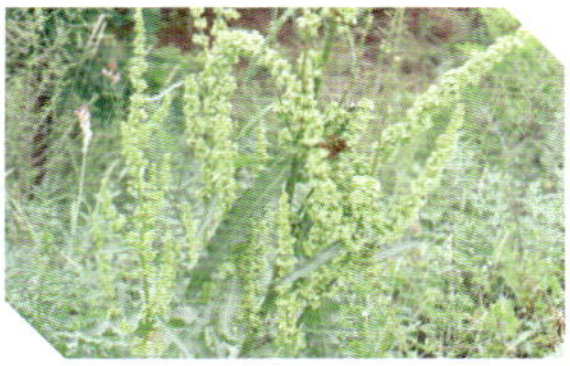
참소리쟁이, 토대황 • 851

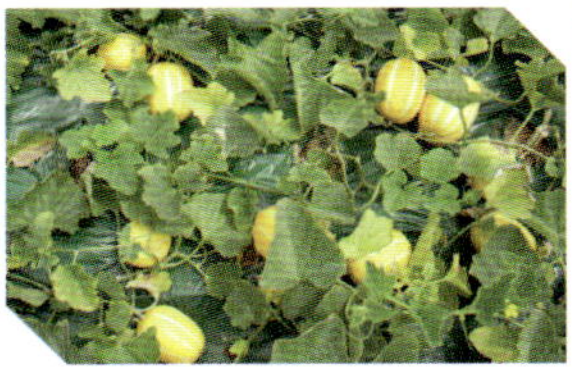
참외 • 854

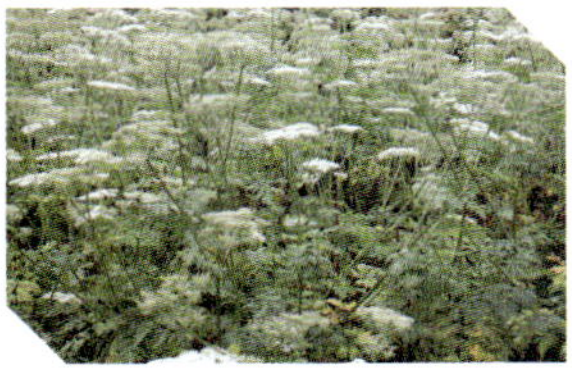
천궁 • 857

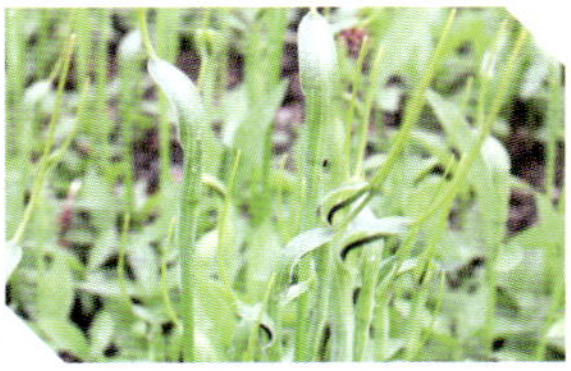
천남성, 두루미천남성 • 860

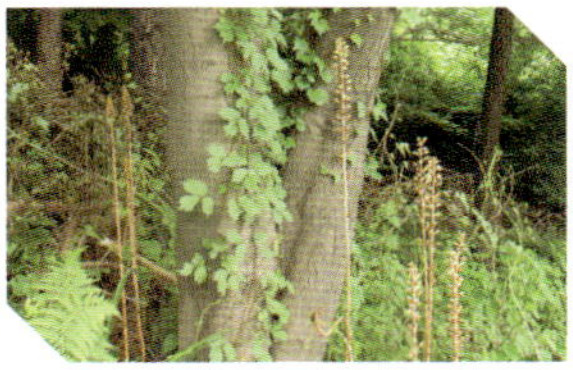
천마 • 863

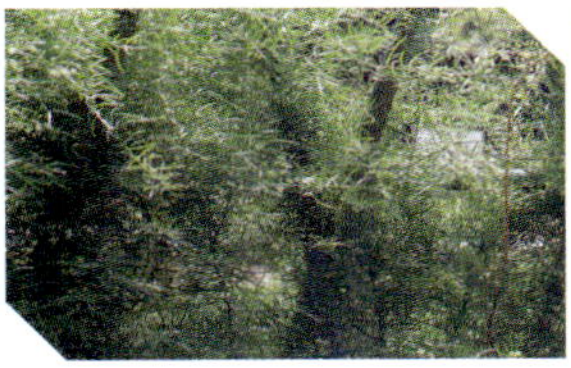
천문동 • 867

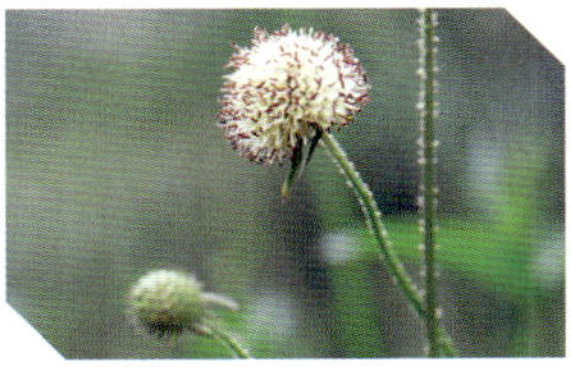
천속단 • 870

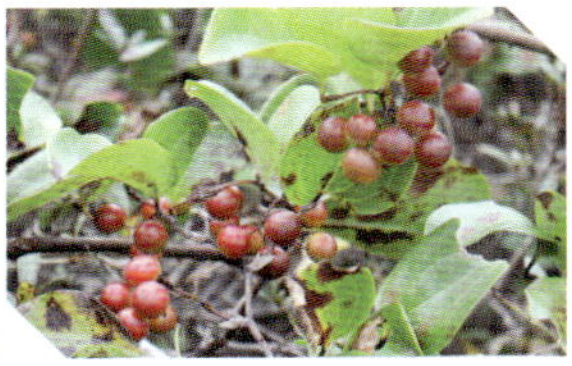
청미래덩굴 • 872

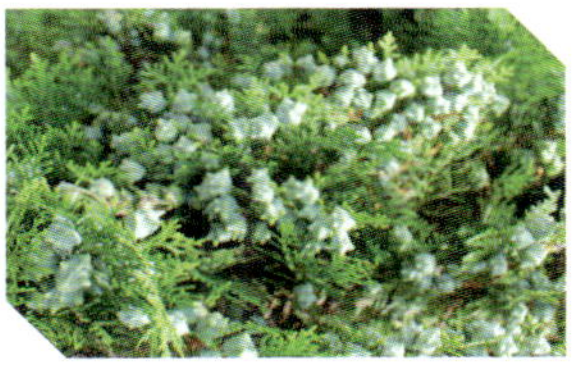
측백나무 • 875

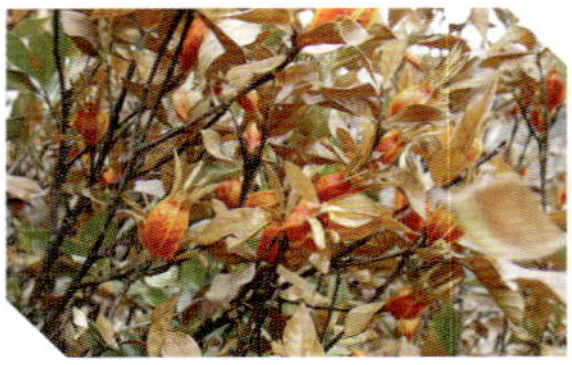
치자나무 • 880

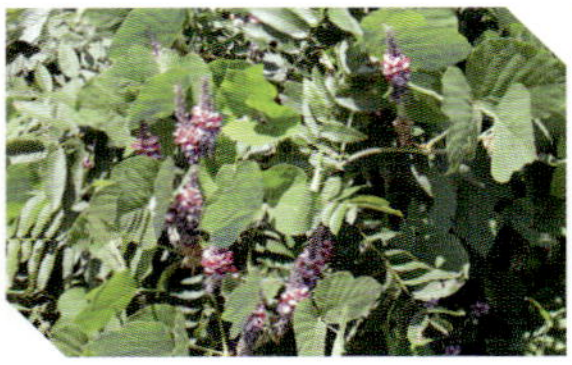
칡 • 883

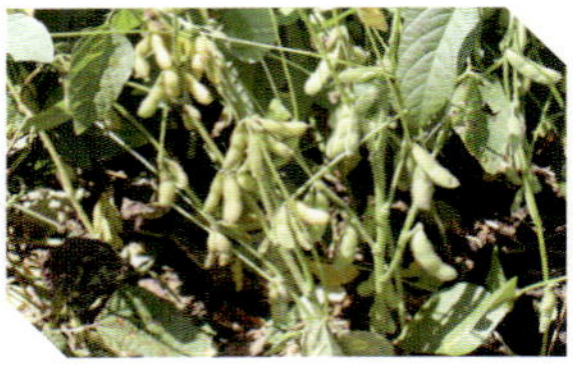
콩 • 887

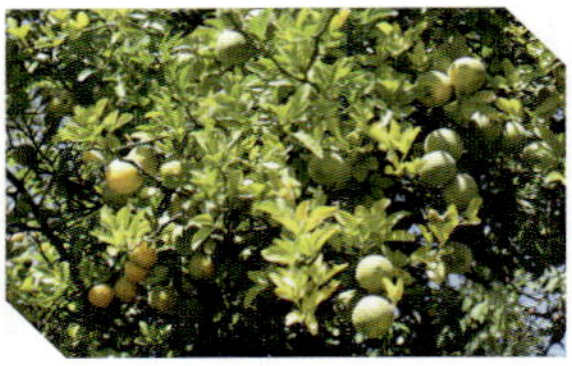
탱자나무 • 893

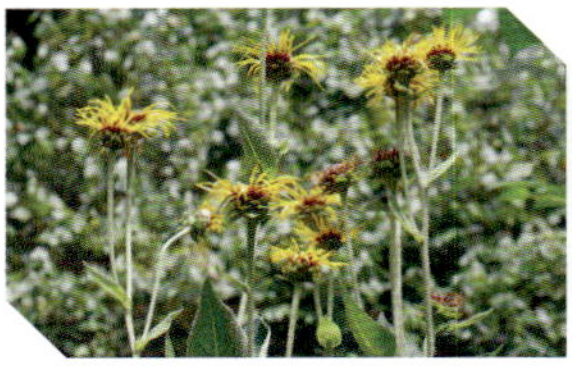
토목향 • 896

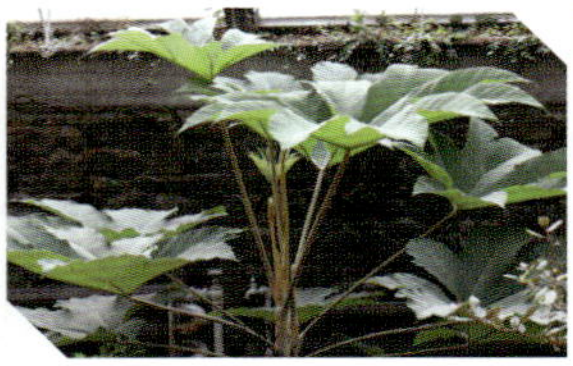
통탈목 • 899

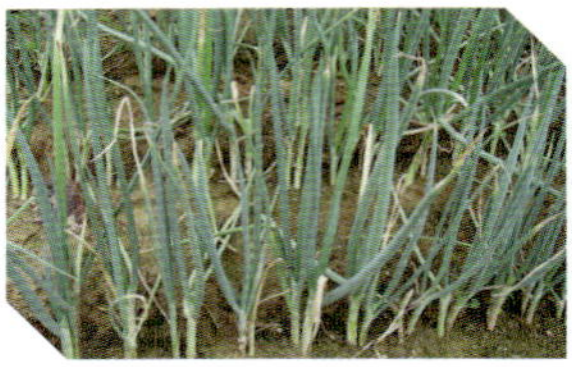
파 • 902

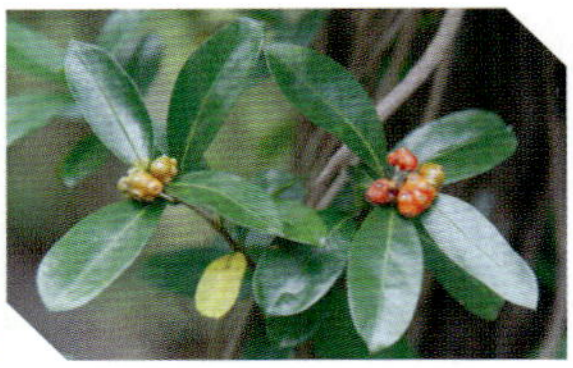
파극천 • 905

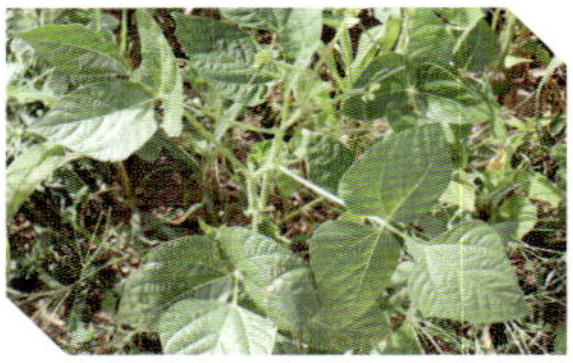
팥 • 908

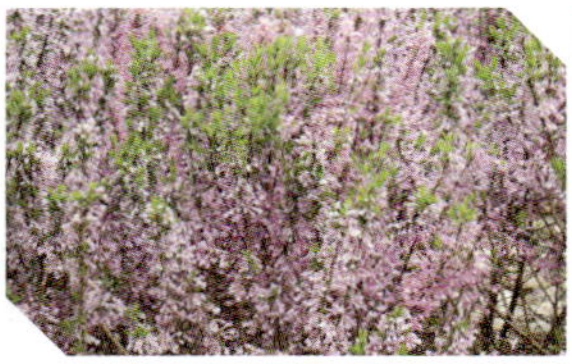
팥꽃나무 • 911

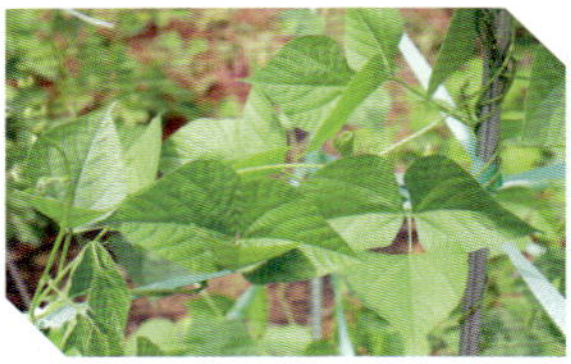
편두 • 914

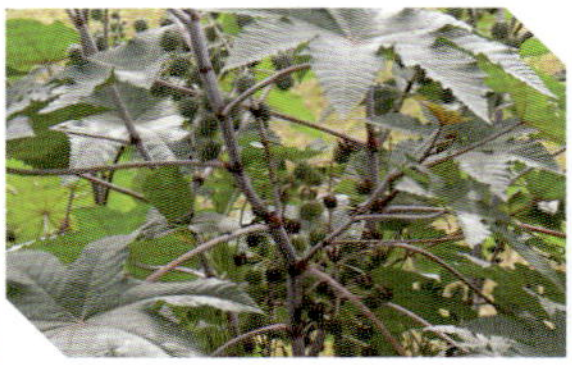
피마자 • 916

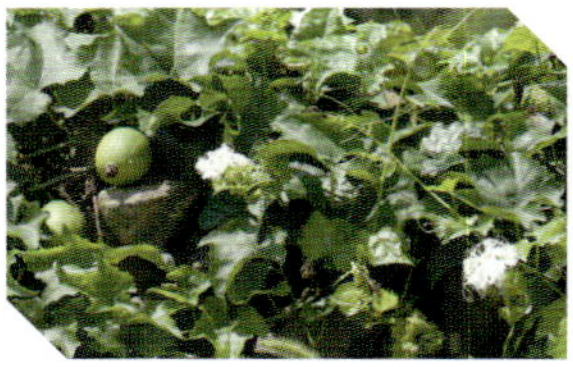
하늘타리 • 920

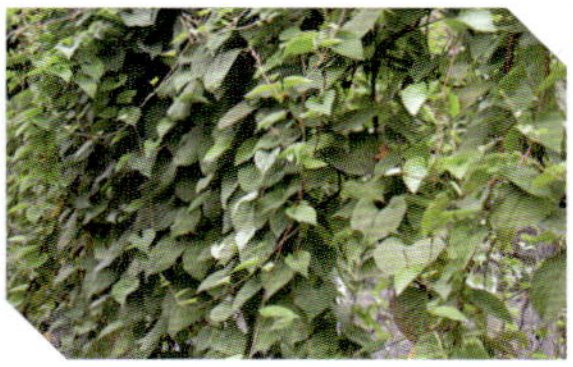
하수오 • 925

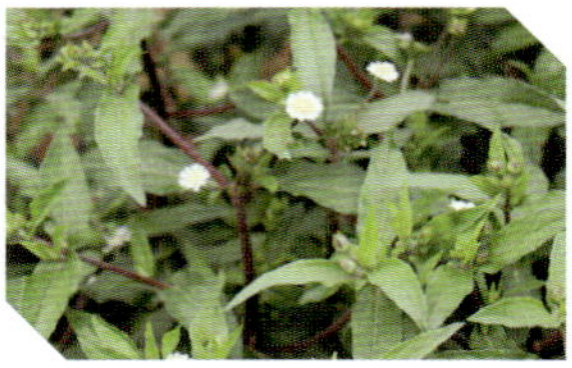
한련초 • 929

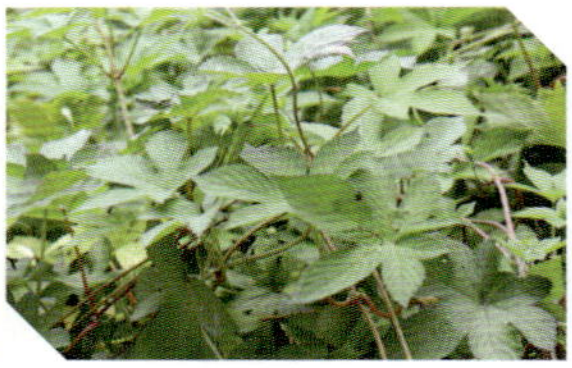
한삼덩굴 • 932

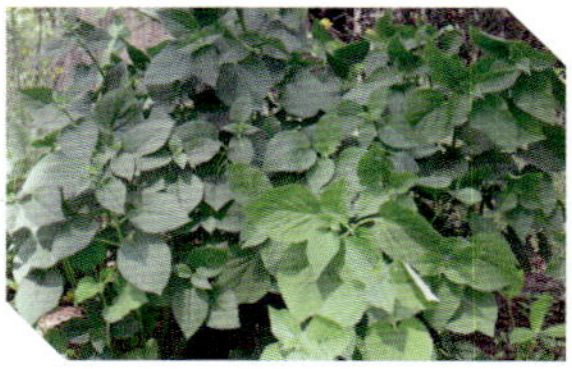
한속단 • 935

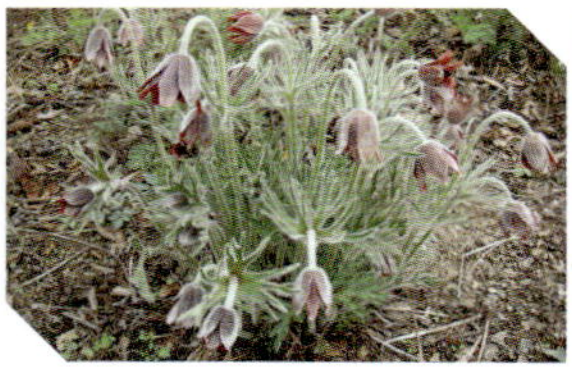
할미꽃 • 938

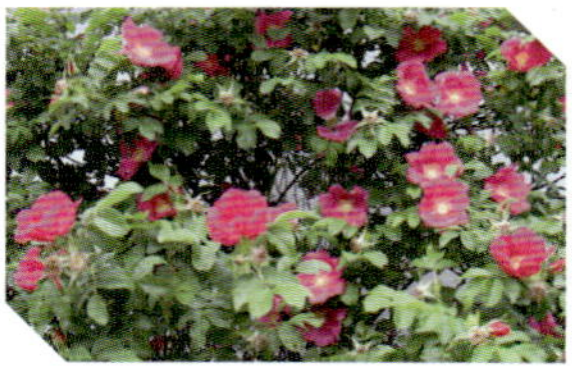
해당화 • 941

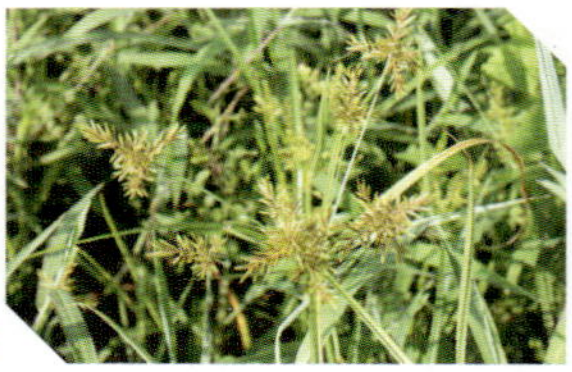
향부자 • 944

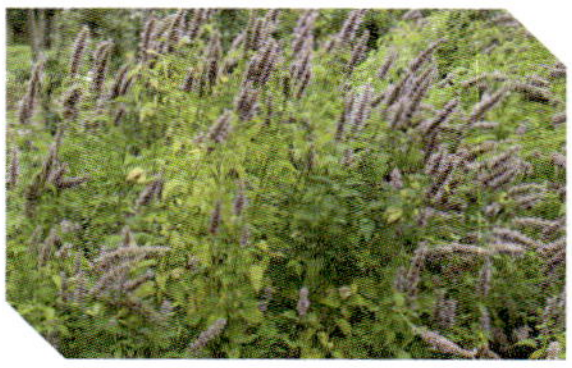
향유 • 947

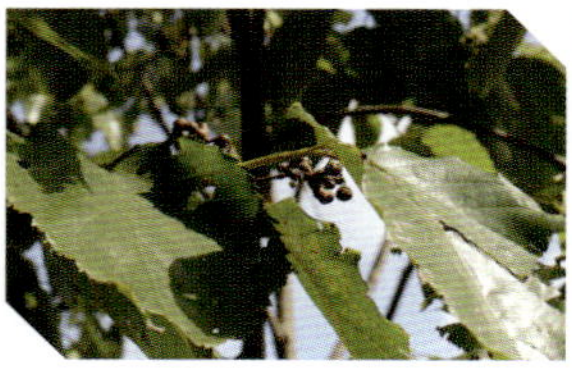
헛개나무 • 950

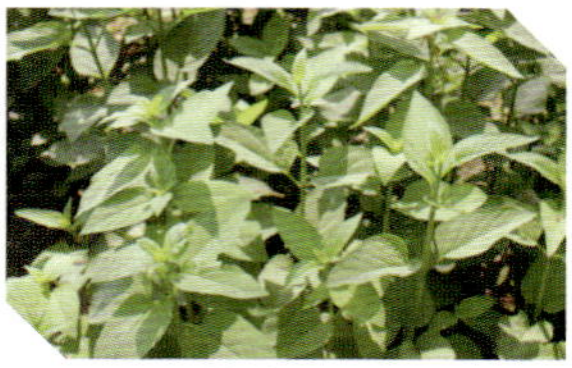
현삼 • 953

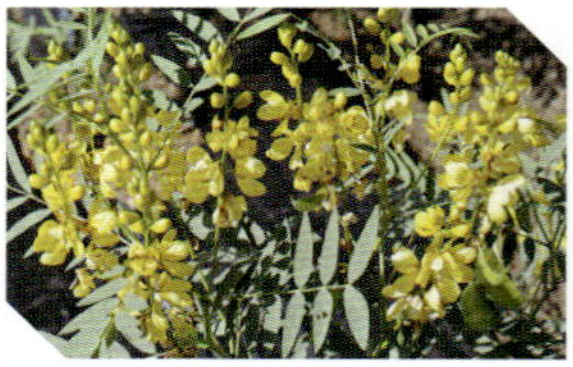
협엽번사 • 956

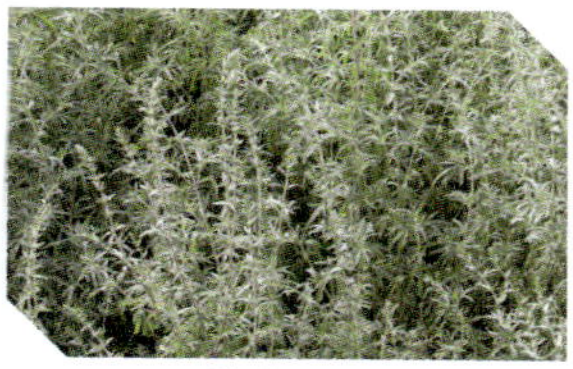
형개 • 958

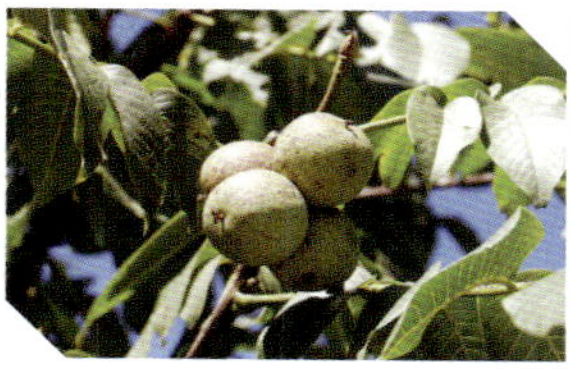
호도나무 • 961

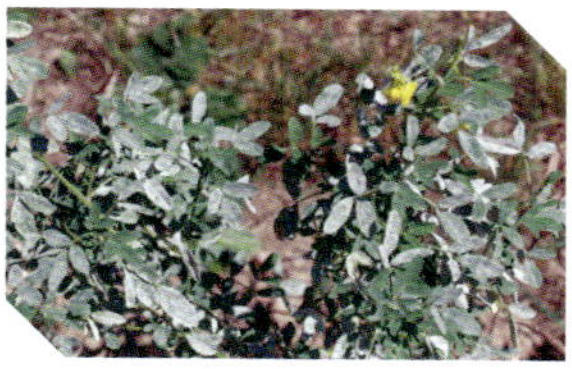
호로파 • 964

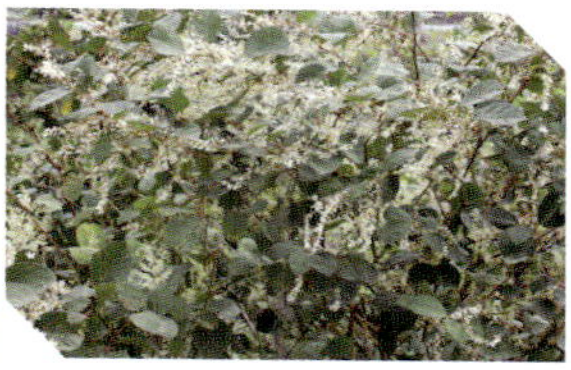
호장근 • 967

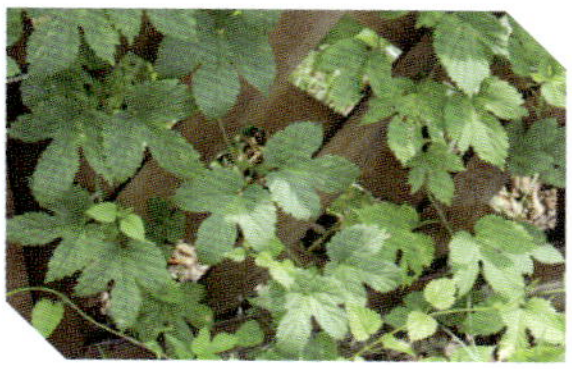
홉 • 970

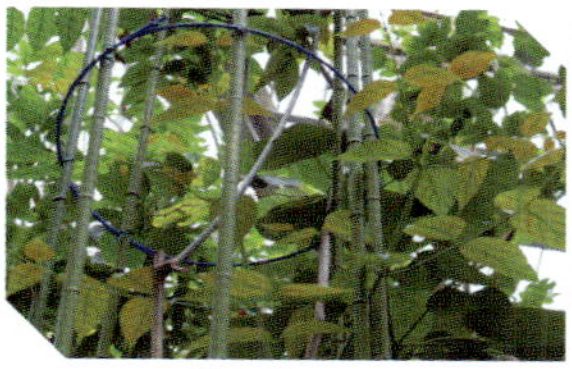
화구등 • 972

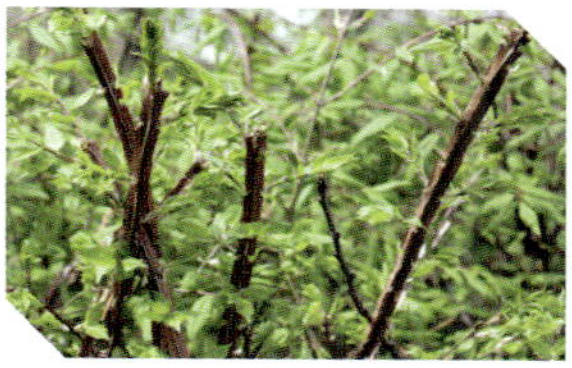
화살나무 • 975

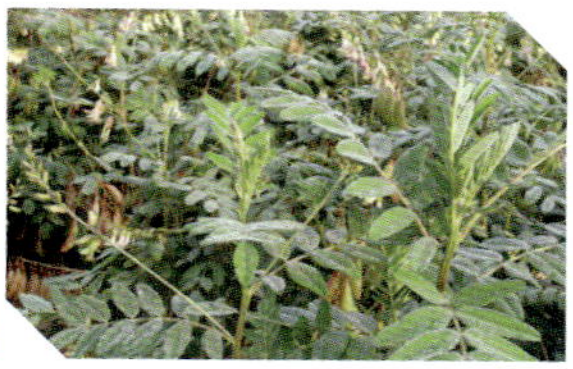
황기 • 978

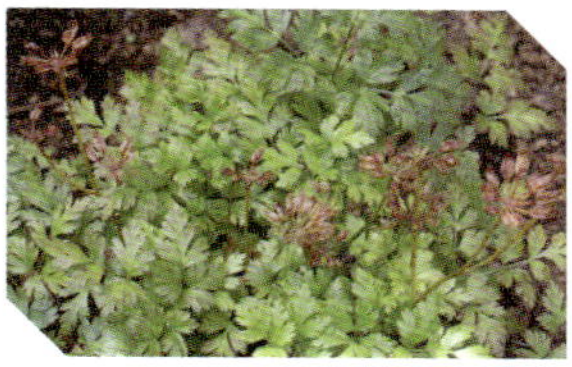
황련 • 981

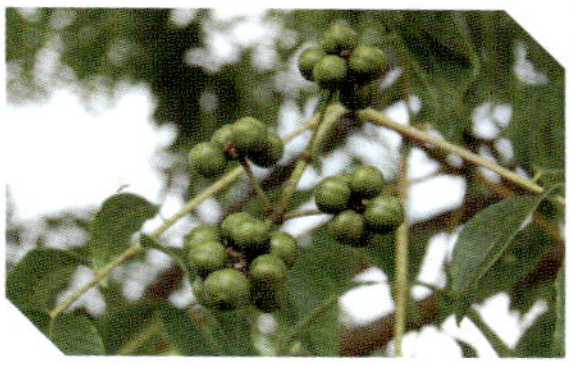
황벽나무 • 984

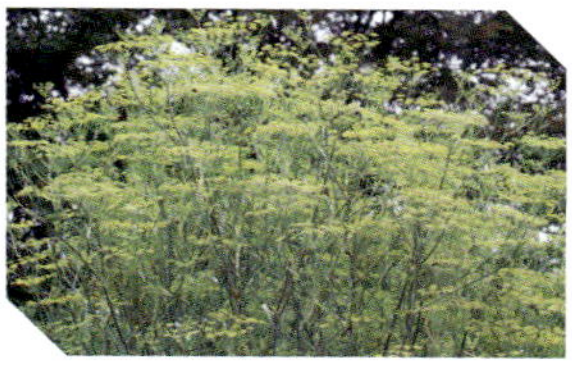
회향 • 987

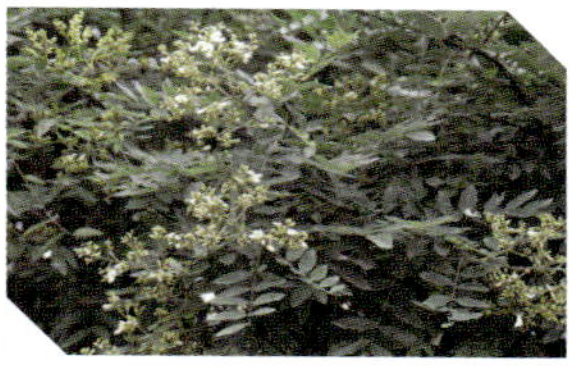
회화나무 • 990

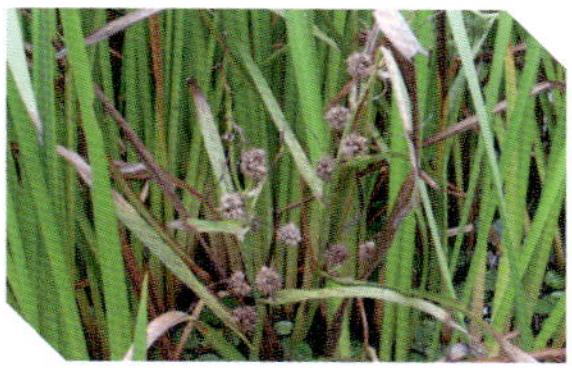
흑삼릉 • 995

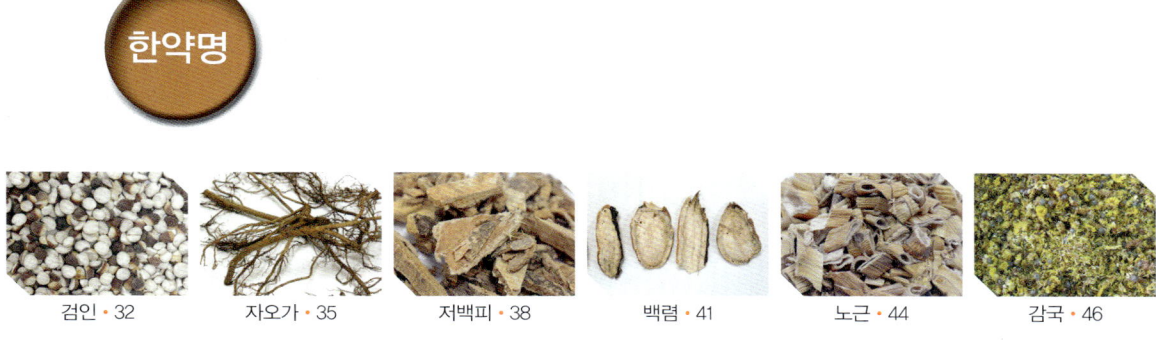

한약명

검인 • 32

자오가 • 35

저백피 • 38

백렴 • 41

노근 • 44

감국 • 46

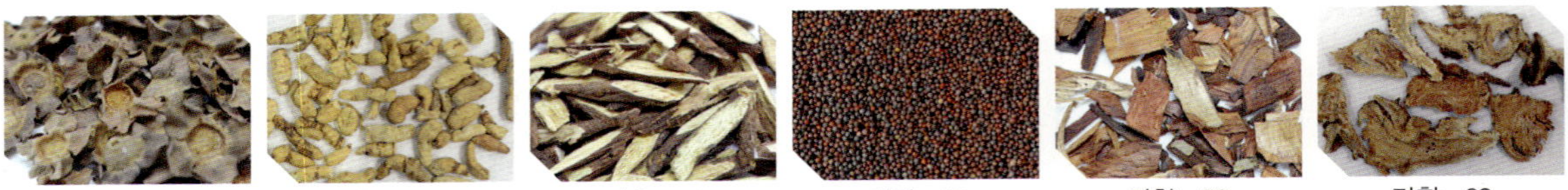

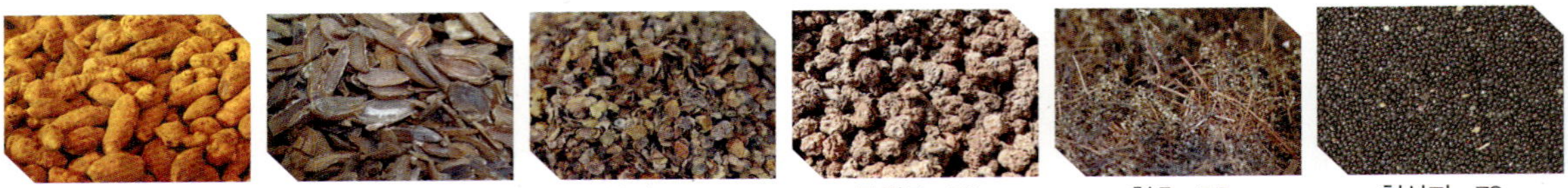

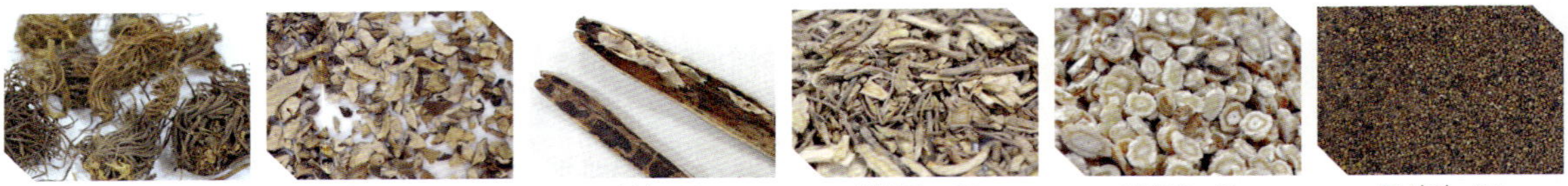

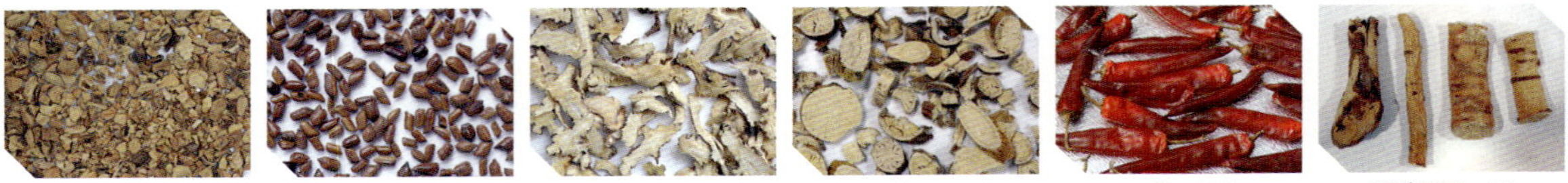

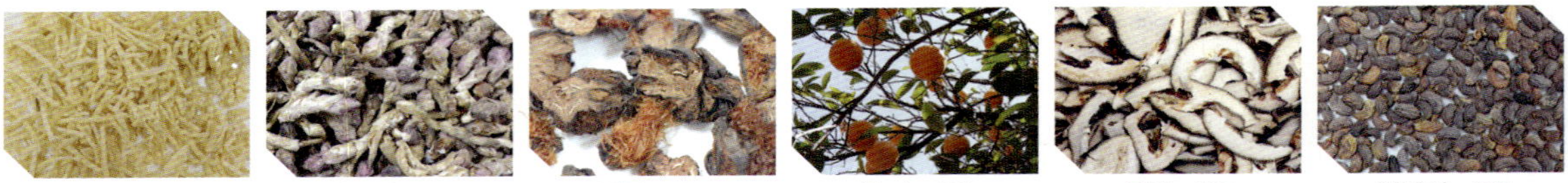

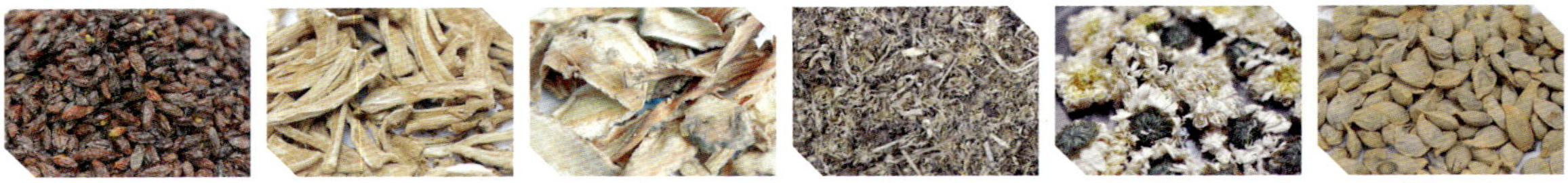

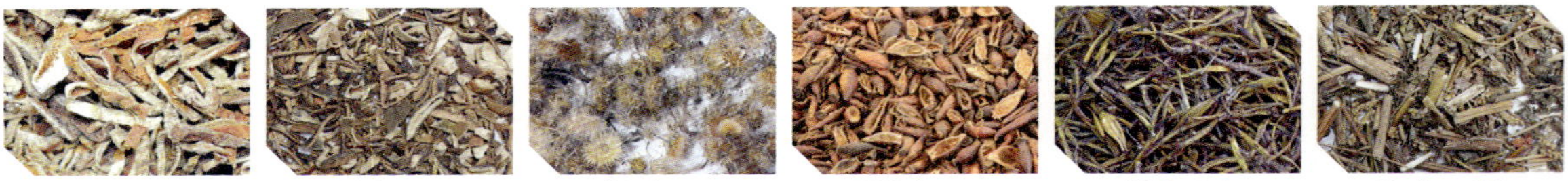

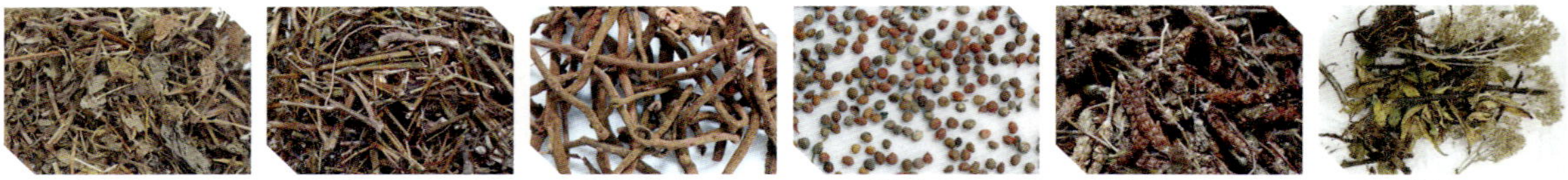

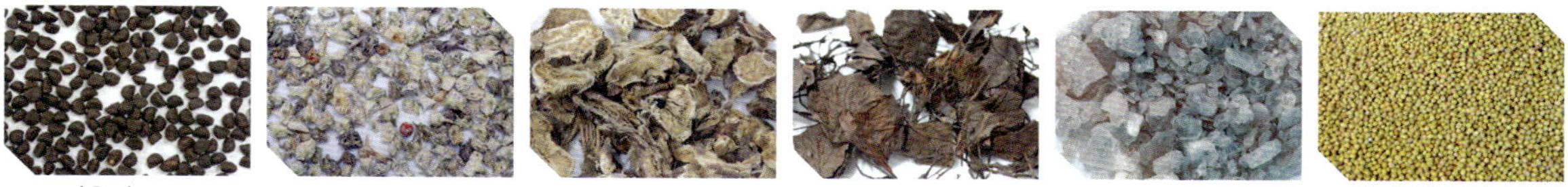

견우자 • 176 | 질려자 • 179 | 낭독 • 182 | 녹제초 • 185 | 장뇌 • 188 | 녹두 • 191

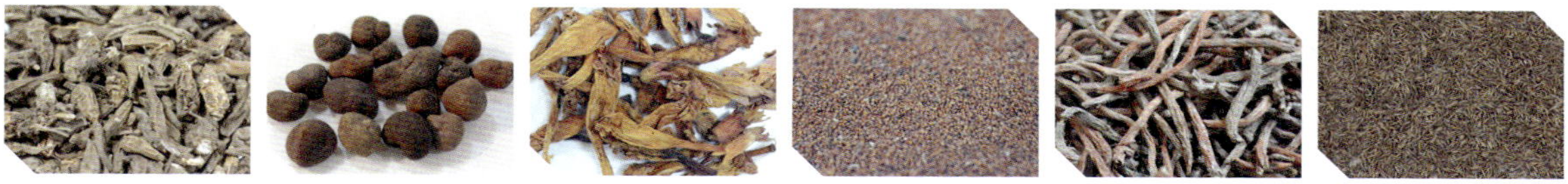

초오 • 194 | 뇌환 • 197 | 능소화 • 199 | 정력자 • 202 | 단삼 • 205 | 학슬 • 208

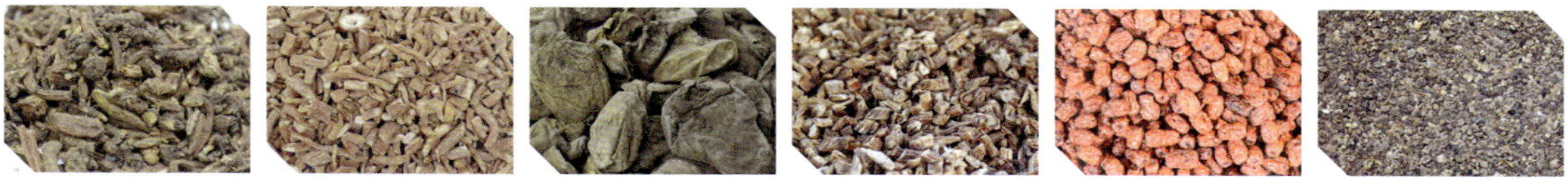

대극 • 210 | 은시호 • 213 | 마발 • 216 | 백부근 • 218 | 대추 • 221 | 지부자 • 224

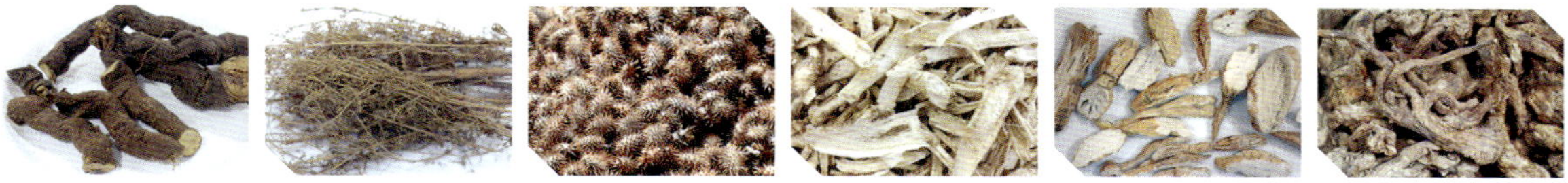

목방기 • 227 | 한인진 • 229 | 창이자 • 231 | 길경 • 234 | 비해 • 237 | 독활 • 240

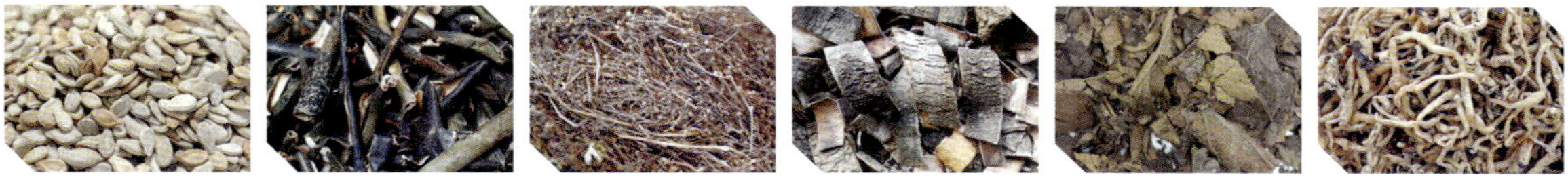

동과자 • 243 | 동과피 • 246 | 백화사설초 • 247 | 두충 • 249 | 두충엽 • 251 | 옥죽 • 253

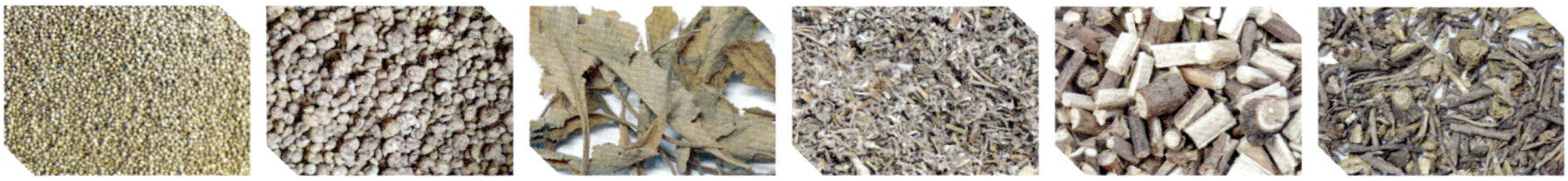

임자 • 256 | 현호색 • 259 | 디기탈리스 • 262 | 위릉채 • 264 | 접골목 • 267 | 패장 • 270

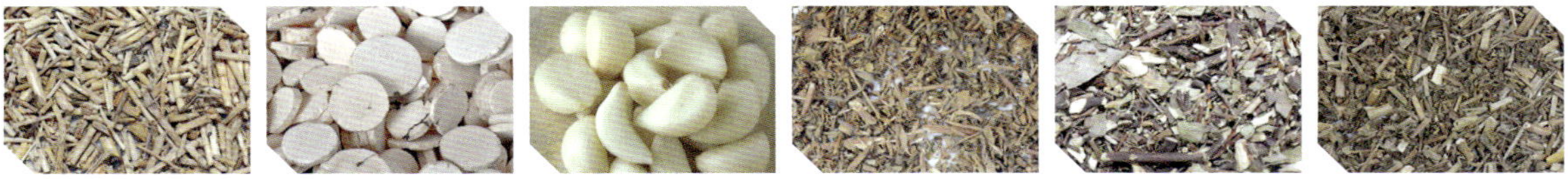

모근 • 273 | 산약 • 276 | 대산 • 279 | 편축 • 282 | 낙석등 • 285 | 마편초 • 288

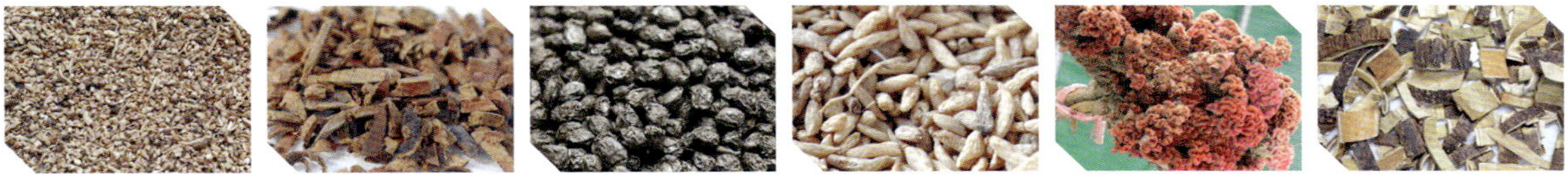

당삼 • 290 | 화피 • 293 | 오매 • 295 | 맥문동 • 298 | 계관화 • 301 | 고련피 • 304

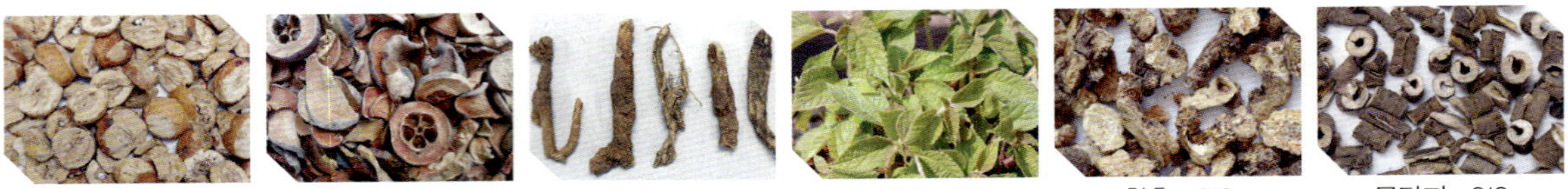

천련자 • 306 | 목과 • 308 | 제니 • 311 | 저마근 • 313 | 창출 • 316 | 목단피 • 319

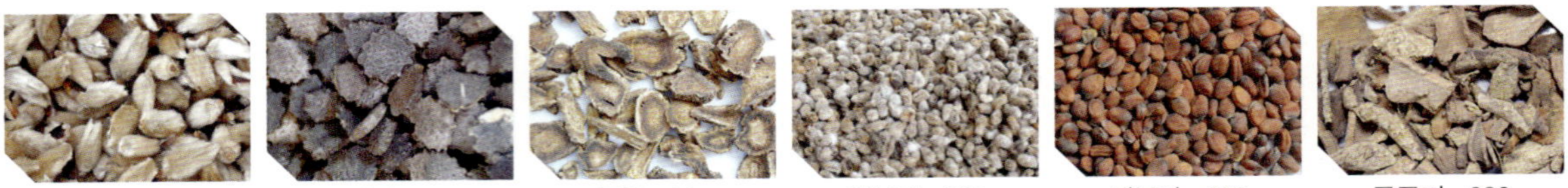

신이 • 322 | 목별자 • 325 | 목향 • 327 | 면실자 • 330 | 내복자 • 333 | 목근피 • 336

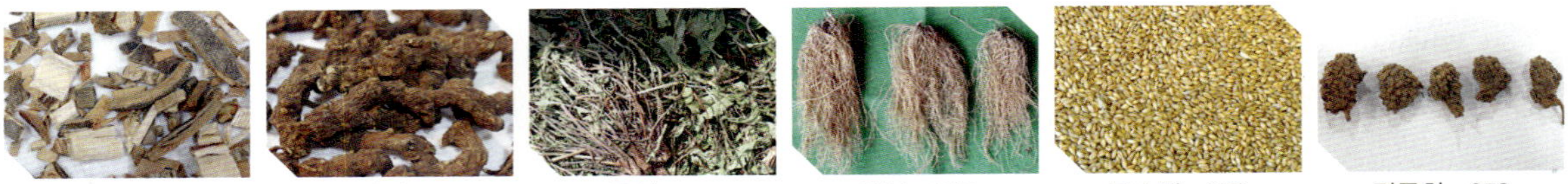

진피(秦皮) • 339 | 스코폴리아근 • 342 | 포공영 • 344 | 세신 • 347 | 부소맥 • 350 | 밀몽화 • 353

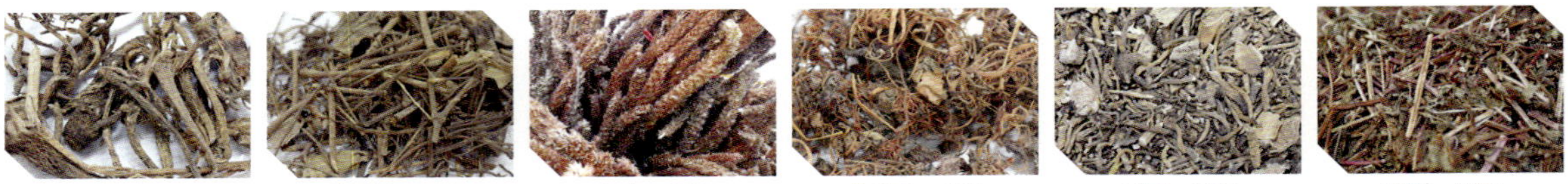

전호 • 356 | 해풍등 • 359 | 와송 • 361 | 호이초 • 364 | 여로 • 366 | 박하 • 369

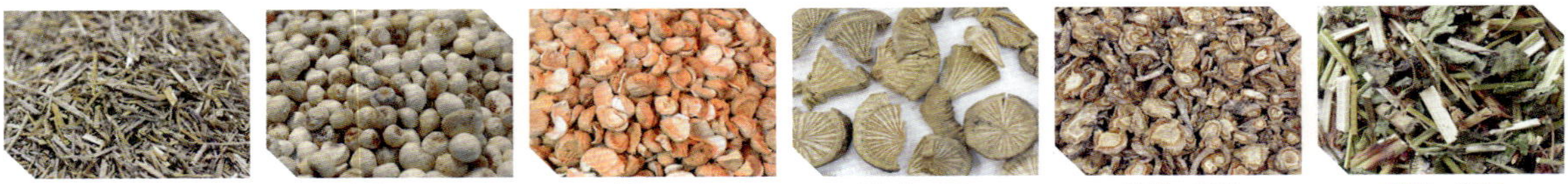

반지련 • 372 | 반하 • 374 | 건율 • 378 | 방기 • 381 | 방풍 • 384 | 곽향 • 387

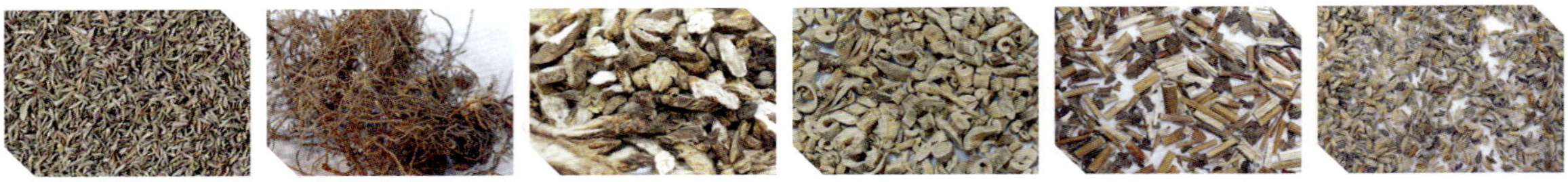

사향초 • 390 | 백미 • 393 | 백부자 • 396 | 백선피 • 399 | 패란 • 402 | 사상자 • 404

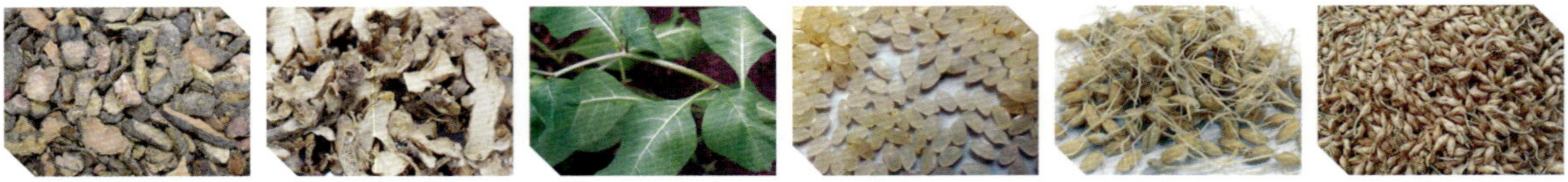

권삼 • 407 | 사간 • 410 | 벨라돈나근 • 413 | 갱미 • 415 | 곡아 • 417 | 맥아 • 419

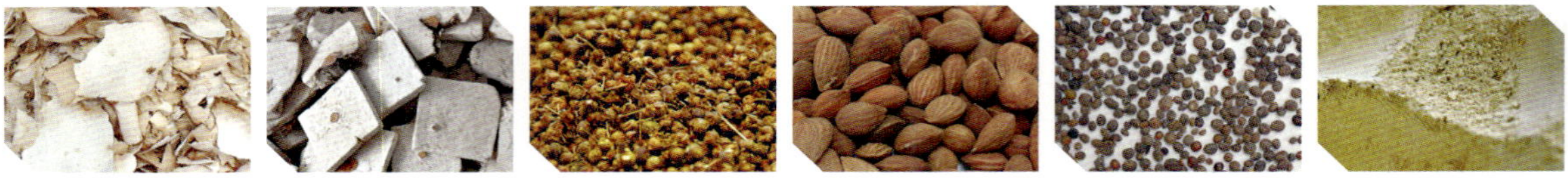

복령 • 422 | 복신 • 424 | 복분자 • 426 | 도인 • 429 | 급성자 • 432 | 포황 • 435

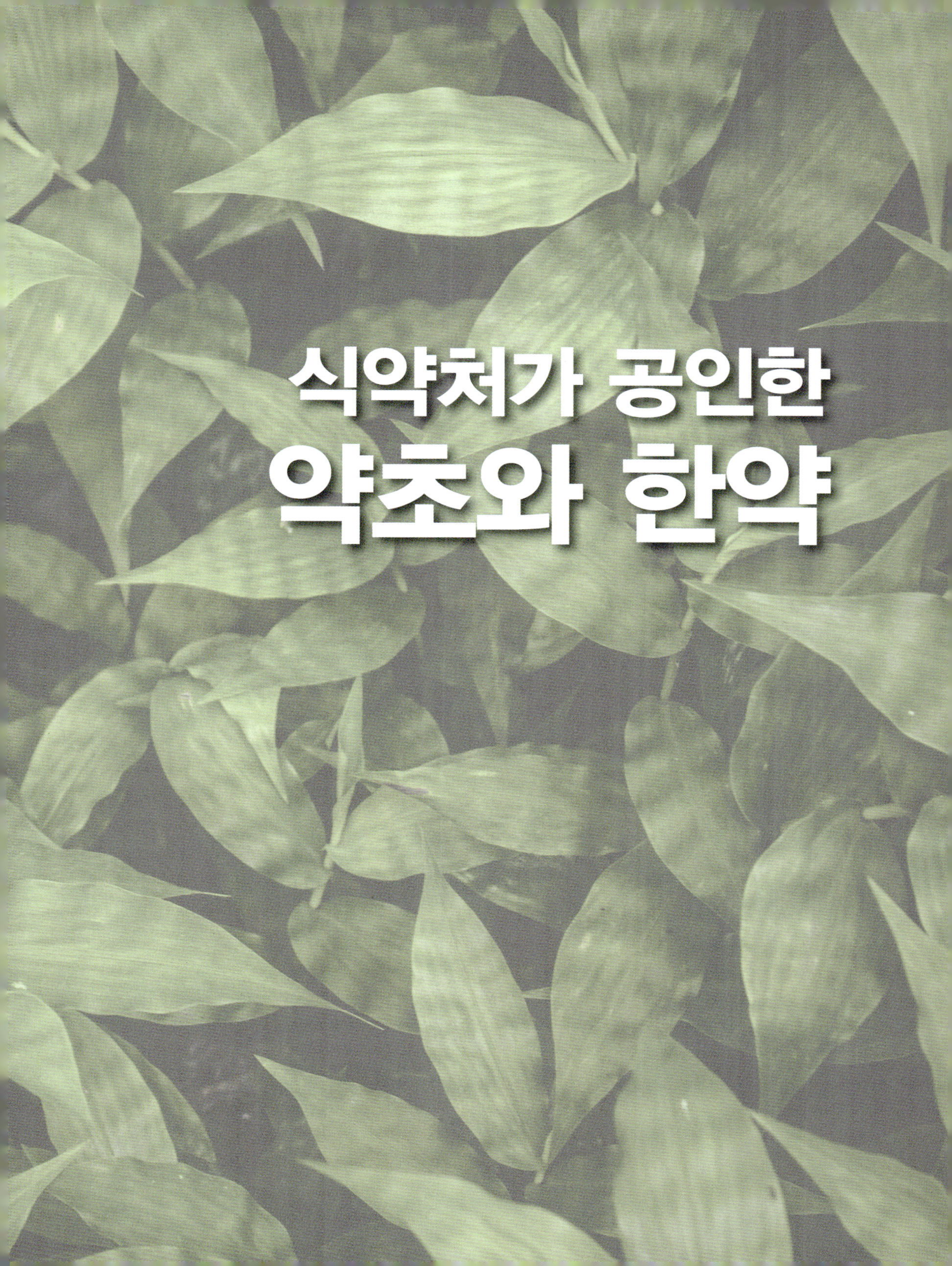

식약처가 공인한 약초와 한약

가시연꽃

한약명 검인

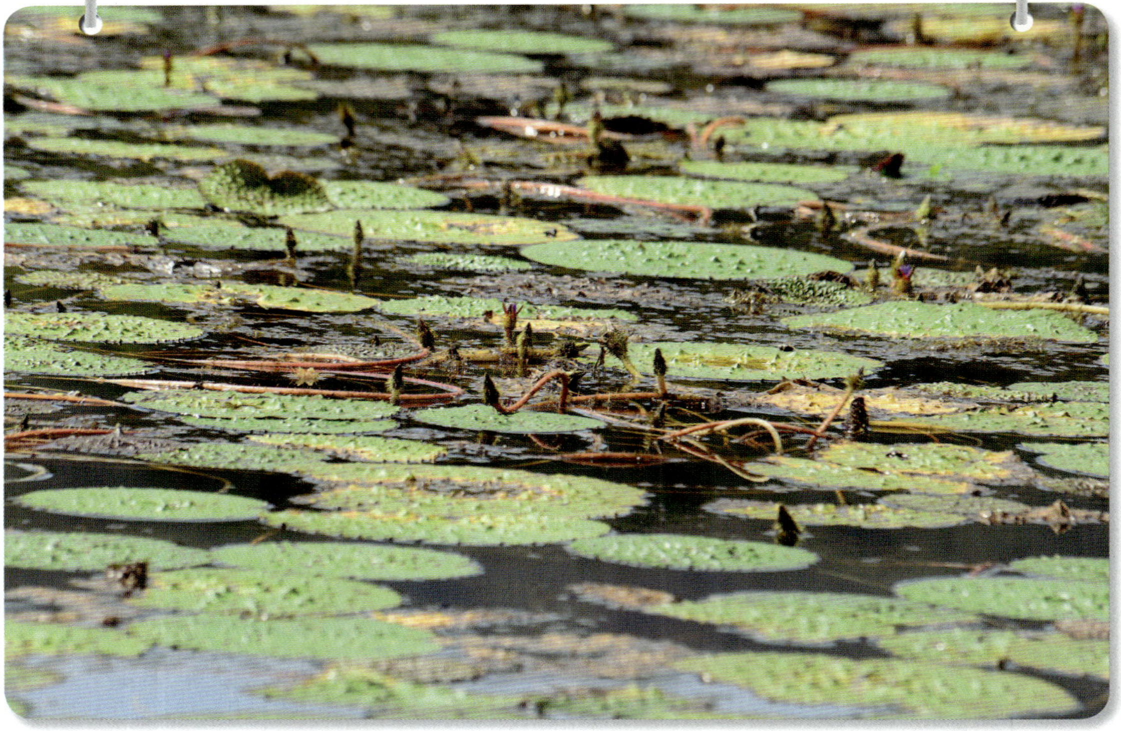

한약명 검인

- 식물명 및 학명: 가시연꽃 *Euryale ferox* Salisbury
- 과명: 수련과(Nymphaeaceae)
- 약용부위: 잘 익은 씨
- 한약명: 검인(芡仁)
- 라틴 생약명: Euryales Semen
- 이명 또는 영명: Euryale Seed
- 식약처 공정서 및 조선시대 의서 수재:
  대한민국약전(KP)
  동의보감 탕액편의 과일부(部)
  방약합편의 수과(水果)편

| 한약의 기원 | 이 약은 가시연꽃 *Euryale ferox* Salisbury(수련과 Nymphaeaceae)의 잘 익은 씨이다.

| 한방 특성 |

- 한방 약미(藥味)와 약성(藥性): 맛은 달고 떫으며 성질은 보통이다[平].
- 한방 작용부위(귀경, 歸經): 검인은 주로 비장, 신장 질환에 영향을 미친다.
- 한방 효능

익신고정(益腎固精): 신기(腎氣)를 보충하고 정액 배출을 억제한다.

보비지사(補脾止瀉): 비(脾)를 보하고 설사를 멎게 한다.

제습지대(除濕止帶): 습기를 없애고 냉을 멎게 한다.

| 약효 해설 |

- 무의식중에 정액이 몸 밖으로 나오는 증상에 활용한다.
- 소변이 나오는 것을 참거나 가누지 못하여 흘리게 되는 증상에 쓰인다.
- 비(脾) 기능의 허약으로 인해 설사가 나는 것에 사용한다.
- 자궁에서 분비물이 나오는 증상을 낫게 한다.

| 동의보감 원문의 한글 식물명 | 거싀년밤

| 동의보감 효능 | 검인(芡仁, 가시연밥)의 성질은 보통이고[平] 맛은 달며[甘] 독이 없다. 정기(精氣)를 보하고 의지를 강하게 한다. 눈과 귀가 밝아지게 하고 오래 살게 한다.

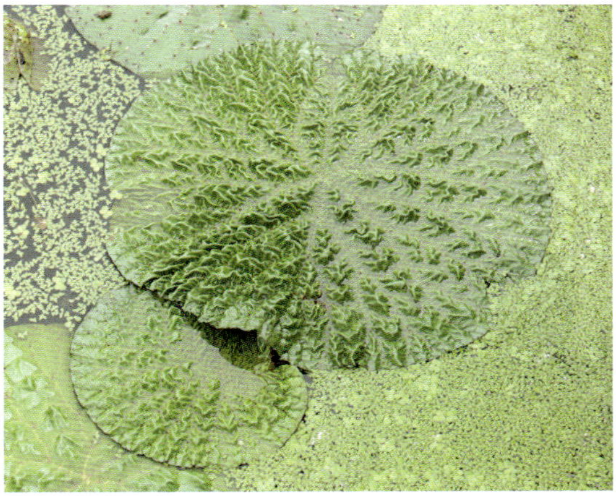

▲ 가시연꽃_ 잎

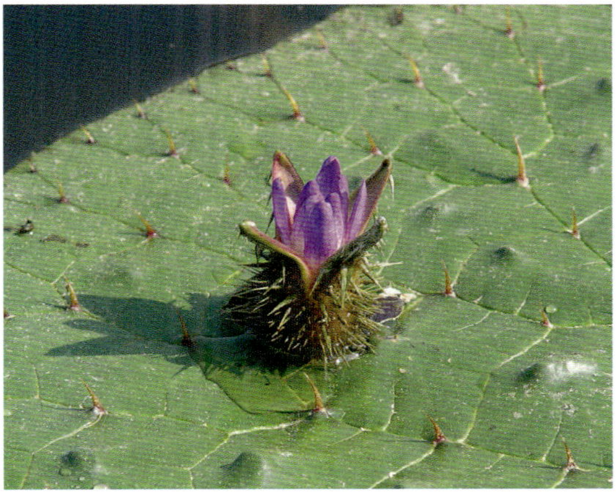

▲ 가시연꽃_ 꽃

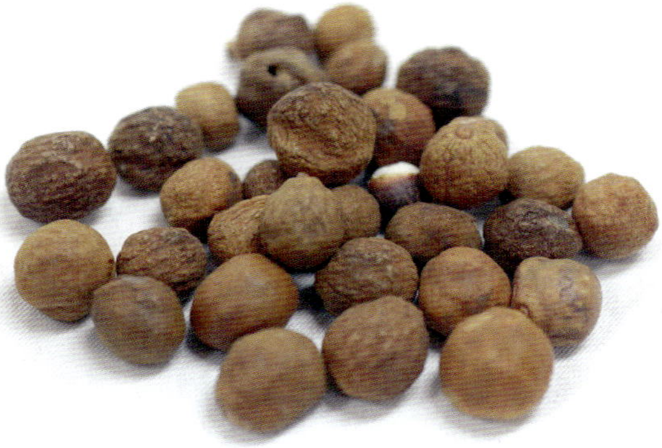

▲ 가시연꽃_ 씨(씨껍질 제거 전)

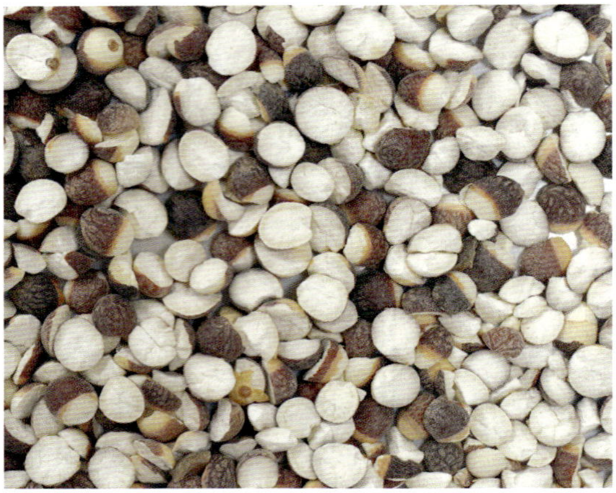

▲ 검인(약재, 반원형)

| 동의보감 원문 | 芡仁: 性平 味甘 無毒. 益精氣 强志 令耳目聰明 延年.

| 약용법 | 씨 15~30g을 물 800mL에 넣고 달여서 반으로 나누어 아침저녁으로 마시거나 또는 적당량을 죽과 밥으로 해서 먹는다.

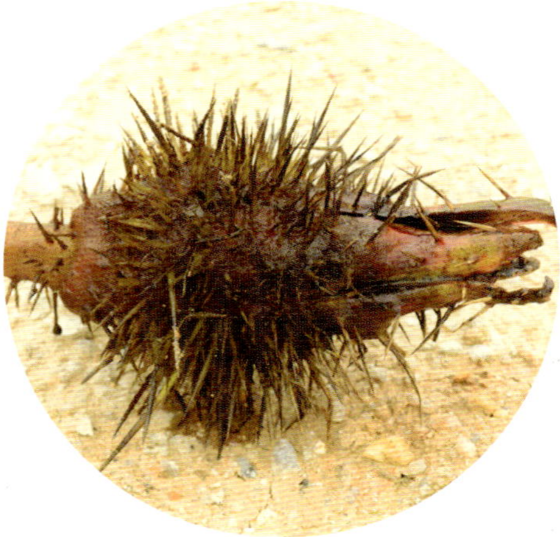

▲ 가시연꽃_ 열매

가시오갈피나무

한약명 자오가

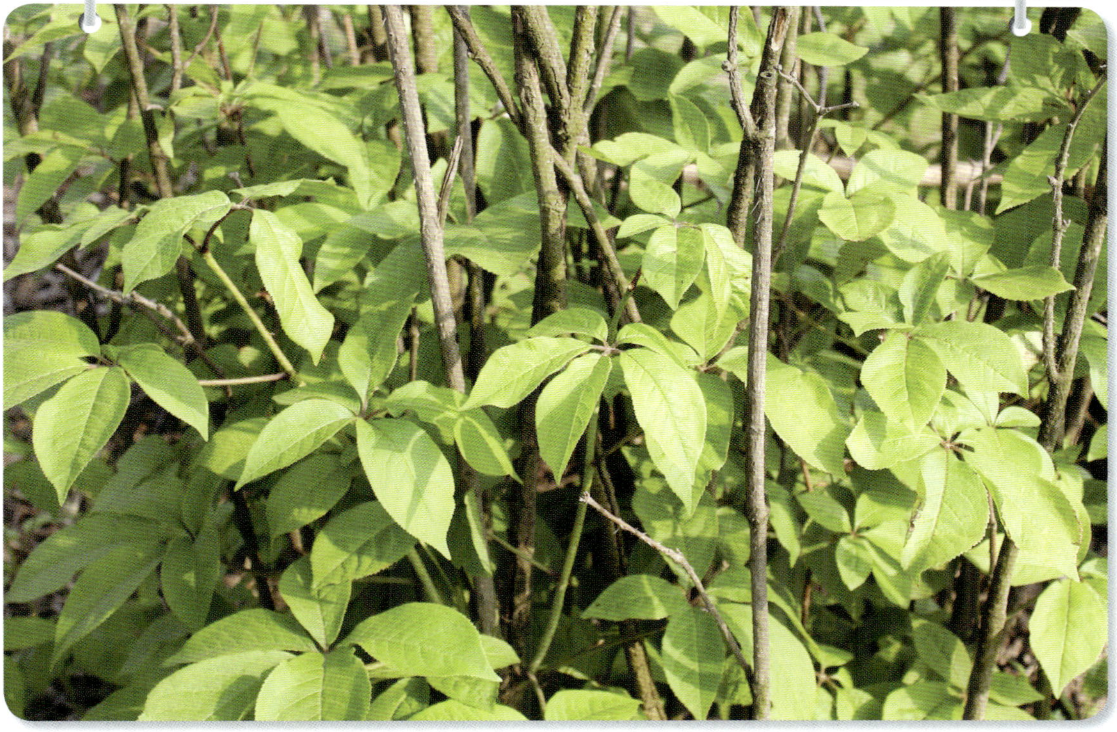

한약명 자오가

- 식물명 및 학명: 가시오갈피나무 *Acanthopanax senticosos* Harms
- 과명: 두릅나무과(Araliaceae)
- 약용부위: 뿌리 및 뿌리줄기
- 한약명: 자오가(刺五加)
- 라틴 생약명: Acanthopanacis Senticosi Radix et Rhizoma
- 식약처 공정서 및 조선시대 의서 수재: 대한민국약전외한약(생약)규격집(KHP)

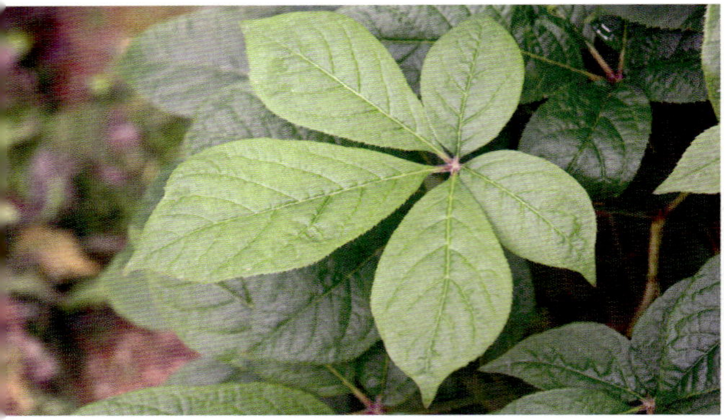

▲ 가시오갈피나무_ 잎

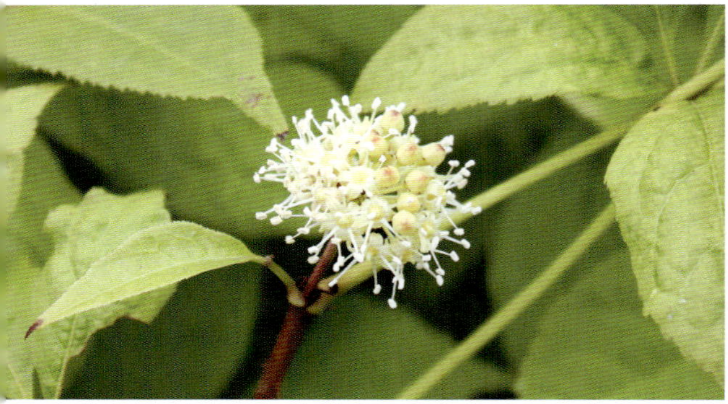

▲ 가시오갈피나무_ 꽃

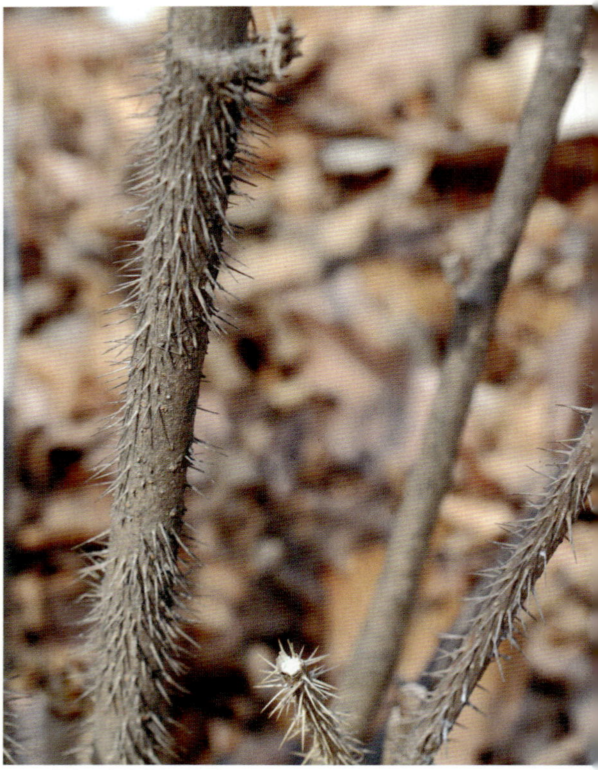

▲ 가시오갈피나무_ 줄기

| 한약의 기원 | 이 약은 가시오갈피나무 *Acanthopanax senticosos* Harms(두릅나무과 Araliaceae)의 뿌리 및 뿌리줄기이다.

| 한방 특성 |

- 한방 약미(藥味)와 약성(藥性): 맛은 맵고 약간 쓰며 성질은 따뜻하다.
- 한방 작용부위(귀경, 歸經): 자오가는 주로 비장, 신장, 심장 질환에 영향을 미친다.
- 한방 효능

익기건비(益氣建脾): 원기를 보충하고 비(脾)를 건강하게 한다.

보신안신(補腎安神): 신(腎)을 보하고 정신을 안정시킨다.

| 약효 해설 |

- 신체가 허약할 때 기력을 높인다.

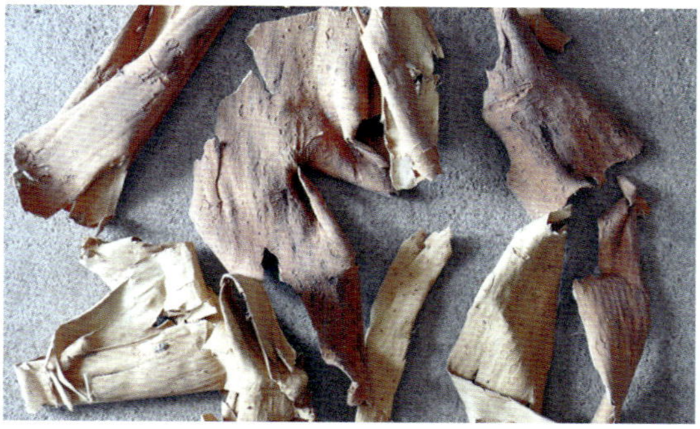

▲ 가시오갈피나무_ 껍질의 내피

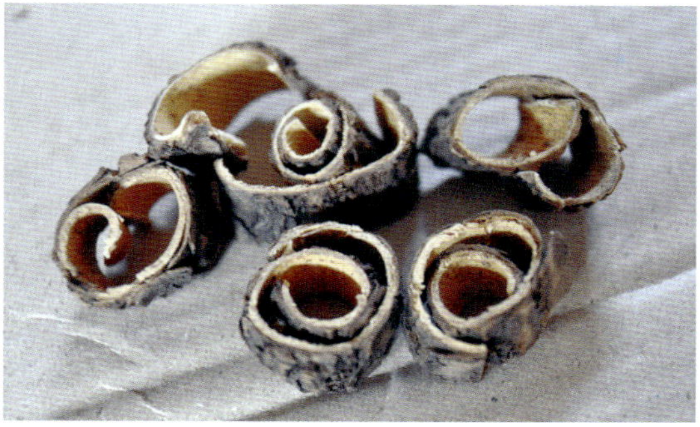

▲ 가시오갈피나무_ 줄기껍질(절단)

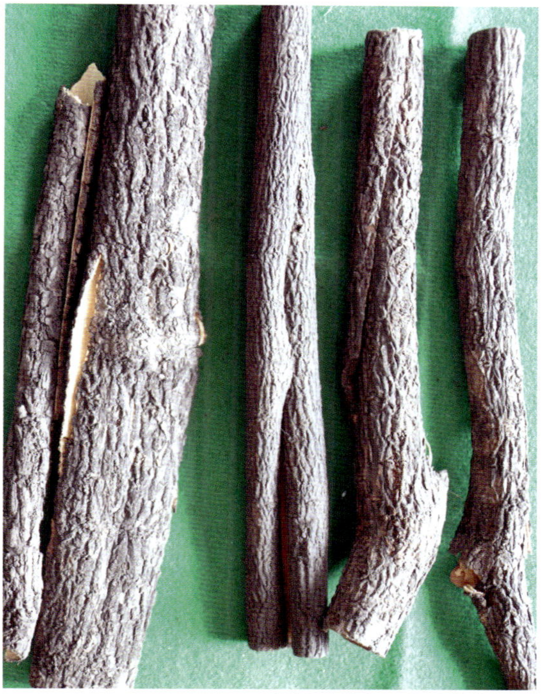

▲ 가시오갈피나무_ 줄기껍질(전형)

- 잠이 잘 오지 않고 꿈이 많아서 숙면을 취하지 못하는 증상에 사용한다.
- 오랫동안 낫지 않는 기침을 치료한다.
- 발기부전에 유효하다.
- 요통(腰痛), 각기, 식욕부진 치료에 효과가 있다.

| 약용법 | 뿌리 및 뿌리줄기 9~27g을 물 800mL에 넣고 달여서 반으로 나누어 아침저녁으로 마신다.

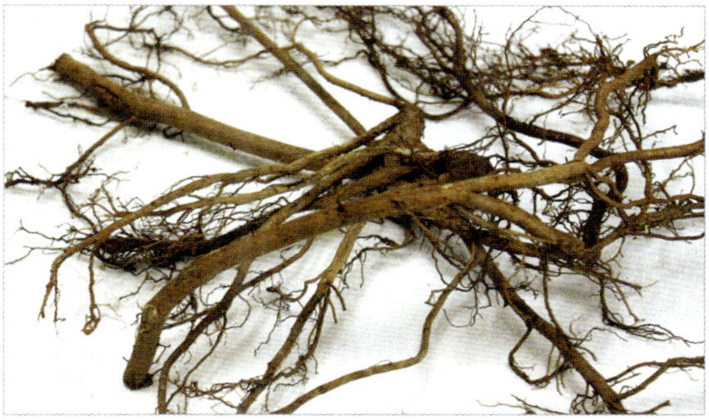

▲ 자오가(약재, 전형)

가죽나무

한약명 저백피

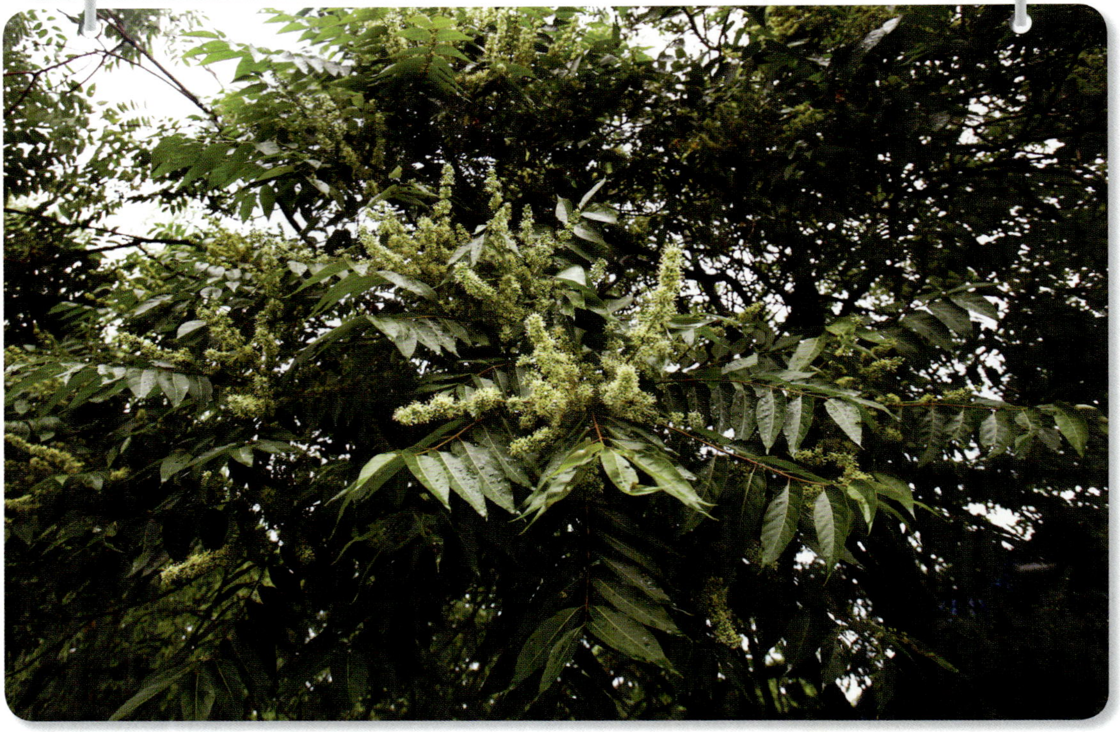

한약명 저백피

- 식물명 및 학명: 가죽나무 *Ailanthus altissima* Swingle
- 과명: 소태나무과(Simaroubaceae)
- 약용부위: 주피를 제거한 나무껍질 또는 뿌리껍질
- 한약명: 저백피(樗白皮)
- 라틴 생약명: Ailanthi Radicis Cortex
- 이명 또는 영명: 저근백피(樗根白皮)
- 식약처 공정서 및 조선시대 의서 수재:
  대한민국약전외한약(생약)규격집(KHP)
  동의보감 탕액편의 나무부(部)
  방약합편의 교목(喬木, 줄기가 곧고 굵으며 높이 자라는 나무)편

| 한약의 기원 | 이 약은 가죽나무 *Ailanthus altissima* Swingle(소태나무과 Simaroubaceae)의 주피를 제거한 수피 또는 근피이다.

| 한방 특성 |

- 한방 약미(藥味)와 약성(藥性): 맛은 쓰고 떫으며 성질은 차다.
- 한방 작용부위(귀경, 歸經): 저백피는 주로 대장, 위장, 간장 질환에 영향을 미친다.
- 한방 효능

청열조습(淸熱燥濕): 열기를 식히고 습기를 말린다.

수삽지대(收澁止帶): 체액의 배출을 억제하고 냉을 멎게 한다.

지사(止瀉): 설사를 멎게 한다.

지혈(止血): 출혈을 멎게 한다.

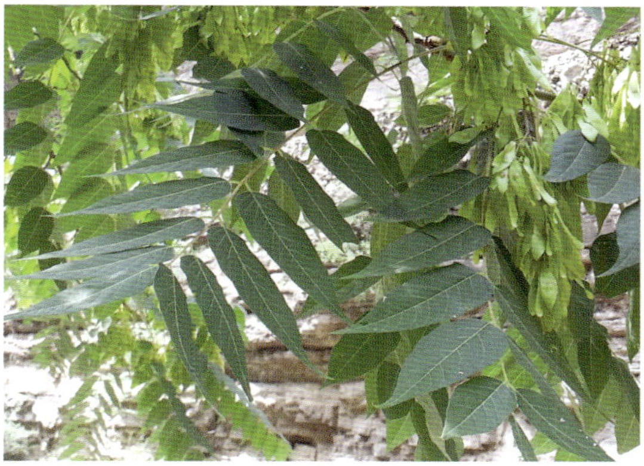

▲ 가죽나무_ 잎

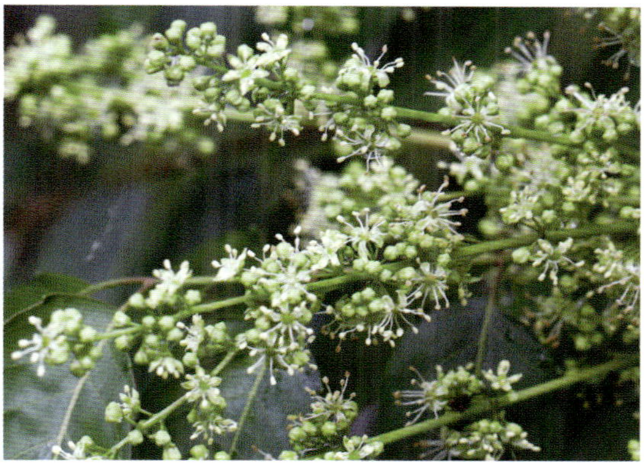

▲ 가죽나무_ 꽃

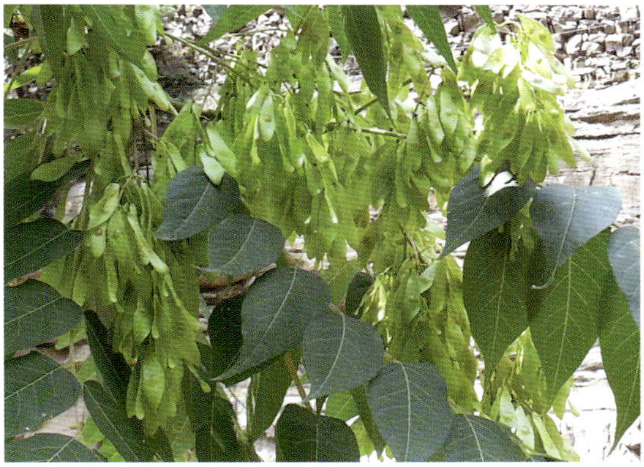

▲ 가죽나무_ 열매

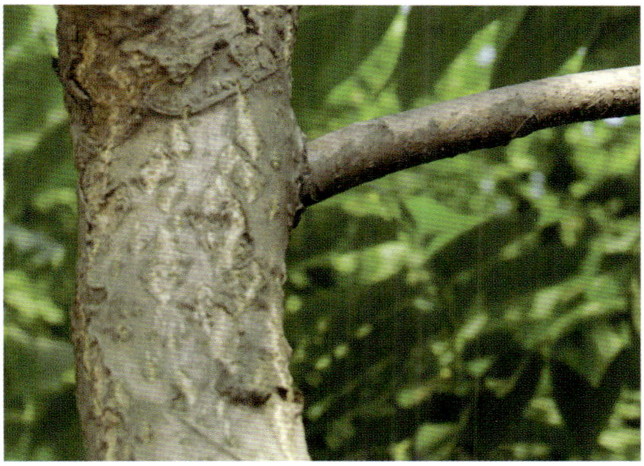

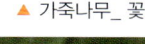

▲ 가죽나무_ 나무껍질

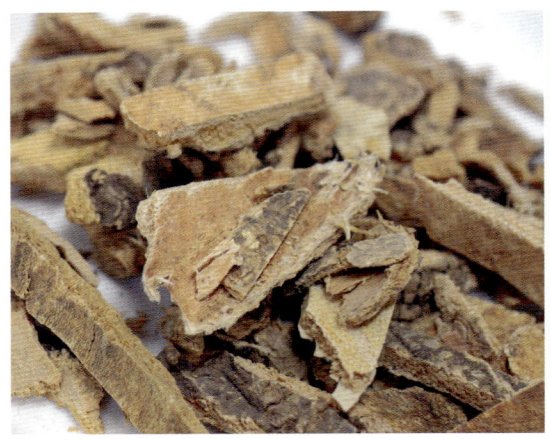

▲ 저백피(약재, 절편)

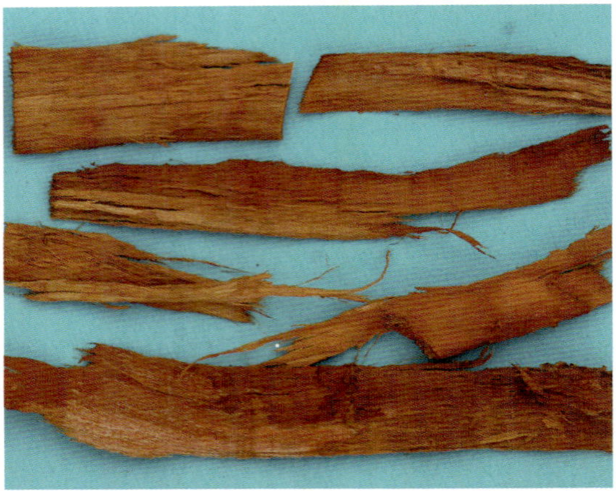

▲ 가죽나무_ 뿌리껍질

| 약효 해설 |

- 만성 설사, 이질을 치료한다.
- 혈변(血便), 여성의 부정기 자궁출혈, 자궁에서 분비물이 나오는 증상에 유효하다.
- 항바이러스, 항결핵균 작용이 있다.

| 동의보감 원문의 한글 식물명 | 가듁나모불휫겁질

| 동의보감 효능 | 저근백피(樗根白皮, 가죽나무 뿌리껍질)의 성질은 서늘하며[凉] 맛은 쓰고[苦] 독이 조금 있다. 적리(赤痢), 백리(白痢), 만성 이질, 설사, 치질과 장풍(腸風)으로 피가 계속해서 나오는 데 주로 쓴다. 코와 입속의 감충을 죽이고 옴, 감닉창을 제거한다. 귀주(鬼疰), 폐결핵[傳尸, 전시], 고독(蠱毒)으로 하혈(下血)하는 데 쓰고 소변을 줄일 수 있다.

| 동의보감 원문 | **樗根白皮:** 性涼 味苦 有小毒. 主赤白久痢 腸滑 及痔疾 腸風瀉血不住. 殺口鼻中疳蟲 去疥䘌. 主鬼疰 傳尸 蠱毒下血 能縮小便.

| 약용법 | 나무껍질 또는 뿌리껍질 6~9g을 물 800mL에 넣고 달여서 반으로 나누어 아침 저녁으로 마신다.

| 한약의 기원 | 이 약은 갈대 *Phragmites communis* Trinius(벼과 Gramineae)의 뿌리줄기이다.

| 한방 특성 |

- 한방 약미(藥味)와 약성(藥性): 맛은 달고 성질은 차다.
- 한방 작용부위(귀경, 歸經): 노근은 주로 폐, 위장 질환에 영향을 미친다.
- 한방 효능

청열사화(清熱瀉火): 열기를 식히고 화기(火氣)를 배출시킨다.

생진지갈(生津止渴): 진액 생성을 촉진하고 갈증을 멎게 한다.

| 약효 해설 |

- 진액(津液)을 생기게 하고 갈증을 없애는 효능이 있다.
- 이뇨 작용이 있다.
- 폐에 생긴 여러 가지 열증(熱證)으로 기침이 나는 증상을 치료한다.
- 가슴이 답답하고 열이 나며 목이 마르는 증상에 사용한다.

| 동의보감 원문의 한글 식물명 | 골불휘

| 동의보감 효능 | 노근(蘆根, 갈대 뿌리줄기)의 성질은 차고[寒] 맛은 달며[甘] 독이 없다. 소갈(消渴)과 객열(客熱)에 주로 쓴다. 식욕을 돋우고, 목이 메는 것, 딸꾹질하는 것을 치료한다. 임신부가 가슴에 열나는 것과 이질 때 갈증나는 것을 낫게 한다.

| 동의보감 원문 | **蘆根:** 性寒 味甘 無毒. 主消渴客熱. 開胃治噎噦 療孕婦心熱及痢渴.

| 약용법 | 뿌리줄기 15~30g을 물 800mL에 넣고 달여서 반으로 나누어 아침저녁으로 마신다. 신선한 재료는 30~60g을 사용한다.

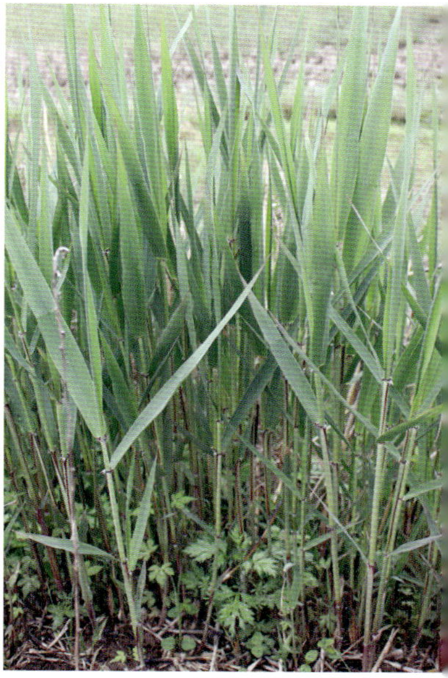

▲ 갈대_ 어린 지상부

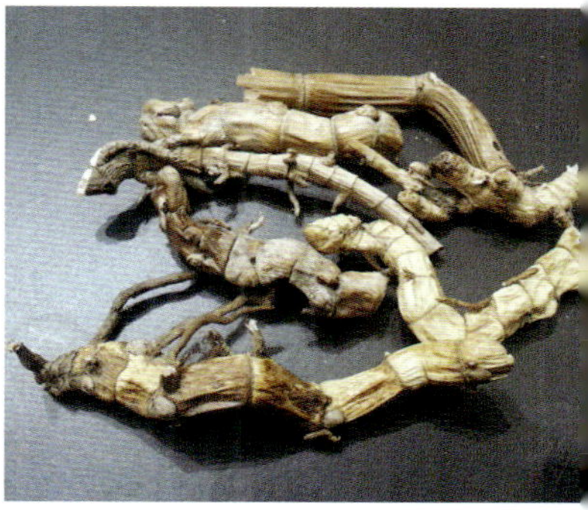

▲ 갈대_ 뿌리줄기(채취품, 전형)

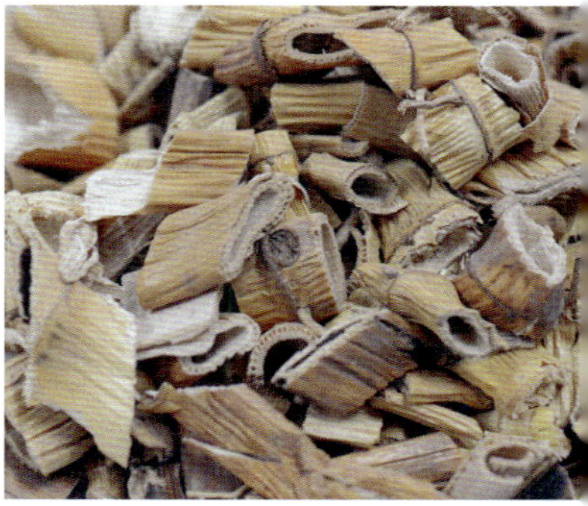

▲ 노근(약재, 절단)

감국

한약명 감국

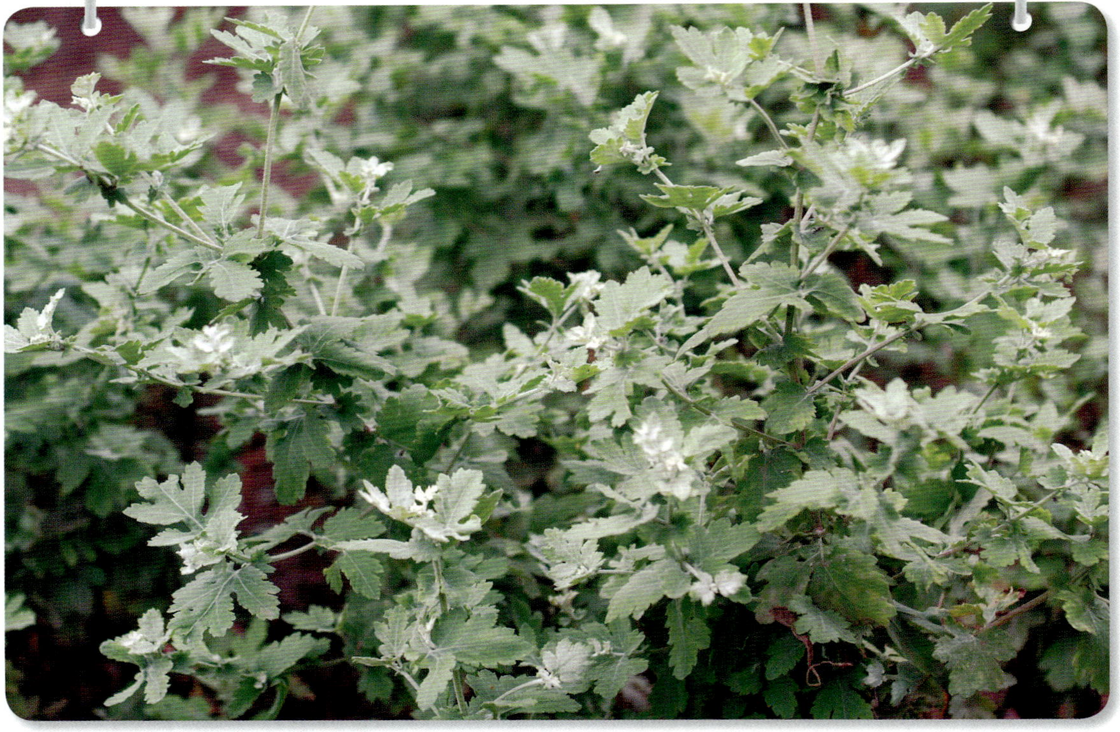

한약명 감국

- 식물명 및 학명: 감국 *Chrysanthemum indicum* Linné
- 과명: 국화과(Compositae)
- 약용부위: 꽃
- 한약명: 감국(甘菊)
- 라틴 생약명: Chrysanthemi Indici Flos
- 이명 또는 영명: 야국(野菊)
- 식약처 공정서 및 조선시대 의서 수재:
  대한민국약전외한약(생약)규격집(KHP)
  동의보감 탕액편의 풀부(部)
  방약합편의 습초편

| 한약의 기원 | 이 약은 감국 *Chrysanthemum indicum* Linné(국화과 Compositae)의 꽃이다.

| 한방 특성 |

- 한방 약미(藥味)와 약성(藥性): 맛은 쓰고 매우며 성질은 약간 차다.
- 한방 작용부위(귀경, 歸經): 감국은 주로 간장, 심장 질환에 영향을 미친다.
- 한방 효능

  청열해독(淸熱解毒): 열독(熱毒)을 해소한다.

  사화평간(瀉火平肝): 간화(肝火)를 떨어뜨린다.

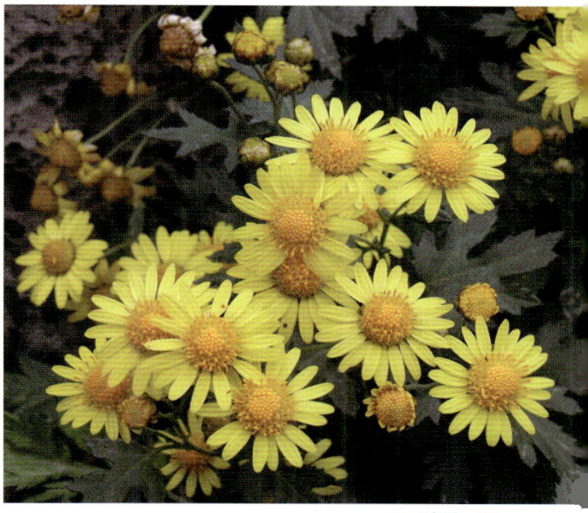

▲ 감국_ 꽃

| 약효 해설 |

- 눈이 충혈되면서 붓고 아픈 증상에 활용한다.
- 머리가 아프고 정신이 아찔아찔하며 어지러운 증상에 쓰인다.
- 열을 내리고 해독하는 효능이 있다.
- 혈압을 내리는 작용이 있다.

| 동의보감 원문의 한글 식물명 | 강셩황

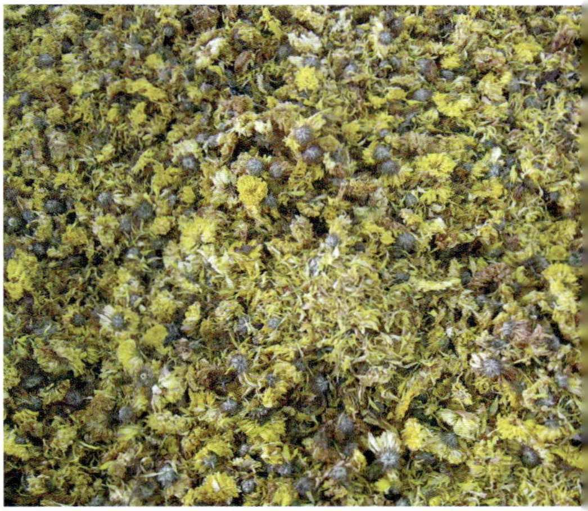

▲ 감국(약재, 전형)

| 동의보감 효능 | 감국화(甘菊花)의 성질은 보통이고[平] 맛이 달며[甘] 독이 없다. 위와 대소장[腸胃]을 편안하게 하고 오맥(五脈)을 좋게 하며 팔다리를 잘 놀리게 한다. 풍으로 어지럽고 머리가 아픈 데 쓴다. 또 눈의 혈을 기르고[養目血] 눈물이 나는 것을 멈추게 하며 머리와 눈을 맑게 한다. 팔다리를 잘 쓰지 못하고 마비되며 아픈 것을 치료한다.

| 동의보감 원문 | **甘菊花:** 性平 味甘 無毒. 安腸胃 利五脈 調四肢. 主風眩頭痛. 養目血 止淚出 淸利頭目 療風濕痺.

| 약용법 | 꽃 9~15g을 물 800mL에 넣고 달여서 반으로 나누어 아침저녁으로 마시거나 외용으로 적당량 사용한다.

감나무

한약명 시체

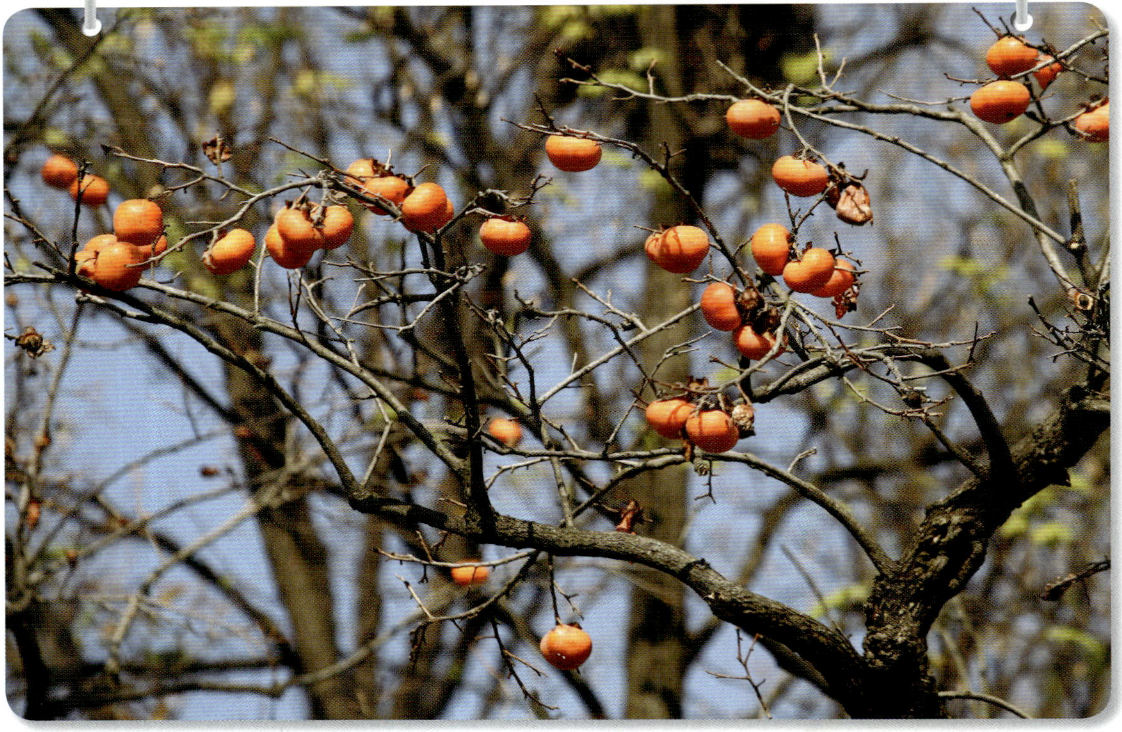

한약명 시체

- 식물명 및 학명: 감나무 *Diospyros kaki* Thunberg
- 과명: 감나무과(Ebenaceae)
- 약용부위: 열매에 붙어 있는 꽃받침
- 한약명: 시체(柿蒂)
- 라틴 생약명: Kaki Calyx
- 이명 또는 영명: 시정(柿丁)
- 식약처 공정서 및 조선시대 의서 수재: 대한민국약전외한약(생약)규격집(KHP)

| 한약의 기원 | 이 약은 감나무 *Diospyros kaki* Thunberg(감나무과 Ebenaceae)의 열매에 붙어 있는 꽃받침이다.

| 한방 특성 |

- 한방 약미(藥味)와 약성(藥性): 맛은 쓰고 떫으며 성질은 보통이다[平].
- 한방 작용부위(귀경, 歸經): 시체는 주로 위장 질환에 영향을 미친다.
- 한방 효능

강역하기(降逆下氣): 기(氣)가 거슬러 오르는 것을 끌어 내린다.

| 약효 해설 |

- 심한 트림, 구토를 멎게 한다.
- 음식물이 들어가면 토하는 증상에 효과가 있다.

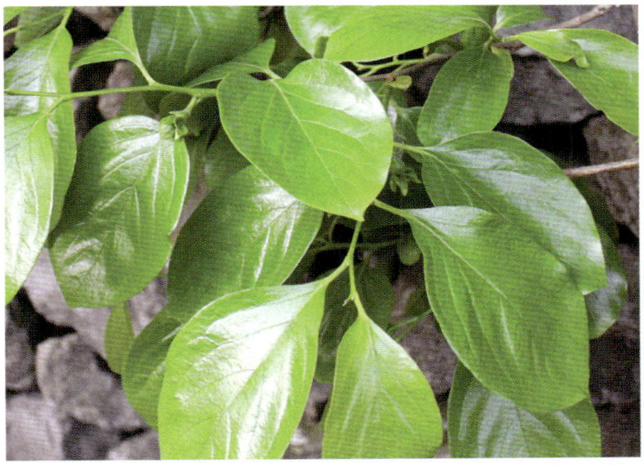

▲ 감나무_ 잎

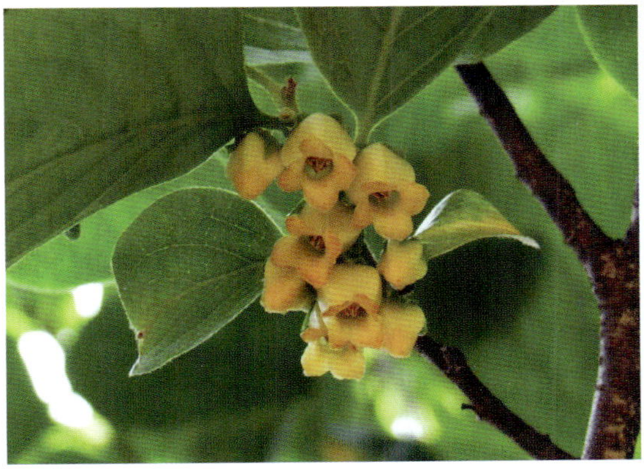

▲ 감나무_ 꽃

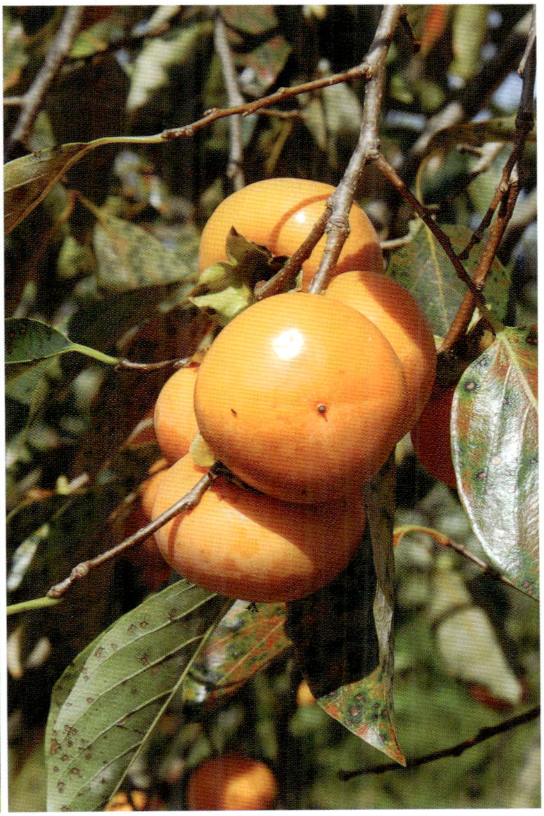

▲ 감나무_ 열매

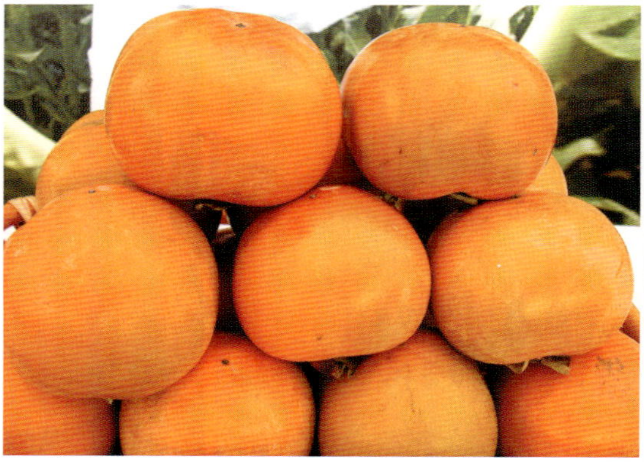

▲ 감나무_ 열매(채취품, 전형)

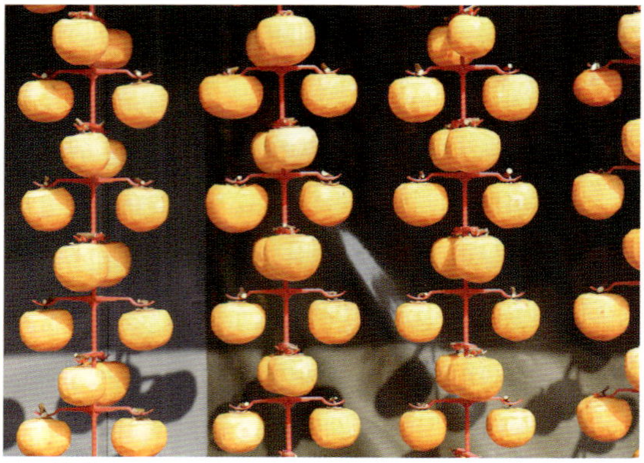

▲ 곶감

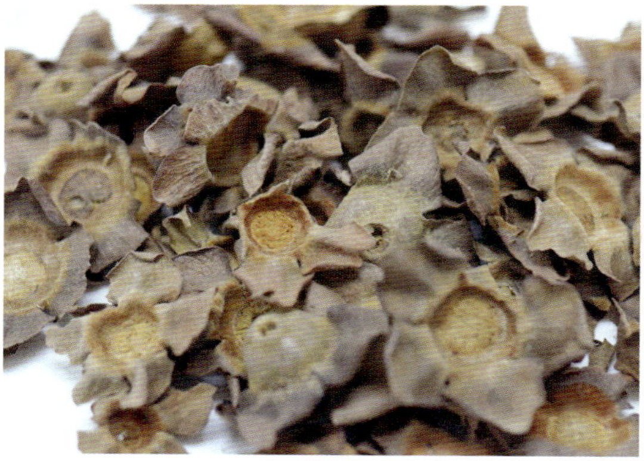

▲ 시체(약재, 전형)

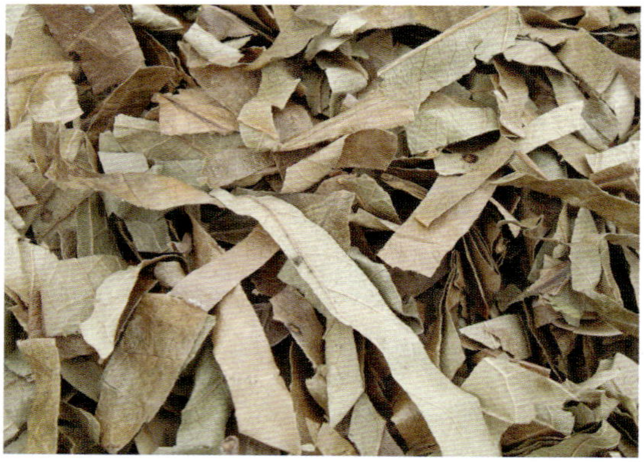

▲ 감나무_ 건조한 잎(절단)

• 딸꾹질을 멎게 한다.

| 약용법 | 열매에 붙어 있는 꽃받침 5~10g을 물 800mL에 넣고 달여서 반으로 나누어 아침 저녁으로 마신다.

감수

한약명 감수

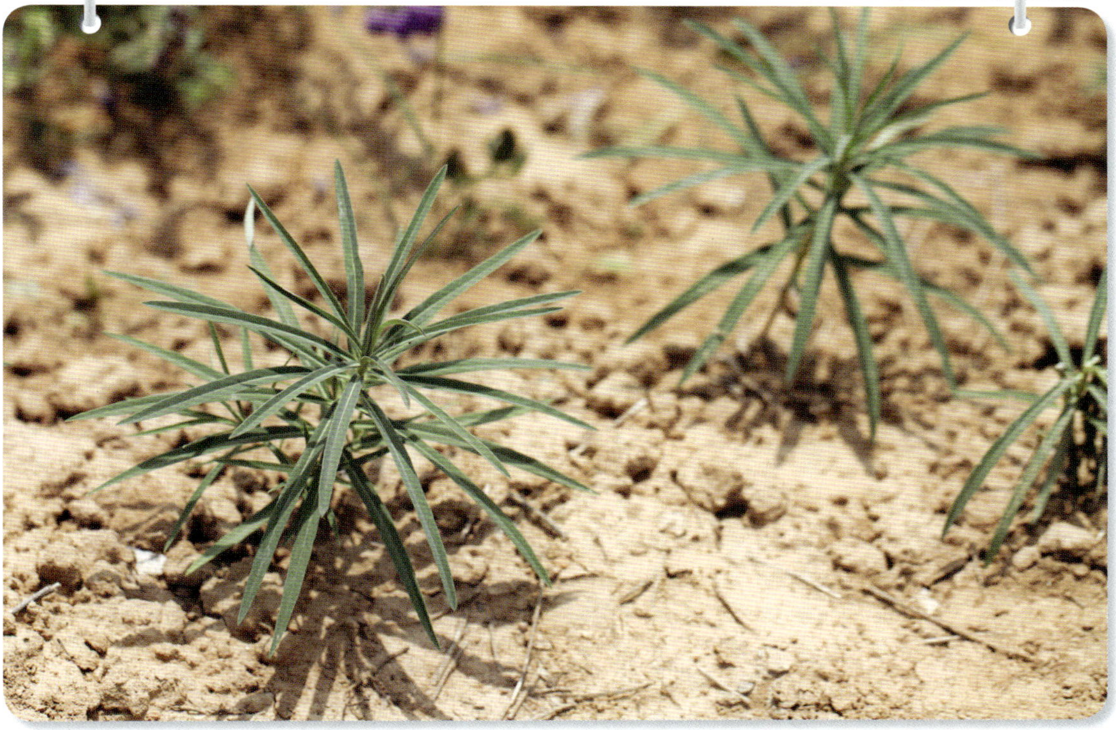

한약명 감수

- 식물명 및 학명: 감수 *Euphorbia kansui* Liou ex Wang
- 과명: 대극과(Euphorbiaceae)
- 약용부위: 코르크층을 벗긴 덩이뿌리
- 한약명: 감수(甘遂)
- 라틴 생약명: Euphorbiae Kansui Radix

- 식약처 공정서 및 조선시대 의서 수재:
  대한민국약전외한약(생약)규격집(KHP)
  동의보감 탕액편의 풀부(部)
  방약합편의 독초편

| 한약의 기원 | 이 약은 감수 *Euphorbia kansui* Liou ex Wang(대극과 Euphorbiaceae)의 코르크층을 벗긴 덩이뿌리이다.

| 한방 특성 |

- 한방 약미(藥味)와 약성(藥性): 맛은 쓰고 성질은 차며 독이 있다.
- 한방 작용부위(귀경, 歸經): 감수는 주로 폐, 신장, 대장 질환에 영향을 미친다.
- 한방 효능

사수축음(瀉水逐飮): 과도한 수분을 배출시킨다.

소종산결(消腫散結): 종기를 가라앉히고 뭉친 것을 풀어준다.

| 약효 해설 |

- 몸이 붓고 배가 몹시 불러오면서 속이 그득한 증상에 쓰인다.
- 가슴과 배에 물이 쌓인 증상에 유효하다.
- 기가 치밀어 올라 발생한 가래, 기침을 제거한다.
- 대소변을 못 볼 때 사용한다.
- 간질, 식도암 치료에 도움이 된다.
- 독성이 강하므로 주의해야 한다.

| 동의보감 효능 | 감수(甘遂)의 성질은 차고[寒] 맛은 쓰고[苦] 달며[甘] 독이 있다. 열두 가지

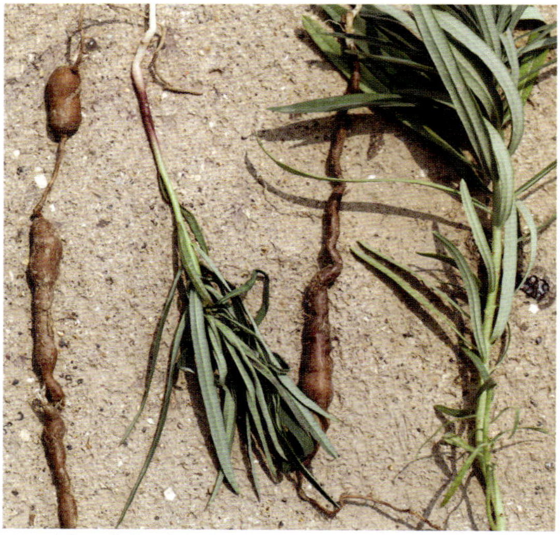

▲ 감수_ 덩이뿌리와 지상부(채취품)

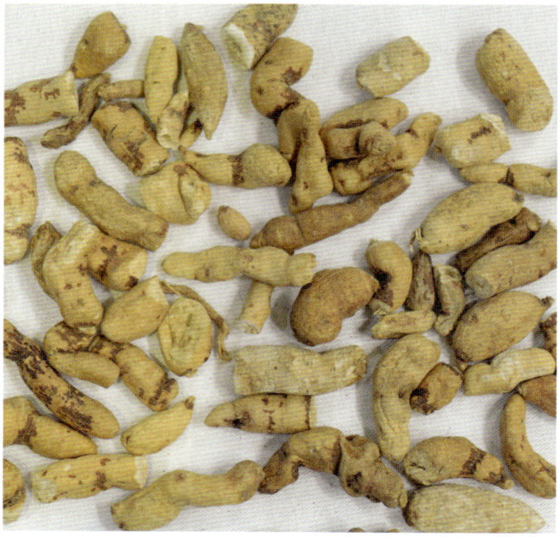

▲ 감수(약재, 전형)

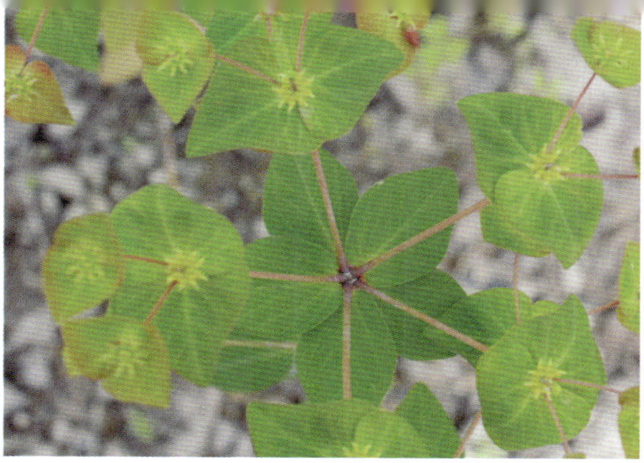

▲ 개감수(*Euphorbia sieboldiana*)_ 잎

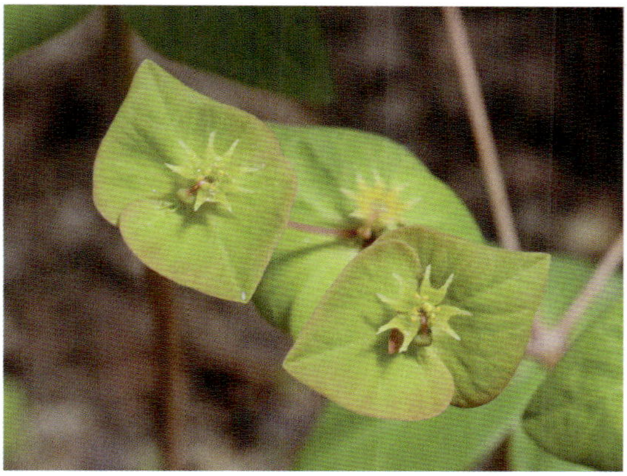

▲ 개감수(*Euphorbia sieboldiana*)_ 꽃

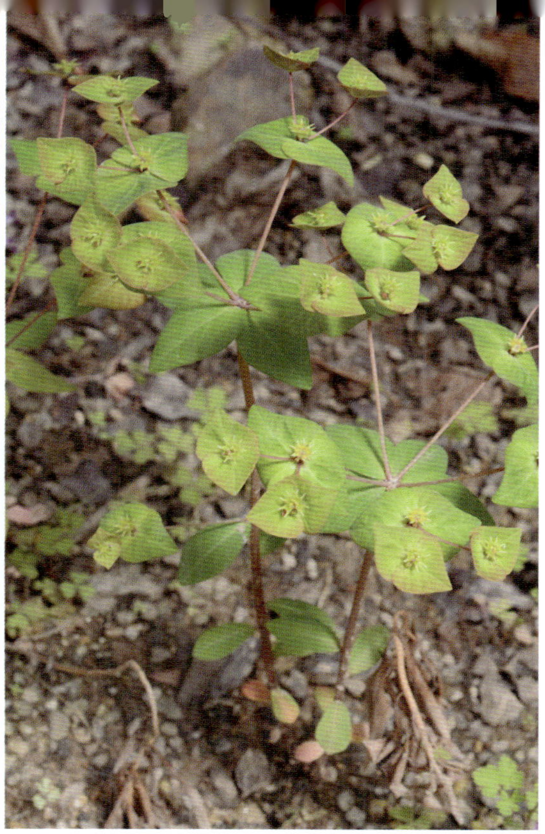

▲ 개감수(*Euphorbia sieboldiana*)_ 지상부

몸이 붓는 것을 가라앉힌다. 얼굴과 눈이 부은 것, 배가 몹시 부르며 속이 그득한 감을 주는 것을 치료한다. 대소변을 잘 나오게 한다.

| 동의보감 원문 | **甘遂:** 性寒 味苦甘 有毒. 能瀉十二種水疾 治面目浮腫 心腹脹滿 利水穀道.

| 수치(修治) | 한방이론에 근거하여 약재를 가공처리함으로써 약재 본래의 성질을 변화시키는 제약기술의 일종으로, 포제(炮製)라고도 한다.

- 이물질을 제거한 후, 외용에는 생감수(生甘遂)를 사용하고 내복할 때는 초초(醋炒, 한약에 식초를 넣고 볶아서 사용하는 방법)하여 이용한다.

| 약용법 | 수치(修治)한 덩이뿌리 0.5~1g을 가루 또는 환(丸)으로 만들어 복용하거나 외용으로 적당량 사용한다.

| 주의사항 | 감수의 덩이뿌리는 독성이 있으므로 수치(修治)한 후 사용해야 한다.

감초, 광과감초

한약명 감초

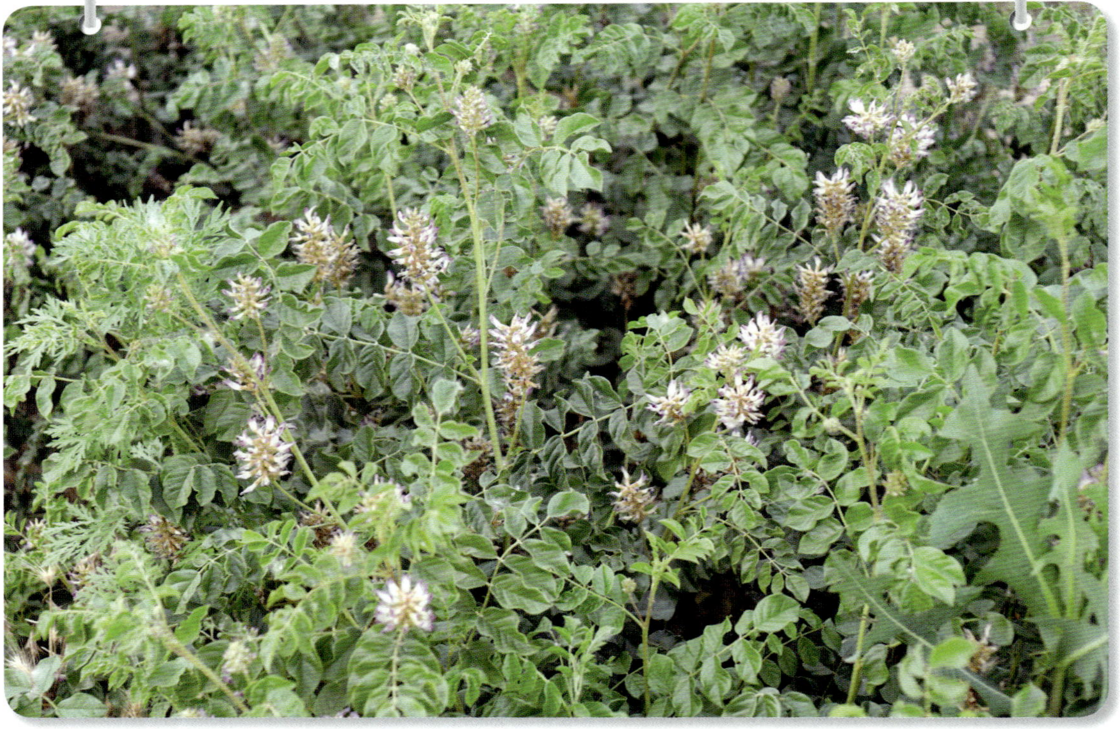

▲ 감초(*Glycyrrhiza uralensis*)_ 지상부(키르기스스탄)

한약명 감초

- 식물명 및 학명: 감초 *Glycyrrhiza uralensis* Fischer, 광과감초(光果甘草) *Glycyrrhiza glabra* Linné, 창과감초(脹果甘草) *Glycyrrhiza inflata* Batal.
- 과명: 콩과(Leguminosae)
- 약용부위: 뿌리 및 뿌리줄기로서 그대로 또는 주피를 제거한 것
- 한약명: 감초(甘草)
- 라틴 생약명: Glycyrrhizae Radix et Rhizoma
- 이명 또는 영명: Licorice
- 식약처 공정서 및 조선시대 의서 수재:
  대한민국약전(KP)
  동의보감 탕액편의 풀부(部)
  방약합편의 산초(山草)편

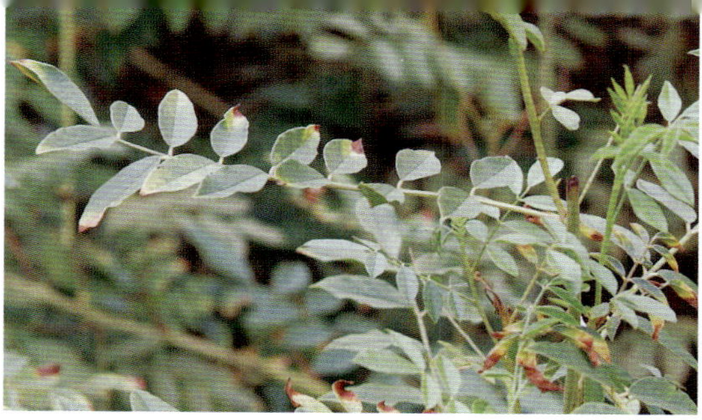

▲ 감초_ 잎

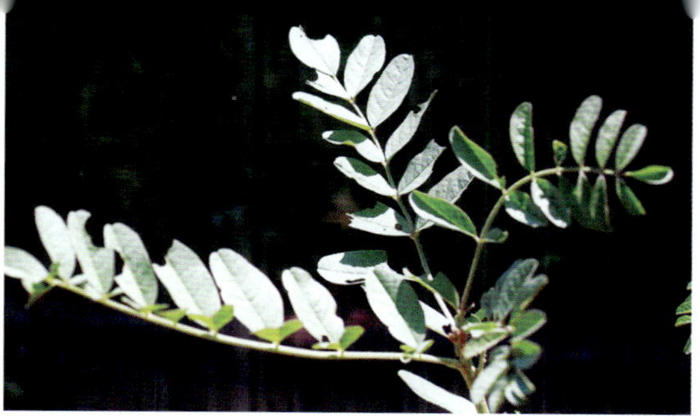

▲ 광과감초_ 잎

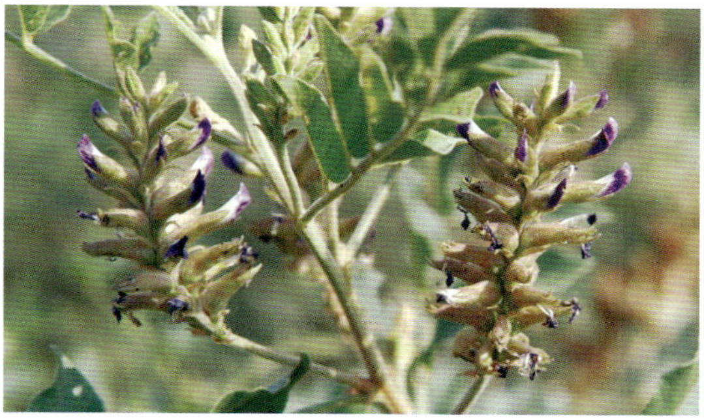

▲ 감초_ 꽃

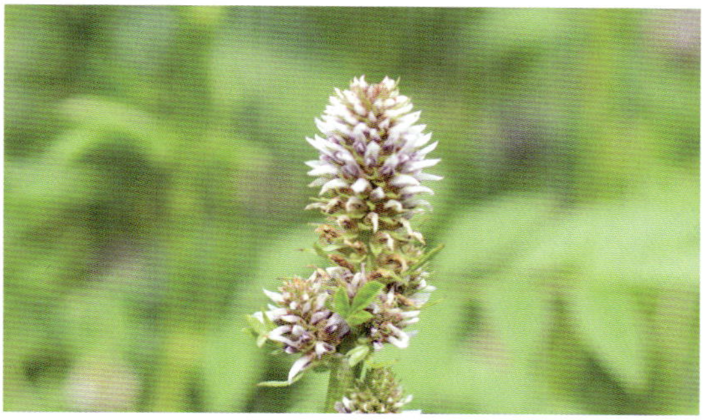

▲ 광과감초_ 꽃

| 한약의 기원 | 이 약은 감초 *Glycyrrhiza uralensis* Fischer, 광과감초(光果甘草) *Glycyrrhiza glabra* Linné 또는 창과감초(脹果甘草) *Glycyrrhiza inflata* Batal.(콩과 Leguminosae)의 뿌리 및 뿌리줄기로서 그대로 또는 주피를 제거한 것이다.

| 한방 특성 |

- 한방 약미(藥味)와 약성(藥性): 맛은 달고 성질은 보통이다[平].
- 한방 작용부위(귀경, 歸經): 감초는 주로 심장, 폐, 비장, 위장 질환에 영향을 미친다.
- 한방 효능

보비익기(補脾益氣): 비(脾)를 보하고 원기를 보충한다.

청열해독(淸熱解毒): 열독(熱毒)을 해소한다.

거담지해(祛痰止咳): 담(痰)을 제거하고 기침을 멎게 한다.

사화해독(瀉火解毒): 화독(火毒)을 없앤다.

조화제약(調和諸藥): 여러 약물을 조화롭게 한다.

| 약효 해설 |

- 비위(脾胃) 허약에 사용하고 원기를 돕는 효능이 있다.
- 가슴이 두근거리며 호흡이 얕고 힘이 없으며 숨이 차는 증상에 사용한다.

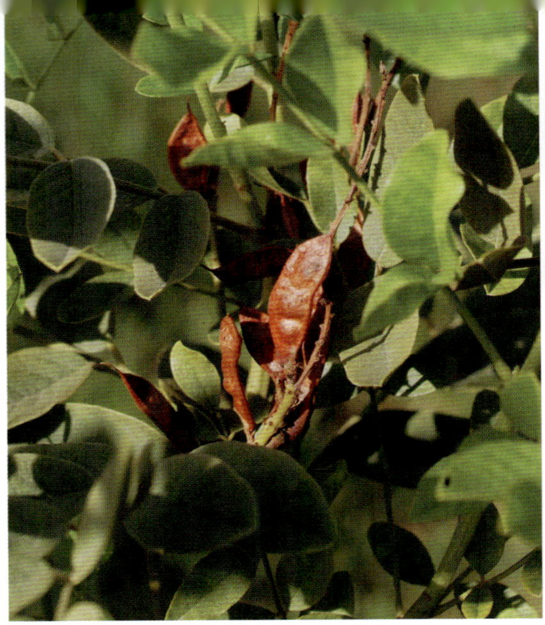

▲ 광과감초_ 열매

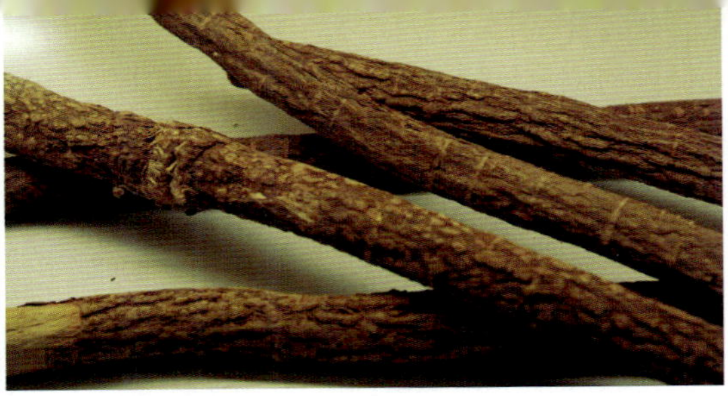

▲ 감초(약재, 전형)

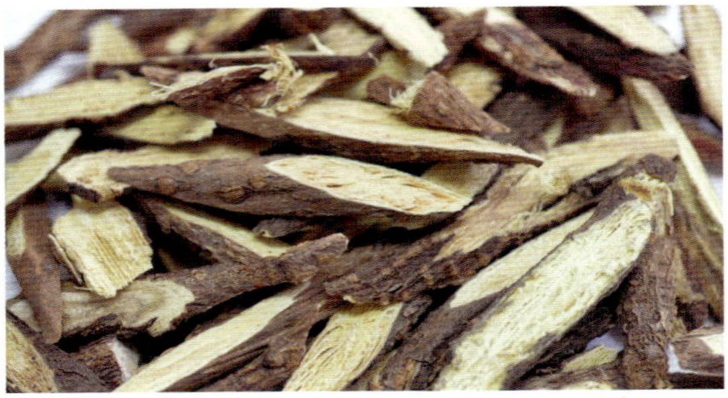

▲ 감초(약재, 절편)

- 가래가 많은 기침을 제거한다.
- 복부의 동통, 식욕부진 증상에 유효하다.
- 팔다리의 근육 경련을 풀어준다.
- 약물과 식품의 중독에 쓰인다.
- 부신피질 호르몬과 유사한 작용이 있다.

| 동의보감 효능 | 감초(甘草)의 성질은 보통이고[平] 맛이 달며[甘] 독이 없다. 온갖 약의 독을 풀어준다. 아홉 가지 흙의 기운을 받아 72종의 광물성 약재와 1,200종의 식물성 약재를 조화시킨다. 여러 약을 조화시켜 약효를 나게 하므로 국로(國老)라고 한다. 5장 6부의 한열과 사기[寒熱邪氣]에 주로 쓴다. 몸에 있는 9개의 구멍을 통하게 하고 모든 혈맥을 잘 돌게 한다. 근육과 뼈를 튼튼하게 하고 살찌게 한다. 구워서 쓰면 비위(脾胃)를 조화시키고 생으로 쓰면 화(火)를 내린다[탕액]. 구토하거나 속이 그득하거나 술을 즐기는 사람은 오랫동안 먹거나 많이 먹으면 안 된다[정전].

| 동의보감 원문 | 甘草: 性平 味甘 無毒. 解百藥毒. 爲九土之精 安和七十二種石 一千二百種草. 調和諸藥 使有功 故號爲國老.

| 약용법 | 뿌리 및 뿌리줄기 2~10g을 물 800mL에 넣고 달여서 반으로 나누어 아침저녁으로 마신다. 외용할 때는 적당량을 가루 내어 환부에 붙인다.

갓

한약명 개자

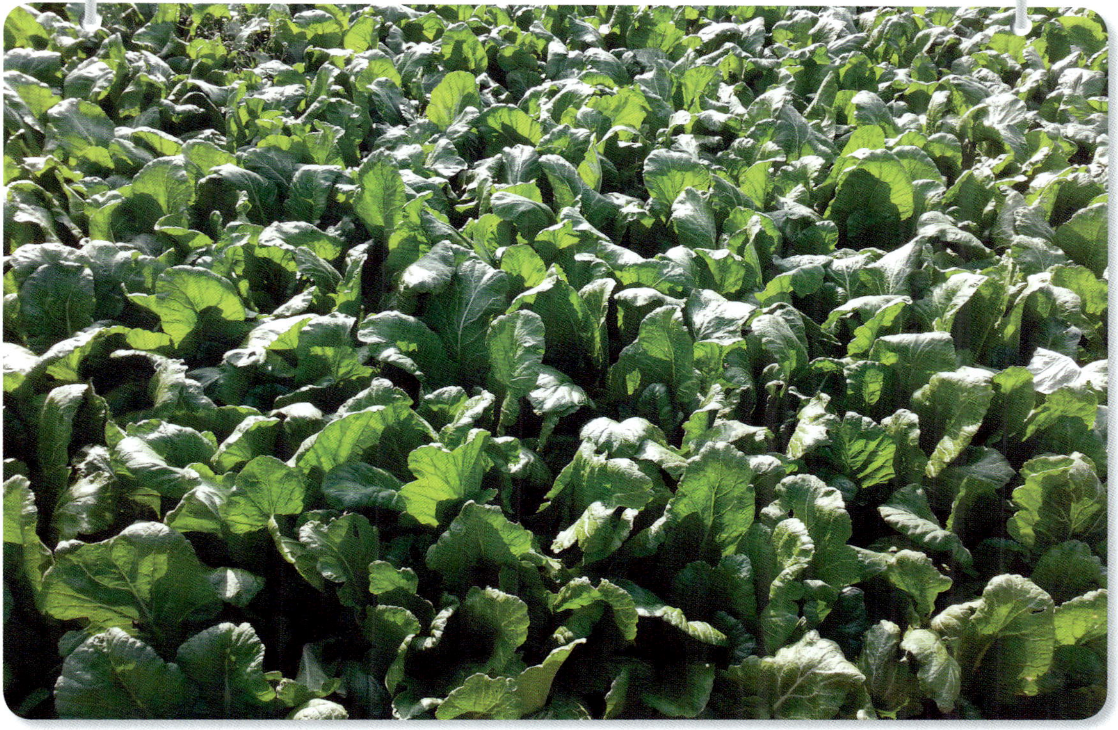

한약명 개자

- 식물명 및 학명: 갓 *Brassica juncea* Czern. et Coss.
- 식물 해설: 공정서에는 개자의 한글 식물명이 표기되지 않으나 본서에는 국가생물종지식정보시스템에 수재되어 있는 식물명인 갓으로 표기한다.
- 과명: 십자화과(Cruciferae)
- 약용부위: 건조한 잘 익은 씨
- 한약명: 개자(芥子)
- 라틴 생약명: Brassicae Semen
- 이명 또는 영명: 겨자, Mustard Seed
- 식약처 공정서 및 조선시대 의서 수재:
  대한민국약전외한약(생약)규격집(KHP)
  동의보감 탕액편의 채소부(部)

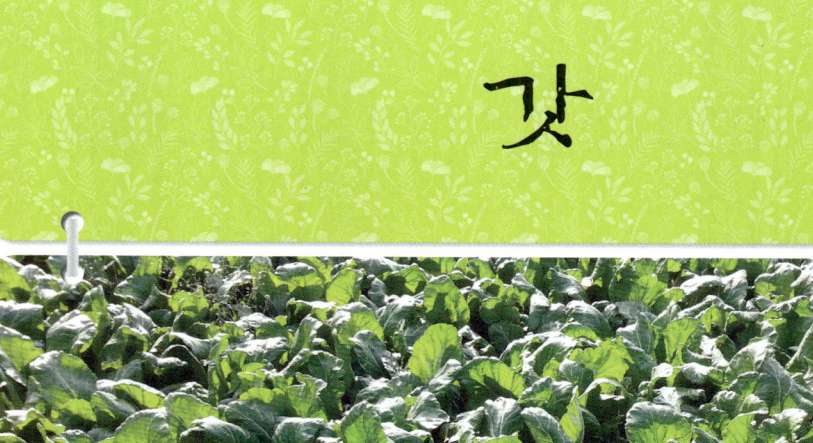

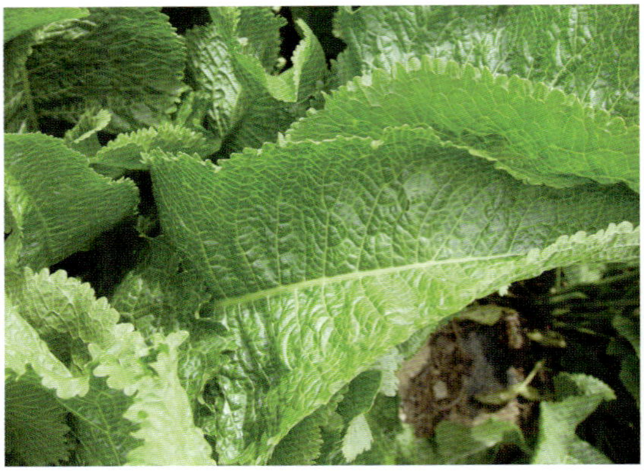

▲ 갓_ 잎

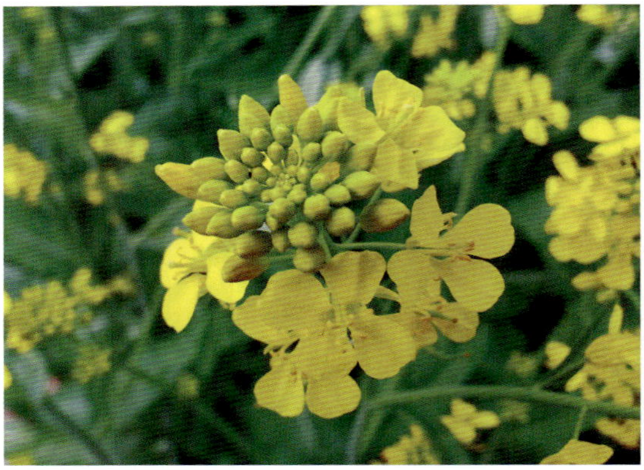

▲ 갓_ 꽃

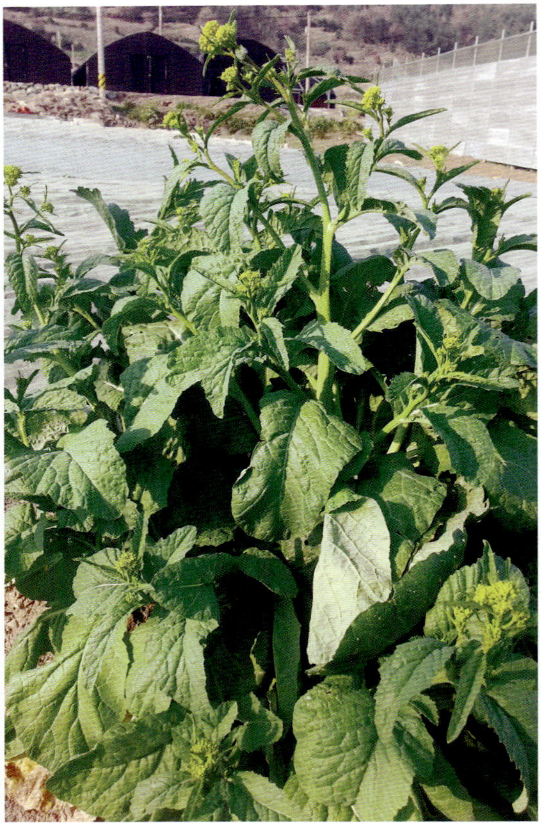

▲ 갓_ 지상부

| 한약의 기원 | 이 약은 갓 *Brassica juncea* Czern. et Coss. 또는 그 변종(십자화과 Cruciferae)의 건조한 성숙 종자이다.

| 한방 특성 |

- 한방 약미(藥味)와 약성(藥性): 맛은 맵고 성질은 따뜻하다.
- 한방 작용부위(귀경, 歸經): 개자는 주로 폐 질환에 영향을 미친다.
- 한방 효능

온중산한(溫中散寒): 배 속을 따뜻하게 하여 추위를 없앤다.

활담이규(豁痰利竅): 담음(痰飮)을 제거하여 정신을 맑게 한다.

통락소종(通絡消腫): 경락을 잘 통하게 하고 종기를 가라앉힌다.

| 약효 해설 |

- 가래가 많은 기침 증상에 효과가 있다.
- 팔다리의 감각 기능이 제대로 발휘되지 못하는 병증에 사용한다.
- 관절의 마비, 동통을 풀어준다.
- 가슴과 배가 차면서 아픈 증상에 유효하다.
- 급성 인후염으로 목이 부은 통증에 쓰인다.

| 동의보감 원문의 한글 식물명 | 없음

※ '개채(芥菜: 갓 지상부)'의 동의보감 원문의 한글 식물명은 '계ᄌᆞ'이다.

| 동의보감 효능 | 개자(芥子, 겨자 씨)는 풍독증(風毒症)으로 붓고 마비된 것, 부딪히거나 맞아서 생긴 어혈, 허리가 아픈 것, 신(腎)이 찬 것[冷], 가슴이 아픈 것을 치료한다.

| 동의보감 원문 | 芥子: 治風毒腫及麻痺 撲損瘀血 腰痛 腎冷心痛.

| 약용법 | 씨 3~9g을 물 800mL에 넣고 달여서 반으로 나누어 아침저녁으로 마시거나 외용으로 적당량 사용한다.

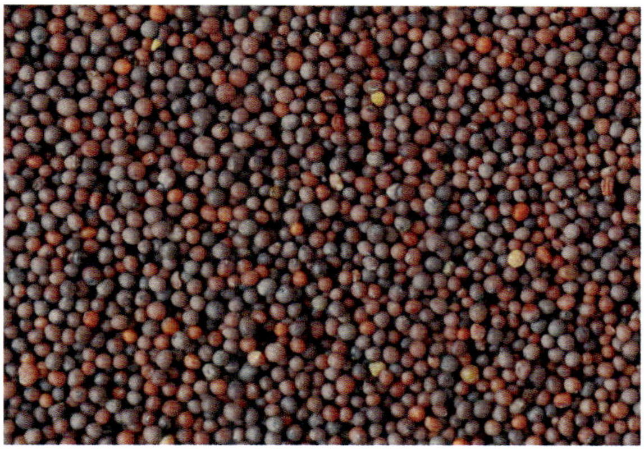

▲ 개자(약재, 전형)

강향단

한약명 강향

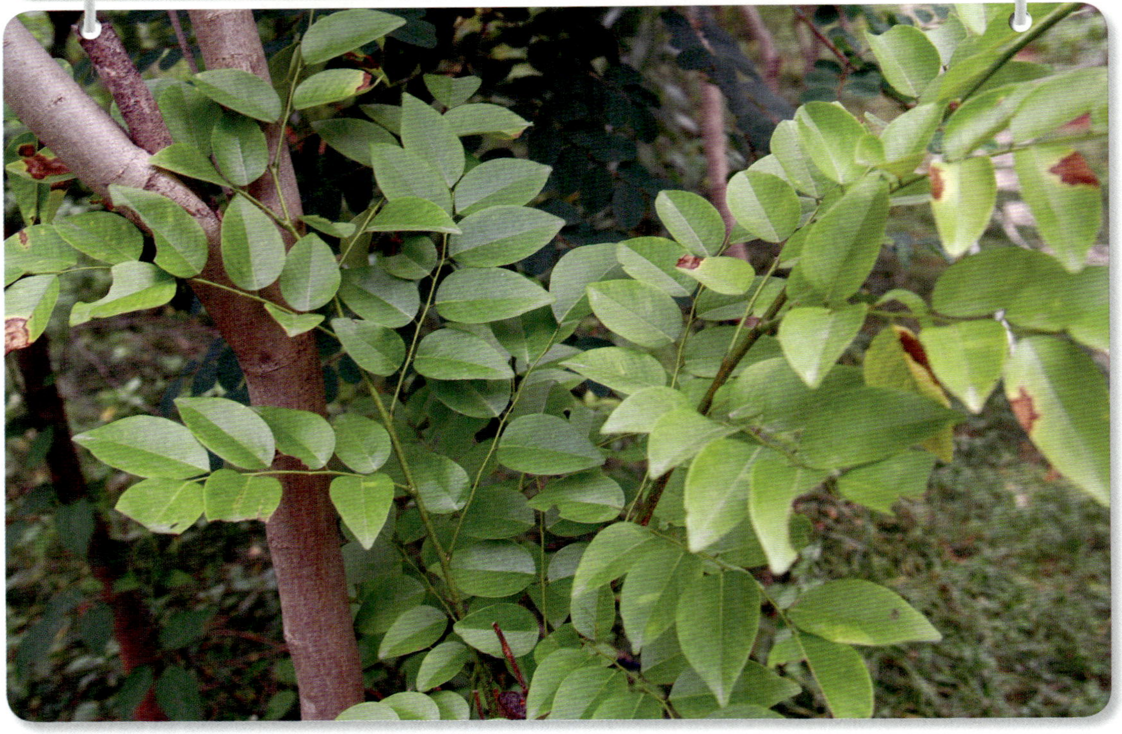

한약명 강향

- 식물명 및 학명: 강향단(降香檀) *Dalbergia odorifera* T. Chen.
- 과명: 콩과(Leguminosae)
- 약용부위: 변재(邊材)를 제거한 뿌리의 심재(心材)
- 한약명: 강향(降香)
- 라틴 생약명: Dalbergiae Odoriferae Lignum
- 이명 또는 영명: 강진향(降眞香)
- 식약처 공정서 및 조선시대 의서 수재:
  대한민국약전외한약(생약)규격집(KHP)
  동의보감 탕액편의 나무부(部)

| 한약의 기원 | 이 약은 강향단(降香檀) *Dalbergia odorifera* T. Chen.(콩과 Leguminosae)의 변재(邊材)를 제거한 뿌리의 심재(心材)이다.

| 한방 특성 |

- 한방 약미(藥味)와 약성(藥性): 맛은 맵고 성질은 따뜻하다.
- 한방 작용부위(귀경, 歸經): 강향은 주로 간장, 비장 질환에 영향을 미친다.
- 한방 효능

화어지혈(化瘀止血): 어혈을 없애고 지혈시킨다.

이기지통(理氣止痛): 기의 순환을 촉진시켜 통증을 멈추게 한다.

| 약효 해설 |

- 가슴이 막힌 듯이 답답하며 찌르듯이 아픈 병증에 사용한다.
- 가슴과 옆구리 부위가 그득하여 편하지 않은 병증을 낫게 한다.
- 타박상, 토혈, 각혈, 외상출혈에 쓰인다.
- 구토, 복통에 유효하다.

| 동의보감 효능 | 강진향(降眞香)의 성질은 따뜻하며[溫] 보통이고[平] 독이 없다. 유행병과 집에 이상한 기운이 있을 때 주로 쓴다. 태워서 나쁜 기운을 물리친다.

| 동의보감 원문 | **降眞香:** 性溫平 無毒. 主天行時氣. 宅舍怪異. 燒之辟邪惡之氣.

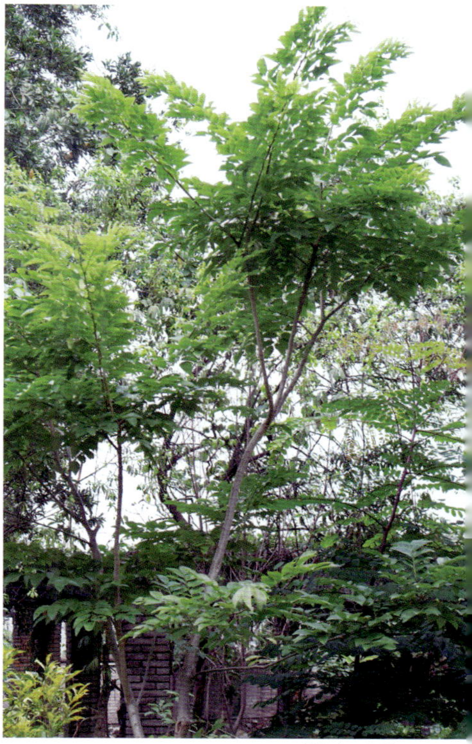

▲ 강향단_ 수형

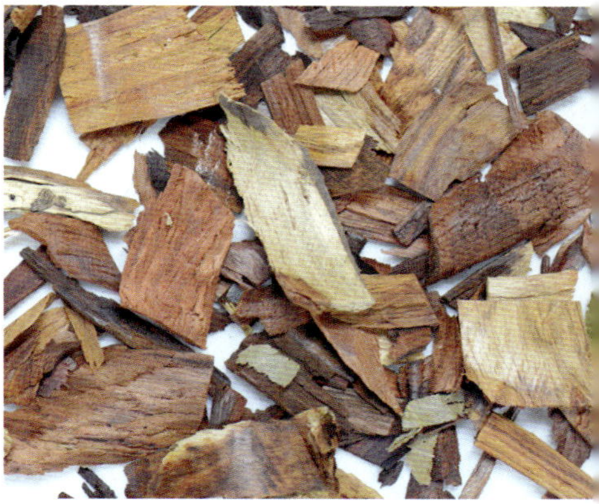

▲ 강향(약재, 절편)

| 약용법 | 뿌리 9~15g을 물 800mL에 넣고 달여서 반으로 나누어 아침저녁으로 마시거나 외용으로 적당량 사용한다.

강활, 관엽강활

한약명 강활

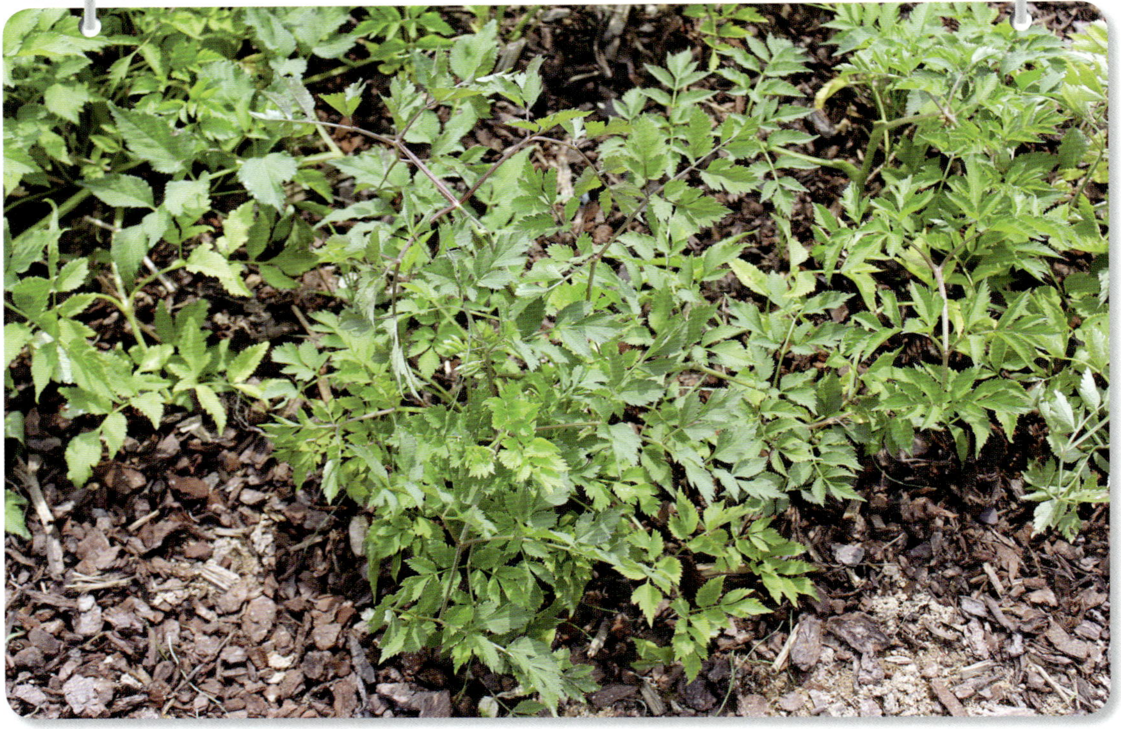

▲ 강활_ 지상부

한약명 강활

- 식물명 및 학명: 강활 *Ostericum koreanum* Maximowicz, 중국강활(中國羌活) *Notopterygium incisum* Ting, 관엽강활(寬葉羌活) *Notopterygium forbesii* Boissier
- 과명: 산형과(Umbelliferae)
- 약용부위: 뿌리줄기 및 뿌리
- 한약명: 강활(羌活)
- 라틴 생약명: Osterici seu Notopterygii Radix et Rhizoma
- 이명 또는 영명: Ostericum Root
- 식약처 공정서 및 조선시대 의서 수재:
  대한민국약전(KP)
  동의보감 탕액편의 풀부(部)
  방약합편의 산초(山草)편

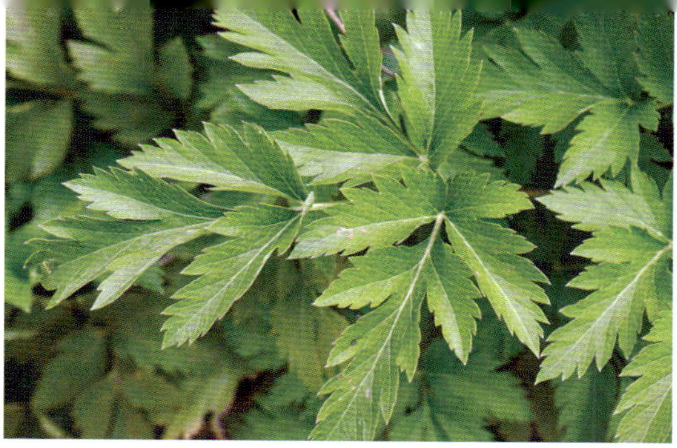

▲ 강활_ 잎

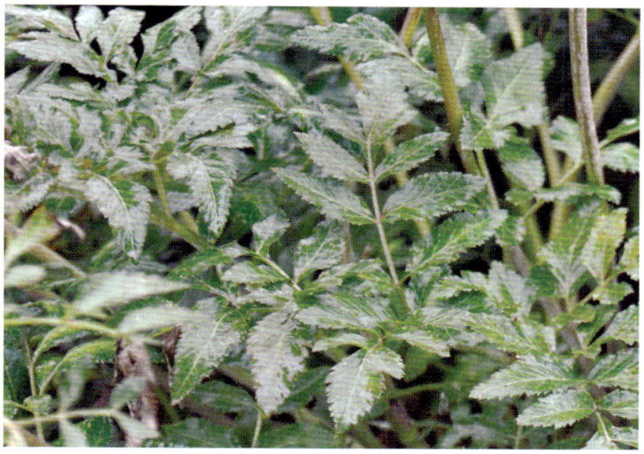

▲ 관엽강활_ 잎

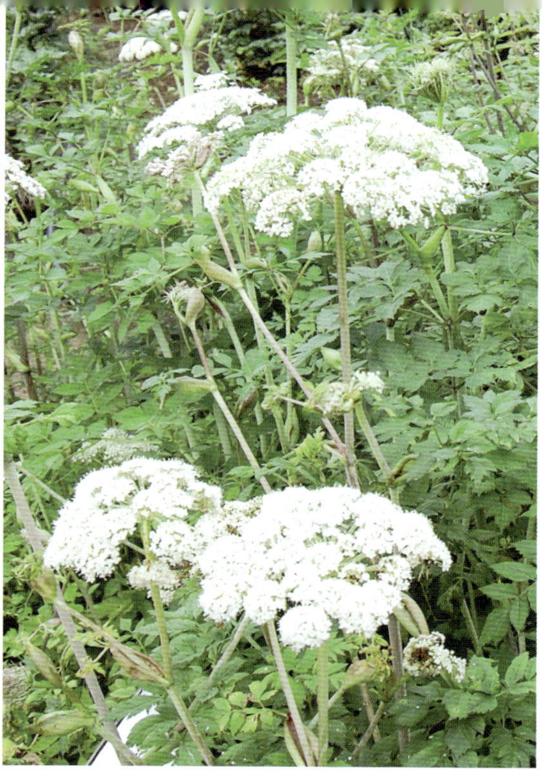

▲ 강활_ 꽃

| 한약의 기원 | 이 약은 강활 *Ostericum koreanum* Maximowicz의 뿌리 또는 중국강활(中國羌活) *Notopterygium incisum* Ting 혹은 관엽강활(寬葉羌活) *Notopterygium forbesii* Boissier(산형과 Umbelliferae)의 뿌리줄기 및 뿌리이다.

| 한방 특성 |

- 한방 약미(藥味)와 약성(藥性): 맛은 맵고 쓰며 성질은 따뜻하다.
- 한방 작용부위(귀경, 歸經): 강활은 주로 방광, 신장 질환에 영향을 미친다.
- 한방 효능

해표산한(解表散寒): 땀을 내어 체표에 있는 사기(邪氣)를 내보내고 추위를 없앤다.

거풍제습(祛風除濕): 팔다리를 잘 쓰지 못하고 마비되며 아픈 증상을 치료한다.

지통(止痛): 통증을 멎게 한다.

| 약효 해설 |

- 팔다리를 잘 쓰지 못하고 마비되며 아픈 증상에 활용한다.
- 머리가 아프고 목 뒤가 뻐근한 증상에 사용한다.

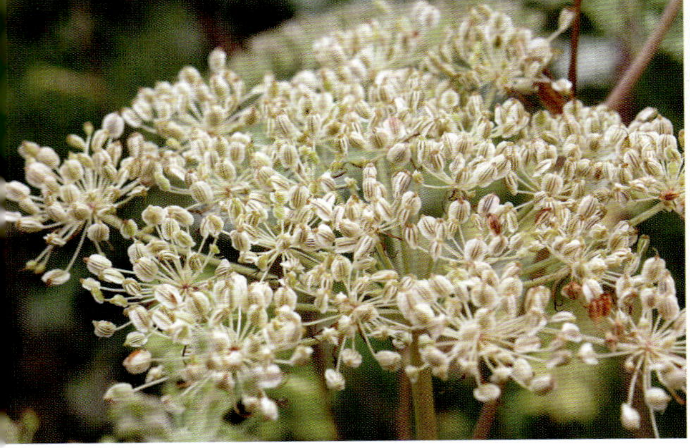
▲ 강활_ 열매

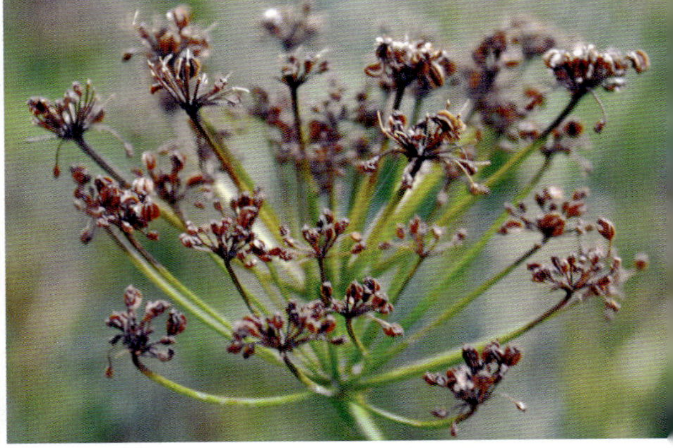
▲ 관엽강활_ 열매

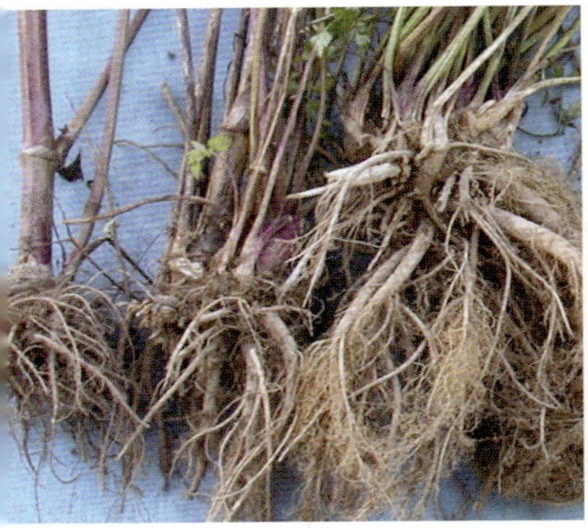
▲ 강활_ 뿌리줄기 및 뿌리(채취품)

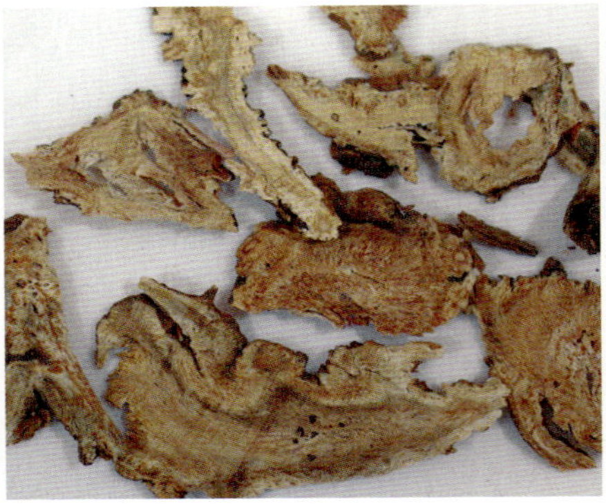
▲ 강활(약재, 절편)

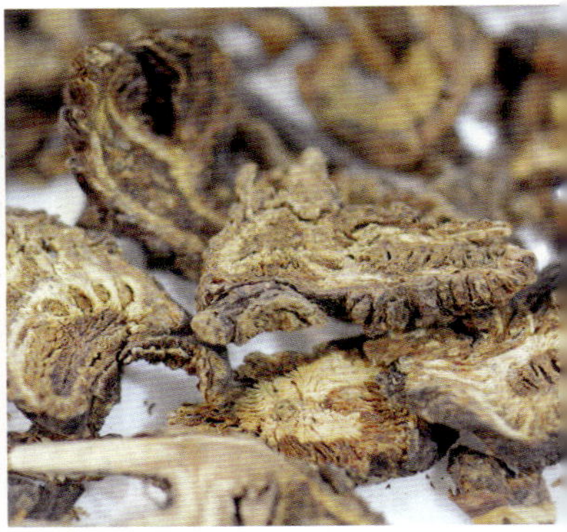
▲ 관엽강활(약재, 절편)

- 어깨와 등이 시큰시큰하면서 아픈 것에 유효하다.
- 진통, 소염 작용이 있다.

| 동의보감 원문의 한글 식물명 | 강호리

| 동의보감 효능 | 강활(羌活)의 성질은 약간 따뜻하고[微溫] 맛이 쓰며[苦] 맵고[辛] 독이 없다. 치료하는 것이 독활(獨活)과 거의 같다[본초].

| 동의보감 원문 | **羌活:** 性微溫 味苦辛 無毒. 主治 與獨活大同小異.[本草]

| 약용법 | 뿌리줄기 및 뿌리 3~10g을 물 800mL에 넣고 달여서 반으로 나누어 아침저녁으로 마신다.

강황

한약명 강황, 울금

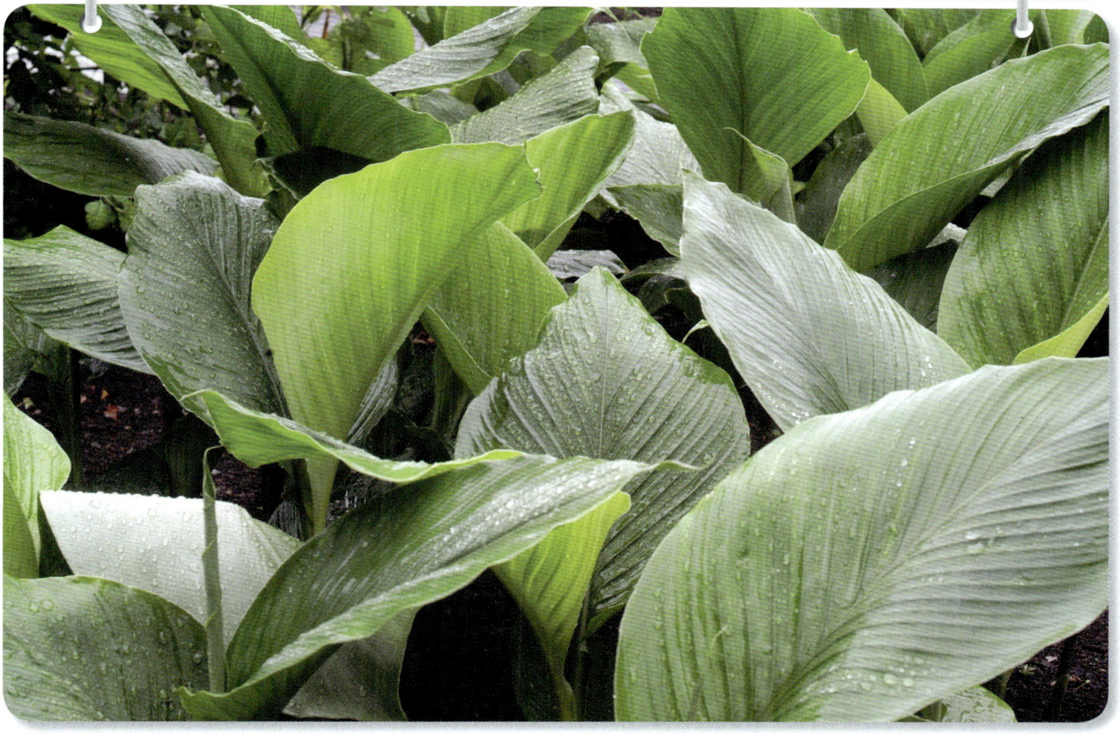

한약명 강황

- 식물명 및 학명: 강황 *Curcuma longa* Linné
- 과명: 생강과(Zingiberaceae)
- 약용부위: 뿌리줄기로서 속이 익을 때까지 삶거나 쪄서 말린 것
- 한약명: 강황(薑黃)
- 라틴 생약명: Curcumae Longae Rhizoma
- 이명 또는 영명: Curcuma Longa Rhizome
- 식약처 공정서 및 조선시대 의서 수재:
  대한민국약전(KP)
  동의보감 탕액편의 풀부(部)
  방약합편의 방초(芳草, 향기가 좋은 풀)편

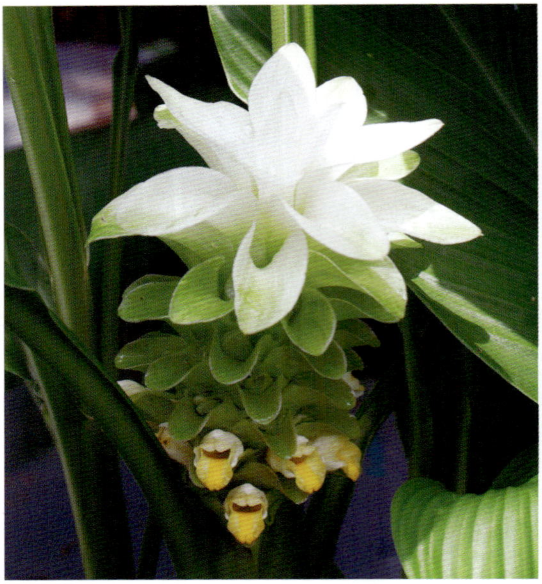
▲ 강황_ 꽃

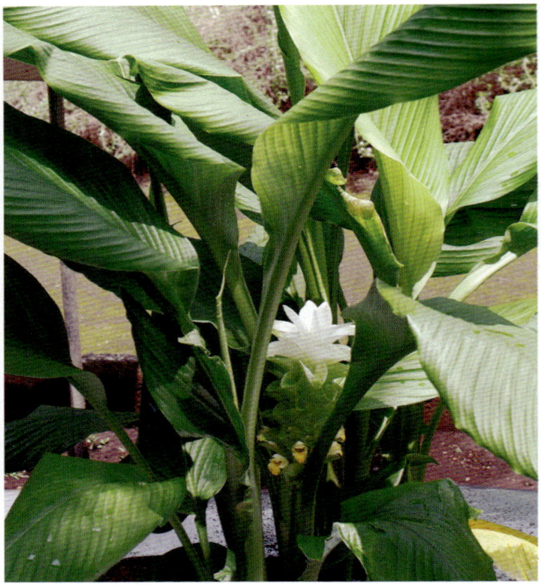
▲ 강황_ 지상부

| 한약의 기원 | 이 약은 강황(薑黃) *Curcuma longa* Linné(생강과 Zingiberaceae)의 뿌리줄기로서 속이 익을 때까지 삶거나 쪄서 말린 것이다.

| 한방 특성 |

- 한방 약미(藥味)와 약성(藥性): 맛은 맵고 쓰며 성질은 따뜻하다.
- 한방 작용부위(귀경, 歸經): 강황은 주로 비장, 간장 질환에 영향을 미친다.
- 한방 효능

  파혈행기(破血行氣): 어혈을 깨뜨려 기운이 잘 통하게 한다.

  통경지통(通經止痛): 경락을 잘 통하게 하여 통증을 멎게 한다.

| 약효 해설 |

- 가슴이 막히는 듯하면서 아픈 것을 위주로 하는 병증에 유효하다.
- 관절통에 효과가 있다.
- 출산 후에 어혈이 막아 복통이 있는 증상을 치료한다.
- 담즙 분비 촉진, 혈압 강하 작용이 있다.
- 건위(健胃), 식욕증진 작용이 있다.

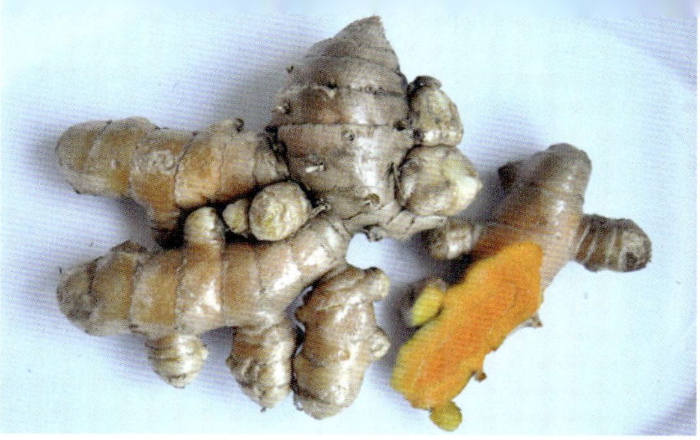

▲ 강황_ 뿌리줄기(채취품)

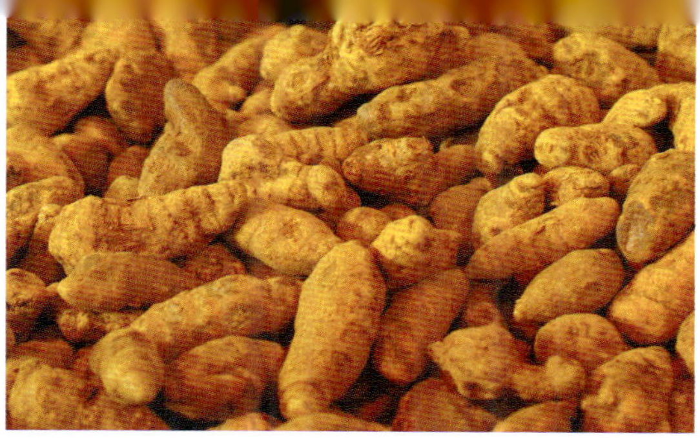

▲ 강황(약재, 시장 판매품)

| 동의보감 효능 | 강황(薑黃)의 성질은 뜨겁고[熱] 맛은 맵고[辛] 쓰며[苦] 독이 없다. 배 속에 생긴 덩어리, 혈액이 체내에서 정체해 응고된 덩어리, 옹종(癰腫)을 치료한다. 월경을 통하게 하고 넘어지거나 맞아서 멍든 것을 풀어준다. 찬 기운과 바람의 기운을 없애고 기가 정체되어서 배가 부풀어 오르는 증상을 낫게 한다.

| 동의보감 원문 | 薑黃: 性熱 味辛苦 無毒. 主癥瘕血塊癰腫. 通月經 治撲損瘀血 破冷除風 消氣脹.

| 약용법 | 뿌리줄기 3~10g을 물 800mL에 넣고 달여서 반으로 나누어 아침저녁으로 마시거나 또는 가루나 환(丸)으로 만들어 복용한다. 외용할 때는 적당량을 가루 내어 환부에 붙인다.

한약명 울금

- 식물명 및 학명: 온울금(溫鬱金) *Curcuma wenyujin* Y. H. Chen et C. Ling, 강황(薑黃) *Curcuma longa* Linné, 광서아출(廣西莪朮) *Curcuma kwangsiensis* S. G. Lee et C. F. Liang, 봉아출(蓬莪朮) *Curcuma phaeocaulis* Val.
- 과명: 생강과(Zingiberaceae)
- 약용부위: 덩이뿌리로서 그대로 또는 주피를 제거하고 쪄서 말린 것
- 한약명: 울금(鬱金)
- 라틴 생약명: Curcumae Radix
- 이명 또는 영명: Curcuma Root
- 식약처 공정서 및 조선시대 의서 수재: 대한민국약전(KP) 동의보감 탕액편의 풀부(部) 방약합편의 방초(芳草, 향기가 좋은 풀)편

| 한약의 기원 | 이 약은 온울금(溫鬱金) *Curcuma wenyujin* Y. H. Chen et C. Ling., 강황(薑

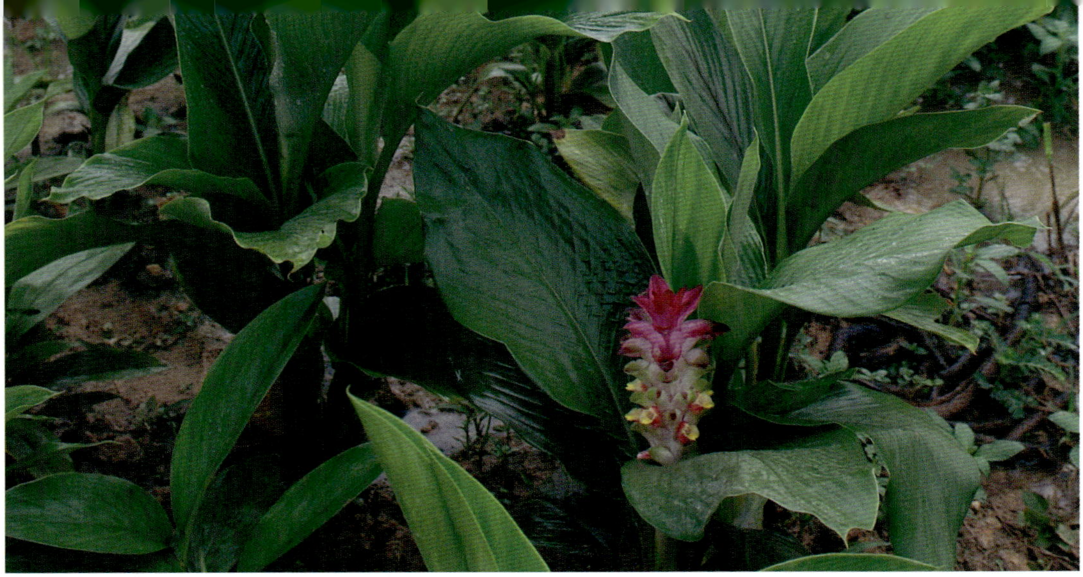

▲ 광서아출_ 지상부

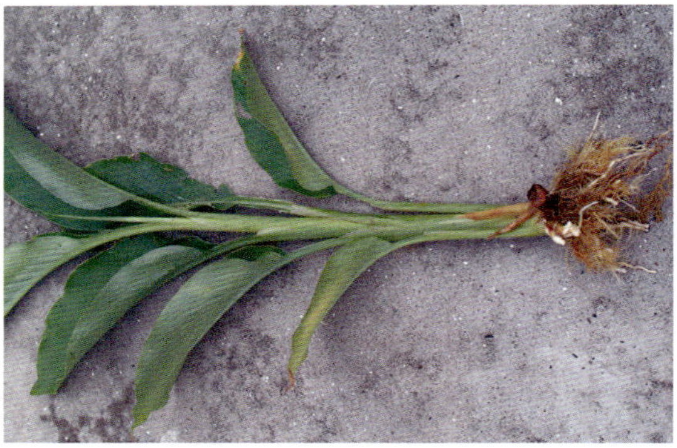

▲ 온울금_ 전초

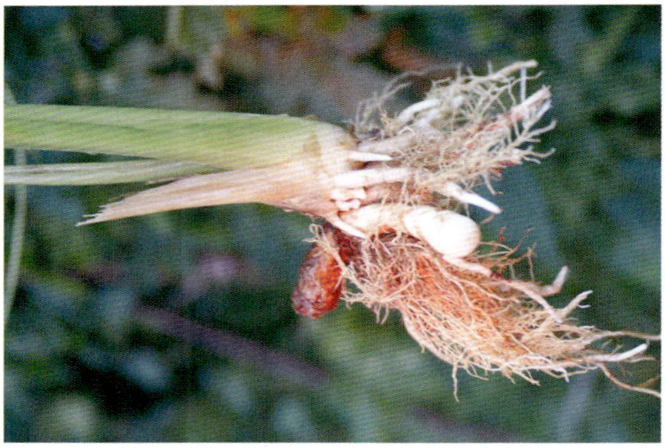

▲ 온울금_ 지하부

黃) *Curcuma longa* Linné, 광서아출(廣西莪朮) *Curcuma kwangsiensis* S. G. Lee et C. F. Liang 또는 봉아출(蓬莪朮) *Curcuma phaeocaulis* Val.(생강과 Zingiberaceae)의 덩이뿌리로서 그대로 또는 주피를 제거하고 쪄서 말린 것이다.

| 한방 특성 |

- 한방 약미(藥味)와 약성(藥性): 맛은 맵고 쓰며 성질은 차다.
- 한방 작용부위(귀경, 歸經): 울금은 주로 간장, 심장, 폐 질환에 영향을 미친다.
- 한방 효능

활혈지통(活血止痛): 혈액 순환을 촉진하고 통증을 멎게 한다.

행기해울(行氣解鬱): 기운을 잘 소통시켜 울체된 것을 풀어준다.

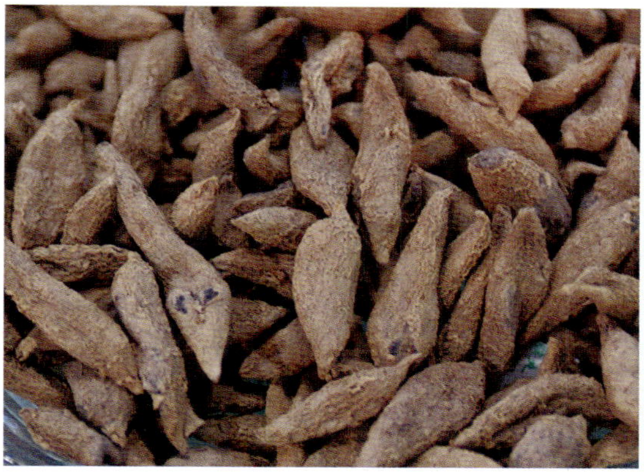
▲ 울금(약재, 전형)

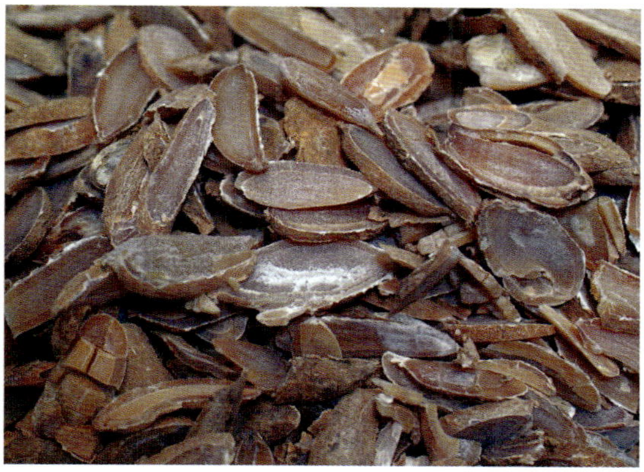
▲ 울금(약재, 절편)

청심양혈(清心凉血): 심열(心熱)과 혈열(血熱)을 식힌다.
이담퇴황(利膽退黃): 담즙 분비를 촉진하여 황달을 가라앉힌다.

| 약효 해설 |

• 열병(熱病)으로 정신이 혼미한 병증에 유효하다.
• 가슴이 막히는 듯하면서 아픈 증상에 쓰인다.
• 가슴과 양 옆구리의 찌르는 듯한 통증을 없애준다.
• 유방이 팽창하면서 아픈 병증에 사용한다.
• 담(膽)의 기능을 원활하게 하여 황달을 치료한다.
• 토혈, 코피, 혈뇨(血尿)를 멎게 한다.

| 동의보감 원문의 한글 식물명 | 심황

| 동의보감 효능 | 울금(鬱金)의 성질은 차며[寒] 맛은 맵고[辛] 쓰며[苦] 독이 없다. 피가 엉기어 맺혀서 생긴 덩어리를 없앤다. 기를 내리고 소변에 피가 섞여 나오는 임증, 혈뇨(血尿)를 낫게 한다. 쇠붙이에 다친 상처를 치료하고 혈기로 가슴이 아픈 것을 낫게 한다[본초].

| 동의보감 원문 | **鬱金:** 性寒 味辛苦 無毒. 主血積 下氣 治血淋尿血金瘡 療血氣心痛.[本草]

| 약용법 | 덩이뿌리 3~10g을 물 800mL에 넣고 달여서 반으로 나누어 아침저녁으로 마신다.

개구리밥

한약명 부평

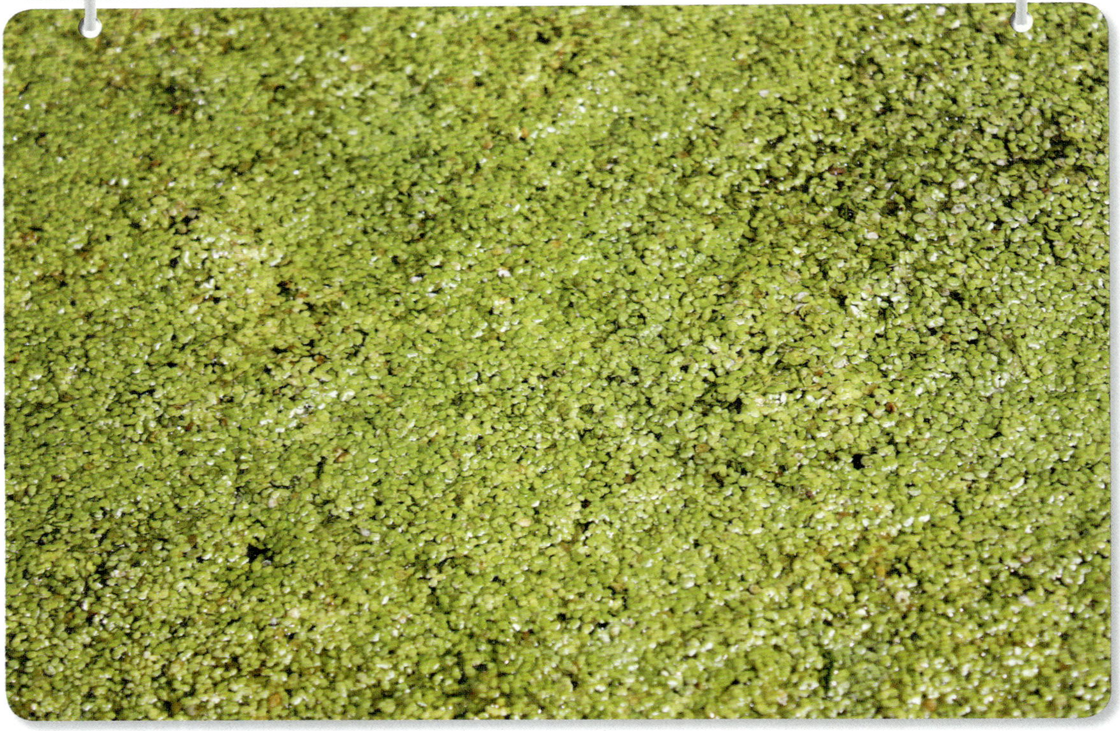

한약명 부평

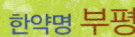

- 식물명 및 학명: 개구리밥 *Spirodela polyrrhiza* Schleider
- 과명: 개구리밥과(Lemnaceae)
- 약용부위: 전초
- 한약명: 부평(浮萍)
- 라틴 생약명: Spirodelae Herba

- 식약처 공정서 및 조선시대 의서 수재:
  대한민국약전외한약(생약)규격집(KHP)
  동의보감 탕액편의 풀부(部)
  방약합편의 수초(水草)편

| 한약의 기원 | 이 약은 개구리밥 *Spirodela polyrrhiza* Schleider(개구리밥과 Lemnaceae)의 전초이다.

| 한방 특성 |

- **한방 약미(藥味)와 약성(藥性):** 맛은 매우며 성질은 차다.
- **한방 작용부위(귀경, 歸經):** 부평은 주로 폐 질환에 영향을 미친다.
- **한방 효능**

선산풍열(宣散風熱): 풍열(風熱)을 흩어 없앤다.

투진(透疹): 발진을 잘 돋게 한다.

이뇨(利尿): 소변을 잘 나오게 한다.

| 약효 해설 |

- 유행성 열병을 치료한다.
- 몸이 부으며 소변량이 적은 증상에 유효하다.
- 피부가 빨갛게 부어오르는 피부 질환에 사용한다.

| 동의보감 원문의 한글 식물명 | 머구리밥

| 동의보감 효능 | 부평(浮萍, 개구리밥)은 불에 덴 것을 낫게 한다. 얼굴의 기미를 없애며 부종을 내리고 소변을 잘 나오게 한다. 이것은 도랑에 있는 작은 개구리밥이다. 열병(熱病)을 낫게 하며 땀을 내게 하는 데도 효과가 아주 좋다[본초].

| 동의보감 원문 | **浮萍:** 主火瘡. 去面皯 消水腫 利小便 是溝渠間小萍子也. 治熱病 亦堪發汗 甚有功.[本草]

| 약용법 | 전초 3~9g을 물 800mL에 넣고 달여서 반으로 나누어 아침저녁으로 마시거나 외용으로 적당량 사용한다.

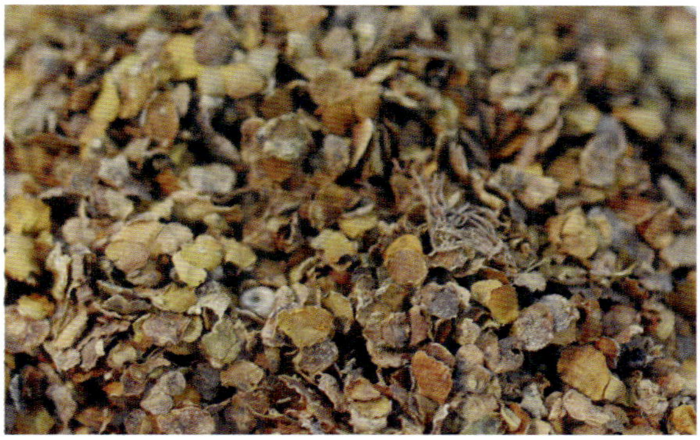

▲ 부평(약재, 전형)

개다래나무

한약명 목천료

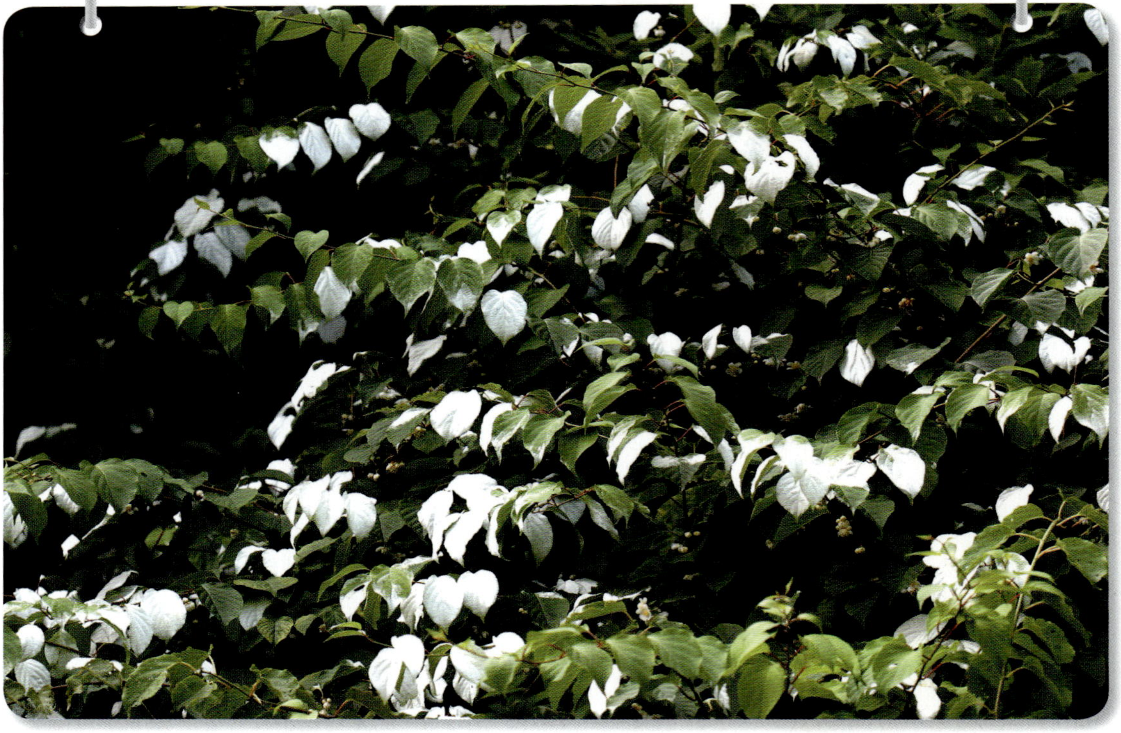

▲ 개다래나무_ 수형

한약명 목천료

- 식물명 및 학명: 개다래나무 *Actinidia polygama* Miquel, 쥐다래나무 *Actinidia kolomikta* (Maximowicz) Maximowicz
- 과명: 다래나무과(Actinidiaceae)
- 약용부위: 가지, 잎 또는 벌레 먹은 열매
- 한약명: 목천료(木天蓼)
- 라틴 생약명: Actinidiae Ramulus et Folium et Fructus Vermicultus
- 이명 또는 영명: 천료(天蓼), 등천료(藤天蓼), 천료목(天蓼木), 목천료자(木天蓼子)
- 식약처 공정서 및 조선시대 의서 수재: 대한민국약전외한약(생약)규격집(KHP)

| 한약의 기원 | 이 약은 개다래나무 *Actinidia polygama* Miquel 또는 쥐다래나무 *Actinidia kolomikta* (Maximowicz) Maximowicz(다래나무과 Actinidiaceae)의 가지, 잎 또는 벌레 먹은 열매[木天蓼子]이다.

| 한방 특성 |

- 한방 약미(藥味)와 약성(藥性): 맛은 쓰고 매우며 성질은 따뜻하고 독이 약간 있다.
- 한방 효능

거제풍습(祛除風濕): 팔다리를 잘 쓰지 못하고 마비되며 아픈 증상을 없애준다.

온경지통(溫經止痛): 경락을 따뜻하게 하여 통증을 멎게 한다.

| 약효 해설 |

- 팔다리를 잘 쓰지 못하고 마비되며 아픈 증상을 치료한다.

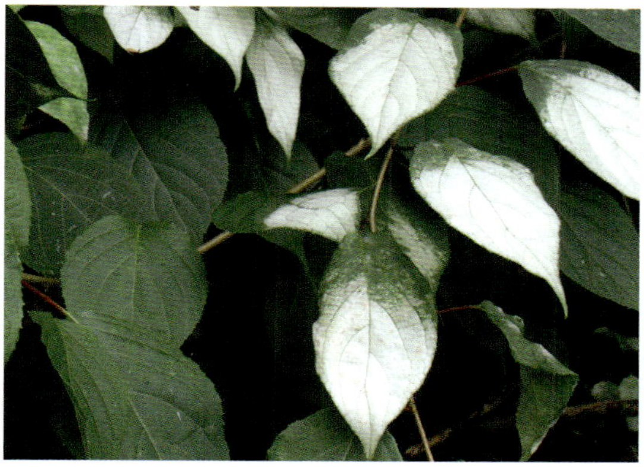

▲ 개다래나무_ 잎

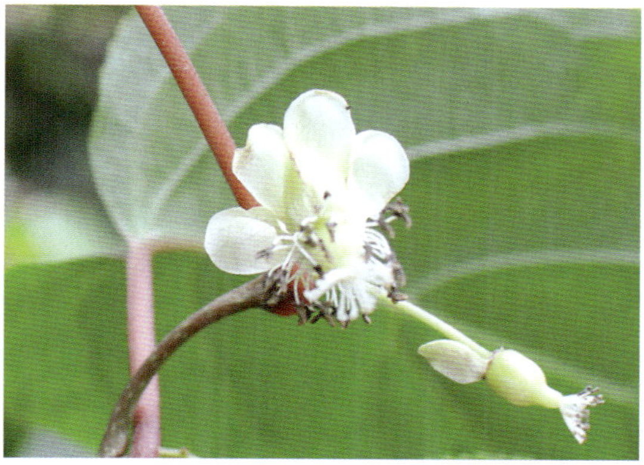

▲ 개다래나무_ 꽃

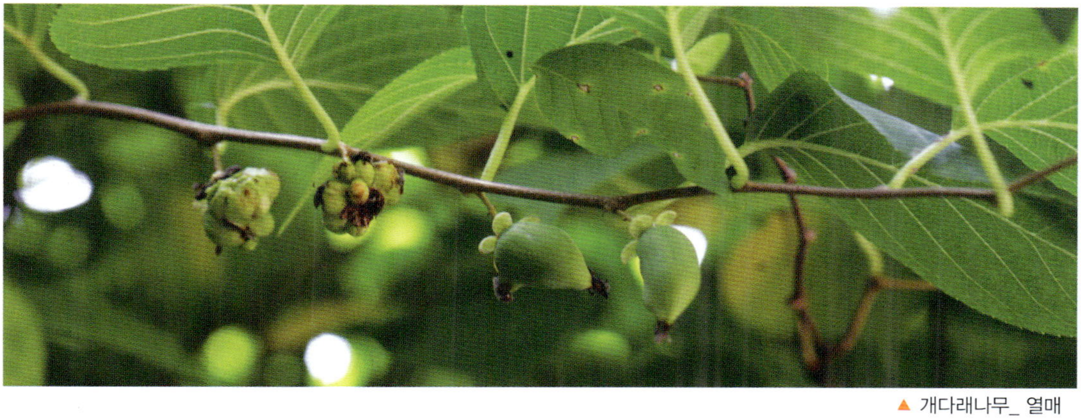

▲ 개다래나무_ 열매

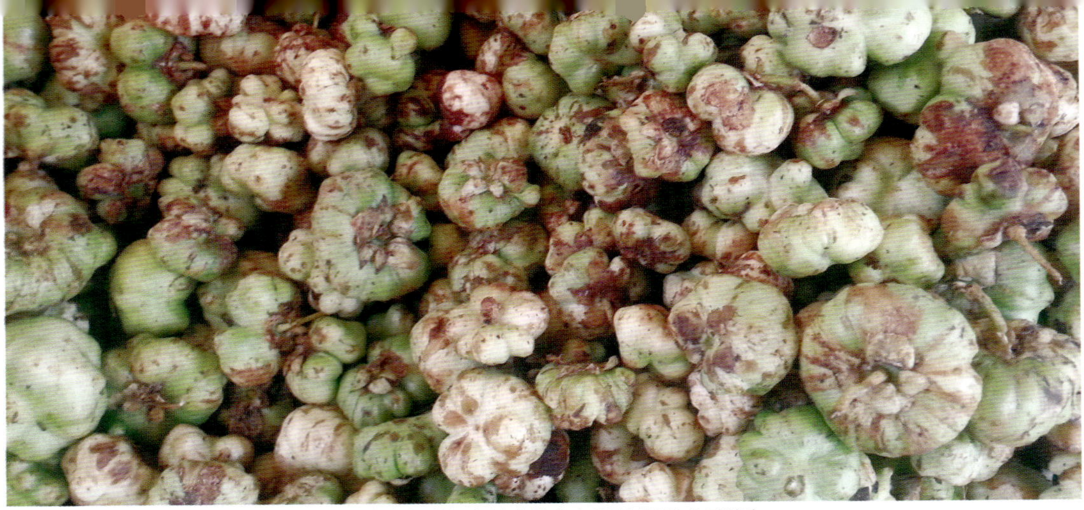

▲ 개다래나무_ 열매(채취품). 열매 속에서 벌레가 알을 까 열매 형태가 울퉁불퉁하게 되었다.

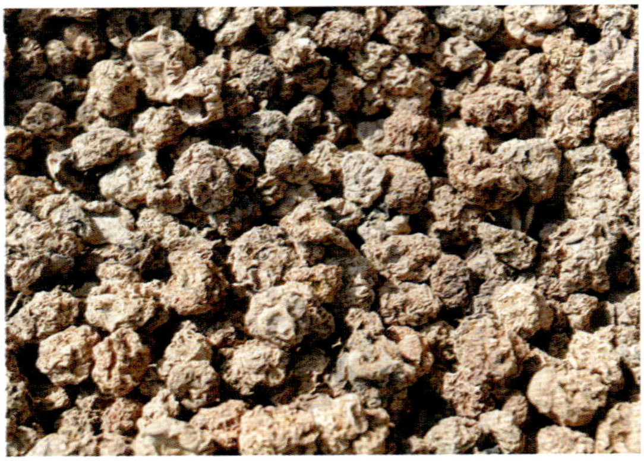

▲ 목천료자(약재, 전형)

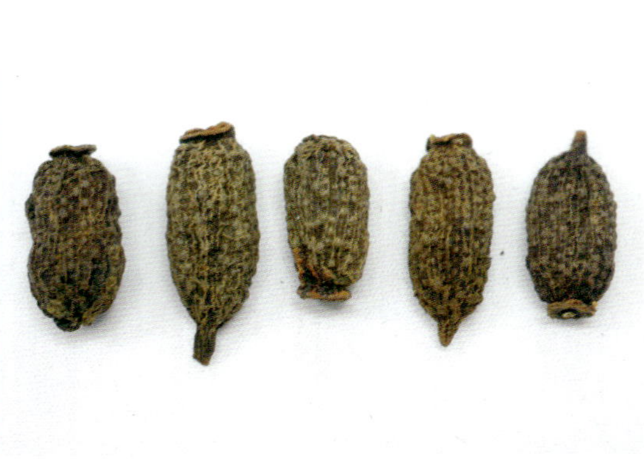

▲ 다래나무_ 열매(미후도, 전형). 목천료의 위품(가짜)이다.

- 허리가 뻐근하고 아픈 증상을 낫게 한다.
- 심하게 갑자기 일어나는 복통을 멎게 한다.
- 피부에 흰 반점이 생기는 백전풍(白癜風)에 사용한다.
- 피부염 치료에 효과가 있다.
- 자양, 강장 작용이 있다.
- 벌레 먹은 열매는 목천료자(木天蓼子)로 부르며 중풍, 얼굴의 신경마비를 치료한다.

| 약용법 | 열매 3~10g을 물 800mL에 넣고 달여서 반으로 나누어 아침저녁으로 마신다.

개미취

한약명 자완

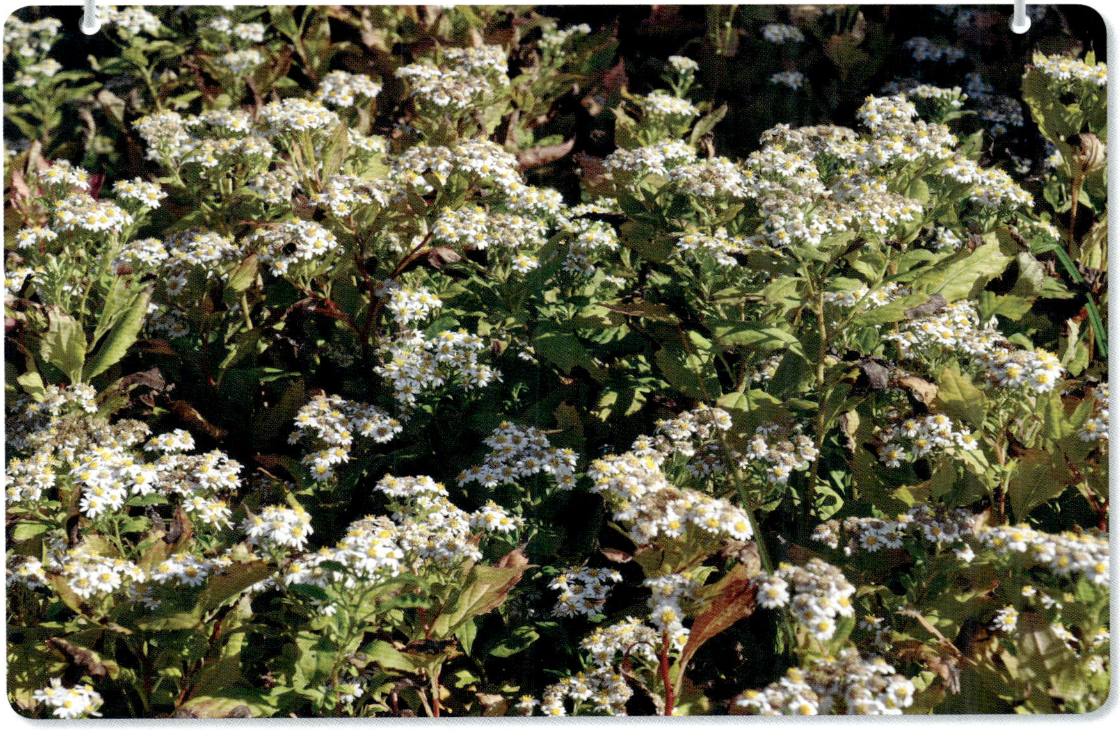

한약명 자완

- 식물명 및 학명: 개미취 *Aster tataricus* Linné fil.
- 과명: 국화과(Compositae)
- 약용부위: 뿌리 및 뿌리줄기
- 한약명: 자완(紫菀)
- 라틴 생약명: Asteris Radix et Rhizoma
- 이명 또는 영명: Aster Root and Rhizome
- 식약처 공정서 및 조선시대 의서 수재:
  대한민국약전(KP)
  동의보감 탕액편의 풀부(部)
  방약합편의 습초(濕草)편

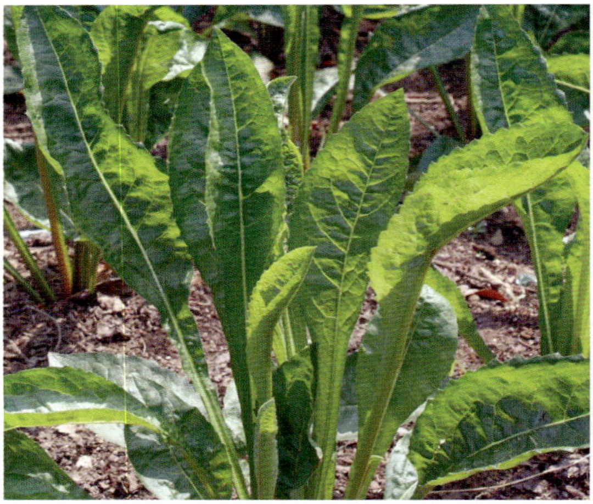

▲ 개미취_ 어린잎

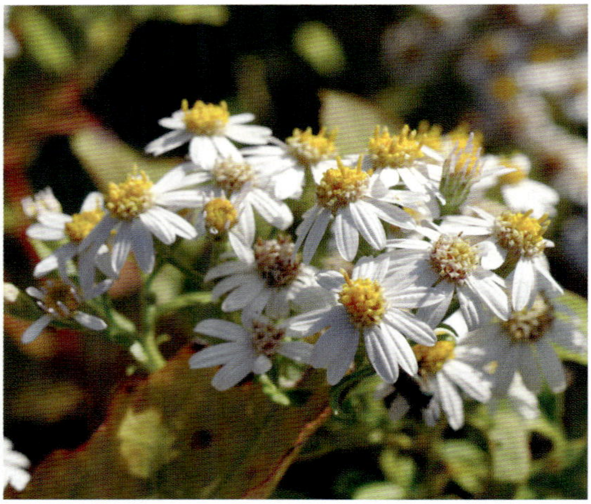

▲ 개미취_ 꽃

| 한약의 기원 | 이 약은 개미취 *Aster tataricus* Linné fil.(국화과 Compositae)의 뿌리 및 뿌리줄기이다.

| 한방 특성 |

- 한방 약미(藥味)와 약성(藥性): 맛은 맵고 쓰며 성질은 따뜻하다.
- 한방 작용부위(귀경, 歸經): 자완은 주로 폐 질환에 영향을 미친다.
- 한방 효능

윤폐하기(潤肺下氣): 폐를 촉촉하게 하고 기운을 끌어 내린다.

소담지해(消痰止咳): 담(痰)을 삭이고 기침을 멎게 한다.

| 약효 해설 |

- 오래된 기침과 가래 제거에 유효하다.
- 해수(咳嗽)가 오래되어 폐를 손상시켜 가래에 피가 섞여 나오는 증상을 치료한다.
- 소변이 잘 나오지 않는 증상에 사용한다.

| 동의보감 원문의 한글 식물명 | 틩알

| 동의보감 효능 | 자완(紫菀, 개미취 뿌리 및 뿌리줄기)의 성질은 따뜻하고[溫](보통이라고도[平] 한다) 맛은 쓰고[苦] 매우며[辛] 독이 없다. 폐열(肺熱)로 진액(津液)이 소모되어 피부가 거칠고 위축되는 것을 낫게 한다. 토혈(吐血)을 치료하고 담을 삭이며 갈증을 멎게 한다. 딸꾹

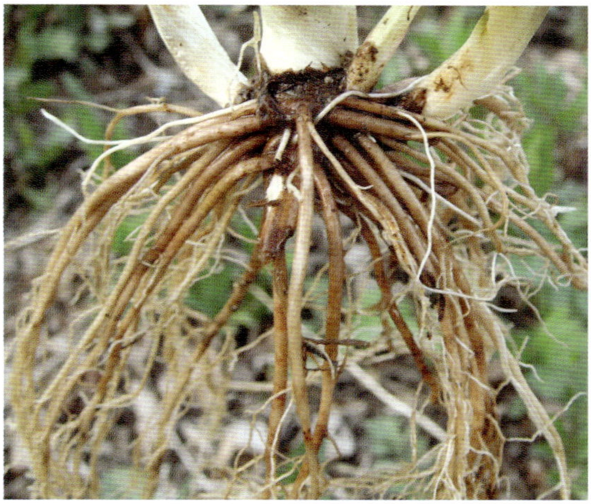

▲ 개미취_ 뿌리

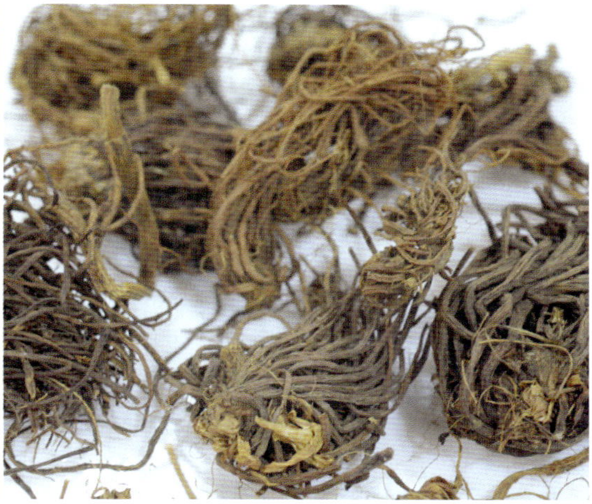

▲ 자완(약재, 전형)

질하면서 기가 치미는 것, 기침하며 피고름을 뱉는 것, 추웠다 열이 났다 하는 것, 기가 몰리는 것을 낫게 한다. 피부를 윤기 나게 하며 골수(骨髓)를 채운다. 다리가 위축되고 약하여 늘어지는 것을 치료한다.

| 동의보감 원문 | **紫菀:** 性溫[一云平] 味苦辛 無毒. 治肺痿吐血 消痰止渴 咳逆上氣 咳唾膿血 寒熱結氣 潤肌膚 添骨髓 療痿躄.

| 약용법 | 뿌리 5~10g을 물 800mL에 넣고 달여서 반으로 나누어 아침저녁으로 마신다.

개연꽃

한약명 천골

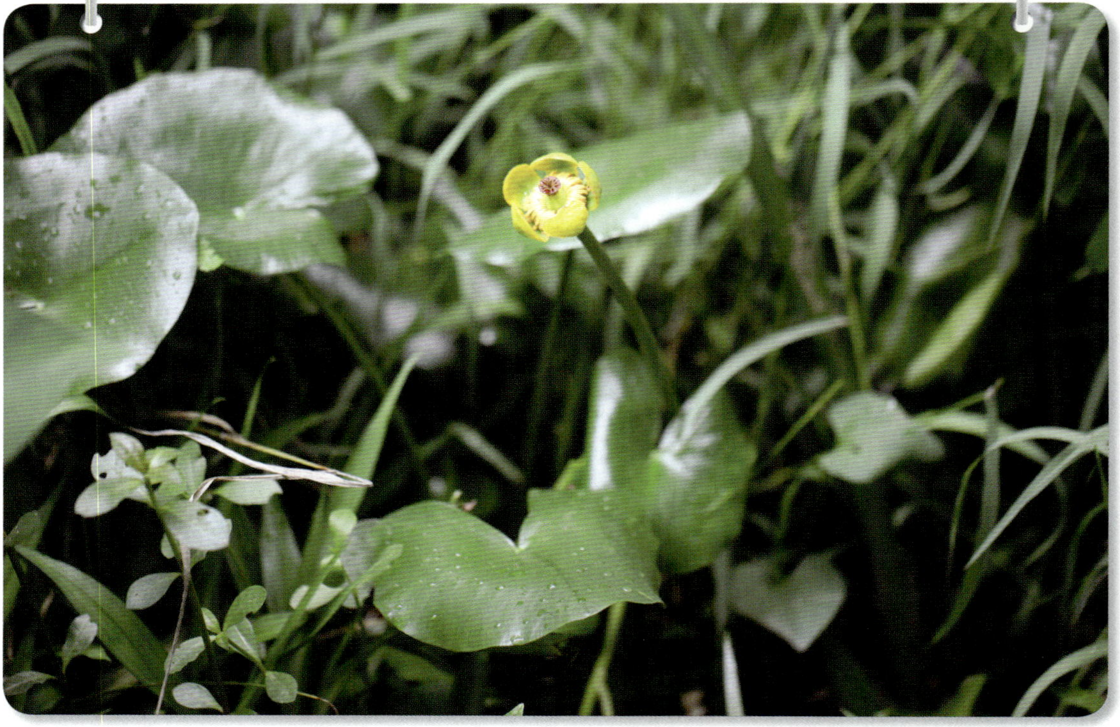

한약명 천골

- 식물명 및 학명: 개연꽃 *Nuphar japonicum* De Candole
- 과명: 수련과(Nymphaeaceae)
- 약용부위: 뿌리줄기
- 한약명: 천골(川骨)
- 라틴 생약명: Nupharis Rhizoma
- 이명 또는 영명: 평봉초(萍蓬草)
- 식약처 공정서 및 조선시대 의서 수재: 대한민국약전외한약(생약)규격집(KHP)

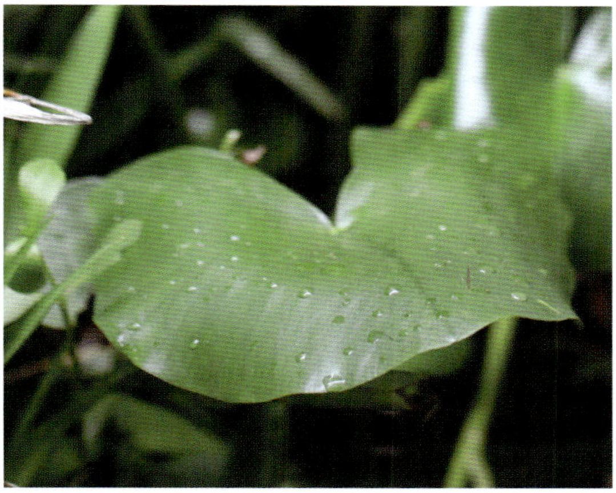

▲ 개연꽃_ 잎

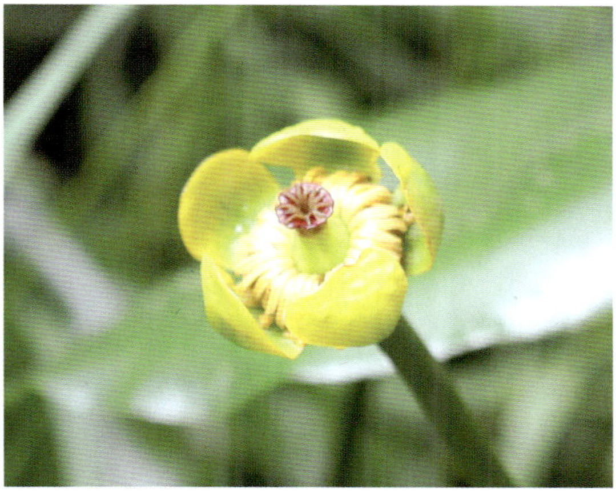

▲ 개연꽃_ 꽃

| 한약의 기원 | 이 약은 개연꽃 *Nuphar japonicum* De Candole(수련과 Nymphaeaceae)의 뿌리줄기이다.

| 한방 특성 |

- 한방 약미(藥味)와 약성(藥性): 맛은 달고 성질은 보통이다[平].
- 한방 작용부위(귀경, 歸經): 천골은 주로 비장, 폐, 간장 질환에 영향을 미친다.
- 한방 효능

건비익폐(健脾益肺): 비(脾)의 기능을 강하게 하고 폐(肺)를 보익(補益)한다.
활혈조경(活血調經): 혈액 순환을 촉진하고 월경을 순조롭게 한다.

| 약효 해설 |

- 병후쇠약, 월경불순을 치료한다.
- 소화불량에 유효하다.
- 수면 중에 식은땀이 나는 증상을 낫게 한다.

| 약용법 | 뿌리줄기 9~15g을 물 800mL에 넣고 달여서 반으로 나누어 아침저녁으로 마신다.

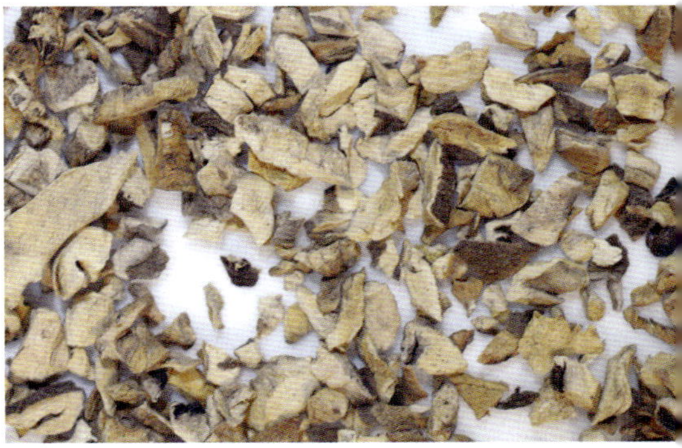

▲ 천골(약재, 절편)

개오동

한약명 자실

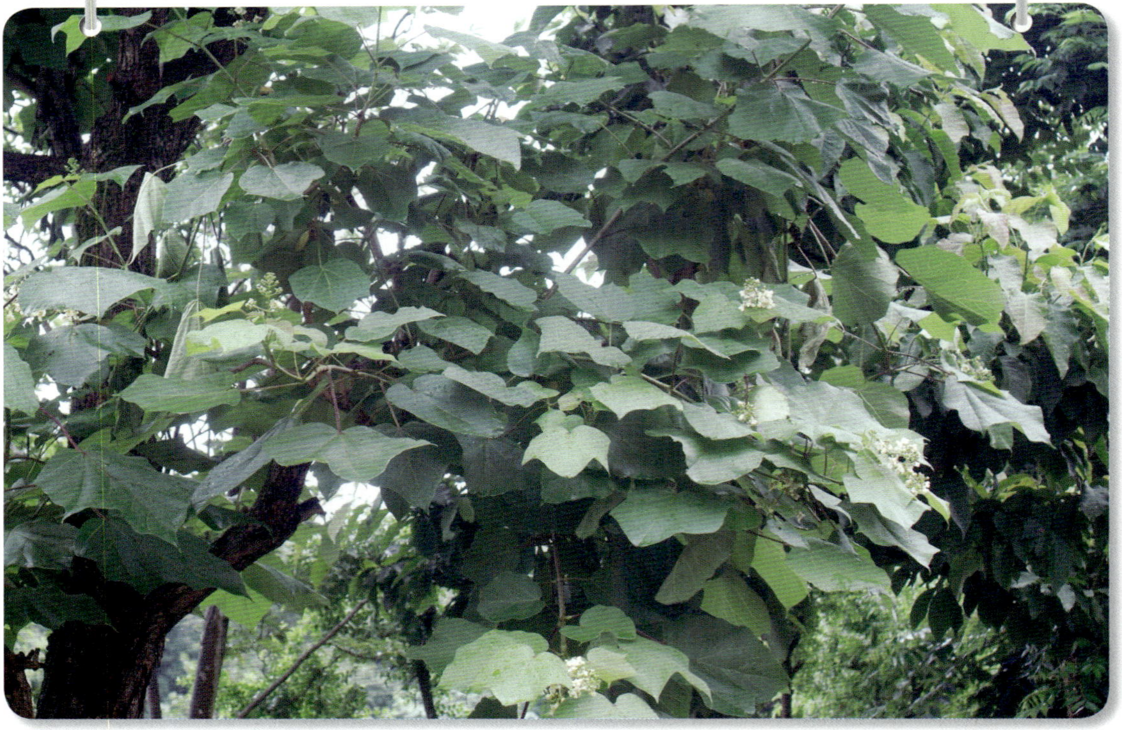

한약명 자실

- 식물명 및 학명: 개오동 *Catalpa ovata* G. Don
- 과명: 능소화과(Bignoniaceae)
- 약용부위: 열매
- 한약명: 자실(梓實)
- 라틴 생약명: Catalpae Fructus
- 이명 또는 영명: Catalpa Fruit
- 식약처 공정서 및 조선시대 의서 수재: 대한민국약전외한약(생약)규격집(KHP)

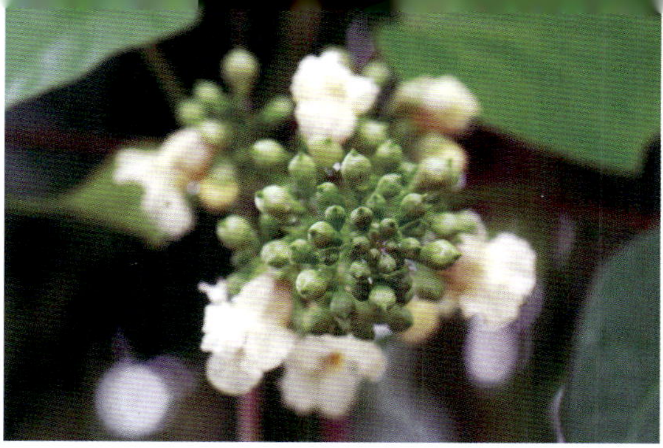

▲ 개오동_ 꽃봉오리

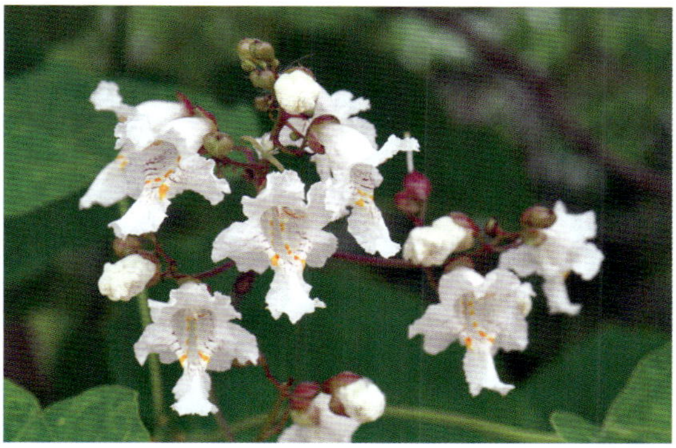

▲ 개오동_ 꽃

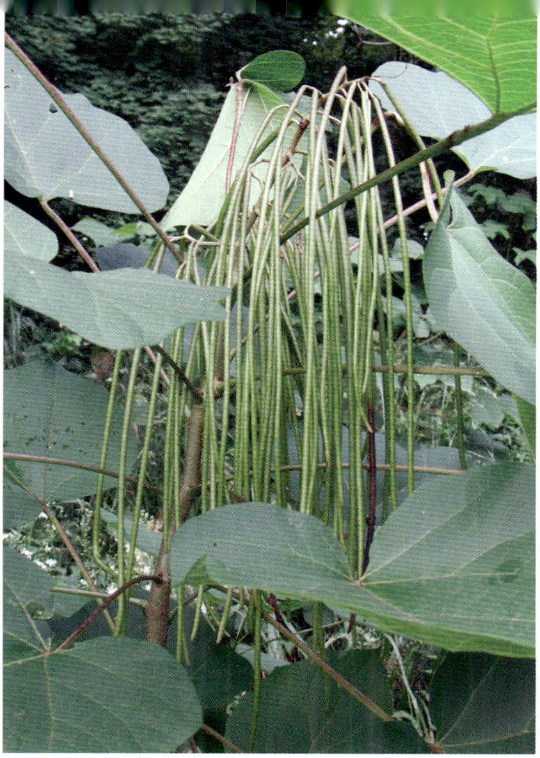

▲ 개오동_ 열매

| 한약의 기원 | 이 약은 개오동 *Catalpa ovata* G. Don(능소화과 Bignoniaceae)의 열매이다.

| 한방 특성 |

- 한방 약미(藥味)와 약성(藥性): 맛은 달고 성질은 보통이다[平].
- 한방 효능

이수소종(利水消腫): 소변을 잘 나오게 하고 부종을 가라앉힌다.

| 약효 해설 |

- 소변량이 줄거나 잘 나오지 않는 병증에 유효하다.
- 복수(腹水)를 치료한다.

| 약용법 | 열매 9~15g을 물 800mL에 넣고 달여서 반으로 나누어 아침저녁으로 마신다.

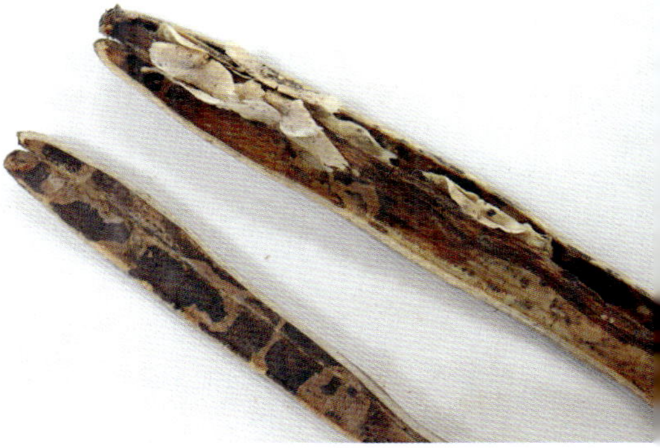

▲ 자실(약재, 열매 속의 씨 제거)

갯기름나물

한약명 식방풍

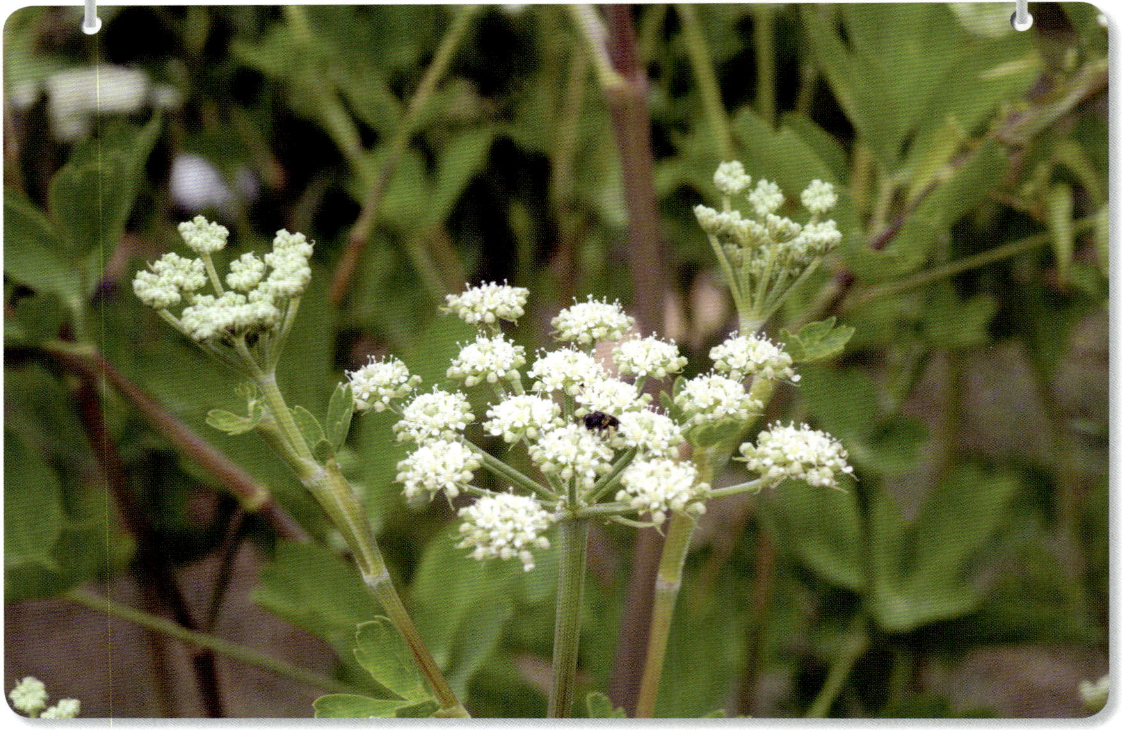

한약명 식방풍

- 식물명 및 학명: 갯기름나물 *Peucedanum japonicum* Thunberg
- 과명: 산형과(Umbelliferae)
- 약용부위: 뿌리
- 한약명: 식방풍(植防風)
- 라틴 생약명: Peucedani Japonici Radix
- 식약처 공정서 및 조선시대 의서 수재: 대한민국약전외한약(생약)규격집(KHP)

| 한약의 기원 | 이 약은 갯기름나물 *Peucedanum japonicum* Thunberg(산형과 Umbelliferae)의 뿌리이다.

| 한방 특성 |

- 한방 약미(藥味)와 약성(藥性): 맛은 맵고 성질은 차며 독이 약간 있다.
- 한방 작용부위(귀경, 歸經): 식방풍은 주로 폐, 방광 질환에 영향을 미친다.
- 한방 효능

청열지해(清熱止咳): 열기를 식히고 기침을 멎게 한다.

이뇨해독(利尿解毒): 소변을 잘 나오게 하고 해독한다.

| 약효 해설 |

- 폐에 생긴 열증(熱證)으로 기침이 나는 증상을 없앤다.

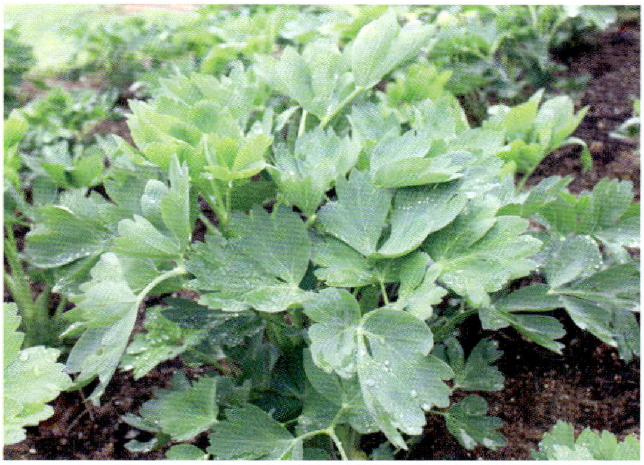

▲ 갯기름나물_ 잎

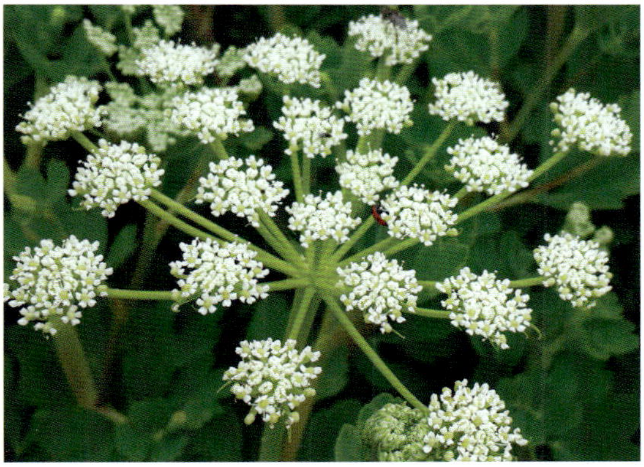

▲ 갯기름나물_ 꽃

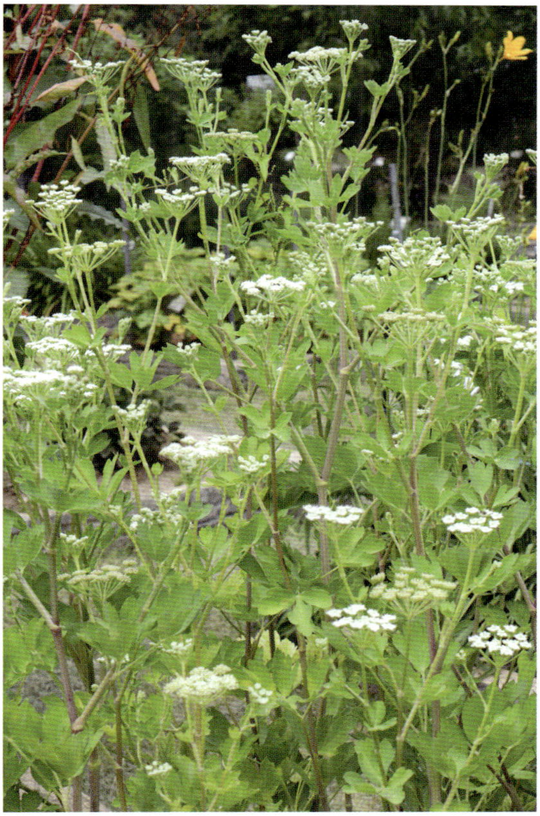

▲ 갯기름나물_ 지상부

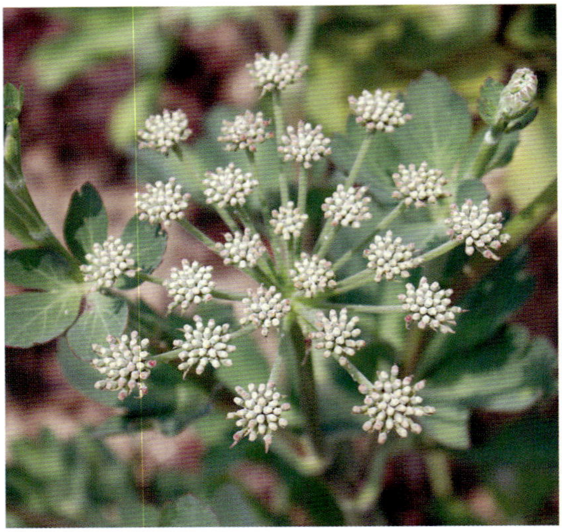
▲ 갯기름나물_ 열매

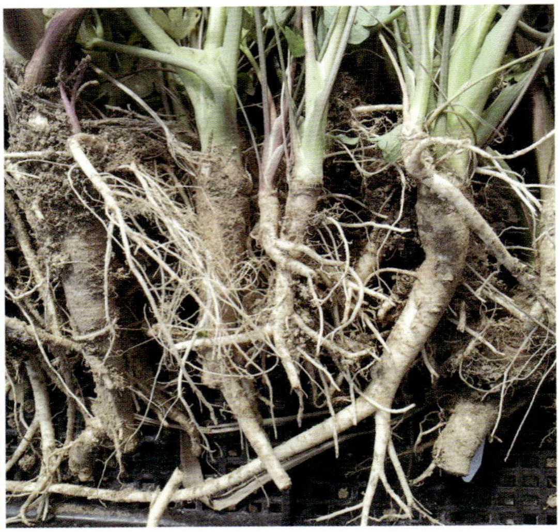
▲ 갯기름나물_ 뿌리

- 이뇨, 해독 작용이 있다.
- 요로 감염증 치료에 도움이 된다.

| 약용법 | 뿌리 6~15g을 물 800mL에 넣고 달여서 반으로 나누어 아침저녁으로 마시거나 외용으로 적당량 사용한다.

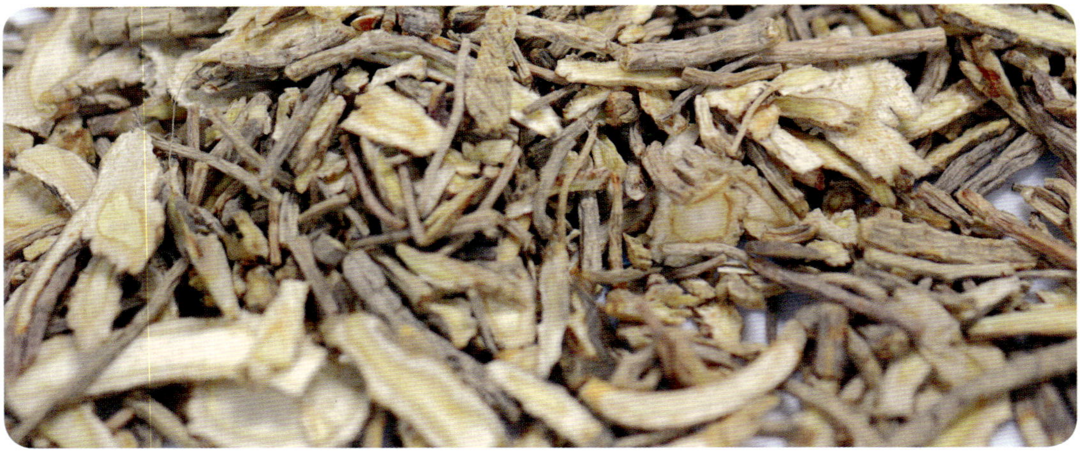
▲ 식방풍(약재, 절단)

갯방풍

한약명 해방풍

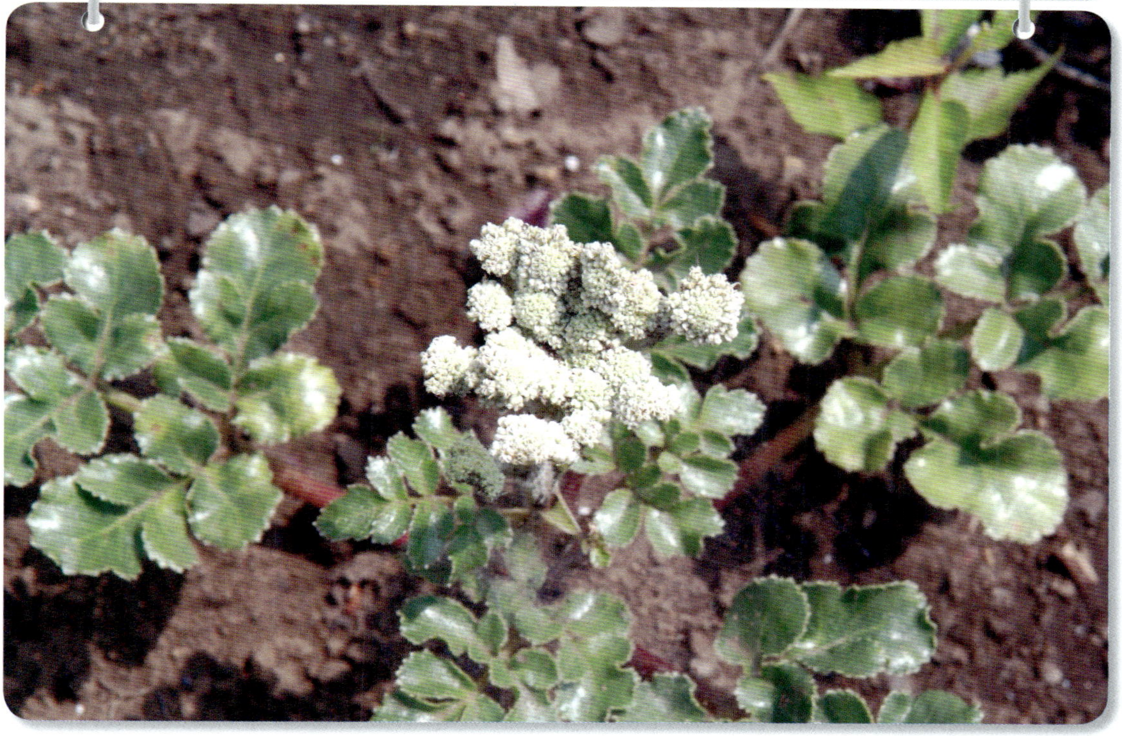

한약명 해방풍

- 식물명 및 학명: 갯방풍 *Glehnia littoralis* Fr. Schmidt ex Miquel
- 과명: 산형과(Umbelliferae)
- 약용부위: 뿌리
- 한약명: 해방풍(海防風)
- 라틴 생약명: Glehniae Radix
- 이명 또는 영명: 빈방풍(濱防風), 북사삼(北沙參), Glehnia Root
- 식약처 공정서 및 조선시대 의서 수재: 대한민국약전(KP)

| 한약의 기원 | 이 약은 갯방풍 *Glehnia littoralis* Fr. Schmidt ex Miquel(산형과 Umbelliferae)의 뿌리이다.

| 한방 특성 |

- 한방 약미(藥味)와 약성(藥性): 맛은 달고 약간 쓰며 성질은 약간 차다.
- 한방 작용부위(귀경, 歸經): 해방풍은 주로 폐, 위장 질환에 영향을 미친다.
- 한방 효능

양음청폐(養陰淸肺): 진액을 보충하고 폐열(肺熱)을 식힌다.

익위생진(益胃生津): 위기(胃氣)를 보충하고 진액 생성을 촉진한다.

| 약효 해설 |

- 폐의 열로 생기는 마른기침을 제거한다.

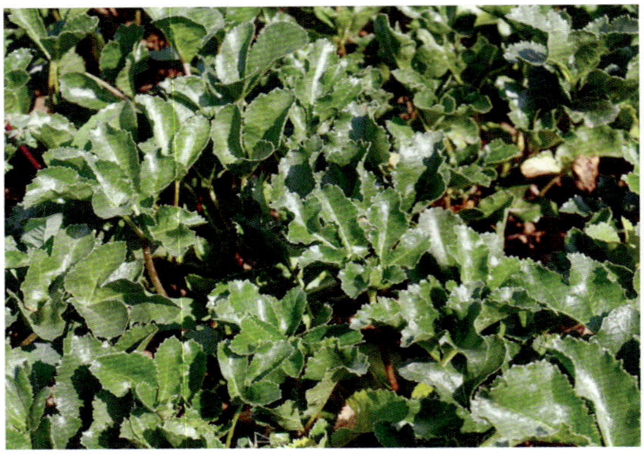

▲ 갯방풍_ 잎

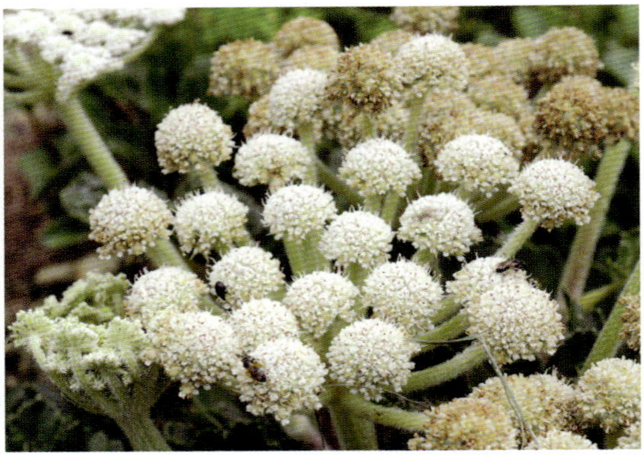

▲ 갯방풍_ 꽃

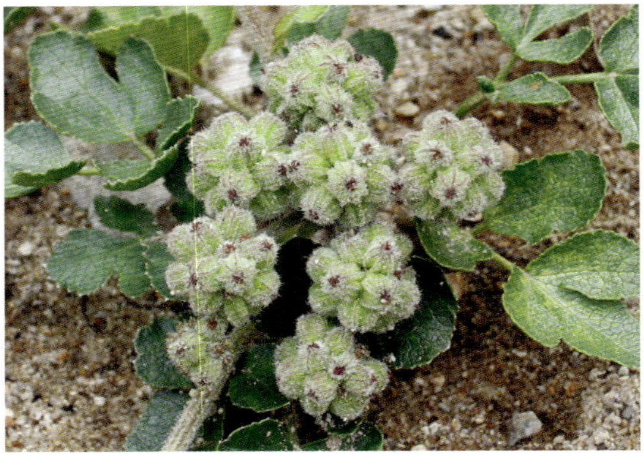

▲ 갯방풍_ 열매

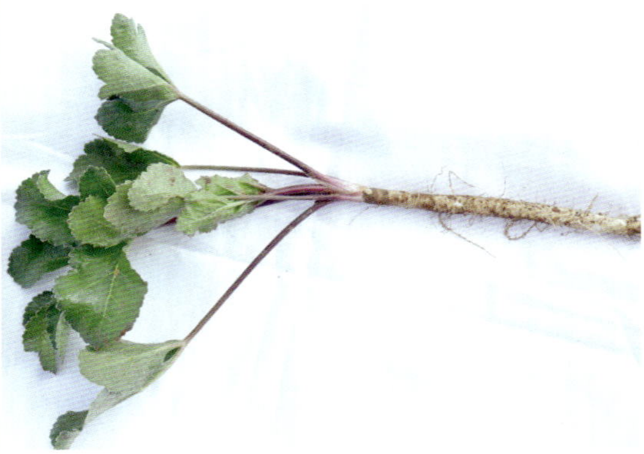

▲ 갯방풍_ 전초(채취품)

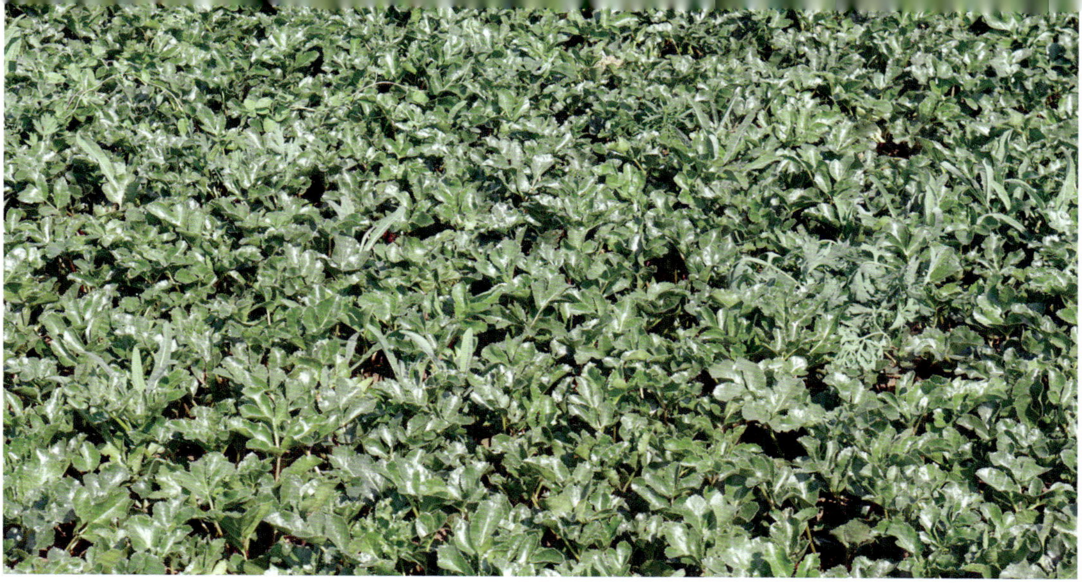

▲ 갯방풍_ 재배지

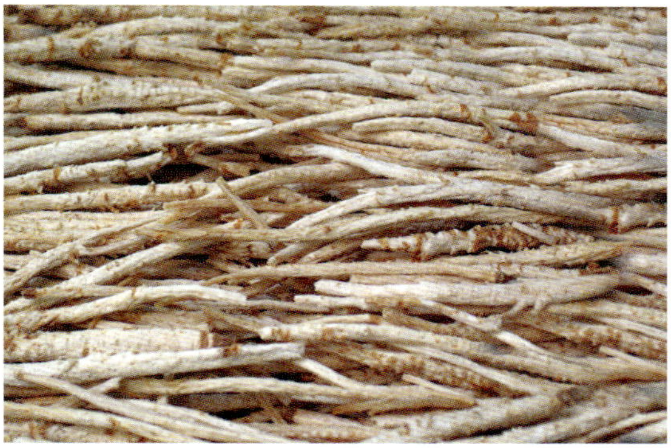

▲ 해방풍(약재, 전형)

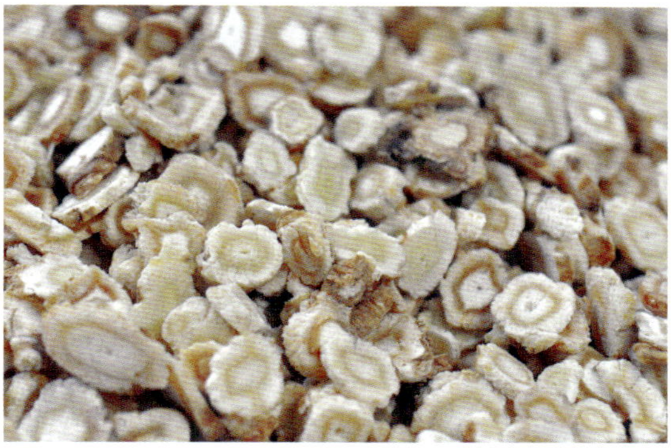

▲ 해방풍(약재, 절편)

- 가래에 피가 섞여 나오는 증상에 유효하다.
- 목이 마르고 갈증을 느끼는 증상에 쓰인다.
- 메스꺼움, 구토, 소화 장애를 치료한다.

| 약용법 | 뿌리 5~12g을 물 800mL에 넣고 달여서 반으로 나누어 아침저녁으로 마신다.

갯실새삼

한약명 토사자

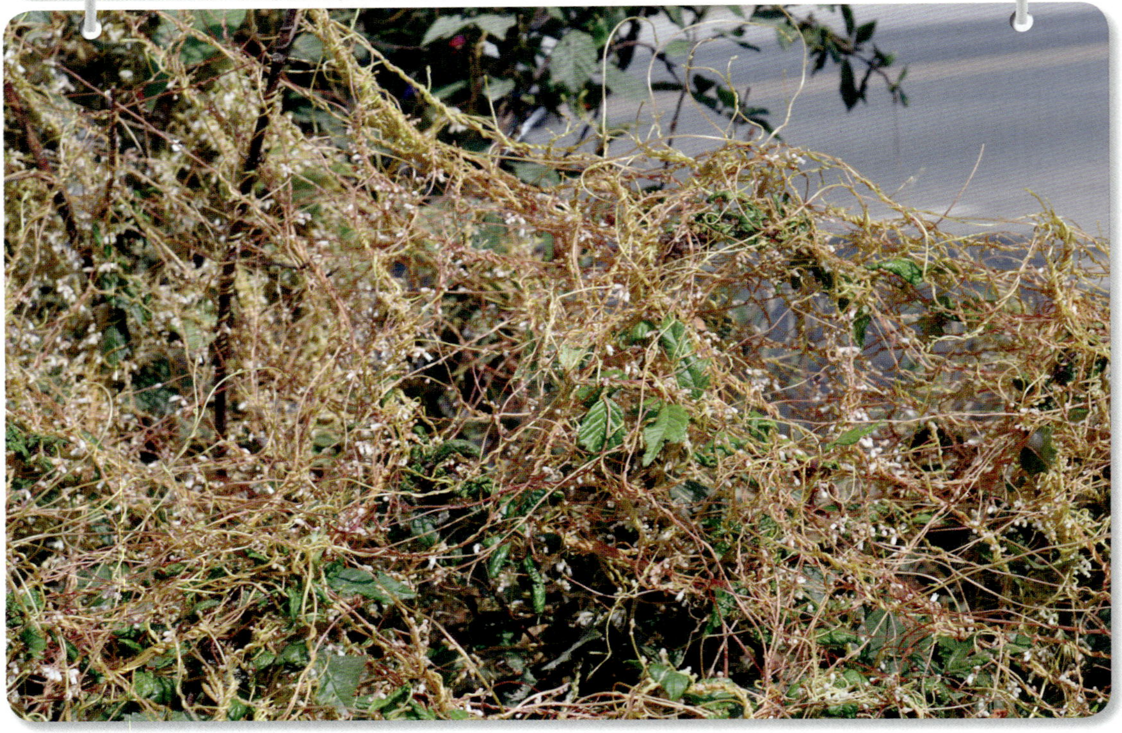

한약명 토사자

- 식물명 및 학명: 갯실새삼 *Cuscuta chinensis* Lamark
- 과명: 메꽃과(Convolvulaceae)
- 약용부위: 씨
- 한약명: 토사자(菟絲子)
- 라틴 생약명: Cuscutae Semen
- 이명 또는 영명: 금사초(金絲草)
- 식약처 공정서 및 조선시대 의서 수재:
  대한민국약전외한약(생약)규격집(KHP)
  동의보감 탕액편의 풀부(部)
  방약합편의 만초(蔓草, 덩굴풀)편

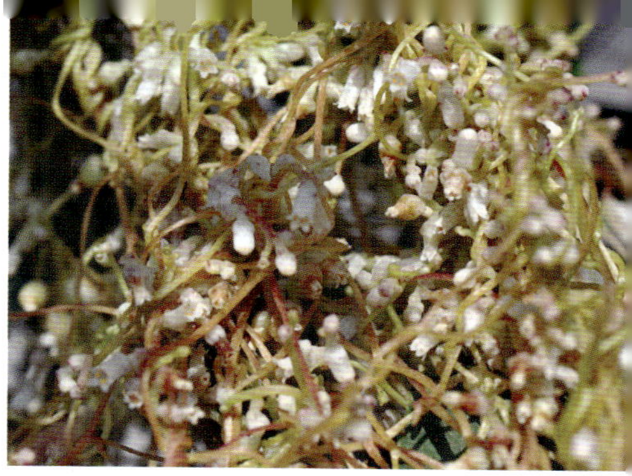

▲ 갯실새삼_ 꽃

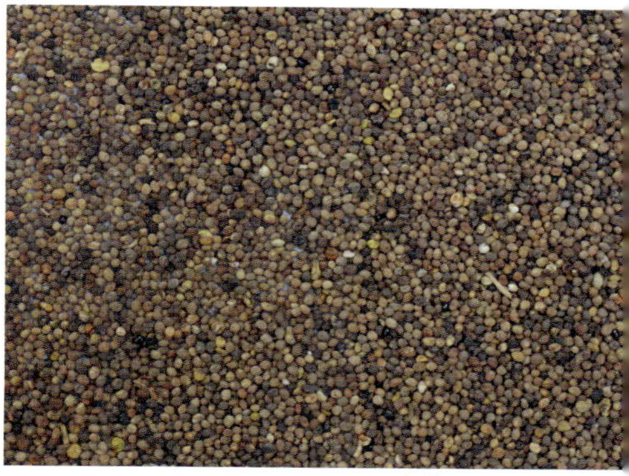

▲ 토사자(약재, 전형)

| 한약의 기원 | 이 약은 갯실새삼 *Cuscuta chinensis* Lamark(메꽃과 Convolvulaceae)의 씨이다.

| 한방 특성 |

- 한방 약미(藥味)와 약성(藥性): 맛은 맵고 달며 성질은 보통이다[平].
- 한방 작용부위(귀경, 歸經): 토사자는 주로 간장, 신장, 비장 질환에 영향을 미친다.
- 한방 효능

보익간신(補益肝腎): 간(肝)과 신(腎)을 보한다.

고정축뇨(固精縮尿): 정액이 새어나가지 않게 하고 소변량을 줄인다.

안태(安胎): 태아를 안정시킨다.

명목(明目): 눈을 밝게 한다.

지사(止瀉): 설사를 멎게 한다.

| 약효 해설 |

- 발기부전과 무의식중에 정액이 나오는 증상에 유효하다.
- 소변이 저절로 나와 자주 소변을 보는 증상을 치료한다.
- 눈이 어두워 잘 보이지 않는 병증에 사용한다.
- 임신 중에 태아가 안정하지 못하고 움직이는 증상에 쓰인다.

| 동의보감 원문의 한글 식물명 | 새삼삐

| 동의보감 효능 | 토사자(兎絲子, 새삼 씨)의 성질은 보통이고[平] 맛이 맵고[辛] 달며[甘] 독이 없다. 주로 음경 속이 차가워서 정액이 저절로 나오는 것, 소변이 찔끔찔끔 나오는 것을 치료한다. 입이 쓰고 마르며 갈증이 나는 데 쓴다. 정액과 골수를 채워주며[添精益髓] 허리가 아프고 무릎이 찬 것을 낫게 한다.

| 동의보감 원문 | **兎絲子:** 性平 味辛甘 無毒. 主莖中寒 精自出 尿有餘瀝 口苦燥渴. 添精益髓 去腰痛膝冷.

| 약용법 | 씨 6~12g을 물 800mL에 넣고 달여서 반으로 나누어 아침저녁으로 마시거나 외용으로 적당량 사용한다.

겐티아나

생약명 겐티아나

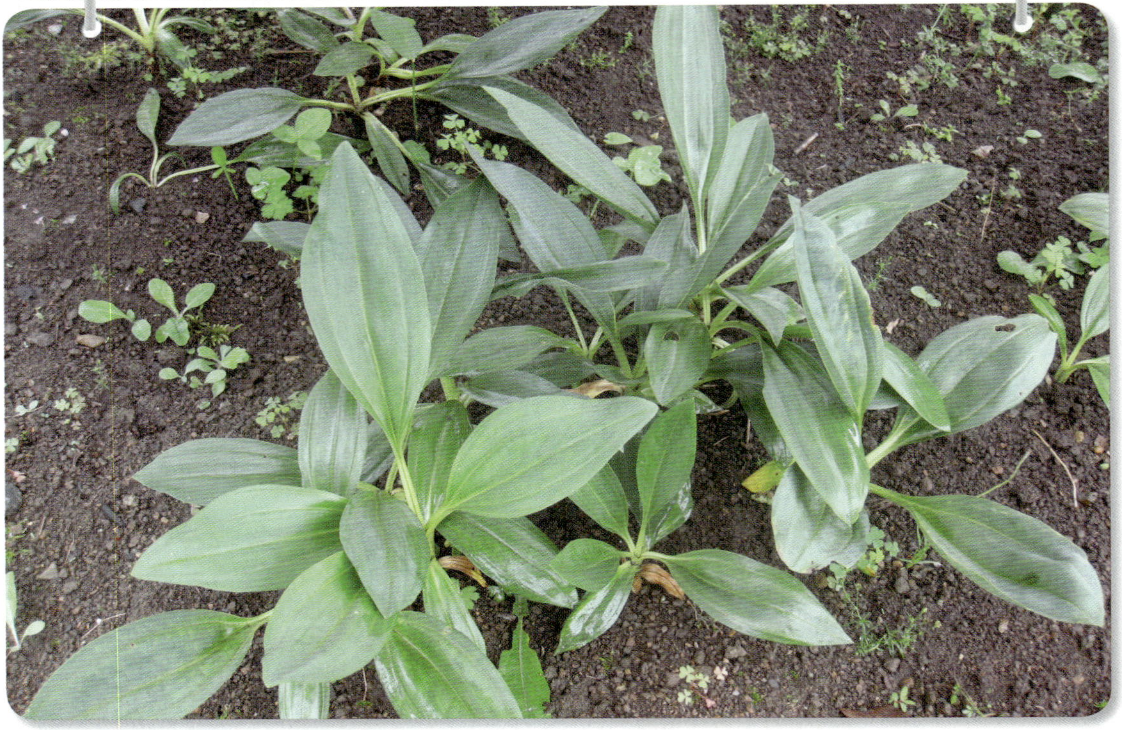

생약명 겐티아나

- 식물명 및 학명: *Gentiana lutea* Linné
- 식물 해설: 겐티아나는 유럽의 산지(山地)에서 잘 자란다. 이 식물은 더위에 약해서 여름철 더운 지역의 평지(平地)에서는 재배가 힘들다.
- 과명: 용담과(Gentianaceae)
- 약용부위: 뿌리 및 뿌리줄기
- 생약명: 겐티아나
- 라틴 생약명: Gentianae Luteae Radix et Rhizoma
- 이명 또는 영명: Gentian
- 식약처 공정서 및 조선시대 의서 수재: 대한민국약전(KP)

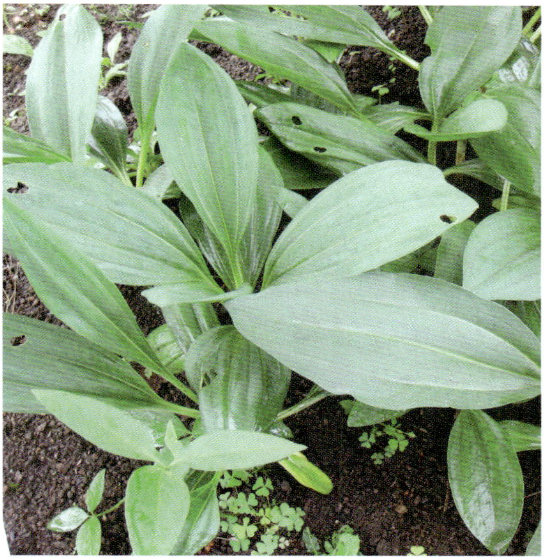

▲ 겐티아나_ 잎

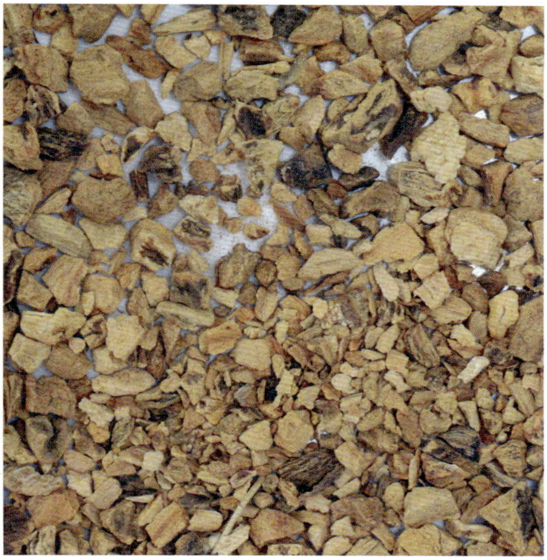

▲ 겐티아나(약재, 절단)

| 한약의 기원 | 이 약은 *Gentiana lutea* Linné(용담과 Gentianaceae)의 뿌리 및 뿌리줄기이다.

| 약효 해설 |

- 쓴맛으로 위액 분비를 촉진하여 소화를 돕는다.

| 약용법 | 뿌리 및 뿌리줄기 2~4g을 물 800mL에 넣고 달여서 반으로 나누어 아침저녁으로 마신다.

결명, 결명차

한약명 결명자

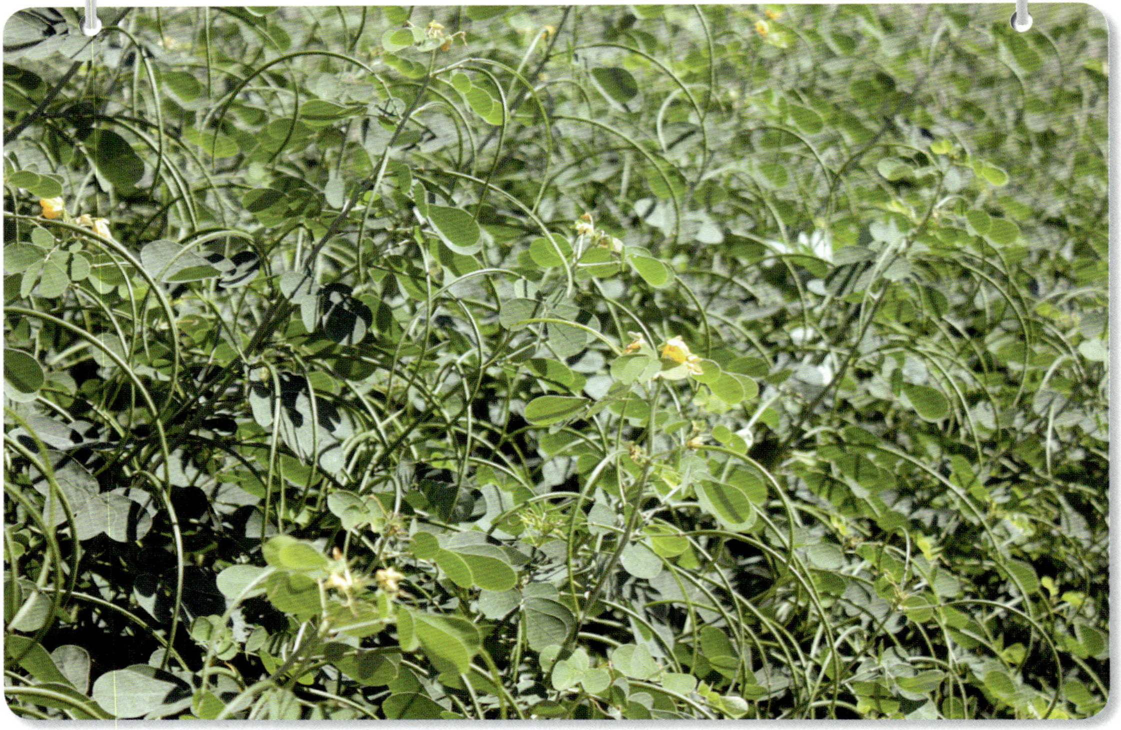

▲ 결명_ 지상부

한약명 결명자

- 식물명 및 학명: 결명(決明) *Cassia obtusifolia* Linné, 결명차 *Cassia tora* Linné
- 과명: 콩과(Leguminosae)
- 약용부위: 잘 익은 씨
- 한약명: 결명자(決明子)
- 라틴 생약명: Cassiae Semen
- 이명 또는 영명: Cassia Seed
- 식약처 공정서 및 조선시대 의서 수재:
  대한민국약전(KP)
  동의보감 탕액편의 풀부(部)
  방약합편의 습초(濕草)편

| 한약의 기원 | 이 약은 결명(決明) *Cassia obtusifolia* Linné 또는 결명차 *Cassia tora* Linné(콩과 Leguminosae)의 잘 익은 씨이다.

| 한방 특성 |

- 한방 약미(藥味)와 약성(藥性): 맛은 달고 쓰며 짜고 성질은 약간 차다.
- 한방 작용부위(귀경, 歸經): 결명자는 주로 간장, 대장 질환에 영향을 미친다.
- 한방 효능

  청열명목(淸熱明目): 열기를 식히고 눈을 밝게 한다.

  윤장통변(潤腸通便): 대변이 잘 나오게 한다.

| 약효 해설 |

- 눈이 어둡고 잘 보이지 않는 것을 낫게 한다.
- 눈이 충혈되고 아픈 병증에 유효하다.
- 머리가 아프고 어지러운 증상에 쓰인다.
- 습관성 변비에 사용한다.
- 고혈압, 간염 치료에 도움이 된다.

| 동의보감 원문의 한글 식물경 | 초결명

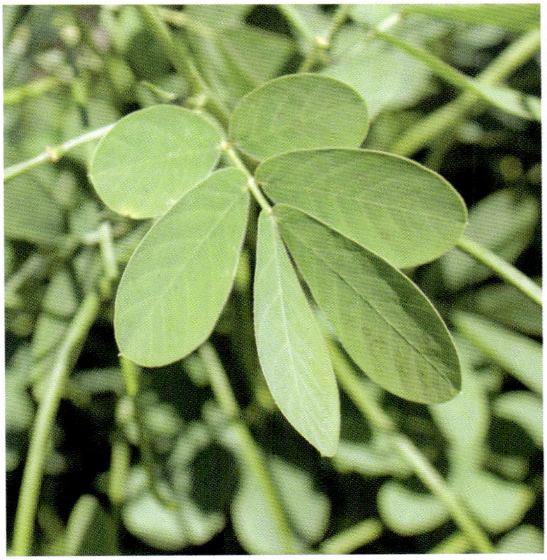

▲ 결명_ 잎

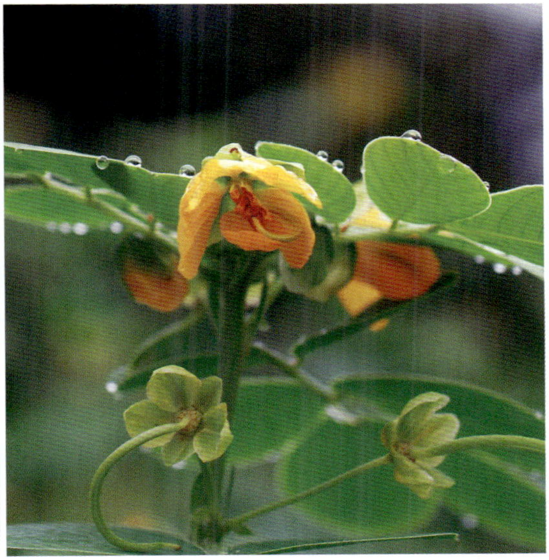

▲ 결명_ 꽃

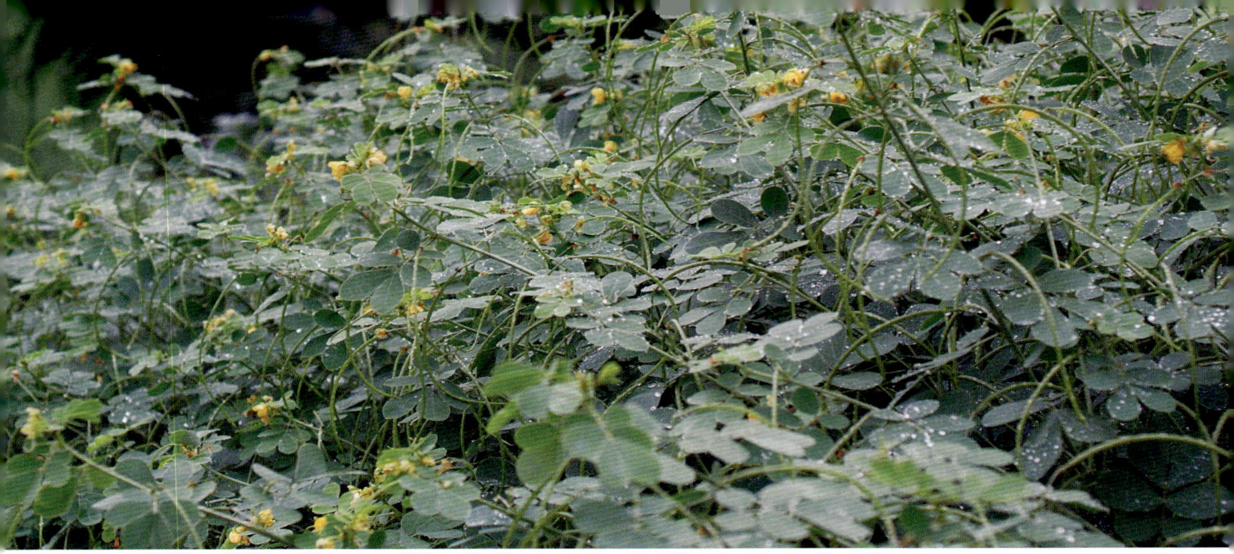

▲ 결명_ 지상부

| 동의보감 효능 | 결명자(決明子)의 성질은 보통이며[平](약간 차다[微寒]고도 한다) 맛이 짜고[鹹] 쓰며[苦] 독이 없다. 겉으로 보기에는 눈이 멀쩡하나 앞이 잘 보이지 않는 것, 눈이 벌겋고 아프며 눈물이 흐르는 것, 눈에 군살이나 흰색 또는 붉은색의 예막이 자라난 것에 쓴다. 간기를 돕고 정수(精水)를 더해준다. 머리가 아프고 코피 나는 것을 치료하며 입과 입술이 파래진 것을 낫게 한다.

| 동의보감 원문 | 決明子: 性平[一云微寒] 味鹹苦 無毒. 主青盲 及眼赤痛 淚出淫膚 赤白膜. 助肝氣益精水 治頭痛鼻衄 療脣口青.

| 약용법 | 씨 6~15g을 물 800mL에 넣고 달여서 반으로 나누어 아침저녁으로 마신다. 용량은 최대 30g까지 사용해도 된다.

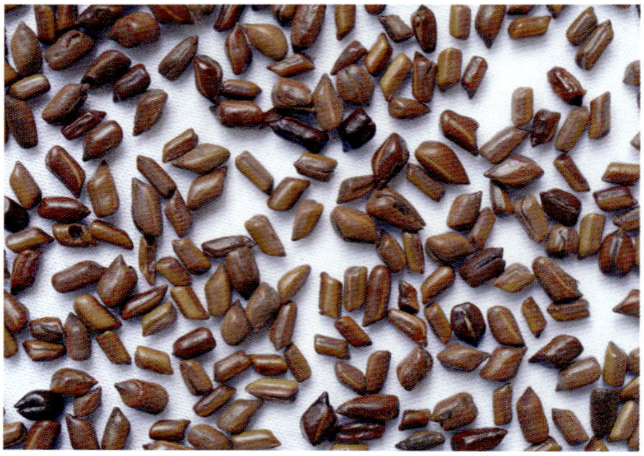

▲ 결명자(약재, 전형)

고본

한약명 고본

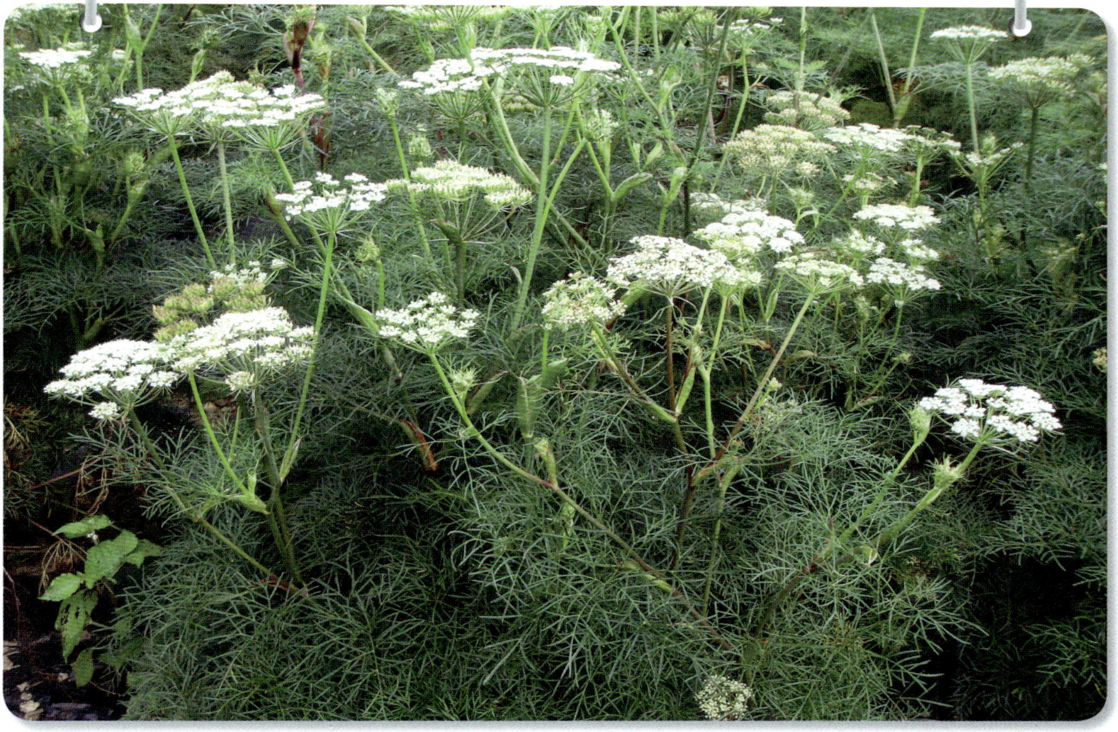

▲ 고본_ 지상부

한약명 고본

- 식물명 및 학명: 고본 *Ligusticum tenuissimum* Kitagawa, 중국고본(中國藁本) *Ligusticum sinense* Oliv., 요고본(遼藁本) *Ligusticum jeholense* Nakai et Kitagawa
- 과명: 산형과(Umbelliferae)
- 약용부위: 뿌리줄기 및 뿌리
- 한약명: 고본(藁本)
- 라틴 생약명: Ligustici Tenuissimi Rhizoma et Radix
- 식약처 공정서 및 조선시대 의서 수재:
  대한민국약전외한약(생약)규격집(KHP)
  동의보감 탕액편의 풀부(部)
  방약합편의 방초(芳草, 향기가 좋은 풀)편

| 한약의 기원 | 이 약은 고본 *Ligusticum tenuissimum* Kitagawa, 중국고본(中國藁本) *Ligusticum sinense* Oliv. 또는 요고본(遼藁本) *Ligusticum jeholense* Nakai et Kitagawa(산형과 Umbelliferae)의 뿌리줄기 및 뿌리이다.

| 한방 특성 |

- 한방 약미(藥味)와 약성(藥性): 맛은 맵고 성질은 따뜻하다.
- 한방 작용부위(귀경, 歸經): 고본은 주로 방광 질환에 영향을 미친다.
- 한방 효능

거풍승습(祛風勝濕): 풍(風)을 제거하고 축축하고 습한 기운을 없앤다.

산한지통(散寒止痛): 한사(寒邪)를 없애고 통증을 멎게 한다.

| 약효 해설 |

- 팔다리를 잘 쓰지 못하고 마비되며 아픈 증상에 사용한다.

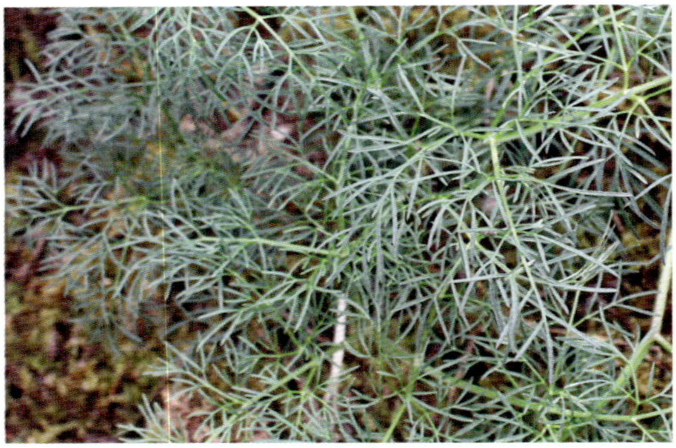

▲ 고본_ 잎

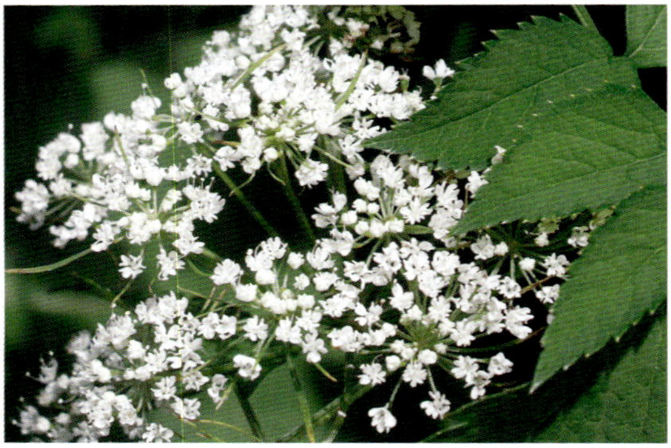

▲ 중국고본_ 꽃과 잎

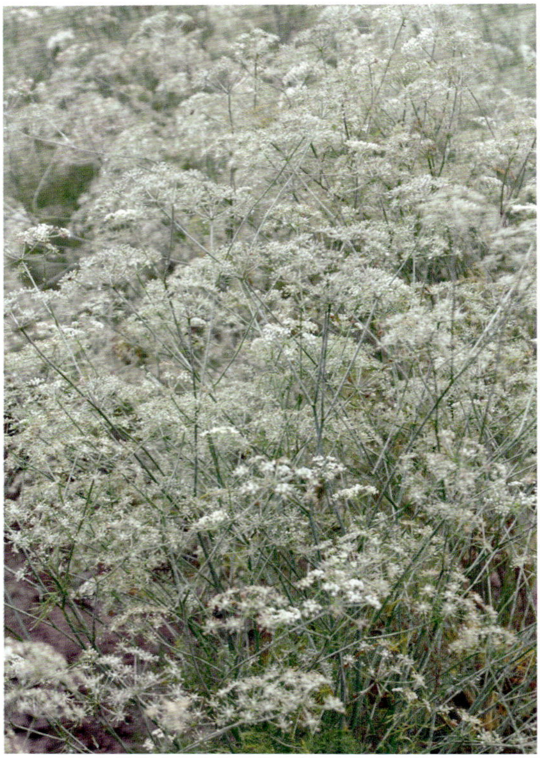

▲ 고본_ 재배지

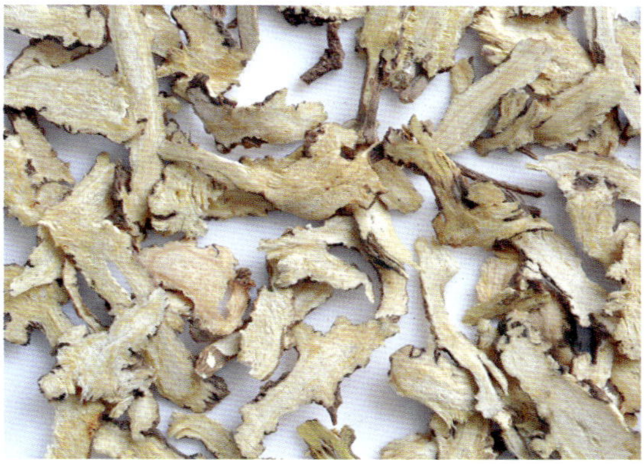

▲ 고본(약재, 절편)

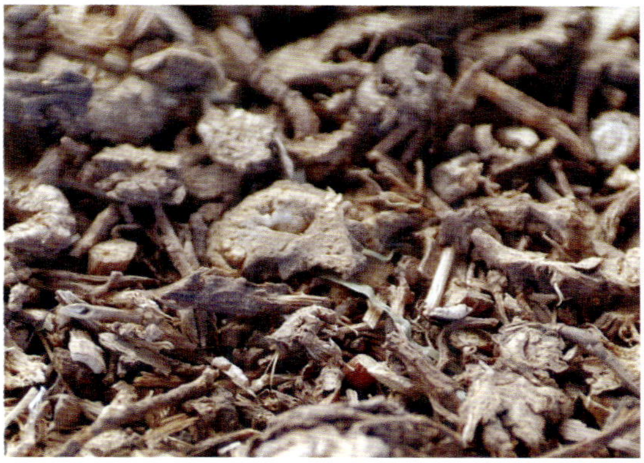

▲ 중국고본(약재, 절편)

- 눈이 갑자기 붓고 붉어지며 아픈 증상에 쓰인다.
- 피부 진균의 억제 작용이 있다.
- 두통, 발열, 콧물 증상에 유효하다.

| 동의보감 효능 | 고본(藁本)의 성질은 약간 따뜻하고[微溫](약간 차다[微寒]고도 한다) 맛은 맵고[辛] 쓰며[苦] 독이 없다. 160가지의 악풍(惡風)을 낫게 하고 바람[風]으로 생긴 두통을 낫게 한다. 안개와 이슬에 상한 것을 물리치고 풍사로 몸이 고달픈 것과 쇠붙이에 다친 상처를 치료한다. 살과 피부를 잘 자라게 하고 안색을 좋게 한다. 주근깨[皯, 간], 주사비[酒皶], 여드름을 없애준다. 목욕하는 약과 얼굴에 바르는 약으로 만들 수 있다.

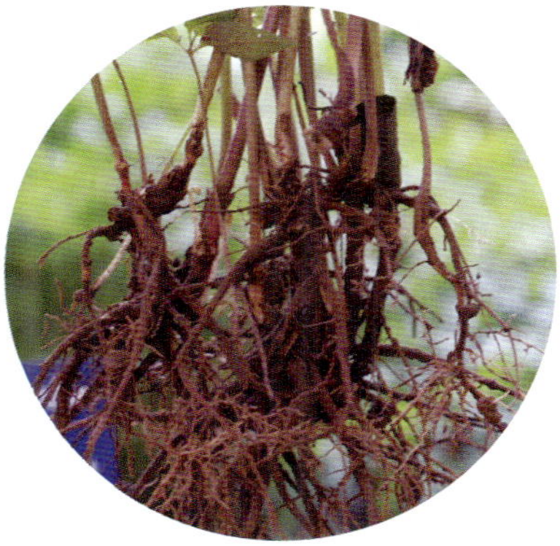

▲ 요고본_ 뿌리(채취품)

| 동의보감 원문 | **藁本:** 性微溫[一云微寒] 味辛苦 無毒. 治一百六十種惡風 除風頭痛. 辟霧露瘵風邪嚲曳 療金瘡. 長肌膚 悅顔色 去面皯酒皶粉刺 可作沐藥面脂.

| 약용법 | 뿌리줄기 및 뿌리 3~10g을 물 800mL에 넣고 달여서 반으로 나누어 아침저녁으로 마신다.

고삼

한약명 고삼

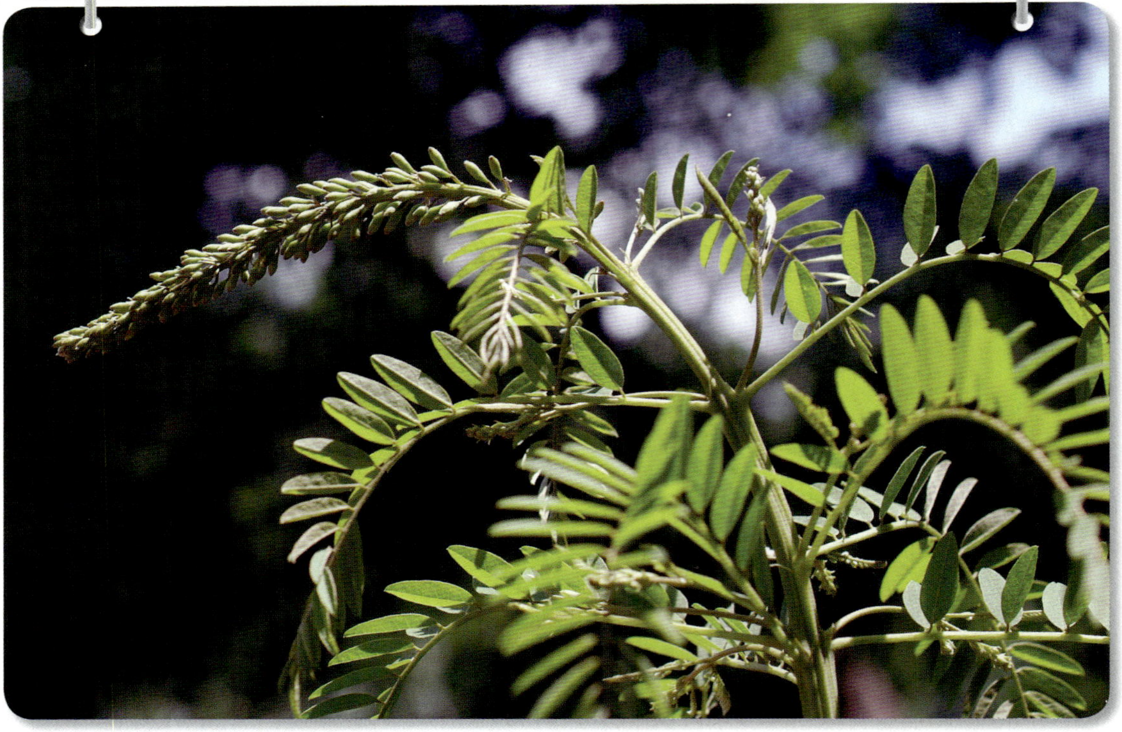

한약명 고삼

- 식물명 및 학명: 고삼 *Sophora flavescens* Solander ex Aiton
- 과명: 콩과(Leguminosae)
- 약용부위: 뿌리로서 그대로 또는 주피를 제거한 것
- 한약명: 고삼(苦參)
- 라틴 생약명: Sophorae Radix
- 이명 또는 영명: Sophora Root
- 식약처 공정서 및 조선시대 의서 수재:
  대한민국약전(KP)
  동의보감 탕액편의 풀부(部)
  방약합편의 산초(山草)편

| 한약의 기원 | 이 약은 고삼 *Sophora flavescens* Solander ex Aiton(콩과 Leguminosae)의 뿌리로서 그대로 또는 주피를 제거한 것이다.

| 한방 특성 |

- 한방 약미(藥味)와 약성(藥性): 맛은 쓰고 성질은 차다.
- 한방 작용부위(귀경, 歸經): 고삼은 주로 심장, 간장, 위장, 대장, 방광 질환에 영향을 미친다.
- 한방 효능

청열조습(淸熱燥濕): 열기를 식히고 습기를 말린다.

거풍살충(祛風殺蟲): 풍(風)을 제거하고 벌레를 죽인다.

| 약효 해설 |

- 피부 가려움증, 화상 치료에 도움이 된다.
- 자궁에서 분비물이 나오는 증상에 유효하다.

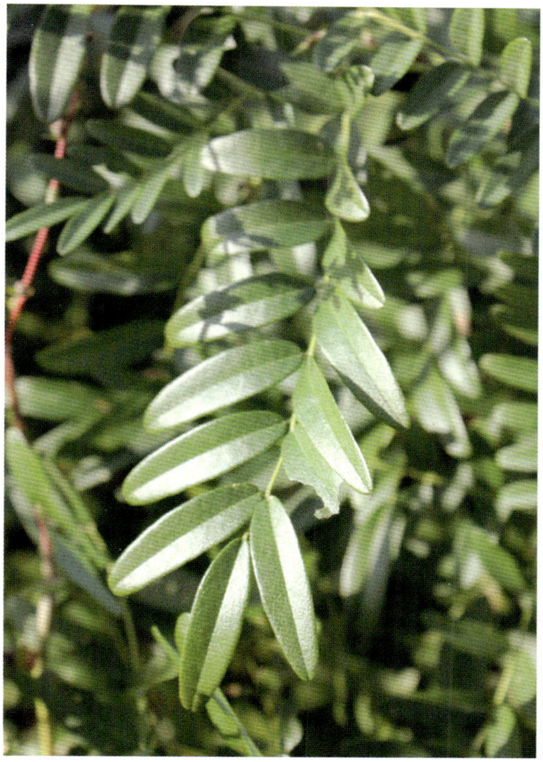

▲ 고삼_ 잎

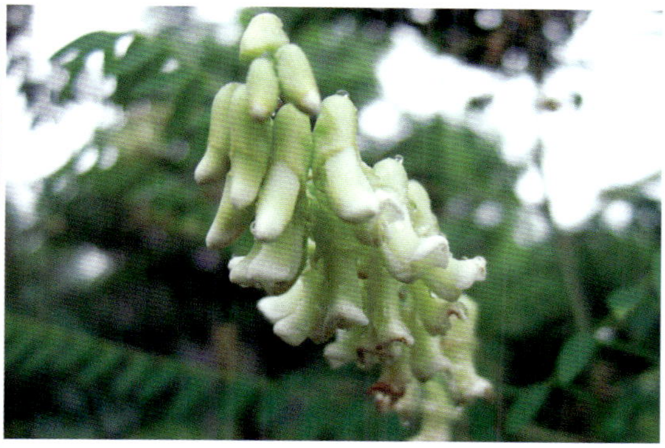

▲ 고삼_ 꽃

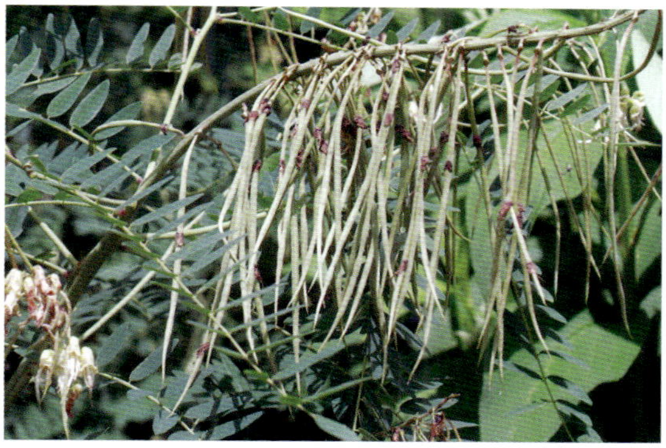

▲ 고삼_ 열매

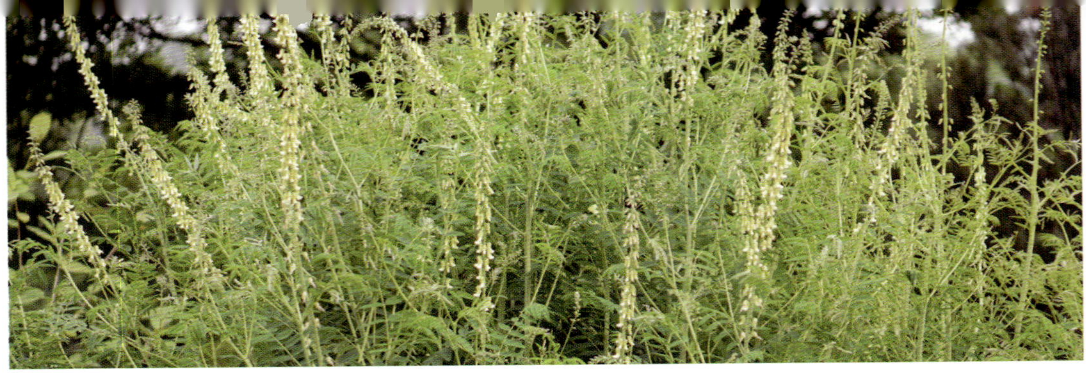

▲ 고삼_ 지상부

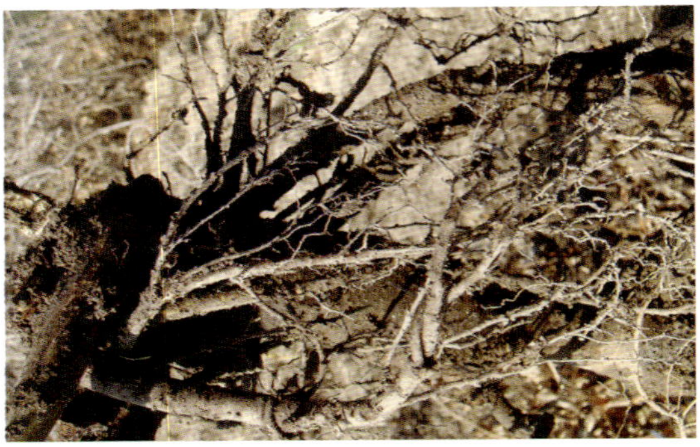

▲ 고삼_ 뿌리

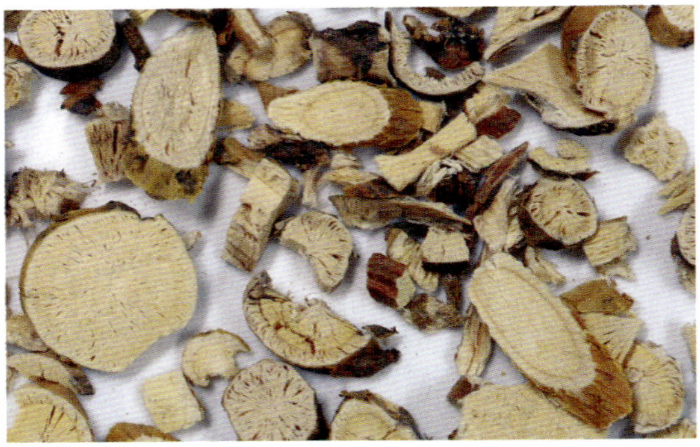

▲ 고삼(약재, 절편)

- 음부(陰部)가 붓고 가려운 증상을 낫게 한다.
- 황달, 어린아이의 폐렴에 사용한다.
- 혈변(血便), 세균성 이질 치료에 쓰인다.

| 동의보감 원문의 한글 식물명 | 쁜너삼불휘

| 동의보감 효능 | 고삼(苦參)의 성질은 차고[寒] 맛은 쓰며[苦] 독이 없다. 열독풍(熱毒風)으로 피부와 살에 헌데가 생기고 적라(赤癩)로 눈썹이 빠지는 것을 치료한다. 심한 열로 잠만 자려는 것을 낫게 하며 눈을 밝게 하고 눈물을 멎게 한다. 간담(肝膽)의 기를 보하고 잠복된 열을 없애며 이질과 소변이 황적색인 것을 낫게 한다. 치통(齒痛), 피부가 헐어 아프고 가려우며 벌겋게 부어 곪는 것, 음부가 헌 것을 낫게 한다.

| 동의보감 원문 | **苦參:** 性寒 味苦 無毒. 治熱毒風 皮肌生瘡 赤癩眉脫. 除大熱嗜睡 明目止淚. 養肝膽氣. 除伏熱 腸澼 小便黃赤. 療齒痛及惡瘡 下部䘌.

| 약용법 | 뿌리 4.5~9g을 물 800mL에 넣고 달여서 반으로 나누어 아침저녁으로 마시거나 외용으로 적당량 사용한다.

【 고삼의 한살이(꽃, 열매 그리고 씨) 】

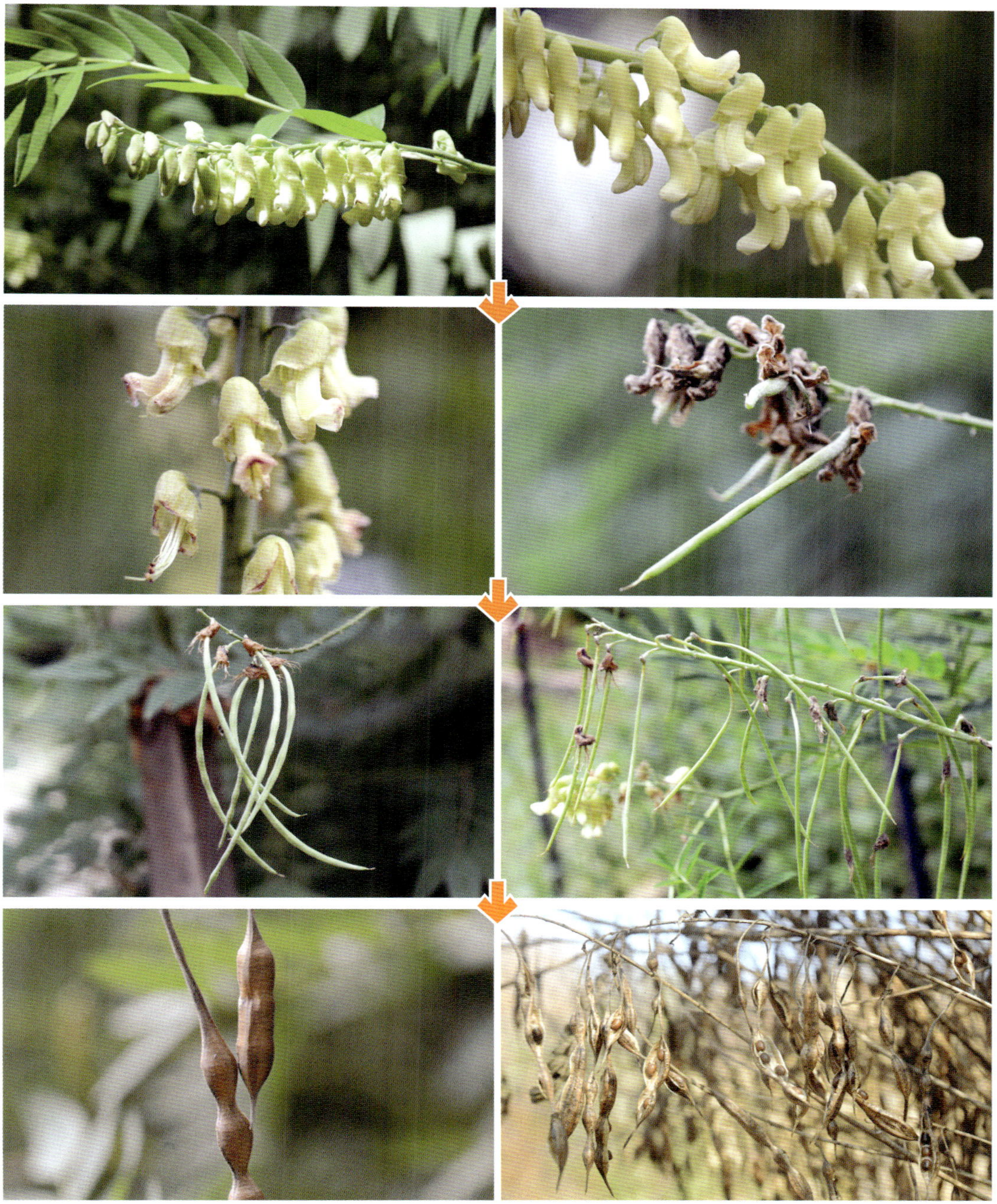

고추

한약명 고추

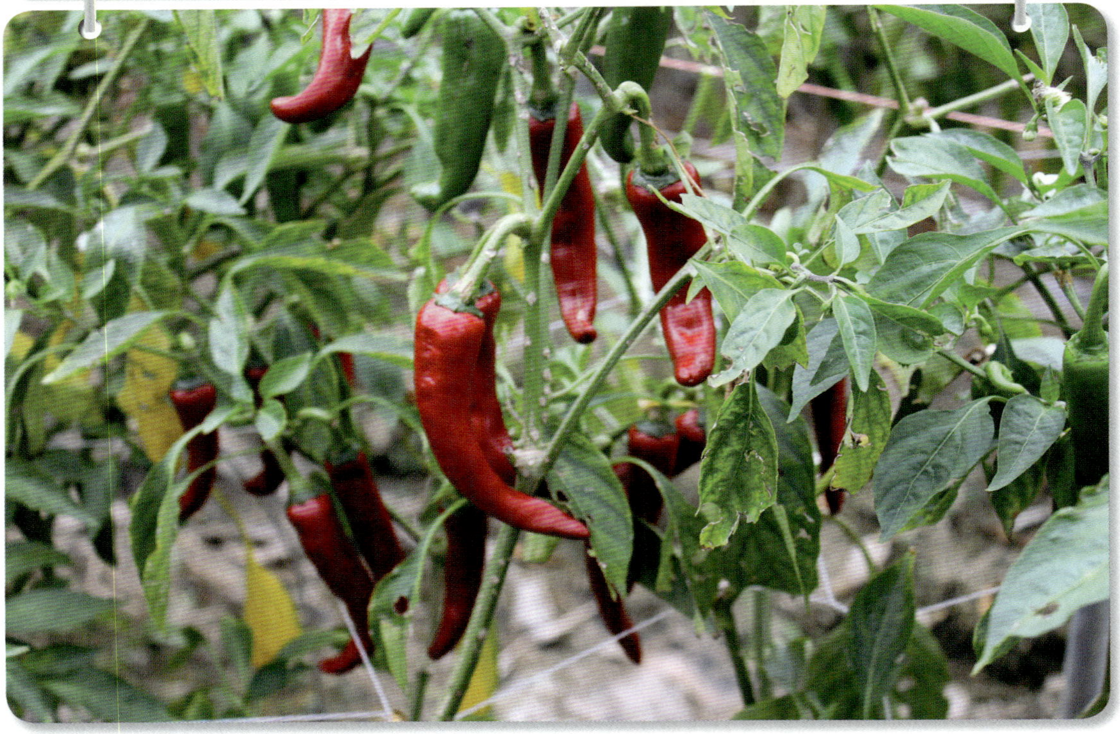

한약명 고추

- 식물명 및 학명: 고추 *Capsicum annuum* Linné
- 과명: 가지과(Solanaceae)
- 약용부위: 열매
- 한약명: 고추(苦椒)
- 라틴 생약명: Capsici Fructus
- 이명 또는 영명: Capsicum
- 식약처 공정서 및 조선시대 의서 수재: 대한민국약전(KP)

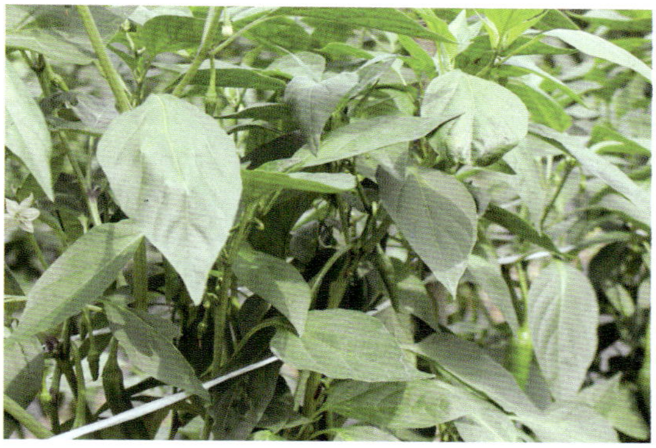

▲ 고추_ 잎

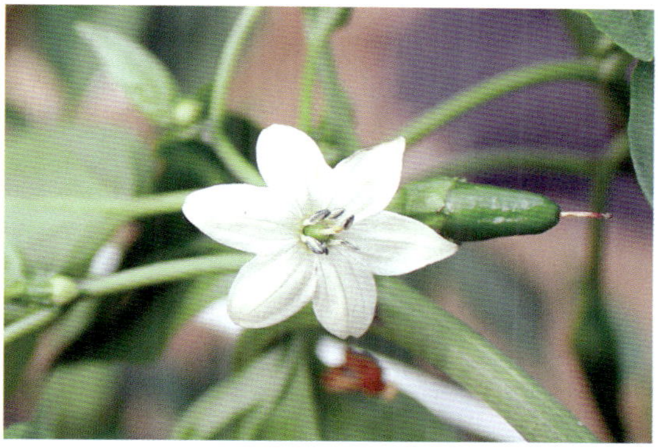

▲ 고추_ 꽃

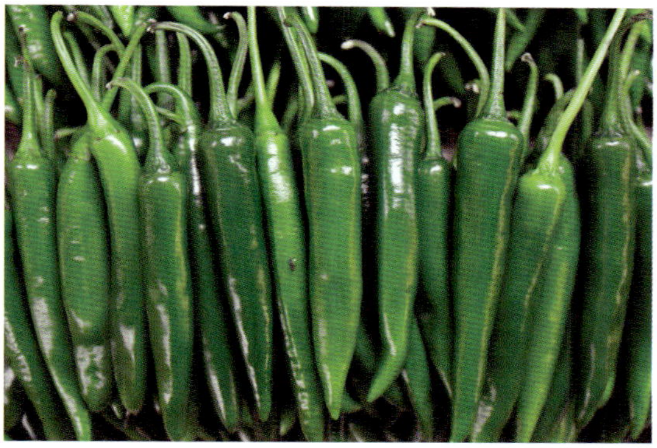

▲ 고추_ 열매(채취품, 초록색)

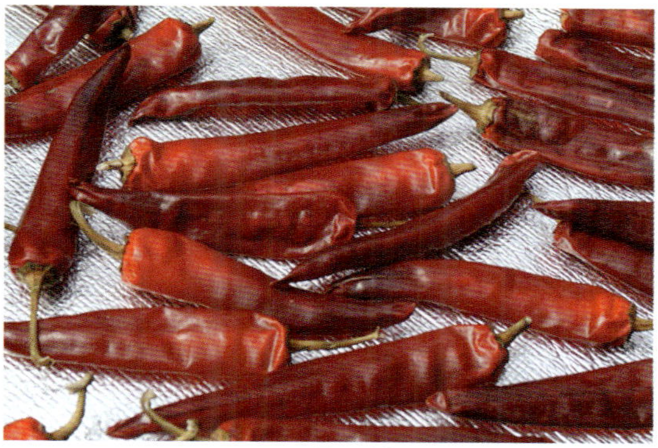

▲ 고추_ 익은 열매(채취품 건조, 빨간색)

| 한약의 기원 | 이 약은 고추 *Capsicum annuum* Linné 또는 그 변종(가지과 Solanaceae)의 열매이다.

| 한방 특성 |

- 한방 약미(藥味)와 약성(藥性): 맛은 맵고 성질은 뜨겁다.
- 한방 작용부위(귀경, 歸經): 고추는 주로 심장, 비장 질환에 영향을 미친다.
- 한방 효능

  온중산한(溫中散寒): 배 속을 따뜻하게 하여 추위를 없앤다.

  개위소종(開胃消腫): 위장 기능을 활발하게 하고 종기를 가라앉힌다.

| 약효 해설 |

- 소량으로 위액 분비 촉진 작용이 있어 식욕을 증진시킨다.

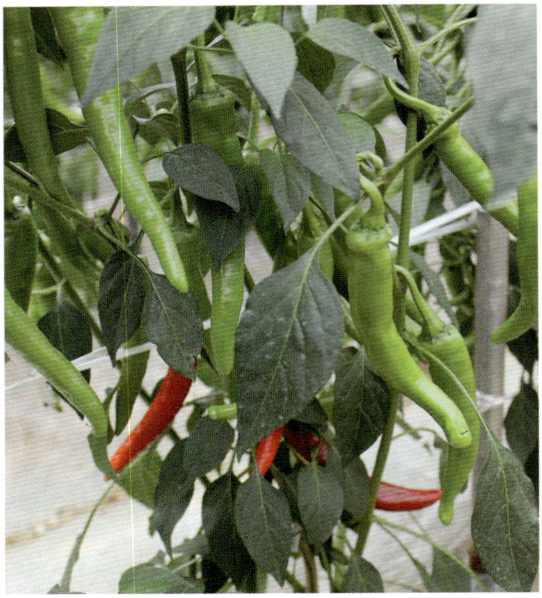

▲ 고추_ 열매

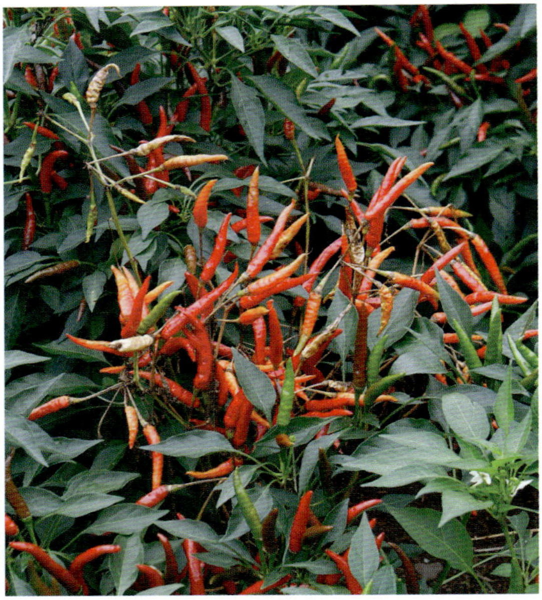

▲ 고추_ 지상부(일본 쯔쿠바식물원)

• 강장, 발한 작용이 있다.

• 항류머티즘 작용이 있다.

| 약용법 | 열매 1~3g을 가루 또는 환(丸)으로 만들어 복용하거나 외용으로 적당량 사용한다.

골담초

한약명 골담초근

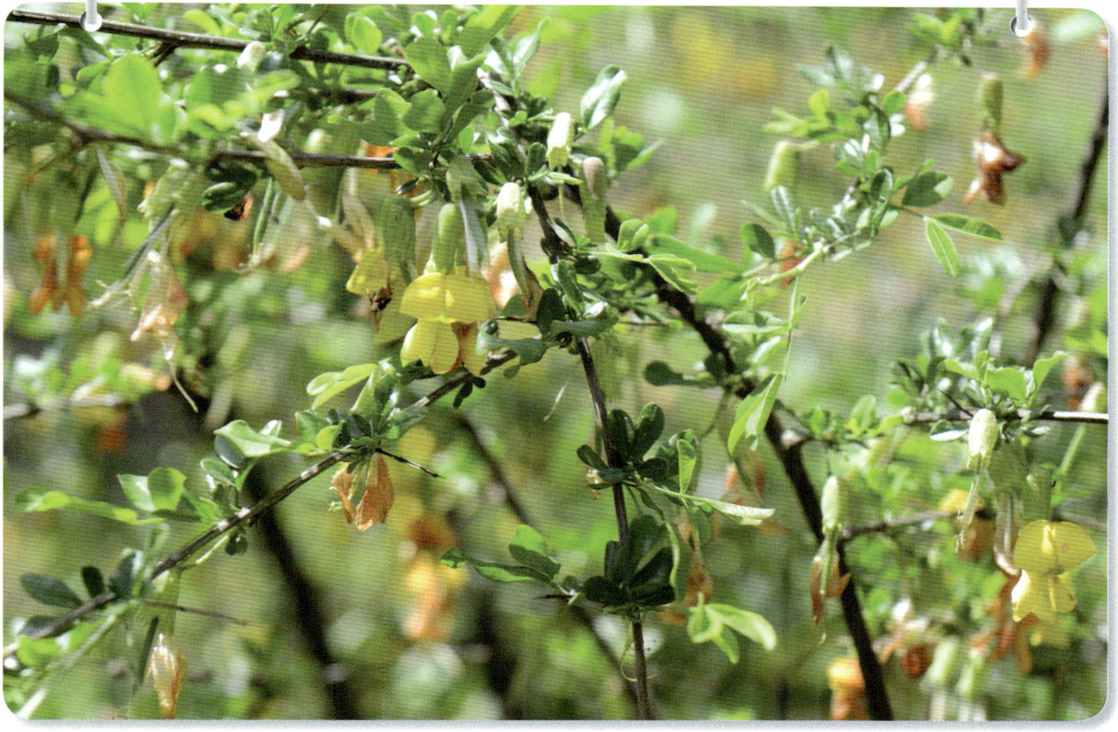

한약명 골담초근

- 식물명 및 학명: 골담초 *Caragana sinica* (Buchoz) Rehder
- 과명: 콩과(Leguminosae)
- 약용부위: 뿌리
- 한약명: 골담초근(骨膽草根)
- 라틴 생약명: Caraganae Radix
- 이명 또는 영명: 금작근(金雀根)
- 식약처 공정서 및 조선시대 의서 수재: 대한민국약전외한약(생약)규격집(KHP)

| 한약의 기원 | 이 약은 골담초 *Caragana sinica* (Buchoz) Rehder 또는 기타 동속 근연식물 (콩과 Leguminosae)의 뿌리이다.

| 한방 특성 |

- 한방 약미(藥味)와 약성(藥性): 맛은 달고 매우며 약간 쓰고 성질은 보통이다[平].
- 한방 작용부위(귀경, 歸經): 골담초근은 주로 폐장, 비장 질환에 영향을 미친다.
- 한방 효능

보폐건비(補肺健脾): 폐(肺)와 비(脾)를 보한다.

활혈거풍(活血祛風): 혈액 순환을 촉진하고 풍(風)을 없앤다.

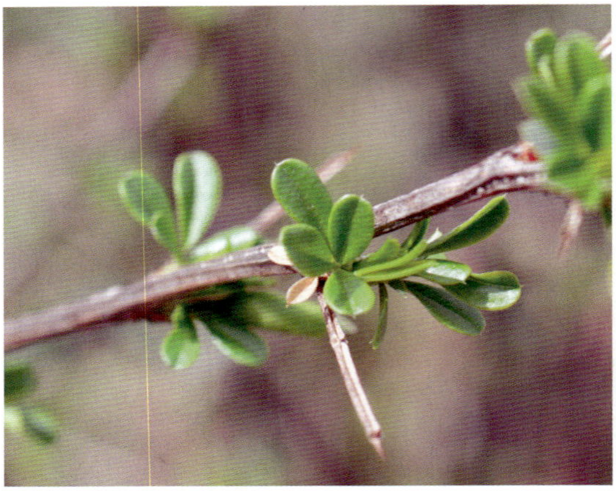

▲ 골담초_ 어린잎

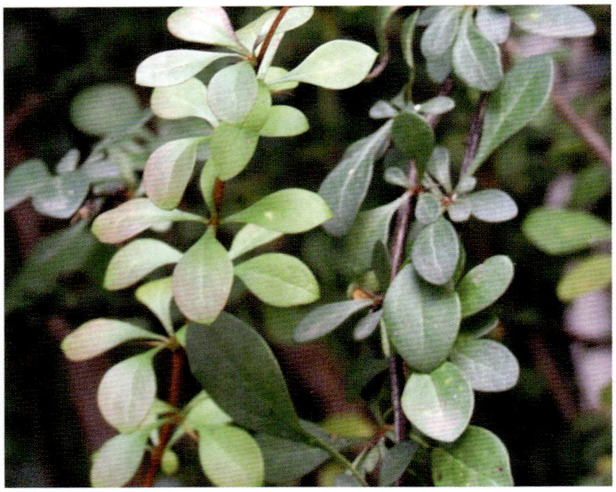

▲ 골담초_ 잎

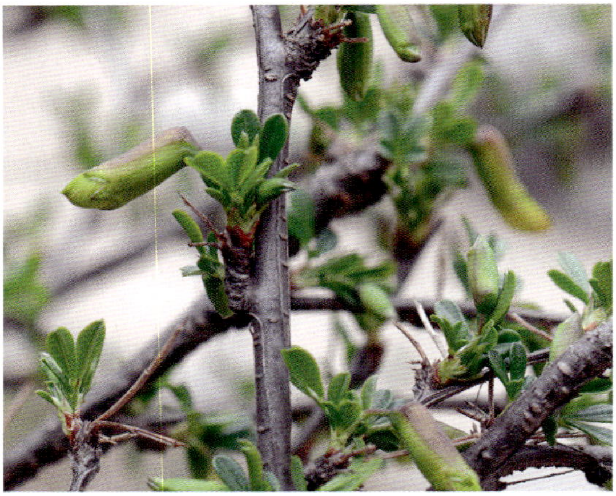

▲ 골담초_ 줄기와 꽃봉오리

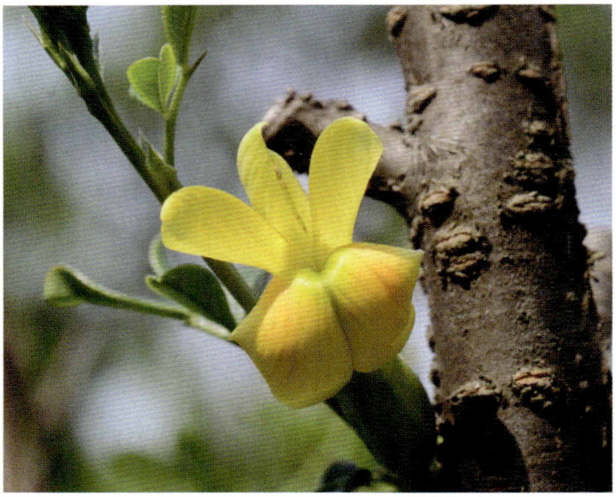

▲ 골담초_ 꽃

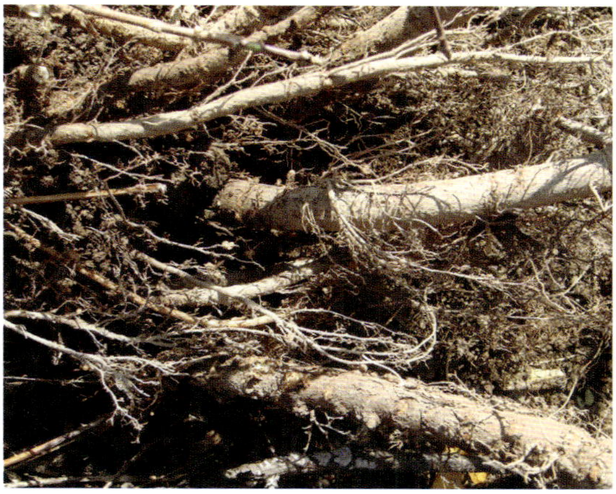

▲ 골담초_ 뿌리

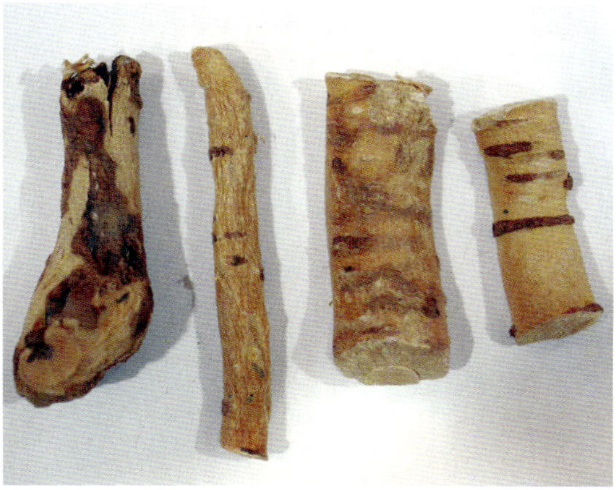

▲ 골담초근(약재, 전형)

| 약효 해설 |

- 류머티즘성 관절염을 치료한다.
- 반신불수에 사용한다.
- 몸이 쇠약하고 권태해지는 증상에 쓰인다.
- 폐허(肺虛)하여 생기는 오래된 기침을 낫게 한다.
- 여성의 자궁출혈과 자궁에서 분비물이 나오는 증상에 쓰인다.
- 혈압강하 작용이 있다.

| 약용법 | 뿌리 15~30g을 물 800mL에 넣고 달여서 반으로 나누어 아침저녁으로 마시거나 외용으로 적당량 사용한다.

골풀

한약명 등심초

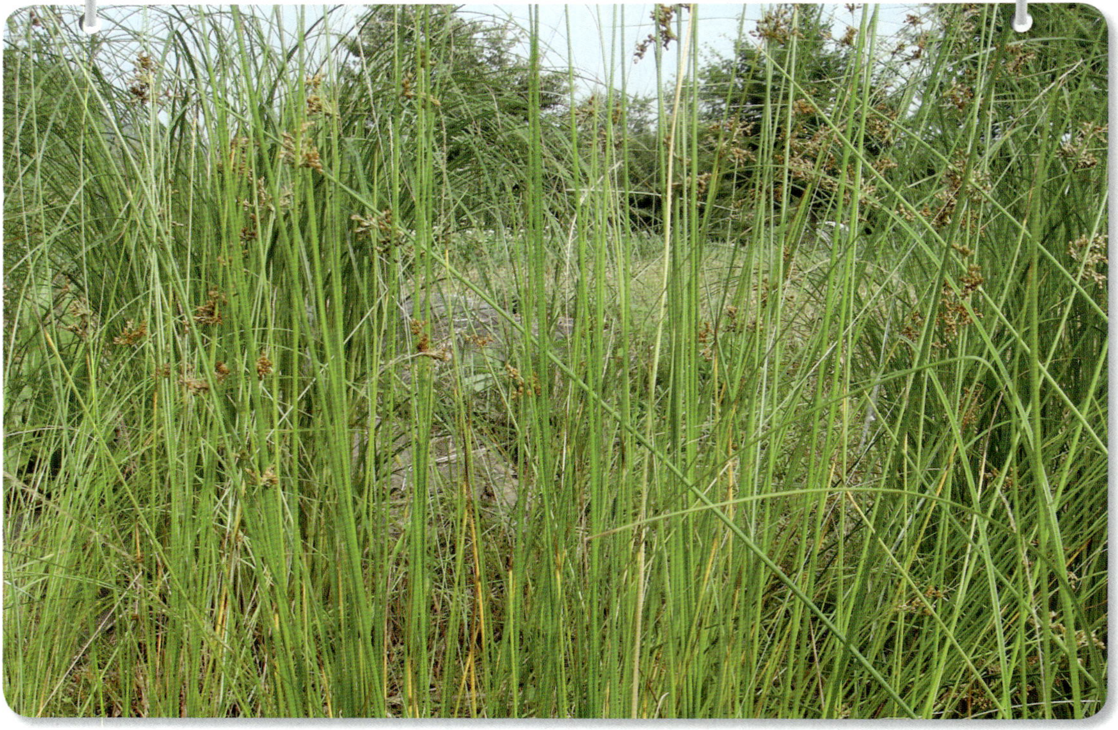

한약명 등심초

- 식물명 및 학명: 골풀 *Juncus effusus* Linné
- 과명: 골풀과(Juncaceae)
- 약용부위: 줄기의 수(髓, 연한 조직으로 구성되어 있는 비섬유상 세포)
- 한약명: 등심초(燈心草)
- 라틴 생약명: Junci Medulla
- 이명 또는 영명: Juncus Medulla
- 식약처 공정서 및 조선시대 의서 수재:
  대한민국약전(KP)
  동의보감 탕액편의 풀부(部)
  방약합편의 습초(濕草)편

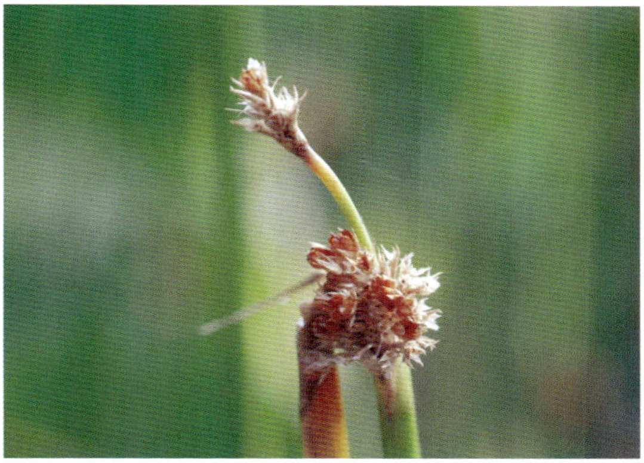

▲ 골풀_ 꽃

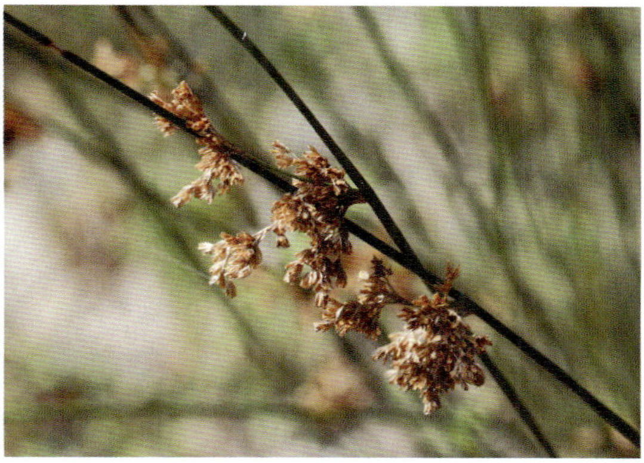

▲ 골풀_ 시든 꽃

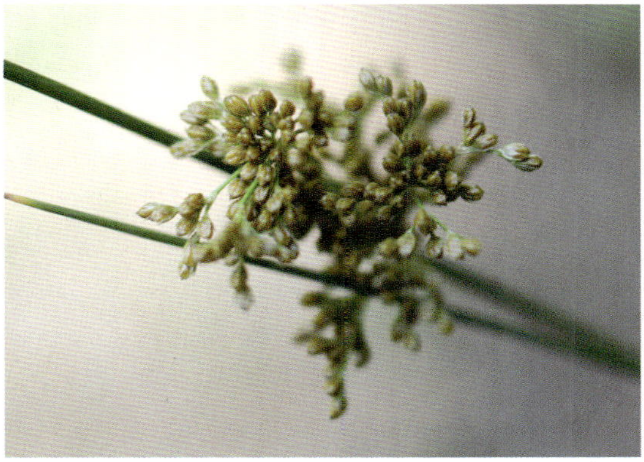

▲ 골풀_ 덜 익은 열매

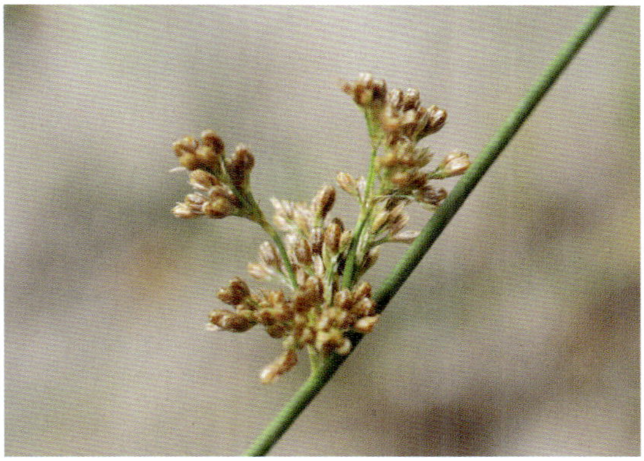

▲ 골풀_ 익은 열매

| 한약의 기원 | 이 약은 골풀 *Juncus effusus* Linné(골풀과 Juncaceae)의 줄기의 수(髓)이다.

| 한방 특성 |

- 한방 약미(藥味)와 약성(藥性): 맛은 달고 싱거우며 성질은 약간 차다.
- 한방 작용부위(귀경, 歸經): 등심초는 주로 심장, 폐, 소장 질환에 영향을 미친다.
- 한방 효능

  청심화(淸心火): 심화(心火)를 식힌다.

  이소변(利小便): 소변을 잘 나오게 한다.

| 약효 해설 |

- 가슴이 답답하여 잠이 잘 오지 않는 증상을 낫게 한다.

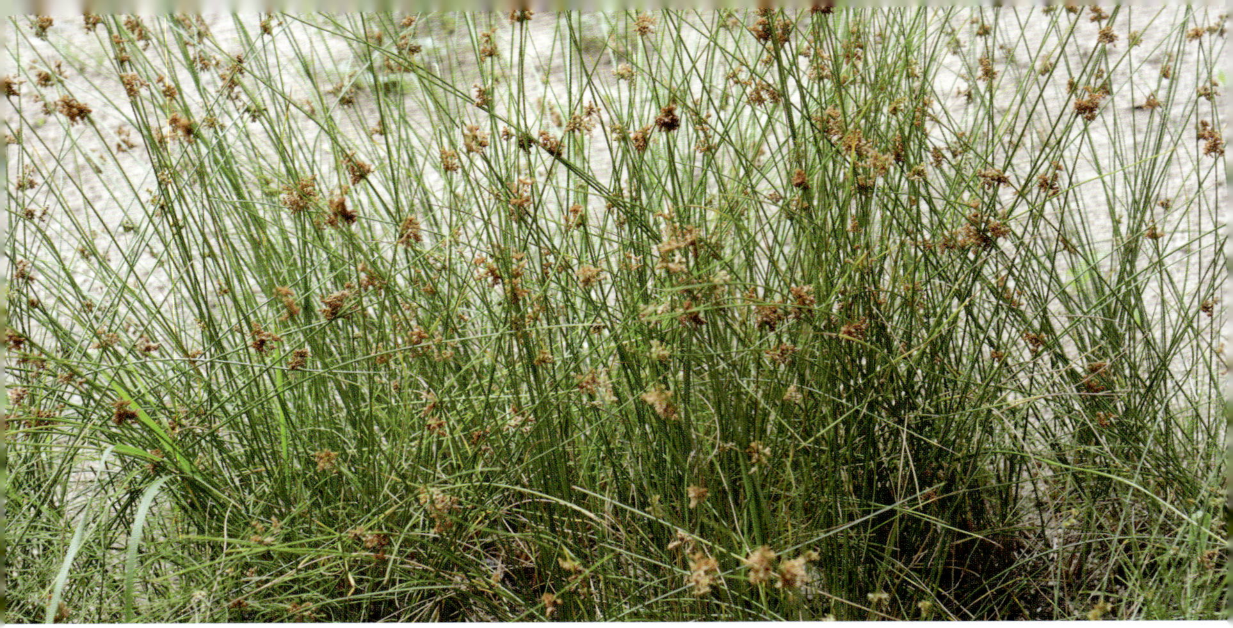

▲ 골풀_ 지상부

- 입안과 혀가 허는 증상에 유효하다.
- 소변이 시원하게 나가지 않는 병증에 사용한다.
- 임질, 수종(水腫)을 치료한다.

| 동의보감 원문의 한글 식물명 | 골속

| 동의보감 효능 | 등심초(燈心草, 골풀 줄기의 수)의 성질은 차고[寒] 맛은 달며[甘] 독이 없다. 오림(五淋)에 주로 쓴다. 목 안이 벌겋게 붓고 아프며 막힌 감이 있는 증상을 치료한다.

| 동의보감 원문 | **燈心草:** 性寒 味甘 無毒. 主五淋 療喉痺.

| 약용법 | 등심초 1~3g을 물 800mL에 넣고 달여서 반으로 나누어 아침저녁으로 마신다. 신선한 재료는 15~30g을 사용한다. 가루나 환(丸)으로 만들어 복용하기도 한다.

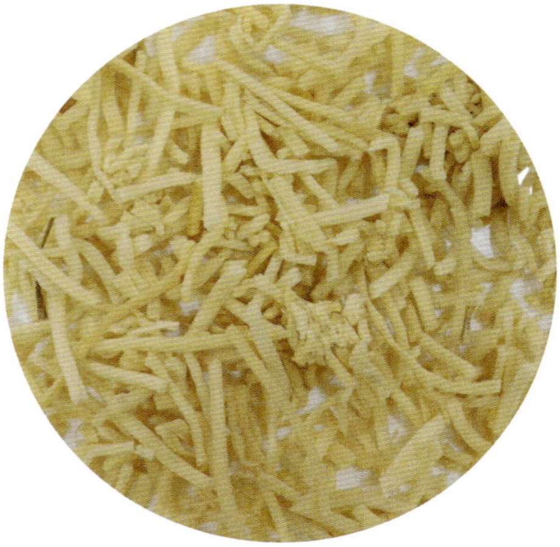

▲ 등심초(약재, 전형)

| 한약의 기원 | 이 약은 관중 *Dryopteris crassirhizoma* Nakai(면마과 Aspidiaceae)의 뿌리줄기 및 잎자루의 잔기이다.

| 한방 특성 |

- 한방 약미(藥味)와 약성(藥性): 맛은 쓰고 성질은 약간 차며 독이 약간 있다.
- 한방 작용부위(귀경, 歸經): 관중은 주로 간장, 위장 질환에 영향을 미친다.
- 한방 효능

청열해독(淸熱解毒): 열독(熱毒)을 해소한다.

지혈(止血): 출혈을 멎게 한다.

살충(殺蟲): 기생충을 죽인다.

| 약효 해설 |

- 가래에 피가 섞여 나오는 병증에 쓰인다.
- 구충 작용이 있다.

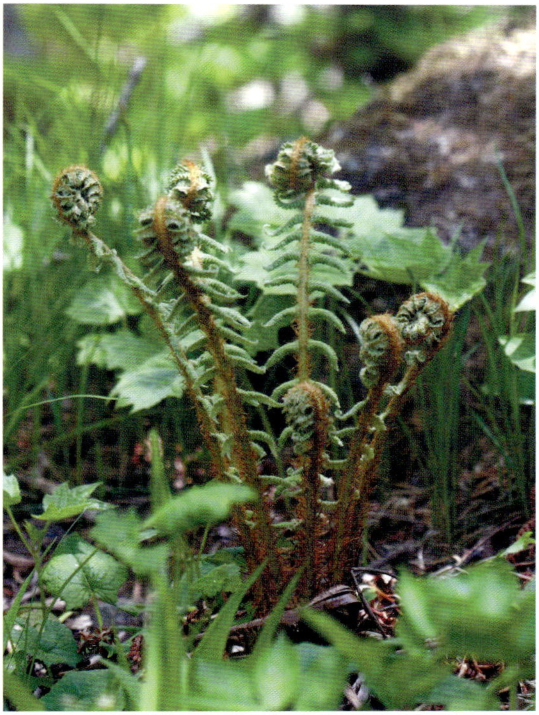

▲ 관중_ 어린 지상부

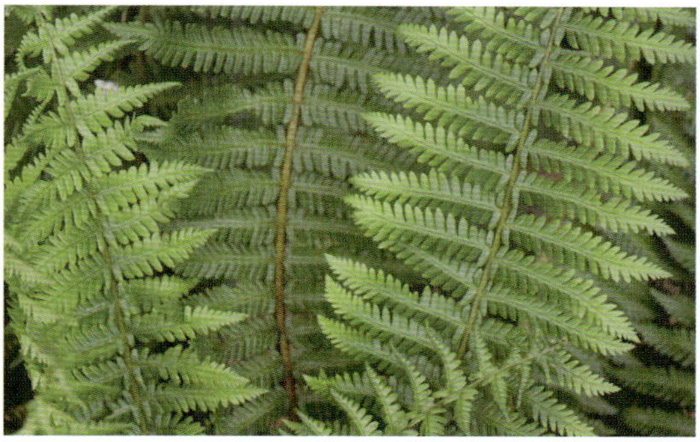

▲ 관중_ 잎

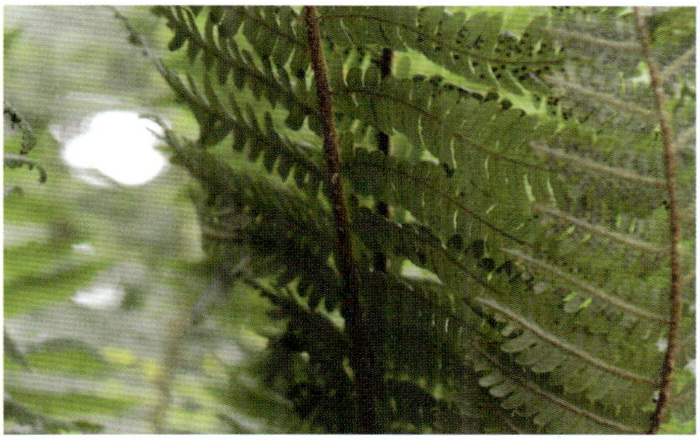

▲ 관중_ 잎(뒷면)

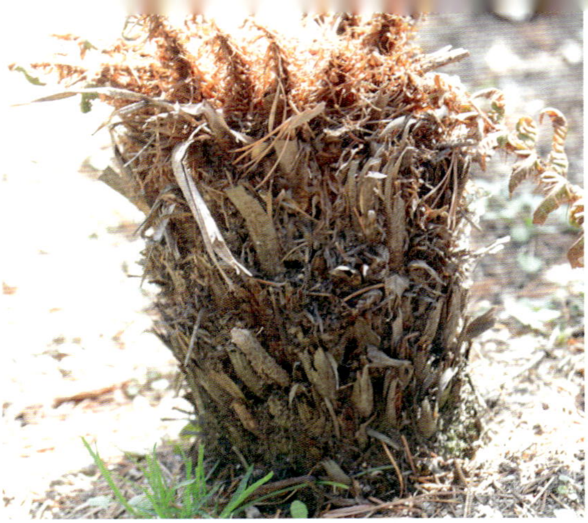

▲ 관중_ 잎줄기를 제거한 모습

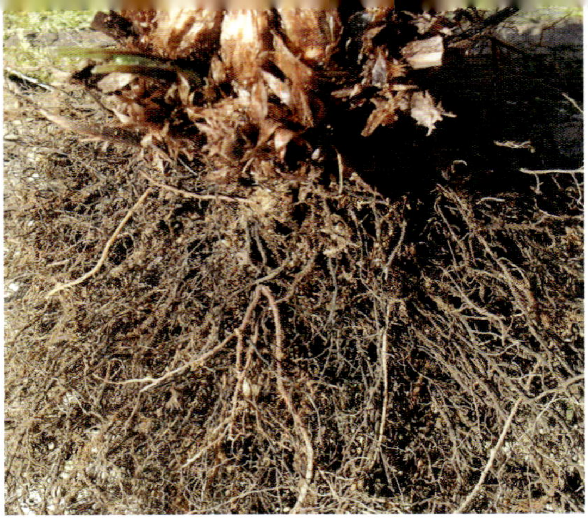

▲ 관중_ 수염뿌리

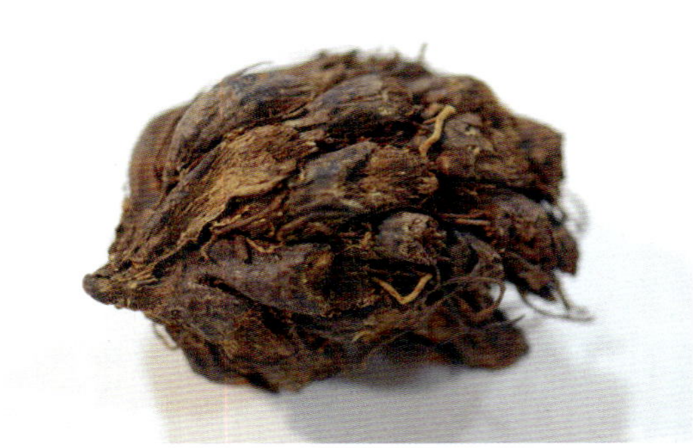

▲ 관중(약재, 전형)

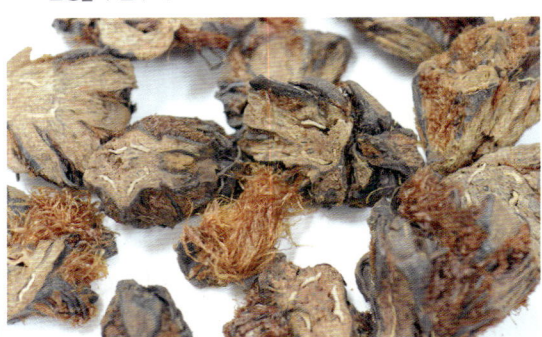

▲ 관중(약재, 절단)

- 토혈, 코피, 혈변(血便)의 지혈 작용이 있다.
- 여성의 부정기 자궁출혈과 자궁에서 분비물이 나오는 증상에 사용한다.

| 동의보감 원문의 한글 식물명 | 회초밋불휘

| 동의보감 효능 | 관중(貫衆)의 성질은 약간 차고[微寒] 맛은 쓰며[苦] 독이 있다. 모든 독을 풀리게 하며 삼충(三蟲)을 죽이고 촌백충(寸白蟲)을 없앤다. 배 속에 생긴 덩어리를 깨뜨린다.

| 동의보감 원문 | **貫衆:** 性微寒 味苦 有毒. 主諸毒 殺三蟲 去寸白蟲 破癥瘕.

| 약용법 | 관중 5~15g을 물 800mL에 넣고 달여서 반으로 나누어 아침저녁으로 마시거나 또는 가루나 환(丸)으로 만들어 복용한다. 외용할 때는 적당량을 짓찧어서 환부에 붙인다.

광나무, 당광나무

한약명 여정실

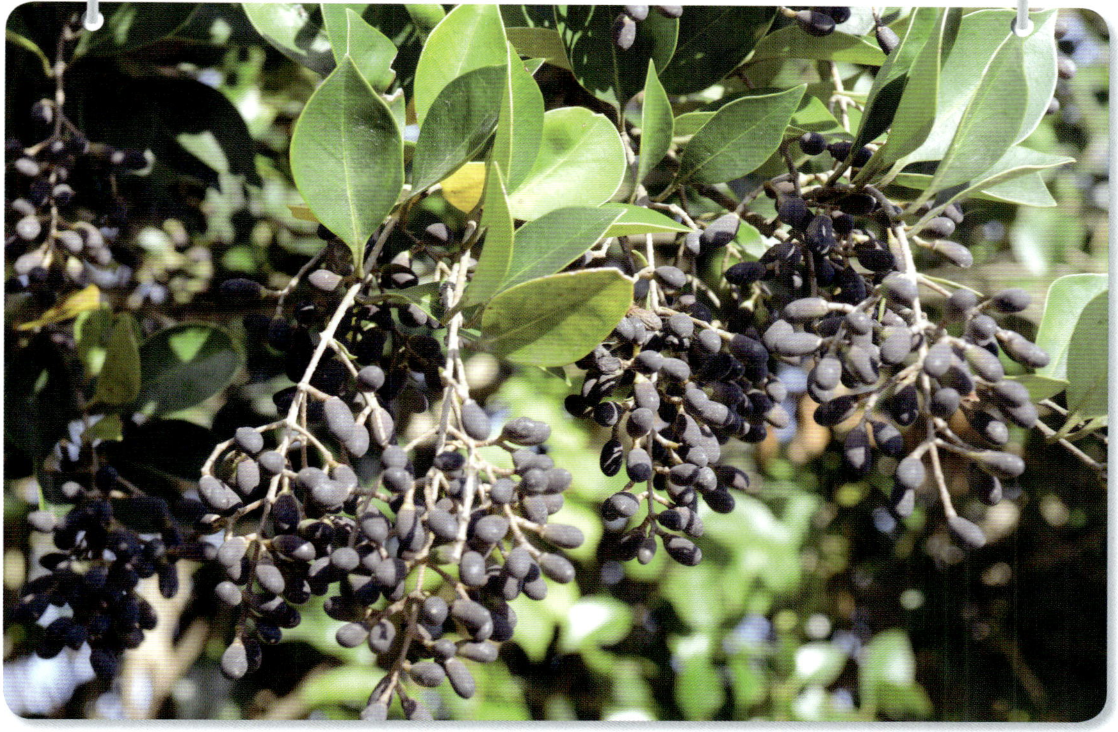

▲ 광나무_ 열매

한약명 여정실

- 식물명 및 학명: 광나무 *Ligustrum japonicus* Thunb., 당광나무 *Ligustrum lucidum* Aiton
- 과명: 물푸레나무과(Oleaceae)
- 약용부위: 열매
- 한약명: 여정실(女貞實)
- 라틴 생약명: Ligustri Fructus
- 이명 또는 영명: 여정자(女貞子), Ligustrum Fruit
- 식약처 공정서 및 조선시대 의서 수재:
  대한민국약전외한약(생약)규격집(KHP)
  방약합편의 관목(灌木)편

| 한약의 기원 | 이 약은 광나무 *Ligustrum japonicus* Thunb. 또는 당광나무 *Ligustrum lucidum* Aiton(물푸레나무과 Oleaceae)의 열매이다.

| 한방 특성 |

- 한방 약미(藥味)와 약성(藥性): 맛은 달고 쓰며 성질은 서늘하다.
- 한방 작용부위(귀경, 歸經): 여정실은 주로 간장, 신장 질환에 영향을 미친다.
- 한방 효능

자보간신(滋補肝腎): 간(肝)과 신(腎)을 보양한다.

명목오발(明目烏髮): 눈을 밝게 하고 머리카락을 검게 한다.

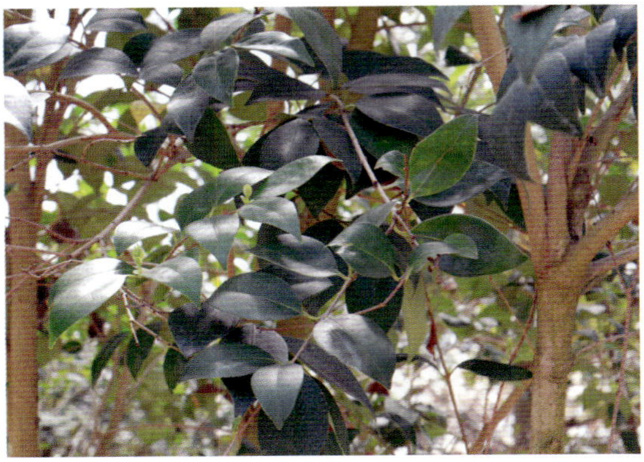

▲ 광나무_ 잎

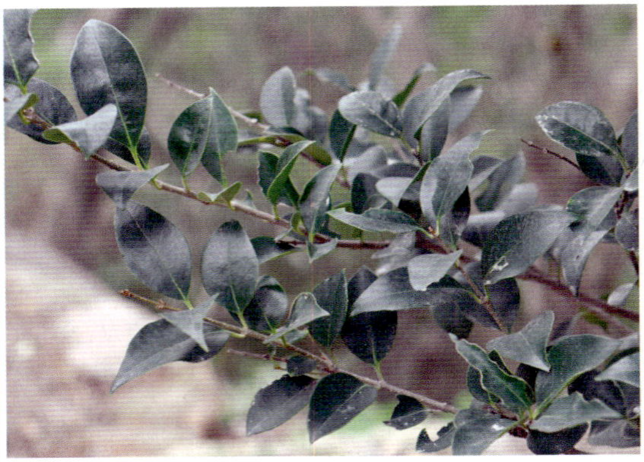

▲ 당광나무_ 잎

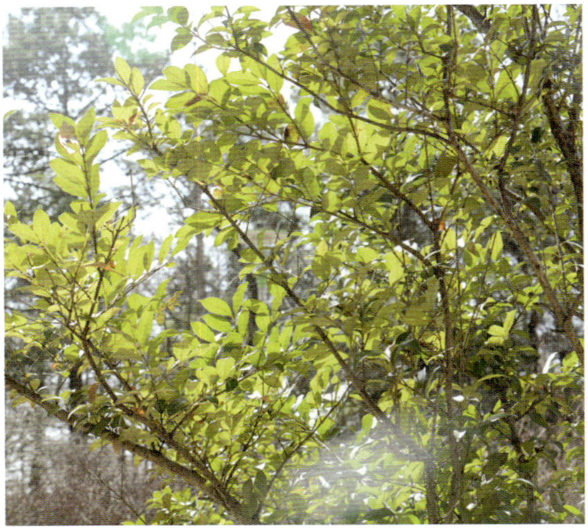

▲ 광나무_ 수형

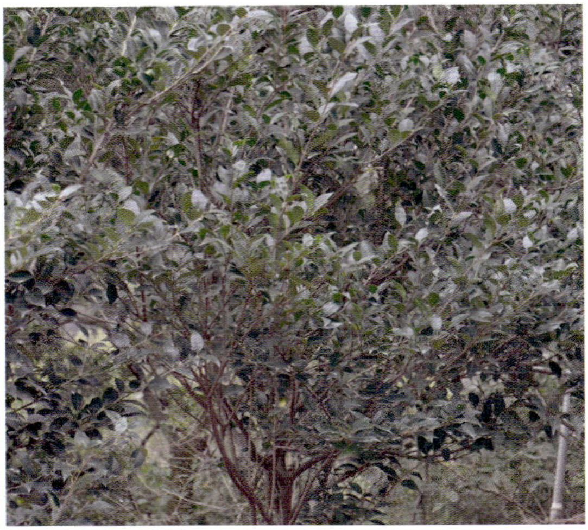

▲ 당광나무_ 수형

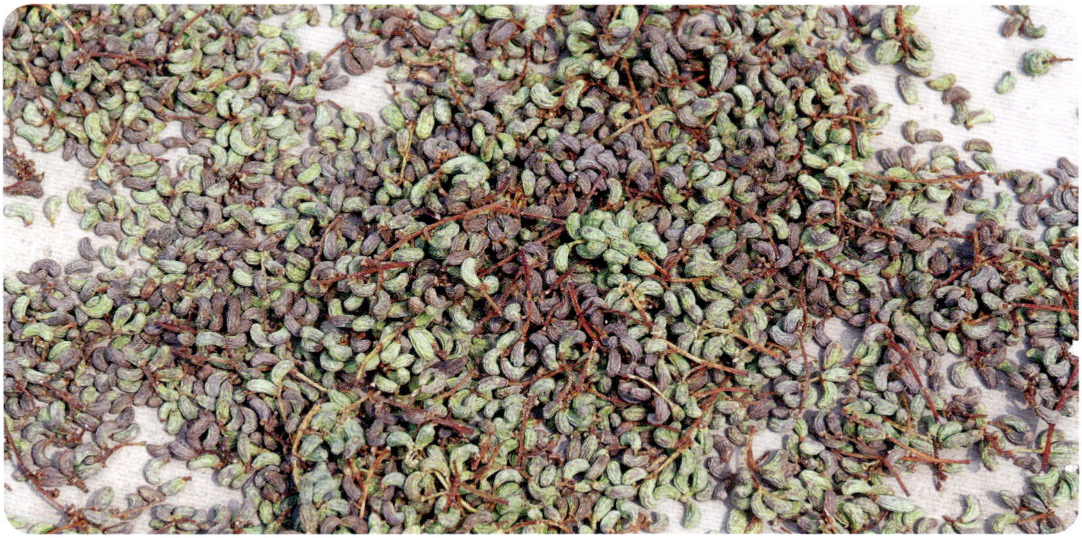

▲ 중국의 한약시장에서 건조 중인 여정실(약재)

| 약효 해설 |

- 일찍 머리카락과 수염이 회백색으로 변하는 증상에 사용한다.
- 몸이 허약하여 기침과 미열이 나고 식은땀이 흐르며 뼛속이 달아오르는 증상에 유효하다.
- 허리와 무릎을 강하게 한다.
- 어지럼증, 이명을 치료한다.
- 강심, 자양 작용이 있다.

| 약용법 | 열매 6~12g을 물 800mL에 넣고 달여서 반으로 나누어 아침저녁으로 마시거나 또는 환(丸)으로 만들어 복용한다. 외용할 때는 열매 적당량을 사용한다.

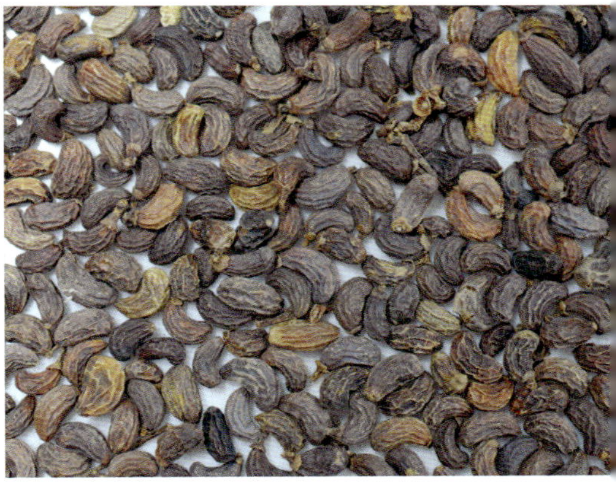

▲ 여정실(약재, 전형)

구기자나무

한약명 구기자, 지골피

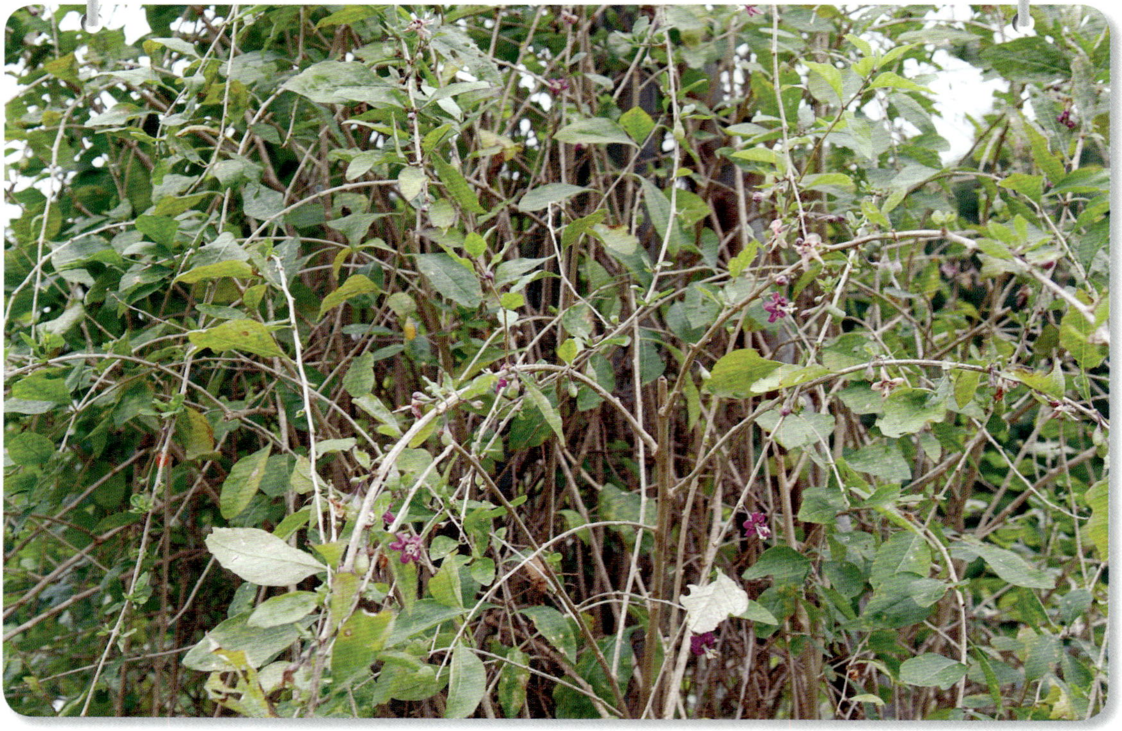

▲ 구기자나무_ 지상부

한약명 구기자

- 식물명 및 학명: 구기자나무 *Lycium chinense* Miller, 영하구기(寧夏枸杞) *Lycium barbarum* Linné
- 과명: 가지과(Solanaceae)
- 약용부위: 열매
- 한약명: 구기자(枸杞子)
- 라틴 생약명: Lycii Fructus
- 이명 또는 영명: Lycium Fruit
- 식약처 공정서 및 조선시대 의서 수재:
  대한민국약전(KP)
  동의보감 탕액편의 나무부(部)
  방약합편의 관목(灌木)편

| 한약의 기원 | 이 약은 구기자나무 *Lycium chinense* Miller 또는 영하구기(寧夏枸杞) *Lycium barbarum* Linné(가지과 Solanaceae)의 열매이다.

| 한방 특성 |

- 한방 약미(藥味)와 약성(藥性): 맛은 달고 성질은 보통이다[平].
- 한방 작용부위(귀경, 歸經): 구기자는 주로 간장, 신장 질환에 영향을 미친다.
- 한방 효능

  자보간신(滋補肝腎): 간(肝)과 신(腎)을 보양한다.

  익정명목(益精明目): 정기(精氣)를 보충하고 눈을 밝게 한다.

| 약효 해설 |

- 간신(肝腎)의 기능 저하에 사용한다.
- 허리와 무릎 부위가 시큰거리고 아픈 병증을 낫게 한다.

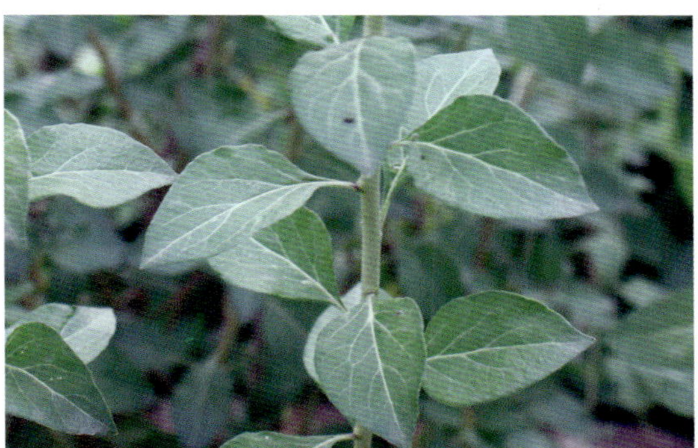

▲ 구기자나무_ 잎

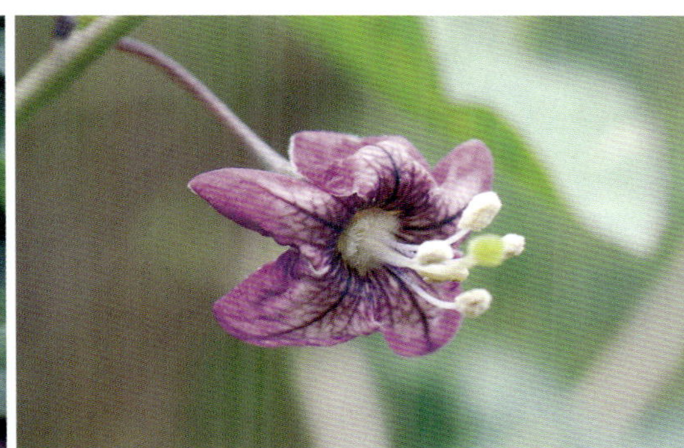

▲ 구기자나무_ 꽃

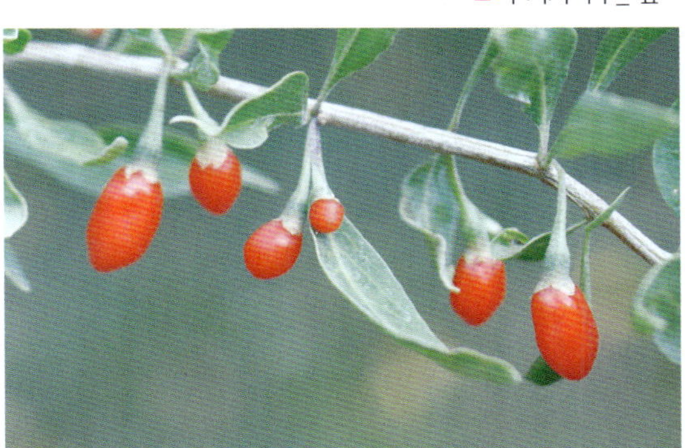

▲ 구기자나무_ 열매

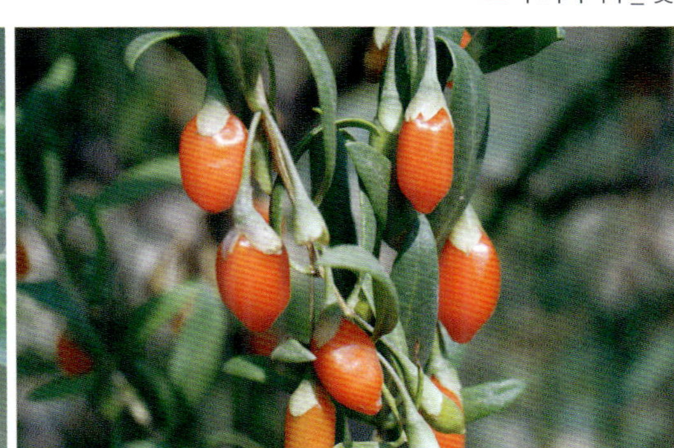

▲ 영하구기_ 열매

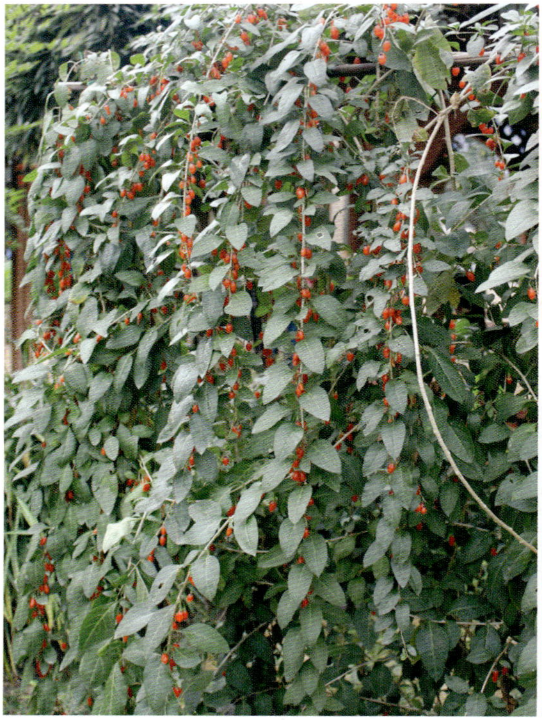

▲ 구기자나무_ 수형

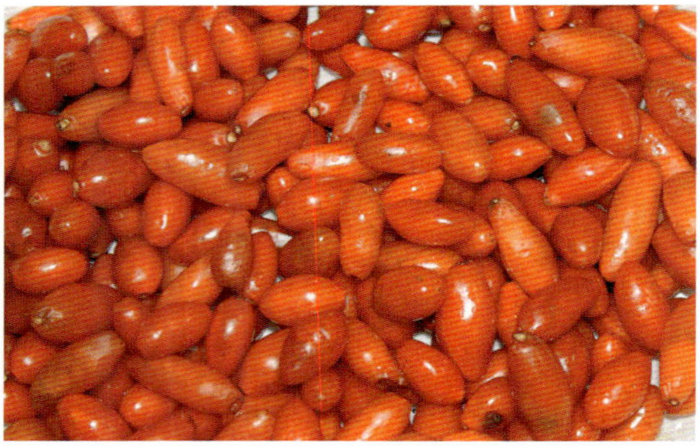

▲ 구기자나무_ 열매(채취품)

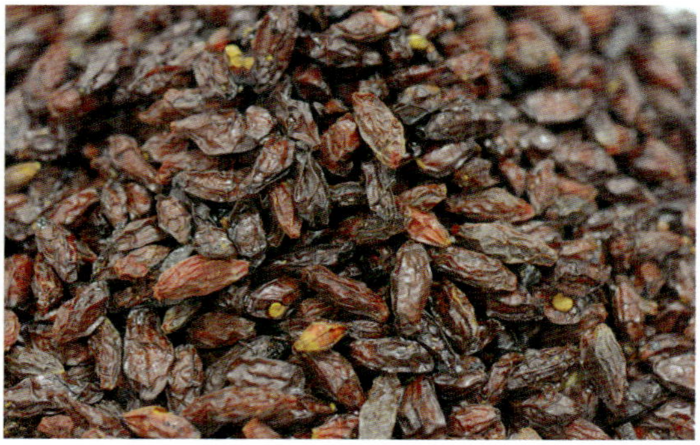

▲ 구기자(약재, 전형)

- 정신이 아찔아찔하여 어지러운 증상과 귀울림 증상을 치료한다.
- 눈이 어두워 물체가 똑똑히 안 보이고 뿌옇게 보이는 증상에 유효하다.
- 발기부전과 무의식중에 정액이 나오는 증상에 활용한다.
- 간기능 보호 작용이 있다.
- 혈압강하 작용이 있다.

| 동의보감 원문의 한글 식물명 | 괴좃나모여름[구기자(枸杞子)의 식물명]

| 동의보감 효능 | 구기자(枸杞子)의 성질은 차고[寒](보통이라고도[平] 한다) 맛은 쓰며[苦](달다[甘]고도 한다) 독이 없다. 내상(內傷)이나 몹시 피로하고 숨쉬기도 힘든 것을 보한다. 근육과 뼈를 튼튼하게 하고 양기를 세게 하며 오로칠상(五勞七傷)을 치료한다. 정기(精氣)를 보하며 얼굴색을 희게 한다[顔色變白]. 눈을 밝게 하며 정신을 안정시키고 오래 살 수 있게 한다.

| 동의보감 원문 | **枸杞子:** 性寒[一云平] 味苦[一云甘] 無毒. 補內傷大勞噓吸 堅筋骨 强陰 療五勞七傷 補益精氣 易顔色變白 明目安神 令人長壽.

| 약용법 | 열매 6~12g을 물 800mL에 넣고 달여서 반으로 나누어 아침저녁으로 마신다.

한약명 지골피

- 식물명 및 학명: 구기자나무 *Lycium chinense* Miller, 영하구기(寧夏枸杞) *Lycium barbarum* Linné
- 과명: 가지과(Solanaceae)
- 약용부위: 뿌리껍질
- 한약명: 지골피(地骨皮)
- 라틴 생약명: Lycii Radicis Cortex
- 이명 또는 영명: Lycium Root Bark
- 식약처 공정서 및 조선시대 의서 수재:
  대한민국약전(KP)
  동의보감 탕액편의 나무부(部)
  방약합편의 관목(灌木)편

| 한약의 기원 | 이 약은 구기자나무 *Lycium chinense* Miller 또는 영하구기(寧夏枸杞) *Lycium barbarum* Linné(가지과 Solanaceae)의 뿌리껍질이다.

| 한방 특성 |

- 한방 약미(藥味)와 약성(藥性): 맛은 달고 성질은 차다.
- 한방 작용부위(귀경, 歸經): 지골피는 주로 폐, 간장, 신장 질환에 영향을 미친다.
- 한방 효능

  양혈제증(凉血除蒸): 혈열(血熱)을 식히고 뼛속이 후끈 달아오르는 골증열(骨蒸熱)을 없앤다.

  청폐강화(淸肺降火): 폐화(肺火)를 식힌다.

| 약효 해설 |

- 가래, 기침 제거에 효과가 있다.
- 몸이 허약해서 식은땀 나는 증상에 쓰인다.
- 어린아이가 음식 조절을 못해서 생기는 증상을 낫게 한다.
- 폐에 생긴 여러 가지 열증(熱證)으로 기침이 나는 증상을 치료한다.

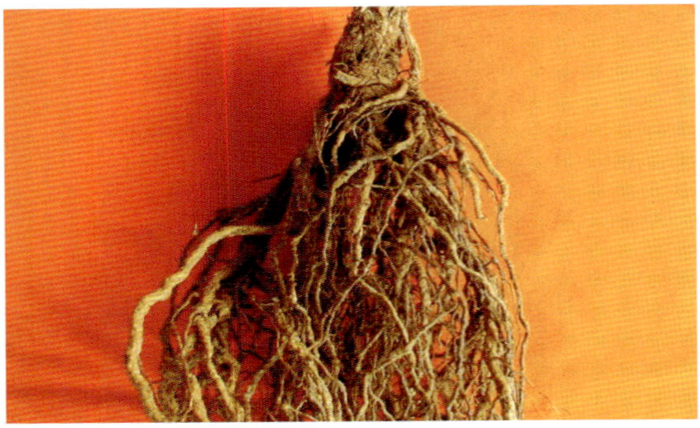

▲ 구기자나무_ 뿌리

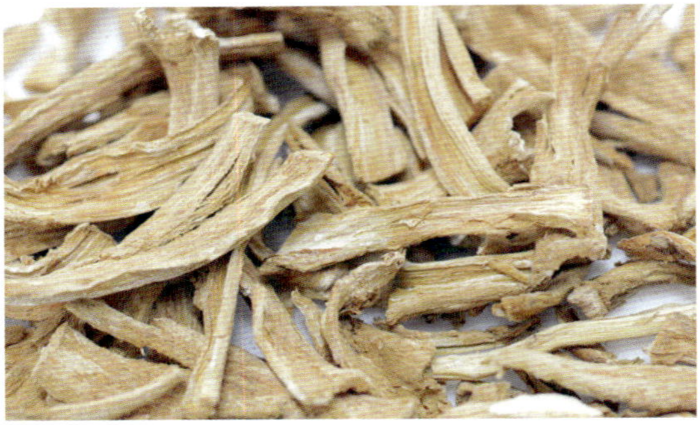

▲ 지골피(약재, 절단)

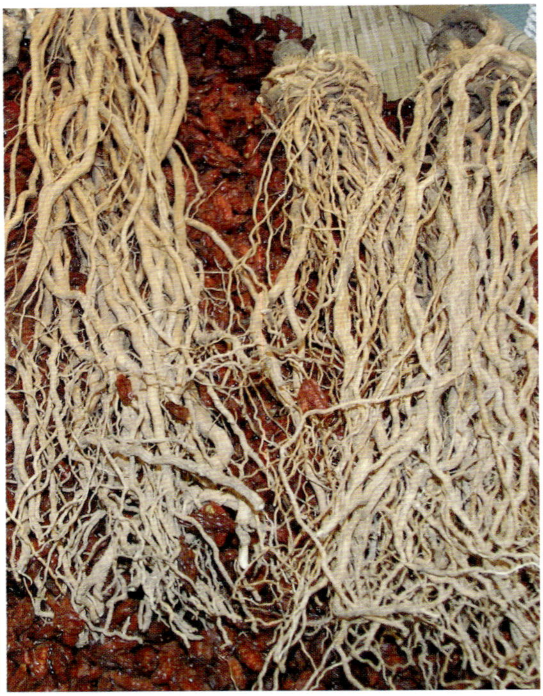

▲ 구기자나무_ 뿌리(채취품)

• 혈뇨(血尿), 토혈에 유효하다.

• 고혈압, 당뇨병 치료에 도움이 된다.

| 동의보감 원문의 한글 식물명 | 없음

※ '구기자(枸杞子: 구기자나무 열매)'의 동의보감 원문의 한글 식물명은 '괴좃나모여름'이다.

| 동의보감 효능 | 지골피(地骨皮, 구기자나무 뿌리껍질)는 족소음경과 수소양경에 들어가서 몸이 허약하여 식은땀이 흐르고 뼛속이 달아오르는 것을 낫게 한다. 피부의 열을 잘 풀어준다[탕액].

| 동의보감 원문 | **地骨皮:** 入足少陰經·手少陽經. 治有汗骨蒸 善解肌熱.[湯液]

| 약용법 | 뿌리껍질 9~15g을 물 800mL에 넣고 달여서 반으로 나누어 아침저녁으로 마신다.

구릿대

한약명 백지

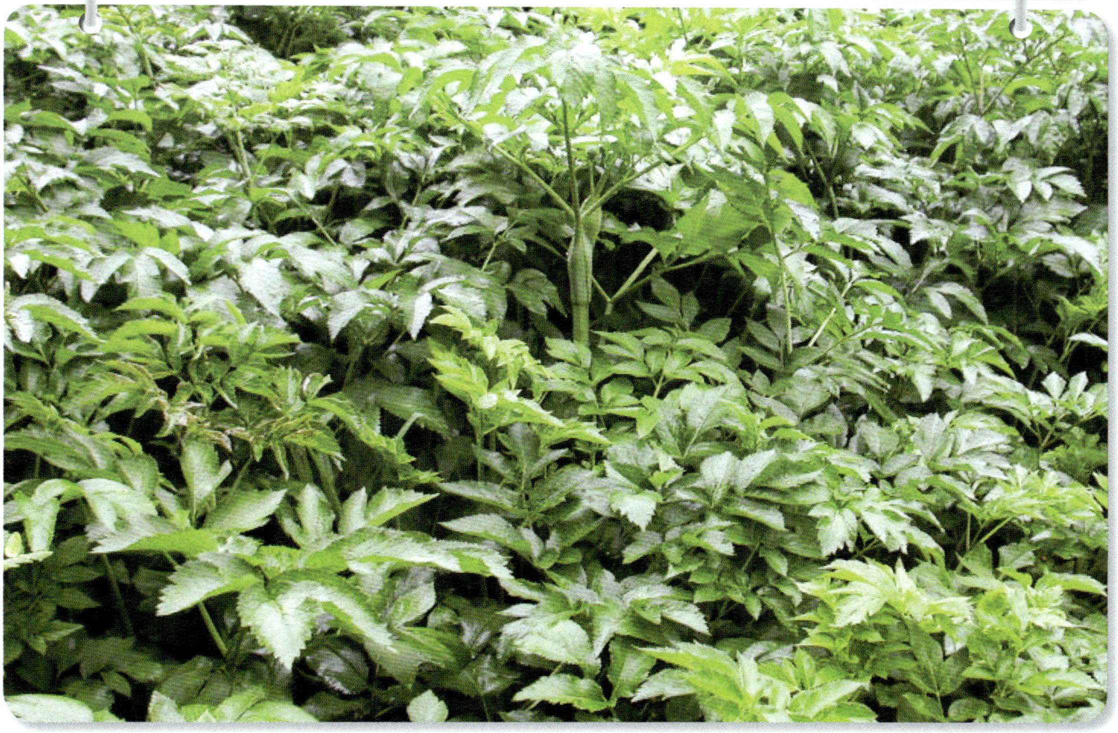

▲ 구릿대_ 지상부

한약명 백지

- 식물명 및 학명: 구릿대 *Angelica dahurica* Bentham et Hooker f., 항백지(杭白芷) *Angelica dahurica* Bentham et Hooker f. var. *formosana* Shan et Yuan
- 과명: 산형과(Umbelliferae)
- 약용부위: 뿌리
- 한약명: 백지(白芷)
- 라틴 생약명: Angelicae Dahuricae Radix
- 이명 또는 영명: Angelica Dahurica Root
- 식약처 공정서 및 조선시대 의서 수재:
  대한민국약전(KP)
  동의보감 탕액편의 풀부(部)
  방약합편의 방초(芳草, 향기가 좋은 풀)편

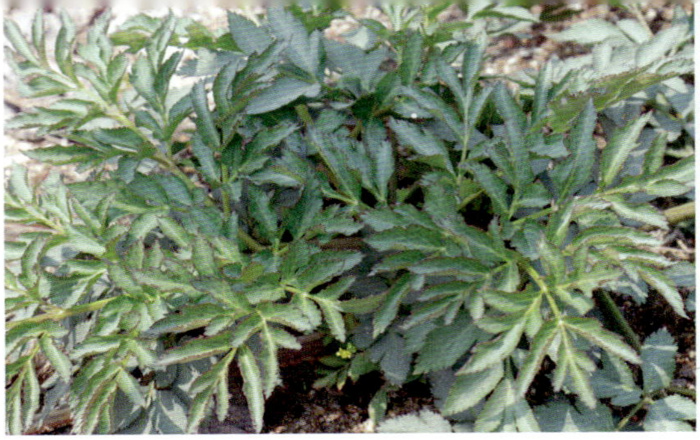
▲ 구릿대_ 어린잎

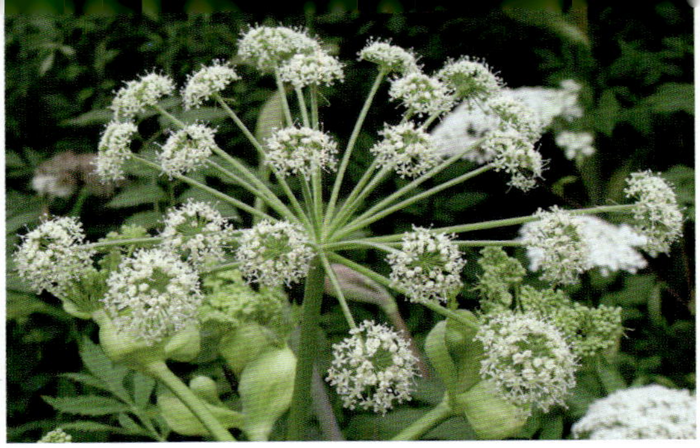
▲ 구릿대_ 꽃

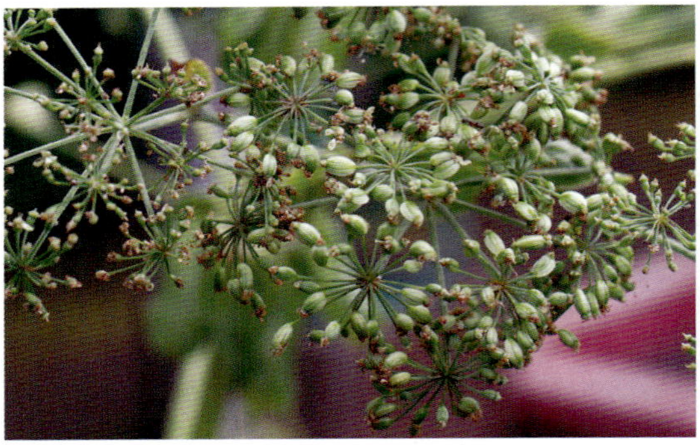
▲ 구릿대_ 덜 익은 열매

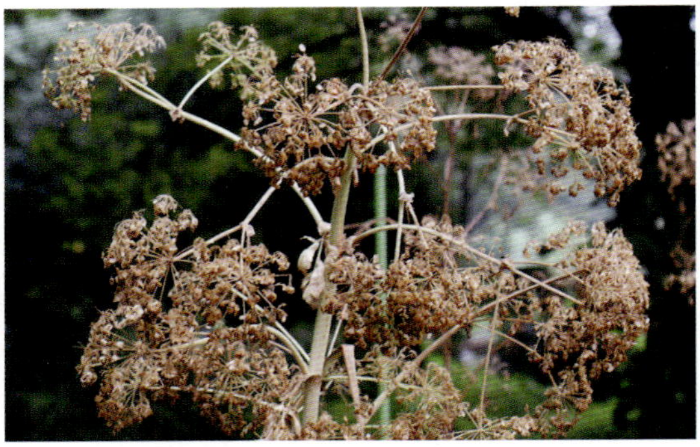
▲ 구릿대_ 익은 열매

| 한약의 기원 | 이 약은 구릿대 *Angelica dahurica* Bentham et Hooker f. 또는 항백지(杭白芷) *Angelica dahurica* Bentham et Hooker f. var. *formosana* Shan et Yuan(산형과 Umbelliferae)의 뿌리이다.

| 한방 특성 |

- 한방 약미(藥味)와 약성(藥性): 맛은 맵고 성질은 따뜻하다.
- 한방 작용부위(귀경, 歸經): 백지는 주로 위장, 대장, 폐 질환에 영향을 미친다.
- 한방 효능

  해표산한(解表散寒): 땀을 내어 체표에 있는 사기(邪氣)를 내보내고 추위를 없앤다.

  거풍지통(祛風止痛): 풍(風)으로 인한 통증을 멎게 한다.

  선통비규(宣通鼻竅): 코가 막힌 것을 잘 통하게 한다.

  조습지대(燥濕止帶): 습기를 말리고 냉을 멎게 한다.

| 약효 해설 |

- 축농증 치료에 도움이 된다.
- 류머티즘성 관절염을 치료한다.

- 자궁에서 분비물이 나오는 증상에 사용한다.
- 두통, 치통, 복통을 없앤다.
- 새로운 피부 조직의 재생을 촉진시킨다.

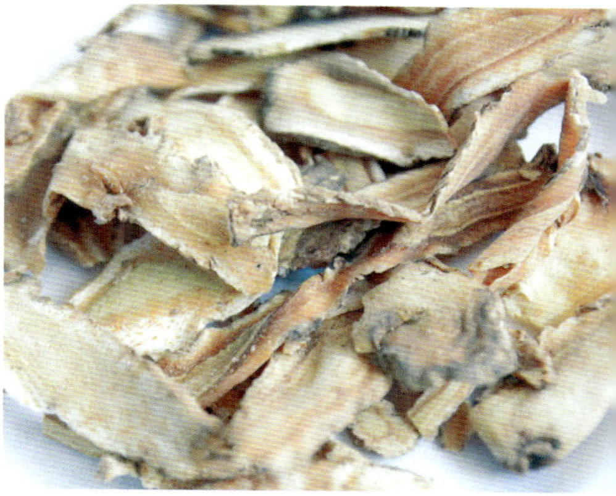
▲ 백지(약재, 절편)

| 동의보감 원문의 한글 식물명 | 구릿댓불휘

| 동의보감 효능 | 백지(白芷, 구릿대 뿌리)의 성질은 따뜻하고[溫] 맛은 매우며[辛] 독이 없다. 바람의 기운으로 머리가 아프고 눈앞이 아찔하며 눈물이 나오는 데 주로 쓴다. 부인의 적백대하(赤白帶下), 월경이 나오지 않는 것, 음순이 붓는 것[陰腫]에 쓴다. 묵은 피를 없애고 새 피를 생겨나게 하며 임신 하혈(下血)로 유산되려는 것을 막아준다. 젖멍울[乳癰, 유옹], 등에 나는 큰 종기, 나력(瘰癧), 치질[腸風, 장풍], 항문 주위에 구멍이 생긴 것, 창이(瘡痍), 옴과 버짐을 낫게 한다. 통증을 멎게 하고 새살을 돋게 하며 고름을 배출하고 삭인다. 얼굴에 바르는 기름으로 만들어 쓰면 안색을 윤기 있게 하며 얼굴의 기미, 주근깨, 흉터를 없애준다.

| 동의보감 원문 | **白芷:** 性溫 味辛 無毒. 主風邪頭痛 目眩淚出. 主婦人漏下赤白 血閉陰腫. 破宿血 補新血 安胎漏滑落. 治乳癰 發背 瘰癧 腸風 痔瘻 瘡痍 疥癬. 止痛生肌 能排膿 蝕膿. 可作面脂 潤顔色 去面皯疵瘢.

| 약용법 | 뿌리 3~10g을 물 800mL에 넣고 달여서 반으로 나누어 아침저녁으로 마신다.

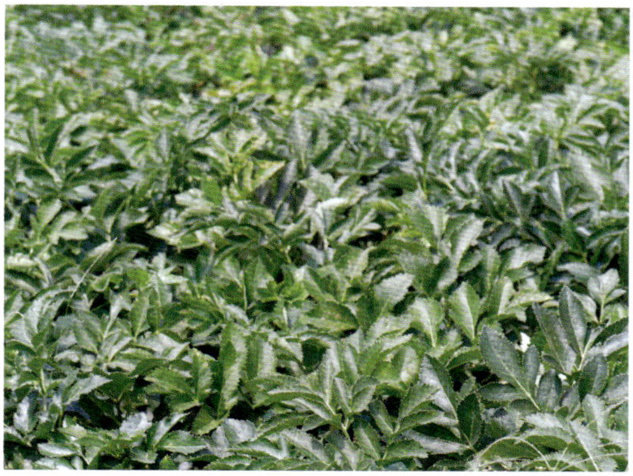
▲ 항백지(기백지)_ 재배지

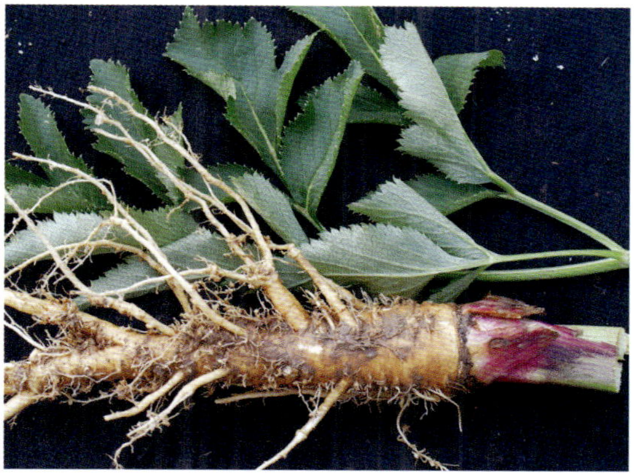
▲ 항백지(기백지)_ 뿌리(채취품)

구절초

한약명 구절초

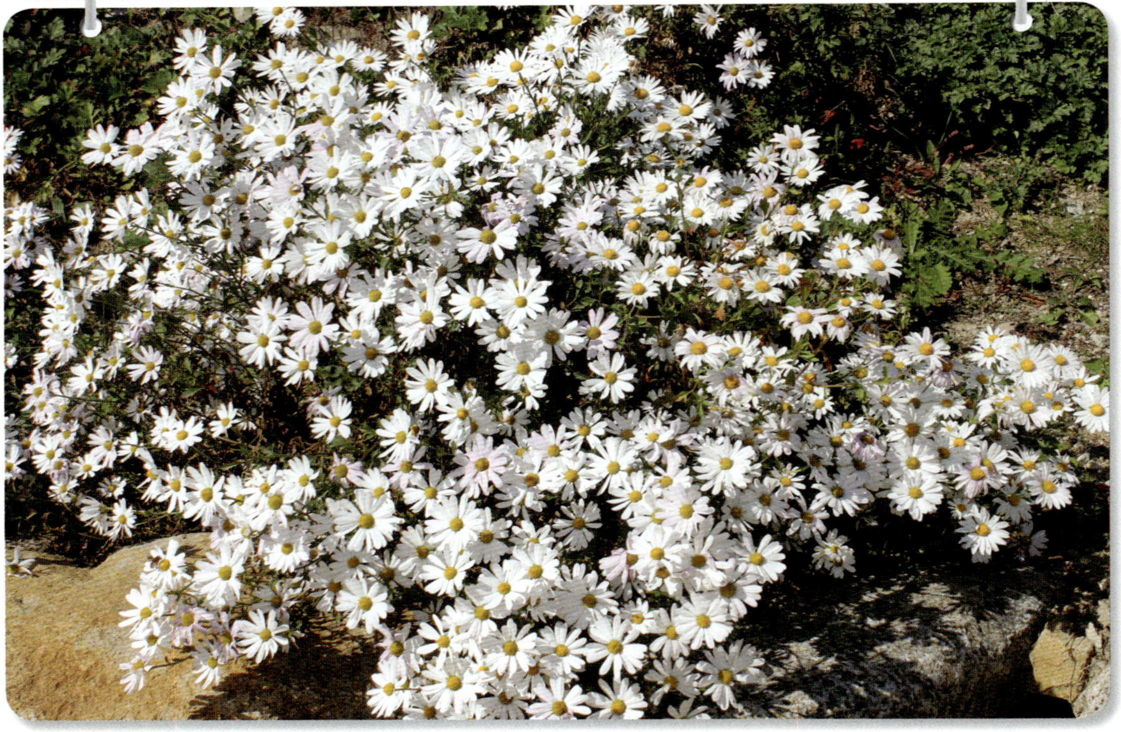

▲ 구절초_ 무리

한약명 구절초

- 식물명 및 학명: 구절초 *Chrysanthemum zawadskii* Herbich var. *latilobum* (Maxim.) Kitamura, 산구절초 *Chrysanthemum zawadskii* var. *coreanum* (Nakai)
- 과명: 국화과(Compositae)
- 약용부위: 전초
- 한약명: 구절초(九折草)
- 라틴 생약명: Chrysanthemi Zawadskii Herba
- 식약처 공정서 및 조선시대 의서 수재: 대한민국약전외한약(생약)규격집(KHP)

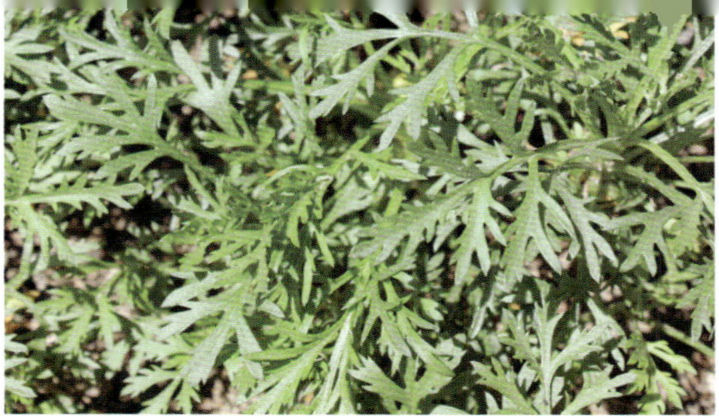

▲ 구절초_ 잎

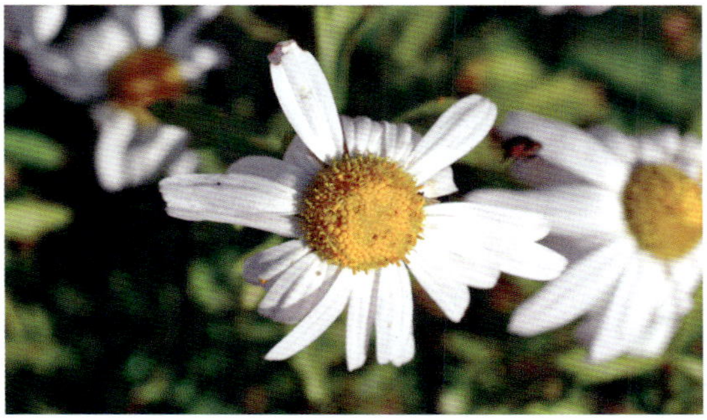

▲ 구절초(*Chrysanthemum sibiricum*)_ 꽃

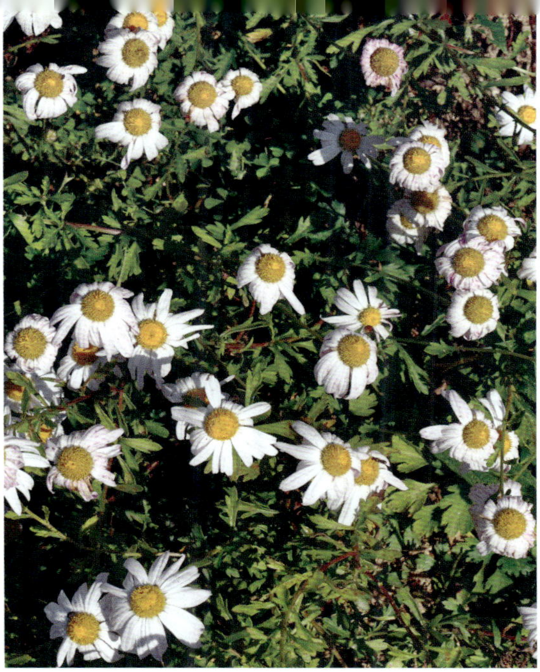

▲ 구절초(*Chrysanthemum sibiricum*)_ 지상부

| 한약의 기원 | 이 약은 구절초 *Chrysanthemum zawadskii* Herbich var. *latilobum* (Maxim.) Kitamura 또는 산구절초 *Chrysanthemum zawadskii* var. *coreanum* (Nakai)(국화과 Compositae)의 전초이다.

| 한방 특성 |

- 한방 약미(藥味)와 약성(藥性): 맛은 쓰고 성질은 서늘하다.
- 한방 작용부위(귀경, 歸經): 구절초는 주로 심장, 비장, 위장 질환에 영향을 미친다.

| 약효 해설 |

- 월경불순, 자궁 냉증, 불임증을 치료한다.
- 소화불량에 사용한다.
- 진정, 간보호 작용이 있다.

| 약용법 | 전초 30~60g을 물 800mL에 넣고 달여서 반으로 나누어 아침저녁으로 마신다.

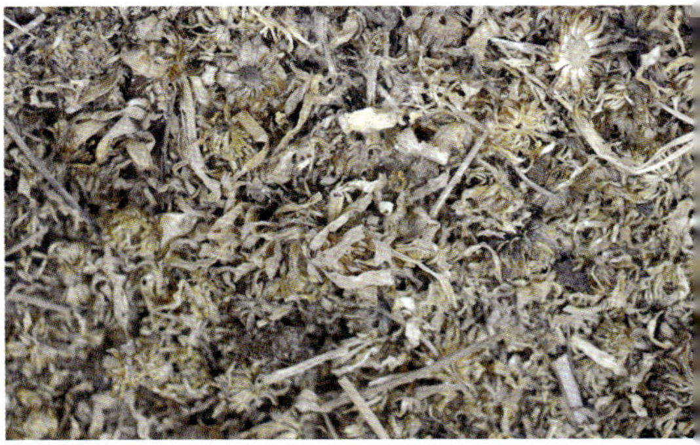

▲ 구절초(약재, 절단)

국화

한약명 국화

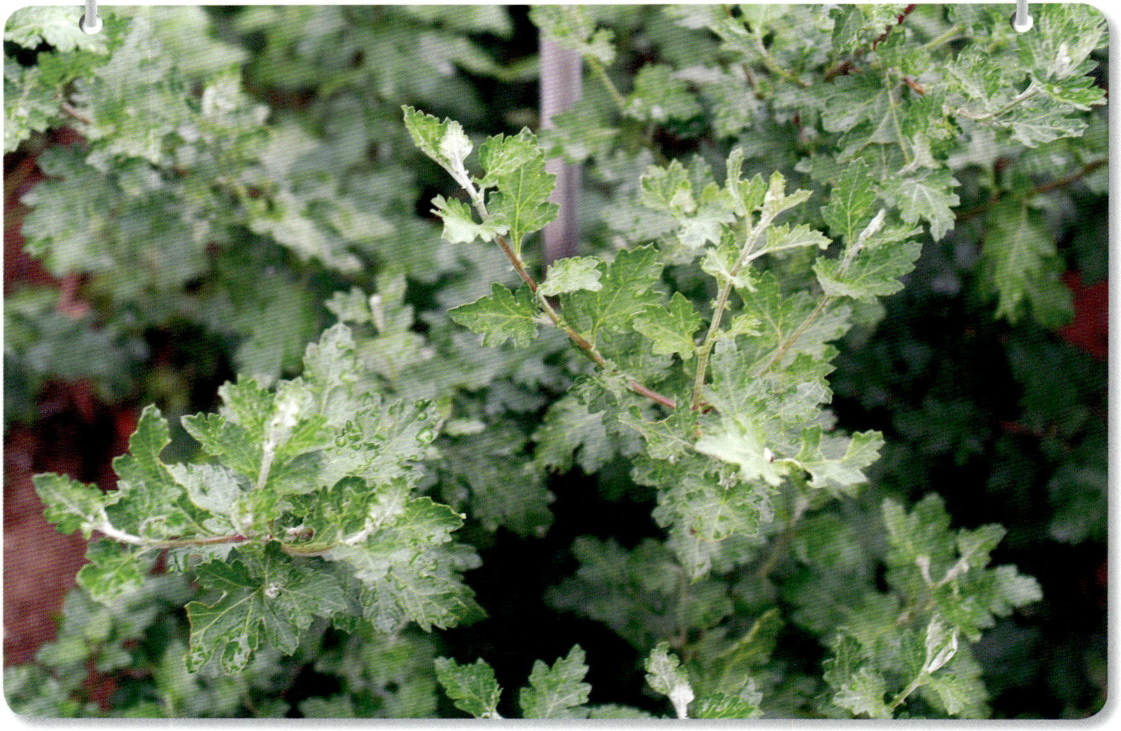

한약명 국화

- 식물명 및 학명: 국화 *Chrysanthemum morifolium* Ramatuelle
- 과명: 국화과(Compositae)
- 약용부위: 꽃
- 한약명: 국화(菊花)
- 라틴 생약명: Chrysanthemi Flos

- 식약처 공정서 및 조선시대 의서 수재:
  대한민국약전외한약(생약)규격집(KHP)
  동의보감 탕액편의 풀부(部)
  방약합편의 습초(濕草)편

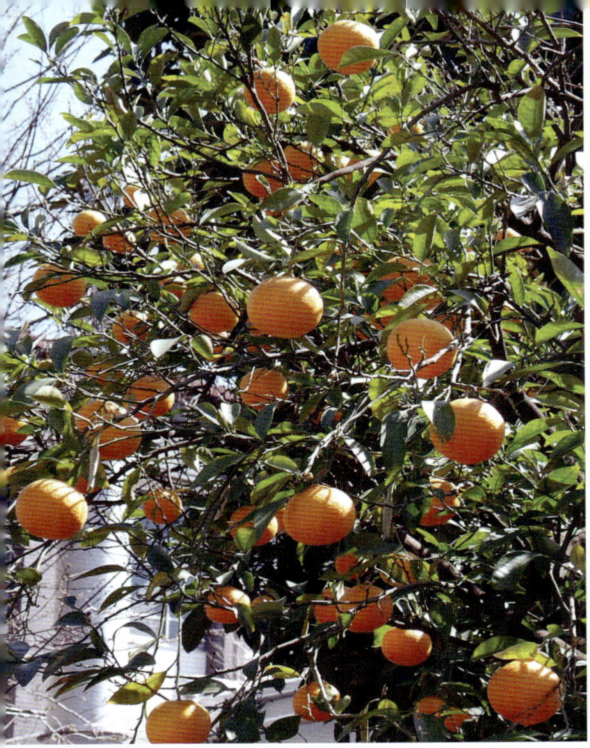

▲ 귤나무_ 수형

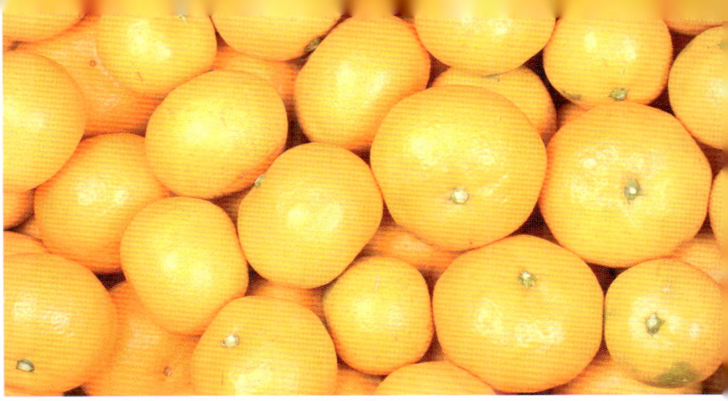

▲ 귤(채취품)

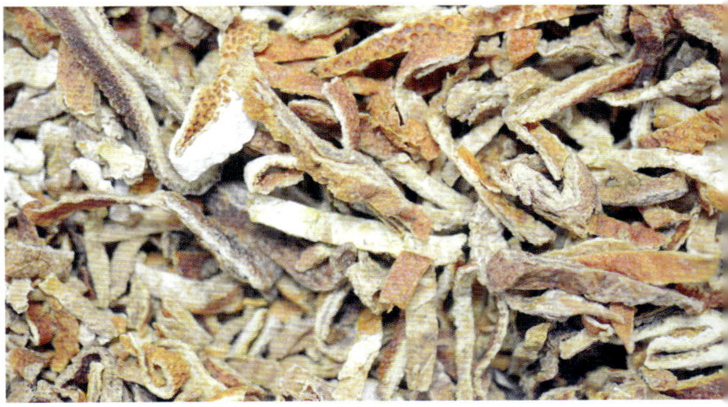

▲ 진피(약재, 절편)

• 한방 효능

이기건비(理氣健脾): 기(氣)를 통하게 하고 비(脾)를 건강하게 한다.

조습화담(燥濕化痰): 습기를 말리고 가래를 없앤다.

| 약효 해설 |

• 가래가 많은 기침을 치료한다.

• 비위(脾胃)가 허하여 음식을 조금밖에 먹지 못하고 토하며 설사하는 증상에 유효하다.

| 동의보감 원문의 한글 식물명 | 동뎡귤[귤피(橘皮, 귤 열매껍질)의 식물명]

| 동의보감 효능 | 귤피(橘皮, 귤껍질)는 성질이 따뜻하며[溫] 맛은 쓰고[苦] 매우며[辛] 독이 없다. 가슴에 기가 뭉친 것을 치료한다. 식욕을 돋우며 이질을 멎게 하고 가래침을 없앤다. 기운이 위로 치미는 것과 기침에 주로 쓴다. 속이 메슥메슥하여 토하려는 것을 멎게 한다. 대소변을 잘 나오게 한다.

| 동의보감 원문 | **橘皮:** 性溫[一云煖] 味苦辛 無毒. 能治胸膈間氣 開胃止痢 消痰涎. 主上氣咳嗽. 止嘔逆 利水穀道.

| 약용법 | 열매껍질 3~10g을 물 800mL에 넣고 달여서 반으로 나누어 아침저녁으로 마신다.

한약명 청피

- 식물명 및 학명: 귤나무 *Citrus unshiu* Markovich, *Citrus reticulata* Blanco
- 과명: 운향과(Rutaceae)
- 약용부위: 덜 익은 열매껍질
- 한약명: 청피(青皮)
- 라틴 생약명: Citri Unshius Pericarpium Immaturus
- 이명 또는 영명: Citrii Unshiu Immature Peel
- 식약처 공정서 및 조선시대 의서 수재:
  대한민국약전(KP)
  동의보감 탕액편의 과일부(部)
  방약합편의 산과(山果)편

| 한약의 기원 | 이 약은 귤나무 *Citrus unshiu* Markovich 또는 *Citrus reticulata* Blanco(운향과 Rutaceae)의 덜 익은 열매껍질이다.

| 한방 특성 |

- 한방 약미(藥味)와 약성(藥性): 맛은 쓰고 매우며 성질은 따뜻하다.

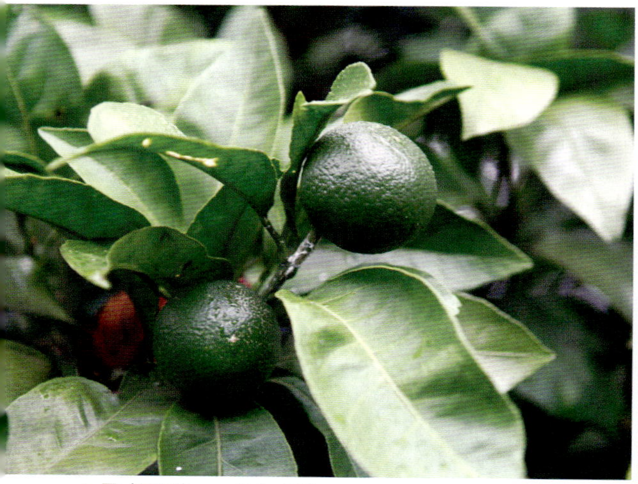
▲ 귤나무(*Citrus unshiu*)_ 열매

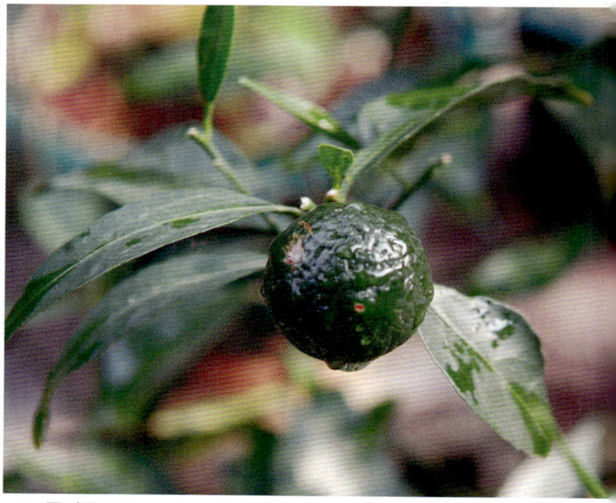
▲ 귤나무(*Citrus reticulata*)_ 열매

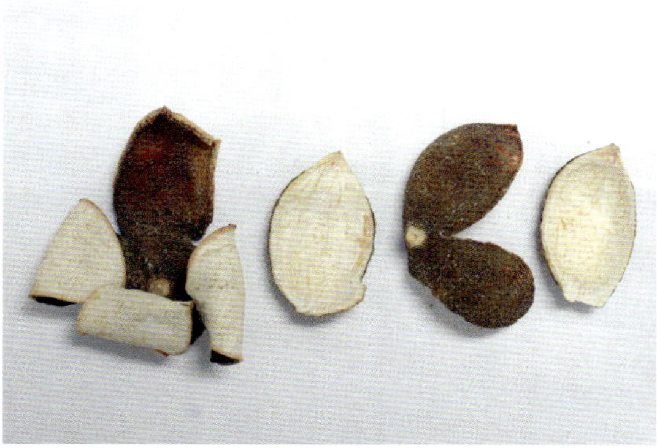

▲ 청피(약재, 전형)

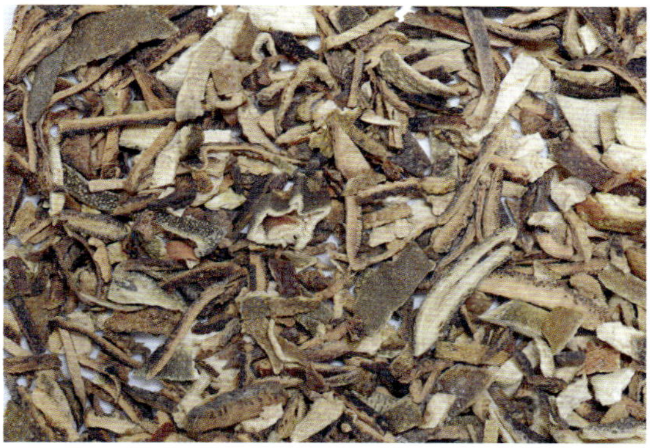

▲ 청피(약재, 절편)

- 한방 작용부위(귀경, 歸經): 청피는 주로 간장, 담낭, 위장 질환에 영향을 미친다.
- 한방 효능

  소간파기(疏肝破氣): 간기(肝氣)가 뭉친 것을 깨뜨린다.

  소적화체(消積化滯): 적체(積滯, 배 속에 덩어리가 생겨 아픈 병증)된 것을 소화시킨다.

| 약효 해설 |

- 음식이 소화되지 않고 오랫동안 정체되어 막히는 증상에 유효하다.
- 복부가 부르고 그득하고 통증이 있는 증상을 치료한다.
- 고환이나 음낭이 커지면서 아랫배가 아픈 병증에 쓰인다.

| 동의보감 원문의 한글 식물명 | 프른귤

| 동의보감 효능 | 청귤피(靑橘皮, 푸른 귤껍질)의 성질은 따뜻하고[溫] 맛은 쓰며[苦] 독이 없다. 기(氣)가 막힌 것에 주로 사용한다. 음식을 소화시킨다. 뭉쳐서 맺힌 것과 가슴에 기(氣)가 막힌 것을 깨뜨린다[본초].

| 동의보감 원문 | **靑橘皮:** 性溫 味苦 無毒. 主氣滯. 下食 破積結及膈氣.[本草]

| 약용법 | 열매껍질 3~10g을 물 800mL에 넣고 달여서 반으로 나누어 아침저녁으로 마신다.

금불초

한약명 선복화

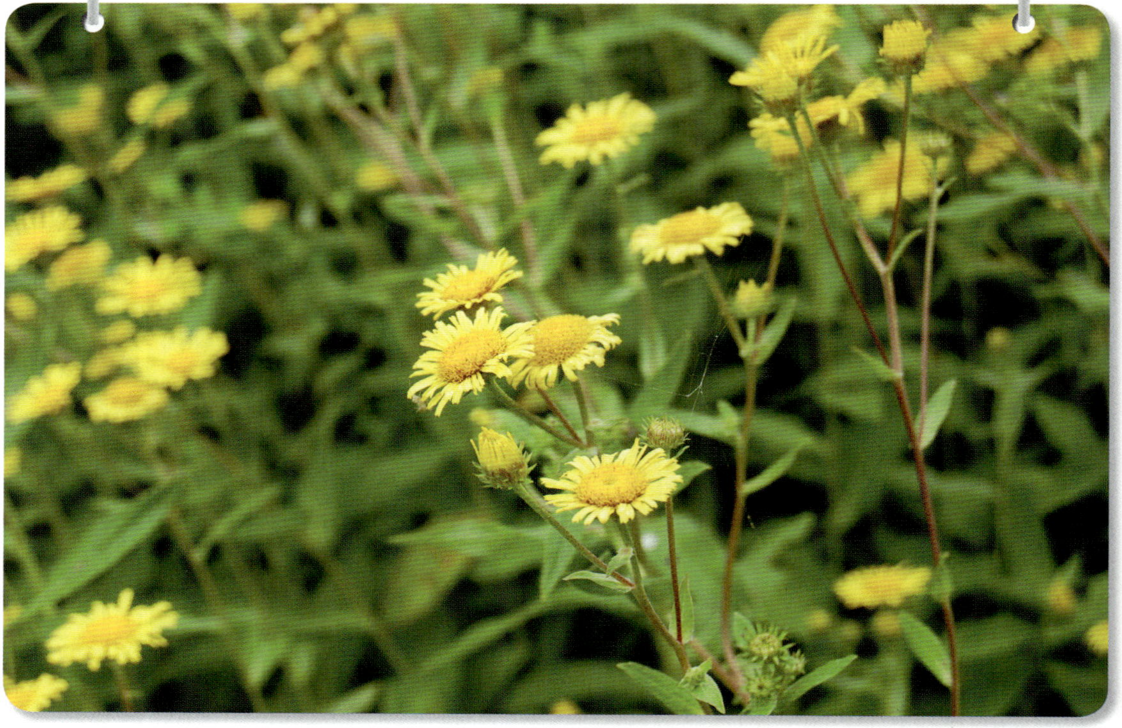

한약명 선복화

- 식물명 및 학명: 금불초 *Inula japonica* Thunberg, 구아선복화(歐亞旋覆花) *Inula britannica* Linné
- 과명: 국화과(Compositae)
- 약용부위: 꽃
- 한약명: 선복화(旋覆花)
- 라틴 생약명: Inulae Flos
- 이명 또는 영명: 금불초(金佛草)
- 식약처 공정서 및 조선시대 의서 수재:
  대한민국약전외한약(생약)규격집(KHP)
  동의보감 탕액편의 풀부(部)
  방약합편의 습초(濕草)편

| 한약의 기원 | 이 약은 금불초 *Inula japonica* Thunberg 또는 구아선복화(歐亞旋覆花) *Inula britannica* Linné(국화과 Compositae)의 꽃이다.

| 한방 특성 |

- 한방 약미(藥味)와 약성(藥性): 맛은 쓰고 매우며 짜고 성질은 약간 따뜻하다.
- 한방 작용부위(귀경, 歸經): 선복화는 폐, 비장, 위장, 대장 질환에 영향을 미친다.
- 한방 효능

강기(降氣): 치밀어 오른 기(氣)를 내려준다.

소담(消痰): 담(痰)을 삭인다.

행수(行水): 수분 배출을 촉진한다.

지구(止嘔): 구토를 멎게 한다.

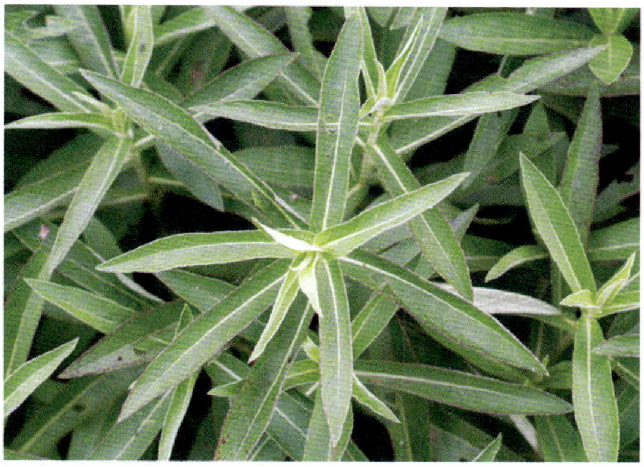

▲ 금불초_ 어린잎

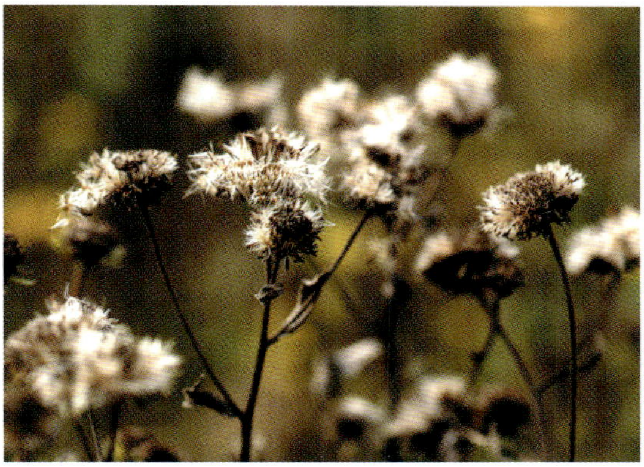

▲ 금불초_ 씨 결실

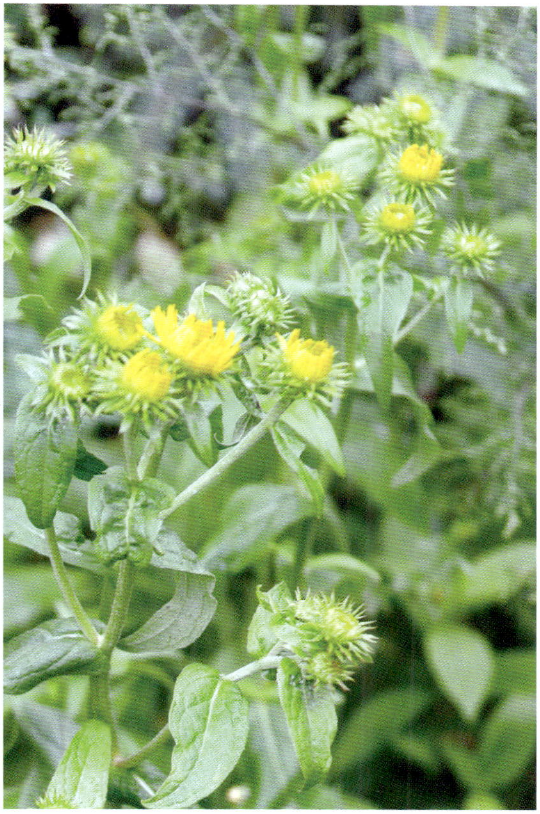

▲ 금불초_ 꽃

| 약효 해설 |

- 숨이 차면서 기침을 하고 담(痰)이 많이 나오는 병증을 치료한다.
- 명치 밑이 그득하고 단단한 증상을 낫게 한다.
- 감기로 생긴 기침에 쓰인다.
- 기(氣)를 내려주고 구토를 가라앉힌다.
- 이뇨 작용이 있다.

| 동의보감 원문의 한글 식물명 | 하국

| 동의보감 효능 | 선복화(旋復花, 금불초 꽃)의 성질은 약간 따뜻하고[微溫] 맛은 짜며[鹹] 독이 조금 있다. 가슴에 잘 떨어지지 않는 가래와 침이 있고, 가슴과 옆구리에 담수(痰水)가 찬 것, 양 옆구리가 창만한 것을 낫게 한다. 식욕을 돋우고 속이 메슥메슥하여 토하려는 것을 멎게 한다. 방광에 쌓인 물을 내보내고 눈을 밝게 한다.

| 동의보감 원문 | **旋覆花:** 性微溫 味鹹甘 有小毒. 主胸上痰唾如膠漆 心脇痰水 兩脇脹滿. 開胃止嘔逆 去膀胱宿水 明目.

| 약용법 | 꽃 3~9g을 거즈에 싸서 물 800mL에 넣고 달여서 반으로 나누어 아침저녁으로 마신다.

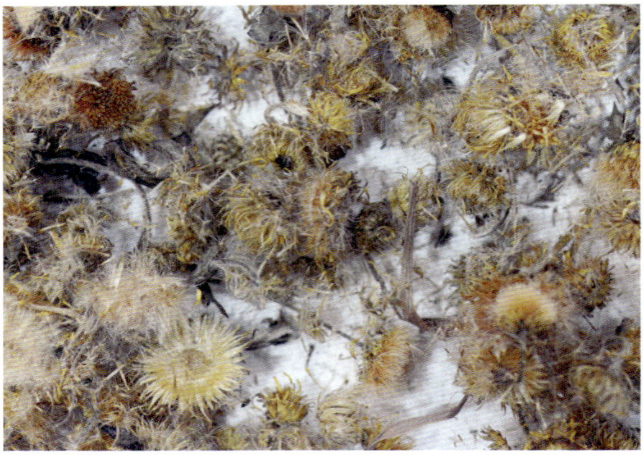

▲ 선복화(약재, 전형)

금앵자

한약명 금앵자

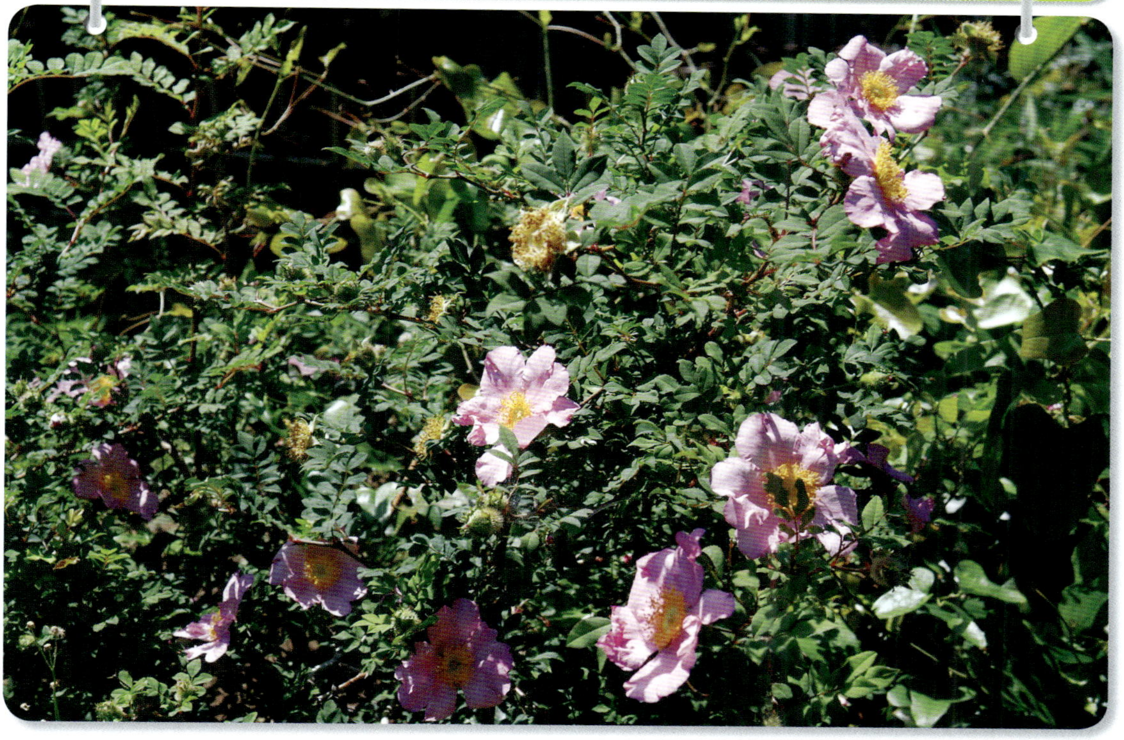

한약명 금앵자

- 식물명 및 학명: 금앵자(金櫻子) *Rosa laevigata* Michaux
- 과명: 장미과(Rosaceae)
- 약용부위: 열매
- 한약명: 금앵자(金櫻子)
- 라틴 생약명: Rosae Laevigatae Fructus
- 이명 또는 영명: Rosa Fruit
- 식약처 공정서 및 조선시대 의서 수재:
  대한민국약전(KP)
  동의보감 탕액편의 나무부(部)
  방약합편의 관목(灌木)편

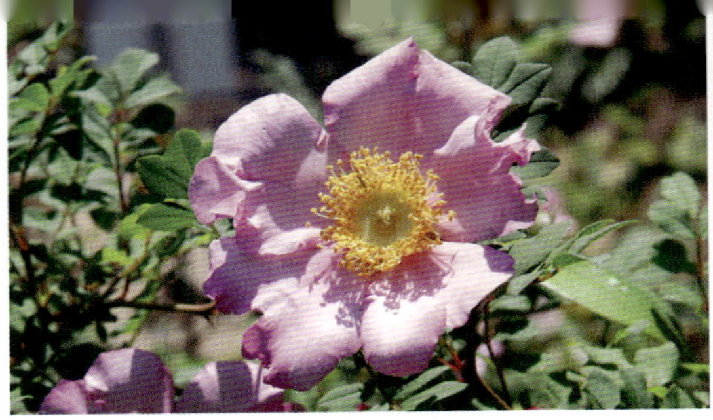

▲ 금앵자_ 꽃과 잎

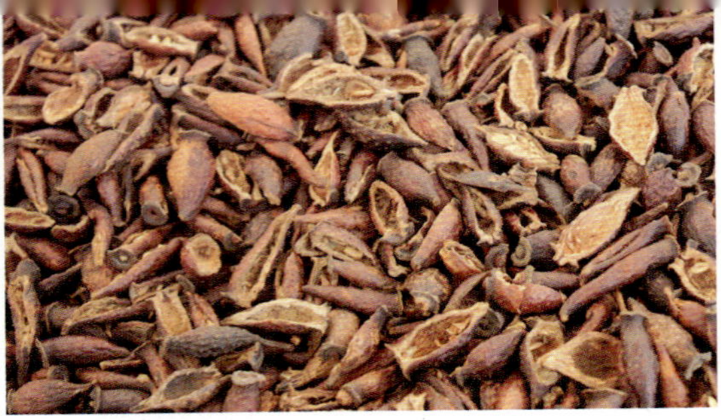

▲ 금앵자(약재, 전형)

| 한약의 기원 | 이 약은 금앵자(金櫻子) *Rosa laevigata* Michaux(장미과 Rosaceae)의 잘 익은 열매이다.

| 한방 특성 |

- 한방 약미(藥味)와 약성(藥性): 맛은 시고 달며 떫고 성질은 보통이다[平].
- 한방 작용부위(귀경, 歸經): 금앵자는 주로 신장, 방광, 대장 질환에 영향을 미친다.
- 한방 효능

고정축뇨(固精縮尿): 정액이 새어나가지 않게 하고 소변량을 줄인다.

고붕지대(固崩止帶): 생리 기간이 아닌 기간의 자궁출혈을 멎게 하고 대하증을 치료한다.

삽장지사(澁腸止瀉): 장을 튼튼히 하여 설사를 멎게 한다.

| 약효 해설 |

- 꿈을 꾸지 않으면서 정액(精液)이 배출되는 병증을 낫게 한다.
- 여성의 부정기 자궁출혈에 쓰인다.
- 자궁이 아래로 내려가는 질환의 치료에 효과가 있다.
- 항문부(肛門部)가 외부로 튀어나온 증상 치료에 사용한다.
- 배뇨 횟수가 비정상적으로 증가하는 증상에 유효하다.
- 오랜 설사를 치료한다.

| 동의보감 효능 | 금앵자(金櫻子)의 성질은 보통이고[平] 따뜻하며[溫] 맛은 시고[酸] 떫으며[澁] 독이 없다. 비병(脾病)에 의한 설사, 소변이 잘 나오는 것[小便利]을 막는다. 정액이 흐르는 것을 막고 유정(遺精)과 몽설(夢泄)을 멎게 한다.

| 동의보감 원문 | **金櫻子:** 性平溫 味酸澁 無毒. 療脾泄下利 止小便利 澁精氣 止遺精泄精.

| 약용법 | 열매 9~15g을 물 800mL에 넣고 달여서 반으로 나누어 아침저녁으로 마시거나 또는 가루나 환(丸)으로 만들어 복용한다.

| 한약의 기원 | 이 약은 기호(寄蒿) *Artemisia anomala* S. Moore(국화과 Compositae)의 전초이다.

| 한방 특성 |

- 한방 약미(藥味)와 약성(藥性): 맛은 맵고 약간 쓰며 성질은 따뜻하다.
- 한방 작용부위(귀경, 歸經): 유기노는 주로 심장, 간장, 비장 질환에 영향을 미친다.
- 한방 효능

파어통경(破瘀通經): 어혈을 깨뜨려 월경이 잘 나오게 한다.

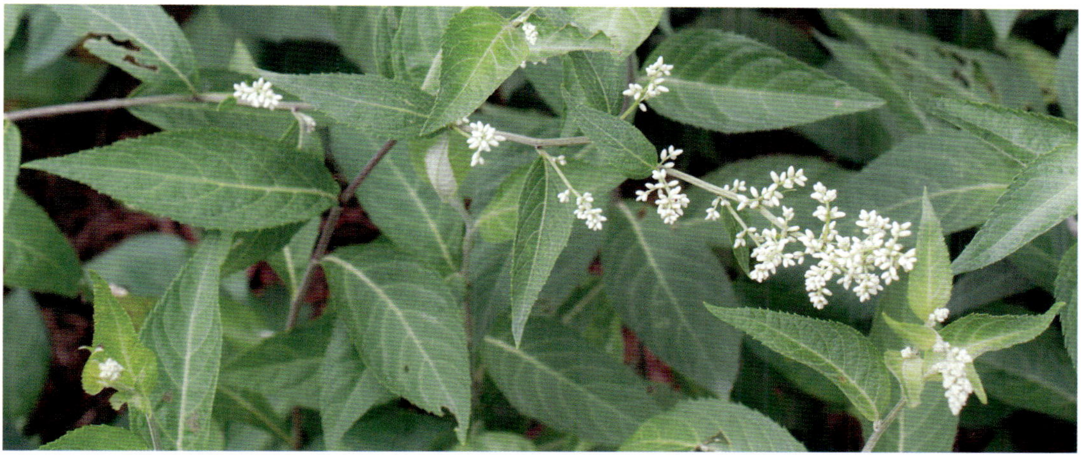

▲ 기호_ 잎

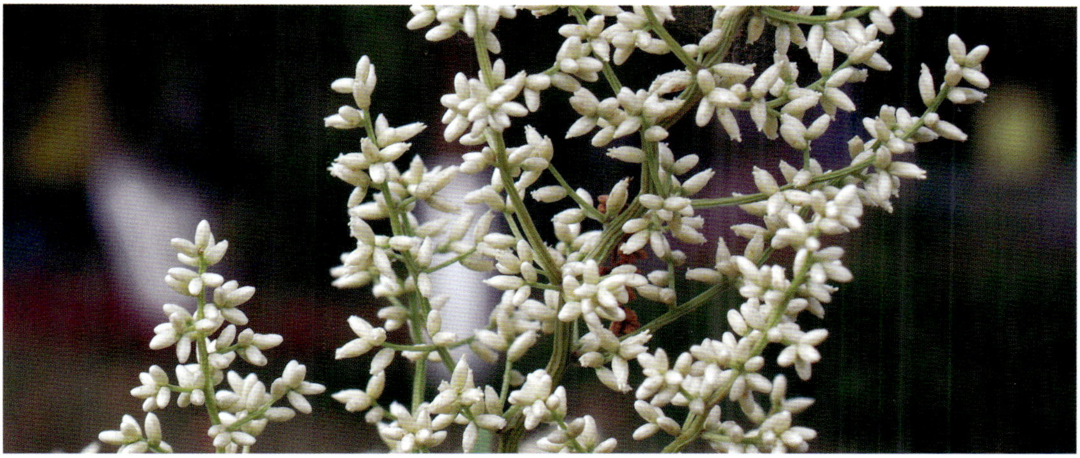

▲ 기호_ 꽃

지혈소종(止血消腫): 출혈을 멎게 하고 종기를 가라앉힌다.

소식화적(消食化積): 음식물이 정체되는 식적(食積)을 소화시킨다.

| 약효 해설 |

- 음식이 소화되지 않고 쌓여 배가 아픈 병증을 치료한다.
- 팔다리를 잘 쓰지 못하고 마비되며 아픈 증상에 사용한다.
- 산후 어혈에 유효하다.
- 혈변(血便), 혈뇨(血尿)에 쓰인다.
- 설사, 이질에 효과가 있다.

| 동의보감 효능 | 유기노초(劉寄奴草, 기호)의 성질은 따뜻하고[溫] 맛은 쓰며[苦] 독이 없다. 어혈을 깨뜨리고 배가 몹시 부르며 속이 그득한 감을 주는 증상을 낫게 한다. 월경을 잘 통하게 하고 배 속에 생긴 덩어리를 풀어준다. 송나라 고조(高祖) 유유(劉裕)의 어릴 때 이름이 기노(寄奴)였는데 그가 쇠붙이에 상하여 피 흘리는 것을 이 풀로 치료하여 신기하게 나았기 때문에 유기노(劉寄奴)라고 부른다[입문].

| 동의보감 원문 | **劉寄奴草:** 性溫 味苦 無毒. 主破血下脹 通婦人經脈癥結. ○宋高祖劉裕少名寄奴 用此治金瘡出血如神 故爲名.[入門]

| 약용법 | 전초 5~10g을 물 800mL에 넣고 달여서 반으로 나누어 아침저녁으로 마시거나 또는 가루나 환(丸)으로 만들어 복용한다. 외용할 경우에는 적당량을 짓찧어서 환부에 붙인다.

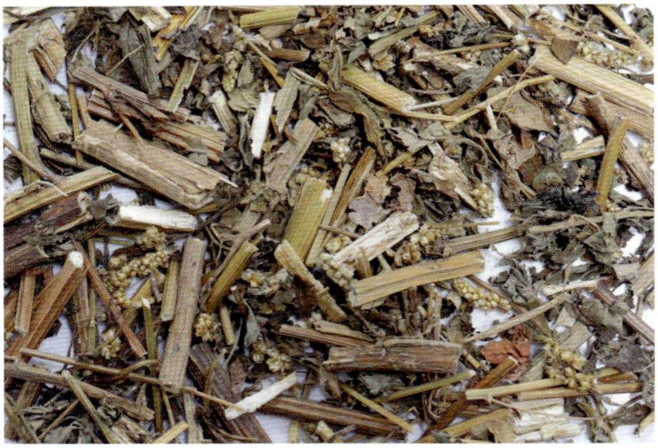

▲ 유기노(약재, 절단)

긴병꽃풀

한약명 연전초

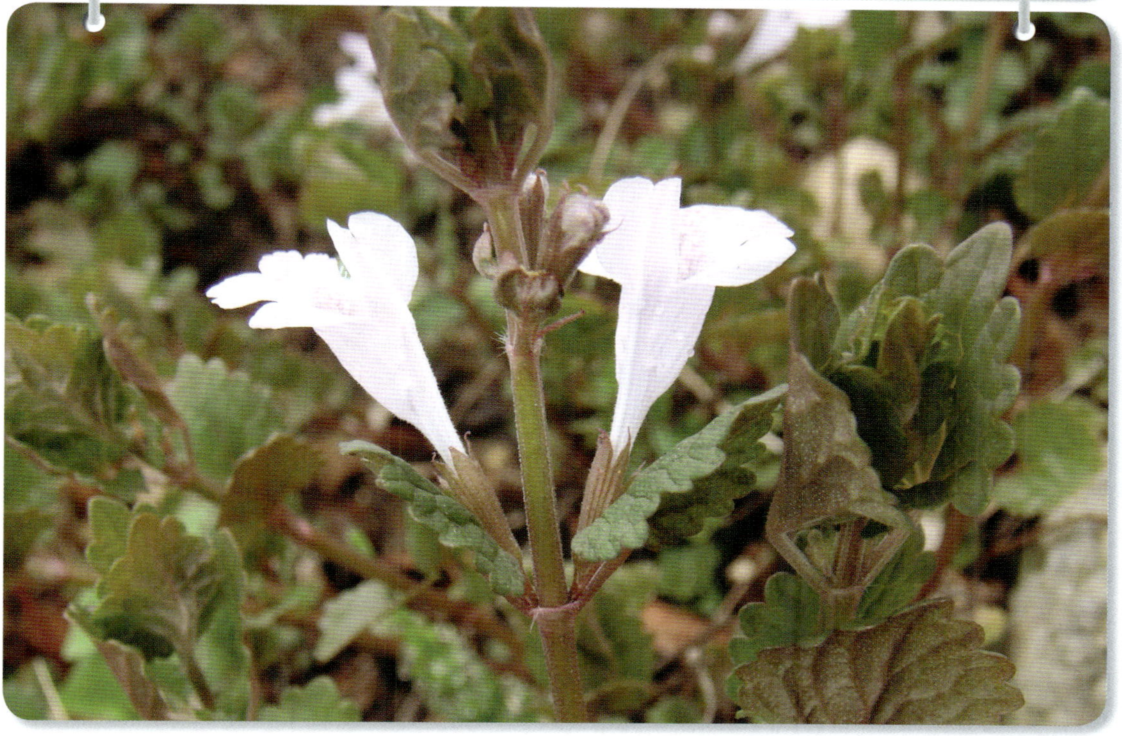

한약명 연전초

- 식물명 및 학명: 긴병꽃풀 *Glechoma grandis* Kuprianova var. *longituba* Kitagawa
- 과명: 꿀풀과(Labiatae)
- 약용부위: 지상부
- 한약명: 연전초(連錢草)
- 라틴 생약명: Glechomae Herba
- 식약처 공정서 및 조선시대 의서 수재: 대한민국약전외한약(생약)규격집(KHP)

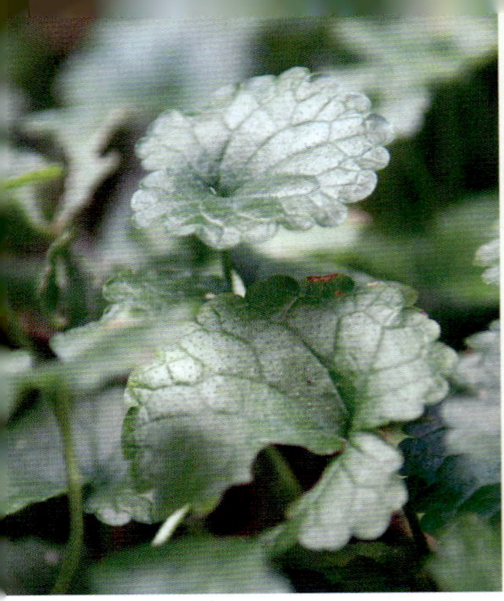

▲ 긴병꽃풀(*Glechoma longituba*)_ 잎

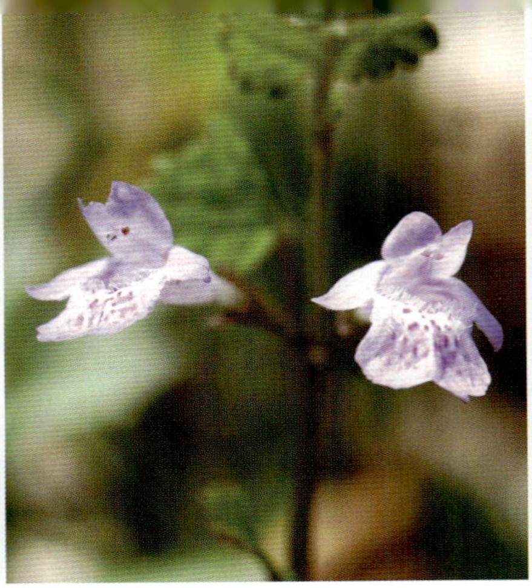

▲ 긴병꽃풀_ 꽃

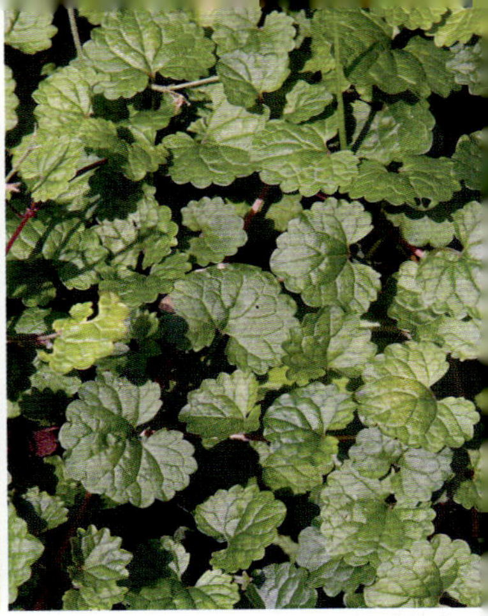

▲ 긴병꽃풀(*Glechoma longituba*)_ 재배지

| 한약의 기원 | 이 약은 긴병꽃풀 *Glechoma grandis* Kuprianova var. *longituba* Kitagawa(꿀풀과 Labiatae)의 지상부이다.

| 한방 특성 |

- 한방 약미(藥味)와 약성(藥性): 맛은 맵고 약간 쓰며 성질은 약간 차다.
- 한방 작용부위(귀경, 歸經): 연전초는 주로 간장, 신장, 방광 질환에 영향을 미친다.
- 한방 효능

이습통림(利濕通淋): 습기를 배출하고 배뇨장애를 해소한다.

청열해독(淸熱解毒): 열독(熱毒)을 해소한다.

산어소종(散瘀消腫): 어혈을 없애고 종기를 가라앉힌다.

| 약효 해설 |

- 소변 볼 때 아프거나 시원하게 나가지 않는 병증을 제거한다.
- 황달, 말라리아를 치료한다.
- 몸이 붓는 증상, 방광결석에 사용한다.
- 열을 제거하고 해독한다.

| 약용법 | 지상부 15~30g을 물 800mL에 넣고 달여서 반으로 나누어 아침저녁으로 마신다. 외용으로 사용할 경우에는 신선한 재료 적당량을 짓찧어서 환부에 붙인다.

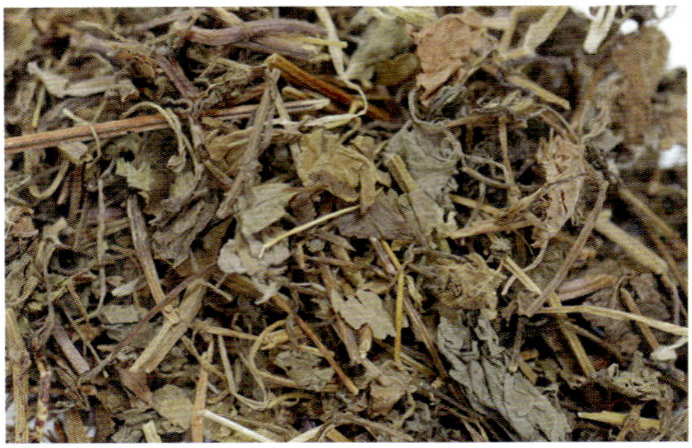

▲ 연전초(약재, 절단)

까마중

한약명 용귀

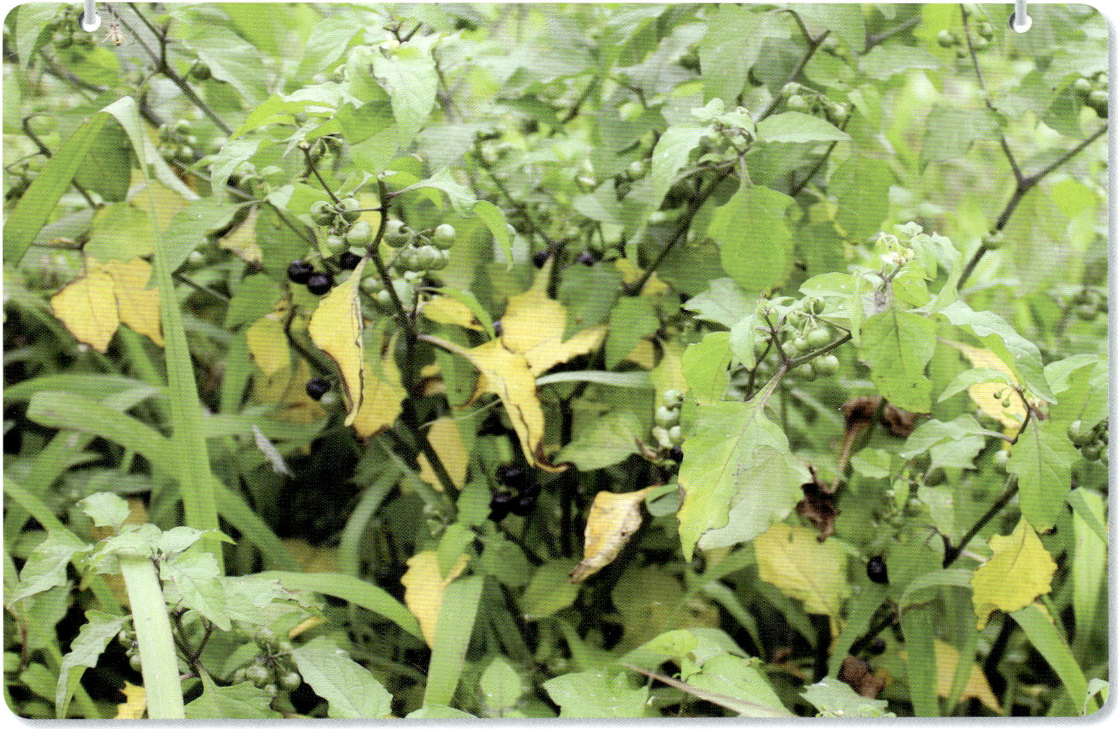

한약명 용규

- 식물명 및 학명: 까마중 *Solanum nigrum* Linné
- 과명: 가지과(Solanaceae)
- 약용부위: 지상부
- 한약명: 용규(龍葵)
- 라틴 생약명: Solani Nigri Herba

- 식약처 공정서 및 조선시대 의서 수재:
  대한민국약전외한약(생약)규격집(KHP)
  동의보감 탕액편의 채소부(部)
  방약합편의 습초(濕草)편

| 한약의 기원 | 이 약은 까마중 *Solanum nigrum* Linné(가지과 Solanaceae)의 지상부이다.

| 한방 특성 |

- 한방 약미(藥味)와 약성(藥性): 맛은 쓰고 성질은 차다.
- 한방 효능

청열해독(淸熱解毒): 열독(熱毒)을 해소한다.

활혈소종(活血消腫): 혈액 순환을 촉진하고 종기를 가라앉힌다.

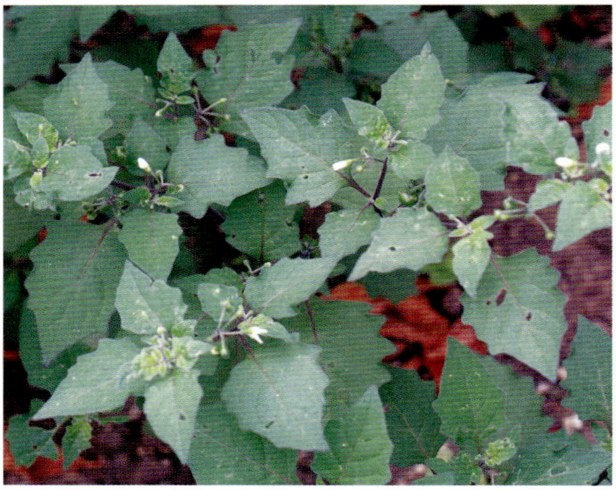

▲ 까마중(*Solanum nigrum* subsp. *nigrum*)_ 잎

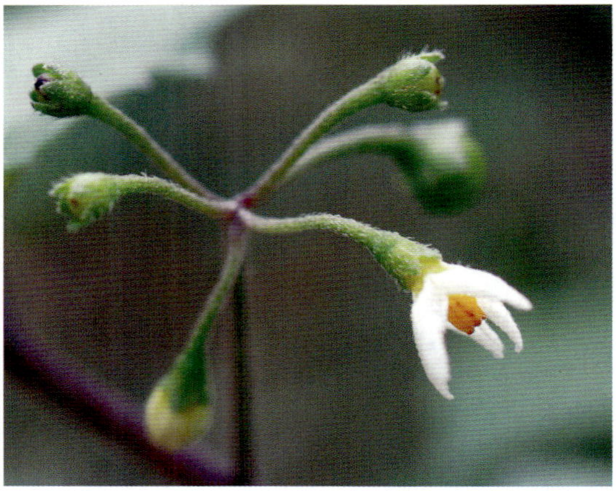

▲ 까마중(*Solanum nigrum* subsp. *nigrum*)_ 꽃

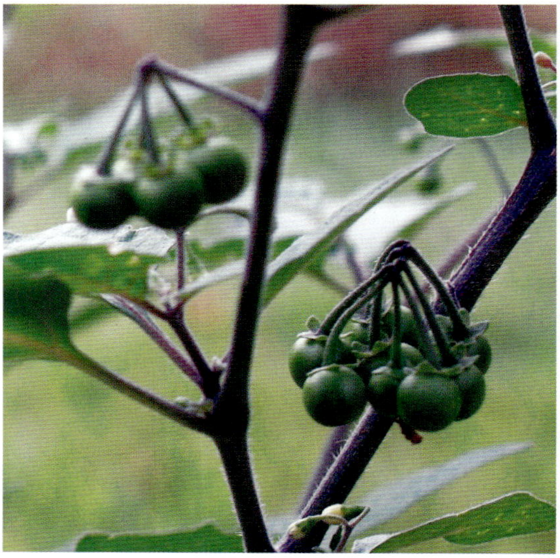

▲ 까마중(*Solanum nigrum* subsp. *nigrum*)_ 덜 익은 열매

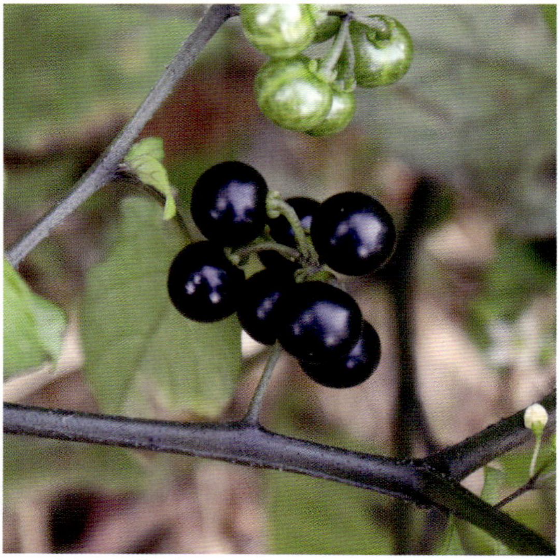

▲ 까마중_ 익은 열매

| 약효 해설 |

- 만성 기관지염과 신염(腎炎)으로 몸이 붓는 증상을 치료한다.
- 혈압강하 약리작용이 있다.
- 열을 내리고 해독한다.

| 동의보감 원문의 한글 식물명 | 가마조이

| 동의보감 효능 | 용규(龍葵, 까마중)는 성질이 차고[寒] 맛이 쓰며[苦] 독이 없다. 피로를 풀어 주고 잠을 적게 자게 하며 열로 부은 것[熱腫]을 없앤다.

| 동의보감 원문 | **龍葵:** 性寒 味苦 無毒. 解勞 少睡 去熱腫.

| 약용법 | 지상부 15~30g을 물 800mL에 넣고 달여서 반으로 나누어 아침 저녁으로 마신다. 외용할 때는 적당량을 짓찧어서 환부에 붙인다.

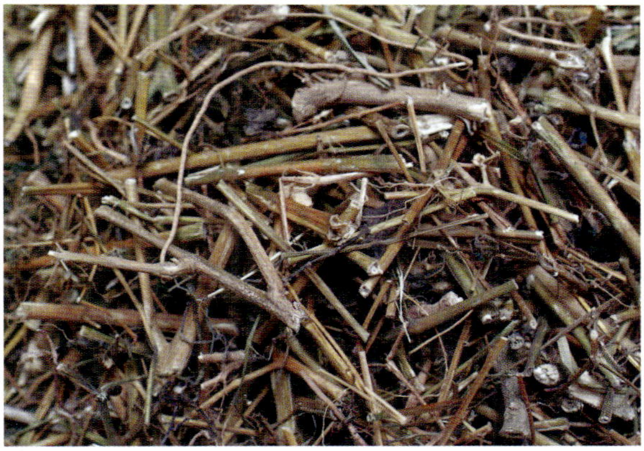

▲ 용규(약재, 절단)

꼭두서니

한약명 천초근

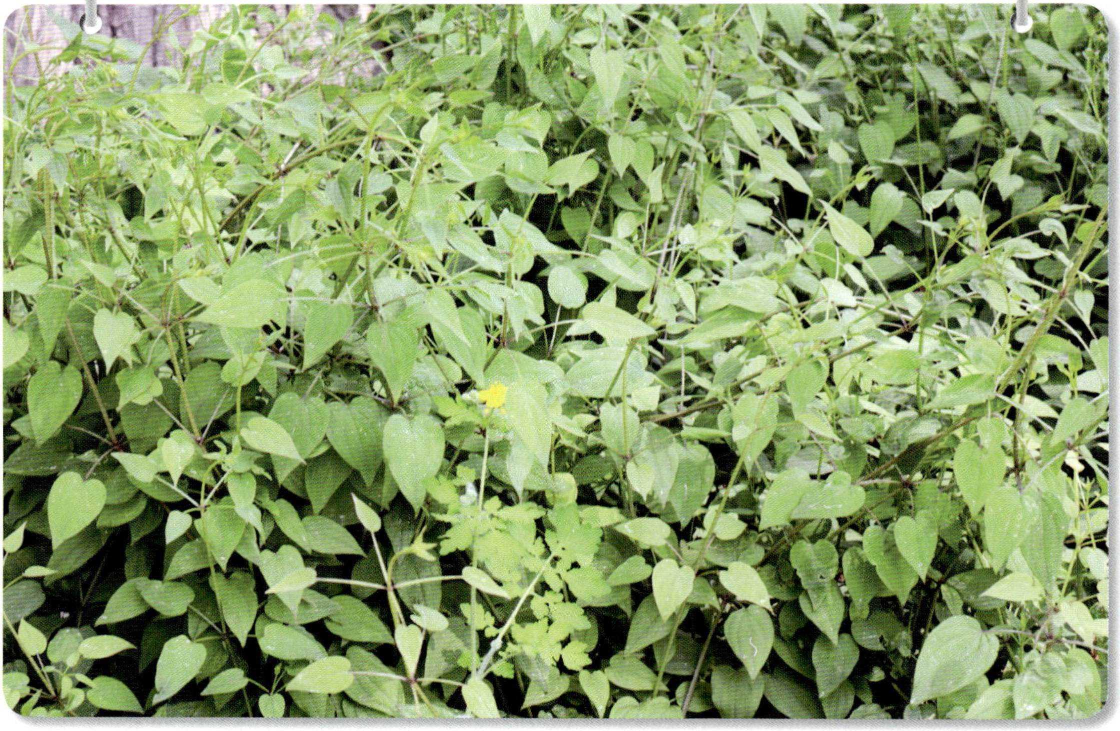

한약명 천초근

- 식물명 및 학명: 꼭두서니 *Rubia akane* Nakai
- 과명: 꼭두서니과(Rubiaceae)
- 약용부위: 뿌리
- 한약명: 천초근(茜草根)
- 라틴 생약명: Rubiae Radix
- 이명 또는 영명: 천초(茜草), 홍천근(紅茜根), Madder Root
- 식약처 공정서 및 조선시대 의서 수재:
  대한민국약전외한약(생약)규격집(KHP)
  동의보감 탕액편의 풀부(部)
  방약합편의 만초(蔓草, 덩굴풀)편

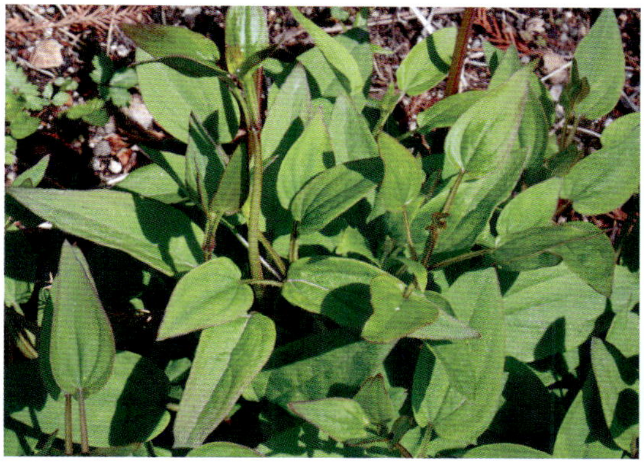

▲ 꼭두서니_ 잎

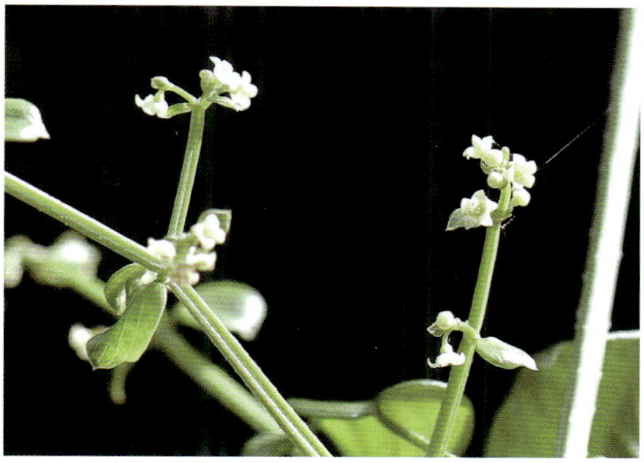

▲ 꼭두서니_ 꽃

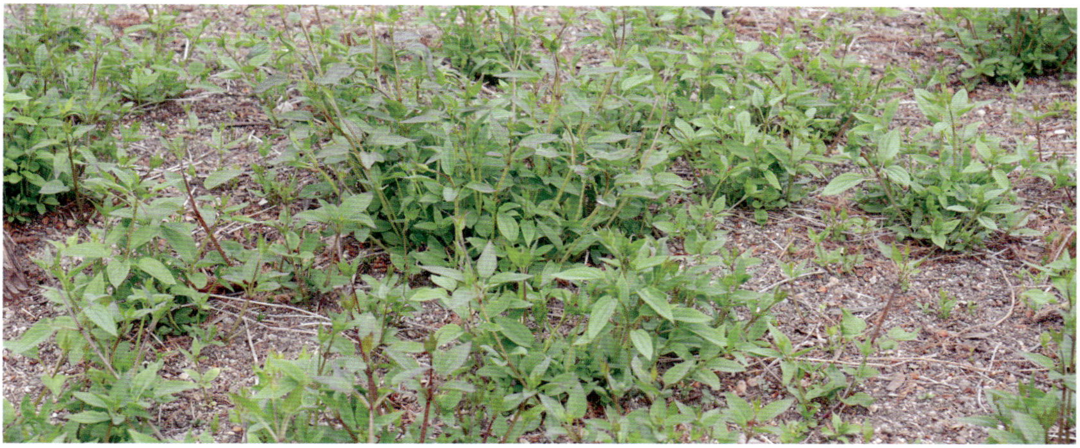

▲ 꼭두서니_ 재배지

| 한약의 기원 | 이 약은 꼭두서니 *Rubia akane* Nakai 또는 기타 동속 근연식물(꼭두서니과 Rubiaceae)의 뿌리이다.

| 한방 특성 |

- 한방 약미(藥味)와 약성(藥性): 맛은 쓰고 성질은 차다.
- 한방 작용부위(귀경, 歸經): 천초근은 주로 간장, 심장 질환에 영향을 미친다.
- 한방 효능

양혈지혈(凉血止血): 혈열(血熱)을 식히고 지혈한다.

활혈화어(活血化瘀): 혈액 순환을 촉진하고 어혈(瘀血)을 없앤다.

| 약효 해설 |

- 각혈, 토혈, 혈뇨(血尿), 혈변(血便)에 유효하다.
- 산후복통, 부정기 자궁출혈에 사용한다.
- 팔다리가 저리고 아프며 잘 쓰지 못하는 증상을 치료한다.
- 황달, 만성 기관지염에 쓰인다.

| 동의보감 원문의 한글 식물명 | 곡도숑

| 동의보감 효능 | 천근(茜根, 꼭두서니 뿌리)의 성질은 차고[寒] 맛이 달며[甘] 독이 없다. 육극(六極)으로 심폐(心肺)를 상하여 피를 토하거나 대변으로 피를 쏟는 데 쓴다. 코피, 토혈(吐血), 혈변(血便), 혈뇨(血尿), 여성의 부정기 자궁출혈, 하혈(下血)을 멎게 한다. 피부에 얇게 생긴 헌데를 치료하며 고독(蠱毒)을 없앤다.

| 동의보감 원문 | **茜根:** 性寒 味甘 無毒. 主六極傷心肺 吐血 瀉血用之. 止衄吐便尿血 崩中下血. 治瘡癤 殺蠱毒.

| 약용법 | 뿌리 10~15g을 물 800mL에 넣고 달여서 반으로 나누어 아침저녁으로 마신다. 또는 가루, 환(丸)으로 만들거나 술을 담가 복용한다.

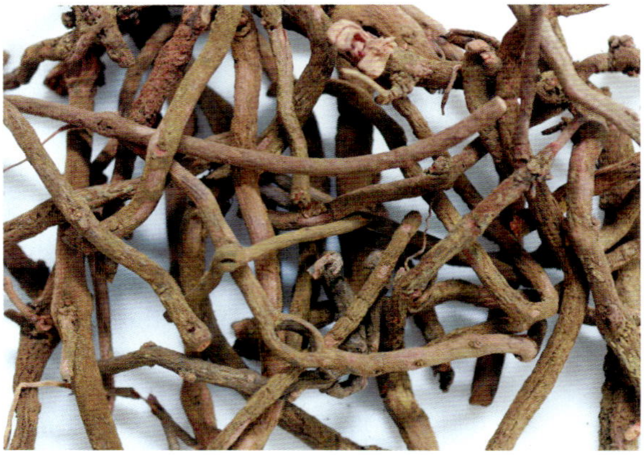

▲ 천초근(약재, 전형)

꾸지나무, 닥나무

한약명 저실자

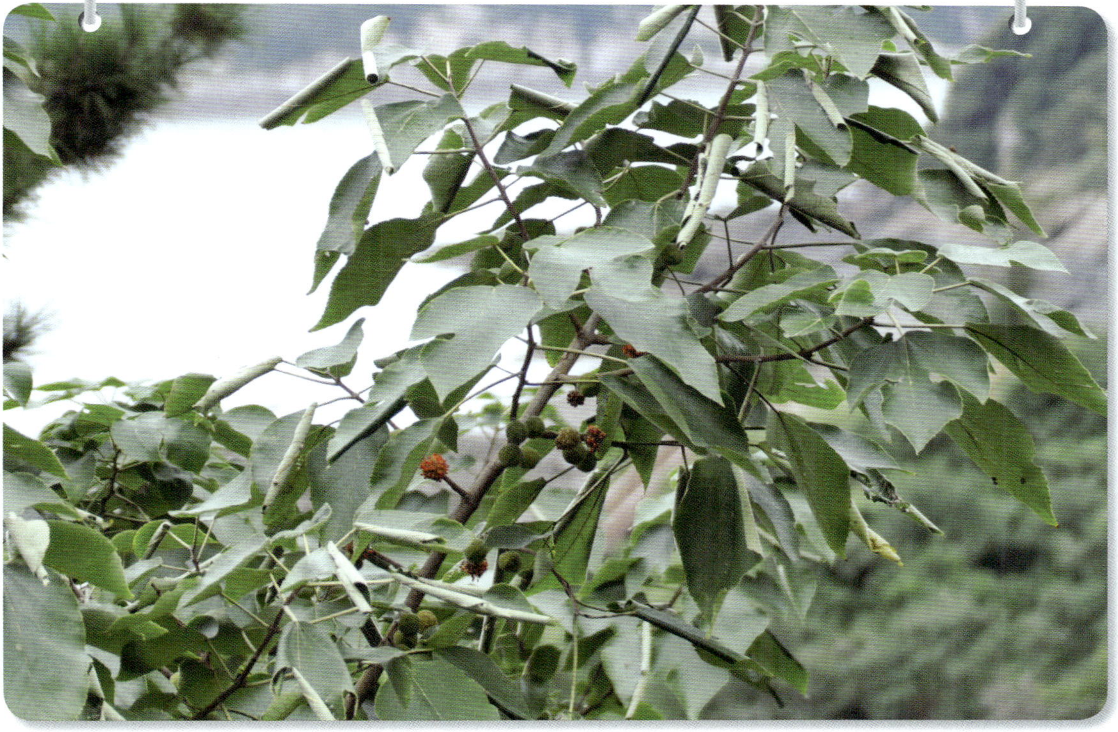

▲ 꾸지나무_ 수형

한약명 저실자

- 식물명 및 학명: 꾸지나무 *Broussonetia papyrifera* (L.) Ventenat, 닥나무 *Broussonetia kazinoki* Siebold
- 과명: 뽕나무과(Moraceae)
- 약용부위: 열매
- 한약명: 저실자(楮實子)
- 라틴 생약명: Broussonetiae Fructus
- 식약처 공정서 및 조선시대 의서 수재:
  대한민국약전외한약(생약)규격집(KHP)
  동의보감 탕액편의 나무부(部)
  방약합편의 관목(灌木)편

| 한약의 기원 | 이 약은 꾸지나무 *Broussonetia papyrifera* (L.) Ventenat 또는 닥나무 *Broussonetia kazinoki* Siebold(뽕나무과 Moraceae)의 여문 열매이다.

| 한방 특성 |

- 한방 약미(藥味)와 약성(藥性): 맛은 달고 성질은 차다.
- 한방 작용부위(귀경, 歸經): 저실자는 주로 간장, 신장 질환에 영향을 미친다.

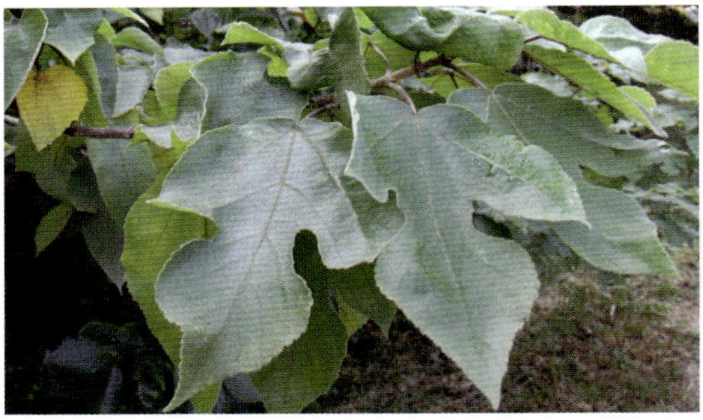

▲ 꾸지나무_ 잎

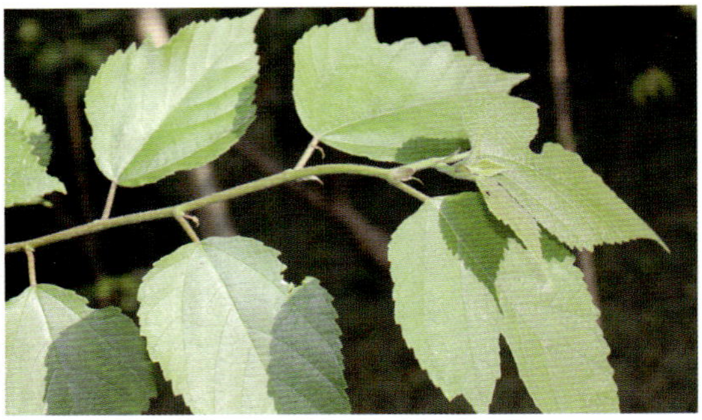

▲ 닥나무_ 잎

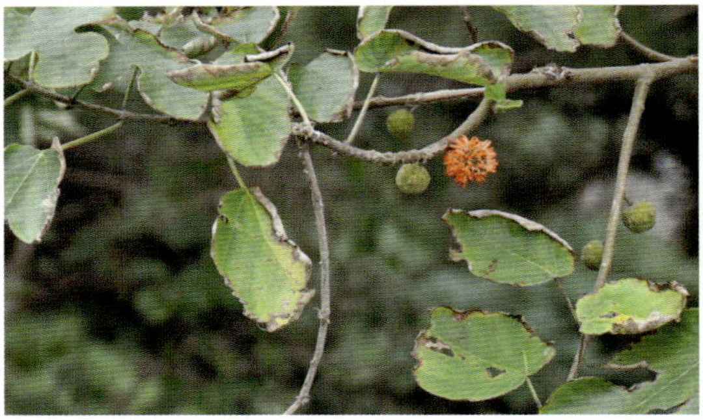

▲ 꾸지나무_ 열매

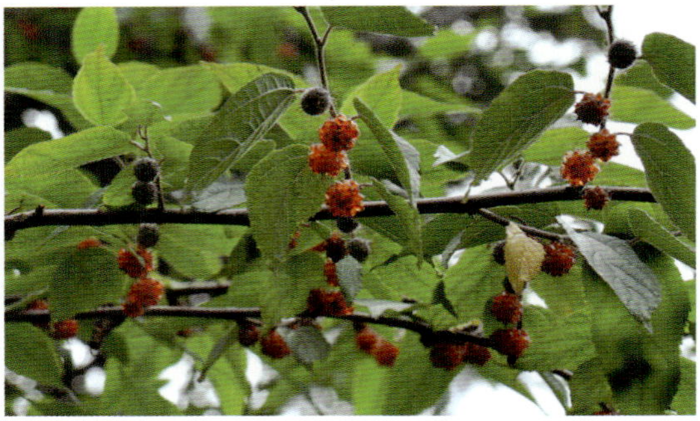

▲ 닥나무_ 열매

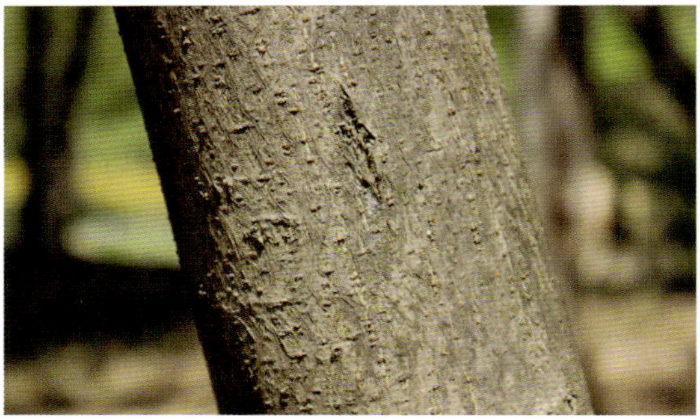

▲ 꾸지나무_ 나무껍질

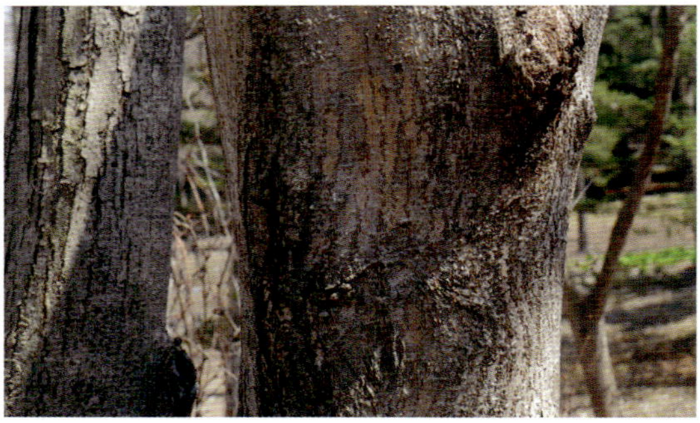

▲ 닥나무_ 나무껍질

• 한방 효능

보신청간(補腎淸肝): 신(腎)을 보하고 간열(肝熱)을 식힌다.

명목(明目): 눈을 밝게 한다.

이뇨(利尿): 소변을 잘 나오게 한다.

| 약효 해설 |

- 현기증이 나고 머리가 어지러운 증상을 치료한다.
- 눈이 어두워 잘 보이지 않는 병증에 사용한다.
- 몸이 붓고 배가 몹시 불러오면서 속이 그득한 증상에 유효하다.
- 이뇨 작용이 있다.

| 동의보감 원문의 한글 식물명 | 닥나모여름

| 동의보감 효능 | 저실(楮實, 닥나무, 꾸지나무 열매)의 성질은 차며[寒] 맛이 달고[甘] 독이 없다. 발기부전에 주로 쓴다. 근육과 뼈를 튼튼하게 하며 양기(陽氣)를 돕는다. 몸과 마음이 허약하고 피로한 것을 보하며 허리와 무릎을 따뜻하게 한다. 또한 안색을 좋게 하며[益顔色] 피부를 탄력 있게 하고 눈을 밝게 한다.

| 동의보감 원문 | **楮實:** 性寒 味甘 無毒. 主陰痿. 壯筋骨 助陽氣 補虛勞 煖腰膝 益顔色 充肌膚 明目.

| 약용법 | 열매 6~12g을 물 800mL에 넣고 달여서 반으로 나누어 아침저녁으로 마신다.

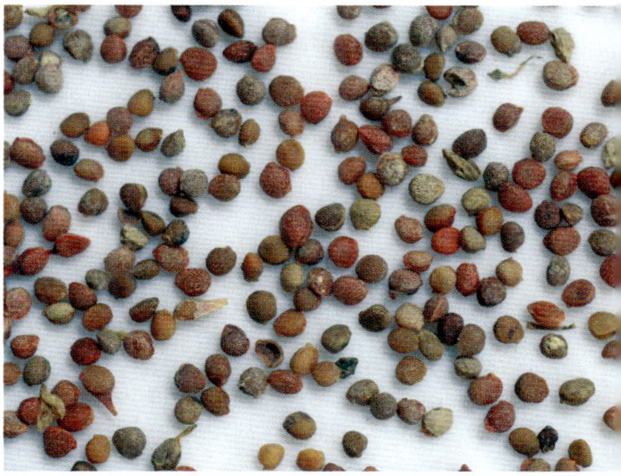

▲ 저실자(약재, 전형)

꿀풀

한약명 하고초

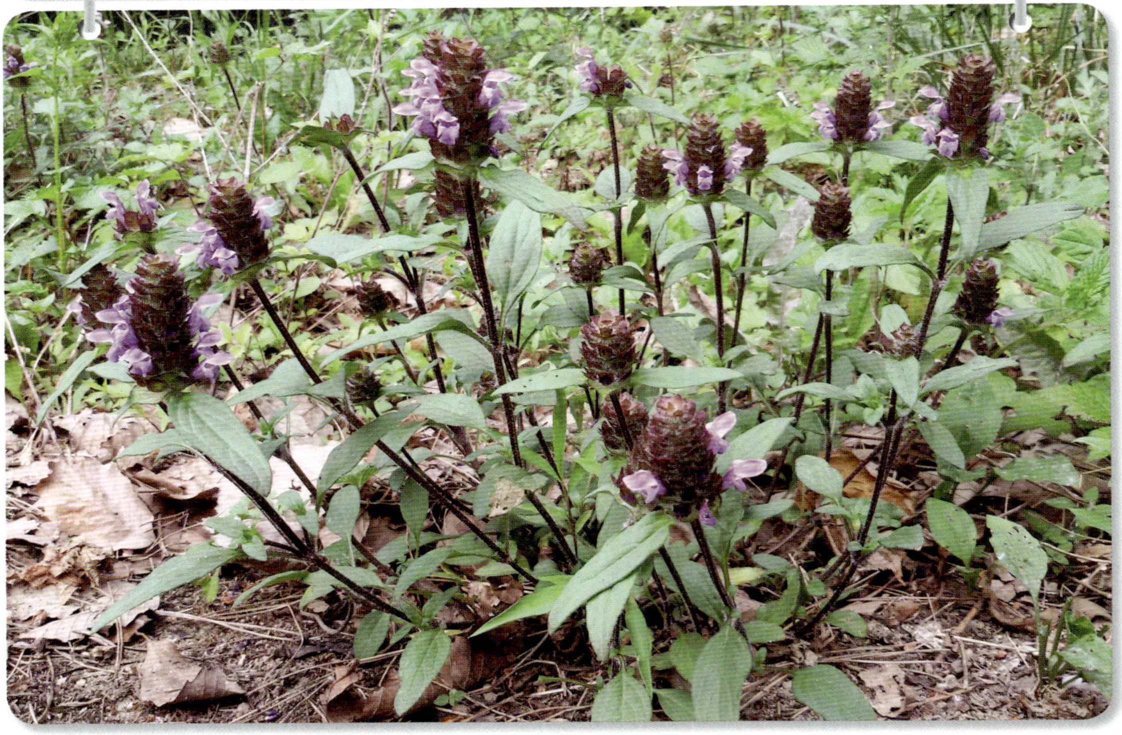

▲ 꿀풀_ 지상부

한약명 하고초

- 식물명 및 학명: 꿀풀 *Prunella vulgaris* Linné var. *lilacina* Nakai, 하고초(夏枯草) *Prunella vulgaris* Linné
- 과명: 꿀풀과(Labiatae)
- 약용부위: 꽃대[花穗]
- 한약명: 하고초(夏枯草)
- 라틴 생약명: Prunellae Spica
- 이명 또는 영명: Prunella Spike
- 식약처 공정서 및 조선시대 의서 수재:
  대한민국약전(KP)
  동의보감 탕액편의 풀부(部)
  방약합편의 습초(濕草)편

| 한약의 기원 | 이 약은 꿀풀 *Prunella vulgaris* Linné var. *lilacina* Nakai 또는 하고초(夏枯草) *Prunella vulgaris* Linné(꿀풀과 Labiatae)의 꽃대[花穗]이다.

| 한방 특성 |

- 한방 약미(藥味)와 약성(藥性): 맛은 맵고 쓰며 성질은 차다.
- 한방 작용부위(귀경, 歸經): 하고초는 주로 간장, 담낭 질환에 영향을 미친다.
- 한방 효능

청간사화(淸肝瀉火): 간화(肝火)를 식힌다.

명목(明目): 눈을 밝게 한다.

산결소종(散結消腫): 뭉친 것을 풀고 종기를 가라앉힌다.

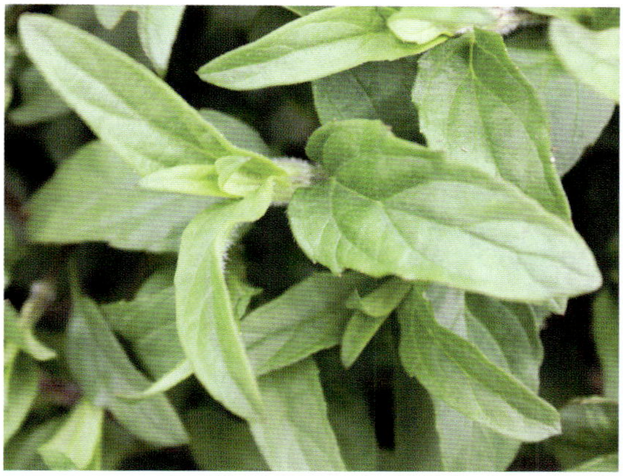

▲ 꿀풀_ 잎

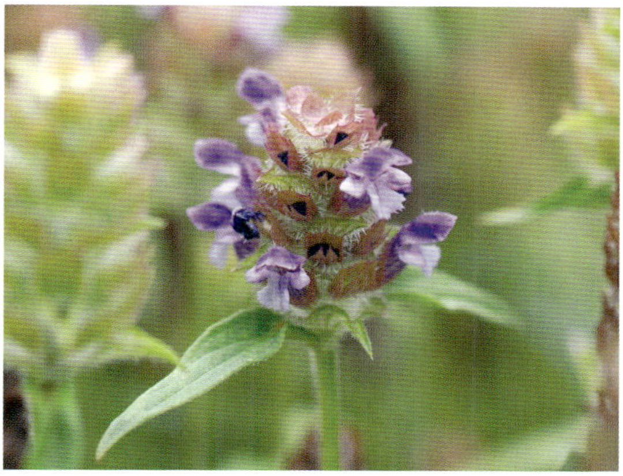

▲ 꿀풀_ 꽃

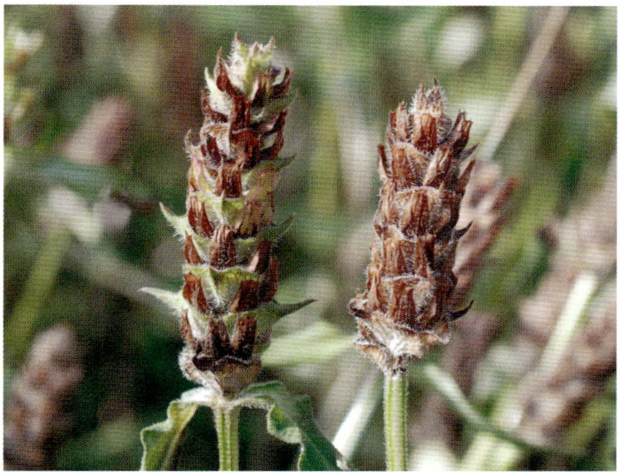

▲ 하고초_ 꽃대

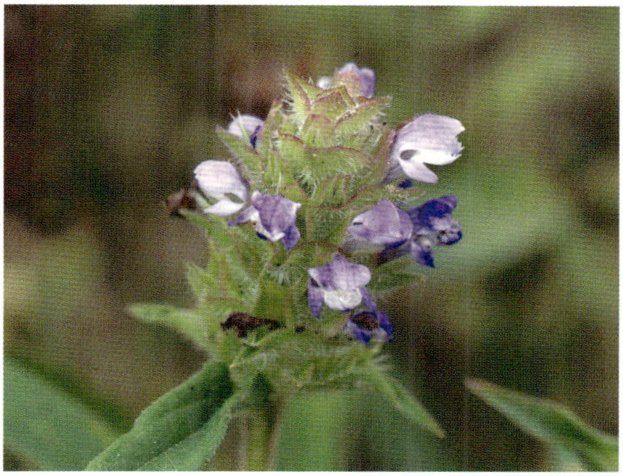

▲ 하고초_ 꽃

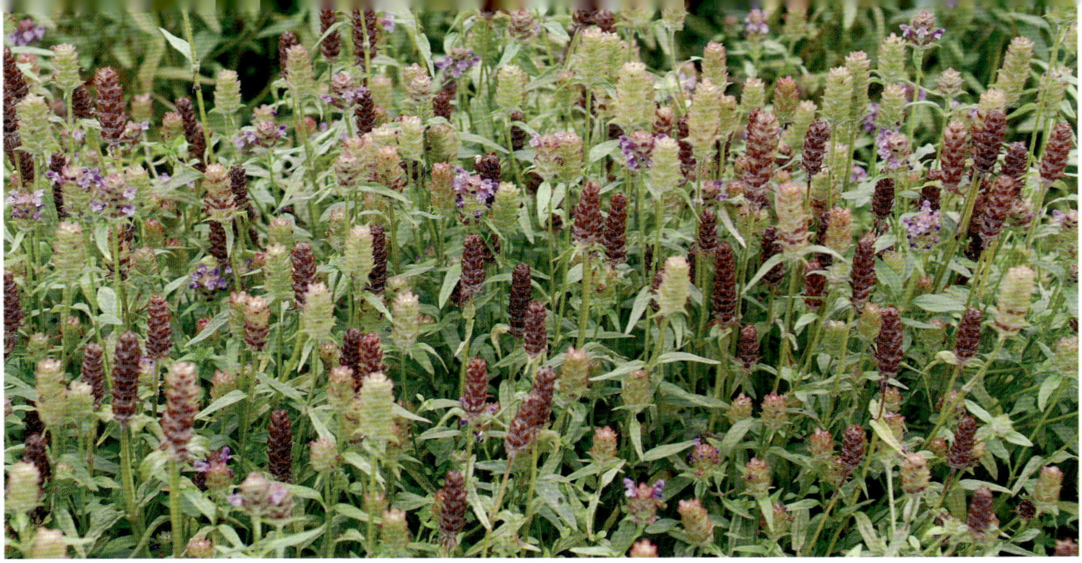

▲ 꿀풀_ 무리

| 약효 해설 |

- 눈이 충혈되면서 붓고 아픈 증상에 유효하다.
- 머리가 아프고 정신이 흐리고 혼미하여지는 증상을 없앤다.
- 유방이 팽창하면서 터질 듯이 아픈 병증에 사용한다.
- 각혈과 자궁에서 분비물이 나오는 증상을 치료한다.

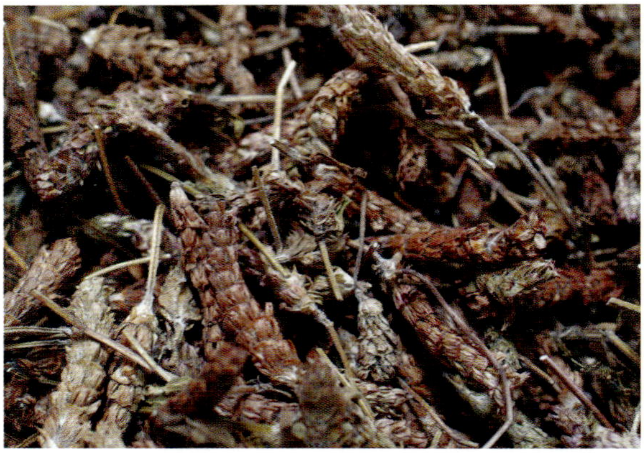

▲ 하고초(약재, 전형)

| 동의보감 원문의 한글 식물명 | 져븨꿀

| 동의보감 효능 | 하고초(夏枯草, 꿀풀 꽃대)의 성질은 차고[寒] 맛은 쓰며[苦] 맵고[辛] 독이 없다. 추웠다 열이 났다 하는 것, 나력(瘰癧), 서루(鼠瘻), 머리의 피부 질환을 치료한다. 배 속에 생긴 덩어리를 깨뜨리고 영류로 기가 몰린 것을 흩으며 눈 아픈 것[目疼, 목동]을 낫게 한다.

| 동의보감 원문 | **夏枯草:** 性寒 味苦辛 無毒. 主寒熱 瘰癧 鼠瘻 頭瘡. 破癥 散癭結氣 治目疼.

| 약용법 | 꽃대 9~15g을 물 800mL에 넣고 달여서 반으로 나누어 아침저녁으로 마신다.

| 한약의 기원 | 이 약은 나팔꽃 *Pharbitis nil* Choisy 또는 둥근잎나팔꽃 *Pharbitis purpurea* Voigt(메꽃과 Convolvulaceae)의 잘 익은 씨이다.

| 한방 특성 |

- 한방 약미(藥味)와 약성(藥性): 맛은 쓰고 성질은 차고 독이 있다.
- 한방 작용부위(귀경, 歸經): 견우자는 주로 폐, 신장, 대장 질환에 영향을 미친다.
- 한방 효능

이수통변(利水通便): 소변과 대변을 잘 나오게 한다.

거담축음(祛痰逐飮): 담(痰)을 제거하고 몸 안에 수습(水濕)이 엉기어 있는 수음(水飮)을 몰아낸다.

살충소적(殺蟲消積): 기생충을 죽이고 배가 더부룩하거나 아픈 병증인 적취를 가라앉힌다.

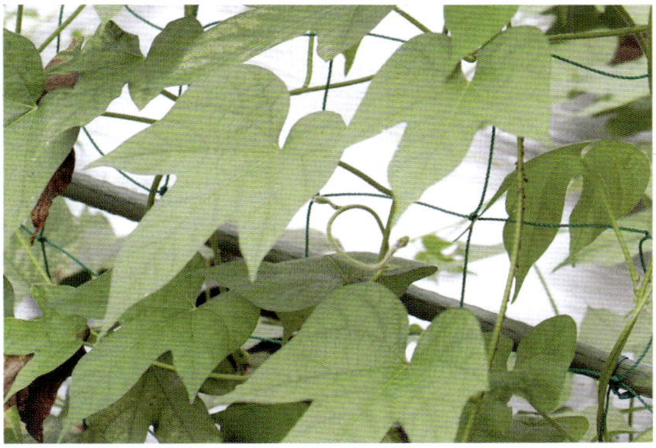
▲ 나팔꽃_ 잎

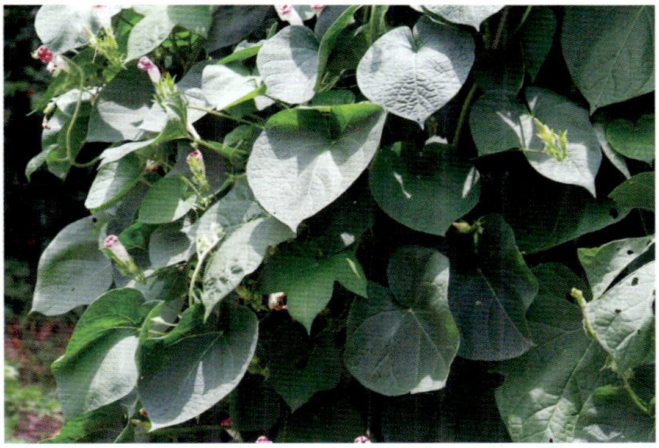
▲ 둥근잎나팔꽃_ 잎

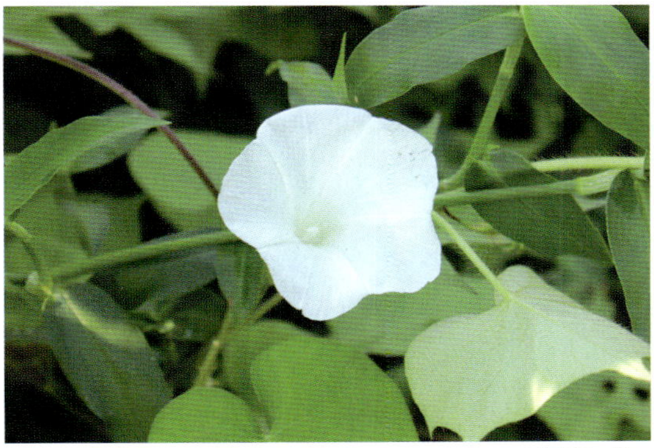
▲ 나팔꽃_ 꽃

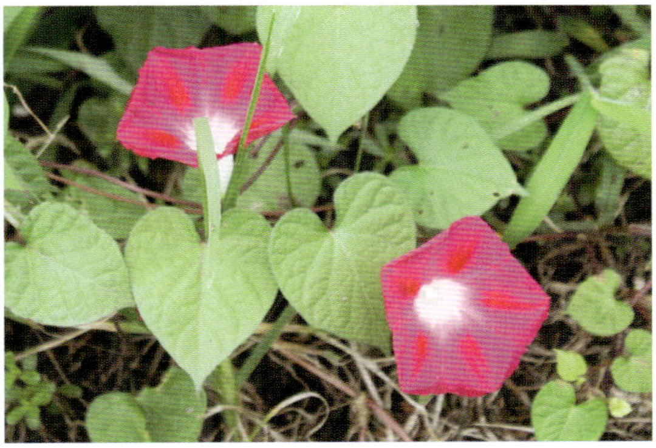
▲ 둥근잎나팔꽃_ 꽃

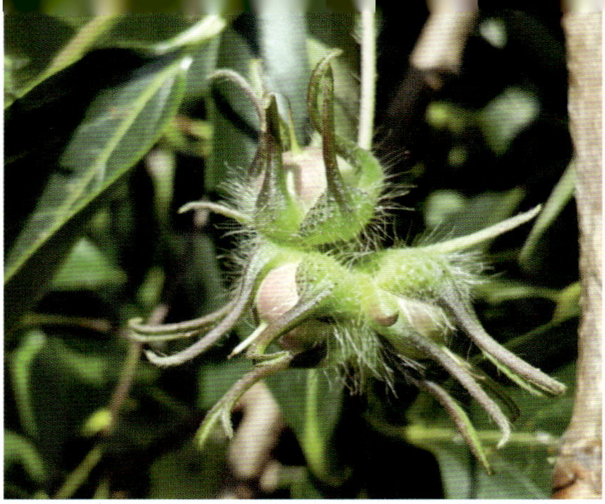
▲ 나팔꽃_ 덜 익은 열매

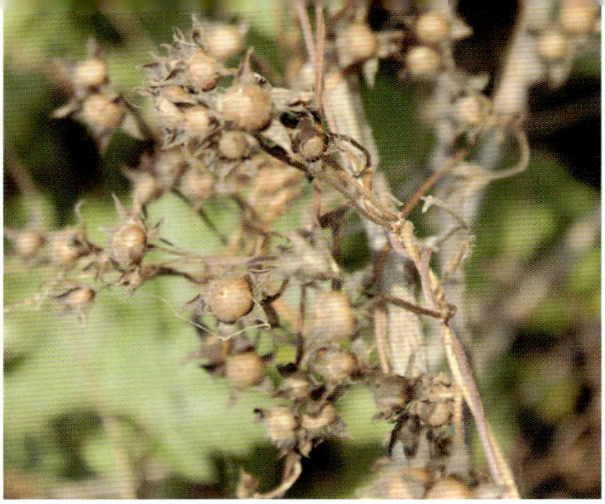
▲ 나팔꽃_ 익은 열매

| 약효 해설 |

- 변비에 유효하다.
- 배가 더부룩하거나 아픈 병증을 없앤다.
- 기가 치밀어 올라 숨이 차고 기침하는 증상에 사용한다.
- 요통(腰痛), 부종, 각기병에 쓰인다.

| 동의보감 효능 | 견우자(牽牛子, 나팔꽃 씨)의 성질은 차고[寒] 맛은 쓰며[苦] 독이 있다. 기운을 잘 내리며 몸이 붓는 것을 낫게 한다. 풍독을 없애고 대소변을 잘 나오게 한다. 찬 고름을 아래로 내보내며 고독(蠱毒)을 없애고 유산시킨다.

| 동의보감 원문 | **牽牛子:** 性寒 味苦 有毒. 主下氣. 治水腫 除風毒 利大小便 下冷膿 瀉蠱毒 落胎.

| 약용법 | 씨 3~10g을 물 800mL에 넣고 달여서 반으로 나누어 아침 저녁으로 마신다. 또는 1회 용량을 0.3~1g으로 가루약이나 환약(丸藥)을 만들어 하루 2~3회 복용한다. 볶아서 약성을 감소시켜 사용한다.

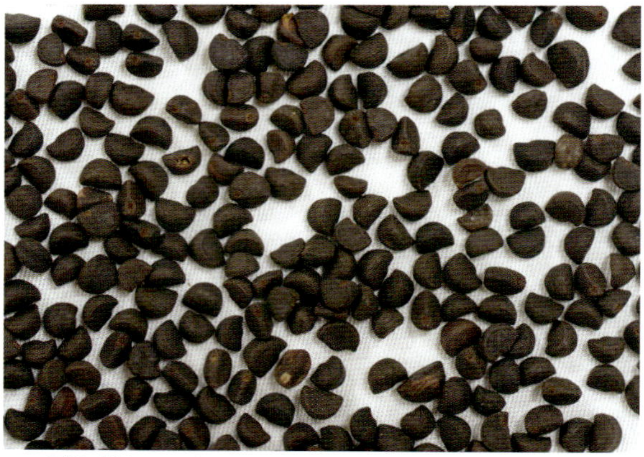
▲ 견우자(약재, 전형)

남가새

한약명 질려자

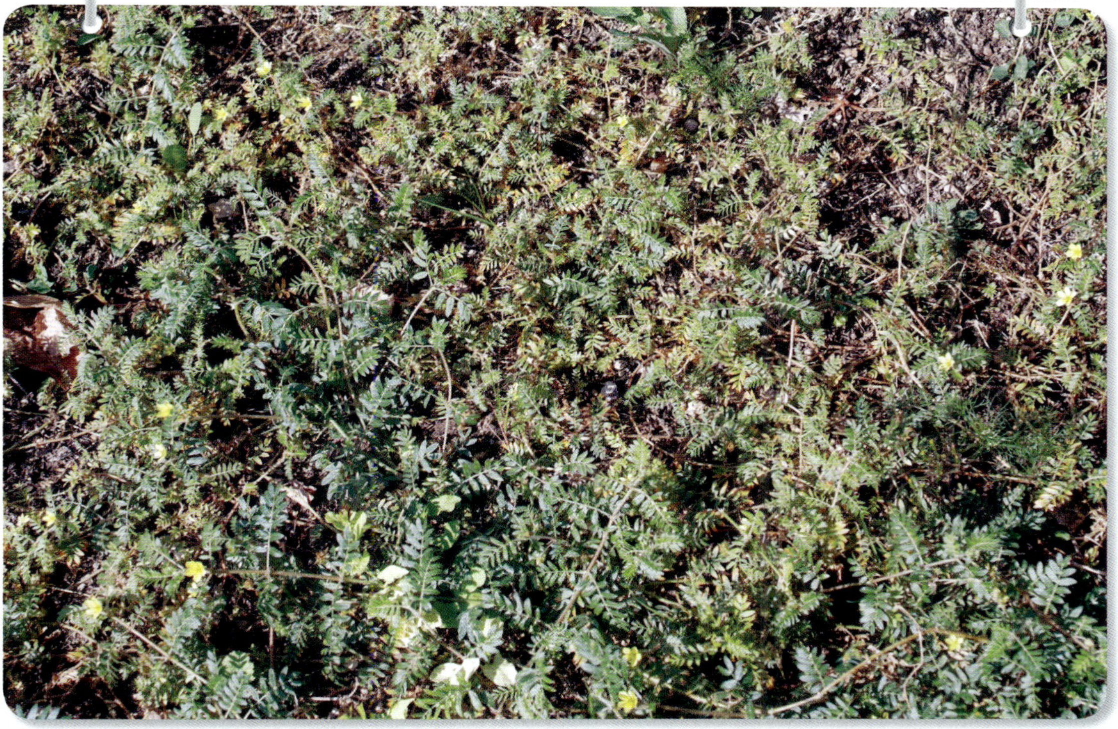

한약명 질려자

- 식물명 및 학명: 남가새 *Tribulus terrestris* Linné
- 과명: 남가새과(Zygophyllaceae)
- 약용부위: 잘 익은 열매
- 한약명: 질려자(蒺藜子)
- 라틴 생약명: Tribuli Fructus
- 이명 또는 영명: Tribulus Fruit

- 식약처 공정서 및 조선시대 의서 수재:
  대한민국약전(KP)
  동의보감 탕액편의 풀부(部)
  방약합편의 습초(濕草)편

| 한약의 기원 | 이 약은 남가새 *Tribulus terrestris* Linné(남가새과 Zygophyllaceae)의 잘 익은 열매이다.

| 한방 특성 |

- 한방 약미(藥味)와 약성(藥性): 맛은 맵고 쓰며 성질은 약간 따뜻하고 독이 약간 있다.
- 한방 작용부위(귀경, 歸經): 질려자는 주로 간장 질환에 영향을 미친다.
- 한방 효능

평간해울(平肝解鬱): 간의 기운을 평안하게 하고 기운이 울체된 것을 해소한다.

활혈거풍(活血祛風): 혈액 순환을 촉진하고 풍(風)을 없앤다.

명목(明目): 눈을 밝게 한다.

지양(止痒): 가려움을 멎게 한다.

| 약효 해설 |

- 머리가 아프고 정신이 아찔아찔하여 어지러운 증상을 낫게 한다.
- 눈이 충혈되고 막 같은 것이 생기는 장애를 치료한다.
- 가슴과 양쪽 옆구리가 불러오고 아픈 병증에 사용한다.
- 가려움증을 없앤다.

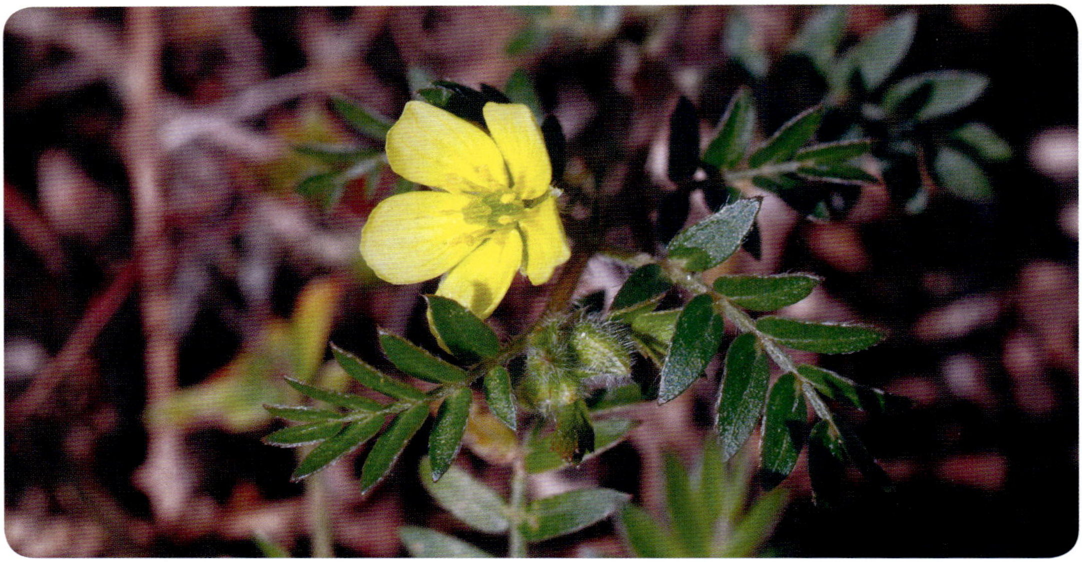

▲ 남가새_ 꽃과 잎

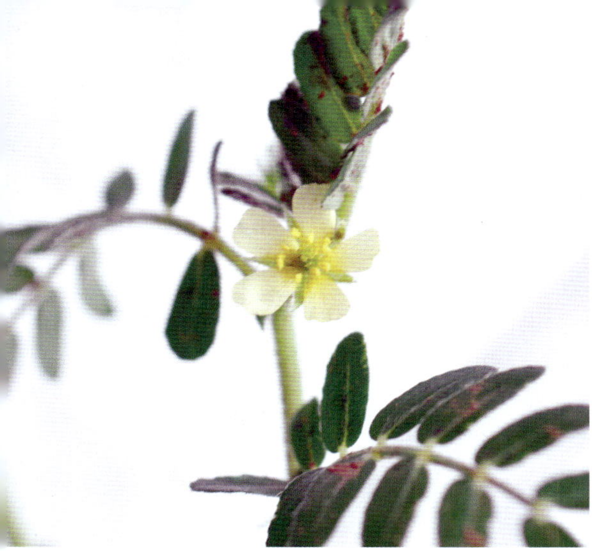

▲ 남가새_ 꽃(채취품)

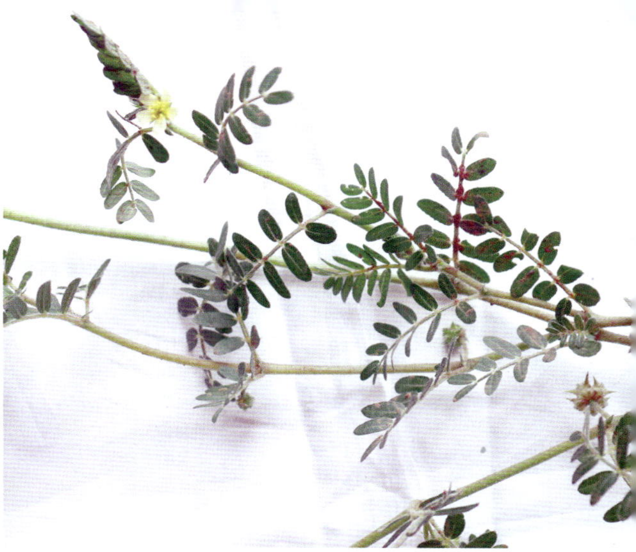

▲ 남가새_ 지상부(채취품)

| 동의보감 원문의 한글 식물명 | 납거싀

| 동의보감 효능 | 백질려(白蒺藜, 꽃이 흰 남가새 열매)의 성질은 따뜻하며[溫] 맛이 쓰고[苦] 매우며[辛] 독이 없다. 온갖 풍증, 몸이 풍으로 가려운 것, 두통, 폐위로 고름을 토하는 것에 주로 쓴다. 신[水藏]이 차서 소변이 많은 것과 아랫배에서 생긴 통증이 명치까지 치밀어 오르는 것을 낫게 한다. 신기(腎氣)와 자궁이 정상 위치로부터 아래쪽으로 내려온 것을 치료한다.

| 동의보감 원문 | **白蒺藜:** 性溫 味苦辛 無毒. 主諸風 身體風痒 頭痛 及肺痿吐膿. 又治水藏冷小便多 及奔豚腎氣陰㿗.

| 약용법 | 열매 6~10g을 물 800mL에 넣고 달여서 반으로 나누어 아침저녁으로 마신다.

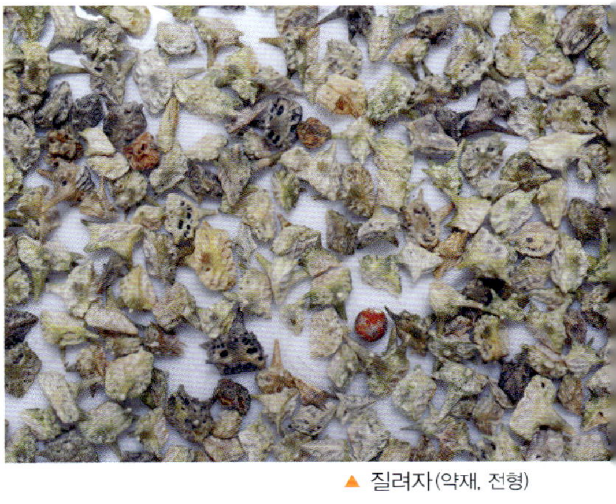

▲ 질려자(약재, 전형)

낭독, 풍도대극

한약명 낭독

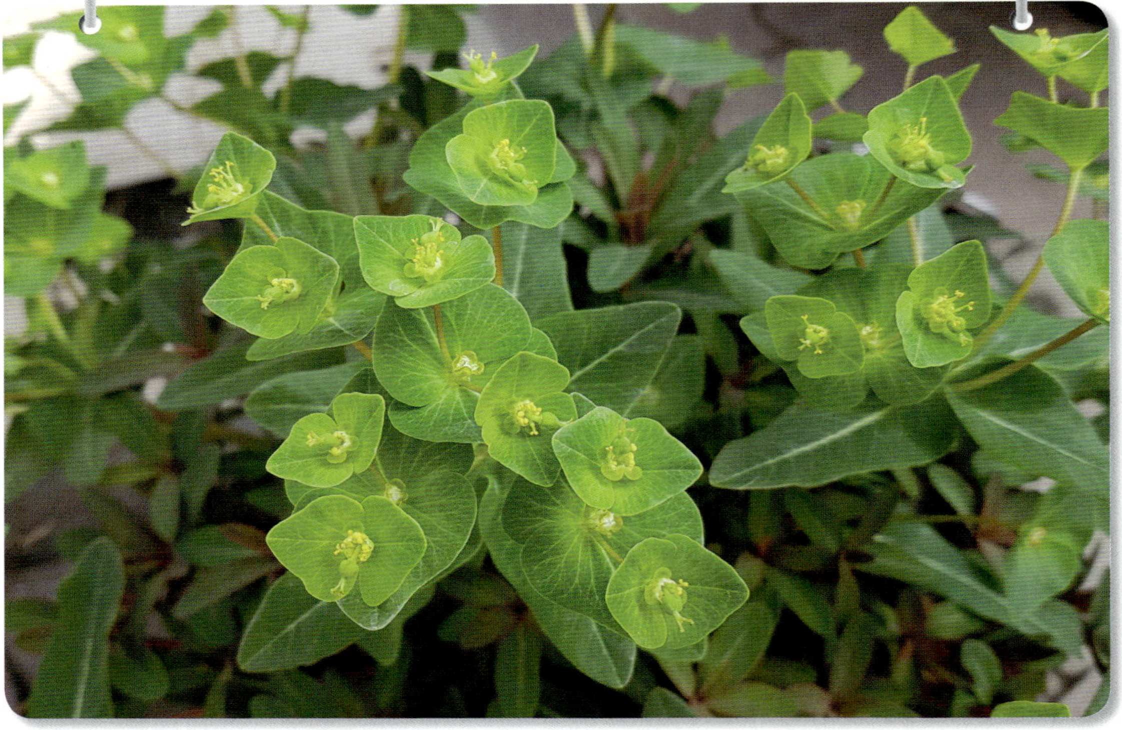

▲ 풍도대극_ 지상부

한약명 낭독

- 식물명 및 학명: 낭독 *Euphorbia fischeriana* Steudel, 풍도대극 *Euphorbia eblacteolata* Hayata
- 과명: 대극과(Euphorbiaceae)
- 약용부위: 뿌리로서 주피를 제거한 것
- 한약명: 낭독(狼毒)
- 라틴 생약명: Euphorbiae Fischerianae Radix
- 이명 또는 영명: 낭독대극(狼毒大戟)
- 식약처 공정서 및 조선시대 의서 수재:
  대한민국약전외한약(생약)규격집(KHP)
  동의보감 탕액편의 풀부(部)
  방약합편의 독초편

| 한약의 기원 | 이 약은 낭독 *Euphorbia fischeriana* Steudel 또는 풍도대극 *Euphorbia eblacteolata* Hayata(대극과 Euphorbiaceae)의 뿌리로서 주피를 제거한 것이다.

| 한방 특성 |

- 한방 약미(藥味)와 약성(藥性): 맛은 맵고 성질은 보통이며[平] 독이 있다.
- 한방 작용부위(귀경, 歸經): 낭독은 주로 간장, 비장 질환에 영향을 미친다.
- 한방 효능

산결(散結): 뭉친 것을 풀어준다.

살충(殺蟲): 기생충을 죽인다.

| 약효 해설 |

- 만성 기관지염, 기침에 사용한다.
- 치질, 옴 치료에 효과가 있다.
- 독성이 있다.

| 동의보감 원문의 한글 식물명 | 오독뽀기

| 동의보감 효능 | 낭독(狼毒, 오독도기)의 성질은 보통이고[平] 맛은 매우며[辛](쓰다[苦]고도 한다) 독이 많다. 배 속에 생긴 덩어리, 징벽(癥癖), 담음을 깨뜨린다. 귀정(鬼精), 고독(蠱毒)과 새, 짐승을 죽인다.

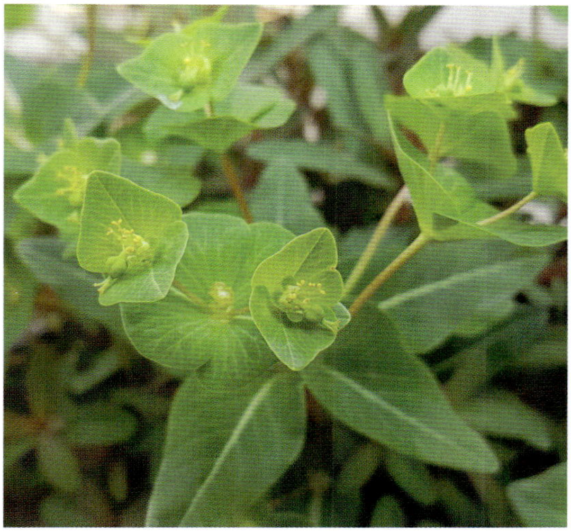

▲ 풍도대극_ 잎

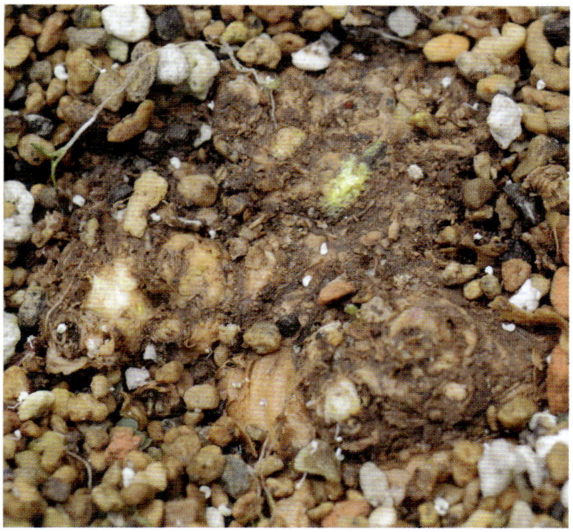

▲ 풍도대극_ 뿌리 윗부분

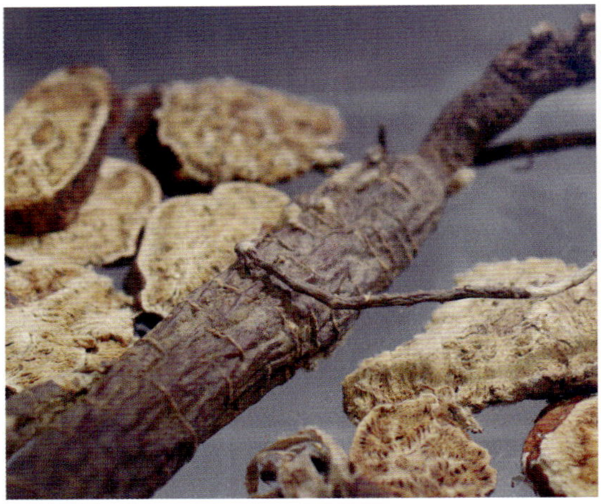

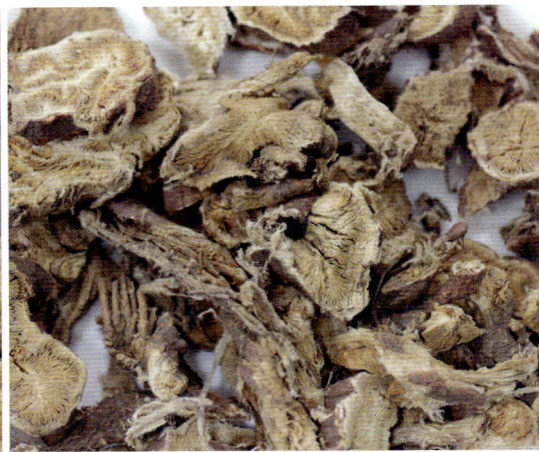

▲ 낭독(약재, 전형)

▲ 낭독(약재, 절편)

| 동의보감 원문 | **狼毒:** 性平 味辛[一云苦辛] 有大毒. 破積聚癥癖痰飮 殺鬼精蠱毒 及飛禽走獸.

| 동의보감 해설 | 《동의보감》이 인용한 책자인 《증류본초》에 첨부된 그림과 형태 묘사를 근거로 《중약대사전》에서는, 낭독(狼毒)의 기원식물을 팥꽃나무과 식물인 피뿌리풀로 규정하고 있다. 따라서 《동의보감》의 낭독은 피뿌리풀의 뿌리를 가리킨다. 낭독은 여러 가지 혼란을 일으키는 이름이다. 즉, 《동의보감》의 '여여(藺茹)'는 공정서인 《대한민국약전외한약(생약)규격집》과 《중국약전》에 기재되어 있는 낭독을 말한다. 이들 공정서에서 낭독의 기원식물은 낭독(*Euphorbia fischeriana* Steudel)과 풍도대극(*Euphorbia eblacteolata* Hayata)의 뿌리로 기재되어 있다. 한편 《동의보감》에서 낭독의 식물명을 '오독또기'라고 썼는데 이는 초오에 해당하는 미나리아재비과의 투구꽃 종류를 가리킨다. [참고문헌_ 한국 자료 21]

| 약용법 | 뿌리 적당량을 외용한다. 독성이 있으므로 내복할 경우에는 포제(炮制)한 뿌리 1~2.4g을 사용하여 물 800mL에 넣고 달여서 반으로 나누어 아침저녁으로 마신다. 또는 가루나 환(丸)으로 만들어 복용한다.

| 주의사항 | 낭독 또는 풍도대극의 뿌리는 독성이 있으므로 수치(修治)한 후 사용해야 한다.

| 동의보감 원문의 한글 식물명 | 녹두

| 동의보감 효능 | 녹두(菉豆)는 성질이 차고[寒](보통이라고도[平] 하고 서늘하다[冷]고도 한다) 맛이 달며[甘] 독이 없다. 모든 단독(丹毒), 가슴이 답답하면서 열나는 증상, 풍진(風疹), 광물성 약 기운의 부작용에 주로 쓴다. 열을 내리고 부은 것을 삭인다. 기를 내리고 소갈(消渴)을 멎게 한다[본초].

| 동의보감 원문 | **菉豆:** 性寒[一云平 一云冷] 味甘 無毒. 主一切丹毒 煩熱 風疹 藥石發動. 壓熱 消腫 下氣 止消渴.[本草]

| 약용법 | 녹두 15~30g을 물에 넣고 끓여 아침저녁으로 먹는다.

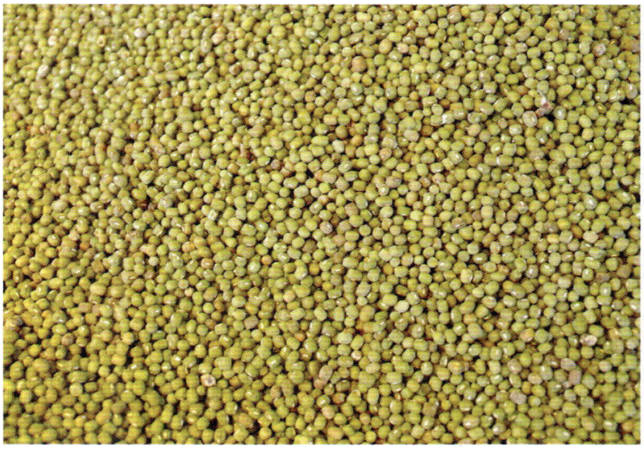

▲ 녹두(약재)

놋젓가락나물, 세잎돌쩌귀

한약명 초오

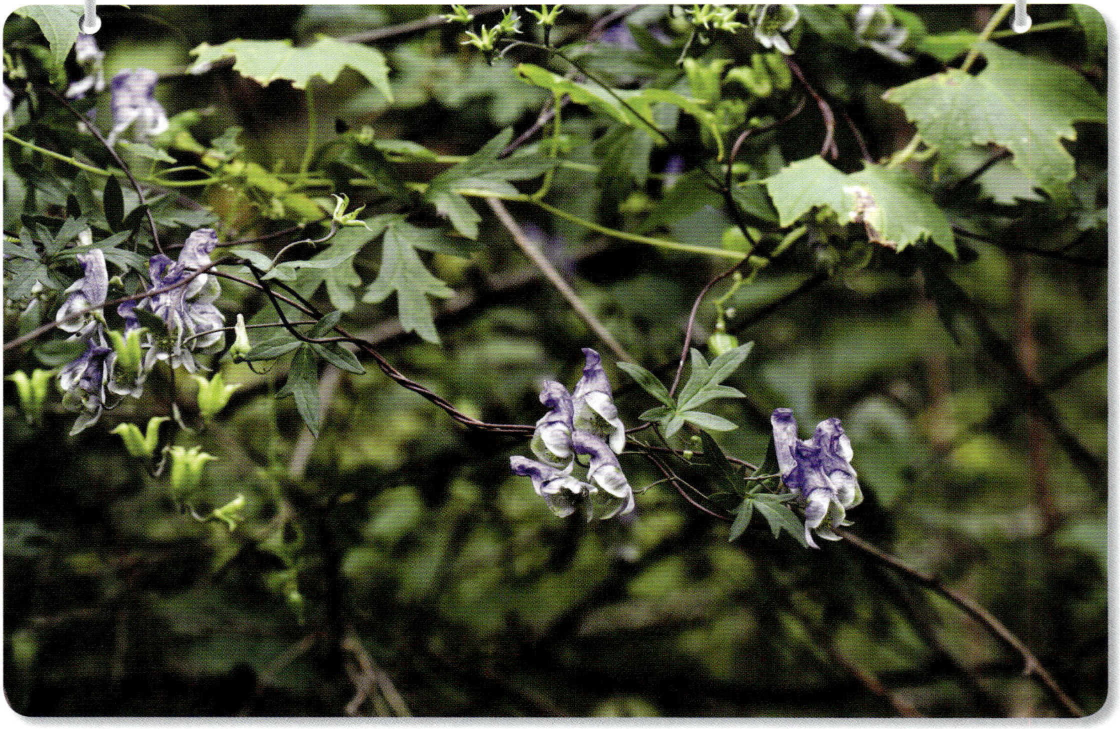

▲ 놋젓가락나물_ 지상부

한약명 초오

- 식물명 및 학명: 놋젓가락나물 *Aconitum ciliare* Decaisne, 세잎돌쩌귀 *Aconitum triphyllum* Nakai, 이삭바꽃 *Aconitum kusnezoffii* Reichb.
- 과명: 미나리아재비과(Ranunculaceae)
- 약용부위: 덩이뿌리
- 한약명: 초오(草烏)
- 라틴 생약명: Aconiti Kusnezoffii Tuber
- 이명 또는 영명: 토부자(土附子), Korean Aconite Root
- 식약처 공정서 및 조선시대 의서 수재:
  대한민국약전외한약(생약)규격집(KHP)
  동의보감 탕액편의 풀부(部)
  방약합편의 독초편

| 한약의 기원 | 이 약은 놋젓가락나물 *Aconitum ciliare* Deçaisne, 세잎돌쩌귀 *Aconitum triphyllum* Nakai 또는 이삭바꽃 *Aconitum kusnezoffii* Reichb.(미나리아재비과 Ranunculaceae)의 덩이뿌리이다.

| 한방 특성 |

- 한방 약미(藥味)와 약성(藥性): 맛은 맵고 쓰며 성질은 뜨겁고 독성은 매우 크다.
- 한방 작용부위(귀경, 歸經): 초오는 주로 심장, 간장, 신장, 비장 질환에 영향을 미친다.
- 한방 효능

거풍제습(祛風除濕): 팔다리를 잘 쓰지 못하고 마비되며 아픈 증상을 치료한다.

온경지통(溫經止痛): 경락을 따뜻하게 하여 통증을 멎게 한다.

| 약효 해설 |

- 두통, 수족 마비, 구안와사에 효과가 있다.

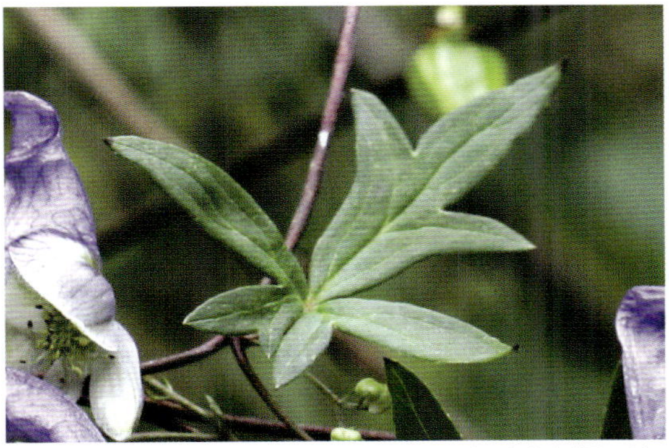

▲ 놋젓가락나물_ 잎

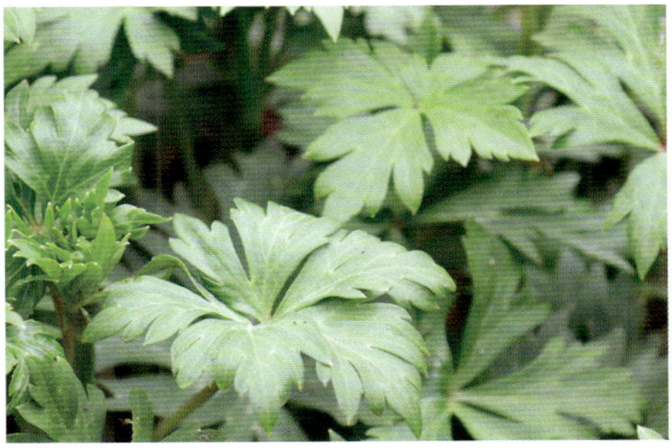

▲ 세잎돌쩌귀_ 잎

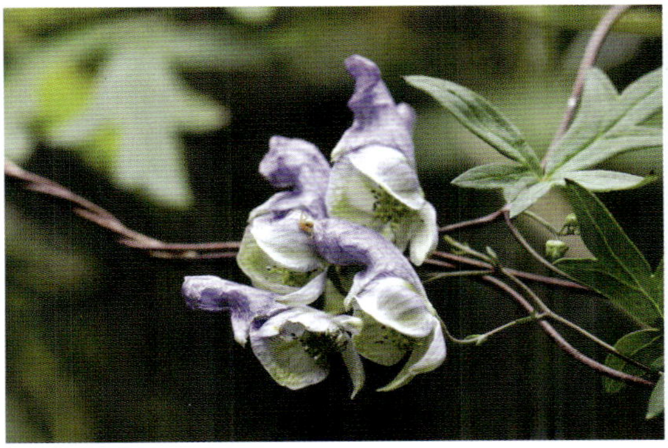

▲ 놋젓가락나물_ 꽃

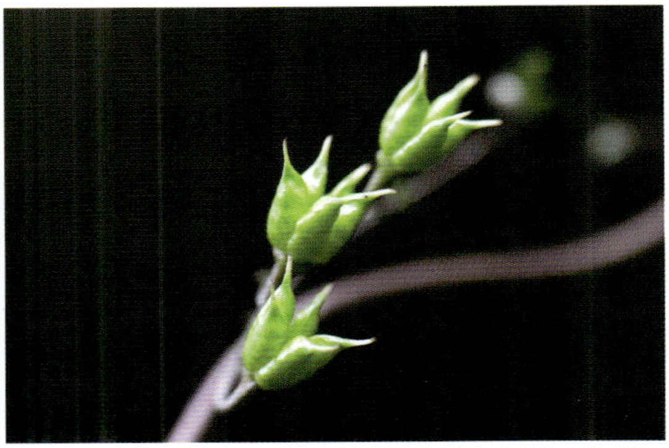

▲ 놋젓가락나물_ 씨 결실

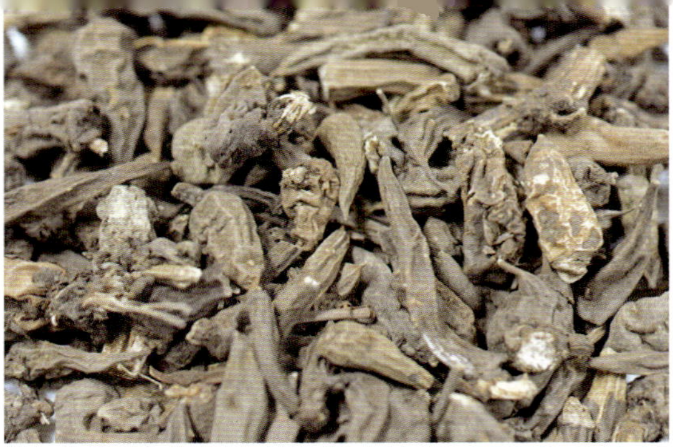
▲ 초오(약재, 전형)

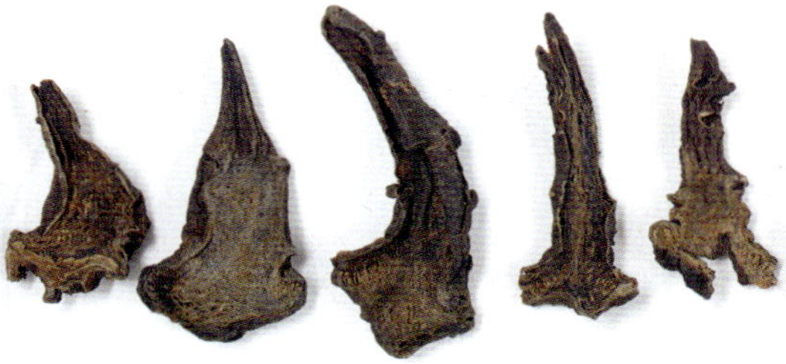
▲ 초오(약재, 절편)

- 관절 부위의 통증 제거에 좋다.
- 가슴과 배가 차면서 아픈 증상을 낫게 한다.
- 감각을 무뎌지게 함으로써 통증을 가라앉힌다.

| 동의보감 원문의 한글 식물명 | 바곳

| 동의보감 효능 | 초오(草烏, 바꽃 덩이뿌리)의 성질은 약간 따뜻하고[微溫] 맛은 쓰며[苦] 달고[甘] 독이 많다. 팔다리를 잘 쓰지 못하고 마비되며 아픈 것을 치료한다. 파상풍(破傷風, 근육에 강직성 경련이 일어나는 질병)에 쓰면 땀이 난다.

| 동의보감 원문 | 草烏: 性微溫 味苦甘 有大毒. 治風濕麻痺疼痛 發破傷風汗.

| 수치(修治) | 한방이론에 근거하여 약재를 가공처리함으로써 약재 본래의 성질을 변화시키는 제약기술의 일종으로, 포제(炮製)라고도 한다.

- 이물질을 제거한 다음 포제(炮製)하여 사용한다.

| 약용법 | 수치(修治)한 덩이뿌리 3~6g을 물 800mL에 넣고 달여서 반으로 나누어 아침저녁으로 마시거나 또는 가루나 환(丸)으로 만들어 복용한다. 외용할 때는 적당량을 가루 내어 환부에 붙인다.

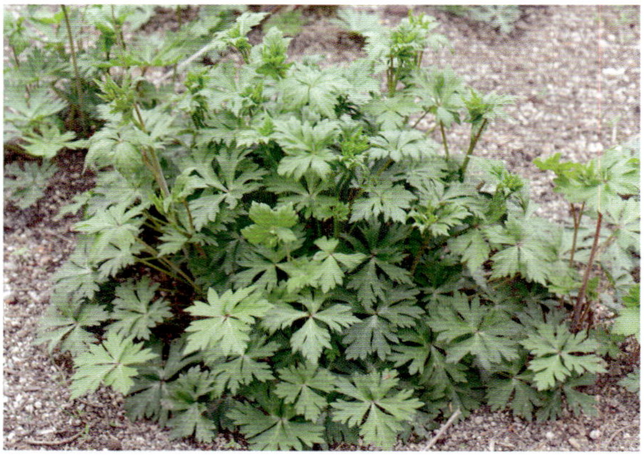
▲ 세잎돌쩌귀_ 지상부

| 주의사항 | 놋젓가락나물, 세잎돌쩌귀의 덩이뿌리는 독성이 있으므로 수치(修治)한 후 사용해야 한다.

뇌환

한약명 뇌환

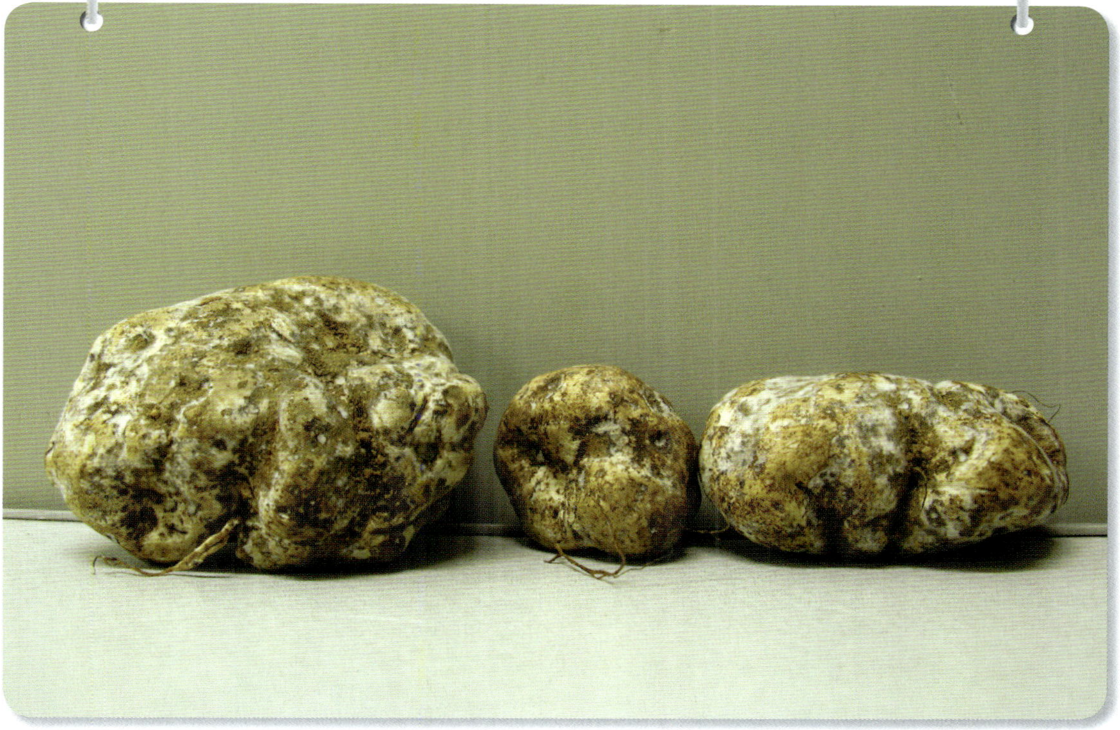

한약명 뇌환

- 생물명 및 학명: 뇌환(雷丸) *Omphalia lapidesens* Schroeter
- 과명: 구멍장이버섯과(Polyporaceae)
- 약용부위: 균핵
- 한약명: 뇌환(雷丸)
- 라틴 생약명: Omphalia
- 이명 또는 영명: 죽령(竹苓)
- 식약처 공정서 및 조선시대 의서 수재:
  대한민국약전외한약(생약)규격집(KHP)
  동의보감 탕액편의 나무부(部)
  방약합편의 우목(寓木, 기생목)편

| 한약의 기원 | 이 약은 뇌환(雷丸) *Omphalia lapidesens* Schroeter(구멍장이버섯과 Polyporaceae)의 균핵이다.

| 한방 특성 |

- 한방 약미(藥味)와 약성(藥性): 맛은 약간 쓰고 성질은 차다.
- 한방 작용부위(귀경, 歸經): 뇌환은 주로 위장, 대장 질환에 영향을 미친다.
- 한방 효능

살충소적(殺蟲消積): 기생충을 죽이고 배가 더부룩하거나 아픈 병증인 적취를 가라앉힌다.

| 약효 해설 |

- 회충, 조충을 살충한다.
- 어린아이가 기생충에 의한 영양 흡수 장애로 여위는 증상에 쓰인다.
- 배가 더부룩하거나 아픈 병증을 제거한다.

| 동의보감 효능 | 뇌환(雷丸, 뇌환의 균핵)의 성질은 차며[寒] 맛은 쓰고[苦] 짜며[鹹] 독이 조금 있다. 세 가지 충[三蟲]과 촌백충을 죽이고 고독(蠱毒)을 없앤다. 대나무에 기생하는 버섯이다.

| 동의보감 원문 | **雷丸:** 性寒 味苦鹹 有小毒. 殺三蟲及寸白蟲 去蠱毒 竹之苓也.

| 약용법 | 뇌환 15~21g을 가루 내어 1회 5~7g 복용한다. 식사 후 뜨거운 물에 넣어서 하루 3회, 3일간 복용한다.

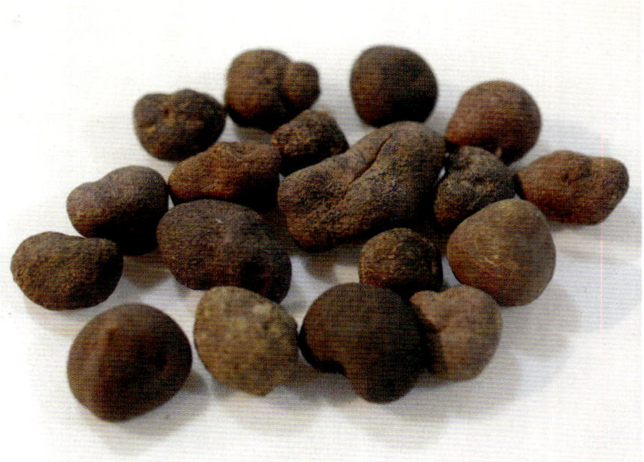

▲ 뇌환(약재)

능소화

한약명 능소화

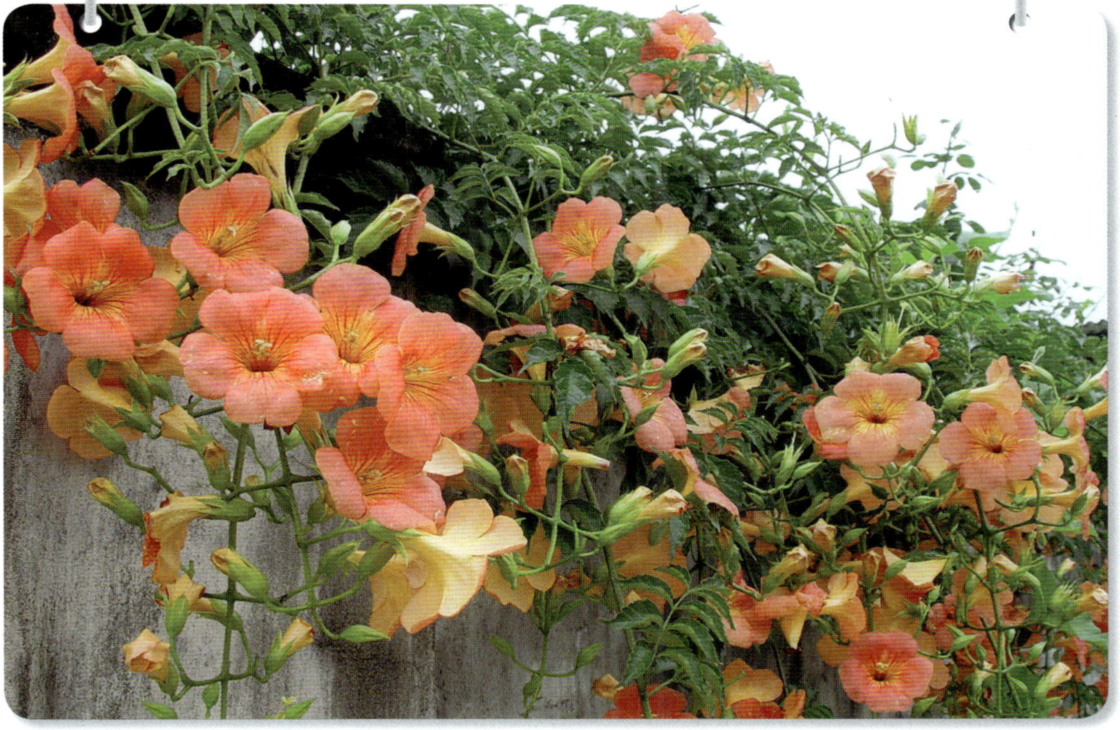

▲ 능소화_ 지상부

한약명 능소화

- 식물명 및 학명: 능소화 *Campsis grandiflora* Schumann, 미국능소화 *Campsis radicans* Seemen
- 식물 해설: 공정서에 기재되어 있는 식물명인 미주능소화는 미국능소화로 수정한다.
- 과명: 능소화과(Bignoniaceae)
- 약용부위: 꽃
- 한약명: 능소화(凌霄花)
- 라틴 생약명: Campsitis Flos
- 이명 또는 영명: 타태화(墮胎花)
- 식약처 공정서 및 조선시대 의서 수재: 대한민국약전외한약(생약)규격집(KHP)

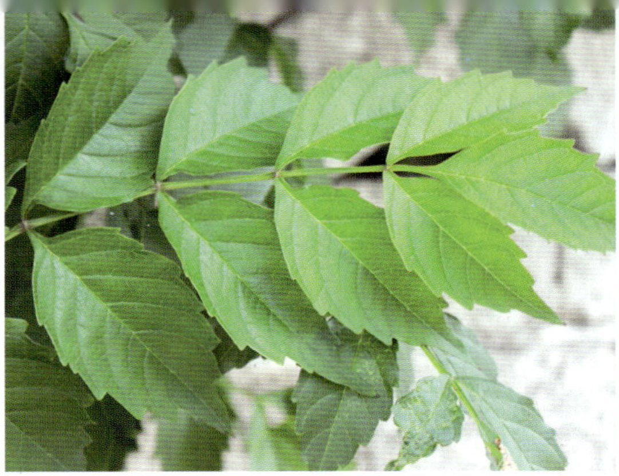
▲ 능소화_ 잎

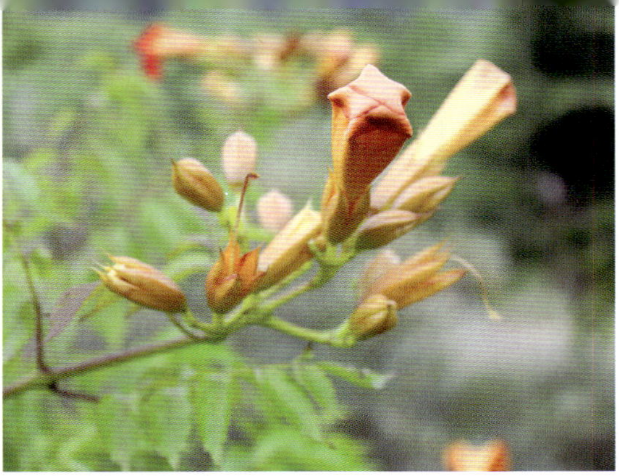
▲ 능소화_ 꽃봉오리

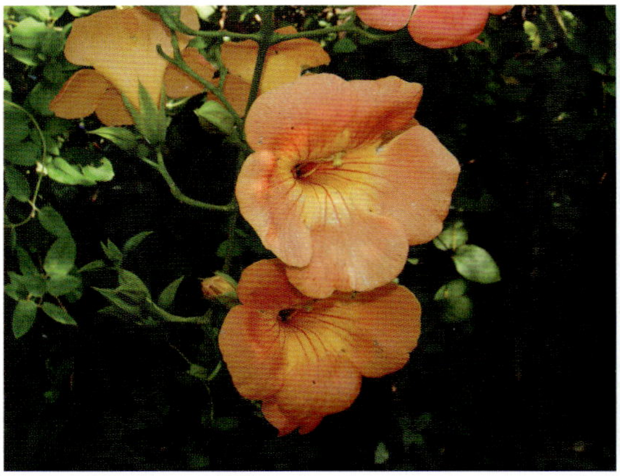
▲ 능소화_ 꽃

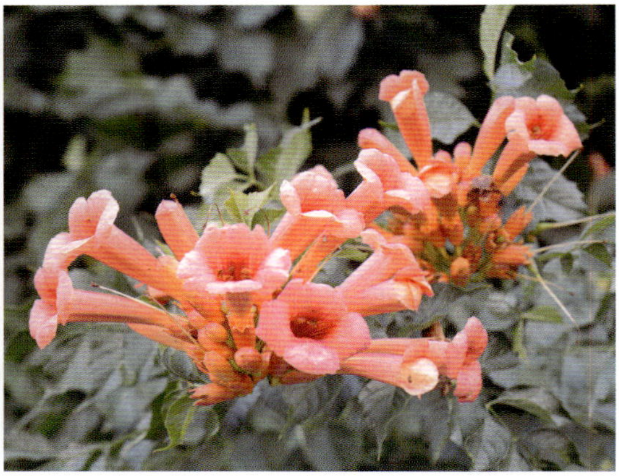
▲ 미국능소화_ 꽃(오스트리아 잘츠부르크 미라벨 정원)

| 한약의 기원 | 이 약은 능소화 *Campsis grandiflora* Schumann 또는 미국능소화 *Campsis radicans* Seemen(능소화과 Bignoniaceae)의 꽃이다.

| 한방 특성 |

- 한방 약미(藥味)와 약성(藥性): 맛은 달고 시며 성질은 차다.
- 한방 작용부위(귀경, 歸經): 능소화는 주로 간장, 심포(心包) 질환에 영향을 미친다.
- 한방 효능

활혈통경(活血通經): 혈액 순환을 촉진하여 월경이 잘 나오게 한다.

양혈거풍(凉血祛風): 혈열(血熱)을 식히고 풍(風)을 제거한다.

| 약효 해설 |

- 출산 후에 젖이 붓는 증상을 낫게 한다.
- 월경불순 치료에 쓰인다.

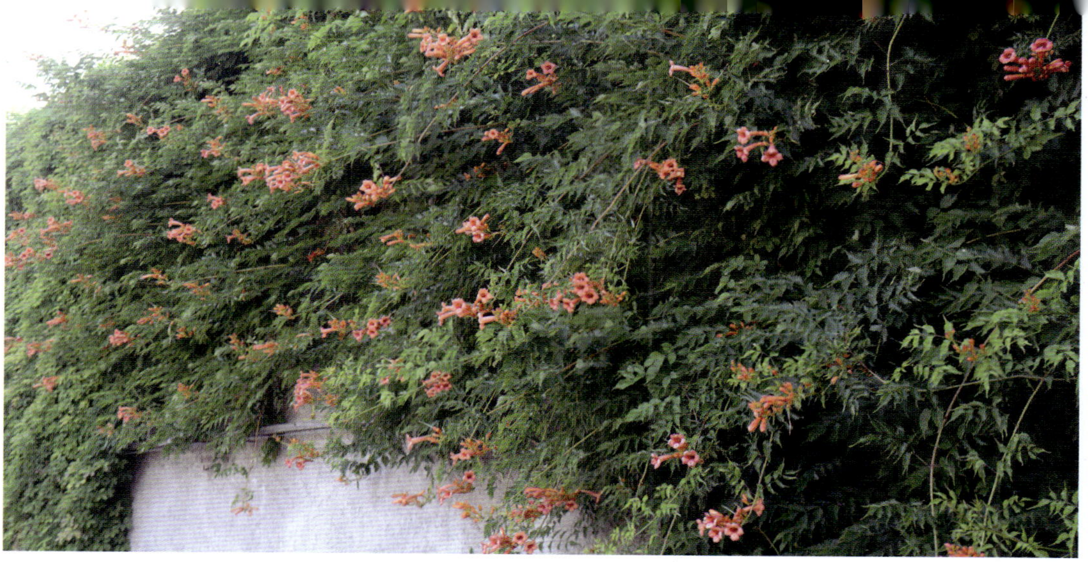

▲ 미국능소화_ 수형(오스트리아 잘츠부르크 미라벨 정원)

- 여성의 부정기 자궁출혈을 멎게 한다.
- 코끝이 빨갛게 되는 증상에 유효하다.
- 피부 가려움증을 없애준다.

| 동의보감 원문의 한글 식물명 | 금등화

| 동의보감 효능 | 자위(紫葳, 능소화)의 성질은 약간 차며[微寒] 맛이 시고[酸](달다[甘]고도 한다) 독이 없다. 출산 및 수유기의 온갖 질환, 여성의 부정기 자궁출혈, 배 속에 생긴 덩어리, 월경이 중단된 것을 낫게 한다. 출산 후 어혈이 이리저리 돌아다니는 것, 자궁에서 분비물이 나오는 것에 주로 쓴다. 혈을 보(補)하고 태아를 안정시킨다. 코끝이 빨갛게 되는 것, 열독, 여드름 같은 피부병[風刺, 풍자]을 치료하며 대소변이 잘 통하게 한다.

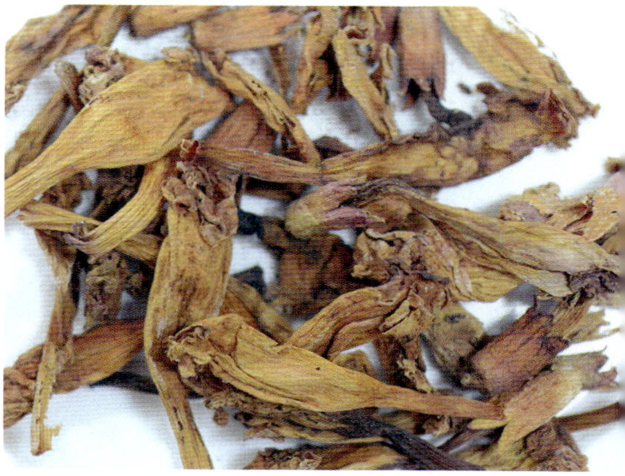

▲ 능소화(약재, 전형)

| 동의보감 원문 | **紫葳:** 性微寒 味酸[一云甘] 無毒. 主婦人產乳餘疾 崩中 癥瘕 血閉 產後奔血不定 及崩中 帶下. 能養血安胎 治酒瘡 熱毒 風刺 利大小便.

| 약용법 | 꽃 5~9g을 물 800mL에 넣고 달여서 반으로 나누어 아침저녁으로 마신다.

다닥냉이

한약명 정력자

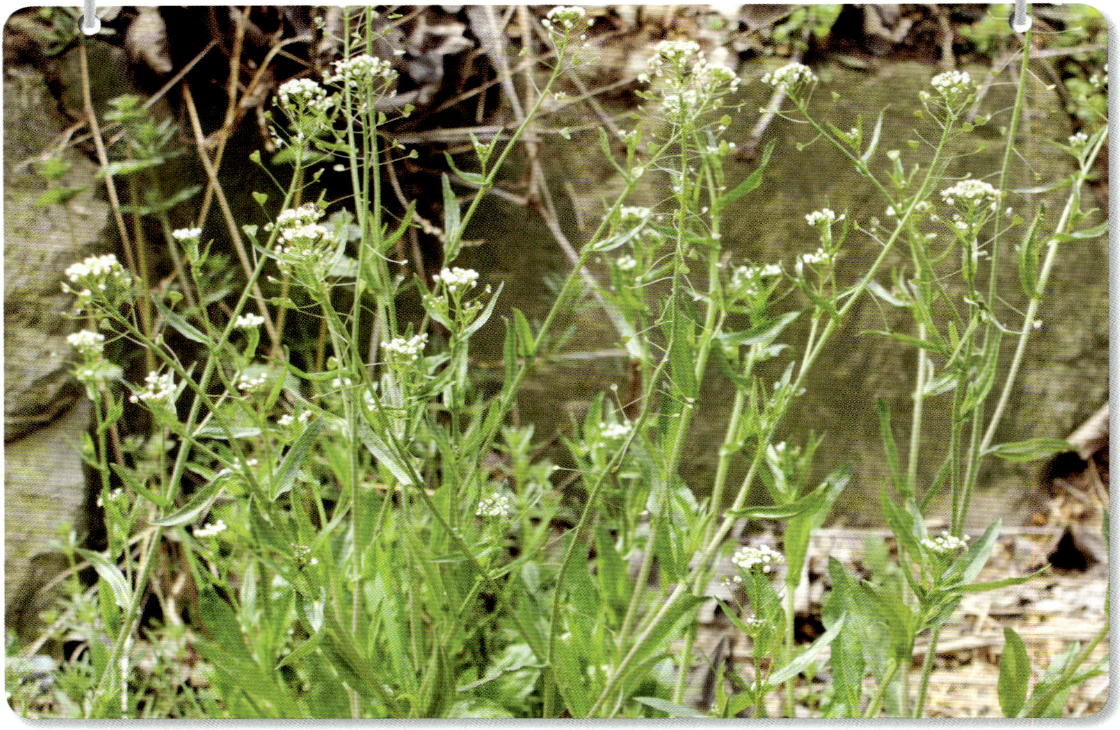

▲ 다닥냉이_ 지상부

한약명 정력자

- 식물명 및 학명: 다닥냉이 *Lepidium apetalum* Willdenow, 재쑥 *Descurainia sophia* Webb ex Prantl
- 과명: 십자화과(Cruciferae)
- 약용부위: 씨
- 한약명: 정력자(葶藶子)
- 라틴 생약명: Lepidii seu Descurainiae Semen
- 이명 또는 영명: 정력(丁藶)
- 식약처 공정서 및 조선시대 의서 수재:
  대한민국약전외한약(생약)규격집(KHP)
  동의보감 탕액편의 풀부(部)
  방약합편의 습초(濕草)편

| 한약의 기원 | 이 약은 다닥냉이 *Lepidium apetalum* Willdenow 또는 재쑥 *Descurainia sophia* Webb ex Prantl(십자화과 Cruciferae)의 씨이다.

| 한방 특성 |

- 한방 약미(藥味)와 약성(藥性): 맛은 맵고 쓰며 성질은 매우 차다.
- 한방 작용부위(귀경, 歸經): 정력자는 주로 폐, 방광 질환에 영향을 미친다.
- 한방 효능

  사폐평천(瀉肺平喘): 폐의 열을 떨어뜨려 천식을 편안하게 한다.

  행수소종(行水消腫): 수분 배출을 촉진하여 종기를 가라앉힌다.

| 약효 해설 |

- 소변량이 줄거나 잘 나오지 않는 증상에 효과가 있다.
- 수종(水腫)으로 배가 부르며 속이 그득하여 답답한 증상을 치료한다.

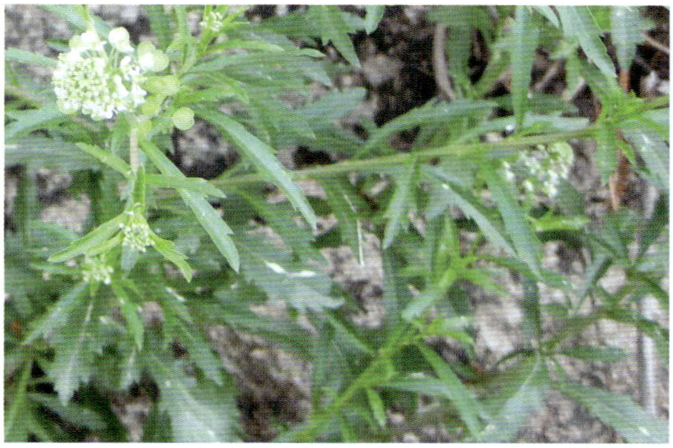

▲ 다닥냉이_ 잎

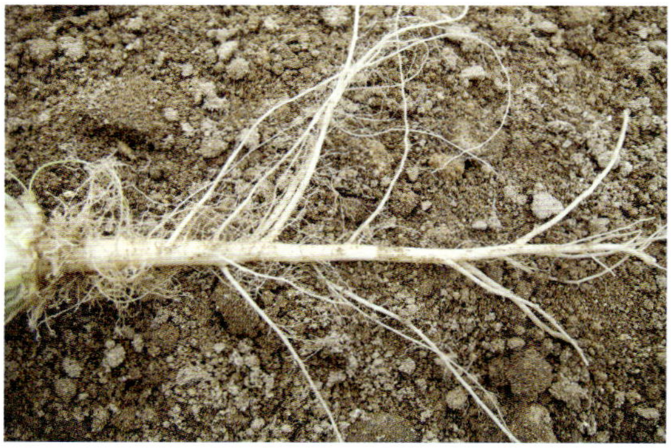

▲ 다닥냉이_ 뿌리

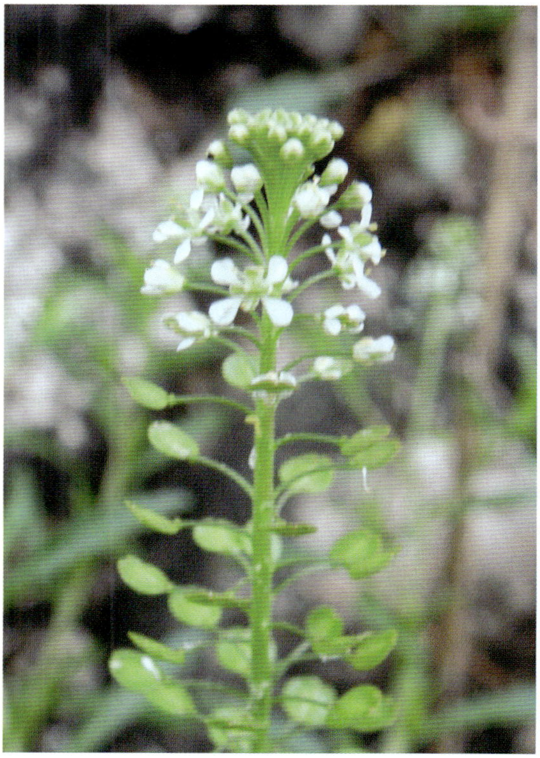

▲ 다닥냉이_ 꽃

- 숨이 차고 기침하면서 담(痰)이 많이 나오는 병증을 낫게 한다.
- 가슴과 옆구리가 단단하면서 그득한 증상에 쓰인다.

| 동의보감 원문의 한글 식물명 | 두루믜나이삐

| 동의보감 효능 | 정력자(葶藶子, 다닥냉이 씨)의 성질은 차고[寒] 맛은 매우며[辛] 쓰고[苦] 독이 없다. 폐에 고름이 차서 숨이 가빠지고 기침하는 것을 낫게 한다. 숨이 찬 것을 진정시키고 가슴 속 담음(痰飮)을 삭인다. 피부에 물이 차오르는 것, 얼굴과 눈이 붓는 것을 낫게 하고 소변을 잘 나오게 한다.

| 동의보감 원문 | **葶藶子:** 性寒 味辛苦 無毒. 主肺癰上氣咳嗽. 定喘促 除胸中痰飮 療皮間邪水上溢 面目浮腫 利小便.

| 약용법 | 씨 3~10g을 거즈에 싸서 물 800mL에 넣고 달인 후 반으로 나누어 아침저녁으로 마신다.

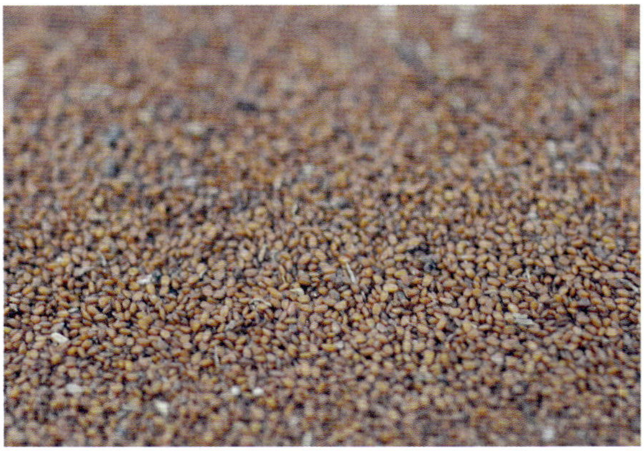

▲ 정력자(약재, 전형)

단삼

한약명 단삼

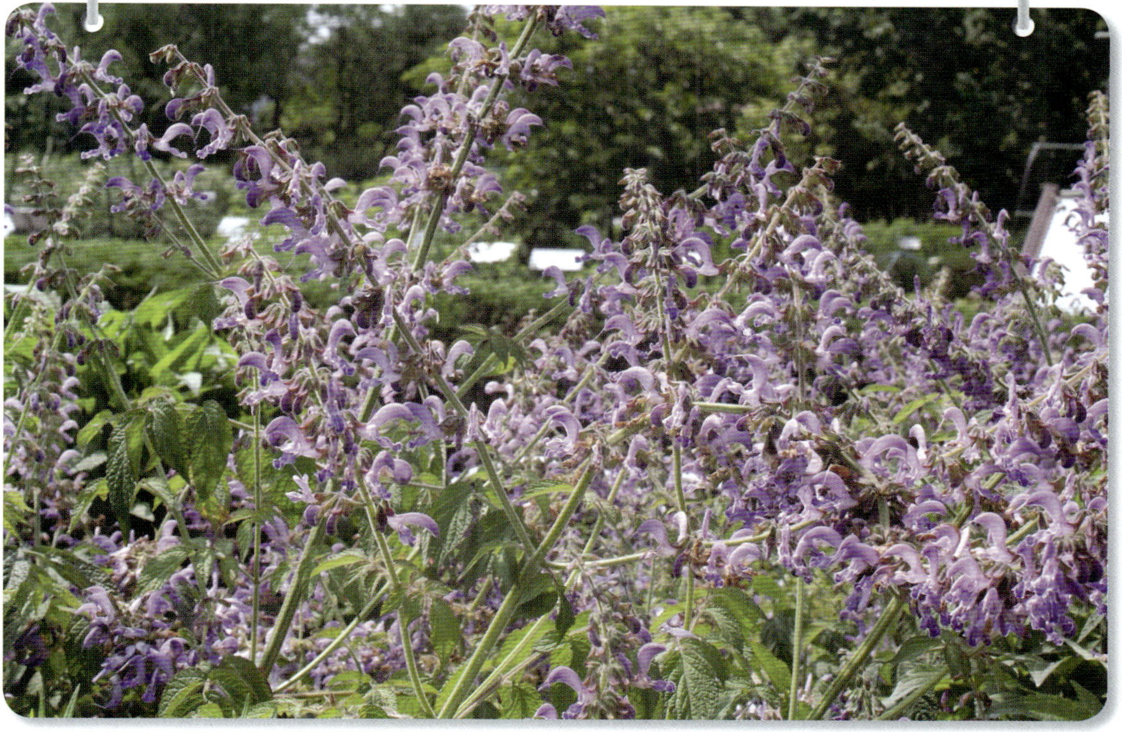

한약명 단삼

- 식물명 및 학명: 단삼 *Salvia miltiorrhiza* Bunge
- 과명: 꿀풀과(Labiatae)
- 약용부위: 뿌리
- 한약명: 단삼(丹參)
- 라틴 생약명: Salviae Miltiorrhizae Radix
- 이명 또는 영명: Salvia Miltiorrhiza Root
- 식약처 공정서 및 조선시대 의서 수재:
  대한민국약전(KP)
  동의보감 탕액편의 풀부(部)
  방약합편의 산초(山草)편

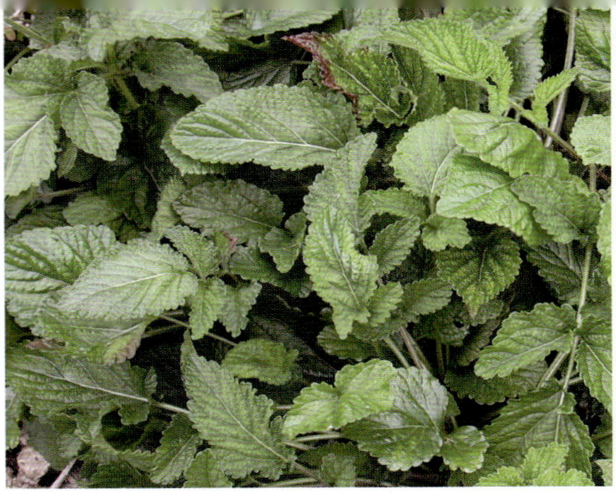

▲ 단삼_ 잎

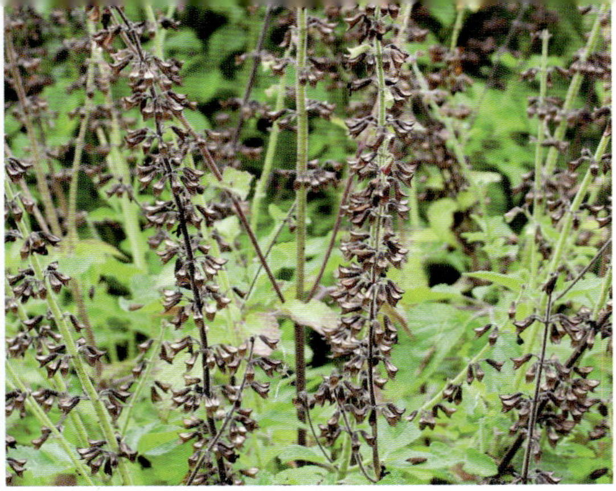

▲ 단삼_ 씨 결실

| 한약의 기원 | 이 약은 단삼 *Salvia miltiorrhiza* Bunge(꿀풀과 Labiatae)의 뿌리이다.

| 한방 특성 |

- 한방 약미(藥味)와 약성(藥性): 맛은 쓰고 성질은 약간 차다.
- 한방 작용부위(귀경, 歸經): 단삼은 주로 심장, 간장 질환에 영향을 미친다.
- 한방 효능

활혈거어(活血祛瘀): 혈액 순환을 촉진하고 어혈을 없앤다.
통경지통(通經止痛): 경락을 잘 통하게 하여 통증을 멎게 한다.
청심제번(淸心除煩): 심열(心熱)을 식히고 마음이 답답한 것을 없앤다.

| 약효 해설 |

- 가슴이 답답하여 잠을 못 자는 증상에 사용한다.
- 가슴 속이 달아오르면서 초조 불안한 증상을 낫게 한다.
- 가슴이 막히는 듯하면서 아픈 증상을 치료한다.
- 관절이 벌겋게 붓고 달아오르면서 온몸에 열이 나고 아픈 증상에 유효하다.
- 월경불순 치료에 도움이 된다.
- 산후 어혈복통에 쓰인다.

| 동의보감 효능 | 단삼(丹參)의 성질은 약간 차고[微寒](보통이라고도[平] 한다) 맛이 쓰며[苦] 독이 없다. 다리가 약하면서 저리고 아픈 것, 팔다리를 쓰지 못하는 것을 치료한다. 또는 고름을 빼고 통증을 멈추며 살찌게 한다. 오래된 어혈을 깨뜨리며 새로운 혈(血)을 보한다. 안태시키며 죽은 태아를 나오게 한다. 또 월경을 고르게 하고 여성의 부정기 자궁출혈, 자궁에서 분비물이 나오는 것을 멎게 한다.

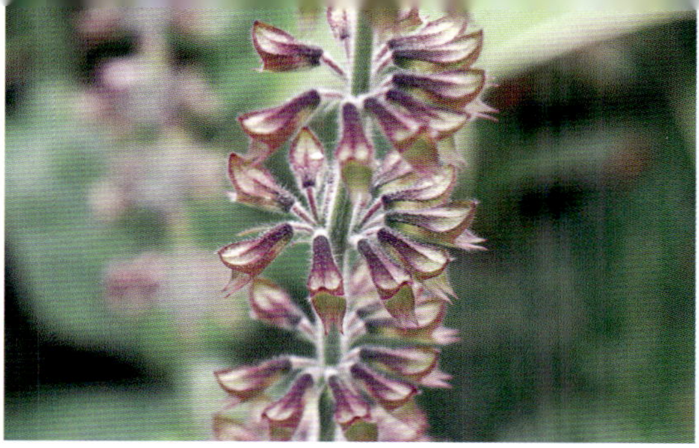

▲ 단삼_ 꽃봉오리

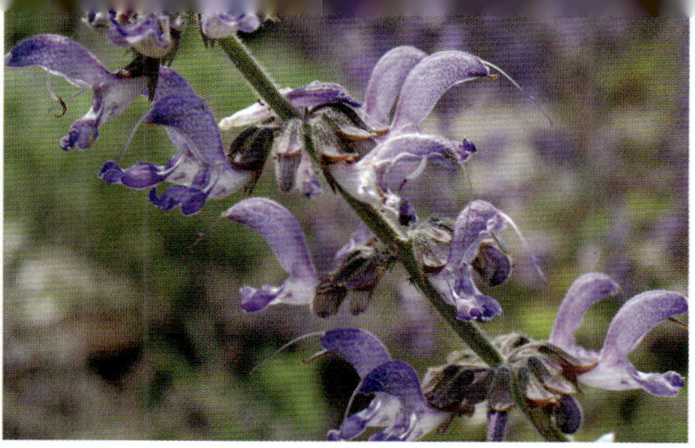

▲ 단삼_ 꽃

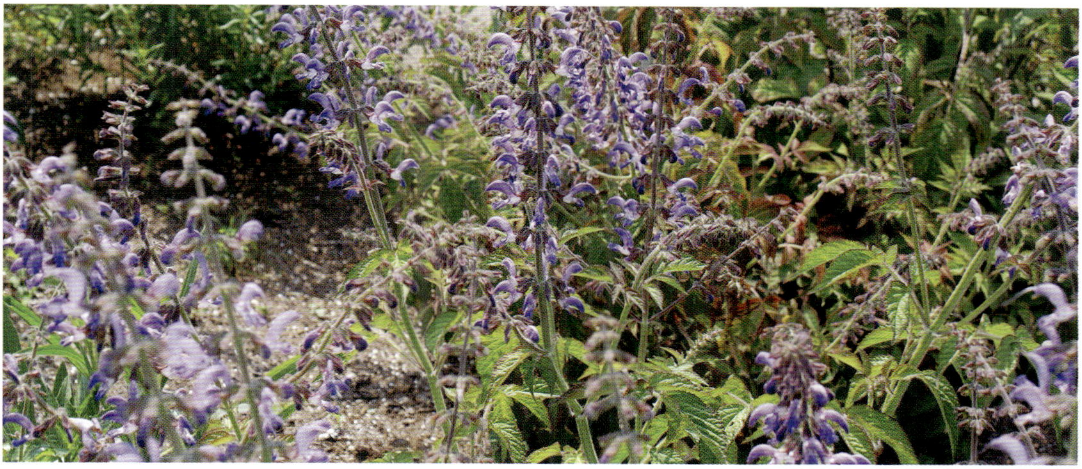

▲ 단삼_ 무리

| 동의보감 원문 | **丹參:** 性微寒[一云平] 味苦 無毒. 治脚軟疼痺 四肢不遂. 排膿止痛 生肌長肉 破宿血 補新血 安生胎 落死胎. 調婦人經脈不匀 止崩漏帶下.

| 약용법 | 뿌리 10~15g을 물 800mL에 넣고 달여서 반으로 나누어 아침저녁으로 마신다.

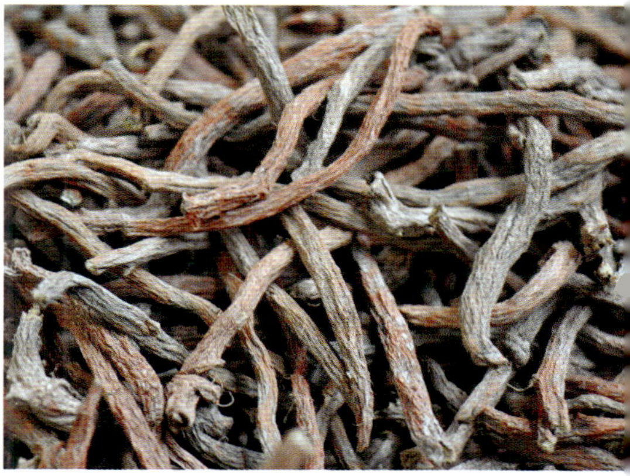

▲ 단삼(약재, 전형)

담배풀

한약명 학슬

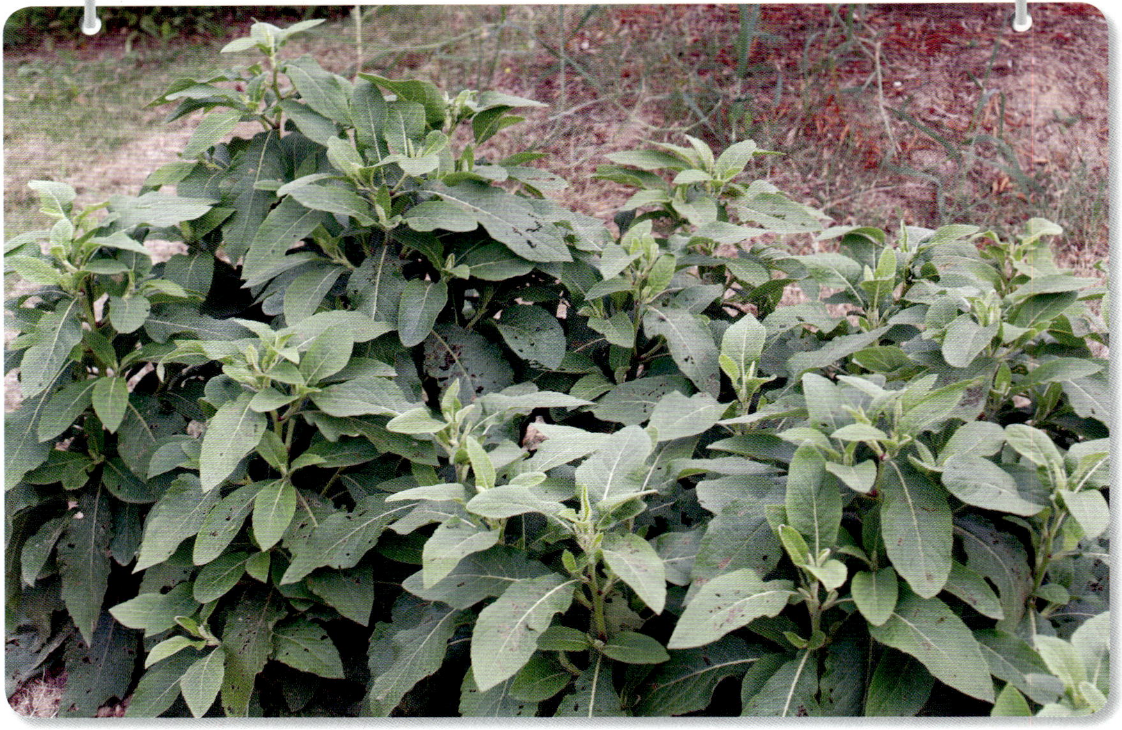

한약명 학슬

- 식물명 및 학명: 담배풀 *Carpesium abrotanoides* Linné
- 과명: 국화과(Compositae)
- 약용부위: 열매
- 한약명: 학슬(鶴虱)
- 라틴 생약명: Carpesii Fructus
- 식약처 공정서 및 조선시대 의서 수재:
  대한민국약전외한약(생약)규격집(KHP)
  동의보감 탕액편의 풀부(部)
  방약합편의 습초(濕草)편

| 한약의 기원 | 이 약은 대마발(大馬勃) *Calvatia gigantea* Lloyd, 자색마발(紫色馬勃) *Calvatia lilacina* Lloyd 또는 탈피마발(脫皮馬勃) *Lasiosphaera fenzlii* Reich(마발과 Lycoperdaceae)의 자실체(子實體)이다.

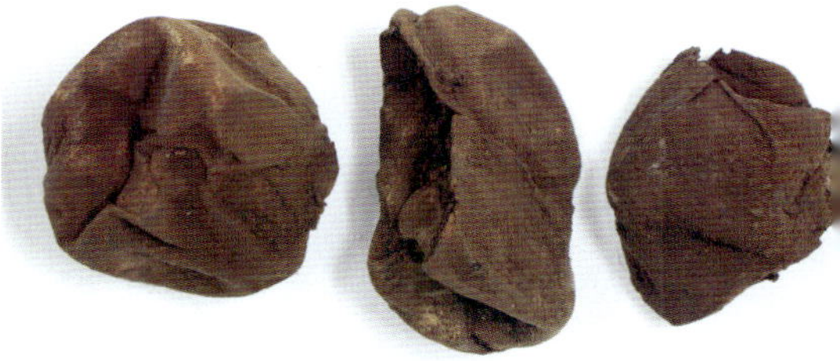

▲ 마발(약재)

| 한방 특성 |

- 한방 약미(藥味)와 약성(藥性): 맛은 맵고 성질은 보통이다[平].
- 한방 작용부위(귀경, 歸經): 마발은 주로 폐 질환에 영향을 미친다.
- 한방 효능

  청폐이인(淸肺利咽): 폐열(肺熱)을 식히고 목구멍을 편안하게 한다.

  해독지혈(解毒止血): 해독하고 지혈한다.

| 약효 해설 |

- 인후를 편하게 하는 효능이 있다.
- 목 안이 붓고 아픈 증상에 쓰인다.
- 기침이 심하여 목소리가 안 나오는 병증에 사용한다.
- 토혈, 코피에 유효하다.

| 동의보감 원문의 한글 식물명 | 몰불버슷

| 동의보감 효능 | 마발(馬勃, 말불버섯)의 성질은 보통이며[平] 맛은 맵고[辛] 독이 없다. 목 안이 벌겋게 붓고 아픈 것과 피부가 헐어 아프고 가려우며 곪는 것을 낫게 한다.

| 동의보감 원문 | **馬勃:** 性平 味辛 無毒. 主喉閉 咽痛 及惡瘡.

| 약용법 | 마발 1.5~6g을 물 800mL에 넣고 달여서 반으로 나누어 아침저녁으로 마시거나 또는 가루나 환(丸)으로 만들어 복용한다.

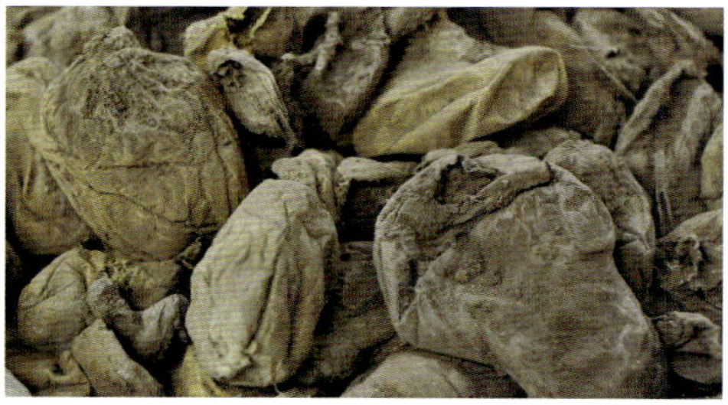

▲ 마발(약재, 시장 판매품)

대엽백부, 만생백부, 직립백부

한약명 백부근

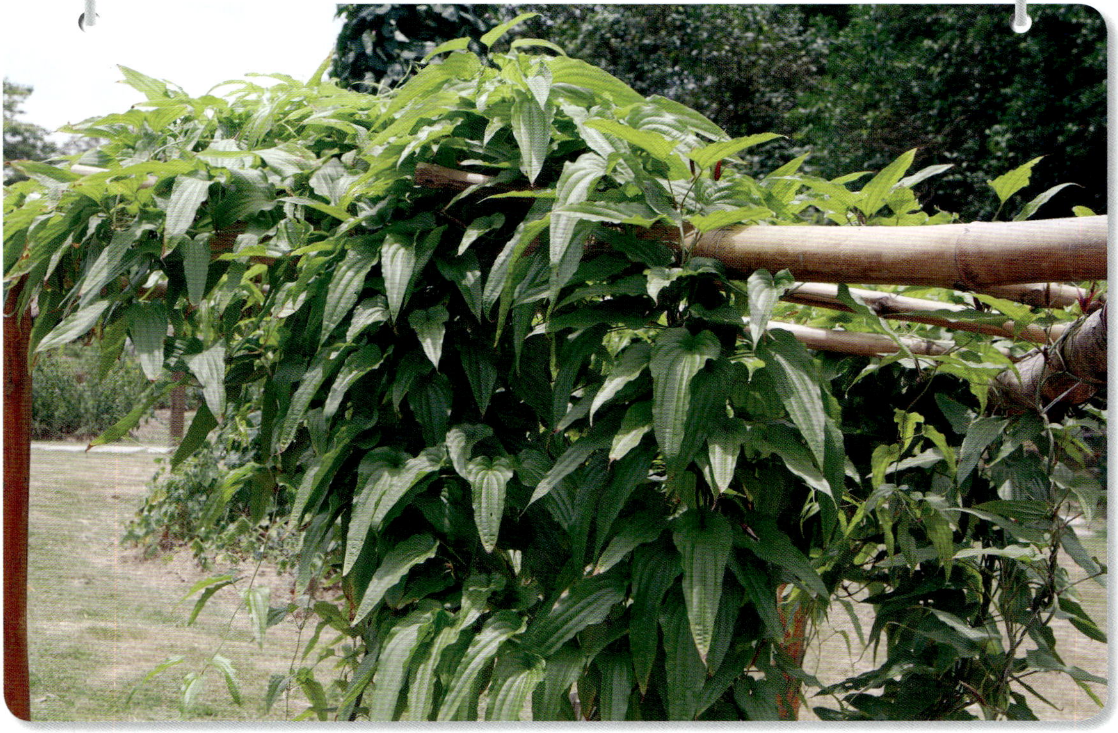

▲ 대엽백부_ 지상부

한약명 백부근

- 식물명 및 학명: 대엽백부(對葉百部) *Stemona tuberosa* Lour., 만생백부(蔓生百部) *Stemona japonica* Miquel, 직립백부(直立百部) *Stemona sessilifolia* (Miq.) Miq.
- 과명: 백부과(Stemonaceae)
- 약용부위: 덩이뿌리
- 한약명: 백부근(百部根)
- 라틴 생약명: Stemonae Radix
- 이명 또는 영명: 백부(百部)
- 식약처 공정서 및 조선시대 의서 수재:
  대한민국약전외한약(생약)규격집(KHP)
  동의보감 탕액편의 풀부(部)
  방약합편의 만초(蔓草, 덩굴풀)편

| 한약의 기원 | 이 약은 대엽백부(對葉百部) *Stemona tuberosa* Lour., 만생백부(蔓生百部) *Stemona japonica* Miquel 또는 직립백부(直立百部) *Stemona sessilifolia* (Miq.) Miq.(백부과 Stemonaceae)의 덩이뿌리이다.

| 한방 특성 |

- 한방 약미(藥味)와 약성(藥性): 맛은 달고 쓰며 성질은 약간 따뜻하다.
- 한방 작용부위(귀경, 歸經): 백부근은 주로 폐 질환에 영향을 미친다.
- 한방 효능

  윤폐하기지해(潤肺下氣止咳): 폐를 촉촉하게 하고 기운을 끌어내려 기침을 멎게 한다.

  살충멸슬(殺蟲滅蝨): 기생충을 죽이고 이[蝨]를 없앤다.

| 약효 해설 |

- 폐의 기운을 원활하게 하여 기침을 멎게 한다.
- 여성의 외음부 가려움증에 유효하다.
- 살충 작용이 있다.
- 피부 진균에 대해 억제 작용을 나타낸다.
- 백일해 치료의 임상 보고가 있다.

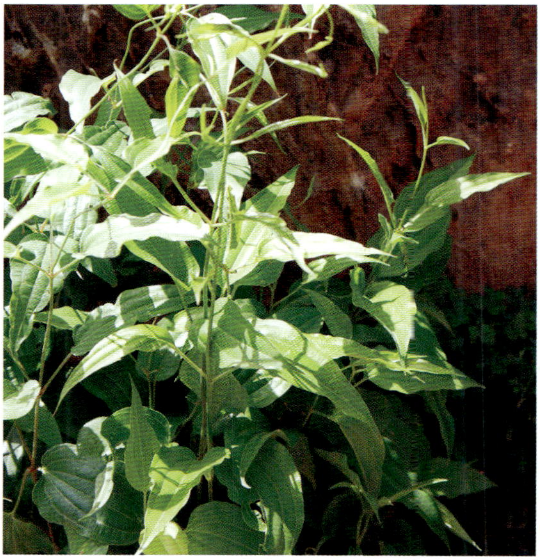

▲ 만생백부_ 잎

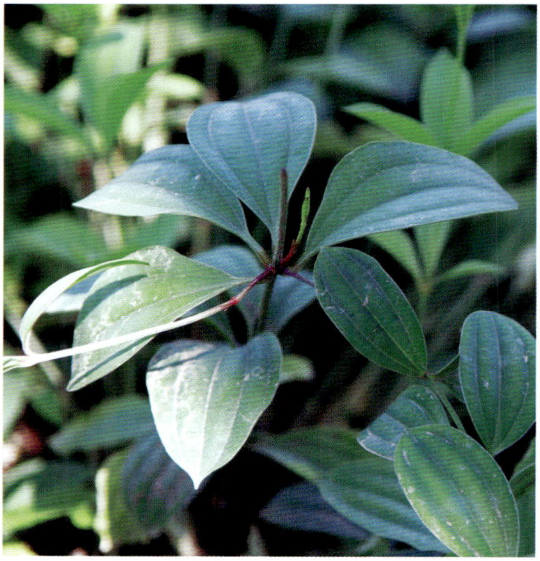

▲ 직립백부_ 잎

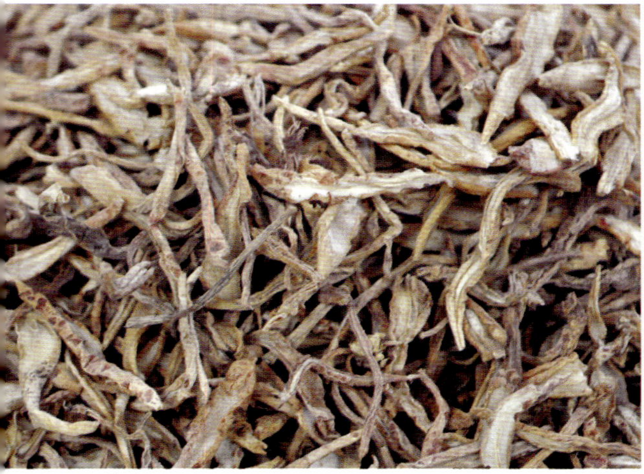

▲ 백부근(약재, 전형)

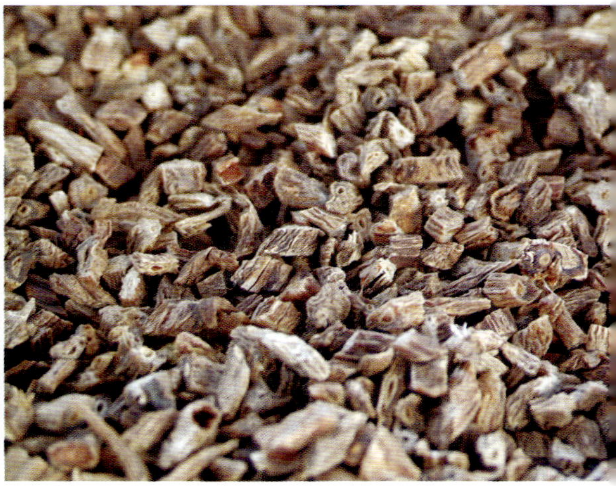

▲ 백부근(약재, 절편)

| 동의보감 효능 | 백부근(白部根, 백부 덩이뿌리)의 성질은 약간 따뜻하고[微溫] 맛은 달며[甘] 독이 없다(독이 조금 있다고도 한다). 폐열로 기침하고 숨이 가쁜 것을 낫게 한다. 폐를 부드럽게 하고 보한다. 폐결핵[傳尸, 전시]과 몸이 허약하여 식은땀이 흐르고 뼛속이 달아오르는 증상을 치료한다. 회충, 촌백충, 요충을 죽이고 파리도 죽인다.

| 동의보감 원문 | **百部根:** 性微溫 味甘 無毒[一云有小毒]. 治肺熱 咳嗽上氣. 主潤益肺 療傳尸骨蒸勞. 殺蛔蟲·寸白蟲·蟯蟲 亦可殺蠅蠓.

| 약용법 | 덩이뿌리 3~9g을 물 800mL에 넣고 달여서 반으로 나누어 아침저녁으로 마신다.

대추나무

한약명 대추

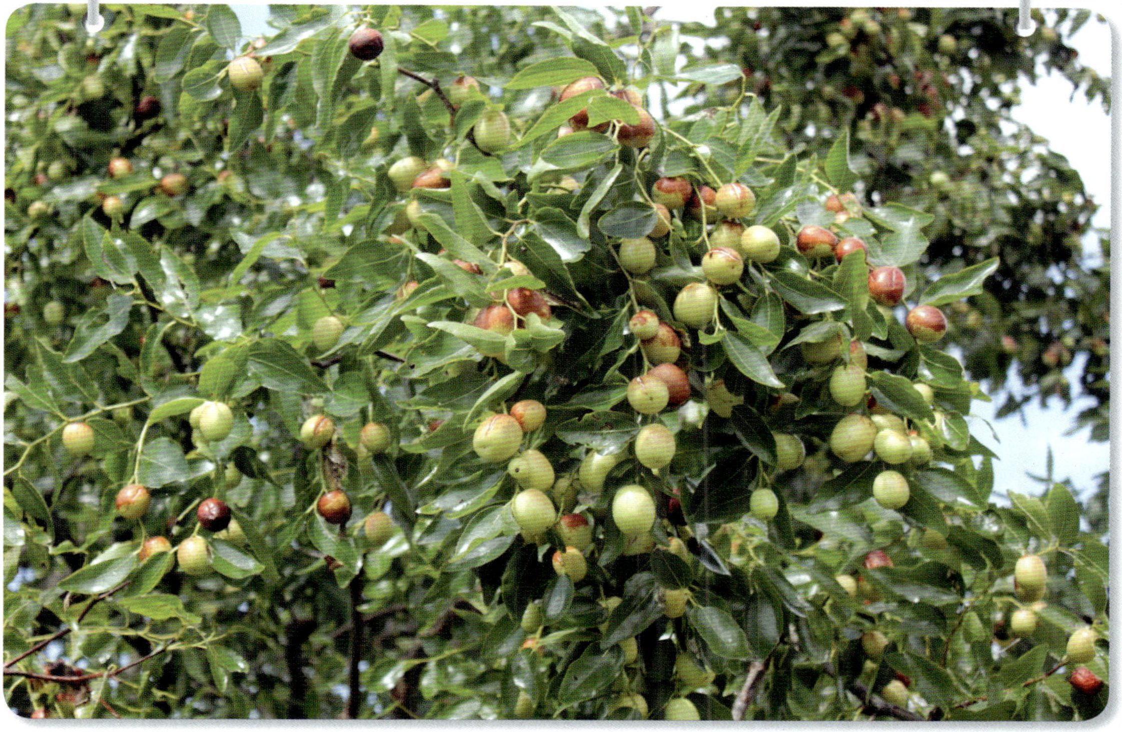

한약명 대추

- 식물명 및 학명: 대추나무 *Zizyphus jujuba* Miller var. *inermis* Rehder, 보은대추나무 *Zizyphus jujuba* Miller var. *hoonensis* T. B. Lee
- 과명: 갈매나무과(Rhamnaceae)
- 약용부위: 잘 익은 열매
- 한약명: 대추[大棗]
- 라틴 생약명: Zizyphi Fructus
- 이명 또는 영명: Jujube
- 식약처 공정서 및 조선시대 의서 수재:
  대한민국약전(KP)
  동의보감 탕액편의 과일부(部)
  방약합편의 오과(五果, 다섯 가지 과일)편

| 한약의 기원 | 이 약은 대추나무 *Zizyphus jujuba* Miller var. *inermis* Rehder 또는 보은대추나무 *Zizyphus jujuba* Miller var. *hoonensis* T. B. Lee(갈매나무과 Rhamnaceae)의 잘 익은 열매이다.

| 한방 특성 |

- 한방 약미(藥味)와 약성(藥性): 맛은 달고 성질은 따뜻하다.
- 한방 작용부위(귀경, 歸經): 대추는 주로 심장, 비장, 위장 질환에 영향을 미친다.
- 한방 효능

보비위(補脾胃): 비(脾)와 위(胃)를 보한다.

익기혈(益氣血): 기(氣)와 혈(血)를 보충한다.

안심신(安心神): 정신을 안정시킨다.

조영위(助營衛): 혈맥 속으로 순환하면서 혈을 생기게 하고 온몸을 자양하는 영기(營氣) 그리고 몸 겉면에 분포된 양기인 위기(衛氣)를 보충한다.

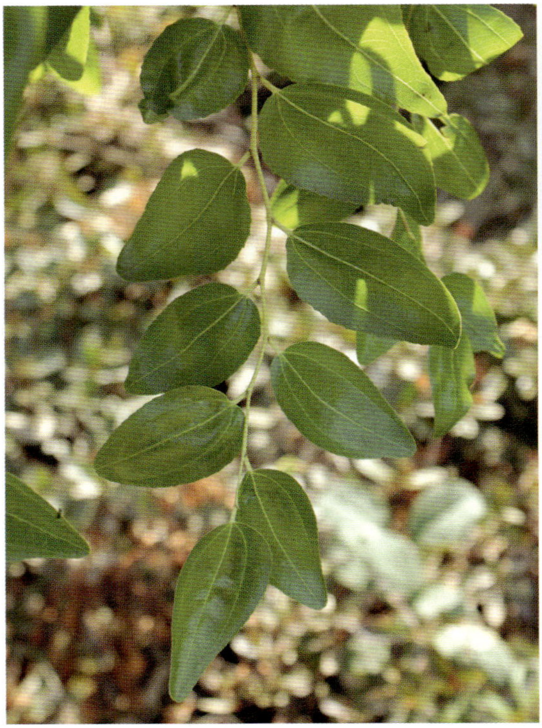

▲ 대추나무_ 잎

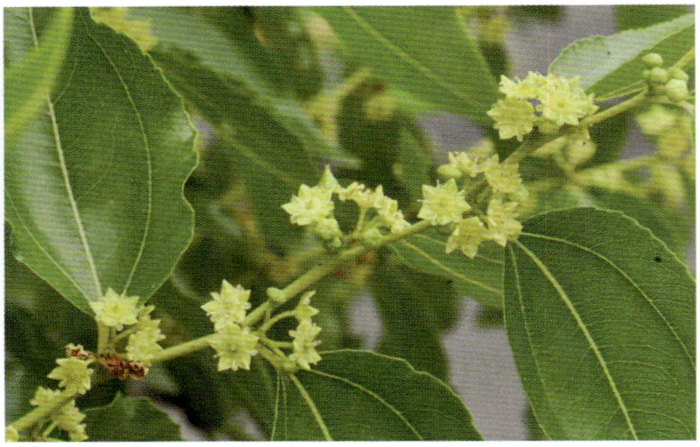

▲ 대추나무_ 꽃

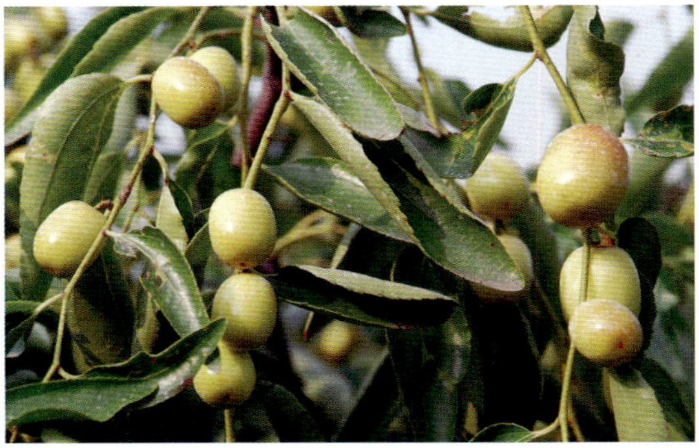

▲ 대추나무_ 열매

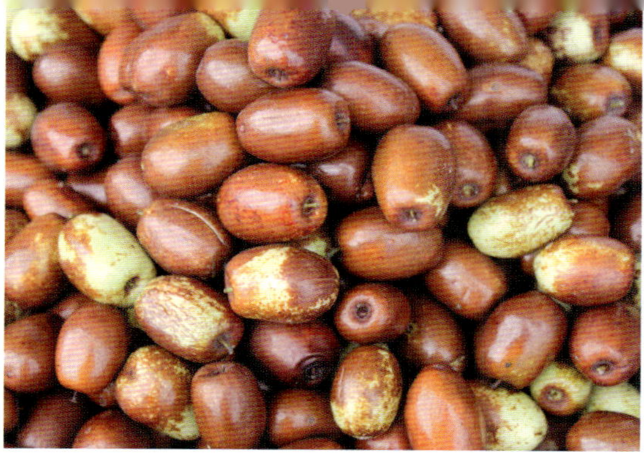

▲ 대추나무_ 열매(채취품)

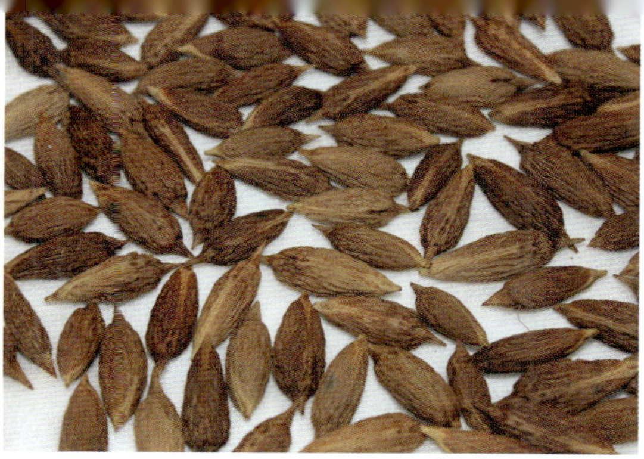

▲ 대추나무_ 씨(채취품)

| 약효 해설 |

- 비위(脾胃)를 보하여 원기를 돕는다.
- 가슴이 두근거리면서 불안해하고 잠이 잘 오지 않는 증상에 쓴다.
- 몸이 피곤하여 움직이기 싫고 힘이 없는 증상에 사용한다.
- 여성의 히스테리를 치료한다.
- 식욕이 없고 대변이 무른 증상을 낫게 한다.

| 동의보감 원문의 한글 식물명 | 대츄

| 동의보감 효능 | 대조(大棗, 대추)의 성질은 보통이고[平](따뜻하다[溫]고도 한다) 맛은 달며[甘] 독이 없다. 속을 편하게 하고 비(脾)를 영양한다[養脾]. 오장(五藏)을 보하고 십이경맥을 도와준다. 진액(津液)을 보하고 감각기관의 기능을 정상화한다. 의지를 강하게 하고[强志] 온갖 약을 조화시킨다.

| 동의보감 원문 | **大棗:** 性平[一云溫] 味甘 無毒. 安中養脾 補五藏 助十二經脈 補津液 通九竅 强志 和百藥.

| 약용법 | 열매 9~15g을 물 800mL에 넣고 달여서 반으로 나누어 아침저녁으로 마신다.

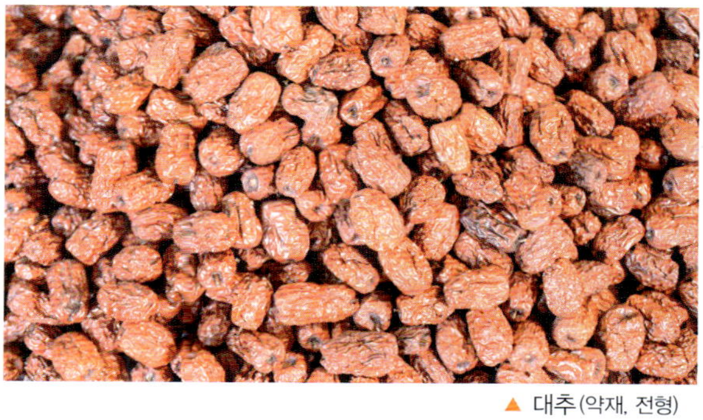

▲ 대추(약재, 전형)

댑싸리

한약명 지부자

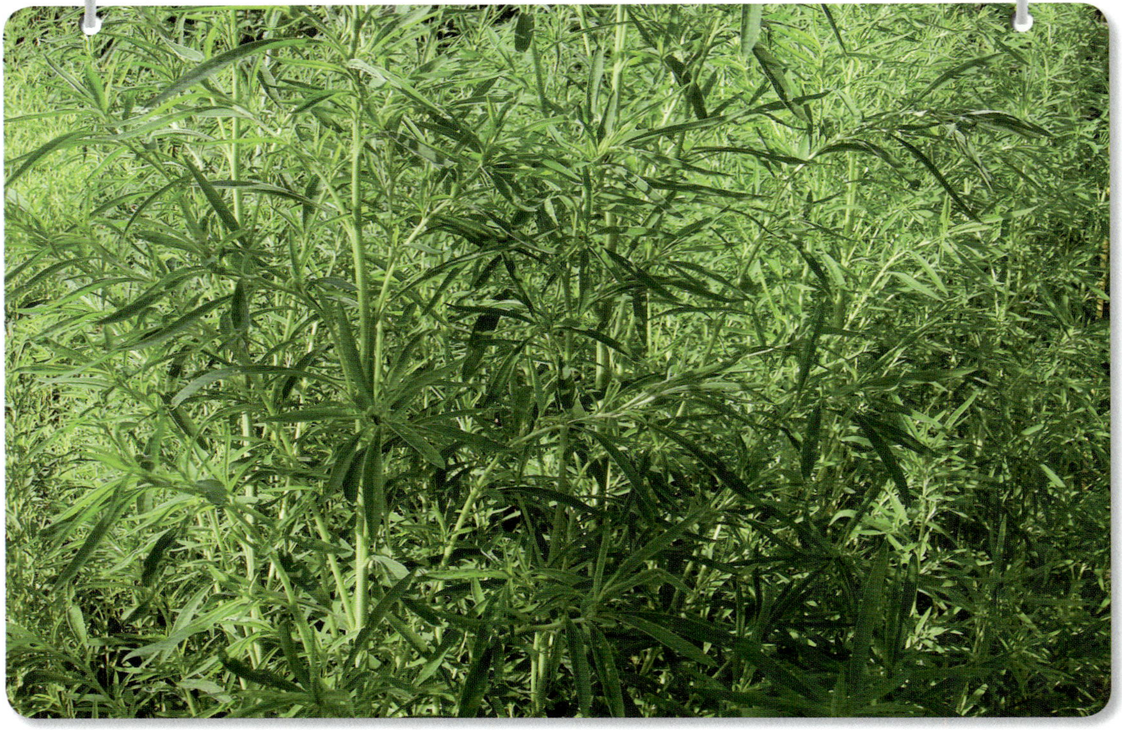

한약명 지부자

- 식물명 및 학명: 댑싸리 *Kochia scoparia* Schrader
- 과명: 명아주과(Chenopodiaceae)
- 약용부위: 잘 익은 열매
- 한약명: 지부자(地膚子)
- 라틴 생약명: Kochiae Fructus
- 이명 또는 영명: Kochia Fruit
- 식약처 공정서 및 조선시대 의서 수재:
  대한민국약전(KP)
  동의보감 탕액편의 풀부(部)
  방약합편의 습초(濕草)편

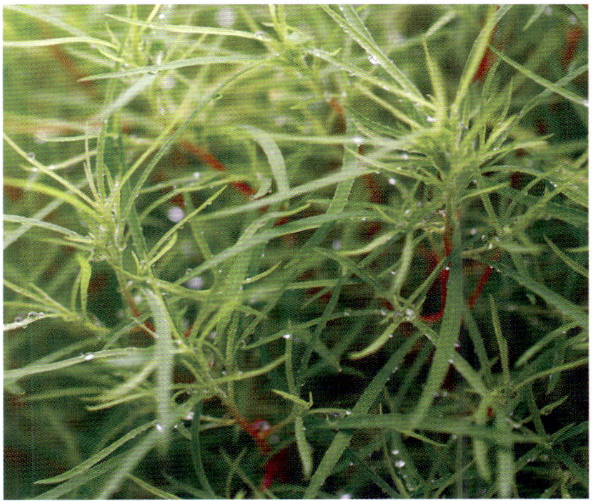

▲ 댑싸리_ 잎

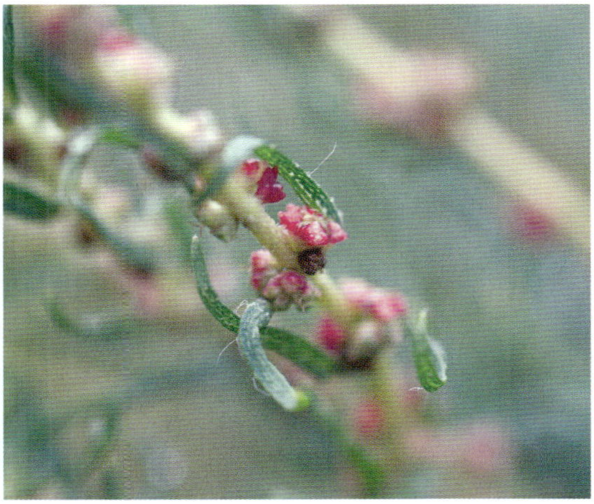

▲ 댑싸리_ 꽃

| 한약의 기원 | 이 약은 댑싸리 *Kochia scoparia* Schrader(명아주과 Chenopodiaceae)의 잘 익은 열매이다.

| 한방 특성 |

- 한방 약미(藥味)와 약성(藥性): 맛은 맵고 쓰며 성질은 차다.
- 한방 작용부위(귀경, 歸經): 지부자는 주로 신장, 방광 질환에 영향을 미친다.
- 한방 효능

청열이습(淸熱利濕): 열기를 식히고 습기를 배출시킨다.

거풍지양(祛風止痒): 풍(風)으로 인한 가려움증을 멎게 한다.

| 약효 해설 |

- 소변이 잘 나오지 않는 증상에 유효하다.
- 습진, 피부 가려움증을 치료한다.
- 자궁에서 분비물이 나오는 증상을 치료한다.

| 동의보감 원문의 한글 식물명 | 대ᄡᆞ리여름

| 동의보감 효능 | 지부자(地膚子, 댑싸리 열매)의 성질은 차고[寒] 맛이 쓰며[苦] 독이 없다. 방광에 열이 있을 때 주로 쓴다. 소변을 잘 나오게 하고 음낭이 붓는 것, 열이 있는 단독(丹毒)으로 부은 것을 치료한다.

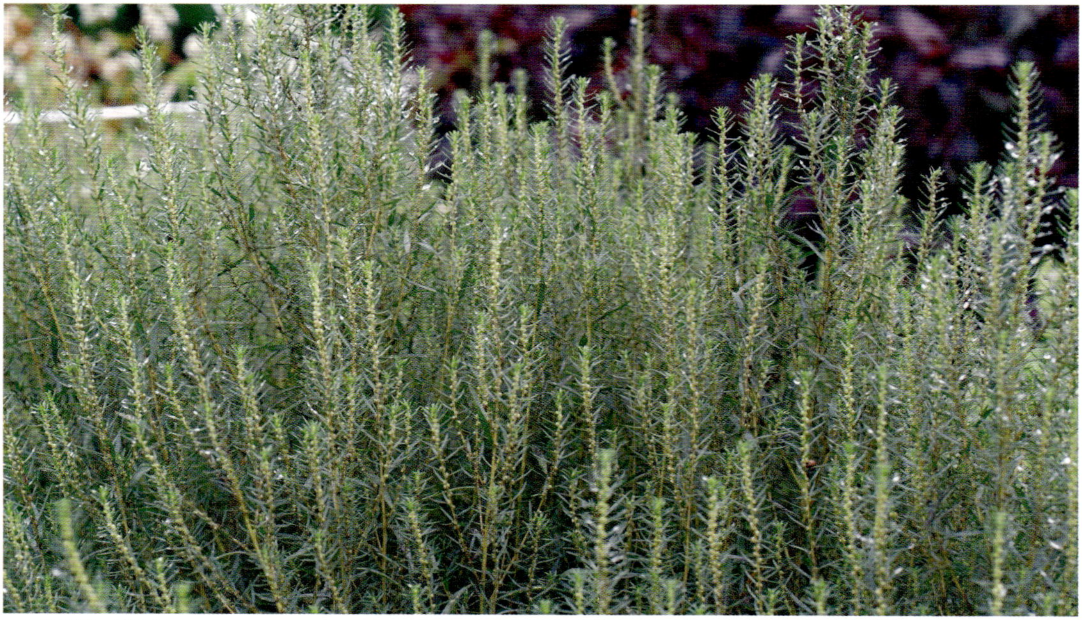

▲ 댑싸리_ 지상부

| 동의보감 원문 | **地膚子:** 性寒 味苦 無毒. 主膀胱熱. 利小便 治陰卵癀疾 及客熱丹腫.

| 약용법 | 열매 9~15g을 물 800mL에 넣고 달여서 반으로 나누어 아침저녁으로 마신다.

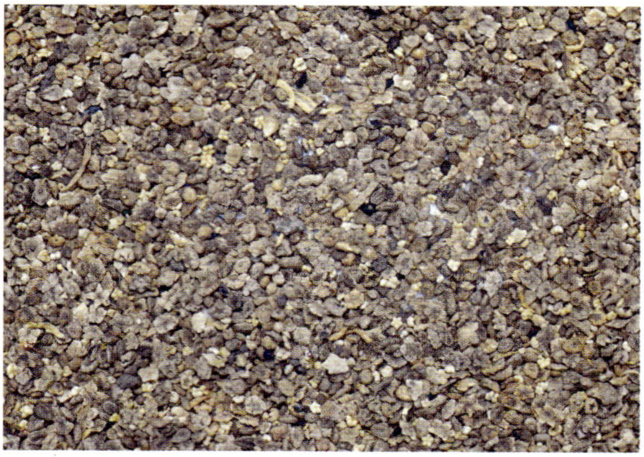

▲ 지부자(약재, 전형)

댕댕이덩굴

한약명 목방기

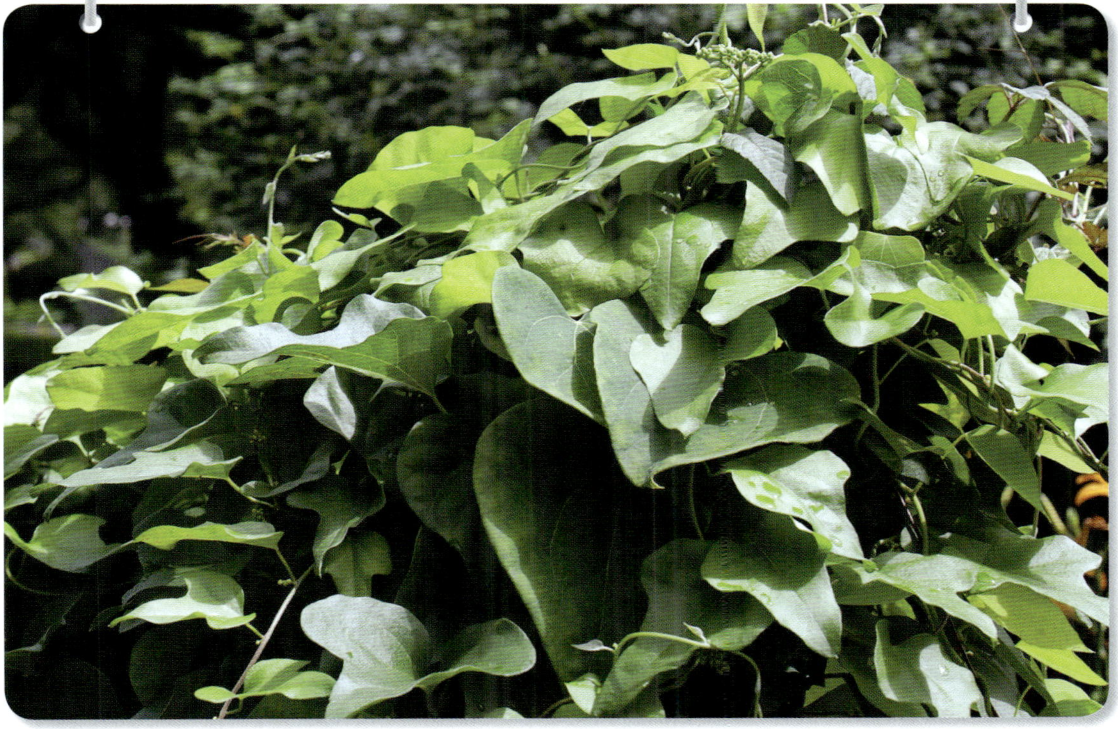

한약명 목방기

- 식물명 및 학명: 댕댕이덩굴 *Cocculus trilobus* De Candolle
- 과명: 새모래덩굴과, 방기과(Menispermaceae)
- 약용부위: 뿌리
- 한약명: 목방기(木防己)
- 라틴 생약명: Cocculi Radix
- 식약처 공정서 및 조선시대 의서 수재: 대한민국약전외한약(생약)규격집(KHP)

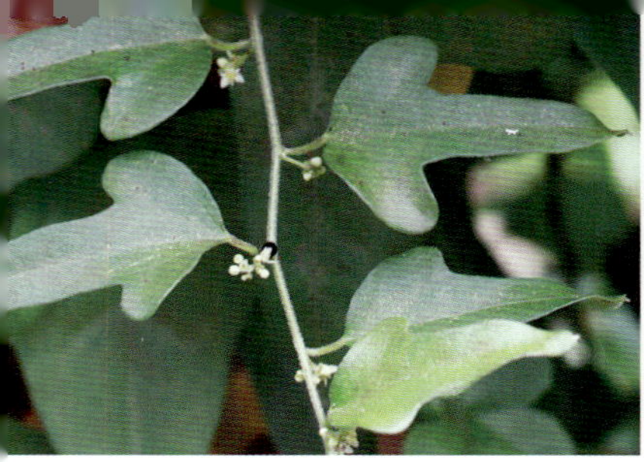

▲ 댕댕이덩굴_ 잎

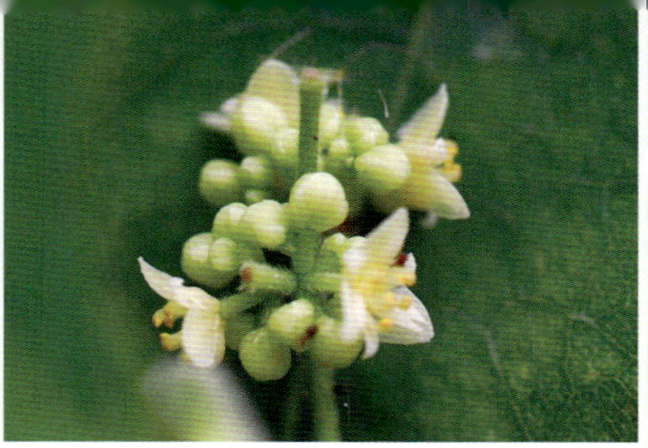

▲ 댕댕이덩굴_ 꽃

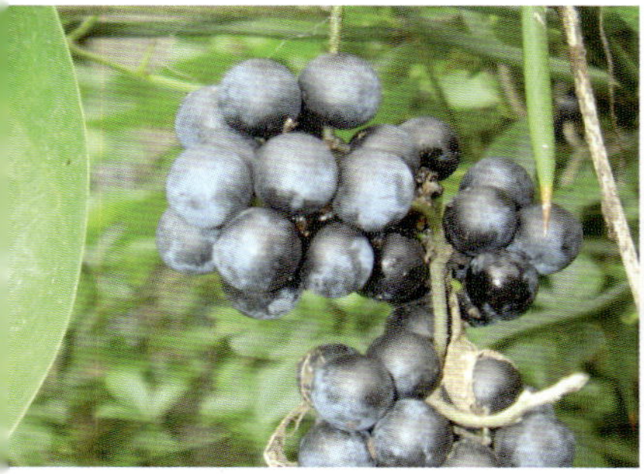

▲ 댕댕이덩굴_ 열매

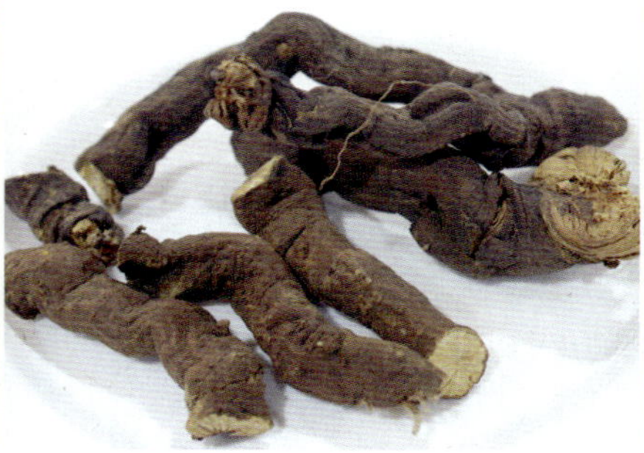

▲ 목방기(약재, 전형)

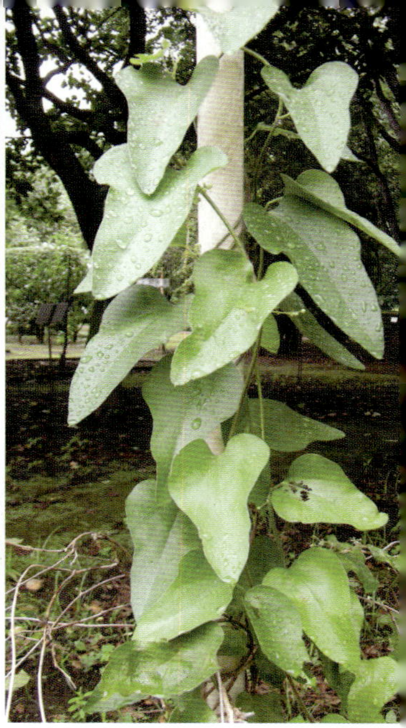

▲ 댕댕이덩굴_ 지상부

| 한약의 기원 | 이 약은 댕댕이덩굴 *Cocculus trilobus* De Candolle(새모래덩굴과, 방기과 Menispermaceae)의 뿌리이다.

| 한방 특성 |

- **한방 약미(藥味)와 약성(藥性):** 맛은 쓰고 매우며 성질은 차다.
- **한방 작용부위(귀경, 歸經):** 목방기는 주로 방광, 신장, 비장 질환에 영향을 미친다.
- **한방 효능**

거풍제습(祛風除濕): 팔다리를 잘 쓰지 못하고 마비되며 아픈 증상을 치료한다.
통경활락(通經活絡): 경락을 잘 통하게 한다.
해독소종(解毒消腫): 해독하고 종기를 가라앉힌다.

| 약효 해설 |

- 팔다리를 잘 쓰지 못하고 마비되며 아픈 증상을 치료한다.
- 목구멍이 붓고 아픈 병증을 낫게 한다.
- 소변이 찔끔찔끔 나오면서 아픈 증상에 유효하다.
- 혈압강하 작용이 있다.

| 약용법 | 뿌리 5~10g을 물 800mL에 넣고 달여서 반으로 나누어 아침저녁으로 마신다.

더위지기

한약명 한인진

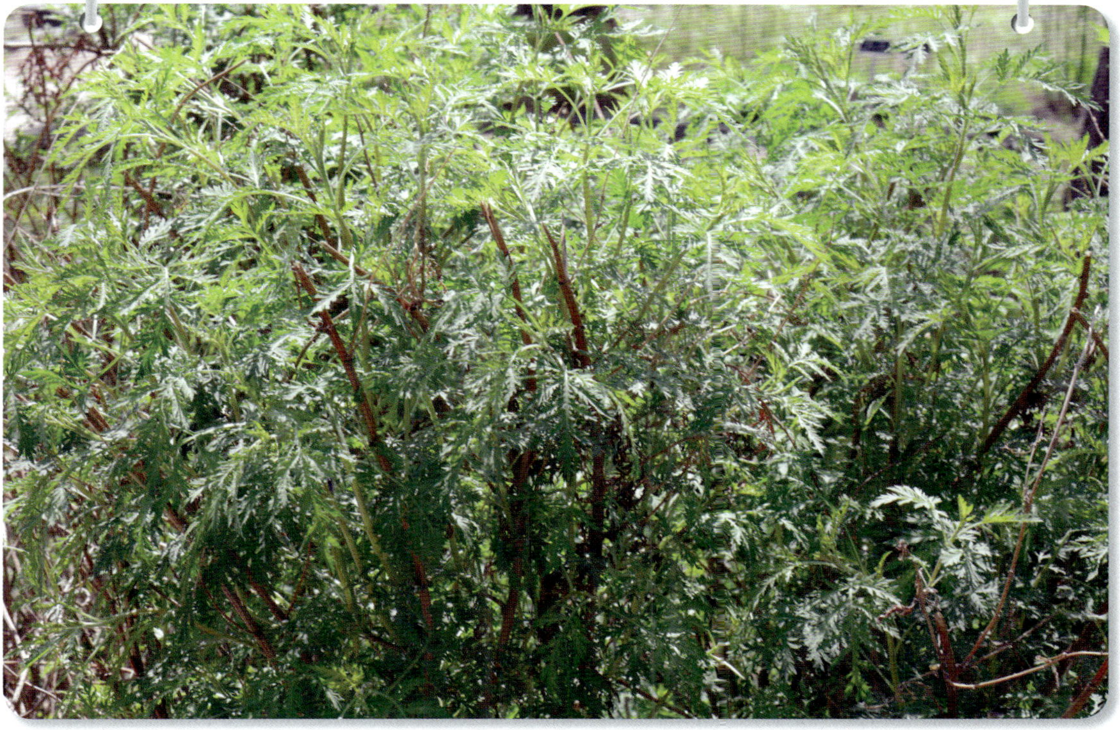

한약명 한인진

- 식물명 및 학명: 더위지기 *Artemisia iwayomogi* Kitamura
- 과명: 국화과(Compositae)
- 약용부위: 지상부
- 한약명: 한인진(韓茵蔯)
- 라틴 생약명: Artemisiae Iwayomogii Herba
- 식약처 공정서 및 조선시대 의서 수재: 대한민국약전외한약(생약)규격집(KHP)

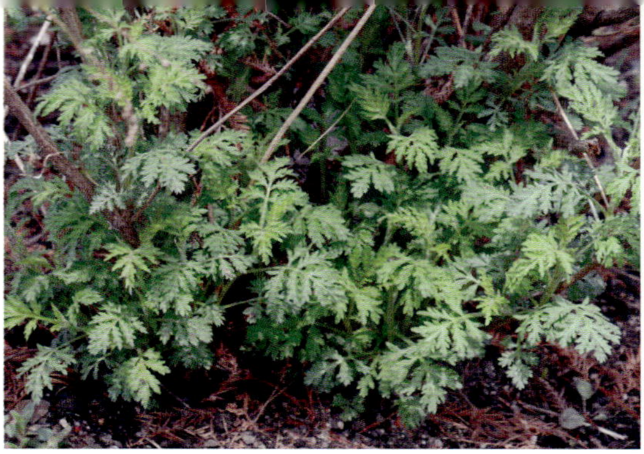

▲ 더위지기_ 어린잎

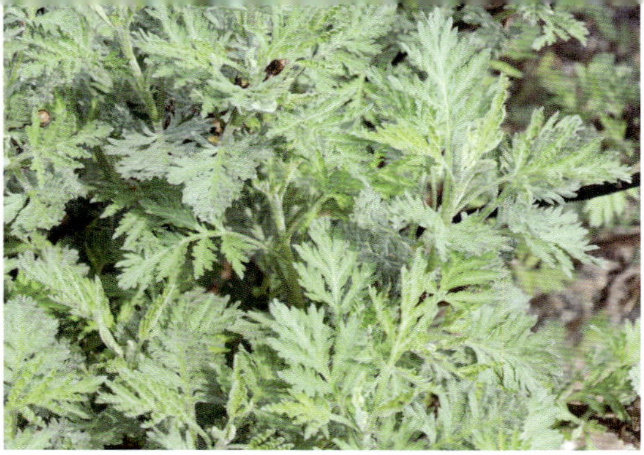

▲ 더위지기_ 잎

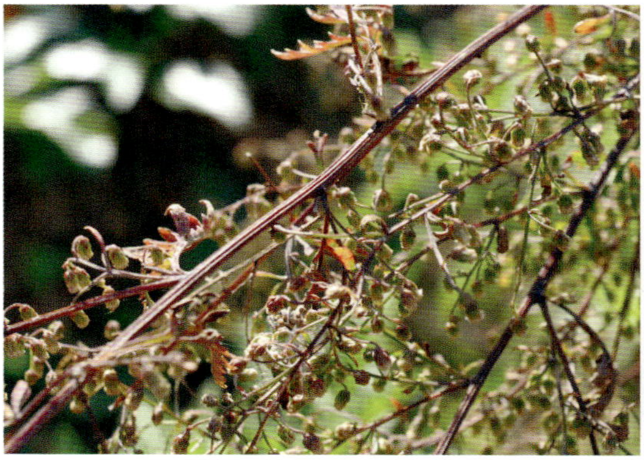

▲ 더위지기_ 열매

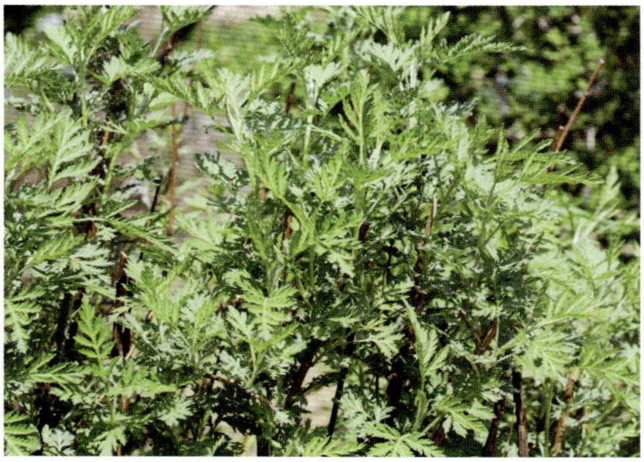

▲ 더위지기_ 지상부

| 한약의 기원 | 이 약은 더위지기 *Artemisia iwayomogi* Kitamura(국화과 Compositae)의 지상부이다.

| 약효 해설 |

- 황달, 소변이 잘 나오지 않는 증상을 치료한다.
- 이담(利膽) 작용이 있다.
- 인진호(茵蔯蒿)의 대용으로 쓰인다.

| 동의보감 효능 | **사철쑥의 '인진호'** 참조(466쪽)

| 약용법 | **사철쑥의 '인진호'** 참조(466쪽)

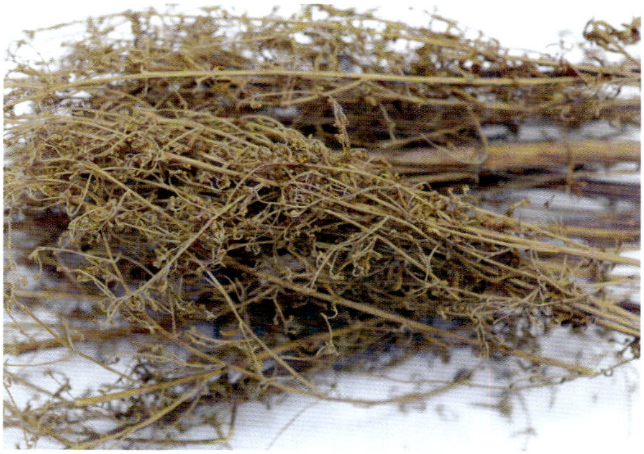

▲ 한인진(약재, 전형)

도꼬마리

한약명 창이자

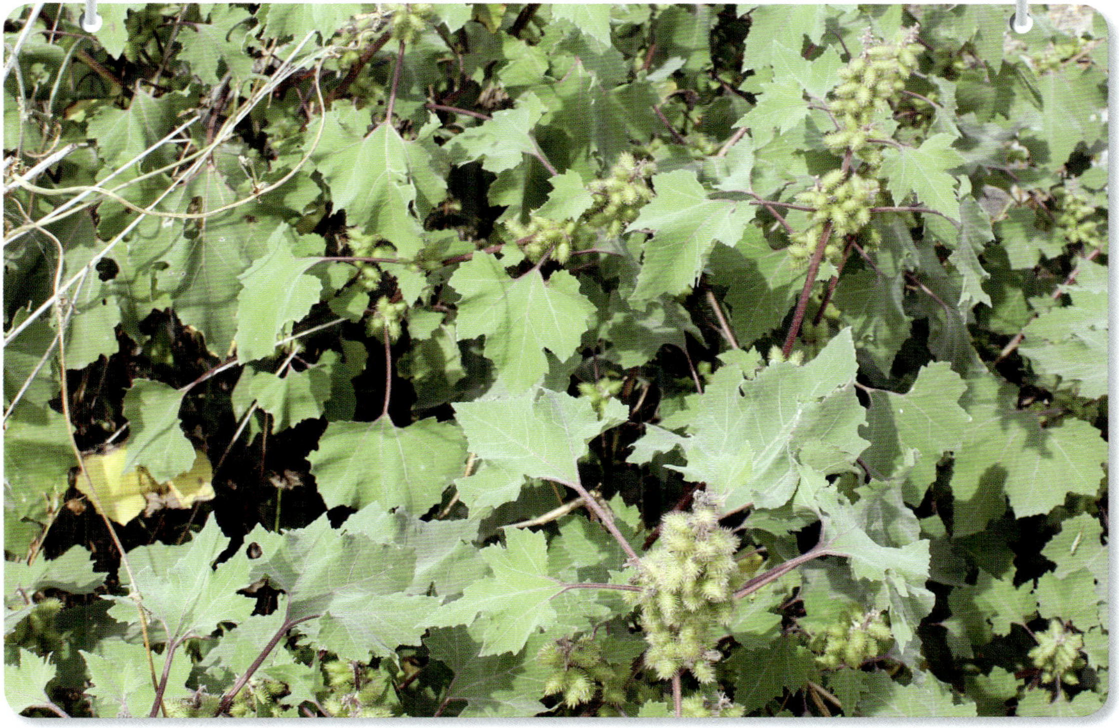

한약명 창이자

- 식물명 및 학명: 도꼬마리 *Xanthium strumarium* Linné
- 과명: 국화과(Compositae)
- 약용부위: 잘 익은 열매
- 한약명: 창이자(蒼耳子)
- 라틴 생약명: Xanthii Fructus
- 이명 또는 영명: Xanthium Fruit
- 식약처 공정서 및 조선시대 의서 수재:
  대한민국약전(KP)
  동의보감 탕액편의 풀부(部)
  방약합편의 습초(濕草)편

| 한약의 기원 | 이 약은 도꼬마리 *Xanthium strumarium* Linné(국화과 Compositae)의 잘 익은 열매이다.

| 한방 특성 |

- 한방 약미(藥味)와 약성(藥性): 맛은 쓰고 달며 맵고 성질은 따뜻하며 독이 약간 있다.
- 한방 작용부위(귀경, 歸經): 창이자는 주로 폐, 간장 질환에 영향을 미친다.
- 한방 효능

 산풍한(散風寒): 풍한(風寒)을 없앤다.
 통비규(通鼻竅): 코가 막힌 것을 잘 통하게 한다.
 거풍습(祛風濕): 풍사(風邪)와 습사(濕邪)를 없앤다.
 지양(止痒): 가려움을 멎게 한다.

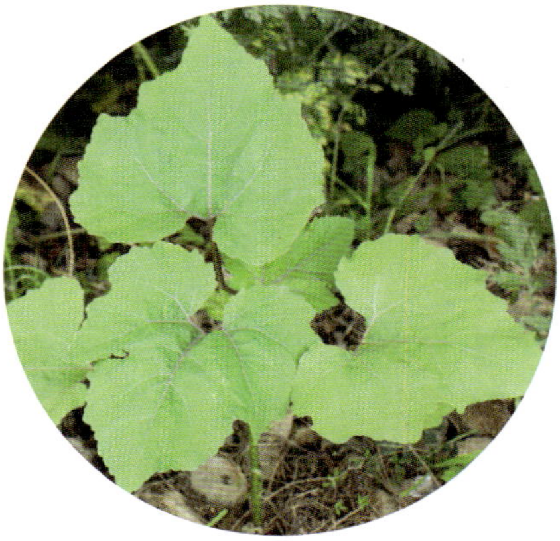

▲ 도꼬마리_ 잎

| 약효 해설 |

- 코가 막히고 호흡이 불편한 증상에 사용한다.
- 팔다리를 잘 쓰지 못하고 마비되며 아픈 증상을 치료한다.
- 감기로 인한 두통, 치통을 없애준다.
- 습진, 개선에 유효하다.

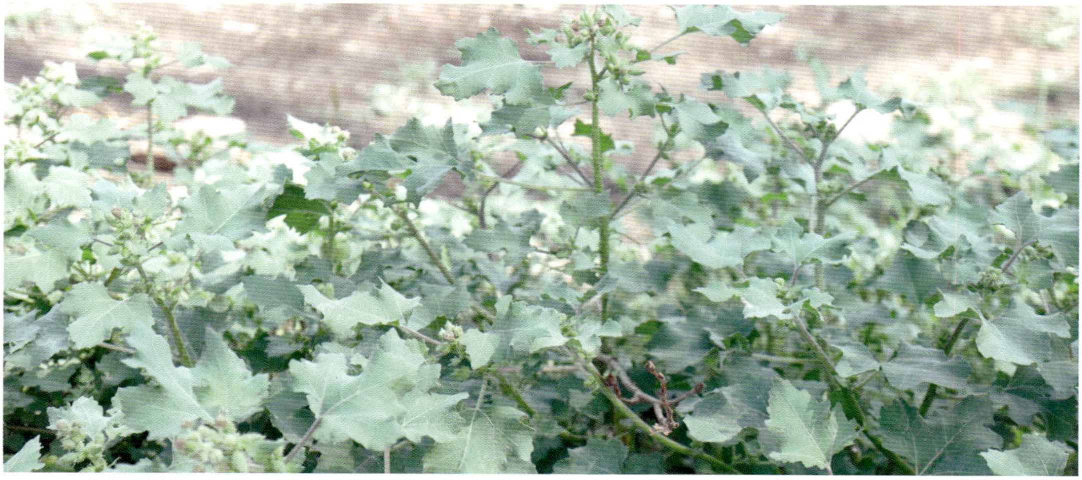

▲ 도꼬마리_ 지상부

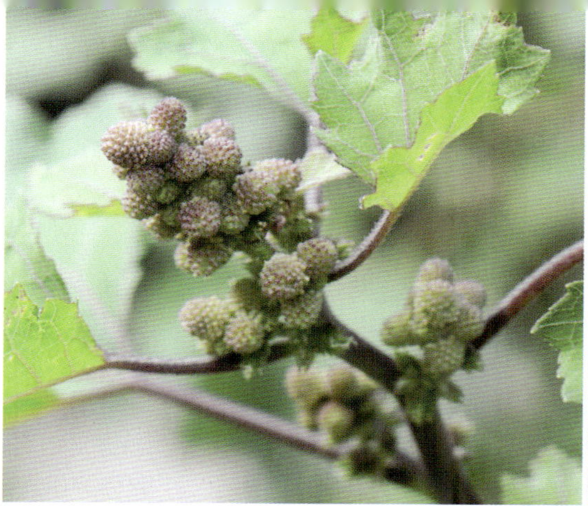

▲ 도꼬마리_ 열매

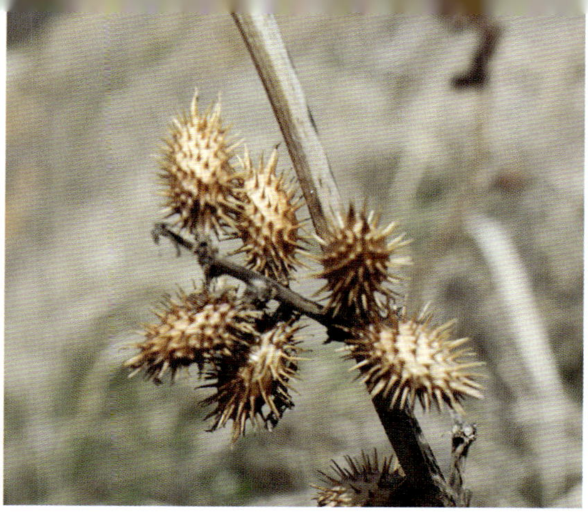

▲ 도꼬마리_ 익은 열매

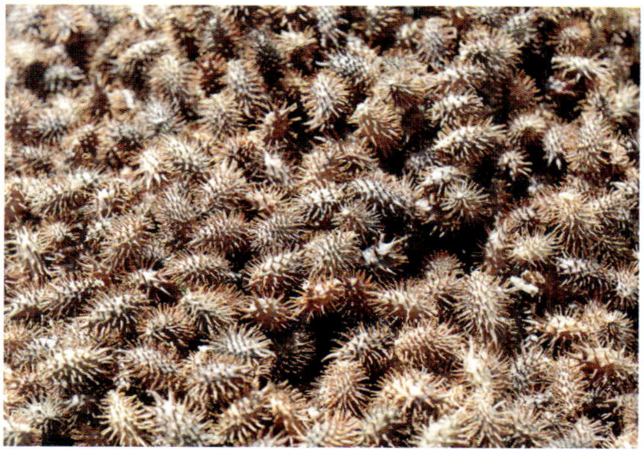

▲ 창이자(약재, 전형)

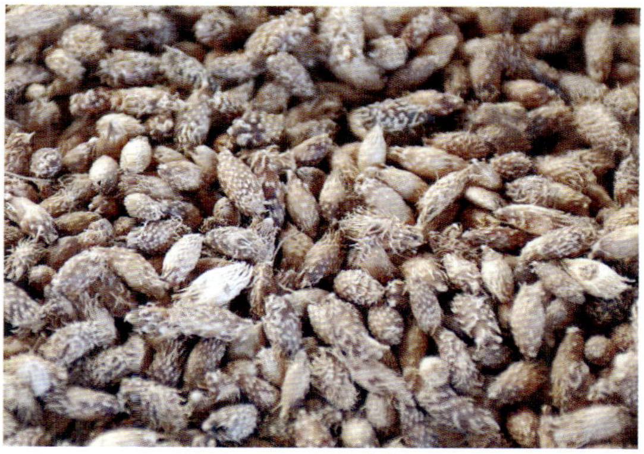

▲ 창이자(가시를 제거한 약재, 전형)

| 동의보감 원문의 한글 식물명 | 없음

※ '시이(葈耳: 도꼬마리 전초)'의 동의보감 원문의 한글 식물명은 '돋고마리'이다.

| 동의보감 효능 | 시이실(葈耳實, 도꼬마리 열매)의 성질은 따뜻하고[溫] 맛은 쓰며[苦] 달고[甘] 독이 없다. 간(肝)의 열을 없애며 눈을 밝게 한다. 약에 넣을 때는 절구에 찧어서 가시를 없애고 약간 볶아서 쓴다. 일명 도인두(道人頭)라고도 한다[본초].

| 동의보감 원문 | **葈耳實:** 性溫 味苦甘 無毒. 主肝家熱 明目. 入藥 杵去刺 略炒用. 一名道人頭.[本草]

| 약용법 | 열매 3~10g을 물 800mL에 넣고 달여서 반으로 나누어 아침저녁으로 마시거나 또는 가루나 환(丸)으로 만들어 복용한다. 외용할 때는 적당량을 짓찧어서 환부에 붙인다.

도라지

한약명 길경

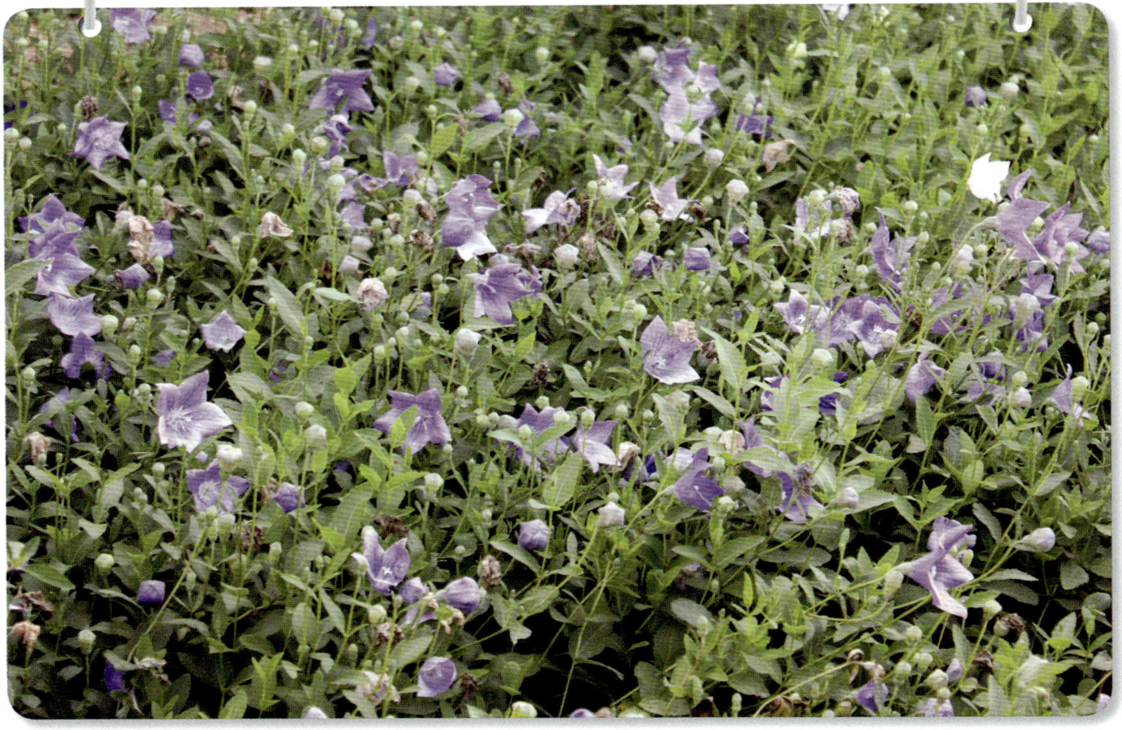

한약명 길경

- 식물명 및 학명: 도라지 *Platycodon grandiflorum* A. De Candolle
- 과명: 초롱꽃과(Campanulaceae)
- 약용부위: 뿌리로서 그대로 또는 주피를 제거한 것
- 한약명: 길경(桔梗)
- 라틴 생약명: Platycodonis Radix
- 이명 또는 영명: 길경근(桔梗根), Platycodon Root
- 식약처 공정서 및 조선시대 의서 수재:
  대한민국약전(KP)
  동의보감 탕액편의 채소부(部)
  방약합편의 산초(山草)편

| 한약의 기원 | 이 약은 도라지 *Platycodon grandiflorum* A. De Candolle(초롱꽃과 Campanulaceae)의 뿌리로서 그대로 또는 주피를 제거한 것이다.

| 한방 특성 |

- 한방 약미(藥味)와 약성(藥性): 맛은 쓰고 매우며 성질은 보통이다[平].
- 한방 작용부위(귀경, 歸經): 길경은 주로 폐 질환에 영향을 미친다.
- 한방 효능

  선폐(宣肺): 폐의 기능을 정상화한다.

  이인(利咽): 목구멍을 편안하게 한다.

  거담(祛痰): 담(痰)을 제거한다.

  배농(排膿): 고름이 잘 배출되게 한다.

| 약효 해설 |

- 가래가 많은 기침을 낫게 하고 인후를 편하게 한다.

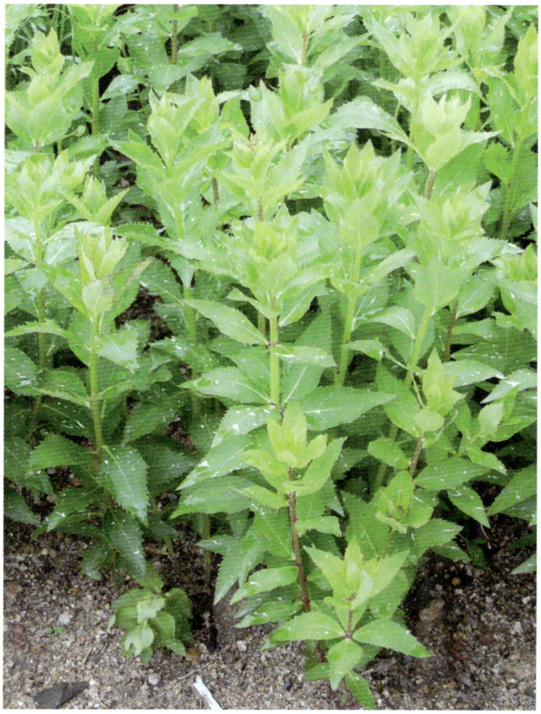

▲ 도라지_ 지상부

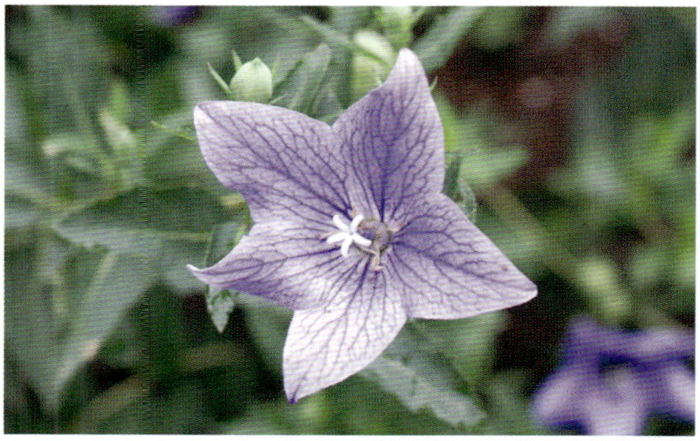

▲ 도라지_ 꽃

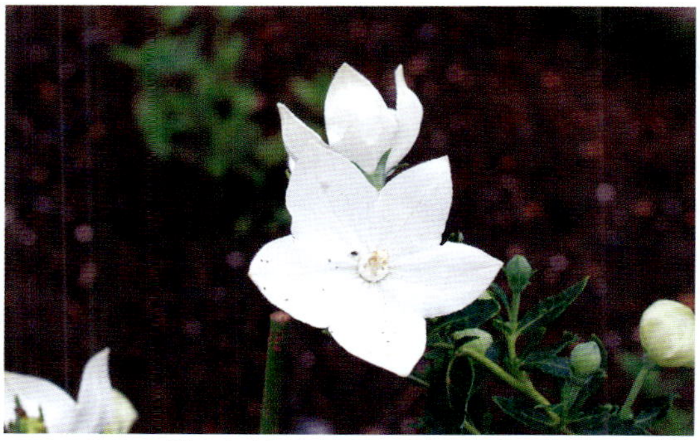

▲ 백도라지(*Platycodon grandiflorum* f. *albiflorum*)_ 꽃

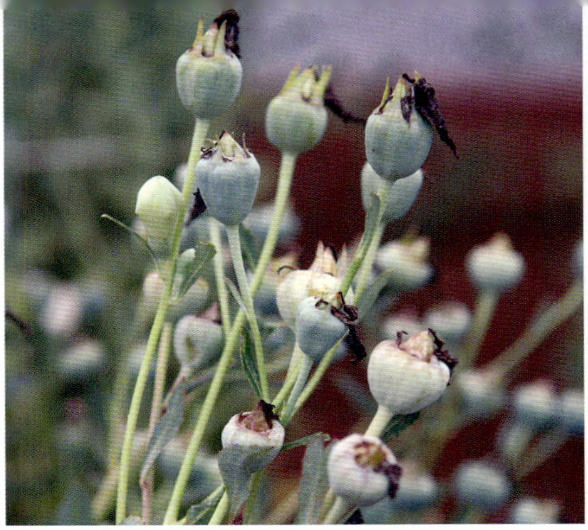

▲ 도라지_ 열매

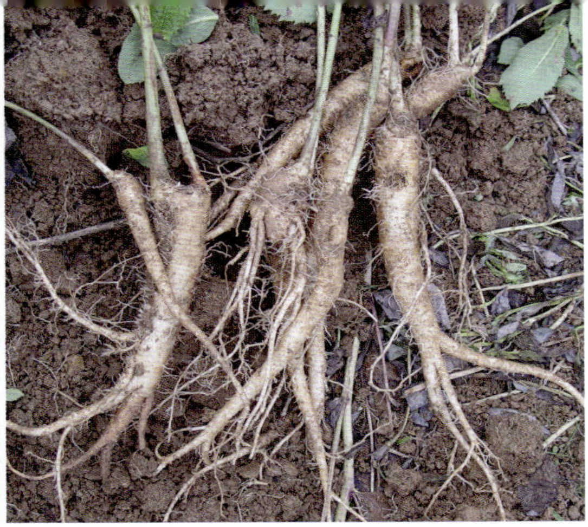

▲ 도라지_ 뿌리

- 목구멍이 붓고 아픈 증상에 유효하다.
- 가슴이 답답하고 초조한 증상에 쓰인다.
- 이질에 의한 복통을 치료한다.

| 동의보감 원문의 한글 식물명 | 도랒

| 동의보감 효능 | 길경(桔梗, 도라지)은 성질이 약간 따뜻하며[微溫](보통이라고도[平] 한다) 맛이 매우면서[辛] 쓰고[苦] 독이 약간 있다. 폐기(肺氣)로 숨이 가쁜 것을 치료하고 온갖 기를 내린다. 목구멍이 아픈 것과 가슴, 옆구리가 아픈 것을 치료한다. 고독(蠱毒)을 없앤다.

| 동의보감 원문 | **桔梗:** 性微溫[一云平] 味辛苦 有小毒. 治肺氣喘促 下一切氣 療咽喉痛 及 胸脇諸痛 下蠱毒.

| 약용법 | 뿌리 3~10g을 물 800mL에 넣고 달여서 반으로 나누어 아침저녁으로 마신다.

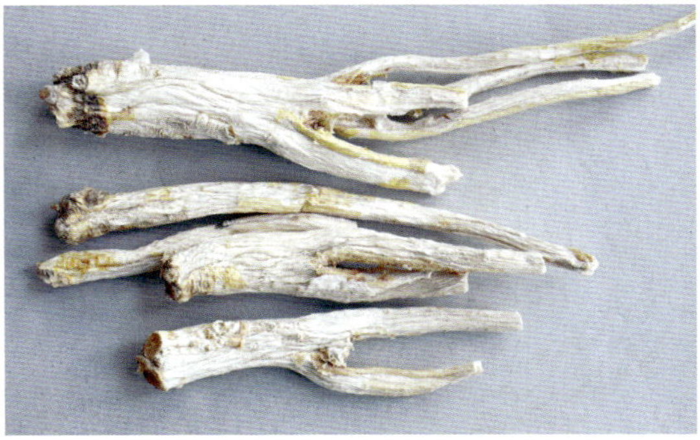

▲ 길경(약재, 전형)

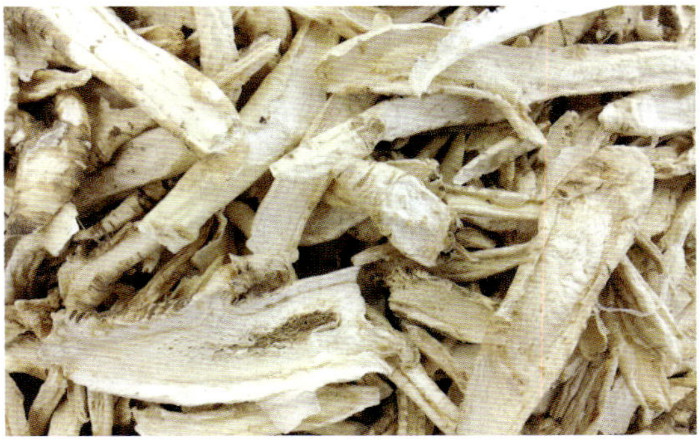

▲ 길경(약재, 절단)

도코로마

한약명 비해

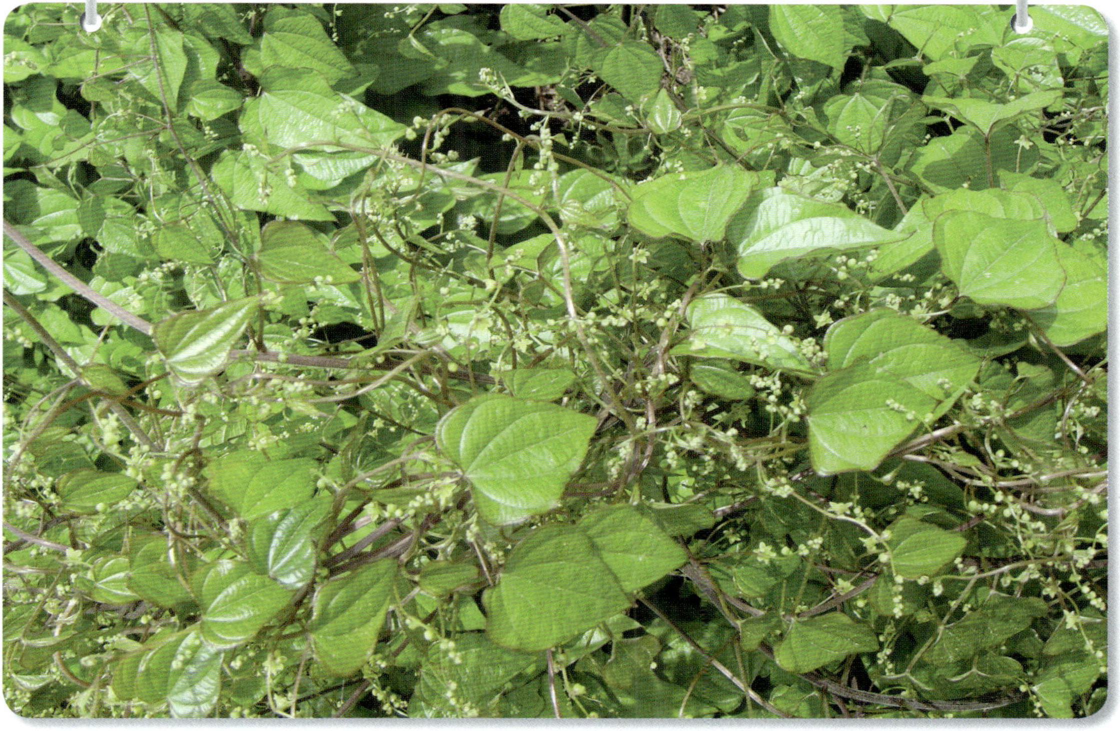

한약명 비해

- 식물명 및 학명: 도코로마 *Dioscorea tokora* Makino
- 식물 해설: 국가생물종지식정보시스템에는 식물명이 도꼬로마 그리고 학명은 *Dioscorea tokoro* Makino ex Miyabe로 기재되어 있다.
- 과명: 마과(Dioscoreaceae)
- 약용부위: 뿌리줄기
- 한약명: 비해(萆薢)
- 라틴 생약명: Tokoro Rhizoma
- 이명 또는 영명: 산비해(山萆薢), 백지(百枝)
- 식약처 공정서 및 조선시대 의서 수재:
  대한민국약전외한약(생약)규격집(KHP)
  동의보감 탕액편의 풀부(部)
  방약합편의 만초(蔓草, 덩굴풀)편

| 한약의 기원 | 이 약은 도코로마 *Dioscorea tokora* Makino(마과 Dioscoreaceae)의 뿌리줄기이다.

| 한방 특성 |

- **한방 약미(藥味)와 약성(藥性):** 맛은 쓰고 성질은 보통이다[平].
- **한방 작용부위(귀경, 歸經):** 비해는 주로 간장, 위장, 방광 질환에 영향을 미친다.
- **한방 효능**

거풍습(祛風濕): 풍사(風邪)와 습사(濕邪)를 없앤다.

이습탁(利濕濁): 습하고 탁(濁)한 기운을 없앤다.

| 약효 해설 |

- 팔다리를 잘 쓰지 못하고 마비되며 아픈 증상을 치료한다.
- 무의식중에 정액이 나오는 증상에 사용한다.
- 자궁에서 분비물이 나오는 증상을 낫게 한다.
- 이뇨 작용이 있다.

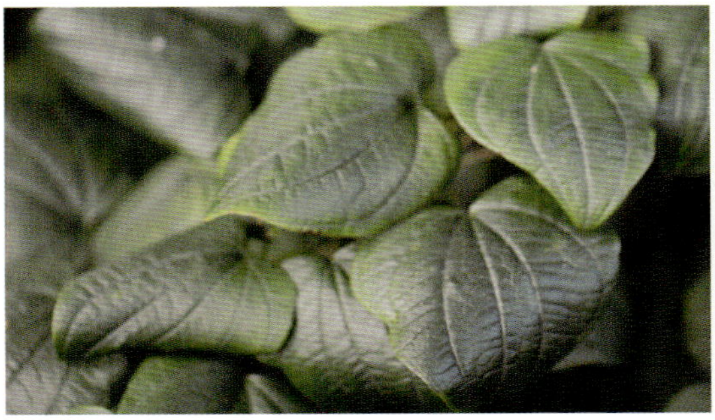

▲ 도코로마_ 잎

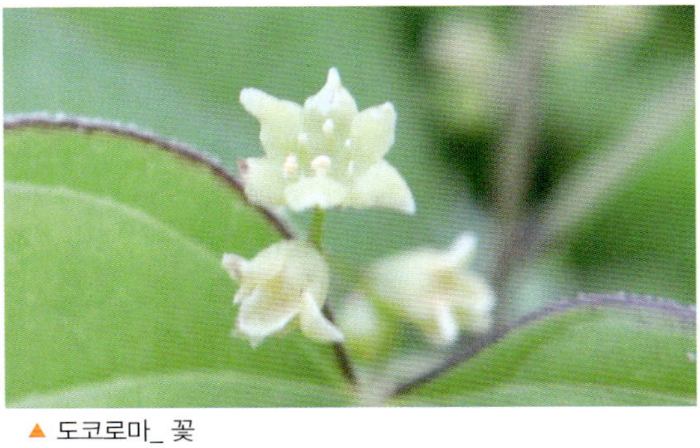

▲ 도코로마_ 꽃

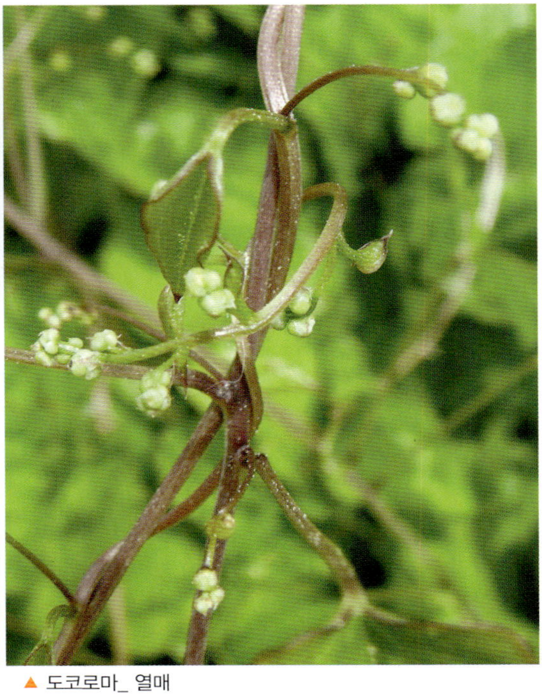

▲ 도코로마_ 열매

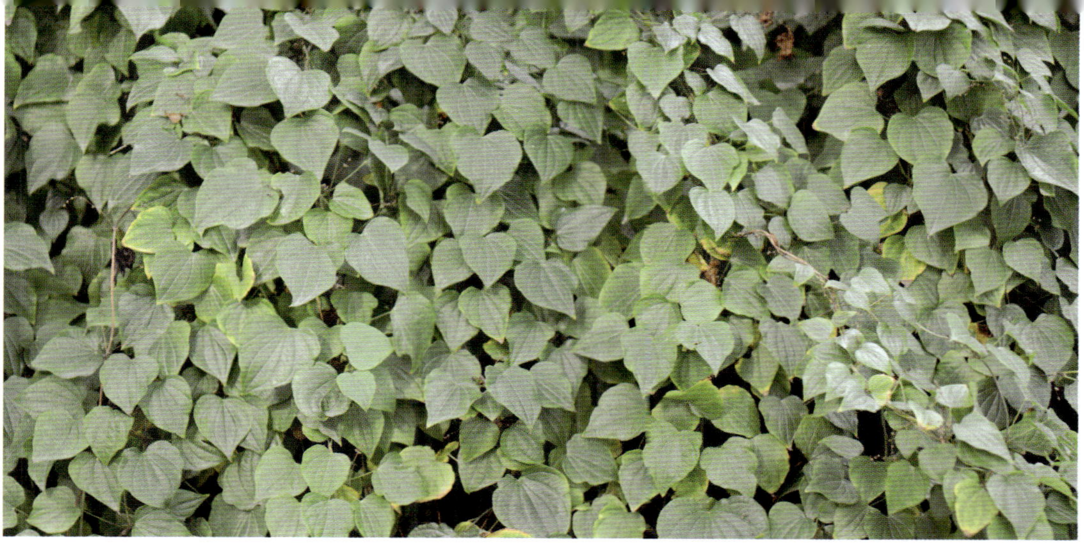

▲ 도코로마_ 지상부

| 동의보감 원문의 한글 식물명 | 멸앳불휘

| 동의보감 효능 | 비해(萆薢, 도코로마 뿌리줄기)의 성질은 보통이고[平] 맛은 쓰며[苦] 달고[甘] 독이 없다. 풍습(風濕)으로 몸의 이곳저곳이 아프고 마비가 생기는 것, 악창(惡瘡)이 낫지 않는 것, 냉풍으로 손발이 저리고 허리와 다리를 쓰지 못하는 것, 갑자기 허리가 아픈 것을 치료한다. 오래된 냉증은 신장 사이에 방광의 고인 물이 있는 것이다. 발기부전과 소변이 저절로 나오는 것을 낫게 한다.

| 동의보감 원문 | **萆薢:** 性平 味苦甘 無毒. 主風濕周痺 惡瘡不瘳 冷風𤸷痺 腰脚不遂 腎腰痛. 久冷是腎間有膀胱宿水. 療陽痿失尿.

| 약용법 | 뿌리줄기 10~15g을 물 800mL에 넣고 달여서 반으로 나누어 아침저녁으로 마시거나 또는 가루나 환(丸)으로 만들어 복용한다.

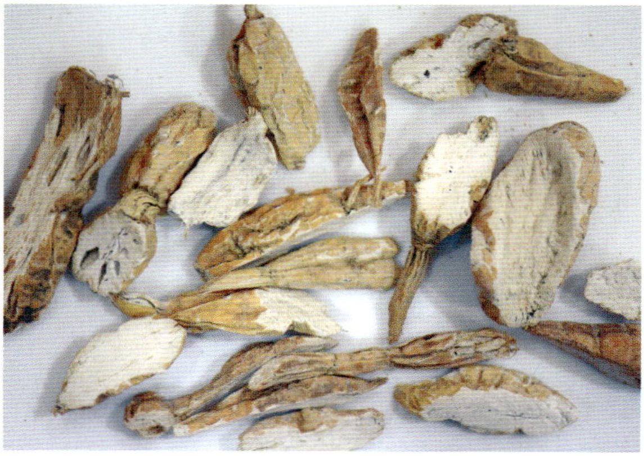

▲ 비해(약재, 절편)

독활

한약명 독활

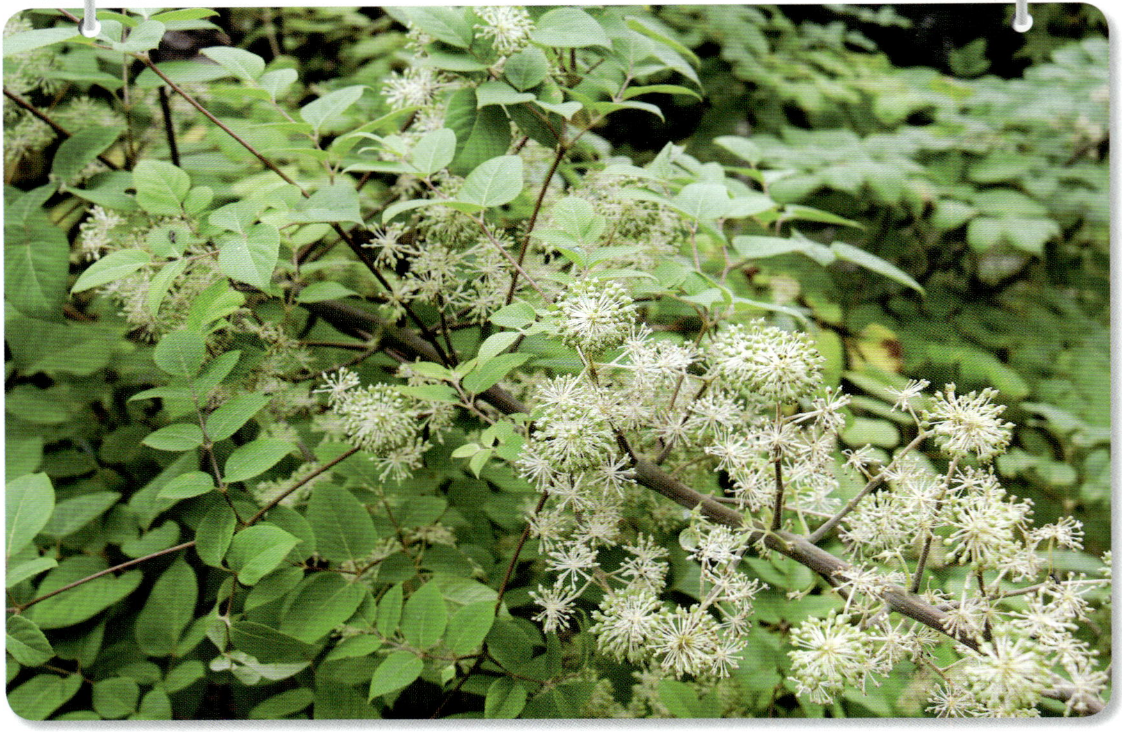

한약명 독활

- 식물명 및 학명: 독활 *Aralia continentalis* Kitagawa
- 과명: 두릅나무과(Araliaceae)
- 약용부위: 뿌리
- 한약명: 독활(獨活)
- 라틴 생약명: Araliae Continentalis Radix
- 이명 또는 영명: Aralia Continentalis Root
- 식약처 공정서 및 조선시대 의서 수재:
  대한민국약전(KP)
  동의보감 탕액편의 풀부(部)
  방약합편의 산초(山草)편

| 한약의 기원 | 이 약은 독활 *Aralia continentalis* Kitagawa(두릅나무과 Araliaceae)의 뿌리이다.

| 한방 특성 |

- 한방 약미(藥味)와 약성(藥性): 맛은 맵고 쓰며 성질은 따뜻하다.
- 한방 효능

거풍제습(祛風除濕): 팔다리를 잘 쓰지 못하고 마비되며 아픈 증상을 치료한다.

활혈(活血): 혈액 순환을 촉진한다.

해독(解毒): 독성을 없앤다.

| 약효 해설 |

- 팔다리를 잘 쓰지 못하고 마비되며 아픈 증상을 치료한다.
- 허리와 무릎이 시리고 아픈 증상을 낫게 한다.
- 만성 기관지염에 유효하다.

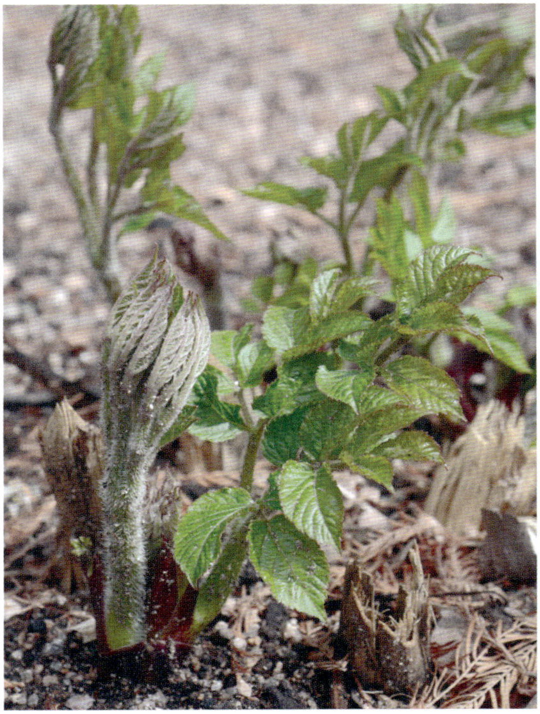

▲ 독활(*Aralia cordata var. continentalis*)_ 싹과 어린 지상부

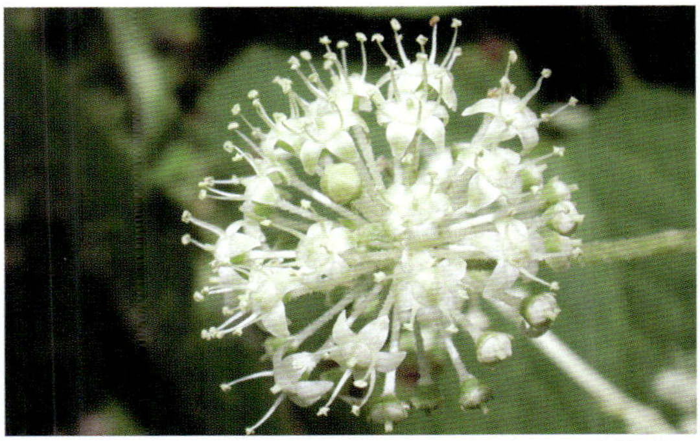

▲ 독활_ 꽃

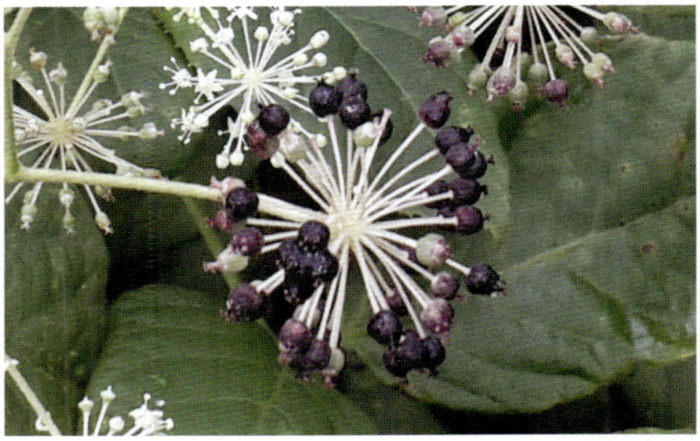

▲ 독활_ 열매

• 두통, 치통에 사용한다.
• 타박상에 효과가 있다.

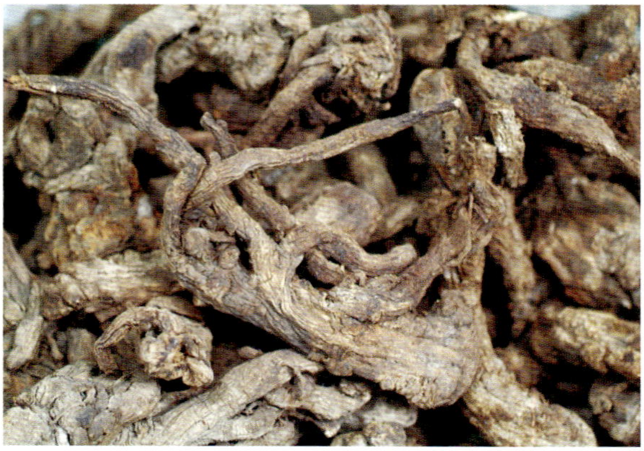
▲ 독활(약재, 전형)

| 동의보감 원문의 한글 식물명 | 짯둘흡

| 동의보감 효능 | 독활(獨活)의 성질은 보통이고[平](약간 따뜻하다[微溫]고도 한다) 맛이 달고[甘] 쓰며[苦](맵다[辛]고도 한다) 독이 없다. 온갖 적풍(賊風)과 전신의 관절에 생긴 통풍(痛風)이 금방 생겼거나 오래되었거나 할 것 없이 다 치료한다. 중풍으로 말을 못하는 것, 구안와사, 반신불수, 온몸에 감각이 없는 것, 근육과 뼈에 경련이 일면서 아픈 것을 치료한다.

| 동의보감 원문 | **獨活:** 性平[一云微溫] 味甘苦[一云辛] 無毒. 療諸賊風 百節痛風 無久新者. 治中風失音 喎斜癱瘓 遍身㾺痺 及筋骨攣痛.

| 약용법 | 뿌리 3~10g을 물 800mL에 넣고 달여서 반으로 나누어 아침저녁으로 마시거나 외용으로 적당량 사용한다.

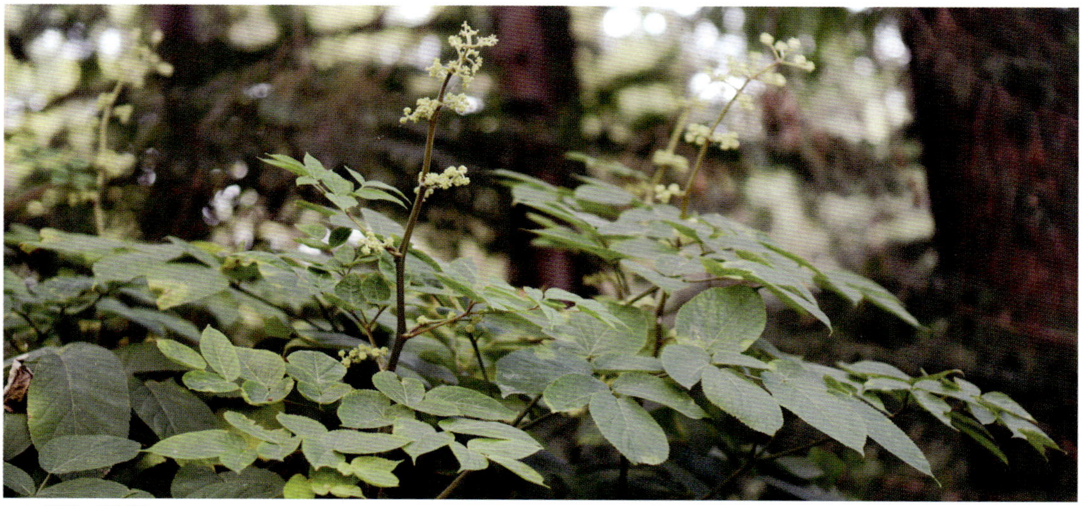
▲ 독활_ 지상부

동아

한약명 동과자, 동과피

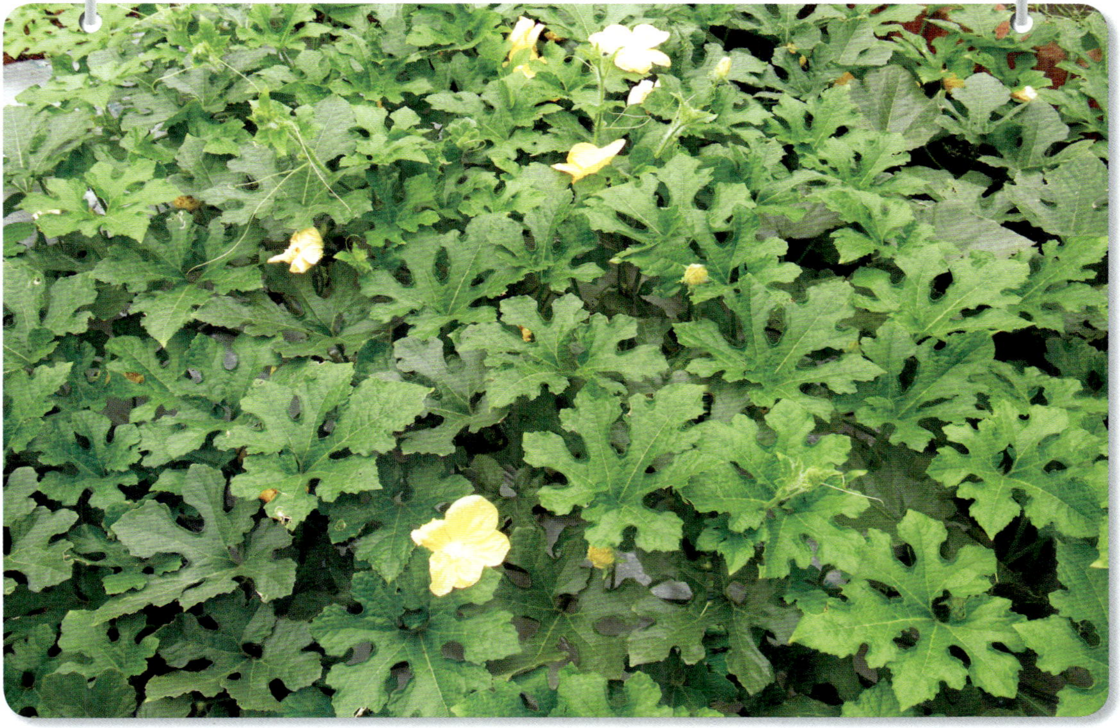

한약명 동과자

- 식물명 및 학명: 동아 *Benincasa cerifera* Savi
- 과명: 박과(Cucurbitaceae)
- 약용부위: 씨
- 한약명: 동과자(冬瓜子)
- 라틴 생약명: Benincasae Semen
- 이명 또는 영명: 동과인(冬瓜仁), 백과자(白瓜子)
- 식약처 공정서 및 조선시대 의서 수재:
  대한민국약전외한약(생약)규격집(KHP)
  동의보감 탕액편의 채소부(部)

| 한약의 기원 | 이 약은 동아 *Benincasa cerifera* Savi(박과 Cucurbitaceae)의 씨이다.

- 참고: 동과자는 단변(單邊)동과자와 쌍변(雙邊)동과자가 있다. 쌍변동과자의 가장자리에는 고리무늬가 있다.

| 한방 특성 |

- 한방 약미(藥味)와 약성(藥性): 맛은 달고 성질은 약간 차다.
- 한방 작용부위(귀경, 歸經): 동과자는 주로 폐, 대장 질환에 영향을 미친다.
- 한방 효능

청폐화담(淸肺化痰): 폐열(肺熱)을 식히고 가래를 없앤다.

소옹배농(消癰排膿): 종기를 가라앉히고 고름을 배출시킨다.

이습(利濕): 습기 배출을 촉진한다.

| 약효 해설 |

- 몸이 붓는 증상에 사용한다.

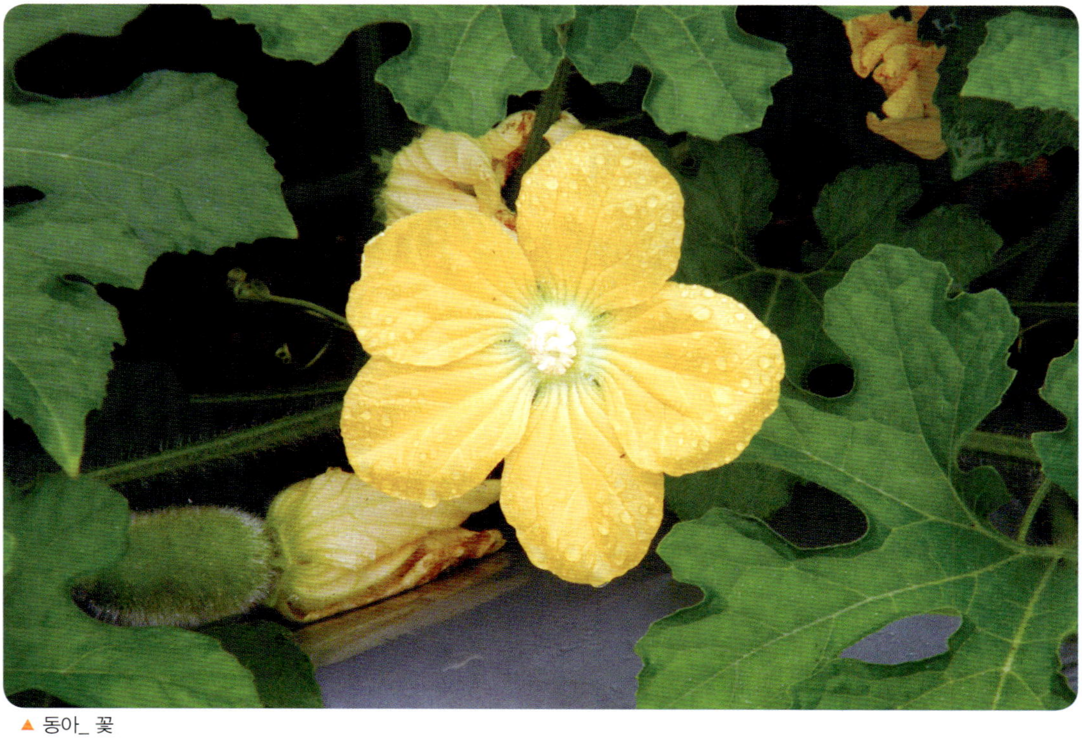

▲ 동아_ 꽃

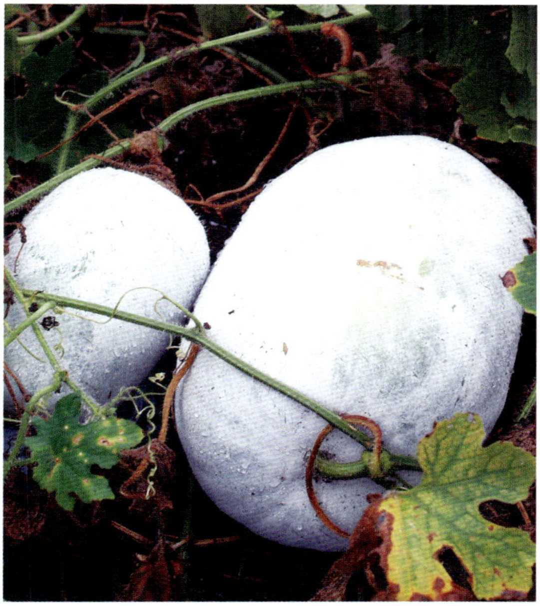

▲ 동아_ 열매

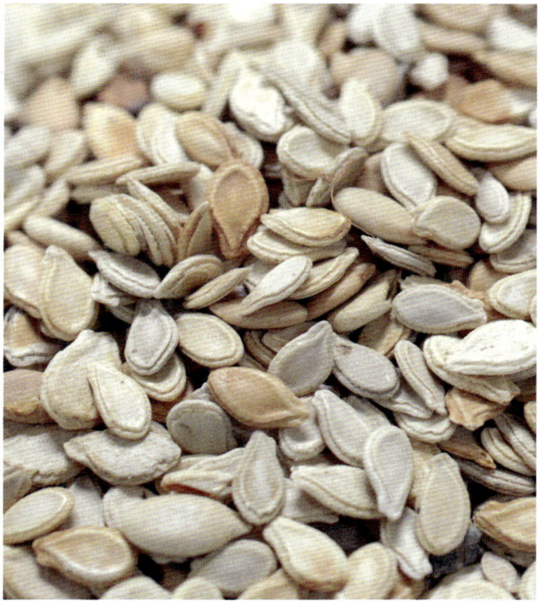

▲ 동과자(약재, 전형). 씨의 가장자리에 고리무늬가 있는 쌍변동과자이다.

- 담열증(痰熱證)으로 기침이 나오는 증상에 쓰인다.
- 폐에 농양이 생긴 병증을 낫게 한다.
- 자궁에서 분비물이 나오는 것을 치료한다.
- 임질 치료에 활용한다.

| 동의보감 원문의 한글 식물명 | 없음

※ '백동과(白冬瓜: 동아 열매)'의 동의보감 원문의 한글 식물명은 '동화'이다.

| 동의보감 효능 | 백동과자(白冬瓜子, 동아 씨)는 동과자(冬瓜子)이다. 성질이 보통이고[平] 차며[寒] 맛이 달고[甘] 독이 없다. 피부를 윤기 있게 하고 안색을 좋게 한다[好顔色]. 기미를 없애서 화장품으로 만들어 쓸 수 있다.

| 동의보감 원문 | **白冬瓜子:** 卽冬瓜子也. 性平寒 味甘 無毒. 潤肌膚 好顔色 剝黑䵟 可作面脂.

| 약용법 | 씨 10~15g을 물 800mL에 넣고 달여서 반으로 나누어 아침저녁으로 마시거나 외용으로 적당량 사용한다.

한약명 동과피

- 식물명 및 학명: 동아 *Benincasa cerifera* Savi
- 과명: 박과(Cucurbitaceae)
- 약용부위: 열매의 겉껍질
- 한약명: 동과피(冬瓜皮)
- 라틴 생약명: Benincasae Exocarpium
- 식약처 공정서 및 조선시대 의서 수재: 대한민국약전외한약(생약)규격집(KHP)

| 한약의 기원 | 이 약은 동아 *Benincasa cerifera* Savi(박과 Cucurbitaceae)의 열매의 겉껍질이다.

| 한방 특성 |

- 한방 약미(藥味)와 약성(藥性): 맛은 달고 성질은 서늘하다.
- 한방 작용부위(귀경, 歸經): 동과피는 주로 비장, 소장 질환에 영향을 미친다.
- 한방 효능

청열이수(淸熱利水): 열기를 식히고 소변이 잘 나오게 한다.

| 약효 해설 |

- 이뇨 작용이 있고 부종을 가라앉히는 효능도 있다.
- 설사에 유효하다.

| 약용법 | 열매의 겉껍질 9~30g을 물 800mL에 넣고 달여서 반으로 나누어 아침저녁으로 마신다.

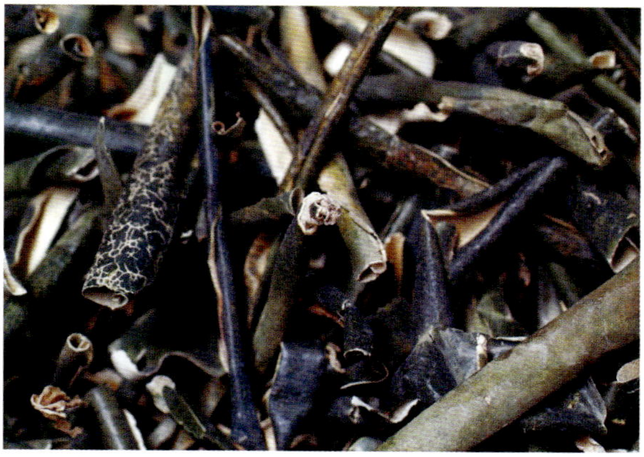

▲ 동과피(약재, 절단)

두잎갈퀴

한약명 백화사설초

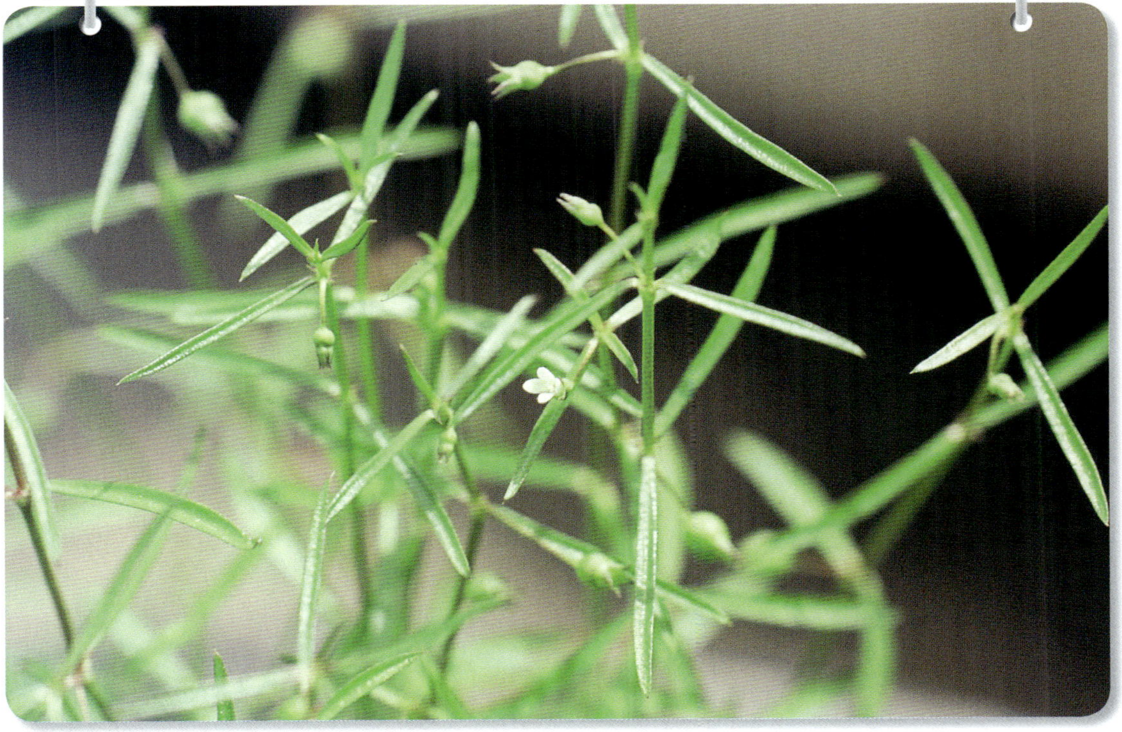

한약명 백화사설초

- 식물명 및 학명: 두잎갈퀴 *Hedyotis diffusa* Willdenow
- 과명: 꼭두서니과(Rubiaceae)
- 약용부위: 전초
- 한약명: 백화사설초(白花蛇舌草)
- 라틴 생약명: Hedyotidis Herba
- 식약처 공정서 및 조선시대 의서 수재: 대한민국약전외한약(생약)규격집(KHP)

| 한약의 기원 | 이 약은 두잎갈퀴 *Hedyotis diffusa* Willdenow(꼭두서니과 Rubiaceae)의 전초이다.

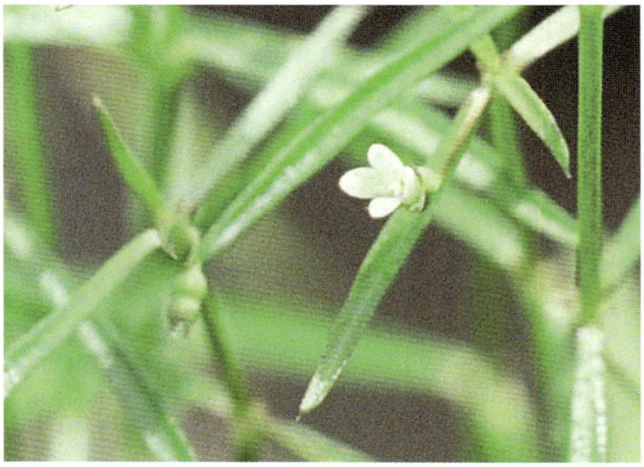

▲ 두잎갈퀴_ 꽃

| 한방 특성 |

- 한방 약미(藥味)와 약성(藥性): 맛은 쓰고 달며 성질은 차다.
- 한방 작용부위(귀경, 歸經): 백화사설초는 주로 심장, 폐, 간장, 대장 질환에 영향을 미친다.
- 한방 효능

청열해독(淸熱解毒): 열독(熱毒)을 해소한다.

이습(利濕): 습기 배출을 촉진한다.

| 약효 해설 |

- 폐에 생긴 여러 가지 열증(熱證)으로 숨이 가쁘고 기침이 나는 증상을 치료한다.
- 편도염, 인후염에 쓰인다.
- 몸이 붓는 증상에 유효하다.
- 장염, 황달, 이질 치료에 사용한다.

| 약용법 | 전초 15~30g을 물 800mL에 넣고 달여서 반으로 나누어 아침저녁으로 마신다. 최대 60g까지 사용할 수 있다.

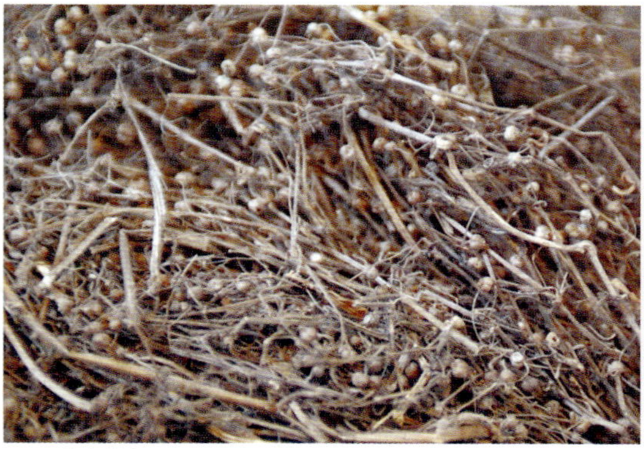

▲ 백화사설초(약재, 전형)

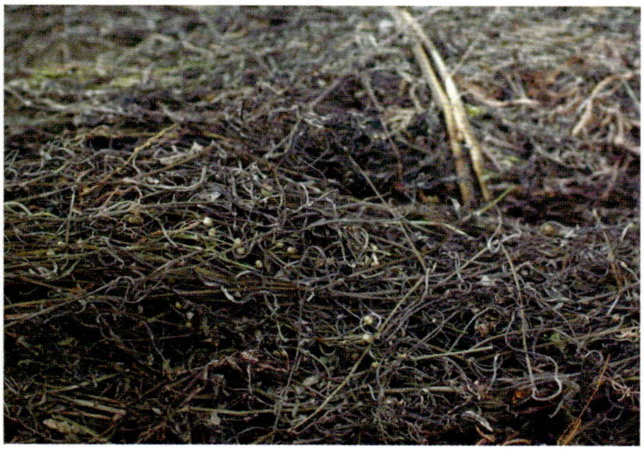

▲ 백화사설초(약재, 시장 판매품)

둥굴레

한약명 옥죽

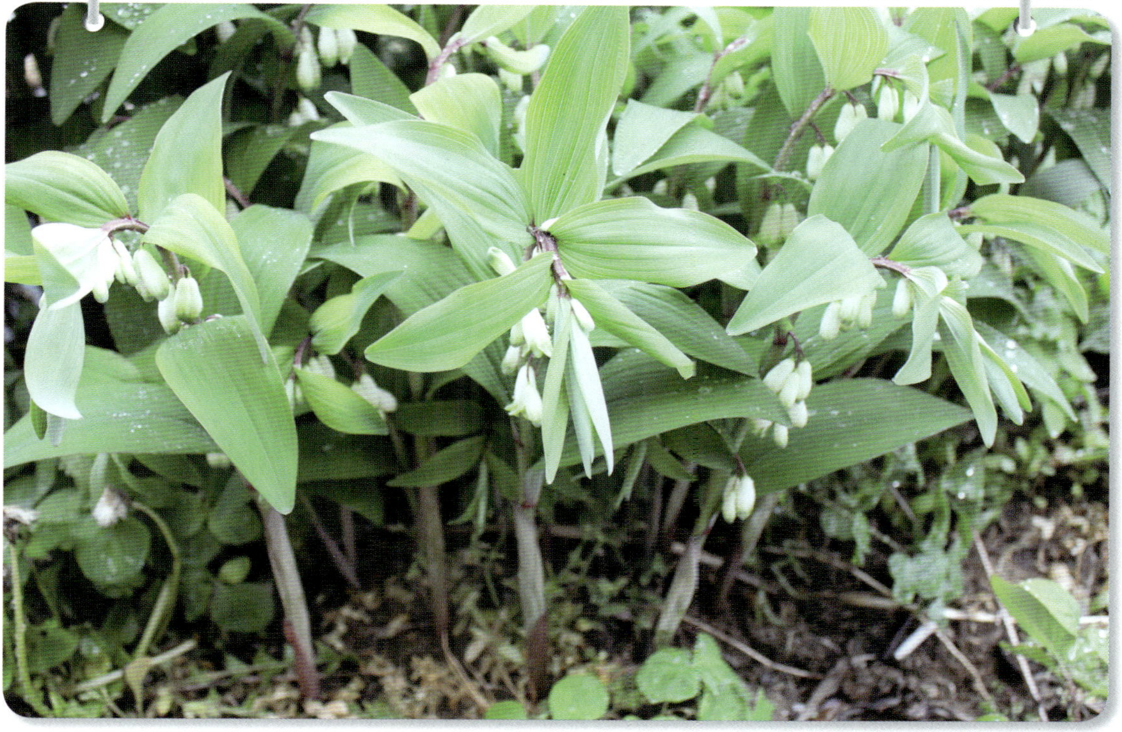

한약명 옥죽

- 식물명 및 학명: 둥굴레 *Polygonatum odoratum* Druce var. *pluriflorum* Ohwi
- 과명: 백합과(Liliaceae)
- 약용부위: 뿌리줄기
- 한약명: 옥죽(玉竹)
- 라틴 생약명: Polygonati Odorati Rhizoma
- 이명 또는 영명: 위유(萎蕤)
- 식약처 공정서 및 조선시대 의서 수재: 대한민국약전외한약(생약)규격집(KHP)

| 한약의 기원 | 이 약은 둥굴레 *Polygonatum odoratum* Druce var. *pluriflorum* Ohwi 또는 기타 동속 근연식물(백합과 Liliaceae)의 뿌리줄기이다.

| 한방 특성 |

- 한방 약미(藥味)와 약성(藥性): 맛은 달고 성질은 약간 차다.
- 한방 작용부위(귀경, 歸經): 옥죽은 주로 폐, 위장 질환에 영향을 미친다.
- 한방 효능

  자음윤조(滋陰潤燥): 진액을 보충하여 건조한 것을 촉촉하게 한다.

  생진지갈(生津止渴): 진액 생성을 촉진하고 갈증을 멎게 한다.

| 약효 해설 |

- 마른기침에 사용한다.
- 인후가 건조하고 입안이 마르는 증상을 치료한다.

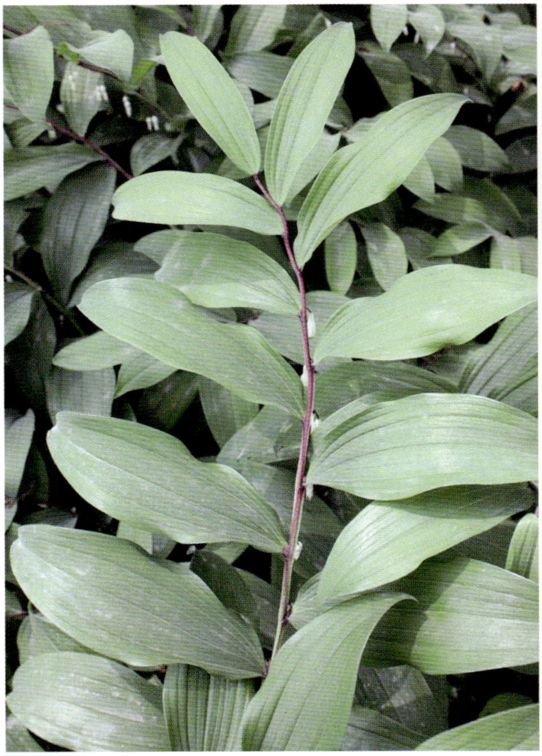

▲ 둥굴레_ 잎

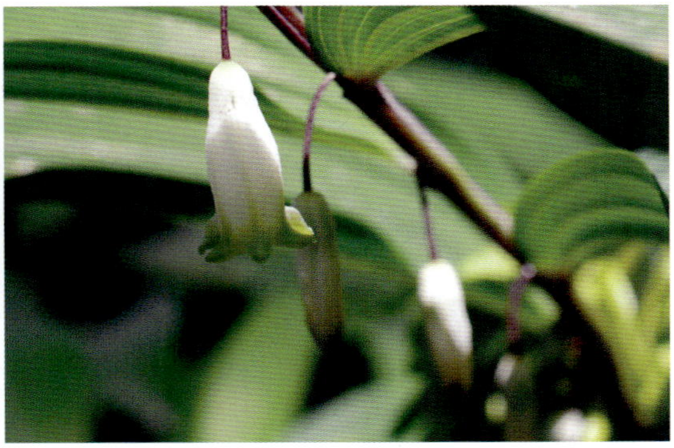

▲ 둥굴레_ 꽃

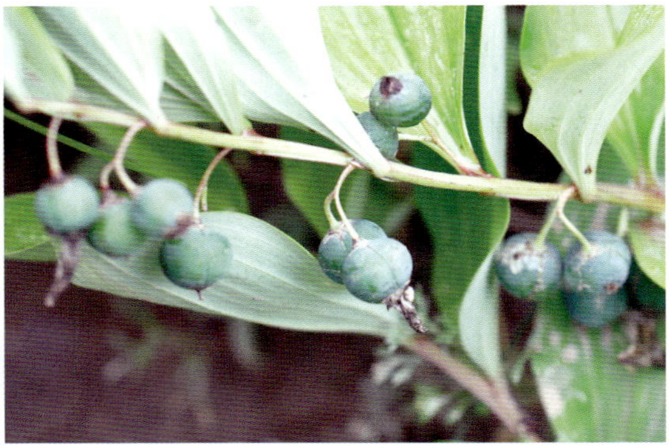

▲ 둥굴레_ 열매

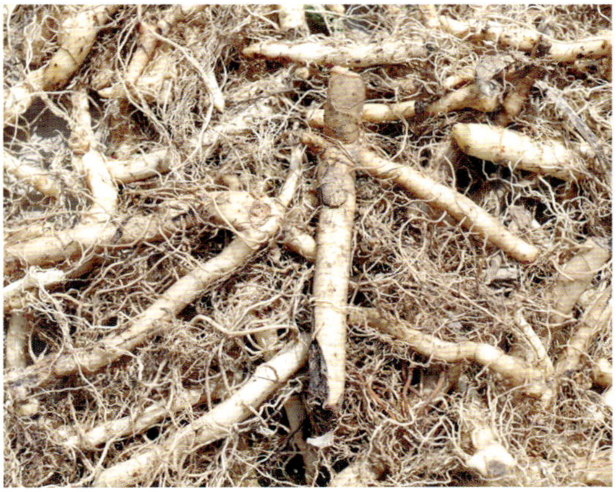

▲ 둥굴레_ 뿌리(채취품)

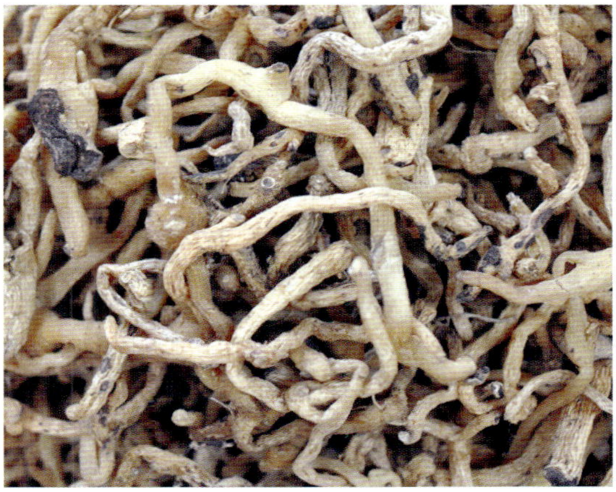

▲ 옥죽(약재, 전형)

• 머리가 어지럽고 정신이 아찔아찔하여 어지러운 증상에 유효하다.

| 약용법 | 뿌리줄기 6~12g을 물 800mL에 넣고 달여서 반으로 나누어 아침저녁으로 마신다.

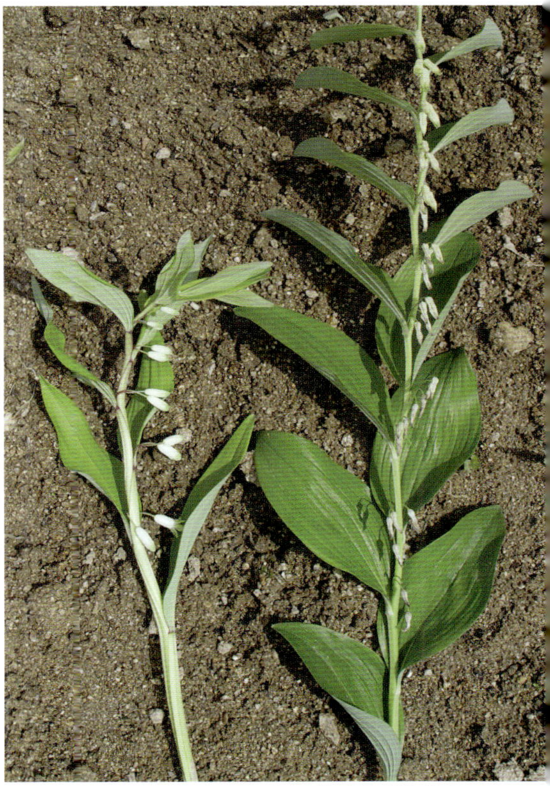

▲ 둥굴레(좌)와 진황정(우)

들깨

한약명 임자

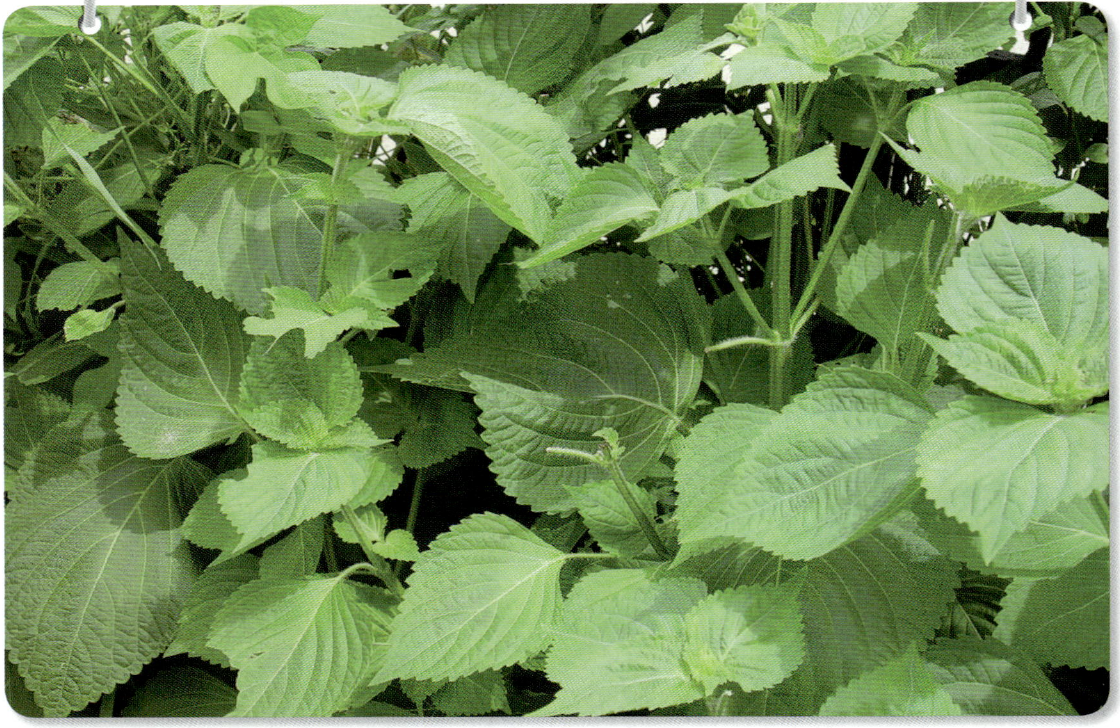

한약명 임자

- 식물명 및 학명: 들깨 *Perilla frutescens* Britton var. *japonica* Hara
- 과명: 꿀풀과(Labiatae)
- 약용부위: 씨
- 한약명: 임자(荏子)
- 라틴 생약명: Perillae Japonicae Semen

- 식약처 공정서 및 조선시대 의서 수재:
  대한민국약전외한약(생약)규격집(KHP)
  동의보감 탕액편의 채소부(部)
  방약합편의 마맥도(麻麥稻, 삼, 보리, 벼류)편

| 한약의 기원 | 이 약은 들깨 *Perilla frutescens* Britton var. *japonica* Hara(꿀풀과 Labiatae)의 씨이다.

| 한방 특성 |

- **한방 약미(藥味)와 약성(藥性):** 맛은 맵고 성질은 따뜻하다.
- **한방 작용부위(귀경, 歸經):** 임자는 주로 폐, 위장, 대장 질환에 영향을 미친다.
- **한방 효능**

강기거담(降氣祛痰): 치밀어 오른 기(氣)를 내리그 담(痰)을 없앤다.

윤장통변(潤腸通便): 대변이 잘 나오게 한다.

| 약효 해설 |

- 기침을 하면서 기운이 치밀어 올라 숨이 차는 증상을 낫게 한다.
- 가래가 심한 천식에 쓰인다.

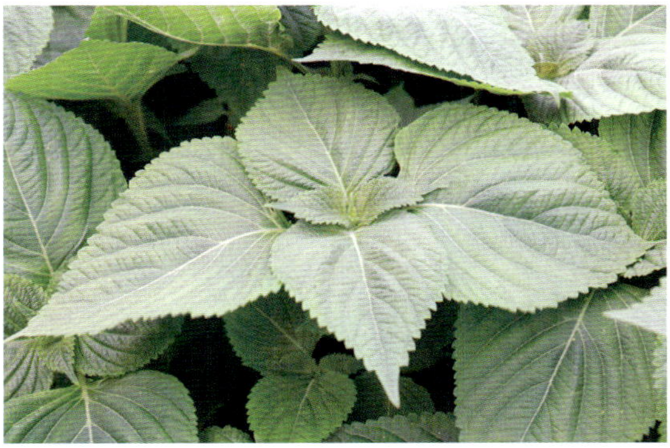

▲ 들깨_ 잎

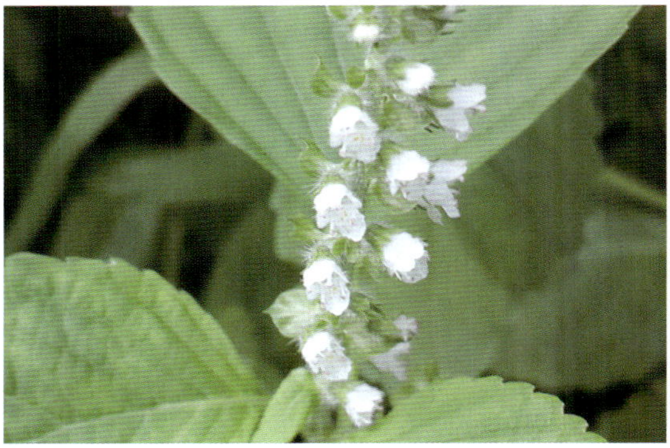

▲ 들깨_ 꽃

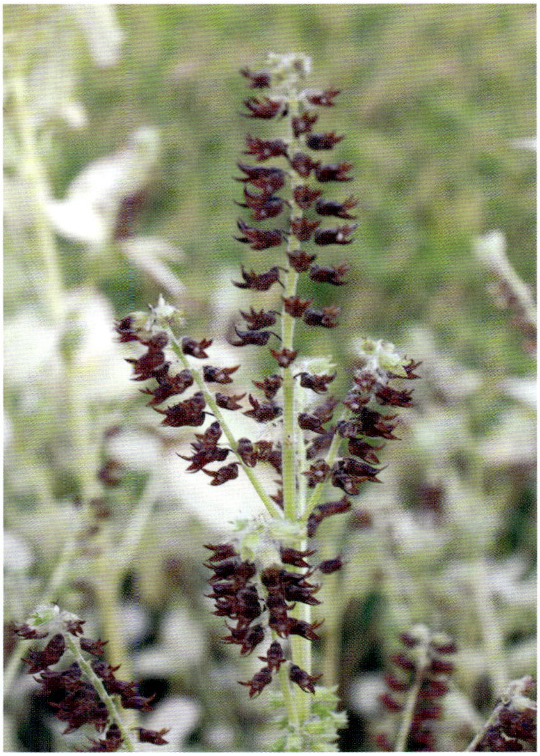

▲ 들깨_ 열매

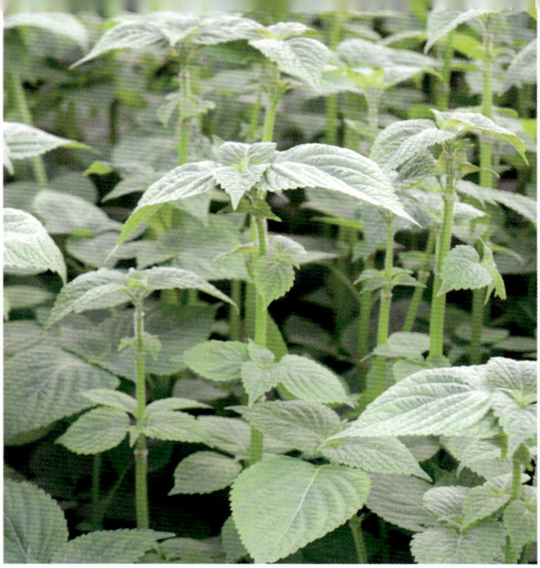

▲ 들깨_ 지상부

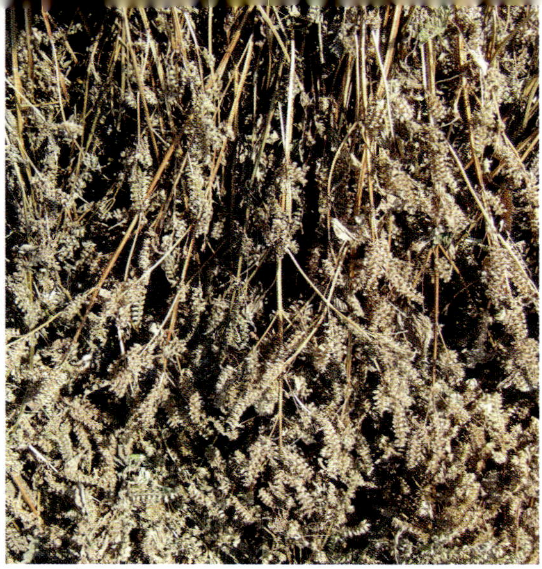

▲ 들깨_ 지상부(채취품)

- 위장의 기 순환이 막혀서 생기는 변비를 치료한다.
- 대장암 예방작용이 있다.

| 동의보감 원문의 한글 식물명 | 들빼

| 동의보감 효능 | 임자(荏子, 들깨 씨)는 성질이 따뜻하고[溫] 맛이 매우며[辛] 독이 없다. 기를 내리고 기침과 갈증을 멎게 한다. 폐(肺)를 적셔주고 중초를 보하며[補中] 정수(精髓)를 보충해준다.

| 동의보감 원문 | **荏子:** 性溫 味辛 無毒. 下氣 止嗽 止渴 潤肺 補中 塡精髓.

| 약용법 | 씨 5~10g을 물 800mL에 넣고 달여서 반으로 나누어 아침저녁으로 마신다.

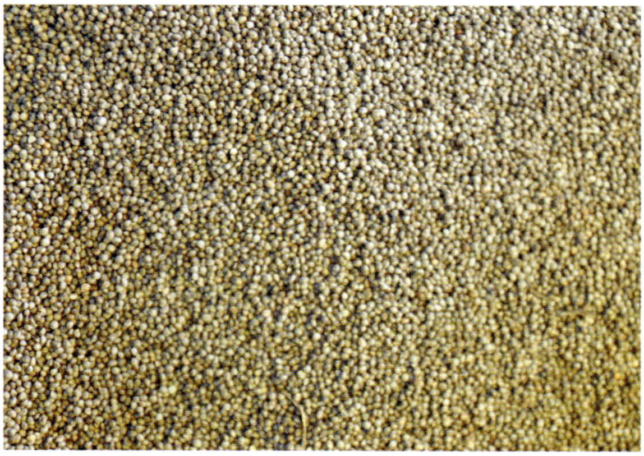

▲ 임자(약재, 전형)

들현호색

한약명 현호색

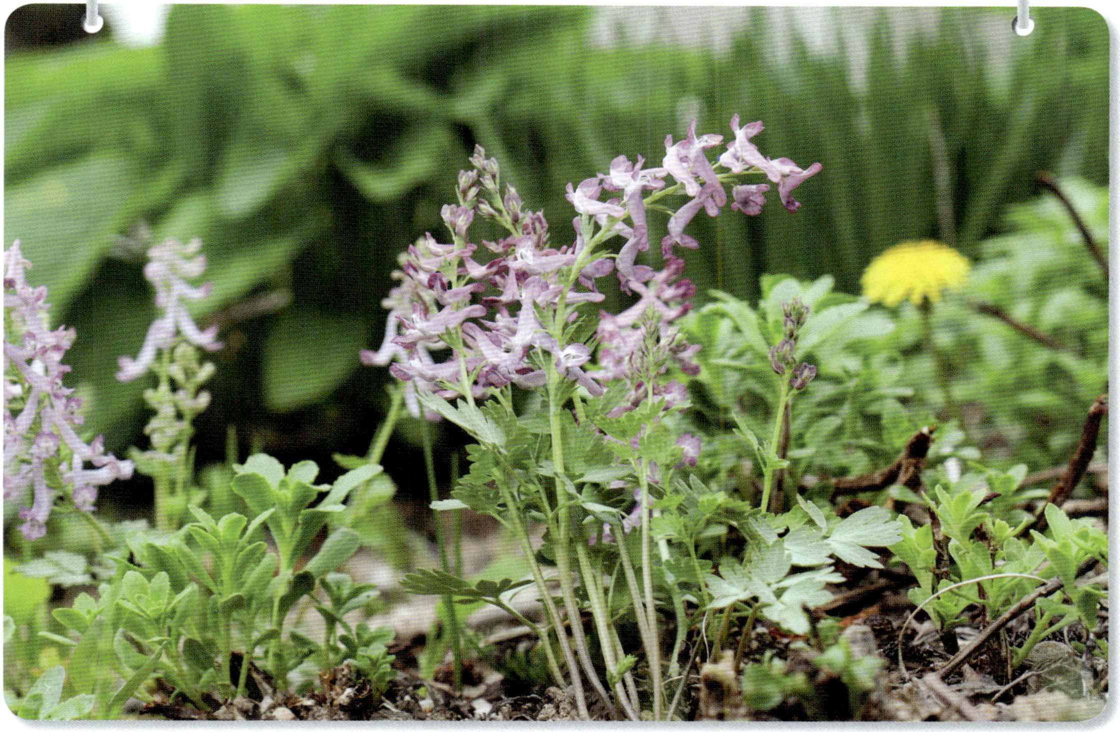

▲ 현호색(*Corydalis remota*)_ 지상부

한약명 현호색

- 식물명 및 학명: 들현호색 *Corydalis ternata* Nakai, 연호색(延胡索) *Corydalis yanhusuo* W.T.Wang
- 과명: 양귀비과(Papaveraceae)
- 약용부위: 덩이줄기
- 한약명: 현호색(玄胡索)
- 라틴 생약명: Corydalis Tuber
- 이명 또는 영명: Corydalis Tuber
- 식약처 공정서 및 조선시대 의서 수재:
  대한민국약전(KP)
  동의보감 탕액편의 풀부(部)
  방약합편의 산초(山草)편

| 한약의 기원 | 이 약은 들현호색 *Corydalis ternata* Nakai 또는 연호색(延胡索) *Corydalis yanhusuo* W.T.Wang(양귀비과 Papaveraceae)의 덩이줄기이다.

| 한방 특성 |

- 한방 약미(藥味)와 약성(藥性): 맛은 맵고 쓰며 성질은 따뜻하다.
- 한방 작용부위(귀경, 歸經): 현호색은 주로 간장, 비장 질환에 영향을 미친다.
- 한방 효능

활혈(活血): 혈액 순환을 촉진한다.

행기(行氣): 기운을 잘 소통시킨다.

지통(止痛): 통증을 멎게 한다.

| 약효 해설 |

- 복부, 양 옆구리의 통증 제거에 쓰인다.
- 가슴이 막히는 듯하면서 아픈 증상에 유효하다.
- 산후(産後)에 머리가 아찔하고 어지러운 증상을 치료한다.

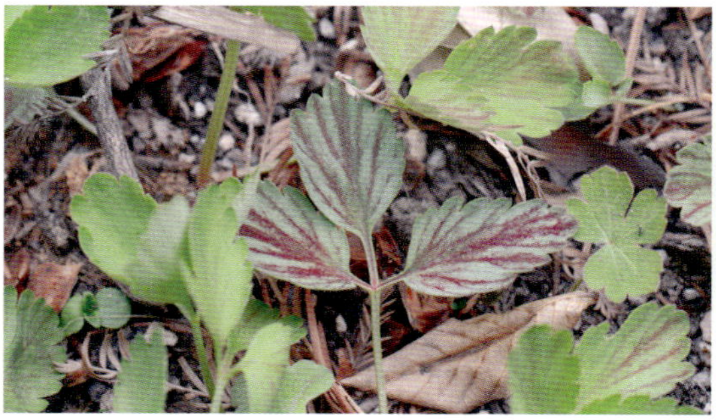

▲ 들현호색_ 잎

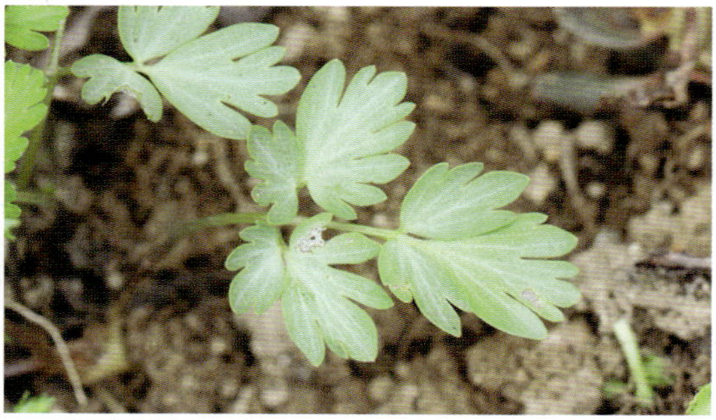

▲ 현호색_ 잎

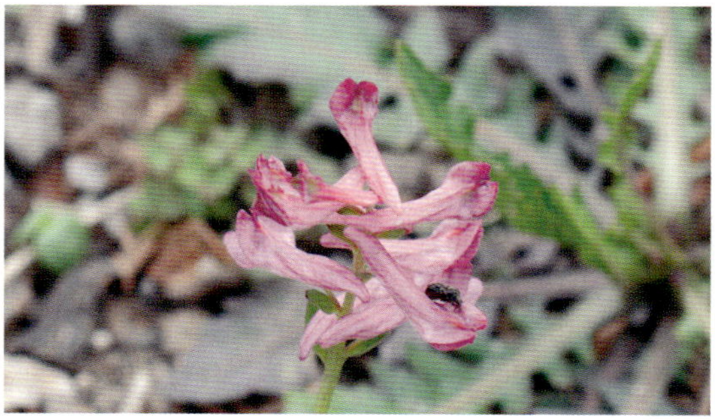

▲ 들현호색_ 꽃

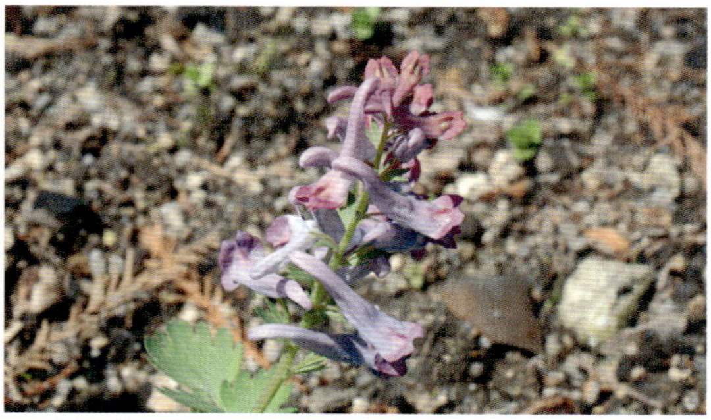

▲ 현호색(*Corydalis remota*)_ 꽃

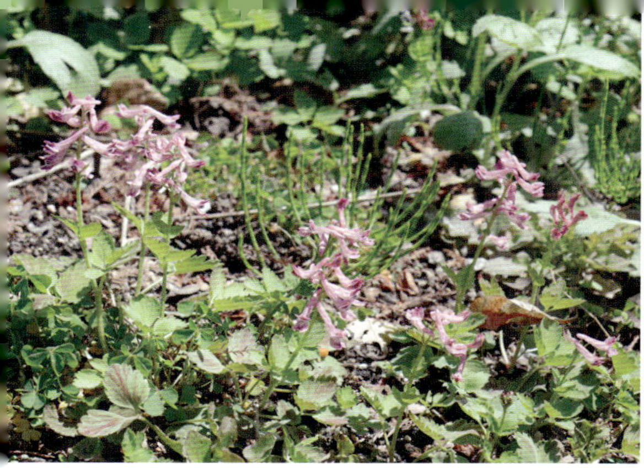

▲ 들현호색_ 지상부

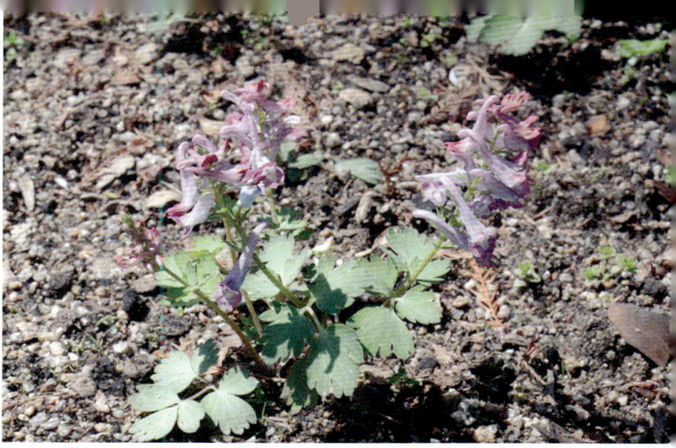

▲ 현호색(*Corydalis remota*)_ 지상부

- 월경불순, 여성의 부정기 자궁출혈에 사용한다.
- 외상 또는 넘어져서 붓고 아픈 증상을 낫게 한다.

| 동의보감 효능 | 현호색(玄胡索)의 성질은 따뜻하고[溫] 맛은 매우며[辛](쓰다[苦]고도 한다) 독이 없다. 산후에 혈로 인한 여러 가지 병을 낫게 한다. 월경이 고르지 못한 것, 배 속에 있는 덩어리, 여성의 부정기 자궁출혈, 산후에 출혈이 심하여 정신이 흐리고 혼미해지는 증상을 낫게 한다. 다쳐서 멍든 것을 치료하고 우산시킨다. 배 속에 생긴 덩어리, 옆구리 부위에 생긴 덩어리, 어혈을 깨뜨린다. 기병(氣病), 가슴앓이, 아랫배가 아픈 것을 매우 잘 치료한다.

| 동의보감 원문 | **玄胡索:** 性溫 味辛[一云苦] 無毒. 主産後諸病因血所爲者. 治月經不調 腹中結塊 崩中淋露 産後血暈. 消撲損瘀血 落胎 破癥癖 破血. 治氣 治心痛 小腹痛如神.

| 약용법 | 덩이줄기 3~10g을 물 800mL에 넣고 달여서 반으로 나누어 아침저녁으로 마신다. 또는 가루나 환(丸)으로 만들어 복용한다.

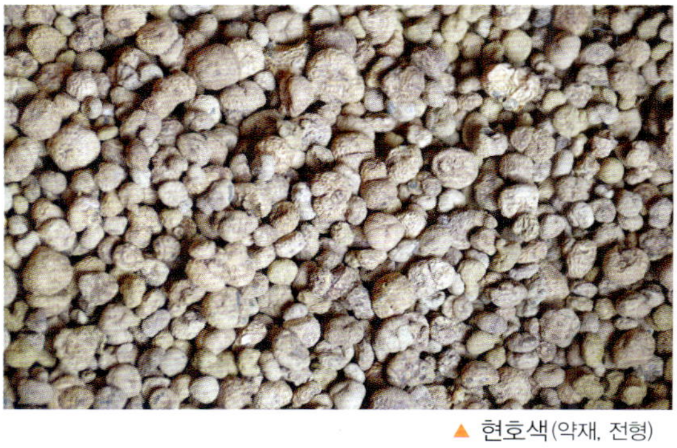

▲ 현호색(약재, 전형)

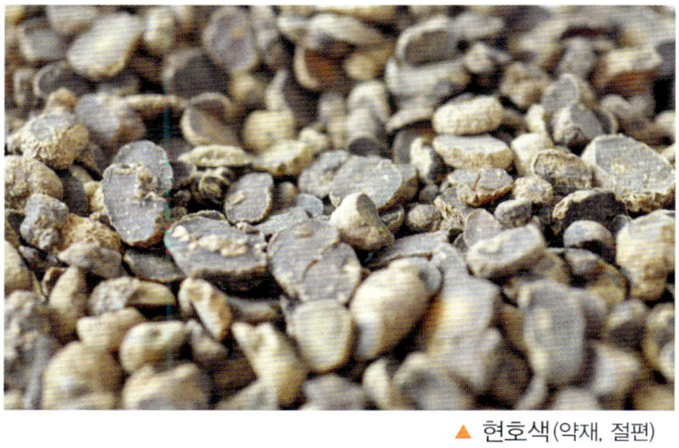

▲ 현호색(약재, 절편)

디기탈리스, 털디기탈리스

생약명 디기탈리스

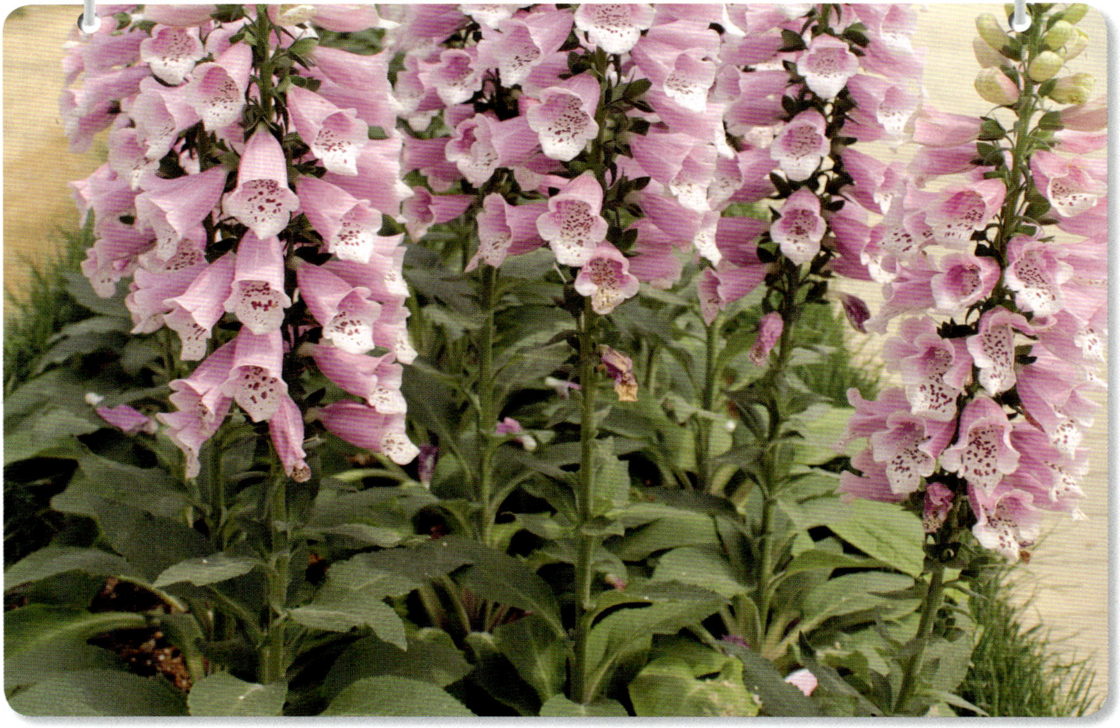

▲ 디기탈리스_ 지상부

생약명 디기탈리스

- 식물명 및 학명: 디기탈리스 *Digitalis purpurea* Linné, 털디기탈리스 *Digitalis lanata* Linné
- 과명: 현삼과(Scrophulariaceae)
- 약용부위: 잎을 말려서 잎자루 및 주맥을 없애고 잘게 자른 것
- 생약명: 디기탈리스
- 라틴 생약명: Digitalis Folium
- 이명 또는 영명: Digitalis Leaf
- 식약처 공정서 및 조선시대 의서 수재: 대한민국약전외한약(생약)규격집(KHP)

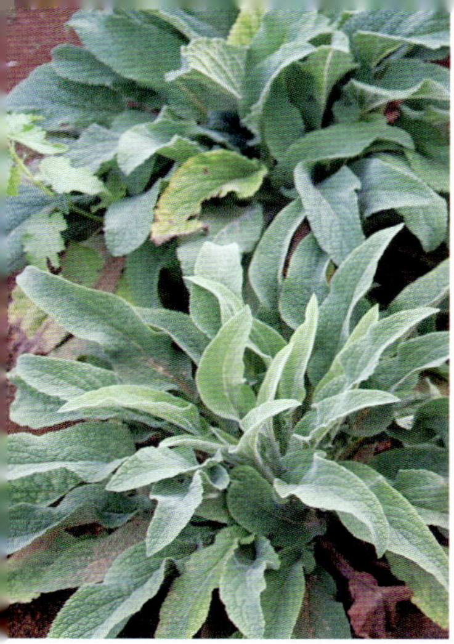

▲ 디기탈리스_ 잎

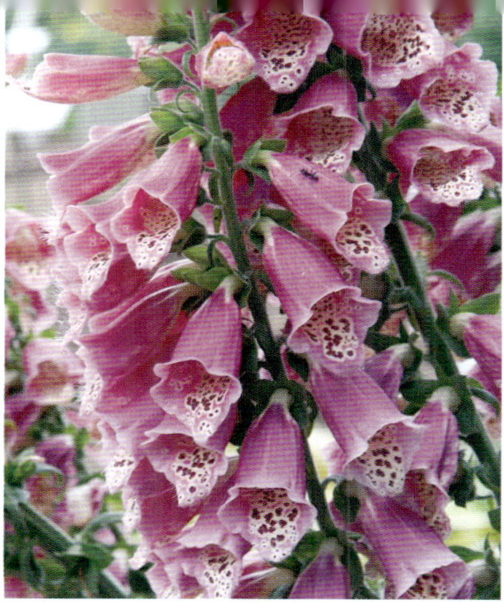

▲ 디기탈리스_ 꽃

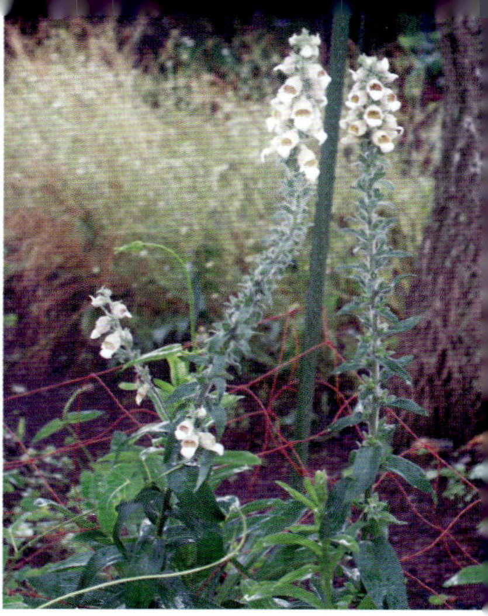

▲ 털디기탈리스_ 꽃과 잎

| 한약의 기원 | 이 약은 디기탈리스 *Digitalis purpurea* Linné 또는 털디기탈리스 *Digitalis lanata* Linné(현삼과 Scrophulariaceae)의 잎을 60℃ 이하에서 말리고 잎자루 및 주맥을 없애고 세절한 것이다.

| 한방 특성 |

- 한방 약미(藥味)와 약성(藥性): 맛은 쓰고 성질은 따뜻하다.
- 한방 작용부위(귀경, 歸經): 디기탈리스는 주로 심장 질환에 영향을 미친다.
- 한방 효능

강심(强心): 심장을 튼튼하게 한다.

이뇨(利尿): 소변을 잘 나오게 한다.

| 약효 해설 |

- 강심, 이뇨 작용이 있다.
- 고혈압, 심부전의 증상에 쓰인다.
- 항암의 약리 작용이 있다.
- 축적 작용이 있으므로 유의해야 한다.

| 약용법 | 잎을 가루로 만들어 0.1~0.2g을 1회량으로 복용한다. 또는 디기탈리스 잎의 강심배당체 성분인 디기톡신(digitoxin)을 정제나 정맥주사제로 사용한다.

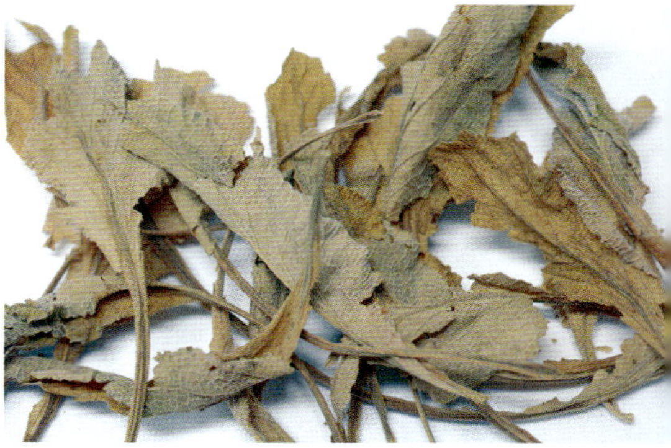

▲ 디기탈리스(약재, 전형)

딱지꽃

한약명 위릉채

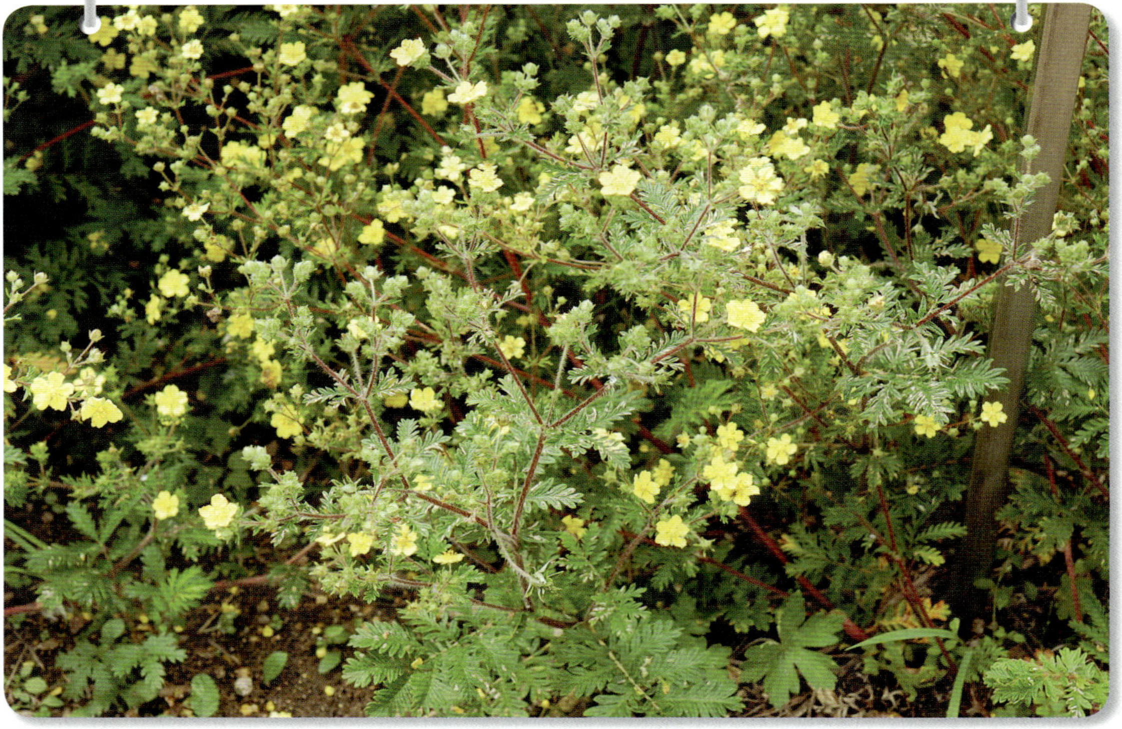

한약명 위릉채

- 식물명 및 학명: 딱지꽃 *Potentilla chinensis* Seringe
- 과명: 장미과(Rosaceae)
- 약용부위: 전초
- 한약명: 위릉채(委陵菜)
- 라틴 생약명: Potentillae Herba
- 이명 또는 영명: 근두채(根頭菜)
- 식약처 공정서 및 조선시대 의서 수재: 대한민국약전외한약(생약)규격집(KHP)

| 한약의 기원 | 이 약은 딱지꽃 *Potentilla chinensis* Seringe(장미과 Rosaceae)의 전초이다.

| 한방 특성 |

- 한방 약미(藥味)와 약성(藥性): 맛은 쓰고 성질은 차다.
- 한방 작용부위(귀경, 歸經): 위릉채는 주로 간장, 대장 질환에 영향을 미친다.
- 한방 효능

청열해독(淸熱解毒): 열독(熱毒)을 해소한다.

양혈지리(凉血止痢): 혈열(血熱)을 식히고 이질을 멎게 한다.

| 약효 해설 |

- 류머티즘으로 인해 근골(筋骨) 부위가 쑤시고 아픈 증상을 치료한다.
- 반신불수 치료에 도움이 된다.
- 오래된 이질(痢疾)로 설사가 그치지 않는 증상에 사용한다.

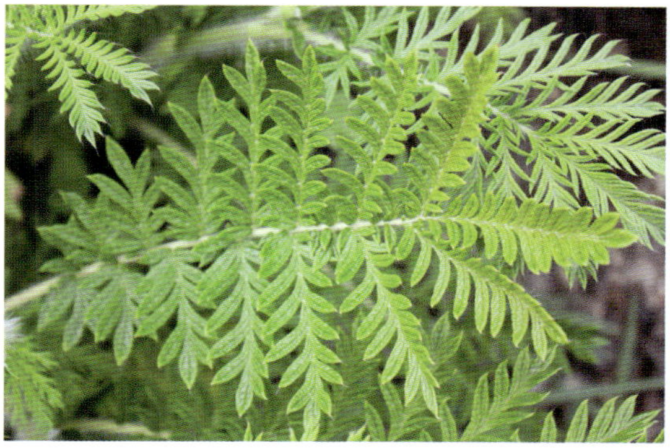

▲ 딱지꽃_ 잎

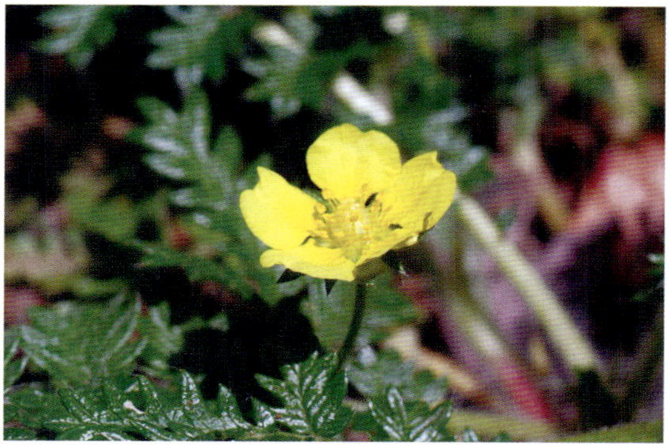

▲ 딱지꽃_ 꽃

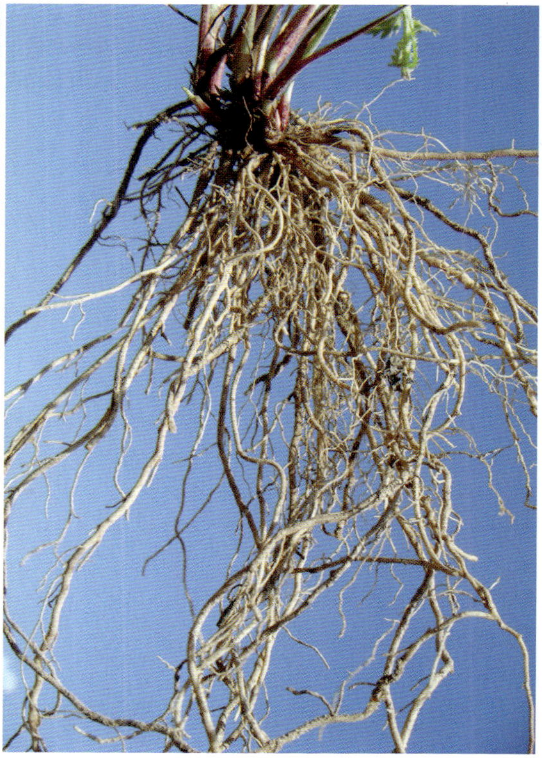

▲ 딱지꽃_ 뿌리

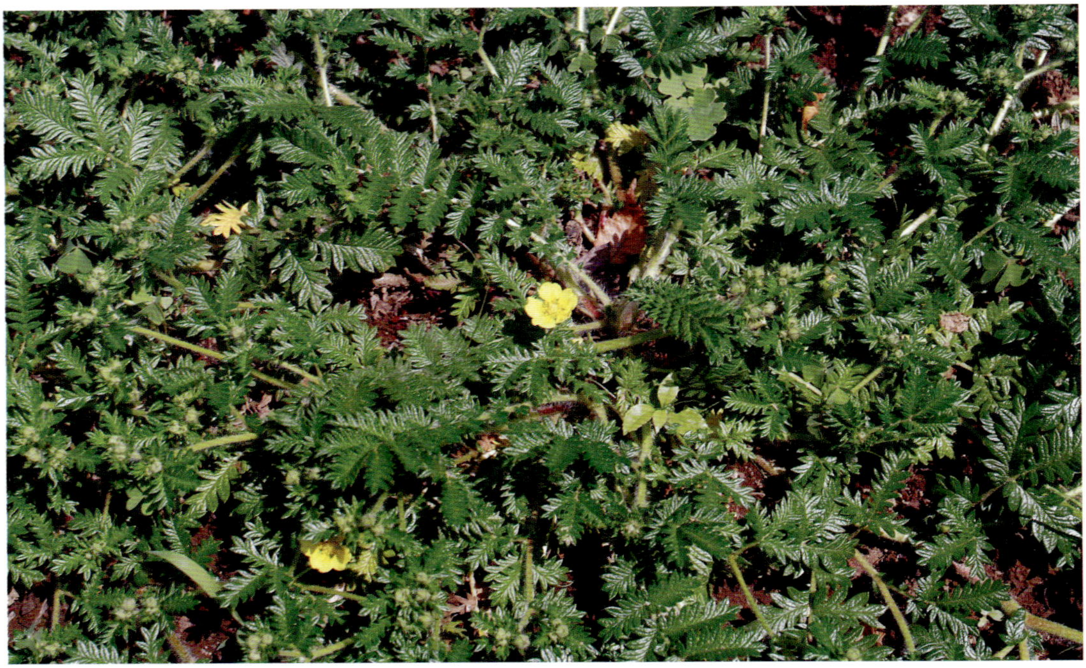

▲ 딱지꽃_ 지상부

- 대변에 피가 나오는 이질로 배가 아픈 증상을 낫게 한다.
- 자궁출혈, 혈뇨(血尿)에 쓰인다.
- 피부병 치료에 활용한다.

| 약용법 | 전초 9~15g을 물 800mL에 넣고 달여서 반으로 나누어 아침저녁으로 마시거나 외용으로 적당량 사용한다.

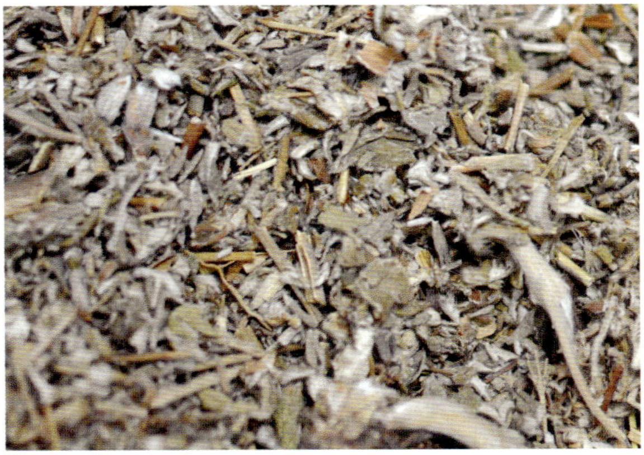

▲ 위릉채(약재, 절단)

딱총나무

한약명 접골목

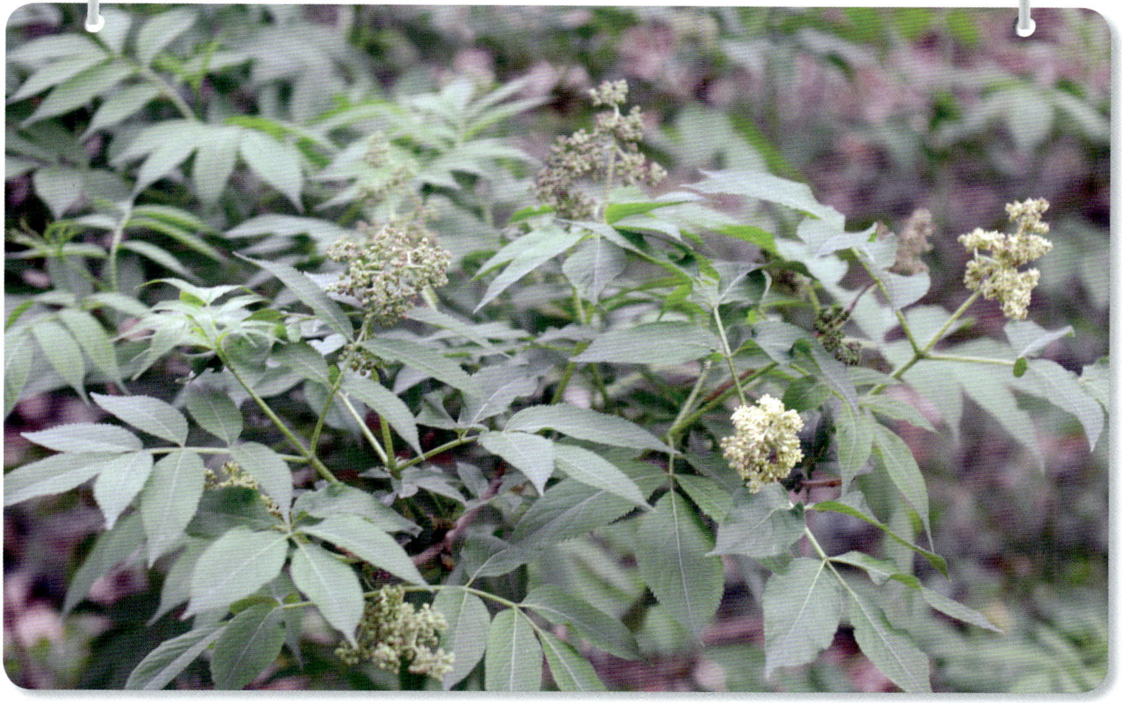

한약명 접골목

- 식물명 및 학명: 딱총나무 *Sambucus williamsii* var. *coreana* Nakai
- 식물 해설: 중국에서 접골초(接骨草)라고 부르는 식물(*Sambucus javanica* Blume = *Sambucus chinensis* Lindl.)은 삭조이다. 접골초는 중국, 일본, 동남아에는 분포하지만 한반도에는 분포하지 않는다. 동의보감에는 접골초의 동속 근연종인 말오줌나무[*Sambucus sieboldiana* var. *pendula* (Nakai) T.B.Lee]를 향명으로 기록했다. 딱총나무도 때로 말오줌나무와 같은 종으로 취급될 만큼 가까운 종이다. [참고문헌_ 한국 자료 21]
- 과명: 인동과(Caprifoliaceae)
- 약용부위: 줄기 및 가지
- 한약명: 접골목(接骨木)
- 라틴 생약경: Sambuci Lignum
- 식약처 공정서 및 조선시대 의서 수재:
  대한민국약전외한약(생약)규격집(KHP)
  동의보감 탕액편의 풀부(部)

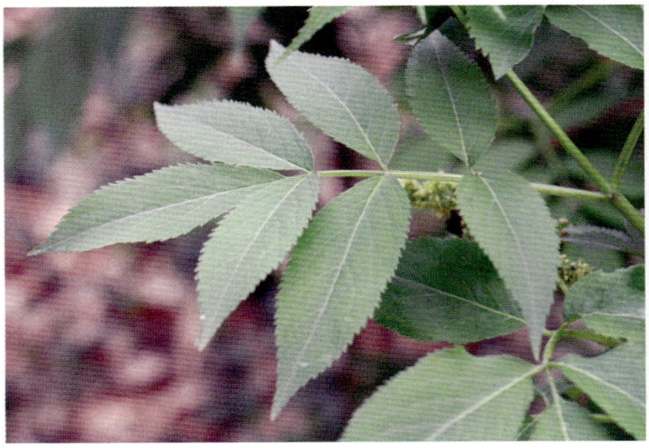

▲ 딱총나무_ 잎

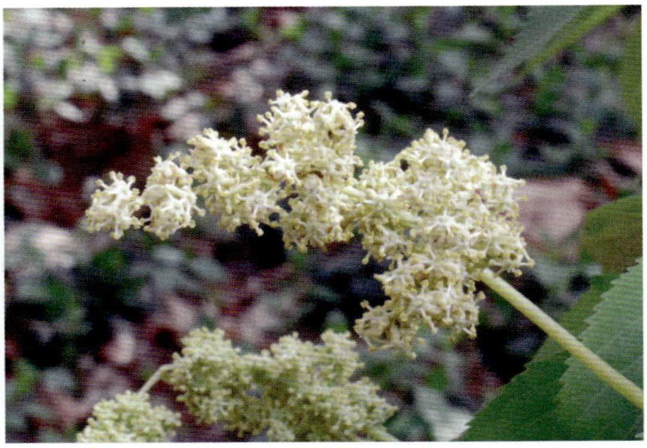

▲ 딱총나무_ 꽃

| 한약의 기원 | 이 약은 딱총나무 *Sambucus williamsii* var. *coreana* Nakai 또는 동속 근연 식물(인동과 Caprifoliaceae)의 줄기 및 가지이다.

| 한방 특성 |

- 한방 약미(藥味)와 약성(藥性): 맛은 달고 쓰며 성질은 보통이다[平].
- 한방 작용부위(귀경, 歸經): 접골목은 주로 간장 질환에 영향을 미친다.
- 한방 효능

거풍이습(祛風利濕): 풍사(風邪)와 습사(濕邪)로 인한 질병을 치료한다.

활혈(活血): 혈액 순환을 촉진한다.

지혈(止血): 출혈을 멎게 한다.

| 약효 해설 |

- 팔다리를 잘 쓰지 못하고 마비되며 아픈 증상을 치료한다.
- 골절상에 유효하다.
- 급만성 신염 치료에 도움이 된다.
- 산후 빈혈, 타박상에 의한 부종을 낫게 한다.

| 동의보감 원문의 한글 식물명 | 물오좀나무

| 동의보감 효능 | 삭조(蒴藋, 접골목)의 성질은 따뜻하고[溫](서늘하다[凉]고도 한다) 맛은 시며[酸] 독이 있다. 풍으로 가려운 것, 두드러기와 몸이 가려운 것, 과라(瘑癩)를 치료한다. 몸과 팔다리가 마비되고 감각과 동작이 자유롭지 못한 것을 낫게 한다.

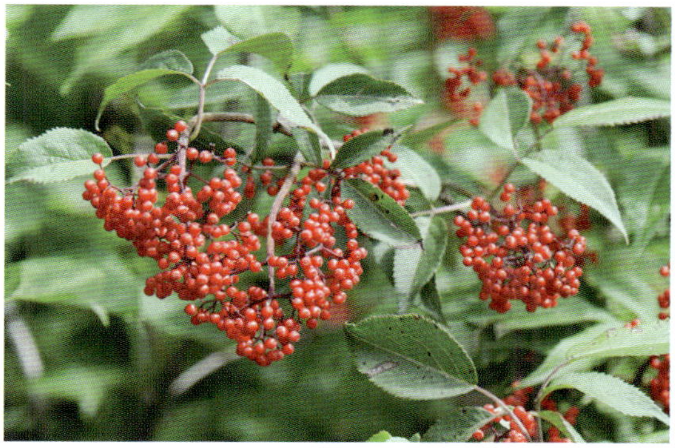

▲ 딱총나무_ 열매

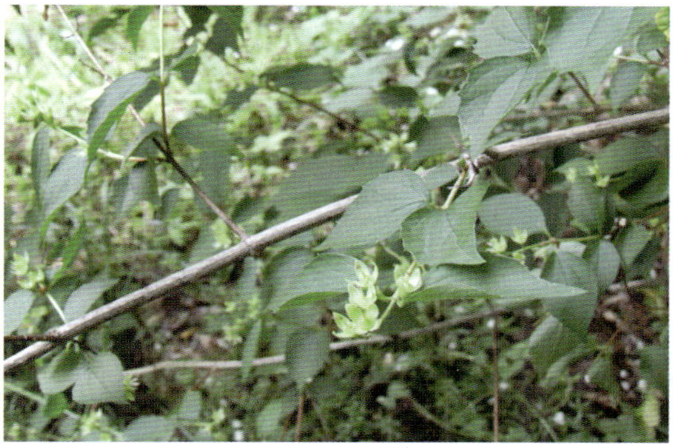

▲ 딱총나무_ 줄기

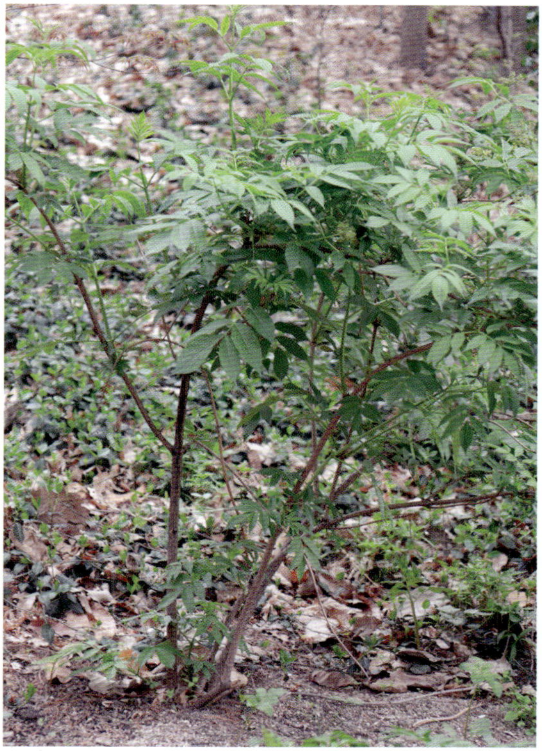

▲ 딱총나무_ 수형

| 동의보감 원문 | **蒴藋:** 性溫[一云凉] 味酸 有毒. 主風瘙 癮疹 身痒 瘑癩 風痺.

| 약용법 | 줄기 및 가지 15~30g을 물 800mL에 넣고 달여서 반으로 나누어 아침저녁으로 마시거나 또는 가루나 환(丸)으로 만들어 복용한다. 외용할 때는 적당량을 짓찧어서 환부에 붙인다.

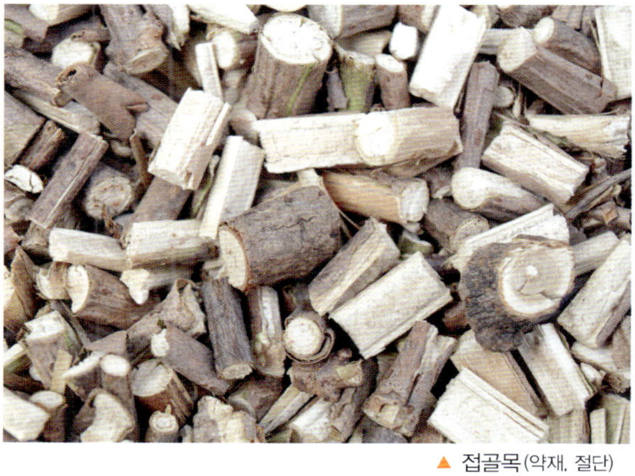

▲ 접골목(약재, 절단)

뚝깔, 마타리

한약명 패장

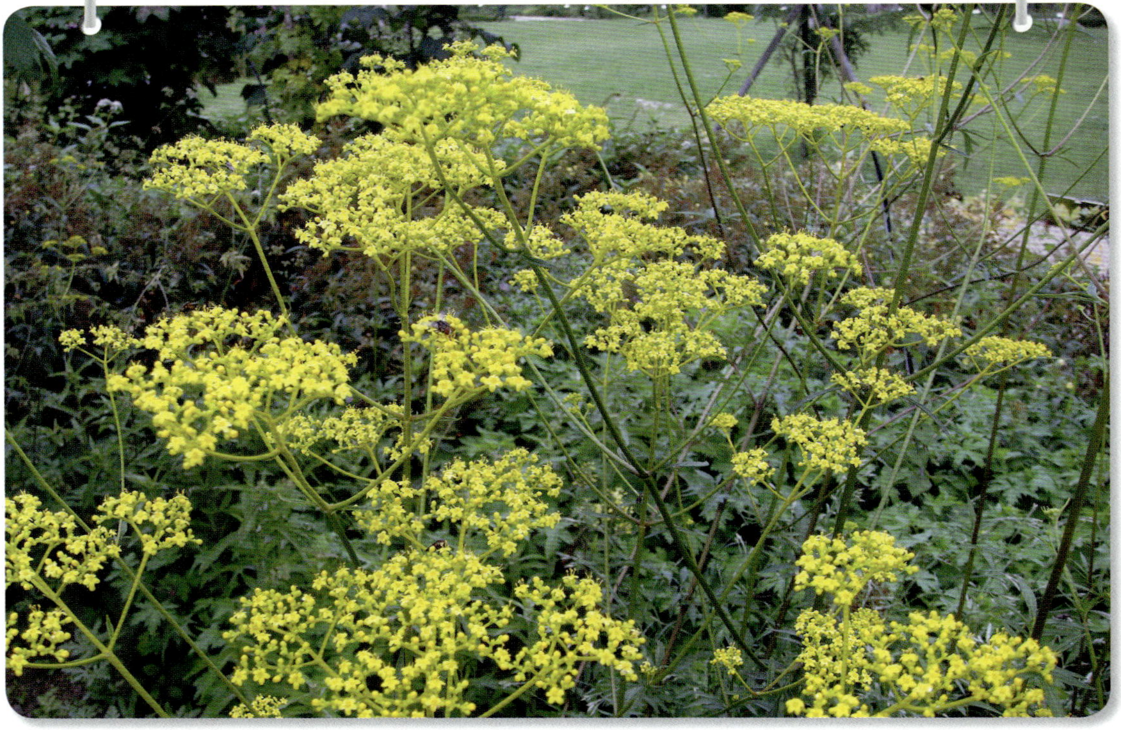

▲ 마타리_ 무리

한약명 패장

- 식물명 및 학명: 뚝깔 *Patrinia villosa* Jussieu, 마타리 *Patrinia scabiosaefolia* Fischer ex Link
- 과명: 마타리과(Valerianaceae)
- 약용부위: 뿌리
- 한약명: 패장(敗醬)
- 라틴 생약명: Patriniae Radix
- 이명 또는 영명: 녹장근(鹿醬根)
- 식약처 공정서 및 조선시대 의서 수재:
  대한민국약전외한약(생약)규격집(KHP)
  동의보감 탕액편의 풀부(部)

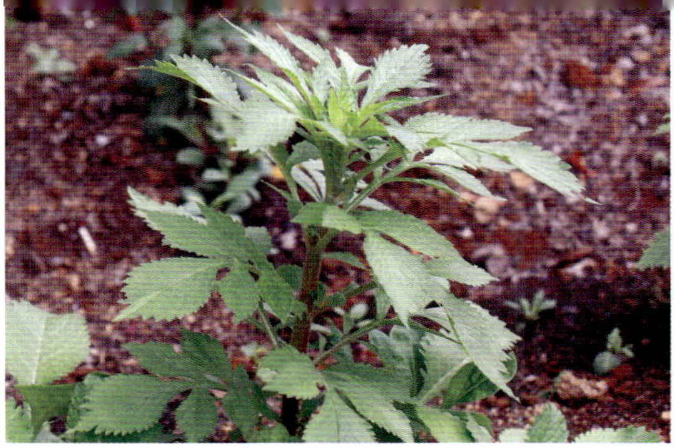

▲ 뚝깔_ 어린잎

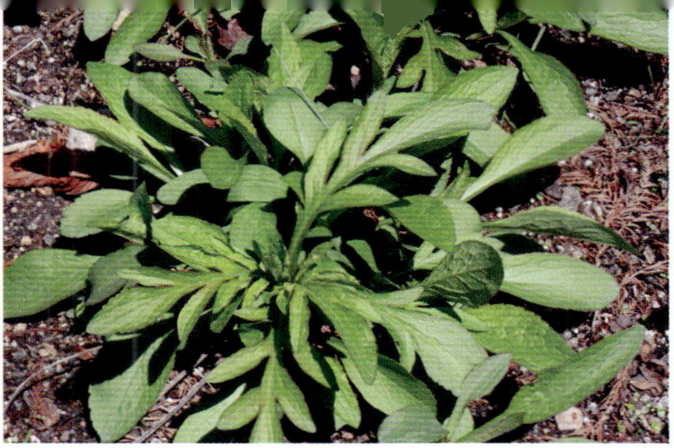

▲ 마타리_ 어린잎

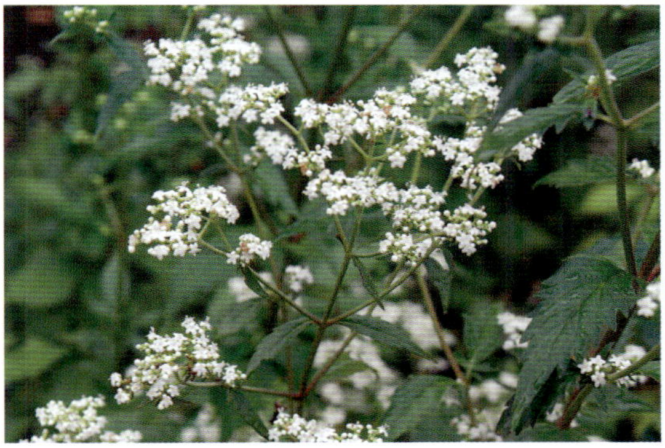

▲ 뚝깔_ 꽃

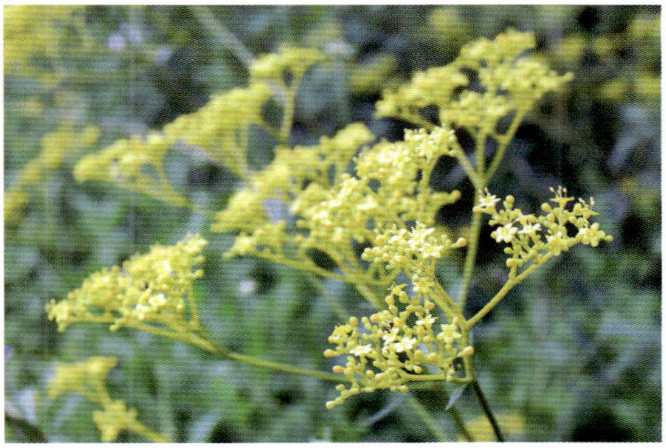

▲ 마타리_ 꽃

| 한약의 기원 | 이 약은 뚝깔 *Patrinia villosa* Jussieu 또는 마타리 *Patrinia scabiosaefolia* Fischer ex Link(마타리과 Valerianaceae)의 뿌리이다.

| 한방 특성 |

- 한방 약미(藥味)와 약성(藥性): 맛은 맵고 쓰며 성질은 약간 차다.
- 한방 작용부위(귀경, 歸經): 패장은 주로 위장, 대장, 간장 질환에 영향을 미친다.
- 한방 효능

  청열해독(淸熱解毒): 열독(熱毒)을 해소한다.

  활혈배농(活血排膿): 혈액 순환을 촉진하고 고름을 배출시킨다.

| 약효 해설 |

- 산후의 어혈복통 치료에 좋다.
- 자궁에서 분비물이 나오는 증상과 설사에 유효하다.
- 눈이 충혈되면서 붓고 아픈 증상에 사용한다.
- 소염, 배농(排膿) 작용이 있다.

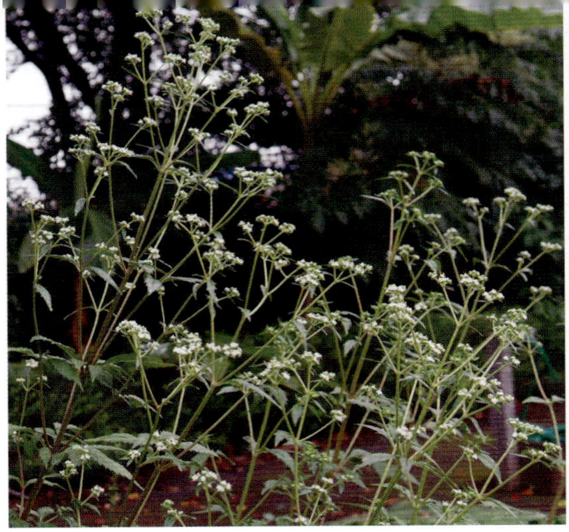

▲ 뚝깔_ 지상부

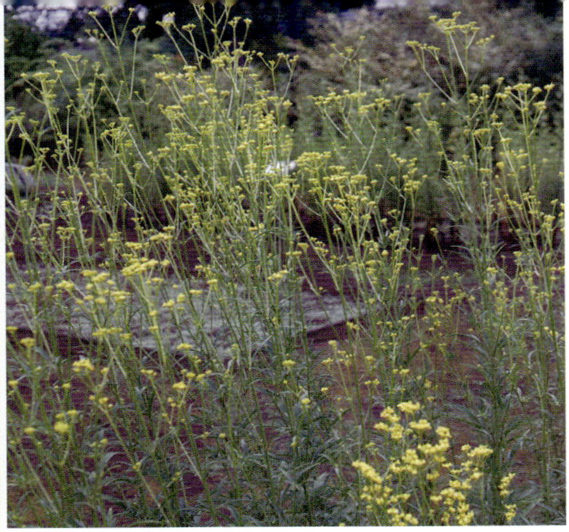

▲ 마타리_ 지상부

| 동의보감 효능 | 패장(敗醬, 마타리 뿌리)의 성질은 보통이고[平](약간 차다[微寒]고도 한다) 맛은 쓰고[苦] 짜며[鹹] 독이 없다. 어혈이 여러 해 된 것을 깨트리고 고름을 삭여 물로 변화시킨다. 산후의 온갖 병을 낫게 하고 분만을 촉진하고 유산시킨다. 심한 열로 창(瘡)이 생긴 것, 창양(瘡瘍), 옴과 버짐, 단독을 치료한다. 눈이 충혈된 것, 예장[眼障], 예막[眼膜], 눈에 군살이 돋아난 것, 귓속에서 온갖 고름이 흘러나오는 것을 치료한다. 또 고름을 빼내고 병적으로 생긴 작은 구멍을 아물게 한다.

| 동의보감 원문 | **敗醬:** 性平[一云微寒] 味苦鹹 無毒. 主破多年凝血 能化膿爲水 及産後諸病 能催生 落胞. 療暴熱火瘡 瘡瘍疥癬 丹毒. 治赤眼 障膜努肉 聤耳. 又排膿補瘻.

| 약용법 | 뿌리 10~15g을 물 800mL에 넣고 달여서 반으로 나누어 아침저녁으로 마신다. 외용할 때는 신선한 재료 적당량을 짓찧어서 환부에 붙인다.

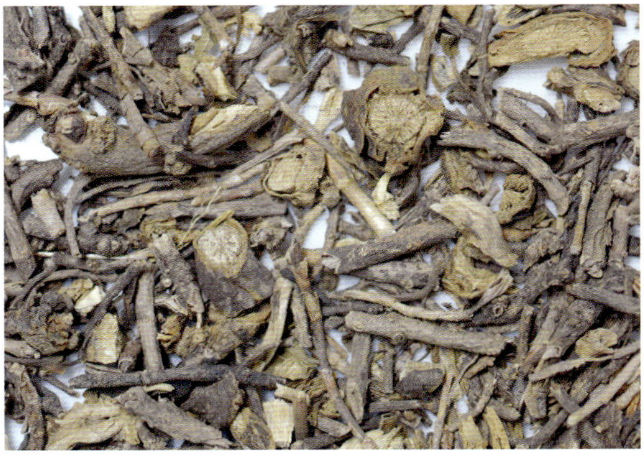

▲ 패장(약재, 절단)

띠

한약명 모근

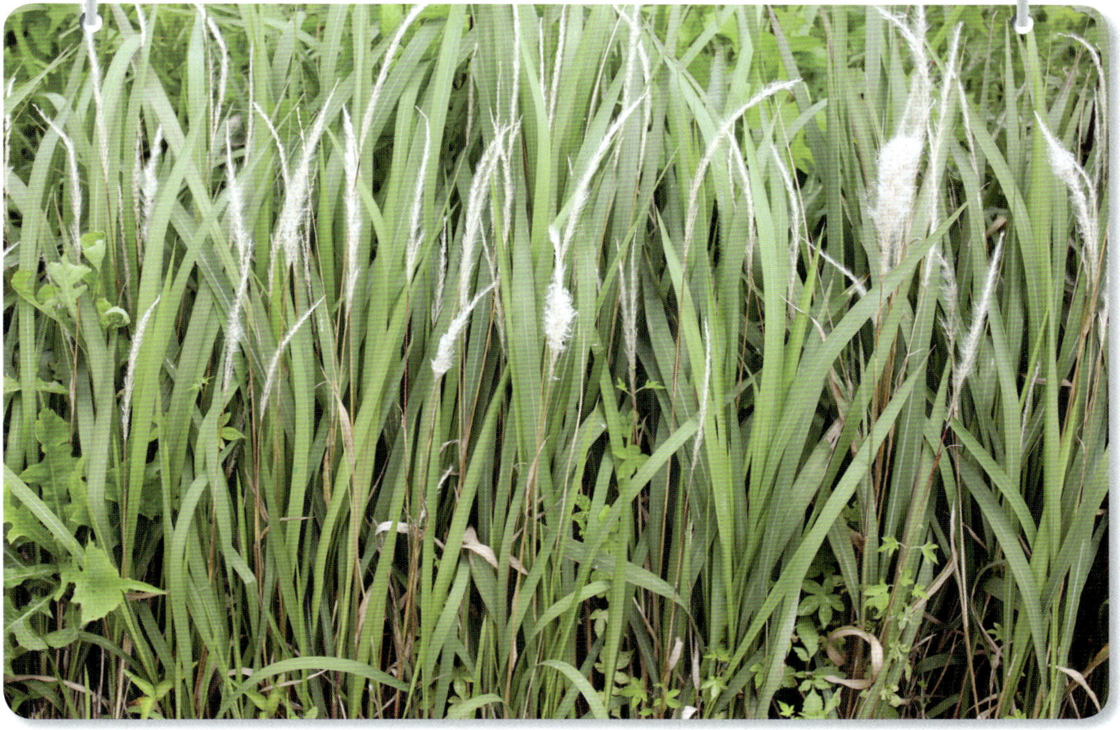

한약명 모근

- 식물명 및 학명: 띠 *Imperata cylindrica* Beauvois var. *koenigii* Durand et Schinz ex A. Camus
- 과명: 벼과(Gramineae)
- 약용부위: 뿌리줄기로서 가는 뿌리와 비늘 모양의 잎을 제거한 것
- 한약명: 모근(茅根)
- 라틴 생약명: Imperatae Rhizoma
- 이명 또는 경명: 백모근, Imperata Rhizome
- 식약처 공정서 및 조선시대 의서 수재:
  대한민국약전(KP)
  동의보감 탕액편의 풀부(部)
  방약합편의 산초(山草)편

| 한약의 기원 | 이 약은 띠 *Imperata cylindrica* Beauvois var. *koenigii* Durand et Schinz ex A. Camus(벼과 Gramineae)의 뿌리줄기로서 가는 뿌리와 비늘 모양의 잎을 제거한 것이다.

| 한방 특성 |

- 한방 약미(藥味)와 약성(藥性): 맛은 달고 성질은 차다.
- 한방 작용부위(귀경, 歸經): 모근은 주로 폐, 위장, 방광 질환에 영향을 미친다.
- 한방 효능

양혈지혈(涼血止血): 혈열(血熱)을 식히고 지혈한다.

청열이뇨(淸熱利尿): 열기를 식히고 소변이 잘 나오게 한다.

| 약효 해설 |

- 열병(熱病)으로 인해 가슴이 답답하고 목이 마른 증상에 유효하다.
- 소변을 볼 때 피가 섞여 나오는 증상을 낫게 한다.

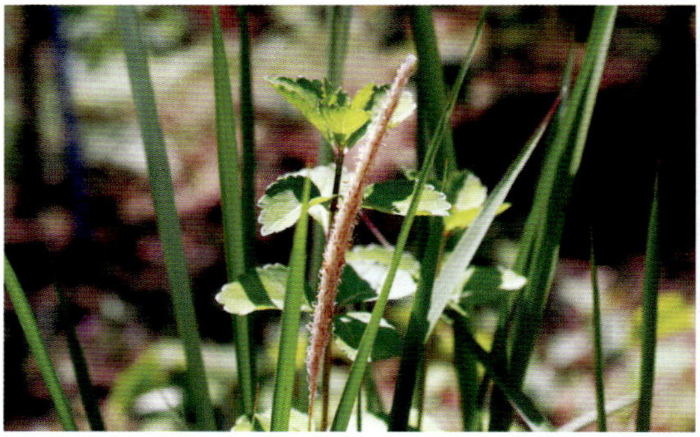

▲ 띠_ 꽃

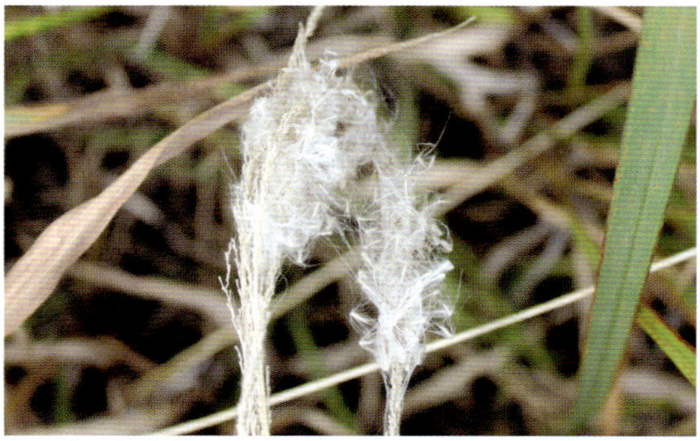

▲ 띠_ 씨 결실

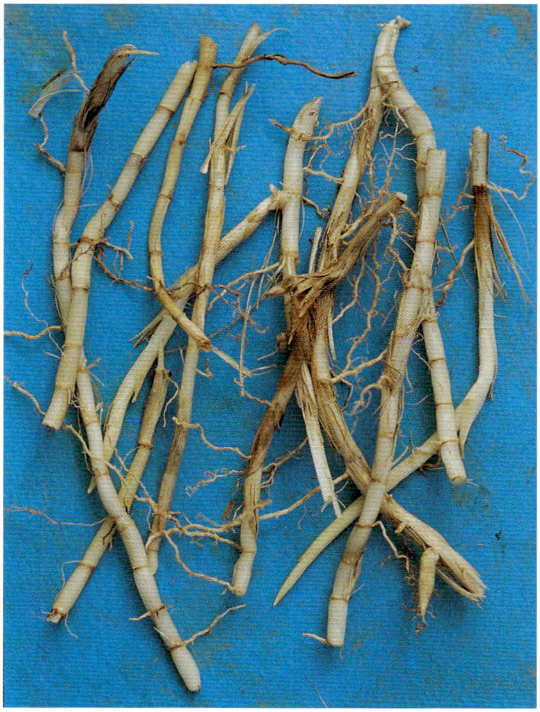

▲ 띠_ 뿌리

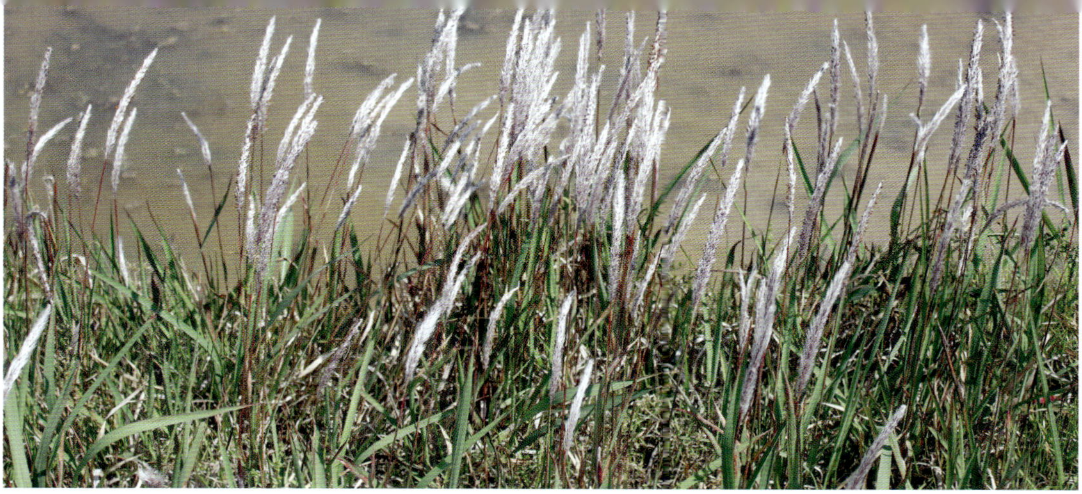

▲ 띠_ 지상부

- 열을 내리고 소변을 잘 보게 한다.
- 몸이 부으며 소변량이 적은 증상을 치료한다.
- 지혈 작용이 있다.
- 임병, 황달에 쓰인다.

| 동의보감 원문의 한글 식물명 | 뗏불휘

| 동의보감 효능 | 모근(茅根, 띠 뿌리)의 성질은 차고[寒](서늘하다[凉]고도 한다) 맛은 달고[甘] 독이 없다. 어혈, 월경이 나오지 않는 것, 추웠다 열이 났다 하는 것을 없앤다. 소변을 잘 나오게 하며 다섯 가지 임병(五淋)을 낫게 한다. 외감열[客熱]을 없애고 소갈(消渴), 토혈(吐血), 코피를 멎게 한다.

| 동의보감 원문 | **茅根:** 性寒[一云凉] 味甘 無毒. 除瘀血血閉寒熱 利小便 下五淋 除客熱 止消渴及吐衄血.

| 약용법 | 뿌리줄기 9~30g을 물 800mL에 넣고 달여서 반으로 나누어 아침저녁으로 마신다.

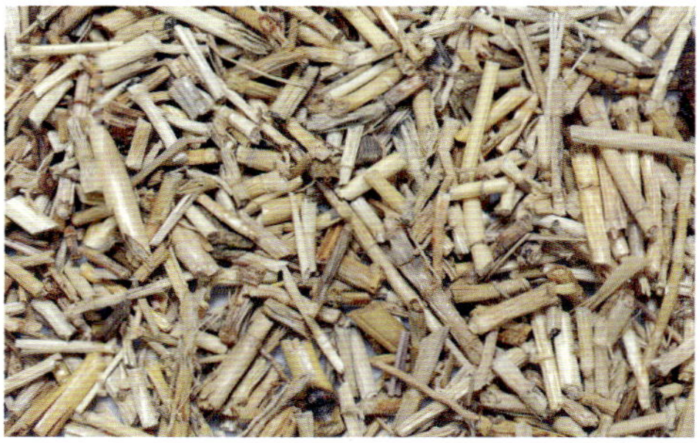

▲ 모근(약재, 절단)

마, 참마

한약명 산약

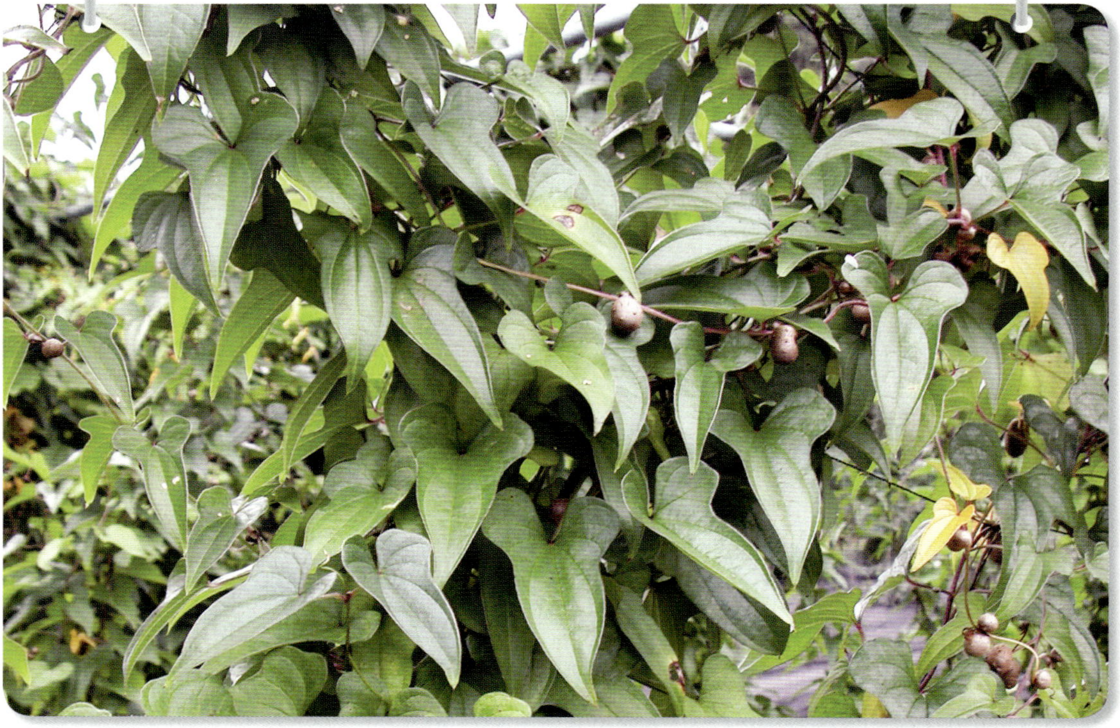

▲ 참마_ 덩굴줄기와 잎

한약명 산약

- 식물명 및 학명: 마 *Dioscorea batatas* Decaisne, 참마 *Dioscorea japonica* Thunberg
- 과명: 마과(Dioscoreaceae)
- 약용부위: 주피를 제거한 뿌리줄기(담근체)로서 그대로 또는 쪄서 말린 것
- 한약명: 산약(山藥)
- 라틴 생약명: Dioscoreae Rhizoma
- 이명 또는 영명: Dioscorea Rhizome
- 식약처 공정서 및 조선시대 의서 수재:
  대한민국약전(KP)
  동의보감 탕액편의 풀부(部)
  방약합편의 만초(蔓草, 덩굴풀)편

| 한약의 기원 | 이 약은 마 *Dioscorea batatas* Decaisne 또는 참마 *Dioscorea japonica* Thunberg(마과 Dioscoreaceae)의 주피를 제거한 뿌리줄기(담근체)로서 그대로 또는 쪄서 말린 것이다.

| 한방 특성 |

- 한방 약미(藥味)와 약성(藥性): 맛은 달고 성질은 보통이다[平].
- 한방 작용부위(귀경, 歸經): 산약은 주로 비장, 폐, 신장 질환에 영향을 미친다.
- 한방 효능

보비양위(補脾養胃): 비(脾)를 보하고 위(胃)를 건강하게 한다.

생진익폐(生津益肺): 진액 생성을 촉진하고 폐(肺)를 보한다.

보신삽정(補腎澁精): 신(腎)을 보하고 정액이 새어나가지 않게 한다.

| 약효 해설 |

- 신허(腎虛)로 무의식중에 정액이 몸 밖으로 나오는 증상에 유효하다.

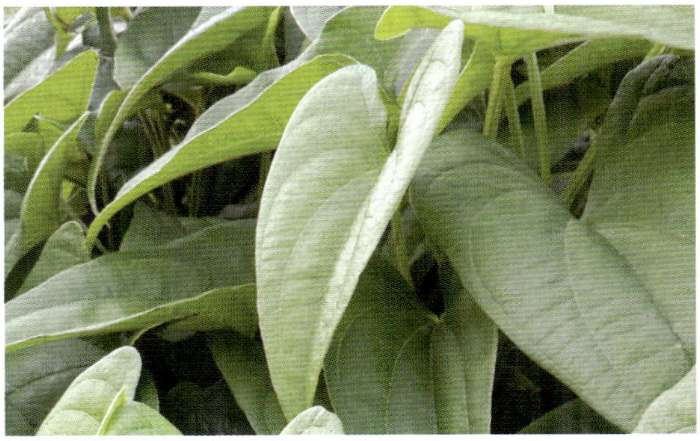

▲ 마_ 잎

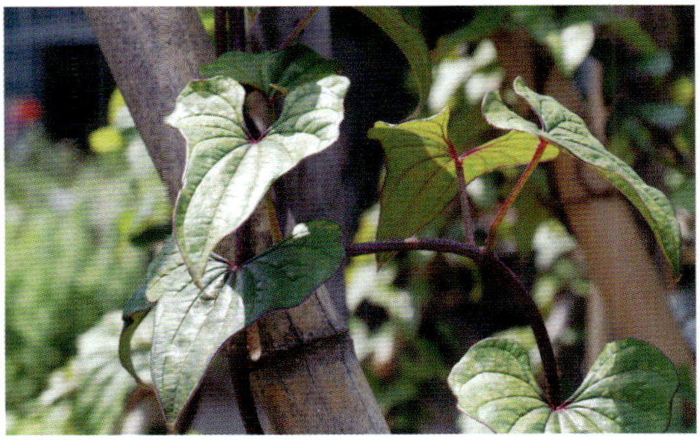

▲ 참마_ 잎

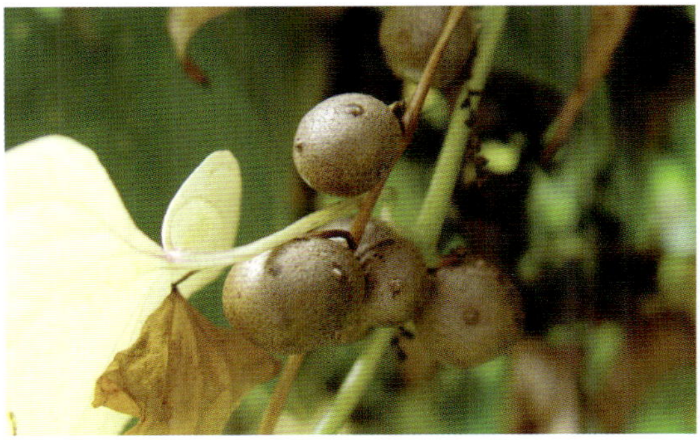

▲ 마_ 열매

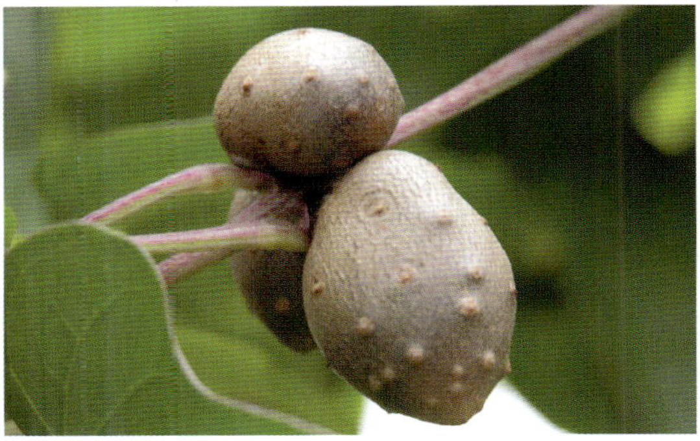

▲ 참마_ 열매

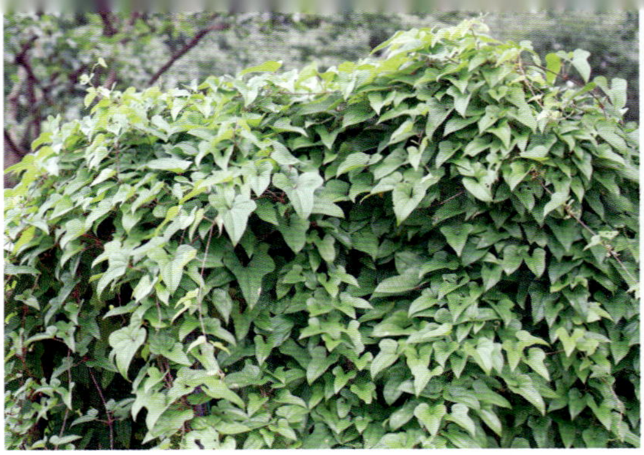

▲ 마_ 지상부

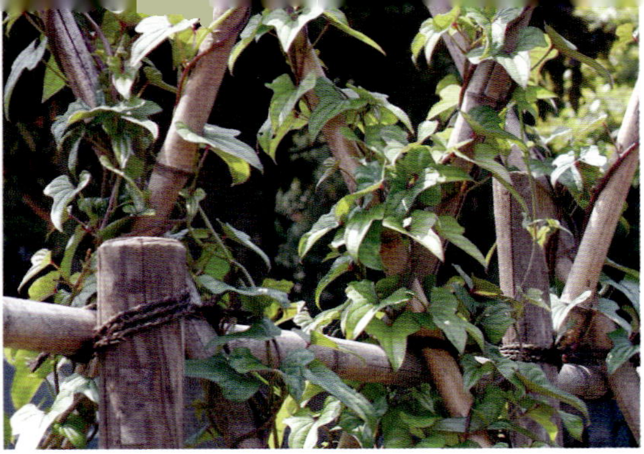

▲ 참마_ 지상부

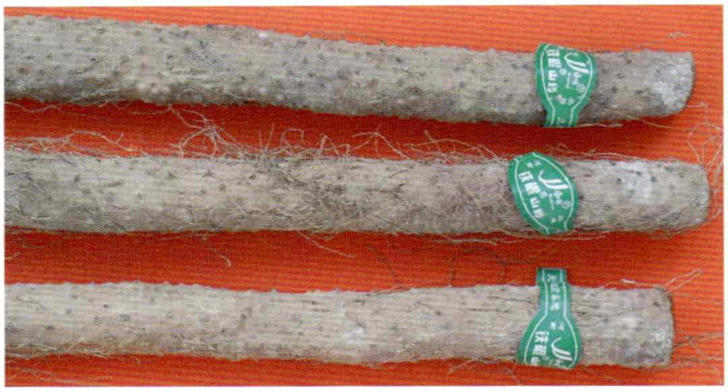

▲ 산약(약재, 전형). 중국 허난성의 4대 회약(懷藥)의 하나인 회산약이다.

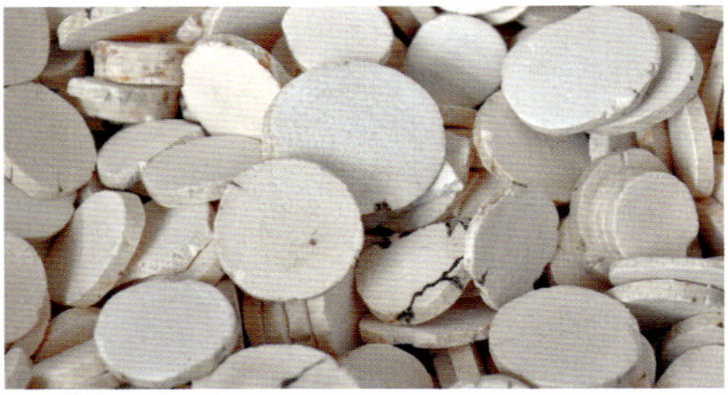

▲ 산약(약재, 절편)

- 비장이 허약하여 생기는 권태감, 설사를 치료한다.
- 폐허(肺虛)로 숨이 차고 기침하는 증상을 낫게 한다.
- 자궁에서 분비물이 나오는 증상에 쓰인다.
- 오랜 이질에 사용한다.

| 동의보감 원문의 한글 식물명 | 마

| 동의보감 효능 | 서여(薯蕷, 마, 산약)의 성질은 따뜻하고[溫](보통이라고도[平] 한다) 맛이 달며[甘] 독이 없다. 허로로 야윈 것을 보하며 오장(五藏)을 충실하게 한다. 기력을 도와주며 살찌게 하고 근육과 뼈를 튼튼하게 한다. 심규[心孔]를 잘 통하게 하고 정신을 안정시키며 의지를 강하게 한다[安神長志].

| 동의보감 원문 | **薯蕷:** 性溫[一云平] 味甘 無毒. 補虛勞羸瘦 充五藏 益氣力 長肌肉 强筋骨 開達心孔 安神長志.

| 약용법 | 뿌리줄기 15~30g을 물 800mL에 넣고 달여서 반으로 나누어 아침저녁으로 마신다.

마늘

한약명 대산

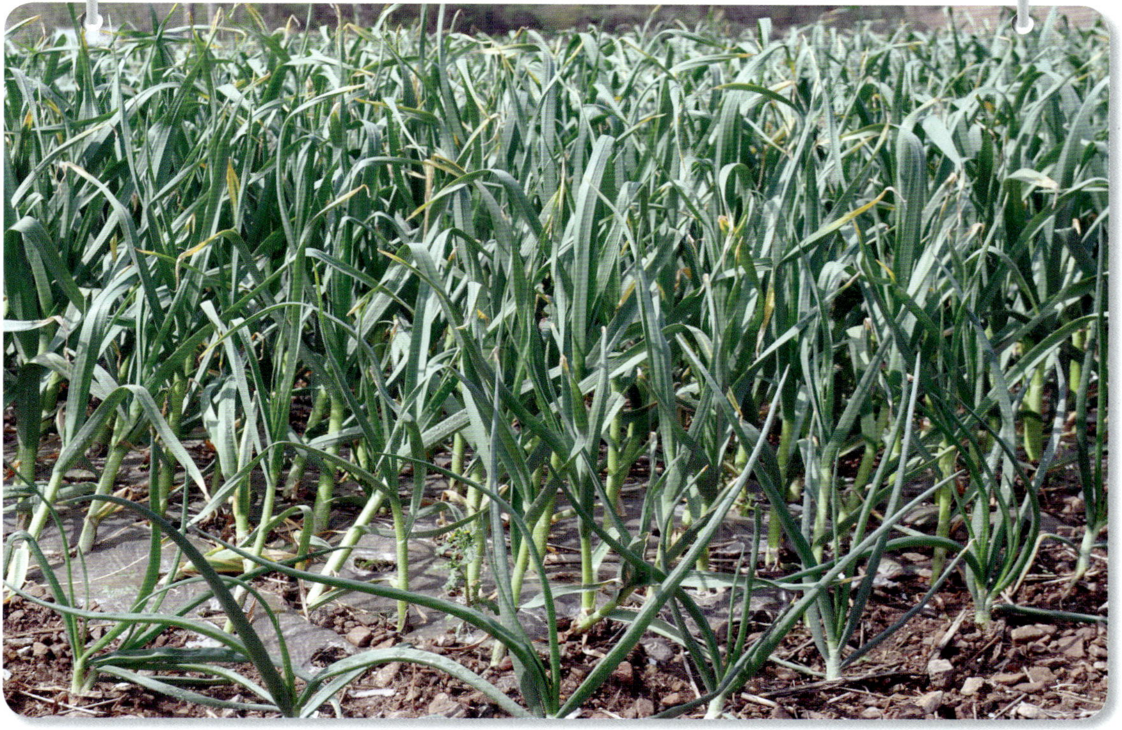

한약명 대산

- 식물명 및 학명: 마늘 *Allium sativum* Linné
- 과명: 백합과(Liliaceae)
- 약용부위: 비늘줄기
- 한약명: 대산(大蒜)
- 라틴 생약명: Allii Bulbus
- 이명 또는 영명: 호산(葫蒜), Garlic
- 식약처 공정서 및 조선시대 의서 수재:
  대한민국약전외한약(생약)규격집(KHP)
  동의보감 탕액편의 채소부(部)
  방약합편의 훈신채(葷辛菜, 매운맛이 나는 채소)편

| 한약의 기원 | 이 약은 마늘 *Allium sativum* Linné(백합과 Liliaceae)의 비늘줄기이다.

| 한방 특성 |

- 한방 약미(藥味)와 약성(藥性): 맛은 맵고 성질은 따뜻하다.
- 한방 작용부위(귀경, 歸經): 대산은 주로 비장, 위장, 폐 질환에 영향을 미친다.
- 한방 효능

  해독소종(解毒消腫): 해독하고 종기를 가라앉힌다.

  살충(殺蟲): 기생충을 죽인다.

  지리(止痢): 이질(痢疾)을 멎게 한다.

| 약효 해설 |

- 발작적으로 연속 기침하는 증상에 사용한다.
- 과로로 폐를 손상시킴으로써 발생하는 병증에 쓰인다.
- 설사, 이질에 효과가 있다.
- 인체 간암세포, 결장 암세포 억제 작용이 있다.
- 건위(健胃), 발한, 살균, 정장, 살충 작용이 있다.

| 동의보감 원문의 한글 식물명 | 마늘

| 동의보감 효능 | 대산(大蒜, 마늘 비늘줄기)은 성질이 따뜻하고[溫](뜨겁다[熱]고도 한다) 맛이 매우며[辛] 독이 있다. 주로 옹종(癰腫)을 깨뜨린다. 팔다리를 잘 쓰지 못하고 마비되며 아

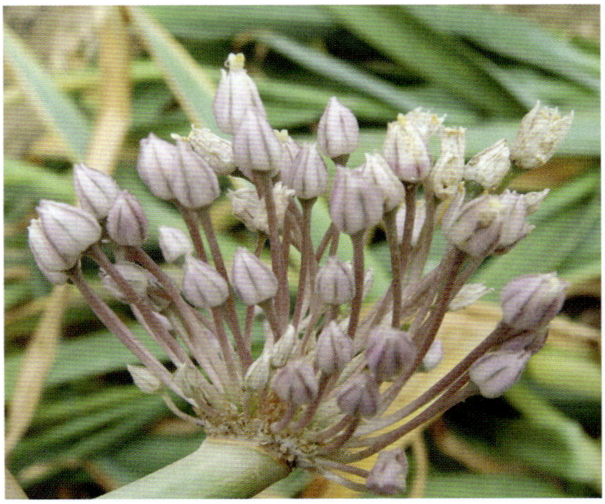

▲ 마늘_ 꽃

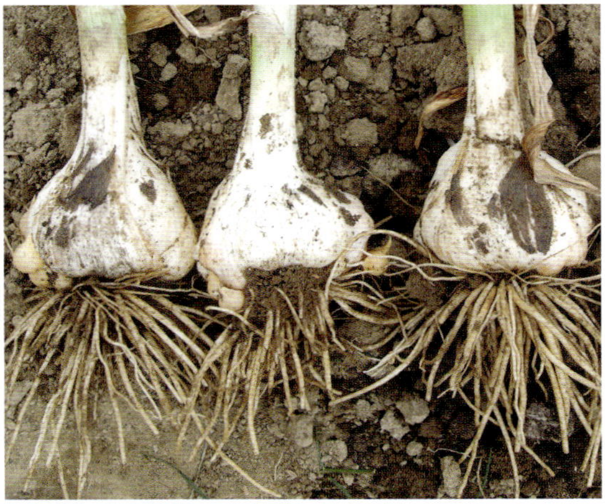

▲ 마늘_ 비늘줄기와 뿌리

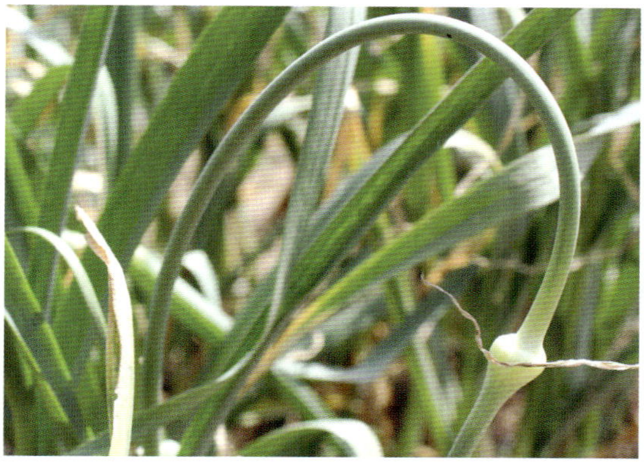

▲ 마늘종

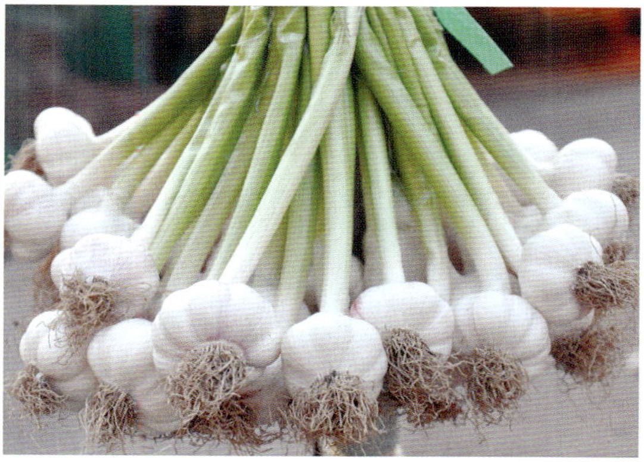

▲ 마늘(채취품)

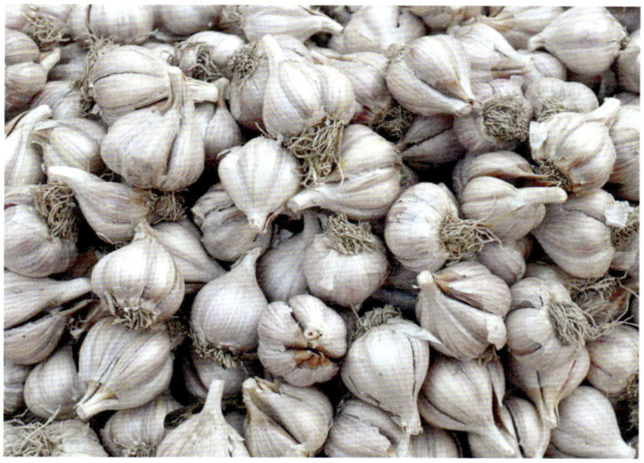

▲ 마늘(거피 전)

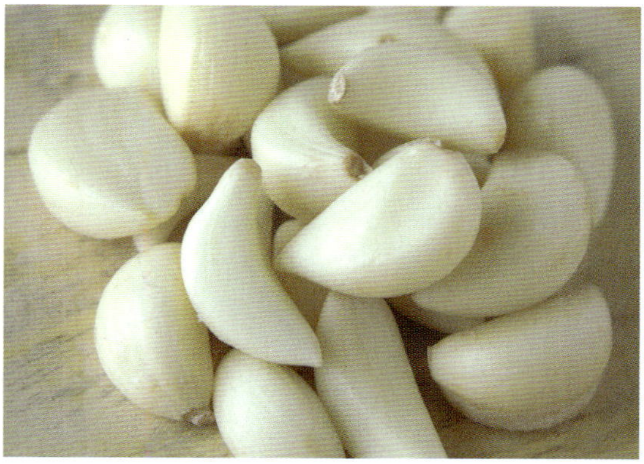

▲ 마늘(거피 후)

픈 것을 낫게 한다. 장기(瘴氣)를 없애며 옆구리 부위에 덩어리가 생긴 것을 깨뜨린다. 냉과 풍을 없앤다. 비(脾)를 튼튼하게 하고 위(胃)를 따뜻하게 하며 곽란(霍亂)으로 쥐가 나는 것을 멎게 한다. 급성 전염병을 물리치며 노학(勞瘧)을 치료한다. 고독(蠱毒)을 없애며 뱀이나 벌레에 물린 것을 낫게 한다.

| 동의보감 원문 | **大蒜:** 性溫[一云熱] 味辛 有毒. 主散癰腫 除風濕 去瘴氣 爛痃癖 破冷除風 健脾溫胃 止霍亂轉筋 辟瘟疫 療勞瘧 去蠱毒 療蛇蟲傷.

| 약용법 | 비늘줄기 9~15g을 물 800mL에 넣고 달여서 반으로 나누어 아침저녁으로 마신다.

마디풀

한약명 편축

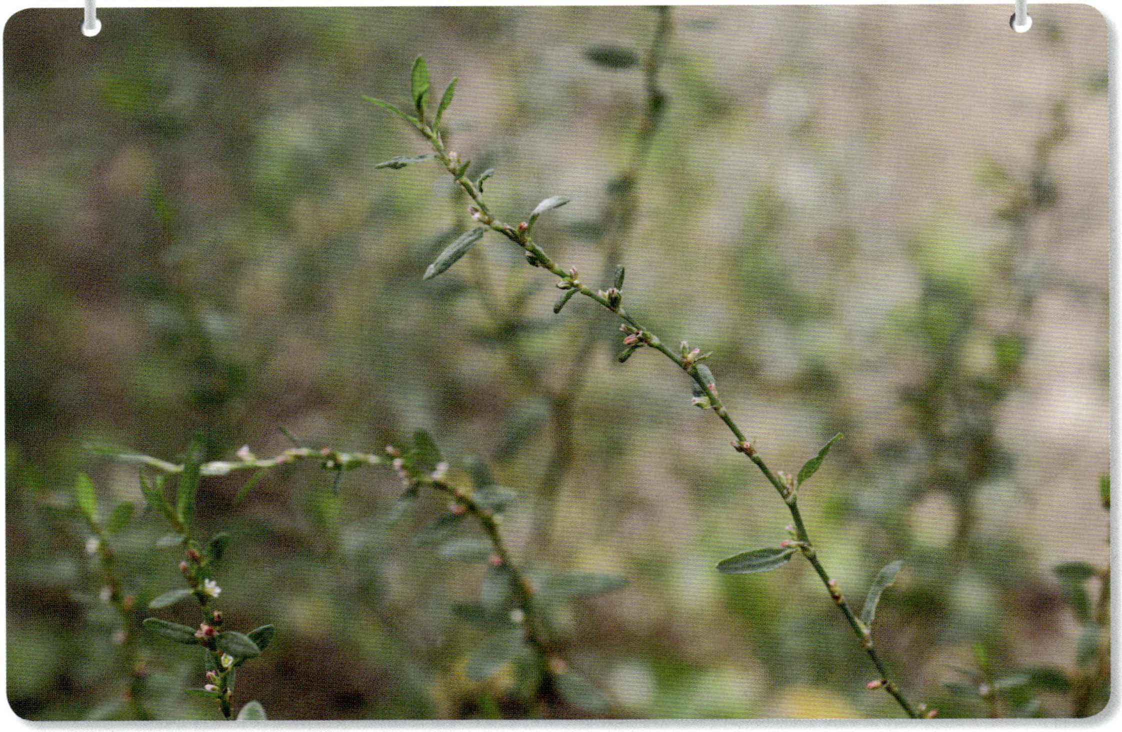

한약명 편축

- 식물명 및 학명: 마디풀 *Polygonum aviculare* Linné
- 과명: 여뀌과, 마디풀과(Polygonaceae)
- 약용부위: 전초
- 한약명: 편축(萹蓄)
- 라틴 생약명: Polygoni Avicularis Herba
- 이명 또는 영명: 편죽(萹竹)
- 식약처 공정서 및 조선시대 의서 수재:
  대한민국약전외한약(생약)규격집(KHP)
  동의보감 탕액편의 풀부(部)
  방약합편의 습초(濕草)편

| 한약의 기원 | 이 약은 마디풀 *Polygonum aviculare* Linné(여뀌과, 마디풀과 Polygonaceae)의 전초이다.

| 한방 특성 |

- 한방 약미(藥味)와 약성(藥性): 맛은 쓰고 성질은 약간 차다.
- 한방 작용부위(귀경, 歸經): 편축은 주로 방광 질환에 영향을 미친다.
- 한방 효능

이뇨통림(利尿通淋): 소변을 잘 나오게 하고 배뇨장애를 해소한다.

살충(殺蟲): 기생충을 죽인다.

지양(止痒): 가려움을 멎게 한다.

| 약효 해설 |

- 소변을 조금씩 자주 보고 잘 나오지 않으며 아픈 증상에 유효하다.
- 자궁에서 분비물이 계속 나오며 가려운 증상을 낫게 한다.
- 임증, 황달, 피부 습진을 치료한다.
- 회충을 제거한다.

| 동의보감 원문의 한글 식물명 | 온ᄆᆞ디

| 동의보감 효능 | 편축(萹蓄, 마디풀)의 성질은 보통이고[平] 맛은 쓰며[苦](달다[甘]고도 한다) 독이 없다. 가려운 종기, 치질을 낫게 한다. 삼충(三蟲)을 죽이며 회충으로 인한 통증을 없

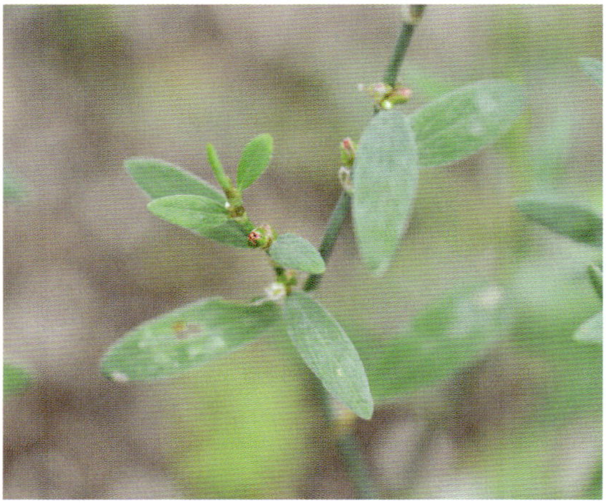

▲ 마디풀_ 잎

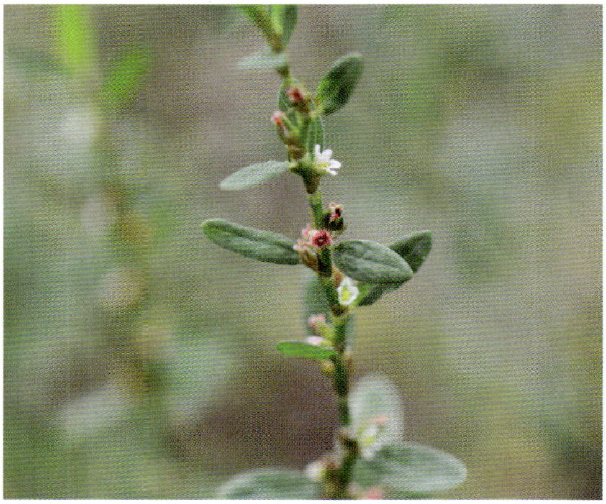

▲ 마디풀_ 꽃

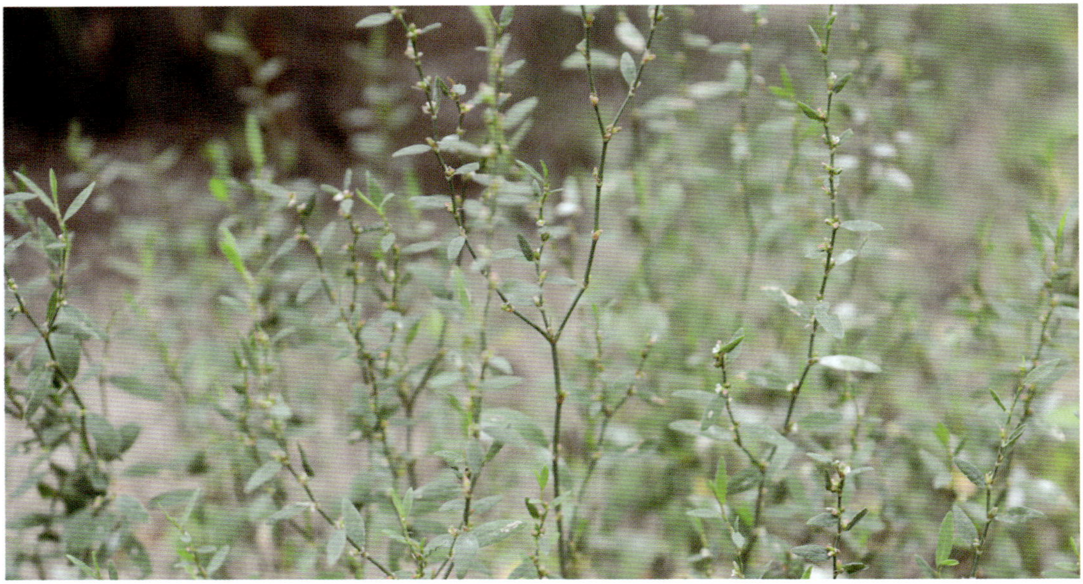

▲ 마디풀_ 무리

앤다. 열로 생긴 임증(淋症)을 낫게 하며 소변을 잘 나오게 한다.

| 동의보감 원문 | **萹蓄:** 性平 味苦[一云甘] 無毒. 主浸淫疥瘙 疽痔. 殺三蟲 療蛔痛 除熱淋 通小便.

| 약용법 | 전초 9~15g을 물 800mL에 넣고 달여서 반으로 나누어 아침저녁으로 마신다. 외용으로 적당량 사용한다.

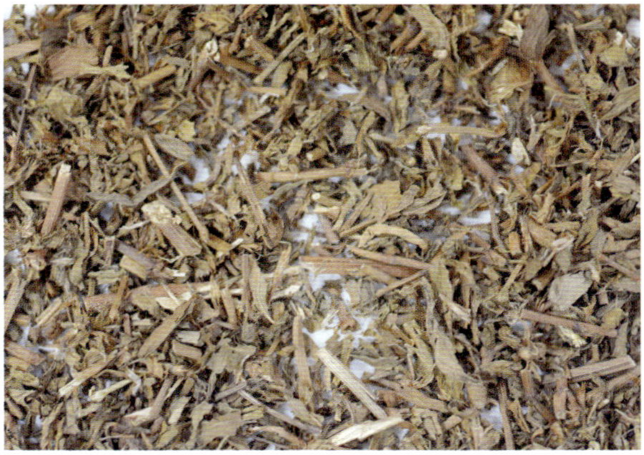

▲ 편축(약재, 절단)

마삭줄, 털마삭줄

한약명 낙석등

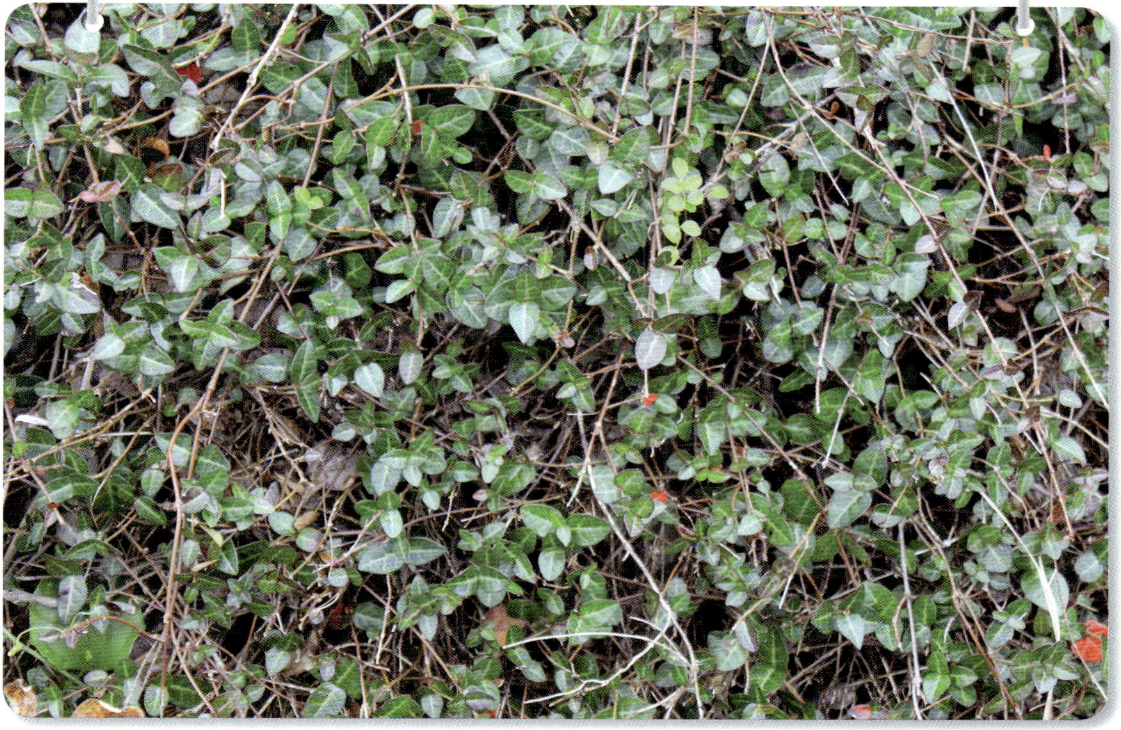

▲ 마삭줄_ 지상부

한약명 낙석등

- 식물명 및 학명: 마삭줄 *Trachelospermum asiaticum* Nakai, 털마삭줄 *Trachelospermum jasminoides* var. *pubescens* Makino
- 과명: 협죽도과(Apocynaceae)
- 약용부위: 잎이 있는 덩굴성 줄기
- 한약명: 낙석등(絡石藤)
- 라틴 생약명: Trachelospermi Caulis
- 식약처 공정서 및 조선시대 의서 수재: 대한민국약전외한약(생약)규격집(KHP) 동의보감 탕액편의 풀부(部)

| 한약의 기원 | 이 약은 마삭줄 *Trachelospermum asiaticum* Nakai 또는 털마삭줄 *Trachelospermum jasminoides* var. *pubescens* Makino(협죽도과 Apocynaceae)의 잎이 있는 덩굴성 줄기이다.

| 한방 특성 |

- 한방 약미(藥味)와 약성(藥性): 맛은 쓰고, 성질은 약간 차다.
- 한방 작용부위(귀경, 歸經): 낙석등은 주로 심장, 간장, 신장 질환에 영향을 미친다.
- 한방 효능

거풍통락(祛風通絡): 풍(風)으로 인해 막힌 경락을 잘 통하게 한다.

양혈소종(凉血消腫): 혈열(血熱)을 식히고 종기를 가라앉힌다.

| 약효해설 |

- 풍(風)을 제거하고 경락에 기가 잘 통하게 한다.
- 허리와 무릎 부위가 시큰거리고 아픈 병증을 치료한다.

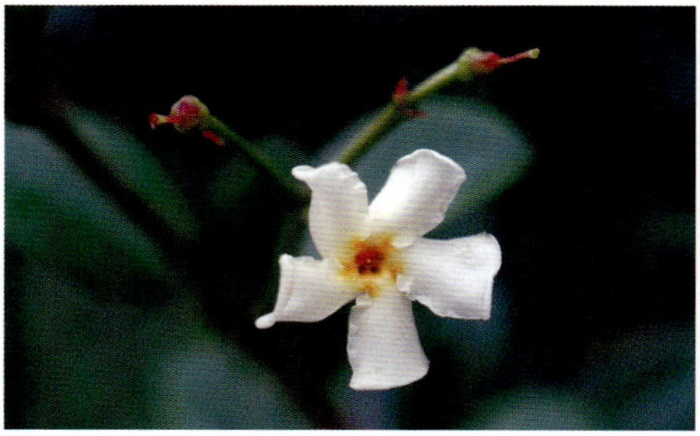
▲ 마삭줄_ 꽃

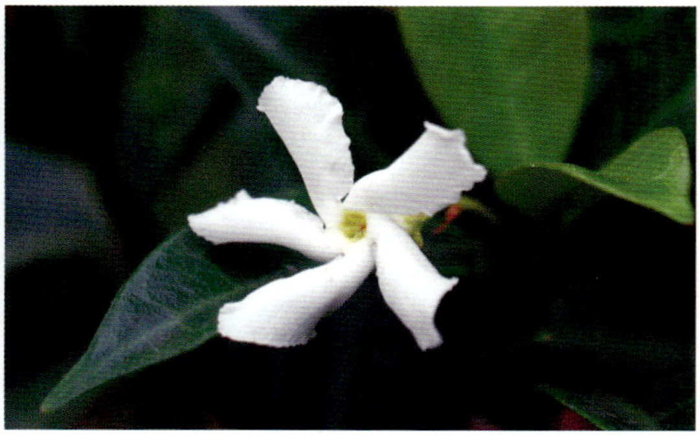
▲ 털마삭줄_ 꽃

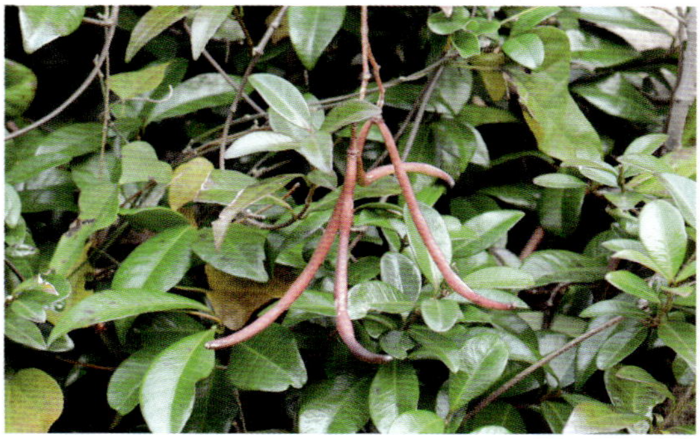
▲ 마삭줄_ 열매

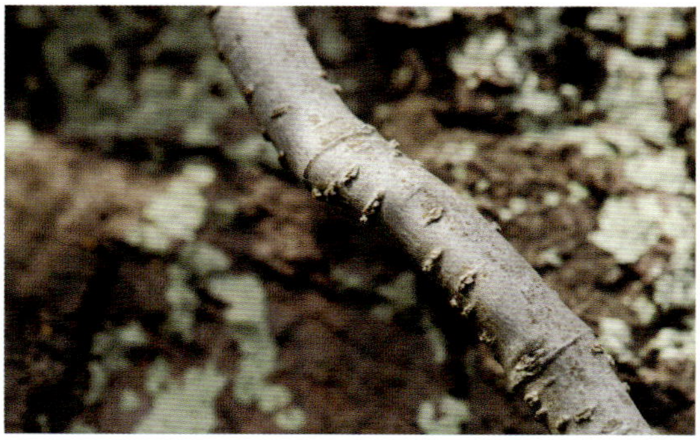
▲ 마삭줄_ 줄기껍질

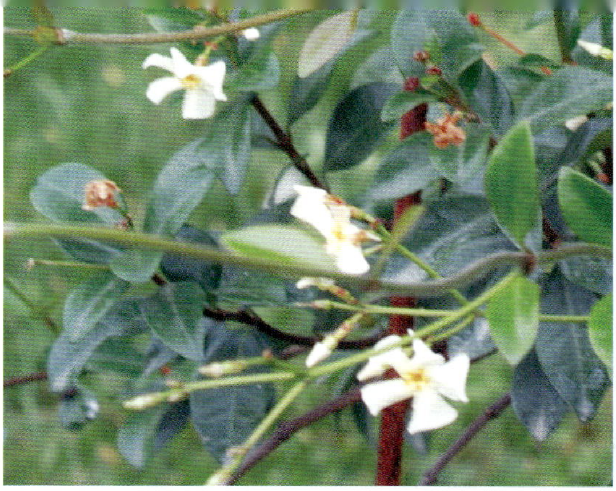

▲ 마삭줄_ 잎과 꽃

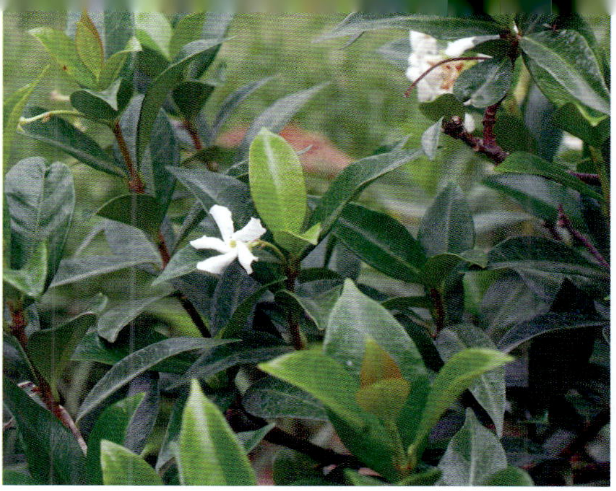

▲ 털마삭줄_ 잎과 꽃

- 팔다리에 작열감, 발적이 있고 몹시 아픈 증상에 사용한다.
- 목구멍이 붓고 아프며 무언가 막혀 있는 느낌이 드는 증상을 낫게 한다.
- 토혈, 타박상 치료에 도움이 된다.
- 혈압강하 약리작용이 있다.

| 동의보감 원문의 한글 식물명 | 담쟝이

| 동의보감 효능 | 낙석(絡石, 담쟁이덩굴)의 성질은 약간 차고[微寒](따뜻하다[溫]고도 한다) 맛이 쓰며[苦] 독이 없다. 옹종(癰腫)이 잘 삭지 않는 데와 목 안과 혀가 부은 것, 쇠붙이에 상한 데 쓴다. 뱀독으로 가슴이 답답한 것을 없앤다. 옹저와 입, 혀가 마르는 것을 치료한다.

| 동의보감 원문 | **絡石:** 性微寒[一云溫] 味苦 無毒. 主癰腫不消 喉舌腫 金瘡. 去蛇毒心悶 療癰傷 口乾舌焦.

| 약용법 | 덩굴성 줄기 6~12g을 물 800mL에 넣고 달여서 반으로 나누어 아침저녁으로 마신다. 외용할 때는 신선한 줄기 적당량을 짓찧어서 환부에 붙인다.

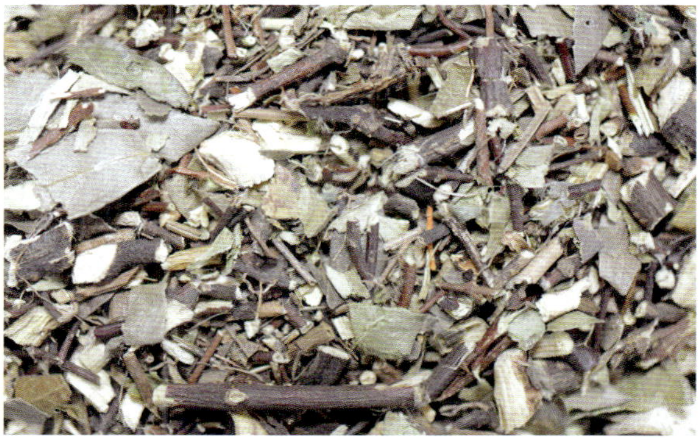

▲ 낙석등(약재, 절편)

마편초

한약명 마편초

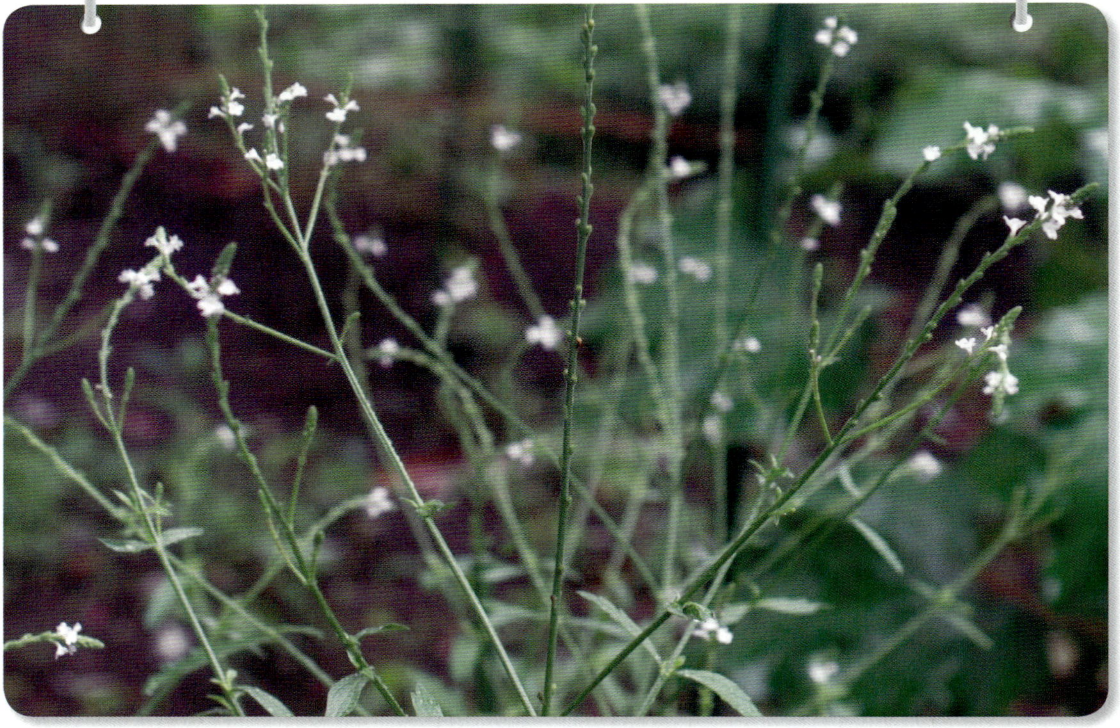

한약명 마편초

- 식물명 및 학명: 마편초 *Verbena officinalis* Linné
- 과명: 마편초과(Verbenaceae)
- 약용부위: 지상부
- 한약명: 마편초(馬鞭草)
- 라틴 생약명: Verbenae Herba
- 이명 또는 영명: 철마편(鐵馬鞭)
- 식약처 공정서 및 조선시대 의서 수재:
  대한민국약전외한약(생약)규격집(KHP)
  동의보감 탕액편의 풀부(部)

| 한약의 기원 | 이 약은 마편초 *Verbena officinalis* Linné(마편초과 Verbenaceae)의 지상부이다.

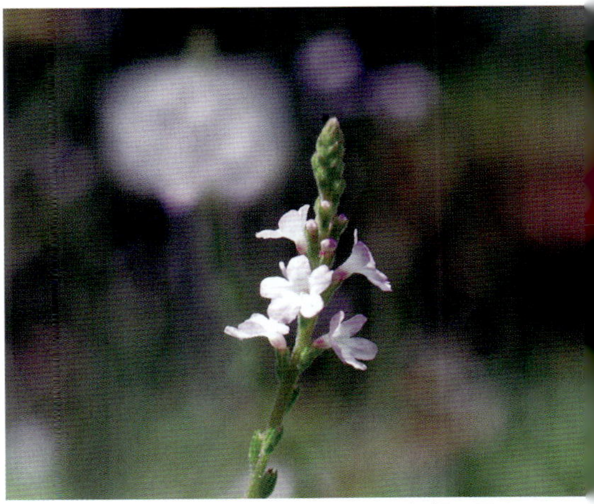

▲ 마편초_ 꽃

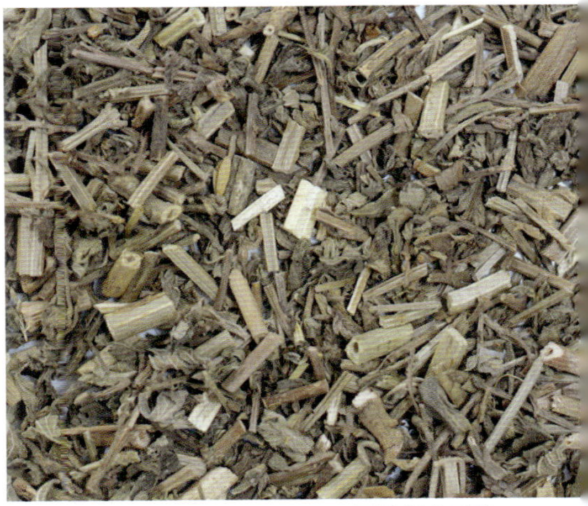

▲ 마편초(약재, 절단)

| 한방 특성 |

- 한방 약미(藥味)와 약성(藥性): 맛은 쓰고 성질은 서늘하다.
- 한방 작용부위(귀경, 歸經): 마편초는 주로 간장, 비장 질환에 영향을 미친다.
- 한방 효능

활혈산어(活血散瘀): 혈액 순환을 촉진하고 어혈을 없앤다.

해독(解毒): 독성을 없앤다.

이수(利水): 소변을 잘 나오게 한다.

퇴황(退黃): 황달을 없앤다.

절학(截瘧): 말라리아를 억제한다.

| 약효 해설 |

- 목구멍이 붓고 아프며 막혀 있는 느낌이 드는 증상을 낫게 한다.
- 감기에 의한 발열, 습열로 생긴 황달을 치료한다.
- 몸이 붓는 증상에 사용한다.
- 혈액 순환을 촉진하여 어혈을 없앤다.

| 동의보감 효능 | 마편초(馬鞭草)의 성질은 서늘하고[凉] 맛은 맵고[辛](쓰다[苦]고도 한다) 독이 없다(독이 있다고도 한다). 징벽(癥癖), 아랫배에 피가 몰려 덩어리가 생긴 병, 오랜 말라리아[久瘧]를 낫게 한다. 어혈을 헤치며 월경을 잘하게 하고 충을 죽인다. 음부에 벌레가 파먹은 것처럼 파이는 헌데를 잘 낫게 한다[본초].

| 동의보감 원문 | **馬鞭草:** 性凉 味辛[一云苦] 無毒[一云有毒]. 主癥癖血瘕久瘧. 破血 通月經 殺蟲良. 治下部䘌.[本草]

| 약용법 | 지상부 5~10g을 물 800mL에 넣고 달여서 반으로 나누어 아침저녁으로 마신다.

만삼

한약명 당삼

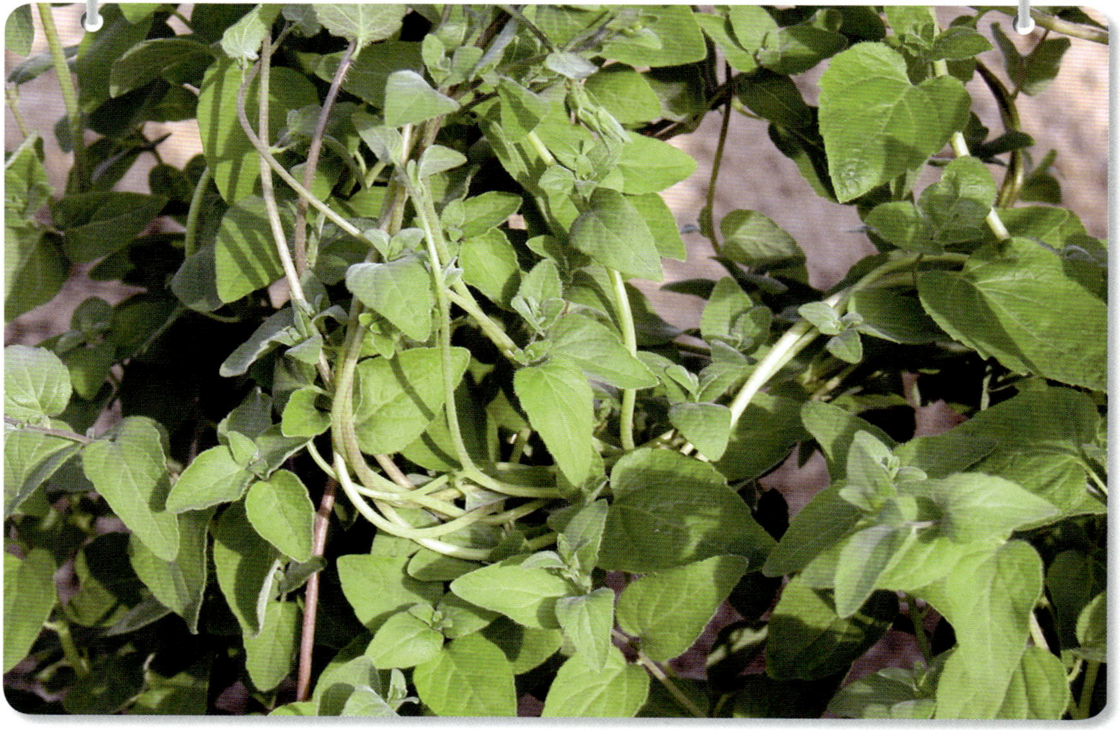

▲ 만삼_ 지상부

한약명 당삼

- 식물명 및 학명: 만삼 *Codonopsis pilosula* Nannfeldt, 소화당삼(素花黨參) *Codonopsis pilosula* Nannfeldt var. *modesta* L. T. Shen, 천당삼(川黨參) *Codonopsis tangshen* Oliver
- 과명: 초롱꽃과(Campanulaceae)
- 약용부위: 뿌리
- 한약명: 당삼(黨參)
- 라틴 생약명: Codonopsis Pilosulae Radix
- 이명 또는 영명: Codonopsis Pilosula Root
- 식약처 공정서 및 조선시대 의서 수재: 대한민국약전(KP)

| 한약의 기원 | 이 약은 만삼 *Codonopsis pilosula* Nannfeldt, 소화당삼(素花黨參) *Codonopsis pilosula* Nannfeldt var. *modesta* L. T. Shen 또는 천당삼(川黨參) *Codonopsis tangshen* Oliver(초롱꽃과 Campanulaceae)의 뿌리이다.

| 한방 특성 |

- 한방 약미(藥味)와 약성(藥性): 맛은 달고 성질은 보통이다[平].
- 한방 작용부위(귀경, 歸經): 당삼은 주로 비장, 폐 질환에 영향을 미친다.
- 한방 효능

건비익폐(健脾益肺): 비(脾)의 기능을 강하게 하고 폐(肺)를 보익(補益)한다.

양혈생진(凉血生津): 혈열(血熱)을 식히고 진액 생성을 촉진한다.

| 약효 해설 |

- 약해진 비(脾)와 폐(肺)의 기능을 강하게 한다.
- 몸이 권태롭고 힘이 없는 증상을 치료한다.

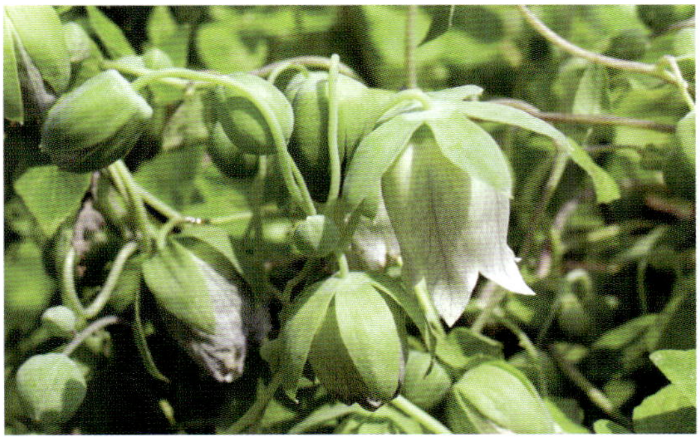

▲ 만삼_ 꽃

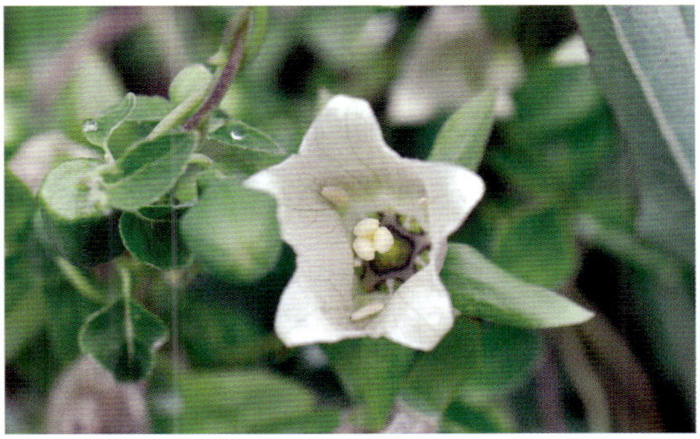

▲ 소화당삼_ 꽃

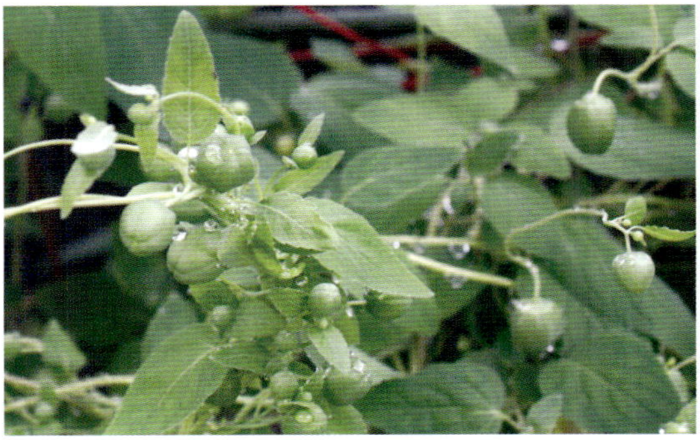

▲ 만삼_ 열매

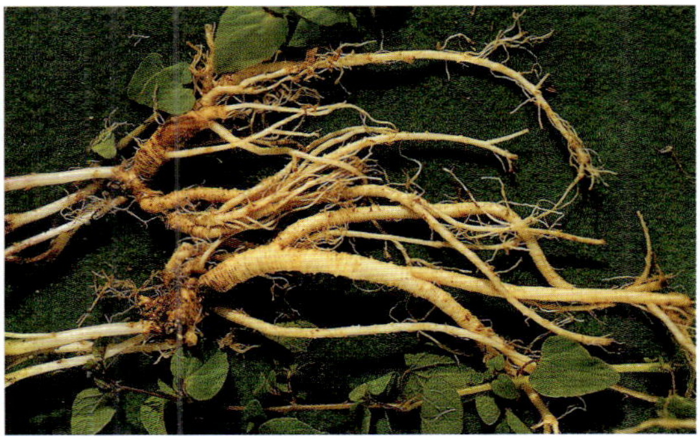

▲ 만삼_ 뿌리

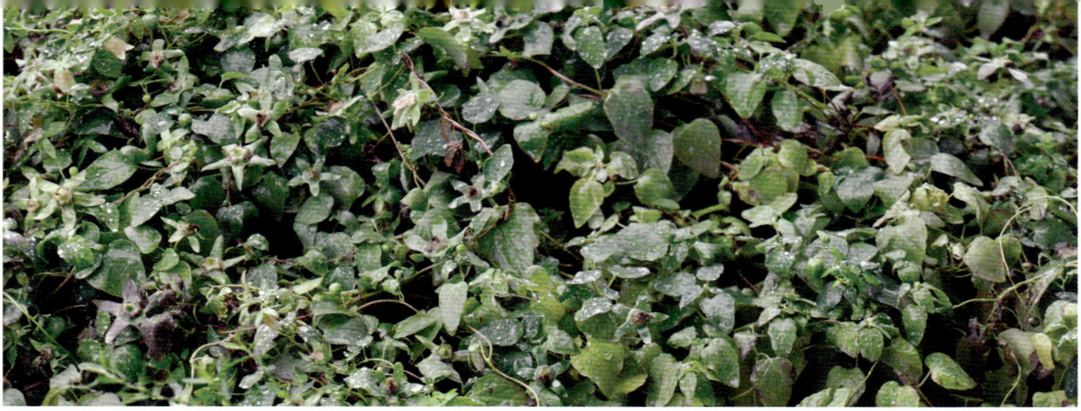
▲ 소화당삼_ 재배지

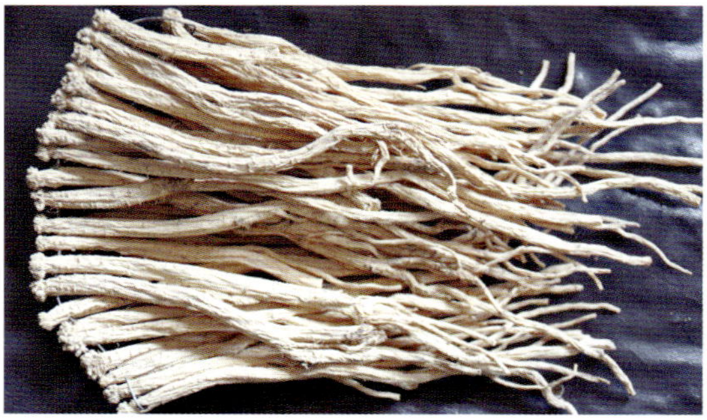
▲ 당삼(약재, 전형)

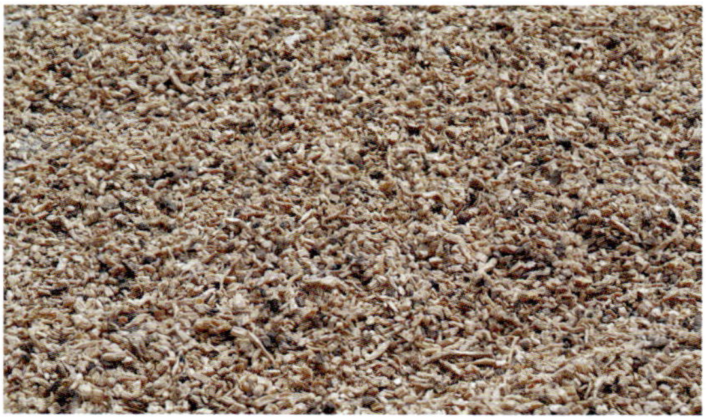
▲ 당삼_ 건조 모습(중국)

- 팔다리에 힘이 없을 때 쓰면 효과가 있다.
- 강장약으로 쓰인다.
- 가슴이 두근거리면서 불안하고 호흡이 얕고 힘이 없는 증상에 사용한다.
- 폐가 허(虛)해서 숨이 차고 기침하는 증상을 낫게 한다.
- 몸 안의 열기로 인한 소갈증(消渴症) 치료에 효과가 있다.

| 약용법 | 뿌리 9~30g을 물 800mL에 넣고 달여서 반으로 나누어 아침저녁으로 마신다.

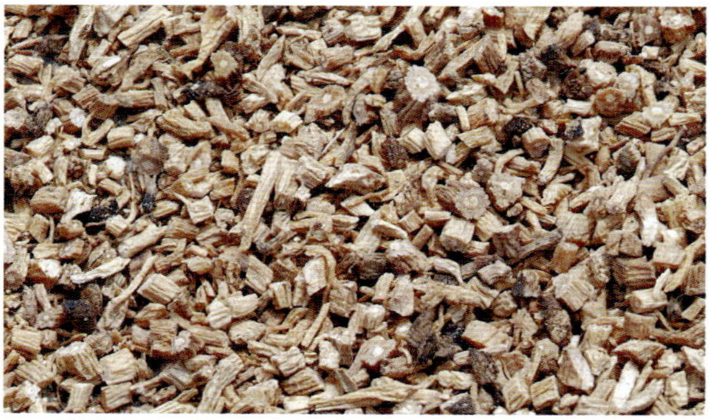
▲ 당삼(약재, 절편)

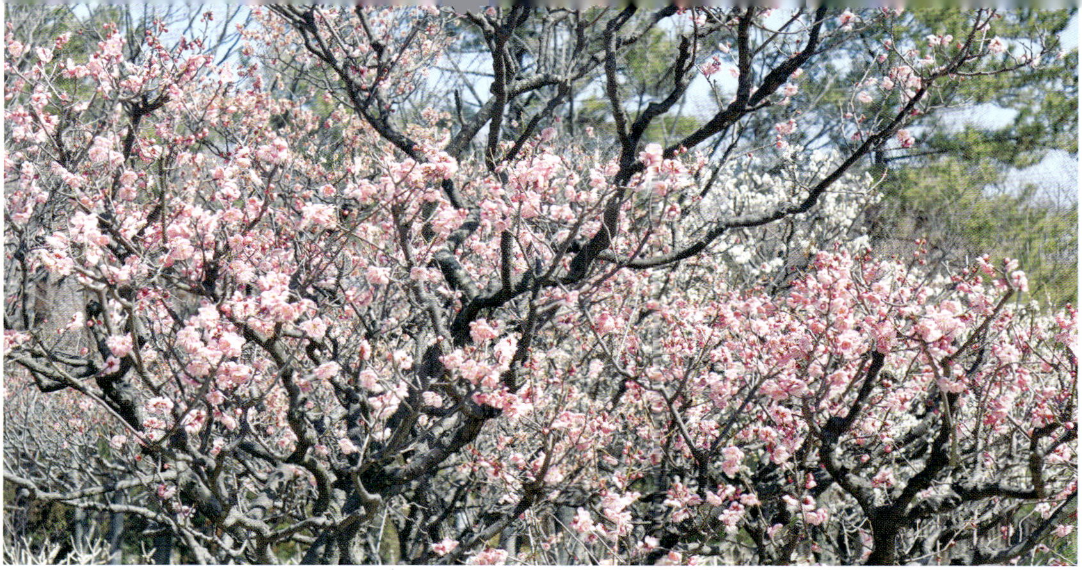

▲ 매실나무_ 수형

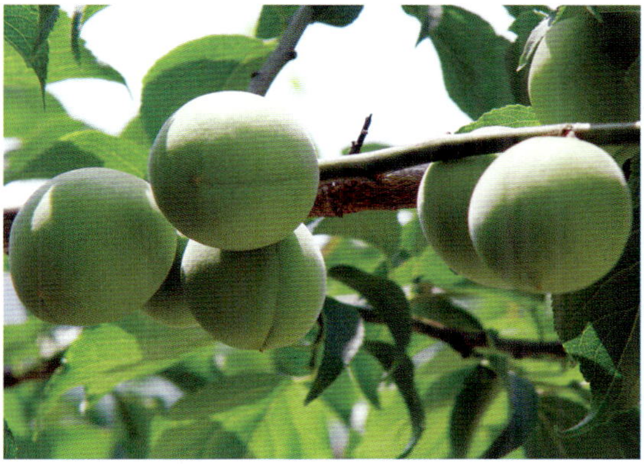

▲ 매실나무_ 열매

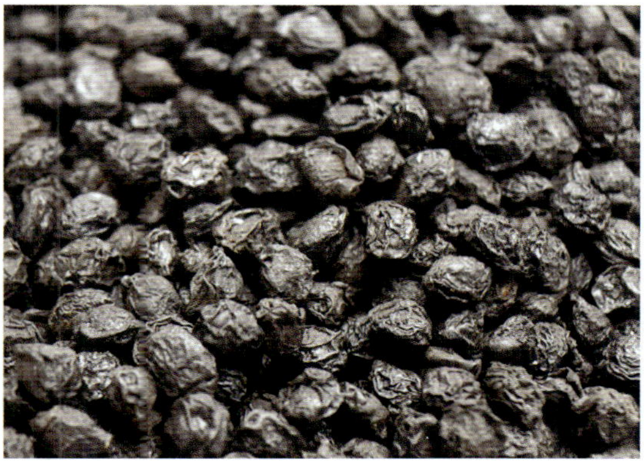

▲ 오매(약재, 전형)

며[酸] 독이 없다. 담(痰)을 삭이고 토하는 것과 갈증, 이질을 멎게 한다. 몸이 허약하여 기침과 미열이 나며 식은땀이 흐르고 뼛속이 달아오르는 증상을 치료한다. 술독을 풀어 준다. 상한(傷寒)과 곽란(霍亂) 때 갈증이 나는 것을 치료한다. 검은 사마귀를 없애고 입이 마르면서 침을 자주 뱉는 것을 치료한다[본초].

| 동의보감 원문 | **烏梅:** 性煖 味酸 無毒. 去痰 止吐逆 止渴 止痢 除勞熱骨蒸 消酒毒. 主傷寒及霍亂燥渴. 去黑痣 療口乾好唾.[本草]

| 약용법 | 오매 6~12g을 물 800mL에 넣고 달여서 반으로 나누어 아침저녁으로 마신다.

맥문동, 소엽맥문동

한약명 맥문동

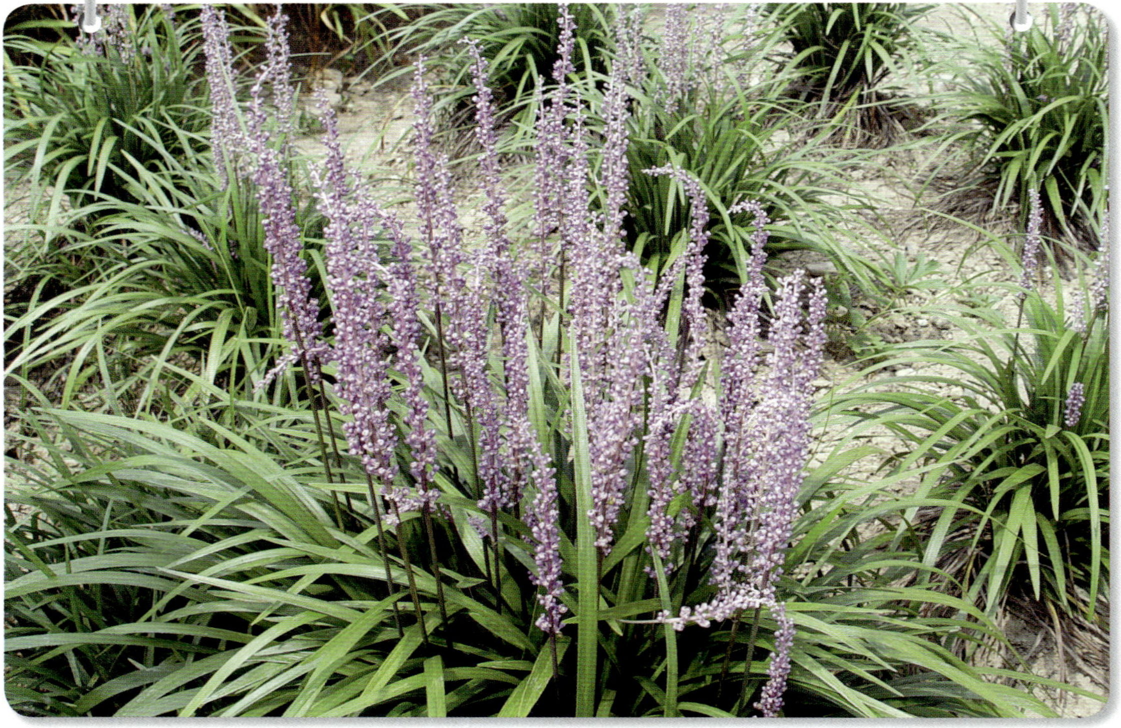

▲ 맥문동_ 지상부

한약명 맥문동

- 식물명 및 학명: 맥문동 *Liriope platyphylla* Wang et Tang, 소엽맥문동 *Ophiopogon japonicus* Ker-Gawler
- 과명: 백합과(Liliaceae)
- 약용부위: 뿌리의 팽대부(膨大部)
- 한약명: 맥문동(麥門冬)
- 라틴 생약명: Liriopis seu Ophiopogonis Tuber
- 이명 또는 영명: Liriope Tuber
- 식약처 공정서 및 조선시대 의서 수재:
  대한민국약전(KP)
  동의보감 탕액편의 풀부(部)
  방약합편의 습초(濕草)편

| 한약의 기원 | 이 약은 맥문동 *Liriope platyphylla* Wang et Tang 또는 소엽맥문동 *Ophiopogon japonicus* Ker-Gawler(백합과 Liliaceae)의 뿌리의 팽대부(膨大部)이다.

| 한방 특성 |

- 한방 약미(藥味)와 약성(藥性): 맛은 달고 약간 쓰며 성질은 약간 차다.
- 한방 작용부위(귀경, 歸經): 맥문동은 주로 심장, 폐, 위장 질환에 영향을 미친다.
- 한방 효능

양음생진(養陰生津): 진액을 보충한다.

윤폐청심(潤肺淸心): 폐를 촉촉하게 하고 심열(心熱)을 식힌다.

| 약효 해설 |

- 가슴이 답답하여 잠을 잘 못 자는 증상에 유효하다.
- 마른기침이 나고 가래가 없는 증상에 사용한다.
- 목 안이 벌겋게 붓고 아프며 막힌 감이 있는 증상을 치료한다.

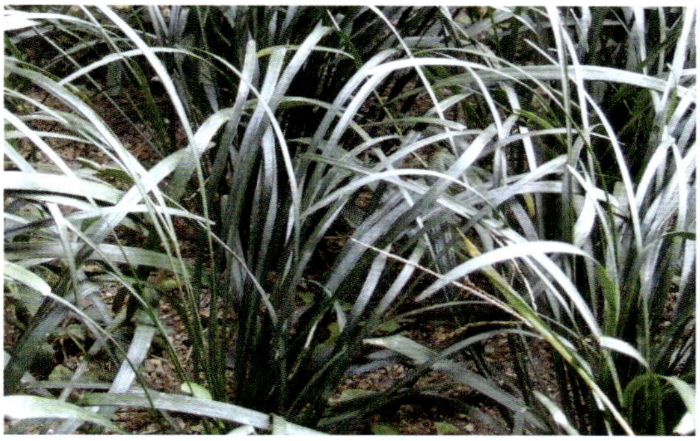

▲ 맥문동_ 잎

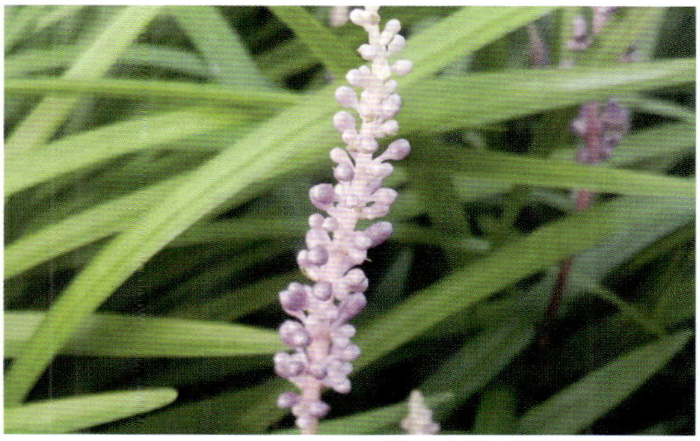

▲ 맥문동_ 꽃

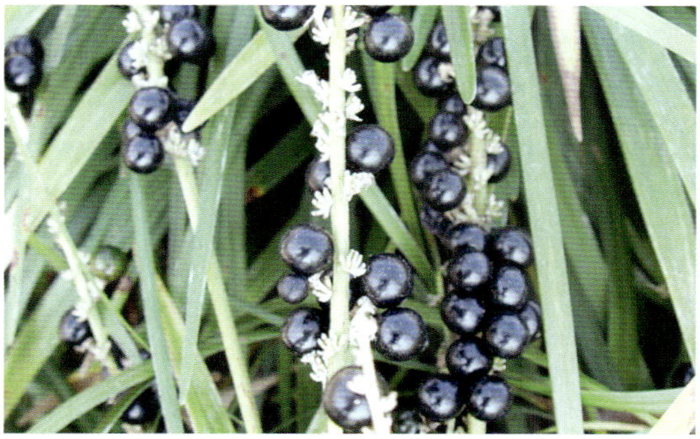

▲ 맥문동_ 열매

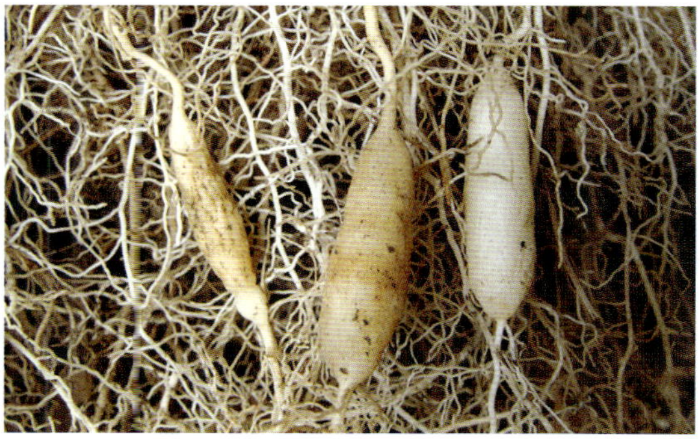

▲ 맥문동_ 뿌리

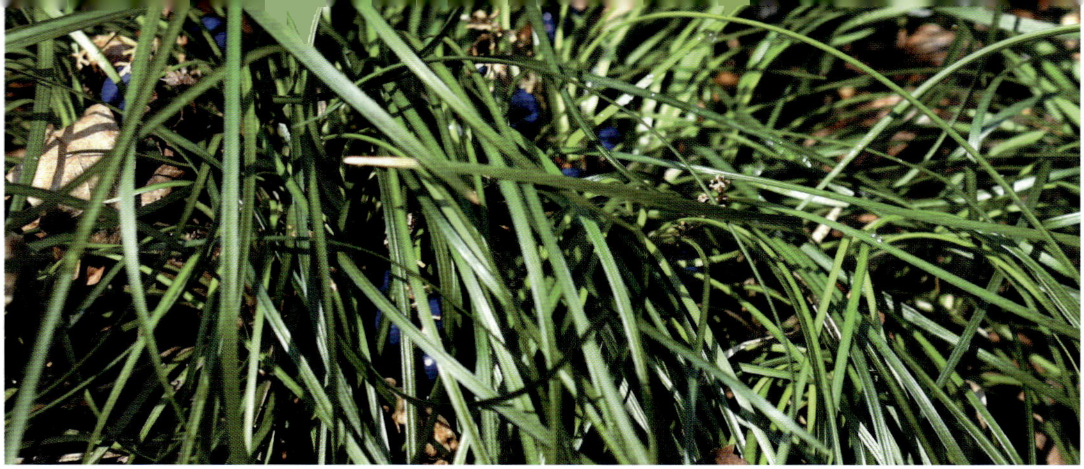

▲ 소엽맥문동_ 지상부

- 음(陰)이 허해서 몸이 허약해지고 기침과 오한이 있으며 열나는 증상을 낫게 한다.
- 장(腸)의 진액이 부족하여 생기는 변비를 없애준다.
- 각혈을 멎게 한다.

| 동의보감 원문의 한글 식물명 | 겨으사리불휘

| 동의보감 효능 | 맥문동(麥門冬)의 성질은 약간 차고[微寒](보통이라고도[平] 한다) 맛이 달며[甘] 독이 없다. 허로에 열이 나고 입이 마르며 갈증 나는 것을 낫게 한다. 폐열(肺熱)로 진액이 소모되어 기침하고 숨차는 것, 피고름을 토하는 것을 치료한다. 열독으로 몸이 검고 눈이 누렇게 되는 것을 낫게 한다. 심(心)을 보하고 폐를 식혀주며 정신을 진정시키고 맥기(脈氣)를 안정시킨다.

| 동의보감 원문 | 麥門冬: 性微寒[一云平] 味甘 無毒. 主虛勞客熱 口乾燥渴. 治肺痿吐膿 療熱毒身黑目黃. 補心淸肺 保神 定脈氣.

| 약용법 | 뿌리 6~12g을 물 800mL에 넣고 달여서 반으로 나누어 아침저녁으로 마신다.

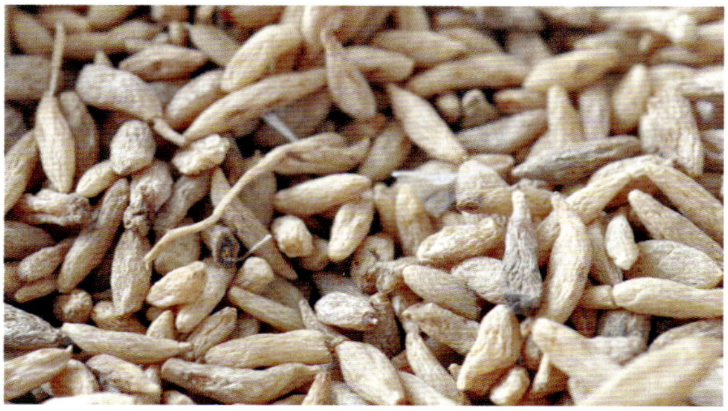

▲ 맥문동(약재, 전형)

맨드라미

한약명 계관화

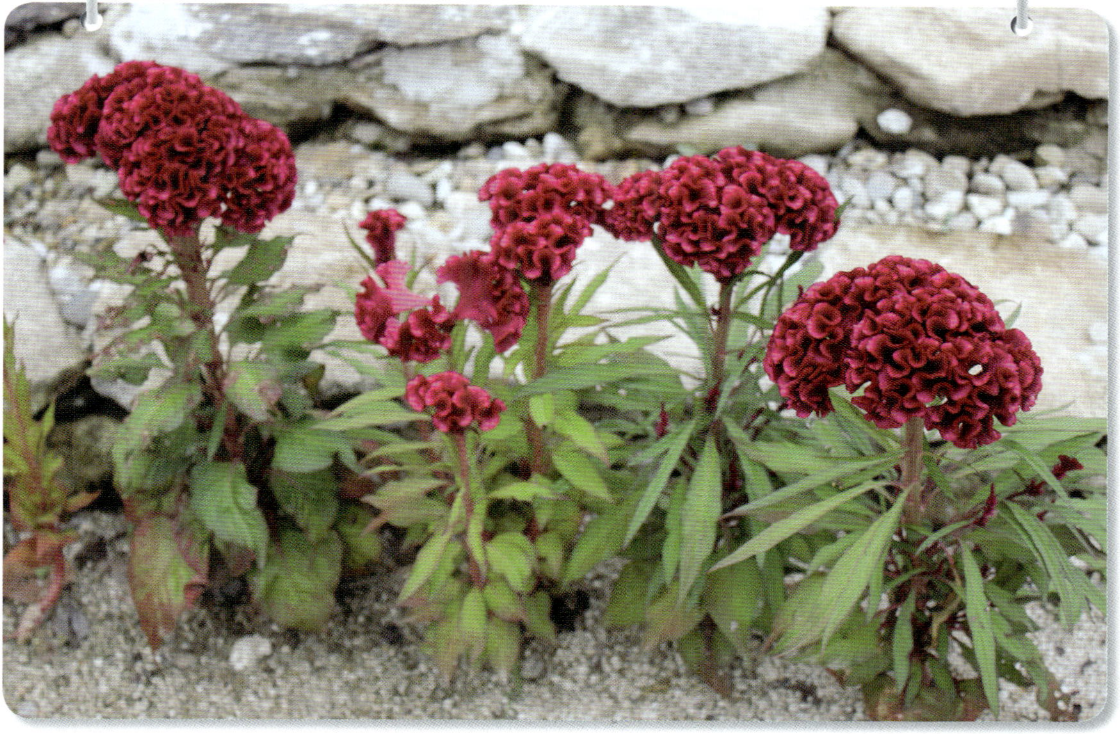

한약명 계관화

- 식물명 및 학명: 맨드라미 *Celosia cristata* Linné
- 과명: 비름과(Amaranthaceae)
- 약용부위: 화서
- 한약명: 계관화(鷄冠花)
- 라틴 생약명: Celosiae Cristatae Flos
- 식약처 공정서 및 조선시대 의서 수재:
  대한민국약전외한약(생약)규격집(KHP)
  동의보감 탕액편의 풀부(部)

| 한약의 기원 | 이 약은 맨드라미 *Celosia cristata* Linné(비름과 Amaranthaceae)의 화서이다.

| 한방 특성 |

- 한방 약미(藥味)와 약성(藥性): 맛은 달고 떫으며 성질은 서늘하다.
- 한방 작용부위(귀경, 歸經): 계관화는 주로 간장, 대장 질환에 영향을 미친다.
- 한방 효능

수렴지혈(收斂止血): 상처를 아물게 하여 지혈한다.

지대(止帶): 냉을 멎게 한다.

지리(止痢): 이질을 멎게 한다.

| 약효 해설 |

- 여성의 부정기 자궁출혈, 자궁에서 분비물이 나오는 증상에 사용한다.
- 혈변(血便), 토혈, 치혈(痔血)을 멈추게 한다.
- 오래된 이질(痢疾)로 설사가 그치지 않는 병증에 쓰인다.

| 동의보감 원문의 한글 식물명 | 만ᄃᆞ라밋곶

| 동의보감 효능 | 계관화(鷄冠花, 맨드라미 꽃)의 성질은 서늘하고[凉] 독이 없다. 치질[腸風, 장풍]로 피를 쏟는 것, 적백이질, 부인의 붕루, 자궁에서 분비물이 나오는 것을 멎게 한다.

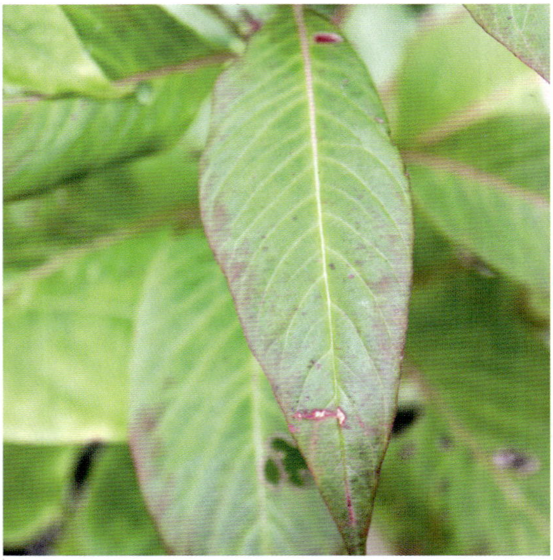

▲ 맨드라미_ 잎

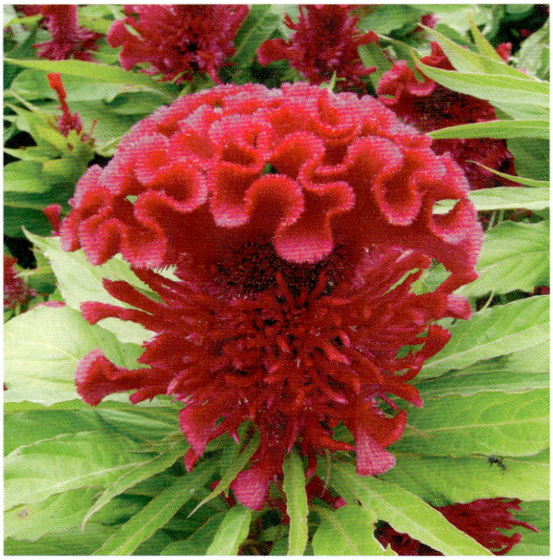

▲ 맨드라미_ 꽃

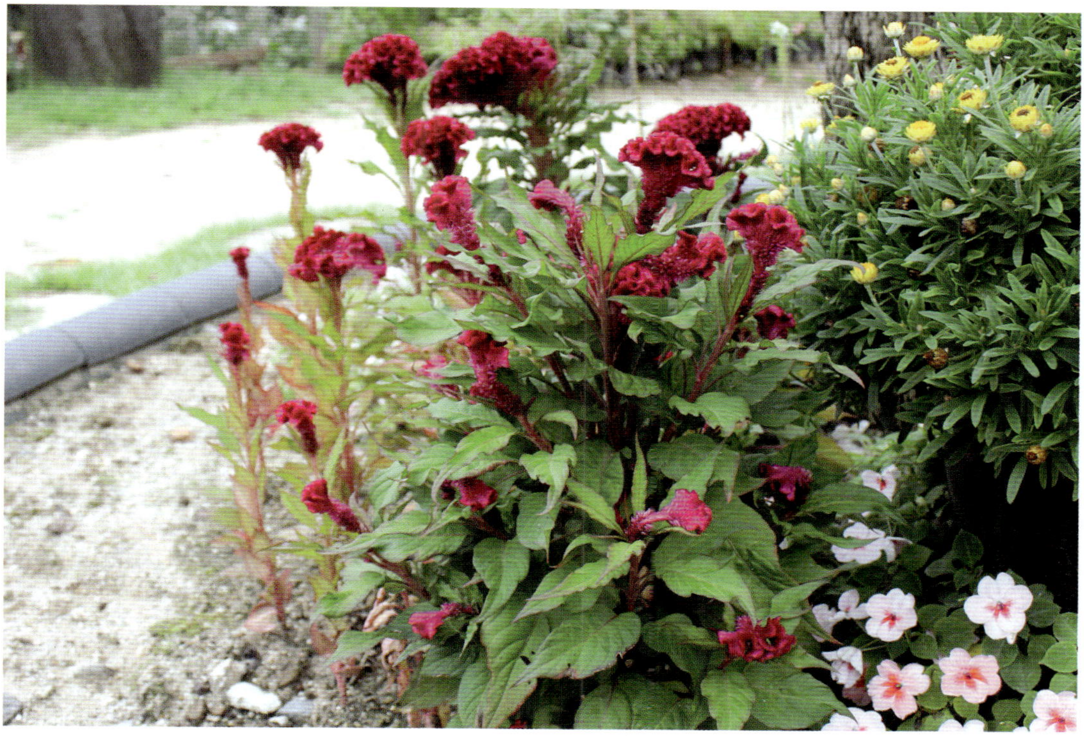

▲ 맨드라미_ 무리

| 동의보감 원문 | **鷄冠花:** 性涼 無毒. 止腸風瀉血 赤白痢 婦人崩中帶下.

| 약용법 | 꽃 6~12g을 물 800mL에 넣고 달여서 반으로 나누어 아침저녁으로 마신다.

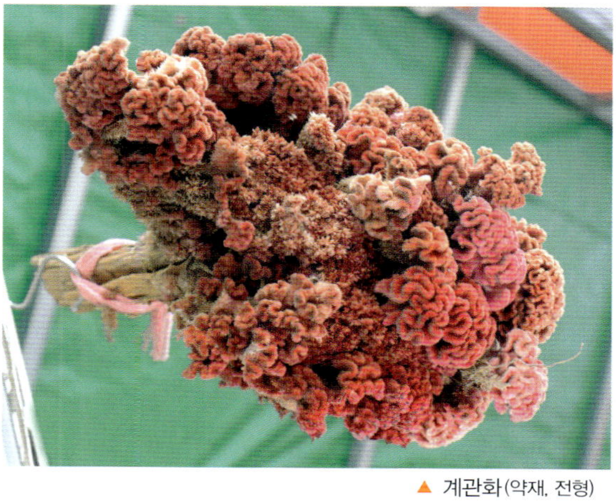

▲ 계관화(약재, 전형)

멀구슬나무

한약명 고련피, 천련자

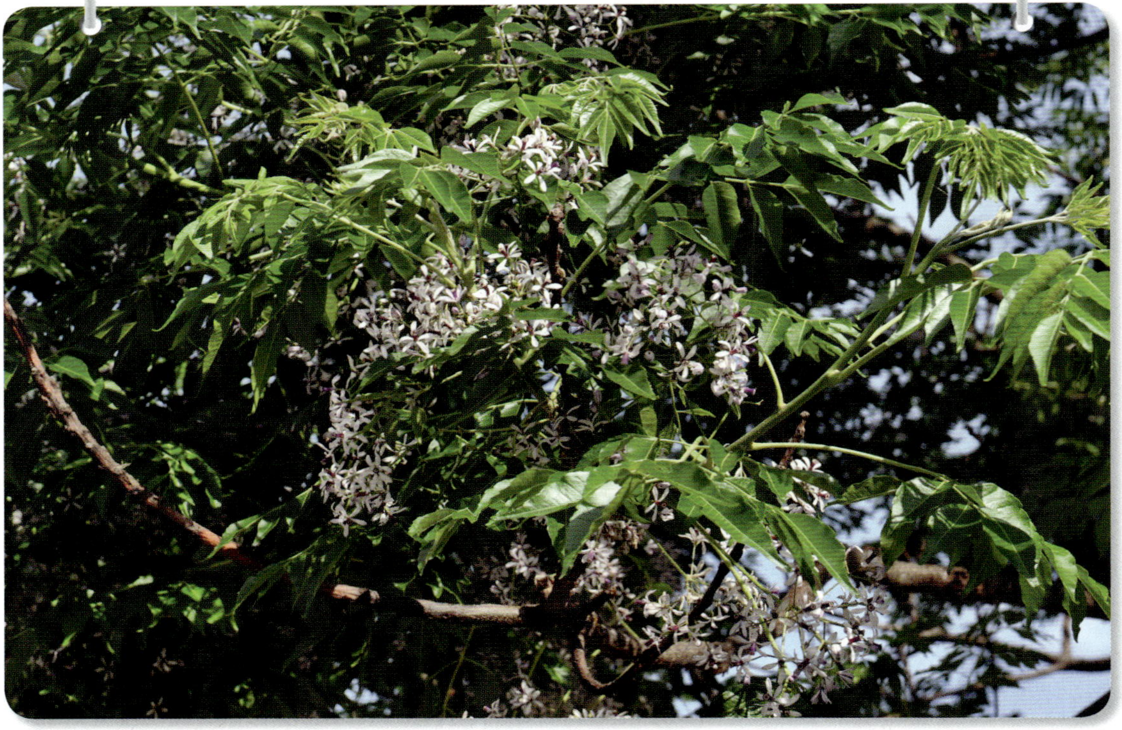

▲ 멀구슬나무_ 수형

한약명 고련피

- 식물명 및 학명: 멀구슬나무 *Melia azedarach* Linné, 천련(川楝) *Melia toosendan* Sieb. et Zucc.
- 과명: 멀구슬나무과(Meliaceae)
- 약용부위: 나무껍질 또는 뿌리껍질
- 한약명: 고련피(苦楝皮)
- 라틴 생약명: Meliae Cortex
- 이명 또는 영명: 고련근피(苦楝根皮)
- 식약처 공정서 및 조선시대 의서 수재:
  대한민국약전외한약(생약)규격집(KHP)
  동의보감 탕액편의 나무부(部)
  방약합편의 교목(喬木, 줄기가 곧고 굵으며 높이 자라는 나무)편

| 한약의 기원 | 이 약은 멀구슬나무 *Melia azedarach* Linné 또는 천련(川楝) *Melia toosendan* Sieb. et Zucc.(멀구슬나무과 Meliaceae)의 나무껍질 또는 뿌리껍질이다.

| 한방 특성 |

- 한방 약미(藥味)와 약성(藥性): 맛은 쓰고 성질은 차며 독이 있다.
- 한방 작용부위(귀경, 歸經): 고련피는 주로 간장, 비장, 위장 질환에 영향을 미친다.
- 한방 효능

살충(殺蟲): 기생충을 죽인다.

요양(療痒): 가려움증을 없앤다.

| 약효 해설 |

- 구충, 항말라리아 작용이 있다.
- 피임의 약리작용이 있다.

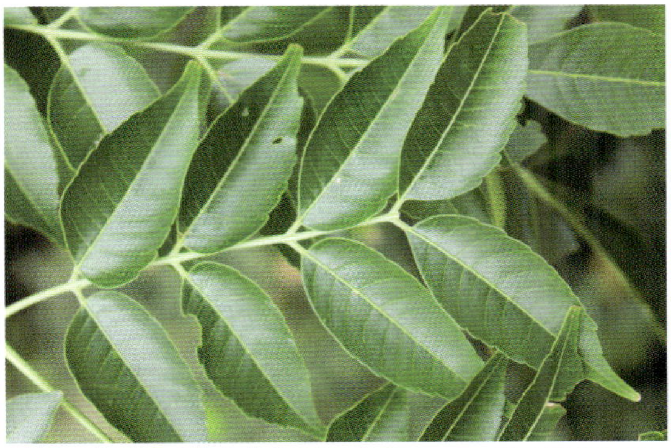

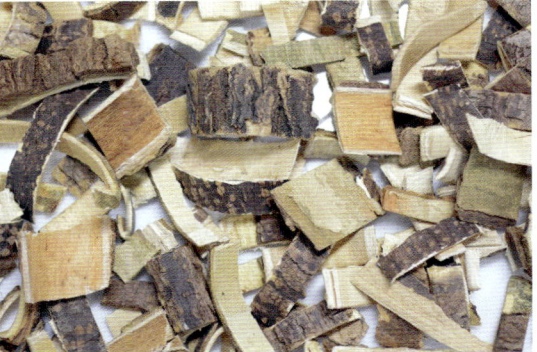

▲ 멀구슬나무_ 잎

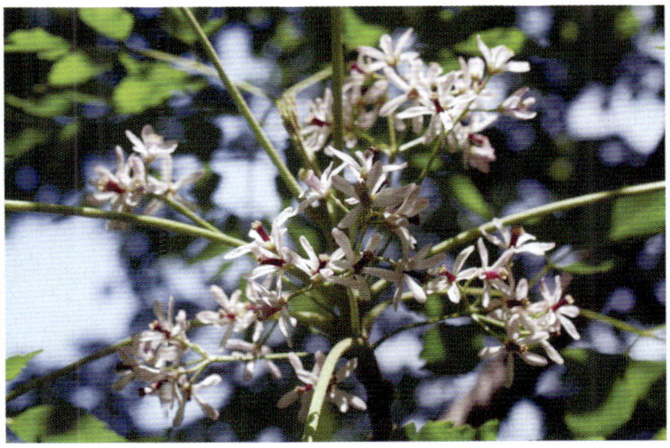

▲ 멀구슬나무_ 꽃

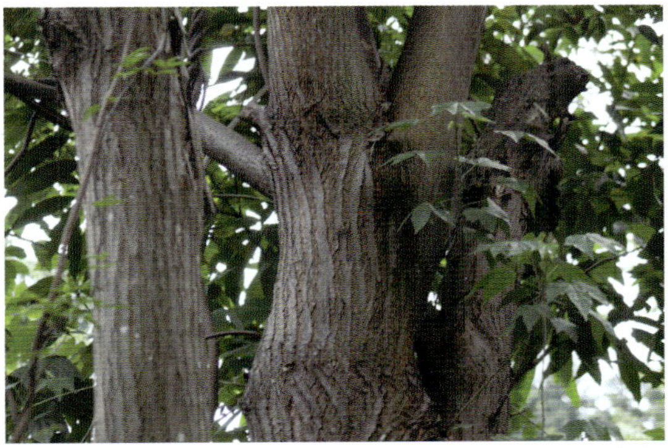

▲ 멀구슬나무_ 나무껍질

▲ 고련피(약재, 절편)

| 동의보감 효능 | 연근(楝根, 멀구슬나무 뿌리)의 성질은 약간 차며[微寒] 맛은 쓰고[苦] 독이 약간 있다. 여러 가지 충을 죽이고 대장을 돕는다.

| 동의보감 원문 | **練根:** 性微寒 味苦 微毒. 殺諸蟲 利大腸.

| 약용법 | 나무껍질 또는 뿌리껍질 3~6g을 물 800mL에 넣고 달여서 반으로 나누어 아침저녁으로 마신다.

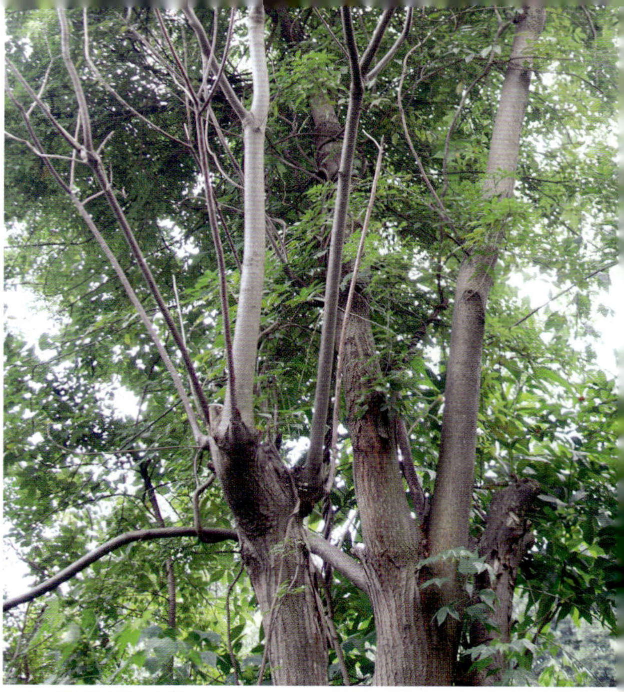

▲ 멀구슬나무_ 수형

한약명 천련자

- 식물명 및 학명: 천련(川楝) *Melia toosendan* Siebold et Zuccarini, 멀구슬나무 *Melia azedarach* Linné
- 과명: 멀구슬나무과(Meliaceae)
- 약용부위: 열매
- 한약명: 천련자(川楝子)
- 라틴 생약명: Meliae Fructus
- 이명 또는 영명: 금령자(金鈴子)
- 식약처 공정서 및 조선시대 의서 수재:
  대한민국약전외한약(생약)규격집(KHP)
  동의보감 탕액편의 나무부(部)
  방약합편의 교목(喬木, 줄기가 곧고 굵으며 높이 자라는 나무)편

| 한약의 기원 | 이 약은 천련(川楝) *Melia toosendan* Siebold et Zuccarini 또는 멀구슬나무 *Melia azedarach* Linné(멀구슬나무과 Meliaceae)의 열매이다.

| 한방 특성 |

- 한방 약미(藥味)와 약성(藥性): 맛은 쓰고 성질은 차며 독이 약간 있다.
- 한방 작용부위(귀경, 歸經): 천련자는 주로 간장, 소장, 방광 질환에 영향을 미친다.
- 한방 효능

소간설열(疏肝泄熱): 간열(肝熱)을 해소한다.

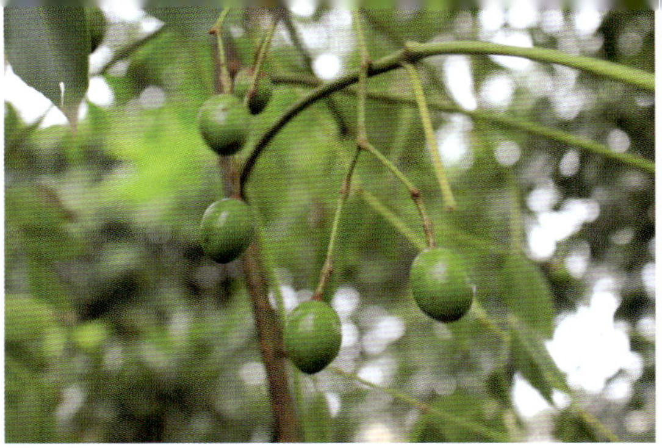

▲ 멀구슬나무_ 덜 익은 열매

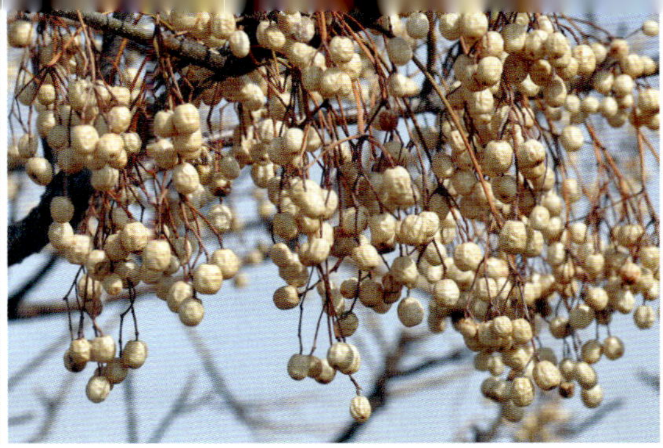

▲ 멀구슬나무_ 익은 열매

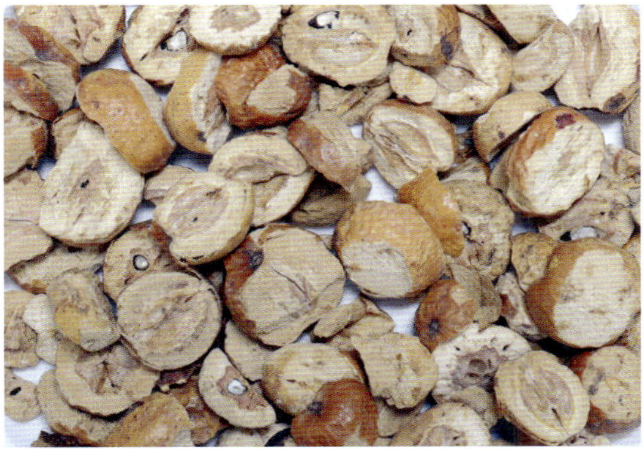

▲ 천련자(약재, 절편)

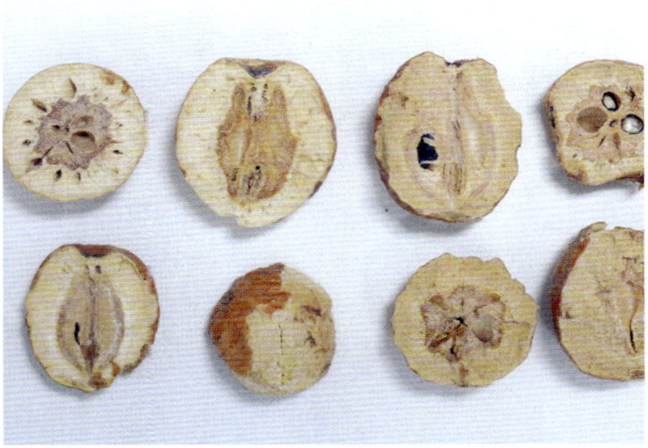

▲ 천련자(약재, 절단면)

행기지통(行氣止痛): 기운을 잘 소통시키고 통증을 멎게 한다.

살충(殺蟲): 기생충을 죽인다.

| 약효 해설 |

- 복부가 부르고 그득하며 통증이 있는 증상에 사용한다.
- 고환이나 음낭이 커지면서 아랫배가 아픈 증상에 유효하다.
- 회충으로 인한 복통을 치료한다.

| 동의보감 효능 | 연실(楝實, 멀구슬나무 열매)의 성질은 차고[寒] 맛이 쓰며[苦] 독이 없다. 온병(溫病), 상한(傷寒)으로 열이 심하고 답답해 미칠 것 같은 데 주로 쓴다. 소변을 잘 나오게 하고 삼충(三蟲)을 죽이며 옴과 헌데를 치료한다.

| 동의보감 원문 | **練實:** 性寒 味苦 無毒. 主溫病傷寒 大熱煩狂. 利水道 殺三蟲 疥瘍.

| 약용법 | 열매 5~10g을 물 800mL에 넣고 달여서 반으로 나누어 아침저녁으로 마시거나 외용으로 적당량 사용한다.

모과나무, 명자나무

한약명 목과

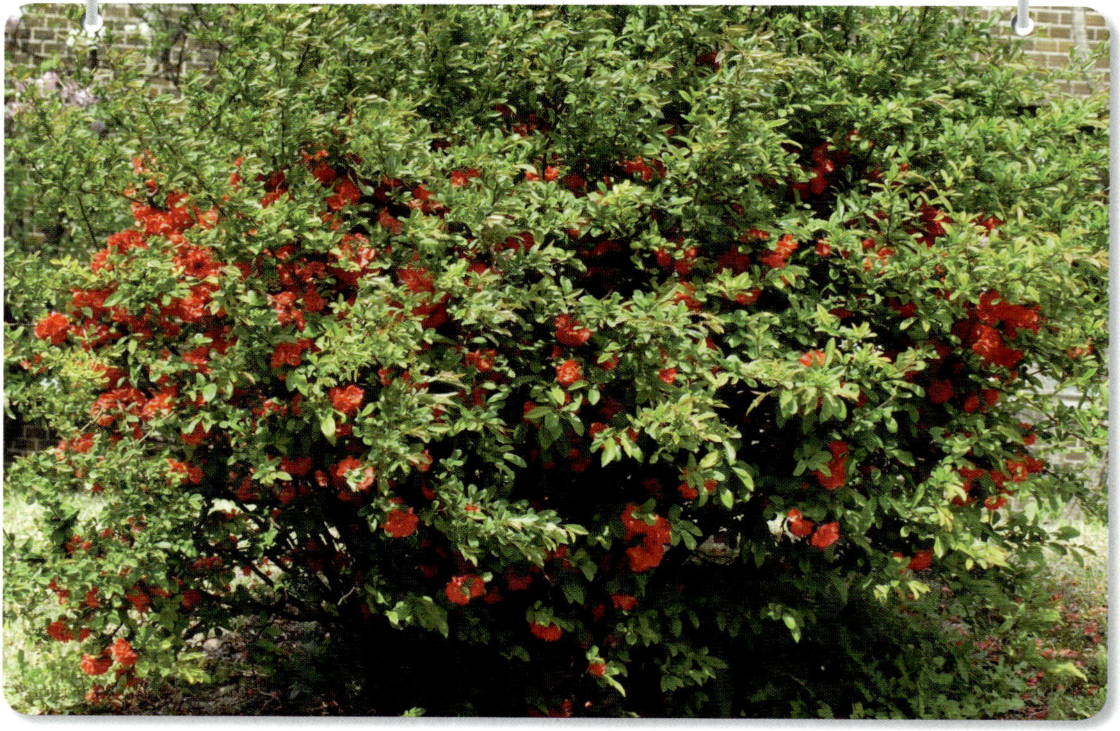

▲ 명자나무_ 수형

한약명 목과

- 식물명 및 학명: 모과나무 *Chaenomeles sinensis* (Thouin) Koehne, 명자나무 *Chaenomeles speciosa* Nakai
- 과명: 장미과(Rosaceae)
- 약용부위: 잘 익은 열매
- 한약명: 목과(木瓜)
- 라틴 생약명: Chaenomelis Fructus
- 이명 또는 영명: 목과실(木瓜實), 모과
- 식약처 공정서 및 조선시대 의서 수재:
  대한민국약전외한약(생약)규격집(KHP)
  동의보감 탕액편의 과일부(部)
  방약합편의 산과(山果)편

| 한약의 기원 | 이 약은 모과나무 *Chaenomeles sinensis* (Thouin) Koehne 또는 명자나무 *Chaenomeles speciosa* Nakai(장미과 Rosaceae)의 잘 익은 열매이다.

| 한방 특성 |

- 한방 약미(藥味)와 약성(藥性): 맛은 시고 성질은 따뜻하다.
- 한방 작용부위(귀경, 歸經): 목과는 주로 간장, 비장 질환에 영향을 미친다.
- 한방 효능

화위서근(和胃舒筋): 위장을 편안하게 하고 근육을 이완시킨다.

거풍습(祛風濕): 풍사(風邪)와 습사(濕邪)를 없앤다.

소염지해(消炎止咳): 염증을 가라앉히고 기침을 멎게 한다.

| 약효 해설 |

- 팔다리에 경련이 일어 당기고 아픈 증상을 치료한다.
- 근육을 이완시켜 혈맥과 경락이 잘 통하게 한다.

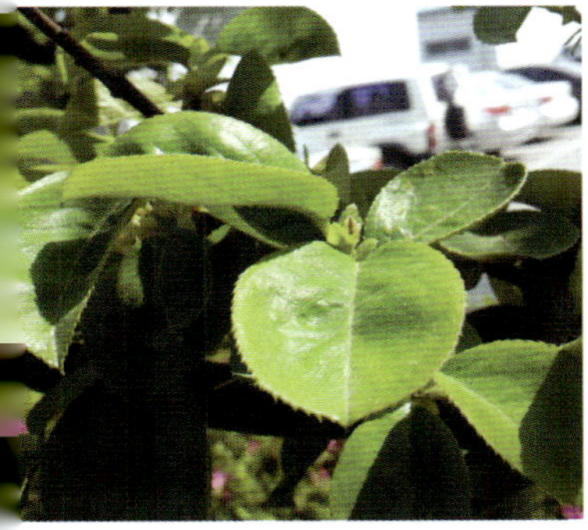

▲ 모과나무_ 잎

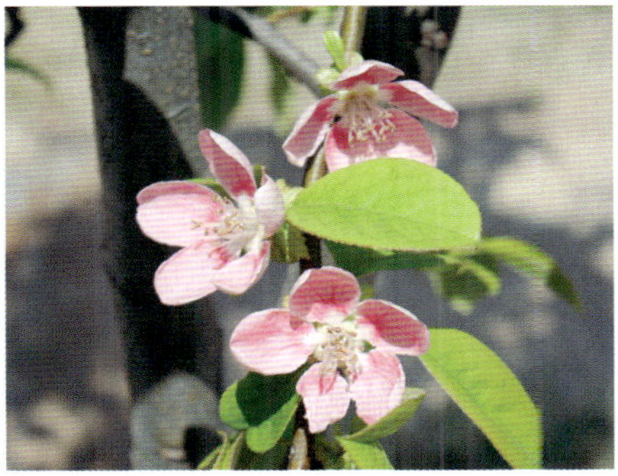

▲ 모과나두_ 꽃

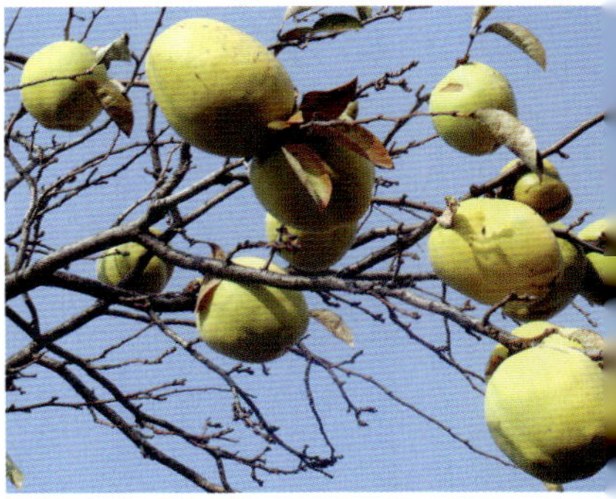

▲ 모과나무_ 열매

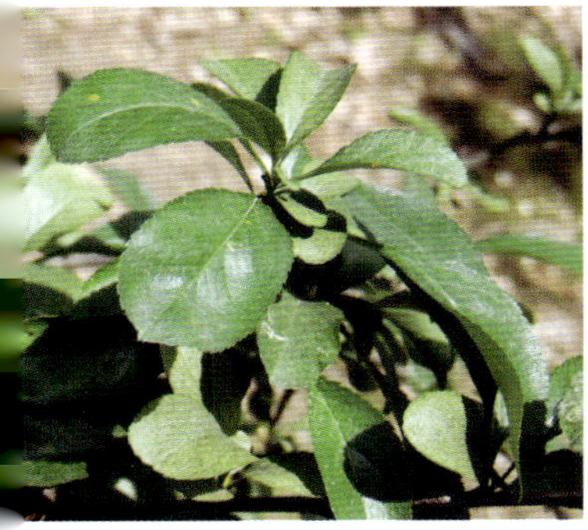

▲ 명자나무_ 잎

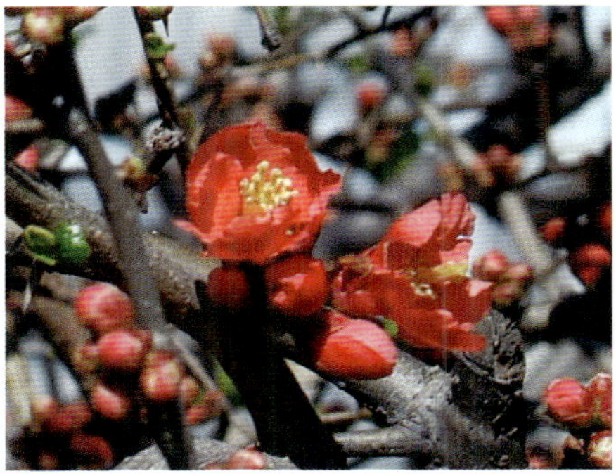

▲ 명자나무_ 꽃

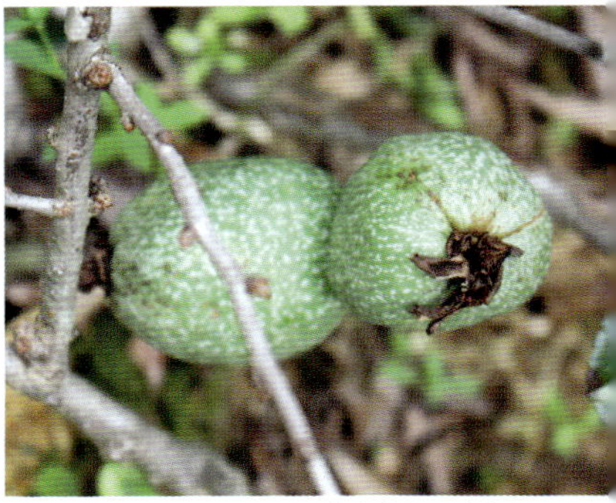

▲ 명자나무_ 열매

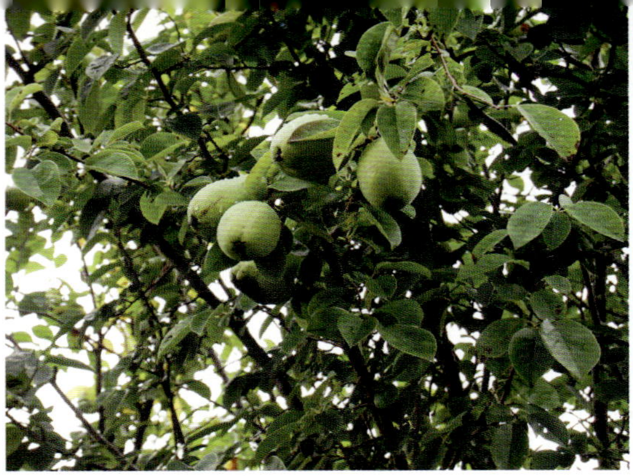

▲ 모과나무_ 열매와 잎

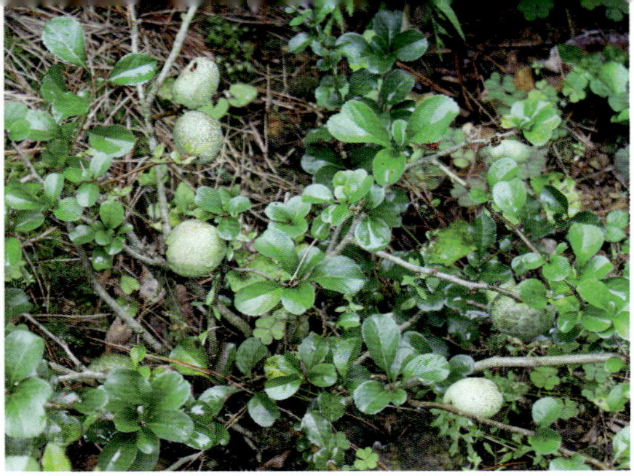

▲ 명자나무_ 열매와 잎

- 각기병, 몸이 붓는 증상, 이질에 사용한다.
- 소화불량에 유효하다.

| 동의보감 원문의 한글 식물명 | 모과

| 동의보감 효능 | 목과(木瓜, 모과)의 성질은 따뜻하며[溫] 맛이 시고[酸] 독은 없다. 곽란(霍亂)으로 심하게 토하고 설사하는 것을 낫게 한다. 쥐가 나서 근육이 뒤틀리고 오그라지는 것을 치료한다. 음식을 소화시키고 이질 후에 생긴 갈증을 멎게 한다. 아랫배에서 생긴 통증이 명치까지 치밀어 오르는 것을 낫게 한다. 각기(脚氣), 몸이 붓는 것, 소갈(消渴), 속이 메슥메슥하여 토하려는 것, 가래침을 치료한다. 근육과 뼈를 튼튼하게 하고 다리와 무릎에 힘이 없는 것을 낫게 한다.

| 동의보감 원문 | **木瓜:** 性溫 味酸 無毒. 主霍亂大吐下 轉筋不止. 消食 止痢後渴. 治奔豚及脚氣 水腫 消渴 嘔逆 痰唾. 强筋骨 療足膝無力.

| 약용법 | 열매 6~9g을 물 800mL에 넣고 달여서 반으로 나누어 아침저녁으로 마신다.

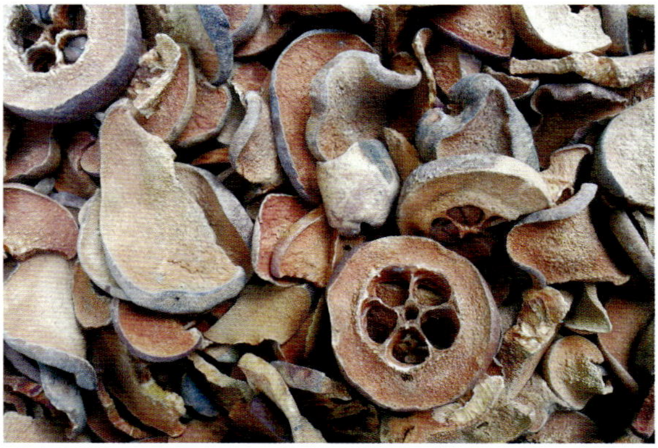

▲ 목과(약재, 절편)

모시대

한약명 제니

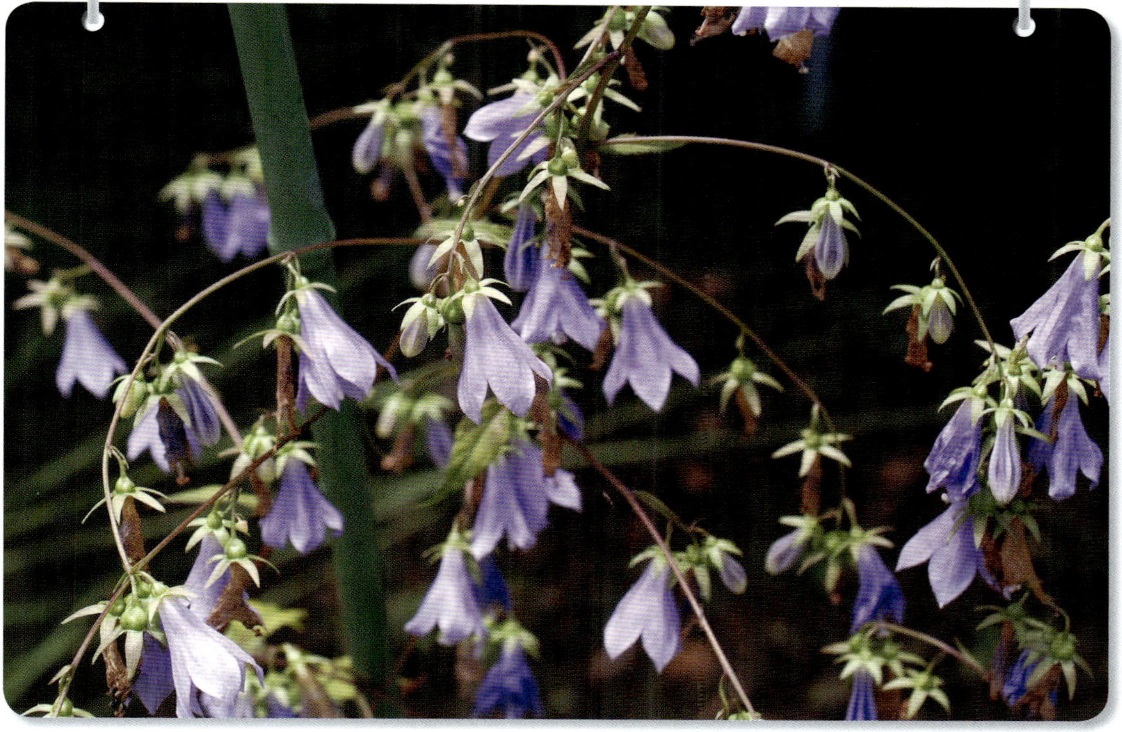

한약명 제니

- 식물명 및 학명: 모시대 *Adenophora remotiflorus* Miquel
- 과명: 초롱꽃과(Campanulaceae)
- 약용부위: 뿌리
- 한약명: 제니(薺苨)
- 라틴 생약명: Adenophorae Remotiflori Radix
- 식약처 공정서 및 조선시대 의서 수재:
  대한민국약전외한약(생약)규격집(KHP)
  동의보감 탕액편의 채소부(部)
  방약합편의 산초(山草)편

| 한약의 기원 | 이 약은 모시대 *Adenophora remotiflorus* Miquel(초롱꽃과 Campanulaceae)의 뿌리이다.

| 한방 특성 |

- 한방 약미(藥味)와 약성(藥性): 맛은 달고 성질은 차다.
- 한방 작용부위(귀경, 歸經): 제니는 주로 폐, 비장 질환에 영향을 미친다.
- 한방 효능

  윤조화담(潤燥化痰): 건조한 것을 촉촉하게 하여 가래를 없앤다.

  청열해독(淸熱解毒): 열독(熱毒)을 해소한다.

| 약효 해설 |

- 폐의 진액 부족으로 생긴 기침에 유효하다.
- 목 안이 붓고 아픈 증상을 치료한다.
- 약물 중독에 사용한다.

| 동의보감 원문의 한글 식물명 | 계로기

| 동의보감 효능 | 제니(薺苨, 모시대 뿌리)는 성질이 차고[寒] 맛이 달며[甘] 독이 없다. 온갖 약독(藥毒)을 풀고 고독(蠱毒)을 없앤다. 뱀이나 벌레에 물린 것을 치료한다. 독화살에 맞은 데[毒箭傷, 독전상]에 붙인다.

| 동의보감 원문 | **薺苨:** 性寒 味甘 無毒. 解百藥毒 殺蠱毒. 治蛇蟲咬 署毒箭傷.

| 약용법 | 뿌리 5~10g을 물 800mL에 넣고 달여서 반으로 나누어 아침저녁으로 마신다. 외용할 때는 적당량을 짓찧어서 환부에 붙인다.

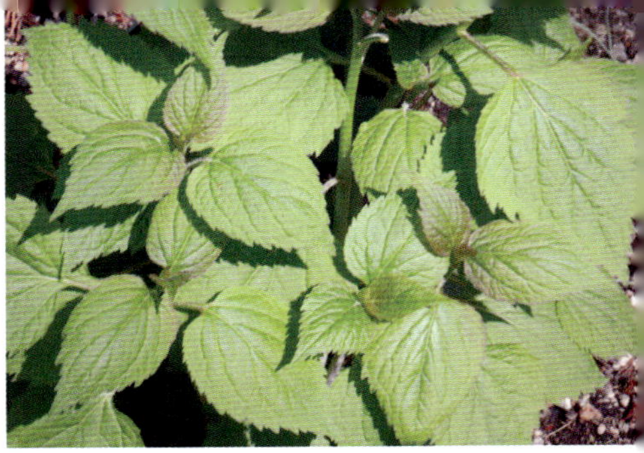

▲ 모시대_ 어린잎

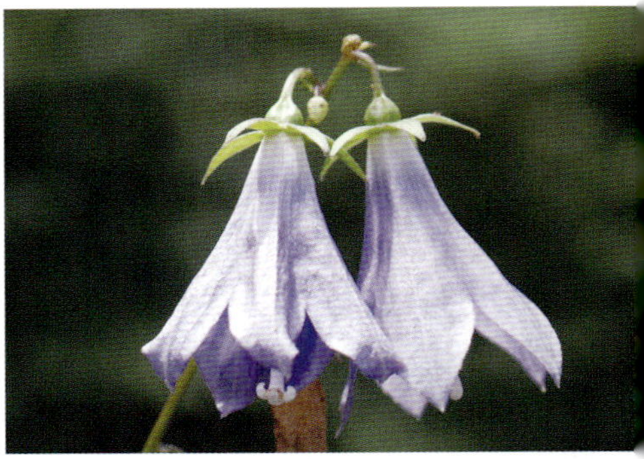

▲ 모시대_ 꽃

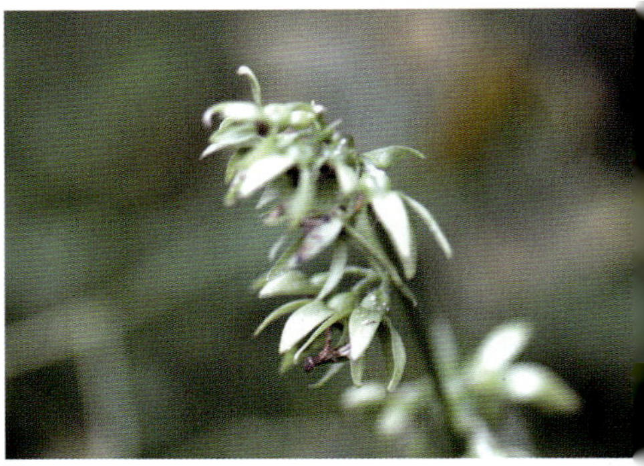

▲ 모시대_ 씨 결실

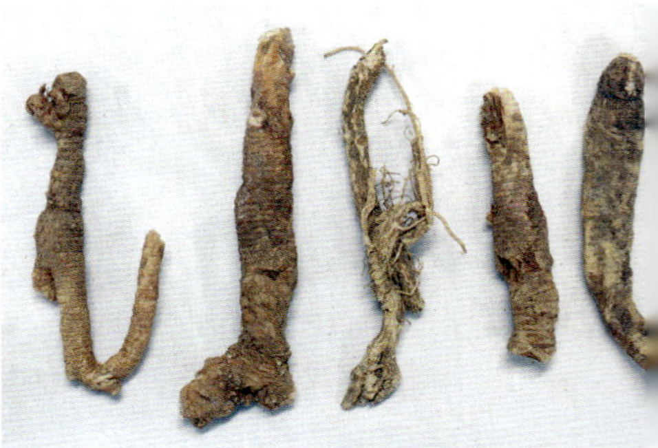

▲ 제니(약재, 전형)

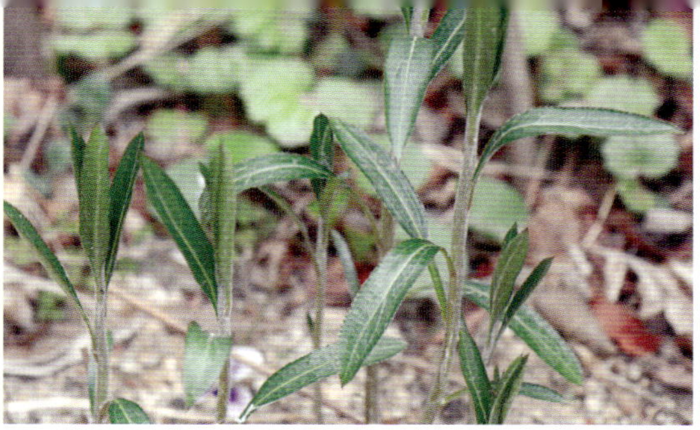

▲ 모창출_ 어린잎

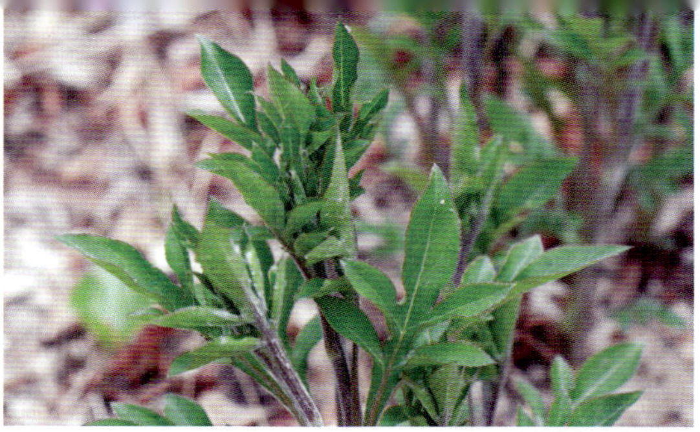

▲ 북창출_ 어린잎

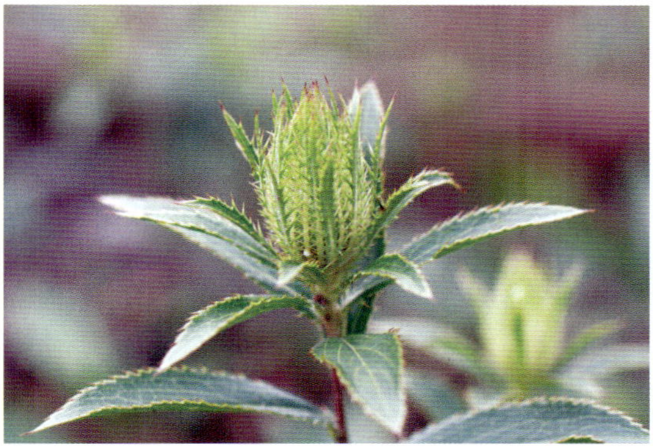

▲ 모창출_ 꽃봉오리

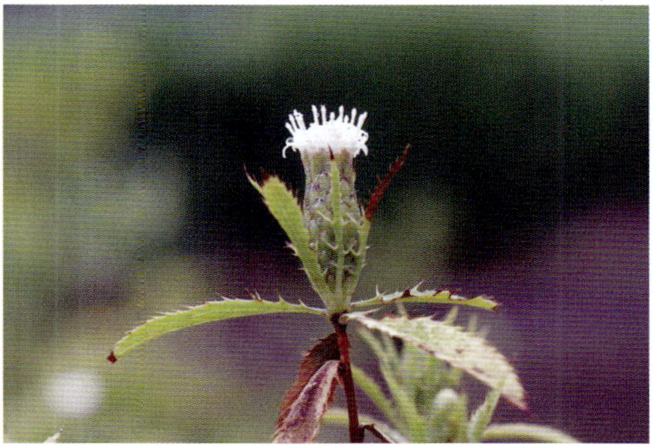

▲ 북창출_ 꽃

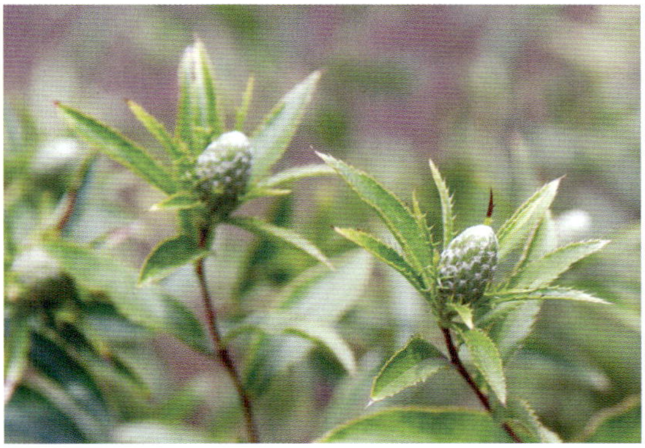

▲ 북창출_ 열매

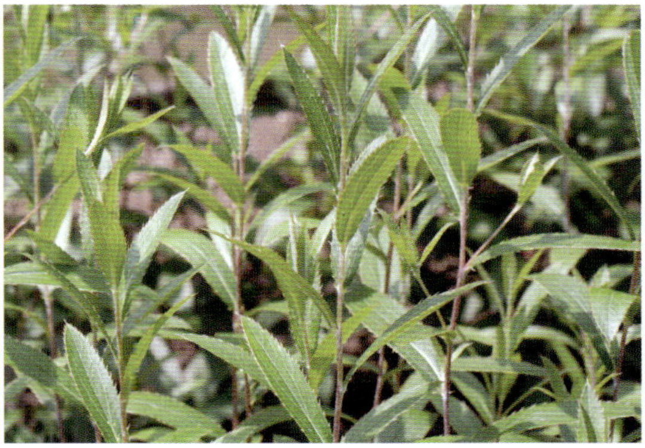

▲ 북창출_ 잎과 줄기

| 한약의 기원 | 이 약은 모창출(茅蒼朮) *Atractylodes lancea* De Candlle 또는 북창출(北蒼朮) *Atractylodes chinensis* Koidzumi(국화과 Compositae)의 뿌리줄기이다.

| 한방 특성 |

- 한방 약미(藥味)와 약성(藥性): 맛은 맵고 쓰며 성질은 따뜻하다.
- 한방 작용부위(귀경, 歸經): 창출은 주로 비장, 위장, 간장 질환에 영향을 미친다.

• 한방 효능

조습건비(燥濕健脾): 습기를 말리고 비(脾)를 건강하게 한다.

거풍산한(祛風散寒): 풍증(風症)을 제거하고 한사(寒邪)를 흩어지게 한다.

명목(明目): 눈을 밝게 한다.

| 약효 해설 |

- 식욕부진과 복부가 부르고 그득한 증상에 쓰인다.
- 몸이 붓는 증상, 설사를 치료한다.
- 관절염에 유효하다.
- 야맹증, 눈이 흐린 증상에 사용한다.

| 동의보감 효능 | 창출(蒼朮, 모창출, 북창출의 뿌리줄기)의 성질은 따뜻하며[溫] 맛이 쓰고[苦] 매우며[辛] 독이 없다. 상중하의 습으로 인한 병[上中下濕疾]을 치료한다. 속을 편안하게 하고 땀을 내게 한다. 고여 있는 담음(痰飮), 옆구리 부위에 덩어리가 생긴 것, 기괴(氣塊), 산람장기(山嵐瘴氣)를 깨뜨린다. 풍한습(風寒濕)으로 뼈마디가 아프고 손발이 저린 증상을 치료한다. 곽란(霍亂)으로 토하고 설사하는 것이 멎지 않는 것을 낫게 한다. 몸이 붓는 것과 배가 몹시 부르며 속이 그득한 감을 주는 증상을 없앤다.

| 동의보감 원문 | **蒼朮:** 性溫 味苦辛 無毒. 治上中下濕疾. 寬中發汗 破窠囊痰飮 痃癖氣塊 山嵐瘴氣. 治風寒濕痺 療霍亂吐瀉不止 除水腫脹滿.

| 약용법 | 뿌리줄기 3~9g을 물 800mL에 넣고 달여서 반으로 나누어 아침 저녁으로 마신다.

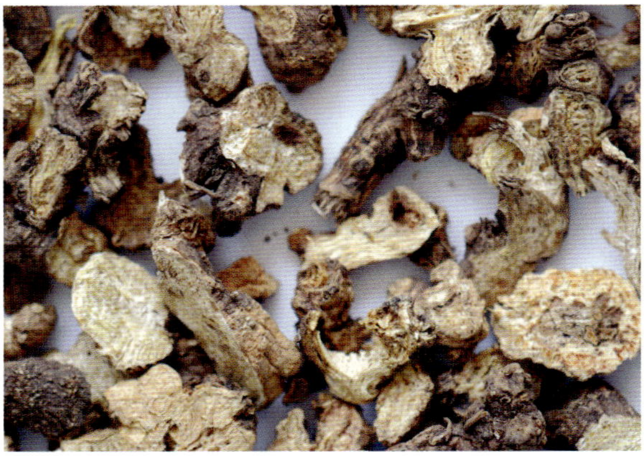

▲ 창출(약재, 절단)

목단

한약명 목단피

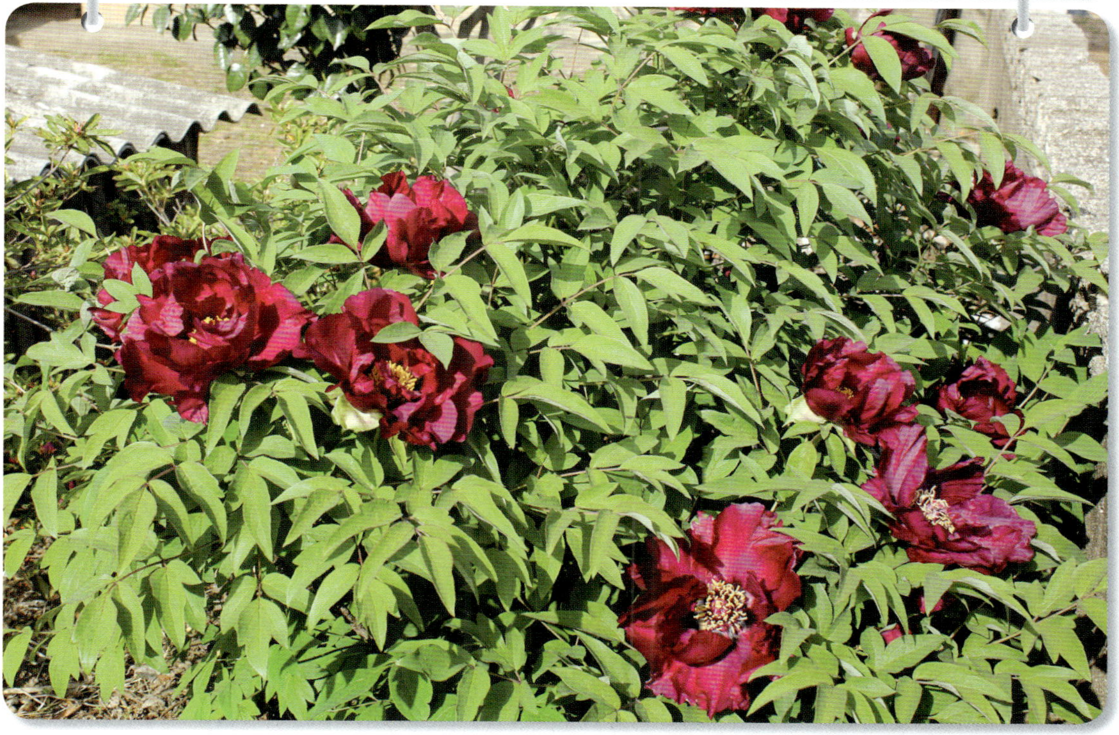

한약명 목단피

- 식물명 및 학명: 목단 *Paeonia suffruticosa* Andrews
- 과명: 작약과(Paeoniaceae)
- 약용부위: 뿌리껍질
- 한약명: 목단피(牡丹皮)
- 라틴 생약명: Moutan Radicis Cortex
- 이명 또는 영명: Moutan Root Bark
- 식약처 공정서 및 조선시대 의서 수재:
  대한민국약전(KP)
  동의보감 탕액편의 풀부(部)
  방약합편의 관목(灌木)편

| 한약의 기원 | 이 약은 목단 *Paeonia suffruticosa* Andrews(작약과 Paeoniaceae)의 뿌리껍질이다.

| 한방 특성 |

- 한방 약미(藥味)와 약성(藥性): 맛은 쓰고 매우며 성질은 약간 차다.
- 한방 작용부위(귀경, 歸經): 목단피는 주로 심장, 간장, 신장 질환에 영향을 미친다.
- 한방 효능

청열양혈(淸熱凉血): 열기로 인한 혈열(血熱)을 식힌다.

활혈화어(活血化瘀): 혈액 순환을 촉진하고 어혈(瘀血)을 없앤다.

| 약효 해설 |

- 땀이 나지 않고 뼈에서 열이 나는 증상을 치료한다.
- 밤에 열이 나고 아침에 추위를 타는 증상을 낫게 한다.
- 타박상에 사용한다.

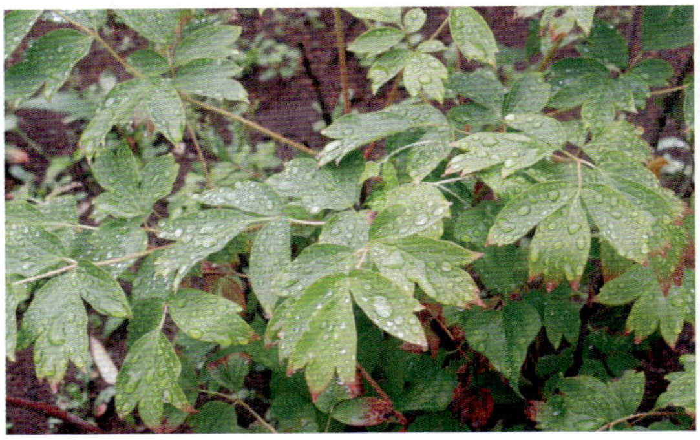

▲ 목단_ 잎

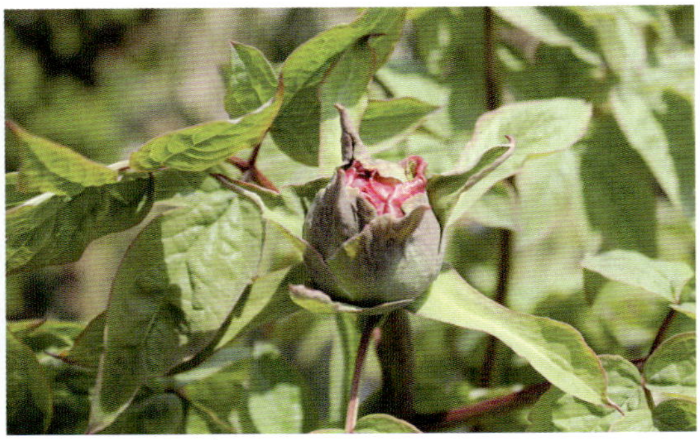

▲ 목단_ 꽃봉오리

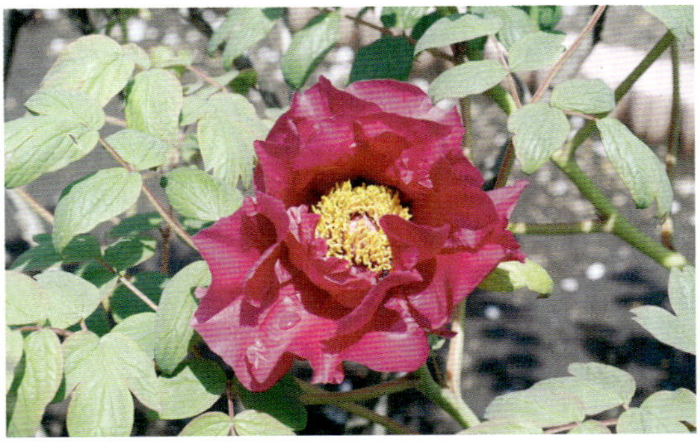

▲ 목단_ 꽃

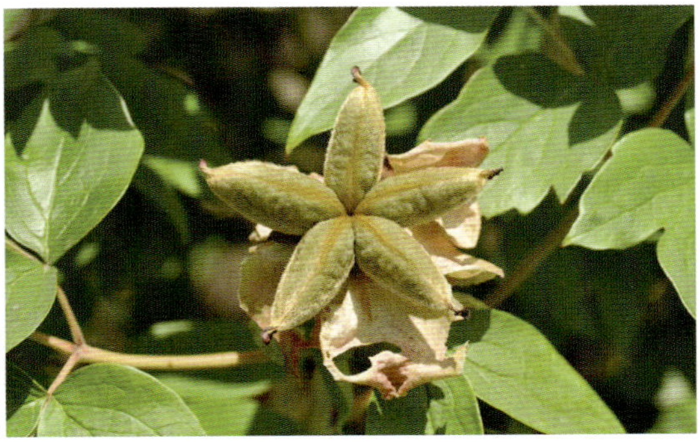

▲ 목단_ 열매

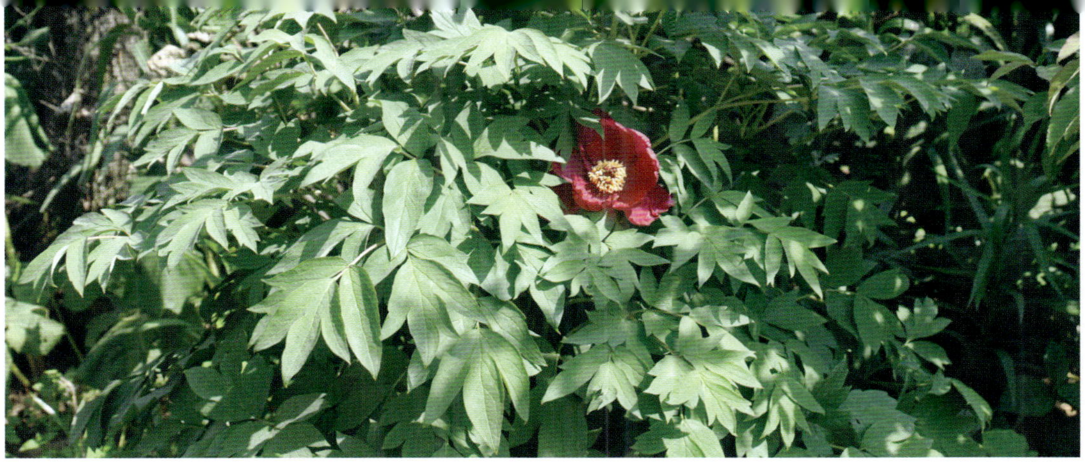

▲ 목단_ 지상부

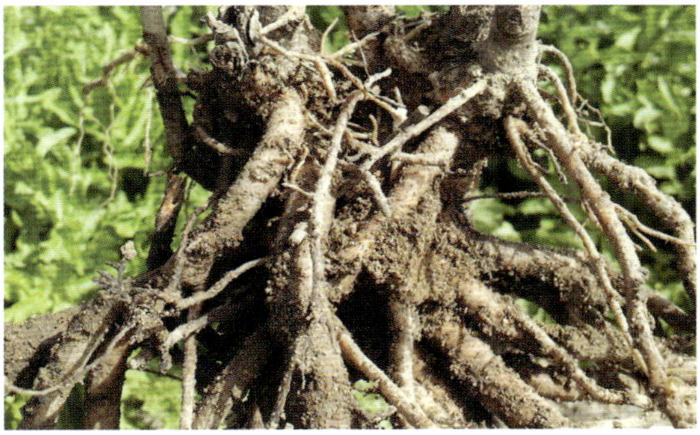

▲ 목단_ 뿌리

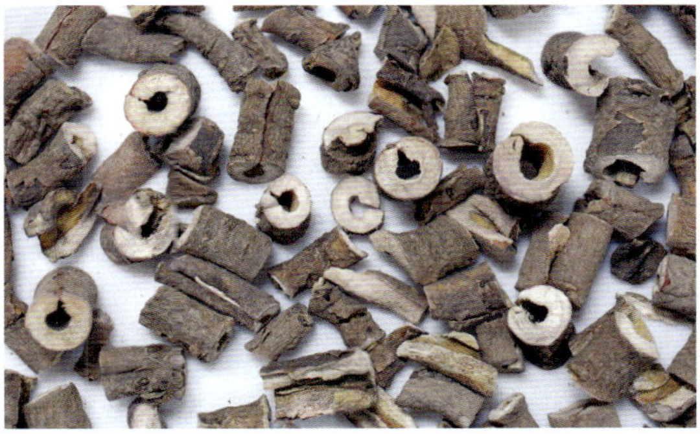

▲ 목단피(약재, 절편)

- 토혈, 코피, 혈변(血便) 증상을 멎게 한다.
- 진경, 통경, 소염의 약리작용이 있다.

| 동의보감 원문의 한글 식물명 | 모란꼿불휘겁질

| 동의보감 효능 | 목단(牧丹, 모란 뿌리)의 성질은 약간 차며[微寒] 맛은 쓰고[苦] 매우며[辛] 독이 없다. 배 속에 생긴 덩어리와 어혈(瘀血)을 없앤다. 여자의 월경이 나오지 않는 것, 피가 몰린 것, 요통(腰痛)을 낫게 한다. 유산시키고 태반을 나오게 한다. 산후의 모든 혈병(血病)과 기병(氣病), 옹창(癰瘡)을 낫게 한다. 고름을 빼내고 타박상의 어혈을 풀어준다.

| 동의보감 원문 | **牧丹:** 性微寒 味辛苦 無毒. 除癥堅瘀血. 治女子經脈不通 血瀝腰痛 落胎下胞衣. 産後一切血氣 療癰瘡 排膿 消撲損瘀血.

| 약용법 | 뿌리껍질 6~12g을 물 800mL에 넣고 달여서 반으로 나누어 아침저녁으로 마신다.

목련, 백목련

한약명 신이

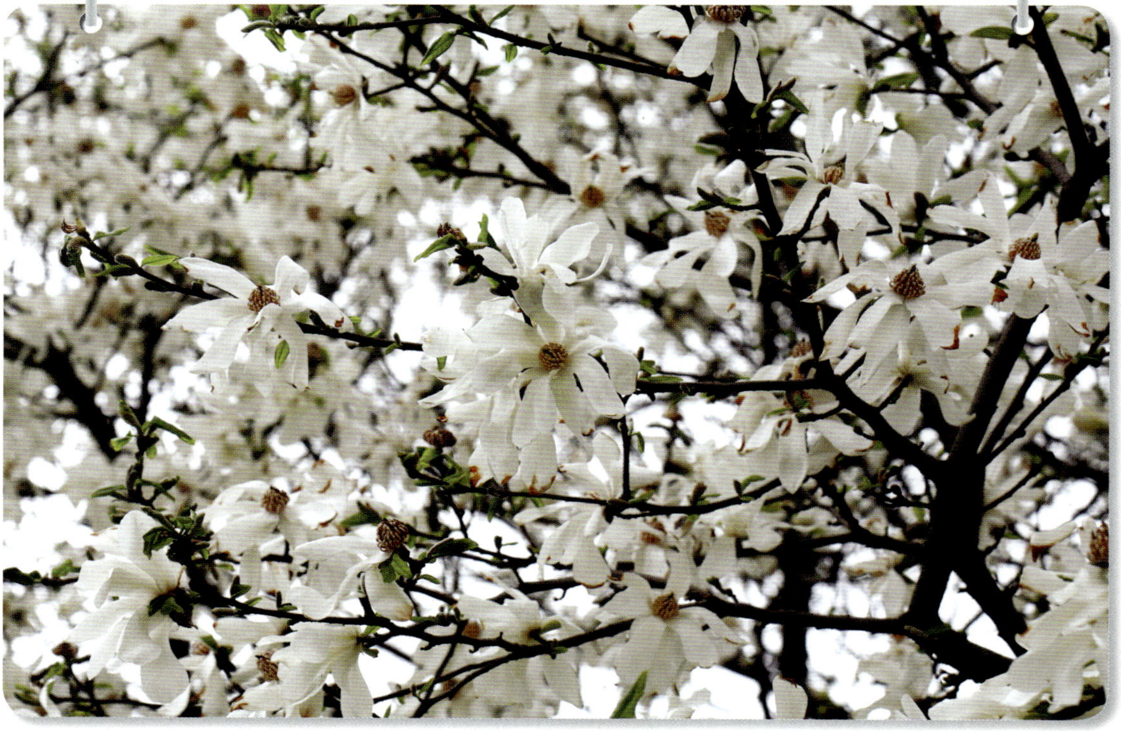

▲ 목련_ 꽃

한약명 신이

- 식물명 및 학명: 목련 *Magnolia kobus* De Candolle, 백목련 *Magnolia denudata* Desrousseaux, 무당목련 *Magnolia sprengeri* Pampanini, 망춘화 *Magnolia biondii* Pampanini
- 과명: 목련과(Magnoliaceae)
- 약용부위: 꽃봉오리
- 한약명: 신이(辛荑)
- 라틴 생약명: Magnoliae Flos
- 이명 또는 영명: 목필화(木筆花), Magnolia Bud
- 식약처 공정서 및 조선시대 의서 수재:
  대한민국약전외한약(생약)규격집(KHP)
  동의보감 탕액편의 나무부(部)
  방약합편의 향목(香木, 향나무)편

| 한약의 기원 | 이 약은 목련 *Magnolia kobus* De Candolle, 백목련 *Magnolia denudata* Desrousseaux, 무당목련 *Magnolia sprengeri* Pampanini 및 망춘화 *Magnolia biondii* Pampanini(목련과 Magnoliaceae)의 꽃봉오리이다.

| 한방 특성 |

- 한방 약미(藥味)와 약성(藥性): 맛은 맵고 성질은 따뜻하다.
- 한방 작용부위(귀경, 歸經): 신이는 주로 폐, 위장 질환에 경향을 미친다.
- 한방 효능

  산풍한(散風寒): 풍한(風寒)을 없앤다.

  통비규(通鼻竅): 코가 막힌 것을 잘 통하게 한다.

| 약효 해설 |

- 축농증, 코막힘을 치료한다.
- 두통, 치통을 없애준다.

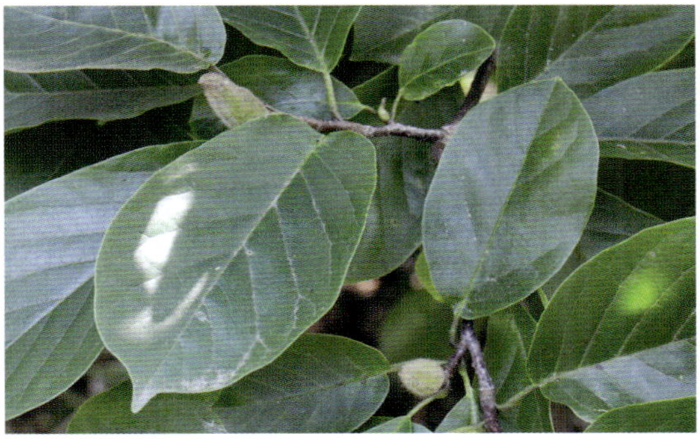

▲ 목련_ 잎

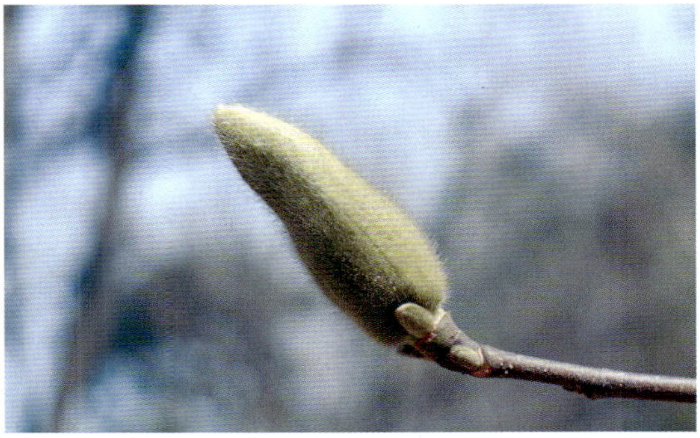

▲ 목련_ 꽃봉오리

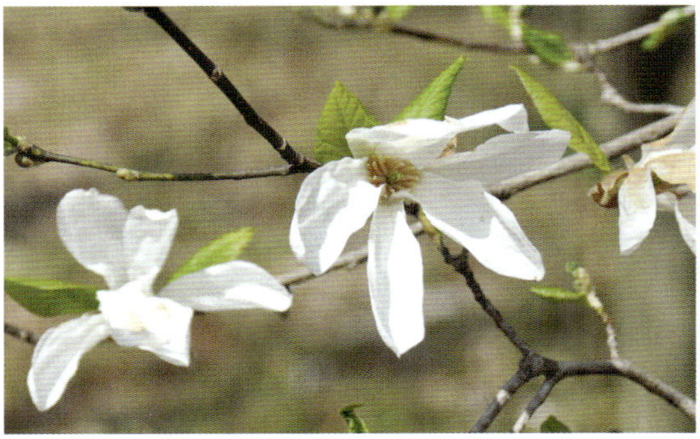

▲ 목련_ 꽃

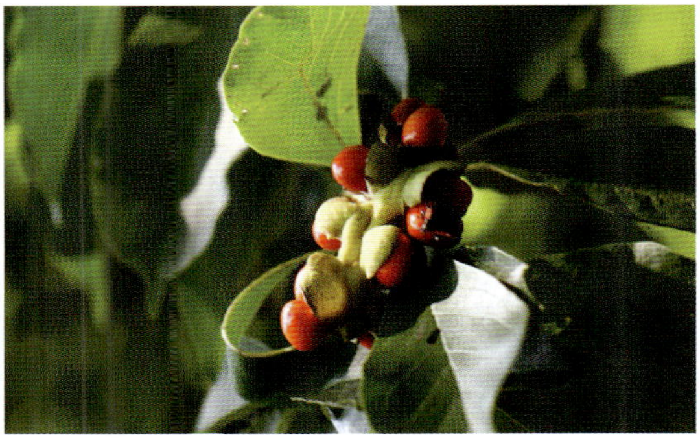

▲ 목련_ 열매

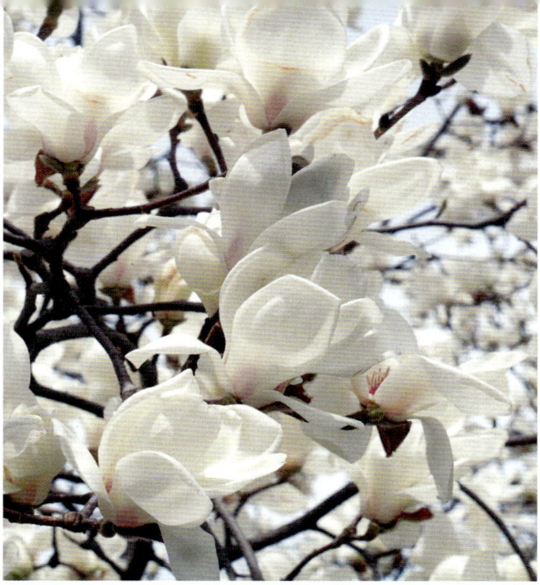

▲ 백목련_ 꽃

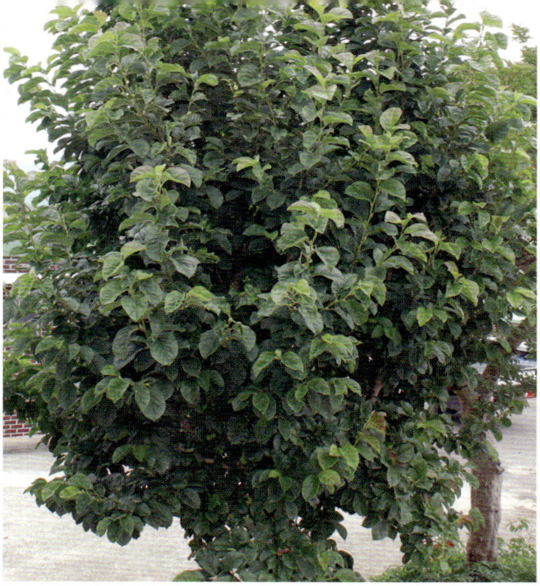

▲ 백목련_ 수형

| 동의보감 원문의 한글 식물명 | 붇곳

| 동의보감 효능 | 신이(辛夷, 목련 꽃봉오리)의 성질은 따뜻하며[溫] 맛은 맵고[辛] 독이 없다. 풍으로 머리가 아픈 것과 얼굴 기미에 주로 쓴다. 코 막힌 것을 뚫어 콧물이 나오게 한다. 얼굴이 부으면서 치아까지 당기며 아픈 것을 치료한다. 눈을 밝게 하며 머리카락과 수염을 나게 한다. 기름을 만들어 얼굴에 바르면 광택이 난다.

| 동의보감 원문 | **辛夷:** 性溫 味辛 無毒. 主風頭腦痛 面䵟. 通鼻塞涕出. 治面腫引齒痛 明目 生鬚髮. 作面脂 生光澤.

| 약용법 | 꽃봉오리 3~10g을 거즈에 싸서 물 800mL에 넣고 달여서 반으로 나누어 아침저녁으로 마신다.

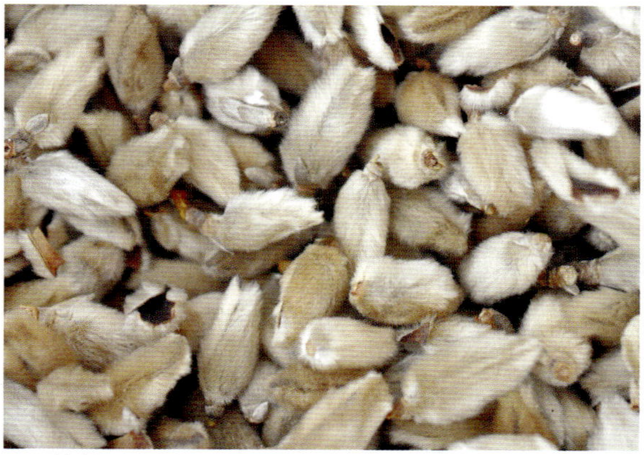

▲ 신이(약재, 전형)

목별

한약명 목별자

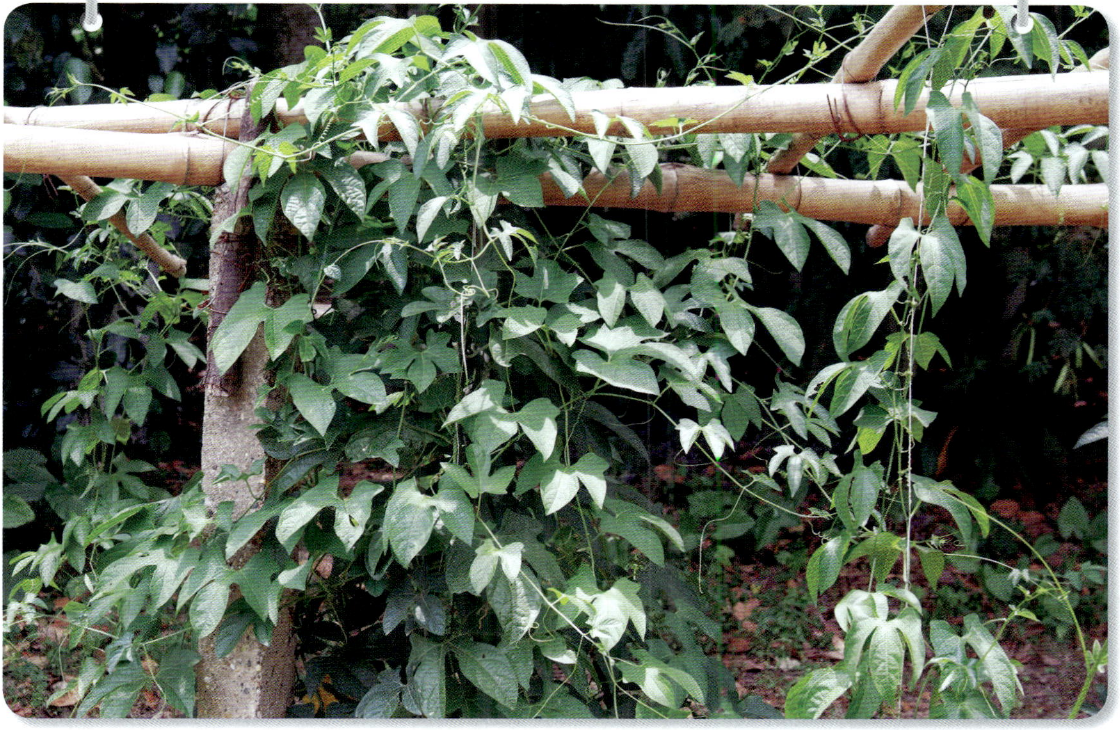

한약명 목별자

- 식물명 및 학명: 목별(木鼈) *Momordica cochinchinensis* Sprenger
- 과명: 박과(Cucurbitaceae)
- 약용부위: 씨
- 한약명: 목별자(木鼈子)
- 라틴 생약명: Momordicae Semen
- 이명 또는 영명: 목해(木蟹)
- 식약처 공정서 및 조선시대 의서 수재:
  대한민국약전외한약(생약)규격집(KHP)
  동의보감 탕액편의 나무부(部)
  방약합편의 만초(蔓草, 덩굴풀)편

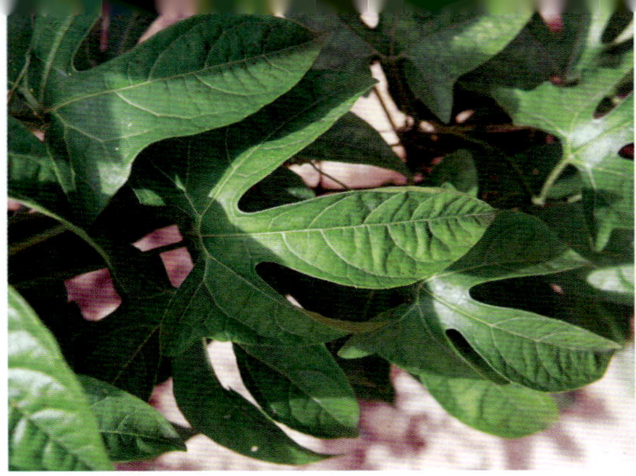

▲ 목별_ 잎

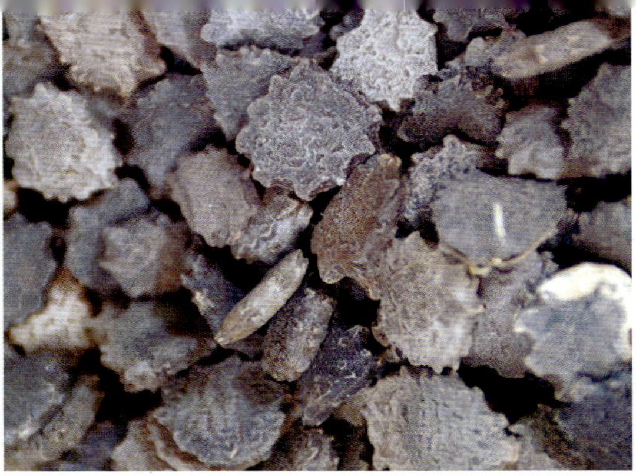

▲ 목별자(약재, 전형)

| 한약의 기원 | 이 약은 목별(木鱉) *Momordica cochinchinensis* Sprenger(박과 Cucurbitaceae)의 씨이다.

| 한방 특성 |

- 한방 약미(藥味)와 약성(藥性): 맛은 쓰고 약간 달며 성질은 서늘하고 독이 있다.
- 한방 작용부위(귀경, 歸經): 목별자는 주로 간장, 비장, 위장 질환에 영향을 미친다.
- 한방 효능

산결소종(散結消腫): 뭉친 것을 풀고 종기를 가라앉힌다.

공독요창(攻毒療瘡): 사독(邪毒)을 제거하고 상처를 치료한다.

| 약효 해설 |

- 맺힌 것을 풀어주고 부은 종기나 상처를 치료한다.
- 젖멍울, 마른버짐 치료에 쓰인다.
- 팔다리를 잘 쓰지 못하고 마비되며 아픈 증상을 낫게 한다.
- 치질에 사용한다.
- 혈압강하의 약리작용이 있다.

| 동의보감 효능 | 목별자(木鱉子)의 성질은 따뜻하며[溫] 맛은 달고[甘] 독이 없다. 붓고 맺힌 것 그리고 피부가 헐어 아프고 가려우며 벌겋게 부어 곪는 것을 삭인다. 치질로 항문이 부은 것, 부인의 젖멍울[乳癰, 유옹]을 낫게 한다.

| 동의보감 원문 | **木鱉子:** 性溫 味甘 無毒. 消結腫 惡瘡 肛門痔腫 婦人乳癰.

| 약용법 | 씨 0.6~1.2g을 물 800mL에 넣고 달여서 반으로 나누어 아침저녁으로 마시거나 또는 가루나 환(丸)으로 만들어 복용한다. 씨 적당량을 외용하기도 한다.

목향

한약명 목향

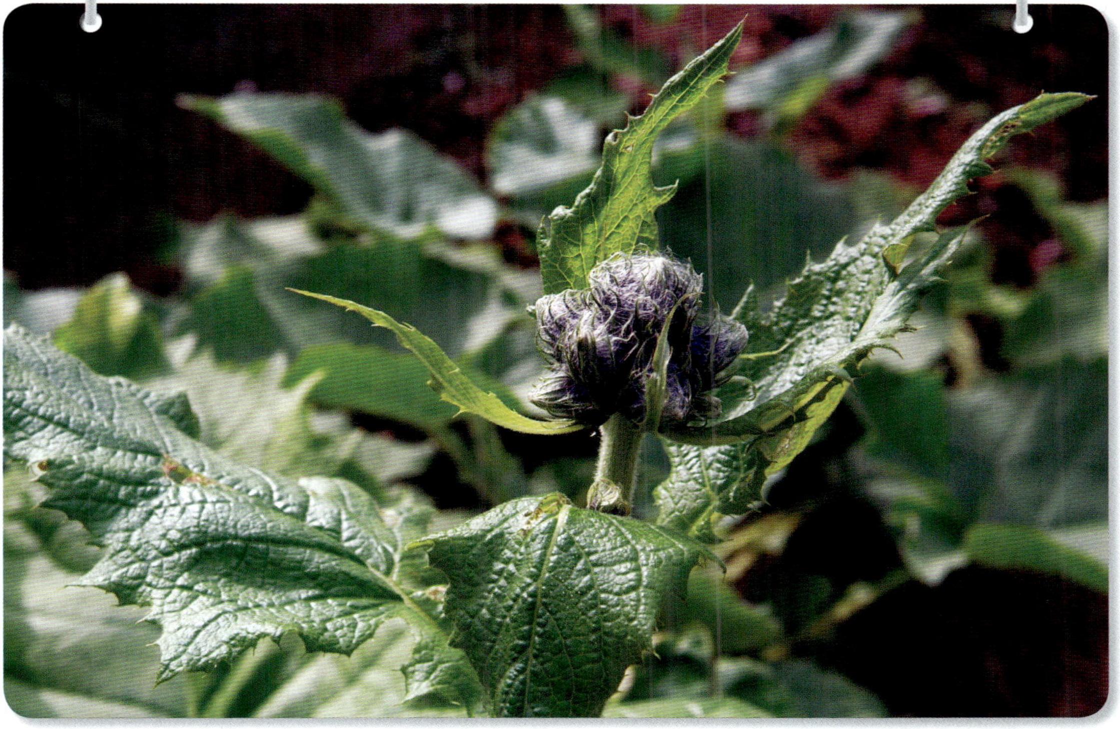

▲ 목향(운목향)_ 열매

한약명 목향

- 식물명 및 학명: 목향(木香) *Aucklandia lappa* Decne.
- 한약 해설: 중국은 인도 등지에서 목향을 수입하여 광둥성 광저우에서 주로 거래했기 때문에 수입 목향을 광목향(廣木香)이라 불렀다. 후에 윈난성 리장 등에서 재배에 성공하여 운목향(雲木香)으로 불렀다. [참고문헌_ 한국 자료 2]
- 과명: 국화과(Compositae)
- 약용부위: 뿌리로 거친 껍질을 제거한 것
- 한약명: 목향(木香)
- 라틴 생약명: Aucklandiae Radix
- 이명 또는 영명: 광목향(廣木香), 운목향(雲木香)
- 식약처 공정서 및 조선시대 의서 수재:
  대한민국약전외한약(생약)규격집(KHP)
  동의보감 탕액편의 풀부(部)
  방약합편의 방초(芳草, 향기가 좋은 풀)편

| 한약의 기원 | 이 약은 목향(木香) *Aucklandia lappa* Decne.(국화과 Compositae)의 뿌리로 거친 껍질을 제거한 것이다.

| 한방 특성 |

- 한방 약미(藥味)와 약성(藥性): 맛은 맵고 쓰며 성질은 따뜻하다.
- 한방 작용부위(귀경, 歸經): 목향은 주로 비장, 위장, 대장, 삼초(三焦), 담낭 질환에 영향을 미친다.
- 한방 효능

  행기지통(行氣止痛): 기운을 잘 소통시키고 통증을 멎게 한다.

  건비소식(建脾消食): 비(脾)를 건강하게 하고 소화를 촉진한다.

| 약효 해설 |

- 속을 따뜻하게 하고 위(胃)를 편안하게 한다.
- 흉복부가 그득하면서 아픈 증상을 치료한다.
- 설사를 하며 배가 아프고 항문이 무거워 처지는 듯한 병증에 사용한다.
- 기(氣)를 소통시키고 통증을 멎게 한다.

| 동의보감 효능 | 목향(木香)의 성질은 따뜻하고[溫] 맛이 매우며[辛] 독이 없다. 가슴과 배가

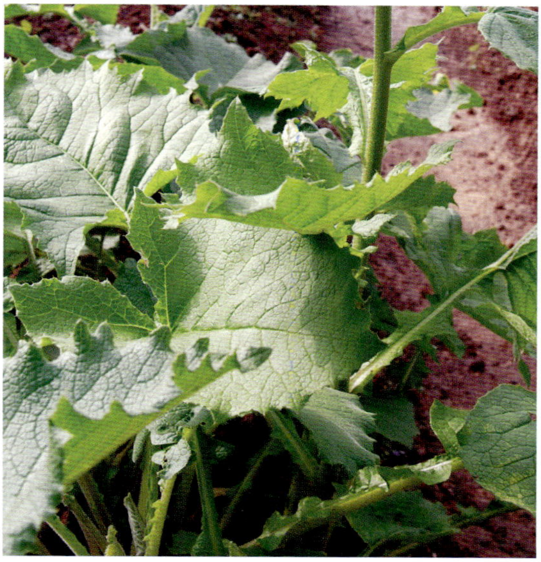

▲ 목향(운목향)_ 잎

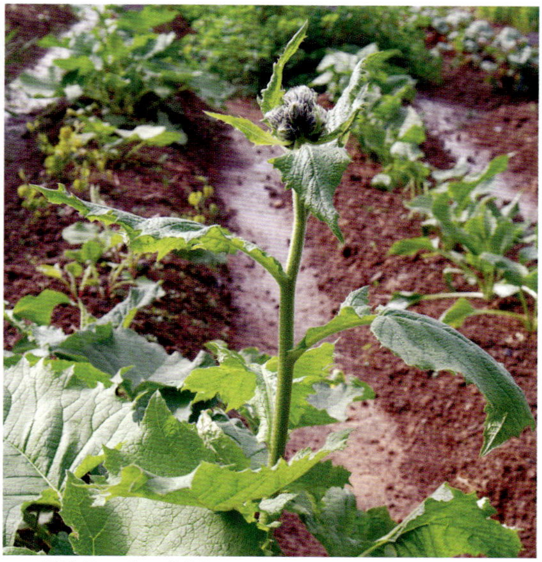

▲ 목향(운목향)_ 지상부

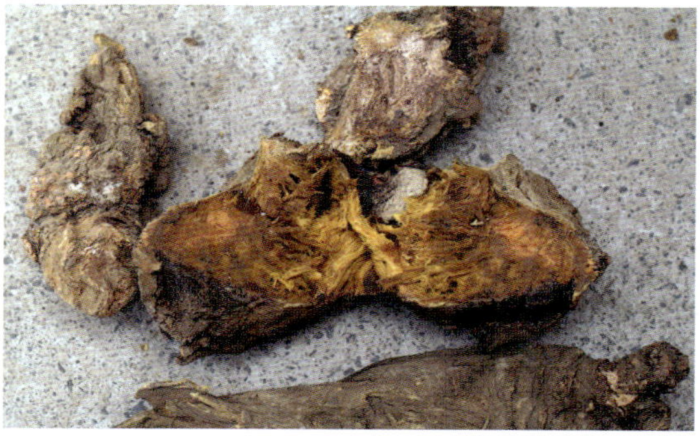

▲ 목향_ 뿌리(채취품)

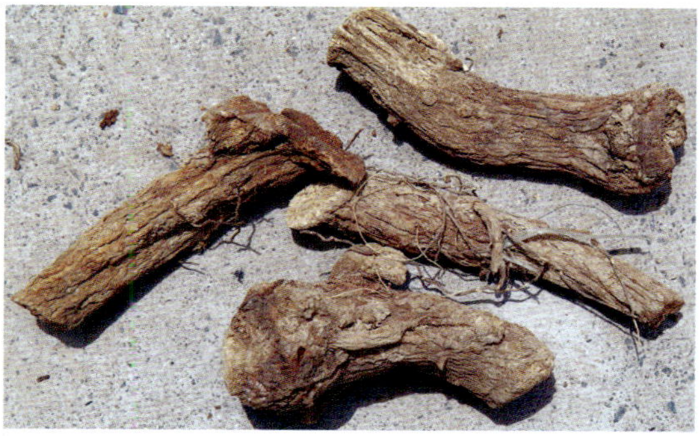

▲ 목향(운목향)_ 뿌리(채취품)

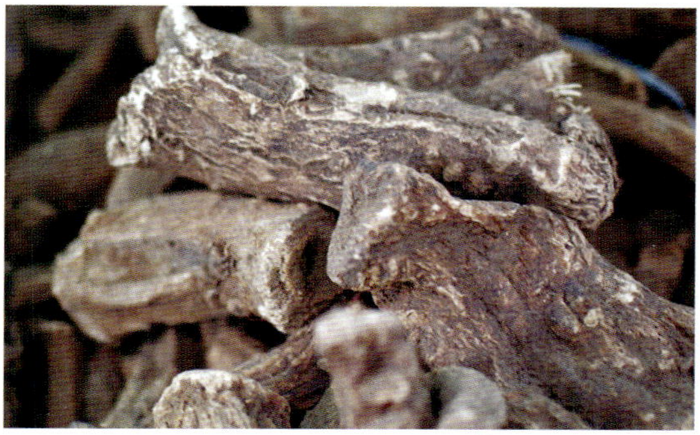

▲ 목향(운목향, 약재, 전형)

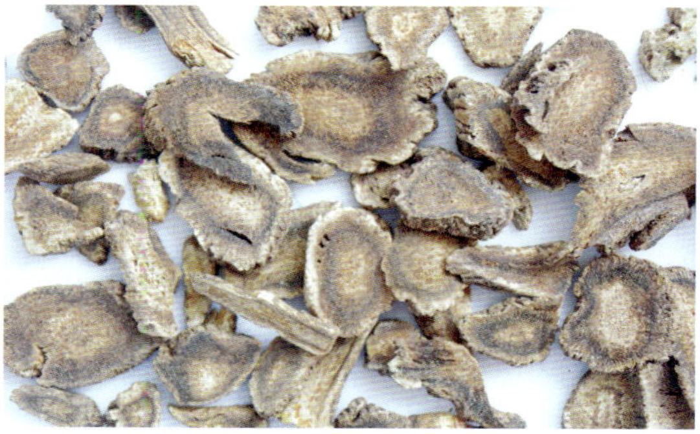

▲ 목향(약재, 절단)

온갖 기로 아픈 것, 아홉 가지 심통(心痛), 여러 해 된 냉기로 불러 오르면서 아픈 것, 옆구리 부위에 덩어리가 생긴 것, 징괴(癥塊)를 치료한다. 또한 음식이 체하여 구토하고 설사하는 것, 이질을 멈추며 독을 풀어준다. 헛것에 들린 것을 낫게 하며 급성 전염병을 막고 약의 정기가 몸에서 잘 돌게 한다.

| 동의보감 원문 | **木香:** 性溫 味辛 無毒. 治心腹一切氣 及九種心痛 積年冷氣脹痛 痃癖癥塊. 止泄瀉霍亂痢疾 消毒 殺鬼 辟瘟疫 行藥之精.

| 약용법 | 뿌리 3~6g을 물 800mL에 넣고 달여서 반으로 나누어 아침저녁으로 마신다.

목화

한약명 면실자

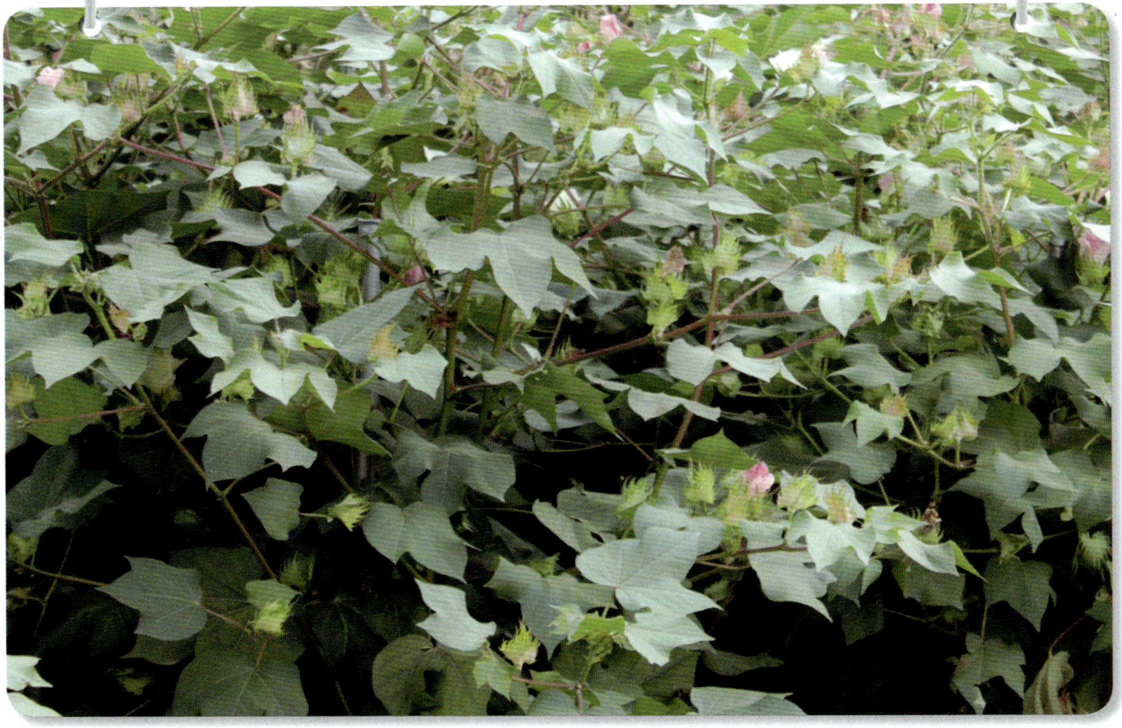

한약명 면실자

- 식물명 및 학명: 목화 *Gossypium indicum* Lamarck
- 과명: 아욱과(Malvaceae)
- 약용부위: 씨
- 한약명: 면실자(棉實子)
- 라틴 생약명: Gossypii Semen
- 이명 또는 영명: 면화자(棉花子), 목면자(木棉子)
- 식약처 공정서 및 조선시대 의서 수재: 대한민국약전외한약(생약)규격집(KHP)

| 한약의 기원 | 이 약은 목화 *Gossypium indicum* Lamarck 또는 기타 동속 근연식물(아욱과 Malvaceae)의 씨이다.

| 한방 특성 |

- 한방 약미(藥味)와 약성(藥性): 맛은 맵고 성질은 뜨거우며 독이 있다.
- 한방 작용부위(귀경, 歸經): 면실자는 주로 간장, 신장, 비장, 위장 질환에 영향을 미친다.
- 한방 효능

온신(溫腎): 신(腎)을 따뜻하게 한다.

통유(通乳): 젖이 잘 나오게 한다.

활혈지혈(活血止血): 혈액 순환을 촉진하고 지혈한다.

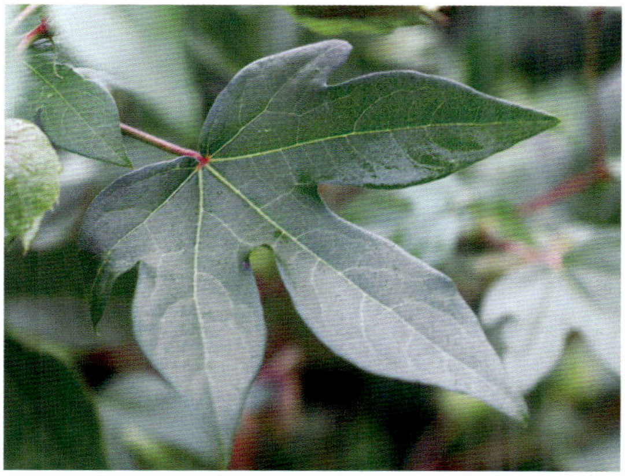

▲ 목화(*Gossypium nanking*)_ 잎

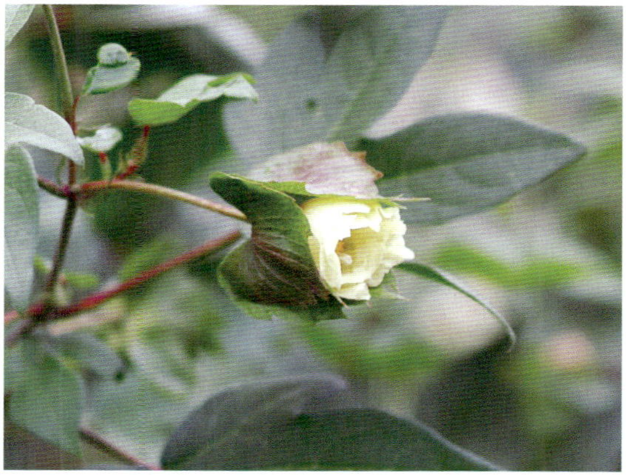

▲ 목화(*Gossypium nanking*)_ 꽃

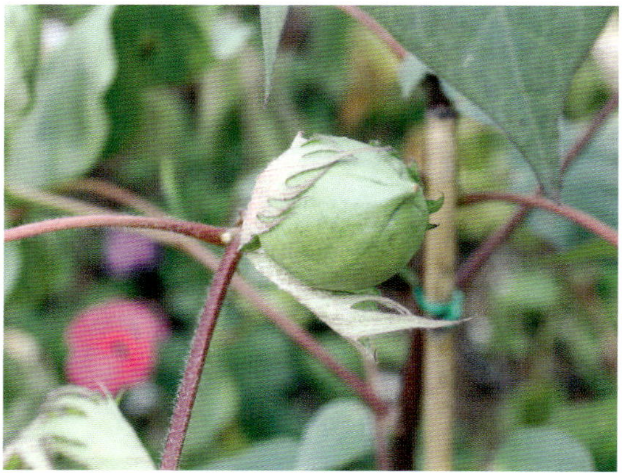

▲ 목화_ 열매

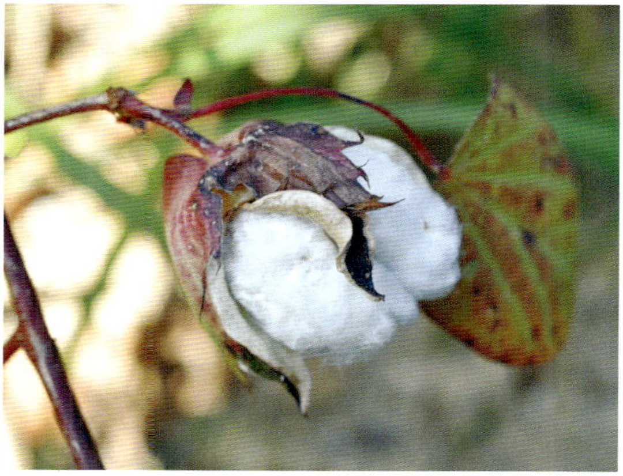

▲ 목화_ 솜

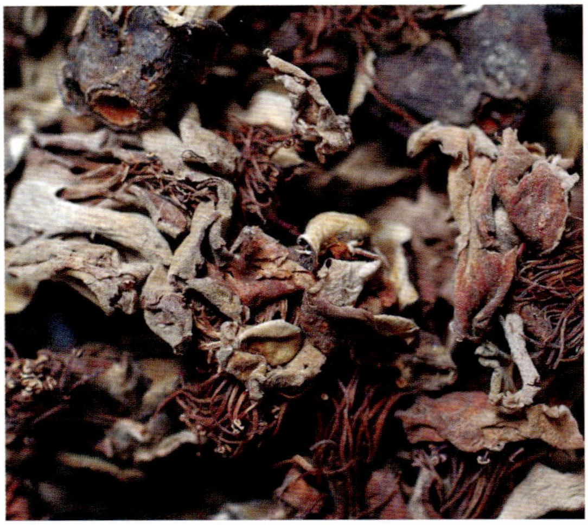

▲ 목화_ 꽃(약재)

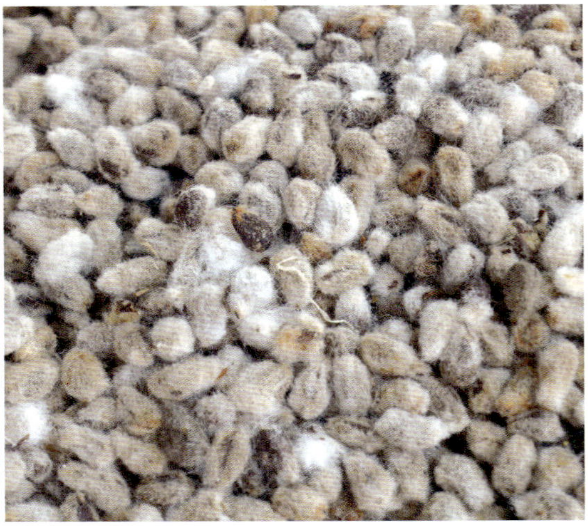

▲ 면실자(약재, 전형)

| 약효 해설 |

- 산후에 젖이 잘 나오지 않을 때 사용한다.
- 자궁출혈, 자궁에서 분비물이 나오는 증상을 치료한다.
- 발기부전과 소변이 저절로 나오는 병증을 낫게 한다.
- 허리와 무릎에 냉감 있는 통증을 없애준다.
- 야뇨증, 탈항(脫肛)에 쓰인다.

| 약용법 | 씨 6~10g을 물 800mL에 넣고 달여서 반으로 나누어 아침저녁으로 마시거나 또는 가루나 환(丸)으로 만들어 복용한다.

무

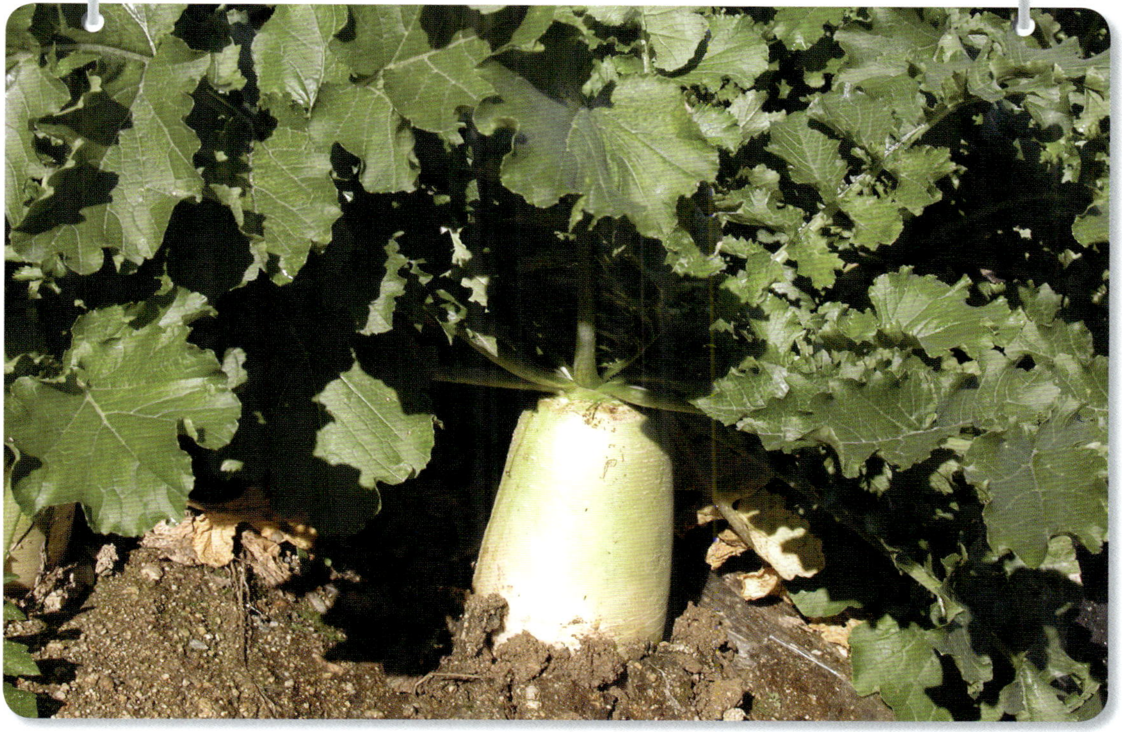

한약명 내복자

- 식물명 및 학명: 무 *Raphanus sativus* Linné
- 과명: 십자화과(Cruciferae)
- 약용부위: 잘 익은 씨
- 한약명: 내복자(萊菔子)
- 라틴 생약명: Raphani Semen
- 이명 또는 영명: Raphanus Seed

- 식약처 공정서 및 조선시대 의서 수재:
  대한민국약전(KP)
  동의보감 탕액편의 채소부(部)
  방약합편의 훈신채(葷辛菜, 매운맛이 나는 채소)편

| 한약의 기원 | 이 약은 무 *Raphanus sativus* Linné(십자화과 Cruciferae)의 잘 익은 씨이다.

| 한방 특성 |

- 한방 약미(藥味)와 약성(藥性): 맛은 맵고 달며 성질은 보통이다[平].
- 한방 작용부위(귀경, 歸經): 내복자는 주로 폐, 비장, 위장 질환에 영향을 미친다.
- 한방 효능

소식제창(消食除脹): 소화를 촉진하고 배 속이 부풀어 오른 증상을 해소한다.

강기화담(降氣化痰): 치밀어 오른 기(氣)를 내리고 담(痰)을 녹인다.

| 약효 해설 |

- 가래가 많은 기침에 쓴다.
- 복부가 부르고 그득하며 통증이 있는 증상에 사용한다.
- 대변 보기가 아주 힘들거나 며칠이 되도록 대변을 보지 못하는 증상에 유효하다.
- 음식을 잘 소화시킨다.

| 동의보감 원문의 한글 식물명 | 없음

※ '내복(萊菔: 무 뿌리)'의 동의보감 원문의 한글 식물명은 '댄무우'이다.

| 동의보감 효능 | 내복자(萊菔子, 무 씨)는 배가 팽팽하게 부풀어 오르는 것과 배 속에 덩어리가 생겨 아픈 것을 치료한다. 오장(五藏)을 잘 통하게 하고 대소변을 잘 나오게 한다. 또 가루 내어 미음에 타 마시면 풍담(風痰)을 토하게 하는 데 매우 효과가 있다.

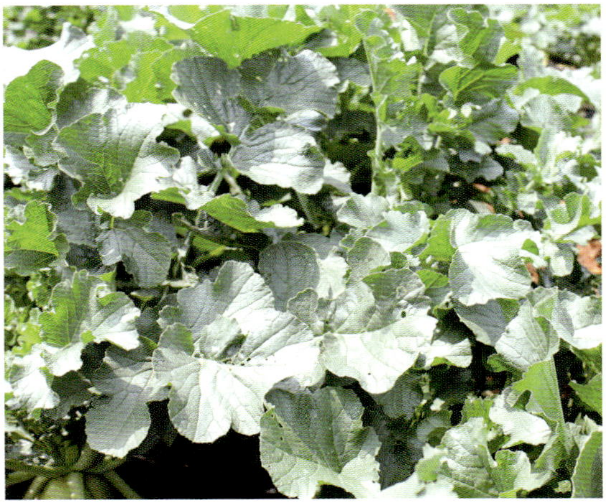

▲ 무_ 잎

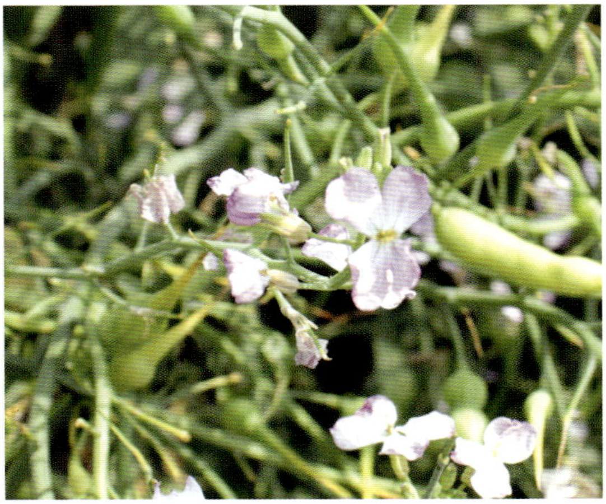

▲ 무_ 꽃

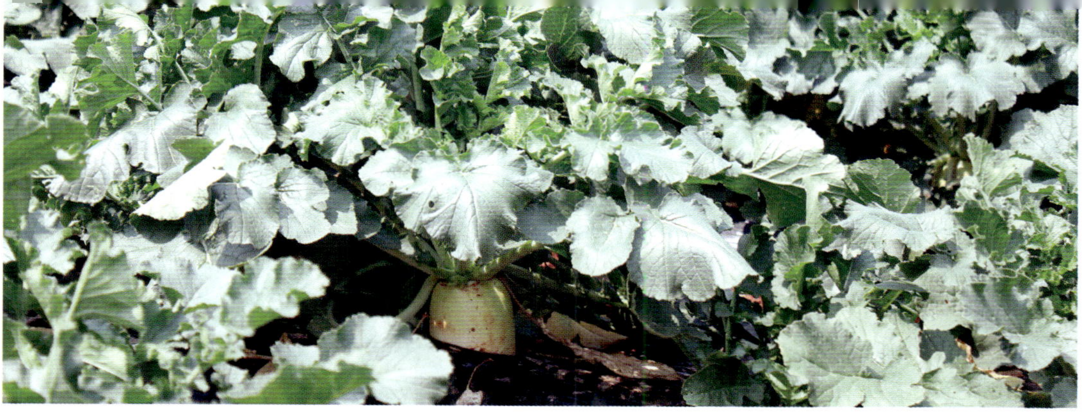

▲ 무_ 재배밭

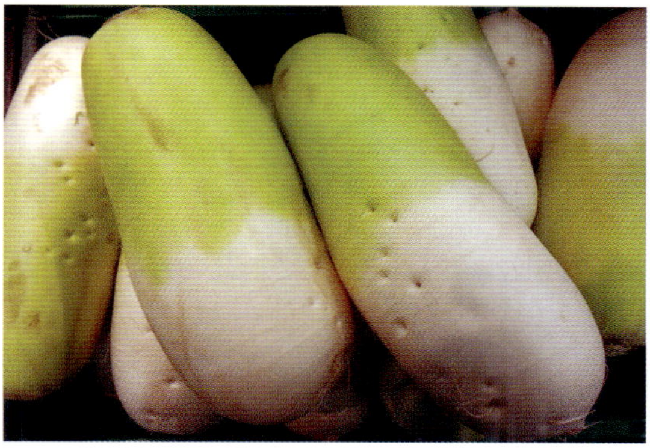

▲ 무

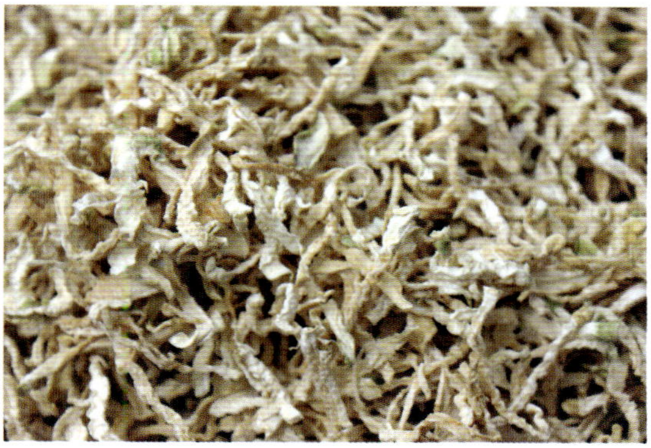

▲ 무말랭이

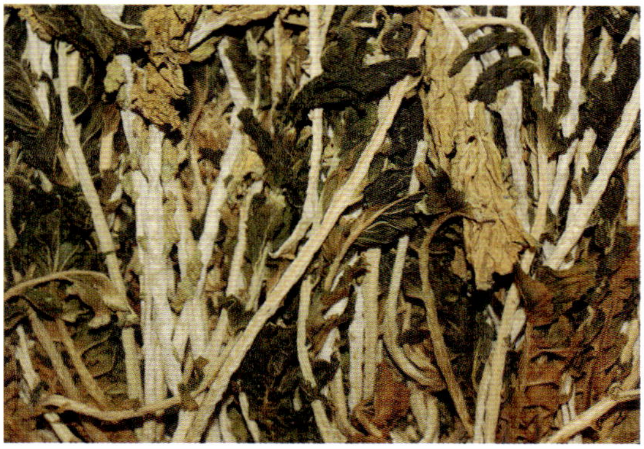

▲ 무시래기

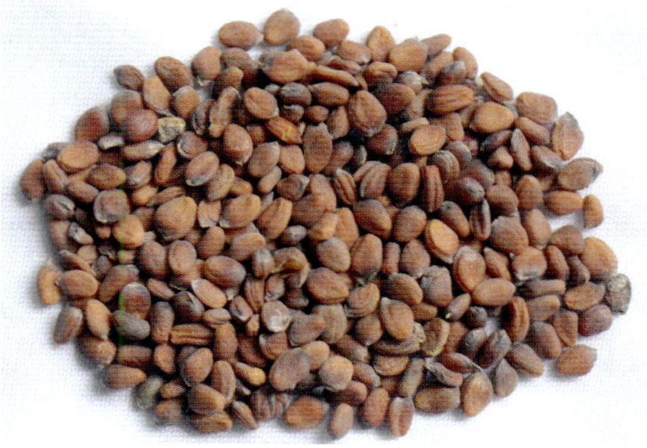

▲ 내복자(약재, 전형)

| 동의보감 원문 | **萊菔子:** 治膨脹積聚 利五藏及大小二便. 又硏末飮服 吐風痰甚效.

| 약용법 | 씨 5~10g을 물 800mL에 넣고 달여서 반으로 나누어 아침저녁으로 마시거나 외용으로 적당량 사용한다.

무궁화나무

한약명 목근피

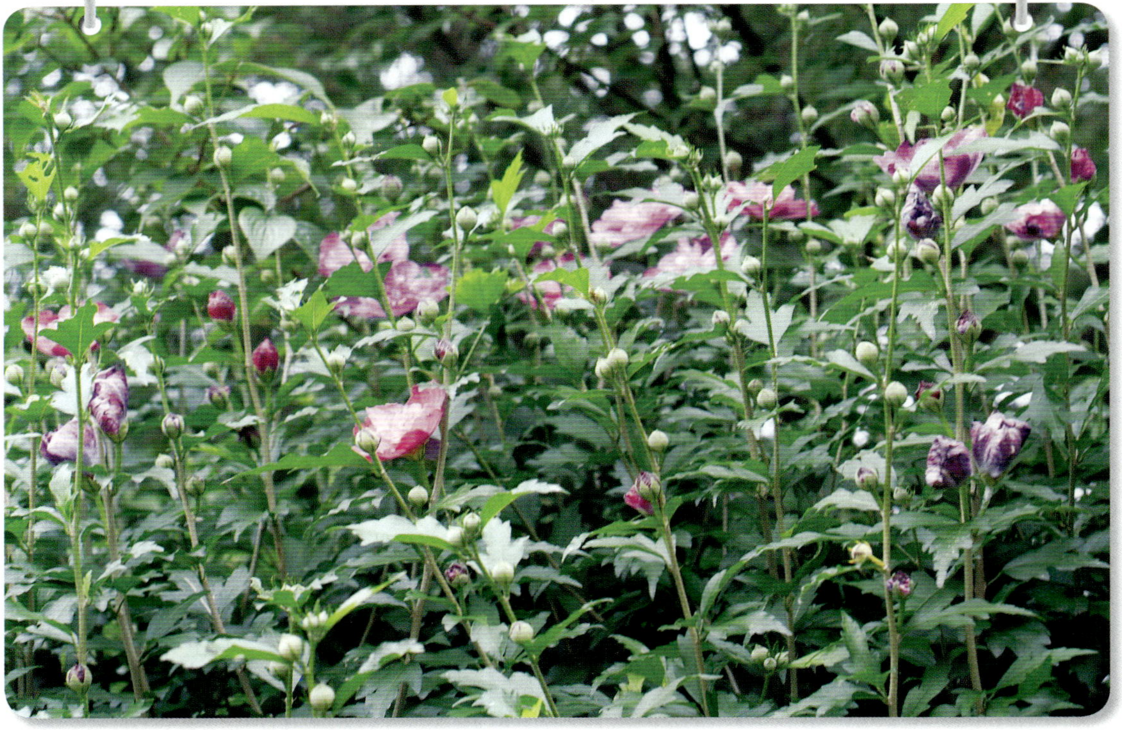

한약명 목근피

- 식물명 및 학명: 무궁화나무 *Hibiscus syriacus* Linné
- 과명: 아욱과(Malvaceae)
- 약용부위: 줄기껍질 및 뿌리껍질
- 한약명: 목근피(木槿皮)
- 라틴 생약명: Hibisci Cortex
- 이명 또는 영명: 천근피(川槿皮), Hybiscus Bark
- 식약처 공정서 및 조선시대 의서 수재:
  대한민국약전외한약(생약)규격집(KHP)
  동의보감 탕액편의 나무부(部)

| 한약의 기원 | 이 약은 무궁화나무 *Hibiscus syriacus* Linné(아욱과 Malvaceae)의 줄기껍질 및 뿌리껍질이다.

| 한방 특성 |

- 한방 약미(藥味)와 약성(藥性): 맛은 달고 쓰며 성질은 약간 차다.
- 한방 작용부위(귀경, 歸經): 목근피는 주로 대장, 간장, 비장 질환에 영향을 미친다.
- 한방 효능

청열이습(淸熱利濕): 열기를 식히고 습기를 배출시킨다.

살충지양(殺蟲止痒): 기생충을 죽이고 가려움증을 멎게 한다.

| 약효 해설 |

- 가려움증을 없앤다.
- 탈항(脫肛), 자궁에서 나오는 분비물 치료에 효과가 있다.

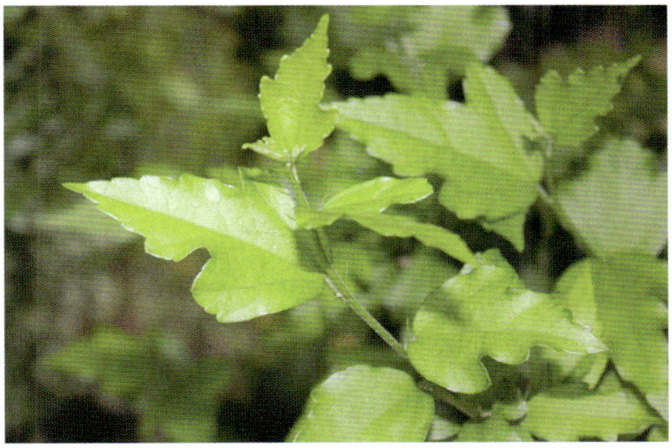

▲ 무궁화나무_ 잎

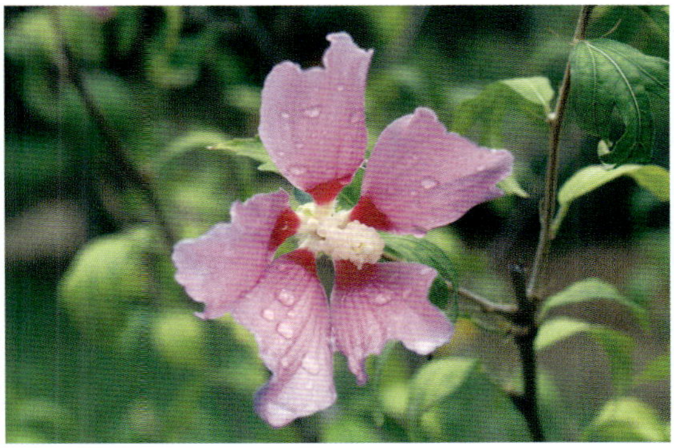

▲ 무궁화나무_ 꽃

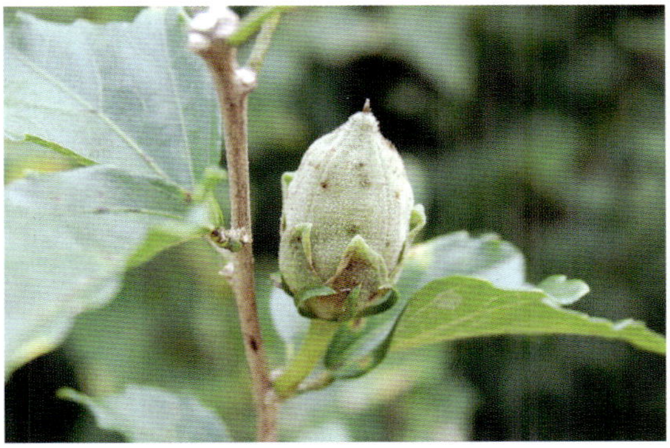

▲ 무궁화나무_ 열매

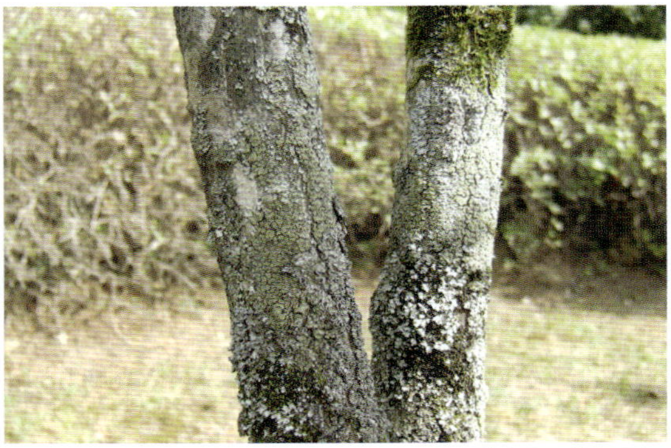

▲ 무궁화나무_ 나무껍질

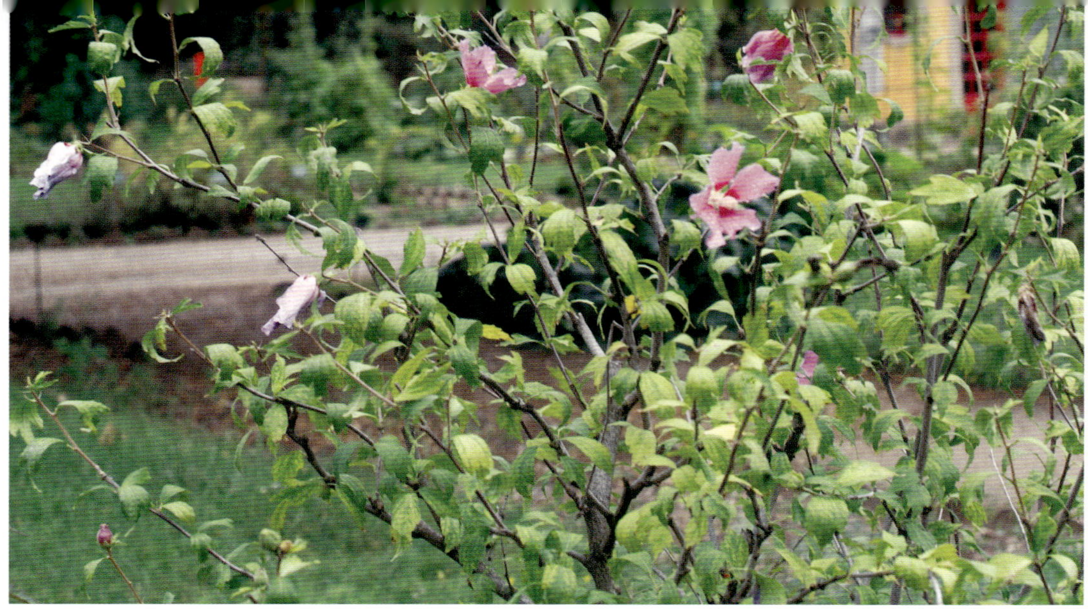

▲ 무궁화나무_ 수형(프랑스)

• 치질의 하나로 직장에서 생긴 출혈을 멎게 한다.

• 열을 내리고 습(濕)을 배출시킨다.

| 동의보감 원문의 한글 식물명 | 무궁화

| 동의보감 효능 | 목근(木槿, 무궁화나무의 줄기껍질 및 뿌리껍질)의 성질은 보통이며[平] 독이 없다. 치질[腸風, 장풍]로 피를 쏟는 것과 이질을 앓은 뒤에 목마른 것을 멈춘다.

| 동의보감 원문 | **木槿:** 性平 無毒. 止腸風瀉血 及痢後渴.

| 약용법 | 줄기껍질 및 뿌리껍질 적당량을 외용으로 사용한다. 내복으로는 줄기껍질 및 뿌리껍질 3~9g을 물 800mL에 넣고 달여서 반으로 나누어 아침저녁으로 마신다.

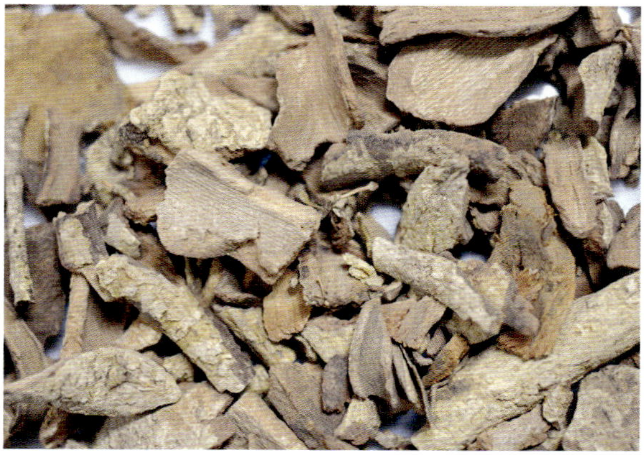

▲ 목근피(약재, 절편)

물푸레나무

한약명 진피(秦皮)

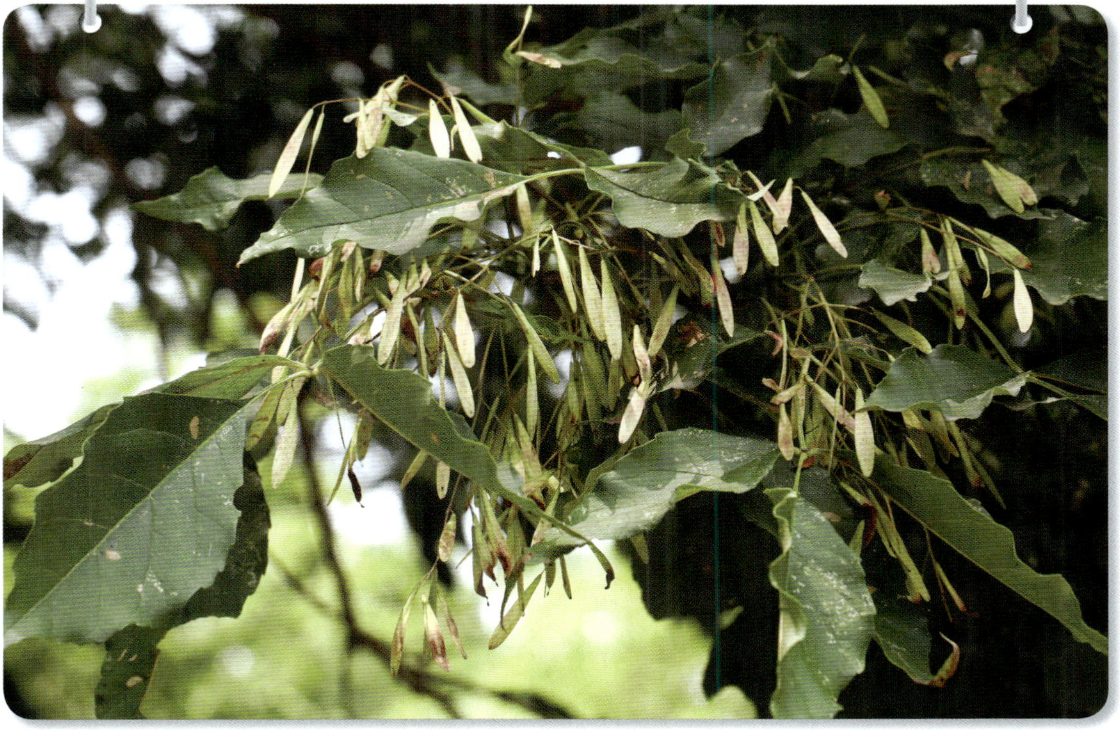

한약명 진피

- 식물명 및 학명: 물푸레나무 *Fraxinus rhynchophylla* Hance
- 과명: 물푸레나무과(Oleaceae)
- 약용부위: 줄기껍질 또는 가지껍질
- 한약명: 진피(秦皮)
- 라틴 생약명: Fraxini Cortex
- 식약처 공정서 및 조선시대 의서 수재:
  대한민국약전외한약(생약)규격집(KHP)
  동의보감 탕액편의 나무부(部)
  방약합편의 교목(喬木, 줄기가 곧고 굵으며 높이 자라는 나무)편

| 한약의 기원 | 이 약은 물푸레나무 *Fraxinus rhynchophylla* Hance 또는 동속 근연식물(물푸레나무과 Oleaceae)의 줄기껍질 또는 가지껍질이다.

| 한방 특성 |

- 한방 약미(藥味)와 약성(藥性): 맛은 쓰고 떫으며 성질은 차다.
- 한방 작용부위(귀경, 歸經): 진피는 주로 간장, 담낭, 대장 질환에 영향을 미친다.
- 한방 효능

청열조습(淸熱燥濕): 열기를 식히고 습기를 말린다.

수삽지리(收澁止痢): 체액의 배출을 억제하고 이질을 멎게 한다.

지대(止帶): 냉을 멎게 한다.

명목(明目): 눈을 밝게 한다.

| 약효 해설 |

- 눈이 충혈되면서 붓고 아픈 증상에 사용한다.
- 각막이 뿌옇게 흐려지고 시력장애가 생기는 증상을 치료한다.
- 세균성 이질, 장염, 적백대하에 유효하다.
- 만성 기관지염을 낫게 한다.

| 동의보감 원문의 한글 식물명 | 무프렛겁질

| 동의보감 효능 | 진피(秦皮, 물푸레나무 껍질)의 성질은 차며[寒] 맛은 쓰고[苦] 독이 없다. 간열(肝熱)이 오래되어 두 눈이 벌겋게 부으면서 아픈 것과 바람을 쏘이면 눈물이 멎지 않는

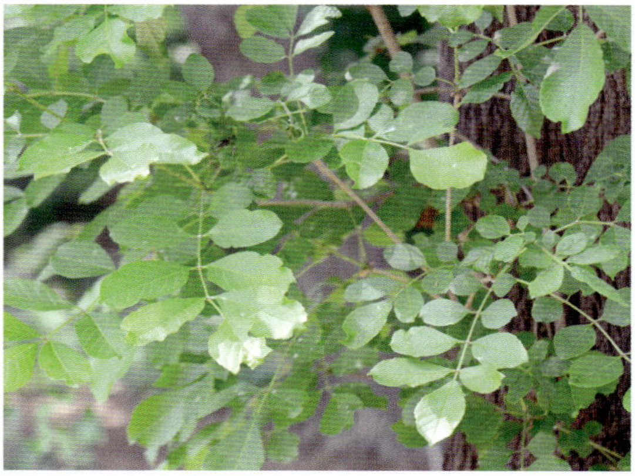

▲ 물푸레나무_ 잎

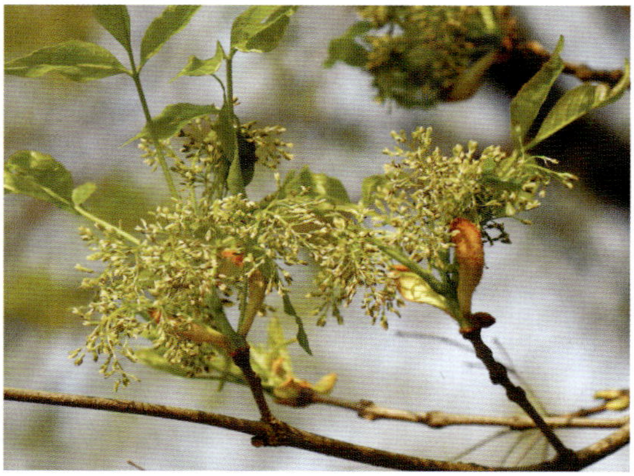

▲ 물푸레나무_ 꽃

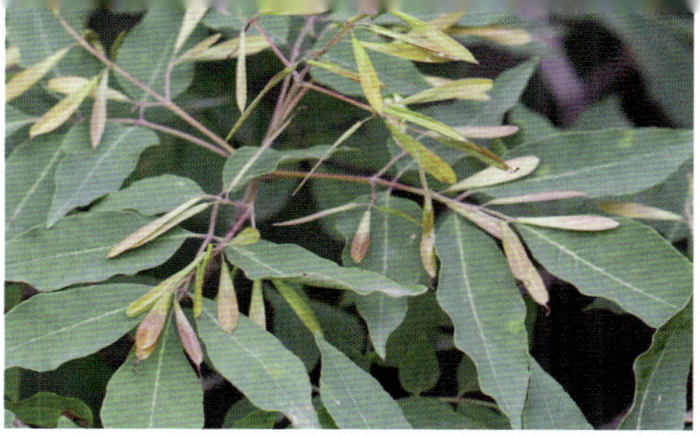

▲ 물푸레나무_ 열매

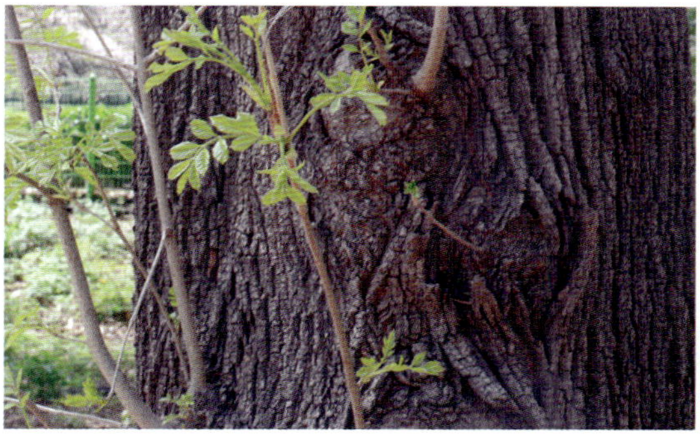

▲ 물푸레나무_ 나무껍질

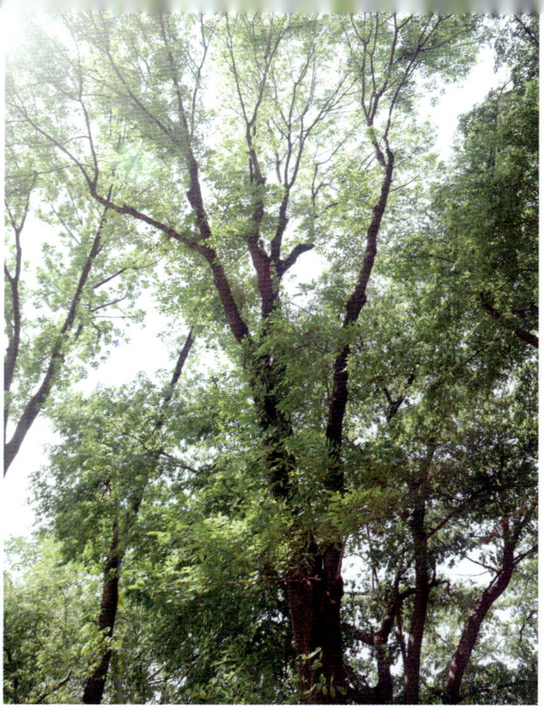

▲ 물푸레나무_ 수형

데 주로 쓴다. 눈 속의 푸르거나 흰 예막을 없앤다. 눈을 씻으면 정기를 보하고 눈을 밝게 한다. 열이 나면서 설사하는 것, 자궁에서 분비물이 나오는 것, 소아의 열(熱)을 겸한 간질을 치료한다.

| 동의보감 원문 | **秦皮:** 性寒 味苦 無毒. 主肝中久熱 兩目赤腫疼痛 風淚不止. 除目中靑瞖白膜 洗眼益精明目. 療熱痢 婦人帶下 小兒癎熱.

| 약용법 | 줄기껍질 또는 가지껍질 6~12g을 물 800mL에 넣고 달여서 반으로 나누어 아침저녁으로 마시거나 외용으로 적당량 사용한다.

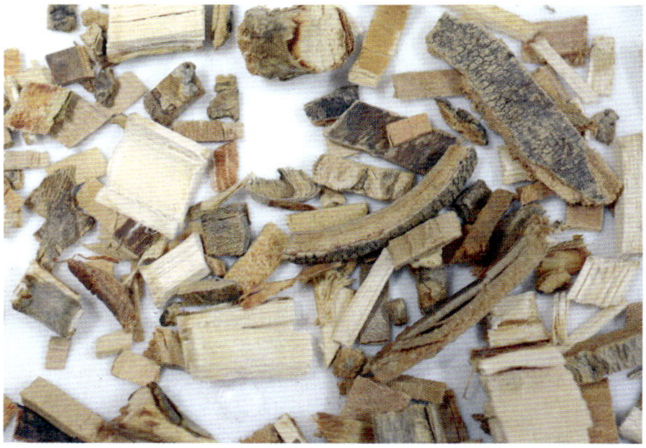

▲ 진피(약재, 절편)

미치광이풀

생약(한약)명 스코폴리아근(낭탕근)

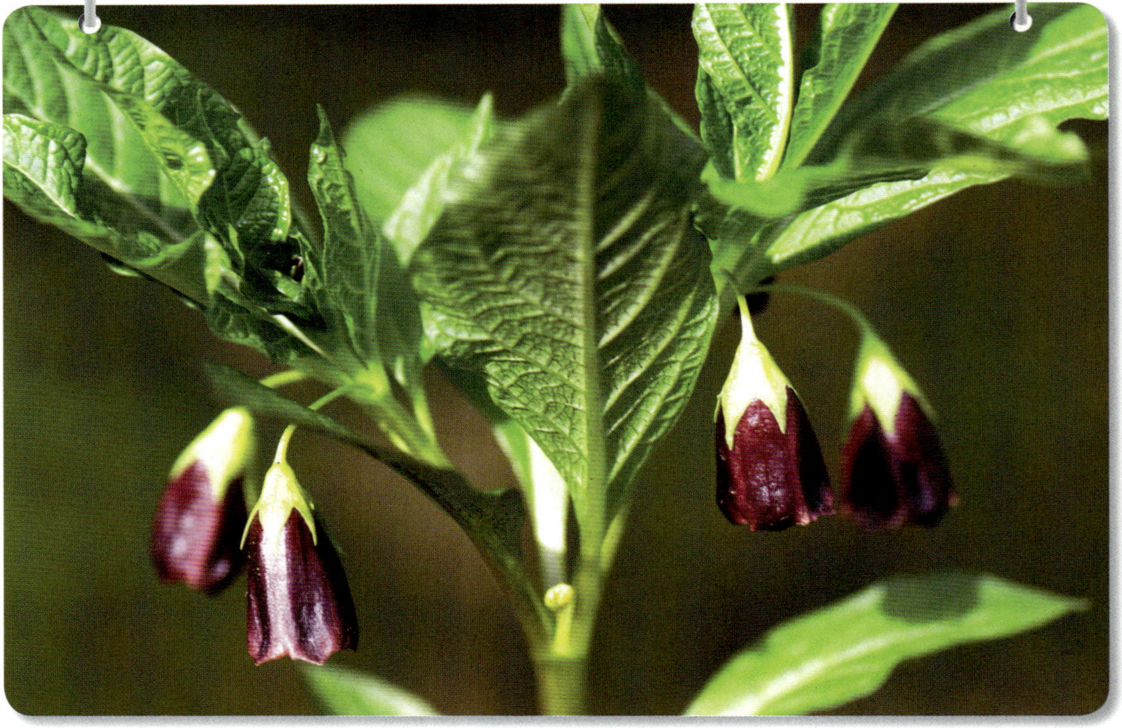

생약명 스코폴리아근

- 식물명 및 학명: 미치광이풀 *Scopolia japonica* Maximowicz, *Scopolia carniolica* Jacquin
- 과명: 가지과(Solanaceae)
- 약용부위: 뿌리줄기
- 생약(한약)명: 스코폴리아근(낭탕근, 莨菪根)
- 라틴 생약명: Scopoliae Rhizoma
- 이명 또는 영명: 낭탕근(莨菪根), Scopolia Rhizome
- 식약처 공정서 및 조선시대 의서 수재:
  대한민국약전(KP)
  방약합편의 독초편(낭탕자, 莨菪子 수재)

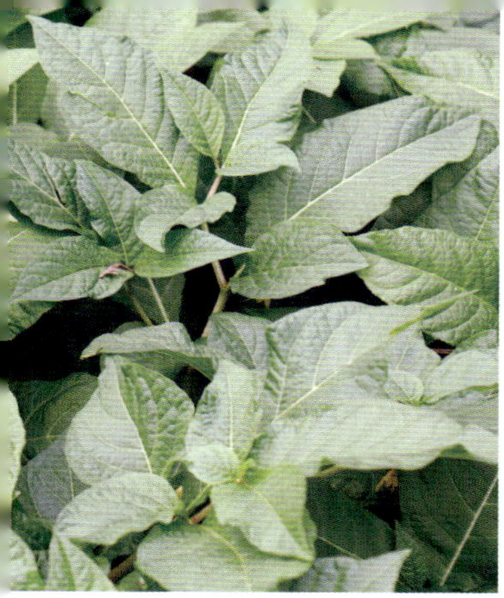

▲ 미치광이풀_ 잎

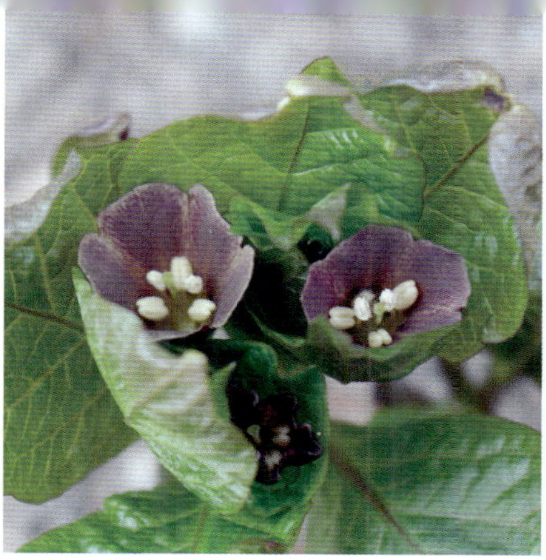

▲ 미치광이풀_ 꽃

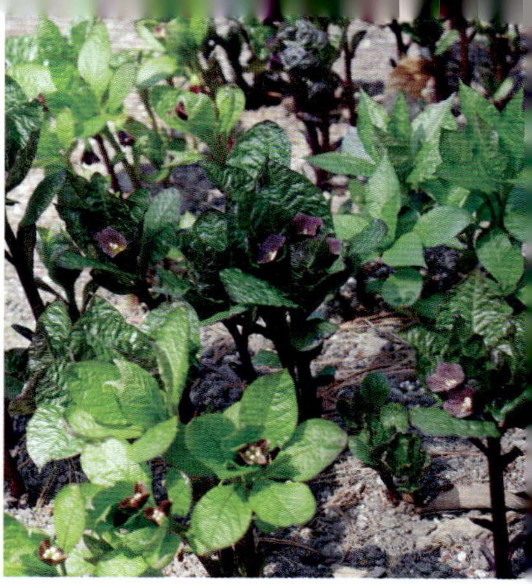

▲ 미치광이풀_ 지상부

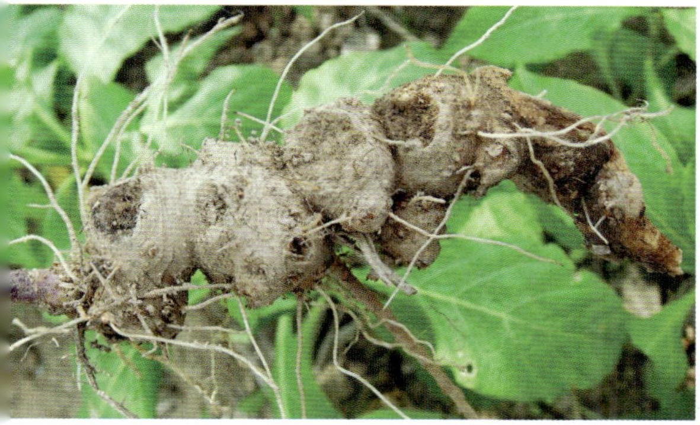

▲ 미치광이풀_ 뿌리

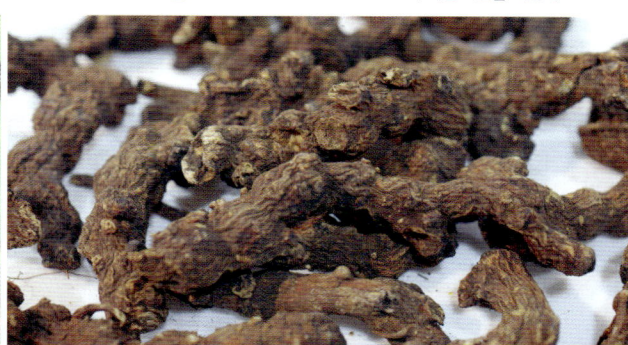

▲ 스코폴리아근(약재, 전형)

| 한약의 기원 | 이 약은 미치광이풀 *Scopolia japonica* Maximowicz 또는 *Scopolia carniolica* Jacquin(가지과 Solanaceae)의 뿌리줄기이다.

| 한방 특성 |

- 한방 약미(藥味)와 약성(藥性): 맛은 쓰고 성질은 차다.

| 약효 해설 |

- 진통·진경 작용이 있다.
- 위통, 위경련, 십이지장 궤양에 사용한다.
- 주성분은 부교감신경 억제 작용이 있다.
- 독성이 있으므로 주의해야 한다.

| 약용법 | 뿌리줄기 0.3~0.6g을 물에 넣고 달여서 아침저녁으로 마신다.

| 주의사항 | 많이 복용할 경우 광분하게 되므로 사용 전에 전문의의 지시를 따라야 한다.

민들레, 서양민들레

한약명 포공영

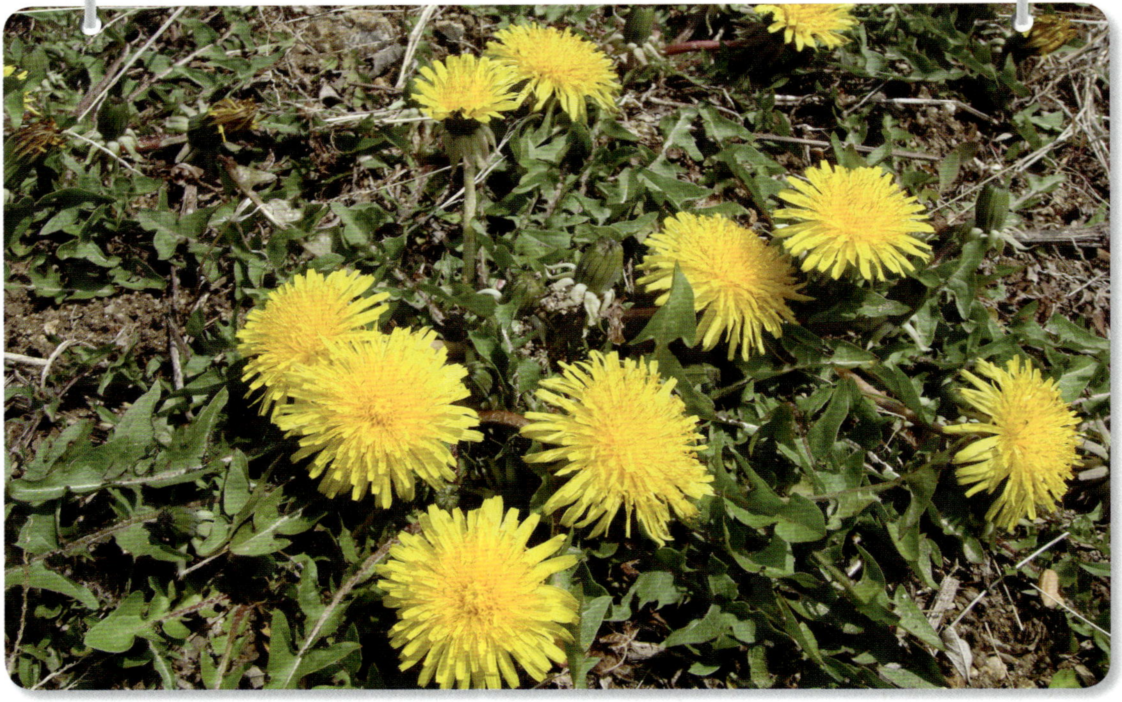

▲ 민들레_ 꽃

한약명 포공영

- 식물명 및 학명: 민들레 *Taraxacum platycarpum* H. Dahlstedt, 서양민들레 *Taraxacum officinale* Weber, 털민들레 *Taraxacum mongolicum* Handel-Mazzetti, 흰민들레 *Taraxacum coreanum* Nakai
- 식물 해설: 민들레는 꽃받침이 뒤로 젖혀지지 않으나 서양민들레는 꽃받침이 뒤로 젖혀진다. [참고문헌_ 한국 자료 20]
- 과명: 국화과(Compositae)
- 약용부위: 전초
- 한약명: 포공영(蒲公英)
- 라틴 생약명: Taraxaci Herba
- 이명 또는 영명: 황화지정(黃花地丁), Dandelion
- 식약처 공정서 및 조선시대 의서 수재:
  대한민국약전외한약(생약)규격집(KHP)
  동의보감 탕액편의 풀부(部)
  방약합편의 습초(濕草)편

| 한약의 기원 | 이 약은 민들레 *Taraxacum platycarpum* H. Dahlstedt, 서양민들레 *Taraxacum officinale* Weber, 털민들레 *Taraxacum mongolicum* Handel-Mazzetti, 흰민들레 *Taraxacum coreanum* Nakai(국화과 Compositae)의 전초이다.

| 한방 특성 |

- 한방 약미(藥味)와 약성(藥性): 맛은 쓰고 달며 성질은 차다.
- 한방 작용부위(귀경, 歸經): 포공영은 주로 간장, 위장 질환에 영향을 미친다.
- 한방 효능

청열해독(淸熱解毒): 열독(熱毒)을 해소한다.

소옹산결(消癰散結): 종기를 가라앉히고 뭉친 것을 풀어준다.

| 약효 해설 |

- 눈이 충혈되면서 붓고 아픈 증상에 유효하다.
- 목 안이 붓고 아픈 증상에 사용한다.
- 젖멍울을 낫게 한다.
- 위염, 장염, 간염, 담낭염을 치료한다.
- 감기 발열, 요로 감염 치료에 쓰인다.

| 동의보감 원문의 한글 식물명 | 안즌방이, 므은드레

| 동의보감 효능 | 포공초(蒲公草, 민들레)의 성질은 보통이고[平] 맛은 달며[甘] 독이 없다. 부인의 젖에 옹종(癰腫)이 생긴 것을 없애준다.

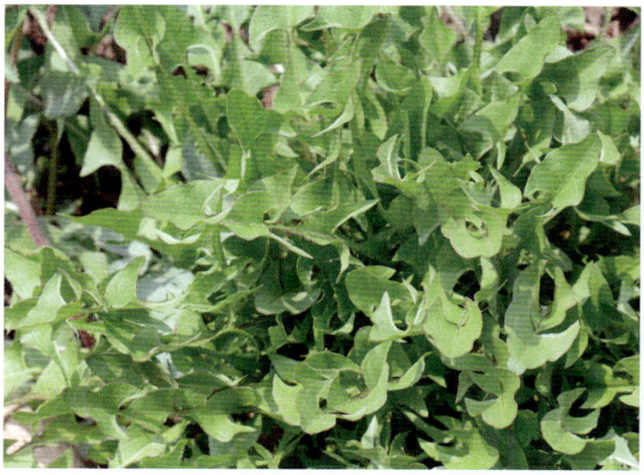

▲ 민들레_ 잎

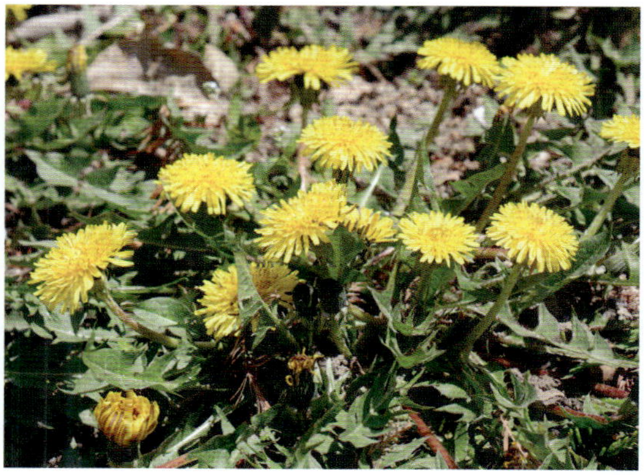

▲ 서양민들레_ 꽃

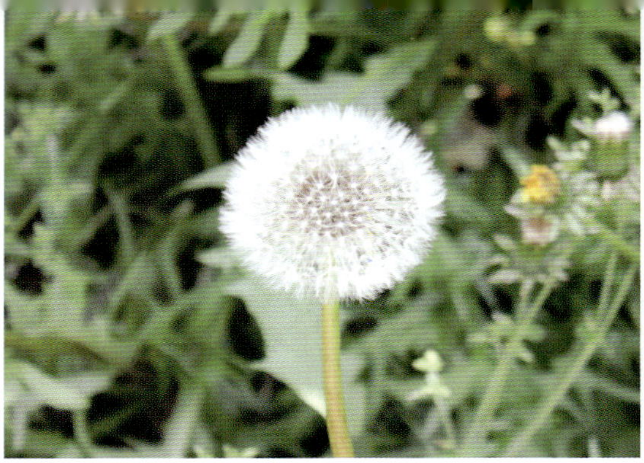

▲ 민들레_ 씨 결실

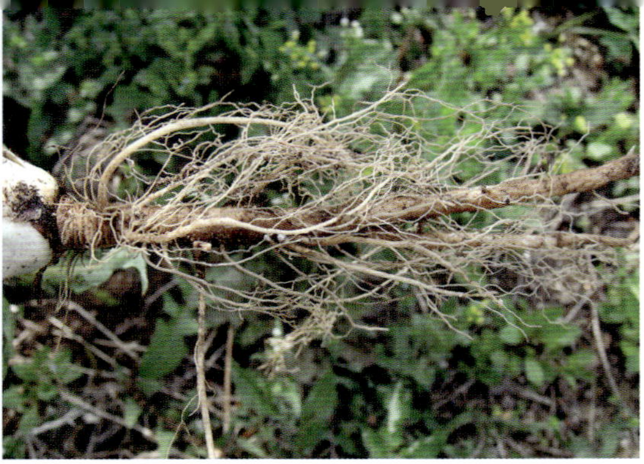

▲ 민들레_ 뿌리

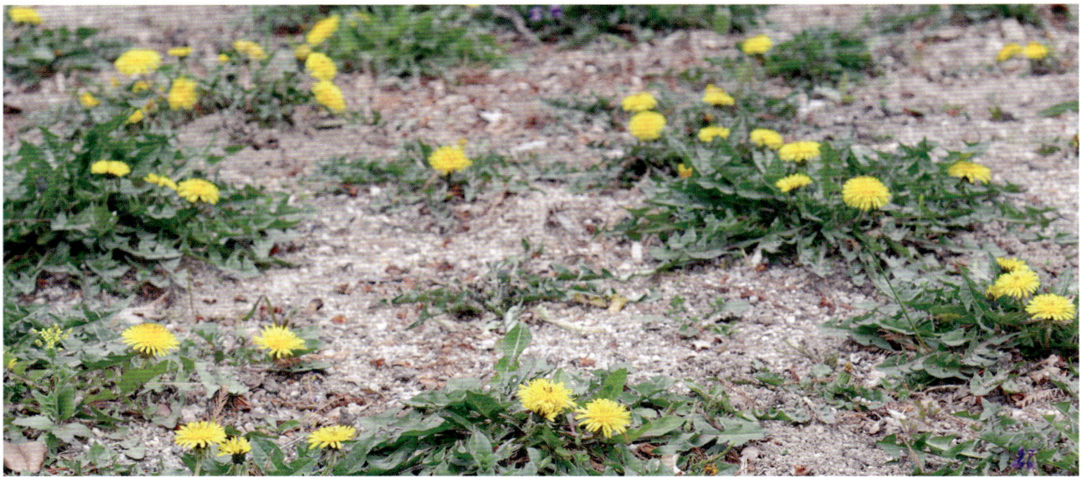

▲ 민들레_ 재배지

| 동의보감 원문 | **蒲公草:** 性平 味甘 無毒. 主婦人乳癰腫.

| 약용법 | 전초 10~30g을 물 800mL에 넣고 달여서 반으로 나누어 아침저녁으로 마시며 60g까지 사용할 수 있다. 또는 가루로 만들어 복용한다. 외용할 때는 적당량을 짓찧어서 환부에 붙인다.

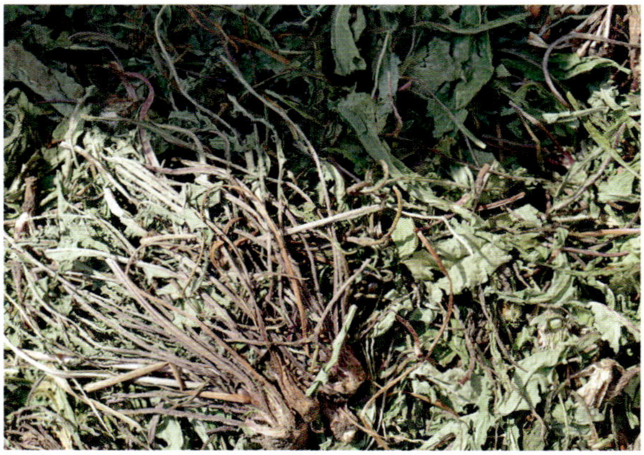

▲ 포공영(약재, 전형)

민족도리풀, 서울족도리풀

한약명 세신

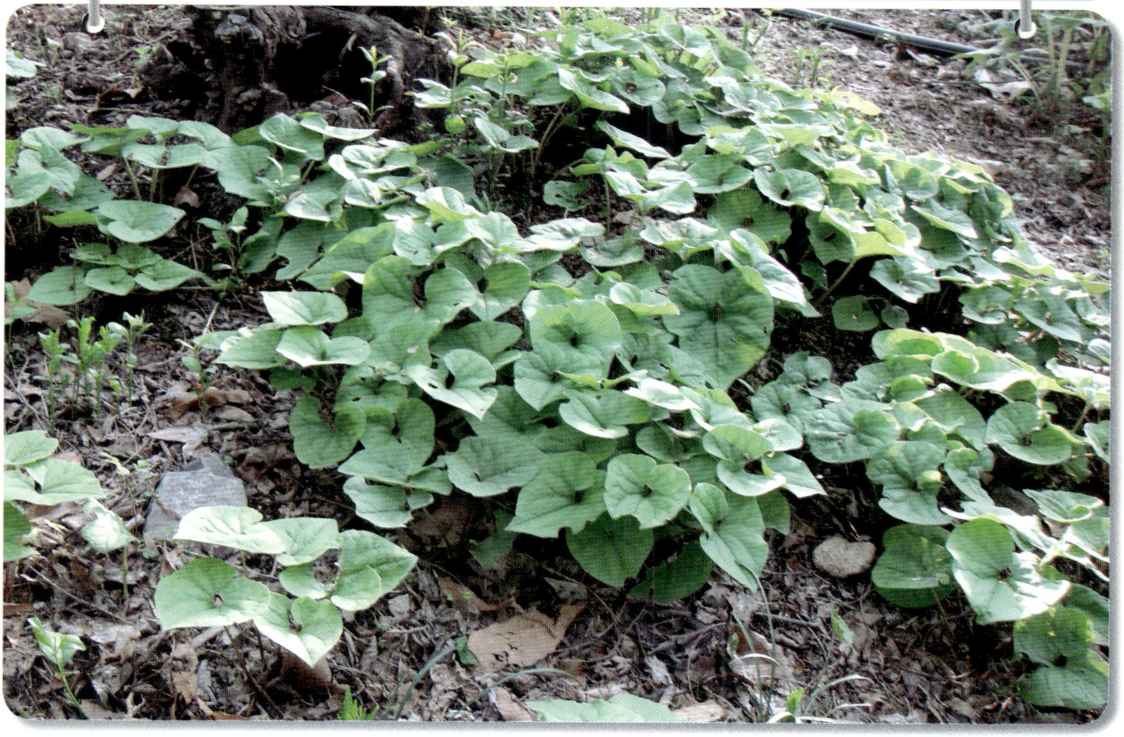

▲ 서울족도리풀_ 지상부

한약명 세신

- 식물명 및 학명: 민족도리풀 *Asiasarum heterotropoides* F. Maekawa var. *mandshuricum* F. Maekawa, 서울족도리풀 *Asiasarum sieboldii* Miquel var. *seoulense* Nakai
- 과명: 쥐방울덩굴과(Aristolochiaceae)
- 약용부위: 뿌리 및 뿌리줄기
- 한약명: 세신(細辛)
- 라틴 생약명: Asiasari Radix et Rhizoma
- 이명 또는 영명: Asiasarum Root and Rhizome
- 식약처 공정서 및 조선시대 의서 수재:
  대한민국약전(KP)
  동의보감 탕액편의 풀부(部)
  방약합편의 산초(山草)편

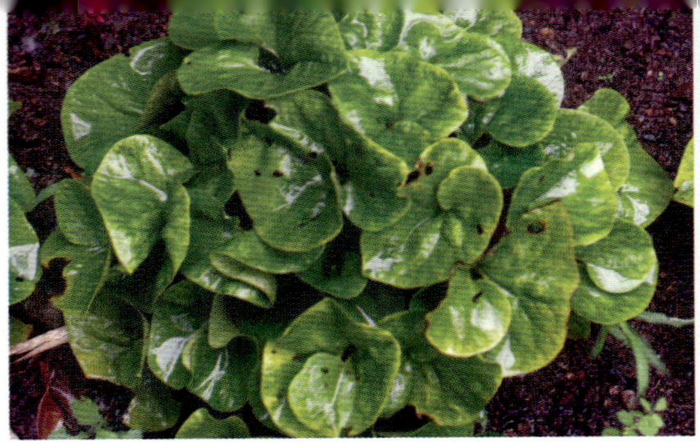

▲ 민족도리풀_ 잎

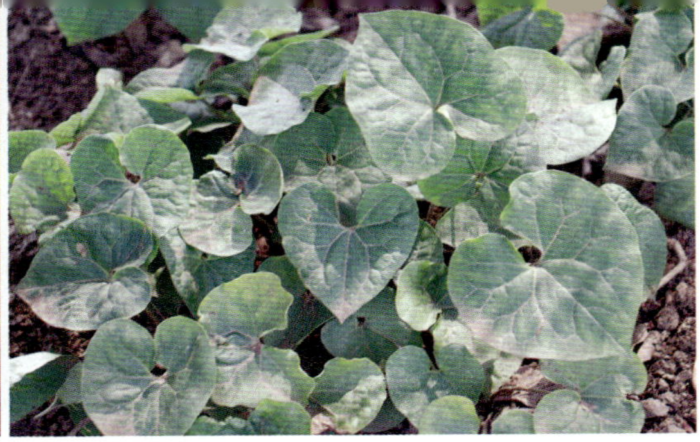

▲ 서울족도리풀_ 잎

| 한약의 기원 | 이 약은 민족도리풀 *Asiasarum heterotropoides* F. Maekawa var. *mandshuricum* F. Maekawa 또는 서울족도리풀 *Asiasarum sieboldii* Miquel var. *seoulense* Nakai(쥐방울덩굴과 Aristolochiaceae)의 뿌리 및 뿌리줄기이다.

| 한방 특성 |

- 한방 약미(藥味)와 약성(藥性): 맛은 맵고 성질은 따뜻하다.
- 한방 작용부위(귀경, 歸經): 세신은 주로 심장, 폐, 신장 질환에 영향을 미친다.
- 한방 효능

산한구풍(散寒驅風): 풍한(風寒)을 없앤다.

지통(止痛): 통증을 멎게 한다.

온폐화음(溫肺化飮): 폐(肺)를 따뜻하게 하여 몸 안에 수습(水濕)이 엉기어 있는 수음(水飮)을 없앤다.

통규(通竅): 감각기관을 원활하게 한다.

| 약효 해설 |

- 팔다리를 잘 쓰지 못하고 마비되며 아픈 증상을 치료한다.
- 담음(痰飮)으로 인해 발생하는 기침을 낫게 한다.
- 비염, 축농증에 사용한다.
- 두통, 치통에 효과가 있다.
- 해열, 이뇨 작용이 있다.

| 동의보감 효능 | 세신(細辛)의 성질은 따뜻하고[溫] 맛이 매우 매우며[大辛](쓰고[苦] 맵다[辛]고도 한다) 독이 없다. 풍습(風濕)으로 저리고 아픈 데 쓰며 속을 따뜻하게 하고 기를 내린다. 목 안이 벌겋게 붓고 아프며 막힌 감이 있는 증상을 치료한다. 코가 막힌 것을 뚫어주며 담기(膽氣)를 더해준다. 두통[頭風]을 없애고 눈을 밝게 한다. 치통을 멎게 하고 담

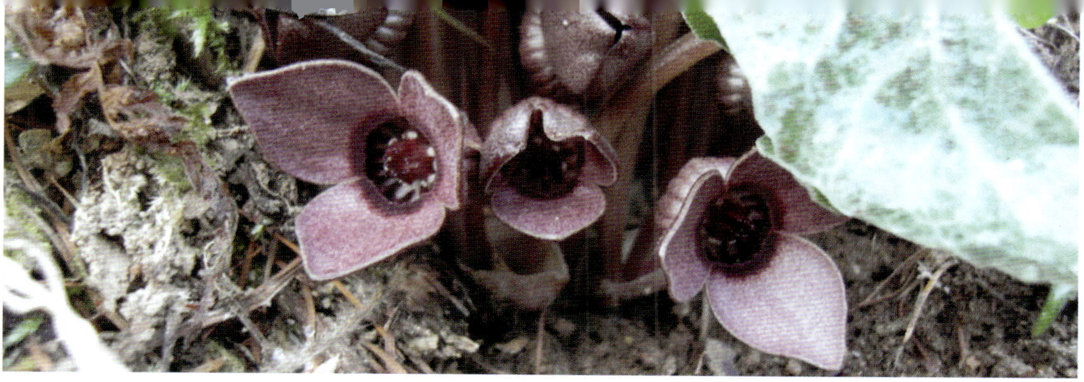

▲ 서울족도리풀_ 꽃

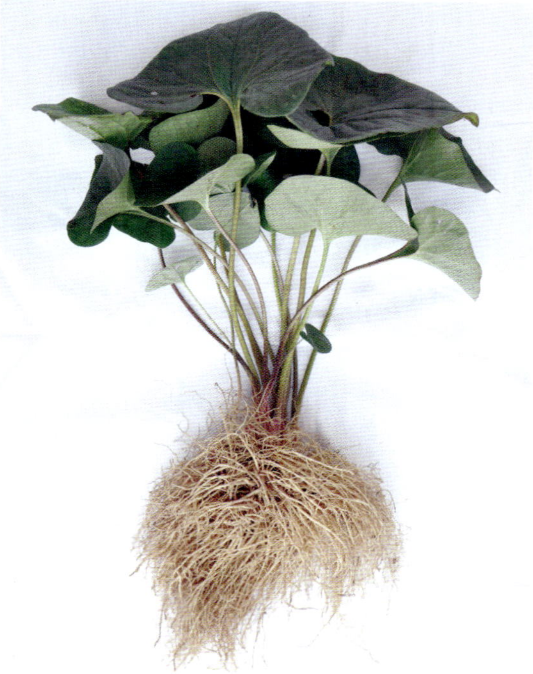

▲ 서울족도리풀_ 전초(채취품)

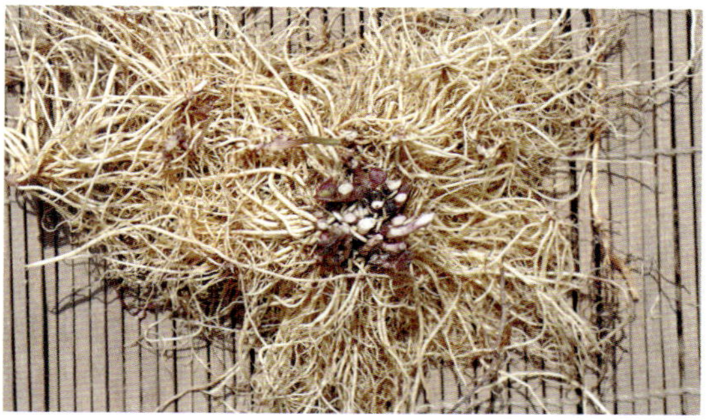

▲ 세척한 세신

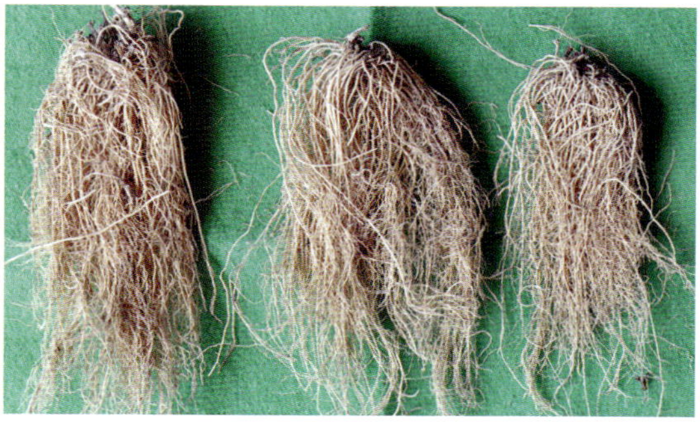

▲ 세신(약재, 전형)

(痰)을 삭이며 땀을 나게 한다.

| **동의보감 원문** | **細辛:** 性溫 味大辛[一云苦辛] 無毒. 主風濕痺痛. 溫中下氣. 除喉痺齆鼻 添膽氣 去頭風 明目 治齒痛 破痰 出汗.

| **약용법** | 뿌리 및 뿌리줄기 1.5~9g을 물 800mL에 넣고 달여서 반으로 나누어 아침저녁으로 마신다. 또는 1~3g을 분말로 하여 복용한다. 외용할 경우에는 적당량을 사용하며 가루 낸 분말을 코에 불어 넣거나 귀에 넣거나 또는 배꼽에 붙인다.

밀

한약명 부소맥

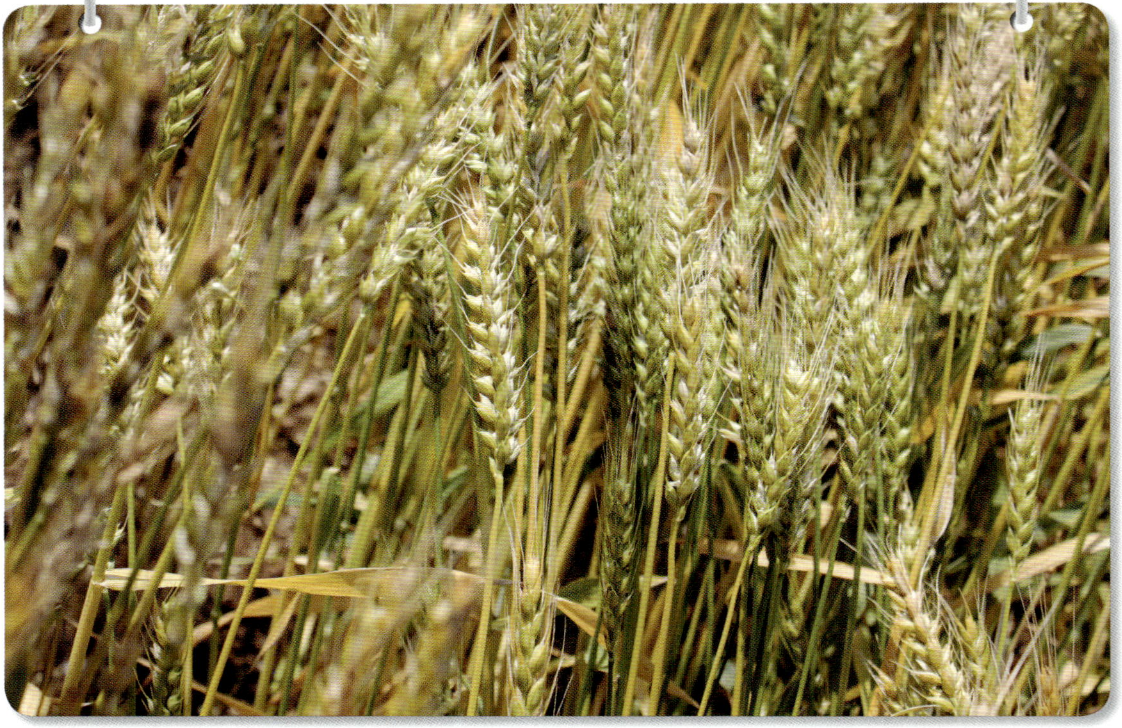

한약명 부소맥

- 식물명 및 학명: 밀 *Triticum aestivum* Linné
- 과명: 벼과(Gramineae)
- 약용부위: 불완전 성숙한 열매
- 한약명: 부소맥(浮小麥)
- 라틴 생약명: Tritici Fructus Levis

- 식약처 공정서 및 조선시대 의서 수재:
  대한민국약전외한약(생약)규격집(KHP)
  동의보감 탕액편의 곡식부(部)

| 한약의 기원 | 이 약은 밀 *Triticum aestivum* Linné(벼과 Gramineae)의 불완전 성숙한 열매로서 물에 뜨는 것이다.

| 한방 특성 |

- 한방 약미(藥味)와 약성(藥性): 맛은 달고 성질은 서늘하다.
- 한방 작용부위(귀경, 歸經): 부소맥은 주로 심장 질환에 영향을 미친다.
- 한방 효능

제허열(除虛熱): 허열(虛熱)을 없앤다.

지한(止汗): 땀을 멎게 한다.

| 약효 해설 |

- 심신이 허약하여 잠자는 사이에 저절로 식은땀이 나는 증상을 치료한다.
- 정신이 멀쩡하고 움직이지도 않았는데 저절로 땀나는 증상을 낫게 한다.
- 음허(陰虛)로 열나는 증상에 유효하다.

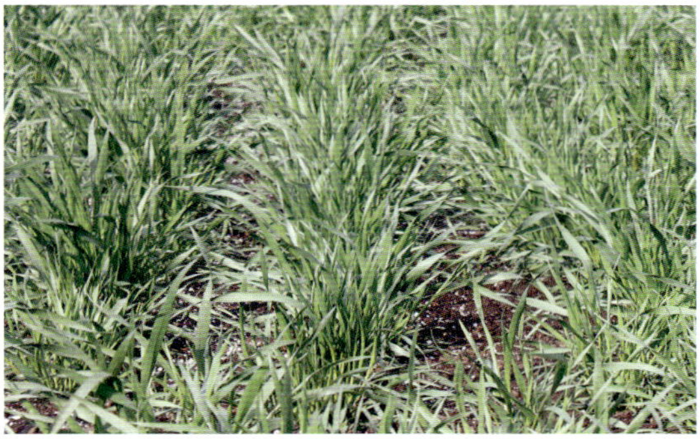

▲ 밀_ 싹

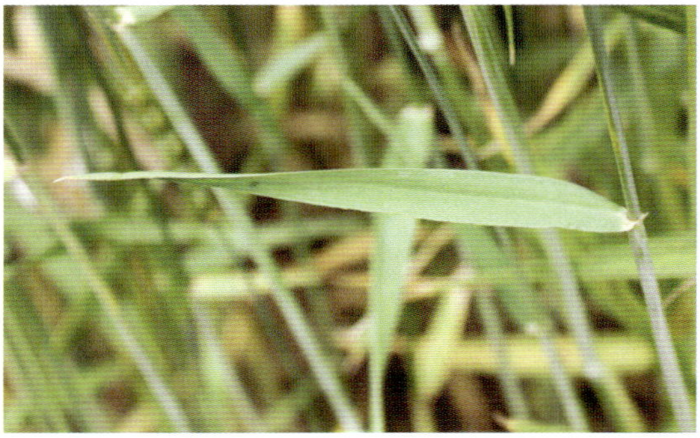

▲ 밀_ 잎

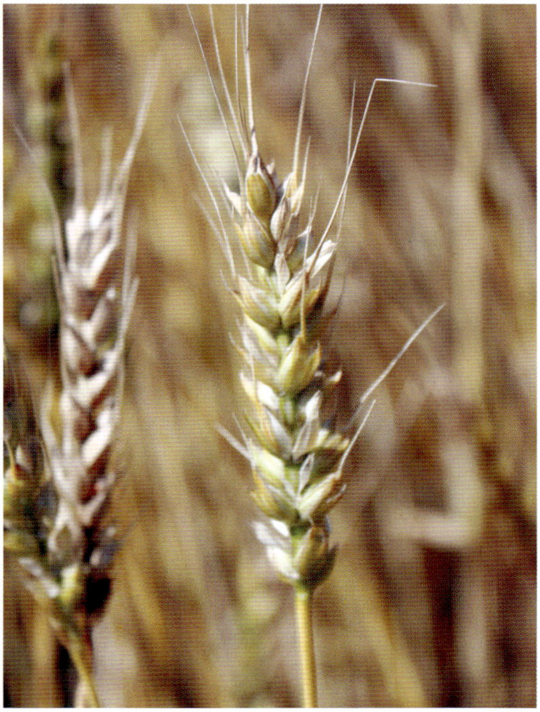

▲ 밀_ 이삭

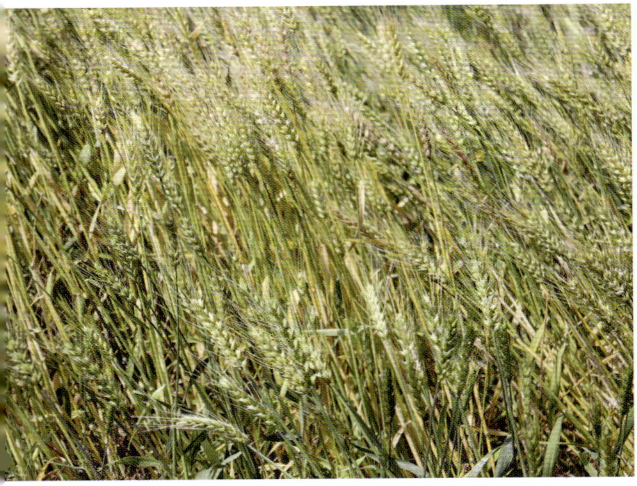

▲ 밀_ 재배밭

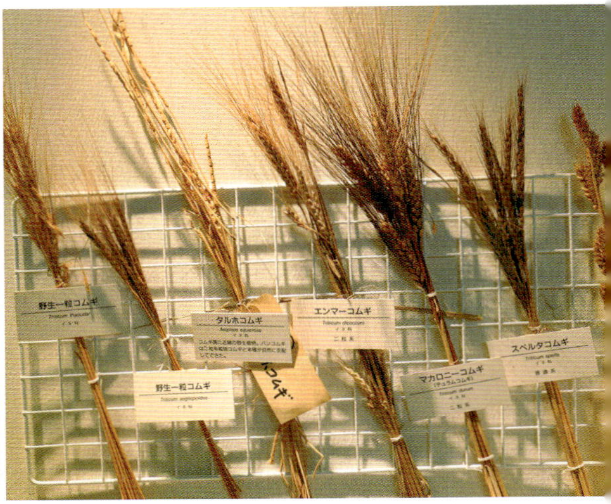

▲ 일본산 밀 종류(일본 오사카시립나가이식물원 전시품)

- 기관지염에 사용한다.
- 진정, 항이뇨 작용이 있다.

| 동의보감 원문의 한글 식물명 | 주근밀

| 동의보감 효능 | 부소맥(浮小麥, 밀쭉정이)은 심(心)을 보한다. 대추와 같이 달여서 먹으면 식은땀[盜汗]을 멎게 한다[의감].

| 동의보감 원문 | **浮小麥:** 養心 同大棗煎 止盜汗.[醫鑑]

| 약용법 | 부소맥 15~30g을 물 800mL에 넣고 달여서 반으로 나누어 아침 저녁으로 마신다.

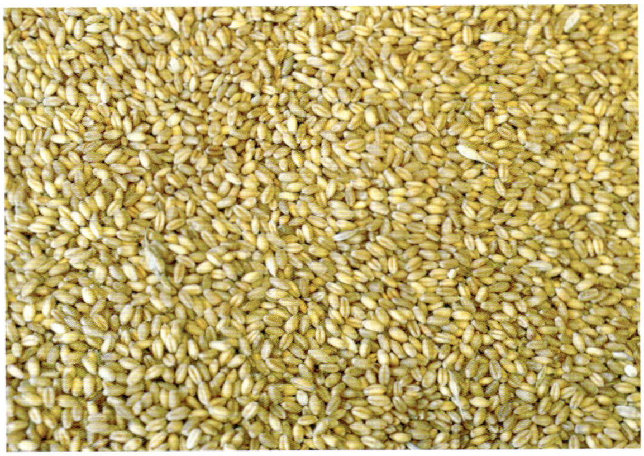

▲ 부소맥(약재, 전형)

밀몽화

한약명 밀몽화

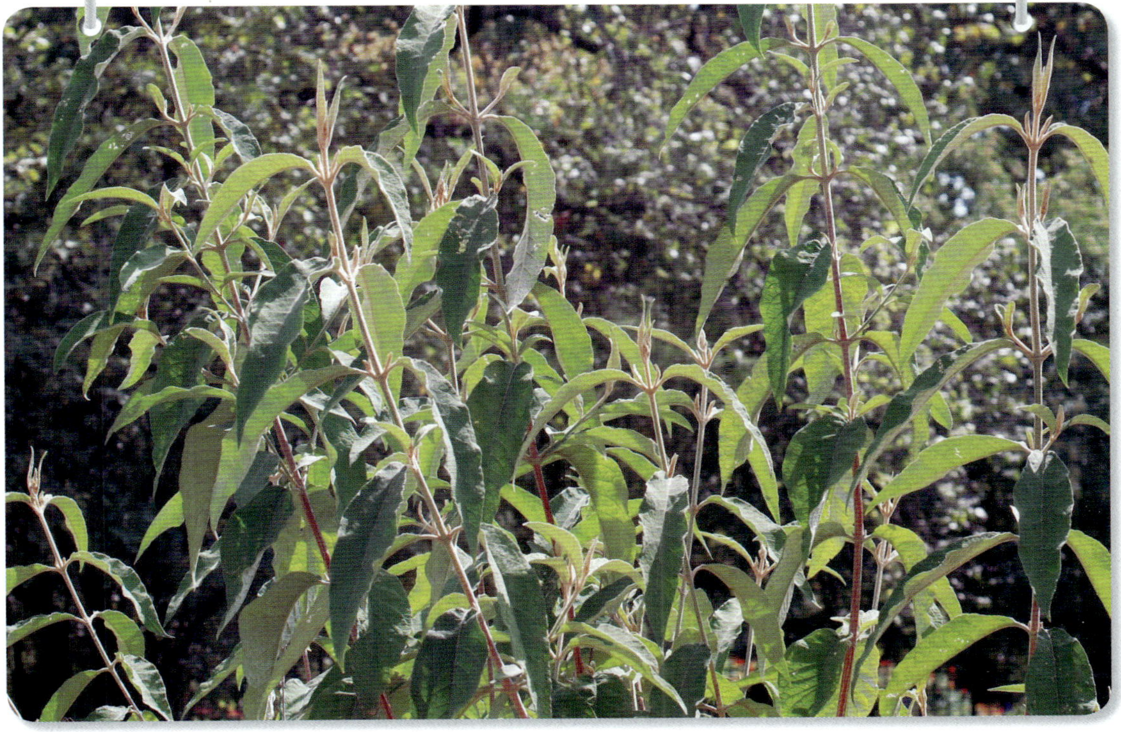

한약명 밀몽화

- 식물명 및 학명: 밀몽화 *Buddleja officinalis* Maximowicz
- 과명: 마전과(Loganiaceae)
- 약용부위: 꽃봉오리
- 한약명: 밀몽화(密蒙花)
- 라틴 생약명: Buddlejae Flos
- 식약처 공정서 및 조선시대 의서 수재:
  대한민국약전외한약(생약)규격집(KHP)
  동의보감 탕액편의 나무부(部)
  방약합편의 관목(灌木)편

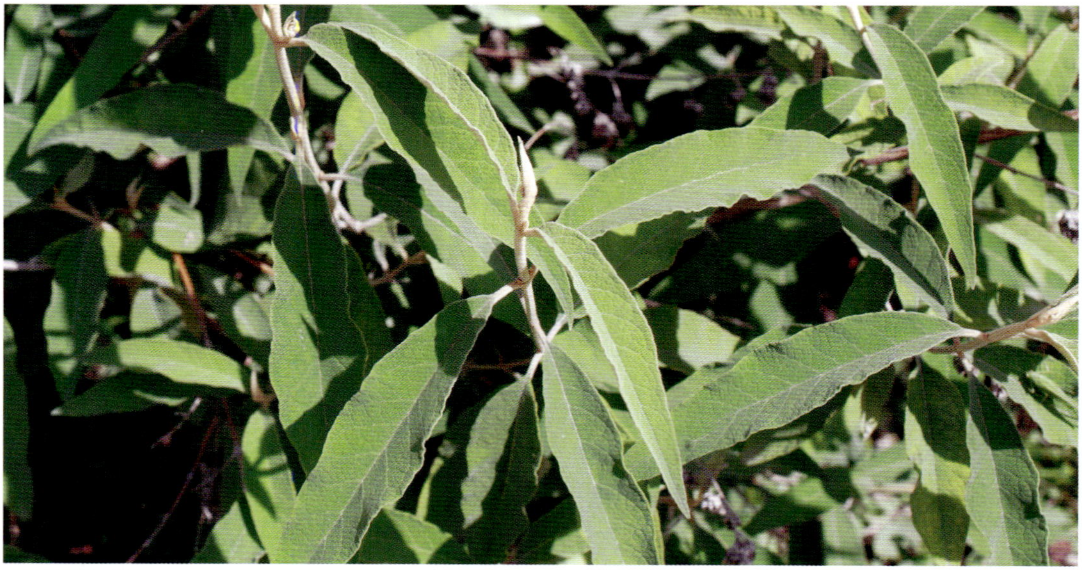

▲ 밀몽화_ 잎

| 한약의 기원 | 이 약은 밀몽화 *Buddleja officinalis* Maximowicz(마전과 Loganiaceae)의 꽃봉오리이다.

| 한방 특성 |

- 한방 약미(藥味)와 약성(藥性): 맛은 달고 성질은 약간 차다.
- 한방 작용부위(귀경, 歸經): 밀몽화는 주로 간장 질환에 영향을 미친다.
- 한방 효능

  청열사화(淸熱瀉火): 열기를 식히고 화기(火氣)를 배출시킨다.

  양간명목(養肝明目): 간음(肝陰)을 보충하여 눈을 밝게 한다.

  퇴예(退翳): 눈에 막이 낀 듯한 것을 없앤다.

| 약효 해설 |

- 시력을 좋게 하는 효능이 있다.
- 간열(肝熱)을 식혀주며 눈을 밝게 해준다.
- 눈이 충혈되면서 붓고 아픈 증상을 낫게 한다.

| 동의보감 효능 | 밀몽화(密蒙花)의 성질은 보통이며[平](약간 차다[微寒]고도 한다) 맛은 달고[甘]

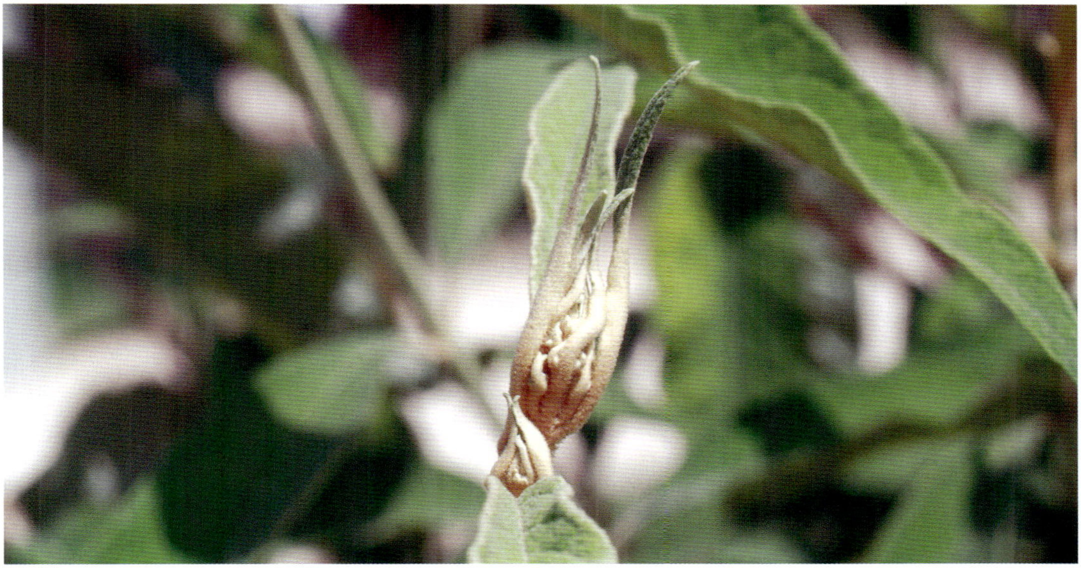

▲ 밀몽화_ 꽃봉오리

독이 없다. 겉으로 보기에는 눈이 멀쩡하나 잘 보이지 않는 것을 치료한다. 예막, 눈이 충혈된 것, 눈물을 많이 흘리는 것, 소아의 창진(瘡疹)과 감기(疳氣)로 눈을 상한 데 주로 쓴다.

| 동의보감 원문 | **密蒙花:** 性平[一云微寒] 味甘 無毒. 主青盲 膚瞖 赤脈 多淚 小兒瘡疹 及疳氣攻眼.

| 약용법 | 꽃봉오리 3~9g을 물 800mL에 넣고 달여서 반으로 나누어 아침 저녁으로 마신다.

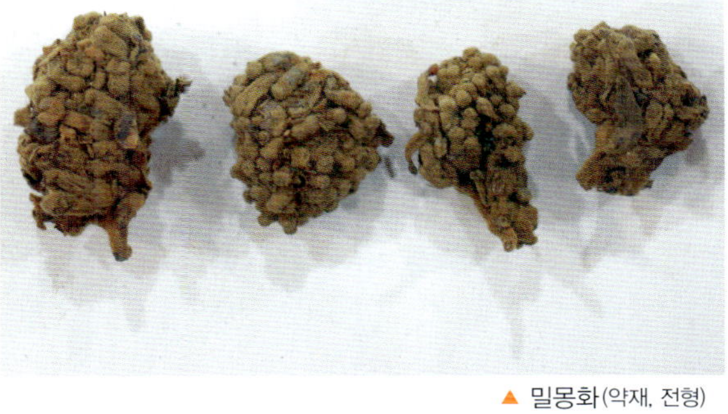

▲ 밀몽화(약재, 전형)

바디나물

한약명 전호

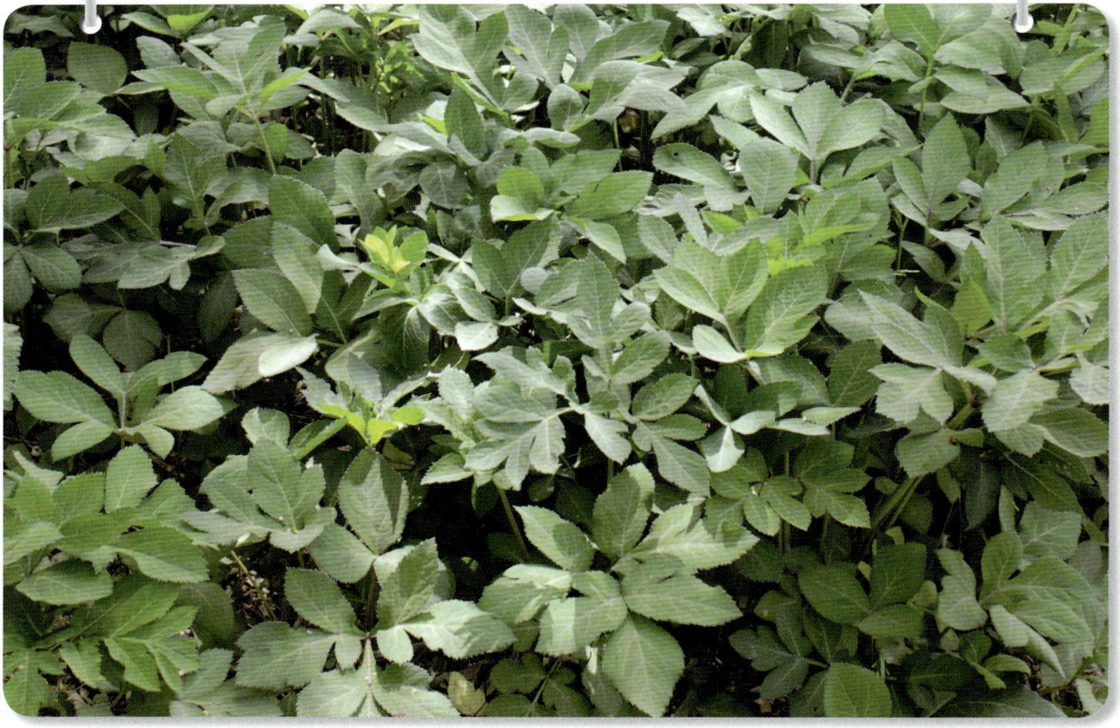

▲ 바디나물_ 지상부

한약명 전호

- 식물명 및 학명: 바디나물 *Angelica decursiva* Franchet et Savatier(= *Peucedanum decursivum* Maximowicz), 백화전호(白花前胡) *Peucedanum praeruptorum* Dunn
- 과명: 산형과(Umbelliferae)
- 약용부위: 뿌리
- 한약명: 전호(前胡)
- 라틴 생약명: Peucedani Radix
- 이명 또는 영명: 전호(全胡)
- 식약처 공정서 및 조선시대 의서 수재:
  대한민국약전외한약(생약)규격집(KHP)
  동의보감 탕액편의 풀부(部)
  방약합편의 산초(山草)편

| 한약의 기원 | 이 약은 바디나물 *Angelica decursiva* Franchet et Savatier(= *Peucedanum decursivum* Maximowicz) 또는 백화전호(白花前胡) *Peucedanum praeruptorum* Dunn(산형과 Umbelliferae)의 뿌리이다.

| 한방 특성 |

- 한방 약미(藥味)와 약성(藥性): 맛은 쓰고 매우며 성질은 약간 차다.
- 한방 작용부위(귀경, 歸經): 전호는 주로 폐 질환에 영향을 미친다.
- 한방 효능

  강기화담(降氣化痰): 치밀어 오른 기(氣)를 내리고 담(痰)을 녹인다.

  산풍청열(散風淸熱): 풍열(風熱)을 없앤다.

| 약효 해설 |

- 열독(熱毒)에 의한 기침을 제거한다.
- 가래가 많은 기침에 쓰인다.

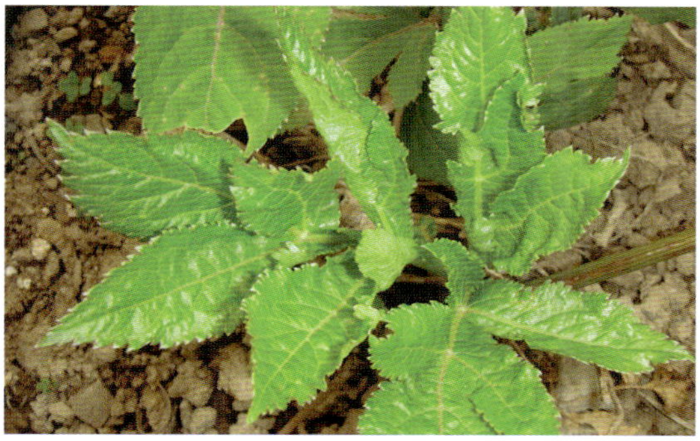

▲ 바디나물_ 어린 지상부

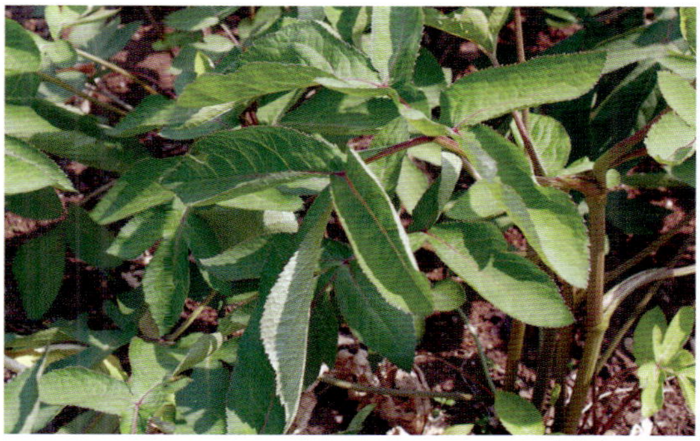

▲ 바디나물_ 잎

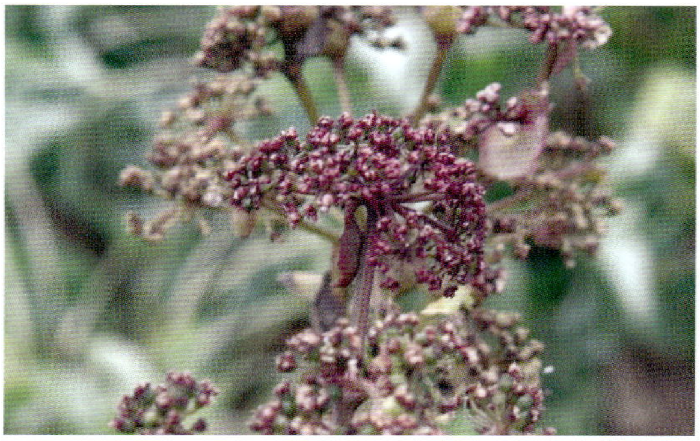

▲ 바디나물_ 꽃

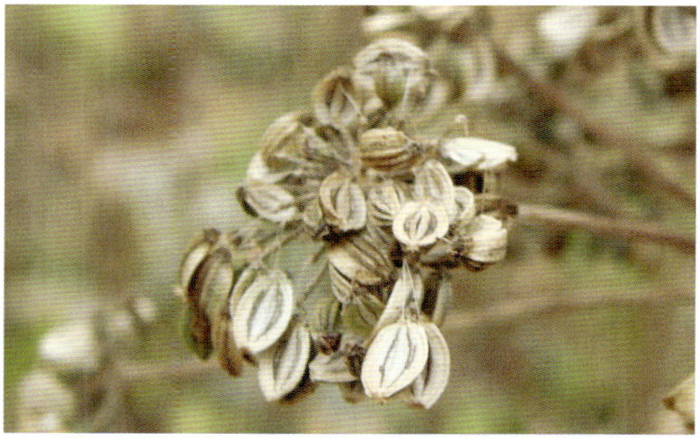

▲ 바디나물_ 열매

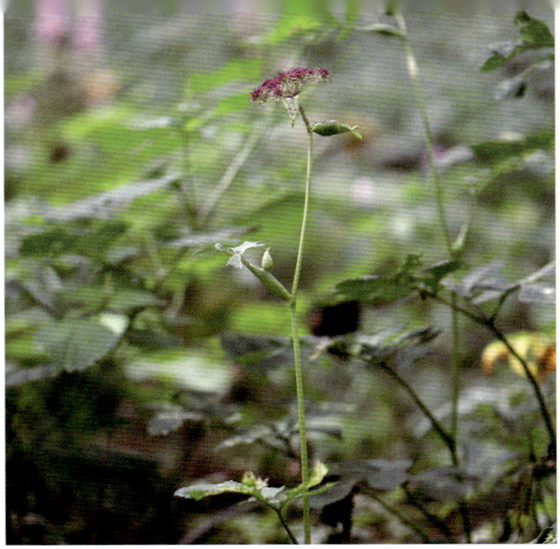

▲ 바디나물_ 지상부

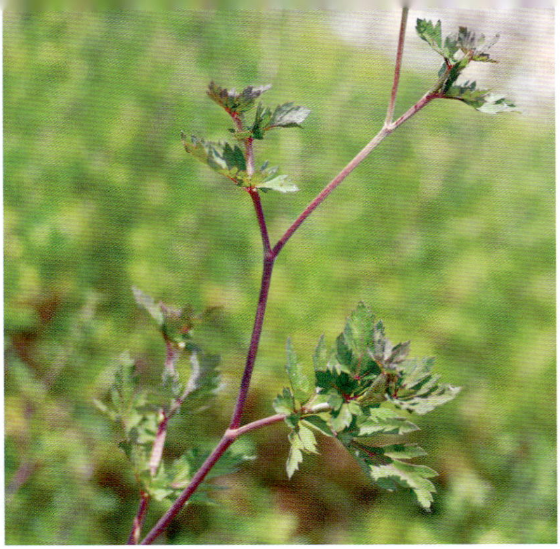

▲ 백화전호_ 지상부

• 해열, 진통 작용이 있다.

| 동의보감 원문의 한글 식물명 | 샤양칫불휘

| 동의보감 효능 | 전호(前胡, 바디나물 뿌리)의 성질은 약간 차며[微寒] 맛은 달고[甘] 매우며[辛] 독이 없다. 몸과 마음이 허약하고 피로한 것을 치료하고 온갖 기운을 내린다. 가슴과 옆구리에 담(痰)이 있어 그득한 것, 속이 막힌 것, 명치에 기가 몰린 것을 낫게 한다. 담이 실한 것을 삭이고 기를 내려서 기침을 멈추게 한다. 식욕을 돋우고 소화를 잘 시킨다.

| 동의보감 원문 | **前胡:** 性微寒 味甘辛 無毒. 治一切勞 下一切氣 療痰滿胸脇 中痞 心腹結氣 去痰實 下氣止嗽 開胃下食.

| 약용법 | 뿌리 3~10g을 물 800mL에 넣고 달여서 반으로 나누어 아침저녁으로 마신다.

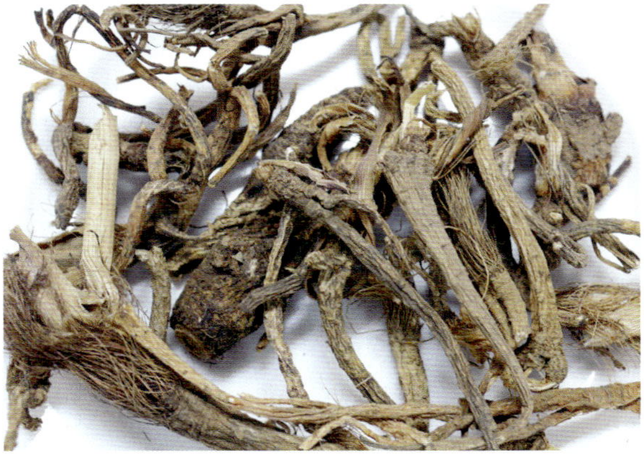

▲ 전호(약재, 전형)

바람등칡

한약명 해풍등

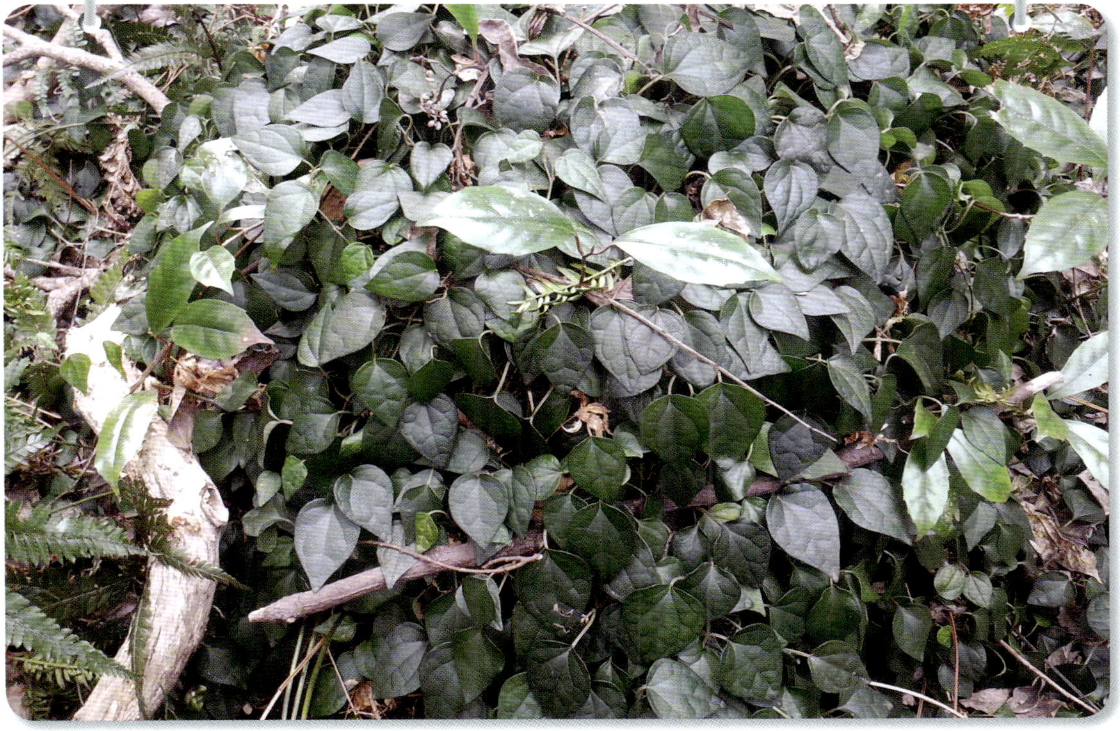

한약명 해풍등

- 식물명 및 학명: 바람등칡 *Piper kadsura* (Choisy) Ohwi
- 과명: 후추과(Piperaceae)
- 약용부위: 덩굴줄기
- 한약명: 해풍등(海風藤)
- 라틴 생약명: Piperis Kadsurae Caulis
- 식약처 공정서 및 조선시대 의서 수재: 대한민국약전외한약(생약)규격집(KHP)

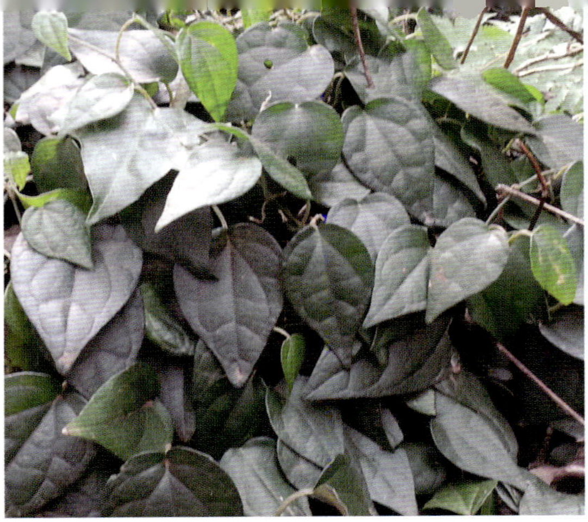

▲ 바람등칡_ 잎

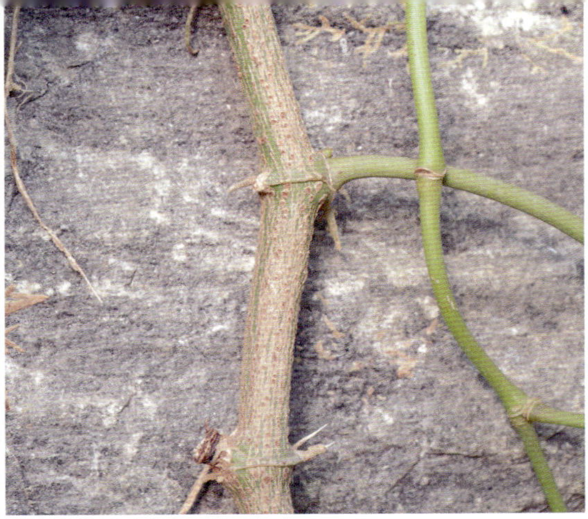

▲ 바람등칡_ 덩굴줄기

| 한약의 기원 | 이 약은 바람등칡 *Piper kadsura* (Choisy) Ohwi(후추과 Piperaceae)의 덩굴줄기이다.

| 한방 특성 |

- 한방 약미(藥味)와 약성(藥性): 맛은 맵고 쓰며 성질은 약간 따뜻하다.
- 한방 작용부위(귀경, 歸經): 해풍등은 주로 간장 질환에 영향을 미친다.
- 한방 효능

거풍습(祛風濕): 풍사(風邪)와 습사(濕邪)를 없앤다.

통경락(通經絡): 경락을 잘 통하게 한다.

지비통(止痺痛): 저리고 아픈 것을 멎게 한다.

| 약효 해설 |

- 관절을 구부리고 펴는 것이 어려운 증상을 낫게 한다.
- 팔다리의 뼈마디가 아플 때 사용한다.
- 수족 마비 증상 치료에 효과가 있다.
- 복부가 차고 아픈 증상에 사용한다.
- 몸이 붓는 증상에 쓰인다.

| 약용법 | 덩굴줄기 6~12g을 물 800mL에 넣고 달여서 반으로 나누어 아침저녁으로 마신다.

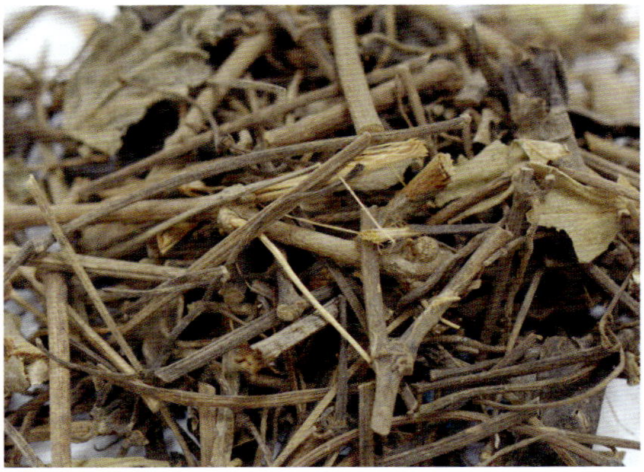

▲ 해풍등(약재, 절단)

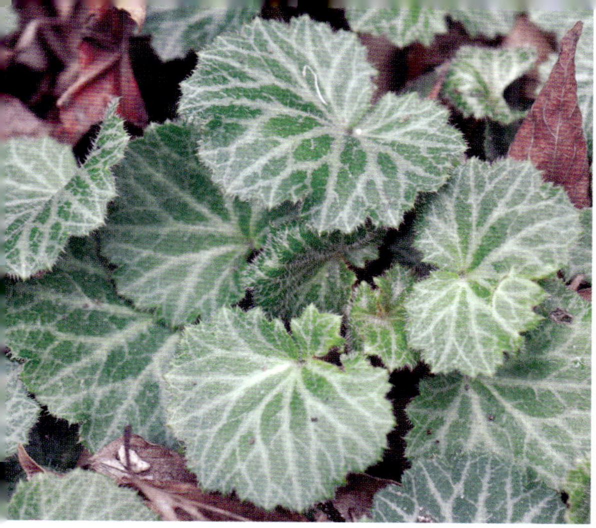

▲ 바위취_ 잎

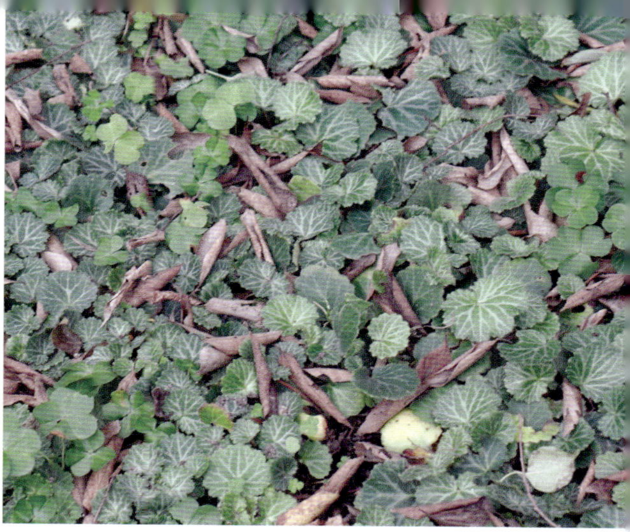

▲ 바위취_ 무리

| 한약의 기원 | 이 약은 바위취 *Saxifraga stolonifera* Linné(범의귀과 Saxifragaceae)의 전초이다.

| 한방 특성 |

- 한방 약미(藥味)와 약성(藥性): 맛은 쓰고 매우며 성질은 차고 독이 약간 있다.
- 한방 작용부위(귀경, 歸經): 호이초는 주로 폐, 비장, 대장 질환에 영향을 미친다.
- 한방 효능

소풍(疏風): 풍사(風邪)를 흩어지게 한다.

청열(淸熱): 열기를 식힌다.

양혈해독(凉血解毒): 혈열(血熱)을 식히고 해독한다.

| 약효 해설 |

- 귓속에서 온갖 고름이 흘러나오는 병에 쓰인다.
- 열이 나고 기침하며 가래가 나오는 증상을 낫게 한다.
- 풍진(風疹)으로 전신의 피부가 가려운 증상을 없애준다.
- 치통, 토혈, 외상출혈에 유효하다.

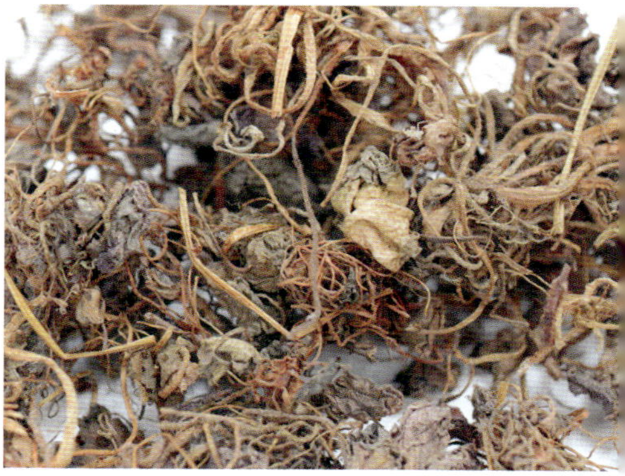

▲ 호이초(약재, 전형)

| 약용법 | 전초 10~15g을 물 800mL에 넣고 달여서 반으로 나누어 아침저녁으로 마신다.

박새

한약명 여로

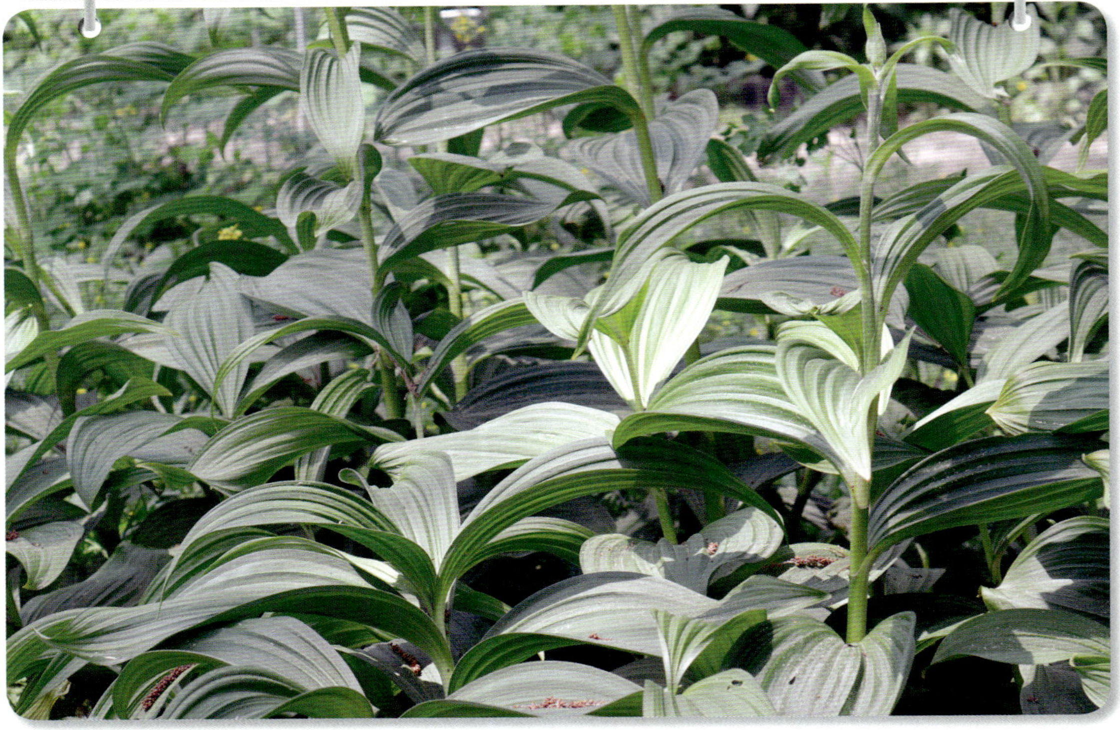

▲ 박새_ 잎과 줄기

한약명 여로

- 식물명 및 학명: 박새 *Veratrum oxysepalum* Turcz. 참여로 *Veratrum nigrum* Linné var. *ussuriense* Loes. fil.
- 과명: 백합과(Liliaceae)
- 약용부위: 뿌리줄기와 뿌리
- 한약명: 여로(藜蘆)
- 라틴 생약명: Veratri Rhizoma et Radix
- 이명 또는 영명: 여로두(藜蘆頭)
- 식약처 공정서 및 조선시대 의서 수재:
  대한민국약전외한약(생약)규격집(KHP)
  동의보감 탕액편의 풀부(部)
  방약합편의 독초편

| 한약의 기원 | 이 약은 박새 *Veratrum oxysepalum* Turcz. 또는 참여로 *Veratrum nigrum* Linné var. *ussuriense* Loes. fil.(백합과 Liliaceae)의 뿌리줄기와 뿌리이다.

| 한방 특성 |

- 한방 약미(藥味)와 약성(藥性): 맛은 맵고 쓰며 성질은 차고 독이 있다.
- 한방 작용부위(귀경, 歸經): 여로는 주로 간장, 폐, 위장 질환에 영향을 미친다.
- 한방 효능

  용토풍담(涌吐風痰): 풍증(風症)을 일으키는 담(痰)을 토해내게 한다.

  살충(殺蟲): 기생충을 죽인다.

| 약효 해설 |

- 중풍으로 담(痰)이 뭉쳐 기(氣)가 막히는 병증에 사용한다.
- 오랫동안 낫지 않는 말라리아를 치료한다.
- 살충, 혈압강하 작용이 있다.

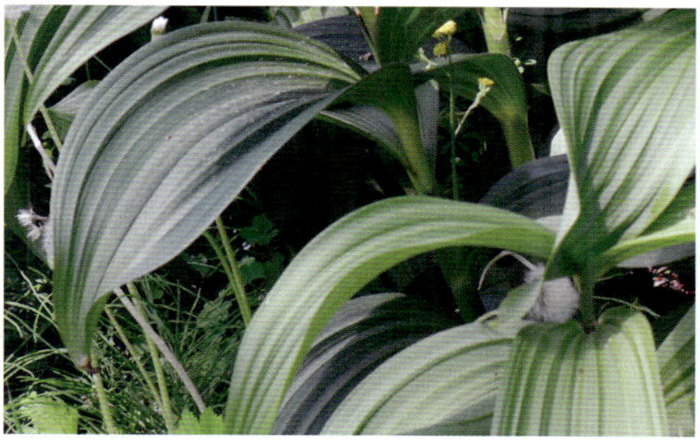

▲ 박새_ 잎

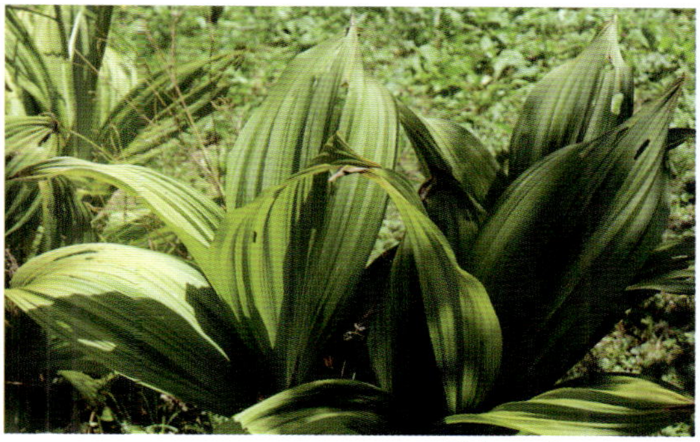

▲ 참여로_ 잎(오스트리아)

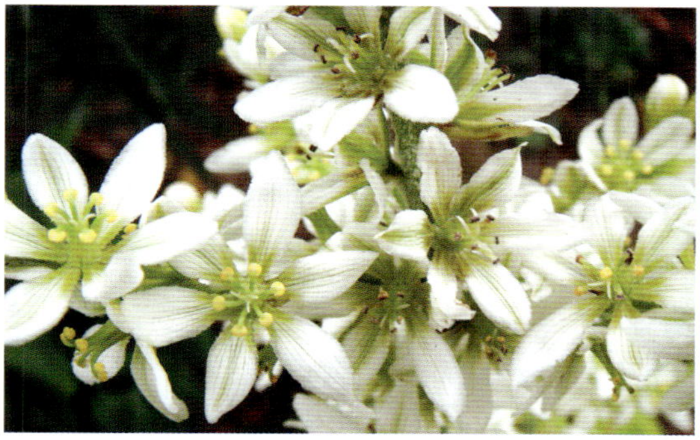

▲ 박새_ 꽃

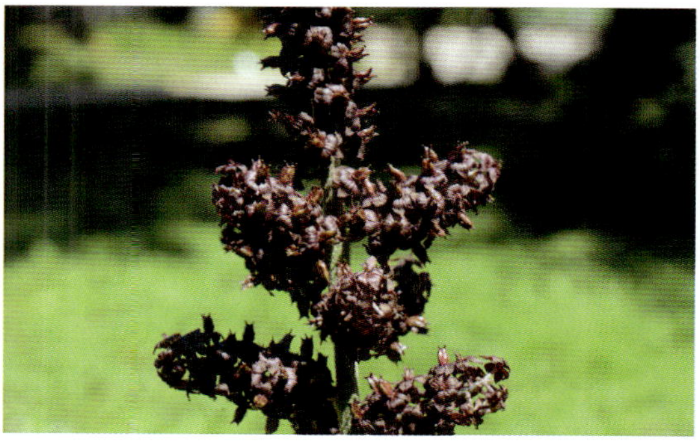

▲ 참여로_ 꽃(오스트리아)

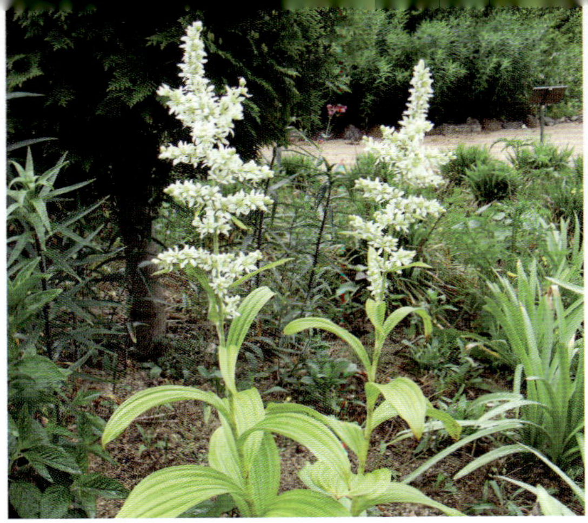

▲ 박새_ 지상부

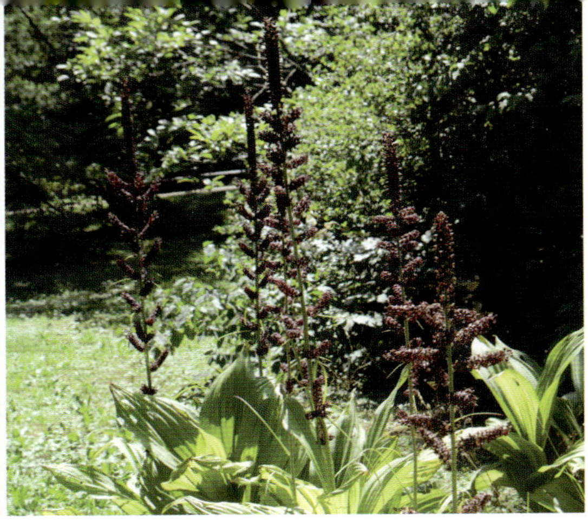

▲ 참여로_ 지상부(오스트리아)

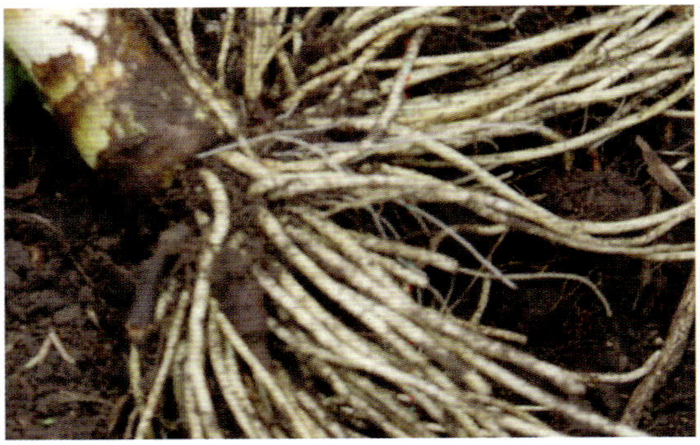

▲ 박새_ 뿌리(채취품)

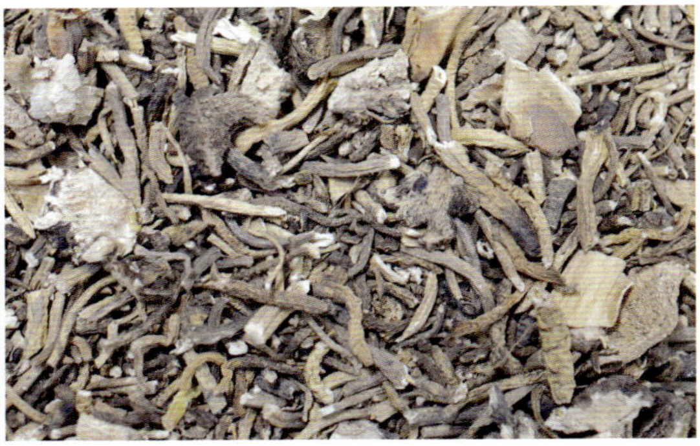

▲ 여로(약재, 절편)

• 감각마비, 복통, 서맥(徐脈, 느린 맥박), 심장 기능 이상과 같은 중독 증상이 나타날 수 있다.

| 동의보감 원문의 한글 식물명 | 박새

| 동의보감 효능 | 여로(藜蘆, 박새 뿌리)의 성질은 차고[寒] 맛은 맵고[辛] 쓰며[苦] 독이 많다. 머리에 난 부스럼, 옴으로 가려운 것, 피부가 헐어 아프고 가려우며 벌겋게 부어 곪는 것, 버짐을 낫게 한다. 굳은살[死肌]을 없애며 여러 가지 벌레를 죽이고 가슴의 풍담(風痰)을 토하게 한다.

| 동의보감 원문 | **藜蘆:** 性寒 味辛苦 有大毒. 主頭瘍 疥瘙 惡瘡癬. 去死肌 殺諸蟲 吐膈上風痰.

| 약용법 | 뿌리줄기와 뿌리 0.3~0.6g을 가루 또는 환(丸)으로 만들어 복용하거나 외용으로 적당량 사용한다.

| 주의사항 | 독성이 있으므로 사용에 주의한다.

박하

한약명 박하

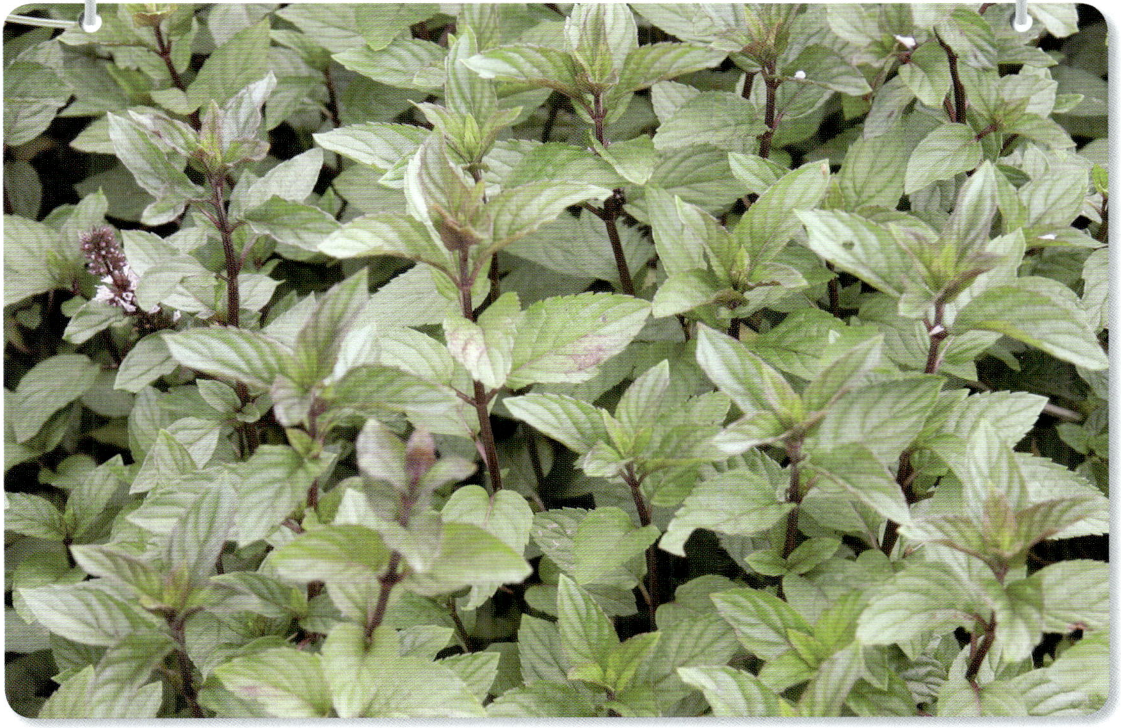

한약명 박하

- 식물명 및 학명: 박하 *Mentha arvensis* Linné var. *piperascens* Malinvaud ex Holmes
- 과명: 꿀풀과(Labiatae)
- 약용부위: 지상부
- 한약명: 박하(薄荷)
- 라틴 생약명: Menthae Herba
- 식약처 공정서 및 조선시대 의서 수재:
  대한민국약전(KP)
  동의보감 탕액편의 채소부(部)
  방약합편의 방초(芳草, 향기가 좋은 풀)편

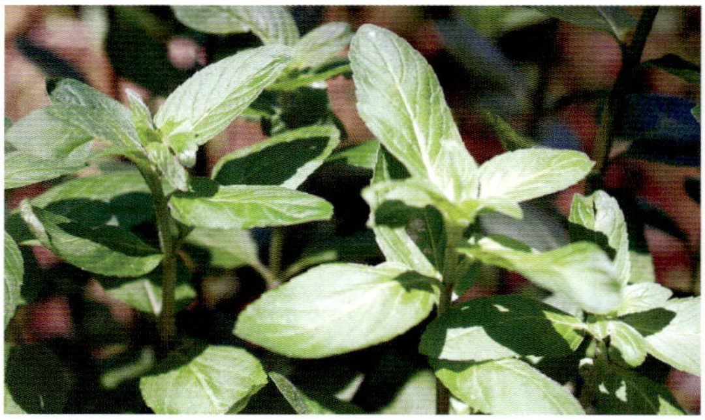
▲ 박하_ 잎

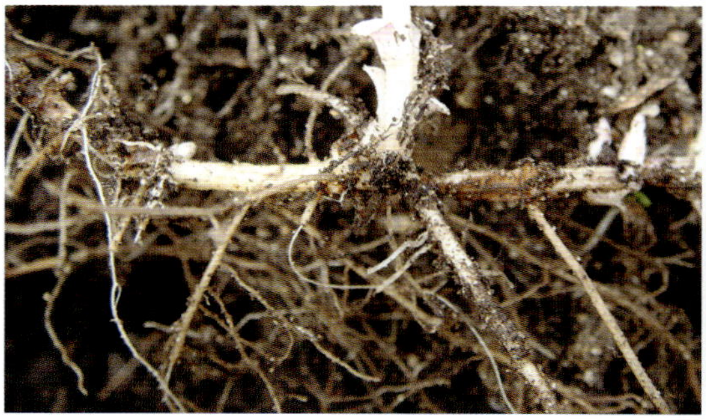
▲ 박하_ 뿌리

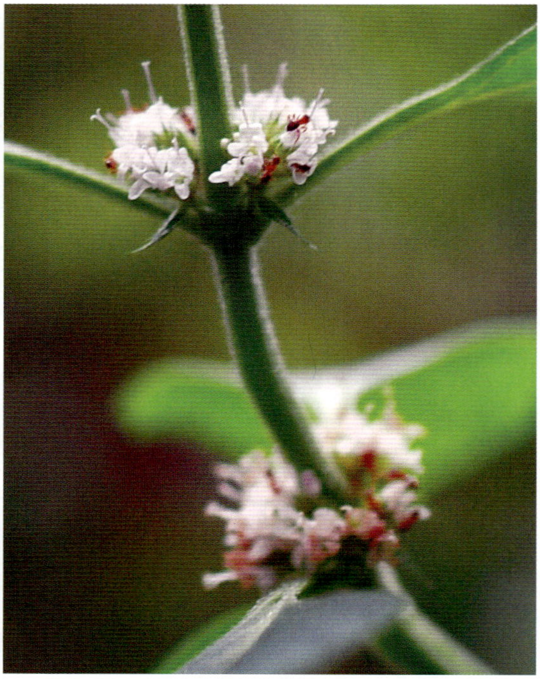
▲ 박하_ 꽃

| 한약의 기원 | 이 약은 박하 *Mentha arvensis* Linné var. *piperascens* Malinvaud ex Holmes(꿀풀과 Labiatae)의 지상부이다.

| 한방 특성 |

- 한방 약미(藥味)와 약성(藥性): 맛은 맵고 성질은 서늘하다.
- 한방 작용부위(귀경, 歸經): 박하는 주로 폐, 간장 질환에 영향을 미친다.
- 한방 효능

소산풍열(消散風熱): 풍열(風熱)을 해소한다.

청리두목(淸利頭目): 머리와 눈의 발열을 해소한다.

| 약효 해설 |

- 머리와 눈을 맑게 해준다.
- 목 안이 붓고 아픈 증상에 도움이 된다.
- 인후(咽喉)를 편하게 한다.

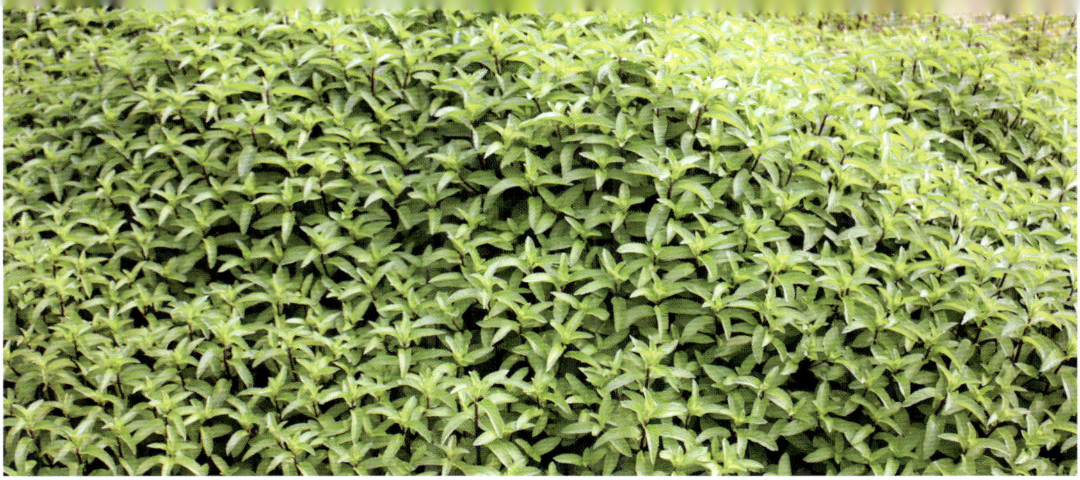

▲ 박하_ 재배밭

• 열나고 기침하는 증상의 초기에 사용한다.
• 눈 충혈 제거에 좋다.

| 동의보감 원문의 한글 식물명 | 영싱이

| 동의보감 효능 | 박하(薄荷)는 성질이 따뜻하고[溫](보통이라고도[平] 한다) 맛이 매우면서[辛] 쓰며[苦] 독이 없다. 여러 약들을 영위(榮衛)로 끌고 가서 땀을 내고 독을 내보낼 수 있어 상한두통(傷寒頭痛)을 치료한다. 중풍(中風), 적풍(賊風), 두풍(頭風)도 치료한다. 관절을 잘 통하게 하고 몹시 피로한 것을 풀리게 한다.

| 동의보감 원문 | **薄荷:** 性溫[一云平] 味辛苦 無毒. 能引諸藥入榮衛 發毒汗 療傷寒頭痛. 治中風賊風頭風. 通利關節 大解勞乏.

| 약용법 | 지상부 3~6g을 물 800mL에 넣고 달여서 아침저녁으로 마신다. 오래 끓이지 않는다. 가루 또는 환(丸)으로 만들어 복용하거나 외용으로 적당량 사용한다.

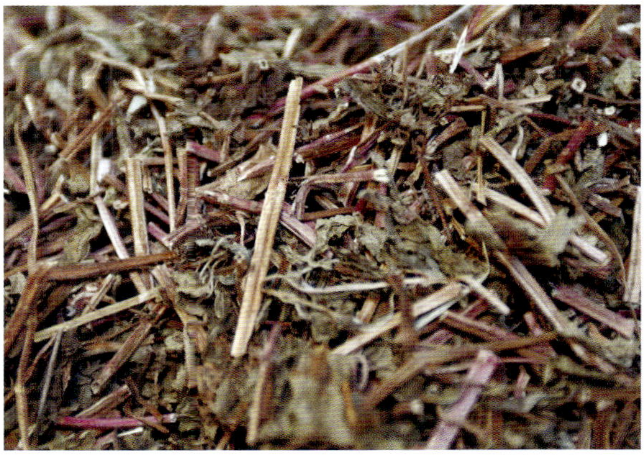

▲ 박하(약재, 절단)

반지련

한약명 반지련

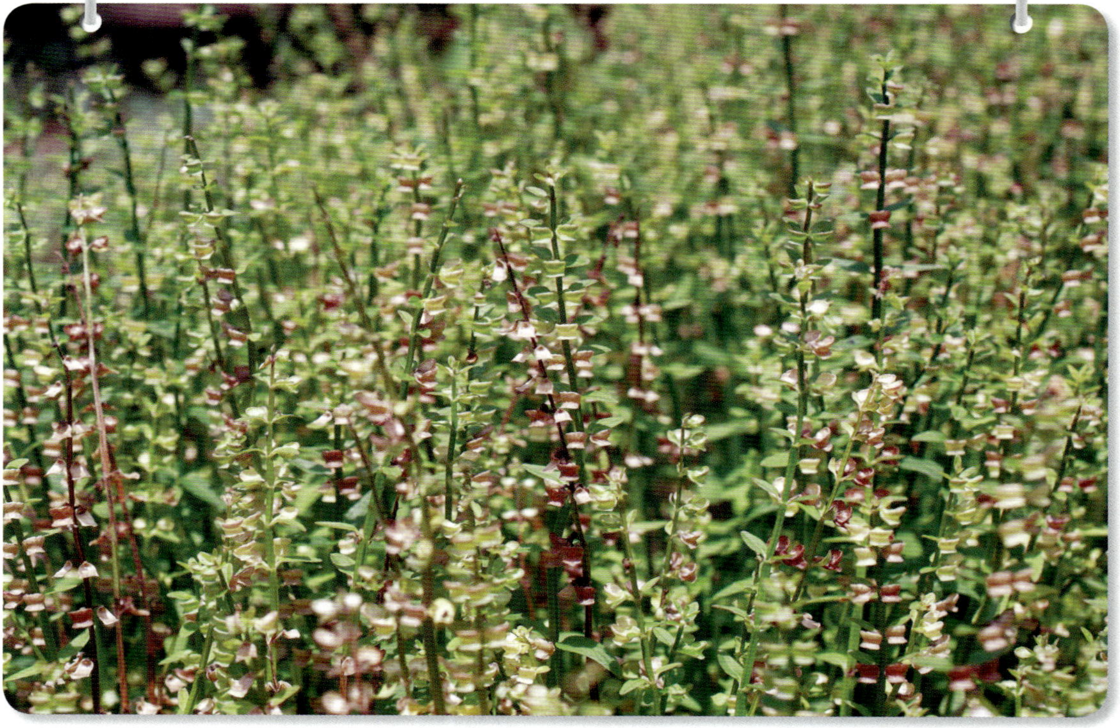

한약명 반지련

- 식물명 및 학명: 반지련(半枝蓮) *Scutellaria barbata* D. Don
- 과명: 꿀풀과(Labiatae)
- 약용부위: 전초
- 한약명: 반지련(半枝蓮)
- 라틴 생약명: Scutellariae Barbatae Herba
- 식약처 공정서 및 조선시대 의서 수재: 대한민국약전외한약(생약)규격집(KHP)

| 한약의 기원 | 이 약은 반지련(半枝蓮) *Scutellaria barbata* D. Don(꿀풀과 Labiatae)의 전초이다.

| 한방 특성 |

- 한방 약미(藥味)와 약성(藥性): 맛은 맵고 쓰며 성질은 차다.
- 한방 작용부위(귀경, 歸經): 반지련은 주로 폐, 간장, 신장 질환에 영향을 미친다.
- 한방 효능

청열해독(淸熱解毒): 열독(熱毒)을 해소한다.

화어이뇨(化瘀利尿): 어혈을 없애고 소변을 잘 나오게 한다.

| 약효 해설 |

- 목 안이 붓고 아픈 증상에 사용한다.
- 황달, 몸이 붓는 증상을 낫게 한다.
- 토혈, 코피를 멎게 한다.
- 어혈(瘀血)을 풀어준다.

| 약용법 | 전초 15~30g을 물 800mL에 넣고 달여서 반으로 나누어 아침저녁으로 마신다.

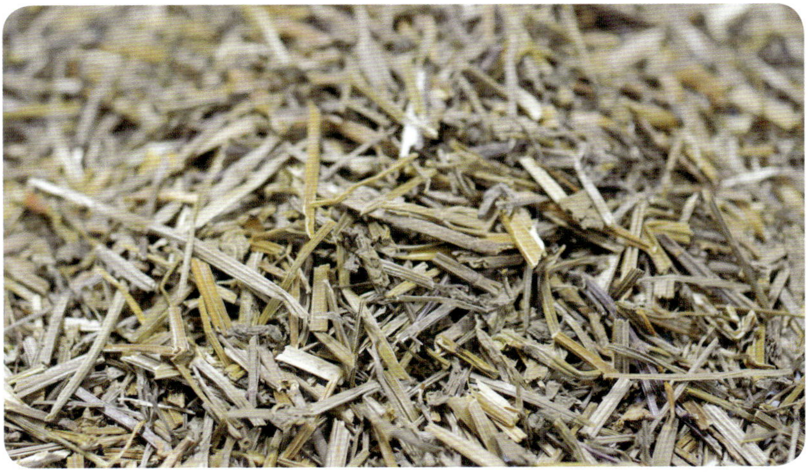

▲ 반지련(약재, 절단)

반하

한약명 반하

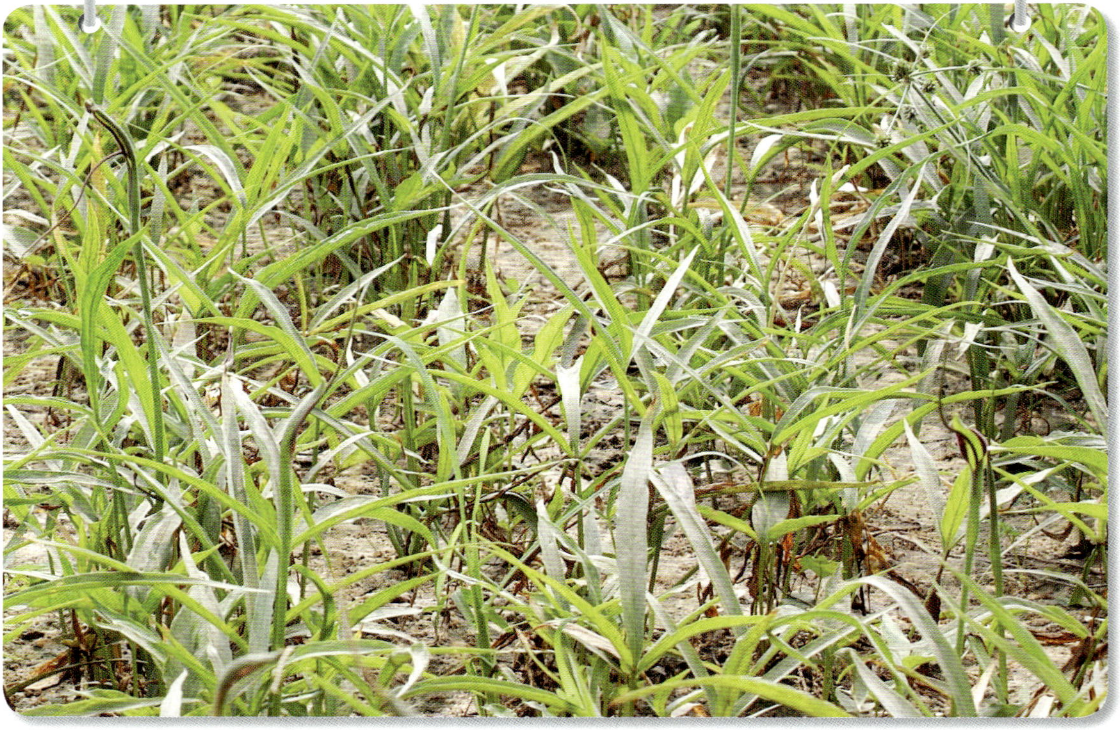

한약명 반하

- 식물명 및 학명: 반하 *Pinellia ternata* Breitenbach
- 과명: 천남성과(Araceae)
- 약용부위: 덩이줄기로서 주피를 완전히 제거한 것
- 한약명: 반하(半夏)
- 라틴 생약명: Pinelliae Tuber
- 이명 또는 영명: Pinellia Tuber
- 식약처 공정서 및 조선시대 의서 수재:
  대한민국약전(KP)
  동의보감 탕액편의 풀부(部)
  방약합편의 독초편

| 한약의 기원 | 이 약은 반하 *Pinellia ternata* Breitenbach(천남성과 Araceae)의 덩이줄기로서 주피를 완전히 제거한 것이다.

| 한방 특성 |

- 한방 약미(藥味)와 약성(藥性): 맛은 매우며 성질은 따뜻하고 독성이 있다.
- 한방 작용부위(귀경, 歸經): 반하는 주로 비장, 위장, 폐 질환에 영향을 미친다.
- 한방 효능

조습화담(燥濕化痰): 습기를 말리고 가래를 없앤다.

강역지구(降逆止嘔): 기(氣)가 거슬러 오르는 것을 내리고 구토를 멎게 한다.

소비산결(消痞散結): 관절이 아프고 저린 비증(痞症)을 해소하고 뭉친 것을 풀어준다.

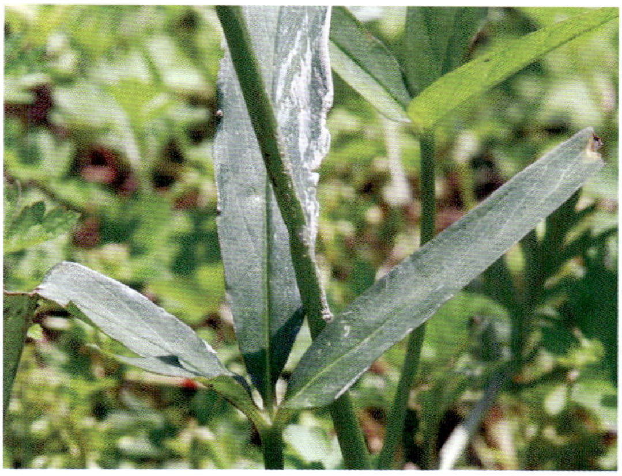

▲ 반하_ 잎

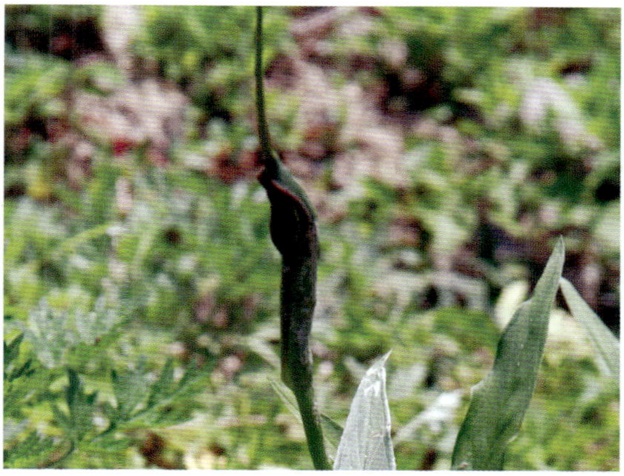

▲ 반하_ 꽃

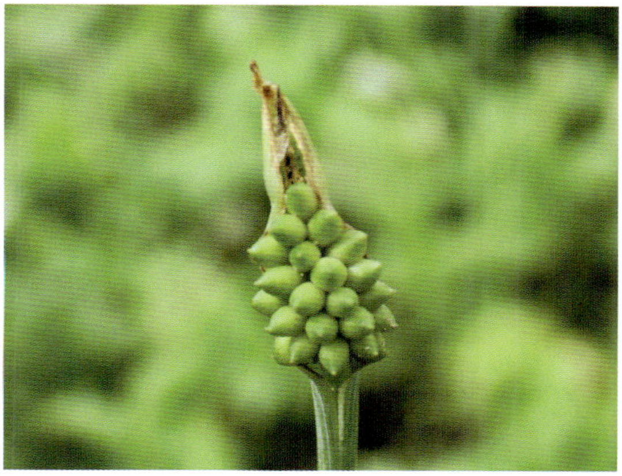

▲ 반하_ 열매

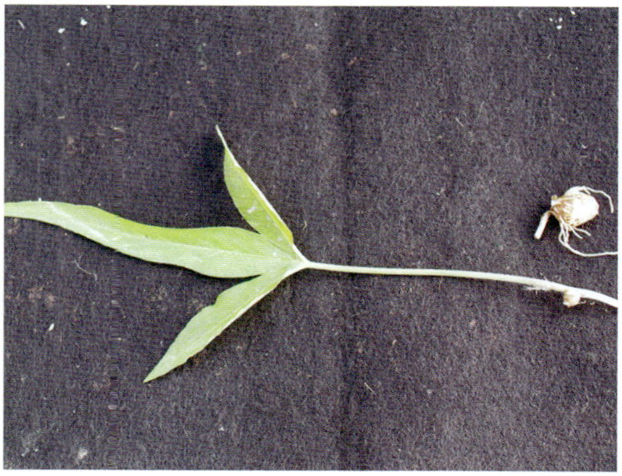

▲ 반하_ 전초(채취품)

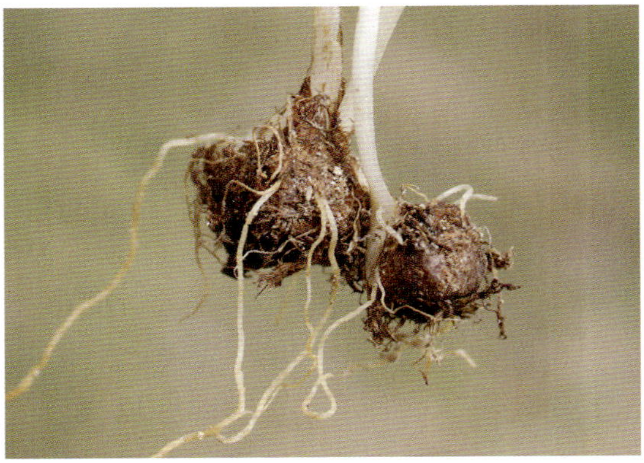

▲ 반하_ 덩이줄기

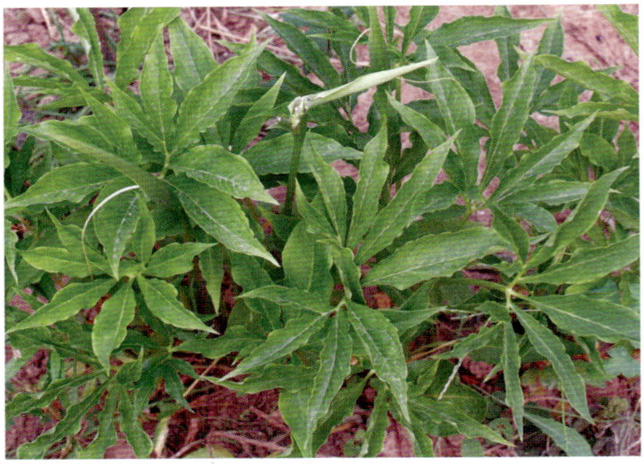

▲ 장엽반하(*Pinellia pedatisecta*)_ 지상부

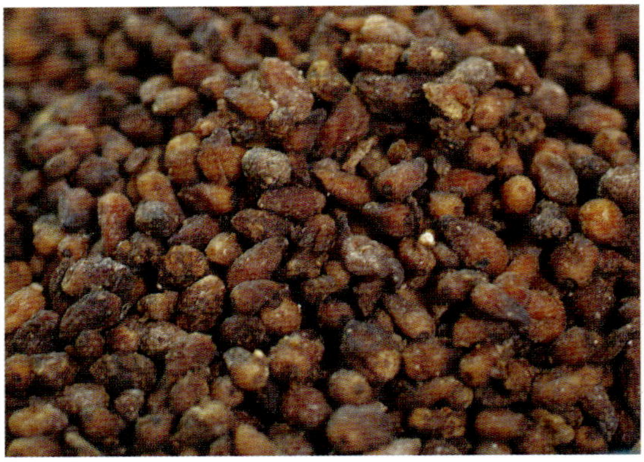

▲ 반하(수치 약재, 시장 판매품)

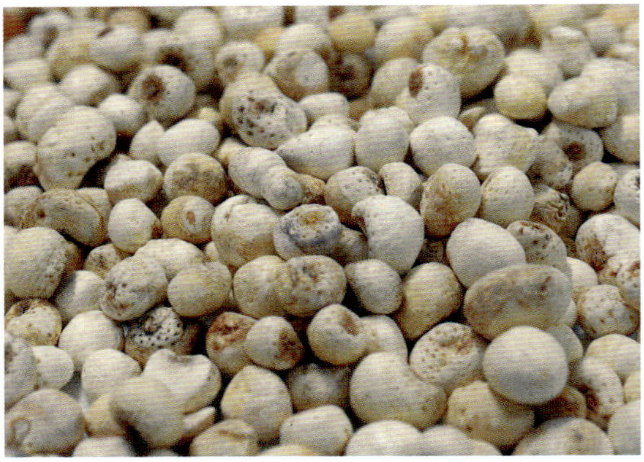

▲ 반하(약재, 전형)

| 약효 해설 |

- 가래가 많고 기침하며 숨이 찬 것을 낫게 한다.
- 기가 치솟는 것을 내리게 하여 구토를 멎게 한다.
- 어지럽고 머리가 아픈 증상을 치료한다.
- 진정 작용이 있다.
- 아린 맛 성분인 호모겐티스산(homogentisic acid)이 있다.
- 자극작용이 심하므로 수치(修治)하여 사용하여야 한다.

| 동의보감 원문의 한글 식물명 | 끠물웃

| 동의보감 효능 | 반하(半夏, 끼무릇 덩이줄기)의 성질은 보통이고[平](생것은 약간 차고[微寒] 익히

면 따뜻하다[溫]) 맛은 매우며[辛] 독이 있다. 추위로 인하여 추웠다 열이 났다 하는 것을 낫게 한다. 명치에 담열(痰熱)이 가득한 것과 기침하고 숨이 찬 것을 낫게 하며 가래침을 없앤다. 식욕을 돋우고 비(脾)를 튼튼하게 한다. 토하는 것을 멎게 하며 가슴 속의 가래나 침을 없앤다. 또 말라리아를 치료하고 유산시킨다.

| 동의보감 원문 | **半夏:** 性平[生微寒熟溫] 味辛 有毒. 主傷寒寒熱. 消心腹痰熱滿結 咳嗽上氣 消痰涎. 開胃健脾 止嘔吐 去胸中痰涎 療瘧 墮胎.

| 수치(修治) | 한방이론에 근거하여 약재를 가공처리함으로써 약재 본래의 성질을 변화시키는 제약기술의 일종으로, 포제(炮製)라고도 한다.

- 생반하(生半夏): 이물질을 제거하고 작은 부스러기는 체로 쳐서 가려낸다.
- 법반하(法半夏): 반하를 크고 작은 것으로 나누어 햇볕을 피하고 냉수에 축여 둔다. 10일 정도 담가서 흰 거품이 나오게 되면 백반을 넣고 물을 매일 갈아준다. 백반의 아린 맛이 나오지 않으면 꺼내어 햇볕에 약간 말린다. 별도로 감초 달인 액을 준비하여 여기에 반하를 넣고 매일 저어 혼합한다. 반하 중심부의 백색이 없어지고 고루 스며들어 황색으로 되면 꺼내어 그늘에서 말린다. 함량 비율은 반하 1000g∶백반 20g∶감초 160g이다.
- 강반하(薑半夏): 정선된 반하를 위의 방법으로 처리한 다음 백반(白礬)과 생강편(生薑片)을 넣어 액이 충분히 스며들도록 쪄서 음건한다. 함량 비율은 반하 1000g∶생강 250g∶백반 13g이다.
- 청반하(淸半夏): 정선된 반하를 위의 방법에 따라 처리한 후 백반수(白礬水)를 넣어 찐 후 통풍이 잘되는 곳에서 건조한다.

| 약용법 | 수치(修治)한 덩이줄기 3~9g을 물 800mL에 넣고 달여서 반으로 나누어 아침저녁으로 마신다.

| 주의사항 | 반하의 덩이줄기는 독성이 있으므로 수치(修治)한 후 사용해야 한다.

밤나무

한약명 건율

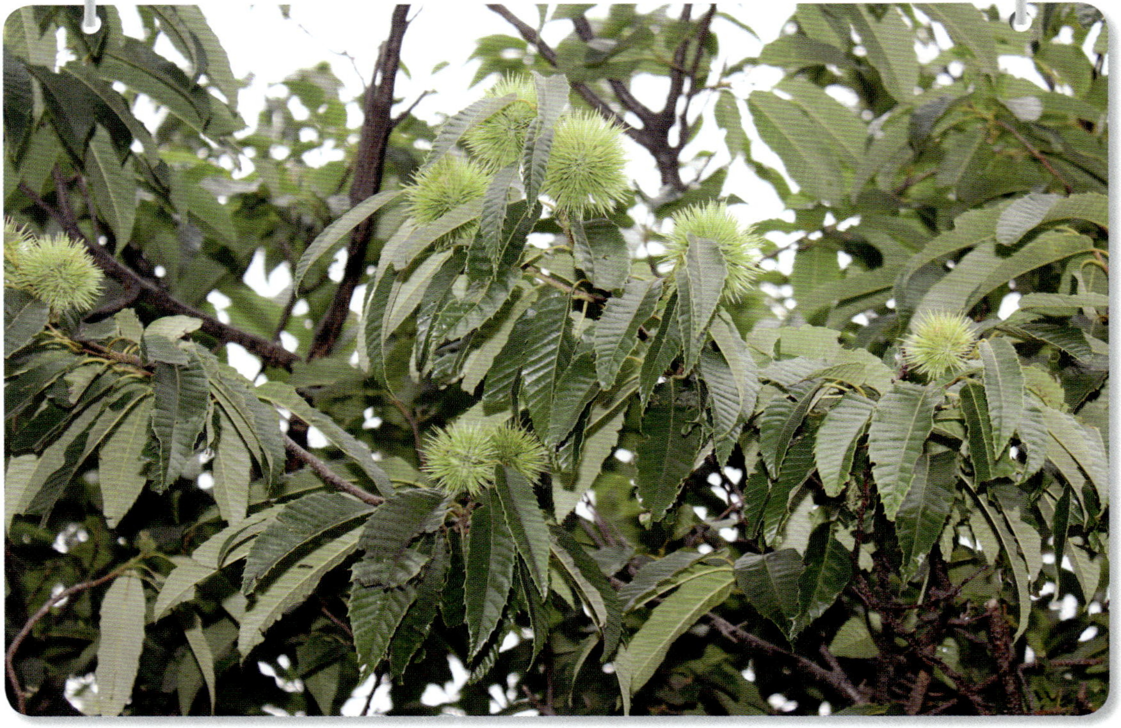

한약명 건율

- 식물명 및 학명: 밤나무 *Castanea crenata* Siebold et Zuccarini
- 과명: 참나무과(Fagaceae)
- 약용부위: 씨껍질을 벗긴 씨
- 한약명: 건율(乾栗)
- 라틴 생약명: Castaneae Semen
- 이명 또는 영명: 율자(栗子)
- 식약처 공정서 및 조선시대 의서 수재:
  대한민국약전외한약(생약)규격집(KHP)
  동의보감 탕액편의 과일부(部)
  방약합편의 오과(五果, 다섯 가지 과일)편

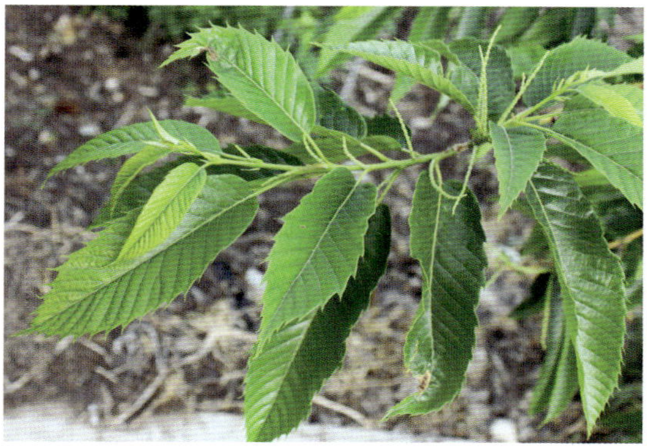

▲ 밤나무_ 잎

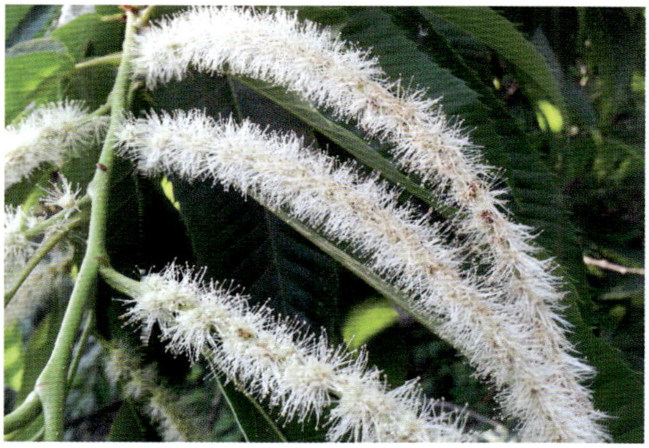

▲ 밤나무_ 꽃

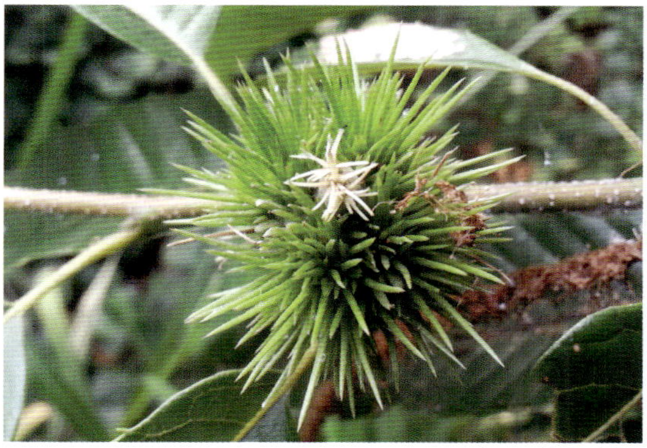

▲ 밤나무_ 어린 열매

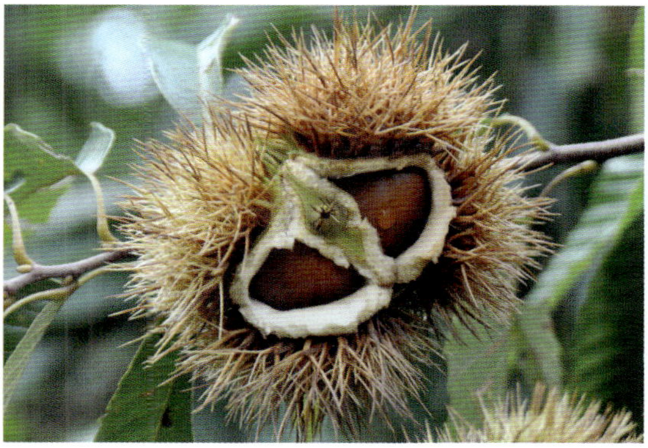

▲ 밤나무_ 익어 벌어진 열매

| 한약의 기원 | 이 약은 밤나무 *Castanea crenata* Siebold et Zuccarini(참나무과 Fagaceae)의 종피를 벗긴 씨이다.

| 한방 특성 |

- 한방 약미(藥味)와 약성(藥性): 맛은 달고 약간 짜며 성질은 보통이다[平].
- 한방 작용부위(귀경, 歸經): 건율은 주로 비장, 신장 질환에 영향을 미친다.
- 한방 효능

익기건비(益氣建脾): 원기를 보충하고 비(脾)를 건강하게 한다.

보신강근(補腎强筋): 신(腎)을 보하고 근육을 튼튼하게 한다.

활혈소종(活血消腫): 혈액 순환을 촉진하고 종기를 가라앉힌다.

지혈(止血): 출혈을 멎게 한다.

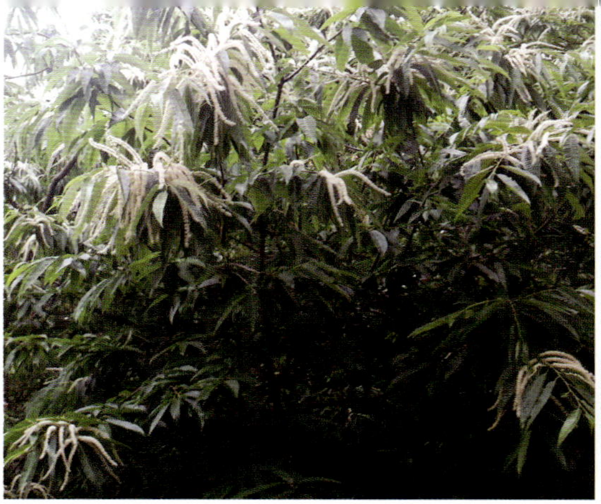

▲ 밤나무_ 수형

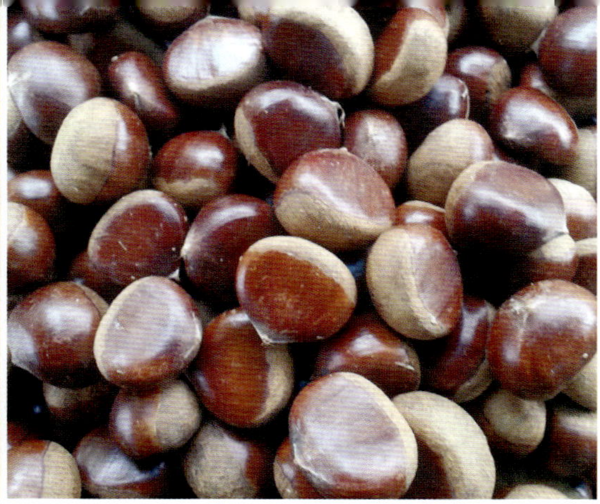

▲ 밤나무_ 열매

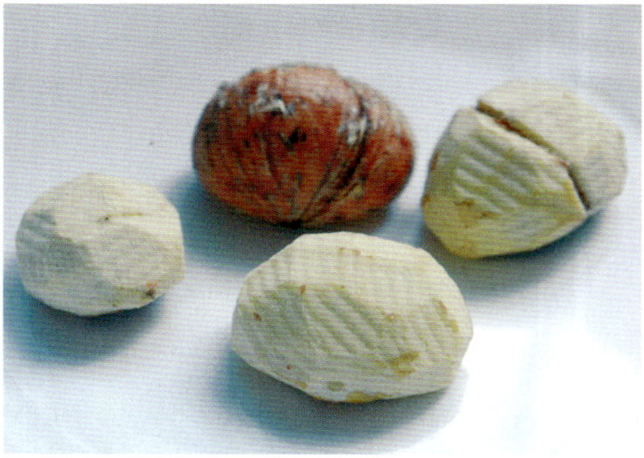

▲ 건율(약재, 전형)

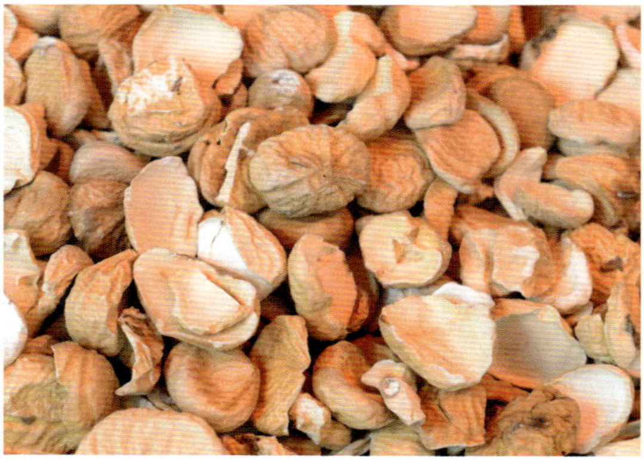

▲ 건율(절편, 시장 판매품)

| 약효 해설 |

- 다리와 무릎이 시큰거리고 힘이 없어지는 증상에 쓰인다.
- 힘줄과 뼈가 부러져 붓고 아픈 증상에 유효하다.
- 음식물이 들어가면 토하는 병증에 사용한다.
- 토혈, 코피, 혈변(血便)을 멎게 한다.

| 동의보감 원문의 한글 식물명 | 밤

| 동의보감 효능 | 율자(栗子, 밤)의 성질은 따뜻하고[溫] 맛은 시며[酸] 독이 없다. 기운을 돕고 위와 대소장[腸胃]을 튼튼하게 하며 신장의 기운[腎氣]을 돕고 배고프지 않게 한다.

| 동의보감 원문 | **栗子:** 性溫 味鹹 無毒. 益氣 厚腸胃 補腎氣 令人耐飢.

| 약용법 | 씨껍질을 벗긴 씨를 그대로 또는 삶아 익혀서 먹는다.

방기

한약명 방기

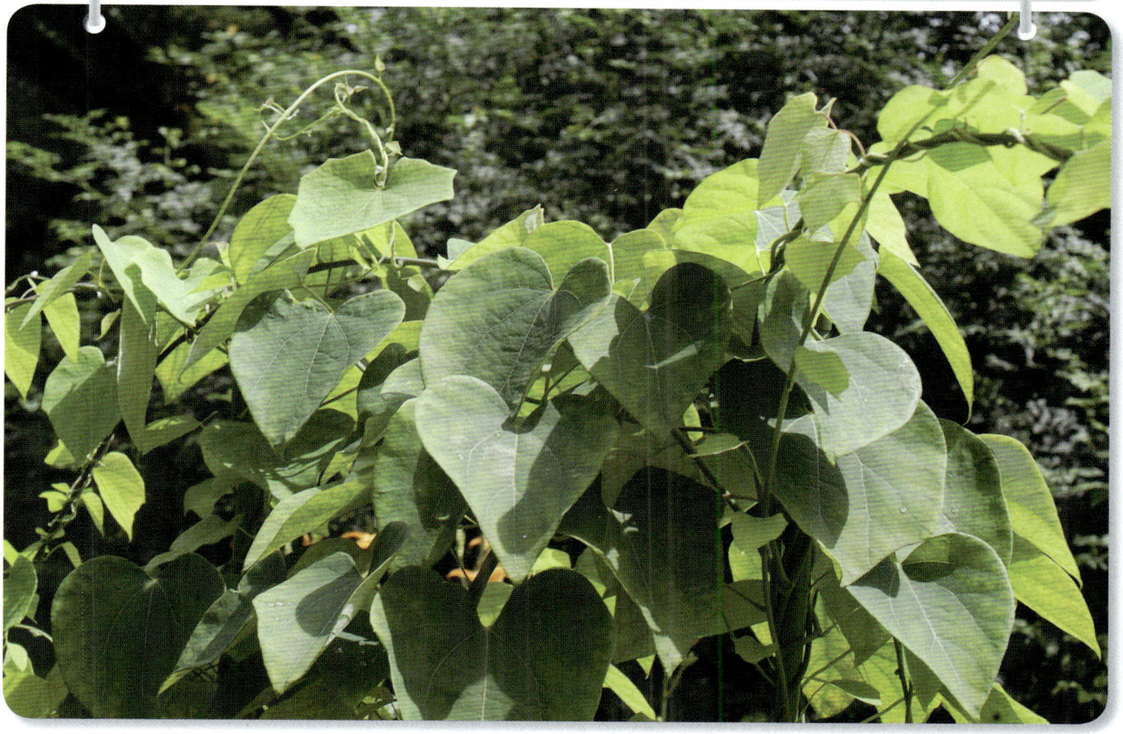

한약명 방기

- 식물명 및 학명: 방기 *Sinomenium acutum* Rehder et Wilson
- 과명: 새모래덩굴과, 방기과(Menispermaceae)
- 약용부위: 덩굴성 줄기 및 뿌리줄기
- 한약명: 방기(防己)
- 라틴 생약명: Sinomeni Caulis et Rhizoma
- 이명 또는 영명: 청풍등(靑風藤), Sinomenium Stem and Rhizome
- 식약처 공정서 및 조선시대 의서 수재:
  대한민국약전(KP)
  동의보감 탕액편의 풀부(部)
  방약합편의 만초(蔓草, 덩굴풀)편

| 한약의 기원 | 이 약은 방기 *Sinomenium acutum* Rehder et Wilson(새모래덩굴과, 방기과 Menispermaceae)의 덩굴성 줄기 및 뿌리줄기이다.

| 한방 특성 |

- 한방 약미(藥味)와 약성(藥性): 맛은 쓰고 매우며 성질은 보통이다[平].
- 한방 작용부위(귀경, 歸經): 방기는 주로 간장, 비장 질환에 영향을 미친다.
- 한방 효능

거풍습(祛風濕): 풍사(風邪)와 습사(濕邪)를 없앤다.

통경락(通經絡): 경락을 잘 통하게 한다.

이소변(利小便): 소변을 잘 나오게 한다.

| 약효 해설 |

- 팔다리를 잘 쓰지 못하고 마비되며 아픈 증상에 유효하다.
- 관절 부위가 붓는 증상을 치료한다.

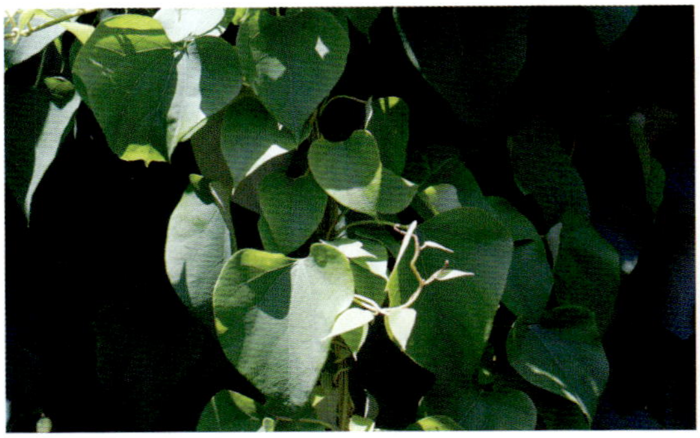

▲ 방기_ 잎

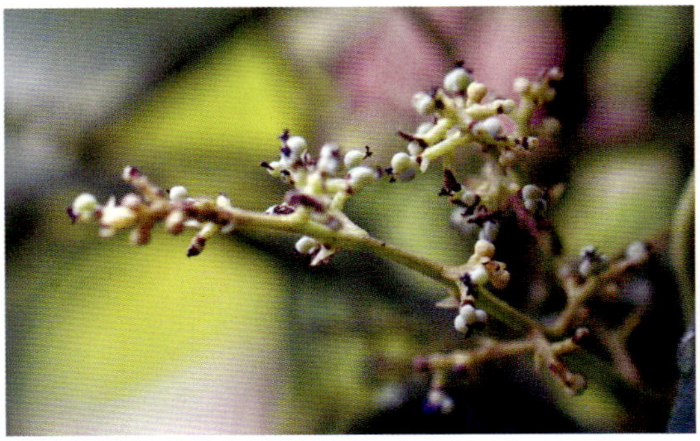

▲ 방기_ 열매

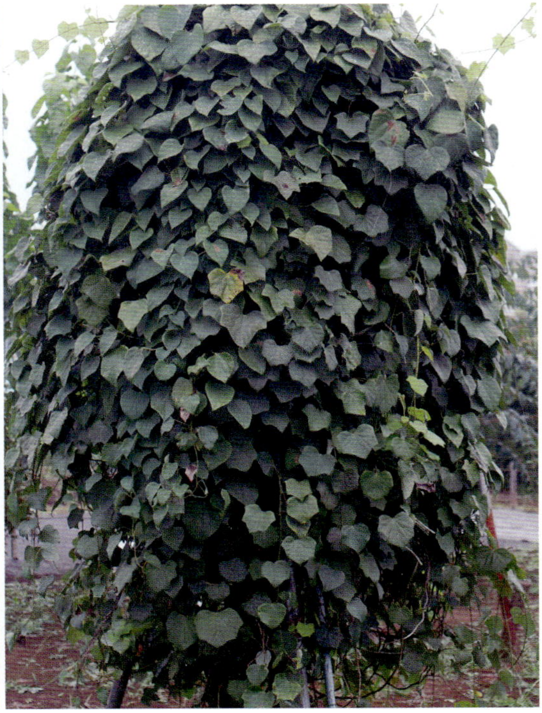

▲ 방기_ 지상부

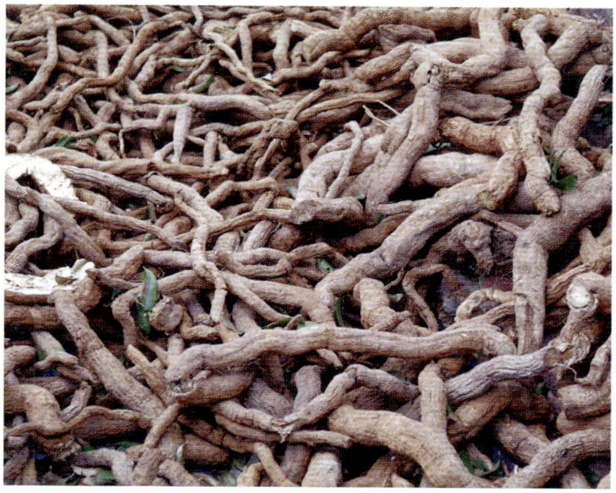

▲ 방기(약재, 전형, 베트남)

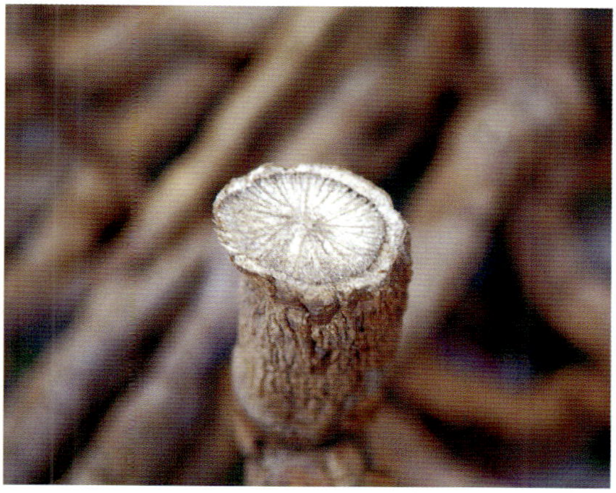

▲ 방기(약재, 절단면, 베트남)

- 다리가 마르고 무릎이 붓고 아프며 잘 펴지도 굽히지도 못하는 증상을 낫게 한다.
- 이뇨 작용이 있다.

| 동의보감 효능 | 방기(防己)의 성질은 보통이고[平] 따뜻하며[溫] 맛은 맵고[辛] 쓰며[苦] 독이 없다. 풍습으로 인한 구안와사, 손발이 아픈 것, 온학의 열기[溫瘧熱氣]를 낫게 한다. 대소변을 잘 나오게 하고 몸이 붓는 것, 풍종(風腫), 각기(脚氣)를 치료한다. 방광의 열을 없애며 옹종(癰腫), 악결(惡結), 온갖 종기, 옴과 버짐, 충창(蟲瘡)을 치료한다.

| 동의보감 원문 | **防己:** 性平溫 味辛苦 無毒. 治濕風 口面喎斜 手足疼 溫瘧熱氣. 利大小便 療水腫風腫脚氣. 去膀胱熱 散癰腫 惡結 諸瘑 疥癬蟲瘡.

| 약용법 | 덩굴성 줄기 및 뿌리줄기 6~12g을 물 800mL에 넣고 달여서 반으로 나누어 아침저녁으로 마신다.

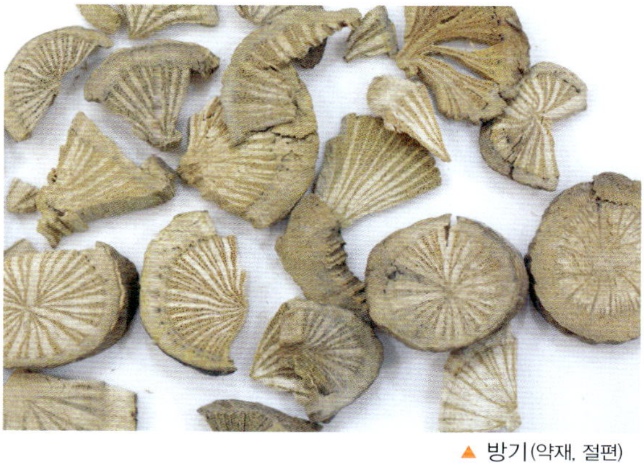

▲ 방기(약재, 절편)

방풍

한약명 방풍

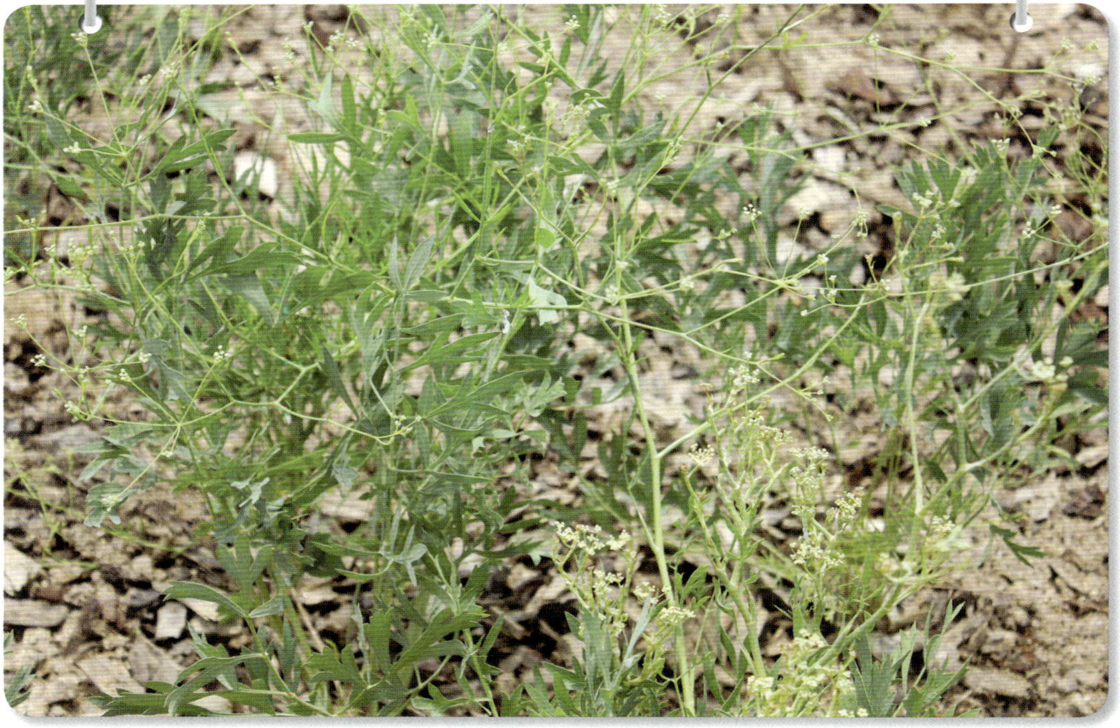

한약명 방풍

- 식물명 및 학명: 방풍(防風) *Saposhnikovia divaricata* Schischkin
- 과명: 산형과(Umbelliferae)
- 약용부위: 뿌리
- 한약명: 방풍(防風)
- 라틴 생약명: Saposhnikoviae Radix
- 이명 또는 영명: Saposhnikovia Root
- 식약처 공정서 및 조선시대 의서 수재:
  대한민국약전(KP)
  동의보감 탕액편의 풀부(部)
  방약합편의 산초(山草)편

| 한약의 기원 | 이 약은 방풍(防風) *Saposhnikovia divaricata* Schischkin(산형과 Umbelliferae)의 뿌리이다.

| 한방 특성 |

- **한방 약미(藥味)와 약성(藥性):** 맛은 맵고 달며 성질은 약간 따뜻하다.
- **한방 작용부위(귀경, 歸經):** 방풍은 주로 방광, 간장, 비장 질환에 영향을 미친다.
- **한방 효능**

  거풍해표(祛風解表): 체표에 머물러 있는 풍사(風邪)를 제거한다.

  승습지통(勝濕止痛): 축축하고 습한 기운을 없애고 통증을 멎게 한다.

  지경(止痙): 경련을 멎게 한다.

| 약효 해설 |

- 팔다리를 잘 쓰지 못하고 마비되며 아픈 증상에 사용한다.
- 관절이 시리고 아픈 증상을 낫게 한다.
- 목이 뻣뻣한 증상, 사지경련을 치료한다.
- 해열, 진통, 소염 작용이 있다.

| 동의보감 원문의 한글 식물명 | 병풍ᄂᆞ물불휘

| 동의보감 효능 | 방풍(防風)의 성질은 따뜻하며[溫] 맛이 달고[甘] 매우며[辛] 독이 없다. 36가지 풍증을 치료하며 오장(五藏)을 좋게 하고 맥풍(脈風)을 몰아내며 어지럼증, 통풍(痛風),

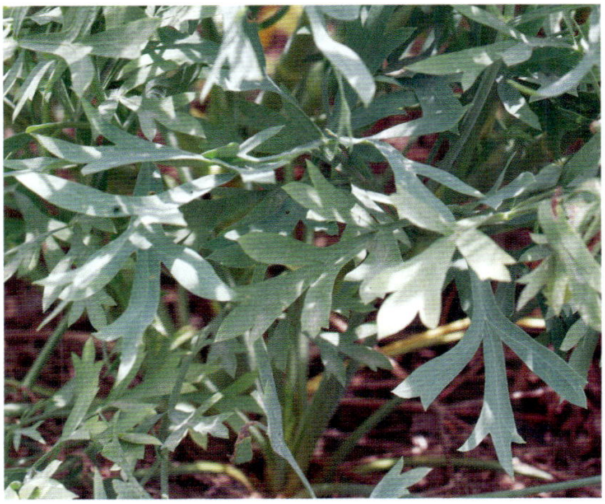

▲ 방풍_ 잎

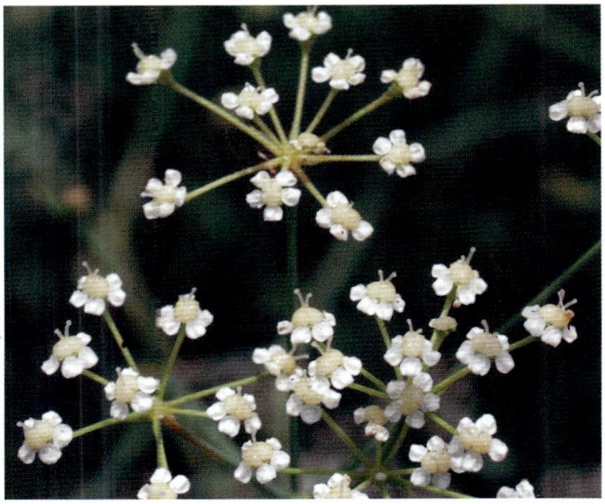

▲ 방풍_ 꽃

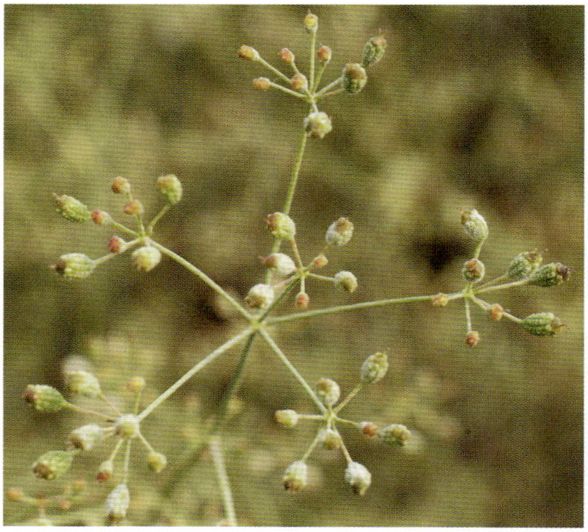

▲ 방풍_ 열매

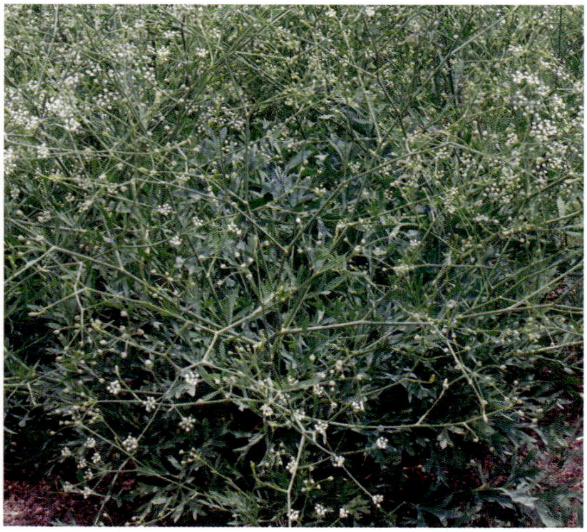

▲ 방풍_ 지상부

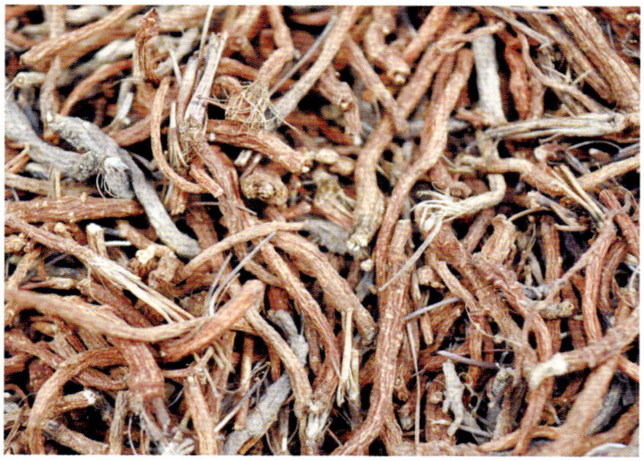

▲ 방풍(약재, 전형)

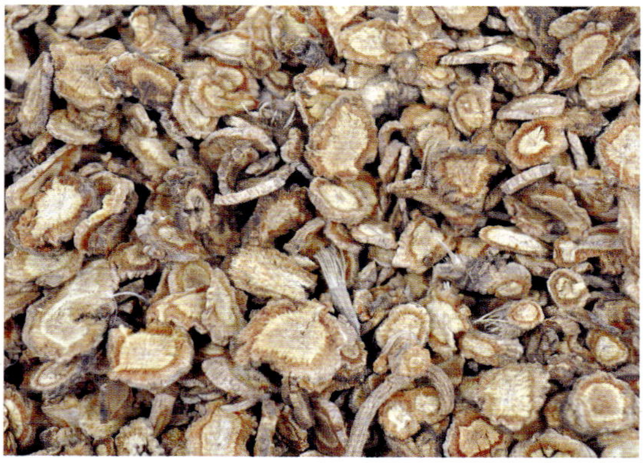

▲ 방풍(약재, 절편)

눈이 충혈되고 눈물이 나는 것, 온몸의 관절이 아프고 저린 것을 치료한다. 식은땀을 멈추고 마음과 정신을 안정시킨다.

| 동의보감 원문 | **防風:** 性溫 味甘辛 無毒. 治三十六般風 通利五藏關脈 風頭眩 痛風 赤眼出淚 周身骨節疼痺. 止盜汗 安神 定志.

| 약용법 | 뿌리 5~10g을 물 800mL에 넣고 달여서 반으로 나누어 아침저녁으로 마신다.

배초향

한약명 곽향

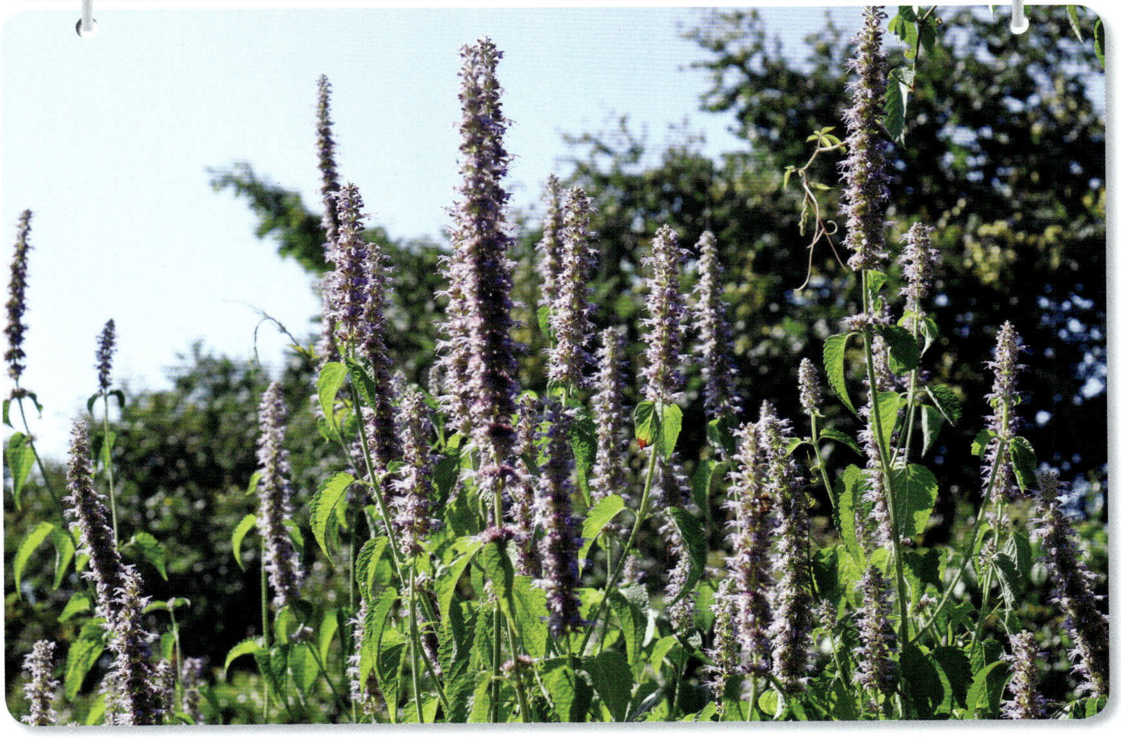

한약명 곽향

- 식물명 및 학명: 배초향 *Agastache rugosa* (Fischer et Meyer) O. Kuntze
- 과명: 꿀풀과(Labiatae)
- 약용부위: 지상부
- 한약명: 곽향(藿香)
- 라틴 생약명: Agastachis Herba
- 이명 또는 영명: 토곽향(土藿香), 배초향(排草香)
- 식약처 공정서 및 조선시대 의서 수재:
  대한민국약전외한약(생약)규격집(KHP)
  동의보감 탕액편의 나무부(部)
  방약합편의 방초(芳草, 향기가 좋은 풀)편

| 한약의 기원 | 이 약은 배초향 *Agastache rugosa* (Fischer et Meyer) O. Kuntze(꿀풀과 Labiatae)의 지상부이다.

| 한방 특성 |

- 한방 약미(藥味)와 약성(藥性): 맛은 맵고 성질은 약간 따뜻하다.
- 한방 작용부위(귀경, 歸經): 곽향은 주로 폐, 비장, 위장 질환에 영향을 미친다.
- 한방 효능

  거서해표(祛暑解表): 여름철 더위로 인한 표증(表證)을 없앤다.

  화습화위(化濕和胃): 습기를 없애고 위장을 편안하게 한다.

| 약효 해설 |

- 여름철 감기, 축농증 치료에 효과가 있다.
- 오한과 발열이 있으면서 나타나는 두통을 없앤다.
- 가슴과 배 부위가 결리고 괴로운 증상에 쓰인다.

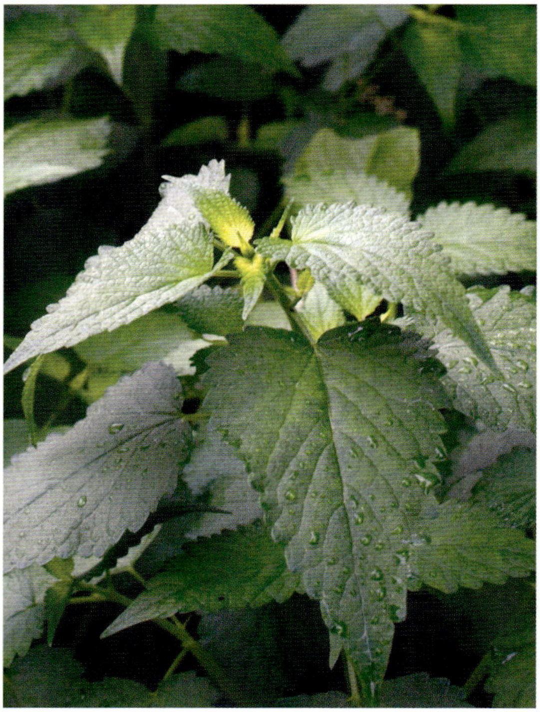

▲ 배초향_ 잎

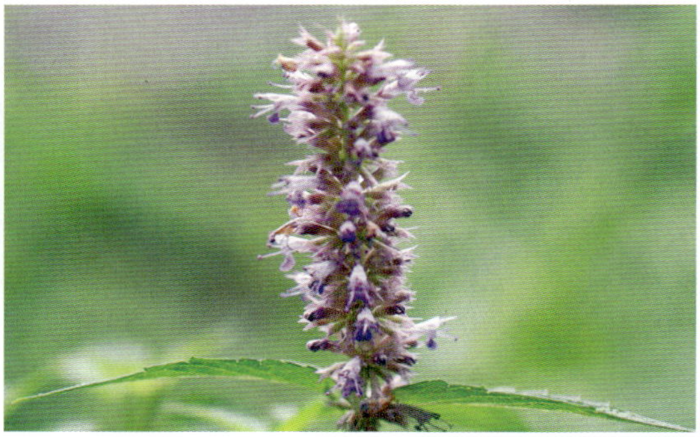

▲ 배초향_ 꽃

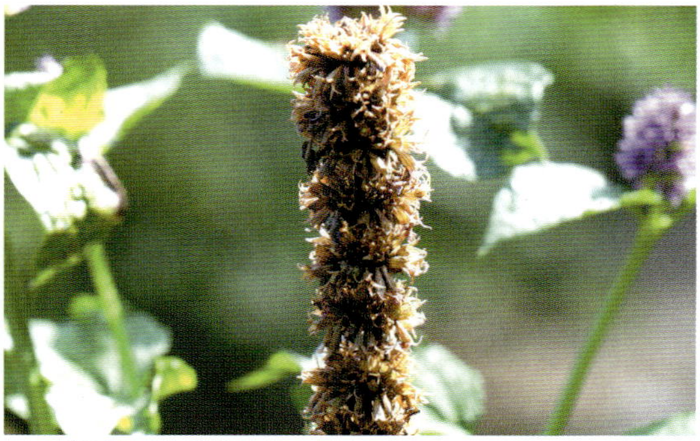

▲ 배초향_ 씨 결실

• 입 냄새 제거에 좋다.
• 복부창만, 식욕부진에 유효하다.
• 구토, 설사, 이질을 치료하다.

| 동의보감 효능 | 곽향(藿香, 배초향)의 성질은 약간 따뜻하며[微溫] 맛은 맵고[辛] 독이 없다. 풍수독(風水毒)으로 부은 데 주로 쓴다. 나쁜 기운을 없애고 음식이 체하여 구토하고 설사하는 것을 멎게 한다. 비위(脾胃)병으로 오는 구토와 구역질을 낫게 하는 데 가장 중요한 약이다[治脾胃吐逆爲最要之藥][본초].

| 동의보감 원문 | **藿香:** 性微溫 味辛 無毒. 療風水毒腫. 去惡氣 止霍亂. 治脾胃吐逆爲最要之藥.[本草]

| 약용법 | 지상부 6~10g을 물 800mL에 넣고 달여서 반으로 나누어 아침저녁으로 마시거나 또는 가루나 환(丸)으로 만들어 복용한다. 외용할 때는 적당량을 짓찧어서 환부에 붙인다.

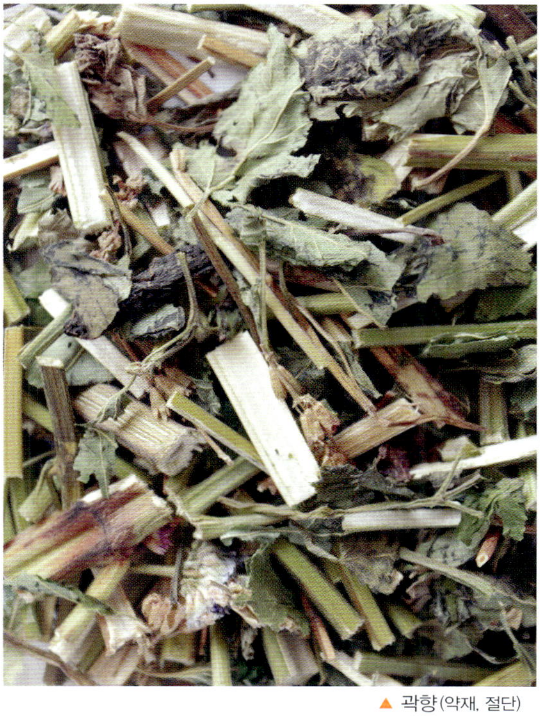

▲ 곽향(약재, 절단)

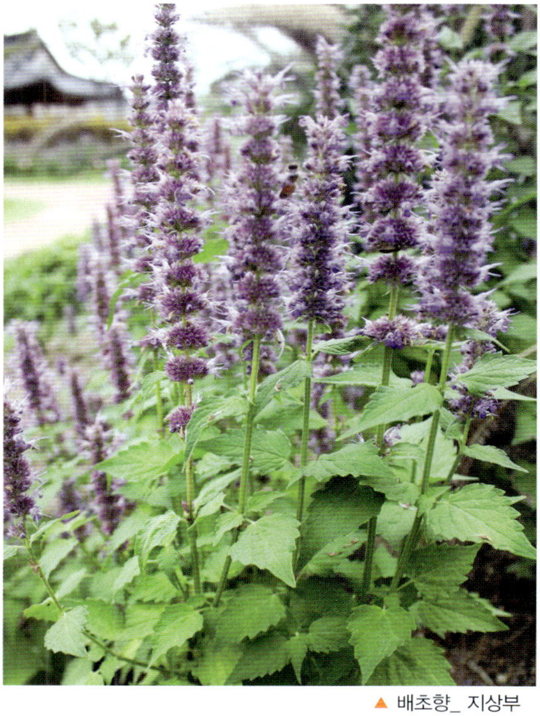

▲ 배초향_ 지상부

백리향, 타임

한약명 사향초

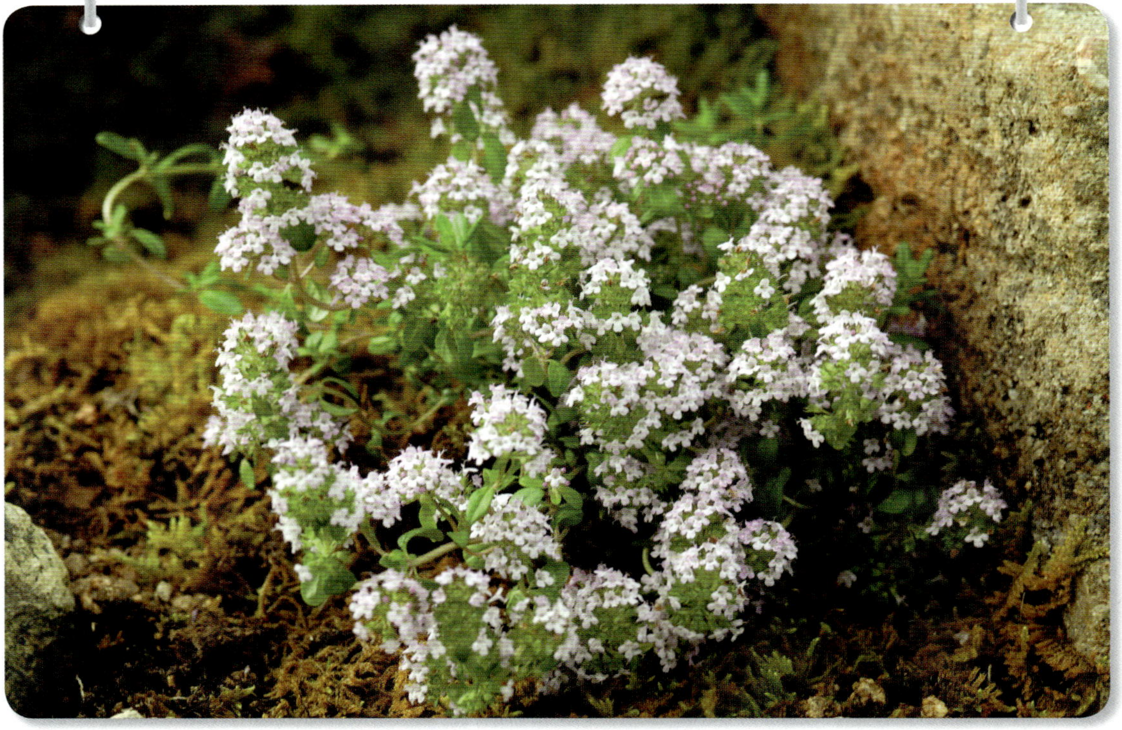

▲ 백리향_ 지상부

한약명 사향초

- 식물명 및 학명: 백리향 *Thymus quinquecostatus* Celakovski, 타임 *Thymus vulgaris* Linné
- 과명: 꿀풀과(Labiatae)
- 약용부위: 전초
- 한약명: 사향초(麝香草)
- 라틴 생약명: Thymi Herba
- 이명 또는 영명: 백리향(百里香), Thyme
- 식약처 공정서 및 조선시대 의서 수재: 대한민국약전외한약(생약)규격집(KHP)

| 한약의 기원 | 이 약은 백리향 *Thymus quinquecostatus* Celakovski 또는 타임 *Thymus vulgaris* Linné(꿀풀과 Labiatae)의 전초이다.

| 한방 특성 |

- **한방 약미(藥味)와 약성(藥性):** 맛은 맵고 성질은 보통이며[平] 독이 약간 있다.
- **한방 효능**

거풍지해(祛風止咳): 풍(風)으로 인한 기침을 멎게 한다.

건비행기(健脾行氣): 비(脾)를 건강하게 하여 기운이 잘 돌게 한다.

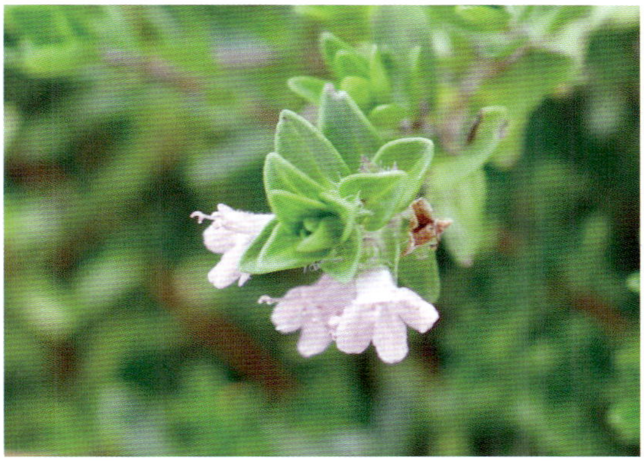

▲ 백리향_ 꽃

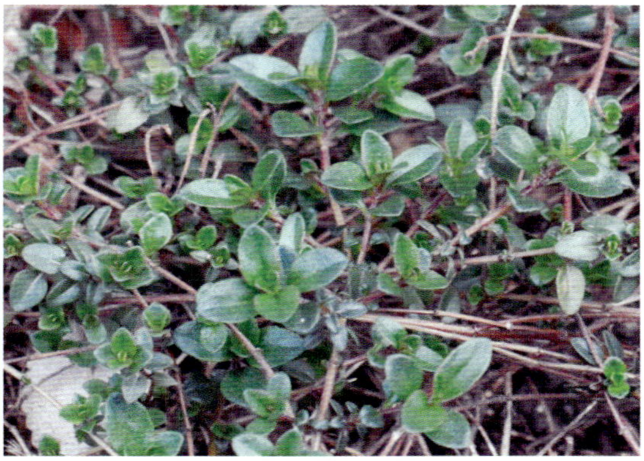

▲ 섬백리향(*Thymus quinquecostatus* var. *japonica*)_ 어린잎

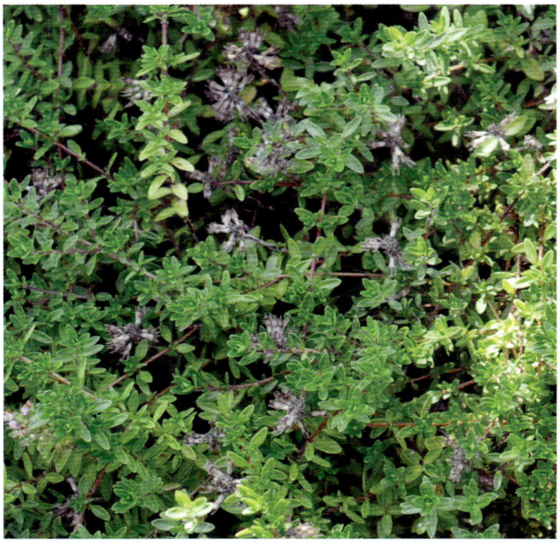

▲ 백리향_ 지상부

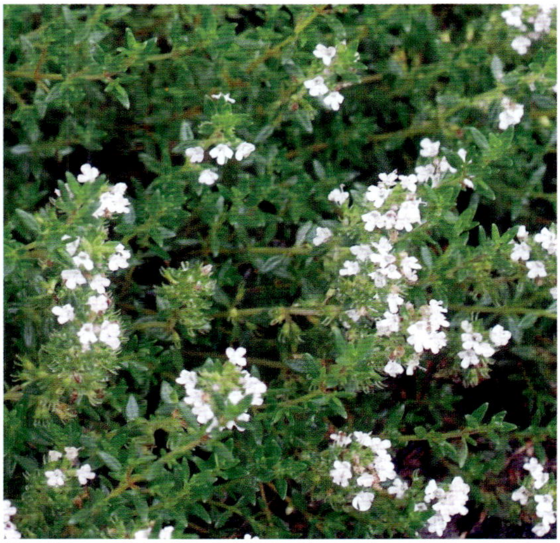

▲ 타임_ 지상부

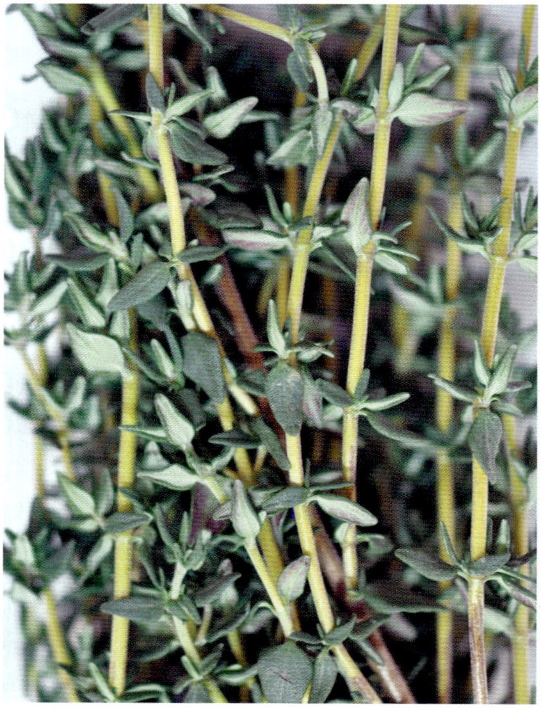

▲ 사향초(시장 판매품)

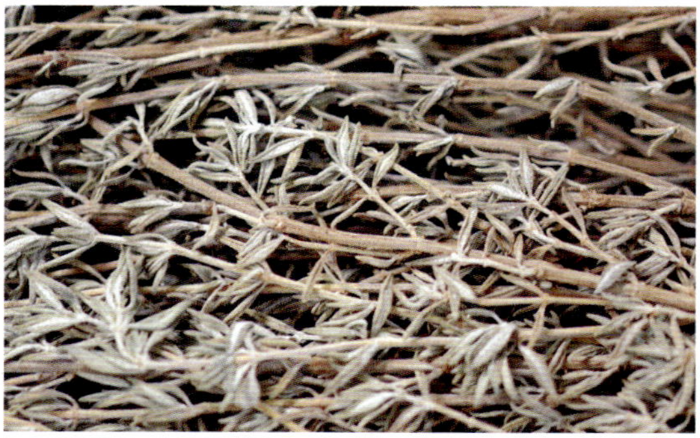

▲ 사향초(건조약재, 전형)

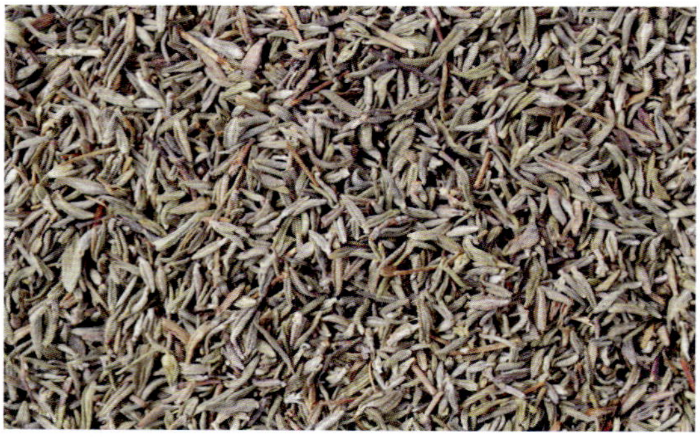

▲ 사향초(열매, 향신료로 사용)

이습통림(利濕通淋): 습기를 배출하고 배뇨장애를 해소한다.

| 약효 해설 |

- 소화불량에 사용한다.
- 감기 두통, 치통, 복부의 동통에 유효하다.
- 기침, 가래 제거에 좋다.
- 소변이 잘 나오지 않고 아픈 병증에 효과가 있다.
- 강장, 발한 작용이 있다.
- 강한 향이 있어 생선, 고기 요리와 샐러드, 수프에 향신료로 넣어 먹기도 한다. 향신료 이름은 '타임'으로 불린다.

| 약용법 | 전초 9~12g을 물 800mL에 넣고 달여서 아침저녁으로 마시거나 적당량 외용한다.

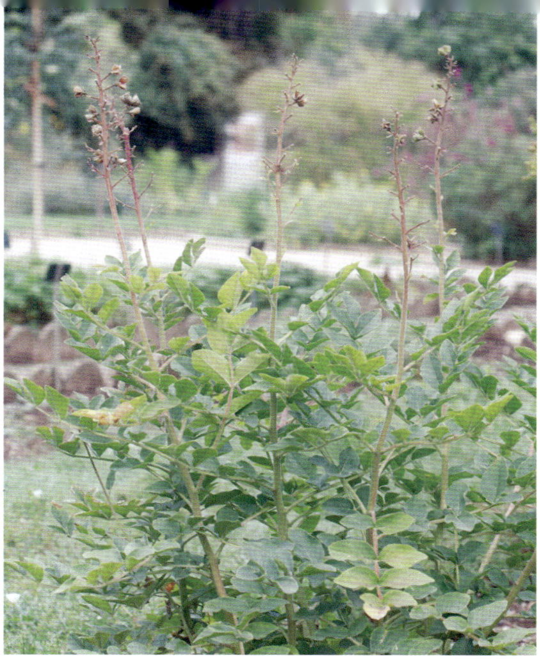

▲ 백선(*Dictamnus albus*)_ 지상부

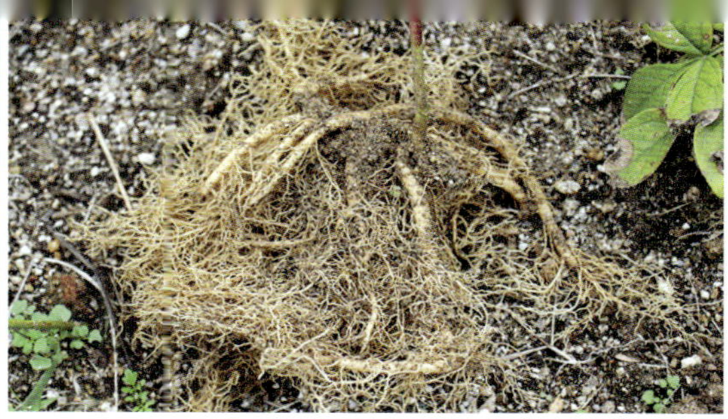

▲ 백선_ 뿌리

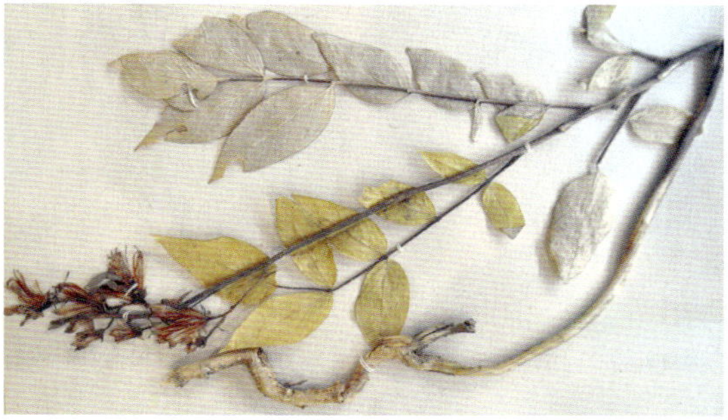

▲ 백선 표본(중국 육반산생태박물관 전시품)

| 동의보감 효능 | 백선(白鮮, 백선 뿌리)의 성질은 차고[寒] 맛은 쓰고[苦] 짜며[鹹] 독이 없다. 모든 열독풍(熱毒風), 악풍(惡風), 풍창(風瘡), 개선으로 붉게 짓무른 것, 눈썹과 머리카락이 빠지는 것, 피부가 당기는 것을 낫게 한다. 열황(熱黃), 주황(酒黃), 급황(急黃), 곡황(穀黃), 노황(勞黃)을 푼다. 모든 풍비(風痺)로 근육과 뼈가 약해져서 굽혔다 폈다 하지 못하는 것을 낫게 한다.

| 동의보감 원문 | **白鮮:** 性寒 味苦鹹 無毒. 治一切熱毒風 惡風 風瘡 疥癬赤爛 眉髮脫 皮肌急. 解熱黃 酒黃 急黃 穀黃 勞黃. 主一切風痺 筋骨弱乏 不可屈伸.

| 약용법 | 뿌리껍질 5~10g을 물 800mL에 넣고 달여서 반으로 나누어 아침 저녁으로 마신다.

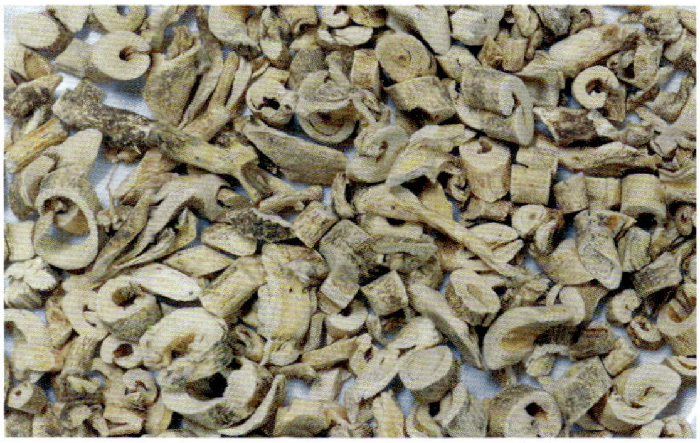

▲ 백선피(약재, 절편)

벌등골나물

한약명 패란

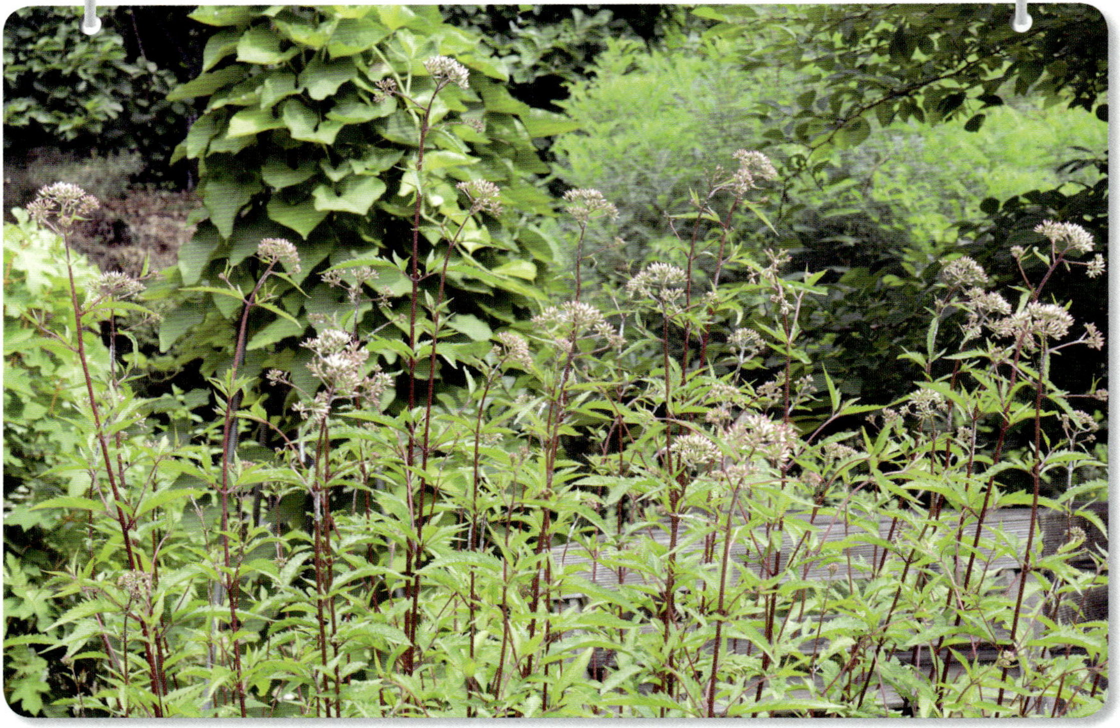

한약명 패란

- 식물명 및 학명: 벌등골나물 *Eupatorium fortunei* Turcz.
- 과명: 국화과(Compositae)
- 약용부위: 지상부
- 한약명: 패란(佩蘭)
- 라틴 생약명: Eupatorii Herba
- 식약처 공정서 및 조선시대 의서 수재: 대한민국약전외한약(생약)규격집(KHP)

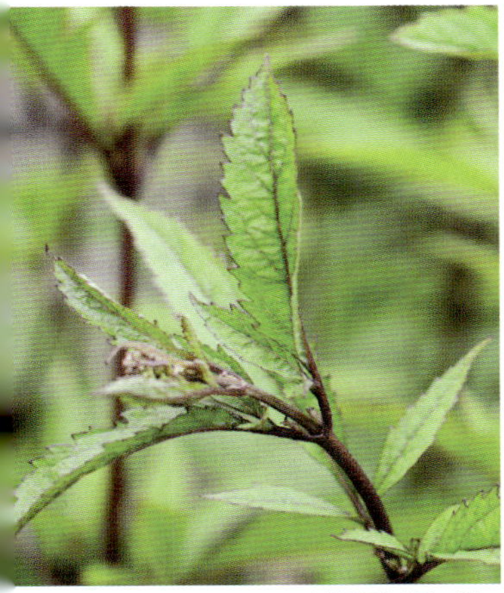

▲ 벌등골나물_ 잎

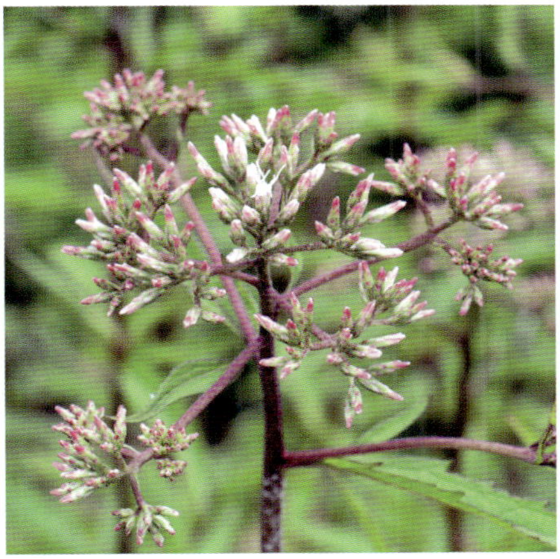

▲ 벌등골나물_ 꽃봉오리

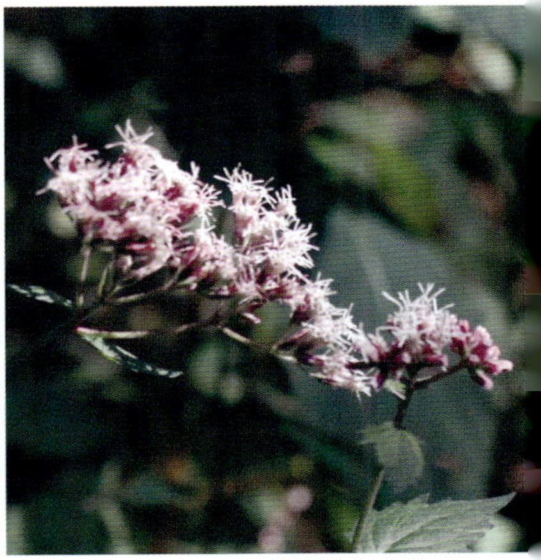

▲ 벌등골나물_ 꽃

| 한약의 기원 | 이 약은 벌등골나물 *Eupatorium fortunei* Turcz.(국화과 Compositae)의 지상부이다.

| 한방 특성 |

- 한방 약미(藥味)와 약성(藥性): 맛은 맵고 성질은 보통이다[平].
- 한방 작용부위(귀경, 歸經): 패란은 주로 비장, 위장, 폐 질환에 영향을 미친다.
- 한방 효능

방향화습(芳香化濕): 방향성 약물로 습기를 제거한다.

성비개위(醒脾開胃): 비위의 기능을 정상화한다.

발표해서(發表解暑): 땀을 내어 체표에 있는 사기(邪氣)를 없애고 더위를 가시게 한다.

| 약효 해설 |

- 입 냄새 제거에 효과가 있다.
- 침을 많이 흘리는 증상에 유효하다.
- 열이 나고 권태감을 느끼는 증상에 사용한다.
- 소화불량, 월경불순을 치료한다.

| 약용법 | 지상부 3~10g을 물 800mL에 넣고 달여서 반으로 나누어 아침저녁으로 마신다.

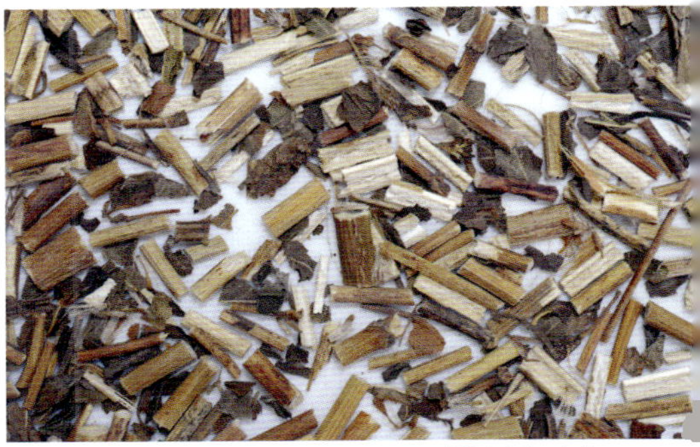

▲ 패란(약재, 절단)

벌사상자, 사상자

한약명 사상자

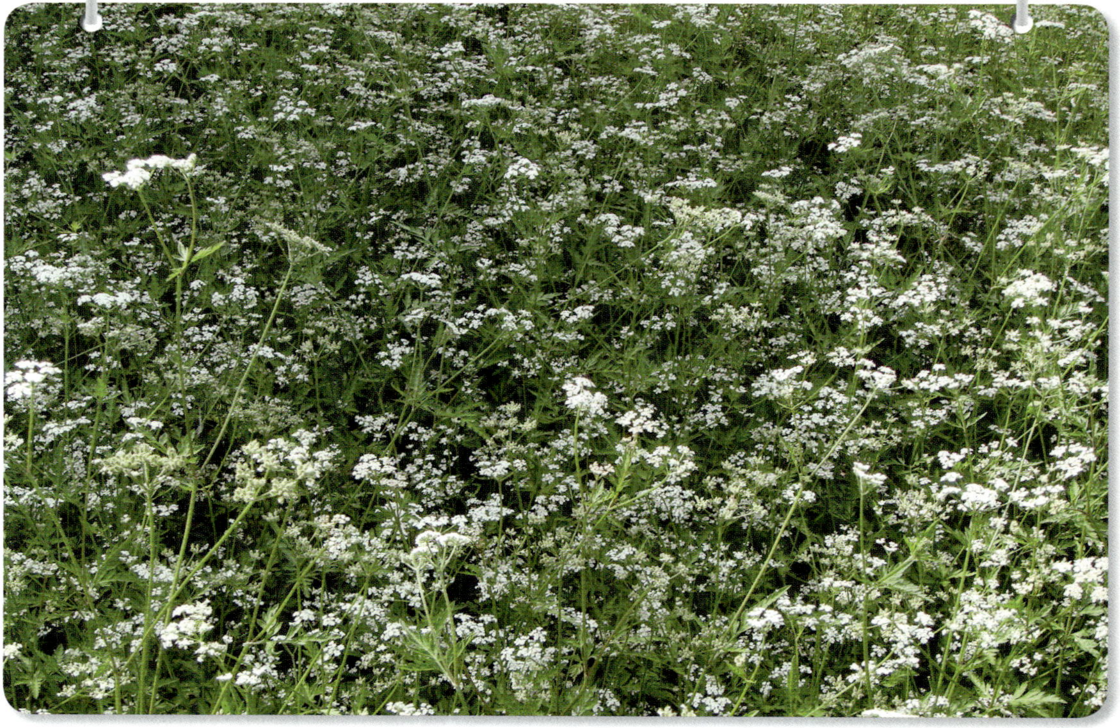

▲ 사상자_ 무리

한약명 사상자

- 식물명 및 학명: 벌사상자 *Cnidium monieri* (L). Cussion, 사상자 *Torilis japonica* Decandolle
- 과명: 산형과(Umbelliferae)
- 약용부위: 열매
- 한약명: 사상자(蛇床子)
- 라틴 생약명: Cnidi Fructus
- 이명 또는 영명: 사미(蛇米)
- 식약처 공정서 및 조선시대 의서 수재:
  대한민국약전외한약(생약)규격집(KHP)
  동의보감 탕액편의 풀부(部)
  방약합편의 방초(芳草, 향기가 좋은 풀)편

| 한약의 기원 | 이 약은 벌사상자 *Cnidium monieri* (L). Cussion 또는 사상자 *Torilis japonica* Decandolle(산형과 Umbelliferae)의 열매이다.

| 한방 특성 |

- 한방 약미(藥味)와 약성(藥性): 맛은 맵고 쓰며 성질은 따뜻하고 독이 약간 있다.
- 한방 작용부위(귀경, 歸經): 사상자는 주로 신장 질환에 영향을 미친다.
- 한방 효능

조습거풍(燥濕祛風): 습기를 말리고 풍(風)을 없앤다.

살충지양(殺蟲止痒): 기생충을 죽이고 가려움증을 멎게 한다.

온신장양(溫腎壯陽): 신양(腎陽)을 보충한다.

| 약효 해설 |

- 발기부전을 치료한다.
- 양기(陽氣)를 강건하게 하는 효능이 있다.
- 자궁에서 분비물이 나오는 것과 음부 소양증을 치료한다.
- 자궁이 차서 임신하지 못하는 증상에 활용한다.

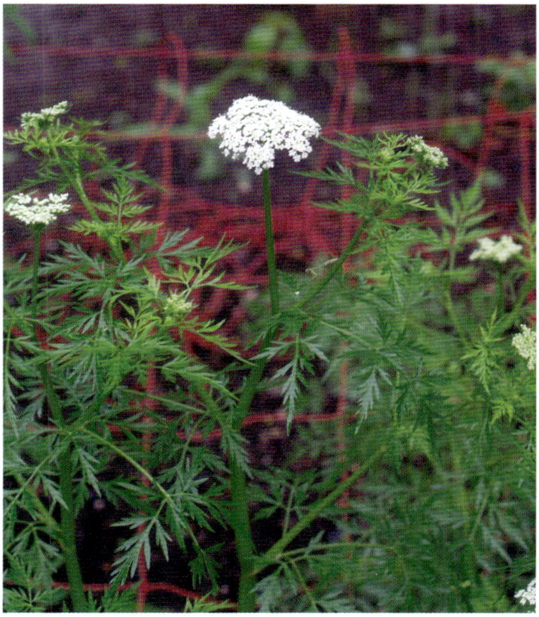

▲ 벌사상자_ 지상부

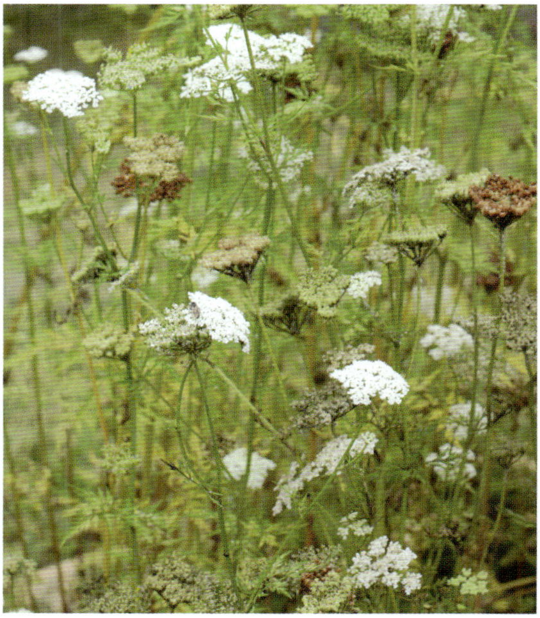

▲ 사상자_ 지상부

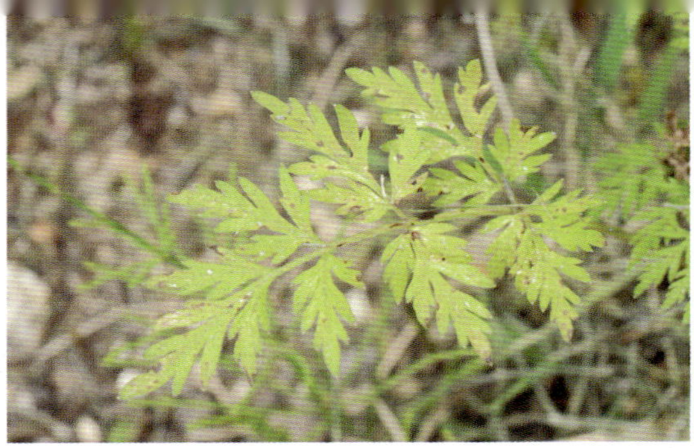

▲ 사상자_ 잎

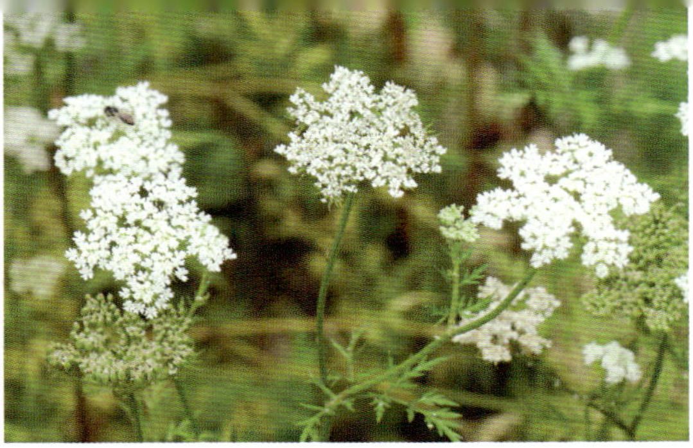

▲ 사상자_ 꽃

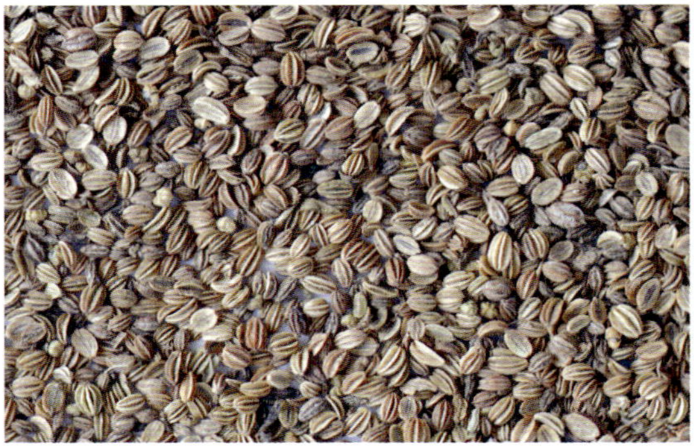

▲ 벌사상자_ 씨(약재, 전형)

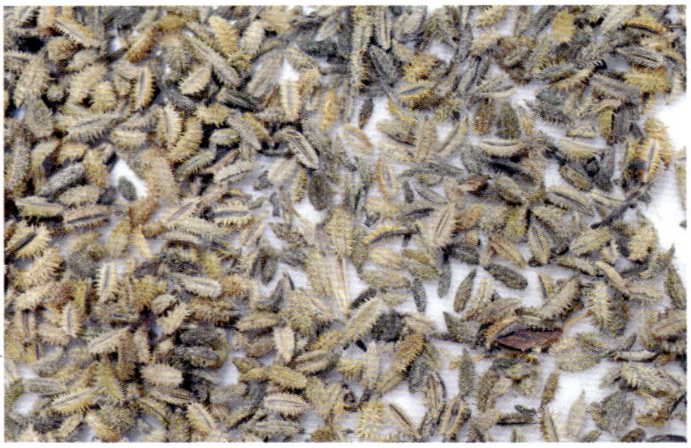

▲ 사상자_ 씨(약재, 전형)

- 몸과 팔다리가 무겁고 부으며 피부 감각이 둔해지고 관절이 아픈 증상을 치료한다.
- 살충 작용이 있다.

| 동의보감 원문의 한글 식물명 | 비얌도랏삐

| 동의보감 효능 | 사상자(蛇床子)의 성질은 보통이고[平](따뜻하다[溫]고도 한다) 맛은 쓰며[苦] 맵고[辛] 달며[甘] 독이 없다(독이 조금 있다고도 한다). 부인의 음부가 붓고 아픈 것, 남자의 음경이 잘 발기되지 않는 것, 사타구니가 축축하고 가려운 데 쓴다. 속을 따뜻하게 하고 기운을 내린다. 자궁을 덥게 하고 양기를 세게 한다. 남녀의 생식기를 씻으면 풍랭(風冷)을 없앤다. 성욕을 세게 하며 허리가 아픈 것, 사타구니에 땀이 나는 것, 습선(濕癬)을 치료한다. 소변을 줄이며 적백대하를 낫게 한다.

| 동의보감 원문 | **蛇床子:** 性平[一云溫] 味苦辛甘 無毒[一云小毒]. 主婦人陰中腫痛 男子陰痿濕痒. 溫中下氣. 令婦人子藏熱 男子陰强. 浴男女陰 去風冷. 大益陽事. 腰痛 陰汗濕癬 縮小便 療赤白帶下.

| 약용법 | 열매 3~10g을 물 800mL에 넣고 달여서 반으로 나누어 아침저녁으로 마신다.

범꼬리

한약명 권삼

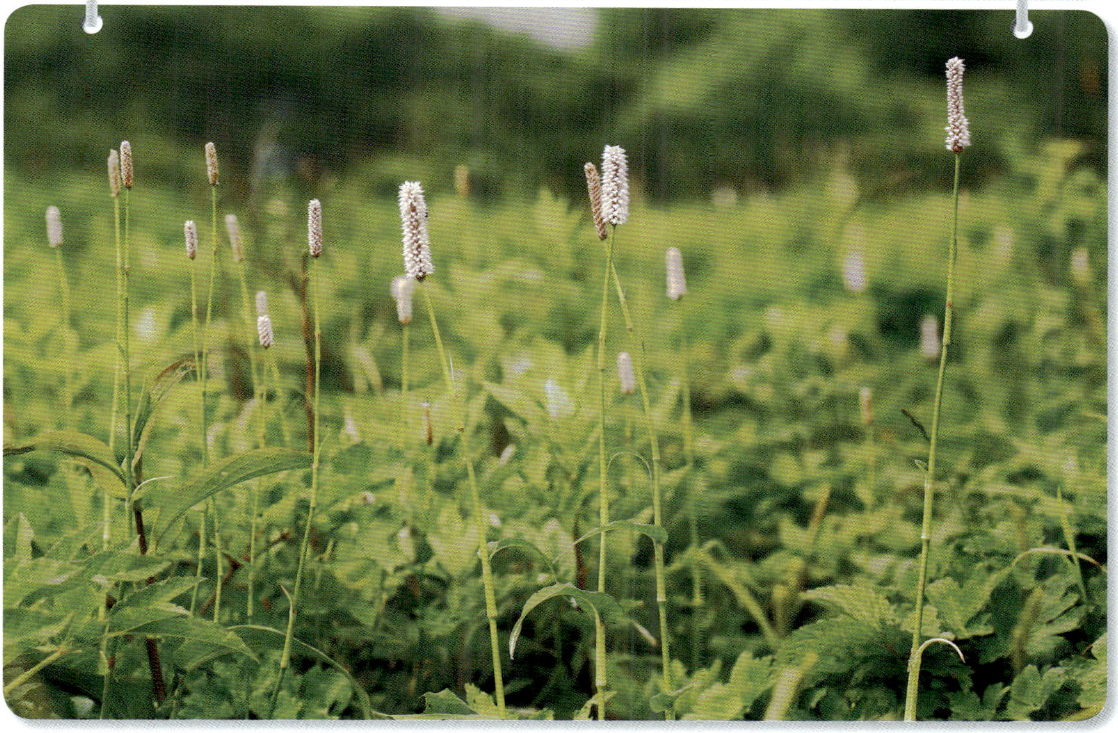

한약명 권삼

- 식물명 및 학명: 범꼬리 *Bistorta manshuriensis* Komarov
- 과명: 여뀌과, 마디풀과(Polygonaceae)
- 약용부위: 뿌리줄기
- 한약명: 권삼(拳參)
- 라틴 생약명: Bistortae Rhizoma
- 이명 또는 영명: 자삼(紫參)
- 식약처 공정서 및 조선시대 의서 수재: 대한민국약전외한약(생약)규격집(KHP)

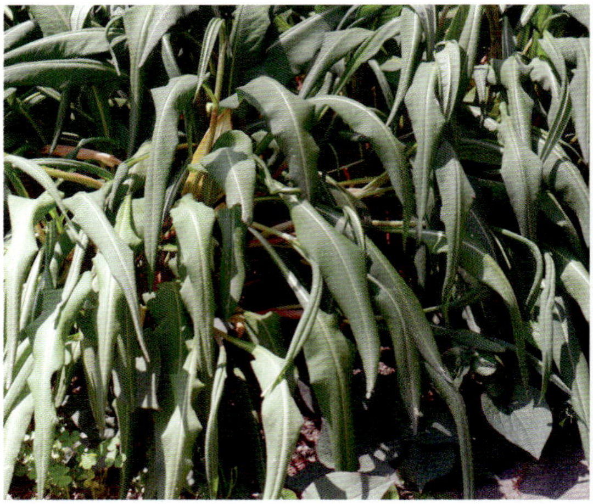

▲ 범꼬리_ 잎

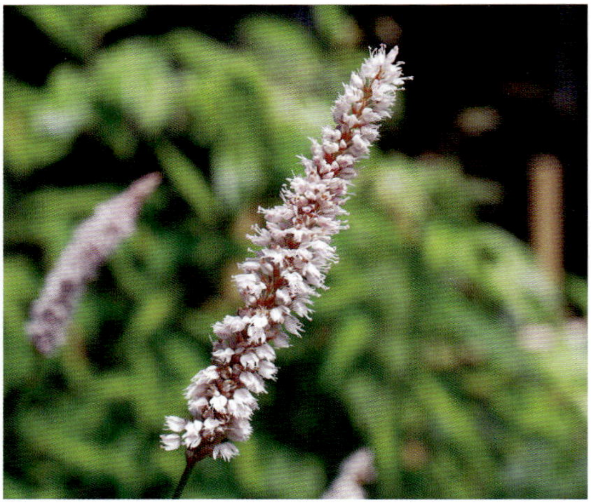

▲ 범꼬리(*Bistorta major* var. *japonica*)_ 꽃

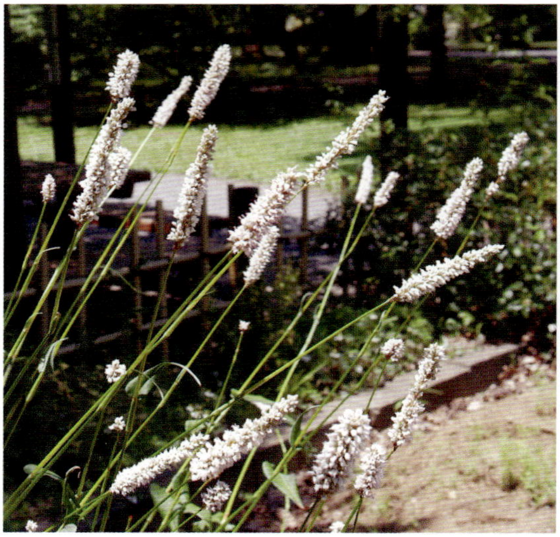

▲ 범꼬리(*Bistorta major* var. *japonica*)_ 지상부

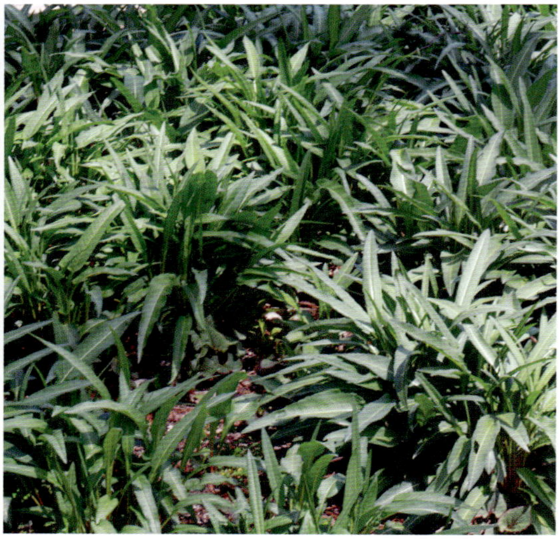

▲ 범꼬리_ 재배지

| 한약의 기원 | 이 약은 범꼬리 *Bistorta manshuriensis* Komarov(여뀌과, 마디풀과 Polygonaceae)의 뿌리줄기이다.

| 한방 특성 |

- 한방 약미(藥味)와 약성(藥性): 맛은 쓰고 떫으며 성질은 약간 차다.
- 한방 작용부위(귀경, 歸經): 권삼은 주로 폐, 간장, 대장 질환에 영향을 미친다.

• 한방 효능

청열이습(淸熱利濕): 열기를 식히고 습기를 배출시킨다.

양혈지혈(凉血止血): 혈열(血熱)을 식히고 지혈한다.

해독산결(解毒散結): 해독하고 뭉친 것을 풀어준다.

| 약효 해설 |

- 폐에 생긴 여러 가지 열증(熱證)으로 기침이 나는 증상에 사용한다.
- 입안과 혀가 허는 증상에 효과가 있다.
- 치질에 의해 출혈하는 것을 낫게 한다.
- 폐결핵, 만성 기관지염의 치료에 대한 임상 보고가 있다.

약용법 | 뿌리줄기 3~12g을 물 800mL에 넣고 달여서 반으로 나누어 아침저녁으로 마시거나 또는 가루나 환(丸)으로 만들어 복용한다. 외용할 때는 적당량을 짓찧어서 환부에 붙인다.

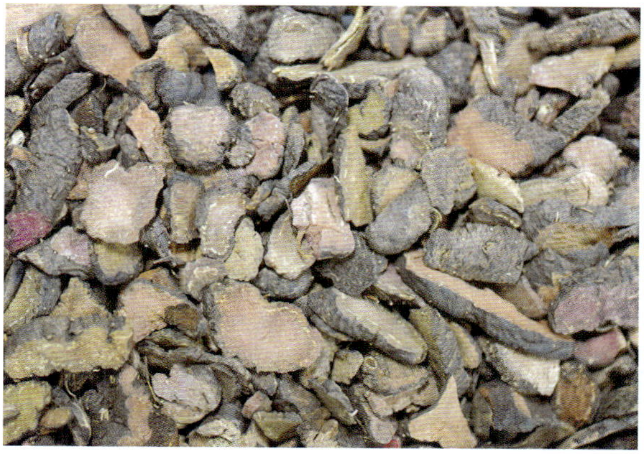

▲ 권삼(약재, 절편)

범부채

한약명 사간

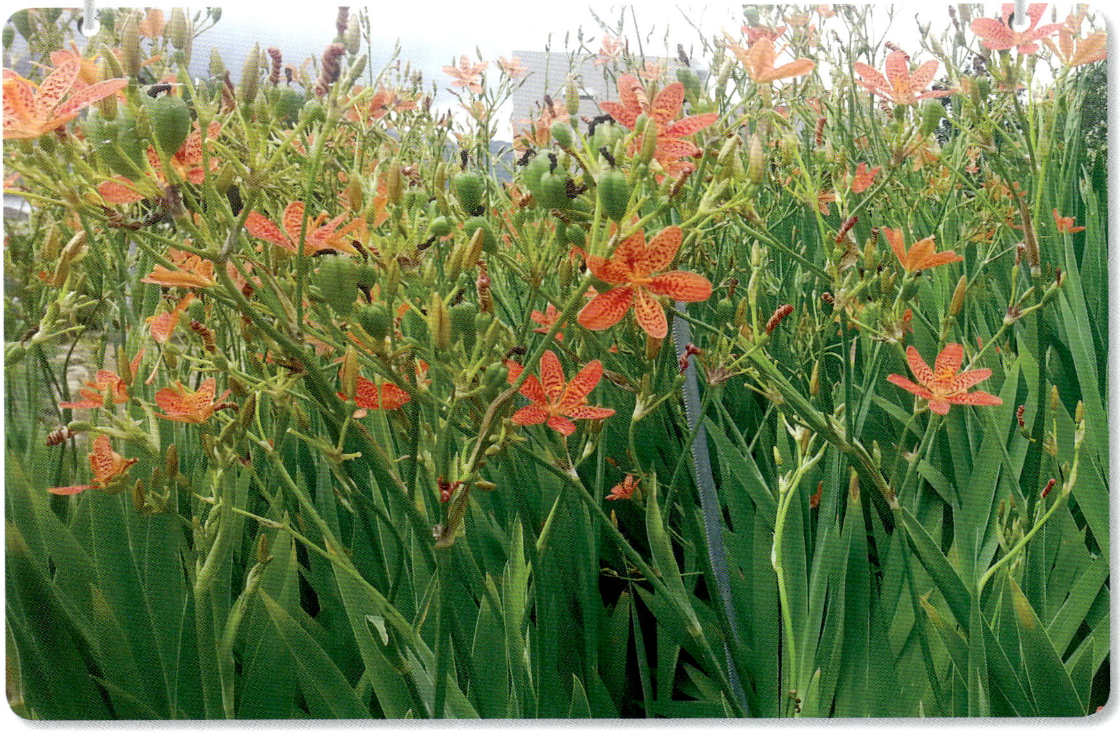

한약명 사간

- 식물명 및 학명: 범부채 *Belamcanda chinensis* Leman.
- 과명: 붓꽃과(Iridaceae)
- 약용부위: 뿌리줄기
- 한약명: 사간(射干)
- 라틴 생약명: Belamcandae Rhizoma
- 이명 또는 영명: 자호접(紫蝴蝶)
- 식약처 공정서 및 조선시대 의서 수재:
  대한민국약전외한약(생약)규격집(KHP)
  동의보감 탕액편의 풀부(部)
  방약합편의 독초편

| 한약의 기원 | 이 약은 범부채 *Belamcanda chinensis* Leman.(붓꽃과 Iridaceae)의 뿌리줄기이다.

| 한방 특성 |

- 한방 약미(藥味)와 약성(藥性): 맛은 쓰며 성질은 차다.
- 한방 작용부위(귀경, 歸經): 사간은 주로 폐 질환에 영향을 미친다.
- 한방 효능

청열해독(淸熱解毒): 열독(熱毒)을 해소한다.

소담(消痰): 담(痰)을 삭인다.

이인(利咽): 목구멍을 편안하게 한다.

| 약효 해설 |

- 목이 붓고 아픈 병증을 치료한다.
- 기침할 때 숨은 가쁘나 가래 끓는 소리가 없는 증상을 낫게 한다.

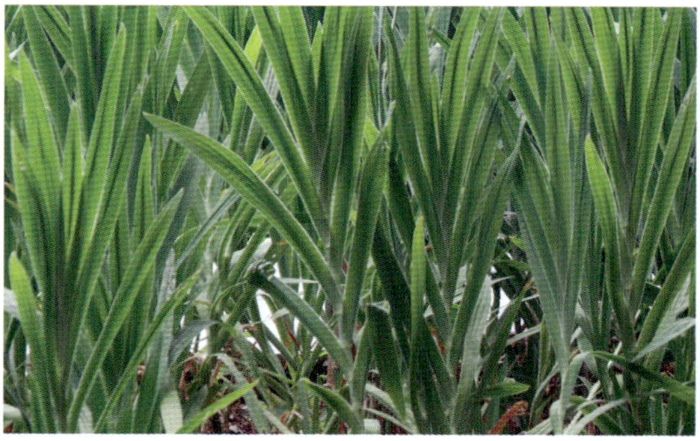

▲ 범부채_ 잎

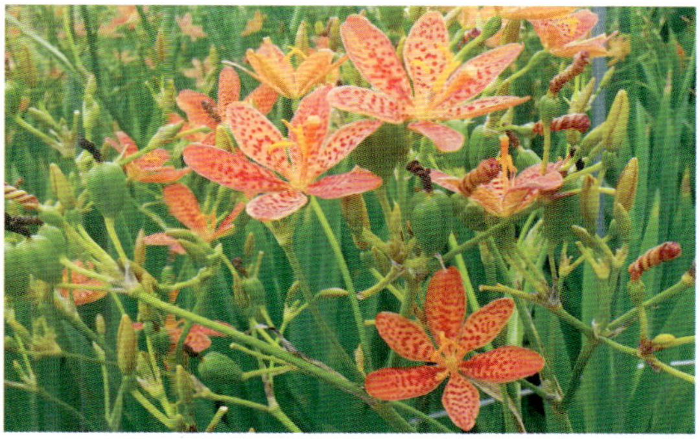

▲ 범부채_ 꽃

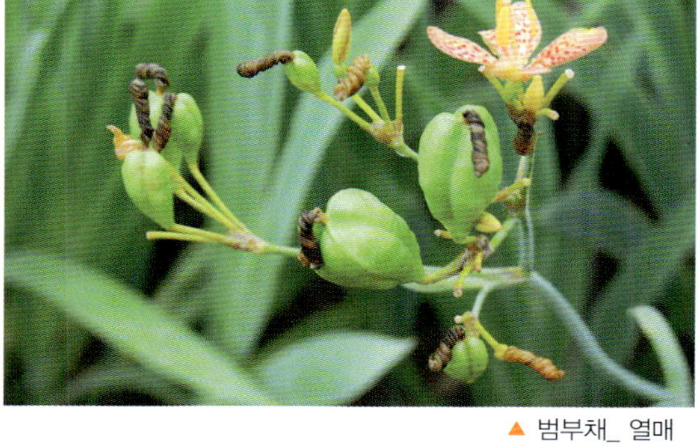

▲ 범부채_ 열매

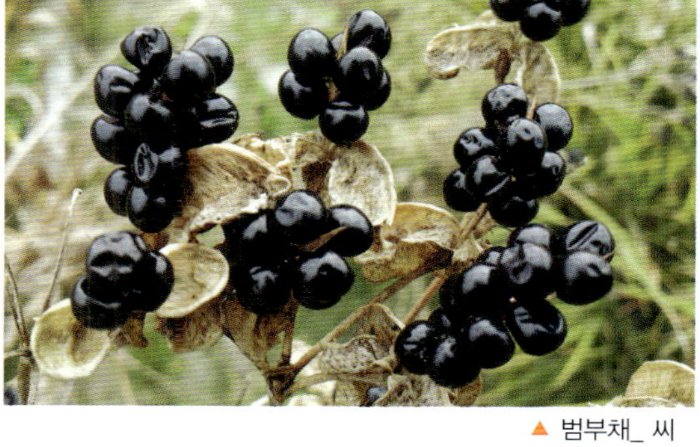

▲ 범부채_ 씨

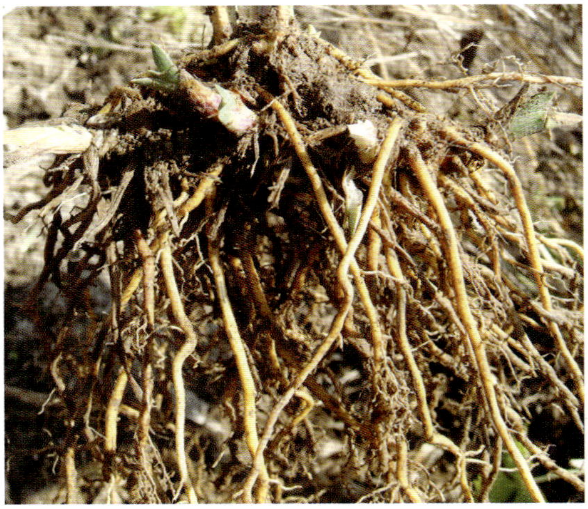

▲ 범부채_ 뿌리

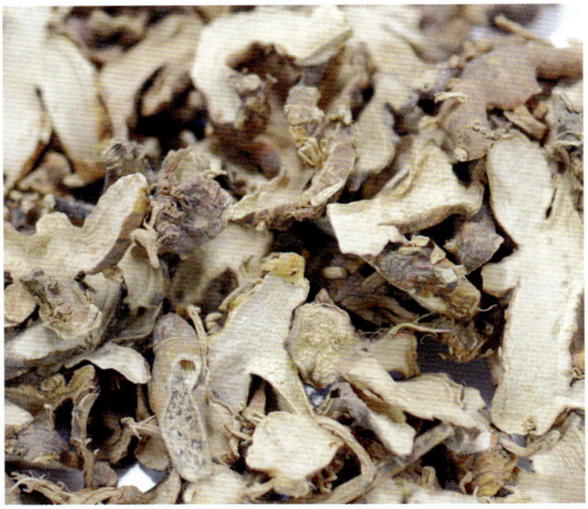

▲ 사간(약재, 절편)

- 가래[痰]나 침이 가슴에 몰려 있는 증상을 풀어준다.
- 혈압강하의 약리작용이 있다.

| 동의보감 원문의 한글 식물명 | 범부체

| 동의보감 효능 | 사간(射干, 범부채 뿌리줄기)의 성질은 보통이고[平] 맛은 쓰며[苦] 독이 조금 있다. 목 안이 벌겋게 붓고 아프며 막힌 감이 있는 것, 목 안이 아픈 것, 물이나 미음을 넘기지 못하는 것을 낫게 한다. 오랜 어혈이 심비(心脾)에 있어서 기침하고 침 뱉는 것, 말할 때 입 냄새가 나는 것을 낫게 한다. 뭉친 담을 없애고 멍울을 삭인다.

| 동의보감 원문 | **射干:** 性平 味苦 有小毒. 主喉痺咽痛 水漿不入. 療老血在心脾間咳唾 言語氣臭 除積痰 消結核.

| 약용법 | 뿌리줄기 3~10g을 물 800mL에 넣고 달여서 반으로 나누어 아침저녁으로 마신다.

벨라돈나

생약명 벨라돈나근

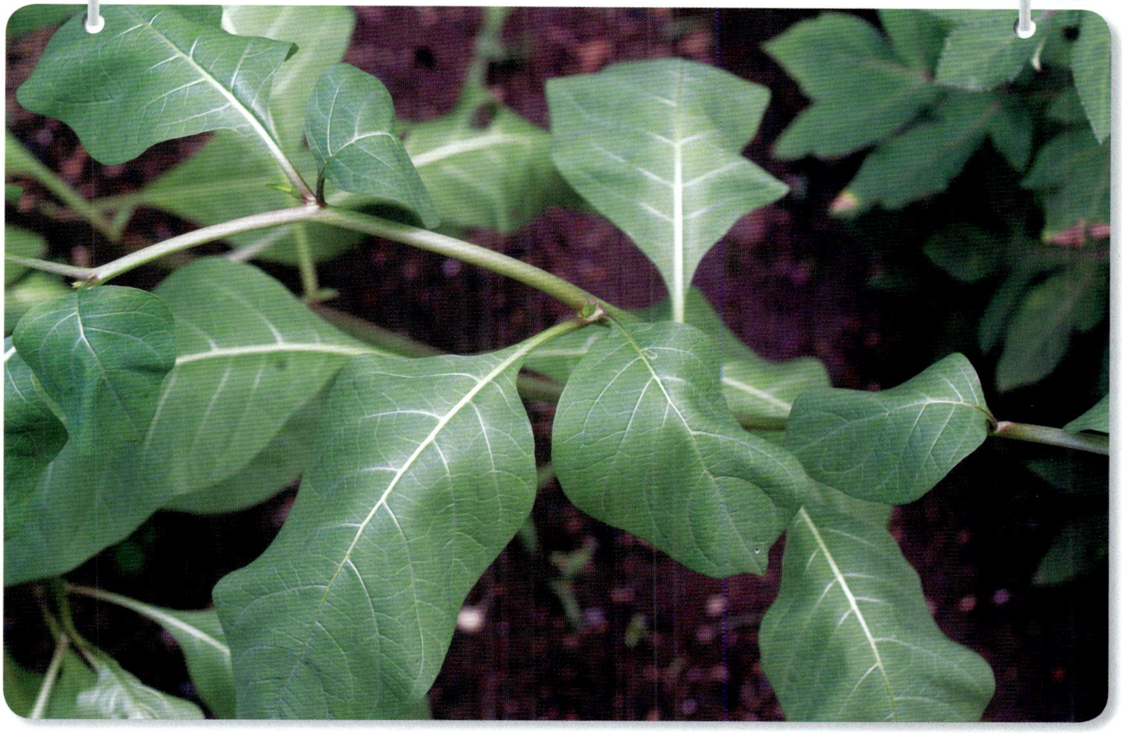

생약명 벨라돈나근

- 식물명 및 학명: 벨라돈나 *Atropa belladonna* Linné
- 과명: 가지과(Solanaceae)
- 약용부위: 뿌리
- 생약명: 벨라돈나근
- 라틴 생약명: Belladonnae Radix
- 이명 또는 영명: Belladonna Root
- 식약처 공정서 및 조선시대 의서 수재: 대한민국약전(KP)

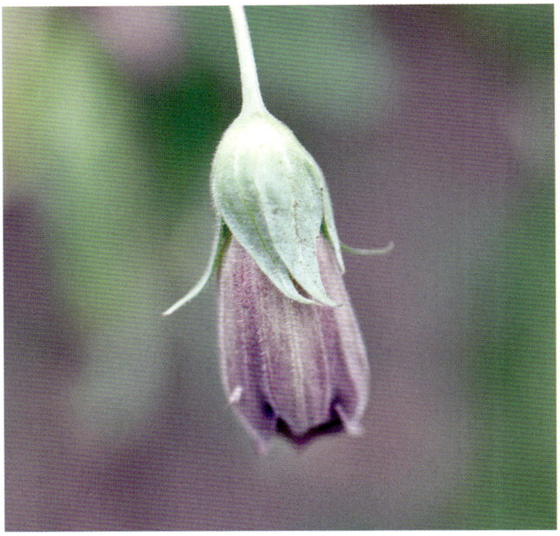

▲ 벨라돈나_ 꽃

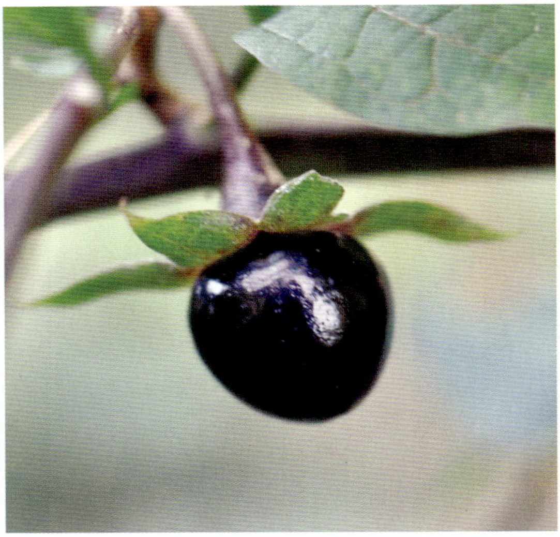

▲ 벨라돈나_ 열매

| 한약의 기원 | 이 약은 벨라돈나 *Atropa belladonna* Linné(가지과 Solanaceae)의 뿌리이다.

| 약효 해설 |

- 진통, 진경(鎭痙) 작용이 있다.
- 동공 산대(散大)약으로 쓰인다.
- 뿌리에는 부교감신경 억제 작용이 있는 알칼로이드 성분인 아트로핀(atropine)이 함유되어 있다.
- 이 식물의 모든 부위에는 독성이 있으며 그중 열매에 더 강한 독성이 있다.

| 약용법 | 최대 투여량으로 1회 0.1g, 1일 0.3g을 사용한다. 독성이 있으므로 사용할 때 조심해야 한다.

벼

한약명 갱미, 곡아

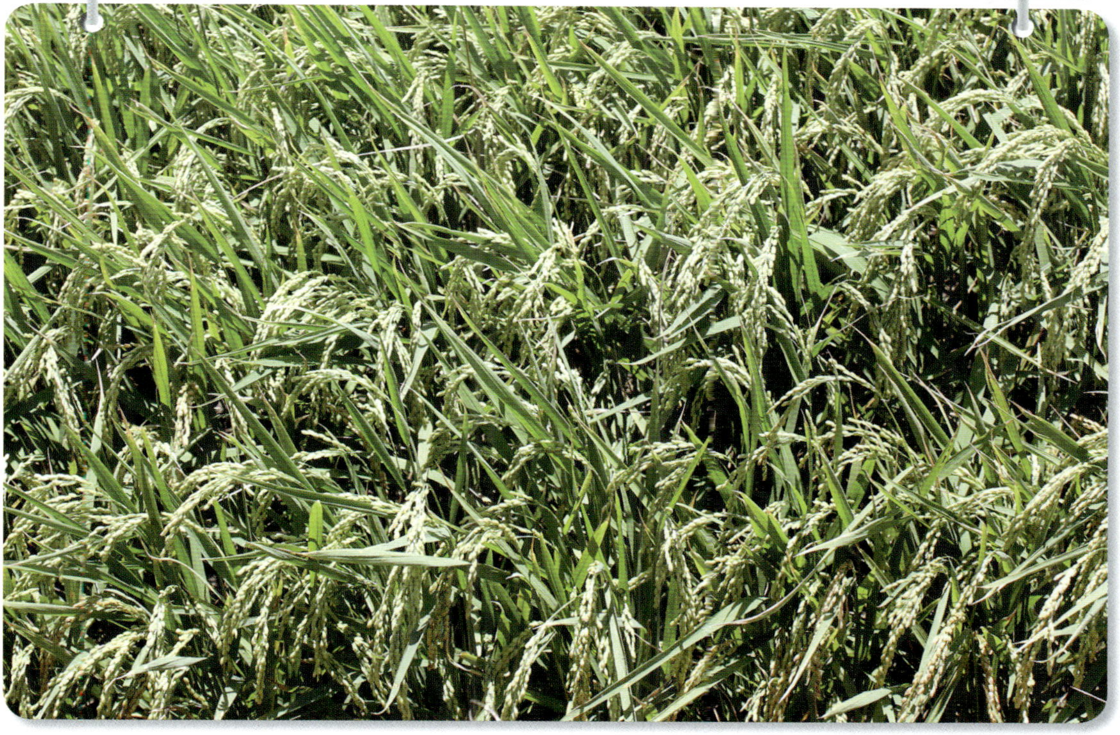

한약명 갱미

- 식물명 및 학명: 벼 *Oryza sativa* Linné
- 과명: 벼과(Gramineae)
- 약용부위: 열매껍질을 벗긴 씨
- 한약명: 갱미(粳米)
- 라틴 생약명: Oryzae Semen
- 이명 또는 영명: 경미(硬米)
- 식약처 공정서 및 조선시대 의서 수재:
  대한민국약전외한약(생약)규격집(KHP)
  동의보감 탕액편의 곡식부(部)
  방약합편의 마맥도(麻麥稻, 삼, 보리, 벼류)편

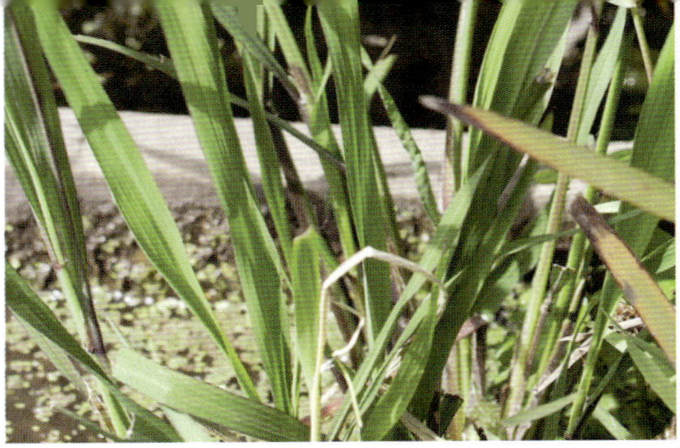

▲ 벼_ 잎

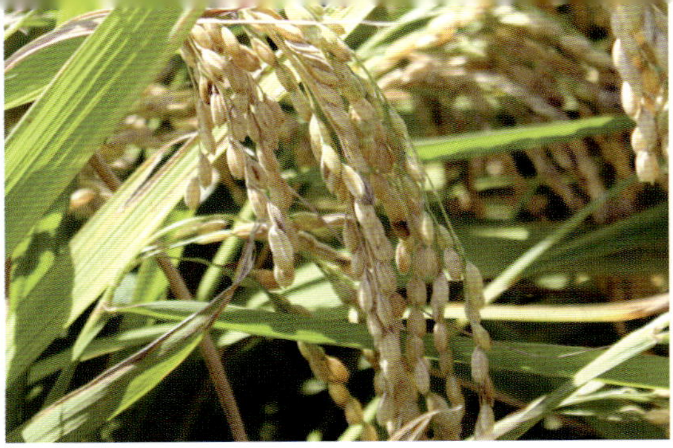

▲ 벼_ 열매

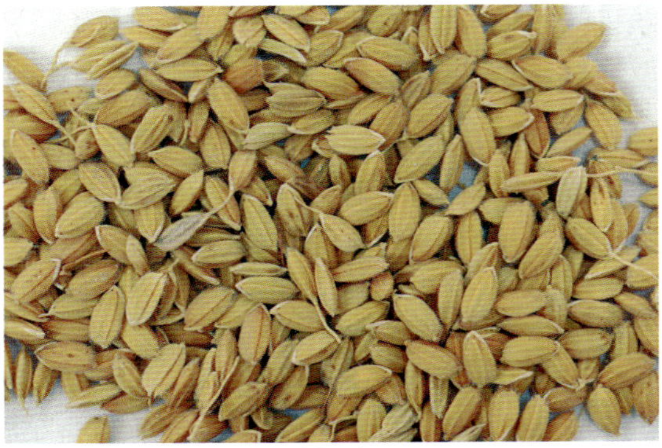

▲ 벼_ 열매껍질을 벗기지 않은 씨

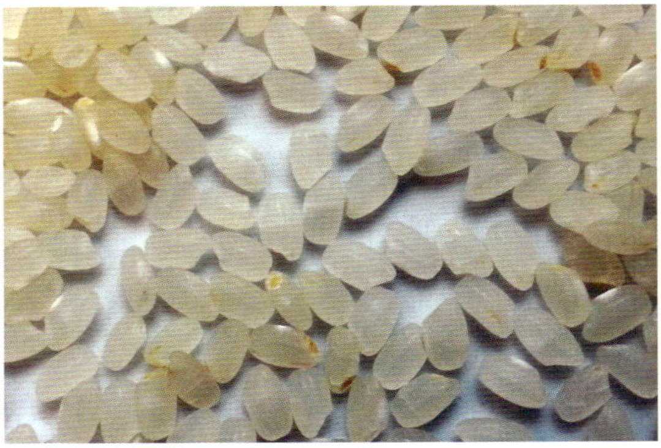

▲ 갱미(약재)

| 한약의 기원 | 이 약은 벼 *Oryza sativa* Linné(벼과 Gramineae)의 열매껍질을 벗긴 씨이다.

| 한방 특성 |

- 한방 약미(藥味)와 약성(藥性): 맛은 달고 성질은 보통이다[平].
- 한방 작용부위(귀경, 歸經): 갱미는 주로 비장, 위장, 폐 질환에 영향을 미친다.
- 한방 효능

보기건비(補氣健脾): 기(氣)를 보하고 비(脾)를 건강하게 한다.

제번갈(除煩渴): 마음이 답답하고 갈증이 나는 것을 없앤다.

지사리(止瀉痢): 설사와 이질을 멎게 한다.

| 약효 해설 |

- 위의 활동을 도와 식욕을 돋운다.
- 몸이 피곤하여 움직이기 싫고 힘이 없는 증상을 치료한다.
- 목이 마르고 가슴이 답답한 증상에 유효하다.

| 동의보감 원문의 한글 식물명 | 됴흔니뿔

| 동의보감 효능 | 갱미(粳米, 멥쌀)의 성질은 보통이고[平] 맛이 달면서[甘] 쓰고[苦] 독이 없다. 위기(胃氣)를 고르게 하고 살찌게 한다. 속을 따뜻하게 하고[溫中] 이질을 멎게 한다. 기(氣)를 보하고 답답한 것을 없앤다[본초].

| 동의보감 원문 | **粳米:** 性平 味甘苦 無毒. 平胃氣 長肌肉 溫中止痢 益氣除煩.[本草]

| 약용법 | 열매껍질을 벗긴 씨 9~30g을 물 800mL에 넣고 달여서 반으로 나누어 아침저녁으로 마시거나 물을 넣어 갈아서 죽으로 만들어 먹는다.

한약명 곡아

- 식물명 및 학명: 벼 *Oryza sativa* Linné
- 과명: 벼과(Gramineae)
- 약용부위: 잘 익은 열매를 발아시켜 말린 것
- 한약명: 곡아(穀芽)
- 라틴 생약명: Oryzae Fructus Germinatus
- 이명 또는 영명: 도아(稻芽)
- 식약처 공정서 및 조선시대 의서 수재: 대한민국약전외한약(생약)규격집(KHP)

| 한약의 기원 | 이 약은 벼 *Oryza sativa* Linné(벼과 Gramineae)의 잘 익은 열매를 발아시켜 말린 것이다.

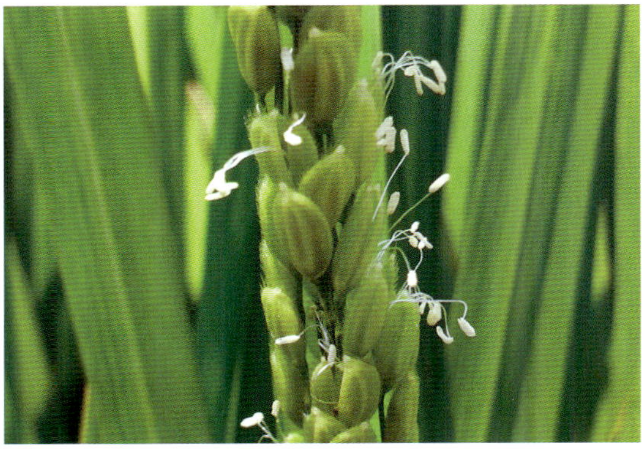

▲ 벼_ 열매와 꽃

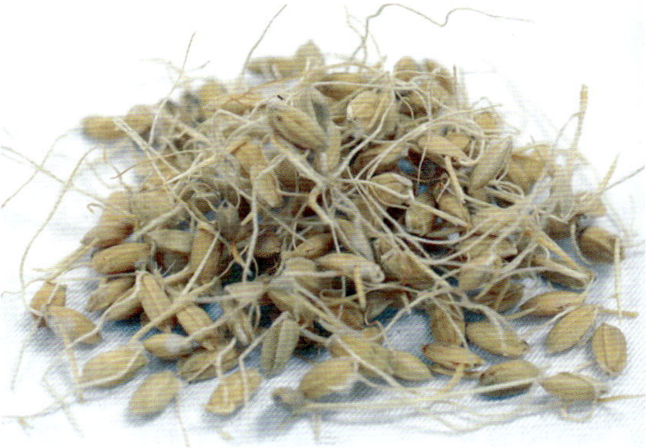

▲ 곡아(약재, 전형)

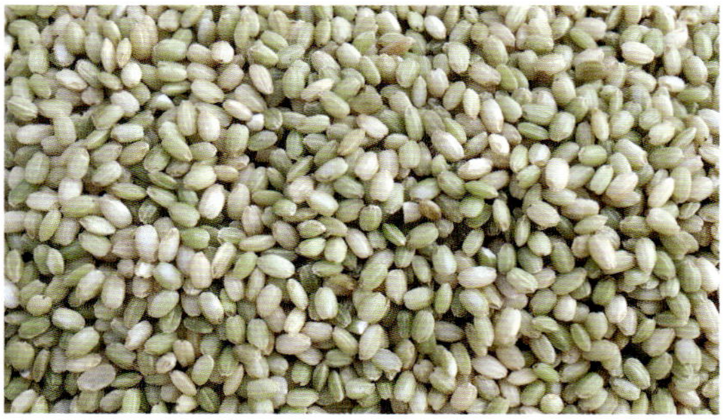

▲ 녹미

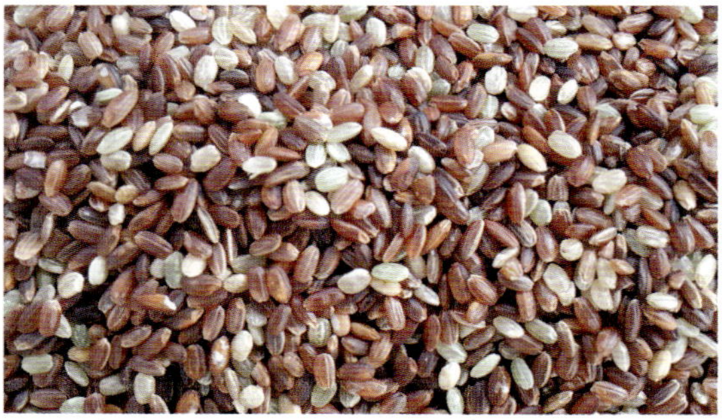

▲ 적미

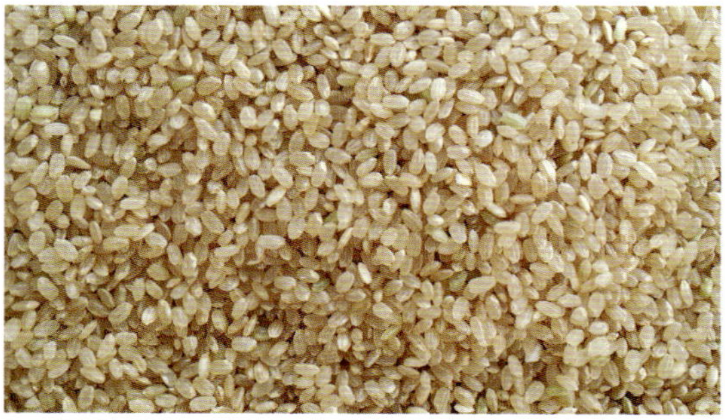

▲ 현미

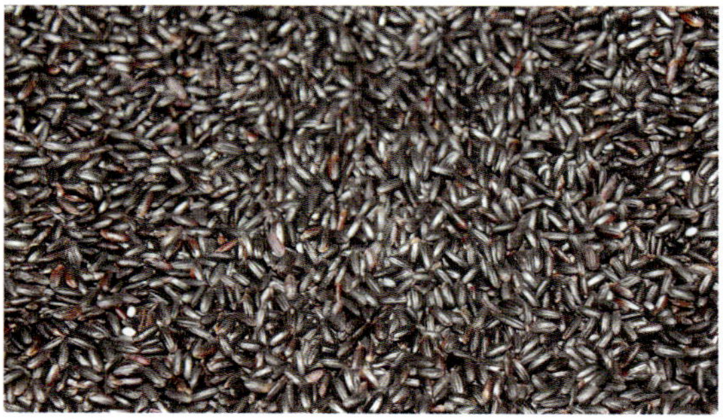

▲ 흑미

| 한방 특성 |

- 한방 약미(藥味)와 약성(藥性): 맛은 달고 성질은 따뜻하다.
- 한방 작용부위(귀경, 歸經): 곡아는 주로 비장, 위장 질환에 영향을 미친다.
- 한방 효능

소식화중(消食和中): 소화를 촉진하고 배 속을 편안하게 한다.

건비개위(健脾開胃): 비(脾)의 기능을 강하게 하고 위 활동을 도와 식욕을 돋운다.

| 약효 해설 |

- 약해진 비(脾)의 기능을 강하게 하며 소화를 돕는다.
- 음식이 소화되지 않고 오랫동안 적체된 것을 제거한다.
- 배가 더부룩하면서 부르고 입 냄새가 나는 증상에 쓰인다.

| 약용법 | 곡아 9~15g을 물 800mL에 넣고 달여서 반으로 나누어 아침저녁으로 마신다.

보리

한약명 맥아

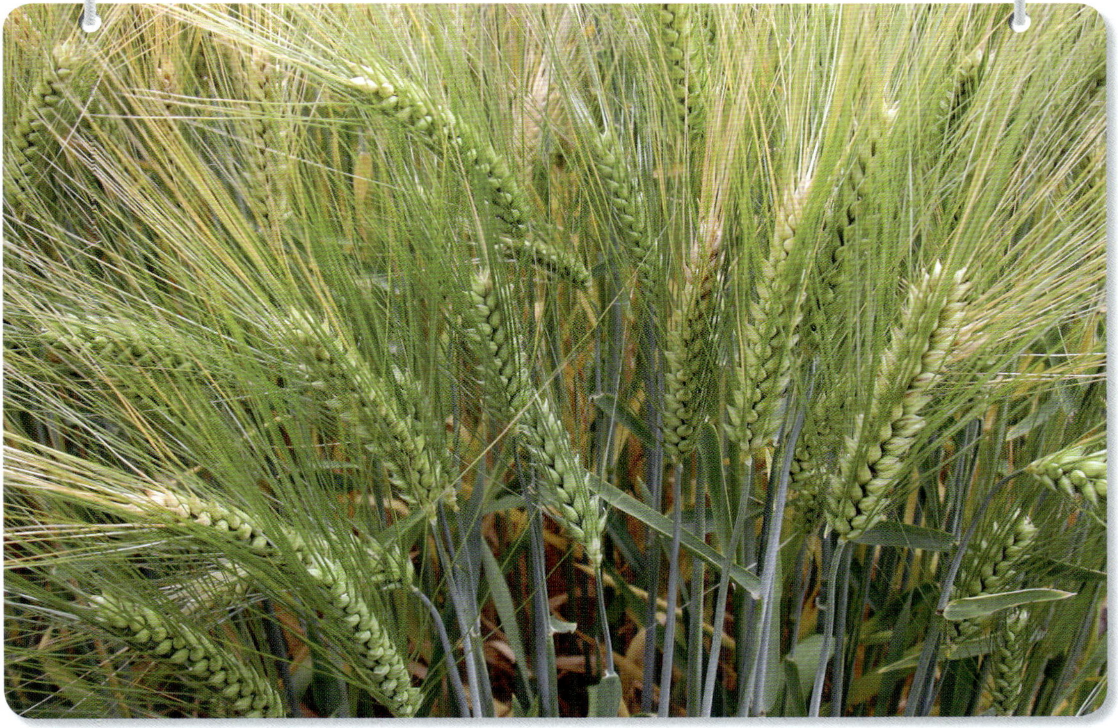

한약명 맥아

- 식물명 및 학명: 보리 *Hordeum vulgare* Linné var. *hexastichon* Aschers
- 과명: 벼과(Gramineae)
- 약용부위: 잘 익은 열매를 발아시켜 말린 것
- 한약명: 맥아(麥芽)
- 라틴 생약명: Hordei Fructus Germinatus
- 이명 또는 영명: 곡맥(谷麥)
- 식약처 공정서 및 조선시대 의서 수재:
  대한민국약전외한약(생약)규격집(KHP)
  동의보감 탕액편의 곡식부(部)
  방약합편의 조양(造釀, 술, 간장, 식초류)편

| 한약의 기원 | 이 약은 보리 *Hordeum vulgare* Linné var. *hexastichon* Aschers(벼과 Gramineae)의 잘 익은 열매를 발아시켜 싹이 0.5cm 정도 자랐을 때 햇볕이나 60℃ 이하에서 말린 것이다.

| 한방 특성 |

- 한방 약미(藥味)와 약성(藥性): 맛은 달고 성질은 보통이다[平].
- 한방 작용부위(귀경, 歸經): 맥아는 주로 비장, 위장 질환에 영향을 미친다.
- 한방 효능

행기소식(行氣消食): 기운을 잘 소통시키고 음식을 소화시킨다.

건비개위(健脾開胃): 비(脾)의 기능을 강하게 하고 위 활동을 도와 식욕을 돋운다.

회유소창(回乳消脹): 젖 분비를 억제하고 유방 부종을 가라앉힌다.

| 약효 해설 |

- 기를 잘 돌게 하고 음식을 소화시킨다.
- 복부가 부르고 그득하며 통증이 있는 증상을 치료한다.
- 산후에 젖의 분비가 잘되지 않고 맺혀 쌓여 있는 증상을 낫게 한다.
- 유방이 부풀어 오르고 아픈 병증에 유효하다.
- 황달에 사용한다.

| 동의보감 원문의 한글 식물명 | 보리빨

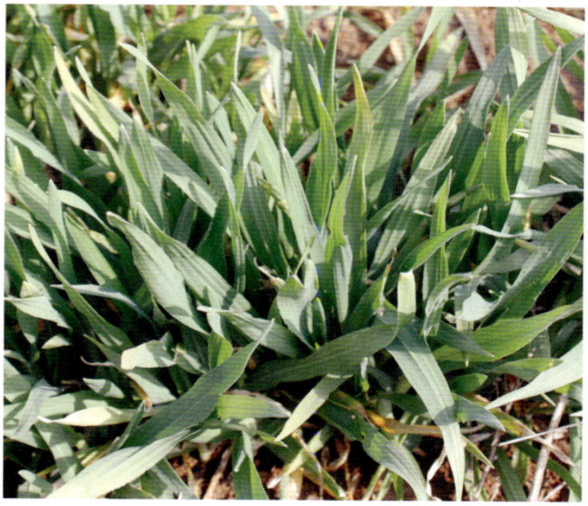

▲ 보리_ 어린 지상부

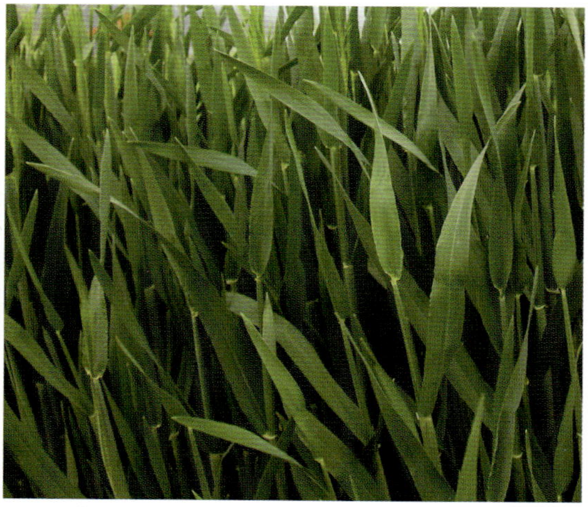

▲ 보리_ 잎

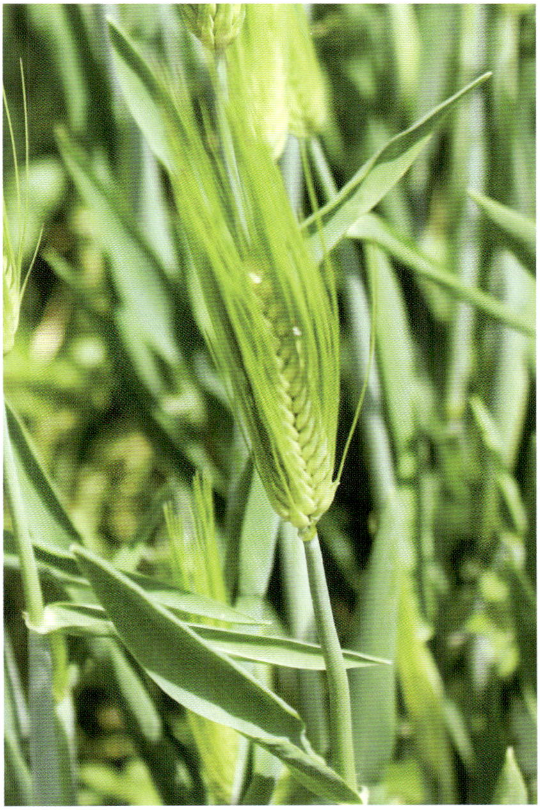

▲ 보리_ 덜 익은 열매

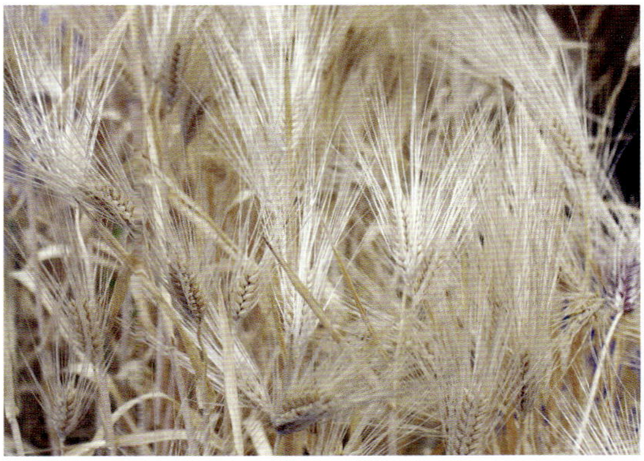

▲ 보리_ 익은 열매

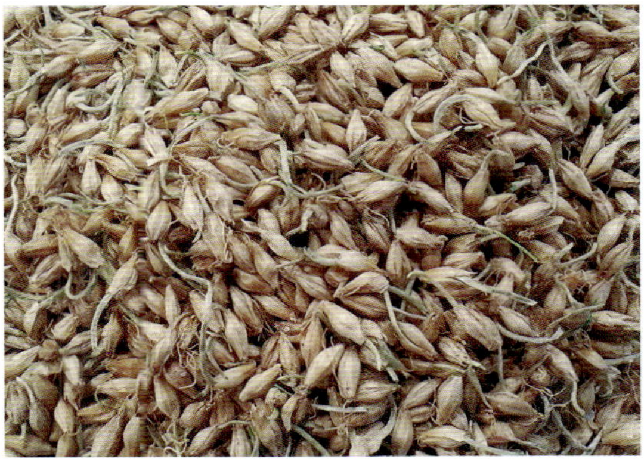

▲ 맥아(약재, 전형)

| 동의보감 효능 | 대맥(大麥, 보리)은 성질이 따뜻하며[溫](약간 차다[微寒]고도 한다) 맛이 짜고[鹹] 독이 없다. 기를 보하여 중초를 조화시킨다[益氣調中]. 설사를 멎게 하여 허한 것을 보한다. 오장(五藏)을 튼튼하게 한다. 오래 먹으면 살찌고 건강해지며 윤기가 흐르게 된다[본초].

| 동의보감 원문 | **大麥:** 性溫[一云微寒] 味鹹 無毒. 益氣調中 止泄補虛 實五藏. 久食令人肥健滑澤.[本草]

| 약용법 | 맥아 10~15g을 물 800mL에 넣고 달여서 반으로 나누어 아침저녁으로 마신다.

복령

한약명 복령, 복신

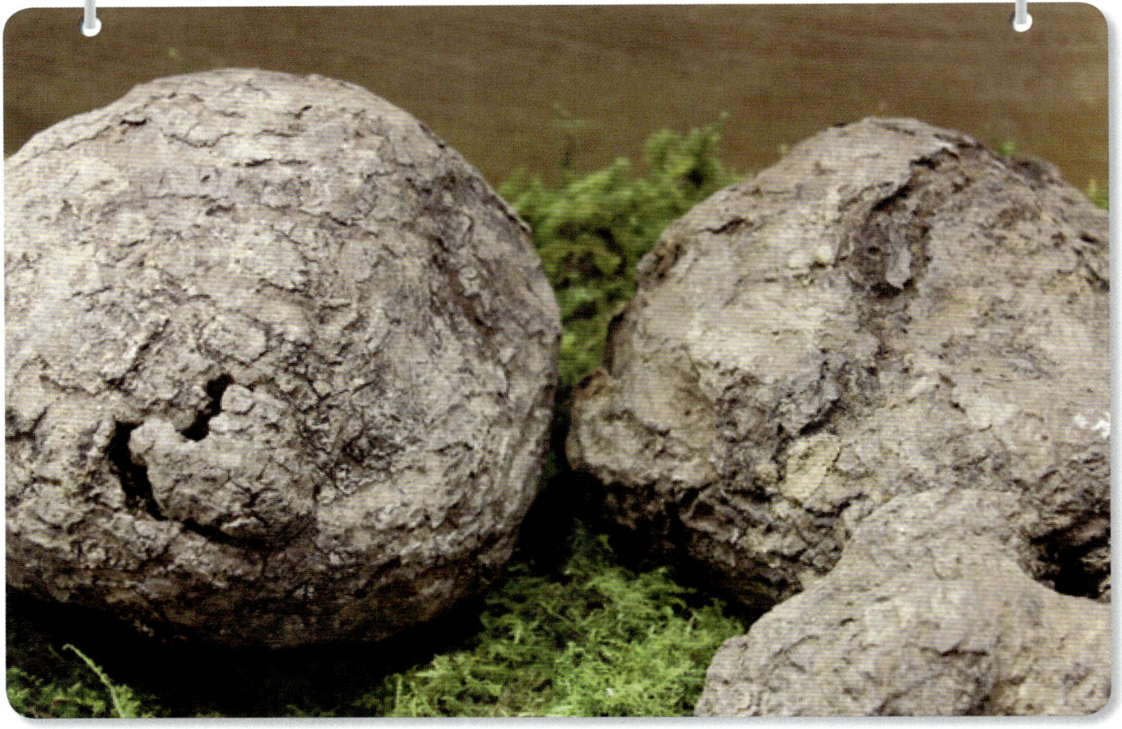

한약명 복령

- 생물명 및 학명: 복령(茯苓) *Poria cocos* Wolf
- 과명: 잔나비걸상과, 구멍장이버섯과(Polyporaceae)
- 약용부위: 균핵
- 한약명: 복령(茯苓)
- 라틴 생약명: Poria Sclerotium
- 이명 또는 영명: 적복령, 백복령, Poria
- 식약처 공정서 및 조선시대 의서 수재:
  대한민국약전(KP)
  동의보감 탕액편의 나무부(部)
  방약합편의 우목(寓木, 기생목)편

| 한약의 기원 | 이 약은 복령(茯苓) *Poria cocos* Wolf(잔나비걸상과, 구멍장이버섯과 Polyporaceae)의 균핵이다.

| 한방 특성 |

- 한방 약미(藥味)와 약성(藥性): 맛은 달고 싱거우며 성질은 보통이다[平].
- 한방 작용부위(귀경, 歸經): 복령은 주로 심장, 폐, 비장, 신장 질환에 영향을 미친다.
- 한방 효능

이수삼습(利水滲濕): 소변을 잘 나오게 하여 습기를 배출한다.

건비(健脾): 비(脾)를 건강하게 한다.

영심(寧心): 마음을 편안하게 한다.

| 약효 해설 |

- 잘 놀라고 가슴이 두근거리는 증상과 건망증을 치료한다.
- 불안 증상을 가라앉히고 편안하게 한다.
- 소변이 잘 나오지 않는 증상에 유효하다.
- 무의식중에 정액이 나오는 증상을 낫게 한다.
- 대변이 묽고 횟수가 많은 증상에 사용한다.

| 동의보감 효능 | 복령(茯苓, 복령의 균핵)의 성질은 보통이며[平] 맛은 달고[甘] 독이 없다. 식욕을 돋우고 속이 메슥메슥하여 토하려는 것[嘔逆, 구역]을 멎게 한다. 마음과 정신을 안정하게 한다. 폐열(肺熱)로 진액이 소모되어 기침하고 숨찬 것, 담(痰)이 막힌 것을 낫게 한다. 신(腎)에 있는 사기를 내쫓고 소변을 잘 나오게 한다. 몸이 붓는 것을 가라앉히고 임병(淋病)으로 소변이 막힌 것을 잘 나가게 한다. 소갈(消渴)을 멎게 하며 건망증을 낫게 한다.

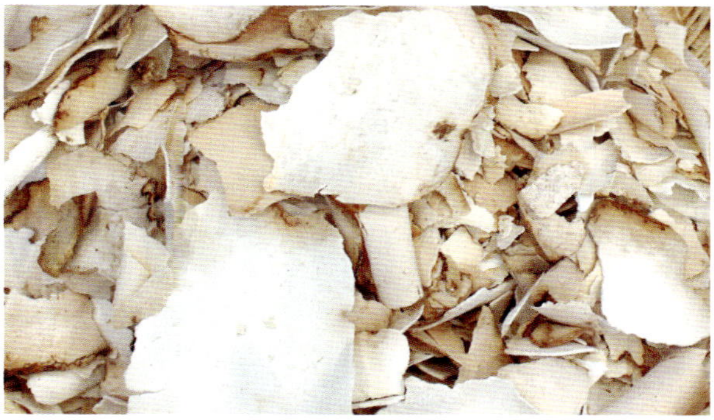

▲ 복령(약재, 절편)

| 동의보감 원문 | **茯苓:** 性平 味甘 無毒. 開胃 止嘔逆 善安心神. 主肺痿痰壅. 伐腎邪 利小便 下水腫 淋結 止消渴 療健忘.

| 약용법 | 복령 10~15g을 물 800mL에 넣고 달여서 반으로 나누어 아침저녁으로 마신다.

한약명 복신

- 생물명 및 학명: 복령 *Poria cocos* Wolf
- 과명: 잔나비걸상과, 구멍장이버섯과(Polyporaceae)
- 약용부위: 균핵으로 속에 소나무 뿌리를 감싸고 있는 것
- 한약명: 복신(茯神)
- 라틴 생약명: Poria Sclertum Cum Pini Radix
- 이명 또는 영명: 백복신(白茯神)
- 식약처 공정서 및 조선시대 의서 수재:
  대한민국약전외한약(생약)규격집(KHP)
  동의보감 탕액편의 나무부(部)
  방약합편의 우목(寓木, 기생목)편

| 한약의 기원 | 이 약은 소나무 뿌리에 기생하는 복령 *Poria cocos* Wolf(잔나비걸상과, 구멍장이버섯과 Polyporaceae)의 균핵으로 속에 소나무 뿌리를 감싸고 있는 것이다.

| 한방 특성 |

- 한방 약미(藥味)와 약성(藥性): 맛은 달고 싱거우며 성질은 보통이다[平].
- 한방 작용부위(귀경, 歸經): 복신은 주로 심장, 비장 질환에 영향을 미친다.
- 한방 효능

영심(寧心): 마음을 편안하게 한다.

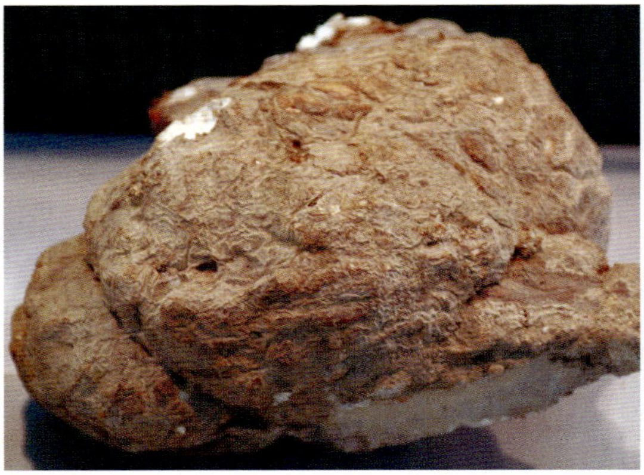

▲ 복령

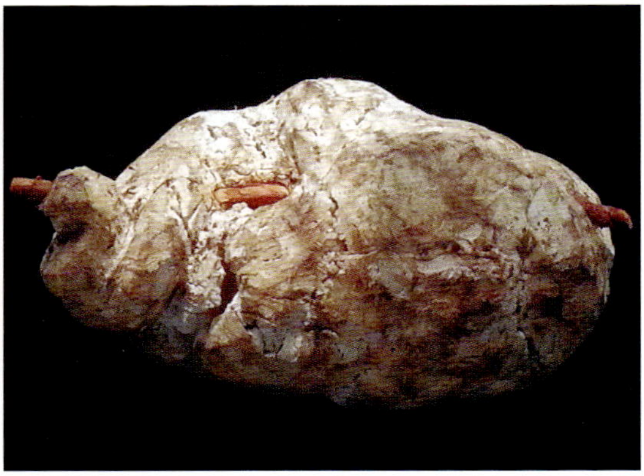

▲ 복신

안신(安神): 정신을 안정시킨다.
이수(利水): 소변을 잘 나오게 한다.

| 약효 해설 |

- 마음을 안정시킨다.
- 잘 놀라고 가슴이 두근거리는 증상에 사용한다.
- 건망증이 있거나 잠이 잘 오지 않는 증상에 유효하다.
- 소변이 잘 나오지 않는 증상에 쓰인다.

| 동의보감 효능 | 복신(茯神)의 성질은 보통이며[平] 맛은 달고[甘] 독이 없다. 풍현(風眩), 풍허(風虛)를 치료하고 놀라서 두근거리는 것을 멎게 한다. 건망증을 낫게 하며 가슴을 시원하게 하고 지혜를 더해준다. 혼백을 편안히 하고[安魂魄] 정신을 안정시키며 마음을 진정시킨다. 놀랐을 때 발작하는 간질에 주로 쓴다.

| 동의보감 원문 | **茯神:** 性平 味甘 無毒. 療風眩風虛 止驚悸. 治健忘 開心益智 安魂魄 養精神 安神定志. 主驚癎.

| 약용법 | 복신 9~15g을 물 800mL에 넣고 달여서 반으로 나누어 아침저녁으로 마신다.

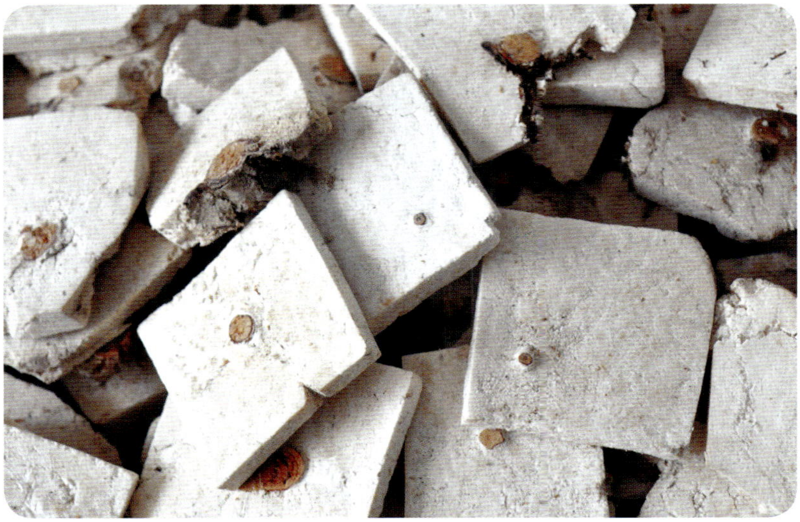

▲ 복신(약재, 절편, 시장 판매품)

복분자딸기

한약명 복분자

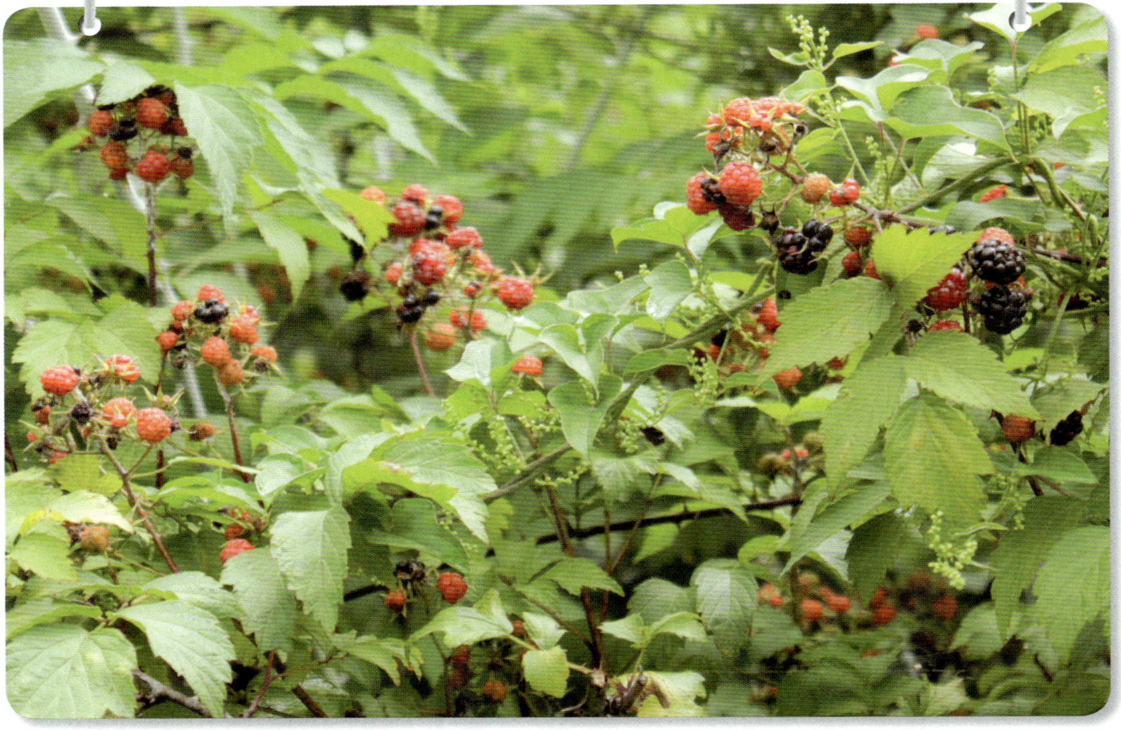

한약명 복분자

- 식물명 및 학명: 복분자딸기 *Rubus coreanus* Miquel
- 과명: 장미과(Rosaceae)
- 약용부위: 채 익지 않은 열매
- 한약명: 복분자(覆盆子)
- 라틴 생약명: Rubi Fructus
- 이명 또는 영명: Rubus Fruit
- 식약처 공정서 및 조선시대 의서 수재:
  대한민국약전(KP)
  동의보감 탕액편의 과일부(部)
  방약합편의 산과(山果)편

| 한약의 기원 | 이 약은 복분자딸기 *Rubus coreanus* Miquel(장미과 Rosaceae)의 채 익지 않은 열매이다.

| 한방 특성 |

- 한방 약미(藥味)와 약성(藥性): 맛은 달고 시며 성질은 따뜻하다.
- 한방 작용부위(귀경, 歸經): 복분자는 주로 간장, 신장 질환에 영향을 미친다.
- 한방 효능

보신고정(補腎固精): 신(腎)을 보하고 정액이 새어나가지 않게 한다.

평간명목(平肝明目): 간의 기운을 평안하게 하고 눈을 밝게 한다.

| 약효 해설 |

- 발기부전과 조루 증상을 치료한다.
- 무의식중에 정액이 나오는 증상을 낫게 한다.
- 빈뇨, 유뇨(遺尿)에 유효하다.

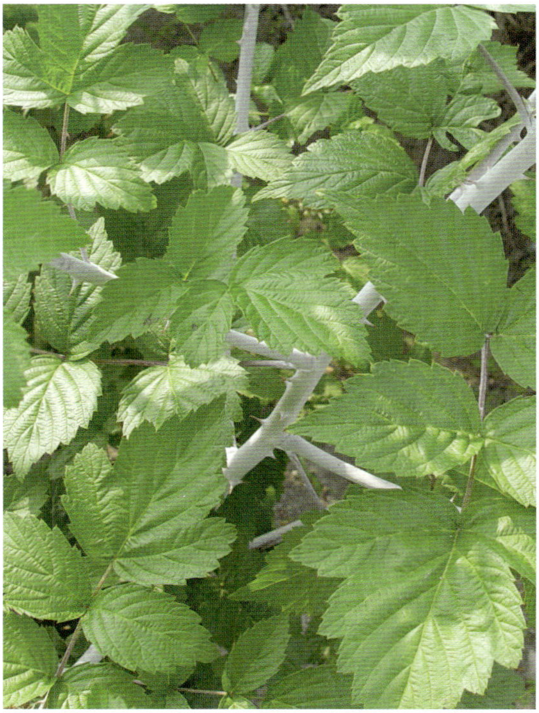

▲ 복분자딸기_ 줄기와 잎

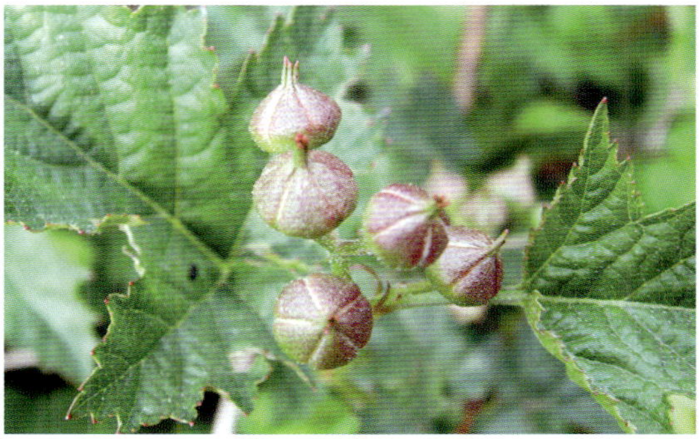

▲ 복분자딸기_ 꽃봉오리

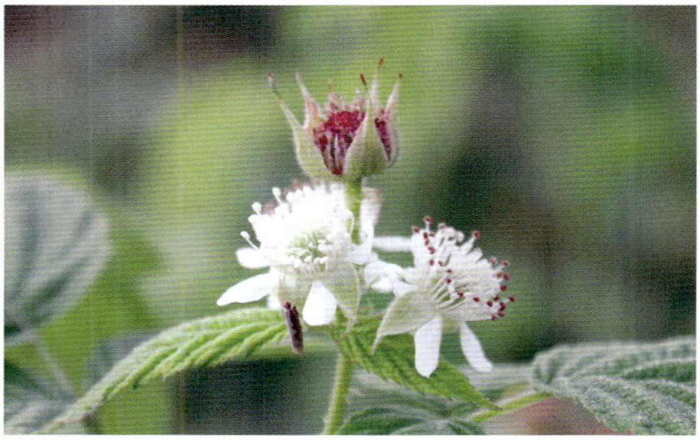

▲ 복분자딸기_ 꽃

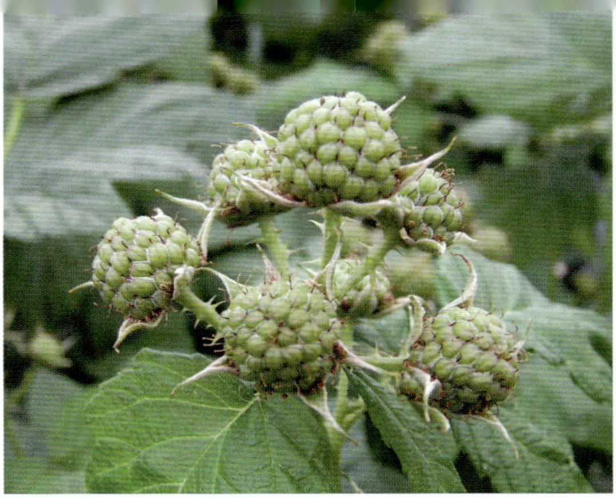

▲ 복분자딸기_ 덜 익은 열매

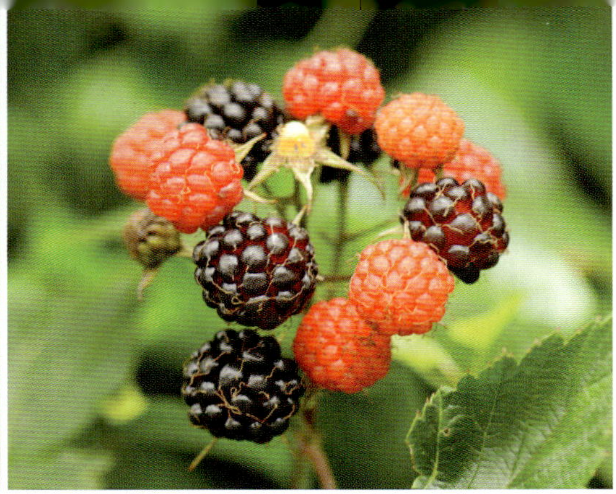

▲ 복분자딸기_ 익은 열매

• 눈을 밝게 한다.
• 간신(肝腎) 기능을 돕는다.

| 동의보감 원문의 한글 식물명 | 나모빨기

| 동의보감 효능 | 복분자(覆盆子, 복분자딸기 열매)의 성질은 보통이며[平](약간 뜨겁다[微熱]고도 한다) 맛은 달고[甘] 시며[酸] 독이 없다. 남자의 경우 신정(腎精)이 고갈된 것과 여자의 경우 임신되지 않는 것을 치료한다. 남자의 음위(陰痿)에 주로 써서 성기를 단단하면서 커지게 한다. 간을 보해서 눈을 밝게 하고 기를 도와 몸을 가볍게 한다. 머리카락이 희어지지 않게 한다.

| 동의보감 원문 | **覆盆子:** 性平[一云微熱] 味甘酸 無毒. 療男子腎精虛竭 女人無子. 主丈夫陰痿 能令堅長. 補肝明目 益氣輕身 令髮不白.

| 약용법 | 열매 6~12g을 물 800mL에 넣고 달여서 반으로 나누어 아침저녁으로 마신다.

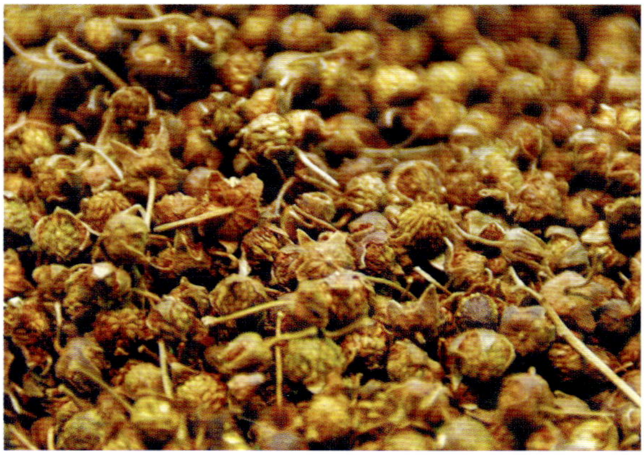

▲ 복분자(약재, 전형)

| 한약의 기원 | 이 약은 봉선화 *Impatiens balsamina* Linné(봉선화과 Balsaminaceae)의 씨이다.

| 한방 특성 |

- 한방 약미(藥味)와 약성(藥性): 맛은 약간 쓰고 매우며 성질은 따뜻하고 독이 약간 있다.
- 한방 작용부위(귀경, 歸經): 급성자는 주로 폐, 간장 질환에 영향을 미친다.
- 한방 효능

행어강기(行瘀降氣): 어혈을 없애고 기운을 끌어내린다.

연견산결(軟堅散結): 혹처럼 단단하게 굳은 것을 풀어준다.

| 약효 해설 |

- 어혈(瘀血)을 깨뜨린다.
- 배가 더부룩하거나 아픈 병증을 제거한다.
- 무월경과 식도암 치료에 도움이 된다.

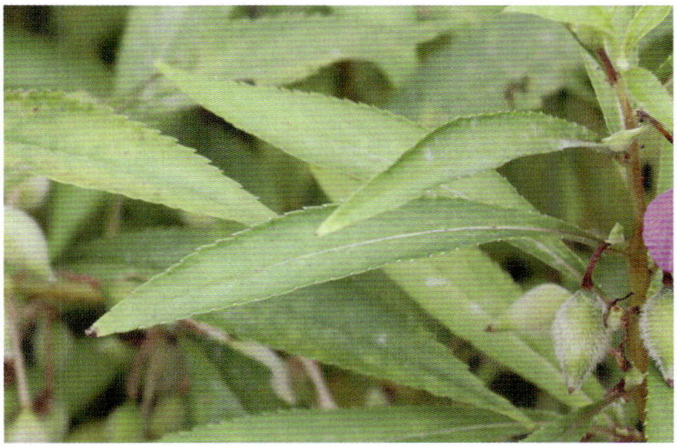

▲ 봉선화_ 잎

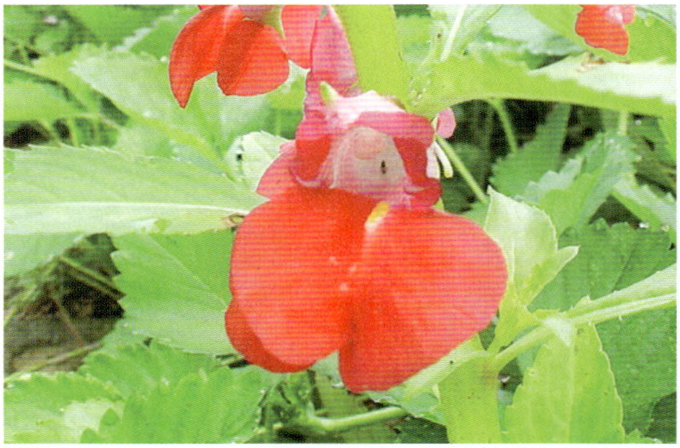

▲ 봉선화_ 꽃

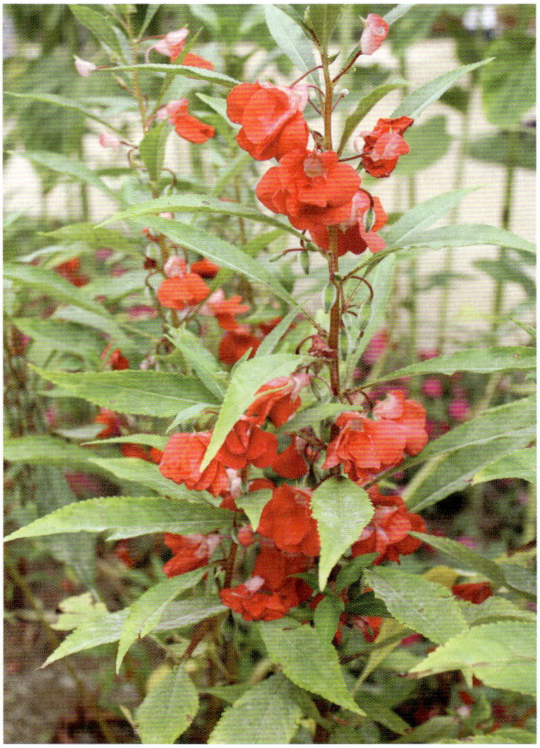

▲ 봉선화_ 지상부

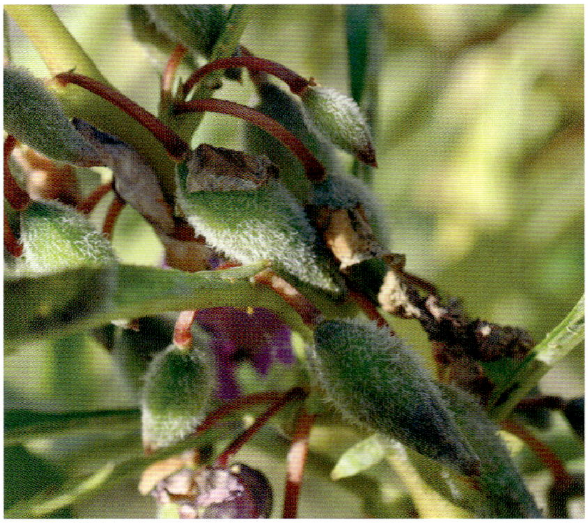

▲ 봉선화_ 덜 익은 열매

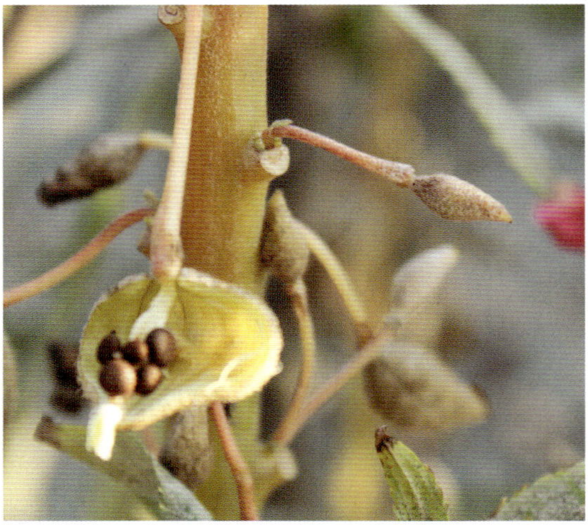

▲ 봉선화_ 익은 열매와 씨

- 피부 질환으로 생긴 종기에서 나오는 독을 없앤다.
- 독성이 있으므로 주의해야 한다.

| 동의보감 원문의 한글 식물명 | 봉션화

| 동의보감 효능 | 봉선화(鳳仙花)는 매를 맞아 난 상처를 치료한다. 뿌리와 잎을 함께 짓찧어 붙인다. 일명 금봉화(金鳳花)라고도 한다[의감].

| 동의보감 원문 | **鳳仙花:** 治杖瘡. 連根葉 搗塗之. 一名金鳳花.[醫鑑]

| 약용법 | 씨 3~5g을 물 800mL에 넣고 달여서 반으로 나누어 아침저녁으로 마시거나 외용으로 적당량 사용한다.

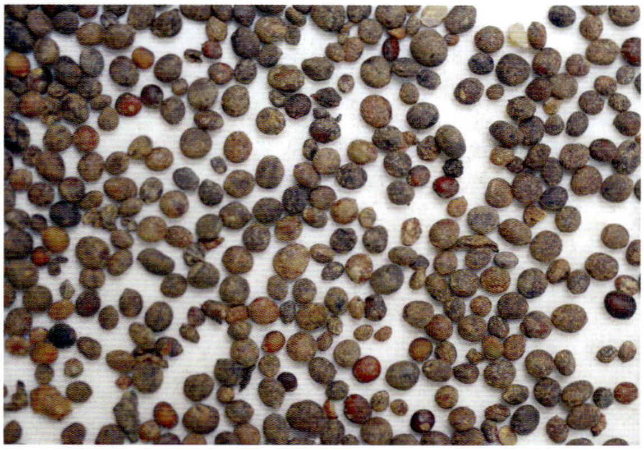

▲ 급성자(약재, 전형)

부들

한약명 포황

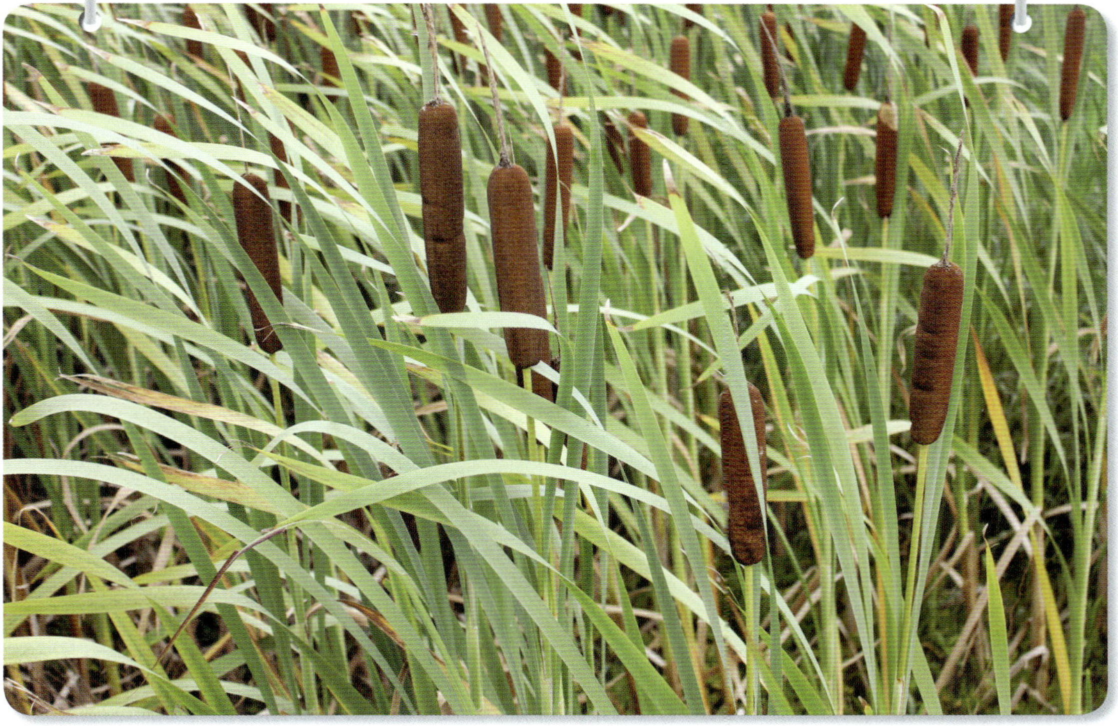

한약명 포황

- 식물명 및 학명: 부들 *Typha orientalis* Presl
- 과명: 부들과(Typhaceae)
- 약용부위: 꽃가루
- 한약명: 포황(蒲黃)
- 라틴 생약명: Typhae Pollen
- 이명 또는 영명: 향포(香蒲)
- 식약처 공정서 및 조선시대 의서 수재:
  대한민국약전외한약(생약)규격집(KHP)
  동의보감 탕액편의 풀부(部)
  방약합편의 수초(水草)편

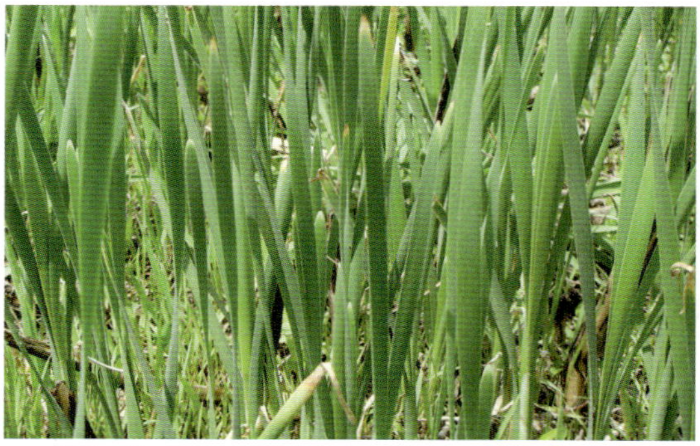

▲ 부들_ 잎

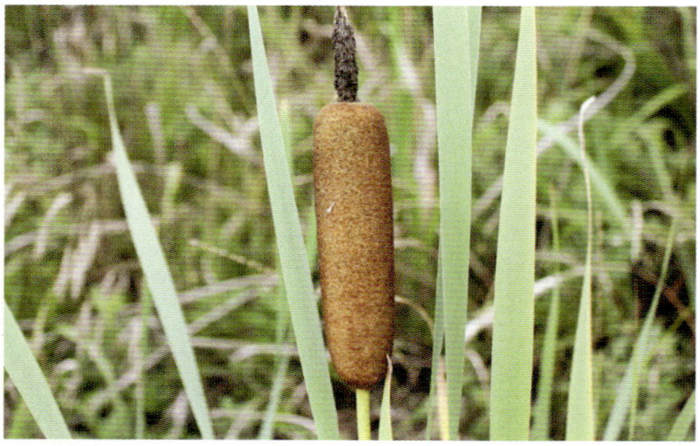

▲ 부들_ 꽃

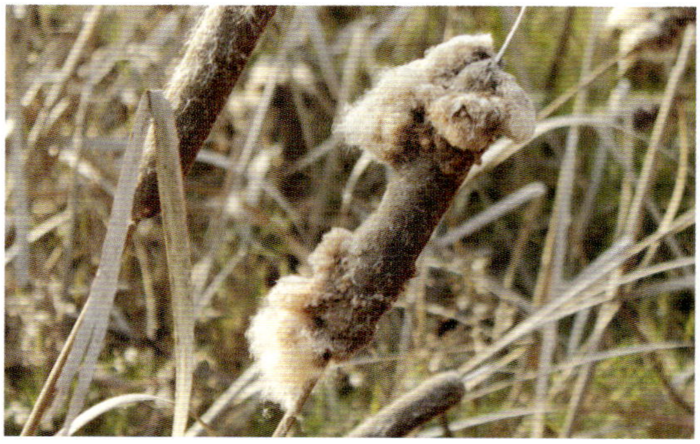

▲ 부들_ 씨 결실

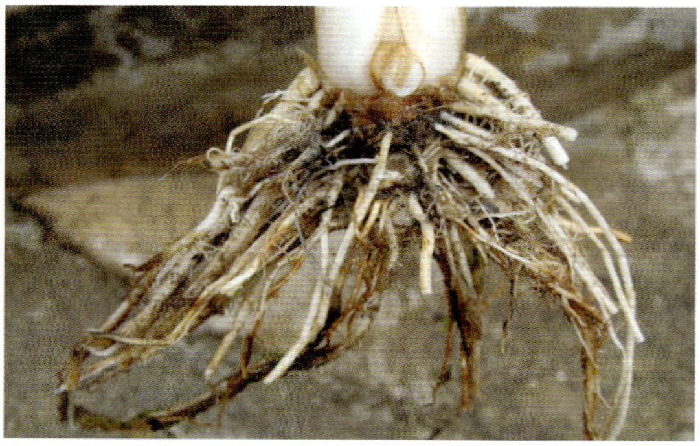

▲ 부들_ 뿌리

| 한약의 기원 | 이 약은 부들 *Typha orientalis* Presl 또는 기타 동속식물(부들과 Typhaceae)의 꽃가루이다.

| 한방 특성 |

- 한방 약미(藥味)와 약성(藥性): 맛은 달고 성질은 보통이다[平].
- 한방 작용부위(귀경, 歸經): 포황은 주로 간장, 심포(心包) 질환에 영향을 미친다.
- 한방 효능

지혈(止血): 출혈을 멎게 한다.

거어(祛瘀): 어혈을 제거한다.

이뇨(利尿): 소변을 잘 나오게 한다.

| 약효 해설 |

- 소변을 볼 때 껄끄럽고 아프면서 피가 섞여 나오는 증상에 유효하다.

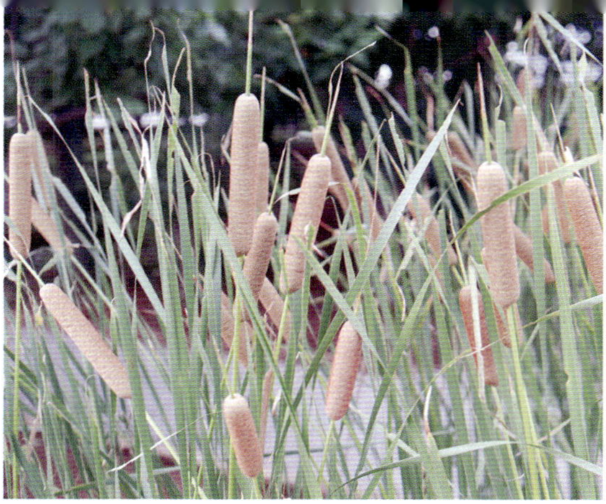

▲ 애기부들(*Typha angustata*)_ 지상부

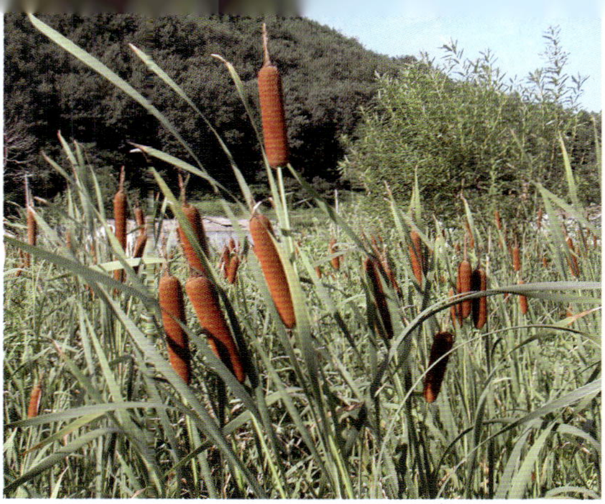

▲ 부들_ 지상부

- 여성의 부정기 자궁출혈을 멎게 한다.
- 토혈, 각혈, 외상출혈에 활용한다.
- 외상으로 붓고 통증이 생기는 증상을 치료한다.

| 동의보감 원문의 한글 식물명 | 부들곶ᄀᆞᄅᆞ

| 동의보감 효능 | 포황(蒲黃, 부들 꽃가루)의 성질은 보통이고[平] 맛이 달며[甘] 독이 없다. 몸에 있는 9개의 구멍에서 피가 나오는 것을 멎게 하고 어혈을 없앤다. 대변에 피가 섞여 나오는 것, 여성의 부정기 자궁출혈, 자궁에서 분비물이 나오는 것, 아침통[兒枕急痛], 하혈(下血), 유산을 치료한다.

| 동의보감 원문 | **蒲黃:** 性平 味甘 無毒. 止九竅出血 消瘀血. 主血痢及婦人崩漏帶下 及兒枕急痛 下血墮胎.

| 약용법 | 꽃가루 9~15g을 거즈에 넣고 물 800mL로 달여서 반으로 나누어 아침저녁으로 마시거나 또는 가루나 환(丸)으로 복용한다. 외용할 때는 적당량의 가루를 환부에 붙인다.

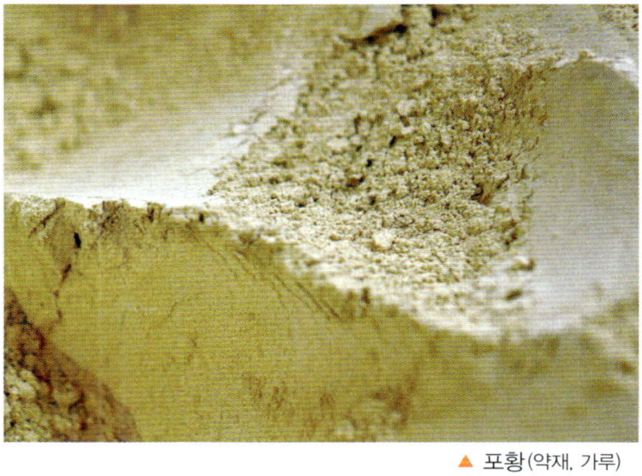

▲ 포황(약재, 가루)

부처손

한약명 권백

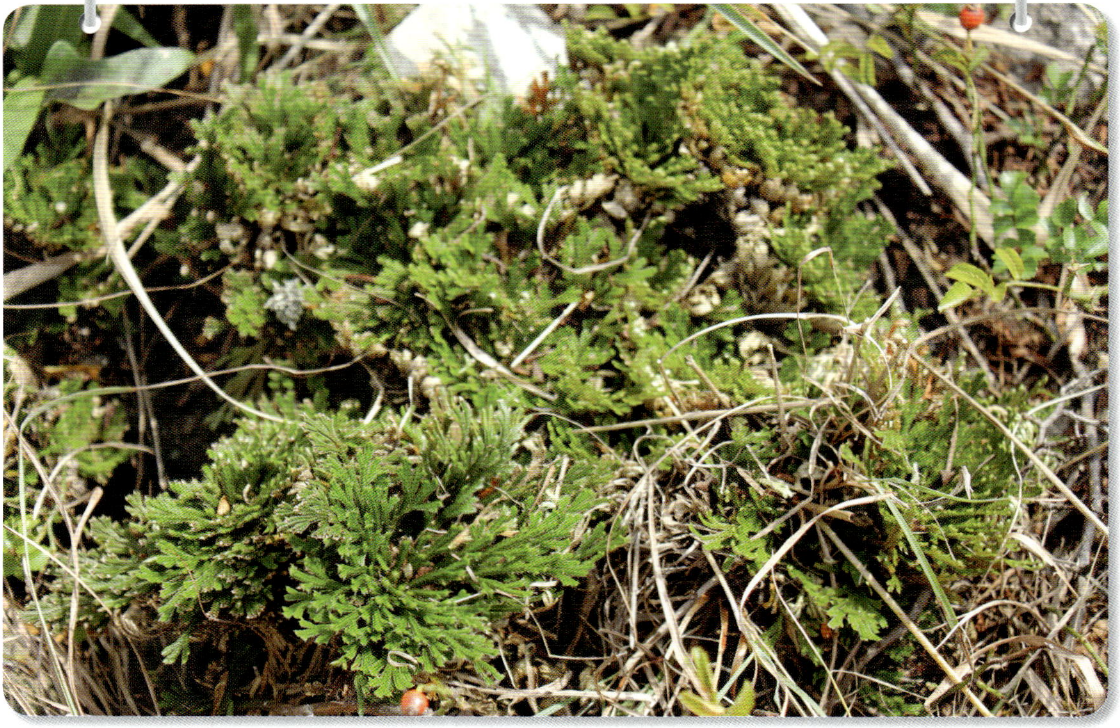

▲ 부처손_ 지상부

한약명 권백

- 식물명 및 학명: 부처손 *Selaginella tamariscina* Spring, 점상권백(墊狀卷柏) *Selaginella pulvinata* Maxim.
- 과명: 부처손과(Selaginellaceae)
- 약용부위: 전초
- 한약명: 권백(卷柏)
- 라틴 생약명: Selaginellae Herba
- 식약처 공정서 및 조선시대 의서 수재:
  대한민국약전외한약(생약)규격집(KHP)
  동의보감 탕액편의 풀부(部)
  방약합편의 태초(苔草, 이끼)편

| 한약의 기원 | 이 약은 부처손 *Selaginella tamariscina* Spring 또는 점상권백(墊狀卷柏) *Selaginella pulvinata* Maxim.(부처손과 Selaginellaceae)의 전초이다.

| 한방 특성 |

- 한방 약미(藥味)와 약성(藥性): 맛은 맵고 성질은 보통이다[平].
- 한방 작용부위(귀경, 歸經): 권백은 주로 간장, 심장 질환에 영향을 미친다.
- 한방 효능

활혈통경(活血通經): 혈액 순환을 촉진하여 월경이 잘 나오게 한다.

| 약효 해설 |

- 혈액 순환을 촉진하며 경맥의 흐름을 원활하게 한다.
- 여성의 부정기 자궁출혈과 무월경에 사용한다.
- 타박상, 천식을 치료한다.
- 토혈(吐血), 혈변(血便)을 멎게 한다.

| 동의보감 원문의 한글 식물명 | 부텨손

| 동의보감 효능 | 권백(卷栢, 부처손)의 성질은 따뜻하고[溫] 보통이며[平](약간 차다[微寒]고도 한다) 맛이 맵고[辛] 달며[甘] 독이 없다. 여자의 음부 속이 추웠다 더웠다 하면서 아픈 것, 월경이 없으면서 임신하지 못하는 것, 월경이 통하지 않는 것을 치료한다. 온갖 헛것에

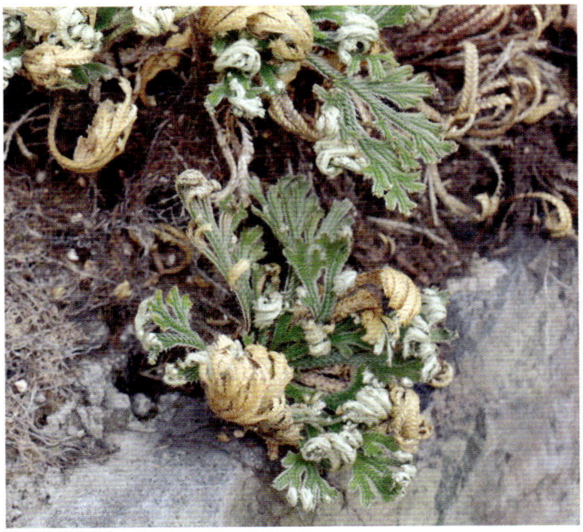

▲ 부처손_ 잎

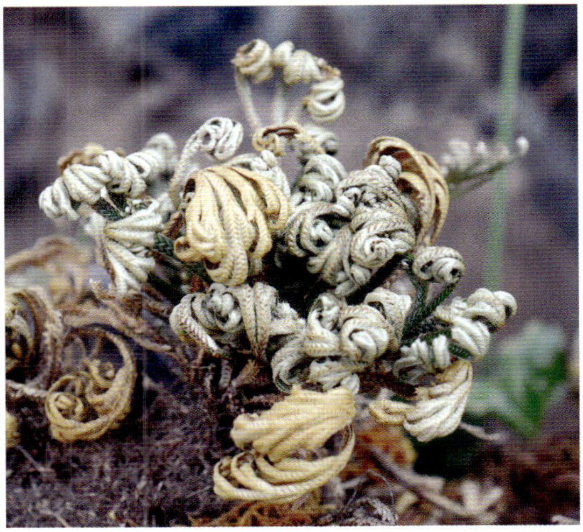

▲ 부처손_ 지상부

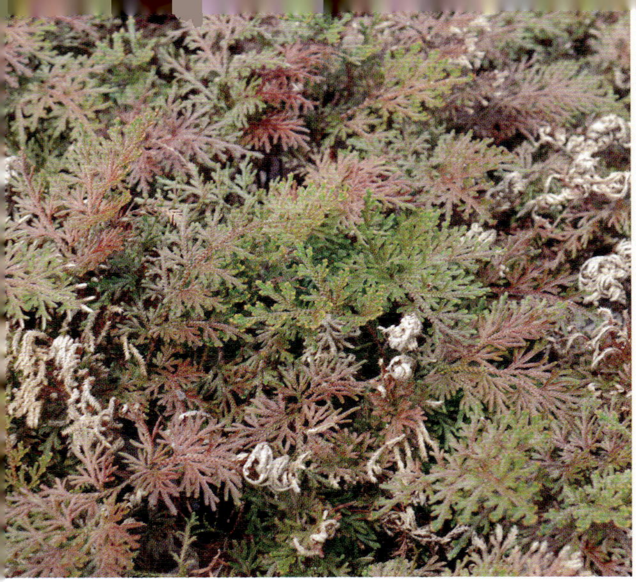

▲ 개부처손(*Selaginella stauntoniana*)_ 지상부

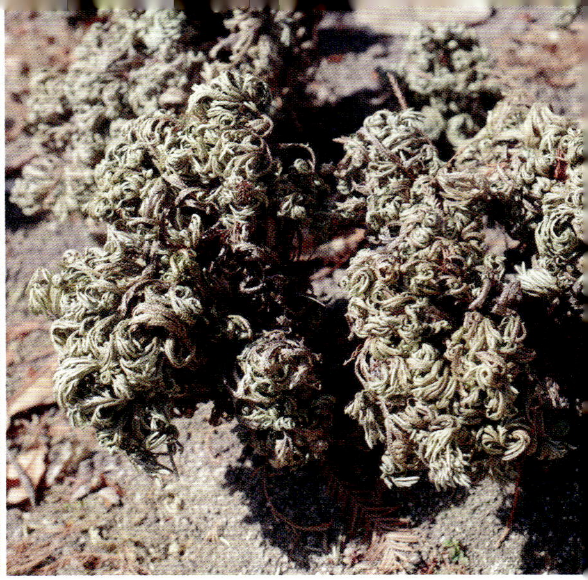

▲ 부처손(*Selaginella involvens*)_ 지상부

들린 것[百邪鬼魅]을 없애며 마음을 진정시킨다. 헛것에 들려 우는 것과 탈항증(脫肛症), 팔다리가 늘어지고 힘이 없어 걷지 못하는 병증을 치료한다. 신[水藏]을 덥게[煖] 한다. 생것을 쓰면 어혈을 깨뜨리고 볶아 쓰면 지혈한다.

| 동의보감 원문 | **卷柏:** 性溫平[一云微寒] 味辛甘 無毒. 主女子陰中寒熱痛 血閉絶子. 治月經不通 去百邪鬼魅 鎭心. 治邪啼泣 療脫肛痿躄. 煖水藏. 生用破血 炙用止血.

| 약용법 | 전초 5~10g을 물 800mL에 넣고 달여서 반으로 나누어 아침저녁으로 마신다.

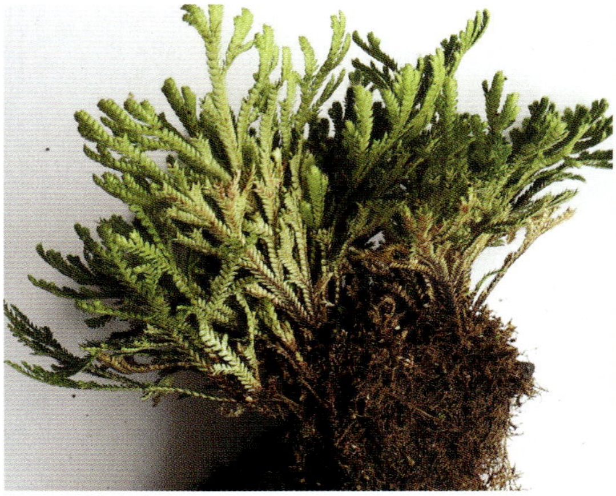

▲ 부처손_ 전초(채취품)

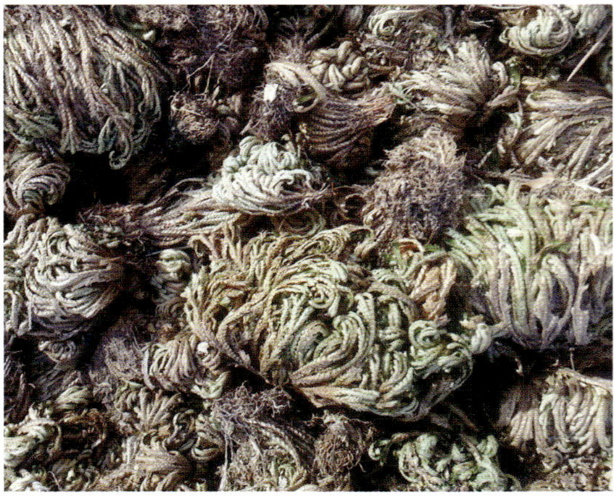

▲ 권백(약재, 전형)

| 한약의 기원 | 이 약은 붉나무 *Rhus javanica* Linné, 청부양(青麸楊) *Rhus potaninii* Maximowicz 또는 홍부양(紅麸楊) *Rhus punjabensis* Stew. var. *sinica* Rehder et Wilson(옻나무과 Anacardiaceae)의 잎 위에 주로 오배자면충 *Schlechtendalia chinensis* Bell(면충과 Pemphigidae)이 기생하여 만든 벌레집이다. 외형에 따라 두배(肚倍)와 각배(角倍)로 나뉜다.

| 한방 특성 |

- 한방 약미(藥味)와 약성(藥性): 맛은 시고 떫으며 성질은 차다.
- 한방 작용부위(귀경, 歸經): 오배자는 주로 폐, 대장, 신장 질환에 영향을 미친다.
- 한방 효능

염폐강화(斂肺降火): 폐(肺)의 기운을 수렴시키고 발열을 내린다.
삽장지사(澁腸止瀉): 장을 튼튼히 하여 설사를 멎게 한다.
염한(斂汗): 땀 배출을 억제한다.
지혈(止血): 출혈을 멎게 한다.
수습염창(收濕斂瘡): 습기를 거두어들이고 상처를 아물게 한다.

| 약효 해설 |

- 몸이 허약하여 잠자는 사이에 또는 깨어 있는 상태에서 저절로 땀이 나는 증상을 낫게 한다.

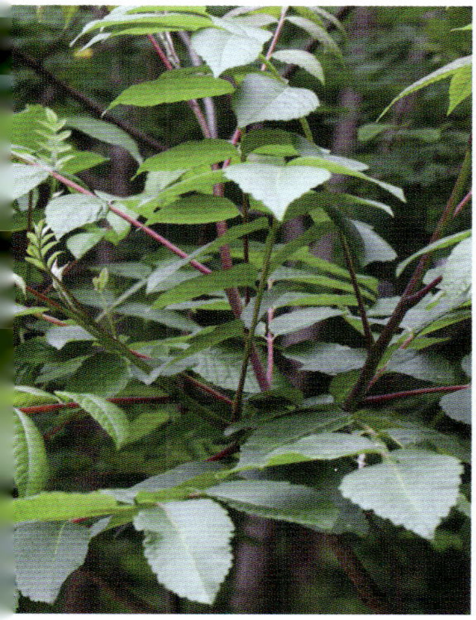
▲ 붉나무_ 잎과 줄기

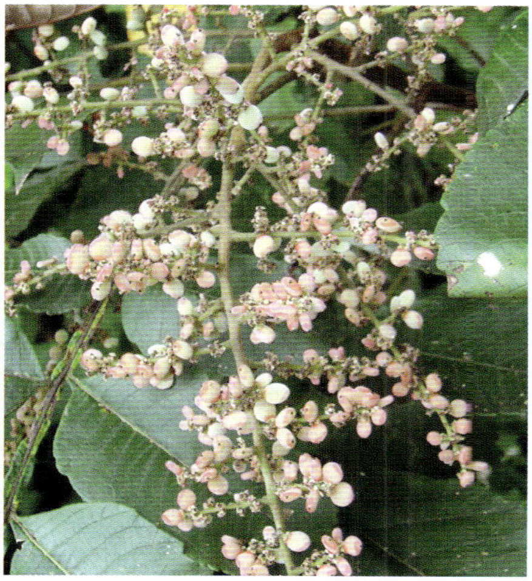
▲ 붉나무_ 열매

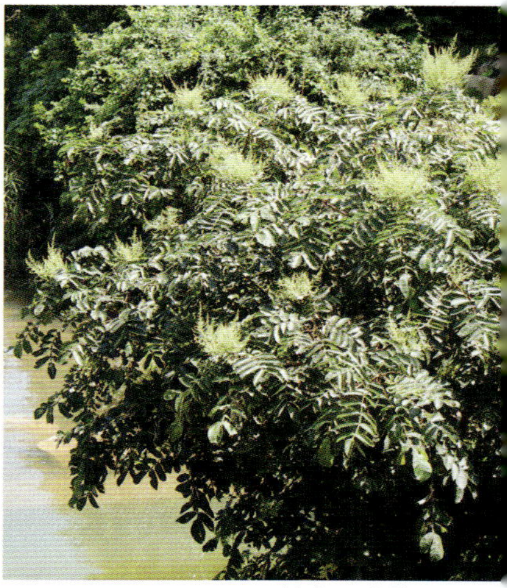
▲ 붉나무_ 수형

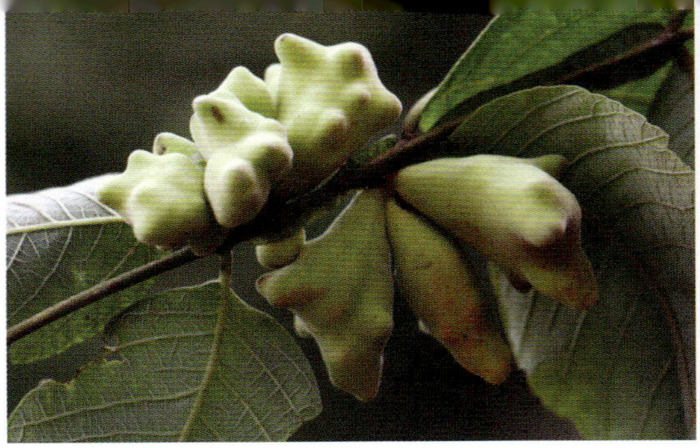
▲ 붉나무에 기생한 벌레집인 오배자

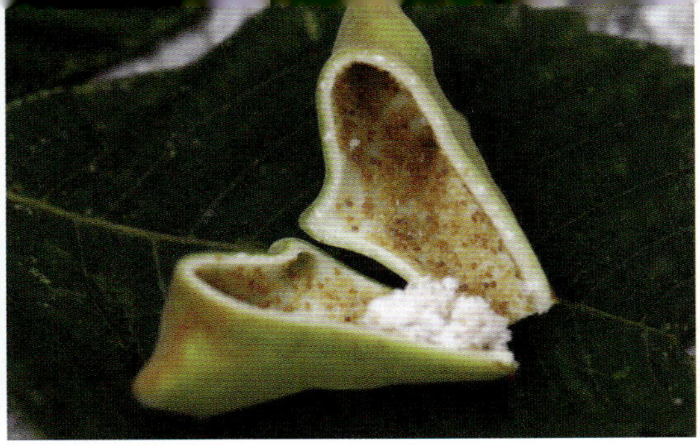
▲ 오배자 속

- 무의식중에 정액이 몸 밖으로 나오는 증상에 유효하다.
- 폐허(肺虛)에 의해 오래된 기침에 쓰인다.
- 탈항(脫肛), 혈변(血便), 코피를 치료한다.
- 수렴지사 작용이 있다.
- 만성 설사와 만성 이질에 사용한다.

| 동의보감 원문의 한글 식물명 | 붉나모여름

| 동의보감 효능 | 오배자(五倍子, 붉나무 잎에 오배자 면충이 기생하여 만든 벌레집)의 성질은 보통이며[平] 맛은 쓰고[苦] 시며[酸] 독이 없다. 이뿌리가 드러나는 것, 감닉창을 낫게 한다. 폐에 풍독(風毒)이 있어 피부병[瘡癬, 창선]이 생기고 가려우며 고름이 나오는 것을 치료한다. 다섯 가지 치질[五痔]로 계속 하혈(下血)하는 것, 소아의 얼굴과 코의 감창(疳瘡), 어른의 입안이 헌 것을 낫게 한다.

| 동의보감 원문 | **五倍子:** 性平 味苦酸 無毒. 主齒宣疳䘌 肺藏風毒 作皮膚瘡癬 瘙痒膿水 五痔下血不止 小兒面鼻疳瘡 大人口瘡.

| 약용법 | 오배자 3~6g을 물 800mL에 넣고 달여서 반으로 나누어 아침 저녁으로 마시거나 외용으로 적당량 사용한다.

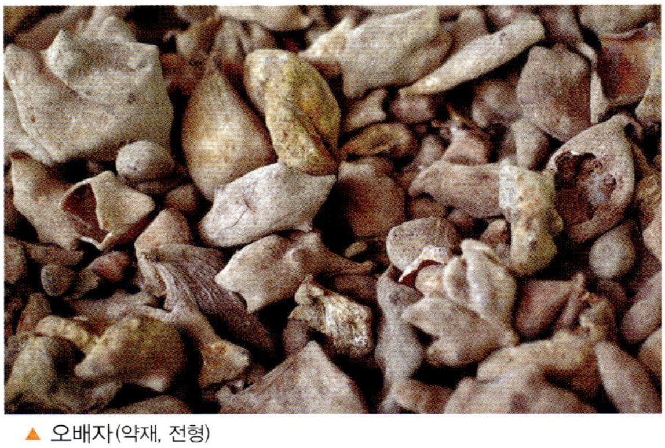
▲ 오배자(약재, 전형)

비자나무

한약명 비자

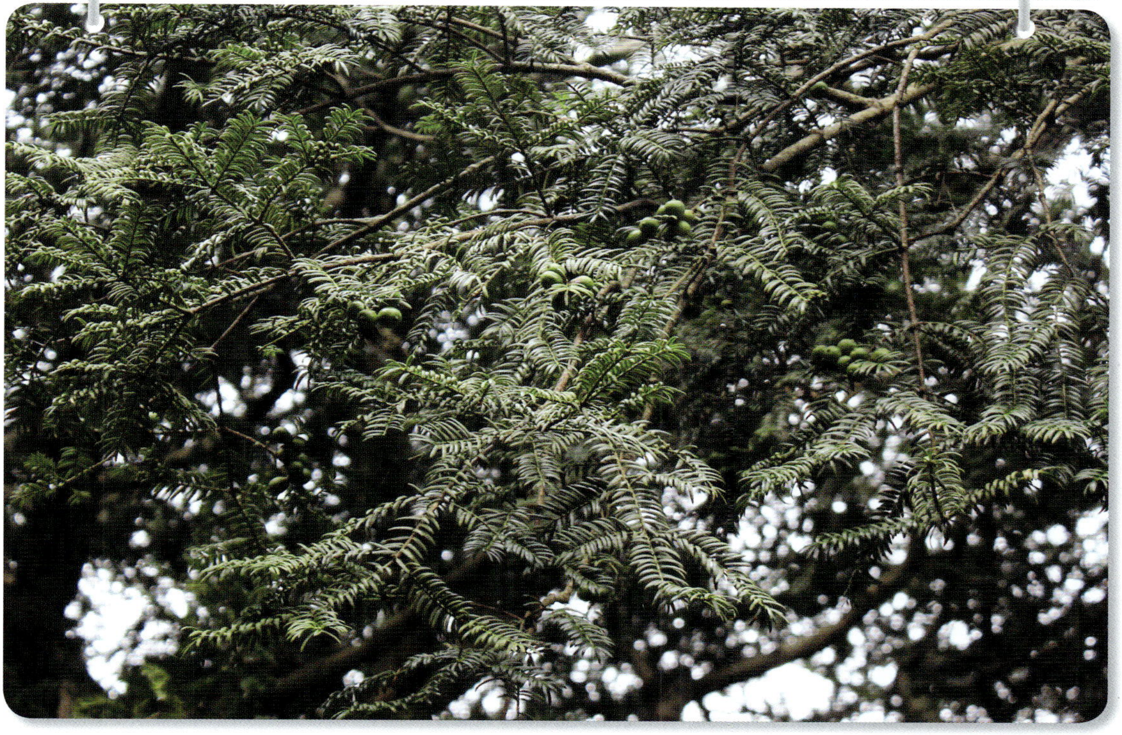

▲ 비자나무_ 수형

한약명 비자

- 식물명 및 학명: 비자나무 *Torreya nuncifera* Siebold et Zuccarini, 비(榧) *Torreya grandis* Fort.
- 과명: 주목과(Taxaceae)
- 약용부위: 씨
- 한약명: 비자(榧子)
- 라틴 생약명: Torreyae Semen
- 이명 또는 영명: 옥비(玉榧)
- 식약처 공정서 및 조선시대 의서 수재:
  대한민국약전외한약(생약)규격집(KHP)
  동의보감 탕액편의 과일부(部)
  방약합편의 이과(夷果)편

| 한약의 기원 | 이 약은 비자나무 *Torreya nuncifera* Siebold et Zuccarini 또는 비(榧) *Torreya grandis* Fort.(주목과 Taxaceae)의 씨이다.

| 한방 특성 |

- 한방 약미(藥味)와 약성(藥性): 맛은 달고 성질은 보통이다[平].
- 한방 작용부위(귀경, 歸經): 비자는 주로 폐, 위장, 대장 질환에 영향을 미친다.
- 한방 효능

  살충소적(殺蟲消積): 기생충을 죽이고 배가 더부룩하거나 아픈 병증인 적취를 가라앉힌다.

  윤폐지해(潤肺止咳): 폐를 촉촉하게 하여 기침을 멎게 한다.

  윤조통변(潤燥通便): 건조한 것을 촉촉하게 하여 대변이 잘 나오게 한다.

| 약효 해설 |

- 구충 및 촌충 구제(驅除)에 사용한다.

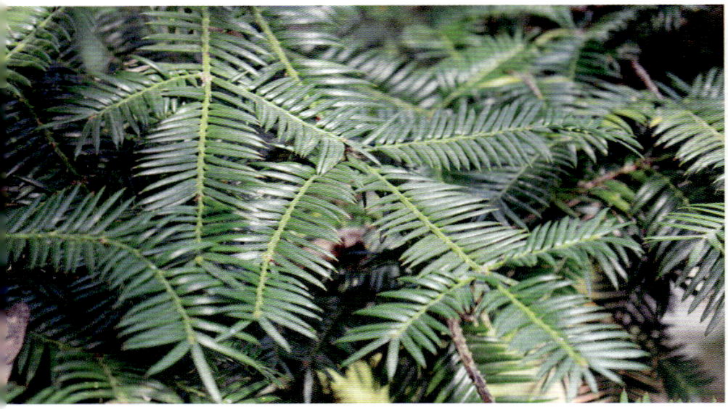

▲ 비자나무_ 잎

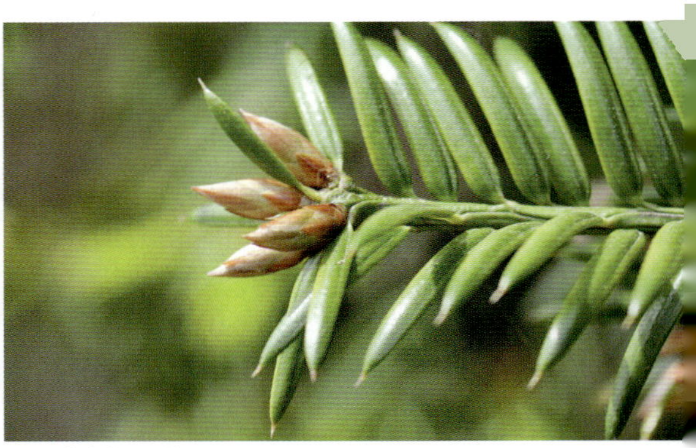

▲ 비자나무_ 싹

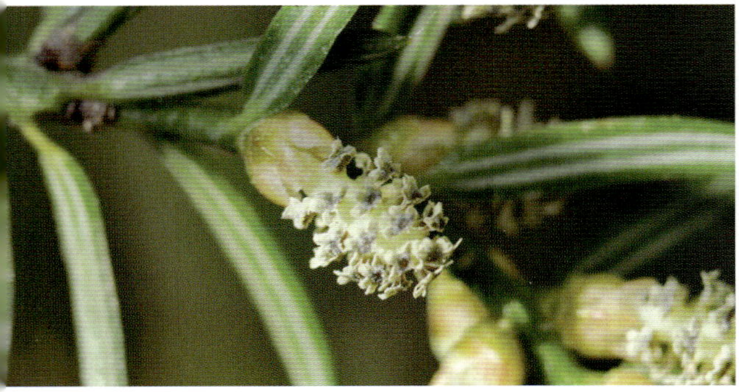

▲ 비자나무_ 꽃

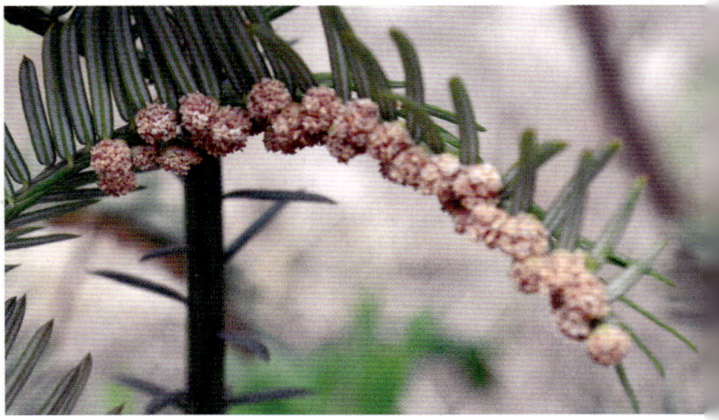

▲ 개비자나무(*Cephalotaxus koreana*)_ 꽃(개비자나무는 한반도 특산종임)

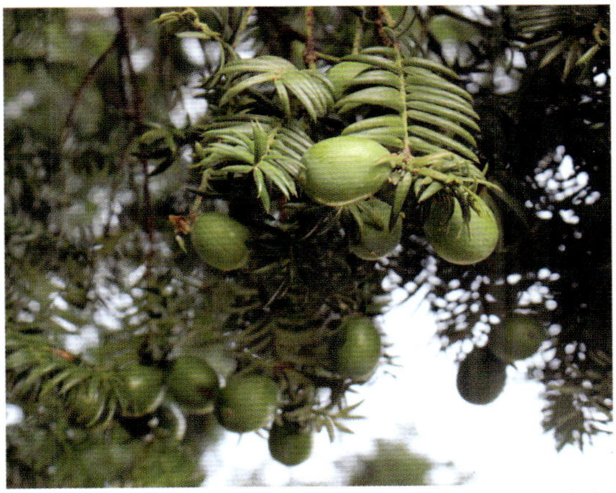

▲ 비자나무_ 열매

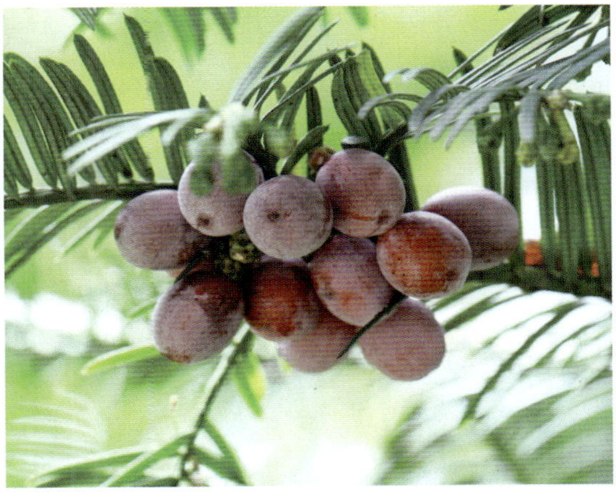

▲ 개비자나무_ 열매

• 폐의 기운을 원활하게 하여 기침을 멎게 한다.
• 변비 치료에 효과가 있으며 치질을 치료한다.

| 동의보감 원문의 한글 식물명 | 비ᄌᆞ

| 동의보감 효능 | 비자(榧子)의 성질은 보통이고[平] 맛이 달며[甘] 독이 없다. 다섯 가지 치질[五痔]에 주로 쓴다. 삼충(三蟲)과 귀주(鬼疰)를 없애고 음식을 소화시킨다. 옥비(玉榧)라고도 하는데 원주민들은 적과(赤果)라고 부른다. 껍질을 벗기고 씨를 먹는다[일용].

| 동의보감 원문 | 榧子: 性平 味甘 無毒. 主五痔. 去三蟲鬼疰 消穀. 一名玉榧 土人呼爲赤果. 去皮 取中仁食之.[日用]

| 약용법 | 씨 9~15g을 물 800mL에 넣고 달여서 반으로 나누어 아침저녁으로 마신다.

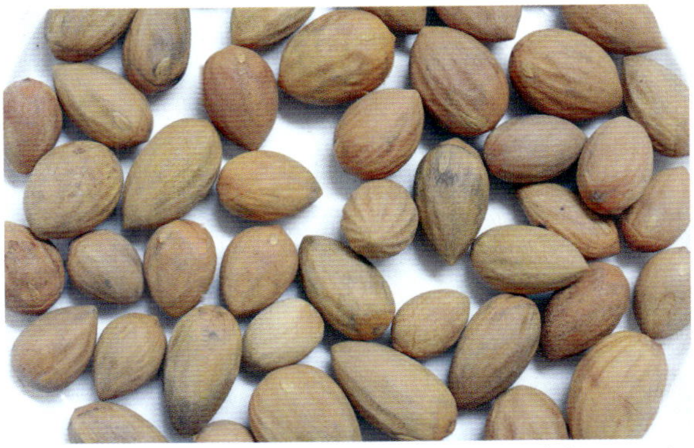

▲ 비자(약재, 전형)

비파나무

한약명 비파엽

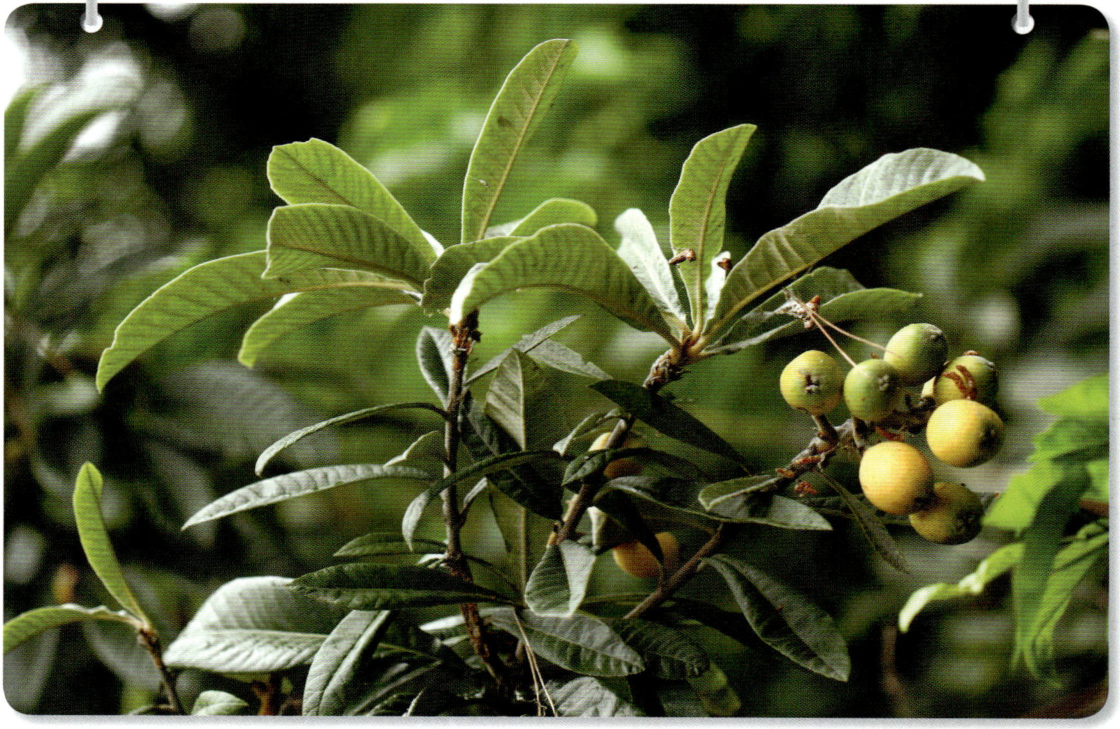

한약명 비파엽

- 식물명 및 학명: 비파나무 *Eriobotrya japonica* Lindley
- 과명: 장미과(Rosaceae)
- 약용부위: 잎
- 한약명: 비파엽(枇杷葉)
- 라틴 생약명: Eriobotryae Folium
- 이명 또는 영명: Eriobotrya Leaf
- 식약처 공정서 및 조선시대 의서 수재:
  대한민국약전(KP)
  동의보감 탕액편의 과일부(部)
  방약합편의 향목(香木, 향나무)편

| 한약의 기원 | 이 약은 비파나무 *Eriobotrya japonica* Lindley(장미과 Rosaceae)의 잎이다.

| 한방 특성 |

- 한방 약미(藥味)와 약성(藥性): 맛은 쓰며 성질은 약간 차다.
- 한방 작용부위(귀경, 歸經): 비파엽은 주로 폐, 위장 질환에 영향을 미친다.
- 한방 효능

청폐지해(淸肺止咳): 폐열(肺熱)을 식히고 기침을 멎게 한다.

강역지구(降逆止嘔): 기(氣)가 거슬러 오르는 것을 내리고 구토를 멎게 한다.

| 약효 해설 |

- 폐열로 인한 기침, 가래 그리고 인후가 건조한 증상에 유효하다.
- 열이 나서 가슴이 답답하고 괴로우며 갈증이 나는 증상에 사용한다.
- 기가 치솟는 것을 내리고 구토를 억제한다.
- 딸꾹질이 멎지 않는 증상을 치료한다.

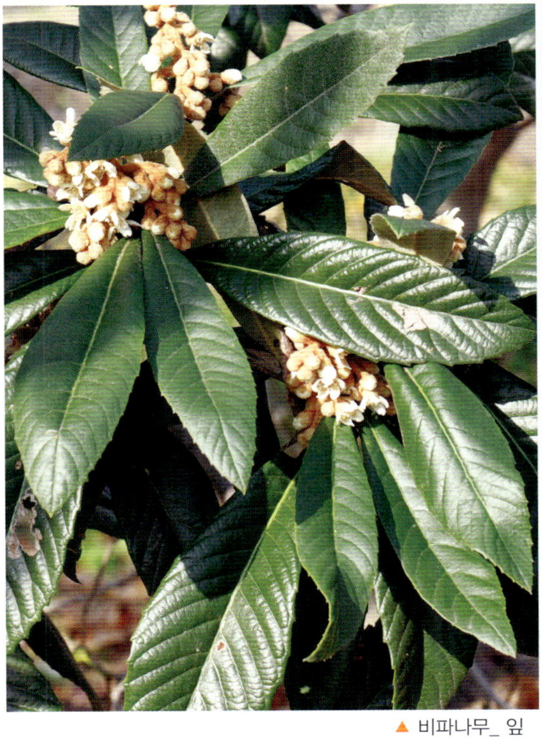

▲ 비파나무_ 잎

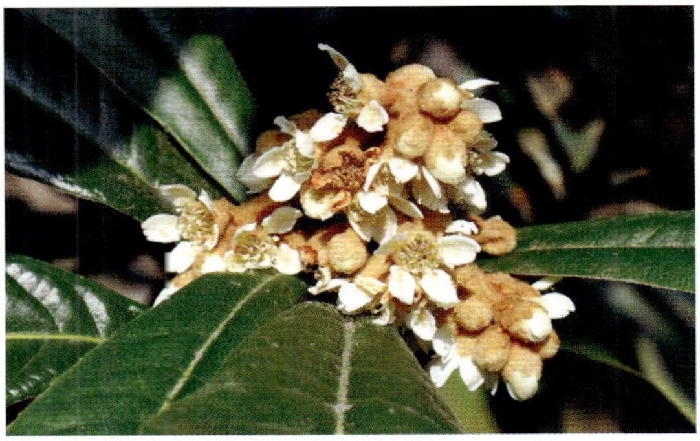

▲ 비파나무_ 꽃

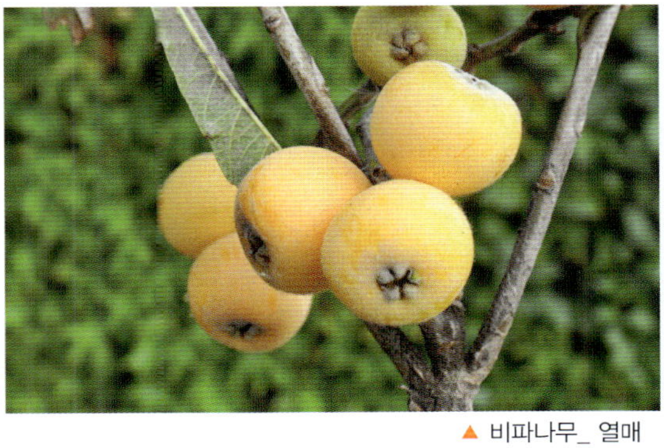

▲ 비파나무_ 열매

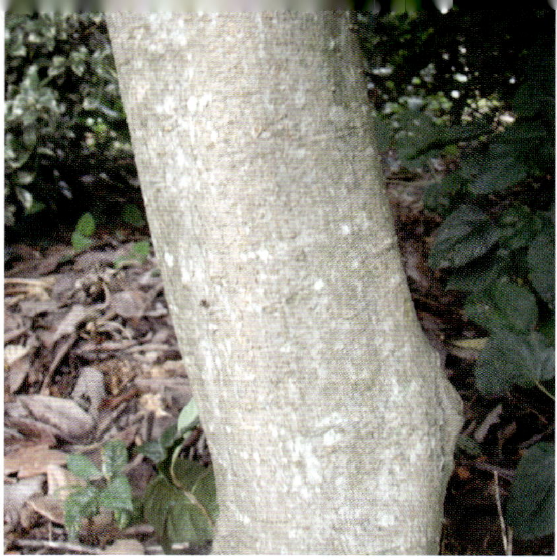

▲ 비파나무_ 나무껍질

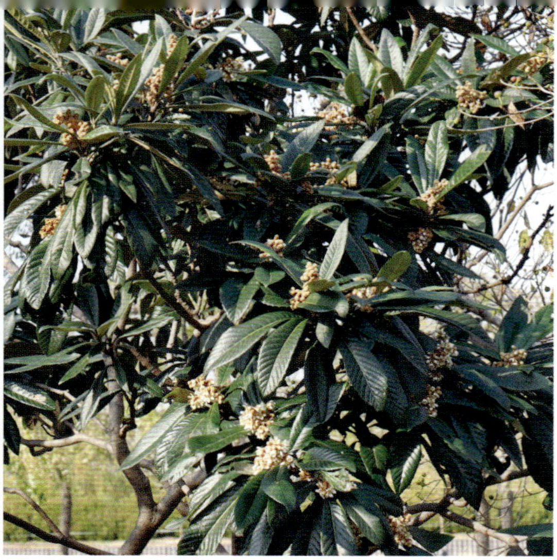

▲ 비파나무_ 수형

| 동의보감 효능 | 비파엽(枇杷葉, 비파나무 잎)의 성질은 보통이고[平] 맛은 쓰며[苦](달다[甘]고도 한다) 독이 없다. 기침을 하면서 기운이 치밀어 올라 숨이 차는 증상 때문에 음식이 내려가지 않는 것을 낫게 한다. 위(胃)가 차서[冷] 구토하고 딸꾹질하는 데[嘔噦, 구얼] 주로 쓴다. 폐기(肺氣)를 치료하고 갈증에 쓴다.

| 동의보감 원문 | **枇杷葉:** 性平 味苦[一云甘] 無毒. 主咳逆不下食 胃冷嘔噦. 治肺氣 主渴疾.

| 약용법 | 잎 6~10g을 물 800mL에 넣고 달여서 반으로 나누어 아침저녁으로 마신다.

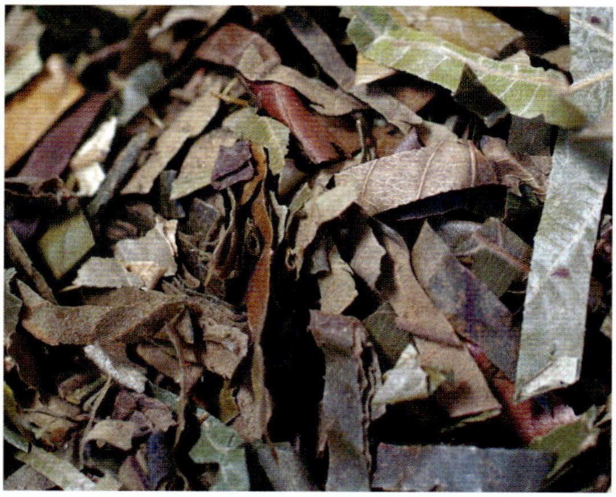

▲ 비파엽(약재, 절단)

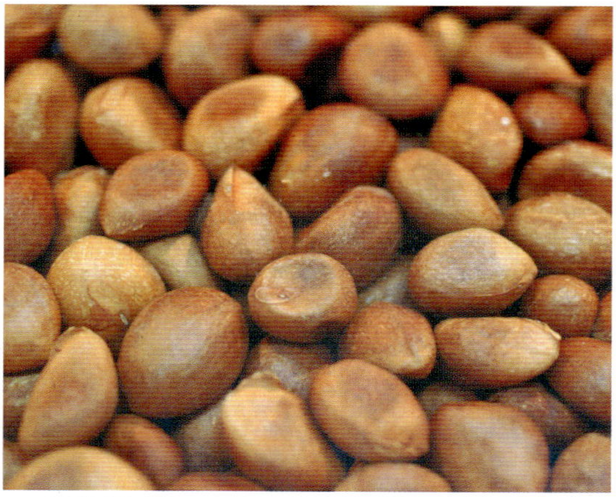

▲ 비파나무_ 씨

| 한약의 기원 | 이 약은 뽕나무 *Morus alba* Linné(뽕나무과 Moraceae)의 뿌리껍질로서 주피를 제거한 것이다.

| 한방 특성 |

- 한방 약미(藥味)와 약성(藥性): 맛은 달고 성질은 차다.
- 한방 작용부위(귀경, 歸經): 상백피는 주로 폐 질환에 영향을 미친다.
- 한방 효능

  사폐평천(瀉肺平喘): 폐의 열을 떨어뜨려 천식을 편안하게 한다.

  이수소종(利水消腫): 소변을 잘 나오게 하고 부종을 가라앉힌다.

| 약효 해설 |

- 폐의 열을 내려 기침과 천식을 치료한다.
- 이뇨 작용으로 부종을 가라앉힌다.
- 혈당, 혈압 강하의 약리작용이 있다.

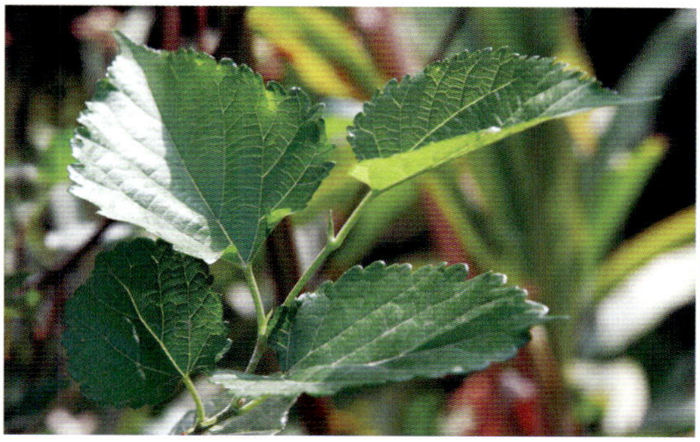

▲ 뽕나무_ 잎

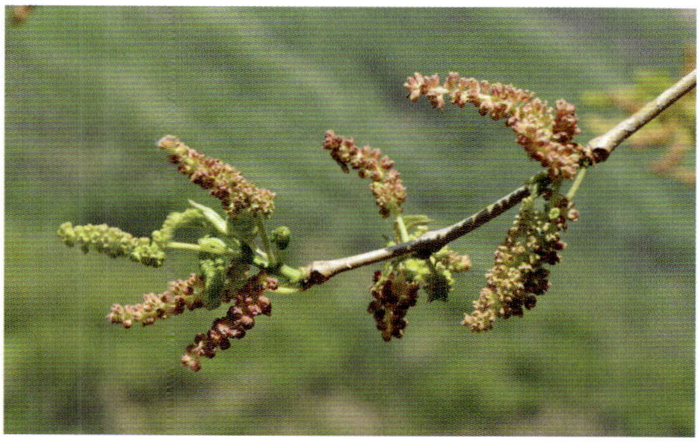

▲ 뽕나무_ 꽃

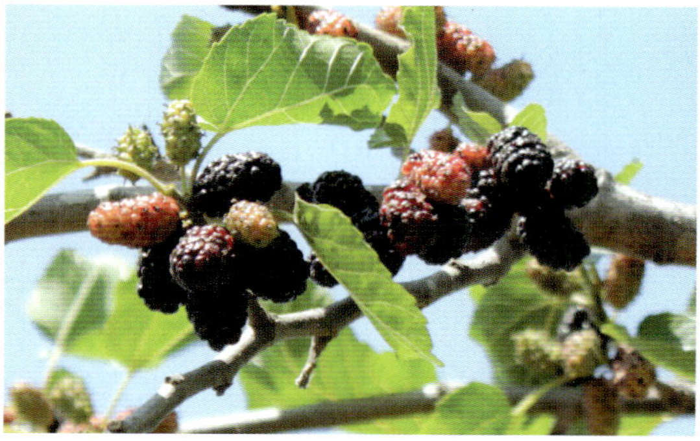

▲ 뽕나무_ 열매

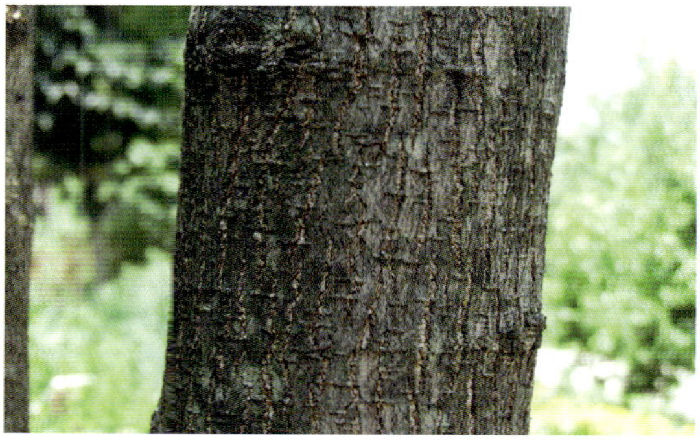

▲ 뽕나무_ 나무껍질

| 동의보감 원문의 한글 식물명 | 뽕나모 [상(桑, 뽕나무)의 식물명]불휘겁질

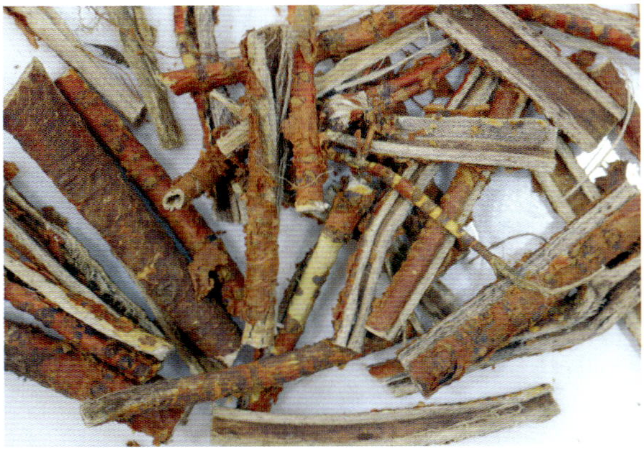

▲ 상백피(약재, 절단)

| 동의보감 효능 | 상근백피(桑根白皮, 뽕나무 뿌리껍질)는 폐기(肺氣)로 숨이 차고 가슴이 그득한 것, 수기(水氣)로 부종이 생긴 것을 낫게 한다. 담(痰)을 삭이고 갈증을 멎게 한다. 폐 속의 수기(水氣)를 없애며 소변을 잘 나오게 한다. 기침과 피가 섞인 침을 뱉는 것을 낫게 하며 대소장을 잘 통하게 한다. 배 속의 벌레를 죽이고 쇠붙이에 다친 상처를 아물게 한다.

| 동의보감 원문 | **桑根白皮:** 治肺氣喘滿 水氣浮腫. 消痰止渴 去肺中水氣 利水道. 治咳嗽唾血 利大小腸 殺腹藏蟲. 又可縫金瘡.

| 약용법 | 뿌리껍질 6~12g을 물 800mL에 넣고 달여서 반으로 나누어 아침저녁으로 마신다.

한약명 상심자

- 식물명 및 학명: 뽕나무 *Morus alba* Linné
- 과명: 뽕나무과(Moraceae)
- 약용부위: 완전히 익기 전의 열매
- 한약명: 상심자(桑椹子)
- 라틴 생약명: Mori Fructus
- 이명 또는 영명: 상심(桑椹)
- 식약처 공정서 및 조선시대 의서 수재:
  대한민국약전외한약(생약)규격집(KHP)
  동의보감 탕액편의 나무부(部)
  방약합편의 관목(灌木)편

| 한약의 기원 | 이 약은 뽕나무 *Morus alba* Linné 또는 기타 동속 근연식물(뽕나무과 Moraceae)의 완전히 익기 전의 열매이다.

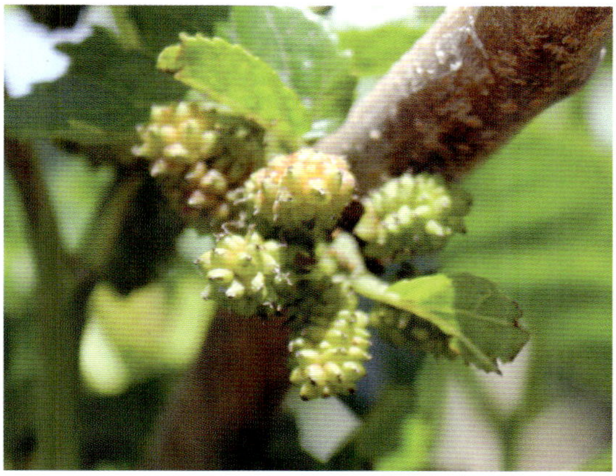

▲ 뽕나무_ 덜 익은 열매

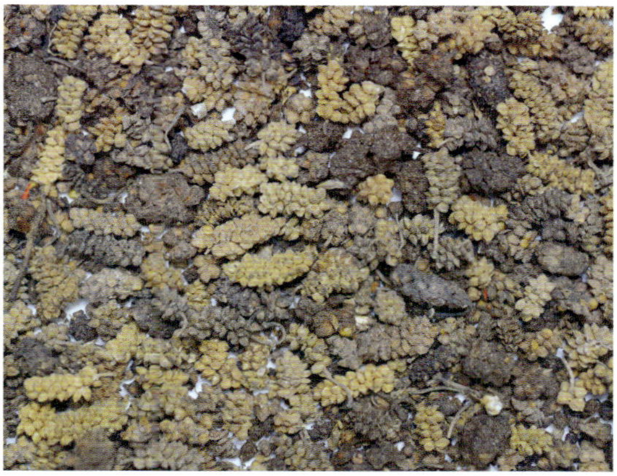

▲ 상심자(약재, 전형)

| 한방 특성 |

- 한방 약미(藥味)와 약성(藥性): 맛은 달고 시며 성질은 차다.
- 한방 작용부위(귀경, 歸經): 상심자는 주로 심장, 간장, 신장 질환에 영향을 미친다.
- 한방 효능

자음보혈(滋陰補血): 진액과 혈액을 보충한다.

생진윤조(生津潤燥): 진액 생성을 촉진하고 건조한 것을 촉촉하게 한다.

| 약효 해설 |

- 어지럼증과 이명 치료에 유효하다.
- 가슴이 두근거리면서 불안하고 잠이 오지 않는 증상에 쓰인다.
- 수염과 머리카락이 일찍 희게 되는 것을 막는다.
- 장(腸)의 진액이 부족하여 대변을 보기 어려운 증상에 사용한다.
- 관절 부위의 움직임이 잘 되지 않는 증상을 치료한다.
- 당뇨병 치료에 도움된다.

| 동의보감 원문의 한글 식물명 | 없음

※ '상(桑: 뽕나무)'의 동의보감 원문의 한글 식물명은 '뽕나모'이다.

| 동의보감 효능 | 상심(桑椹, 오디)의 성질은 차고[寒] 맛은 달며[甘] 독이 없다. 소갈증을 낫게 하고 오장(五藏)을 편안하게 한다. 오래 먹으면 배가 고프지 않게 된다.

| 동의보감 원문 | **桑椹:** 性寒 味甘 無毒. 主消渴. 利五藏 久服不飢.

| 약용법 | 열매 9~15g을 물 800mL에 넣고 달여서 반으로 나누어 아침저녁으로 마신다.

한약명 상엽

- 식물명 및 학명: 뽕나무 *Morus alba* Linné, 산뽕나무 *Morus bombycis* Koidz
- 과명: 뽕나무과(Moraceae)
- 약용부위: 잎
- 한약명: 상엽(桑葉)
- 라틴 생약명: Mori Folium
- 이명 또는 영명: 동상엽(冬桑葉)
- 식약처 공정서 및 조선시대 의서 수재: 대한민국약전외한약(생약)규격집(KHP) 동의보감 탕액편의 나무부(部)

| 한약의 기원 | 이 약은 뽕나무 *Morus alba* Linné 또는 산뽕나무 *Morus bombycis* Koidz(뽕나무과 Moraceae)의 잎이다.

| 한방 특성 |

- 한방 약미(藥味)와 약성(藥性): 맛은 쓰고 달며 성질은 차다.

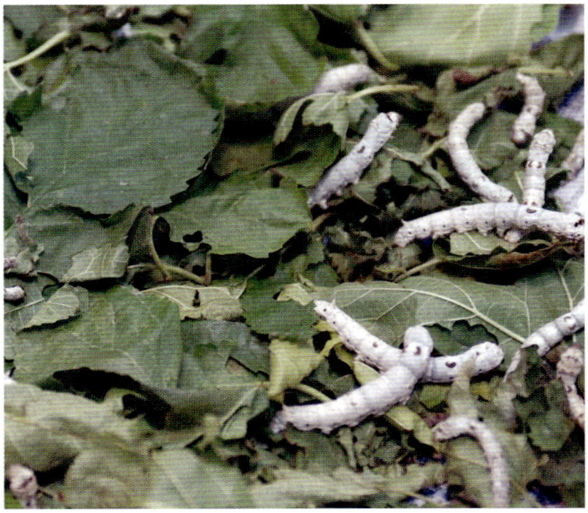

▲ 뽕나무_ 잎과 누에

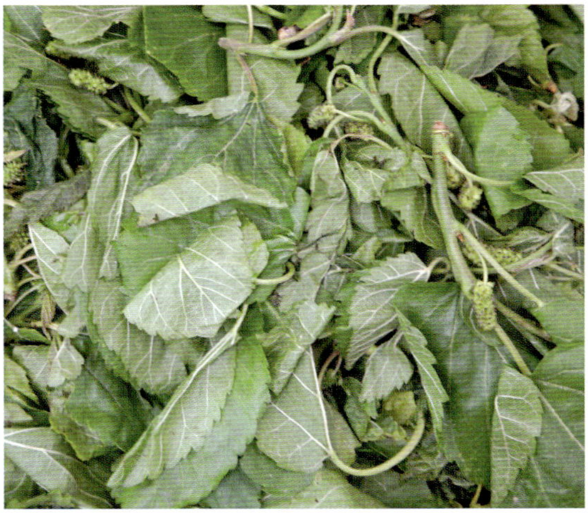

▲ 뽕나무_ 잎(채취품)

• 한방 작용부위(귀경, 歸經): 상엽은 주로 폐, 간장 질환에 영향을 미친다.

• 한방 효능

소산풍열(消散風熱): 풍열(風熱)을 해소한다.

청폐윤조(清肺潤燥): 폐열(肺熱)을 식히고 건조한 것을 촉촉하게 한다.

청간명목(清肝明目): 간열(肝熱)을 식히고 눈을 밝게 한다.

| 약효 해설 |

• 머리가 어지럽고 아픈 증상에 유효하다.
• 눈이 붉고 흐릿하면서 꽃 같은 것이 보이는 증상에 사용한다.
• 폐에 생긴 여러 가지 열증(熱證)으로 마른기침이 나는 증상에 쓰인다.
• 갈증을 없애준다.
• 피부 두드러기를 치료한다.

| 동의보감 원문의 한글 식물명 | 없음

※ '상(桑: 뽕나무)'의 동의보감 원문의 한글 식물명은 '뽕나모'이다.

| 동의보감 효능 | 집에 심은 뽕잎[桑葉]은 성질이 따뜻하고[煖] 독이 없다. 각기(脚氣)와 몸이 붓는 것을 낫게 한다. 대소장을 잘 통하게 하고 기를 내리며 풍(風)으로 오는 통증을 없앤다.

| 동의보감 원문 | **桑葉:** 家桑葉 煖無毒. 除脚氣水腫 利大小腸 下氣 除風痛.

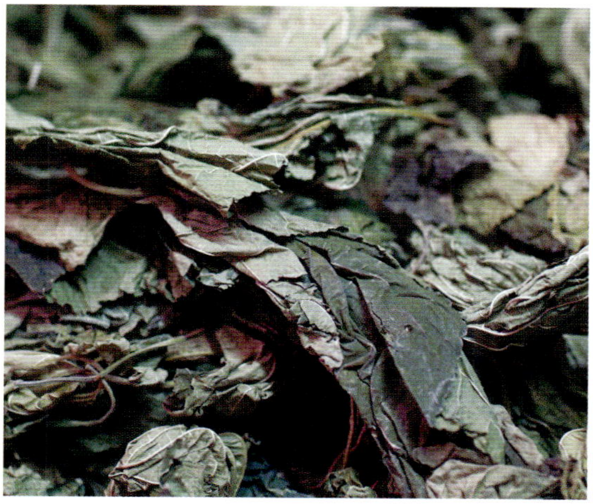

▲ 상엽(약재, 시장 판매품)

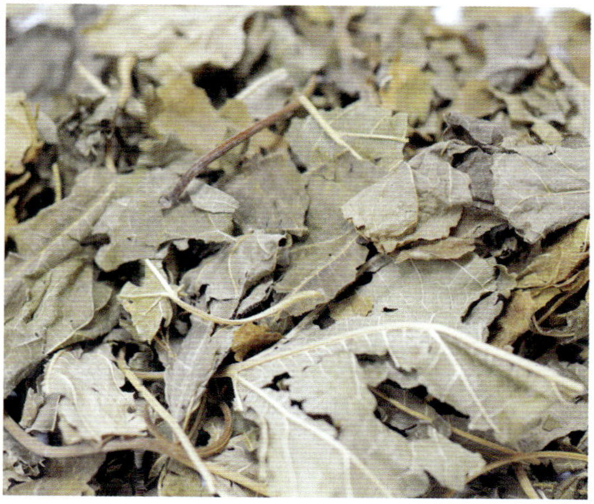

▲ 상엽(약재, 전형)

| 약용법 | 잎 5~10g을 물 800mL에 넣고 달여서 반으로 나누어 아침저녁으로 마신다.

한약명 상지

- 식물명 및 학명: 뽕나무 *Morus alba* Linné
- 과명: 뽕나무과(Moraceae)
- 약용부위: 어린 가지
- 한약명: 상지(桑枝)
- 라틴 생약명: Mori Ramulus
- 이명 또는 영명: 눈상지(嫩桑枝)
- 식약처 공정서 및 조선시대 의서 수재: 대한민국약전외한약(생약)규격집(KHP) 동의보감 탕액편의 나무부(部)

| 한약의 기원 | 이 약은 뽕나무 *Morus alba* Linné 또는 기타 동속 근연식물(뽕나무과 Moraceae)의 어린 가지이다.

| 한방 특성 |

- 한방 약미(藥味)와 약성(藥性): 맛은 약간 쓰고 성질은 보통이다[平].
- 한방 작용부위(귀경, 歸經): 상지는 주로 간장 질환에 영향을 미친다.
- 한방 효능

거풍습(祛風濕): 풍사(風邪)와 습사(濕邪)를 없앤다.

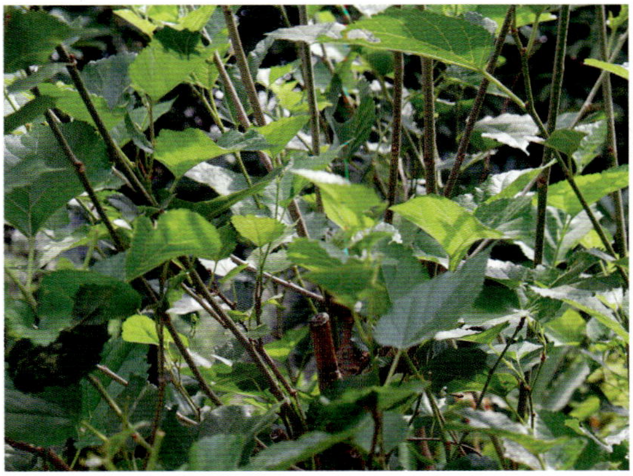

▲ 뽕나무_ 어린 가지

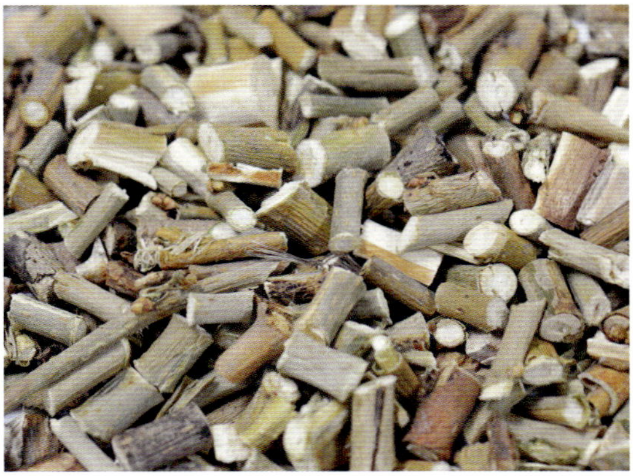

▲ 상지(약재, 절편)

통경락(通經絡): 경락을 잘 통하게 한다.
행수기(行水氣): 수분 배출을 촉진한다.

| 약효 해설 |

- 관절(關節)이 아프며 감각이 무디어진 증상을 치료한다.
- 각기로 인한 부종에 사용한다.

| 동의보감 원문의 한글 식물명 | 없음

※ '상(桑: 뽕나무)'의 동의보감 원문의 한글 식물명은 '뽕나모'이다.

| 동의보감 효능 | 상지(桑枝, 뽕나무 가지)는 봄에 잎이 아직 돋지 않은 가지를 잘라 볶아 물에 달여서 먹으면 모든 풍증이 치료된다. 수기(水氣), 각기(脚氣), 폐기(肺氣)가 막혀서 기침하고, 기운이 위로 치미는 것[上氣]을 낫게 한다. 소화를 돕고 소변을 잘 나오게 한다. 팔이 아픈 것, 입안이 마르는 것을 치료한다. 즉 뽕나무 가지로 만든 차[桑枝茶]가 제일이다[본초].

| 동의보감 원문 | **桑枝:** 春葉未開枝 切炒 煮湯飮 治一切風. 療水氣 脚氣 肺氣 咳嗽上氣. 消食 利小便. 治臂痛 療口乾. 卽桑枝茶也.[本草]

| 약용법 | 어린 가지 9~15g을 물 800mL에 넣고 달여서 반으로 나누어 아침 저녁으로 마신다.

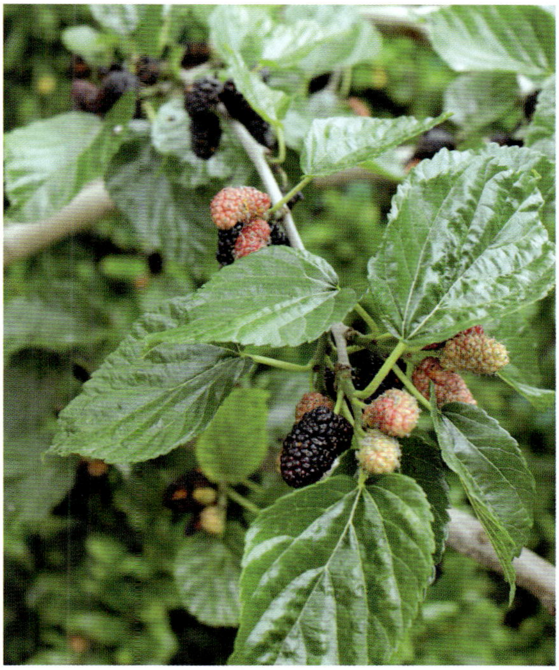

▲ 뽕나무_ 잎과 열매

사철쑥

한약명 인진호

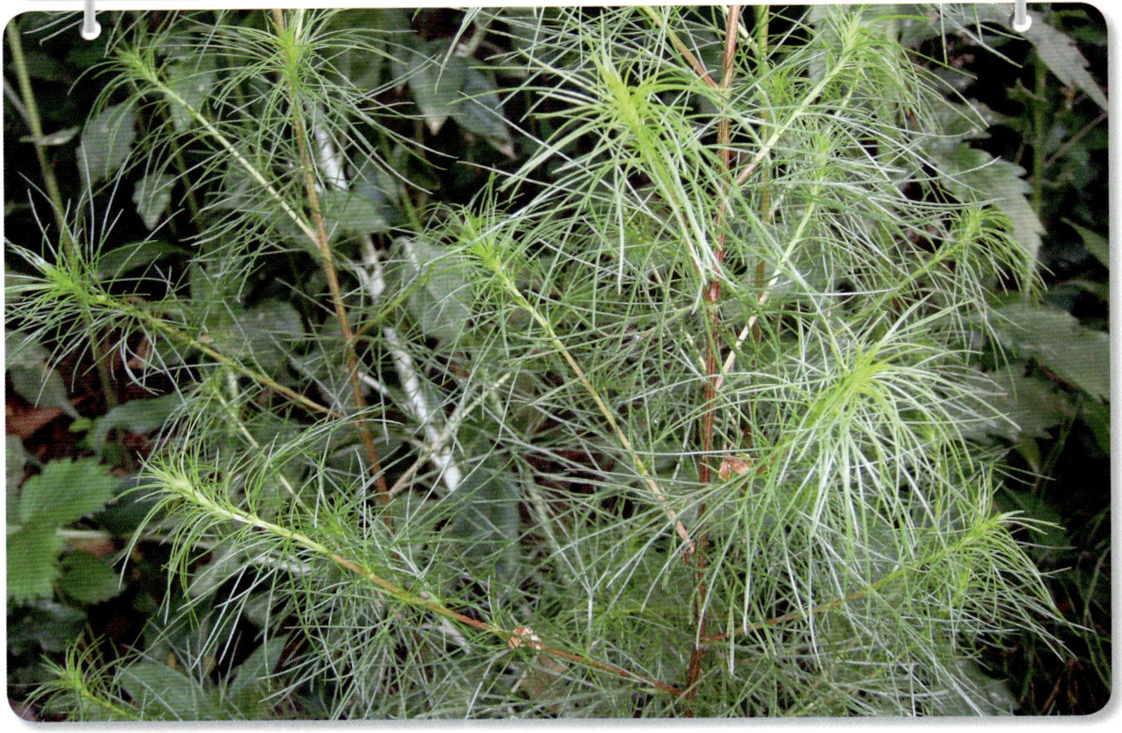

한약명 인진호

- 식물명 및 학명: 사철쑥 *Artemisia capillaris* Thunberg
- 과명: 국화과(Compositae)
- 약용부위: 지상부
- 한약명: 인진호(茵蔯蒿)
- 라틴 생약명: Artemisiae Capillaris Herba
- 이명 또는 영명: 인진(茵蔯)
- 식약처 공정서 및 조선시대 의서 수재:
  대한민국약전외한약(생약)규격집(KHP)
  동의보감 탕액편의 풀부(部)
  방약합편의 습초(濕草)편

| 한약의 기원 | 이 약은 사철쑥 *Artemisia capillaris* Thunberg(국화과 Compositae)의 지상부이다. 봄에 채취한 것을 '면인진(綿茵蔯)'이라 하고, 가을에 채취한 것을 '인진호(茵蔯蒿)'라 한다.

| 한방 특성 |

- 한방 약미(藥味)와 약성(藥性): 맛은 쓰고 매우며 성질은 약간 차다.
- 한방 작용부위(귀경, 歸經): 인진호는 주로 비장, 위장, 간장, 담낭 질환에 영향을 미친다.
- 한방 효능

청리습열(淸利濕熱): 열기를 식히면서 소변을 잘 나오게 하여 습을 동시에 빼낸다. 즉 습열(濕熱)을 배출시킨다.

이담퇴황(利膽退黃): 담즙 분비를 촉진하여 황달을 가라앉힌다.

| 약효 해설 |

- 황달, 전염성 간염, 담낭염에 사용한다.

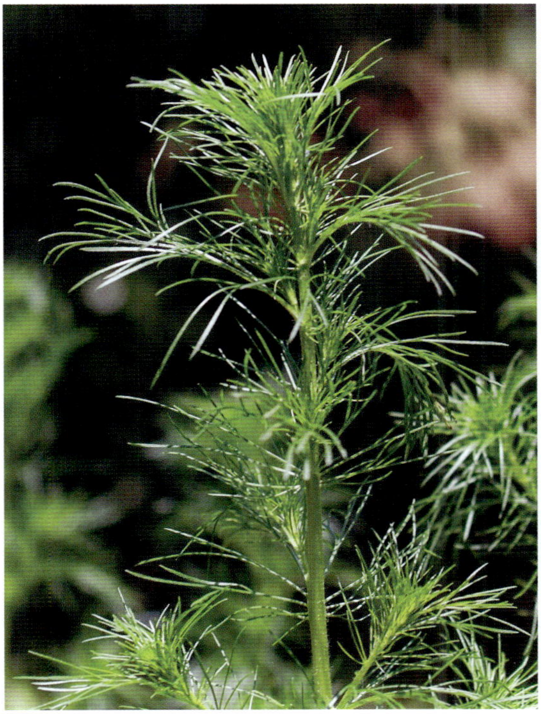

▲ 사철쑥_ 잎

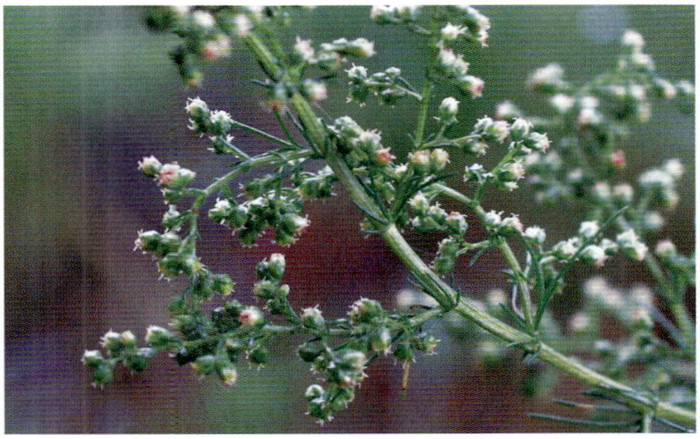

▲ 사철쑥_ 꽃

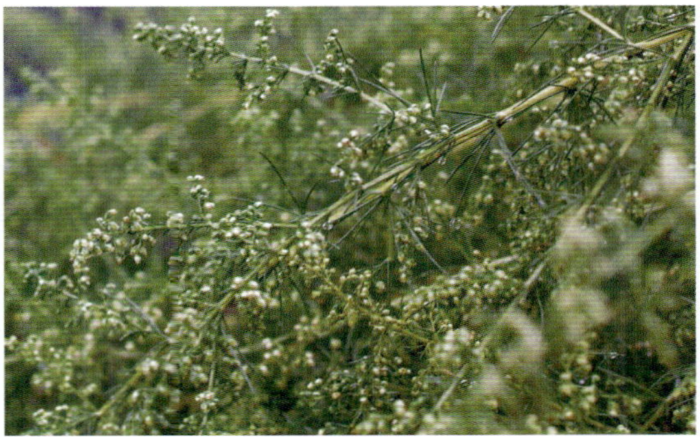

▲ 사철쑥_ 열매

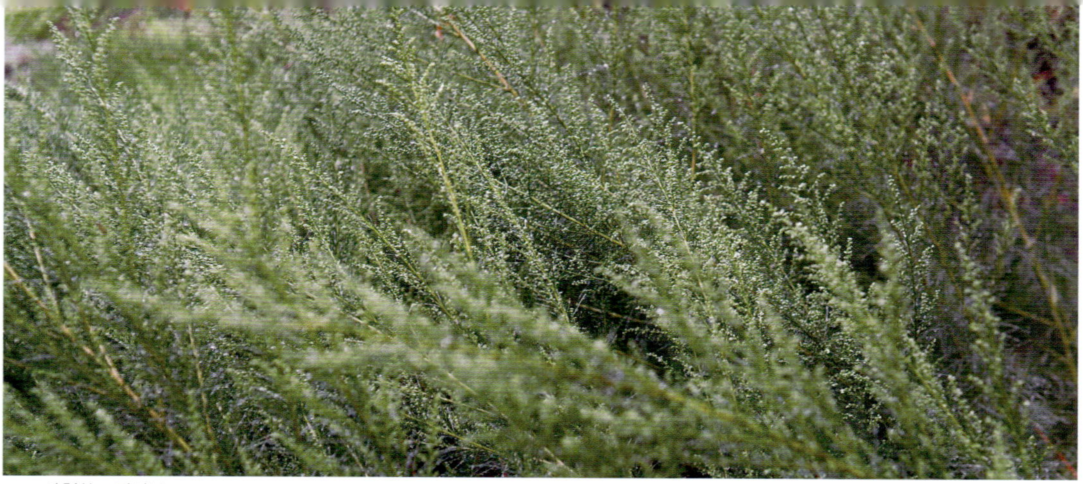

▲ 사철쑥_ 지상부

- 이담(利膽), 간세포 보호 작용이 있다.
- 소변이 잘 나오지 않는 증상을 치료한다.

| 동의보감 원문의 한글 식물명 | 더위지기

| 동의보감 효능 | 인진호(茵陳蒿, 사철쑥)의 성질은 약간 차고[微寒](서늘하다[凉]고도 한다) 맛은 쓰고[苦] 매우며[辛] 독이 없다(독이 조금 있다고도 한다). 열이 뭉쳐 생긴 황달(黃疸)로 온몸이 노랗게 되고 소변이 잘 나오지 않는 것을 낫게 한다. 유행병으로 열이 몹시 나면서 발광[狂]하는 것, 머리가 아픈 것과 말라리아[瘴瘧, 장학]를 낫게 한다.

| 동의보감 원문 | **茵陳蒿:** 性微寒[一云涼] 味苦辛 無毒[一云小毒]. 主熱結黃疸 通身發黃 小便不利. 治天行時疾 熱狂 頭痛及瘴瘧.

| 약용법 | 지상부 6~15g을 물 800mL에 넣고 달여서 반으로 나누어 아침 저녁으로 마시거나 외용으로 적당량 사용한다.

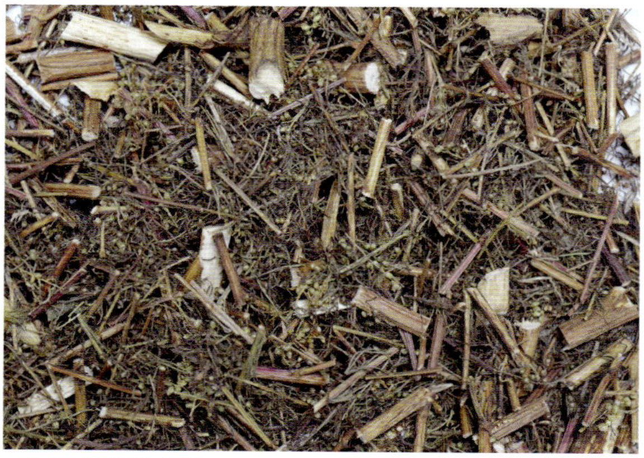

▲ 인진호(약재, 절단)

사프란

생약(한약)명 사프란(번홍화)

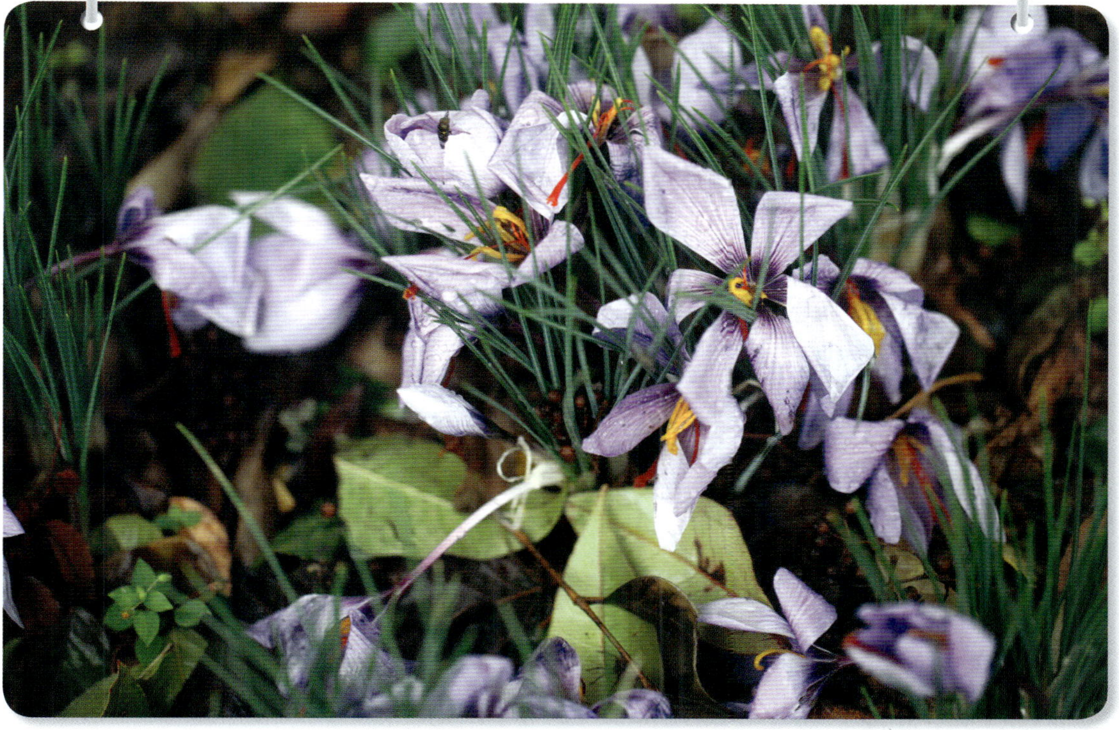

생약명 사프란

- 식물명 및 학명: 사프란 *Crocus sativus* Linné
- 과명: 붓꽃과(Iridaceae)
- 약용부위: 암술머리
- 생약(한약)명: 사프란(번홍화, 蕃紅花)
- 라틴 생약명: Crocus
- 이명 또는 영명: Saffron
- 식약처 공정서 및 조선시대 의서 수재: 대한민국약전(KP)

| 한약의 기원 | 이 약은 사프란 *Crocus sativus* Linné(붓꽃과 Iridaceae)의 암술머리이다.

| 한방 특성 |

- 한방 약미(藥味)와 약성(藥性): 맛은 달고 성질은 보통이다[平].
- 한방 작용부위(귀경, 歸經): 사프란은 주로 심장, 간장 질환에 영향을 미친다.
- 한방 효능

  활혈화어(活血化瘀): 혈액 순환을 촉진하고 어혈(瘀血)을 없앤다.

  양혈해독(凉血解毒): 혈열(血熱)을 식히고 해독한다.

  해울안신(解鬱安神): 기운이 울체된 것을 풀어주고 정신을 안정시킨다.

| 약효 해설 |

- 통경, 진정, 진통제로 쓴다.
- 혈액 순환을 촉진하여 어혈을 없앤다.
- 마음을 안정시킨다.
- 산후 어혈로 인한 복통을 치료한다.
- 사프란의 홍색 색소성분은 크로신(crocin)이다.

| 약용법 | 암술머리 1~3g을 물에 넣고 달여서 마신다.

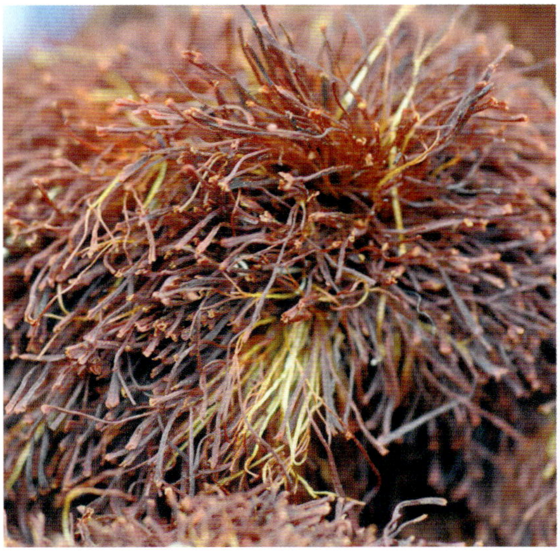

▲ 사프란(약재, 전형)

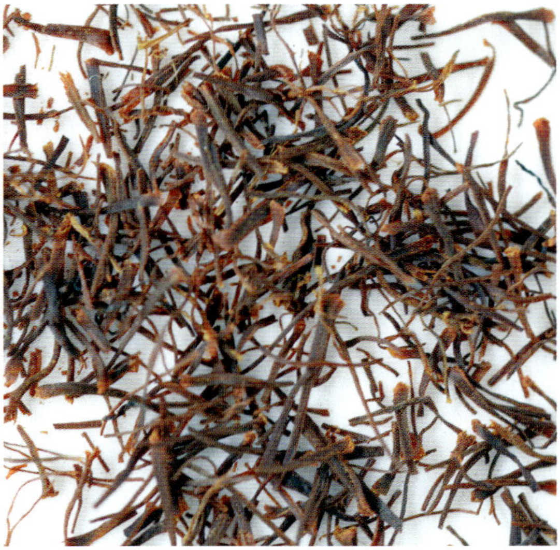

▲ 사프란(약재, 절단)

산달래

한약명 해백

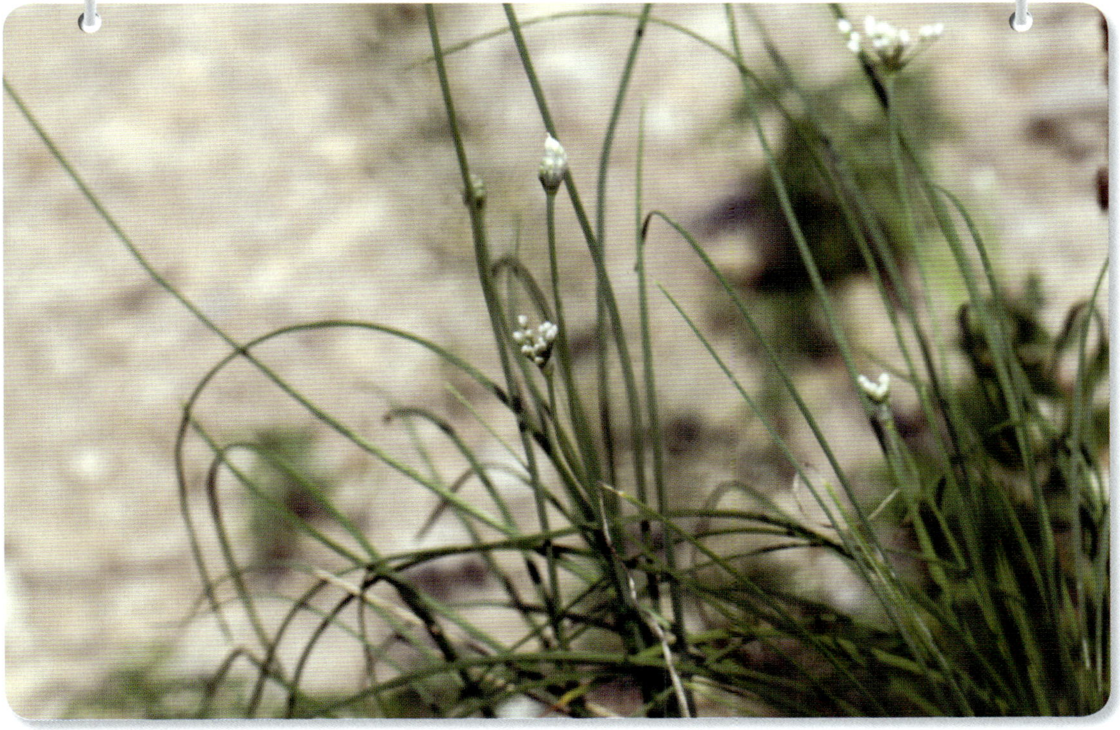

▲ 산달래_ 지상부

한약명 해백

- 식물명 및 학명: 산달래 *Allium macrostemon* Bunge, 염부추 *Allium bakeri* Regel
- 과명: 백합과(Liliaceae)
- 약용부위: 뿌리줄기
- 한약명: 해백(薤白)
- 라틴 생약명: Allii Macrostemi Bulbus
- 이명 또는 영명: 소근산(小根蒜), 해백두(薤白頭)
- 식약처 공정서 및 조선시대 의서 수재: 대한민국약전외한약(생약)규격집(KHP)

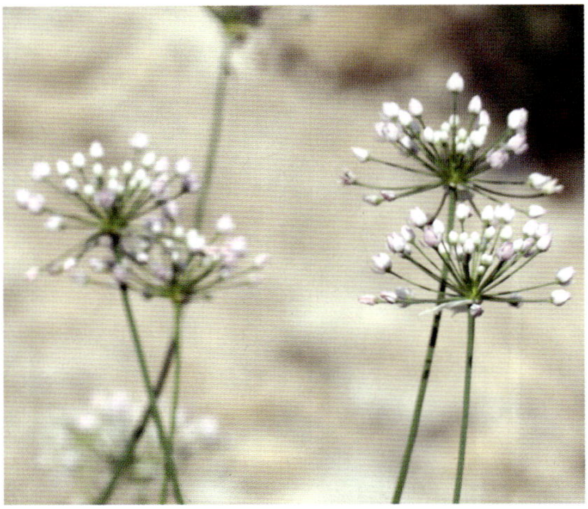

▲ 산달래_ 꽃

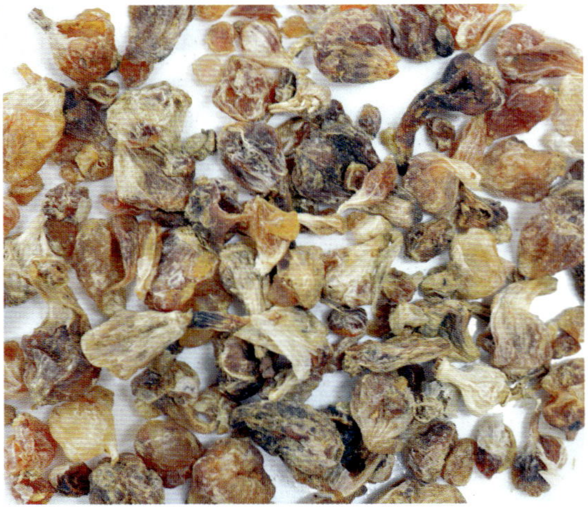

▲ 해백(약재, 전형)

| 한약의 기원 | 이 약은 산달래 *Allium macrostemon* Bunge 또는 염부추 *Allium bakeri* Regel(백합과 Liliaceae)의 뿌리줄기이다.

| 한방 특성 |

- 한방 약미(藥味)와 약성(藥性): 맛은 맵고 쓰며 성질은 따뜻하다.
- 한방 작용부위(귀경, 歸經): 해백은 주로 심장, 폐, 위장, 대장 질환에 영향을 미친다.
- 한방 효능

  이기관흉(理氣寬胸): 기(氣)를 통하게 하고 가슴을 편안하게 한다.

  통양산결(通陽散結): 양기를 잘 통하게 하여 뭉친 것을 풀어준다.

| 약효 해설 |

- 가슴이 막히는 듯하면서 아픈 증상에 사용한다.
- 복부가 부르고 통증이 있는 증상에 유효하다.
- 설사를 한 뒤에도 뒤가 시원하지 않는 증상을 낫게 한다.
- 마른 구토와 이질을 치료한다.

| 약용법 | 뿌리줄기 5~10g을 물 800mL에 넣고 달여서 반으로 나누어 아침저녁으로 마신다.

산사나무

한약명 산사

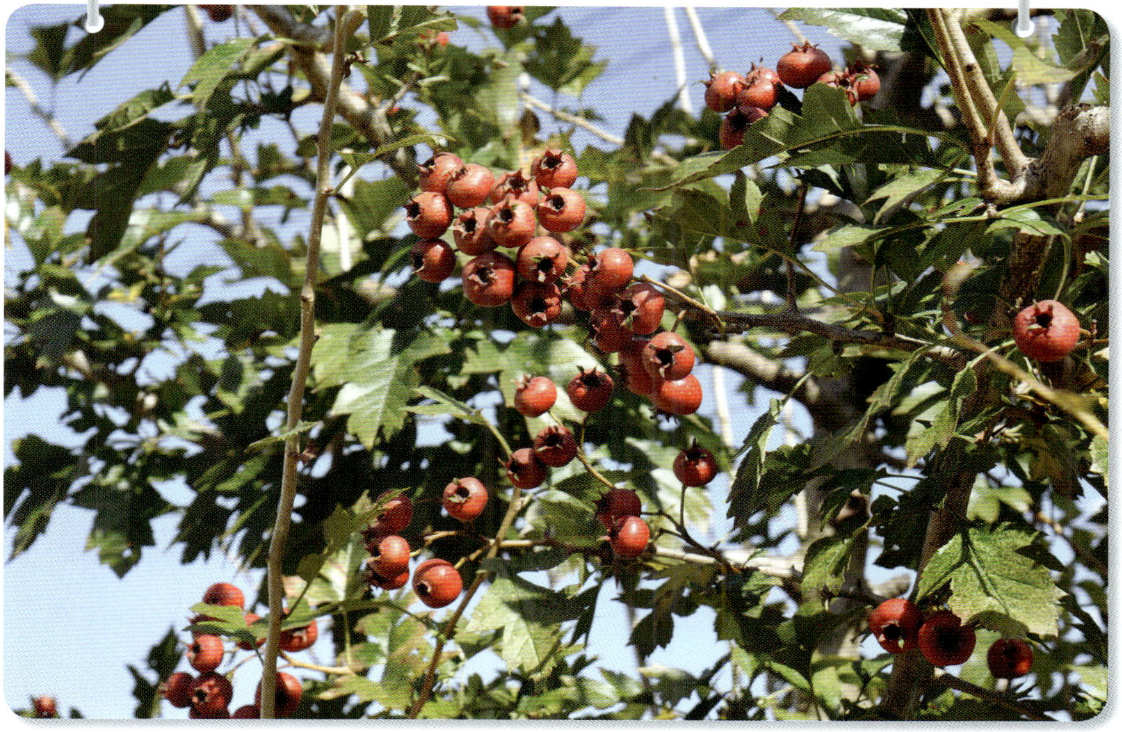

한약명 산사

- 식물명 및 학명: 산사나무 *Crataegus pinnatifida* Bunge
- 과명: 장미과(Rosaceae)
- 약용부위: 잘 익은 열매
- 한약명: 산사(山楂)
- 라틴 생약명: Crataegi Fructus
- 이명 또는 영명: Hawthorn Fruit
- 식약처 공정서 및 조선시대 의서 수재:
  대한민국약전(KP)
  동의보감 탕액편의 과일부(部)
  방약합편의 산과(山果)편

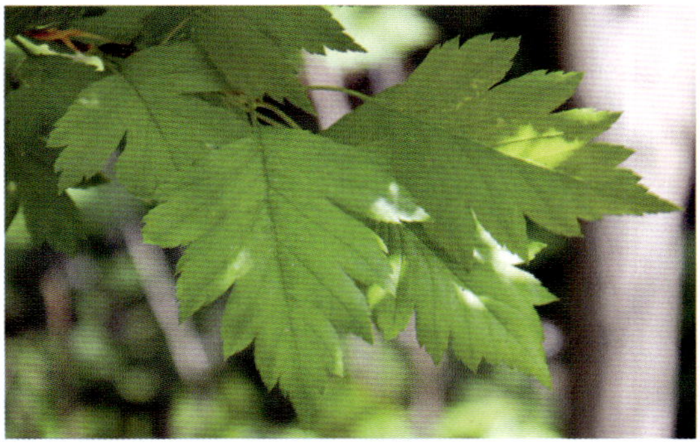

▲ 산사나무_ 잎

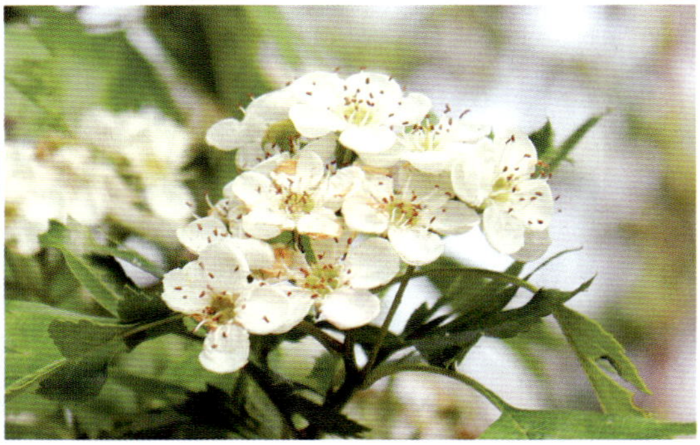

▲ 산사나무_ 꽃

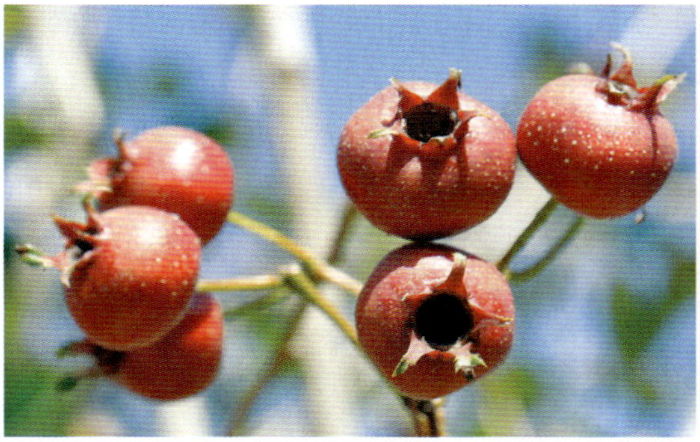

▲ 산사나무(*Crataegus pinnatifida* var. *typica*)_ 열매

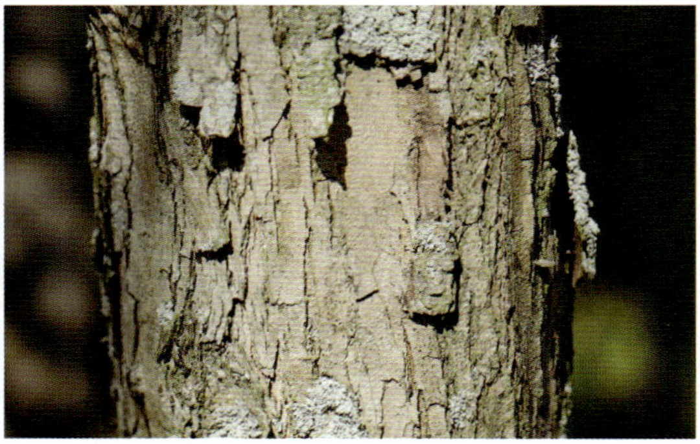

▲ 산사나무_ 나무껍질

| 한약의 기원 | 이 약은 산사나무 *Crataegus pinnatifida* Bunge 및 그 변종(장미과 Rosaceae)의 잘 익은 열매이다.

| 한방 특성 |

- 한방 약미(藥味)와 약성(藥性): 맛은 시고 달며 성질은 약간 따뜻하다.
- 한방 작용부위(귀경, 歸經): 산사는 주로 비장, 위장, 간장 질환에 영향을 미친다.
- 한방 효능

소식건비(消食健脾): 소화를 촉진하고 비(脾)를 건강하게 한다.

행기산어(行氣散瘀): 기운을 잘 소통시키고 어혈을 없앤다.

| 약효 해설 |

- 배가 몹시 불러오면서 속이 그득한 감을 주는 증상을 치료한다.
- 가슴과 배에 바늘로 찌르는 듯한 통증을 없애준다.

산조

한약명 산조인

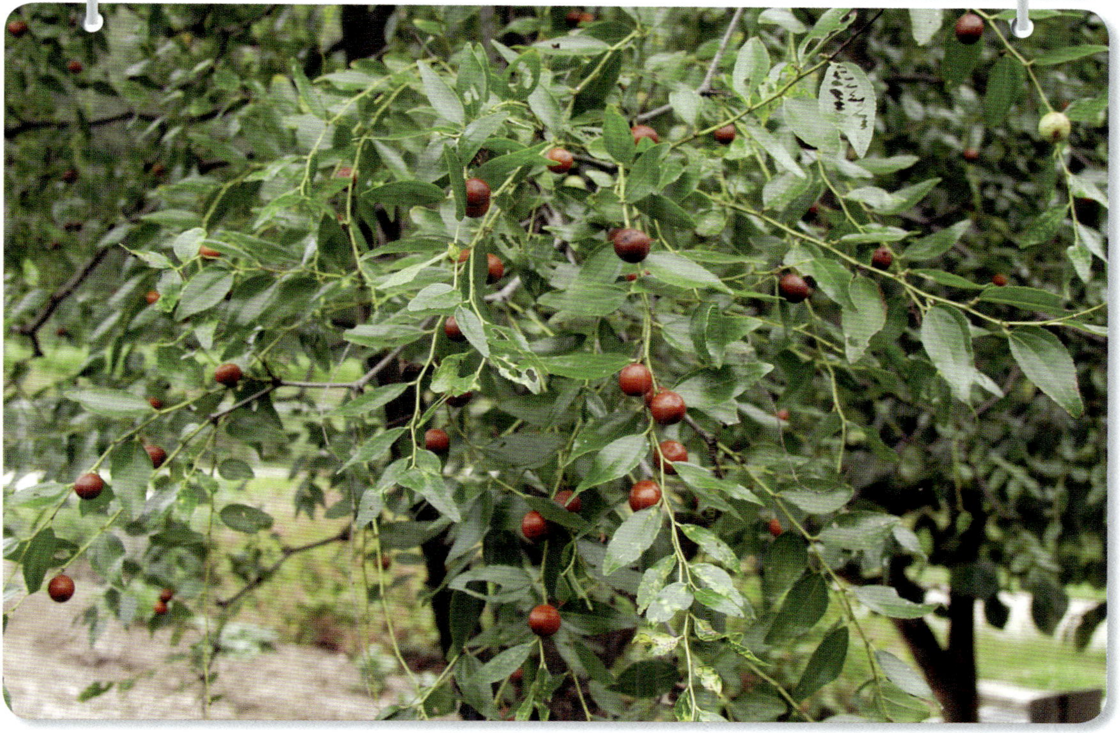

한약명 산조인

- 식물명 및 학명: 산조(酸棗) *Zizyphus jujuba* Miller var. *spinosa* Hu ex H. F. Chou
- 과명: 갈매나무과(Rhamnaceae)
- 약용부위: 잘 익은 씨
- 한약명: 산조인(酸棗仁)
- 라틴 생약명: Zizyphi Semen
- 이명 또는 영명: Zizyphus Seed
- 식약처 공정서 및 조선시대 의서 수재:
  대한민국약전(KP)
  동의보감 탕액편의 나무부(部)
  방약합편의 관목(灌木)편

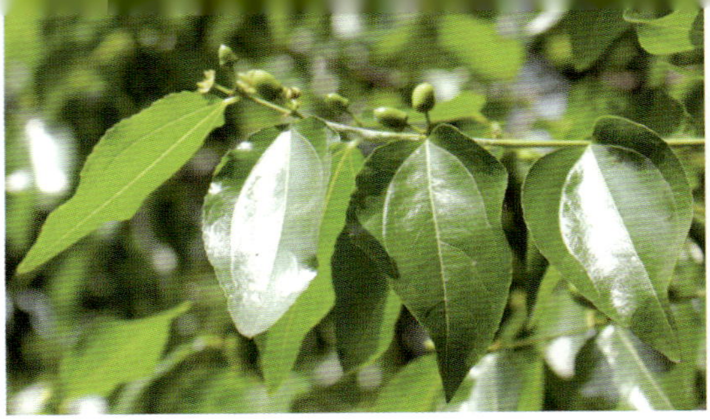

▲ 산조_ 잎

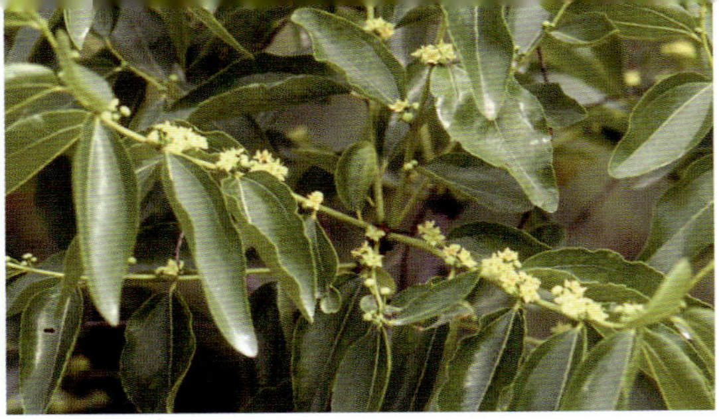

▲ 산조_ 꽃

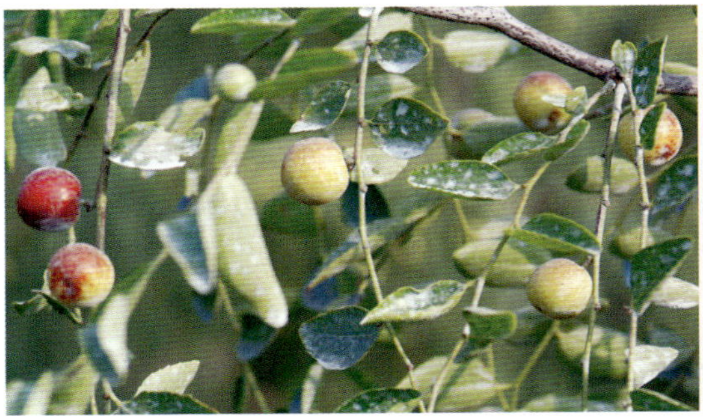

▲ 산조_ 열매

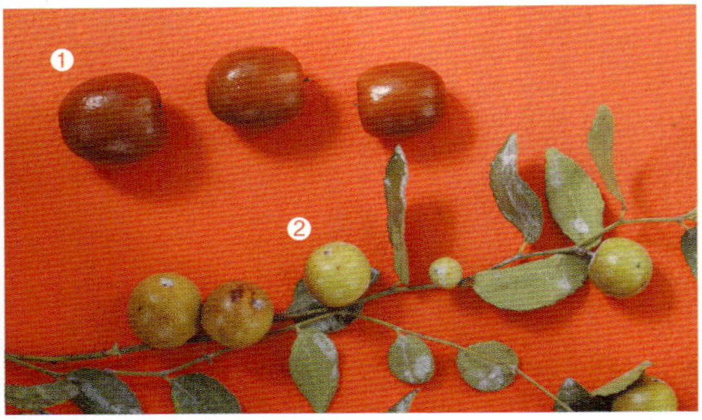

▲ ① 대추 열매, ② 산조 열매

| 한약의 기원 | 이 약은 산조(酸棗) *Zizyphus jujuba* Miller var. *spinosa* Hu ex H. F. Chou(갈매나무과 Rhamnaceae)의 잘 익은 씨이다.

| 한방 특성 |

- 한방 약미(藥味)와 약성(藥性): 맛은 달고 시며 성질은 보통이다[平].
- 한방 작용부위(귀경, 歸經): 산조인은 주로 간장, 담낭, 심장 질환에 영향을 미친다.
- 한방 효능

양심보간(養心補肝): 심(心)과 간(肝)을 보양한다.

영심안신(寧心安神): 마음을 편안하게 하고 정신을 안정시킨다.

염한(斂汗): 땀 배출을 억제한다.

생진(生津): 진액 생성을 촉진한다.

| 약효 해설 |

- 마음을 안정시키고 진정시킨다.
- 가슴이 답답하고 불안해서 편안히 자지 못하는 증상을 낫게 한다.
- 놀라서 가슴이 두근거리고 꿈이 많아서 숙면을 취하지 못하는 증상을 치료한다.
- 체질이 약해 땀이 정상 때보다 많이 나는 증상에 쓰인다.

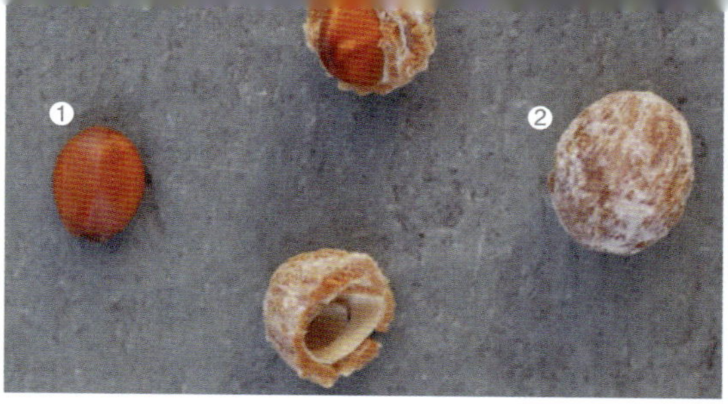

▲ ① 산조 씨, ② 산조 씨껍질

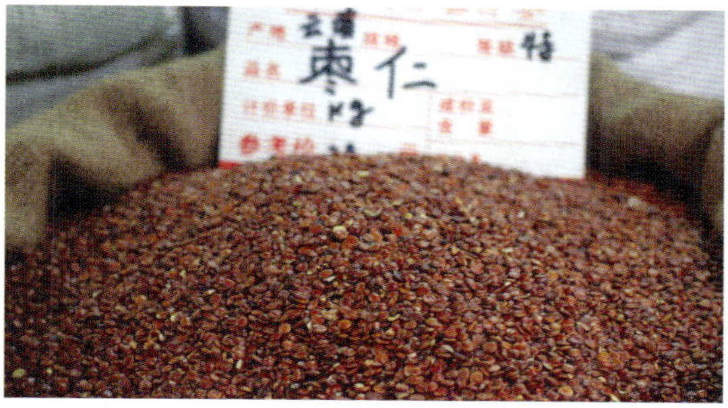

▲ 산조인(약재, 시장 판매품)

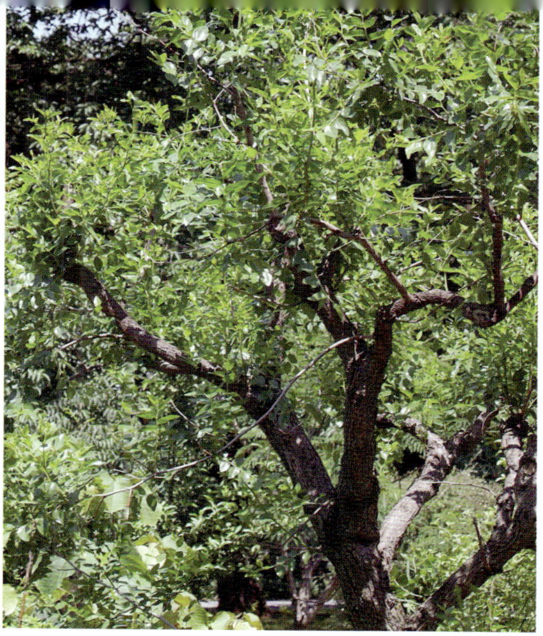

▲ 산조_ 수형

• 가슴이 답답하고 열이 나며 목이 마르는 증상을 없애준다.

| 동의보감 원문의 한글 식물명 | 묏대쵸삐

| 동의보감 효능 | 산조인(酸棗仁, 멧대추나무 씨)의 성질은 보통이며[平] 맛이 달고[甘] 독이 없다. 마음이 답답하여 잠을 자지 못하는 것, 배꼽의 위아래가 아픈 것, 피가 섞인 설사, 식은땀을 낫게 한다. 또한 간기(肝氣)를 보하며 근육과 뼈를 튼튼하게 하고 몸을 살찌게 한다. 또 근육과 뼈의 풍증[筋骨風]에 쓴다.

| 동의보감 원문 | **酸棗仁:** 性平 味甘 無毒. 主煩心不得眠 臍上下痛 血泄 虛汗. 益肝氣 堅筋骨 令人肥健. 又主筋骨風.

| 약용법 | 씨 10~15g을 물 800mL에 넣고 달여서 반으로 나누어 아침저녁으로 마신다.

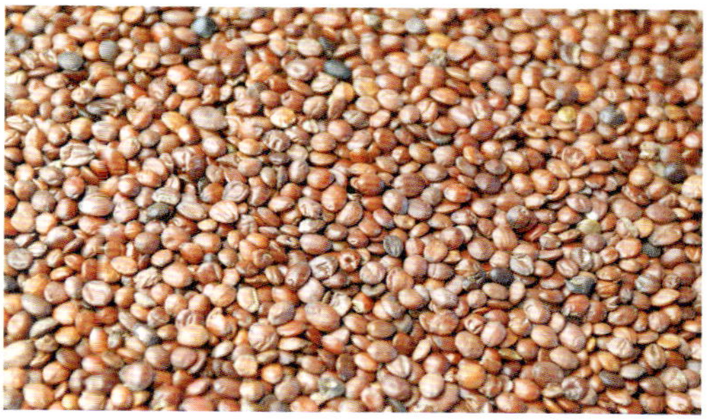

▲ 산조인(약재, 전형)

산초나무, 초피나무

한약명 산초

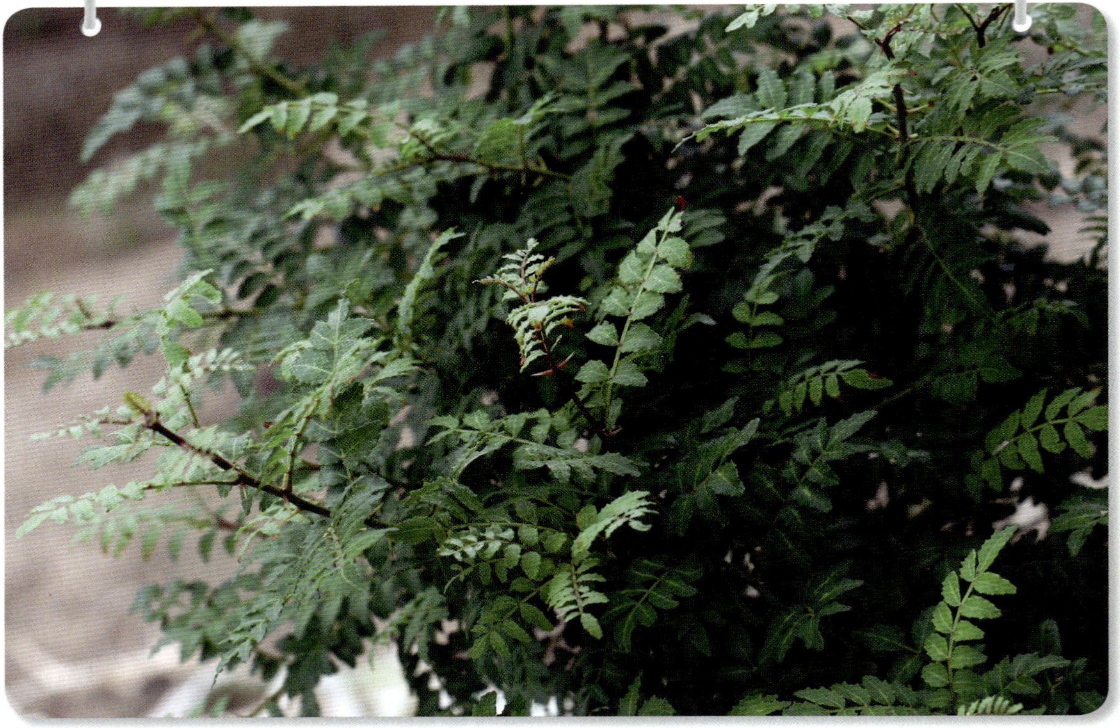

▲ 초피나무_ 잎

한약명 산초

- 식물명 및 학명: 산초나무 *Zanthoxylum schinifolium* Siebold et Zuccarini, 초피나무 *Zanthoxylum piperitum* De Candolle, 화초(花椒) *Zanthoxylum bungeanum* Maximowicz
- 과명: 운향과(Rutaceae)
- 약용부위: 잘 익은 열매껍질
- 한약명: 산초(山椒)
- 라틴 생약명: Zanthoxyli Pericarpium
- 이명 또는 영명: Zanthoxylum Peel
- 식약처 공정서 및 조선시대 의서 수재:
  대한민국약전(KP)
  동의보감 탕액편의 나무부(部)
  방약합편의 향목(香木, 향나무)편

| 한약의 기원 | 이 약은 산초나무 *Zanthoxylum schinifolium* Siebold et Zuccarini, 초피나무 *Zanthoxylum piperitum* De Candolle 또는 화초(花椒) *Zanthoxylum bungeanum* Maximowicz(운향과 Rutaceae)의 잘 익은 열매껍질이다.

| 한방 특성 |

- 한방 약미(藥味)와 약성(藥性): 맛은 맵고 성질은 따뜻하다.
- 한방 작용부위(귀경, 歸經): 산초는 주로 비장, 위장, 신장 질환에 영향을 미친다.
- 한방 효능

온중지통(溫中止痛): 배 속을 따뜻하게 하고 통증을 멎게 한다.

살충지양(殺蟲止痒): 기생충을 죽이고 가려움증을 멎게 한다.

| 약효 해설 |

- 건위(健胃), 식욕증진 효능이 있다.

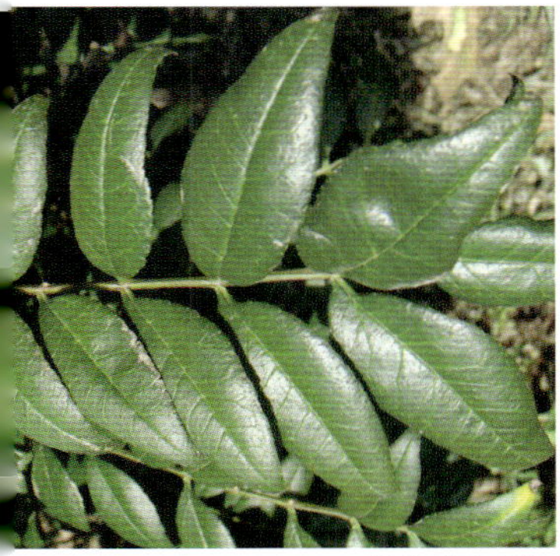

▲ 산초나무_ 잎

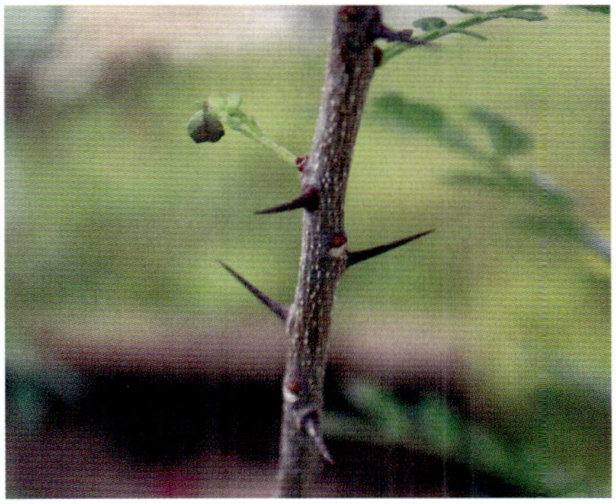

▲ 산초나무_ 가시(어긋나기)

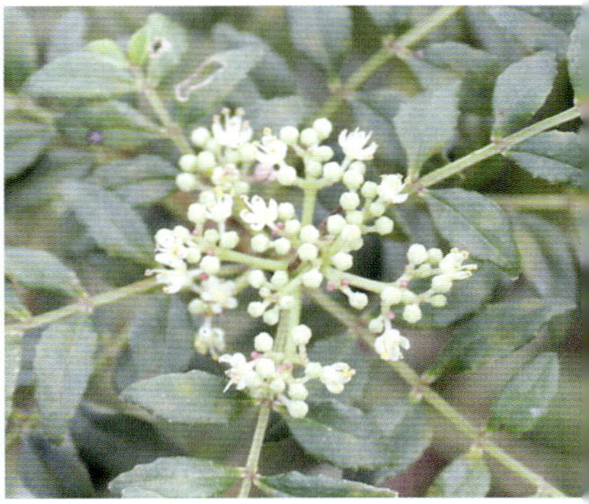

▲ 산초나무_ 꽃

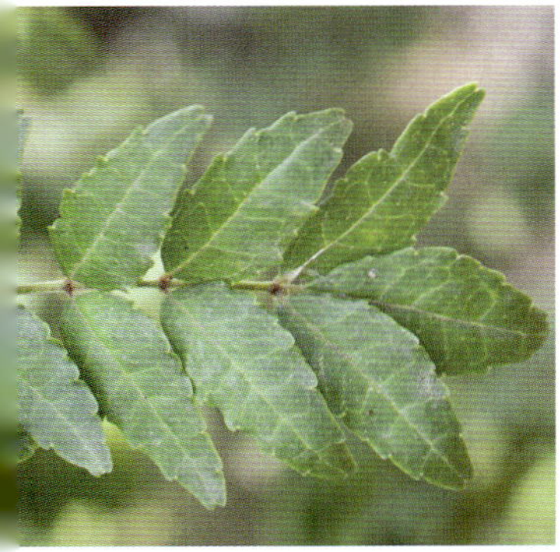

▲ 초피나무_ 잎

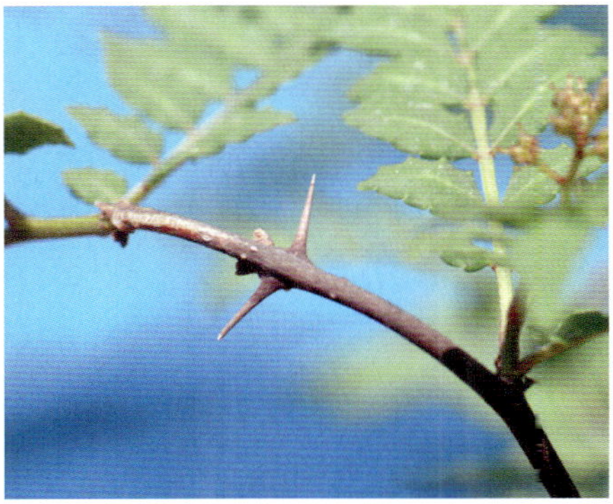

▲ 초피나무_ 가시(마주나기)

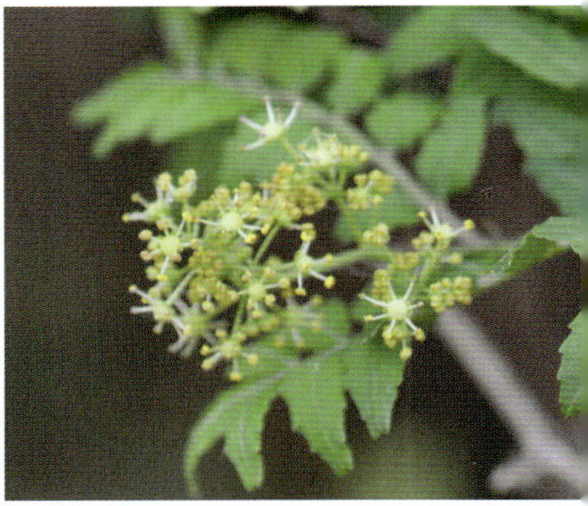

▲ 초피나무_ 꽃

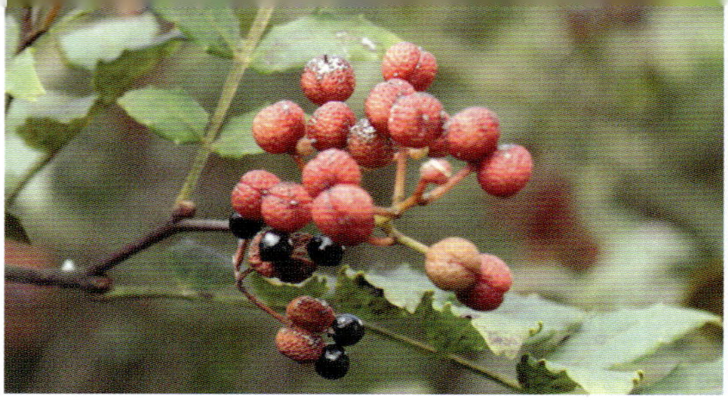

▲ 산초나무_ 열매

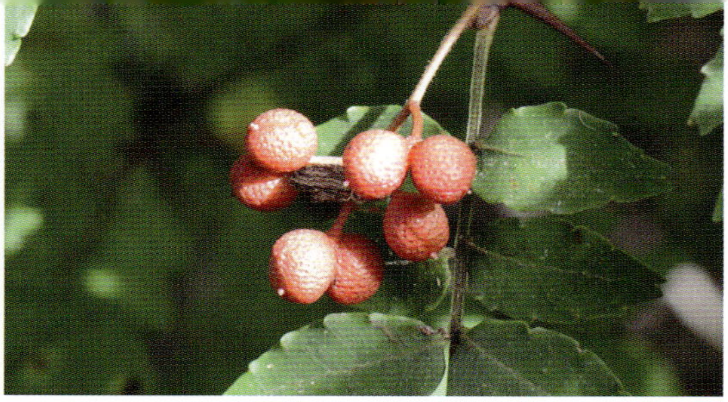

▲ 초피나무_ 열매

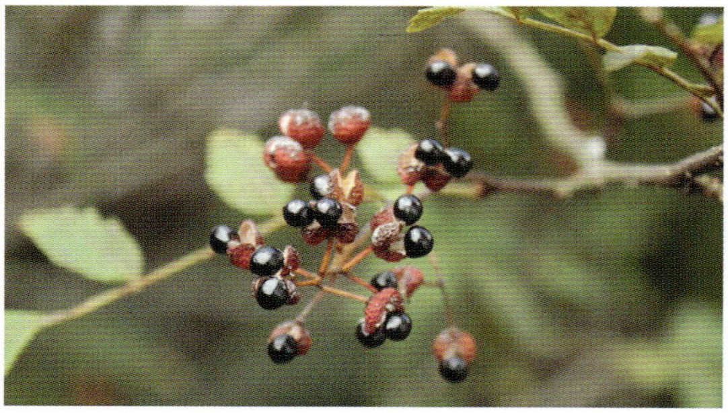

▲ 산초나무_ 씨

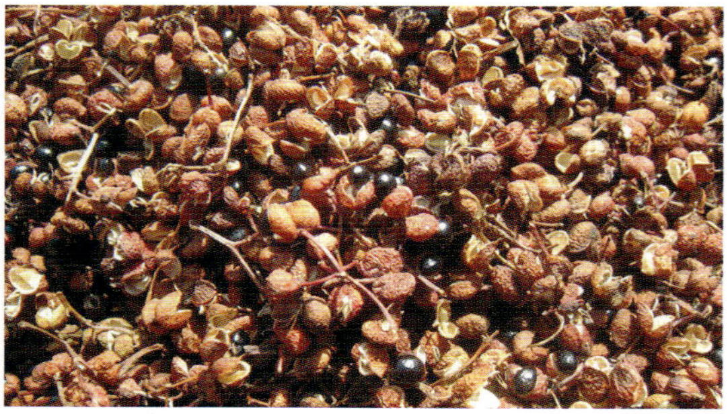

▲ 산초(약재, 전형)

- 복부가 차고 아픈 증상을 낫게 한다.
- 구토, 설사를 일으킬 때 쓴다.
- 회충 구제(驅除)의 약효가 있다.
- 여성의 외음부 가려움증에 외용(外用)한다.
- 초피나무 잎과 잎에서 분리한 페놀성 성분은 간보호 작용이 있다. [참고문헌_ 한국의 학술 논문 10, 11]

| 동의보감 원문의 한글 식물명 | 쵸피나모여름

| 동의보감 효능 | 촉초(蜀椒, 산초나무, 초피나무 열매)의 성질은 뜨겁고[熱] 맛은 맵고[辛] 독이 있다(독이 조금 있다고도 한다). 속을 따뜻하게 한다. 피부의 죽은 살[死肌]을 없애며 한습비통(寒濕痺痛)에 주로 쓴다. 육부에 있는 한랭기운을 없애며 귀주(鬼疰), 고독(蠱毒)을 낫게 한다. 벌레와 물고기의 독을 푼다. 치통을 없애고 성기능을 높이며 음낭에서 땀이 나는 것을 멈추게 한다. 허리와 무릎을 따뜻하게 하며 소변을 자주 보는 것을 줄이고 기를 내린다.

| 동의보감 원문 | **蜀椒:** 性熱 味辛 有毒[一云小毒]. 溫中. 主皮膚死肌 寒濕痺痛. 除六府寒冷 鬼疰蠱毒 殺蟲魚毒. 除齒痛 壯陽 止陰汗 煖腰膝 縮小便 下氣.

| 약용법 | 열매껍질 3~6g을 물 800mL에 넣고 달여서 반으로 나누어 아침저녁으로 마신다.

산해박

한약명 서장경

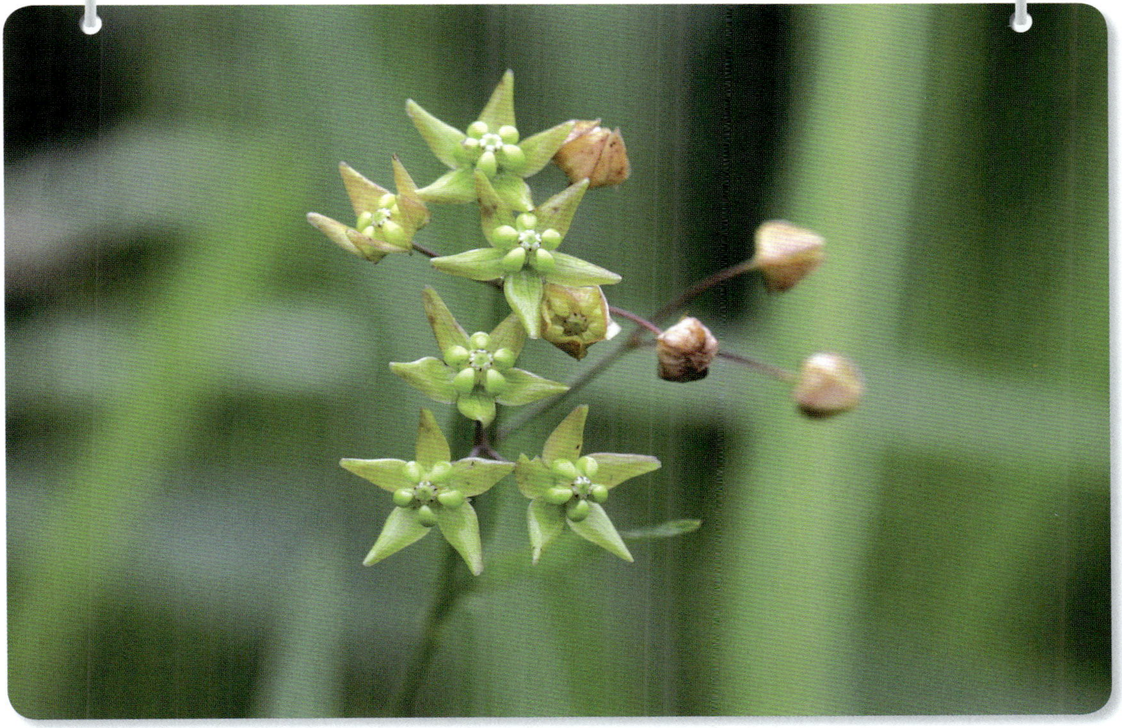

한약명 서장경

- 식물명 및 학명: 산해박 *Cynanchum paniculatum* Kitagawa
- 과명: 박주가리과(Asclepiadaceae)
- 약용부위: 뿌리 및 뿌리줄기
- 한약명: 서장경(徐長卿)
- 라틴 생약명: Cynanchi Paniculati Radix et Rhizoma
- 이명 또는 영명: 천죽(天竹)
- 식약처 공정서 및 조선시대 의서 수재: 대한민국약전외한약(생약)규격집(KHP)

| 한약의 기원 | 이 약은 산해박 *Cynanchum paniculatum* Kitagawa(박주가리과 Asclepiadaceae)의 뿌리 및 뿌리줄기이다.

| 한방 특성 |

- 한방 약미(藥味)와 약성(藥性): 맛은 맵고 성질은 따뜻하다.
- 한방 작용부위(귀경, 歸經): 서장경은 주로 간장, 위장 질환에 영향을 미친다.
- 한방 효능

거풍(祛風): 풍(風)을 제거한다.

화습(化濕): 습기를 없앤다.

지통(止痛): 통증을 멎게 한다.

지양(止痒): 가려움을 멎게 한다.

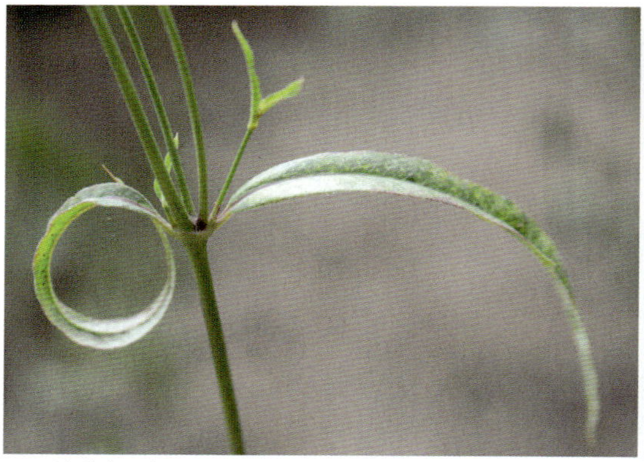

▲ 산해박_ 잎

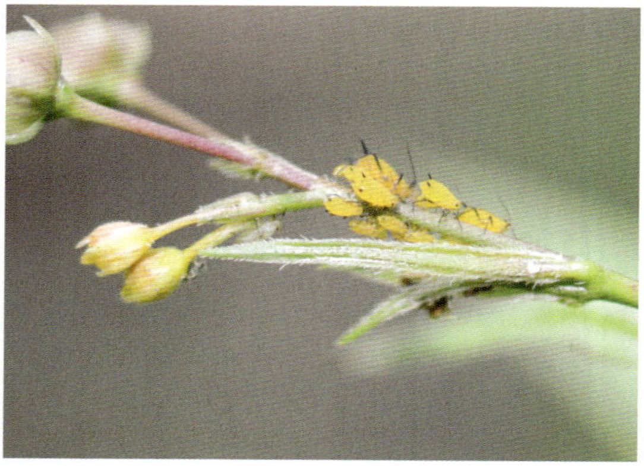

▲ 산해박_ 꽃

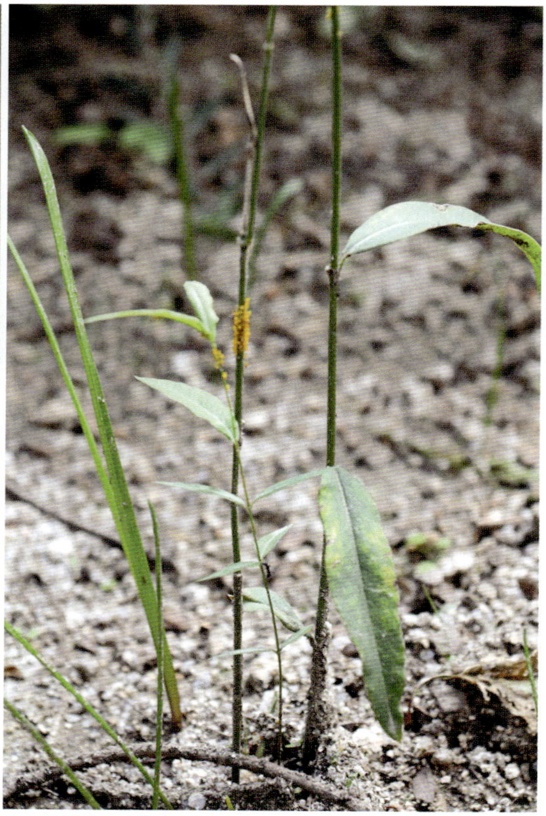

▲ 산해박_ 지상부

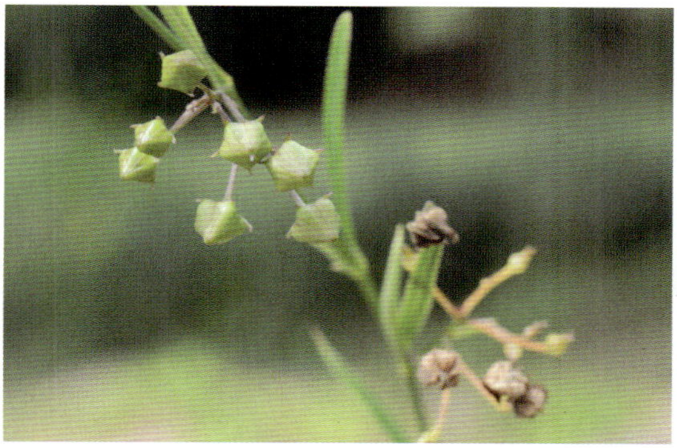

▲ 산해박_ 열매

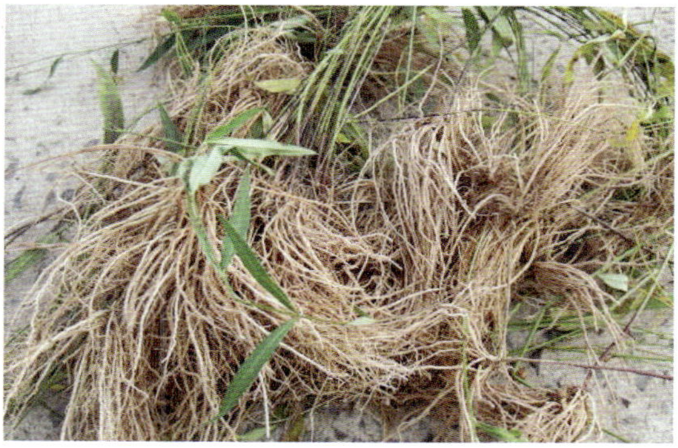

▲ 산해박_ 뿌리(채취품)

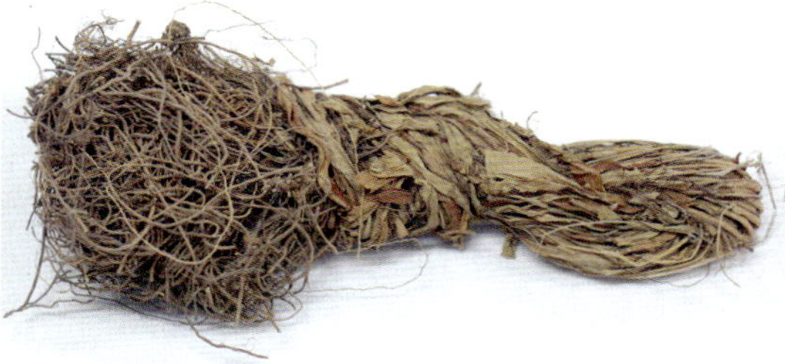

▲ 서장경(약재, 전형)

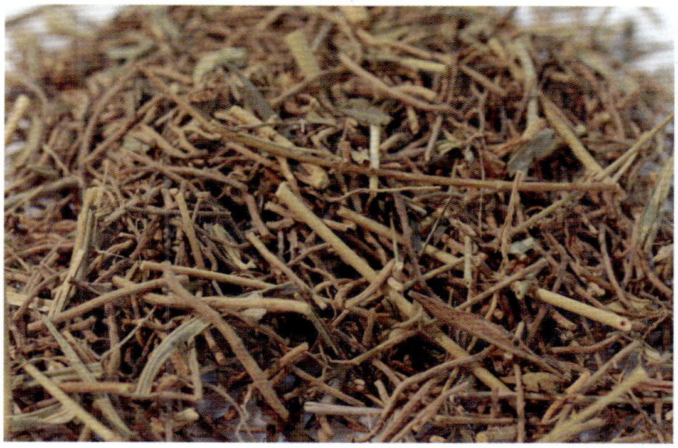

▲ 서장경(약재, 절단)

| 약효 해설 |

- 팔다리를 잘 쓰지 못하고 마비되며 아픈 증상을 치료한다.
- 위가 아프고 속이 그득한 감을 주는 증상을 낫게 한다.
- 치통, 요통(腰痛)에 유효하다.
- 피부 두드러기 치료에 도움이 된다.
- 만성 기관지염 치료의 임상 보고가 있다.

| 약용법 | 뿌리 및 뿌리줄기 3~12g을 물 800mL에 넣고 달여서 반으로 나누어 아침저녁으로 마신다.

살구나무

한약명 행인

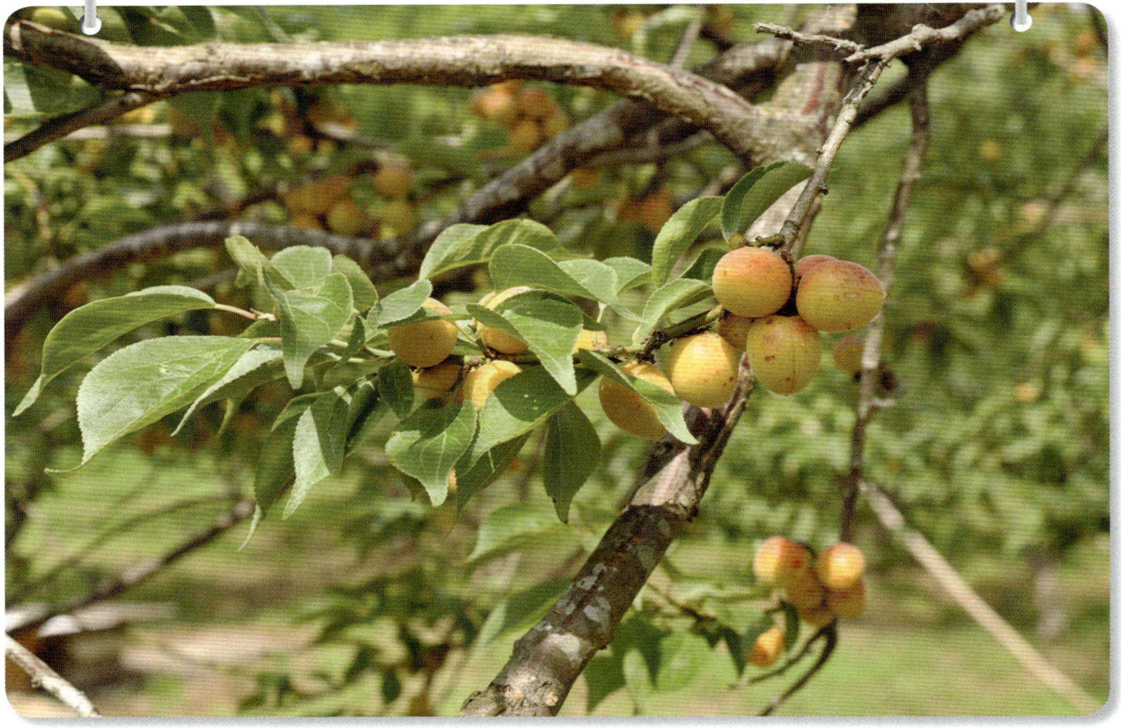

▲ 살구나무_ 열매

한약명 행인

- 식물명 및 학명: 살구나무 *Prunus armeniaca* Linné var. *ansu* Maximowicz, 개살구나무 *Prunus mandshurica* Koehne var. *glabra* Nakai, 시베리아살구 *Prunus sibirica* Linné, 아르메니아살구 *Prunus armeniaca* Linné
- 과명: 장미과(Rosaceae)
- 약용부위: 잘 익은 씨
- 한약명: 행인(杏仁)
- 라틴 생약명: Armeniacae Semen
- 이명 또는 영명: Apricot Kernel
- 식약처 공정서 및 조선시대 의서 수재:
  대한민국약전(KP)
  동의보감 탕액편의 과일부(部)
  방약합편의 오과(五果, 다섯 가지 과일)편

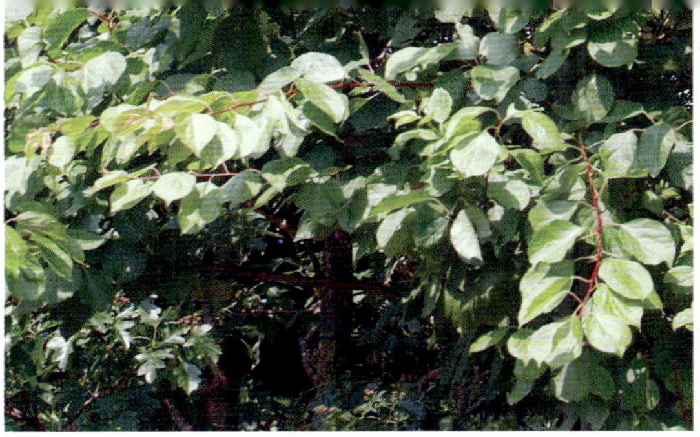

▲ 살구나무_ 잎

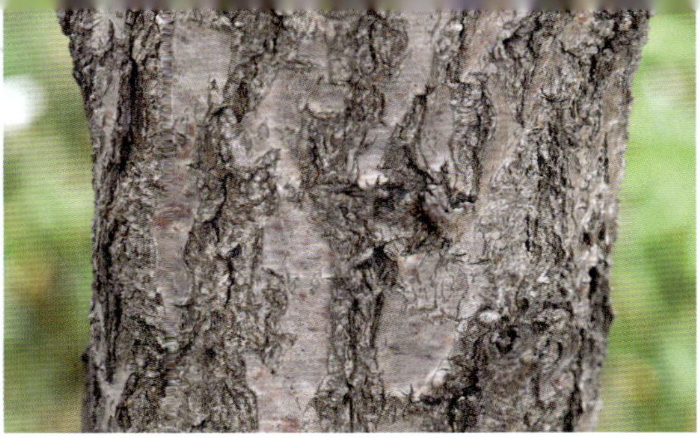

▲ 살구나무_ 나무껍질

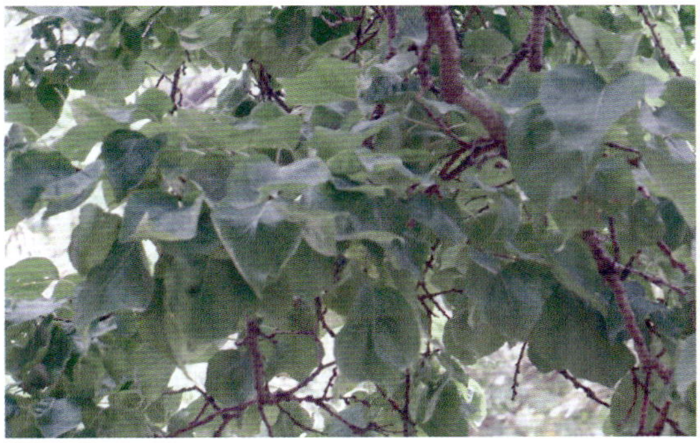

▲ 아르메니아살구_ 잎(프랑스)

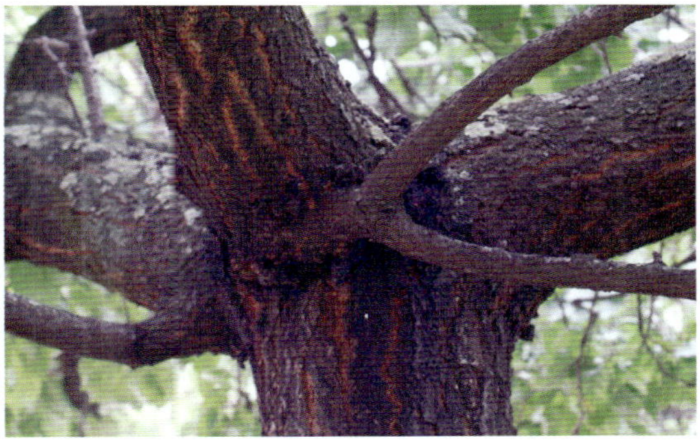

▲ 아르메니아살구_ 나무껍질(프랑스)

| 한약의 기원 | 이 약은 살구나무 *Prunus armeniaca* Linné var. *ansu* Maximowicz, 개살구나무 *Prunus mandshurica* Koehne var. *glabra* Nakai, 시베리아살구 *Prunus sibirica* Linné 또는 아르메니아살구 *Prunus armeniaca* Linné(장미과 Rosaceae)의 잘 익은 씨이다.

| 한방 특성 |

- 한방 약미(藥味)와 약성(藥性): 맛은 쓰고 성질은 약간 따뜻하며 독이 약간 있다.
- 한방 작용부위(귀경, 歸經): 행인은 주로 폐, 대장 질환에 영향을 미친다.
- 한방 효능

강기화담(降氣化痰): 치밀어 오른 기(氣)를 내리고 담(痰)을 녹인다.

지해평천(止咳平喘): 기침과 천식을 멎게 한다.

윤장통변(潤腸通便): 대변이 잘 나오게 한다.

| 약효 해설 |

- 기침할 때 숨은 가쁘나 가래 끓는 소리가 없는 증상에 쓰인다.
- 가슴이 더부룩하면서 가래가 많은 증상에 유효하다.
- 대장의 진액이 줄어들어 대변이 굳어진 증상을 치료한다.

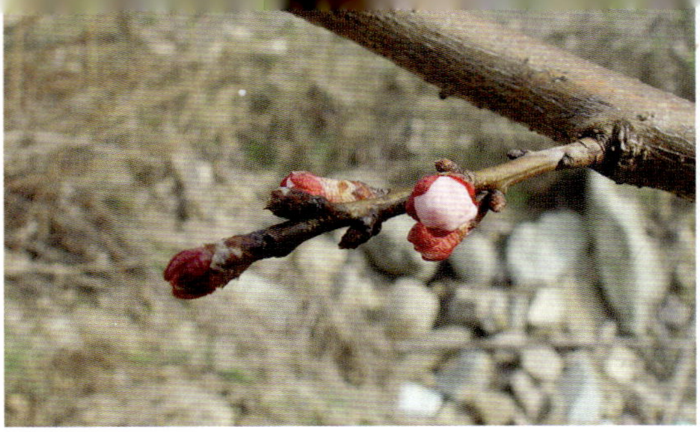

▲ 살구나무_ 꽃봉오리

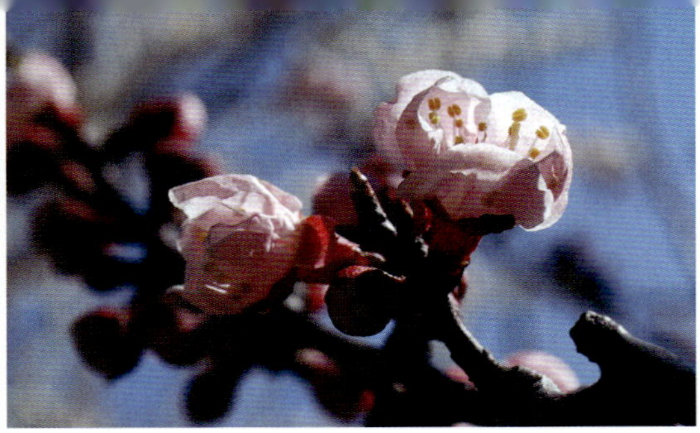

▲ 살구나무_ 꽃

- 거담, 진해 작용이 있다.
- 행인의 청산배당체 성분인 아미그달린(amygdalin)이 미량의 청산을 생성하면서 진해 작용을 나타낸다.

| 동의보감 원문의 한글 식물명 | 솔고씨

| 동의보감 효능 | 행핵인(杏核仁, 살구 씨)의 성질은 따뜻하며[溫] 맛이 달고[甘] 쓰며[苦] 독이 있다(독이 조금 있다고도 한다). 기침을 하면서 기운이 치밀어 올라 숨이 차는 증상을 낫게 한다. 폐기(肺氣)로 숨이 가쁜 것[喘促, 천촉]을 치료한다. 땀을 약간 나가게 하며 개의 독[狗毒]을 푼다.

| 동의보감 원문 | **杏核仁:** 性溫 味甘苦 有毒[一云小毒]. 主咳逆上氣. 療肺氣喘促 解肌出汗 殺狗毒.

| 약용법 | 씨 3~10g을 물 800mL에 넣고 달여서 반으로 나누어 아침저녁으로 마시거나 또는 가루나 환(丸)으로 만들어 복용한다. 외용할 때는 적당량을 짓찧어서 환부에 붙인다.

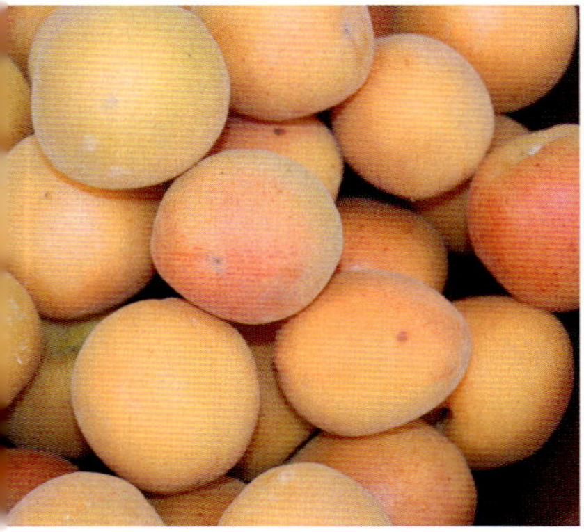

▲ 살구나무_ 열매(채취품)

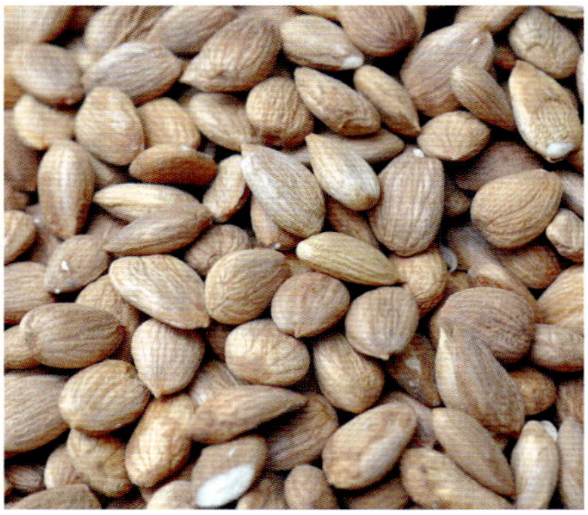

▲ 행인(약재, 아르메니아살구 씨, 키르기스스탄)

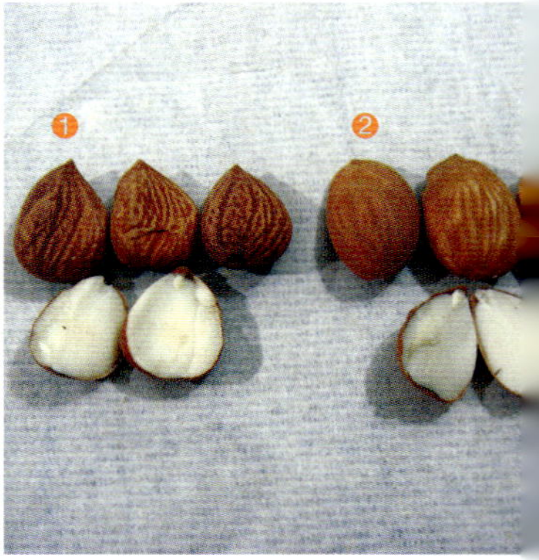

▲ ① 행인, ② 도인

삼

한약명 마인

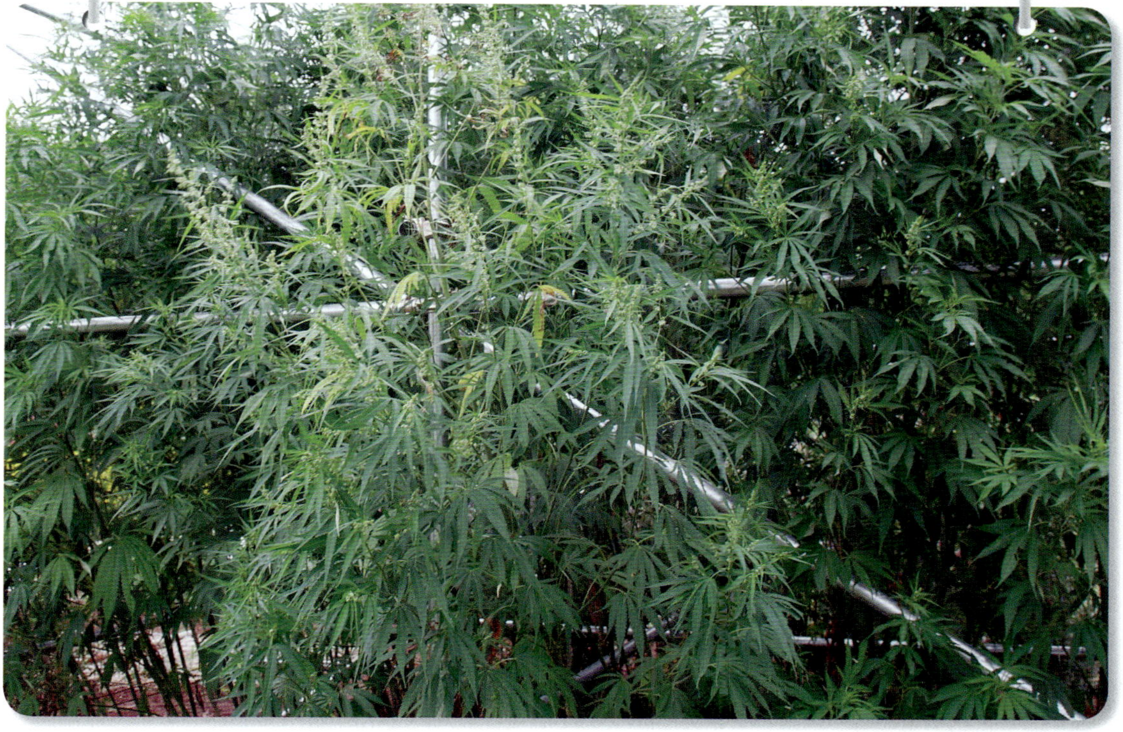

한약명 마인

- 식물명 및 학명: 삼 *Cannabis sativa* Linné
- 과명: 뽕나무과(Moraceae)
- 약용부위: 씨
- 한약명: 마인(麻仁)
- 라틴 생약명: Cannabis Semen
- 이명 또는 영명: 화마인(火麻仁)

- 식약처 공정서 및 조선시대 의서 수재:
  대한민국약전외한약(생약)규격집(KHP)
  동의보감 탕액편의 곡식부(部)
  방약합편의 마맥도(麻麥稻, 삼, 보리, 벼류)편

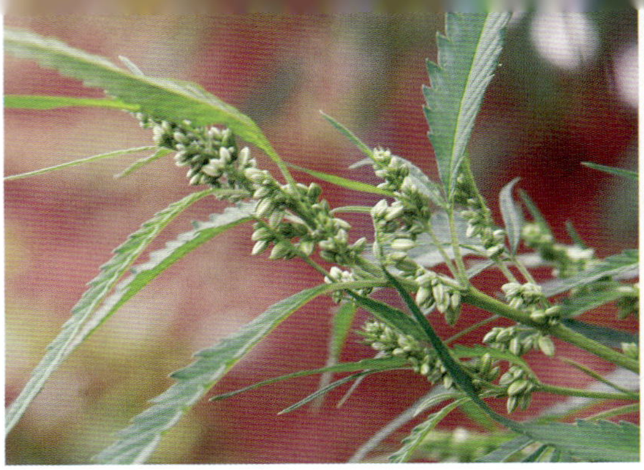

▲ 삼_ 열매

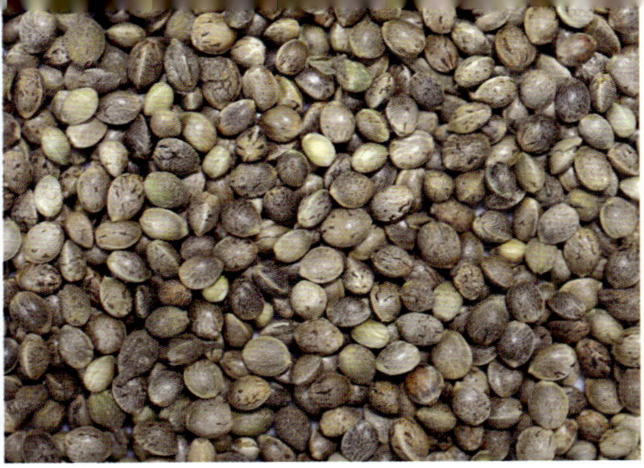

▲ 마인(약재, 전형)

| 한약의 기원 | 이 약은 삼 *Cannabis sativa* Linné(뽕나무과 Moraceae)의 씨이다.

| 한방 특성 |

- 한방 약미(藥味)와 약성(藥性): 맛은 달고 성질은 보통이다[平].
- 한방 작용부위(귀경, 歸經): 마인은 주로 비장, 위장, 대장 질환에 영향을 미친다.
- 한방 효능

  윤장통변(潤腸通便): 대변이 잘 나오게 한다.

| 약효 해설 |

- 변비에 유효하다.
- 월경불순을 치료한다.
- '대마(大麻)'로 불리는 꽃, 이삭, 잎은 환각 작용이 있어 법으로 엄격하게 관리하고 있다.

| 동의보감 원문의 한글 식물명 | 삼씨, 열씨

| 동의보감 효능 | 마자(麻子, 삼씨)의 성질은 보통이고[平](차다[寒]고도 한다) 맛이 달며[甘] 독이 없다. 몸과 마음이 허약하고 피로한 것을 보한다. 오장(五藏)을 적시며 풍기(風氣)를 소통시킨다. 대장의 풍열(風熱)로 대변이 뭉친 것을 치료한다. 소변을 잘 나오게 하고 열로 생긴 임증[熱淋, 열림]을 치료하며 대소변을 잘 나오게 한다. 정기(精氣)를 새어 나가게 하고 양기(陽氣)를 위축시키니 많이 먹으면 안 된다[본초].

| 동의보감 원문 | **麻子:** 性平[一云寒] 味甘 無毒. 補虛勞 潤五藏 疏風氣. 治大腸風熱結澁 利小便 療熱淋 通利大小便. 不宜多食 滑精氣 痿陽氣.[本草]

| 약용법 | 씨 10~15g을 물 800mL에 넣고 달여서 반으로 나누어 아침저녁으로 마시거나 또는 가루나 환(丸)으로 만들어 복용한다.

삼백초

한약명 삼백초

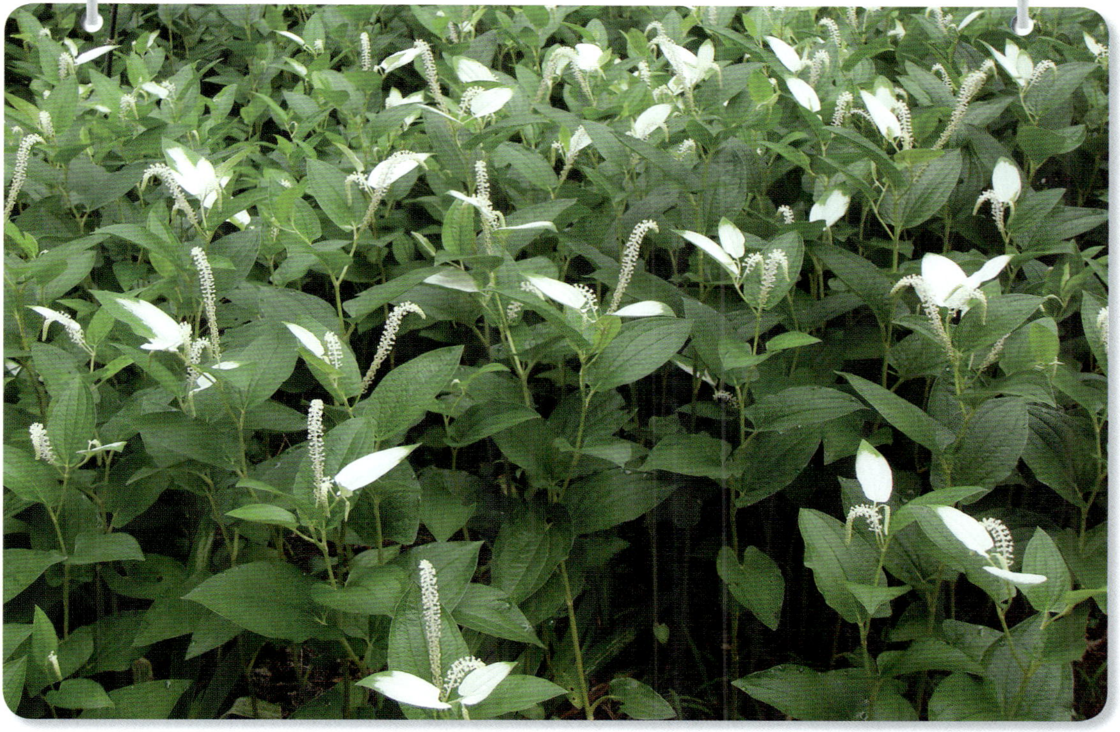

한약명 삼백초

- 식물명 및 학명: 삼백초 *Saururus chinensis* (Loureiro) Baillon
- 과명: 삼백초과(Saururaceae)
- 약용부위: 지상부
- 한약명: 삼백초(三白草)
- 라틴 생약명: Saururi Herba
- 식약처 공정서 및 조선시대 의서 수재: 대한민국약전외한약(생약)규격집(KHP)

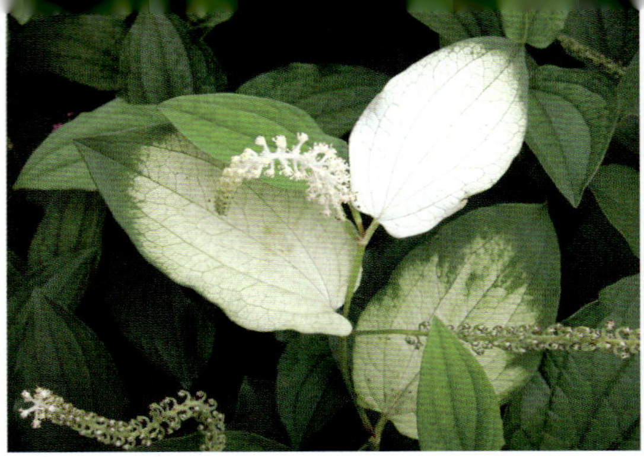

▲ 삼백초_ 잎

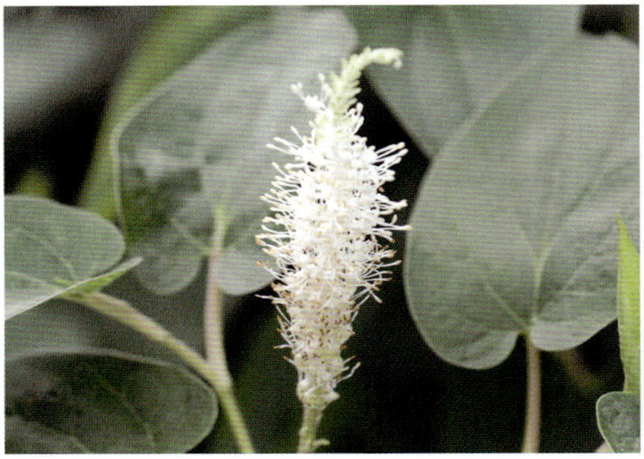

▲ 삼백초_ 꽃

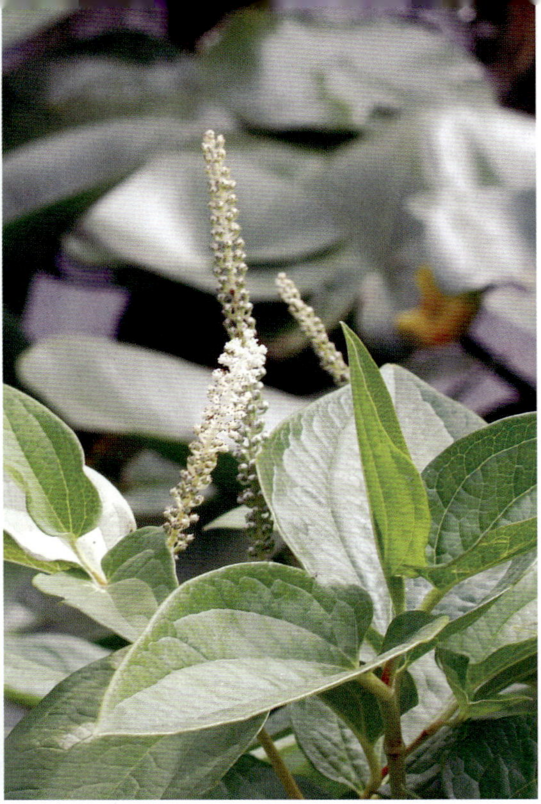

▲ 삼백초_ 열매

| 한약의 기원 | 이 약은 삼백초 *Saururus chinensis* (Loureiro) Baillon(삼백초과 Saururaceae)의 지상부이다.

| 한방 특성 |

- 한방 약미(藥味)와 약성(藥性): 맛은 달고 매우며 성질은 차다.
- 한방 작용부위(귀경, 歸經): 삼백초는 주로 폐, 방광 질환에 영향을 미친다.
- 한방 효능

  이뇨소종(利尿消腫): 소변을 잘 나오게 하고 부종을 가라앉힌다.

  청열해독(淸熱解毒): 열독(熱毒)을 해소한다.

| 약효 해설 |

- 소변량이 줄거나 잘 나오지 않는 증상에 사용한다.
- 소변에 피가 섞여 나오는 임증(淋症)에 유효하다.
- 몸이 붓는 증상에 쓰인다.

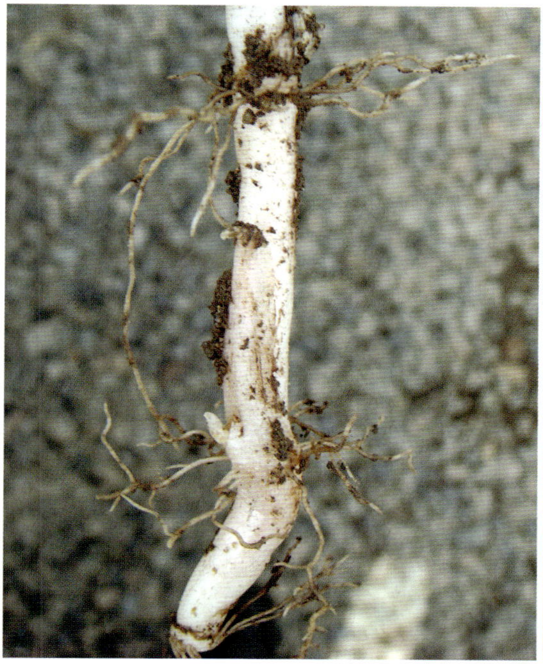

▲ 삼백초_ 뿌리

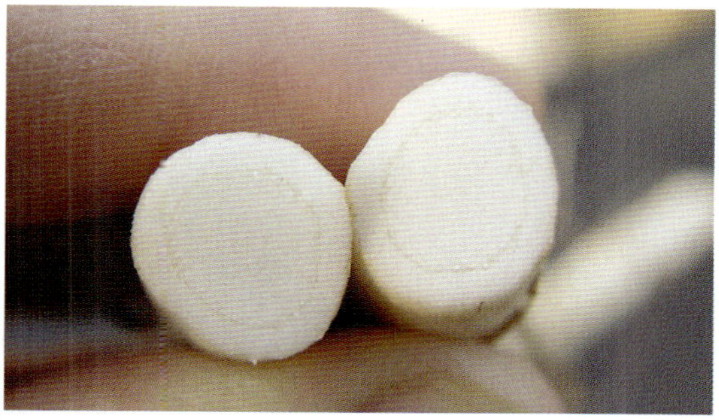

▲ 삼백초_ 뿌리(단면)

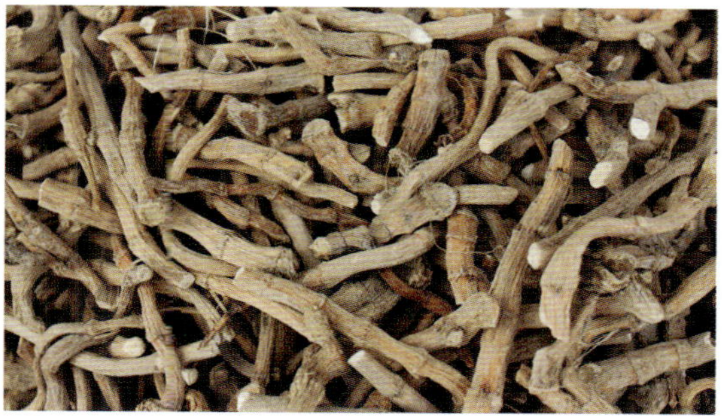

▲ 삼백초_ 뿌리(채취품, 절단)

- 자궁에서 분비물이 나오는 증상 치료에 효과가 있다.
- 황달, 치질 치료에 도움이 된다.
- 습진 치료에 외용(外用)한다.

| 약용법 | 지상부 15~30g을 물 800mL에 넣고 달여서 반으로 나누어 아침 저녁으로 마신다.

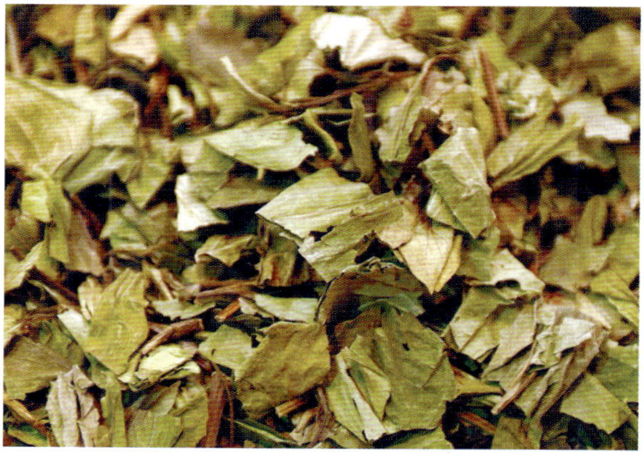

▲ 삼백초(약재, 절단)

삼지구엽초

한약명 음양곽

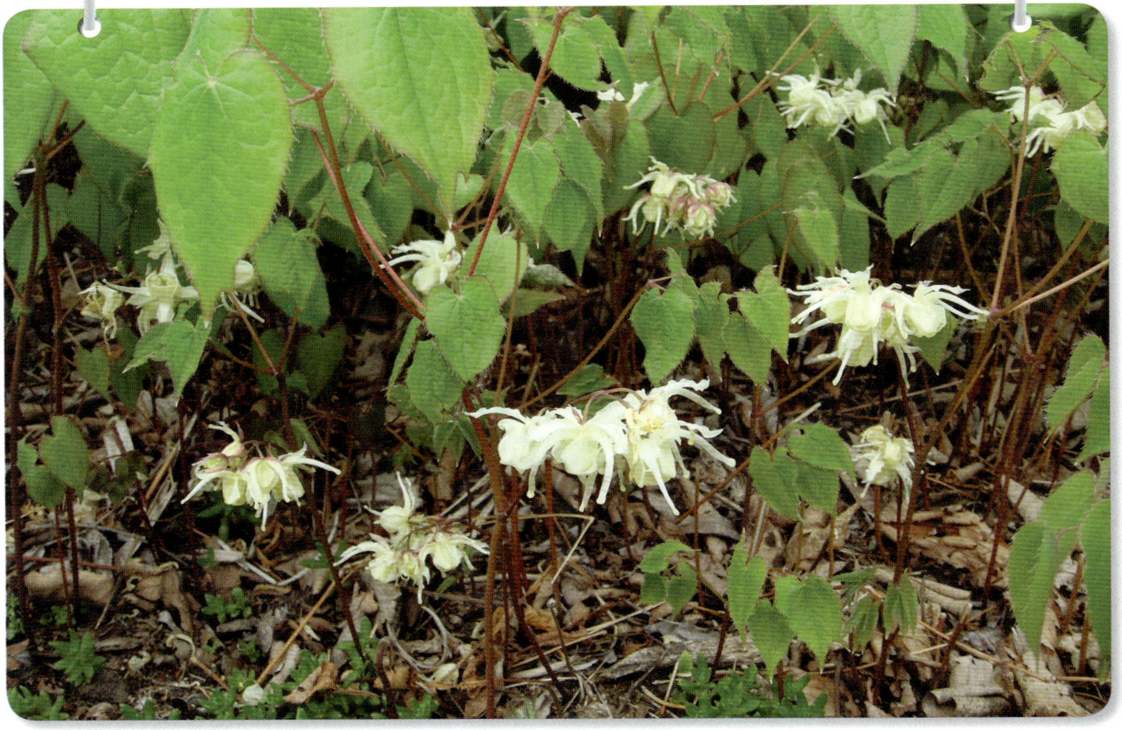

▲ 삼지구엽초_ 지상부

한약명 음양곽

- 식물명 및 학명: 삼지구엽초 *Epimedium koreanum* Nakai, 음양곽(淫羊藿) *Epimedium brevicornum* Maximowicz, 유모음양곽(柔毛淫羊藿) *Epimedium pubescens* Maximowicz, 무산음양곽(巫山淫羊藿) *Epimedium wushanense* T. S. Ying, 전엽음양곽(箭葉淫羊藿) *Epimedium sagittatum* Maximowicz
- 과명: 매자나무과(Berberidaceae)
- 약용부위: 지상부
- 한약명: 음양곽(淫羊藿)
- 라틴 생약명: Epimedii Herba
- 이명 또는 영명: Epimedium Herb
- 식약처 공정서 및 조선시대 의서 수재:
  대한민국약전(KP)
  동의보감 탕액편의 풀부(部)
  방약합편의 산초(山草)편

| 한약의 기원 | 이 약은 삼지구엽초 *Epimedium koreanum* Nakai, 음양곽(淫羊藿) *Epimedium brevicornum* Maximowicz, 유모음양곽(柔毛淫羊藿) *Epimedium pubescens* Maximowicz, 무산음양곽(巫山淫羊藿) *Epimedium wushanense* T. S. Ying 또는 전엽음양곽(箭葉淫羊藿) *Epimedium sagittatum* Maximowicz(매자나무과 Berberidaceae)의 지상부이다.

| 한방 특성 |

- 한방 약미(藥味)와 약성(藥性): 맛은 맵고 달며 성질은 따뜻하다.
- 한방 작용부위(귀경, 歸經): 음양곽은 주로 간장, 신장 질환에 영향을 미친다.
- 한방 효능

보신양(補腎陽): 신(腎)의 양기(陽氣)를 보한다.

강근골(强筋骨): 근육과 뼈를 튼튼하게 한다.

거풍습(祛風濕): 풍사(風邪)와 습사(濕邪)를 없앤다.

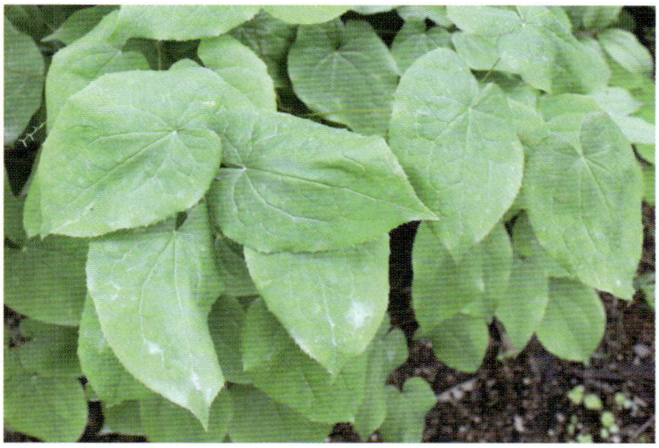

▲ 삼지구엽초_ 잎

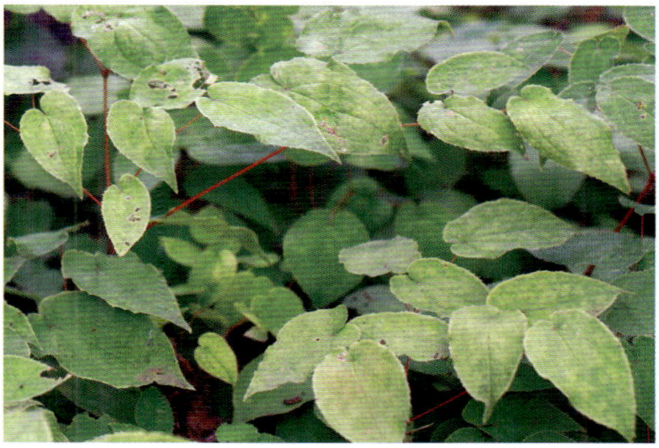

▲ 음양곽(*Epimedium grandiflorum* var. *thunbergianum*)_ 잎

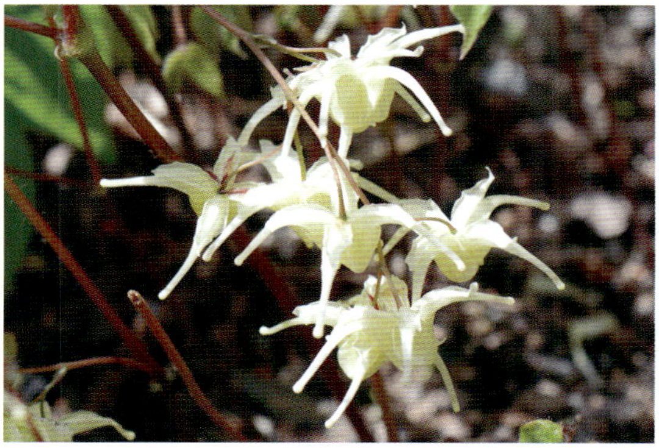

▲ 삼지구엽초_ 꽃

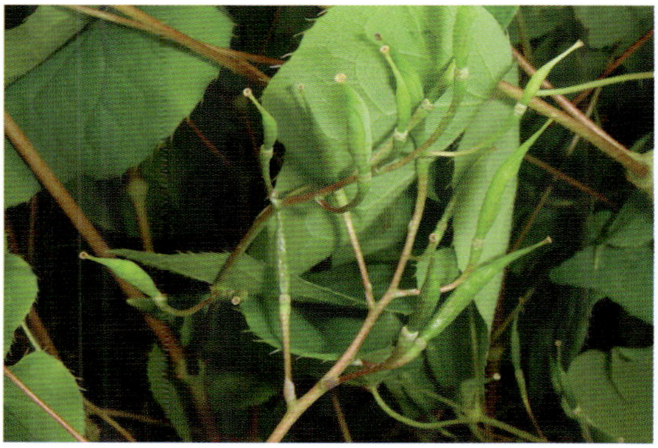

▲ 삼지구엽초_ 씨 결실

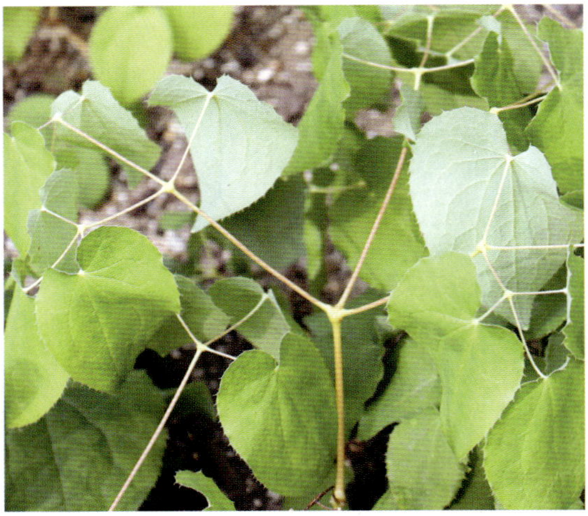

▲ 삼지구엽초_ 줄기

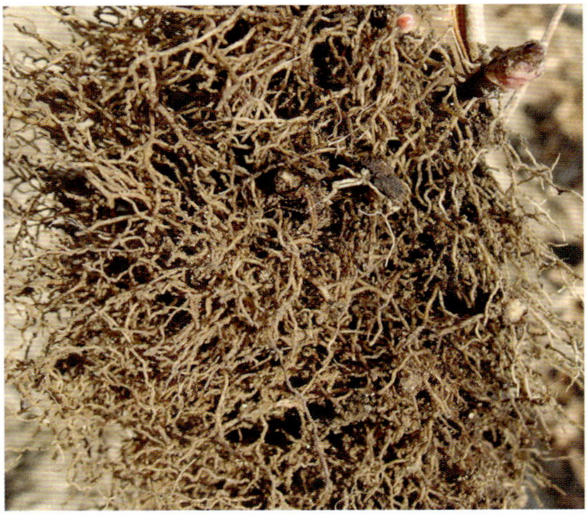

▲ 삼지구엽초_ 뿌리

| 약효 해설 |

- 발기부전과 무의식중에 정액이 몸 밖으로 나오는 증상에 사용한다.
- 근육과 뼈를 강하고 튼튼하게 한다.
- 반신불수 치료에 도움이 된다.
- 팔다리를 잘 쓰지 못하고 마비되며 아픈 증상을 낫게 한다.

| 동의보감 원문의 한글 식물명 | 삼지구엽플

| 동의보감 효능 | 음양곽(淫羊藿, 삼지구엽초)의 성질은 따뜻하고[溫](보통이라고도[平] 한다) 독이 없다. 모든 풍랭증(風冷證)과 몸과 마음이 허약하고 피로한 것을 낫게 하며 허리와 무릎에 힘을 더하여 준다. 남자의 양기(陽氣)가 다하여 발기가 안 되는 것, 여자의 음기가 다하여 아이를 낳지 못하는 데 쓴다. 노인의 정신이 혼미한 것, 중년의 건망증을 치료한다. 발기부전과 음경 속이 아픈 것을 치료한다. 기력을 도와주고 근육과 뼈를 튼튼하게 한다. 남자가 오래 먹으면 자식을 낳게 할 수 있다. 나력(瘰癧)을 없애고 음부가 헐었을 때 이것을 달인 물로 씻으면 벌레가 나온다.

| 동의보감 원문 | **淫羊藿:** 性溫[一云平] 味辛[一云甘] 無毒. 主一切冷風勞氣. 補腰膝 丈夫絶陽不起 女人絶陰無子 老人昏耄 中年健忘. 治陰痿 莖中痛 益氣力 堅筋骨 丈夫久服令有子. 消瘰癧 下部有瘡 洗出蟲.

삽주

한약명 백출

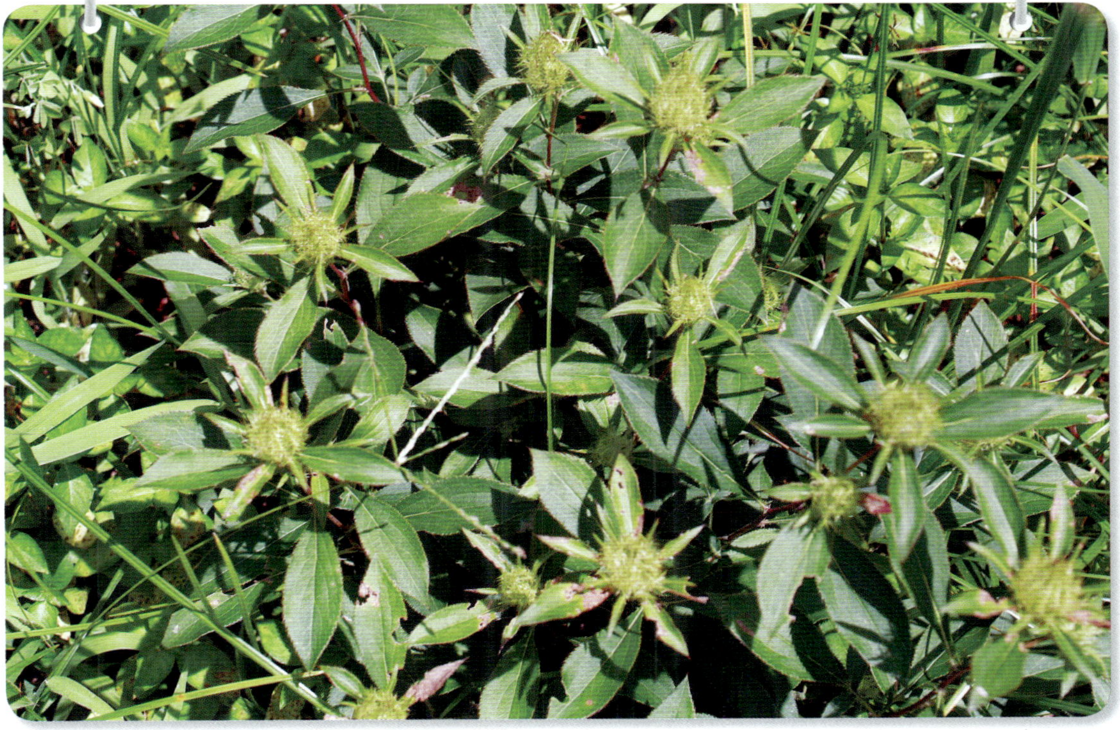

▲ 삽주_ 지상부

한약명 백출

- 식물명 및 학명: 삽주 *Atractylodes japonica* Koidzumi, 백출(白朮) *Atractylodes macrocephala* Koidzumi
- 과명: 국화과(Compositae)
- 약용부위: 뿌리줄기로서 그대로 또는 주피를 제거한 것
- 한약명: 백출(白朮)
- 라틴 생약명: Atractylodis Rhizoma Alba
- 이명 또는 경명: Atractylodes Rhizome White
- 식약처 공정서 및 조선시대 의서 수재:
  대한민국약전(KP)
  동의보감 탕액편의 풀부(部)
  방약합편의 산초(山草)편

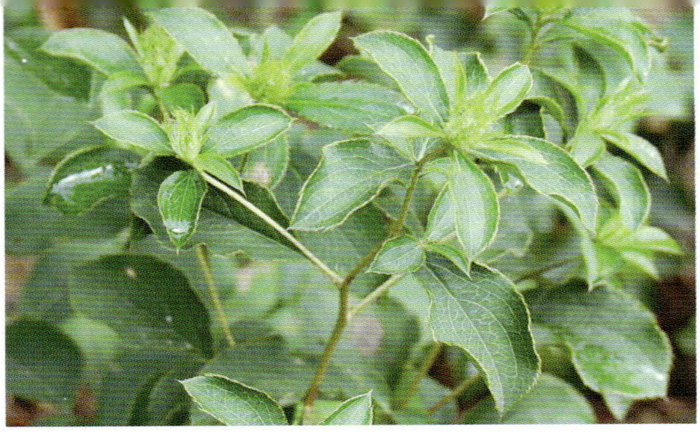

▲ 삽주_ 잎

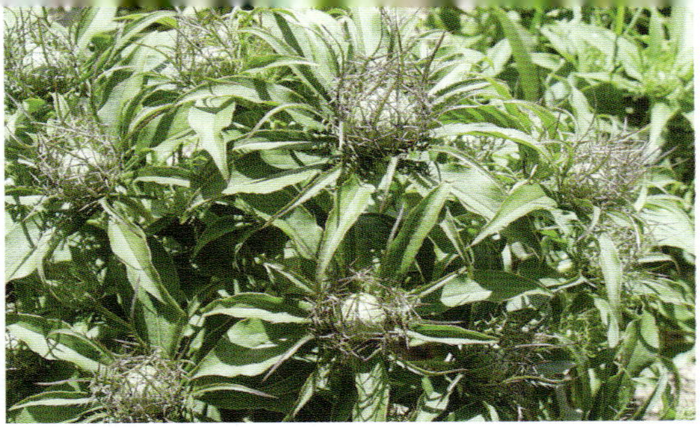

▲ 삽주_ 꽃봉오리

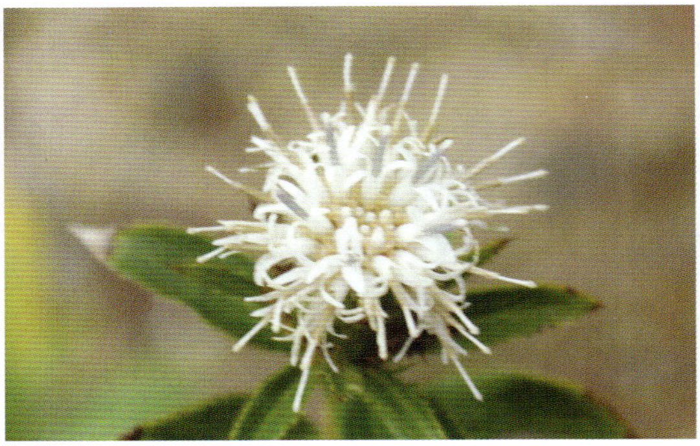

▲ 삽주_ 꽃

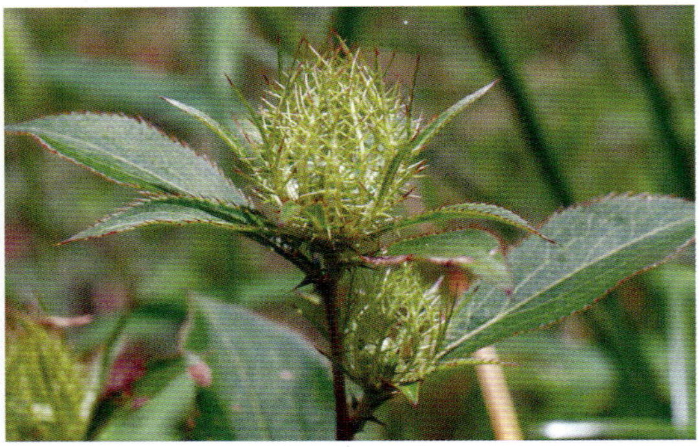

▲ 삽주_ 열매

| 한약의 기원 | 이 약은 삽주 *Atractylodes japonica* Koidzumi 또는 백출(白朮) *Atractylodes macrocephala* Koidzumi(국화과 Compositae)의 뿌리줄기로서 그대로 또는 주피를 제거한 것이다.

| 한방 특성 |

- 한방 약미(藥味)와 약성(藥性): 맛은 쓰고 달며 성질은 따뜻하다.
- 한방 작용부위(귀경, 歸經): 백출은 주로 비장, 위장 질환에 영향을 미친다.
- 한방 효능

건비익기(健脾益氣): 비(脾)를 건강하게 하여 원기를 회복시킨다.

조습이수(燥濕利水): 습기를 말리고 소변을 잘 나오게 한다.

지한(止汗): 땀을 멎게 한다.

안태(安胎): 태아를 안정시킨다.

| 약효 해설 |

- 약해진 비(脾)의 기능을 강하게 하여 원기를 돕는다.
- 움직이지도 않았는데 저절로 땀이 나는 병증을 낫게 한다.

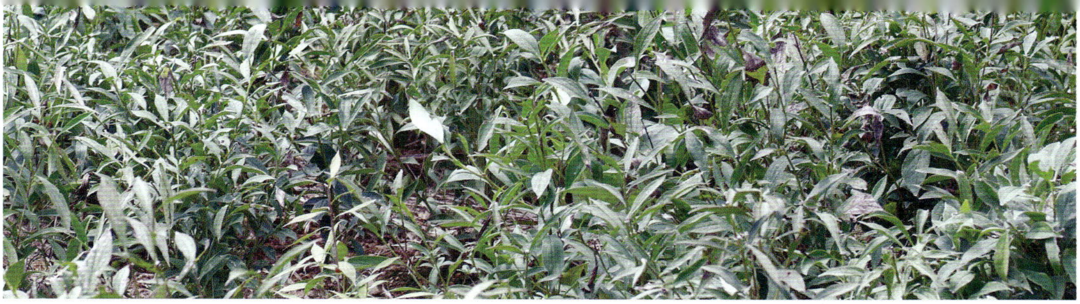

▲ 백출_ 재배지

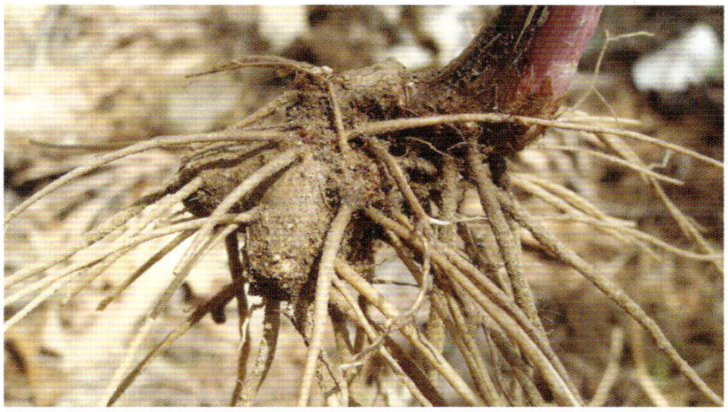

▲ 삽주_ 뿌리

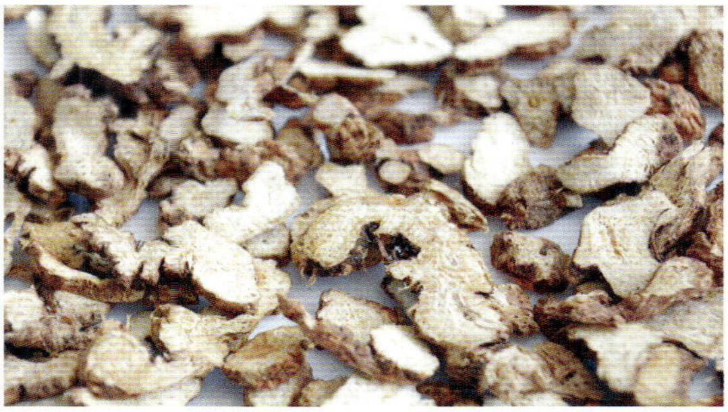

▲ 백출(약재, 절편)

- 담음(痰飮)으로 인해 어지럽고 두근거리는 증상을 없어준다.
- 몸이 붓는 증상을 치료한다.
- 임산부와 태아를 안정시키는 작용이 있다.
- 황달 치료에 도움이 된다.
- 이뇨, 진정 작용이 있다.

| 동의보감 원문의 한글 식물명 | 삽듓불휘

| 동의보감 효능 | 백출(白朮, 삽주, 백출의 뿌리줄기)의 성질은 따뜻하고[溫] 맛이 쓰며[苦] 달고[甘] 독이 없다. 비위(脾胃)를 튼튼하게 하고 설사를 멎게 하고 습을 없앤다. 소화시키고 땀을 멎게 한다. 명치가 당기면서 그득한 것을 낫게 한다. 곽란(霍亂)으로 토하고 설사하는 것이 멎지 않은 것을 치료한다. 허리와 배꼽 사이의 혈을 잘 돌게 하며 위(胃)가 허랭(虛冷)하여 생긴 이질을 낫게 한다.

| 동의보감 원문 | **白朮:** 性溫 味苦甘 無毒. 健脾强胃 止瀉除濕 消食止汗 除心下急滿 及霍亂吐瀉不止 利腰臍間血 療胃虛冷痢.

| 약용법 | 뿌리줄기 6~12g을 물 800mL에 넣고 달여서 반으로 나누어 아침저녁으로 마신다.

상산

한약명 상산

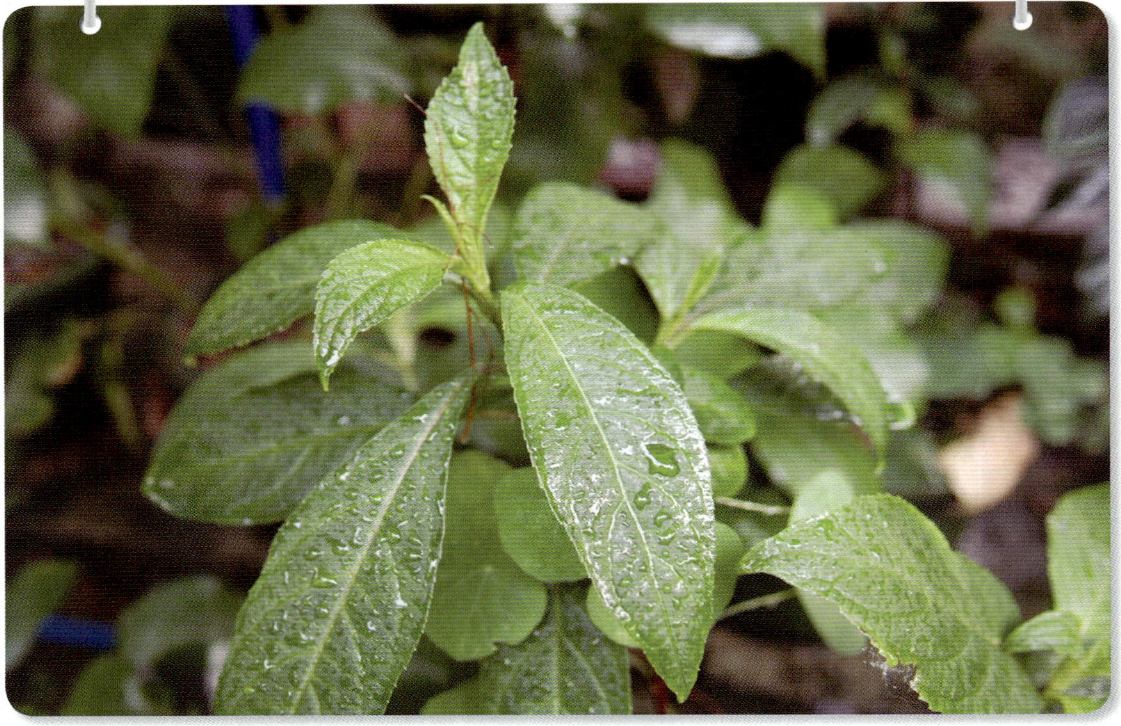

한약명 상산

- 식물명 및 학명: 상산(常山) *Dichroa febrifuga* Lour.
- 식물 해설: 한약 상산의 기원식물은 중국에 분포하는 상산(*Dichroa febrifuga* Lour.)이다. 우리나라에서는 장미과 식물인 조팝나무[*Spiraea prunifolia* var. *simpliciflora* (Nakai) Nakai]를 '토상산'이라 부르며 상산 대용으로 쓰고 있다. [참고문헌_ 한국 자료 21]
- 과명: 범의귀과(Saxifragaceae)
- 약용부위: 뿌리
- 한약명: 상산(常山)
- 라틴 생약명: Dichroae Radix
- 이명 또는 영명: 촉칠, 황상산(黃常山)
- 식약처 공정서 및 조선시대 의서 수재:
  대한민국약전외한약(생약)규격집(KHP)
  동의보감 탕액편의 풀부(部)
  방약합편의 독초편

| 한약의 기원 | 이 약은 상산(常山) *Dichroa febrifuga* Lour.(범의귀과 Saxifragaceae)의 뿌리이다.

| 한방 특성 |

- 한방 약미(藥味)와 약성(藥性): 맛은 쓰고 매우며 성질은 차고 독이 있다.
- 한방 작용부위(귀경, 歸經): 상산은 주로 폐, 간장, 심장 질환에 영향을 미친다.
- 한방 효능

용토담연(涌吐痰涎): 가래와 침을 토해내게 한다.

절학(截瘧): 말라리아를 억제한다.

| 약효 해설 |

- 가래를 제거한다.
- 말라리아를 예방한다.
- 항말라리아, 해열 작용이 있다.

| 동의보감 원문의 한글 식물명 | 조팝나못불휘

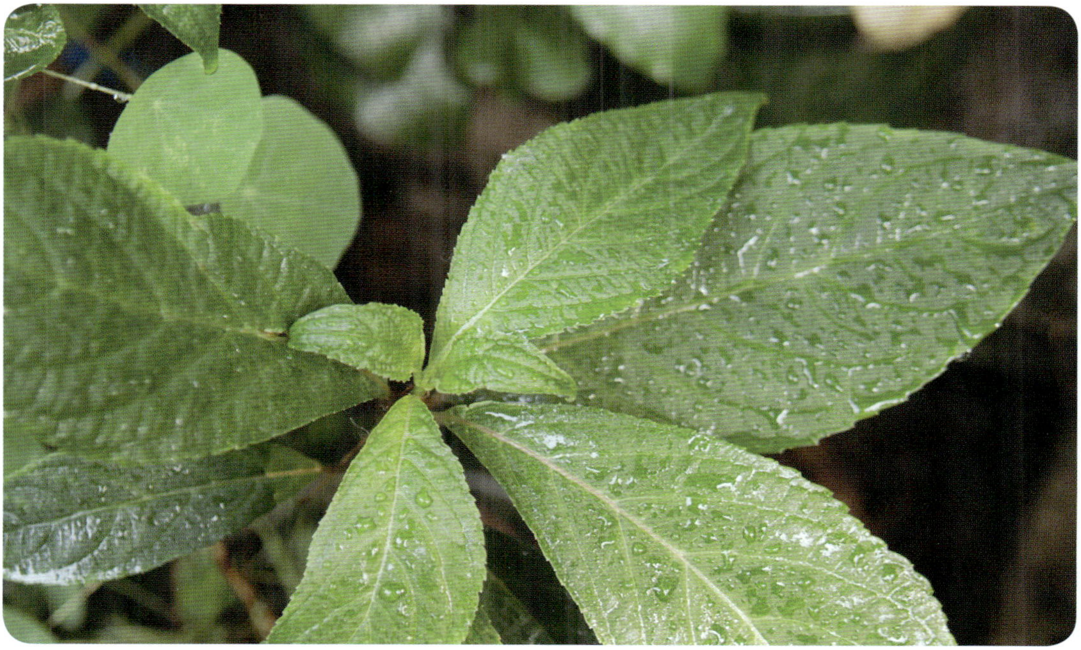

▲ 상산_ 잎

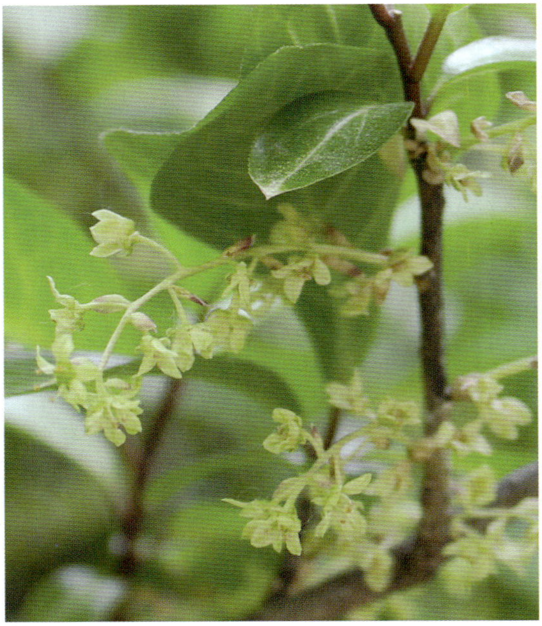

▲ 상산_ 꽃[한국에서 부르는 상산(*Orixa japonica*)으로 이는 한약으로 사용하는 상산(*Dichroa febrifuga*)과 다른 식물이다.]

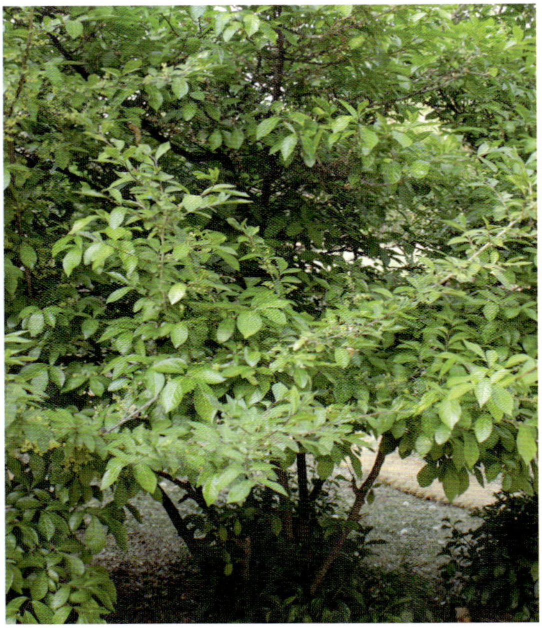

▲ 상산_ 수형[한국에서 부르는 상산(*Orixa japonica*)으로 이는 한약으로 사용하는 상산(*Dichroa febrifuga*)과 다른 식물이다.]

| 동의보감 효능 | 상산(常山)의 성질은 차고[寒] 맛은 쓰며[苦] 맵고[辛] 독이 있다. 여러 가지 말라리아를 낫게 하고 침과 가래를 토하게 하며 추웠다 열이 났다 하는 것을 치료한다.

| 동의보감 원문 | 常山: 性寒 味苦辛 有毒. 治諸瘧 吐痰涎 去寒熱.

| 약용법 | 뿌리 5~9g을 물 800mL에 넣고 달여서 반으로 나누어 아침저녁으로 마신다.

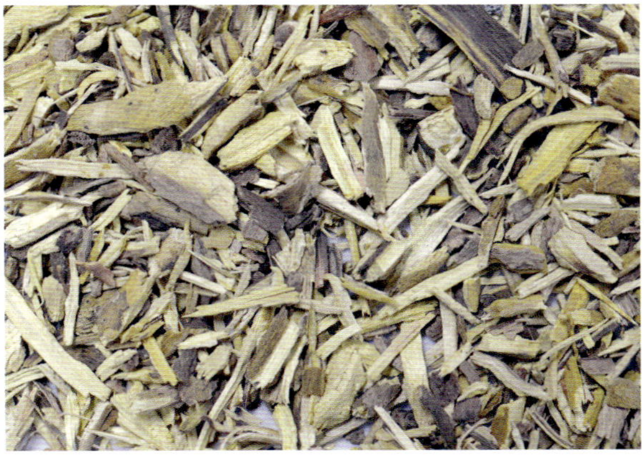

▲ 상산(약재, 절편)

생강

한약명 건강, 생강

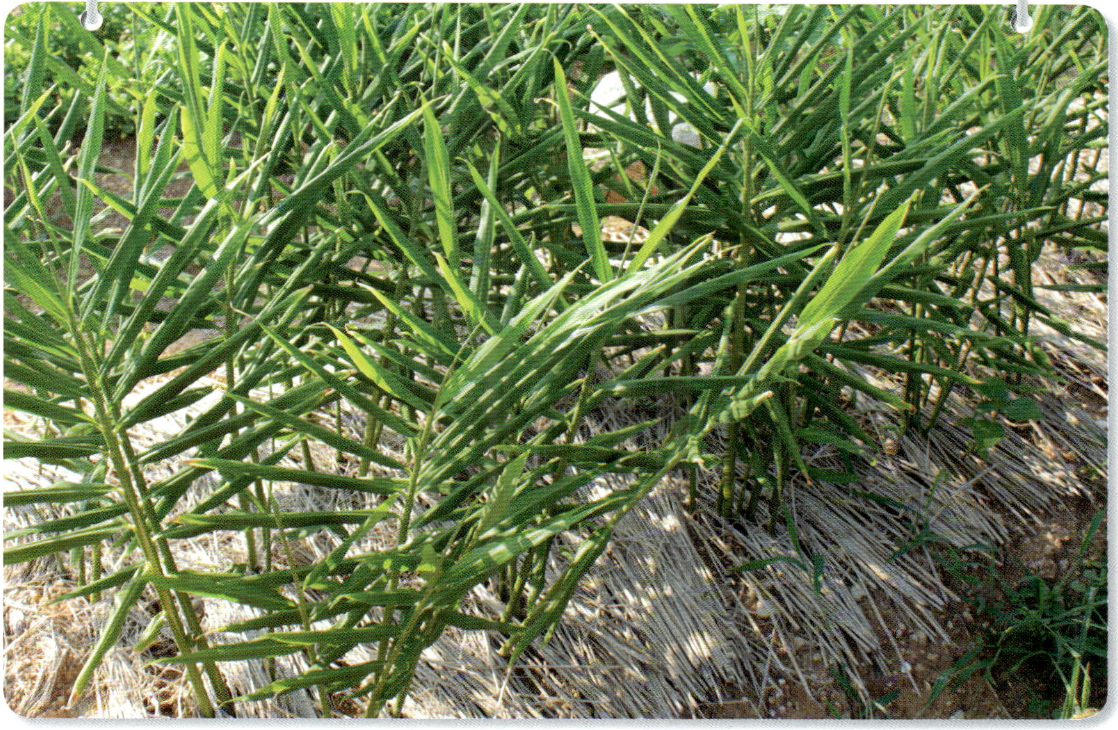

한약명 건강

- 식물명 및 학명: 생강 *Zingiber officinale* Roscoe
- 과명: 생강과(Zingiberaceae)
- 약용부위: 뿌리줄기를 말린 것
- 한약명: 건강(乾薑)
- 라틴 생약명: Zingiberis Rhizoma
- 이명 또는 영명: Ginger
- 식약처 공정서 및 조선시대 의서 수재:
  대한민국약전(KP)
  동의보감 탕액편의 채소부(部)
  방약합편의 훈신채(葷辛菜, 매운맛이 나는 채소)편

| 한약의 기원 | 이 약은 생강 *Zingiber officinale* Roscoe(생강과 Zingiberaceae)의 뿌리줄기를 말린 것이다.

| 한방 특성 |

- 한방 약미(藥味)와 약성(藥性): 맛은 맵고 성질은 뜨겁다.
- 한방 작용부위(귀경, 歸經): 건강은 주로 비장, 위장, 신장 질환에 영향을 미친다.
- 한방 효능

온중산한(溫中散寒): 배 속을 따뜻하게 하여 추위를 없앤다.

회양통맥(回陽通脈): 양기(陽氣)를 회복시켜 맥(脈)이 다시 뛰게 한다.

온폐화음(溫肺化飮): 폐(肺)를 따뜻하게 하여 몸 안에 수습(水濕)이 엉기어 있는 수음(水飮)을 없앤다.

| 약효 해설 |

- 복부가 차고 소화가 안 되며 아픈 증상에 쓰인다.
- 구토, 설사에 효과가 있다.
- 찬 것을 마셔서 기침이 나고 호흡이 가쁠 때 사용한다.
- 코피, 하혈을 멎게 한다.

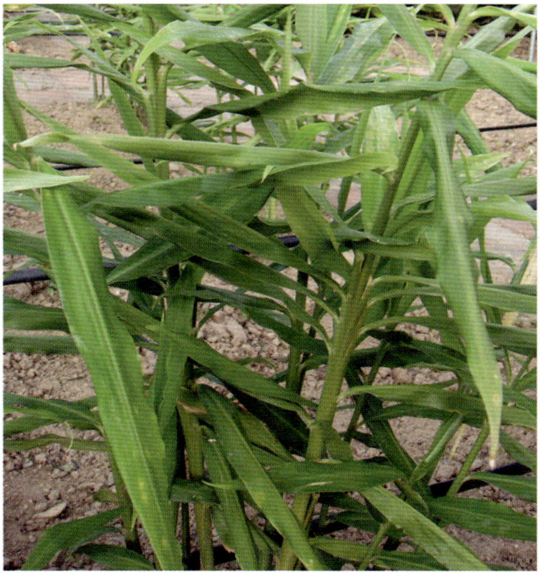

▲ 생강_ 잎

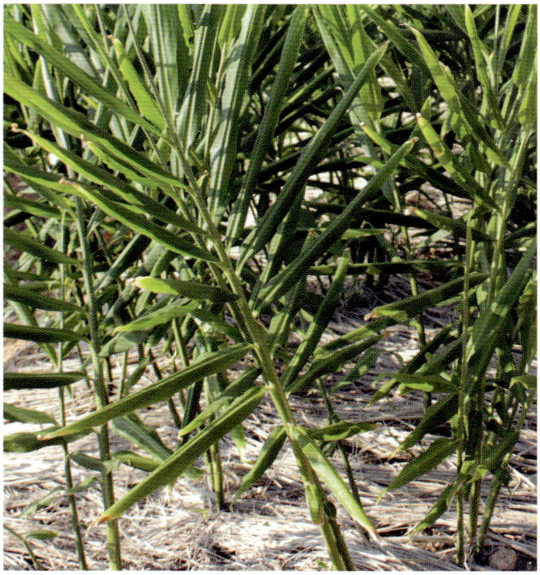

▲ 생강_ 줄기

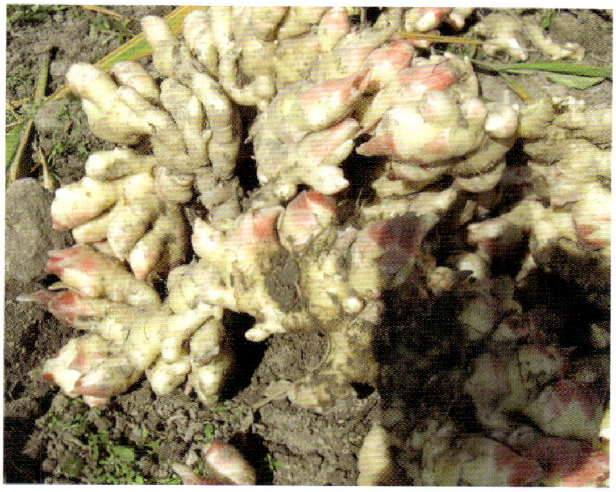

▲ 생강_ 뿌리줄기

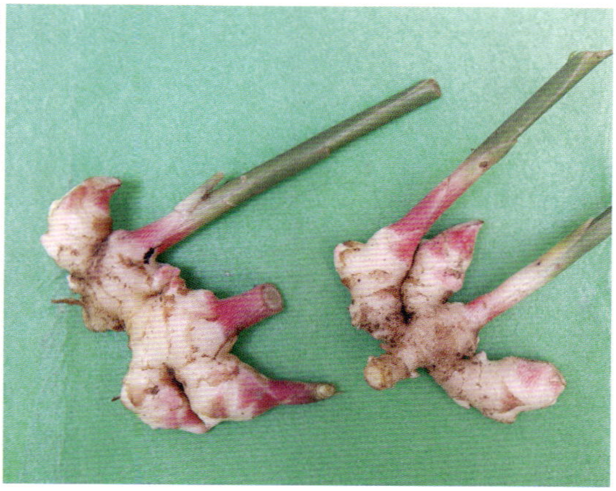

▲ 생강_ 뿌리줄기(인도네시아)

| 동의보감 원문의 한글 식물명 | 없음

※ '생강(生薑: 생강 뿌리줄기)'의 동의보감 원문의 한글 식물명은 '싱강'이다.

| 동의보감 효능 | 건강(乾薑, 생강 말린 것)은 성질이 매우 뜨겁고[大熱] 맛이 매우며[辛](쓰다[苦]고도 한다) 독이 없다. 오장육부를 잘 통하게 하고 팔다리와 뼈마디를 잘 움직일 수 있게 하며 풍한습비(風寒濕痺)를 몰아낸다. 토하고 설사하여 배가 심하게 아픈 증상에 주로 쓴다. 가슴과 배가 차고 아픈 증상과 이질을 치료한다. 비위(脾胃)를 따뜻하게 하고 숙식(宿食)을 없앤다. 팔과 다리가 차고 마비되어 근육이 군데군데 쑤시고 아픈 것을 낫게 한다.

| 동의보감 원문 | **乾薑:** 性大熱 味辛[一云苦] 無毒. 開五藏六府 通四肢關節 逐風寒濕痺. 主霍亂吐瀉. 療寒冷心腹痛 治腸澼下痢. 溫脾胃 消宿食 去冷痰.

| 약용법 | 뿌리줄기 3~10g을 물 800mL에 넣고 달여서 반으로 나누어 아침저녁으로 마시거나 또는 가루나 환(丸)으로 만들어 복용한다. 외용할 때는 적당량을 가루 내어 환부에 붙인다.

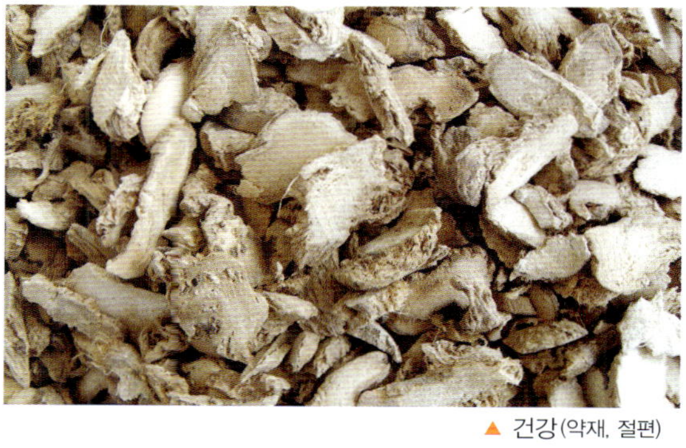

▲ 건강(약재, 절편)

한약명 생강

- 식물명 및 학명: 생강 *Zingiber officinale* Roscoe
- 과명: 생강과(Zingiberaceae)
- 약용부위: 신선한 뿌리줄기
- 한약명: 생강(生薑)
- 라틴 생약명: Zingiberis Rhizoma Recens
- 이명 또는 영명: Raw Ginger
- 식약처 공정서 및 조선시대 의서 수재:
  대한민국약전외한약(생약)규격집(KHP)
  동의보감 탕액편의 채소부(部)
  방약합편의 훈신채(葷辛菜, 매운맛이 나는 채소)편

| 한약의 기원 | 이 약은 생강 *Zingiber officinale* Roscoe(생강과 Zingiberaceae)의 신선한 뿌리줄기이다.

| 한방 특성 |

- 한방 약미(藥味)와 약성(藥性): 맛은 맵고 성질은 약간 따뜻하다.
- 한방 작용부위(귀경, 歸經): 생강은 주로 폐, 비장, 위장 질환에 영향을 미친다.
- 한방 효능

  해표산한(解表散寒): 땀을 내어 체표에 있는 사기(邪氣)를 내보내고 추위를 없앤다.

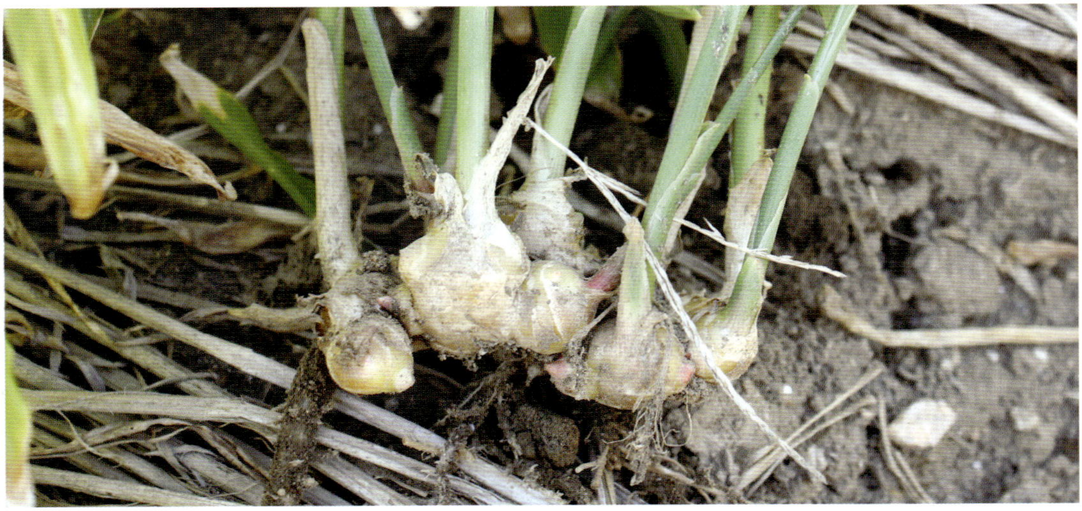

▲ 생강_ 뿌리줄기

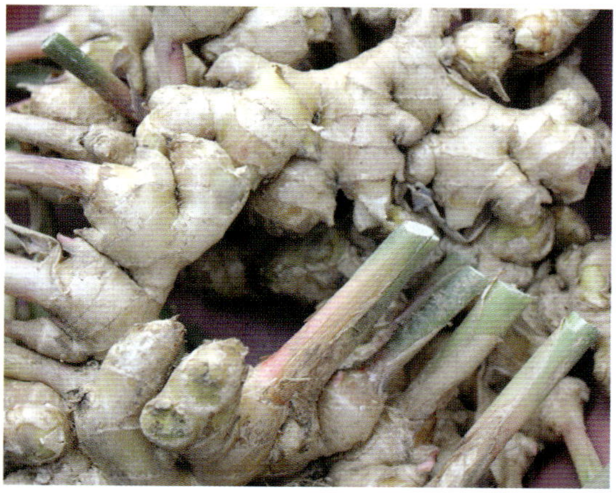

▲ 생강_ 뿌리줄기(채취품)

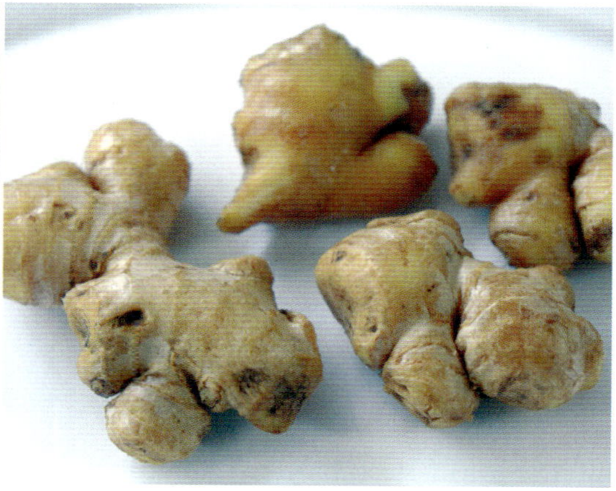

▲ 생강(약재, 전형)

온중지구(溫中止嘔): 배 속을 따뜻하게 하고 구토를 멎게 한다.

화담지해(化痰止咳): 가래를 녹이고 기침을 멎게 한다.

| 약효 해설 |

- 소화가 안 되고 구토가 일어날 때 사용한다.
- 한담(寒痰)이 폐(肺)에 침범하여 기침하는 병증에 유효하다.

| 동의보감 원문의 한글 식물명 | 싱강

| 동의보감 효능 | 생강(生薑)은 성질이 약간 따뜻하고[微溫] 맛이 매우며[辛] 독이 없다. 오장(五藏)에 들어가며 담(痰)을 삭이고 기를 내린다. 구토를 멎게 하며 풍한습기(風寒濕氣)를 제거한다. 딸꾹질하며 기운이 치미는 것과 숨이 차고 기침하는 것을 치료한다.

| 동의보감 원문 | **生薑:** 性微溫 味辛 無毒. 歸五藏 去痰下氣 止嘔吐 除風寒濕氣. 療咳逆上氣喘嗽.

| 약용법 | 뿌리줄기 3~10g을 물 800mL에 넣고 달여서 반으로 나누어 아침저녁으로 마신다.

생강나무

한약명 황매목

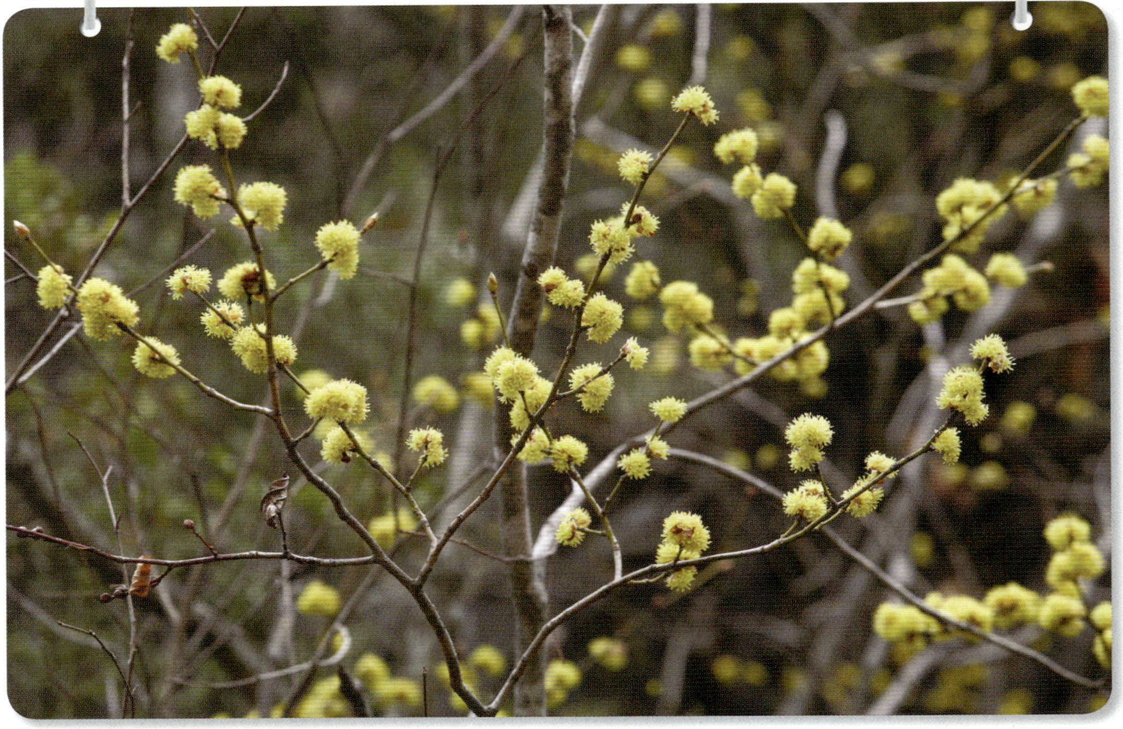

한약명 황매목

- 식물명 및 학명: 생강나무 *Lindera obtusiloba* Blume
- 과명: 녹나무과(Lauraceae)
- 약용부위: 싹이 트기 전에 채취한 어린 가지
- 한약명: 황매목(黃梅木)
- 라틴 생약명: Linderae Ramulus

- 식약처 공정서 및 조선시대 의서 수재:
  대한민국약전외한약(생약)규격집(KHP)
  방약합편의 향목(香木, 향나무)편

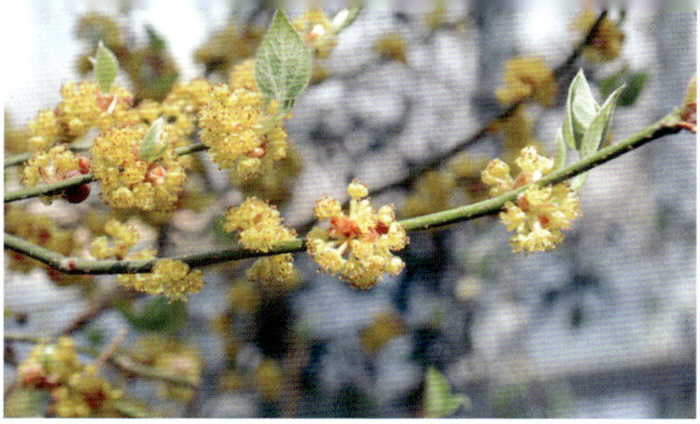

▲ 생강나무_ 어린 가지

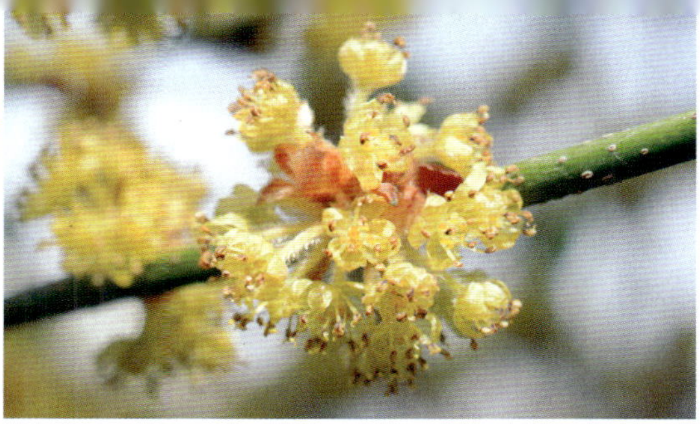

▲ 생강나무_ 꽃

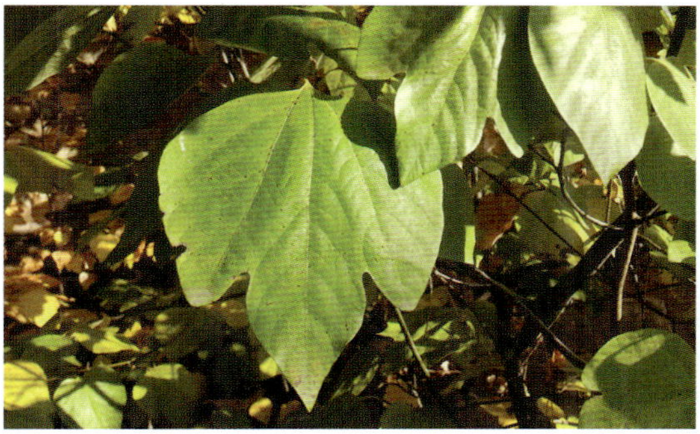

▲ 생강나무_ 잎

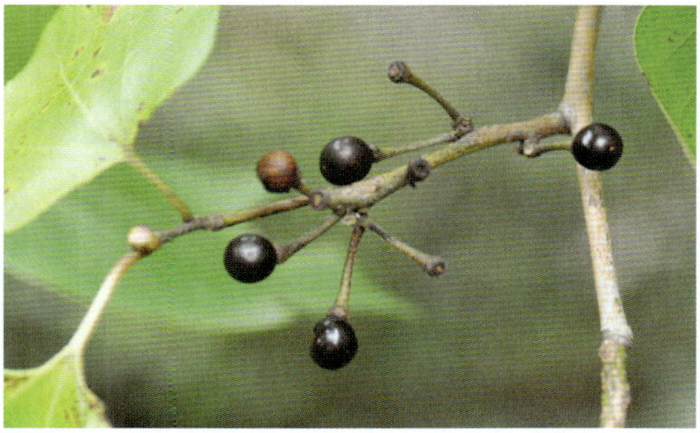

▲ 생강나무_ 열매

| 한약의 기원 | 이 약은 생강나무 *Lindera obtusiloba* Blume(녹나무과 Lauraceae)의 싹이 트기 전에 채취한 어린 가지이다.

| 나무껍질의 한방 특성 |

- 한방 약미(藥味)와 약성(藥性): 나무껍질의 맛은 맵고 성질은 따뜻하다.
- 한방 작용부위(귀경, 歸經): 나무껍질은 주로 위장, 간장 질환에 영향을 미친다.

| 나무껍질의 약효 해설 |

- 가슴과 배의 통증을 없애준다.
- 타박상을 치료한다.
- 어혈을 없애고 부기를 가라앉힌다.

| 나무껍질의 약용법 | 나무껍질 5~10g을 물 800mL에 넣고 달여서 반으로 나누어 아침저녁으로 마신다. 외용할 때는 적당량을 짓찧어서 환부에 붙인다.

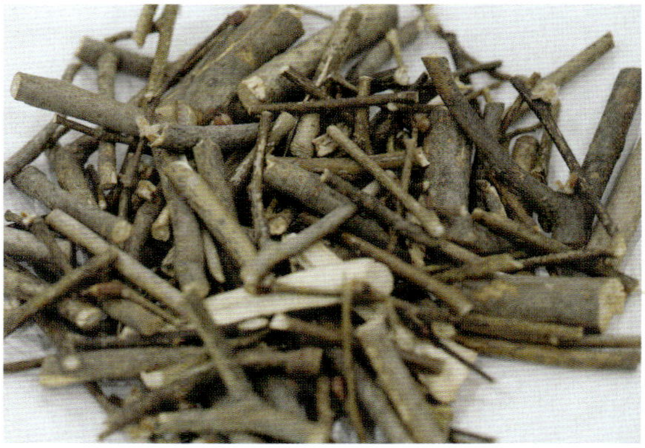

▲ 황매목(약재, 절단)

석류나무

한약명 석류, 석류피

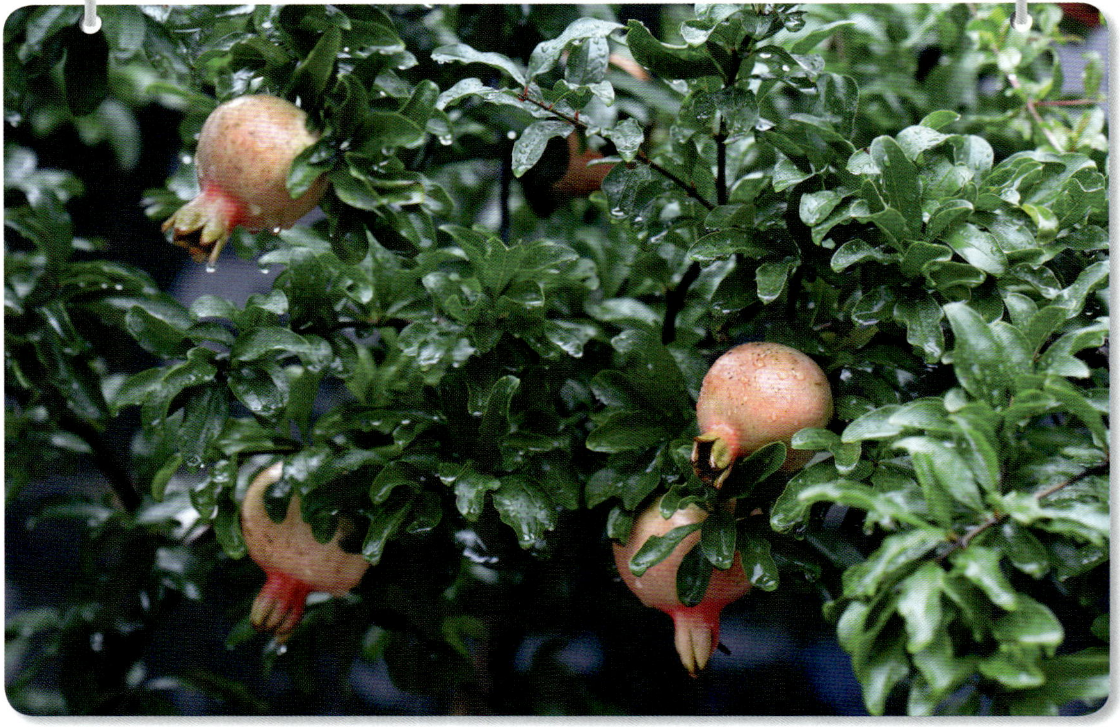

한약명 석류

- 식물명 및 학명: 석류나무 *Punica granatum* Linné
- 과명: 석류나무과(Punicaceae)
- 약용부위: 열매
- 한약명: 석류(石榴)
- 라틴 생약명: Granati Fructus
- 식약처 공정서 및 조선시대 의서 수재:
  대한민국약전외한약(생약)규격집(KHP)
  동의보감 탕액편의 나무부(部)
  방약합편의 산과(山果)편

| 한약의 기원 | 이 약은 석류나무 *Punica granatum* Linné(석류나무과 Punicaceae)의 열매이다.

| 한방 특성 |

- 한방 약미(藥味)와 약성(藥性): 맛은 시고 성질은 따뜻하다.
- 한방 효능

지갈(止渴): 갈증을 멎게 한다.

삽장(澁腸): 설사를 멎게 한다.

지혈(止血): 출혈을 멎게 한다.

| 약효 해설 |

- 부정기 자궁출혈, 자궁에서 분비물이 나오는 증상을 치료한다.
- 오랜 설사를 멎게 한다.
- 진액(津液)을 생기게 하고 갈증을 없애는 효능이 있다.
- 살충 효능이 있다.

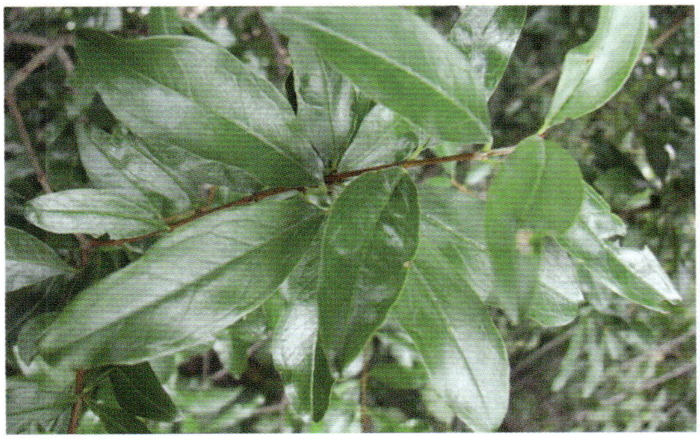

▲ 석류나무_ 잎

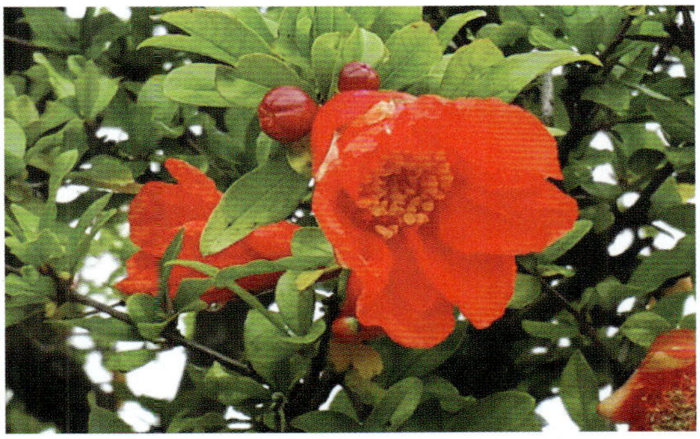

▲ 석류나무_ 꽃

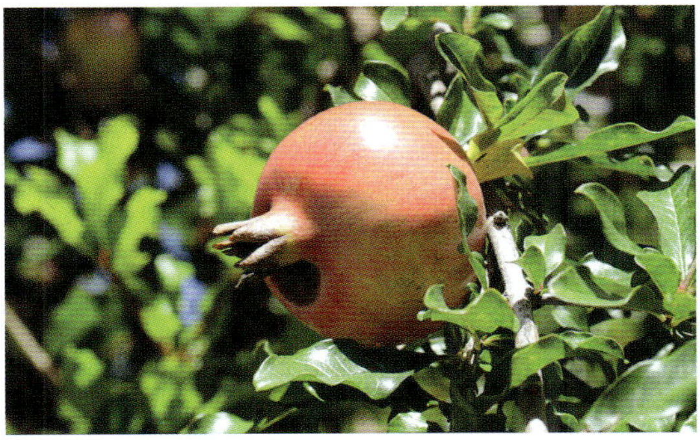

▲ 석류나무_ 열매

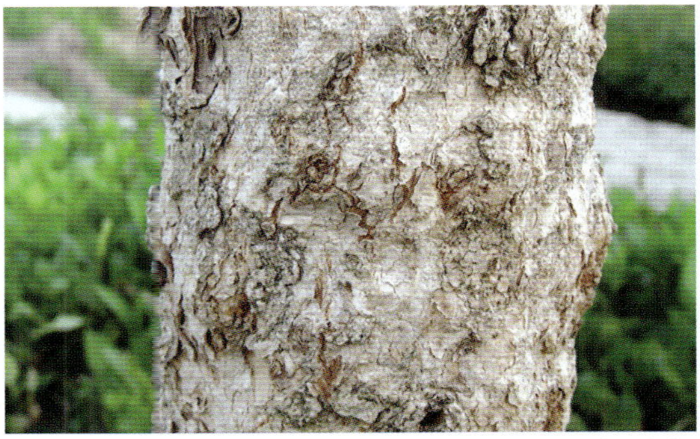

▲ 석류나무_ 나무껍질

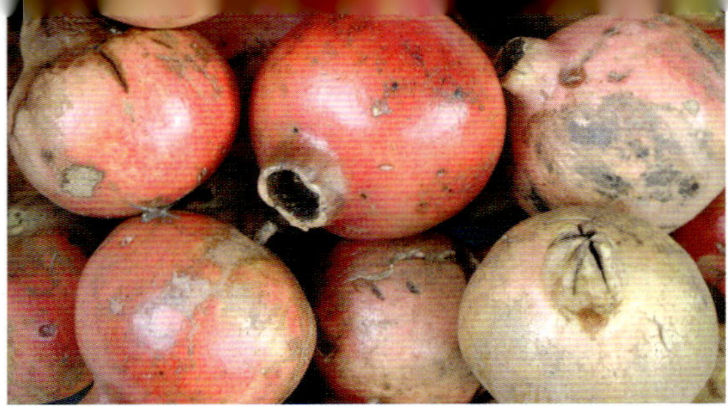
▲ 석류나무_ 열매(채취품)

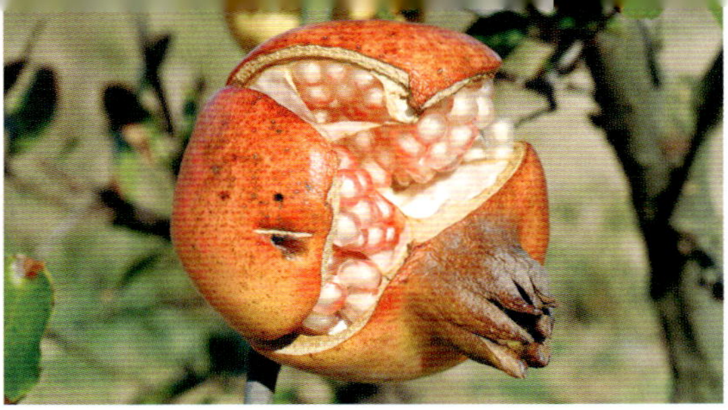
▲ 석류나무_ 열매 속

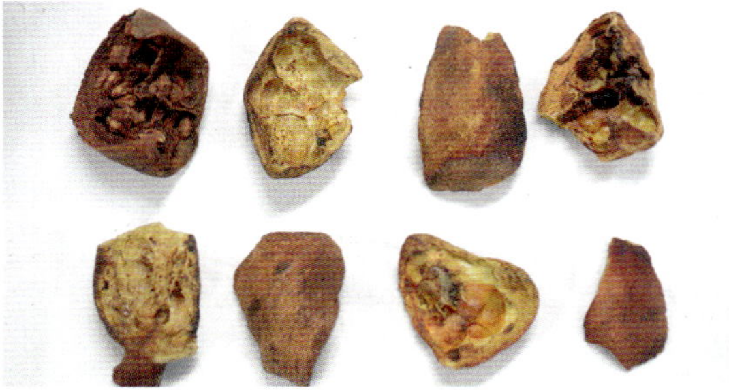
▲ 석류(약재, 절단)

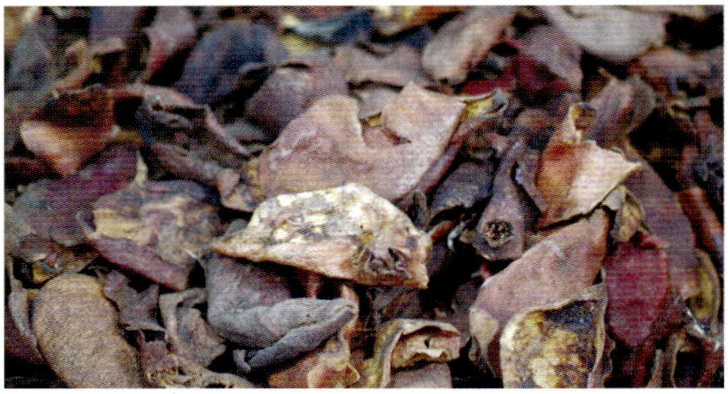
▲ 석류나무_ 열매껍질(약재, 시장 판매품). 중국에서는 열매껍질을 석류피라고 부른다.

| 동의보감 원문의 한글 식물명 | 셕뉴[석류(石榴)의 식물명]

| 동의보감 효능 | 석류(石榴)의 성질은 따뜻하며[溫] 맛이 달고[甘] 시며[酸] 독이 없다. 목 안이 마르는 것과 갈증을 치료한다. 폐(肺)를 손상시키니 많이 먹지 말아야 한다.

| 동의보감 원문 | **石榴:** 性溫 味甘酸 無毒. 主咽燥渴. 損人肺 不可多食.

| 약용법 | 열매 6~9g을 물 800mL에 넣고 달여서 반으로 나누어 아침저녁으로 마신다.

한약명 석류피

- 식물명 및 학명: 석류나무 *Punica granatum* Linné
- 과명: 석류나무과(Punicaceae)
- 약용부위: 줄기, 가지 및 뿌리의 껍질로 될 수 있는 대로 신선한 것
- 한약명: 석류피(石榴皮)
- 라틴 생약명: Granati Cortex
- 이명 또는 영명: Granate Bark
- 식약처 공정서 및 조선시대 의서 수재: 대한민국약전외한약(생약)규격집(KHP) 동의보감 탕액편의 과일부(部)

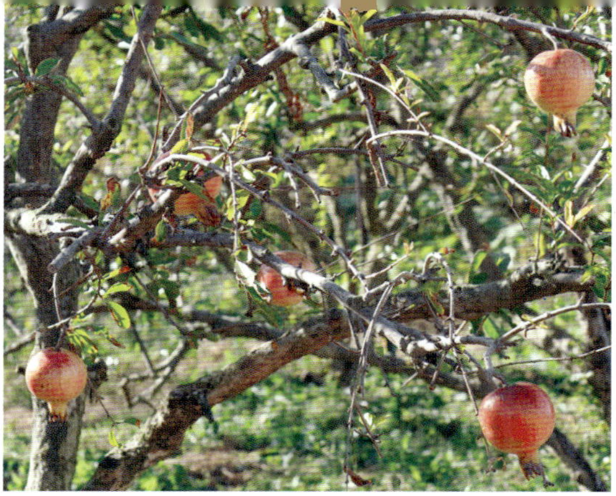

▲ 석류나무_ 줄기와 가지

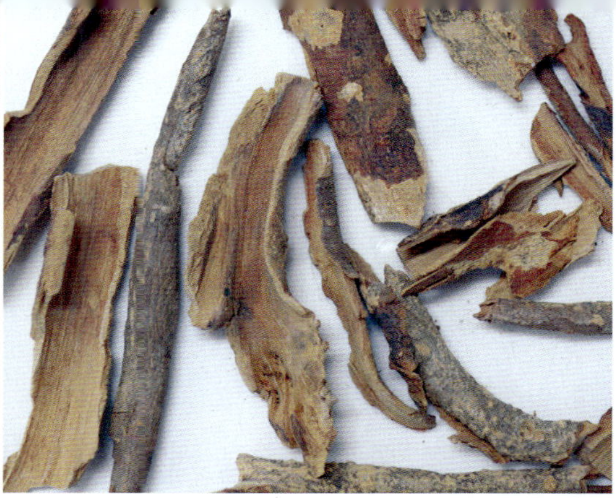

▲ 석류피(약재, 전형)

| 한약의 기원 | 이 약은 석류나무 *Punica granatum* Linné(석류나무과 Punicaceae)의 줄기, 가지 및 뿌리의 껍질로 될 수 있는 대로 신선한 것을 쓴다.

| 한방 특성 |

- 한방 약미(藥味)와 약성(藥性): 맛은 시고 떫으며 성질은 따뜻하다.
- 한방 효능

구충(驅蟲): 기생충을 없앤다.

삽장(澁腸): 설사를 멎게 한다.

지대(止帶): 냉을 멎게 한다.

| 약효 해설 |

- 자궁에서 분비물이 나오는 증상을 치료한다.
- 오랜 설사를 멎게 한다.
- 살충 작용이 있다.

| 동의보감 원문의 한글 식물명 | 없음

※ '석류(石榴: 석류나무 열매)'의 동의보감 원문의 한글 식물명은 '셕뉴'이다.

| 동의보감 효능 | 동행근피(東行根皮, 동쪽으로 자란 석류나무의 뿌리껍질)는 회충과 촌백충을 없앤다[본초].

| 동의보감 원문 | **東行根皮:** 療蛔蟲 寸白蟲.[本草]

| 약용법 | 뿌리껍질 6~12g을 물 800mL에 넣고 달여서 반으로 나누어 아침저녁으로 마신다.

석송

한약명 석송자, 신근초

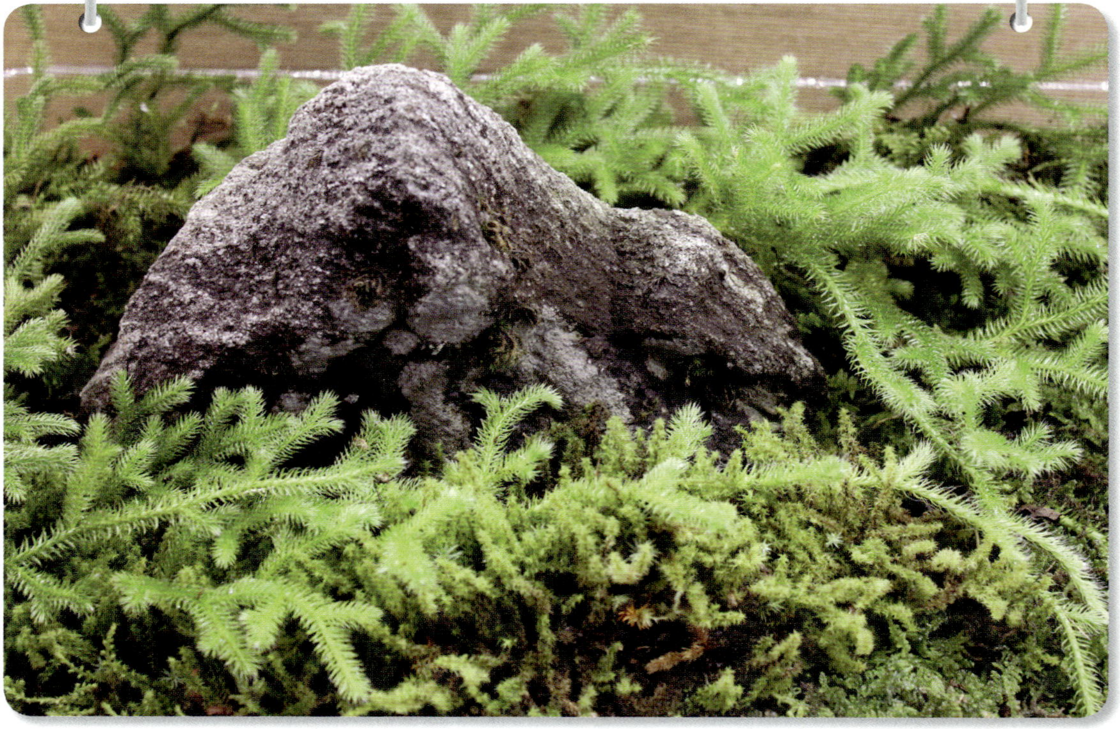

한약명 석송자

- 식물명 및 학명: 석송 *Lycopodium clavatum* Linné
- 과명: 석송과(Lycopodiaceae)
- 약용부위: 포자
- 한약명: 석송자(石松子)
- 라틴 생약명: Lycopodium
- 이명 또는 영명: 석송(石松)
- 식약처 공정서 및 조선시대 의서 수재: 대한민국약전외한약(생약)규격집(KHP)

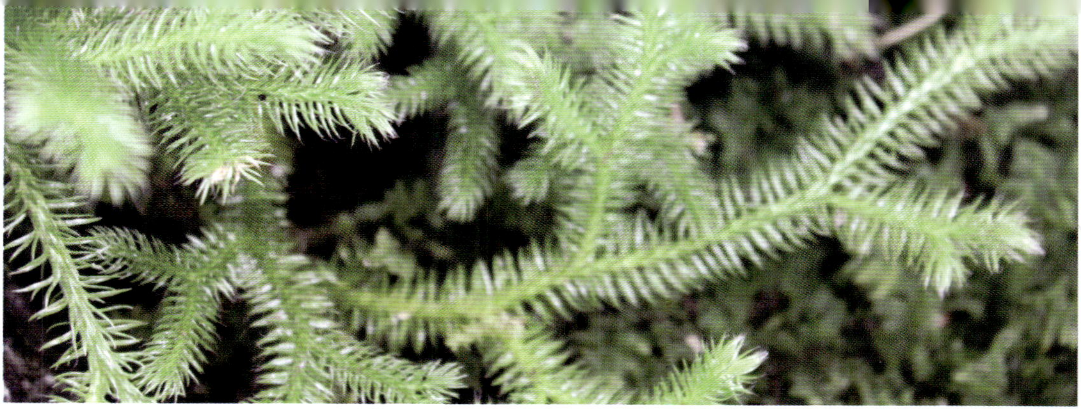

▲ 석송_ 잎

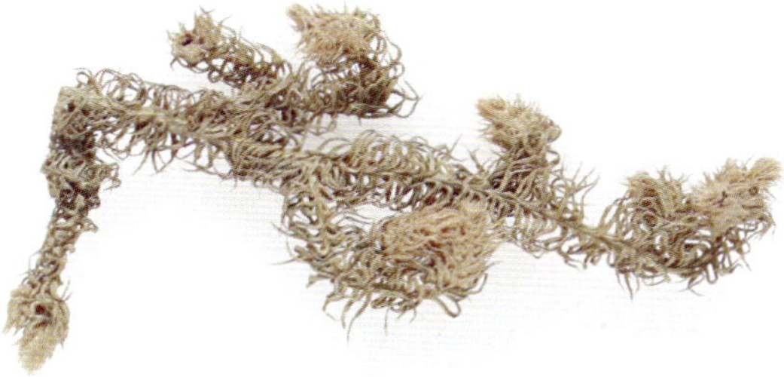

▲ 석송_ 전초(신근초). 이것의 포자가 석송자이다.

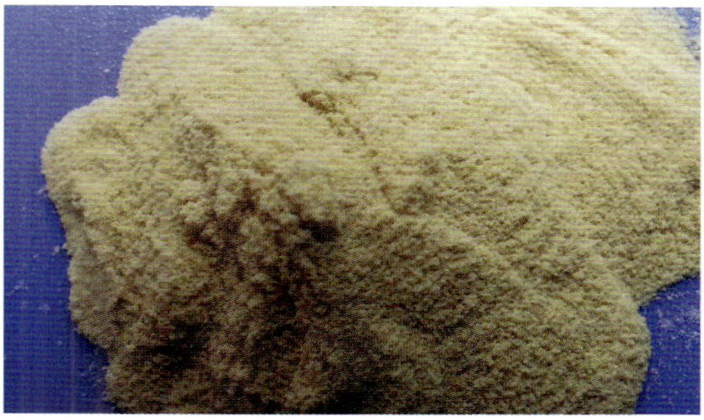

▲ 석송자(약재)

| 한약의 기원 | 이 약은 석송 *Lycopodium clavatum* Linné(석송과 Lycopodiaceae)의 포자이다.

| 한방 특성 |

- 한방 약미(藥味)와 약성(藥性): 맛은 쓰고 성질은 따뜻하다.
- 한방 효능

  수습(收濕): 습기를 거두어들인다.

  염창(斂瘡): 상처를 아물게 한다.

  지해(止咳): 기침을 멎게 한다.

| 약효 해설 |

- 강장 작용이 있다.
- 기침을 제거한다.
- 여성 호르몬과 유사한 약리작용이 있다.
- 피부염에 외용(外用)한다.

| 약용법 | 포자 적당량을 외용하거나 가루 또는 환(丸)으로 복용한다.

한약명

신근초

- 식물명 및 학명: 석송 *Lycopodium clavatum* Linné
- 과명: 석송과(Lycopodiaceae)
- 약용부위: 전초
- 한약명: 신근초(伸筋草)
- 라틴 생약명: Lycopodii Herba
- 식약처 공정서 및 조선시대 의서 수재: 대한민국약전외한약(생약)규격집(KHP)

| 한약의 기원 | 이 약은 석송 *Lycopodium clavatum* Linné(석송과 Lycopodiaceae)의 전초이다.

| 한방 특성 |

- 한방 약미(藥味)와 약성(藥性): 맛은 쓰고 매우며 성질은 따뜻하다.
- 한방 작용부위(귀경, 歸經): 신근초는 주로 간장, 비장, 신장 질환에 영향을 미친다.
- 한방 효능

  거풍제습(祛風除濕): 팔다리를 잘 쓰지 못하고 마비되며 아픈 증상을 치료한다.

  서근활락(舒筋活絡): 근육을 이완시키고 경락을 소통시킨다.

| 약효 해설 |

- 팔다리를 잘 쓰지 못하고 마비되며 아픈 증상을 치료한다.
- 관절을 구부리고 펴는 것이 어려운 증상을 낫게 한다.
- 기침, 가래 제거에 효과가 있다.
- 황달에 유효하다.

| 약용법 | 전초 3~12g을 물 800mL에 넣고 달여서 반으로 나누어 아침저녁으로 마신다.

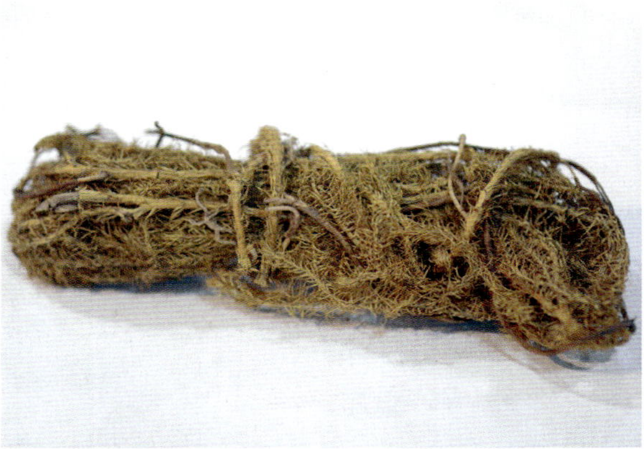

▲ 신근초(약재, 전형)

| 한약의 기원 | 이 약은 석창포 *Acorus gramineus* Solander(천남성과 Araceae)의 뿌리줄기이다.

| 한방 특성 |

- 한방 약미(藥味)와 약성(藥性): 맛은 맵고 쓰며 성질은 따뜻하다.
- 한방 작용부위(귀경, 歸經): 석창포는 주로 심장, 위장 질환에 영향을 미친다.
- 한방 효능

개규활담(開竅豁痰): 담음(痰飮)을 제거하여 정신을 맑게 한다.
성신익지(醒神益智): 정신을 차리게 하고 인지기능을 개선한다.
화습개위(化濕開胃): 습기를 없애고 위장 기능을 정상화한다.

| 약효 해설 |

- 정신이 혼미하거나 정신을 잃고 아픈 증상에 쓰인다.

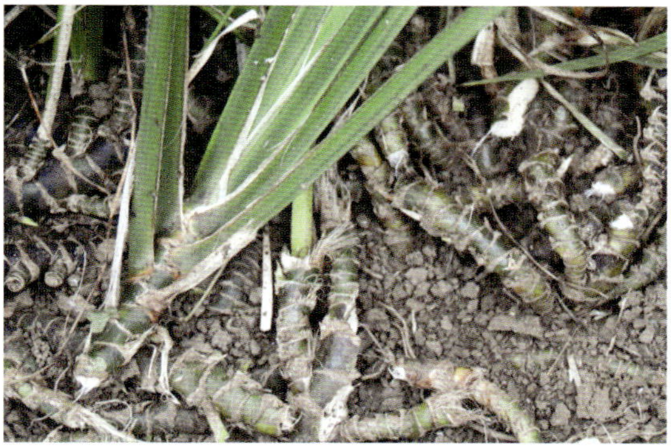
▲ 석창포_ 잎과 뿌리줄기

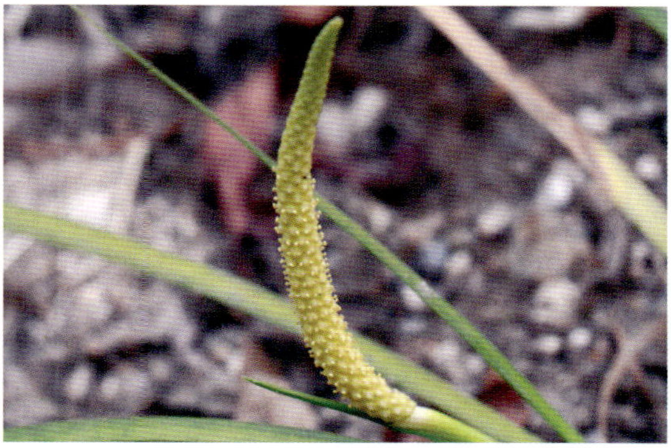
▲ 석창포_ 꽃

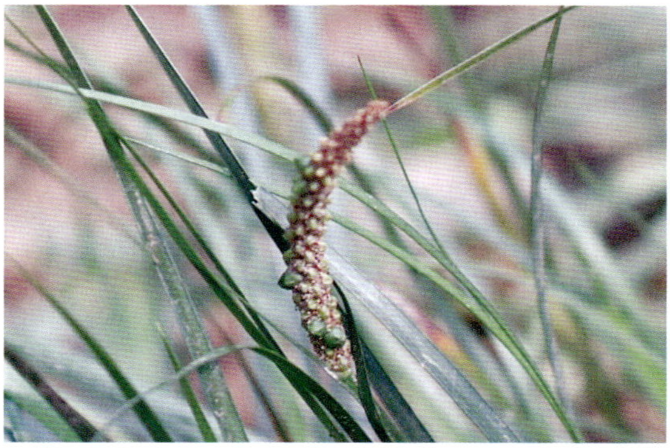
▲ 석창포_ 열매

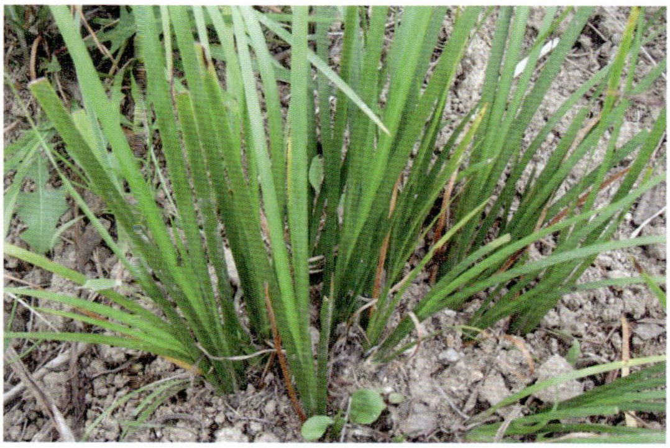
▲ 석창포_ 지상부

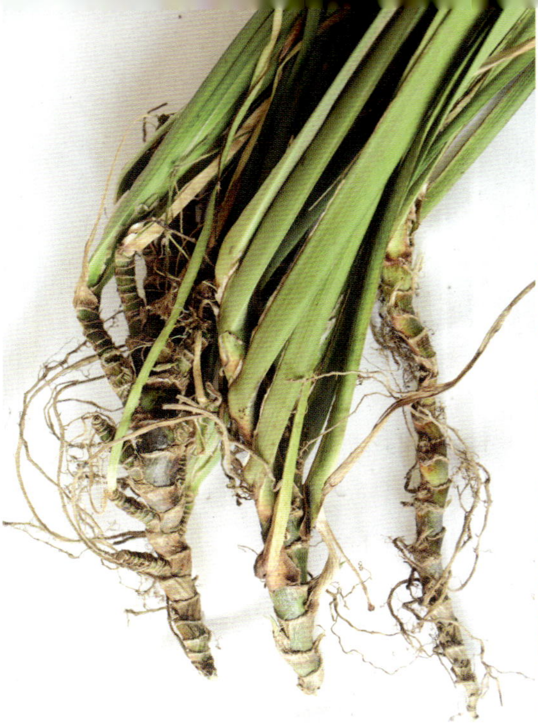

▲ 석창포_ 뿌리줄기(채취품)

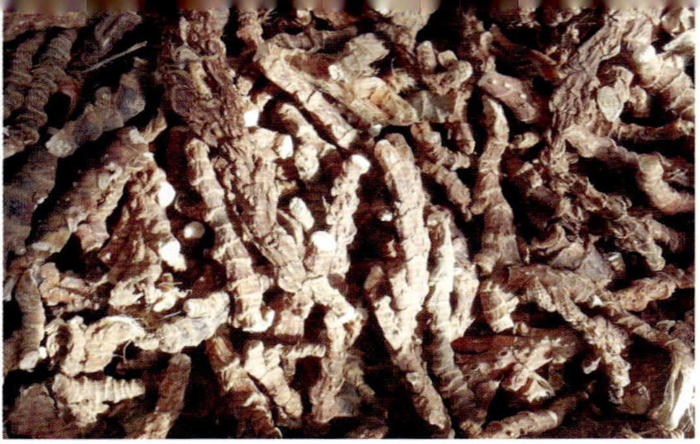

▲ 석창포(약재, 시장 판매품)

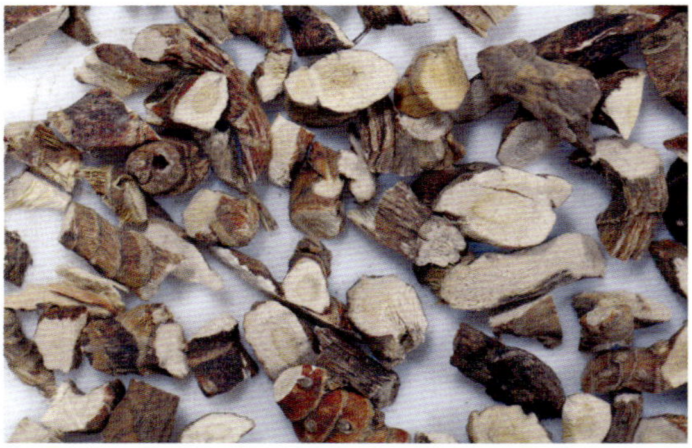

▲ 석창포(약재, 절편)

- 건망증과 숙면을 이루지 못하는 증상에 유효하다.
- 이명(耳鳴)과 소리를 잘 듣지 못하는 증상에 사용한다.
- 위통, 복통을 치료한다.

| 동의보감 원문의 한글 식물명 | 셕챵포

| 동의보감 효능 | 창포(菖蒲, 석창포)의 성질은 따뜻하고[溫](보통이라고도[平] 한다) 맛이 매우며[辛] 독이 없다. 심의 구멍[心孔]을 열어주고 오장(五藏)을 보하며 감각기관의 기능을 정상화한다. 눈과 귀를 밝게 하며 목청을 좋게 한다. 풍습(風濕)으로 감각이 둔해진 것을 치료하며 배 속의 벌레를 죽인다. 이와 벼룩을 없애며 건망증을 치료한다. 지혜롭게 하고[長智] 명치가 아픈 것을 낫게 한다.

| 동의보감 원문 | **菖蒲:** 性溫[一云平] 味辛 無毒. 主開心孔 補五藏 通九竅 明耳目 出音聲. 治風濕瘴痺 殺腹藏蟲 辟蚤虱 療多忘 長智 止心腹痛.

| 약용법 | 뿌리줄기 3~10g을 물 800mL에 넣고 달여서 반으로 나누어 아침저녁으로 마신다.

선모

한약명 선모

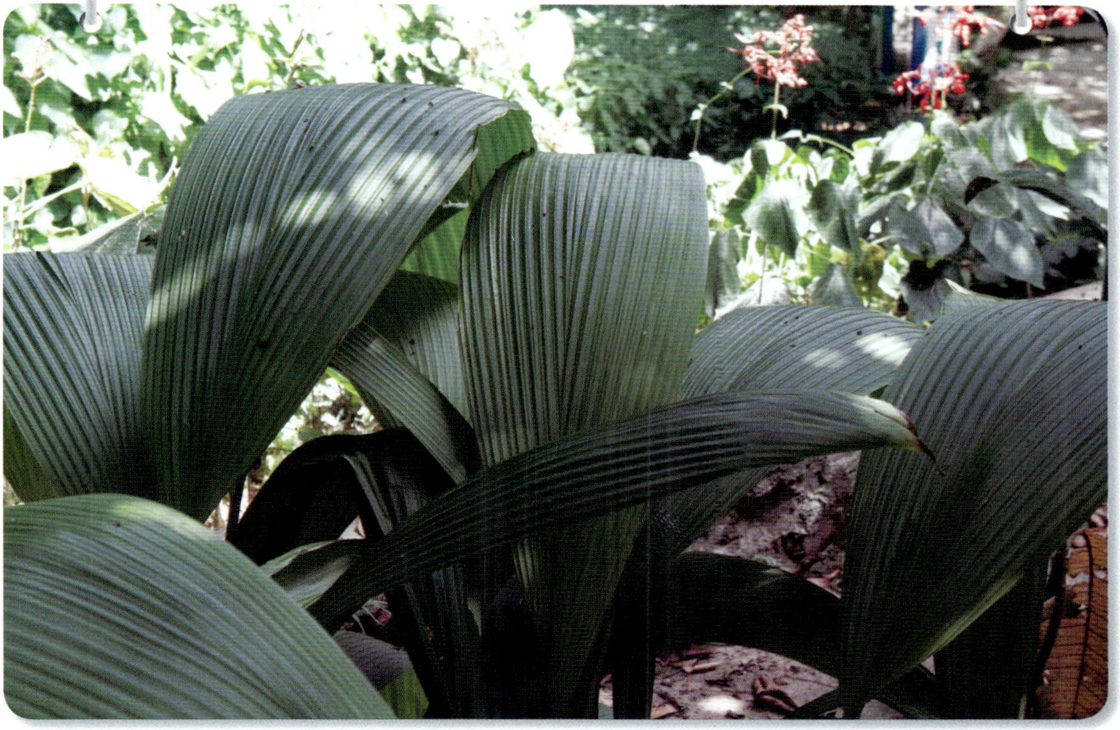

▲ 대엽선모(*Curculigo capitulata*)_ 잎

한약명 선모

- 식물명 및 학명: 선모(仙茅) *Curculigo orchioides* Gaertner
- 과명: 수선화과(Amaryllidaceae)
- 약용부위: 뿌리줄기
- 한약명: 선모(仙茅)
- 라틴 생약명: Curculiginis Rhizoma
- 이명 또는 영명: 파라문삼(婆羅門參)
- 식약처 공정서 및 조선시대 의서 수재:
  대한민국약전외한약(생약)규격집(KHP)
  방약합편의 산초(山草)편

| 한약의 기원 | 이 약은 선모(仙茅) *Curculigo orchioides* Gaertner(수선화과 Amarylidaceae)의 뿌리줄기이다.

| 한방 특성 |

- 한방 약미(藥味)와 약성(藥性): 맛은 맵고 성질은 뜨거우며 독이 있다.
- 한방 작용부위(귀경, 歸經): 선모는 주로 신장, 간장, 비장 질환에 영향을 미친다.
- 한방 효능

보신양(補腎陽): 신(腎)의 양기(陽氣)를 보한다.
강근골(强筋骨): 근육과 뼈를 튼튼하게 한다.
거한습(祛寒濕): 한습(寒濕)을 제거한다.

| 약효 해설 |

- 양기 부족, 유뇨(遺尿)에 사용한다.
- 요실금을 치료한다.
- 근육과 뼈를 강하고 튼튼하게 한다.
- 허리와 무릎에 냉감 있는 통증을 멎게 한다.

| 약용법 | 뿌리줄기 3~10g을 물 800mL에 넣고 달여서 반으로 나누어 아침저녁으로 마신다.

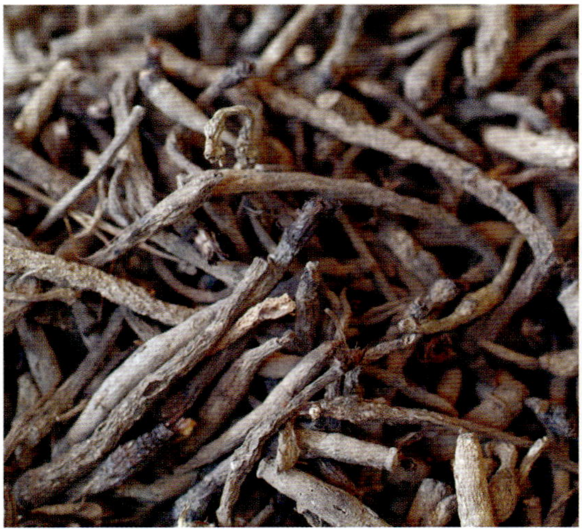

▲ 선모(약재, 전형)

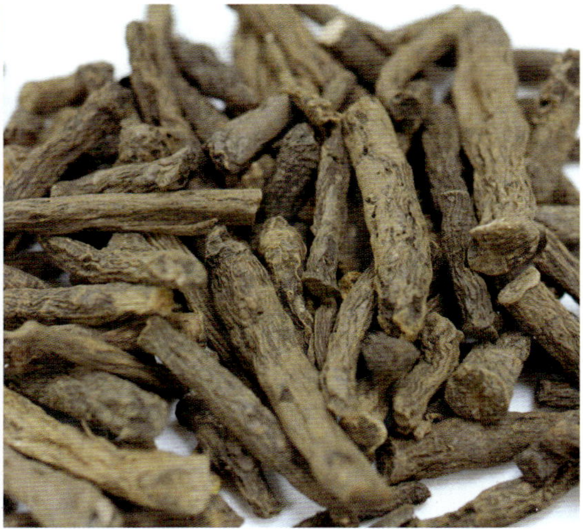

▲ 선모(약재, 절단)

세네가, 넓은잎세네가

생약명 세네가

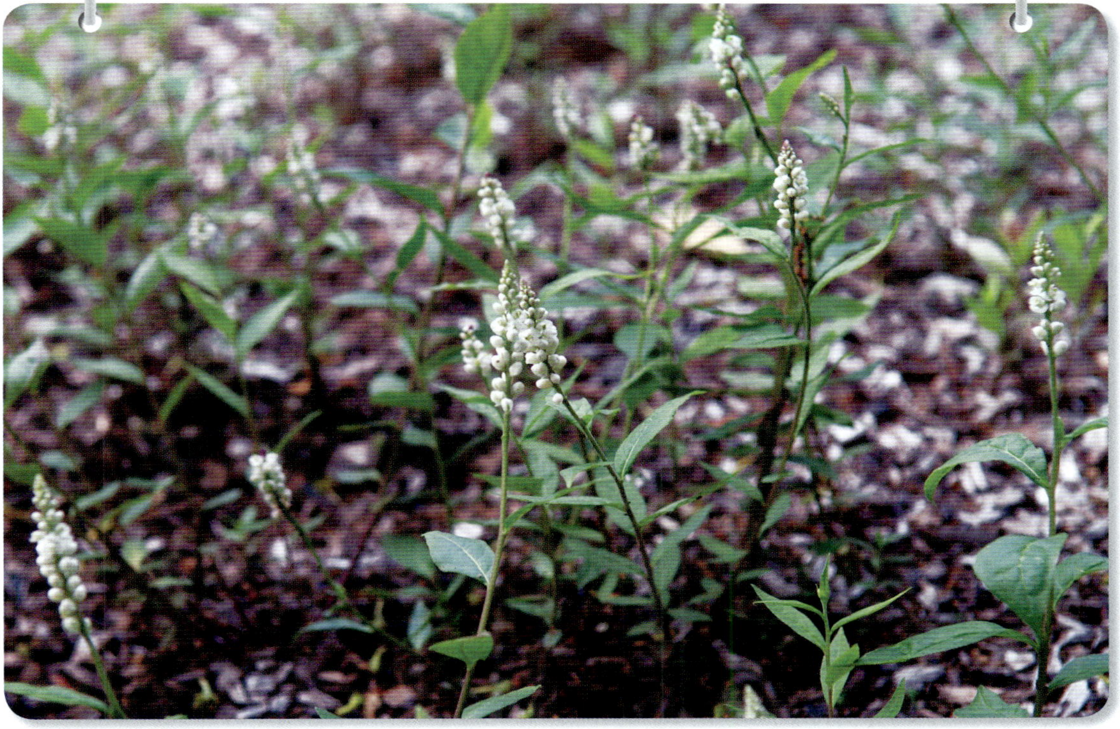

▲ 넓은잎세네가_ 지상부

생약명 세네가

- 식물명 및 학명: 세네가 *Polygala senega* Linné, 넓은잎세네가 *Polygala senega* Linné var. *latifolia* Torrey et Gray
- 과명: 원지과(Polygalaceae)
- 약용부위: 뿌리
- 생약명: 세네가
- 라틴 생약명: Senegae Radix
- 이명 또는 영명: Senega
- 식약처 공정서 및 조선시대 의서 수재: 대한민국약전(KP)

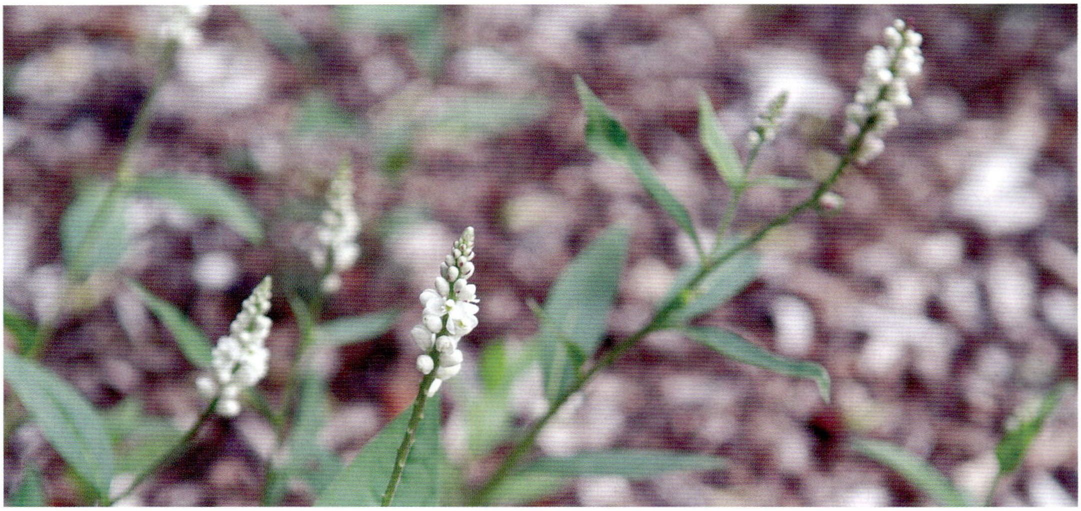

▲ 넓은잎세네가_ 꽃

| 한약의 기원 | 이 약은 세네가 *Polygala senega* Linné 또는 넓은잎세네가 *Polygala senega* Linné var. *latifolia* Torrey et Gray(원지과 Polygalaceae)의 뿌리이다.

| 약효 해설 |

- 진해, 거담약으로 기관지염, 폐렴에 사용한다.
- 원지와 비슷한 진해, 거담 작용이 있지만 그 작용은 원지보다 강하다.
- 항암의 약리작용이 있다.

| 약용법 | 뿌리 3~5g을 물 800mL에 넣고 달여서 반으로 나누어 아침저녁으로 마신다.

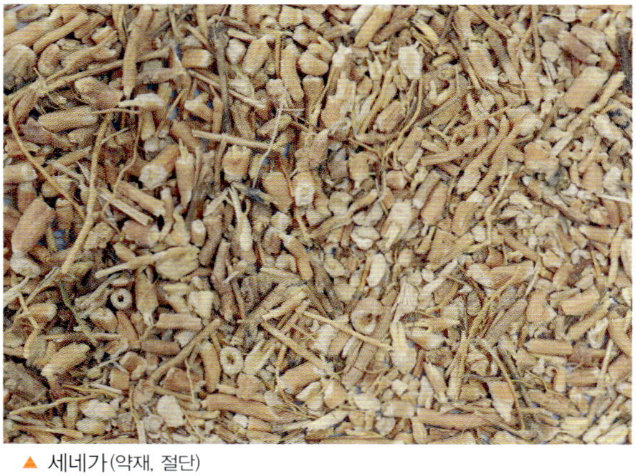

▲ 세네가(약재, 절단)

소나무

한약명 송화분, 호박

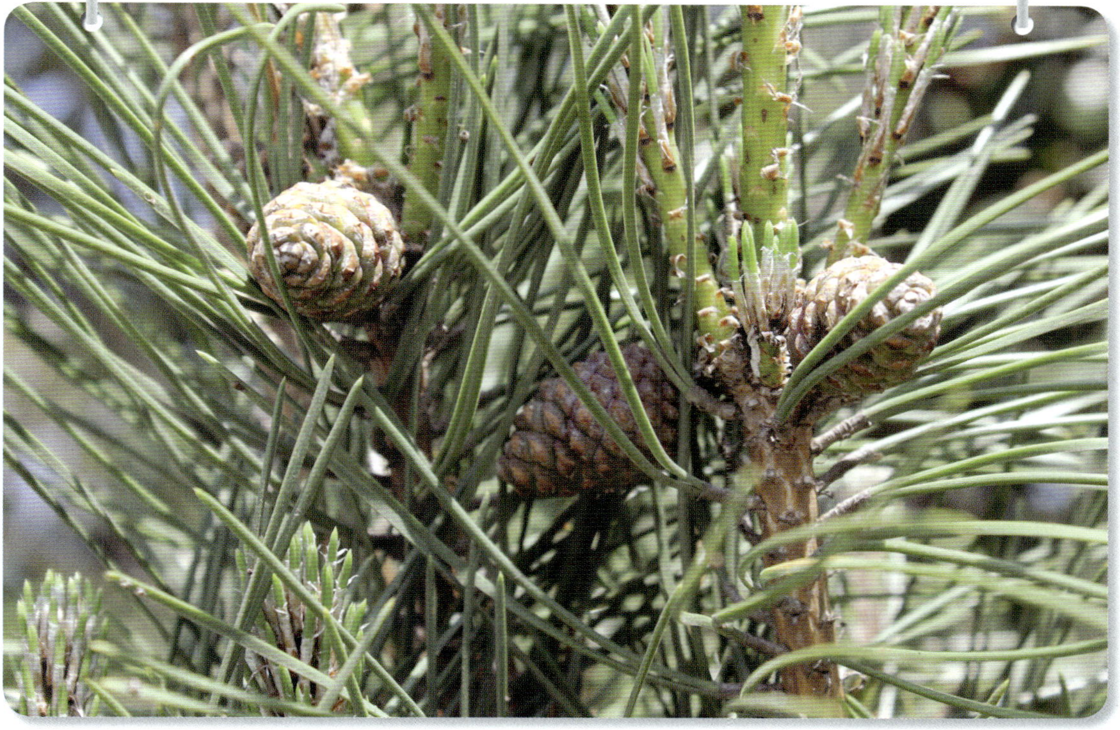

한약명 송화분

- 식물명 및 학명: 소나무 *Pinus densiflora* Siebold et Zuccarini
- 과명: 소나무과(Pinaceae)
- 약용부위: 꽃가루
- 한약명: 송화분(松花粉)
- 라틴 생약명: Pini Pollen
- 이명 또는 영명: 송화(松花), 송황(松黃)
- 식약처 공정서 및 조선시대 의서 수재: 대한민국약전외한약(생약)규격집(KHP)

| 한약의 기원 | 이 약은 소나무 *Pinus densiflora* Siebold et Zuccarini 또는 기타 동속식물(소나무과 Pinaceae)의 꽃가루이다.

| 한방 특성 |

- 한방 약미(藥味)와 약성(藥性): 맛은 달고 성질은 따뜻하다.
- 한방 작용부위(귀경, 歸經): 송화분은 주로 간장, 비장 질환에 영향을 미친다.
- 한방 효능

거풍(祛風): 풍(風)을 제거한다.

익기(益氣): 원기를 보충한다.

수삽(收澁): 체액의 배출·배설을 억제한다.

지혈(止血): 출혈을 멎게 한다.

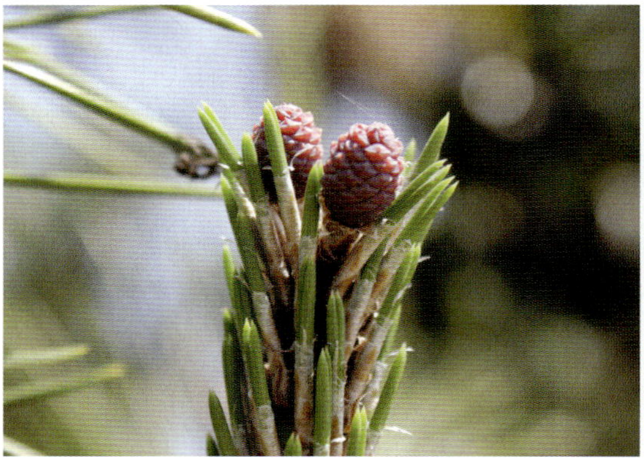

▲ 소나무_ 암꽃

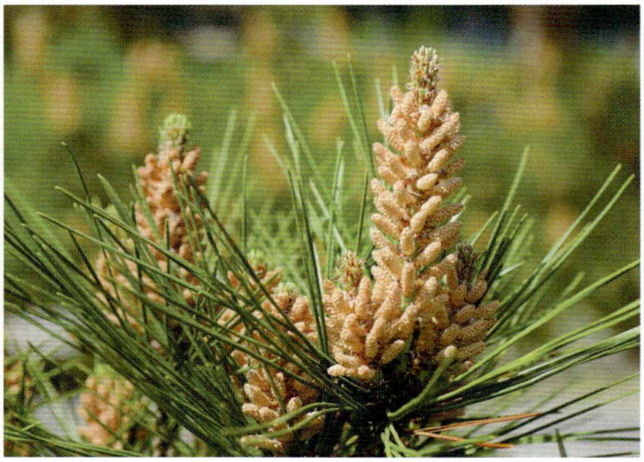

▲ 소나무_ 수꽃

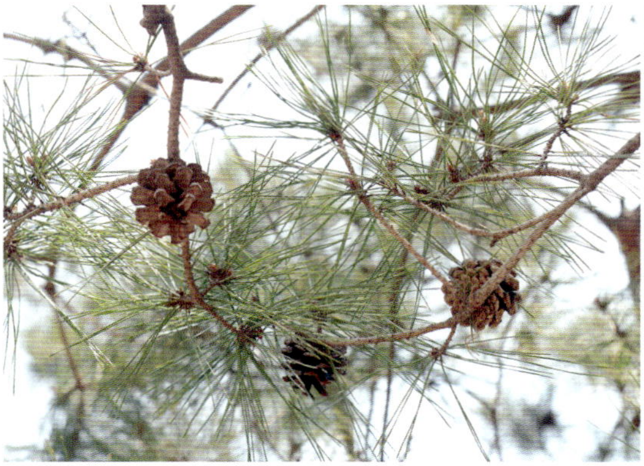

▲ 소나무_ 솔방울

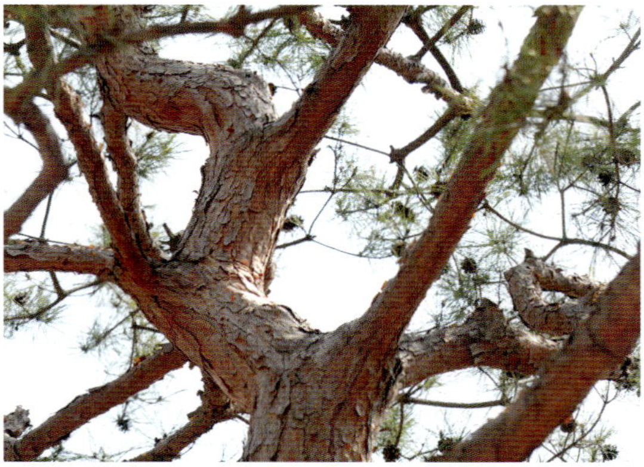

▲ 소나무_ 줄기

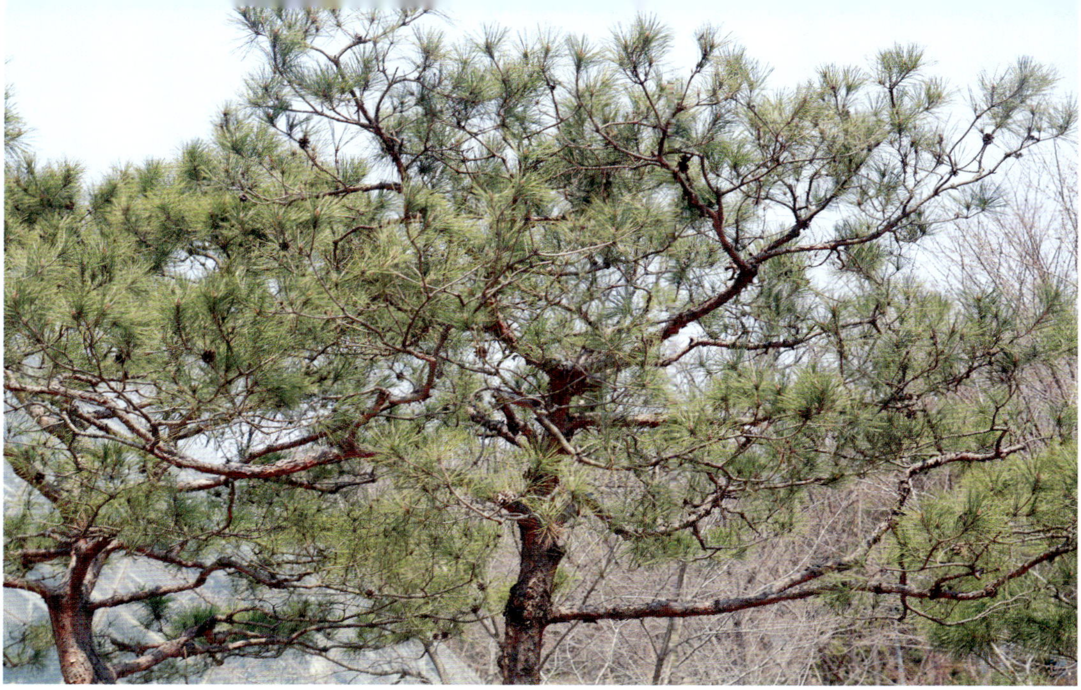

▲ 소나무_ 수형

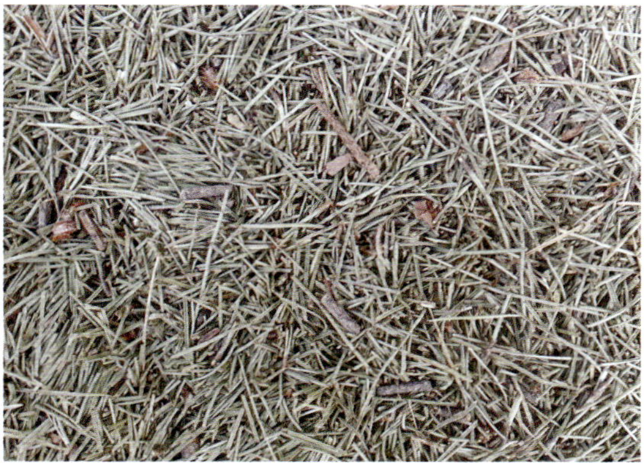

▲ 소나무_ 잎(채취품)

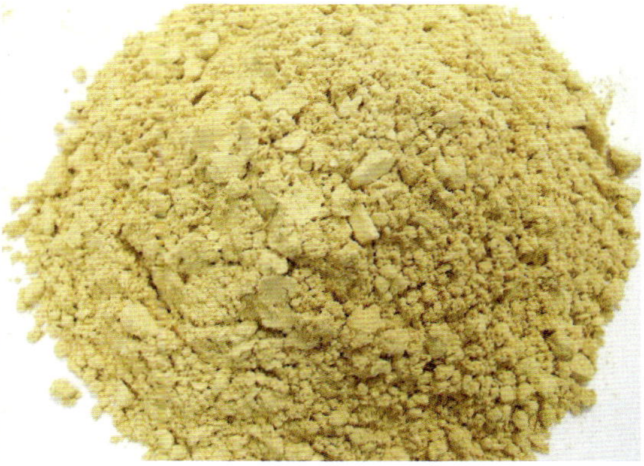

▲ 송화분(약재, 가루)

| 약효 해설 |

- 어지러운 증상에 쓰인다.
- 오래된 이질을 낫게 한다.
- 외상출혈에 사용한다.

| 약용법 | 꽃가루 3~9g을 물 800mL에 넣고 달여서 반으로 나누어 아침저녁으로 마시거나 외용으로 적당량 사용한다.

한약명 호박

- 식물명 및 학명: 소나무 *Pinus densiflora* Siebold & Zuccarini
- 과명: 소나무과(Pinaceae)
- 약용부위: 수지(樹脂, 식물체로부터의 분비물 또는 상처로부터의 유출물)가 땅속에서 오랜 세월을 경과하여 화석이 된 것
- 한약명: 호박(琥珀)
- 라틴 생약명: Succinum
- 식약처 공정서 및 조선시대 의서 수재:
  대한민국약전외한약(생약)규격집(KHP)
  동의보감 탕액편의 나무부(部)
  방약합편의 우목(寓木, 기생목)편

| 한약의 기원 | 이 약은 소나무 *Pinus densiflora* Siebold & Zuccarini 또는 기타 동속식물(소나무과 Pinaceae)의 수지가 땅속에서 오랜 세월을 경과하여 화석이 된 것이다.

| 한방 특성 |

- 한방 약미(藥味)와 약성(藥性): 맛은 달고 성질은 보통이다[平].
- 한방 작용부위(귀경, 歸經): 호박은 주로 심장, 간장, 방광 질환에 영향을 미친다.
- 한방 효능

  진경안신(鎭驚安神): 잘 놀라는 것을 진정시키고 정신을 안정시킨다.

  산어지혈(散瘀止血): 어혈을 없애고 출혈을 멎게 한다.

  이수통림(利水通淋): 소변을 잘 나오게 하고 배뇨장애를 해소한다.

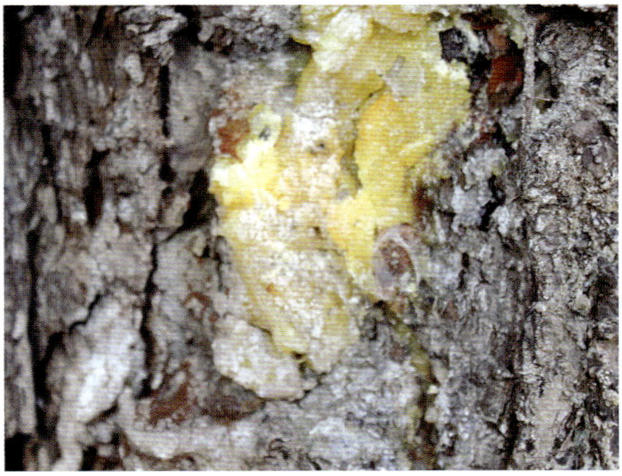

▲ 소나무_ 송진

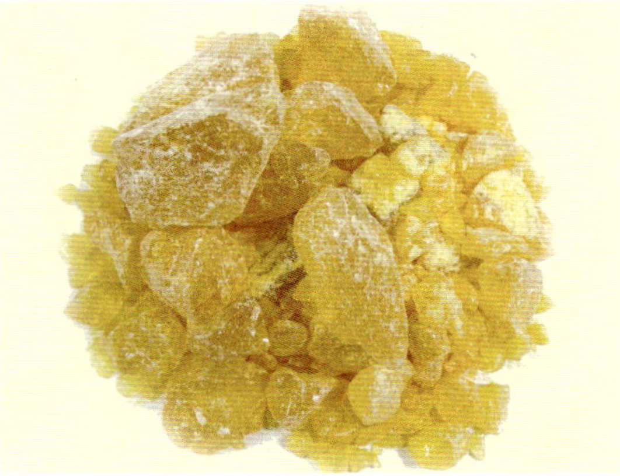

▲ 소나무_ 송진(채취품)

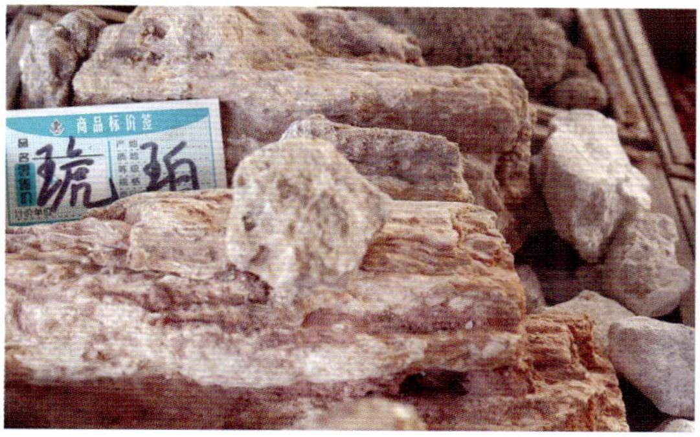

▲ 호박(약재, 시장 판매품)

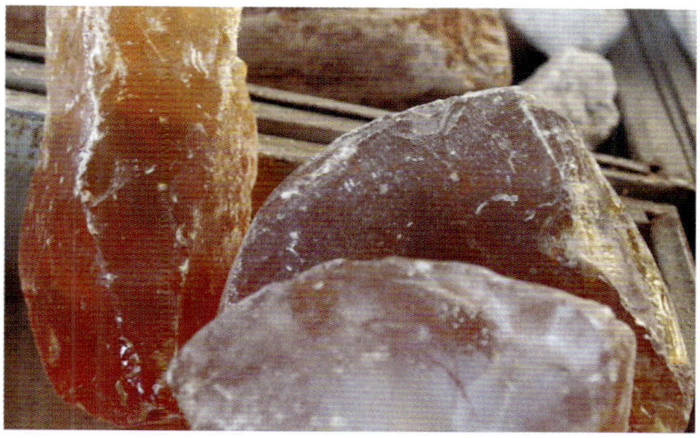

▲ 호박의 위품(가짜 제품)으로 사용되는 송향

거예명목(祛翳明目): 눈에 막이 낀 듯 가려서 잘 보이지 않는 것을 제거하여 눈을 밝게 한다.

| 약효 해설 |

- 놀라서 가슴이 두근거리고 잠을 이루지 못하는 증세에 쓰인다.
- 눈이 충혈되고 막 같은 것이 생기는 장애에 사용한다.
- 갑자기 의식을 잃고 경련을 일으키는 간질에 효과가 있다.
- 무월경, 소변불통, 혈뇨(血尿)에 유효하다.

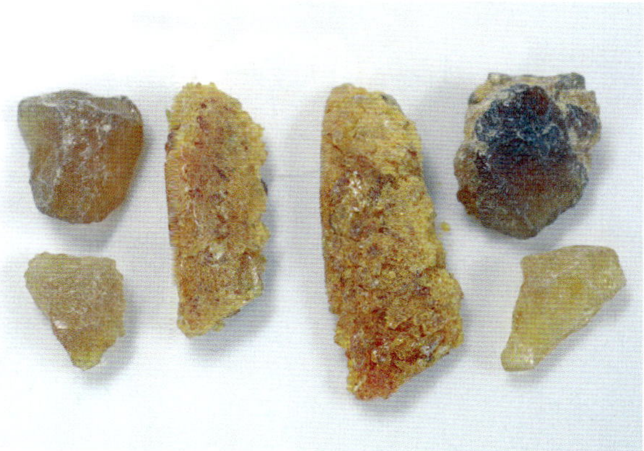

▲ 호박(약재)

| 동의보감 효능 | 호박(琥珀, 소나무속 식물의 수지가 땅속에서 오랜 세월을 경과하여 된 화석)은 성질이 보통이고[平] 맛이 달며[甘] 독이 없다. 오장(五藏)을 편안하게 하고 정신을 안정시키며 헛것에 들린 것을 낫게 한다. 산후에 어혈로 반진이 돋거나 아픈 것을 치료한다. 소변을 잘 나오게 하며 오림(五淋)을 낫게 한다. 눈을 밝게 하며 눈의 예막을 없앤다.

| 동의보감 원문 | 琥珀: 性平 味甘 無毒. 安五藏 定魂魄 殺精魅邪鬼. 治産後血瘮痛 利水道 通五淋 明目 磨瞖.

소목

한약명 소목

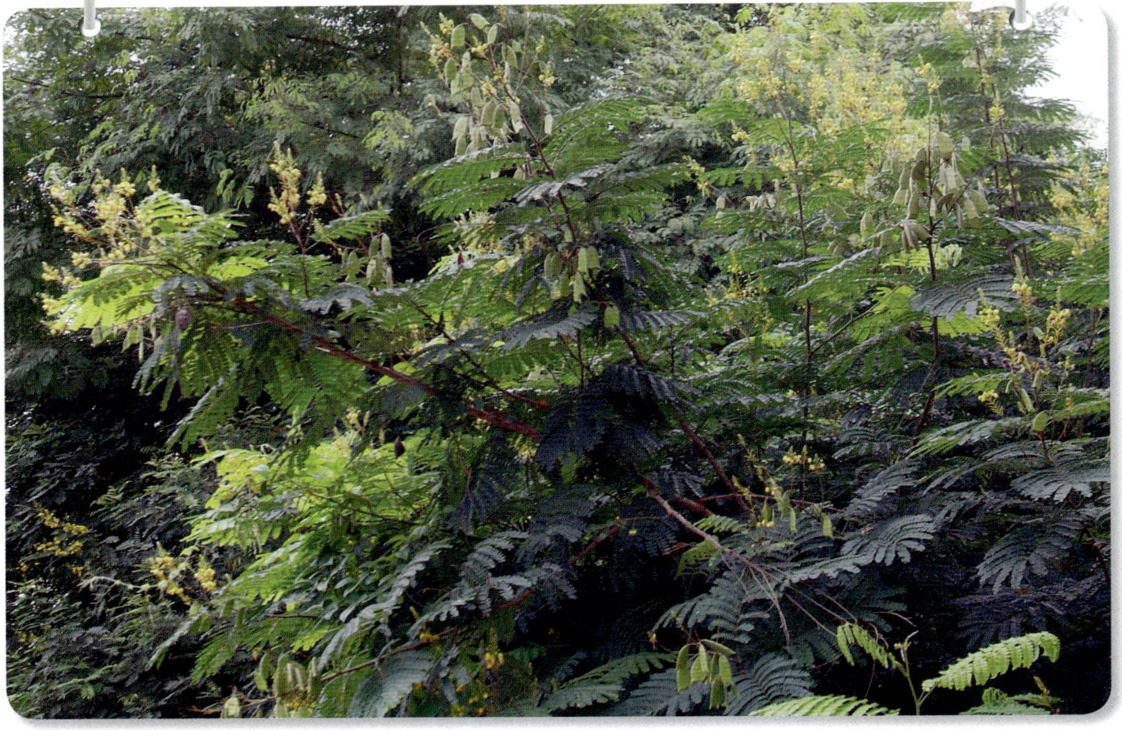

한약명 소목

- 식물명 및 학명: 소목(蘇木) *Caesalpinia sappan* Linné
- 과명: 콩과(Leguminosae)
- 약용부위: 심재
- 한약명: 소목(蘇木)
- 라틴 생약명: Sappan Lignum
- 이명 또는 영명: Sappan Wood
- 식약처 공정서 및 조선시대 의서 수재:
  대한민국약전(KP)
  동의보감 탕액편의 나무부(部)
  방약합편의 교목(喬木, 줄기가 곧고 굵으며 높이 자라는 나무)편

| 한약의 기원 | 이 약은 소목(蘇木) *Caesalpinia sappan* Linné(콩과 Leguminosae)의 심재이다.

| 한방 특성 |

- 한방 약미(藥味)와 약성(藥性): 맛은 달고 짜며 성질은 보통이다[平].
- 한방 작용부위(귀경, 歸經): 소목은 주로 심장, 간장, 비장 질환에 영향을 미친다.
- 한방 효능

활혈거어(活血祛瘀): 혈액 순환을 촉진하고 어혈을 없앤다.

소종지통(消腫止痛): 종기를 가라앉히고 통증을 멎게 한다.

| 약효 해설 |

- 산후(産後)에 머리가 아찔하고 어지러운 증상에 쓰인다.
- 산후 어혈에 의한 창만동통에 사용한다.

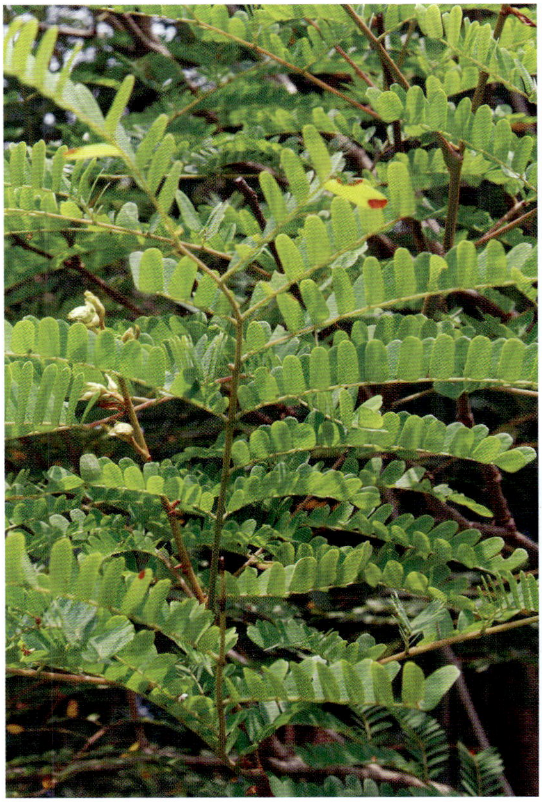

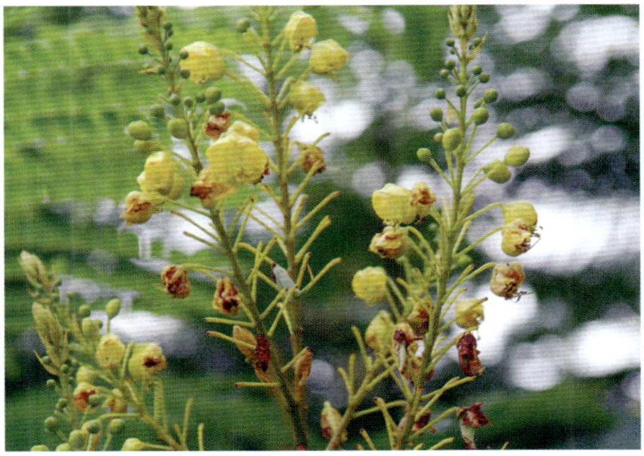

▲ 소목_ 꽃

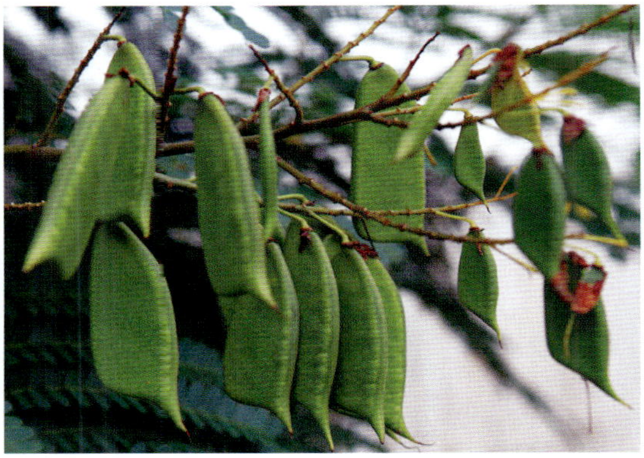

▲ 소목_ 잎

▲ 소목_ 열매

- 가슴과 배가 찌르듯 아픈 증상을 낫게 한다.
- 이질, 파상풍(破傷風, 근육에 강직성 경련이 일어나는 질병)을 치료한다.
- 천식에 유효하다.

| 동의보감 원문의 한글 식물명 | 다목

| 동의보감 효능 | 소방목(蘇方木, 소목)의 성질은 보통이며[平](차다[寒]고도 한다) 맛은 달고[甘] 짜며[鹹] 독이 없다. 부인의 혈기통(血氣痛)으로 명치가 아픈 것, 산후에 어혈로 붓고 답답하면서 죽을 지경인 것, 여자가 피를 많이 흘려 이를 악물고 말을 하지 못하는 것을 치료한다. 옹종(癰腫)과 넘어지거나 다쳐서 생긴 어혈을 풀어준다. 고름을 빼내며 통증을 멎게 하고 어혈을 잘 깨뜨린다.

| 동의보감 원문 | **蘇方木:** 性平[一云寒] 味甘鹹 無毒. 治婦人血氣心腹痛 及産後血脹悶欲死 女子血噤失音. 消癰腫 撲損瘀血 排膿止痛 能破血.

| 약용법 | 심재 3~9g을 물 800mL에 넣고 달여서 반으로 나누어 아침저녁으로 마신다.

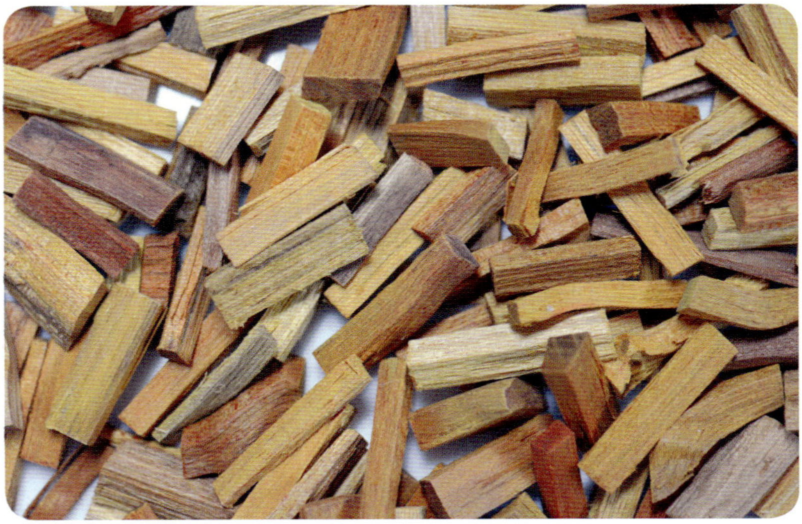

▲ 소목(약재, 절편)

소진교

한약명 진교

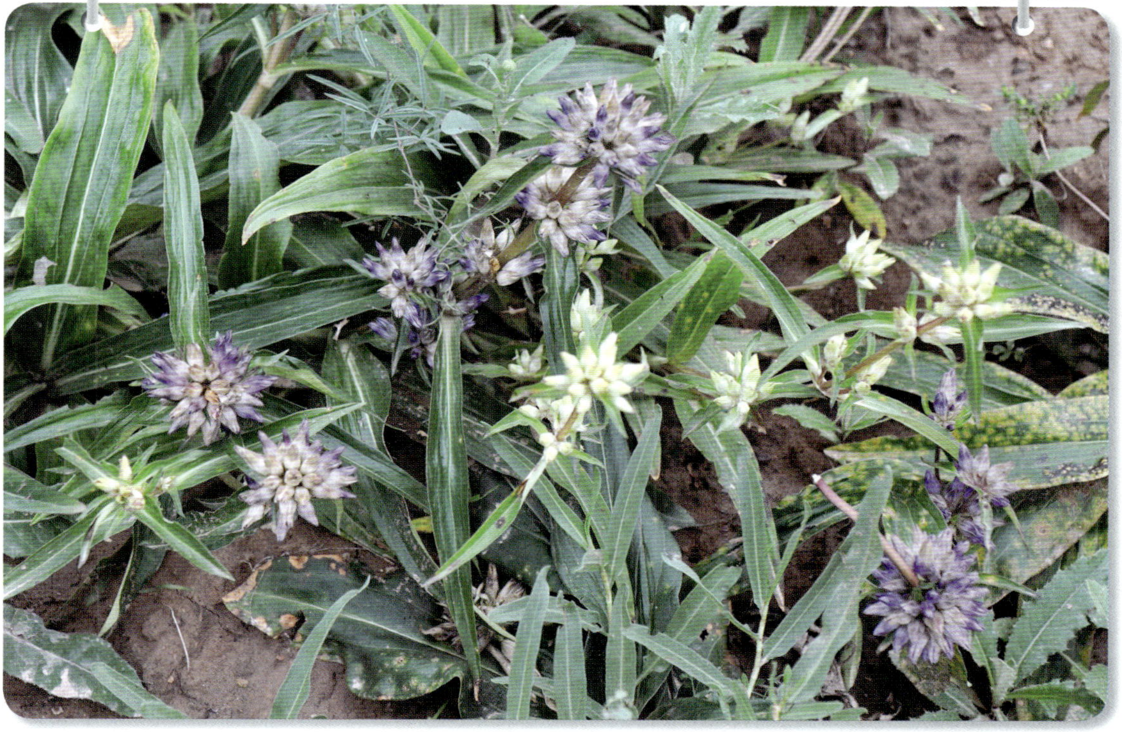

▲ 소진교_ 지상부

한약명 진교

- 식물명 및 학명: 소진교(小秦艽) *Gentiana dahurica* Fisch., 큰잎용담 *Gentiana macrophylla* Pallas, 마화진교(麻花秦艽) *Gentiana straminea* Maxim, 조경진교(粗莖秦艽) *Gentiana crassicaulis* Duthie ex Burk.
- 식물 해설: 큰잎용담은 우리나라에 분포한다.
- 과명: 용담과(Gentianaceae)
- 약용부위: 뿌리
- 한약명: 진고(秦艽)
- 라틴 생약명: Gentianae Macrophyllae Radix
- 식약처 공정서 및 조선시대 의서 수재:
  대한민국약전외한약(생약)규격집(KHP)
  동의보감 탕액편의 풀부(部)
  방약합편의 산초(山草)편

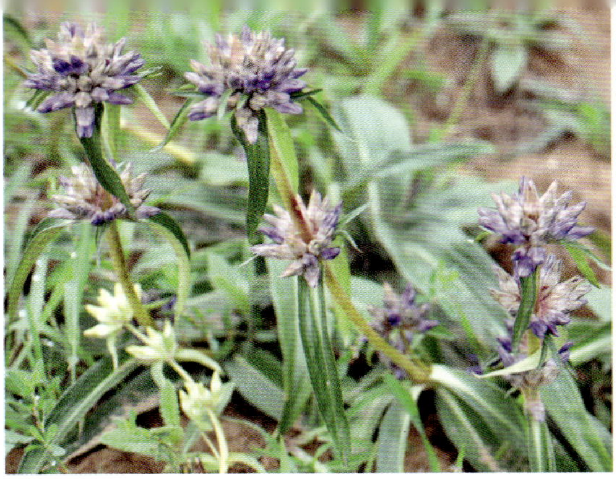

▲ 소진교_ 꽃과 잎

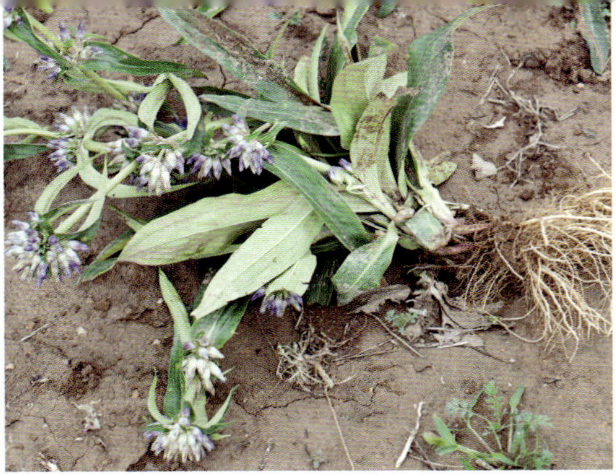

▲ 소진교_ 지상부와 뿌리

| 한약의 기원 | 이 약은 소진교(小秦艽) *Gentiana dahurica* Fisch., 큰잎용담 *Gentiana macrophylla* Pallas, 마화진교(麻花秦艽) *Gentiana straminea* Maxim 또는 조경진교(粗莖秦艽) *Gentiana crassicaulis* Duthie ex Burk.(용담과 Gentianaceae)의 뿌리이다.

| 한방 특성 |

- 한방 약미(藥味)와 약성(藥性): 맛은 맵고 쓰며 성질은 보통이다[平].
- 한방 작용부위(귀경, 歸經): 진교는 주로 간장, 위장, 담낭 질환에 영향을 미친다.
- 한방 효능

거풍습(祛風濕): 풍사(風邪)와 습사(濕邪)를 없앤다.

청습열(淸濕熱): 습(濕)과 열(熱)이 결합된 나쁜 기운을 없앤다.

지비통(止痹痛): 저리고 아픈 것을 멎게 한다.

퇴허열(退虛熱): 허열을 없앤다.

| 약효 해설 |

- 팔다리를 잘 쓰지 못하고 마비되며 아픈 증상에 쓰인다.
- 뼈마디가 시리고 아픈 병증에 사용한다.
- 반신불수 치료에 도움이 된다.
- 황달에 유효하다.
- 해열, 진통, 이뇨 작용이 있다.

| 동의보감 원문의 한글 식물명 | 망초불휘

| 동의보감 효능 | 진교(秦艽)의 성질은 보통이며[平] 약간 따뜻하고[微溫](서늘하다[冷]고도 한다) 맛은 쓰고[苦] 매우며[辛] 독이 없다. 풍한습(風寒濕)으로 뼈마디가 아프고 손발이 저린 증

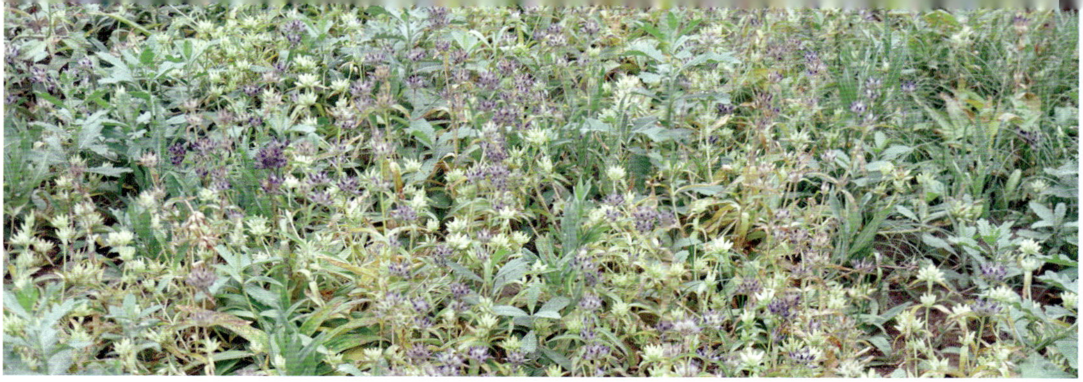

▲ 소진교_ 재배지

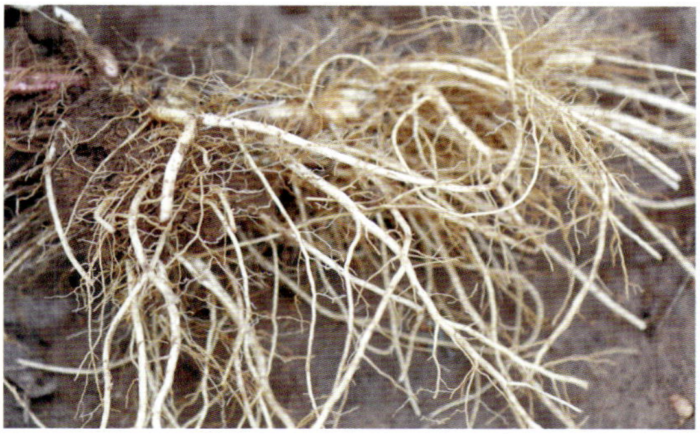

▲ 소진교_ 뿌리(채취품)

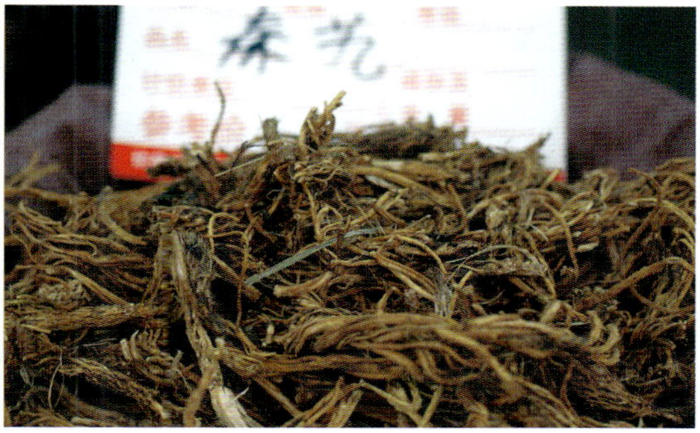

▲ 진교(약재, 시장 판매품)

상에 주로 쓴다. 갓 생긴 것이든 오래된 것이든 상관없이 풍병[風]으로 전신이 당기고 사지관절이 아픈 것을 낫게 한다. 주황(酒黃), 황달(黃疸), 몸이 허약하여 뼛속이 후끈후끈 달아오르는 증상을 치료하고 대소변을 잘 나오게 한다.

| 동의보감 원문 | **秦艽:** 性平 微溫[一云冷] 味苦辛 無毒. 三風寒濕痺. 療風無問久新 通身攣急 肢節痛. 療酒黃 黃疸 骨蒸 利大小便.

| 약용법 | 뿌리 3~10g을 물 800mL에 넣고 달여서 반으로 나누어 아침저녁으로 마신다.

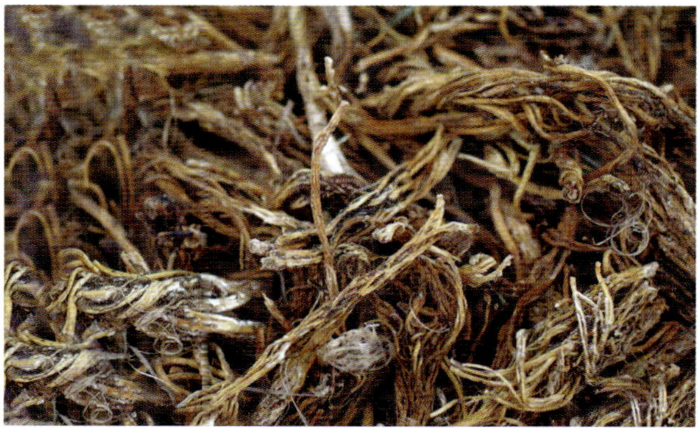

▲ 진교(약재, 전형)

소태나무

한약명 고목

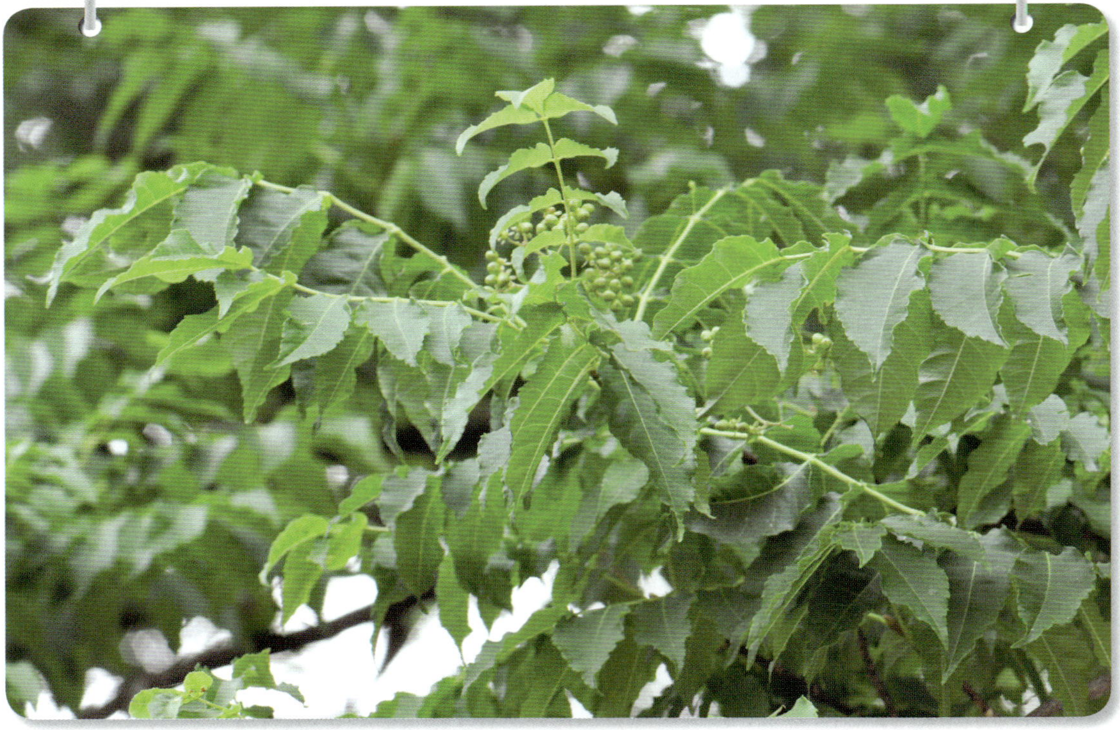

한약명 고목

- 식물명 및 학명: 소태나무 *Picrasma quassioides* Bennet
- 과명: 소태나무과(Simaroubaceae)
- 약용부위: 심재
- 한약명: 고목(苦木)
- 라틴 생약명: Picrasmae Lignum
- 이명 또는 영명: Picrasma Wood
- 식약처 공정서 및 조선시대 의서 수재: 대한민국약전(KP)

| 한약의 기원 | 이 약은 소태나무 *Picrasma quassioides* Bennet(소태나무과 Simaroubaceae)의 심재이다.

| 한방 특성 |

- 한방 약미(藥味)와 약성(藥性): 맛은 쓰고 성질은 차며 독이 약간 있다.
- 한방 작용부위(귀경, 歸經): 고목은 주로 폐, 대장 질환에 영향을 미친다.
- 한방 효능

  청열해독(淸熱解毒): 열독(熱毒)을 해소한다.

  조습살충(燥濕殺蟲): 습기를 말리고 벌레를 죽인다.

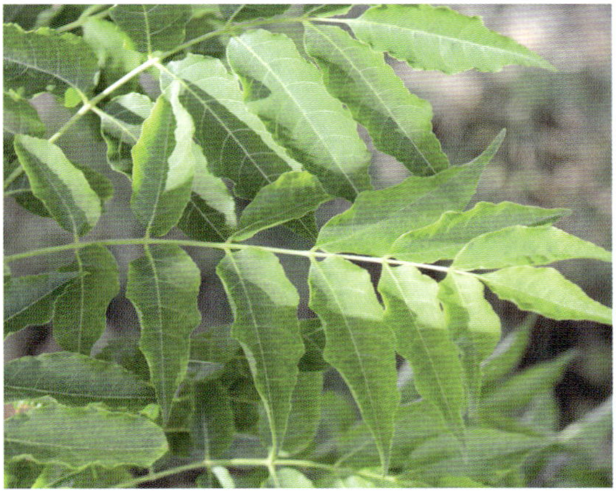

▲ 소태나무_ 잎

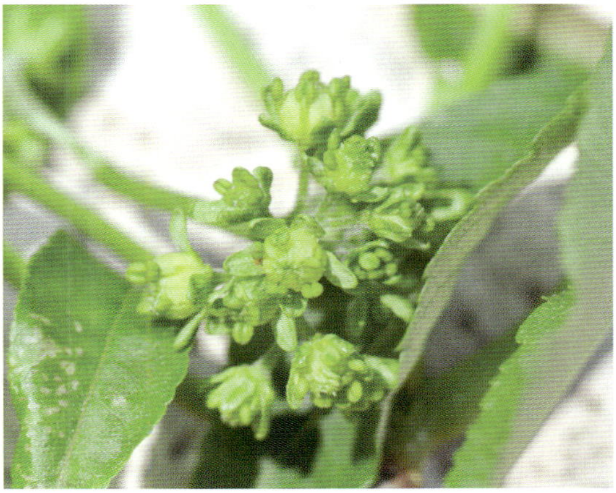

▲ 소태나무_ 꽃

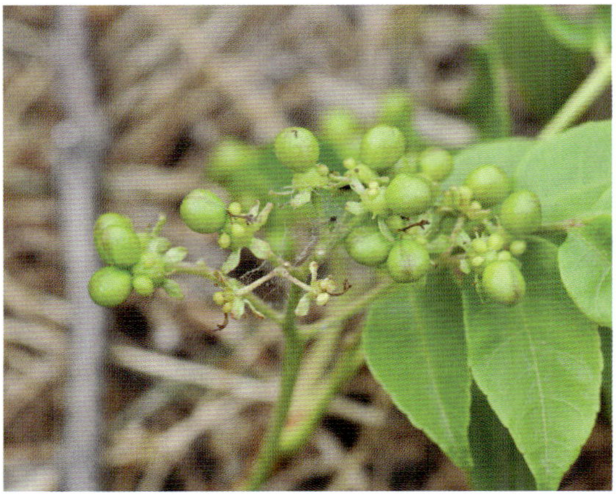

▲ 소태나무_ 열매

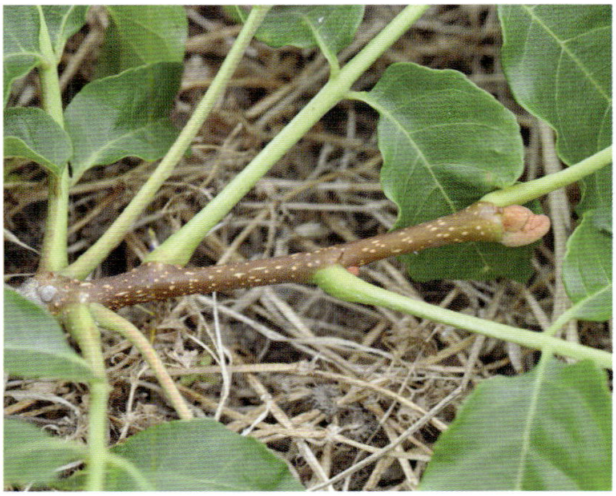

▲ 소태나무_ 가지

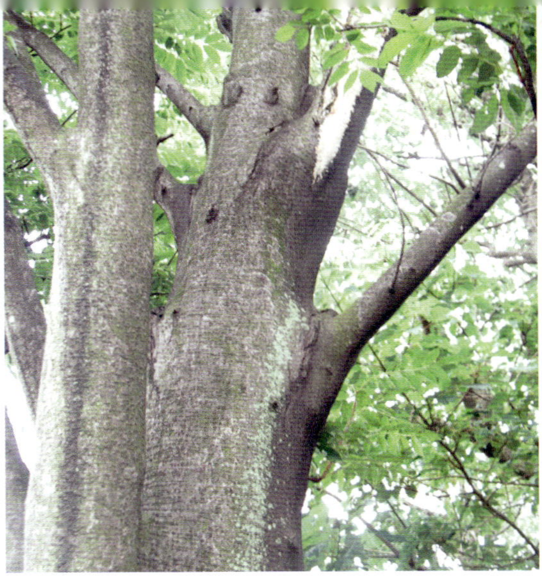

▲ 소태나무_ 나무껍질

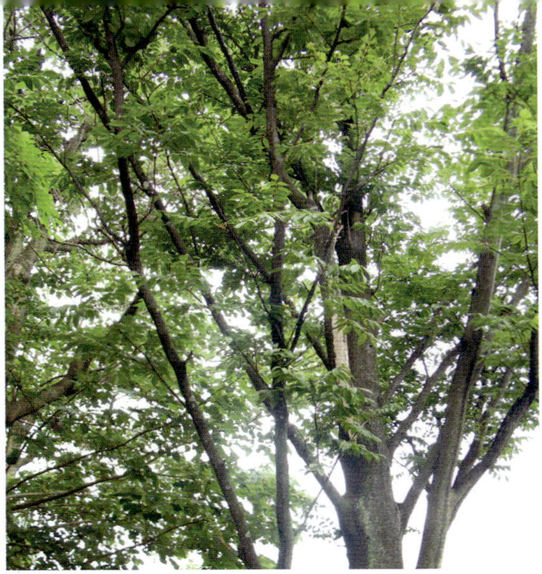

▲ 소태나무_ 수형

| 약효 해설 |

- 편도염, 인후염 치료에 효과가 있다.
- 장염, 급성 위장염에 사용한다.
- 급성 화농성 감염, 습진 치료에 활용한다.
- 세균성 이질 치료에 도움이 된다.

| 약용법 | 나무 6~15g을 물 800mL에 넣고 달여서 반으로 나누어 아침저녁으로 마시거나 외용으로 적당량 사용한다.

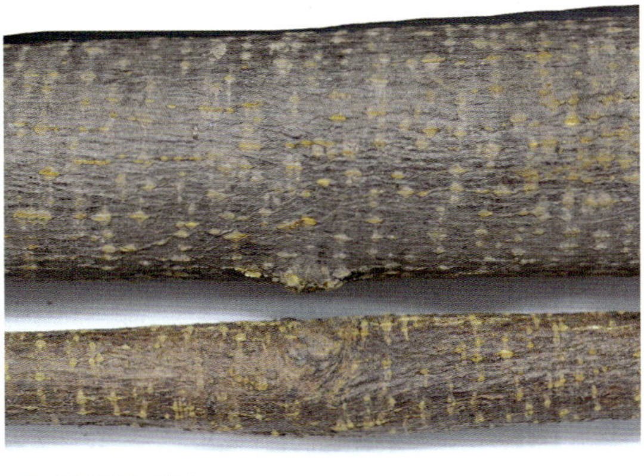

▲ 고목(약재, 전형)

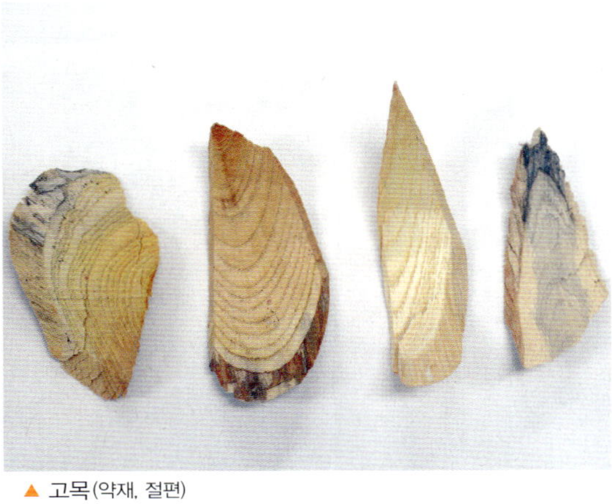

▲ 고목(약재, 절편)

속새

한약명 목적

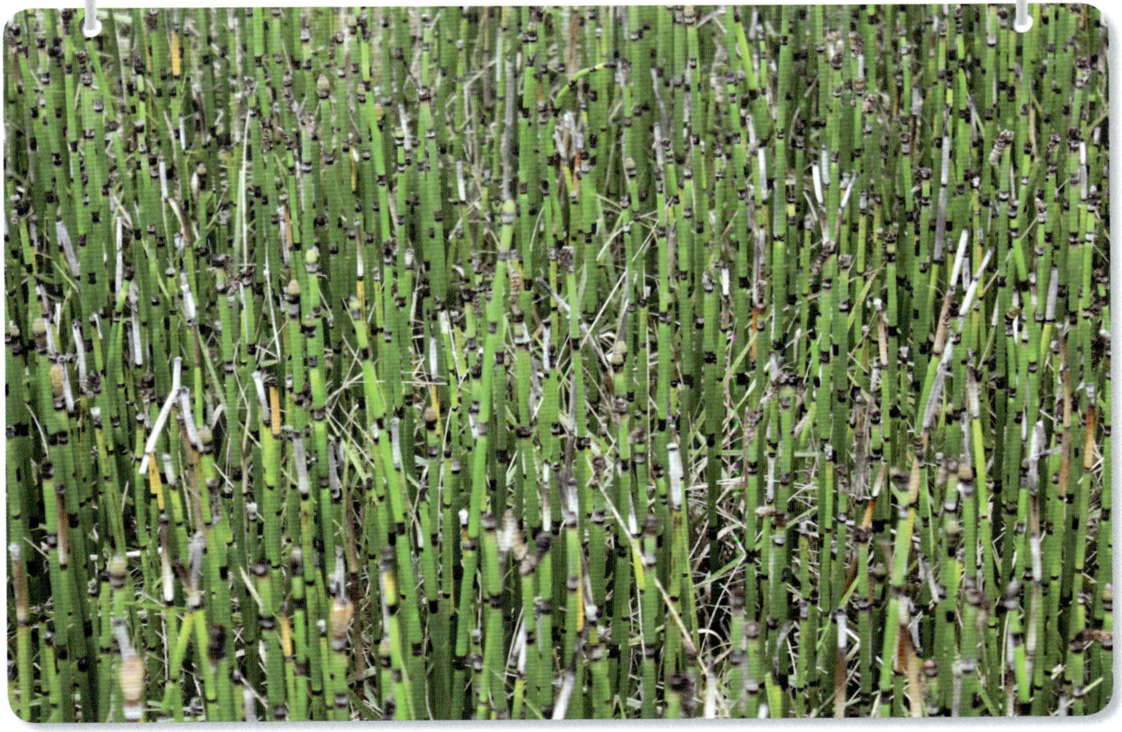

한약명 목적

- 식물명 및 학명: 속새 *Equisetum hyemale* Linné
- 과명: 속새과(Equisetaceae)
- 약용부위: 지상부
- 한약명: 목적(木賊)
- 라틴 생약명: Equiseti Herba
- 식약처 공정서 및 조선시대 의서 수재:
  대한민국약전외한약(생약)규격집(KHP)
  동의보감 탕액편의 풀부(部)
  방약합편의 습초(濕草)편

| 한약의 기원 | 이 약은 속새 *Equisetum hyemale* Linné(속새과 Equisetaceae)의 지상부이다.

| 한방 특성 |

- 한방 약미(藥味)와 약성(藥性): 맛은 달고 쓰며 성질은 보통이다[平].
- 한방 작용부위(귀경, 歸經): 목적은 주로 폐, 간장 질환에 영향을 미친다.
- 한방 효능

소산풍열(消散風熱): 풍열(風熱)을 해소한다.

명목퇴예(明目退翳): 눈을 밝게 하고 눈에 막이 낀 듯 가려서 잘 보이지 않는 것을 제거한다.

| 약효 해설 |

- 각막이 뿌옇게 흐려지는 시력장애에 유효하다.
- 인후통에 효과가 있다.
- 탈항(脫肛)을 치료한다.

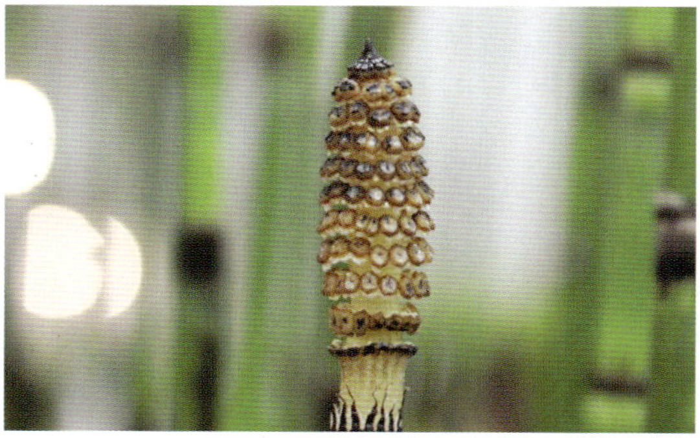

▲ 속새_ 꽃

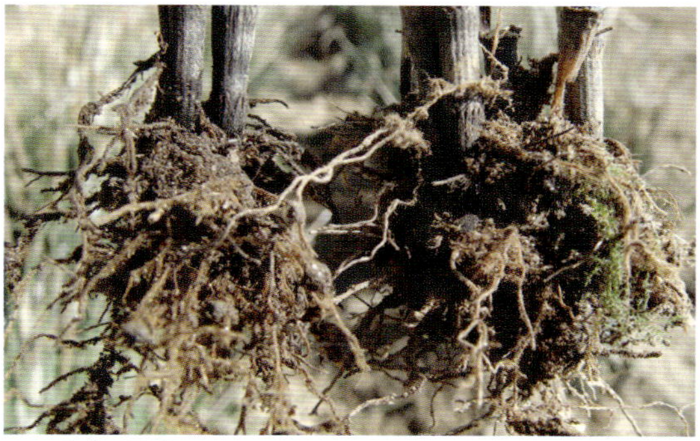

▲ 속새_ 뿌리

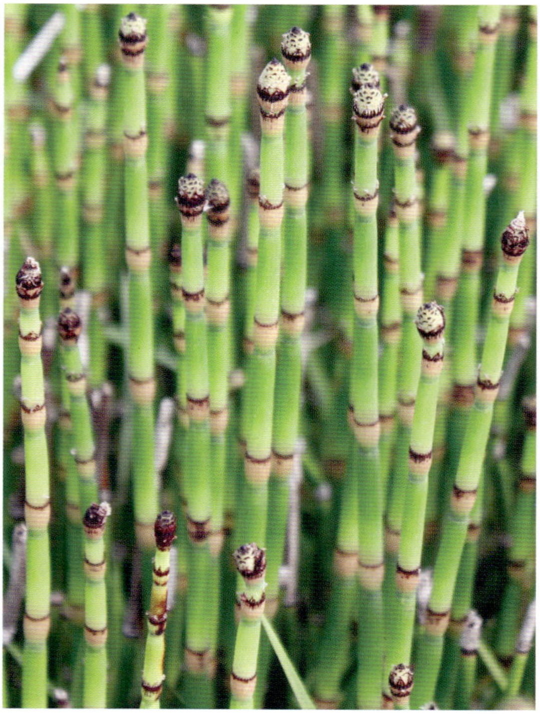

▲ 속새_ 줄기

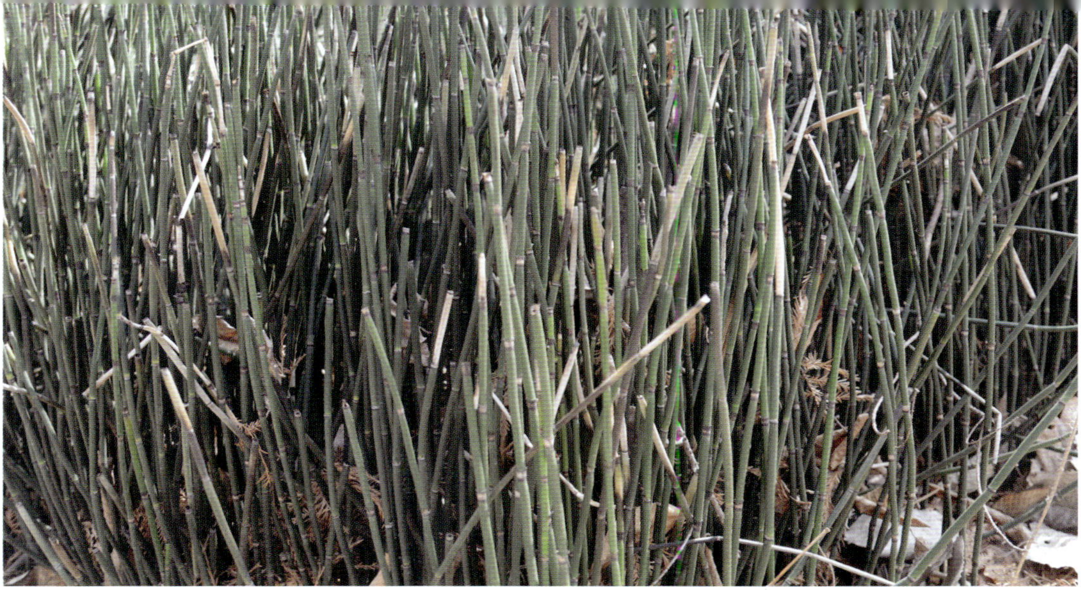

▲ 속새_ 무리

| 동의보감 원문의 한글 식물명 | 속새

| 동의보감 효능 | 목적(木賊, 속새)의 성질은 보통이고[平] 맛은 달며[甘] 약간 쓰고[微苦] 독이 없다. 간담(肝膽)을 보하고 눈을 밝게 하며 예막(瞖膜)을 없앤다. 장풍(腸風)으로 하혈(下血)하는 것, 대변에 피가 섞여 나오는 것을 멎게 한다. 그리고 풍사를 제거하며 월경이 멎지 않는 것, 부정기 자궁출혈, 적백대하를 낫게 한다.

| 동의보감 원문 | **木賊:** 性平 味甘微苦 無毒. 益肝膽 明目 退瞖膜. 療腸風下血 止血痢 去風. 主月水不斷 崩中赤白.

| 약용법 | 지상부 3~9g을 물 800mL에 넣고 달여서 반으로 나누어 아침저녁으로 마신다.

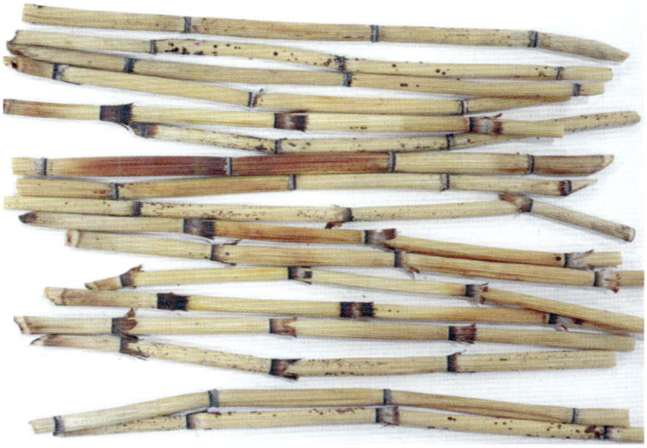

▲ 목적(약재, 전형)

속수자

한약명 속수자

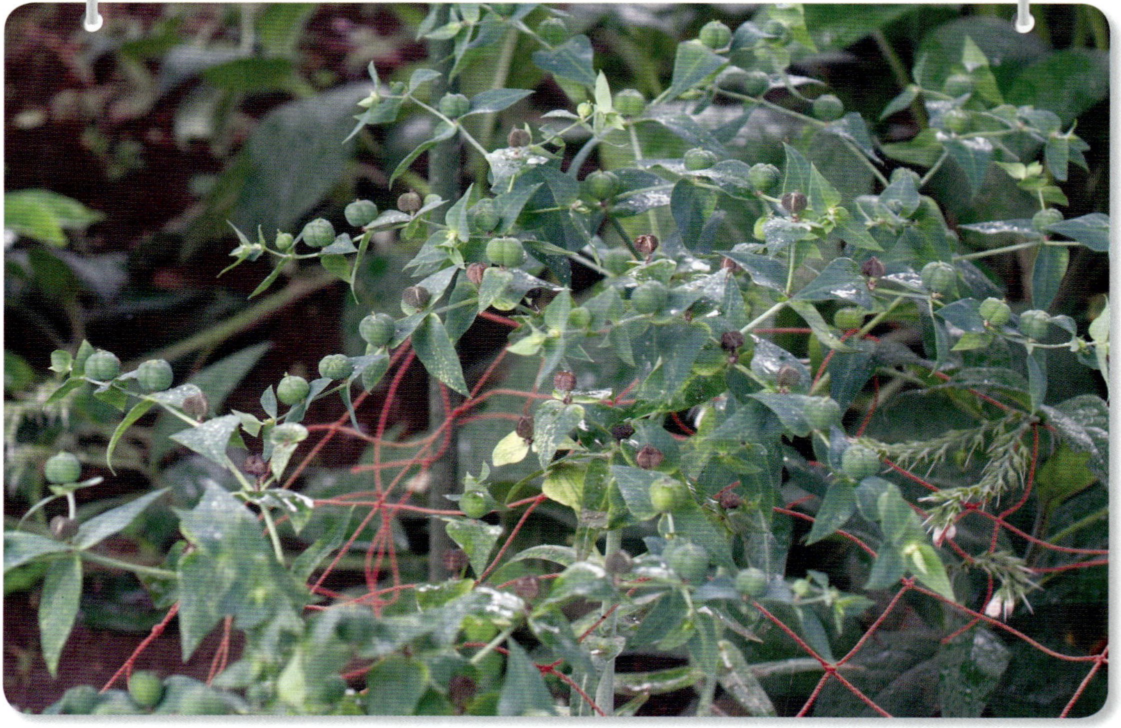

한약명 속수자

- 식물명 및 학명: 속수자(續隨子) *Euphorbia lathyris* Linné
- 과명: 대극과(Euphorbiaceae)
- 약용부위: 씨
- 한약명: 속수자(續隨子)
- 라틴 생약명: Euphorbiae Lathyridis Semen
- 이명 또는 영명: 천금자(千金子), Caper-Spurge
- 식약처 공정서 및 조선시대 의서 수재:
  대한민국약전외한약(생약)규격집(KHP)
  동의보감 탕액편의 풀부(部)
  방약합편의 독초편

| 한약의 기원 | 이 약은 속수자(續隨子) *Euphorbia lathyris* Linné(대극과 Euphorbiaceae)의 씨이다.

| 한방 특성 |

- 한방 약미(藥味)와 약성(藥性): 맛은 맵고 성질은 따뜻하며 독이 있다.
- 한방 작용부위(귀경, 歸經): 속수자는 주로 간장, 신장, 대장 질환에 영향을 미친다.
- 한방 효능

  축수소종(逐水消腫): 물기를 배출시켜 부종을 가라앉힌다.

  해독살충(解毒殺蟲): 해독하고 벌레를 죽인다.

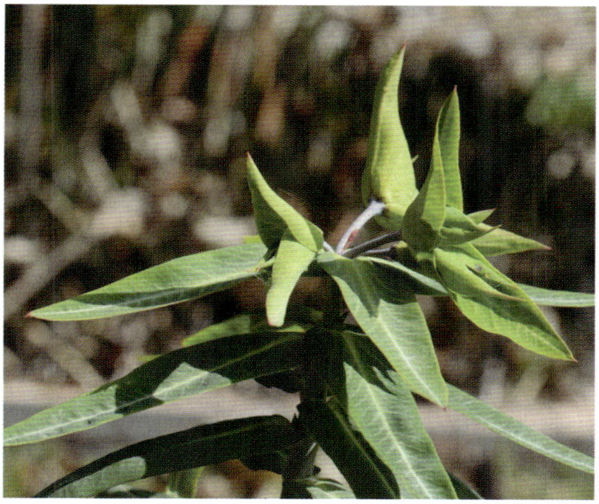

▲ 속수자_ 어린잎

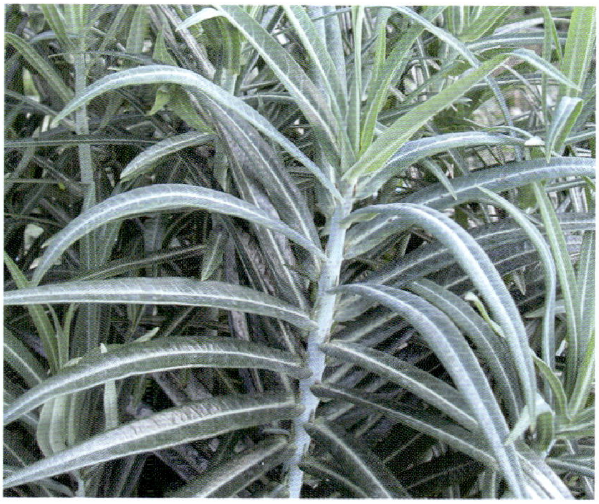

▲ 속수자_ 잎

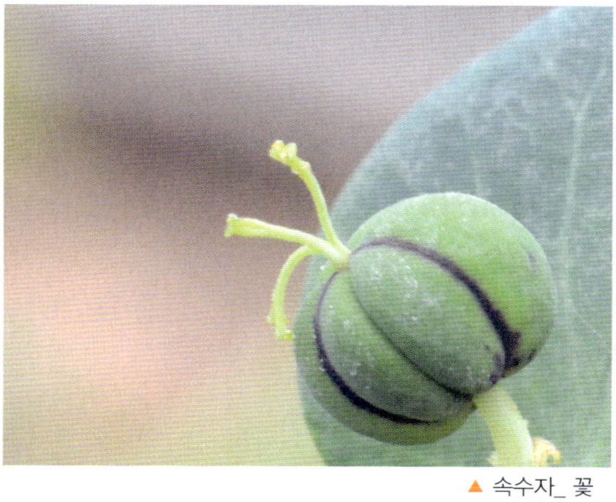

▲ 속수자_ 꽃

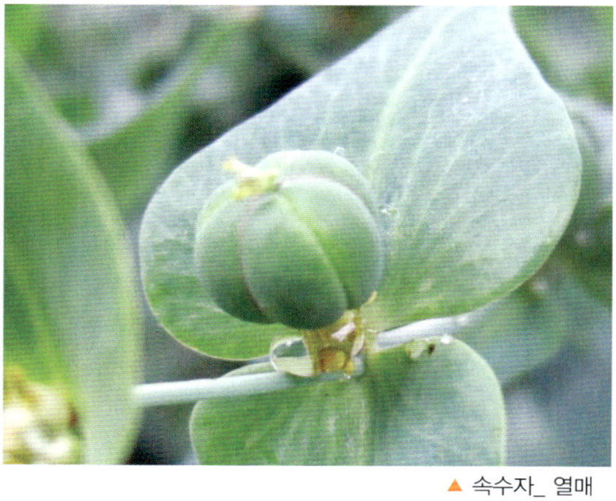

▲ 속수자_ 열매

| 약효 해설 |

- 몸이 붓고 배가 몹시 불러오면서 속이 그득한 증상을 치료한다.
- 대소변이 잘 나오게 한다.
- 무월경 증상에 유효하다.
- 어혈(瘀血)을 깨트리고 없애준다.
- 살충 작용이 있다.

| 동의보감 효능 | 속수자(續隨子)의 성질은 따뜻하고[溫] 맛은 쓰며[苦] 독이 있다. 배 속에 생긴 덩어리, 옆구리 부위에 덩어리가 생긴 것, 어혈, 고독(蠱毒)과 명치가 아픈 것을 낫게 한다. 대소장을 잘 통하게 하고 오래된 체기를 내리며 배 속에 생긴 덩어리를 깨뜨린다.

| 동의보감 원문 | **續隨子:** 性溫 味辛 有毒. 主癥瘕 痃癖 瘀血 蠱毒 心腹痛. 利大小腸 下惡滯物 破積聚.

| 수치(修治) | 한방이론에 근거하여 약재를 가공처리함으로써 약재 본래의 성질을 변화시키는 제약기술의 일종으로, 포제(炮製)라고도 한다.

- 씨를 일정한 압력으로 눌러서 부스러뜨려 진흙 덩어리 모양으로 만든다. 기름을 흡수하는 종이나 베[布]에 씨를 싸서 찐다. 압착하고 기름을 제거하는 작업을 반복하여 기름이 완전히 제거된 다음 분말로 만들어 사용한다.

| 약용법 | 수치(修治)한 씨 1~2g을 가루 또는 환(丸)으로 만들어 복용하다. 외용할 때는 적당량을 짓찧어서 환부에 붙인다.

| 주의사항 | 속수자의 씨는 독성이 있으므로 수치(修治)한 후 사용해야 한다.

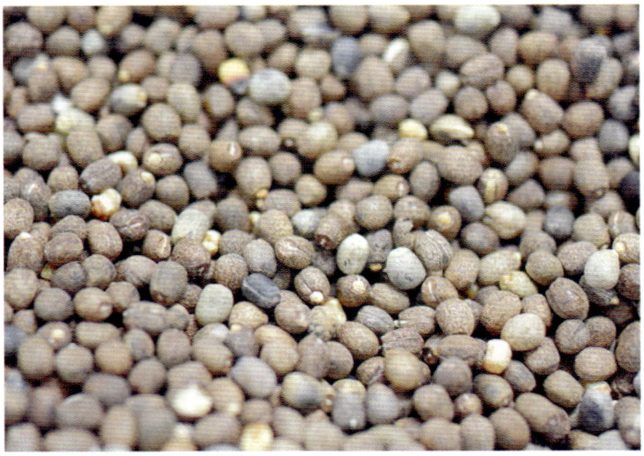

▲ 속수자(약재, 전형)

속썩은풀

한약명 황금

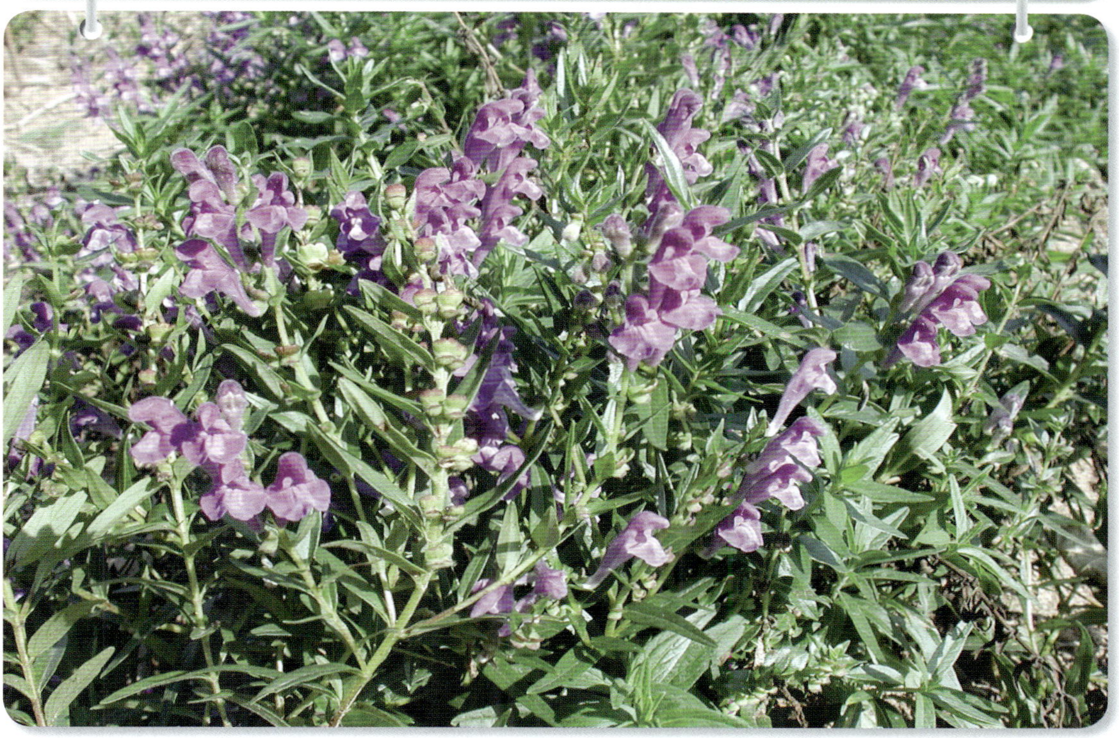

한약명 황금

- 식물명 및 학명: 속썩은풀 *Scutellaria baicalensis* Georgi
- 과명: 꿀풀과(Labiatae)
- 약용부위: 뿌리로서 그대로 또는 주피를 제거한 것
- 한약명: 황금(黃芩)
- 라틴 생약명: Scutellariae Radix
- 이명 또는 영명: Scutellaria Root
- 식약처 공정서 및 조선시대 의서 수재:
  대한민국약전(KP)
  동의보감 탕액편의 풀부(部)
  방약합편의 산초(山草)편

| 한약의 기원 | 이 약은 속썩은풀 *Scutellaria baicalensis* Georgi(꿀풀과 Labiatae)의 뿌리로서 그대로 또는 주피를 제거한 것이다.

| 한방 특성 |

- 한방 약미(藥味)와 약성(藥性): 맛은 쓰고 성질은 차다.
- 한방 작용부위(귀경, 歸經): 황금은 주로 폐, 담낭, 비장, 대장, 소장 질환에 영향을 미친다.
- 한방 효능

청열조습(淸熱燥濕): 열기를 식히고 습기를 말린다.

사화해독(瀉火解毒): 화독(火毒)을 없앤다.

지혈(止血): 출혈을 멎게 한다.

안태(安胎): 태아를 안정시킨다.

| 약효 해설 |

- 심한 열로 인해 가슴이 답답하고 갈증이 나는 증상을 치료한다.

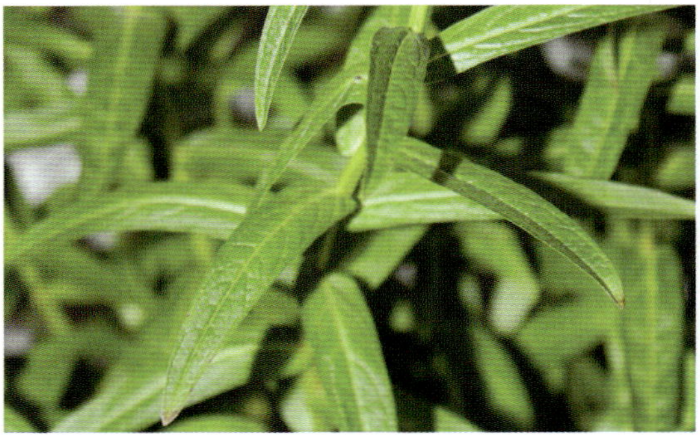

▲ 속썩은풀_ 잎

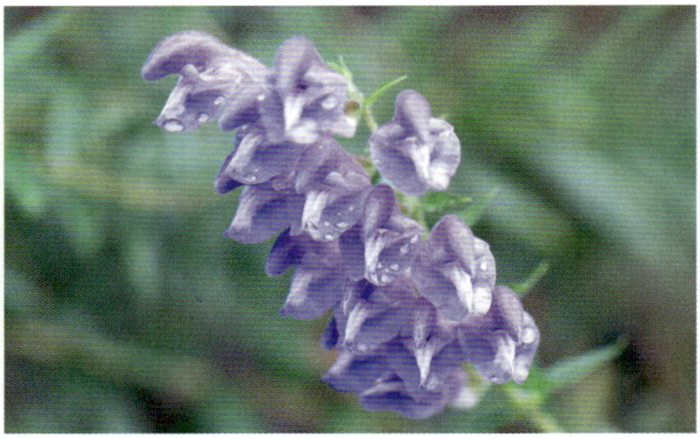

▲ 속썩은풀_ 꽃

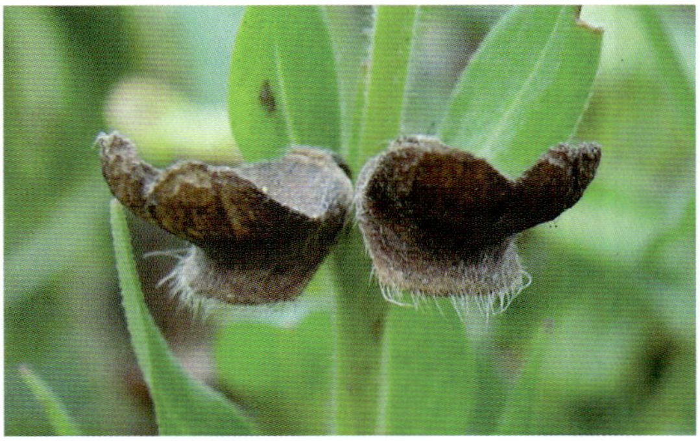

▲ 속썩은풀_ 씨 결실

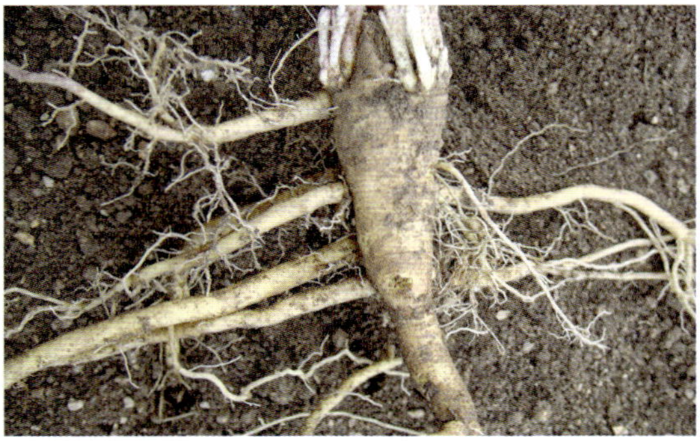

▲ 속썩은풀_ 뿌리

한약명 죽여

- 식물명 및 학명: 솜대 *Phyllostachys nigra* Munro var. *henonis* Stapf, 왕대 *Phyllostachys bambusoides* Siebold et Zuccarini
- 과명: 벼과(Gramineae)
- 약용부위: 겉껍질을 제거한 중간층
- 한약명: 죽여(竹茹)
- 라틴 생약명: Phyllostachyos Caulis in Taeniam
- 식약처 공정서 및 조선시대 의서 수재:
  대한민국약전외한약(생약)규격집(KHP)
  동의보감 탕액편의 나무부(部)
  방약합편의 포목(苞木)편

| 한약의 기원 | 이 약은 솜대 *Phyllostachys nigra* Munro var. *henonis* Stapf, 왕대 *Phyllostachys bambusoides* Siebold et Zuccarini 또는 기타 동속 근연식물(벼과 Gramineae)의 겉껍질을 제거한 중간층이다.

| 한방 특성 |

- 한방 약미(藥味)와 약성(藥性): 맛은 달고 성질은 약간 차다.
- 한방 작용부위(귀경, 歸經): 죽여는 주로 폐, 위장, 심장, 담낭 질환에 영향을 미친다.
- 한방 효능

  청열화담(淸熱化痰): 열기를 식히고 가래를 없앤다.

  제번(除煩): 마음이 답답한 것을 없앤다.

  지구(止嘔): 구토를 멎게 한다.

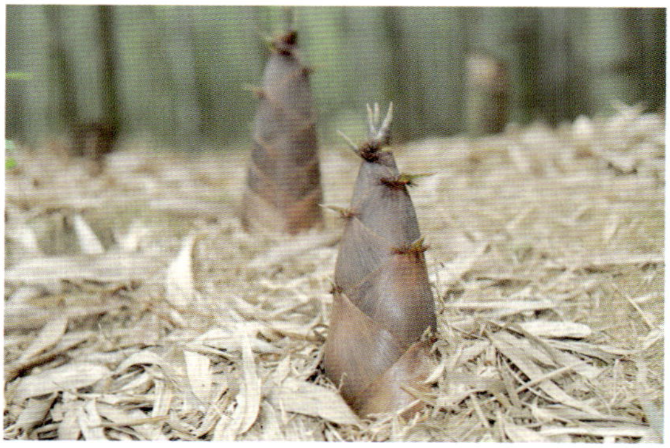

▲ 솜대_ 죽순

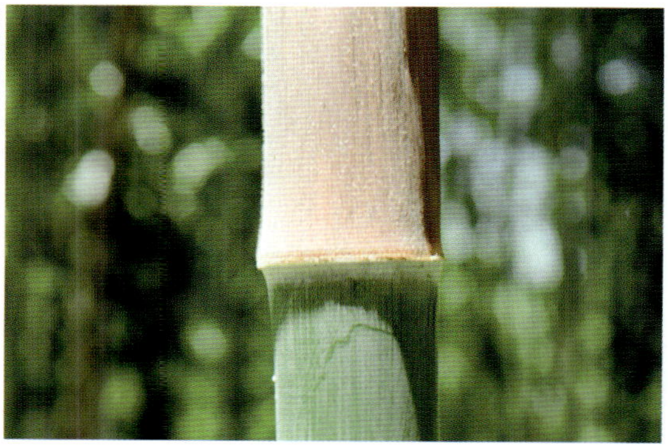

▲ 솜대_ 겉껍질 제거한 모습

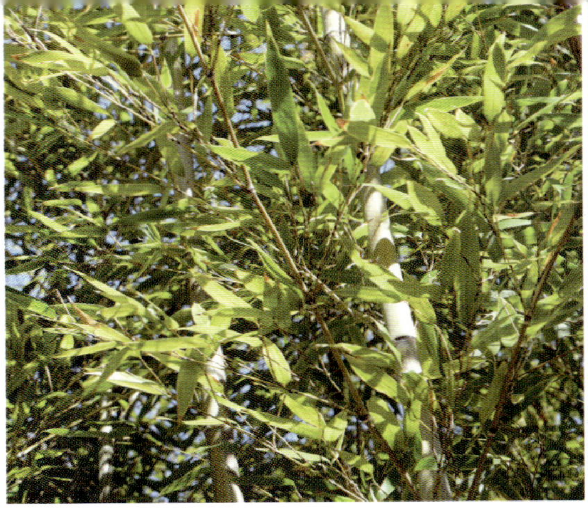

▲ 솜대_ 줄기와 잎

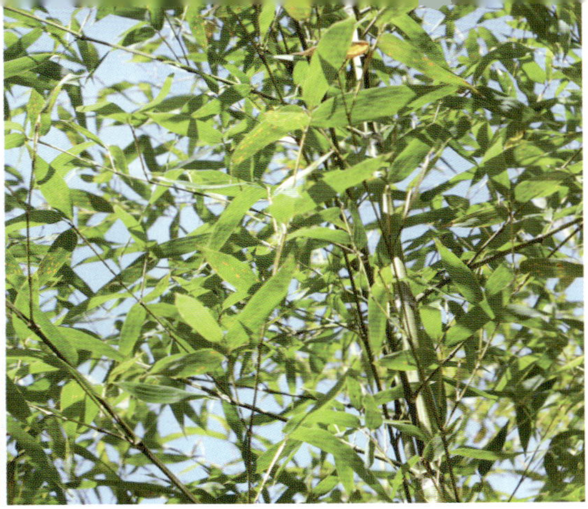

▲ 왕대_ 줄기와 잎

| 약효 해설 |

- 속에 열이 있어 가슴이 답답하여 잠을 못 자는 증상에 사용한다.
- 임신 중에 태아가 안정하지 못하고 움직이는 증상에 유효하다.
- 폐에 생긴 열로 기침이 나는 증상을 치료한다.
- 토혈, 혈뇨(血尿), 부정기 자궁출혈에 쓰인다.

| 동의보감 효능 | 죽여(竹茹, 대나무 속껍질)는 구토, 딸꾹질에 주로 쓴다. 폐위로 피를 토하는 것, 가래나 침에 피가 섞여 나오는 것, 코피, 여성의 부정기 자궁출혈을 멎게 한다. 즉 푸른 대나무 껍질을 긁어낸 것이다[본초].

| 동의보감 원문 | **竹茹:** 主嘔噦咳逆. 止肺痿吐唾血 鼻衄崩中. 卽刮靑竹皮也.[本草]

| 약용법 | 죽여 5~10g을 물 800mL에 넣고 달여서 반으로 나누어 아침저녁으로 마신다.

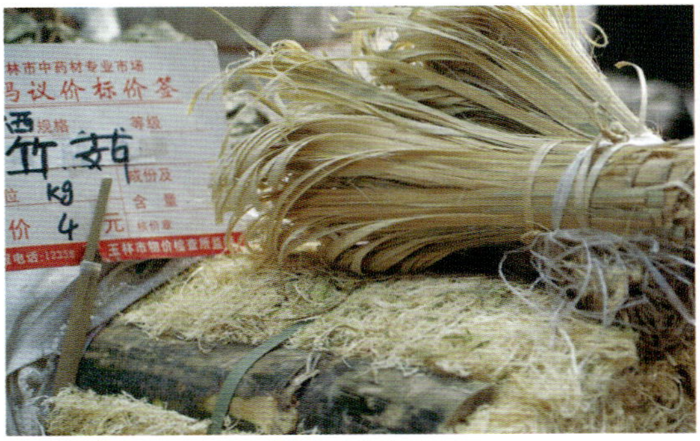

▲ 죽여(다발 모양의 약재, 시장 판매품)

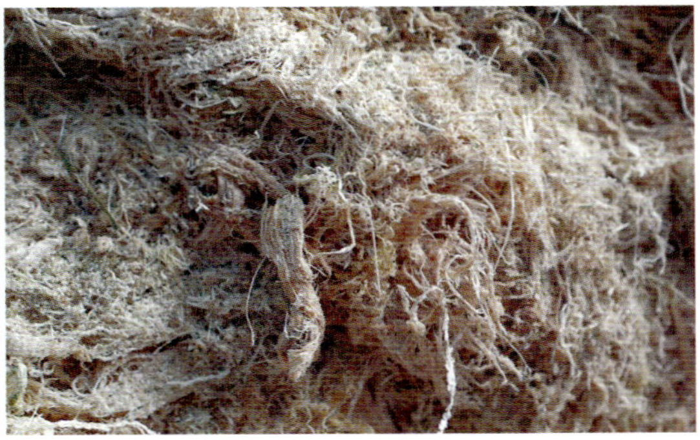

▲ 죽여(약재)

쇠무릎

한약명 우슬

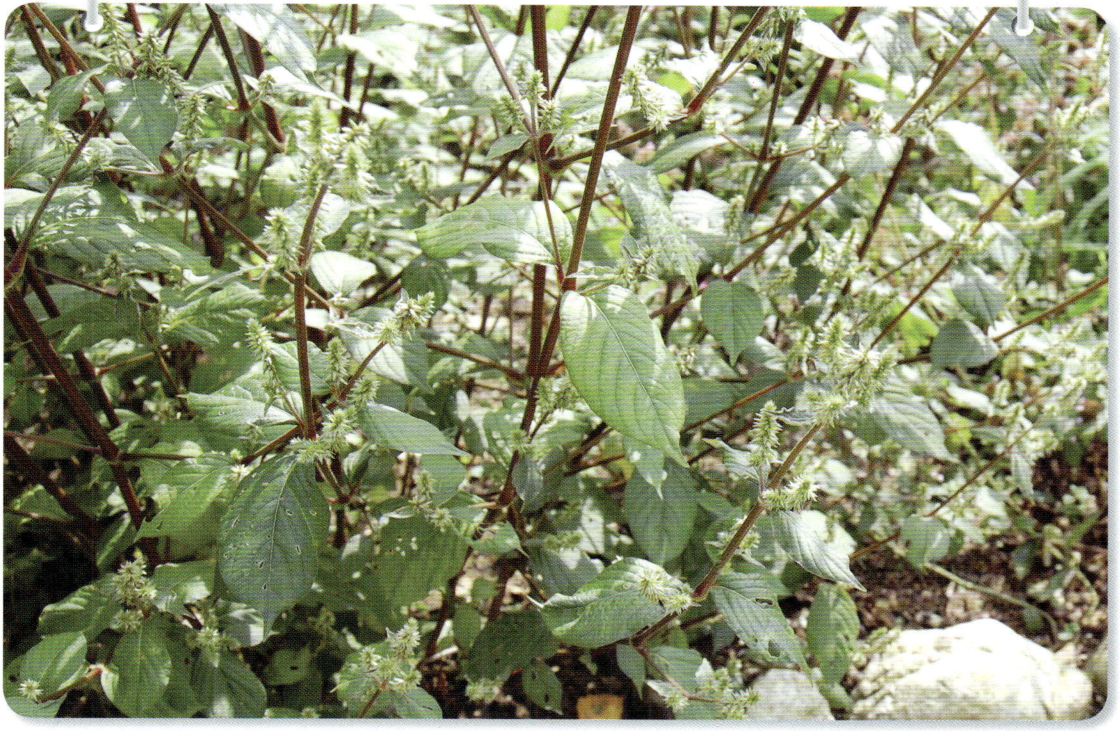

▲ 쇠무릎_ 지상부

한약명 우슬

- 식물명 및 학명: 쇠무릎 *Achyranthes japonica* Nakai, 우슬(牛膝) *Achyranthes bidentata* Blume
- 과명: 비름과(Amaranthaceae)
- 약용부위: 뿌리
- 한약명: 우슬(牛膝)
- 라틴 생약명: Achyranthis Radix
- 이명 또는 영명: Achyranthes Root
- 식약처 공정서 및 조선시대 의서 수재:
  대한민국약전(KP)
  동의보감 탕액편의 풀부(部)
  방약합편의 습초(濕草)편

| 한약의 기원 | 이 약은 쇠무릎 *Achyranthes japonica* Nakai 또는 우슬(牛膝) *Achyranthes bidentata* Blume(비름과 Amaranthaceae)의 뿌리이다.

| 한방 특성 |

- **한방 약미(藥味)와 약성(藥性):** 맛은 쓰고 달며 시고 성질은 보통이다[平].
- **한방 작용부위(귀경, 歸經):** 우슬은 주로 간장, 신장 질환에 영향을 미친다.
- **한방 효능**

  축어통경(逐瘀通經): 어혈을 제거하여 월경이 잘 나오게 한다.

  보간신(補肝腎): 간(肝)과 신(腎)을 보한다.

  강근골(强筋骨): 근육과 뼈를 튼튼하게 한다.

  이뇨통림(利尿通淋): 소변을 잘 나오게 하고 배뇨장애를 해소한다.

| 약효 해설 |

- 근육과 뼈를 강하고 튼튼하게 한다.
- 허리와 무릎 부위가 시큰거리고 아픈 병증에 사용한다.
- 소변 볼 때 아프거나 시원하게 나가지 않는 병증을 낫게 한다.
- 산후 어혈에 의한 부종을 치료한다.
- 두통, 치통, 어지럼증 치료에 효과가 있다.

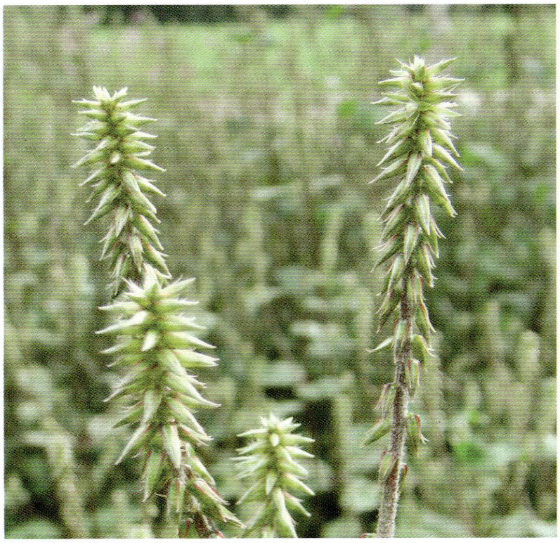

▲ 쇠무릎_ 꽃

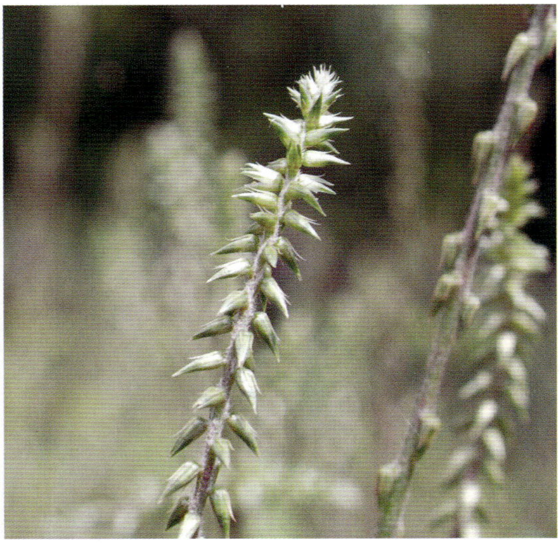

▲ 우슬_ 꽃

| 동의보감 원문의 한글 식물명 | 쇠무룹디기

| 동의보감 효능 | 우슬(牛膝, 쇠무릎 뿌리)의 성질은 보통이고[平] 맛은 쓰며[苦] 시고[酸] 독이 없다. 주로 차고 습한 기운으로 팔다리의 근육이 약해져 마음대로 움직이지 못하는 것을 낫게 한다. 뼈마디가 아프고 손발이 저린 것, 무릎이 아파 구부렸다 폈다 하지 못하는 것을 치료한다. 남자의 음소(陰消)증과 노인이 소변을 참지 못하는 데 주로 쓴다. 골수를 채우고 음기(陰氣)를 좋게 하며 머리카락이 희어지지 않게 한다. 발기부전과 허리, 등뼈가 아픈 것을 낫게 한다. 유산시키고 월경을 통하게 한다.

| 동의보감 원문 | **牛膝:** 性平 味苦酸 無毒. 主寒濕痿痺 膝痛不可屈伸 男子陰消 老人失尿. 塡骨髓 利陰氣 止髮白 起陰痿 療腰脊痛 墮胎 通月經.

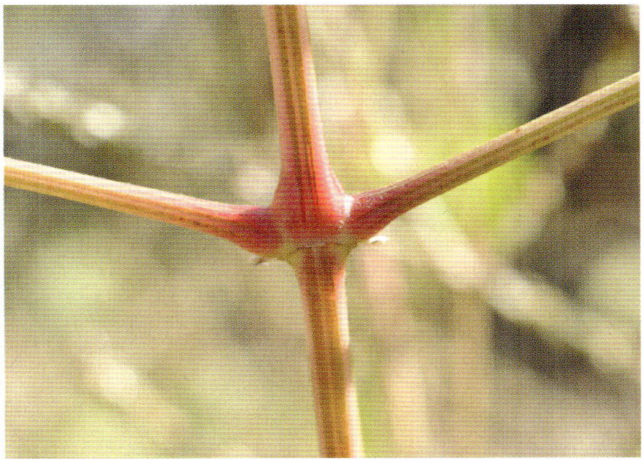

▲ 쇠무릎_ 마디

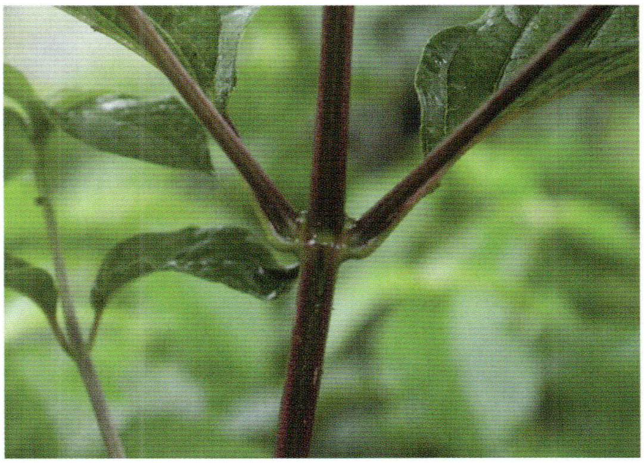

▲ 우슬_ 마디

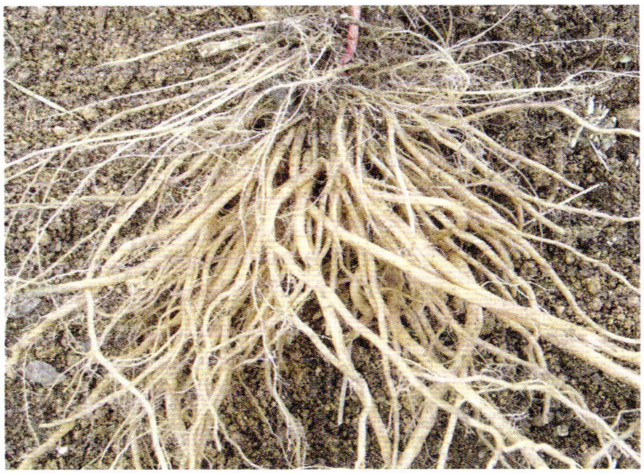

▲ 쇠무릎_ 뿌리

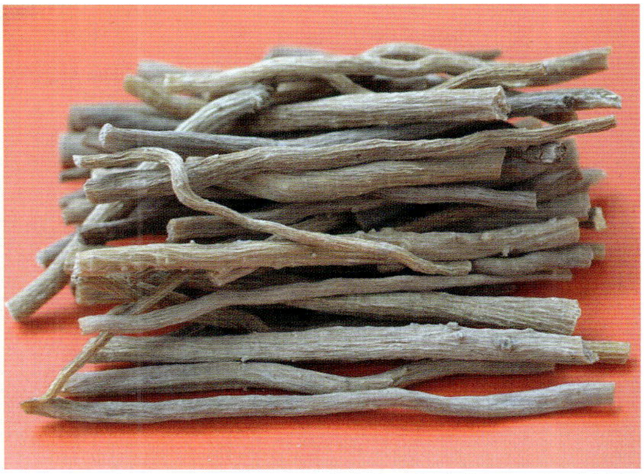

▲ 우슬(약재, 전형). 중국 허난성의 4대 회약(懷藥)의 하나인 회우슬이다.

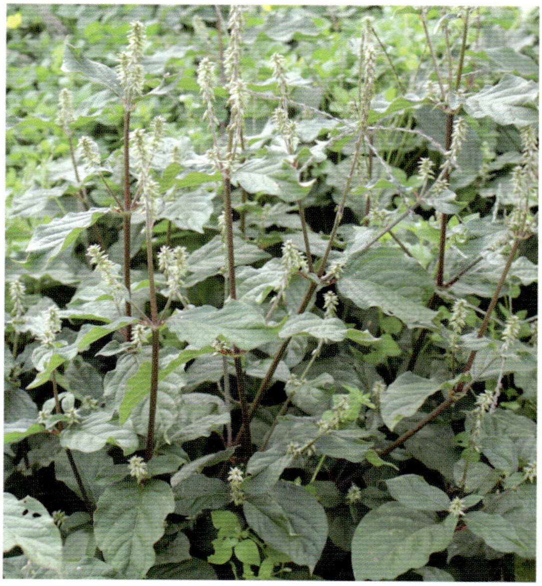

▲ 쇠무릎_ 지상부

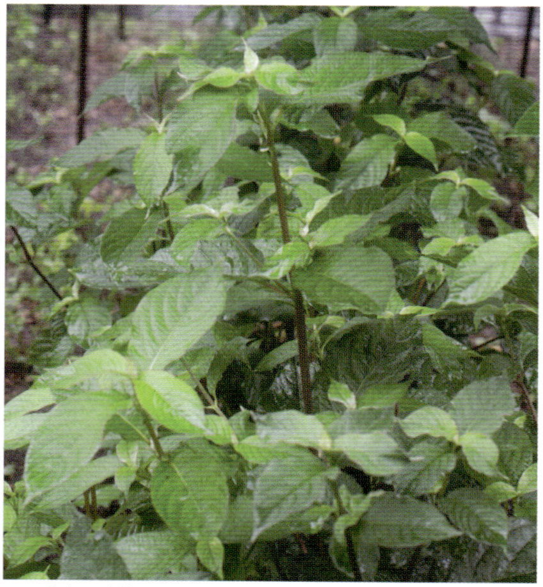

▲ 우슬_ 지상부

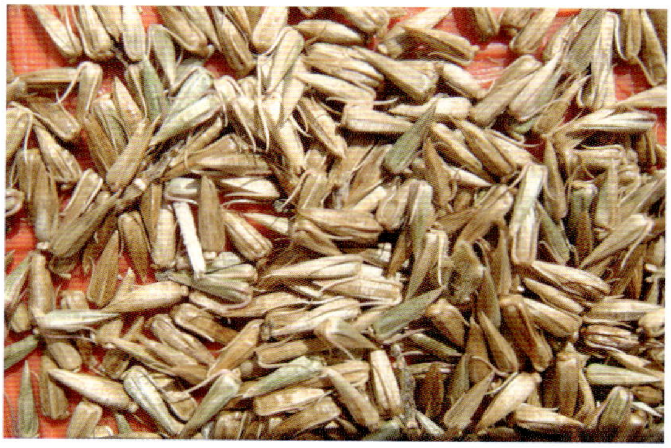

▲ 쇠무릎_ 씨

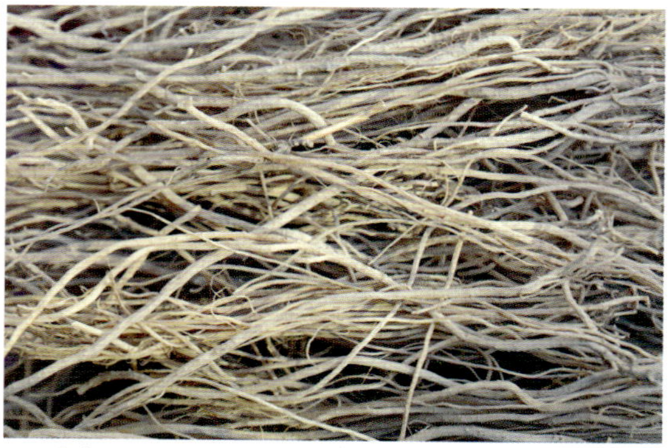

▲ 우슬(약재, 전형)

| 약용법 | 뿌리 5~12g을 물 800mL에 넣고 달여서 반으로 나누어 아침저녁으로 마신다.

쇠비름

한약명 마치현

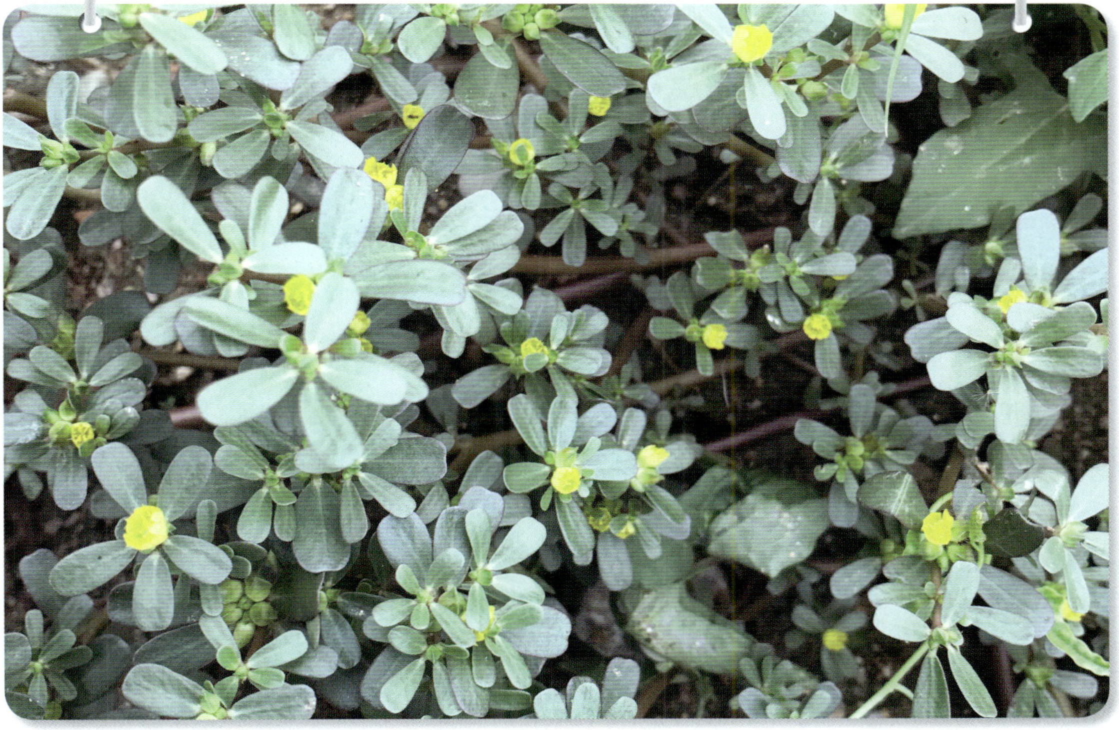

한약명 마치현

- 식물명 및 학명: 쇠비름 *Portulaca oleracea* Linné
- 과명: 쇠비름과(Portulacaceae)
- 약용부위: 전초로서 그대로 또는 쪄서 말린 것
- 한약명: 마치현(馬齒莧)
- 라틴 생약명: Portulacae Herba
- 식약처 공정서 및 조선시대 의서 수재:
  대한민국약전외한약(생약)규격집(KHP)
  동의보감 탕액편의 채소부(部)
  방약합편의 유활채(柔滑菜, 부드럽고 매끈한 채소)편

| 한약의 기원 | 이 약은 쇠비름 *Portulaca oleracea* Linné(쇠비름과 Portulacaceae)의 전초로서 그대로 또는 쪄서 말린 것이다.

| 한방 특성 |

- 한방 약미(藥味)와 약성(藥性): 맛은 시고 성질은 차다.
- 한방 작용부위(귀경, 歸經): 마치현은 주로 간장, 대장 질환에 영향을 미친다.
- 한방 효능

청열해독(淸熱解毒): 열독(熱毒)을 해소한다.

양혈지혈(凉血止血): 혈열(血熱)을 식히고 지혈한다.

지리(止痢): 이질(痢疾)을 멎게 한다.

| 약효 해설 |

- 열을 내리고 해독한다.
- 부정기 자궁출혈과 자궁에서 분비물이 나오는 증상을 치료한다.

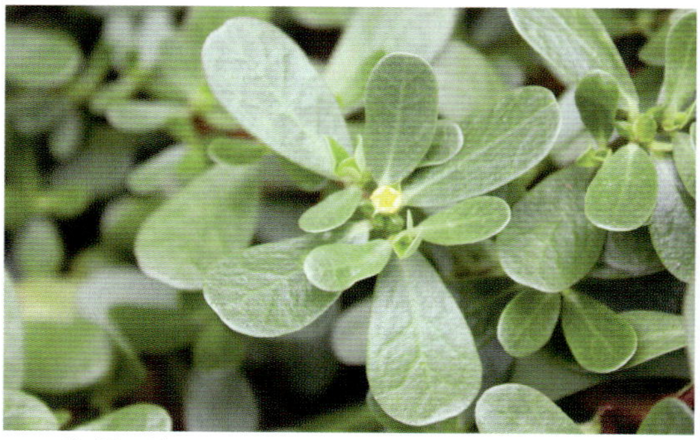

▲ 쇠비름_ 잎

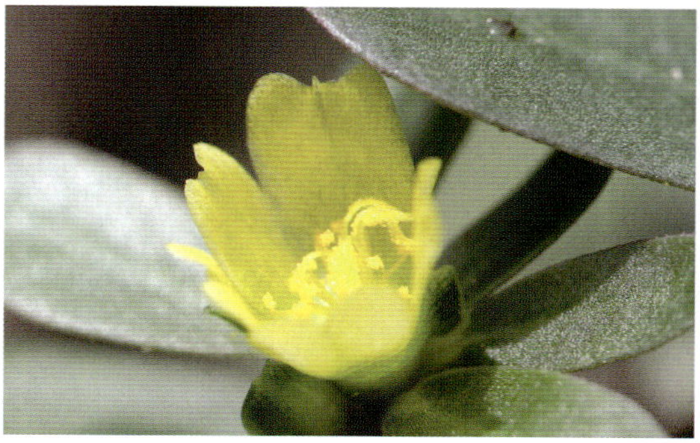

▲ 쇠비름_ 꽃

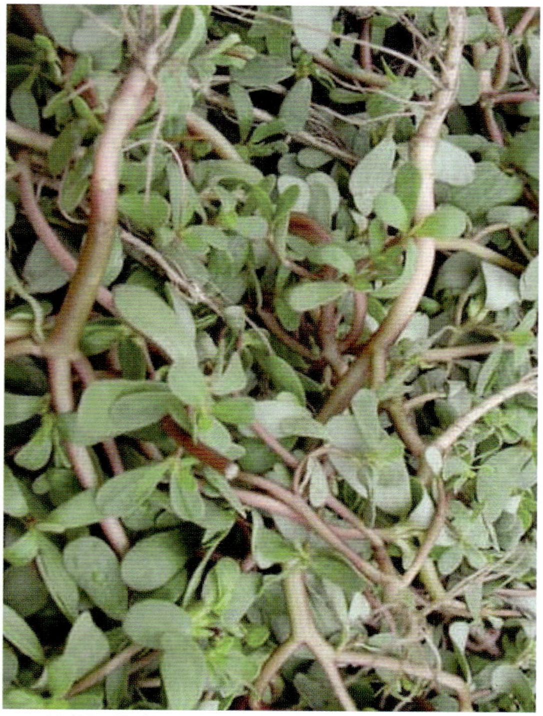

▲ 쇠비름_ 줄기

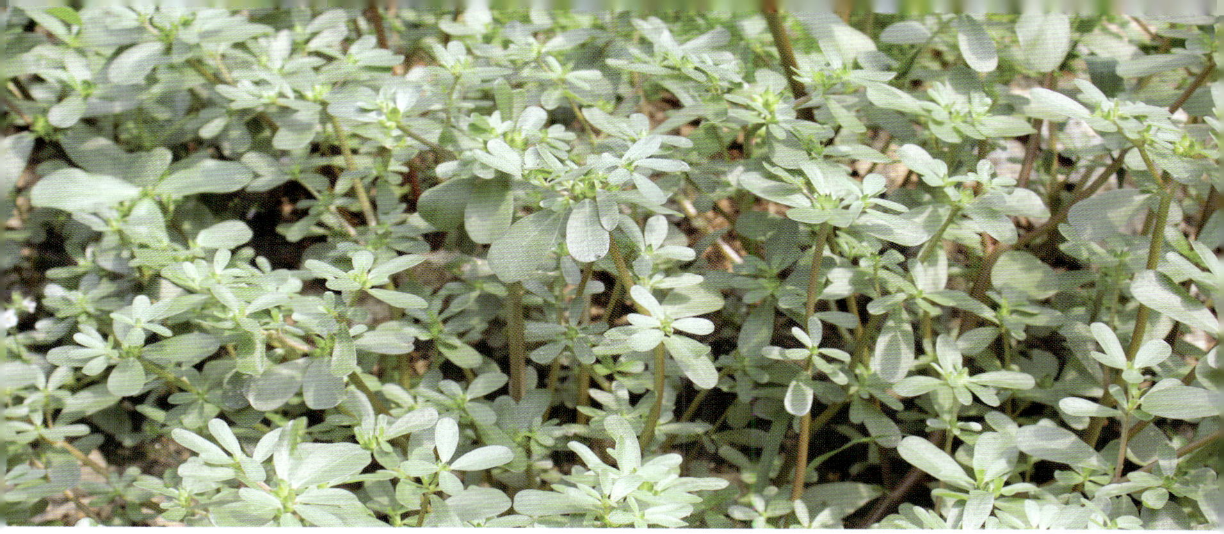

▲ 쇠비름_ 무리

- 더위로 발진이 생기며 피 섞인 대변을 보는 증상을 낫게 한다.
- 습진, 피부 질환에 유효하다.

| 동의보감 원문의 한글 식물명 | 쇠비름

| 동의보감 효능 | 마치현(馬齒莧, 쇠비름)은 성질이 차고[寒] 맛이 시며[酸] 독이 없다. 온갖 부은 것 그리고 피부가 헐어 아프고 가려우며 곪는 것에 주로 쓴다. 대소변을 잘 나오게 하고 배 속에 생긴 덩어리를 깨뜨린다. 쇠붙이에 상하여 속에 생긴 누공[漏]을 치료한다. 갈증을 멎게 하며 여러 벌레를 죽인다.

| 동의보감 원문 | **馬齒莧:** 性寒 味酸 無毒. 主諸腫惡瘡. 利大小便 破癥結. 療金瘡內漏 止渴 殺諸蟲.

| 약용법 | 전초 9~15g을 물 800mL에 넣고 달여서 반으로 나누어 아침저녁으로 마신다.

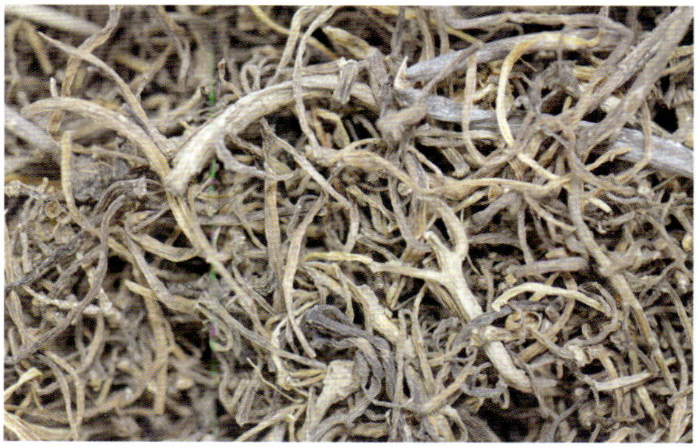

▲ 마치현(약재, 전형)

수세미오이

한약명 사과락

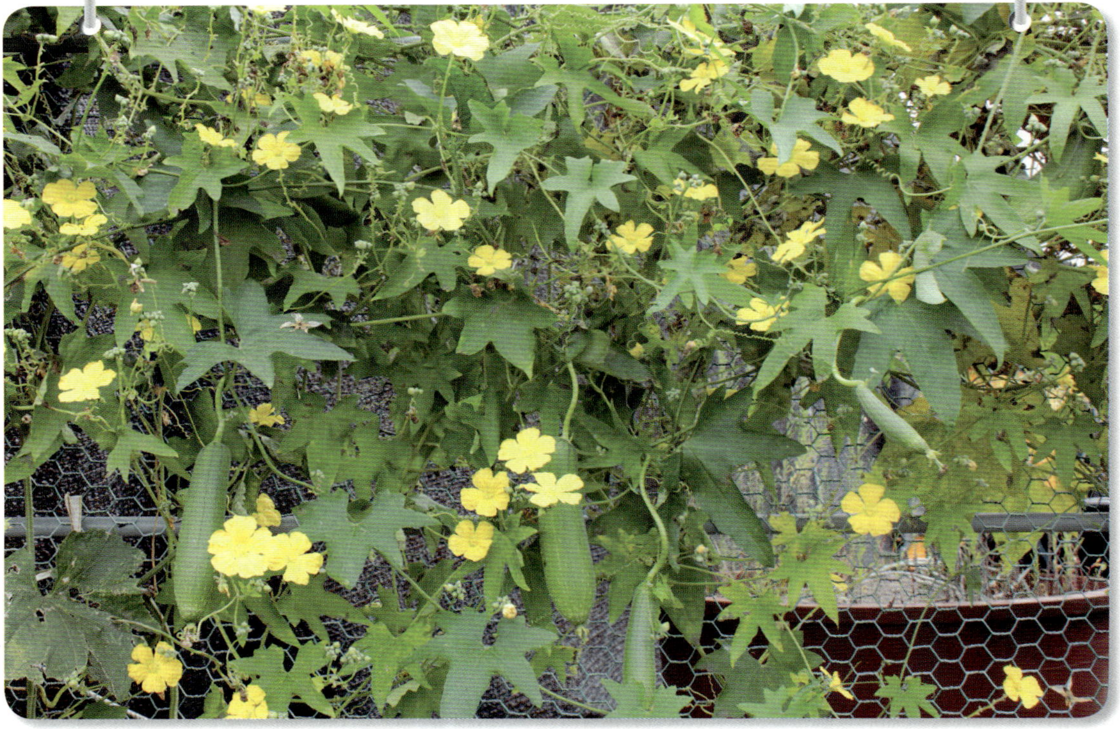

한약명 사과락

- 식물명 및 학명: 수세미오이 *Luffa cylindrica* Roemer
- 과명: 박과(Cucurbitaceae)
- 약용부위: 열매 중 섬유질의 망상조직
- 한약명: 사과락(絲瓜絡)
- 라틴 생약명: Luffae Fructus Retinervus
- 이명 또는 영명: 사과(絲瓜)
- 식약처 공정서 및 조선시대 의서 수재: 대한민국약전외한약(생약)규격집(KHP) 방약합편의 만초(蔓草, 덩굴풀)편

| 한약의 기원 | 이 약은 수세미오이 *Luffa cylindrica* Roemer(박과 Cucurbitaceae)의 열매 중 섬유질의 망상조직이다.

| 한방 특성 |

- 한방 약미(藥味)와 약성(藥性): 맛은 달고 성질은 보통이다[平].
- 한방 작용부위(귀경, 歸經): 사과락은 주로 폐, 위장, 간장 질환에 영향을 미친다.
- 한방 효능

거풍(祛風): 풍(風)을 제거한다.

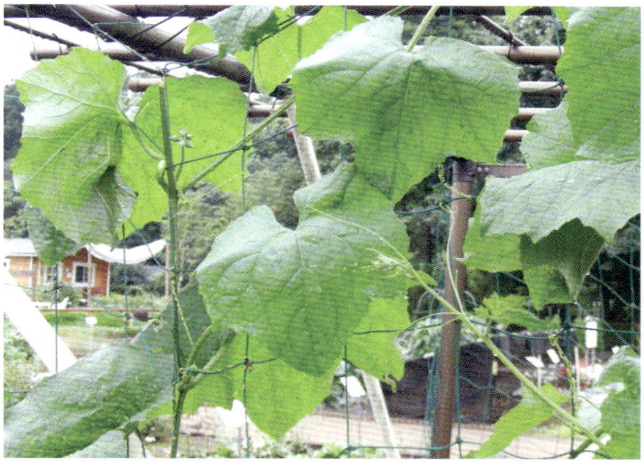

▲ 수세미오이_ 잎

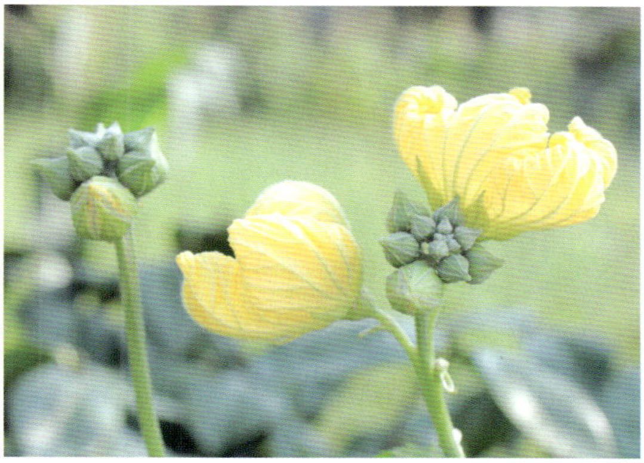

▲ 수세미오이_ 꽃봉오리와 꽃

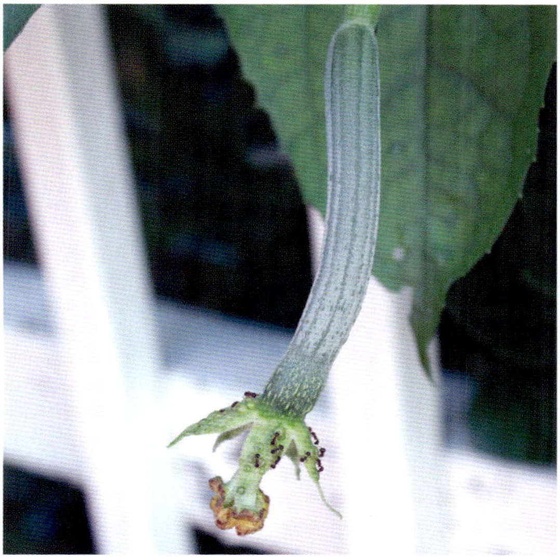

▲ 수세미오이_ 어린 열매

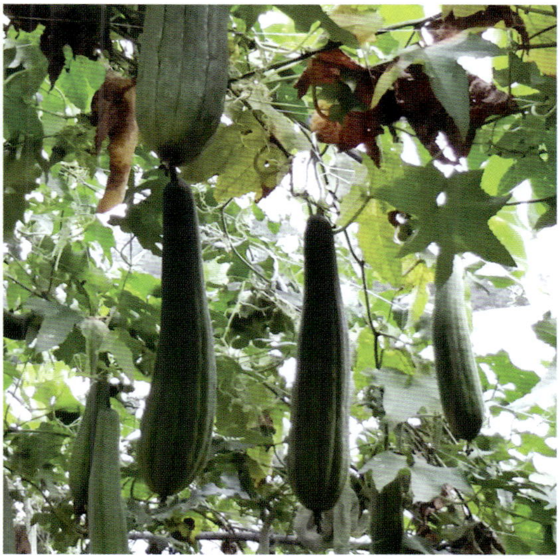

▲ 수세미오이_ 열매

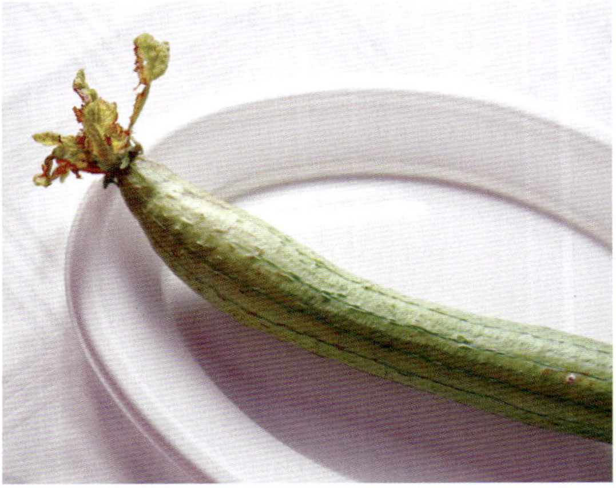
▲ 수세미오이_ 어린 열매(식용)

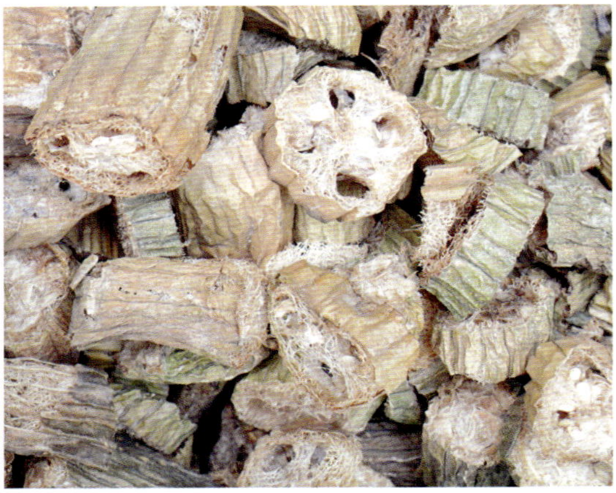
▲ 사과락(약재, 절단)

통락(通絡): 경락을 잘 통하게 한다.
활혈(活血): 혈액 순환을 촉진한다.
하유(下乳): 젖을 잘 나오게 한다.

| 약효 해설 |

- 경락을 잘 통하게 하여 사지마비, 동통을 치료한다.
- 산모의 젖이 잘 나오게 한다.
- 유방이 붓고 통증이 있는 증상에 사용한다.
- 혈액 순환을 촉진한다.

| 약용법 | 사과락 5~12g을 물 800mL에 넣고 달여서 반으로 나누어 아침저녁으로 마신다.

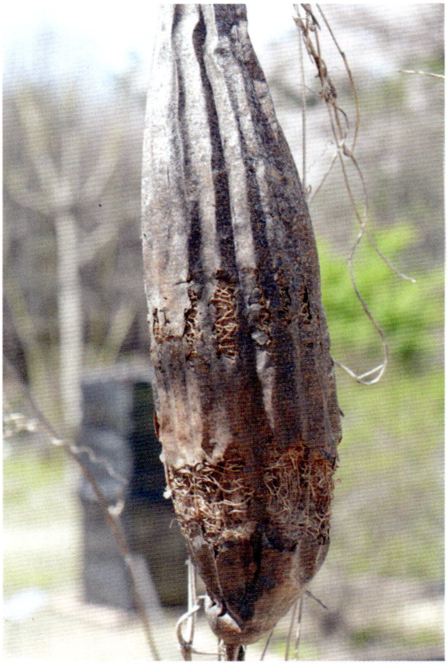
▲ 수세미오이_ 건조 열매

수염가래꽃

한약명 반변련

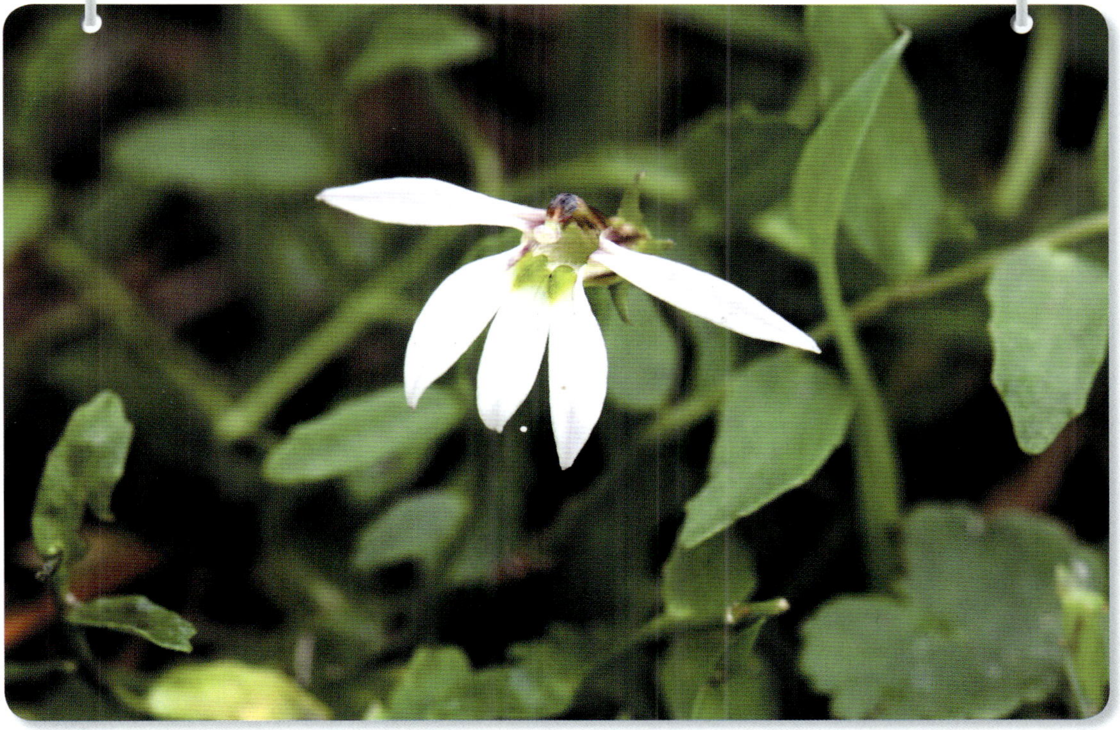

한약명 반변련

- 식물명 및 학명: 수염가래꽃 *Lobelia chinensis* Lour.
- 과명: 초롱꽃과(Campanulaceae)
- 약용부위: 전초
- 한약명: 반변련(半邊蓮)
- 라틴 생약명: Lobeliae Chinensis Herba
- 식약처 공정서 및 조선시대 의서 수재: 대한민국약전외한약(생약)규격집(KHP)

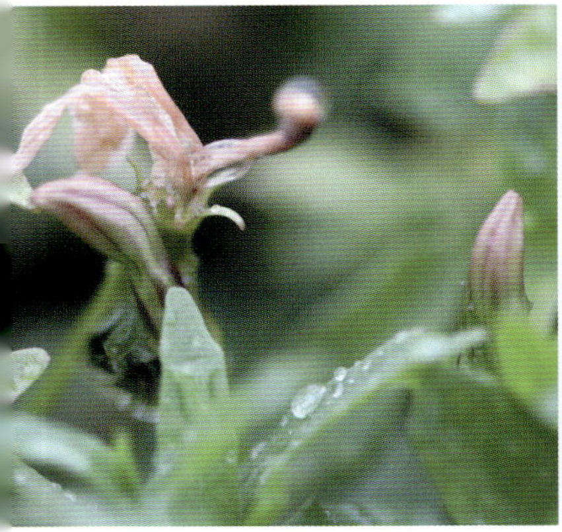

▲ 수염가래꽃_ 꽃봉오리

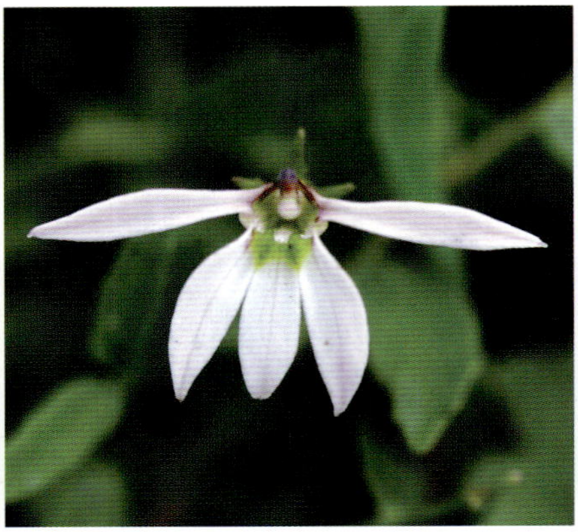

▲ 수염가래꽃_ 꽃

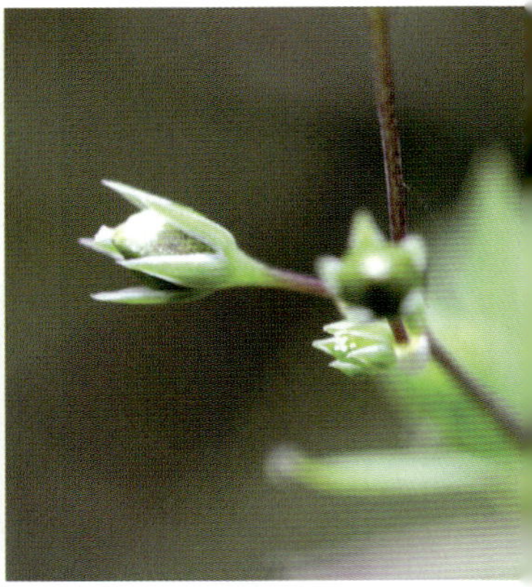

▲ 수염가래꽃_ 열매

| 한약의 기원 | 이 약은 수염가래꽃 *Lobelia chinensis* Lour.(초롱꽃과 Campanulaceae)의 전초이다.

| 한방 특성 |

- 한방 약미(藥味)와 약성(藥性): 맛은 맵고 성질은 보통이다[平].
- 한방 작용부위(귀경, 歸經): 반변련은 주로 심장, 소장, 폐 질환에 영향을 미친다.
- 한방 효능

  청열해독(淸熱解毒): 열독(熱毒)을 해소한다.

  이뇨소종(利尿消腫): 소변을 잘 나오게 하고 부종을 가라앉힌다.

| 약효 해설 |

- 장염(腸炎), 신염(腎炎)에 사용한다.
- 간경화 복수(腹水)에 쓰인다.
- 황달, 이질을 치료한다.
- 습진을 낫게 한다.
- 이뇨시켜 부종을 가라앉힌다.

| 약용법 | 전초 9~15g을 물 800mL에 넣고 달여서 반으로 나누어 아침저녁으로 마신다.

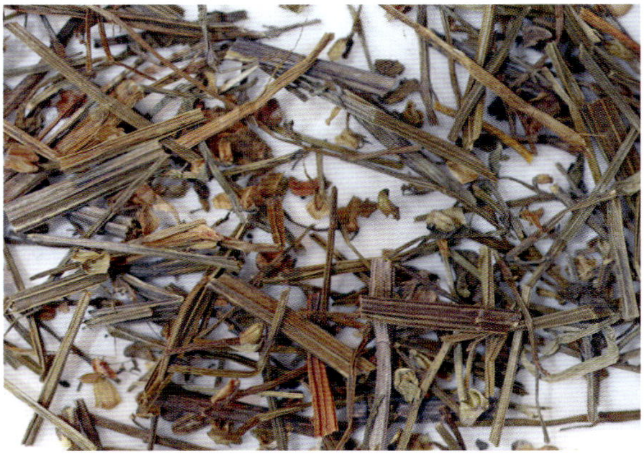

▲ 반변련(약재, 절단)

순비기나무

한약명 만형자

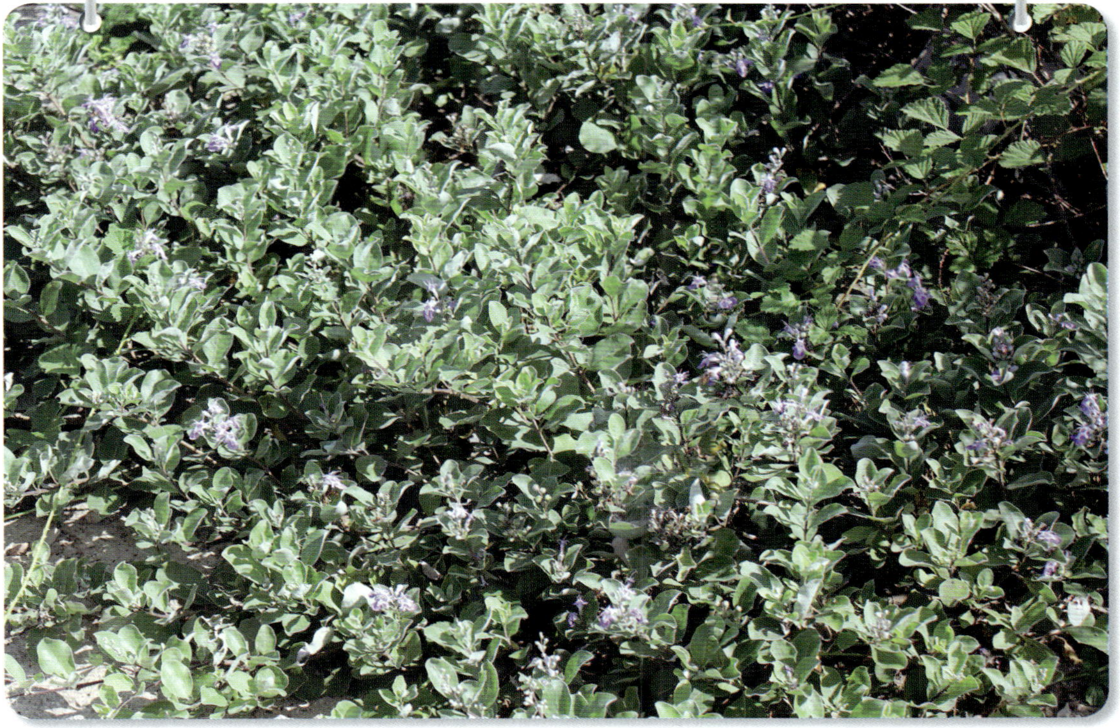

▲ 순비기나무_ 지상부

한약명 만형자

- 식물명 및 학명: 순비기나무 *Vitex rotundifolia* Linné fil., 만형(蔓荊) *Vitex trifolia* Linné
- 과명: 마편초과(Verbenaceae)
- 약용부위: 잘 익은 열매
- 한약명: 만형자(蔓荊子)
- 라틴 생약명: Viticis Fructus
- 이명 또는 영명: Vitex Fruit
- 식약처 공정서 및 조선시대 의서 수재:
  대한민국약전(KP)
  동의보감 탕액편의 나무부(部)
  방약합편의 관목(灌木)편

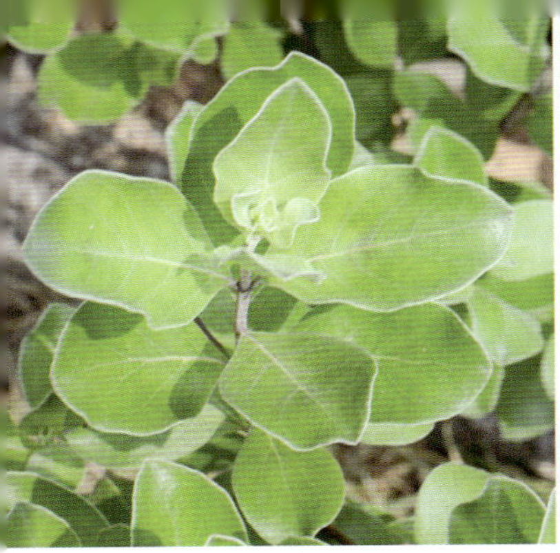

▲ 순비기나무_ 잎

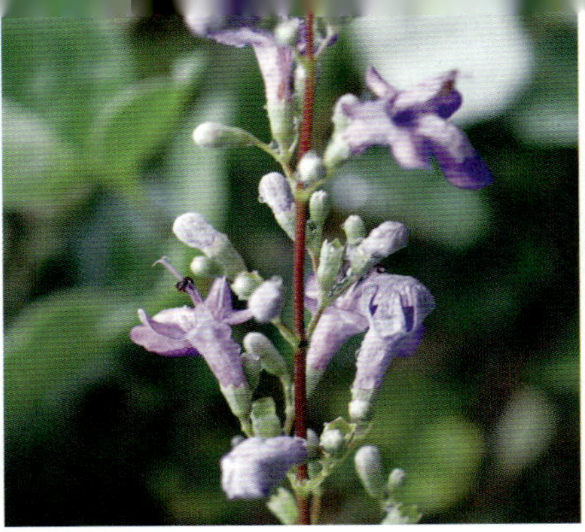

▲ 순비기나무_ 꽃

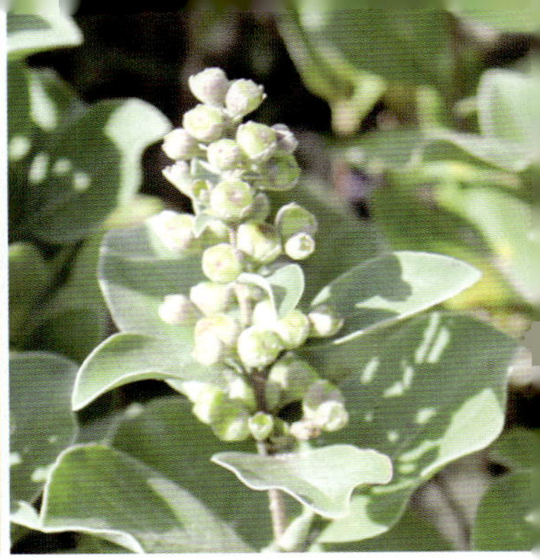

▲ 순비기나무_ 열매

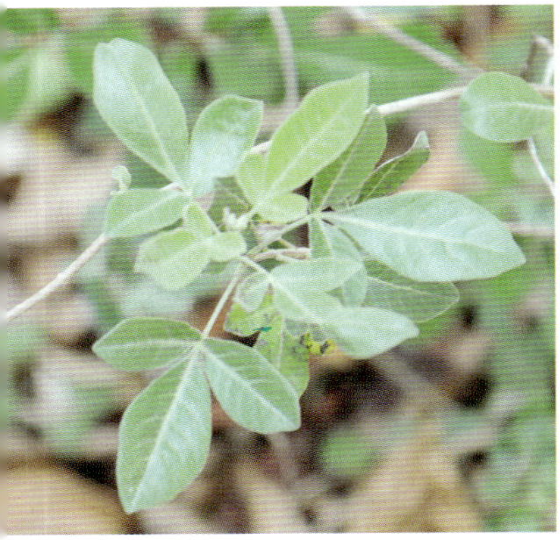

▲ 만형_ 잎

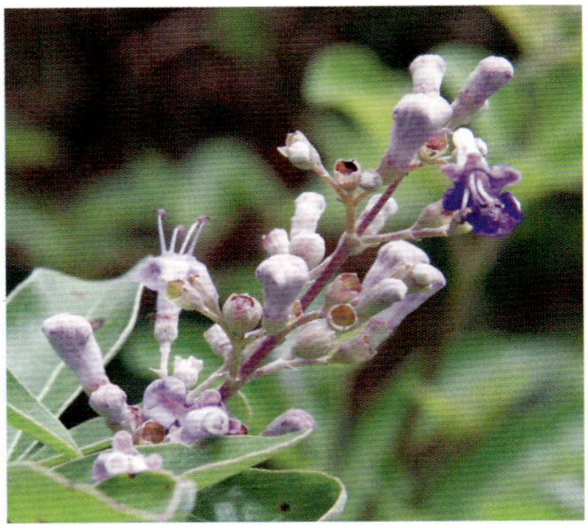

▲ 만형_ 꽃

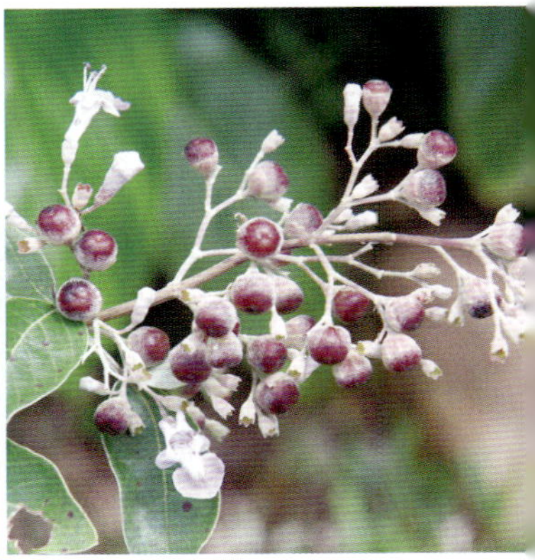

▲ 만형_ 열매

| 한약의 기원 | 이 약은 순비기나무 *Vitex rotundifolia* Linné fil. 또는 만형(蔓荊) *Vitex trifolia* Linné(마편초과 Verbenaceae)의 잘 익은 열매이다.

| 한방 특성 |

- 한방 약미(藥味)와 약성(藥性): 맛은 맵고 쓰며 성질은 약간 차다.
- 한방 작용부위(귀경, 歸經): 만형자는 주로 방광, 간장, 위장 질환에 영향을 미친다.
- 한방 효능

소산풍열(消散風熱): 풍열(風熱)을 해소한다.

청리두목(淸利頭目): 머리와 눈의 발열을 해소한다.

| 약효 해설 |

- 눈이 충혈되고 눈물을 많이 흘리는 증상을 치료한다.
- 눈이 어둡고 잘 보이지 않는 증상의 치료에 좋다.
- 머리가 어지럽고 눈앞이 아찔한 증상에 활용된다.

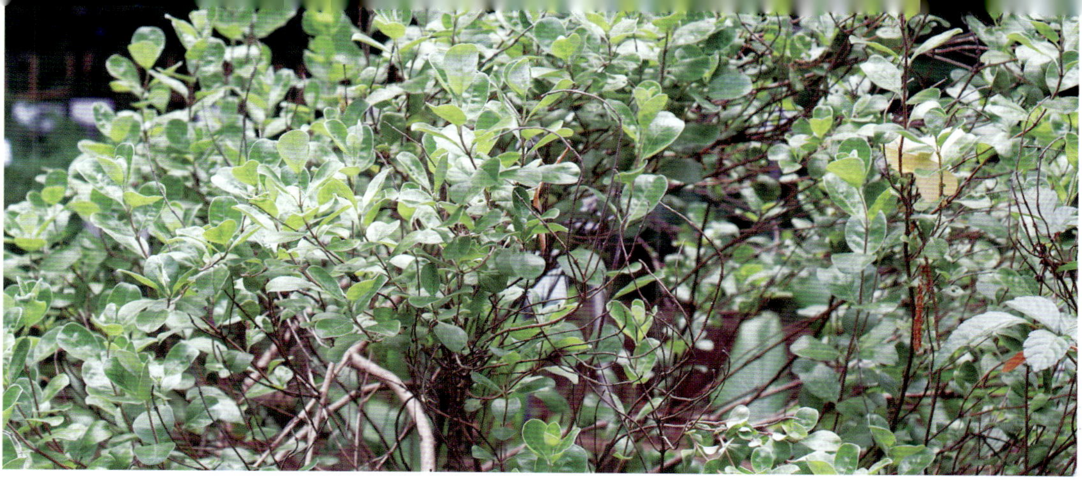

▲ 순비기나무_ 수형

• 잇몸이 붓고 아픈 증상을 낫게 한다.
• 편두통, 치통을 멎게 한다.

| 동의보감 원문의 한글 식물명 | 승법실

| 동의보감 효능 | 만형실(蔓荊實, 순비기나무 열매)의 성질은 약간 차며[微寒](보통이라고도[平] 한다) 맛이 쓰고[苦] 맵고[辛] 독이 없다. 풍(風)으로 머리가 아프며 뇌에서 소리가 나는 것, 눈물이 나는 것을 낫게 한다. 눈을 밝게 하고 치아를 튼튼히 한다. 감각기관의 기능을 정상화하고 수염과 머리카락을 잘 자라게 한다. 습한 기운으로 인해 뼈마디가 저리고 쑤시는 것, 경련이 일어나는 것을 치료한다. 백충(白蟲), 장충(長蟲)을 없앤다.

| 동의보감 원문 | **蔓荊實:** 性微寒[一云平] 味苦辛 無毒. 主風頭痛 腦鳴 淚出. 明目堅齒 利九竅 長鬚髮. 治濕痺拘攣 去白蟲長蟲.

| 약용법 | 열매 5~10g을 물 800mL에 넣고 달여서 반으로 나누어 아침저녁으로 마신다.

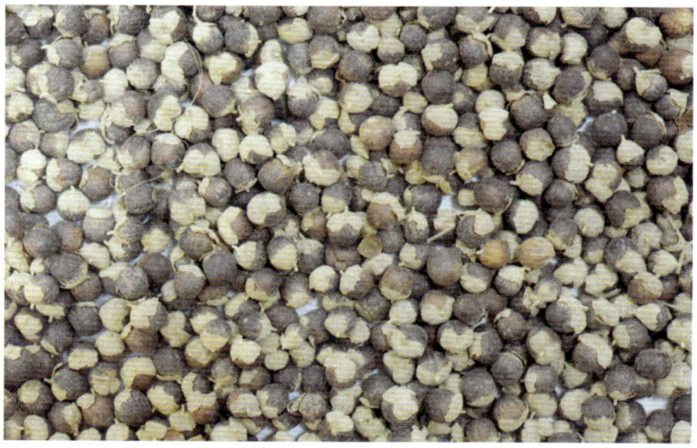

▲ 만형자(약재, 전형)

술패랭이꽃, 패랭이꽃

한약명 구맥

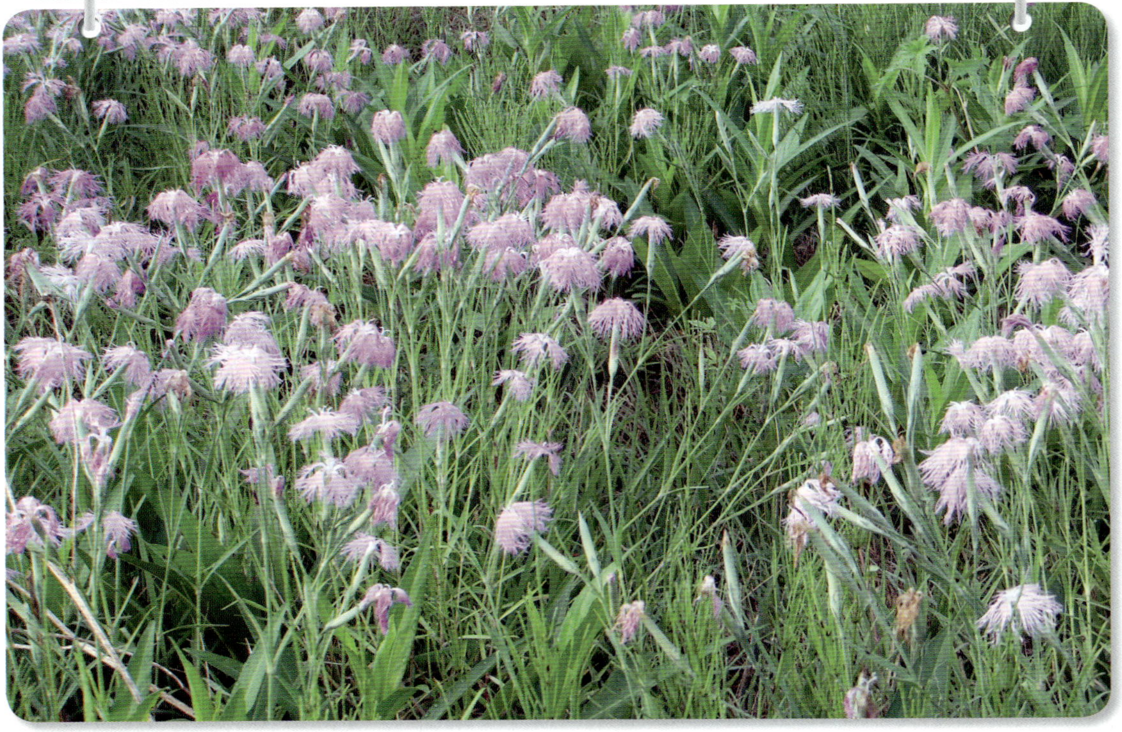

▲ 술패랭이꽃_ 무리

한약명 구맥

- 식물명 및 학명: 술패랭이꽃 *Dianthus superbus* var. *longicalycinus* Williams, 패랭이꽃 *Dianthus chinensis* Linné
- 과명: 석죽과(Caryophyllaceae)
- 약용부위: 지상부
- 한약명: 구맥(瞿麥)
- 라틴 생약명: Dianthi Herba
- 식약처 공정서 및 조선시대 의서 수재:
  대한민국약전외한약(생약)규격집(KHP)
  동의보감 탕액편의 풀부(部)
  방약합편의 습초(濕草)편

| 한약의 기원 | 이 약은 술패랭이꽃 *Dianthus superbus* var. *longicalycinus* Williams 또는 패랭이꽃 *Dianthus chinensis* Linné(석죽과 Caryophyllaceae)의 지상부이다.

| 한방 특성 |

- 한방 약미(藥味)와 약성(藥性): 맛은 쓰고, 성질은 차다.
- 한방 작용부위(귀경, 歸經): 구맥은 주로 심장, 소장 질환에 영향을 미친다.
- 한방 효능

이뇨통림(利尿通淋): 소변을 잘 나오게 하고 배뇨장애를 해소한다.

활혈통경(活血通經): 혈액 순환을 촉진하여 월경이 잘 나오게 한다.

| 약효 해설 |

- 소변을 시원하게 나가게 한다.
- 소변에 피가 섞여 나오는 임증에 사용한다.
- 임증의 하나로 소변이 잘 나오지 않으면서 아프고 결석이 섞여 나오는 병증에 쓰인다.
- 신염, 수종(水腫), 무월경 증상을 치료한다.
- 눈이 충혈되고 막 같은 것이 생기는 장애를 낫게 한다

| 동의보감 원문의 한글 식물명 | 셕듁화

| 동의보감 효능 | 구맥(瞿麥, 패랭이꽃)의 성질은 차며[寒] 맛은 쓰고[苦] 매우며[辛](달다[甘]고도 한다) 독이 없다. 소변이 잘 나오지 않는 것과 구토가 멎지 않는 것이 동시에 나타나는 증상을 낫게 한다. 소변이 잘 나오지 않거나 적게 자주 보는 것에 쓴다. 가시 박힌 것을 나

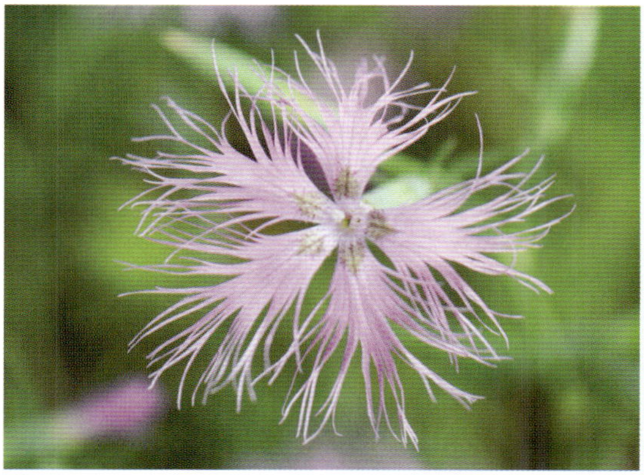

▲ 술패랭이꽃_ 꽃

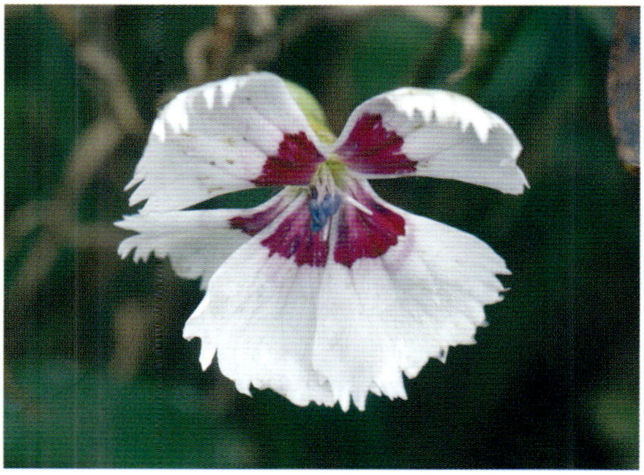

▲ 패랭이꽃_ 꽃

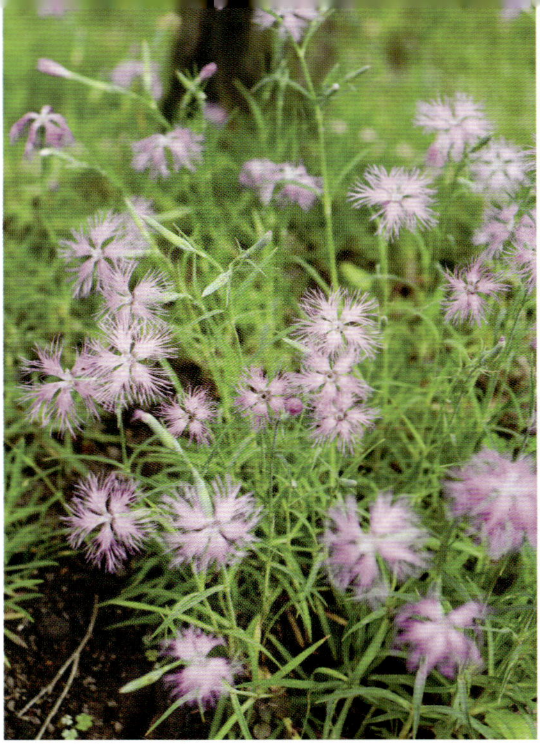

▲ 술패랭이꽃_ 지상부

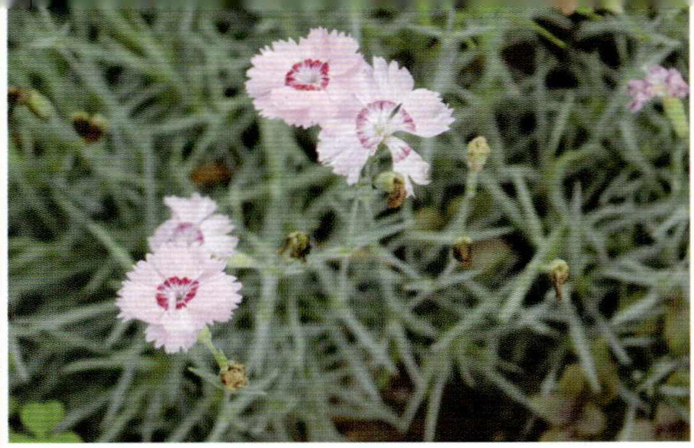

▲ 패랭이꽃_ 지상부

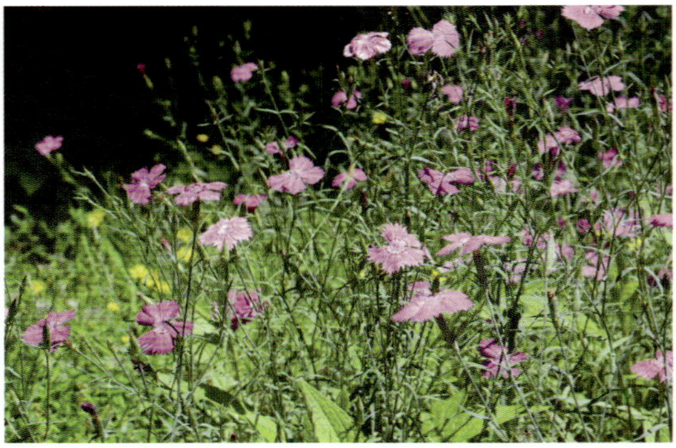

▲ 패랭이꽃_ 무리

오게 하고 옹종(癰腫)을 삭인다. 눈을 밝게 하며 예막[瞖]을 없애고 유산시킨다. 심경(心經)을 통하게 하며 소장(小腸)을 순조롭게 하는 데 매우 좋다.

| 동의보감 원문 | **瞿麥:** 性寒 味苦辛[一云甘] 無毒. 主關格諸癃結 小便不通 出刺 決癰腫 明目去瞖 破胎墮子. 通心經 利小腸爲最要.

| 약용법 | 지상부 9~15g을 물 800mL에 넣고 달여서 반으로 나누어 아침 저녁으로 마신다.

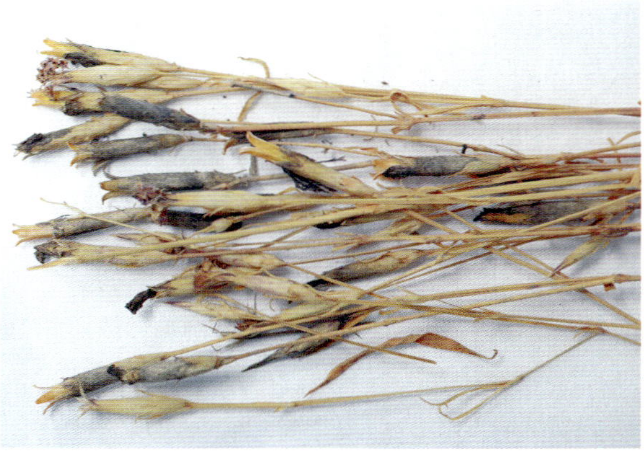

▲ 구맥(약재, 전형)

승마, 눈빛승마, 촛대승마

한약명 승마

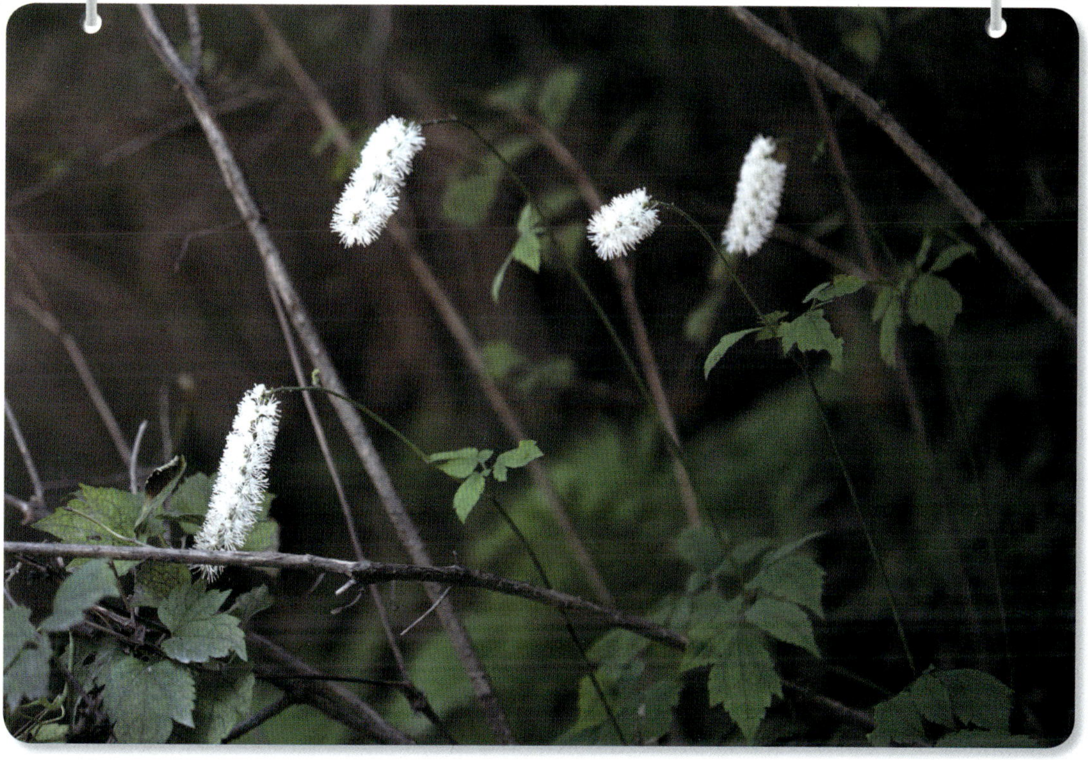

▲ 촛대승마_ 지상부

한약명 승마

- 식물명 및 학명: 승마 *Cimicifuga heracleifolia* Komarov, 촛대승마 *Cimicifuga simplex* Wormskjord, 눈빛승마 *Cimicifuga dahurica* Maximowicz, 황새승마 *Cimicifuga foetida* Linné
- 과명: 미나리아재비과(Ranunculaceae)
- 약용부위: 뿌리줄기
- 한약명: 승마(升麻)
- 라틴 생약명: Cimicifugae Rhizoma
- 이명 또는 영명: Cimicifuga Rhizome
- 식약처 공정서 및 조선시대 의서 수재:
  대한민국약전(KP)
  동의보감 탕액편의 풀부(部)
  방약합편의 산초(山草)편

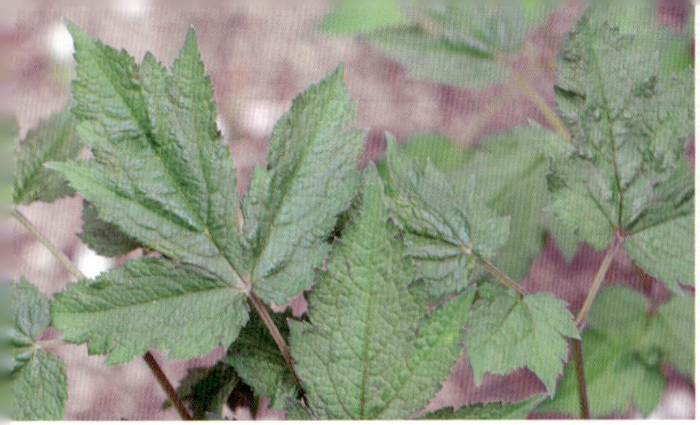

▲ 승마_ 잎

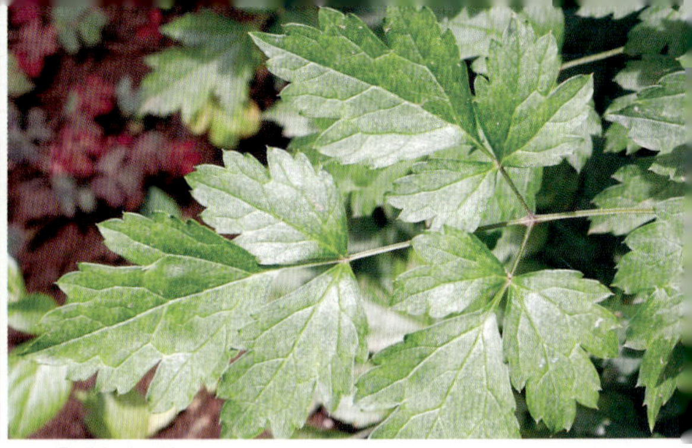

▲ 촛대승마_ 잎

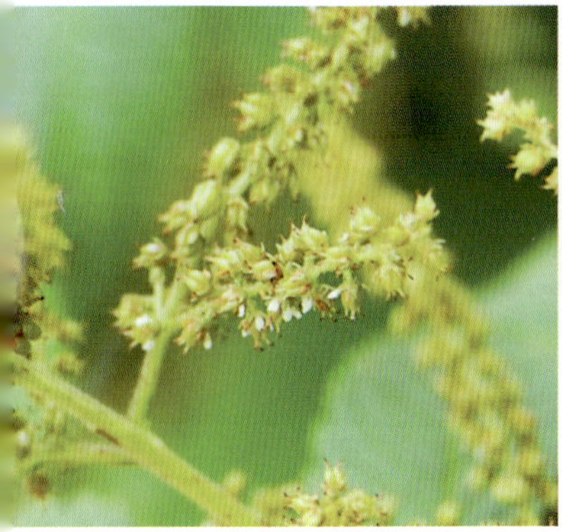

▲ 승마_ 꽃

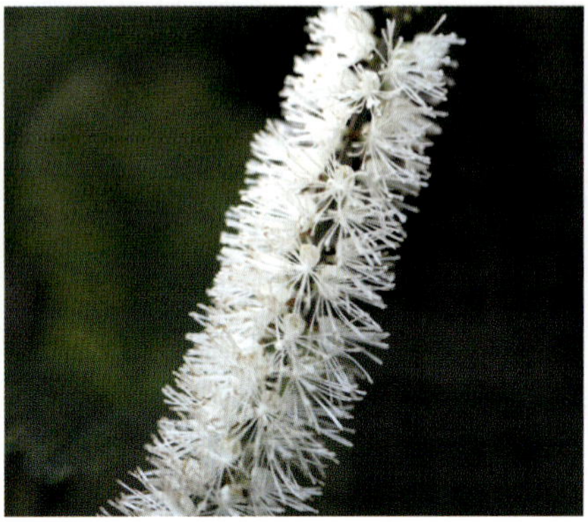

▲ 촛대승마_ 꽃

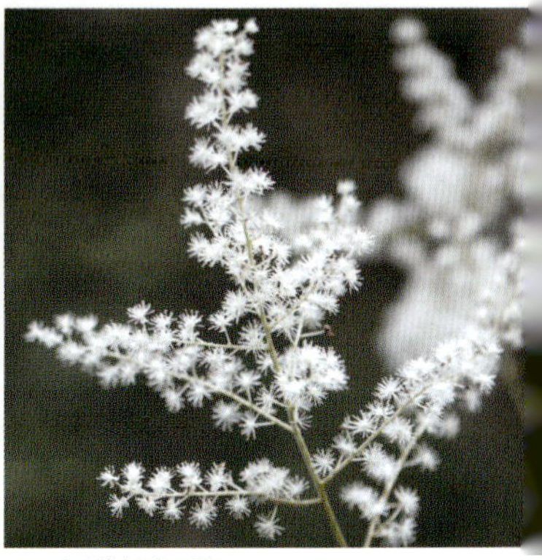

▲ 눈빛승마_ 꽃

| 한약의 기원 | 이 약은 승마 *Cimicifuga heracleifolia* Komarov, 촛대승마 *Cimicifuga simplex* Wormskjord, 눈빛승마 *Cimicifuga dahurica* Maximowicz 또는 황새승마 *Cimicifuga foetida* Linné(미나리아재비과 Ranunculaceae)의 뿌리줄기이다.

| 한방 특성 |

- 한방 약미(藥味)와 약성(藥性): 맛은 맵고 약간 달며 성질은 약간 차다.
- 한방 작용부위(귀경, 歸經): 승마는 주로 폐, 비장, 위장, 대장 질환에 영향을 미친다.
- 한방 효능

발표투진(發表透疹): 땀을 내어 체표에 있는 사기(邪氣)를 없애고 발진을 촉진한다.

청열해독(淸熱解毒): 열독(熱毒)을 해소한다.

승거양기(升擧陽氣): 양기(陽氣)를 끌어올린다.

| 약효 해설 |

- 입안이 허는 병증에 쓰인다.
- 목 안이 붓고 아픈 증상을 낫게 한다.

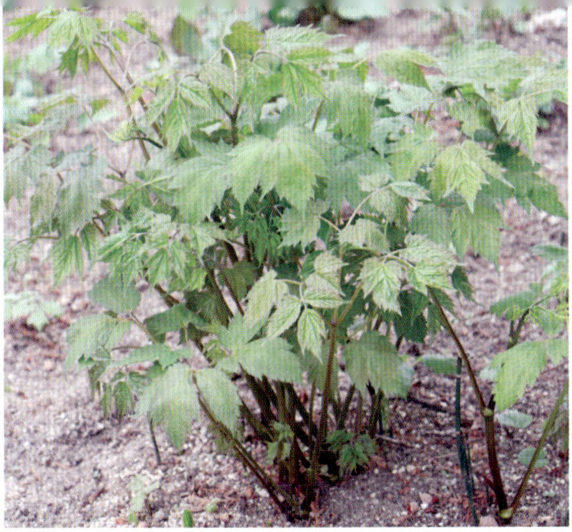

▲ 승마_ 어린 지상부

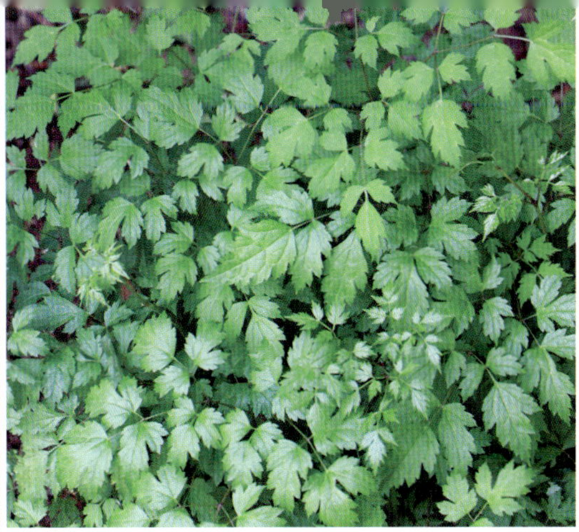

▲ 촛대승마_ 지상부

- 두통, 치통에 유효하다.
- 만성 설사, 만성 이질, 탈항(脫肛)을 치료한다.
- 급성 전염병에 사용한다.

| 동의보감 원문의 한글 식물명 | 씌뎔가릿불휘

| 동의보감 효능 | 승마(升麻)의 성질은 보통이고[平](약간 차다고도[微寒] 한다) 맛이 달며[甘] 쓰고[苦] 독이 없다. 모든 독을 풀어주고 온갖 헛것에 들린 것을 없앤다. 급성 전염병과 장기(瘴氣)를 물리친다. 고독(蠱毒)과 풍으로 붓는 것[風腫], 여러 가지 독으로 목 안이 아픈 것, 입안이 헌 것을 치료한다[본초].

| 동의보감 원문 | **升麻:** 性平[一云微寒] 味甘苦 無毒. 主解百毒 殺百精老物 辟瘟疫瘴氣. 療蠱毒 治風腫諸毒 喉痛口瘡.[本草]

| 약용법 | 뿌리줄기 3~10g을 물 800mL에 넣고 달여서 반으로 나누어 아침저녁으로 마신다.

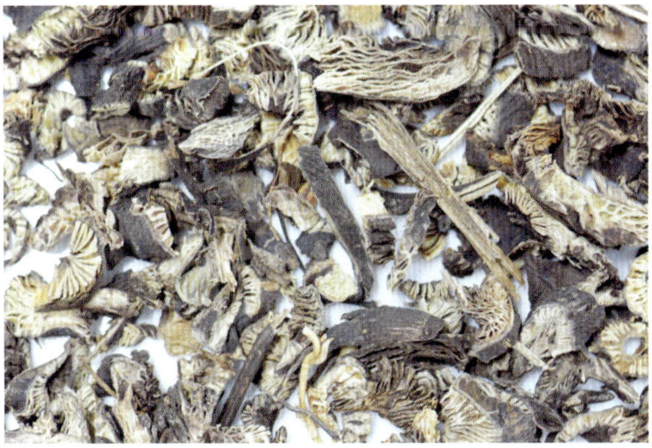

▲ 승마(약재, 절편)

시라

한약명 시라자

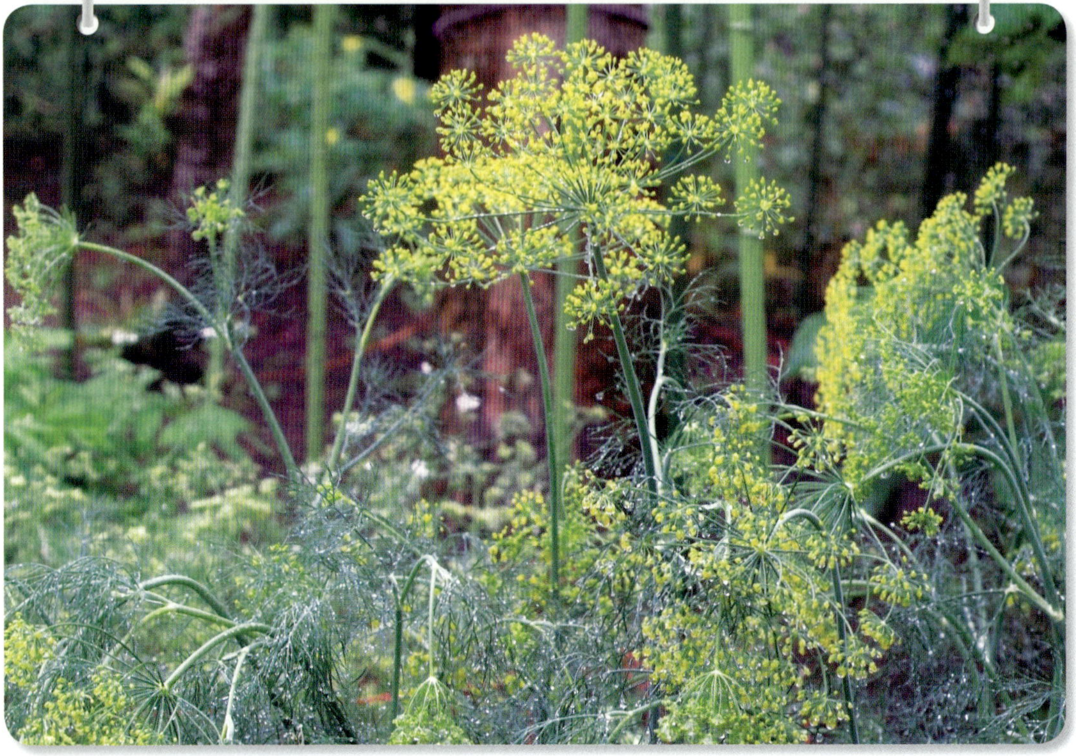

한약명 시라자

- 식물명 및 학명: 시라(蒔蘿) *Anethum graveolens* Linné
- 과명: 산형과(Umbelliferae)
- 약용부위: 열매
- 한약명: 시라자(蒔蘿子)
- 라틴 생약명: Anethi Fructus
- 식약처 공정서 및 조선시대 의서 수재:
  대한민국약전외한약(생약)규격집(KHP)
  방약합편의 방초(芳草, 향기가 좋은 풀)편

| 한약의 기원 | 이 약은 시라(蒔蘿) *Anethum graveolens* Linné(산형과 Umbelliferae)의 열매이다.

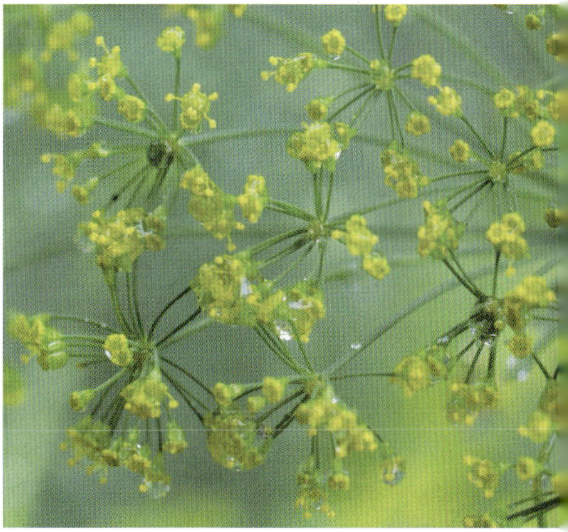

▲ 시라_ 꽃

| 한방 특성 |

- 한방 약미(藥味)와 약성(藥性): 맛은 맵고 성질은 따뜻하다.
- 한방 작용부위(귀경, 歸經): 시라자는 주로 비장, 위장, 간장, 신장 질환에 영향을 미친다.
- 한방 효능

온비개위(溫脾開胃): 비(脾)를 따뜻하게 하고 위 기능을 증진한다.

산한난간(散寒暖肝): 한사(寒邪)를 없애고 간을 따뜻하게 한다.

이기지통(理氣止痛): 기 순환을 촉진시켜 통증을 멈추게 한다.

| 약효 해설 |

- 위액 분비를 촉진하여 소화를 돕는다.
- 장염, 복통에 효과가 있다.
- 음낭이 차고 아픈 병증에 효과가 있다.

| 약용법 | 열매 1~5g을 물 800mL에 넣고 달여서 반으로 나누어 아침저녁으로 마시거나 또는 가루나 환(丸)으로 만들어 복용한다.

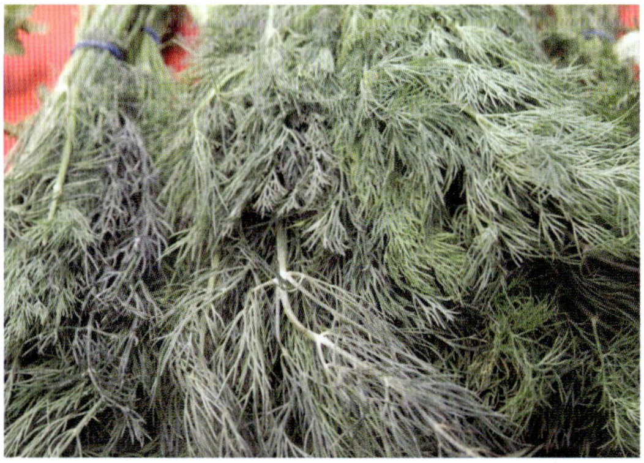

▲ 시라_ 잎(시장 판매품, 식용, 프랑스)

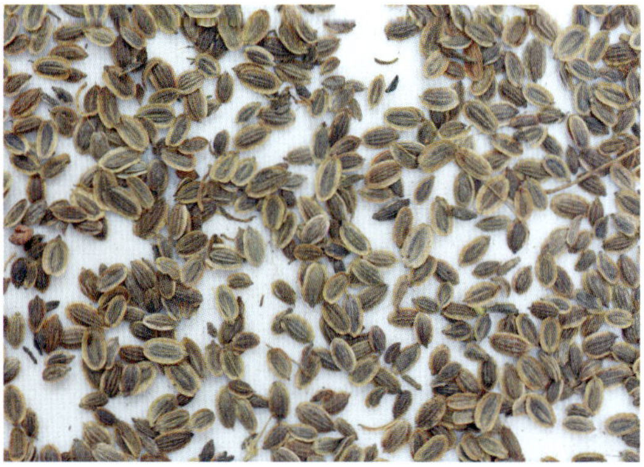

▲ 시라자(약재, 전형)

시호

한약명 시호

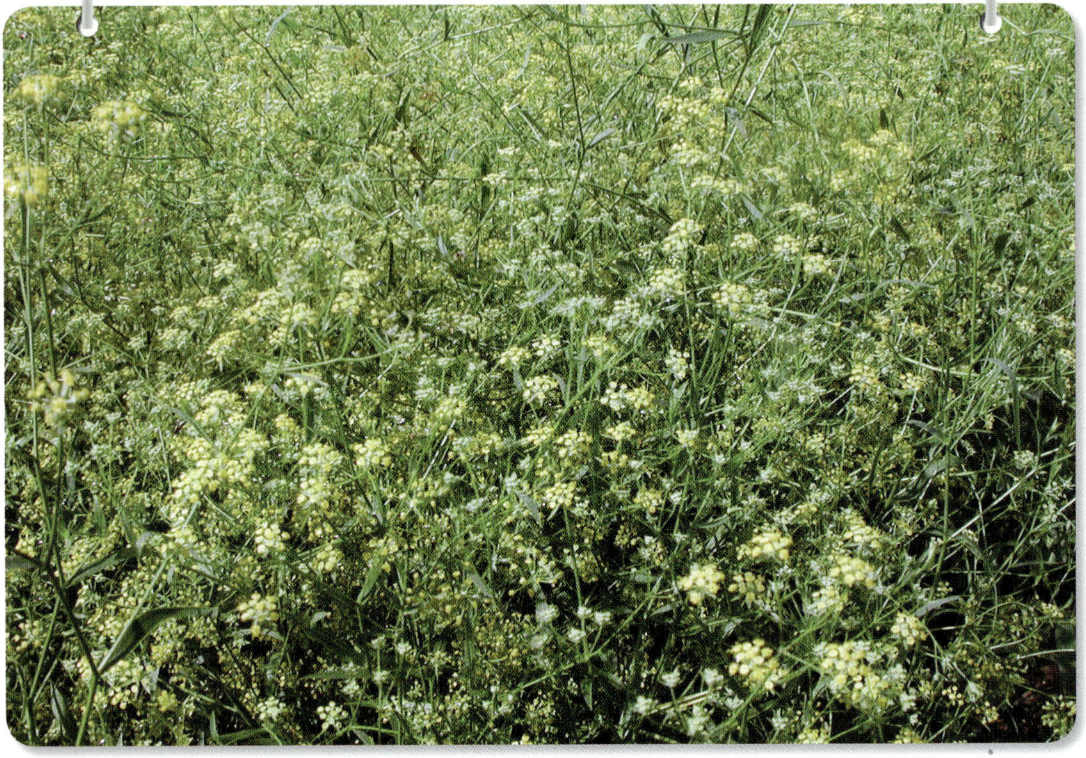

한약명 시호

- 식물명 및 학명: 시호 *Bupleurum falcatum* Linné
- 과명: 산형과(Umbelliferae)
- 약용부위: 뿌리
- 한약명: 시호(柴胡)
- 라틴 생약명: Bupleuri Radix
- 이명 또는 영명: Bupleurum Root
- 식약처 공정서 및 조선시대 의서 수재:
  대한민국약전(KP)
  동의보감 탕액편의 풀부(部)
  방약합편의 산초(山草)편

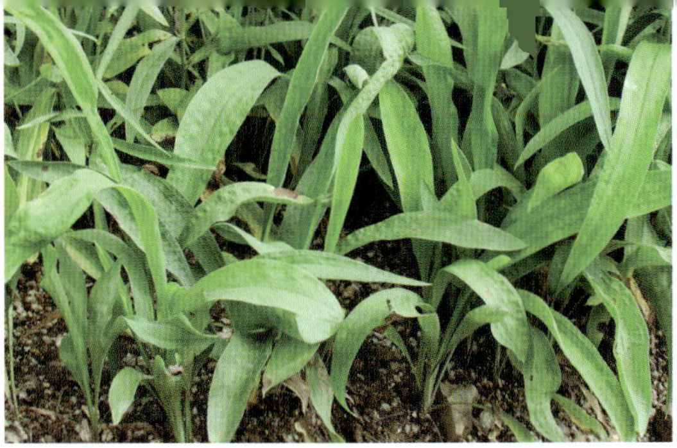

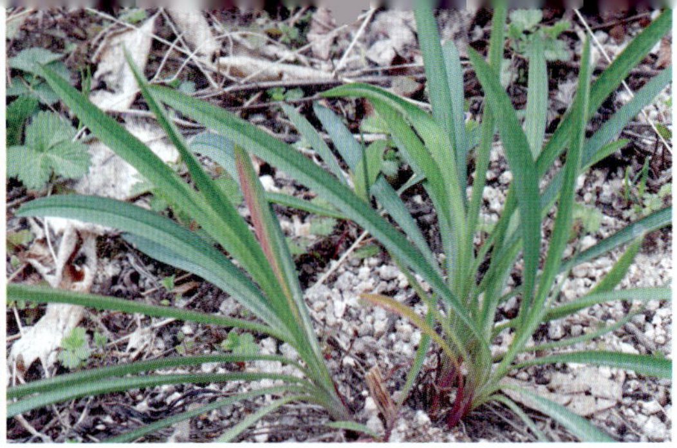

▲ 시호_ 잎

▲ 삼도시호(三島柴胡, *Bupleurum stenophyllum*)_ 어린잎

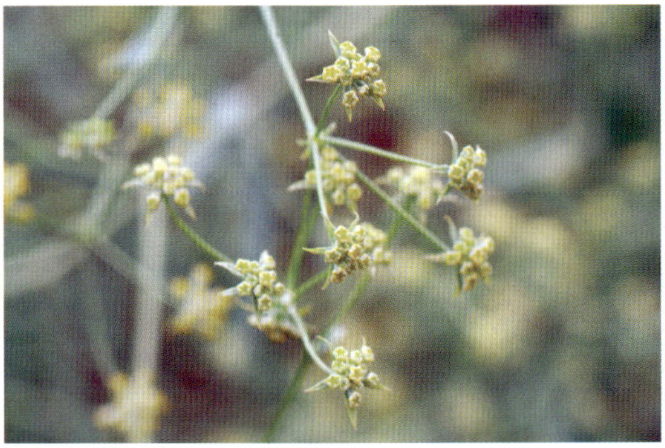

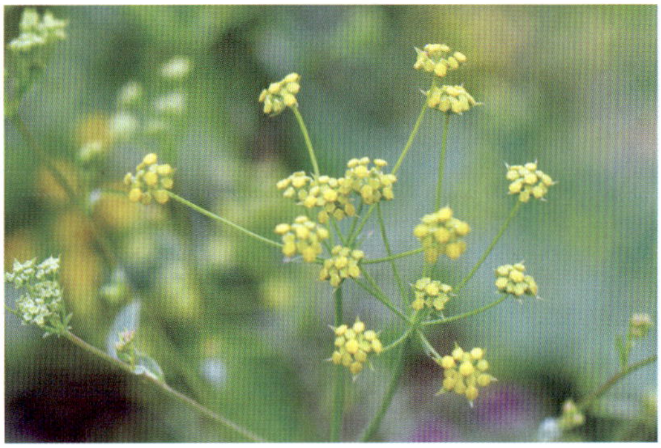

▲ 시호_ 꽃

▲ 북시호(*Bupleurum chinensis*)_ 꽃

| 한약의 기원 | 이 약은 시호 *Bupleurum falcatum* Linné 또는 그 변종(산형과 Umbelliferae)의 뿌리이다.

| 한방 특성 |

- 한방 약미(藥味)와 약성(藥性): 맛은 쓰고 성질은 약간 차다.
- 한방 작용부위(귀경, 歸經): 시호는 주로 간장, 담낭 질환에 영향을 미친다.
- 한방 효능

해표퇴열(解表退熱): 땀을 내어 체표에 있는 사기(邪氣)를 내보내고 열기를 없앤다.

소간해울(疏肝解鬱): 간기(肝氣)가 뭉친 것을 해소한다.

승거양기(升擧陽氣): 양기(陽氣)를 끌어올린다.

| 약효 해설 |

- 비교적 높은 열과 말라리아 치료에 사용한다.
- 두통, 현기증에 쓰인다.
- 월경불순, 위(胃)하수, 자궁하수를 치료한다.
- 간세포 보호의 약리작용이 있다.

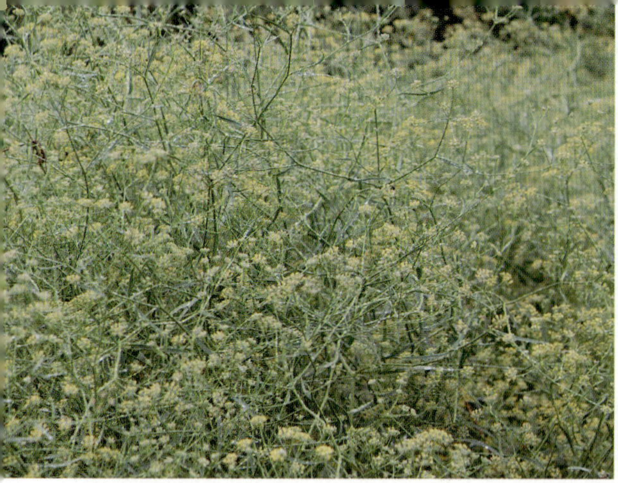

▲ 시호_ 지상부

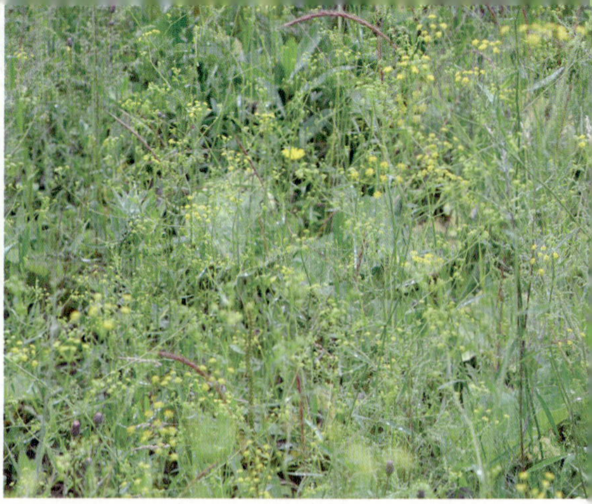

▲ 북시호(*Bupleurum chinensis*)_ 지상부

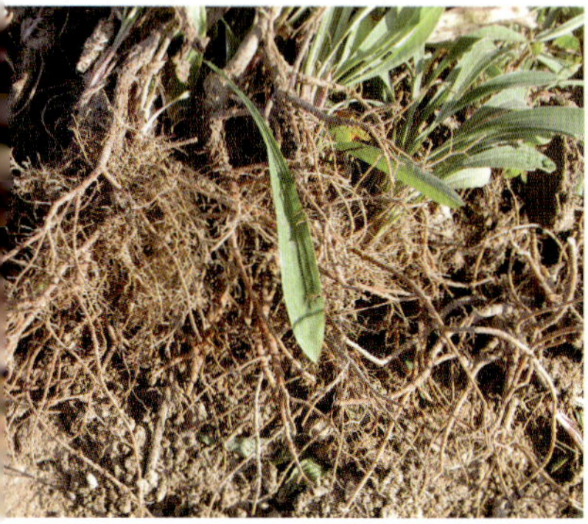

▲ 시호_ 뿌리

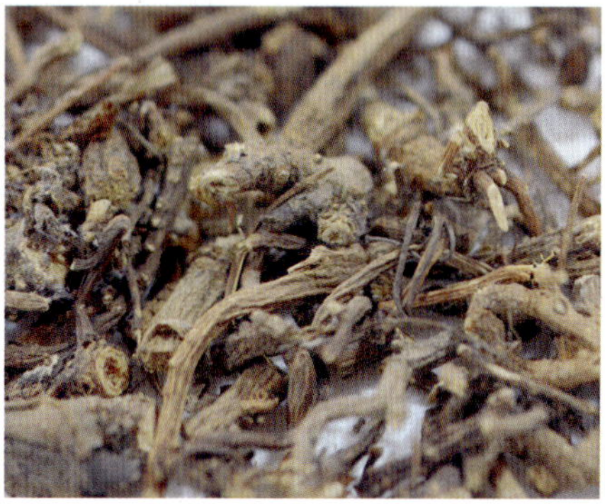

▲ 시호(약재, 절단)

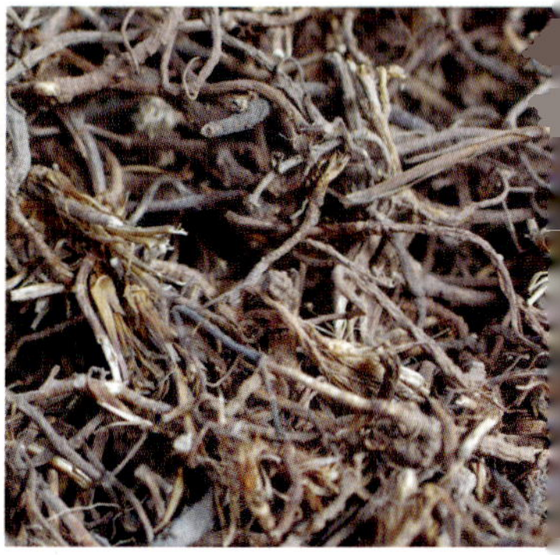

▲ 시호(약재, 시장 판매품)

| 동의보감 원문의 한글 식물명 | 묏미나리

| 동의보감 효능 | 시호(柴胡)의 성질은 약간 차고[微寒](보통이라고도[平] 한다) 맛은 약간 쓰며[微苦](달다[甘]고도 하다) 독이 없다. 상한(傷寒)에 추웠다 열이 났다 하는 것, 유행성 질병으로 안팎의 열이 풀리지 않을 때에 주로 쓴다. 관절이 아픈 것을 치료한다. 몸과 마음이 허약하고 피로한 것과 추웠다 더웠다 하는 것을 낫게 한다. 몸살로 열이 있는 것과 이른 새벽에 나는 조열(潮熱)을 없앤다. 간화(肝火)를 잘 내리고 추웠다 더웠다 하는 말라리아와 가슴, 옆구리가 그득하면서 아픈 것을 낫게 한다.

| 동의보감 원문 | 柴胡: 性微寒[一云平] 味微苦[一云甘] 無毒. 主傷寒寒熱往來 天行時疾 內外熱不解. 治熱勞 骨節煩疼. 除虛勞寒熱 解肌熱 早晨潮熱 能瀉肝火 除寒熱往來瘧疾 及胸脇痛滿.

| 약용법 | 뿌리 3~9g을 물 800mL에 넣고 달여서 반으로 나누어 아침저녁으로 마신다.

쑥, 산쑥, 황해쑥

한약명 애엽

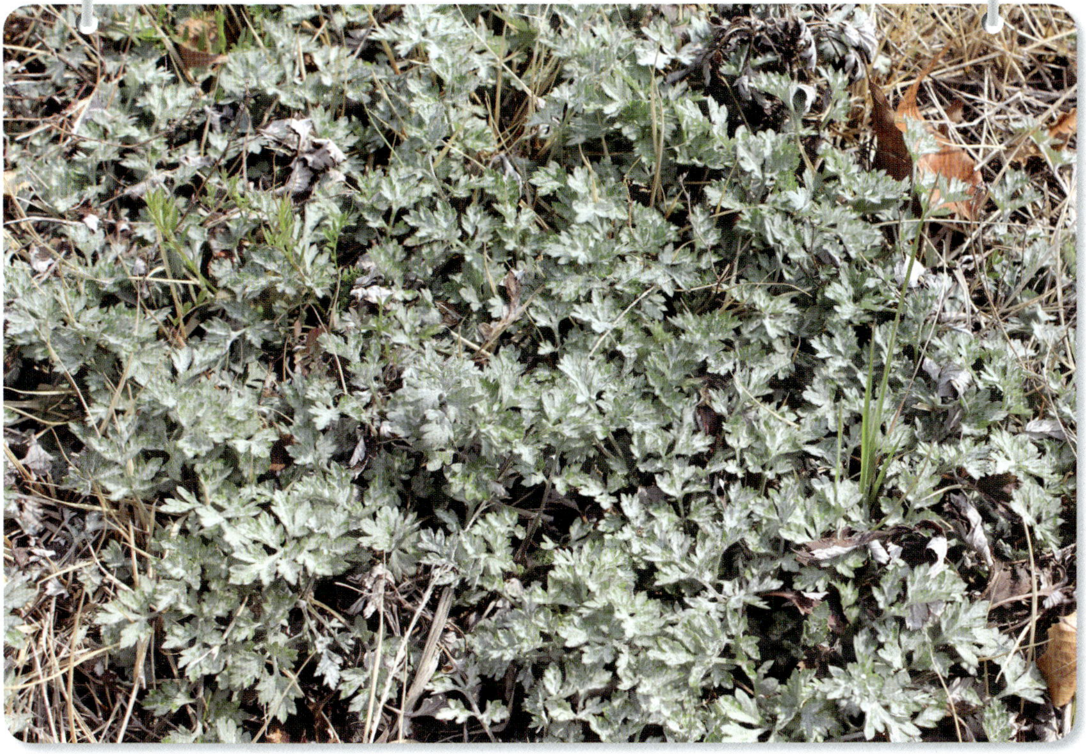

▲ 쑥_ 지상부

한약명 애엽

- 식물명 및 학명: 쑥 *Artemisia princeps* Pampanini, 산쑥 *Artemisia montana* Pampani, 황해쑥 *Artemisia argyi* Lev. et Vant.
- 과명: 국화과(Compositae)
- 약용부위: 잎 및 어린줄기
- 한약명: 애엽(艾葉)
- 라틴 생약명: Artemisiae Argyi Folium
- 식약처 공정서 및 조선시대 의서 수재:
  대한민국약전외한약(생약)규격집(KHP)
  동의보감 탕액편의 풀부(部)
  방약합편의 습초(濕草)편

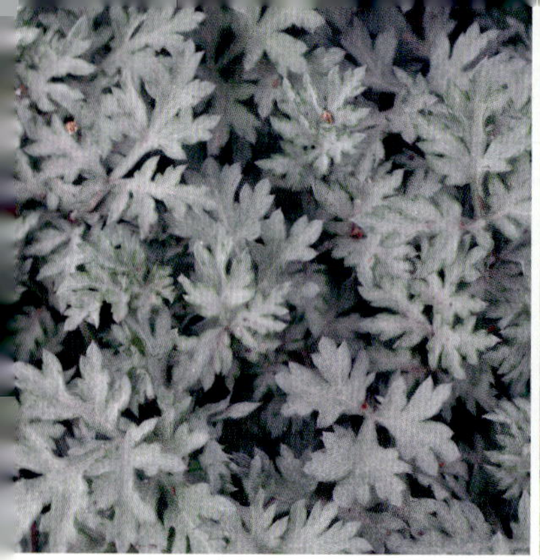

▲ 쑥_ 어린잎

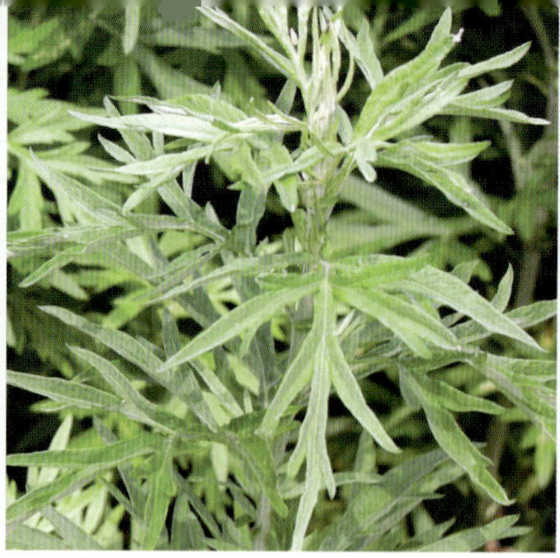

▲ 산쑥_ 잎

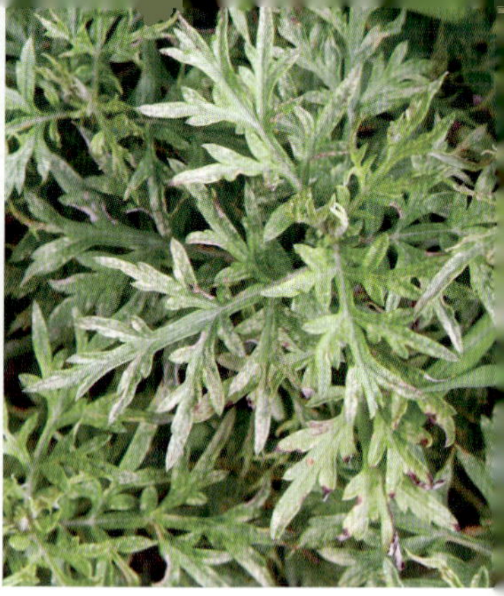

▲ 황해쑥_ 잎

| 한약의 기원 | 이 약은 쑥 *Artemisia princeps* Pampanini, 산쑥 *Artemisia montana* Pampani 또는 황해쑥 *Artemisia argyi* Lev. et Vant.(국화과 Compositae)의 잎 및 어린줄기이다.

| 한방 특성 |

- 한방 약미(藥味)와 약성(藥性): 맛은 맵고 쓰며 성질은 따뜻하고 독이 약간 있다.
- 한방 작용부위(귀경, 歸經): 애엽은 주로 간장, 비장, 신장 질환에 영향을 미친다.
- 한방 효능

  온경지혈(溫經止血): 경락을 따뜻하게 하여 지혈한다.

  산한지통(散寒止痛): 한사(寒邪)를 없애고 통증을 멎게 한다.

| 약효 해설 |

- 임신하혈, 월경과다, 자궁에서 나오는 분비물, 부정기 자궁출혈을 치료한다.
- 자궁이 차서 임신하지 못하는 증상에 활용한다.
- 가슴과 배의 통증을 없앤다.
- 팔다리에 경련이 일어 뒤틀리는 것같이 아픈 증상에 사용한다.
- 오래된 설사, 이질에 유효하다.
- 토혈, 코피 치료에 효과가 있다.
- 습진에 외용(外用)한다.

| 동의보감 원문의 한글 식물명 | ᄉᆞ지빌뿍

| 동의보감 효능 | 애엽(艾葉, 약쑥 잎)의 성질은 따뜻하고[溫](뜨겁다[熱]고도 한다) 맛은 쓰며[苦] 독이 없다. 온갖 오래된 병과 여성의 부정기 자궁출혈을 낫게 한다. 안태(安胎)시키고 복

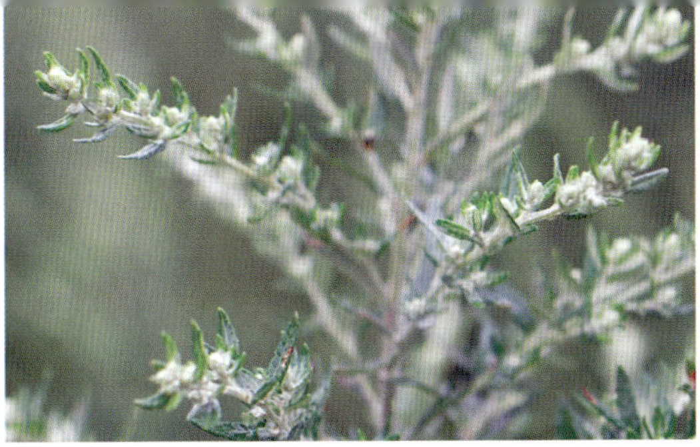

▲ 쑥_ 열매

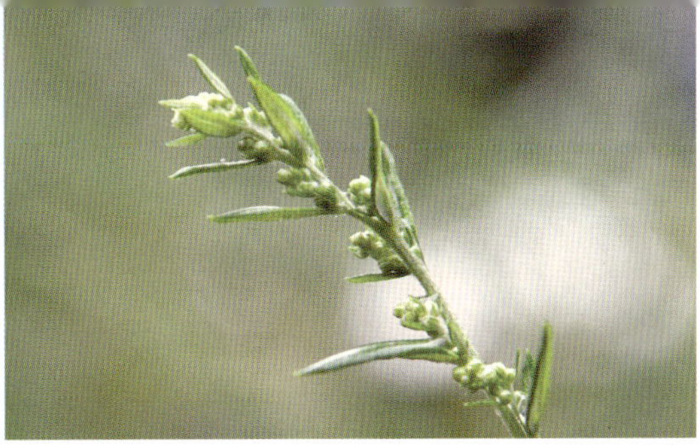

▲ 산쑥_ 열매

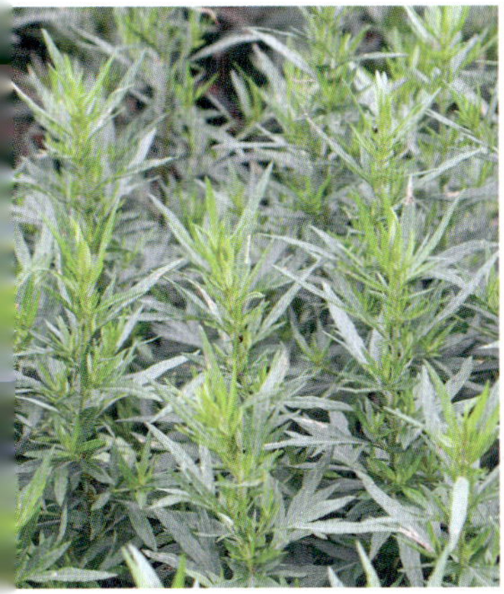

▲ 쑥_ 지상부

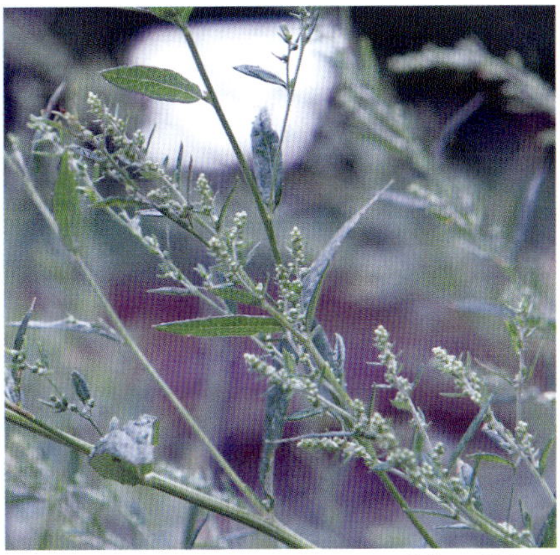

▲ 산쑥_ 지상부

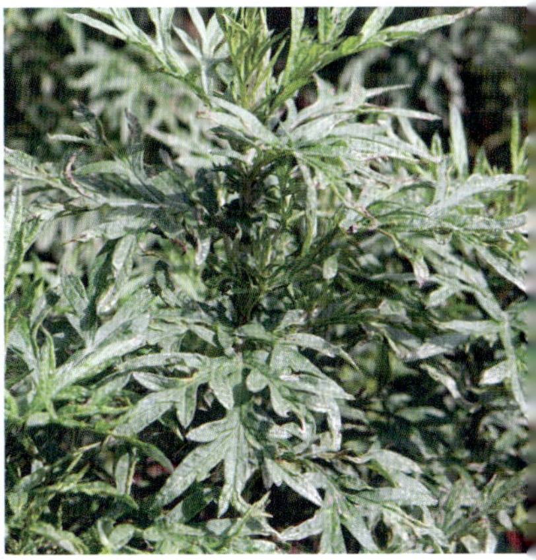

▲ 황해쑥_ 지상부

통, 적리(赤痢)와 백리(白痢)를 치료한다. 오장치루(五藏痔瘻)로 피를 쏟는 것, 음부의 익창(䘌瘡)을 낫게 한다. 새살을 돋게 하며 바람과 찬 기운을 물리치고 임신이 잘되게 한다.

| 동의보감 원문 | 艾葉: 性溫[一云熱] 味苦 無毒. 主久百病 主婦人崩漏. 安胎 止腹痛 止赤白痢 五藏痔 瀉血 療下部䘌 生肌肉 辟風寒 令人有子.

| 약용법 | 잎 및 어린줄기 3~10g을 물 800mL에 넣고 달여서 반으로 나누어 아침저녁으로 마시거나 가루나 환(丸)으로 만들어 복용한다. 외용할 때는 적당량을 짓찧어서 환부에 붙인다.

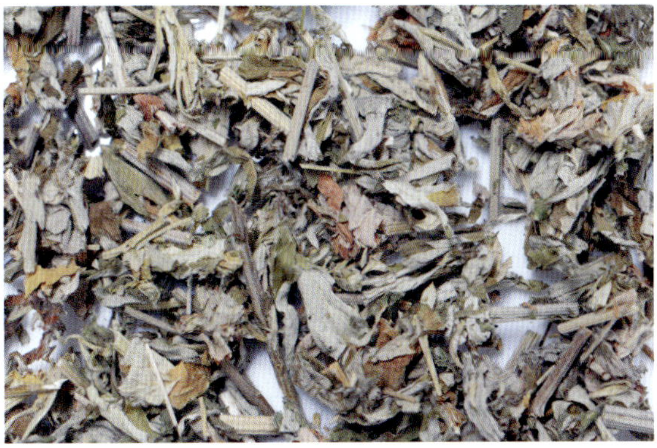

▲ 애엽(약재, 절단)

아마

한약명 아마인

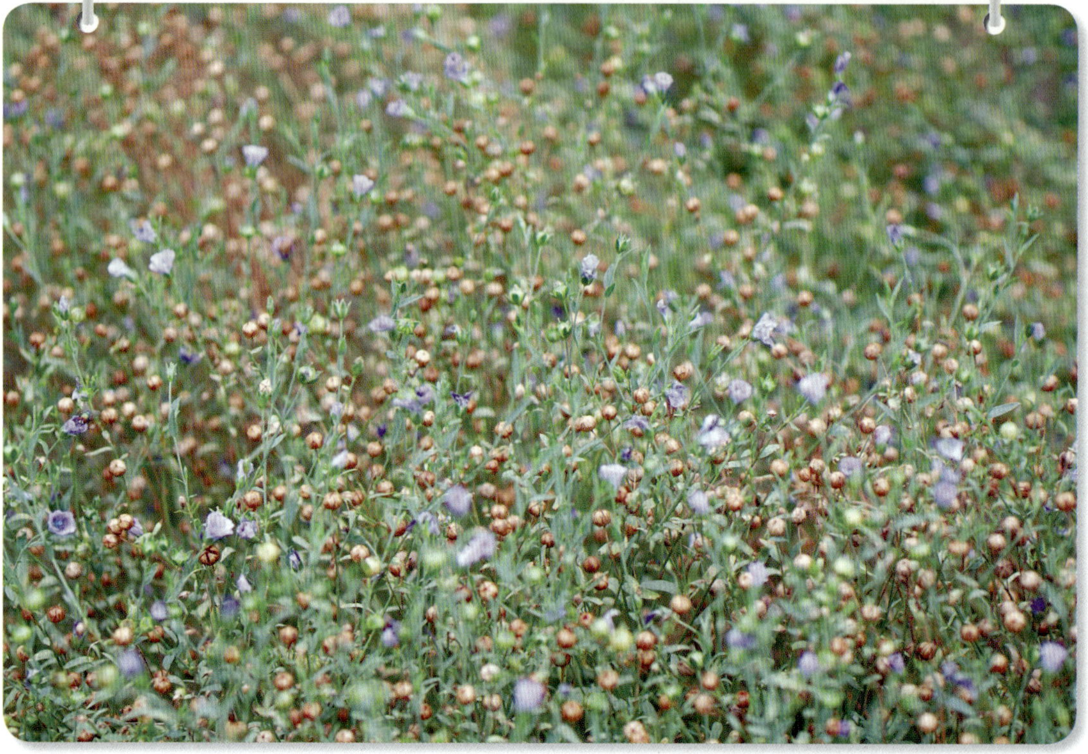

한약명 아마인

- 식물명 및 학명: 아마 *Linum usitatissimum* Linné
- 과명: 아마과(Linaceae)
- 약용부위: 잘 익은 씨
- 한약명: 아마인(亞麻仁)
- 라틴 생약명: Lini Semen
- 이명 또는 영명: Linseed
- 식약처 공정서 및 조선시대 의서 수재: 대한민국약전(KP)

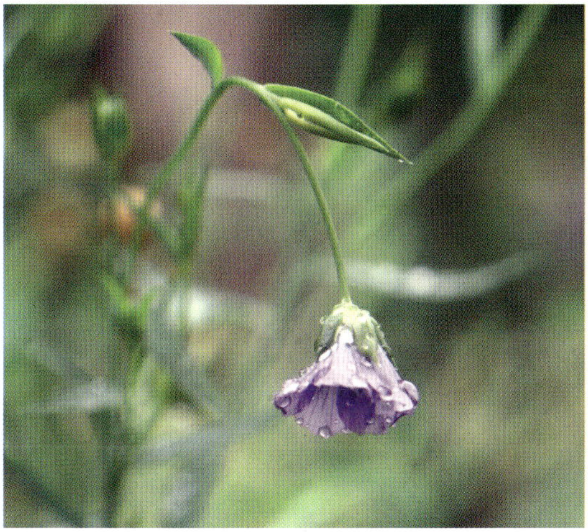

▲ 아마_ 꽃

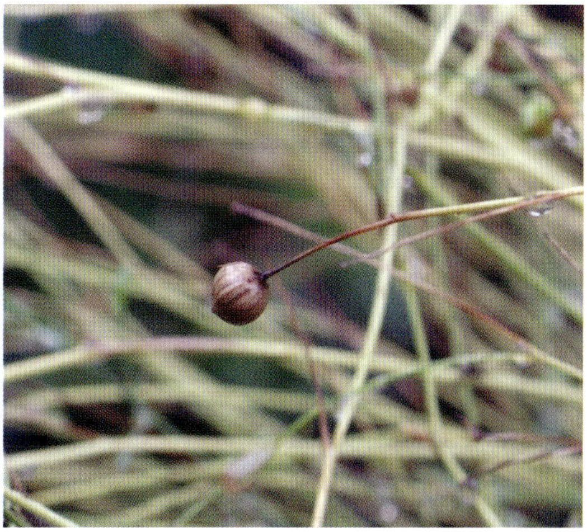

▲ 아마_ 열매

| 한약의 기원 | 이 약은 아마 *Linum usitatissimum* Linné(아마과 Linaceae)의 잘 익은 씨이다.

| 한방 특성 |

- 한방 약미(藥味)와 약성(藥性): 맛은 달고 성질은 보통이다[平].
- 한방 작용부위(귀경, 歸經): 아마인은 주로 폐, 간장, 대장 질환에 영향을 미친다.
- 한방 효능

  윤조통변(潤燥通便): 건조한 것을 촉촉하게 하여 대변이 잘 나오게 한다.

  양혈거풍(凉血祛風): 혈열(血熱)을 식히고 풍(風)을 제거한다.

| 약효 해설 |

- 장(腸)의 진액이 부족하여 대변을 보기 어려운 증상에 사용한다.
- 탈모를 치료한다.
- 피부 건조, 가려움증에 쓰인다.

| 약용법 | 씨 9~15g을 물 800mL에 넣고 달여서 반으로 나누어 아침저녁으로 마신다.

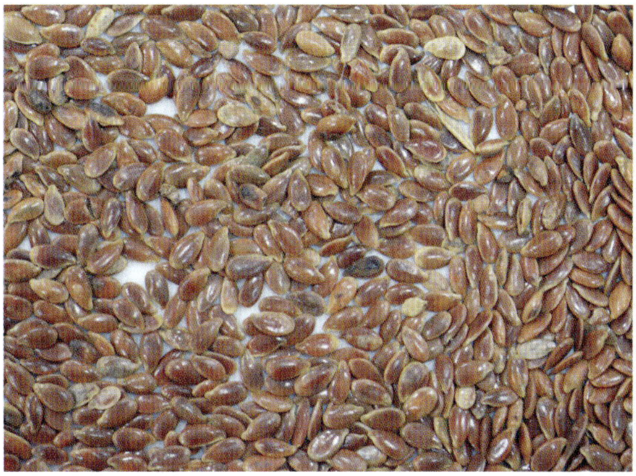

▲ 아마인(약재, 전형)

아욱

한약명 동규자

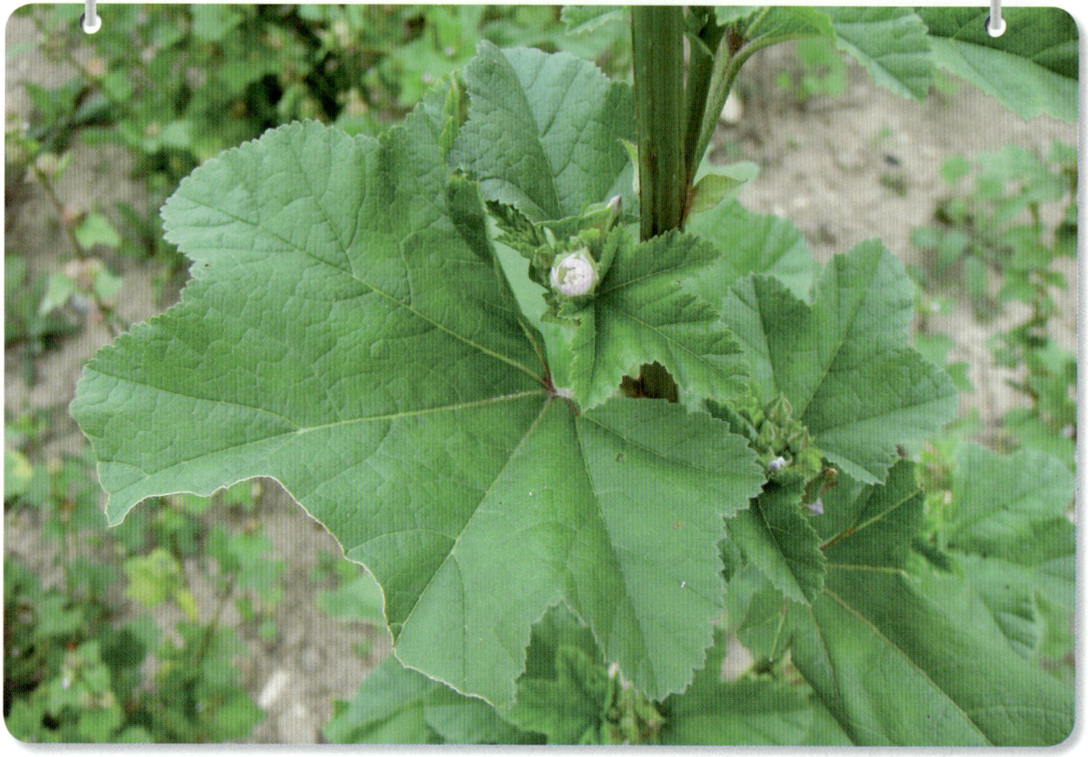

한약명 동규자

- 식물명 및 학명: 아욱 *Malva verticillata* Linné
- 과명: 아욱과(Malvaceae)
- 약용부위: 씨
- 한약명: 동규자(冬葵子)
- 라틴 생약명: Malvae Semen
- 이명 또는 영명: 활규자(滑葵子)

- 식약처 공정서 및 조선시대 의서 수재:
  대한민국약전외한약(생약)규격집(KHP)
  동의보감 탕액편의 채소부(部)
  방약합편의 유활채(柔滑菜, 부드럽고 매끈한 채소)편

| 한약의 기원 | 이 약은 아욱 *Malva verticillata* Linné(아욱과 Malvaceae)의 씨이다.

| 한방 특성 |

- 한방 약미(藥味)와 약성(藥性): 맛은 달고 성질은 차다.
- 한방 작용부위(귀경, 歸經): 동규자는 주로 대장, 소장, 방광 질환에 영향을 미친다.
- 한방 효능

청열이뇨(淸熱利尿): 열기를 식히고 소변이 잘 나오게 한다.

소종(消腫): 종기를 가라앉힌다.

| 약효 해설 |

- 이뇨 작용이 있고 변비 치료에 도움이 된다.
- 임산부의 젖이 나오지 않는 증상을 치료한다.
- 유방이 붓고 아픈 증상을 치료한다.

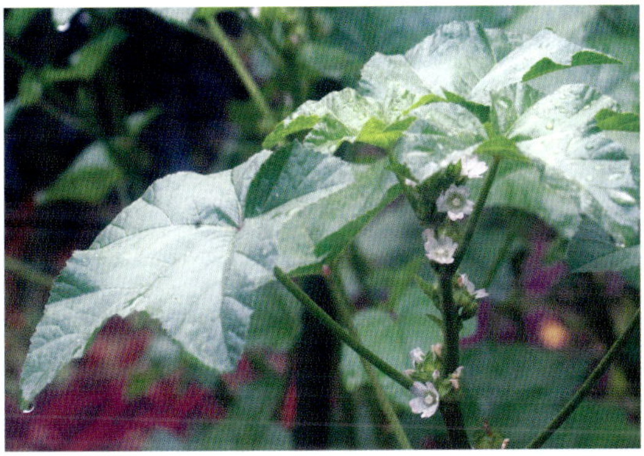

▲ 아욱_ 잎

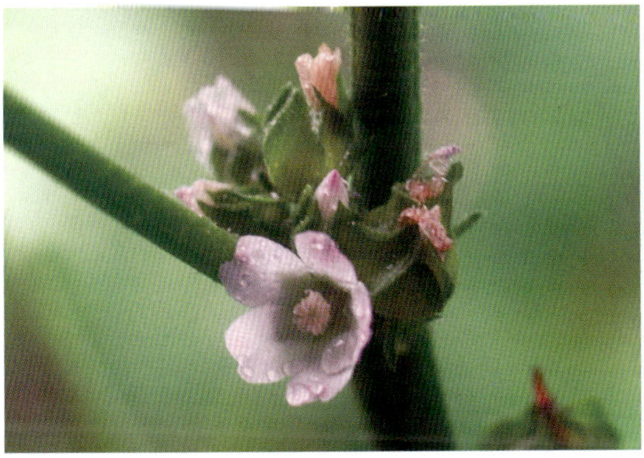

▲ 아욱_ 꽃

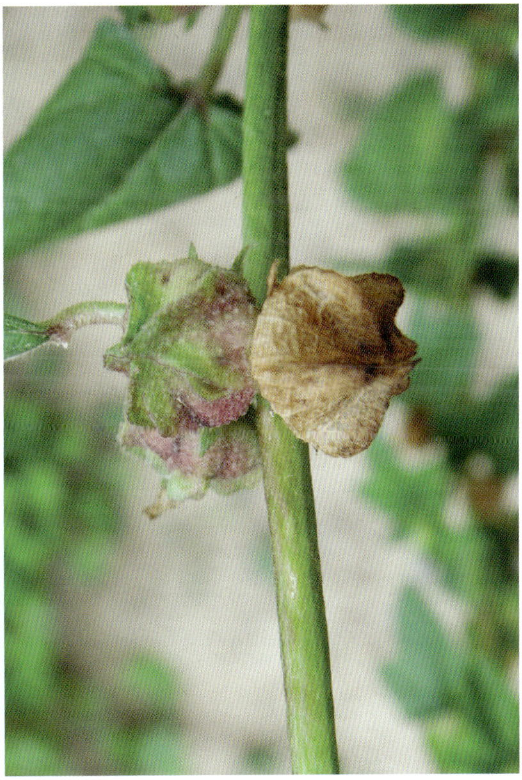

▲ 아욱_ 씨 결실

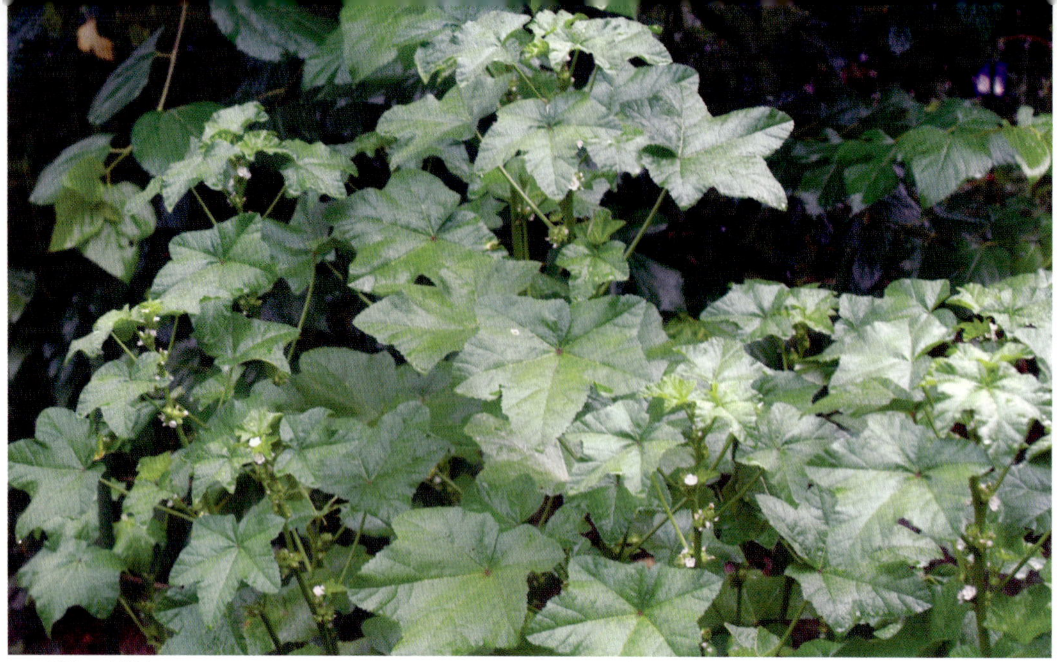

▲ 아욱_ 지상부

| 동의보감 원문의 한글 식물명 | 돌아옥삐

| 동의보감 효능 | 동규자(冬葵子, 아욱 씨)는 성질이 차고[寒] 맛이 달며[甘] 독이 없다. 다섯 가지 임병(淋病)을 치료하여 소변을 잘 나오게 한다. 오장육부의 한기(寒氣)와 열기(熱氣)가 번갈아 일어나는 병 그리고 부인이 젖이 막혀 잘 나오지 않는 것을 치료한다.

| 동의보감 원문 | **冬葵子:** 性寒[一云冷] 味甘 無毒. 治五淋 利小便. 除五藏六府寒熱 婦人乳難內閉.

| 약용법 | 씨 4~12g을 물 800mL에 넣고 달여서 반으로 나누어 아침저녁으로 마신다.

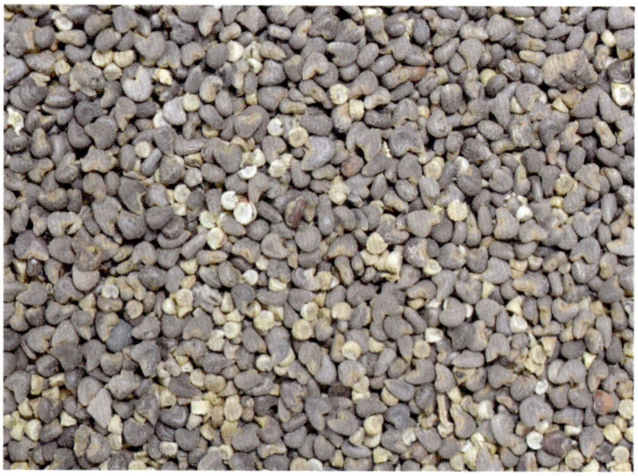

▲ 동규자(약재, 전형)

알로에

한약명 노회

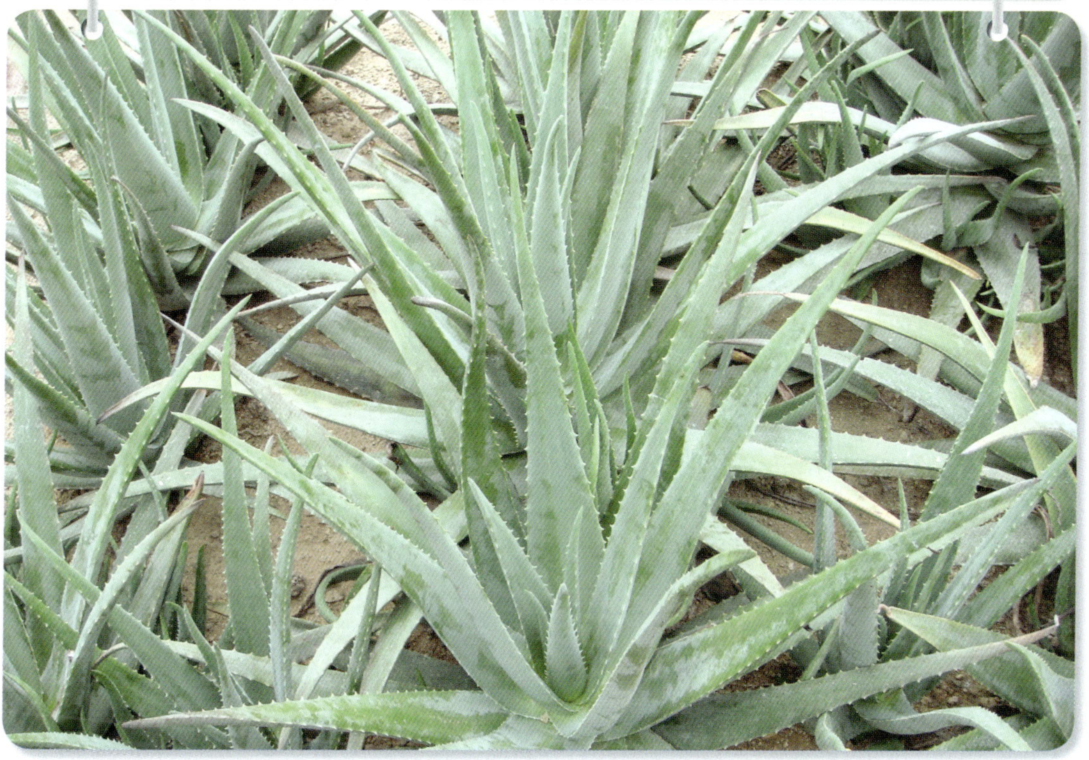

▲ 알로에(*Aloe barbadensis*)_ 지상부

한약명 노회

- 식물명 및 학명: *Aloe barbadensis* Linné, *Aloe ferox* Miller, *Aloe africana* Miller, *Aloe spicata* Baker
- 과명: 백합과(Liliaceae)
- 약용부위: 잎에서 얻은 액즙(液汁)을 건조한 것
- 한약명: 노회(蘆薈)
- 라틴 생약명: Aloe
- 이명 또는 영명: Aloe
- 식약처 공정서 및 조선시대 의서 수재:
  대한민국약전외한약(생약)규격집(KHP)
  동의보감 탕액편의 풀부(部)
  방약합편의 향목(香木, 향나무)편

| 한약의 기원 | 이 약은 *Aloe barbadensis* Linné, *Aloe ferox* Miller, *Aloe africana* Miller 또는 *Aloe spicata* Baker의 잡종(백합과 Lilliaceae)의 잎에서 얻은 액즙(液汁)을 건조한 것이다.

| 한방 특성 |

- 한방 약미(藥味)와 약성(藥性): 맛은 쓰고 성질은 차다.
- 한방 작용부위(귀경, 歸經): 노회는 주로 간장, 위장, 대장 질환에 영향을 미친다.
- 한방 효능

사하통변(瀉下通便): 설사를 일으키고 대변을 잘 나오게 한다.

청간사화(淸肝瀉火): 간화(肝火)를 식힌다.

살충(殺蟲): 기생충을 죽인다.

| 약효 해설 |

- 변비 치료에 도움이 된다.
- 상처 치유 작용이 있다.
- 강장 작용이 있다.

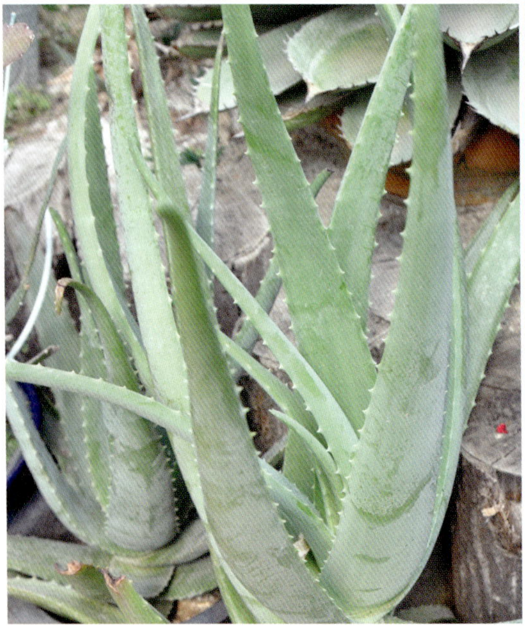

▲ 알로에(*Aloe barbadensis*)_ 잎

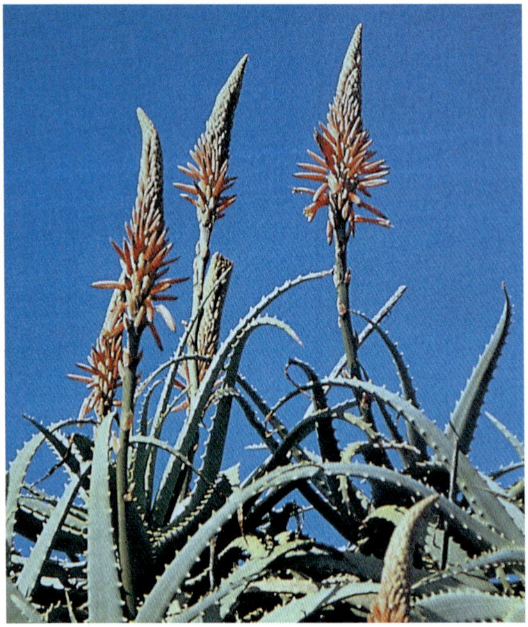

▲ 알로에_ 꽃대

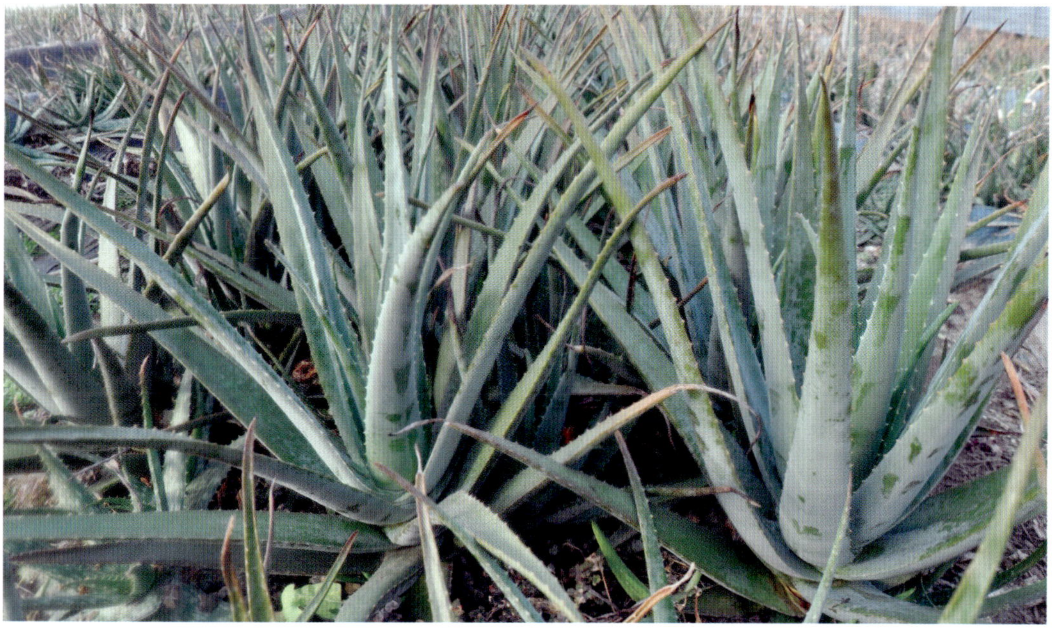

▲ 알로에(*Aloe barbadensis*)_ 재배지

| 동의보감 효능 | 노회(盧薈)의 성질은 차고[寒] 맛은 쓰며[苦] 독이 없다. 소아의 오감(五疳)을 낫게 하고 삼충(三蟲)을 죽인다. 항문 주위에 구멍이 생긴 것, 옴과 버짐, 소아가 열이 나면서 놀라는 것을 낫게 한다[본초].

| 동의보감 원문 | 盧薈: 性寒 味苦 無毒. 療小兒五疳 殺三蟲及痔瘻疥癬. 亦主小兒熱驚.[本草]

| 약용법 | 건조한 액즙 0.6~1.5g을 가루나 환(丸)으로 만들어 복용한다. 외용할 때는 적당량 사용한다.

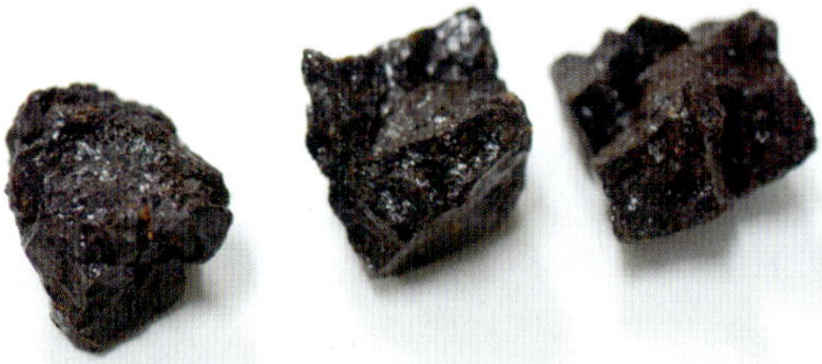

▲ 노회(약재)

애기똥풀

한약명 백굴채

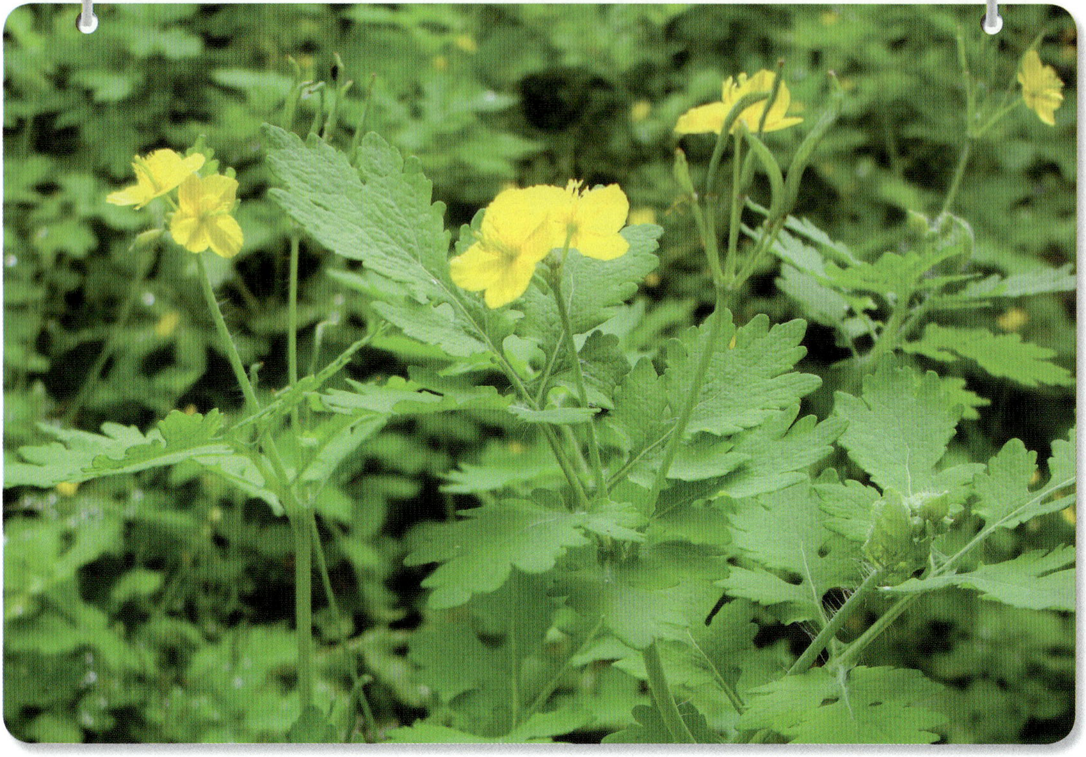

한약명 백굴채

- 식물명 및 학명: 애기똥풀 *Chelidonium majus* Linné var. *asiaticum* Ohwi
- 과명: 양귀비과(Papaveraceae)
- 약용부위: 지상부
- 한약명: 백굴채(白屈菜)
- 라틴 생약명: Chelidonii Herba
- 식약처 공정서 및 조선시대 의서 수재: 대한민국약전외한약(생약)규격집(KHP)

| 한약의 기원 | 이 약은 애기똥풀 *Chelidonium majus* Linné var. *asiaticum* Ohwi(양귀비과 Papaveraceae)의 지상부이다.

| 한방 특성 |

- 한방 약미(藥味)와 약성(藥性): 맛은 쓰고 성질은 서늘하며 독이 있다.
- 한방 작용부위(귀경, 歸經): 백굴채는 주로 폐, 위장 질환에 영향을 미친다.
- 한방 효능

해경정통(解痙定痛): 경련을 해소하고 통증을 가라앉힌다.

지해평천(止咳平喘): 기침과 천식을 멎게 한다.

| 약효 해설 |

- 사지경련을 풀어주고 통증을 없애준다.

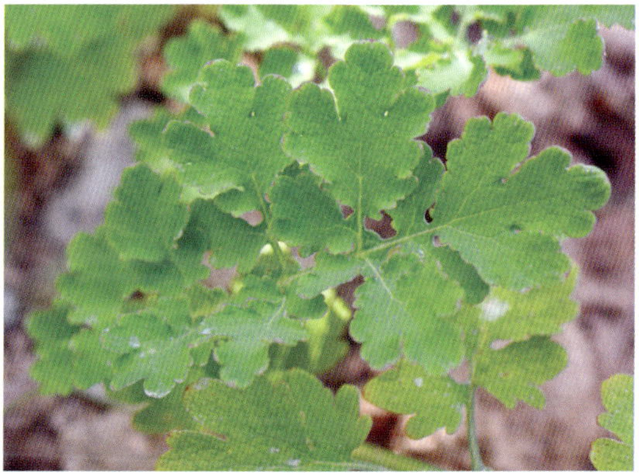

▲ 애기똥풀_ 잎

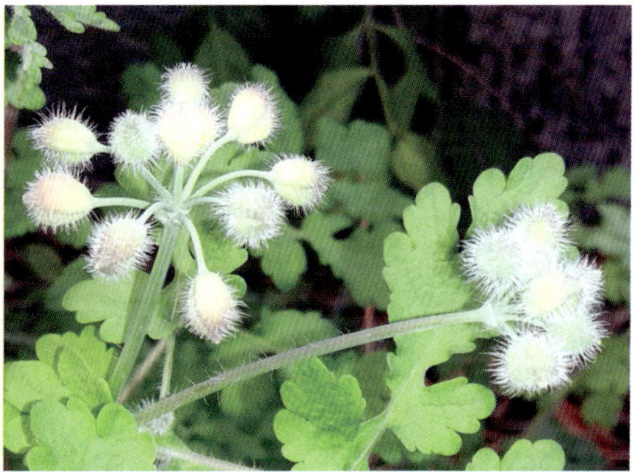

▲ 애기똥풀_ 꽃봉오리

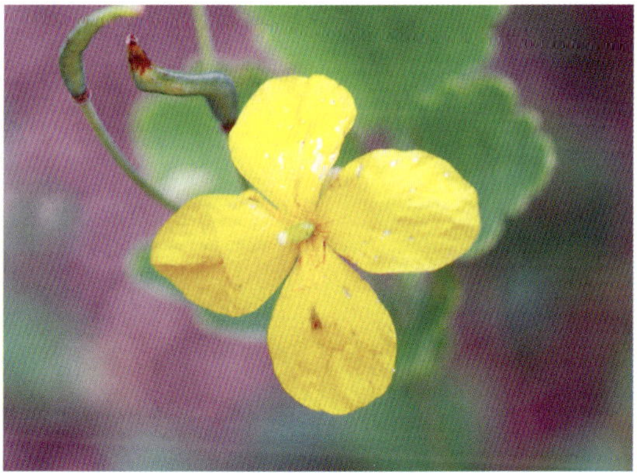

▲ 애기똥풀_ 꽃

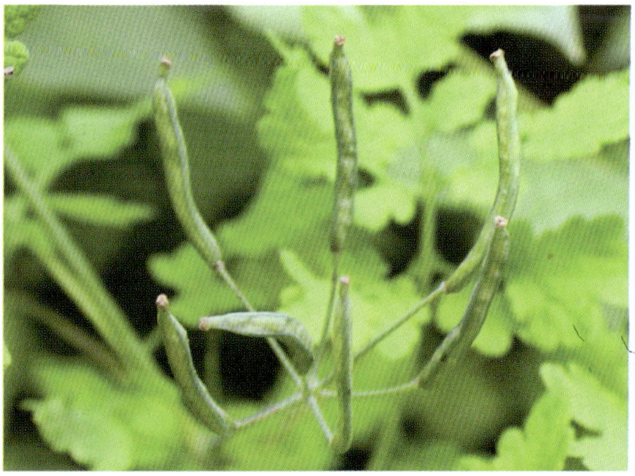

▲ 애기똥풀_ 씨 결실

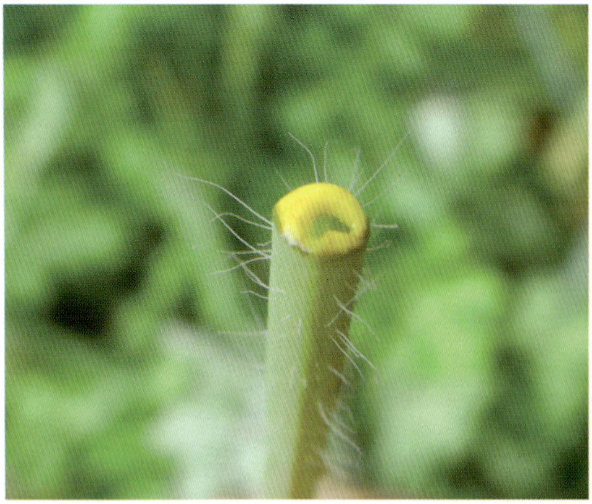

▲ 애기똥풀_ 줄기에서 나오는 즙

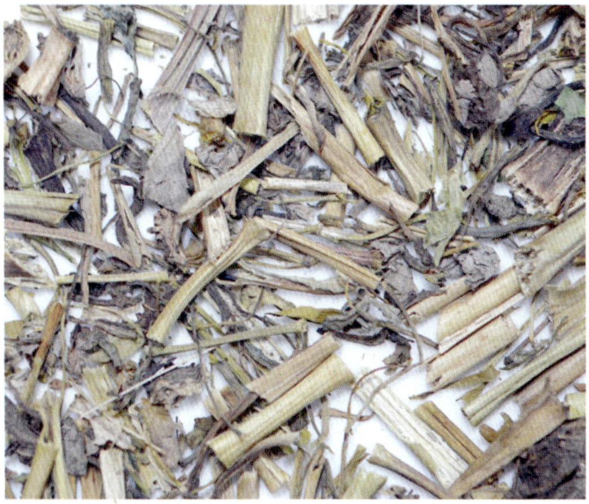

▲ 백굴채(약재, 절단)

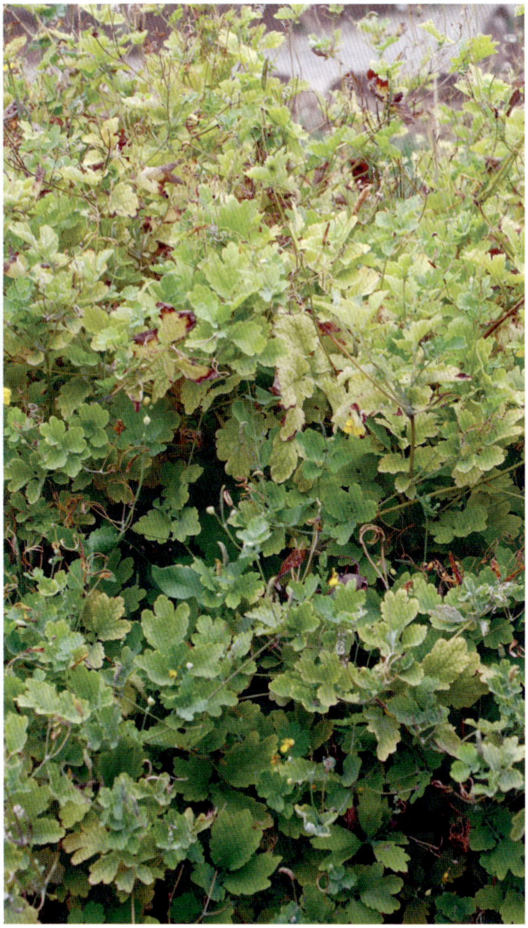

▲ 애기똥풀_ 지상부

- 기침할 때 숨은 가쁘나 가래 끓는 소리가 없는 증상에 유효하다.
- 장염, 위통, 복통, 황달을 치료한다.
- 만성 기관지염을 낫게 한다.
- 몸이 붓는 증상을 제거한다.

| 약용법 | 지상부 9~18g을 물 800mL에 넣고 달여서 반으로 나누어 아침저녁으로 마신다.

약난초

한약명 산자고

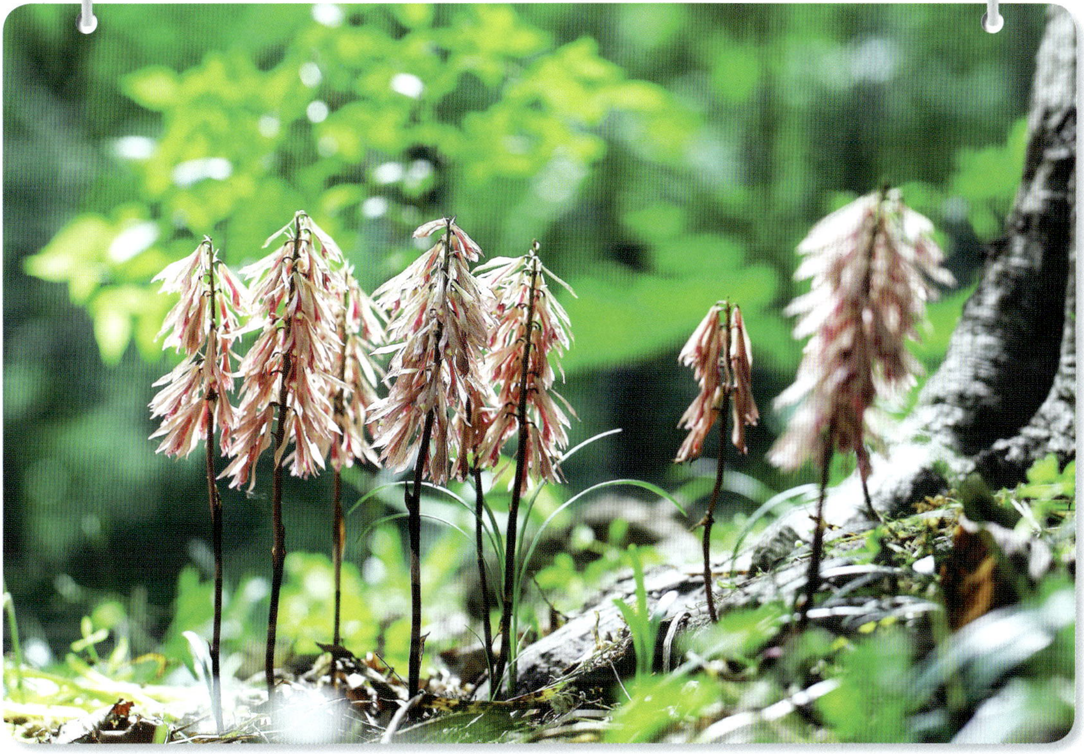

▲ 약난초_ 무리

한약명 산자고

- 식물명 및 학명: 약난초 *Cremastra appendiculata* (D. Don) Makino, 독산란(獨蒜蘭) *Pleione bulbocodioides* Rolfe, 운남독산란(雲南獨蒜蘭) *Pleione yunnanensis* Rolfe
- 과명: 난초과(Orchidaceae)
- 약용부위: 헛비늘줄기
- 한약명: 산자고(山慈姑)
- 라틴 생약명: Cremastrae Tuber
- 이명 또는 영명: 모자고(毛慈姑)
- 식약처 공정서 및 조선시대 의서 수재:
  대한민국약전외한약(생약)규격집(KHP)
  동의보감 탕액편의 풀부(部)
  방약합편의 산초(山草)편

| 한약의 기원 | 이 약은 약난초 *Cremastra appendiculata* (D. Don) Makino, 독산란(獨蒜蘭) *Pleione bulbocodioides* Rolfe 또는 운남독산란(雲南獨蒜蘭) *Pleione yunnanensis* Rolfe(난초과 Orchidaceae)의 헛비늘줄기이다.

| 한방 특성 |

- 한방 약미(藥味)와 약성(藥性): 맛은 달고 약간 매우며 성질은 서늘하다.
- 한방 작용부위(귀경, 歸經): 산자고는 주로 간장, 비장 질환에 영향을 미친다.
- 한방 효능

청열해독(淸熱解毒): 열독(熱毒)을 해소한다.

화담산결(化痰散結): 가래를 녹이고 뭉친 것을 풀어준다.

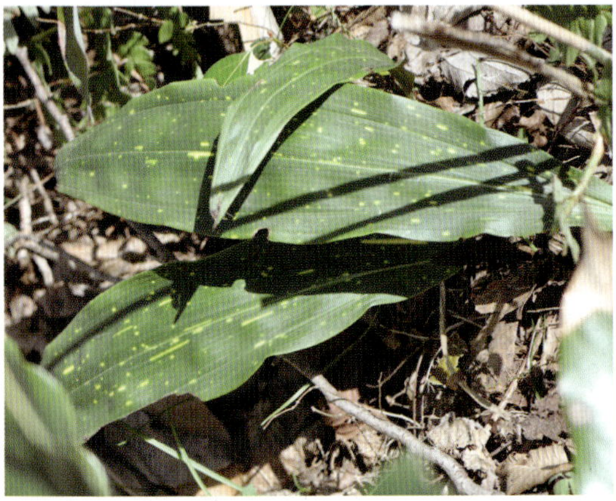

▲ 약난초_ 잎

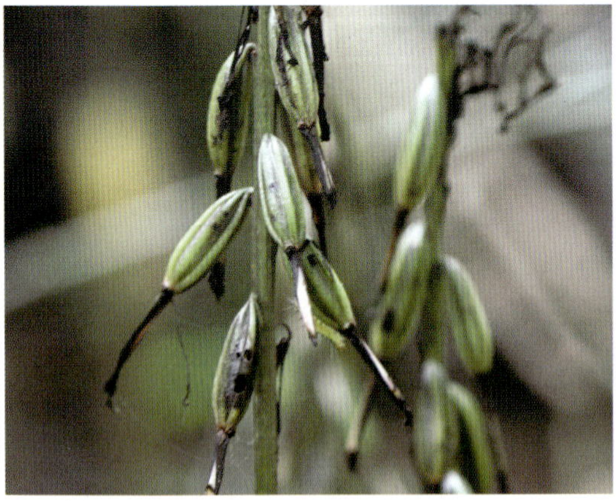

▲ 약난초_ 열매

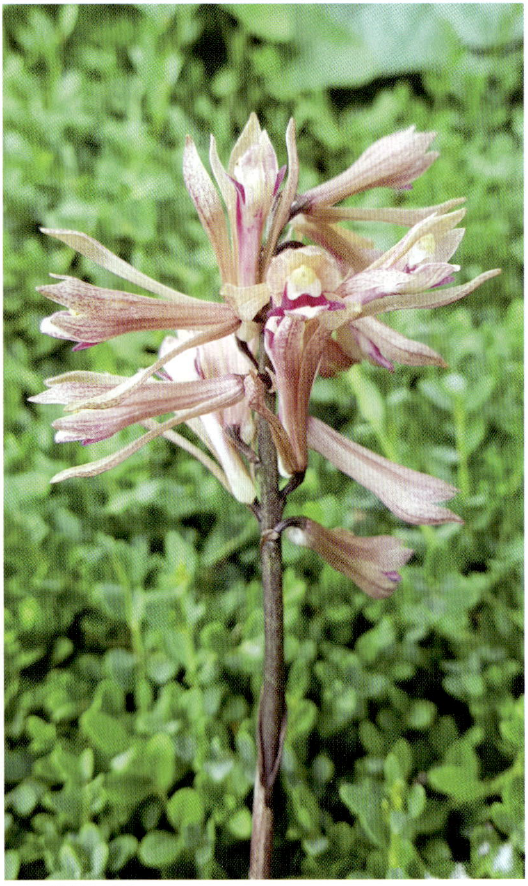

▲ 약난초_ 꽃

| 약효 해설 |

- 목이 붓고 통증이 있으면서 막힌 느낌이 있어 답답한 증상을 낫게 한다.
- 종기를 없애준다.
- 담(痰)을 삭이고 해독 효능이 있다.
- 광견병을 치료한다.

| 동의보감 원문의 한글 식물명 | 가취무릇

| 동의보감 효능 | 산자고(山茨菰, 약난초 헛비늘줄기)는 독이 조금 있다. 옹종(癰腫), 피부의 헌데에 구멍이 뚫어져서 고름이 흐르고 냄새가 나면서 오랫동안 낫지 않는 것을 낫게 한다. 나력(瘰癧), 멍울[結核]이 진 것을 치료하고 얼굴의 기미를 없앤다.

| 동의보감 원본 | 山茨菰: 有小毒 主癰腫 瘡瘻 瘰癧 結核 去面上皯䵴.

| 약용법 | 헛비늘줄기 3~9g을 물 800mL에 넣고 달여서 반으로 나누어 아침저녁으로 마신다.

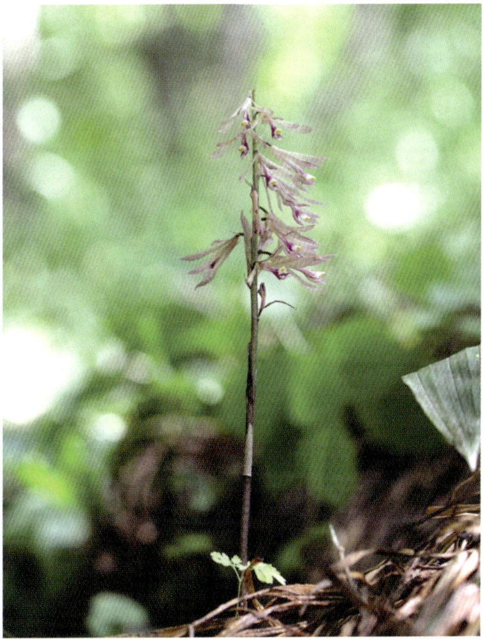

▲ 약난초_ 지상부

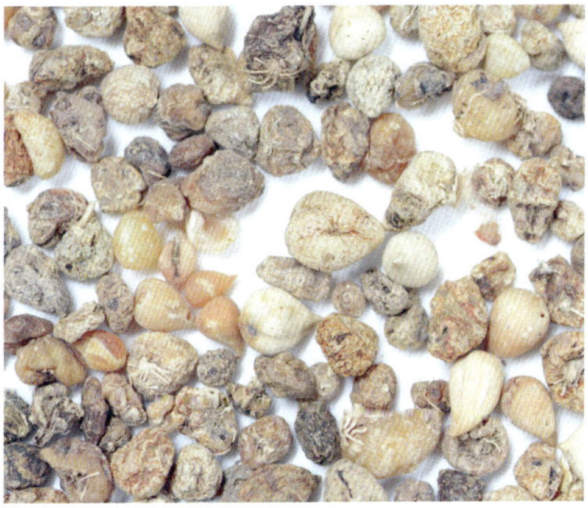

▲ 산자고(약재, 절편)

약모밀

한약명 어성초

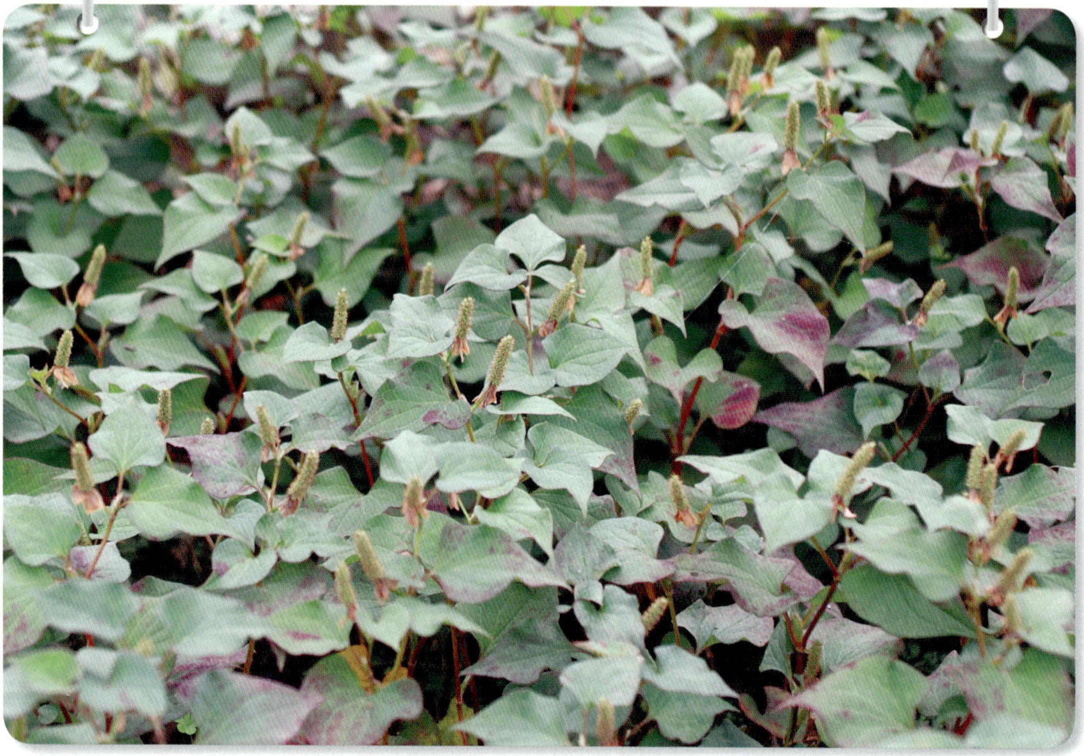

한약명 어성초

- 식물명 및 학명: 약모밀 *Houttuynia cordata* Thunberg
- 과명: 삼백초과(Saururaceae)
- 약용부위: 지상부
- 한약명: 어성초(魚腥草)
- 라틴 생약명: Houttuyniae Herba
- 이명 또는 영명: 즙채(蕺菜), 중약(重藥), 십약(十藥)
- 식약처 공정서 및 조선시대 의서 수재:
  대한민국약전외한약(생약)규격집(KHP)
  동의보감 탕액편의 채소부(部)

| 한약의 기원 | 이 약은 약모밀 *Houttuynia cordata* Thunberg(삼백초과 Saururaceae)의 지상부이다.

| 한방 특성 |

- 한방 약미(藥味)와 약성(藥性): 맛은 맵고 성질은 약간 차다.
- 한방 작용부위(귀경, 歸經): 어성초는 주로 폐 질환에 영향을 미친다.
- 한방 효능

청열해독(清熱解毒): 열독(熱毒)을 해소한다.

소옹배농(消癰排膿): 종기를 가라앉히고 고름을 배출시킨다.

이뇨통림(利尿通淋): 소변을 잘 나오게 하고 배뇨장애를 해소한다.

| 약효 해설 |

- 기관지염, 폐렴, 폐농양을 치료한다.

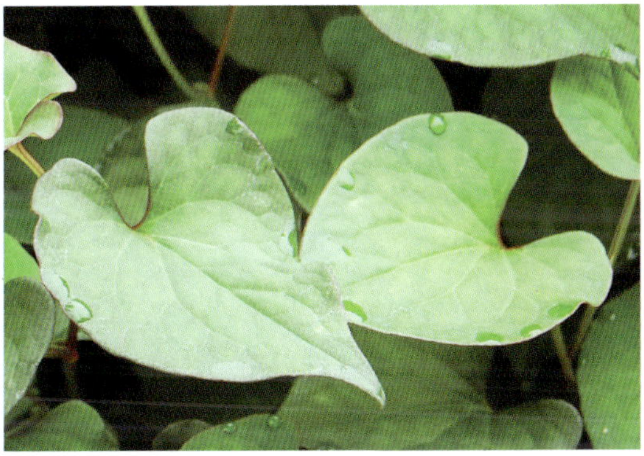

▲ 약모밀_ 잎

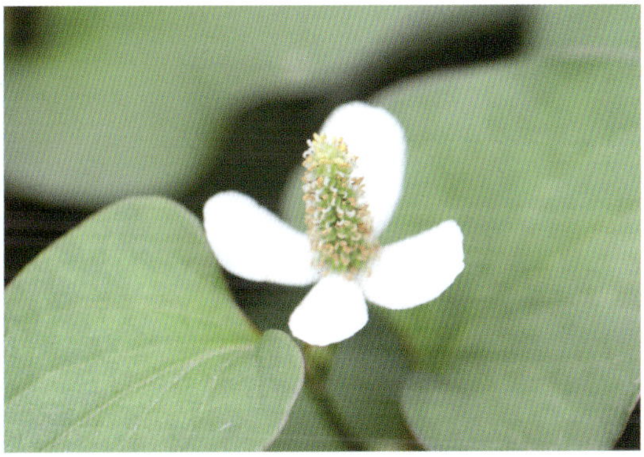

▲ 약모밀_ 꽃

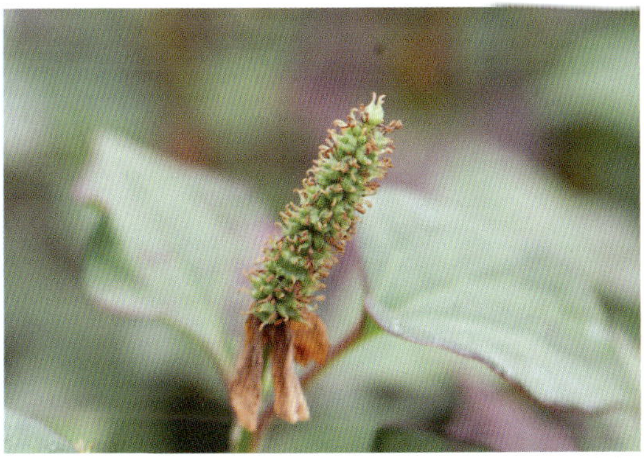

▲ 약모밀_ 씨 결실

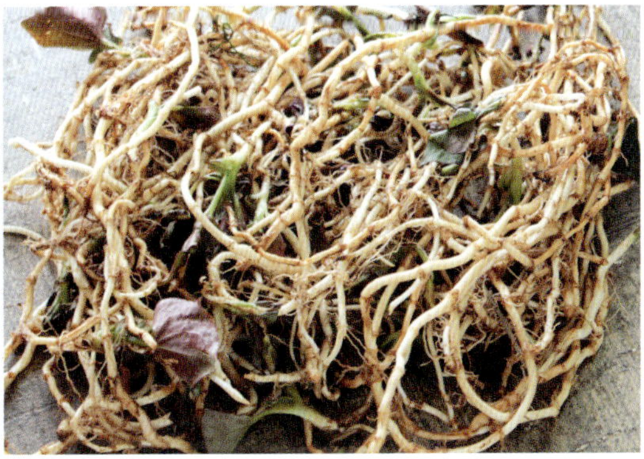

▲ 약모밀_ 뿌리

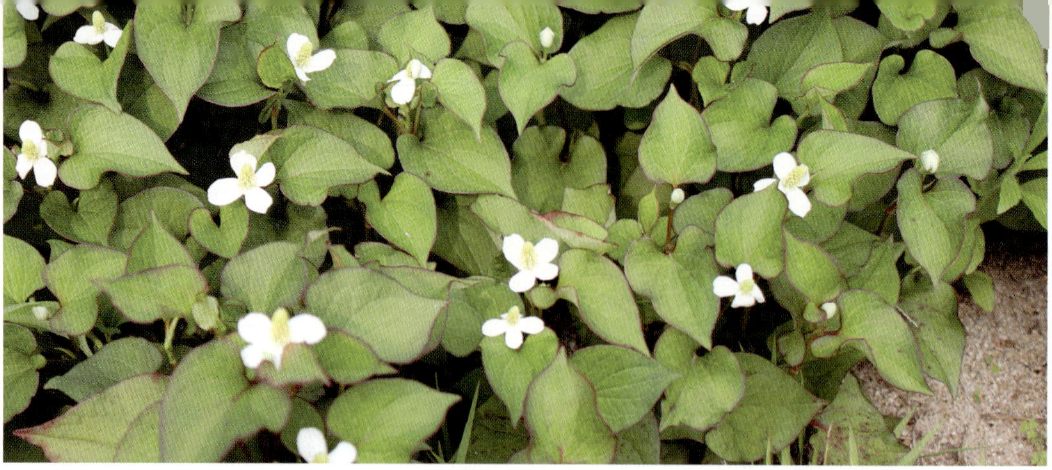

▲ 약모밀_ 무리

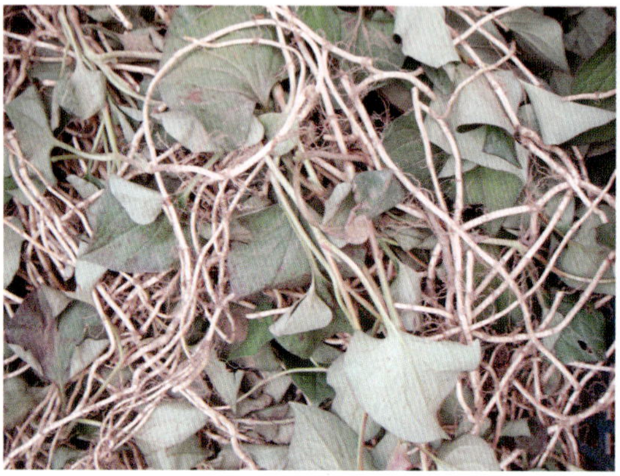

▲ 약모밀_ 지상부(채취품)

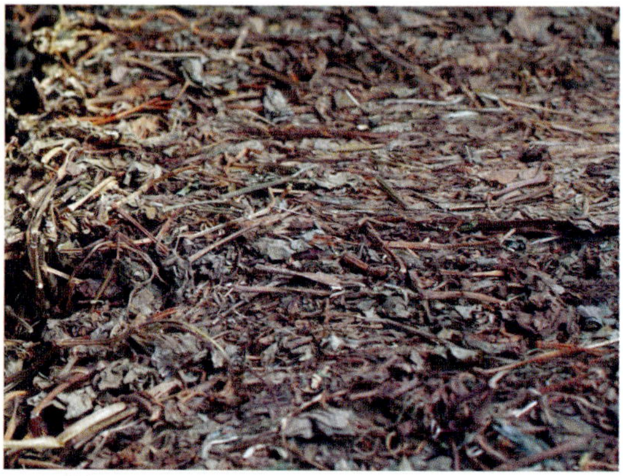

▲ 어성초(약재, 시장 판매품)

- 담열(痰熱)로 인해서 숨이 가쁘고 기침이 나오는 증상에 사용한다.
- 습진 치료에 도움이 된다.
- 소변 볼 때 아프거나 시원하게 나가지 않는 병증을 제거한다.

| 동의보감 원문의 한글 식물명 | 멸

| 동의보감 효능 | 즙채(蕺菜, 약모밀)는 성질이 약간 따뜻하고[微溫] 맛이 매우며[辛] 독이 있다. 집게벌레[蠼螋, 구수]의 소변에 의해 생긴 헌데에 주로 쓴다.

| 동의보감 원문 | **蕺菜:** 性微溫 味辛 有毒. 主蠼螋尿瘡.

| 약용법 | 지상부 15~25g을 물 800mL에 넣고 달여서 반으로 나누어 아침저녁으로 마신다. 오래 달이지 않으며 신선한 재료는 30~50g을 사용한다. 외용할 때는 적당량을 짓찧어서 환부에 붙인다.

약용대황, 장엽대황, 탕구트대황

한약명 대황

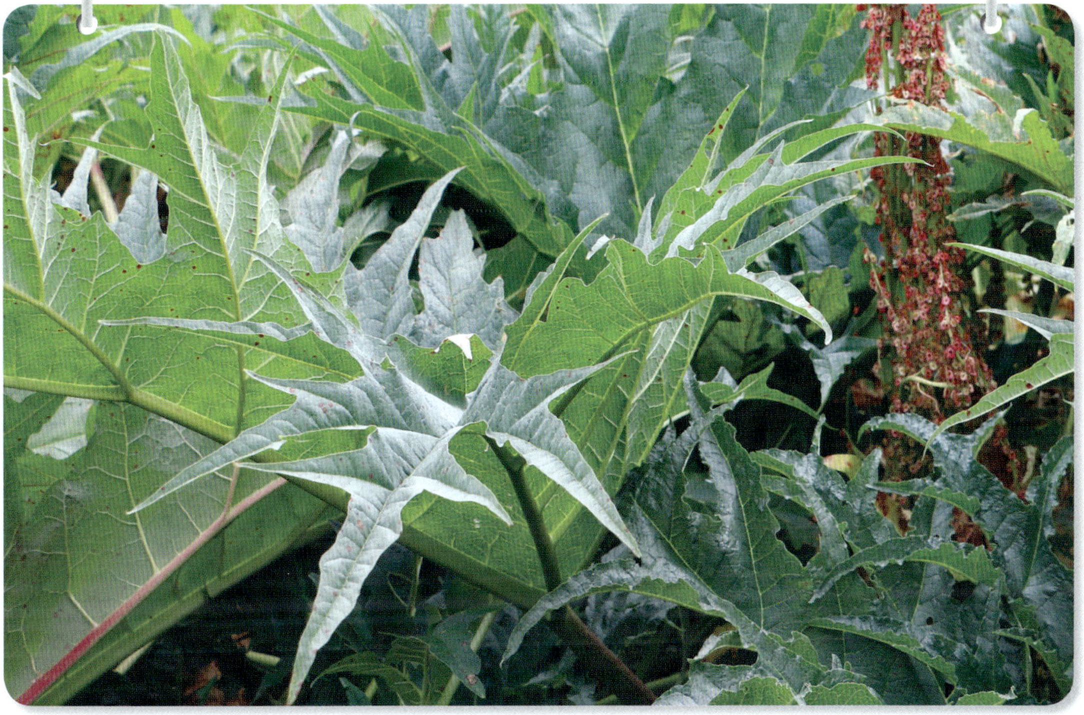

▲ 탕구트대황_ 잎

한약명 대황

- 식물명 및 학명: 약용대황(藥用大黃) *Rheum officinale* Baillon, 장엽대황(掌葉大黃) *Rheum palmatum* Linné, 탕구트대황 *Rheum tanguticum* Maximowicz ex Balf.
- 식물 해설: 한국대황으로 불리는 장군풀(*Reum coreanum* Nakai)은 공정서에 수록되어 있지 않지만 함경남도, 함경북도에 분포한다. 동의보감에는 대황의 한글 식물명이 장군풀로 표기되어 있다.
- 과명: 여뀌과, 마디풀과(Polygonaceae)
- 약용부위: 뿌리 및 뿌리줄기로서 주피를 제거한 것
- 한약명: 대황(大黃)
- 라틴 생약명: Rhei Radix et Rhizoma
- 이명 또는 영명: Rhubarb
- 식약처 공정서 및 조선시대 의서 수재:
  대한민국약전(KP)
  동의보감 탕액편의 풀부(部)
  방약합편의 독초편

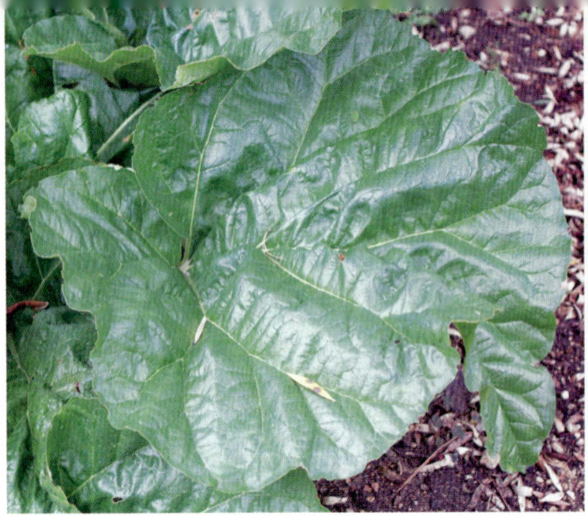

▲ 약용대황_ 잎

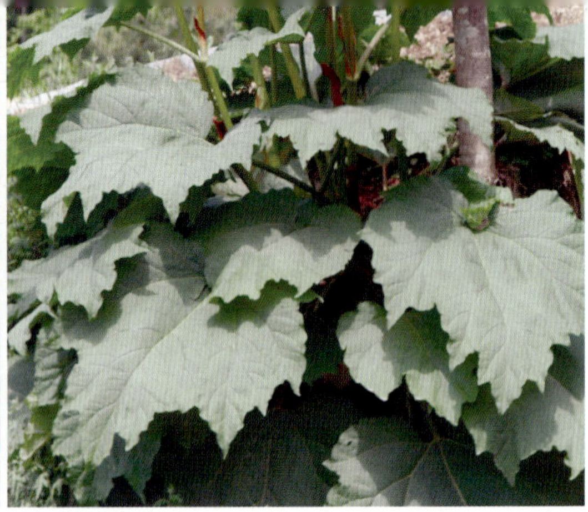

▲ 장엽대황_ 잎

| 한약의 기원 | 이 약은 약용대황(藥用大黃) *Rheum officinale* Baillon, 장엽대황(掌葉大黃) *Rheum palmatum* Linné 또는 탕구트대황 *Rheum tanguticum* Maximowicz ex Balf.(여뀌과, 마디풀과 Polygonaceae)의 뿌리 및 뿌리줄기로서 주피를 제거한 것이다.

| 한방 특성 |

- 한방 약미(藥味)와 약성(藥性): 맛은 쓰고 성질은 차다.
- 한방 작용부위(귀경, 歸經): 대황은 주로 비장, 위장, 대장, 간장, 심포(心包) 질환에 영향을 미친다.
- 한방 효능

  사하공적(瀉下攻積): 설사시켜서 배 속에 덩어리가 생겨 아픈 병증인 적취(積聚)를 없앤다.
  청열사화(淸熱瀉火): 열기를 식히고 화기(火氣)를 배출시킨다.
  양혈해독(凉血解毒): 혈열(血熱)을 식히고 해독한다.

| 약효 해설 |

- 적체되어 변비가 있는 증상에 사용한다.
- 황달이 있으면서 소변이 붉게 짙어진 증상을 치료한다.
- 장(腸)에 종기가 생겨서 발생하는 복통을 낫게 한다.
- 눈이 붉어지고 목구멍이 붓는 병증 치료에 도움이 된다.
- 산후 어혈, 타박상에 사용한다.
- 몸이 붓는 증상에 유효하다.
- 코피, 토혈, 각혈에 활용한다.
- 세균성 하리, 급성 복막염에 쓰인다.

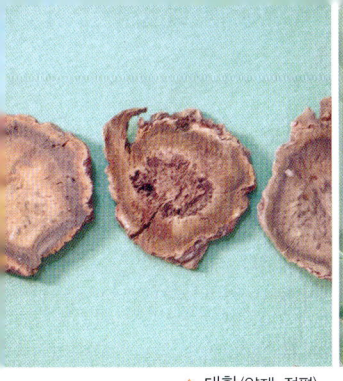

▲ 대황(약재, 절편)

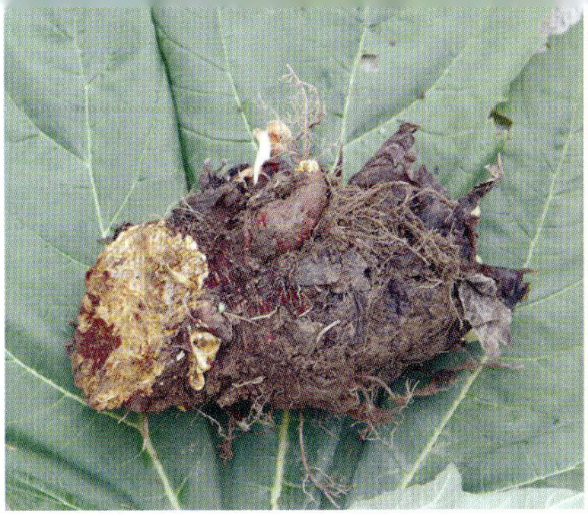

▲ 장엽대황_ 뿌리줄기(채취품, 전형)

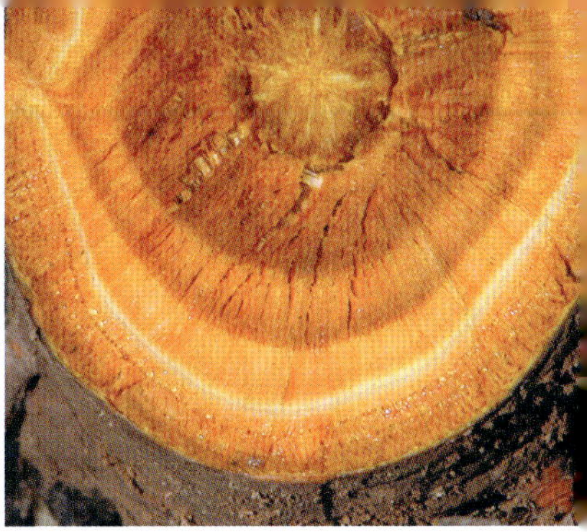

▲ 탕구트대황_ 뿌리줄기(채취품, 절단면)

| 동의보감 원문의 한글 식물명 | 쟝군플

| 동의보감 효능 | 대황(大黃)의 성질은 매우 차고[大寒] 맛은 쓰며[苦] 독이 없다(독이 있다고도 한다). 어혈과 월경이 막힌 것을 나가게 하며 배 속에 생긴 덩어리를 깨뜨리고 대소장을 잘 통하게 한다. 온장(溫瘴)과 열병을 낫게 하고 큰 종기, 피부에 얇게 생긴 헌데, 독성이 있는 종기를 치료하는 데 주된 역할을 하여 장군(將軍)이라고 부른다.

| 동의보감 원문 | **大黃:** 性大寒 味苦 無毒[一云有毒]. 主下瘀血血閉 破癥瘕積聚 通利大小腸 除溫瘴熱疾 療癰疽瘡癤毒腫 號爲將軍.

| 수치(修治) | 한방이론에 근거하여 약재를 가공처리함으로써 약재 본래의 성질을 변화시키는 제약기술의 일종으로, 포제(炮製)라고도 한다.

- 생대황(生大黃): 이물질을 제거하고 얇은 조각 또는 작은 덩어리로 절단한다.
- 주대황(酒大黃): 생대황에 황주(黃酒)를 고루 뿌리고 약한 불에서 볶은 후 통풍이 잘되는 곳에서 건조한다.
- 숙대황(熟大黃): 작은 덩어리로 절단한 생대황에 황주를 고루 혼합하여 시루에 넣고 쪄서 건조한다.
- 대황탄(大黃炭): 대황편(大黃片)을 강한 불로 바깥 표면이 갈색이 될 때까지 볶은 후 건조한다.

| 약용법 | 뿌리 및 뿌리줄기 3~15g을 물 800mL에 넣고 달여서 반으로 나누어 아침저녁으로 마신다. 사하(瀉下)의 용도로 사용할 경우에는 오래 달이지 않는다. 외용할 때는 적당량을 가루 내어 환부에 바른다.

| 주의사항 | 약용대황, 장엽대황, 탕구트대황의 뿌리와 뿌리줄기는 독성이 있으므로 수치(修治)한 후 사용해야 한다.

엉겅퀴

한약명 대계

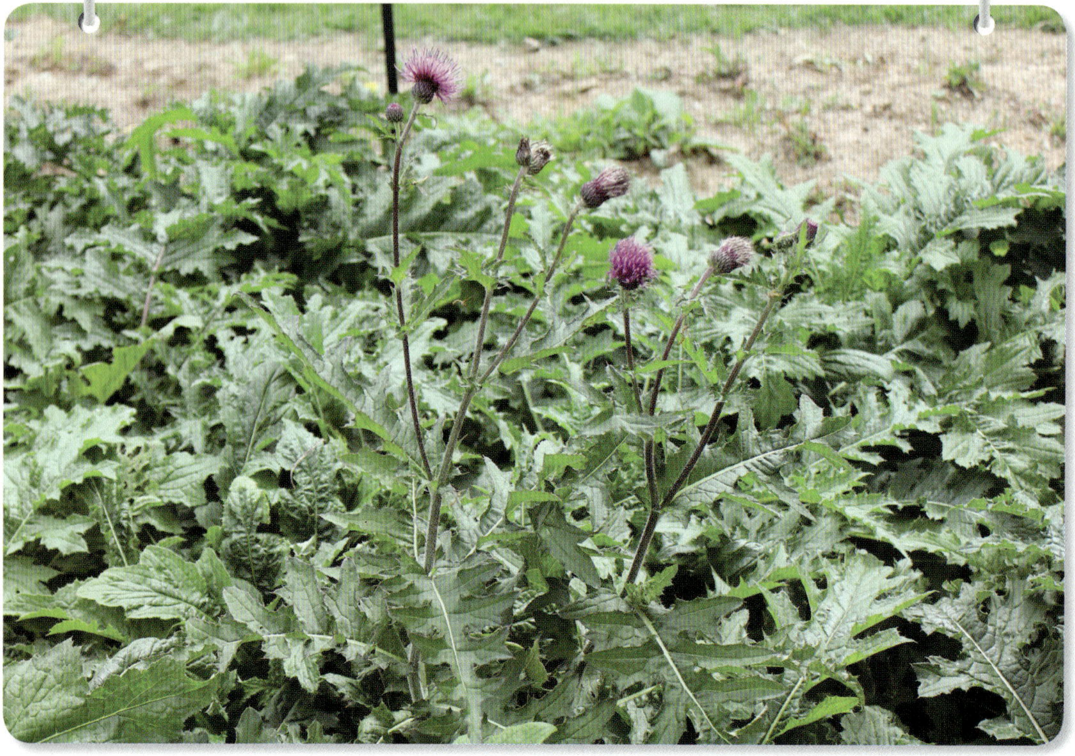

한약명 대계

- 식물명 및 학명: 엉겅퀴 *Cirsium japonicum* DC. var. *ussuriense* (Regel) Kitamura
- 과명: 국화과(Compositae)
- 약용부위: 전초
- 한약명: 대계(大薊)
- 라틴 생약명: Cirsii Herba
- 식약처 공정서 및 조선시대 의서 수재:
  대한민국약전외한약(생약)규격집(KHP)
  동의보감 탕액편의 풀부(部)
  방약합편의 습초(濕草)편

| 한약의 기원 | 이 약은 엉겅퀴 *Cirsium japonicum* DC. var. *ussuriense* (Regel) Kitamura 또는 기타 동속 근연식물(국화과 Compositae)의 전초이다.

| 한방 특성 |

- 한방 약미(藥味)와 약성(藥性): 맛은 달고 쓰며 성질은 서늘하다.
- 한방 작용부위(귀경, 歸經): 대계는 주로 심장, 간장 질환에 영향을 미친다.
- 한방 효능

양혈지혈(凉血止血): 혈열(血熱)을 식히고 지혈한다.

행어소종(行瘀消腫): 어혈을 없애고 종기를 가라앉힌다.

| 약효 해설 |

- 간염, 신염 치료에 효과가 있다.
- 부정기 자궁출혈에 쓰인다.
- 토혈, 각혈, 코피, 혈변(血便), 혈뇨(血尿), 외상출혈을 멎게 한다.

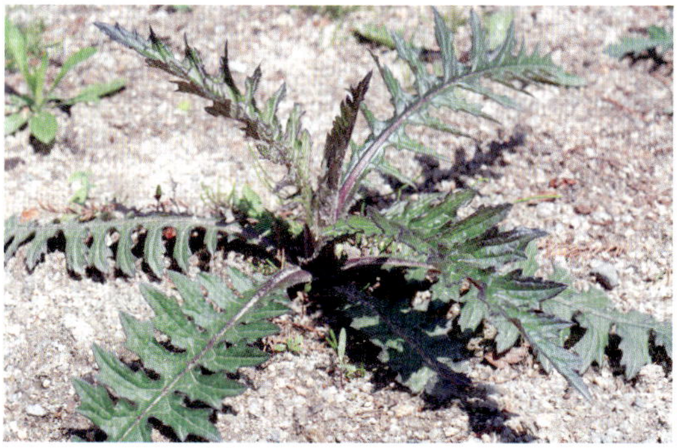

▲ 엉겅퀴(*Cirsium japonicum var. maackii*)_ 어린잎

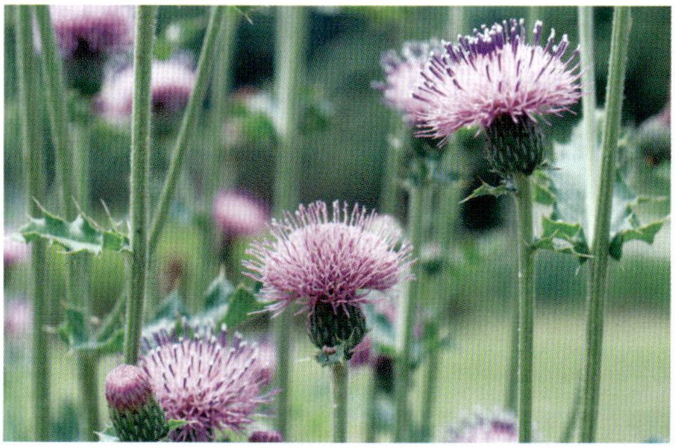

▲ 엉겅퀴(*Cirsium japonicum*)_ 꽃

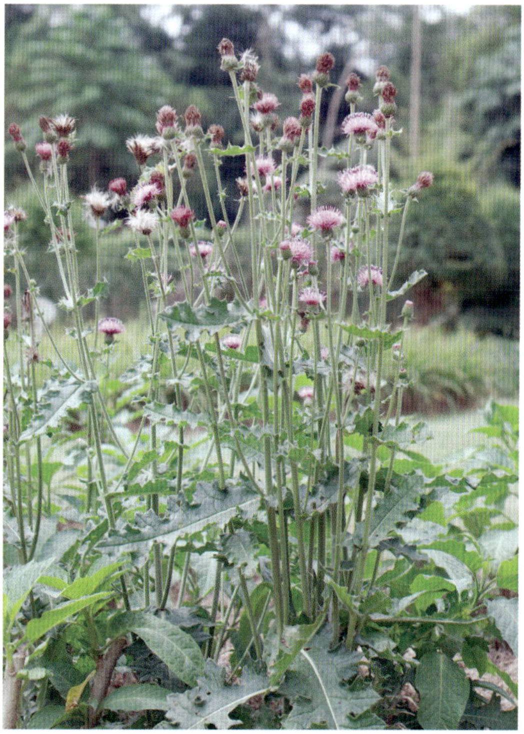

▲ 엉겅퀴(*Cirsium japonicum*)_ 지상부

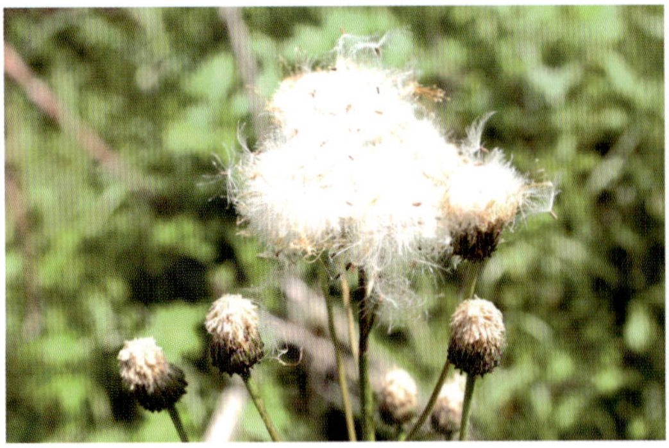

▲ 엉겅퀴_ 씨 결실

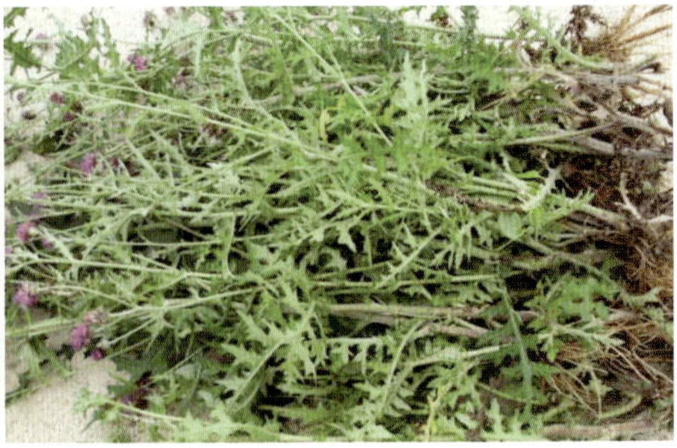

▲ 엉겅퀴_ 전초(채취품)

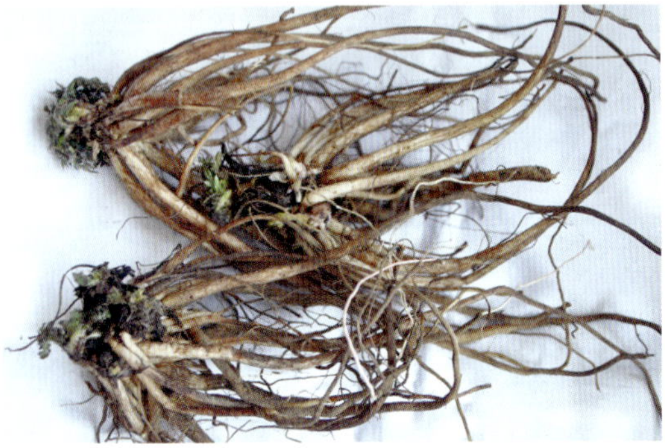

▲ 엉겅퀴_ 뿌리(채취품)

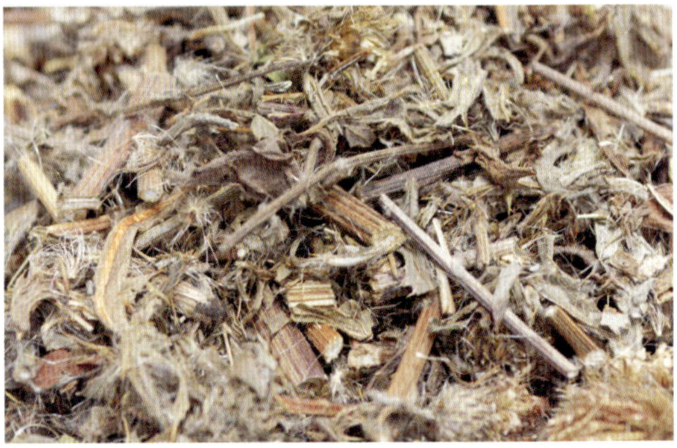

▲ 대계(약재, 절단)

- 피부 질환에서 붓고 아픈 것을 낫게 한다.
- 알코올에 의한 간독성으로부터 간세포를 보호한다. [참고문헌_ 한국의 학술 논문 1]

| 동의보감 원문의 한글 식물명 | 항가시

| 동의보감 효능 | 대계(大薊, 엉겅퀴)의 성질은 보통이고[平] 맛은 쓰며[苦] 독이 없다. 어혈을 치료하고 토혈(吐血), 코피를 멎게 한다. 옹종(癰腫), 옴과 버짐을 낫게 한다. 여자의 자궁에서 분비물이 나오는 것을 치료한다. 정(精)을 보태주며 혈을 보한다.

| 동의보감 원문 | 大薊: 性平 味苦 無毒. 治瘀血 止吐衄血 療癰腫疥癬. 主女子赤白帶. 養精保血.

| 약용법 | 전초 5~10g을 물 800mL에 넣고 달여서 반으로 나누어 아침저녁으로 마신다. 신선한 재료는 30~60g을 사용한다. 외용할 때는 적당량을 짓찧어서 환부에 붙인다.

연꽃

한약명 연자심, 연자육, 우절, 하엽

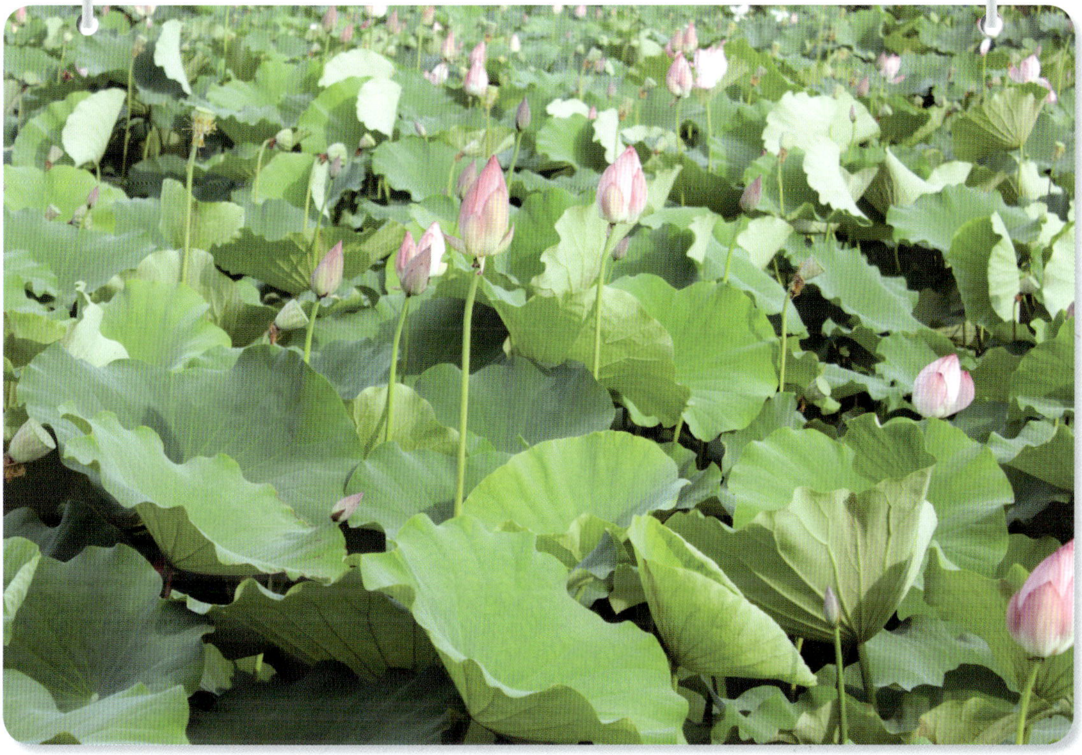

한약명 연자심

- 식물명 및 학명: 연꽃 *Nelumbo nucifera* Gaertner
- 과명: 수련과(Nymphaeaceae)
- 약용부위: 잘 익은 씨 중의 어린잎 및 배근
- 한약명: 연자심(蓮子心)
- 라틴 생약명: Nelumbinis Plumula
- 식약처 공정서 및 조선시대 의서 수재: 대한민국약전외한약(생약)규격집(KHP)

| 한약의 기원 | 이 약은 연꽃 *Nelumbo nucifera* Gaertner(수련과 Nymphaeaceae)의 잘 익은 씨 중의 어린잎 및 배근이다.

| 한방 특성 |

- 한방 약미(藥味)와 약성(藥性): 맛은 쓰고 성질은 차다.
- 한방 작용부위(귀경, 歸經): 연자심은 주로 심장, 신장 질환에 영향을 미친다.
- 한방 효능

청심안신(淸心安神): 심열(心熱)을 식히고 정신을 안정시킨다.

교통심신(交通心腎): 심(心)과 신(腎)의 기운이 잘 통하게 한다.

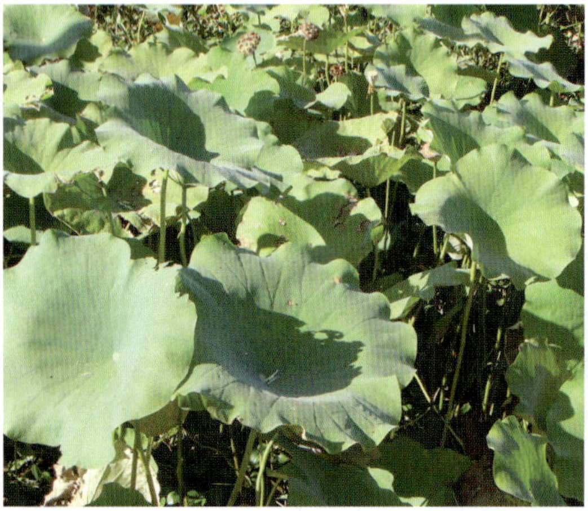

▲ 연꽃_ 잎

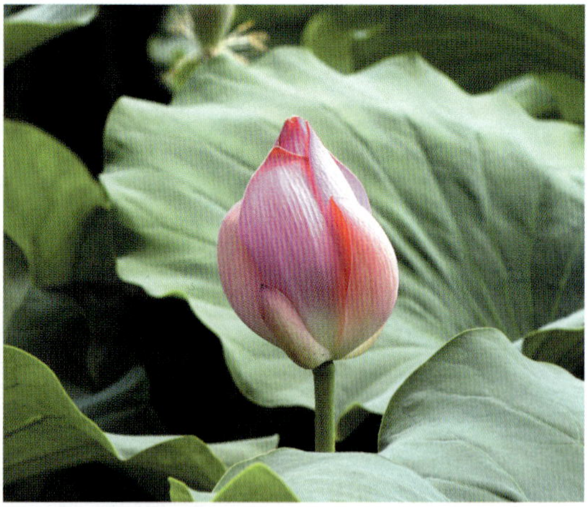

▲ 연꽃_ 꽃봉오리

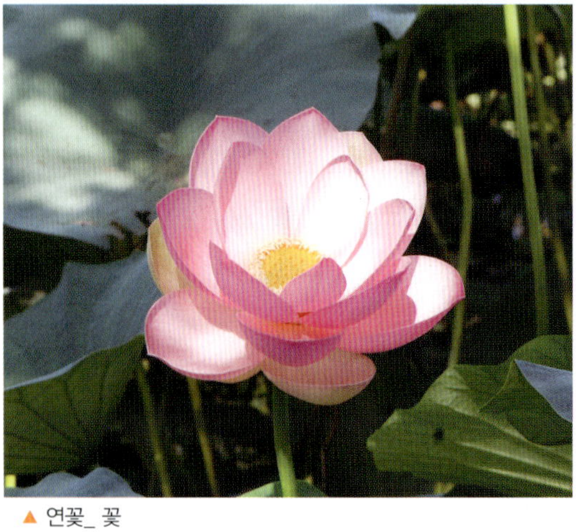

▲ 연꽃_ 꽃

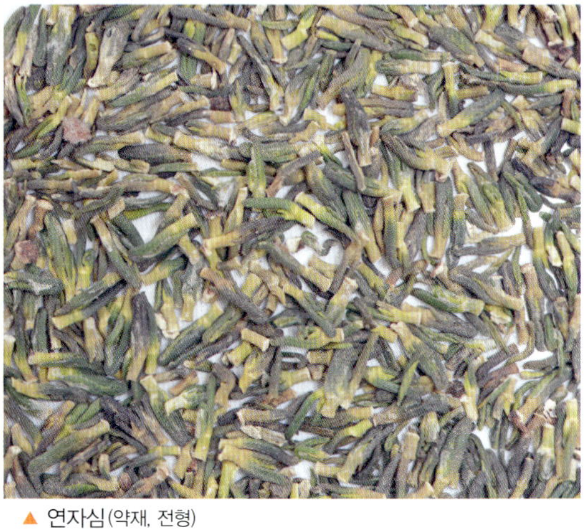

▲ 연자심(약재, 전형)

삽정지혈(澁精止血): 정액이 새어나가지 않게 하고 출혈을 멎게 한다.

| 약효 해설 |

- 가슴 속이 달아오르면서 답답하고 잠이 잘 오지 않는 증상에 사용한다.
- 정신이 맑지 못하거나 의식이 없으며 헛소리하는 증상 치료에 유효하다.
- 현기증에 효과가 있다.
- 무의식중에 정액이 몸 밖으로 나오는 증상에 쓰인다.

| 동의보감 효능 | 연의(蓮薏, 연밥 속에 있는 녹색 배아)는 맛이 매우 쓴데 먹으면 구토하고 설사를 일으킨다. 의는 연자심(蓮子心)이다. 심열(心熱)과 혈병으로 나는 갈증, 여름철에 음식이 체하여 구토와 설사하는 것[霍亂, 곽란]을 치료한다[국방].

| 동의보감 원문 | **蓮薏:** 的中有靑爲薏. 味甚苦 食之令人霍亂.[本草] ○薏 蓮心也. 治心熱 及血疾作渴 幷暑月霍亂.[局方]

| 약용법 | 연자심 2~5g을 물 800mL에 넣고 달여서 반으로 나누어 아침저녁으로 마신다.

한약명

연자육

- 식물명 및 학명: 연꽃 *Nelumbo nucifera* Gaertner
- 과명: 수련과(Nymphaeaceae)
- 약용부위: 잘 익은 씨로서 그대로 또는 연심을 제거한 것
- 한약명: 연자육(蓮子肉)
- 라틴 생약명: Nelumbinis Semen
- 이명 또는 영명: 연육(蓮肉), Nelumbo Seed
- 식약처 공정서 및 조선시대 의서 수재:
  대한민국약전(KP)
  동의보감 탕액편의 과일부(部)
  방약합편의 수과(水果)편

| 한약의 기원 | 이 약은 연꽃 *Nelumbo nucifera* Gaertner(수련과 Nymphaeaceae)의 잘 익은 씨로서 그대로 또는 연심을 제거한 것이다.

| 한방 특성 |

- 한방 약미(藥味)와 약성(藥性): 맛은 달고 떫으며 성질은 보통이다[平].
- 한방 작용부위(귀경, 歸經): 연자육은 주로 비장, 신장, 심장 질환에 영향을 미친다.

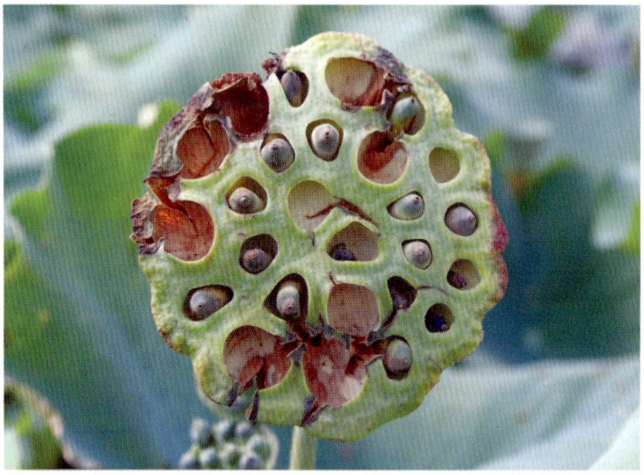

▲ 연꽃_ 열매

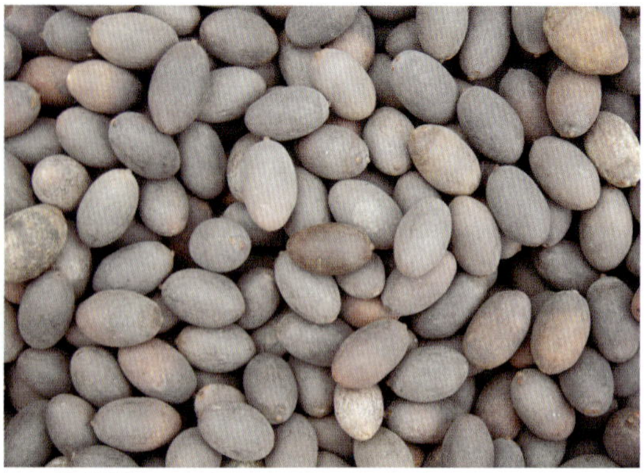

▲ 연자육(약재, 전형)

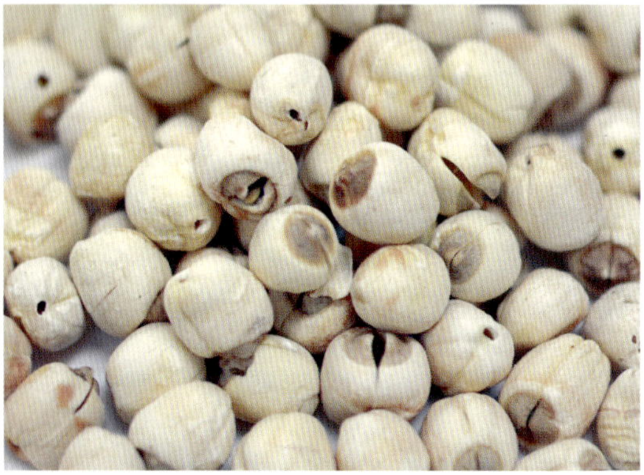

▲ 연자육(거피한 약재)

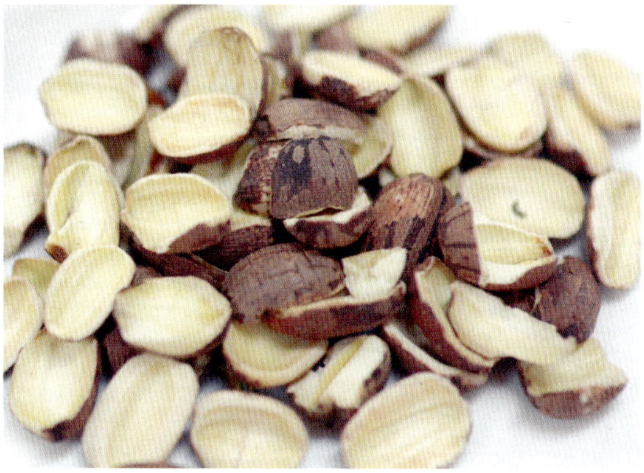

▲ 연자육(약재, 절단)

• 한방 효능

보비지사(補脾止瀉): 비(脾)를 보하고 설사를 멎게 한다.

지대(止帶): 냉을 멎게 한다.

익신삽정(益腎澁精): 신기(腎氣)를 보충하고 정액 배출을 억제한다.

양심안신(養心安神): 심(心)을 보양하고 정신을 안정시킨다.

| 약효해설 |

- 가슴이 두근거리면서 불안해하며 잠이 오지 않는 증상에 유효하다.
- 무의식중에 정액이 몸 밖으로 나오는 증상을 치료한다.
- 마음을 안정시키고 진정시킨다.
- 자궁출혈과 자궁에서 분비물이 나오는 증상에 사용한다.

| 동의보감 원문의 한글 식물명 | 년밤

| 동의보감 효능 | 연실(蓮實, 연밥)의 성질은 보통이고[平] 차며[寒] 맛이 달고[甘] 독이 없다. 기력을 도와[養氣力] 온갖 병을 없애고 오장(五藏)을 보한다. 갈증과 이질[痢]을 멎게 하고 정신을 좋게 하며 마음을 안정시킨다. 많이 먹으면 기분이 좋아진다[본초].

| 동의보감 원문 | **蓮實:** 性平寒 味甘 無毒. 養氣力 除百疾 補五藏 止渴 止痢 益神安心. 多食令人喜.[本草]

| 약용법 | 씨 6~15g을 물 800mL에 넣고 달여서 반으로 나누어 아침저녁으로 마신다.

한약명 우절

- 식물명 및 학명: 연꽃 *Nelumbo nucifera* Gaertner
- 과명: 수련과(Nymphaeaceae)
- 약용부위: 뿌리줄기의 마디
- 한약명: 우절(藕節)
- 라틴 생약명: Nelumbinis Rhizomatis Nodus
- 이명 또는 영명: 연근(蓮根)
- 식약처 공정서 및 조선시대 의서 수재:
  대한민국약전외한약(생약)규격집(KHP)
  동의보감 탕액편의 과일부(部)
  방약합편의 수과(水果)편

| 한약의 기원 | 이 약은 연꽃 *Nelumbo nucifera* Gaertner(수련과 Nymphaeaceae)의 뿌리줄기의 마디이다.

| 한방 특성 |

- 한방 약미(藥味)와 약성(藥性): 맛은 달고 떫으며 성질은 보통이다[平].
- 한방 작용부위(귀경, 歸經): 우절은 주로 간장, 폐, 위장 질환에 영향을 미친다.
- 한방 효능

산어지혈(散瘀止血): 어혈을 없애고 출혈을 멎게 한다.

| 약효 해설 |

- 혈변(血便), 토혈을 치료한다.
- 월경 주기가 아닌데도 갑자기 출혈이 있는 병증에 사용한다.

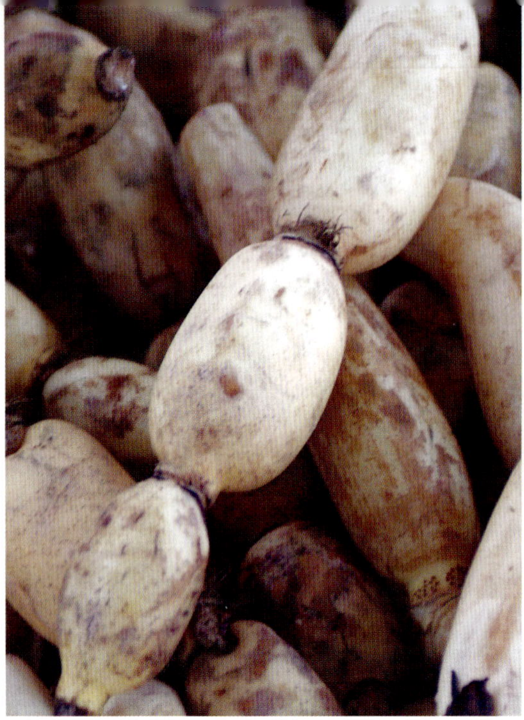

▲ 연꽃_ 뿌리줄기의 마디

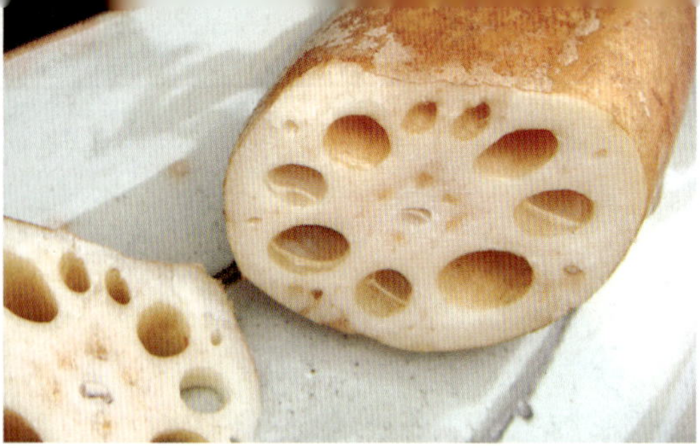

▲ 연근(채취품)

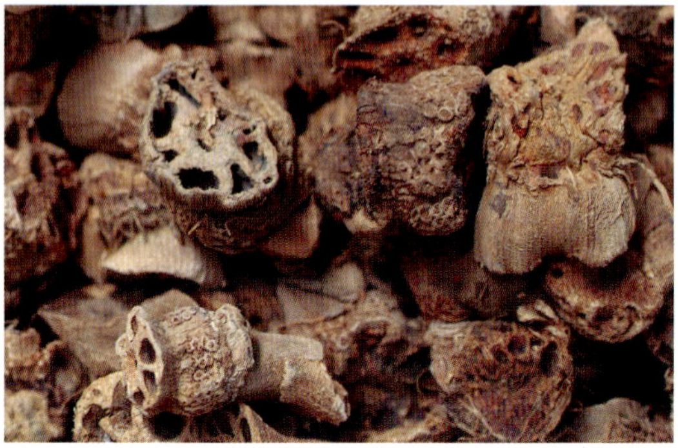

▲ 우절(약재, 절단)

• 소변이 껄끄럽고 아프면서 피가 섞여 나오는 증상에 유효하다.

| 동의보감 효능 | 우즙(藕汁, 연근을 짜낸 즙)은 성질이 따뜻하고[溫] 맛은 달며[甘] 독이 없다. 우(藕)라는 것은 연뿌리이다. 토혈(吐血)을 멎게 하고 어혈(瘀血)을 풀어준다. 생것으로 먹으면 곽란(霍亂) 후에 허하여 생기는 갈증을 치료한다. 쪄서 먹으면 오장(五藏)을 크게 보하고 하초(下焦)를 튼튼하게 한다. 연뿌리와 꿀을 함께 먹으면 배에 살이 붙으면서도 충(蟲)이 생기지 않는다. 답답한 것을 없애고 설사를 멎게 한다. 술독을 풀고 식후나 병을 앓고 난 뒤에 열나고 목마른 것을 멎게 한다. 우절(연뿌리 마디)은 성질이 차므로[冷] 열독을 풀고 어혈을 깨뜨린다.

| 동의보감 원문 | **藕汁:** 性溫 味甘 無毒. 藕者 蓮根也. 止吐血 消瘀血. 生食 主霍亂後虛渴. 蒸食 甚補五藏 實下焦. 與蜜同食 令人腹藏肥 不生諸蟲. ○除煩 止泄 解酒毒 壓食 及病後熱渴. ○節性冷 解熱毒 消瘀血.

| 약용법 | 뿌리줄기의 마디 9~15g을 물 800mL에 넣고 달여서 반으로 나누어 아침저녁으로 마신다.

한약명 하엽

- 식물명 및 학명: 연꽃 *Nelumbo nucifera* Gaertner
- 과명: 수련과(Nymphaeaceae)
- 약용부위: 잎
- 한약명: 하엽(荷葉)
- 라틴 생약명: Nelumbinis Folium
- 이명 또는 영명: 하엽체(荷葉體)
- 식약처 공정서 및 조선시대 의서 수재:
  대한민국약전외한약(생약)규격집(KHP)
  동의보감 탕액편의 과일부(部)

| 한약의 기원 | 이 약은 연꽃 *Nelumbo nucifera* Gaertner(수련과 Nymphaeaceae)의 잎이다.

| 한방 특성 |

- 한방 약미(藥味)와 약성(藥性): 맛은 쓰고 성질은 보통이다[平].
- 한방 작용부위(귀경, 歸經): 하엽은 주로 간장, 비장, 위장 질환에 영향을 미친다.
- 한방 효능

  청열해서(淸熱解暑): 열기를 식히고 더위를 해소한다.

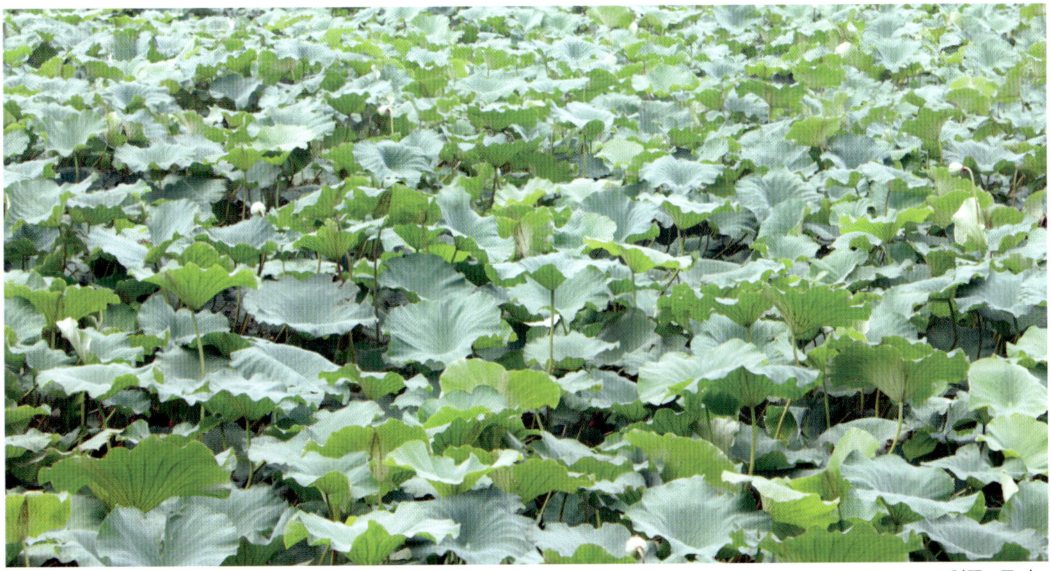

▲ 연꽃_ 무리

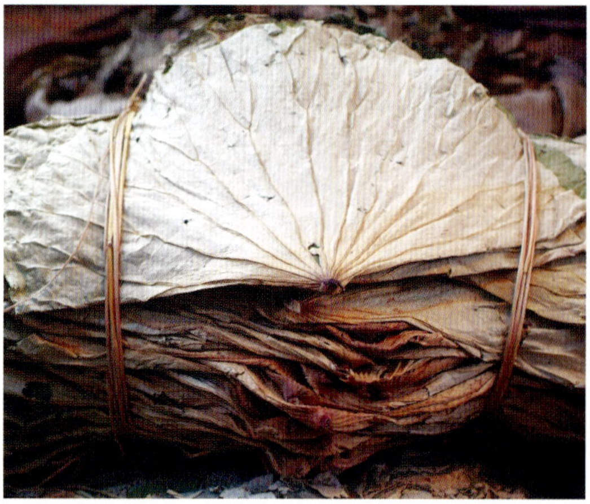

▲ 하엽(약재, 전형)

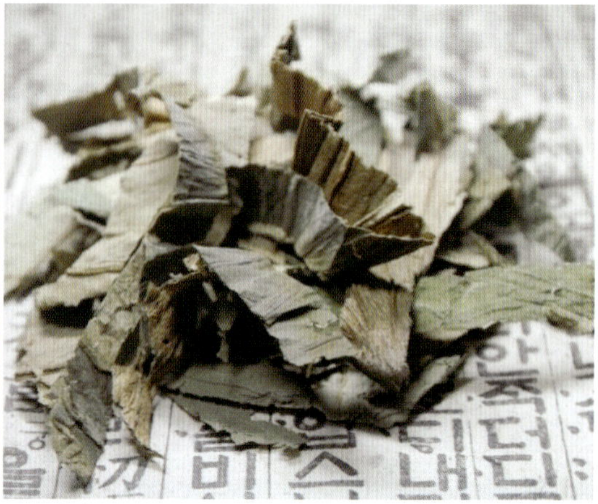

▲ 하엽(약재, 절단)

승발청양(升發淸陽): 청기(淸氣)와 양기(陽氣)를 상승 발산시킨다.

산어지혈(散瘀止血): 어혈을 없애고 출혈을 멎게 한다.

| 약효 해설 |

- 여름철에 설사하고 가슴이 답답하며 입이 마르고 갈증이 나는 증상에 쓰인다.
- 산후(産後)에 머리가 아찔하고 어지러운 증상에 유효하다.
- 혈변(血便)과 함께 여성의 성기에서 비정상적으로 피가 나오는 증상에 사용한다.
- 토혈, 코피를 멎게 한다.

| 동의보감 효능 | 하엽(荷葉, 연잎)은 갈증을 멎게 하고 태반을 나오게 하며 버섯중독[蕈毒, 심독]을 푼다. 혈창(血脹)으로 배가 아픈 것을 치료한다.

| 동의보감 원문 | **荷葉:** 止渴 落胞 殺蕈毒. 主血脹腹痛.

| 약용법 | 잎 3~10g을 물 800mL에 넣고 달여서 반으로 나누어 아침저녁으로 마신다. 신선한 재료는 15~30g을 사용한다. 또는 가루나 환(丸)으로 만들어 복용한다. 외용할 때는 적당량을 짓찧어서 환부에 붙인다.

영지

한약명 영지

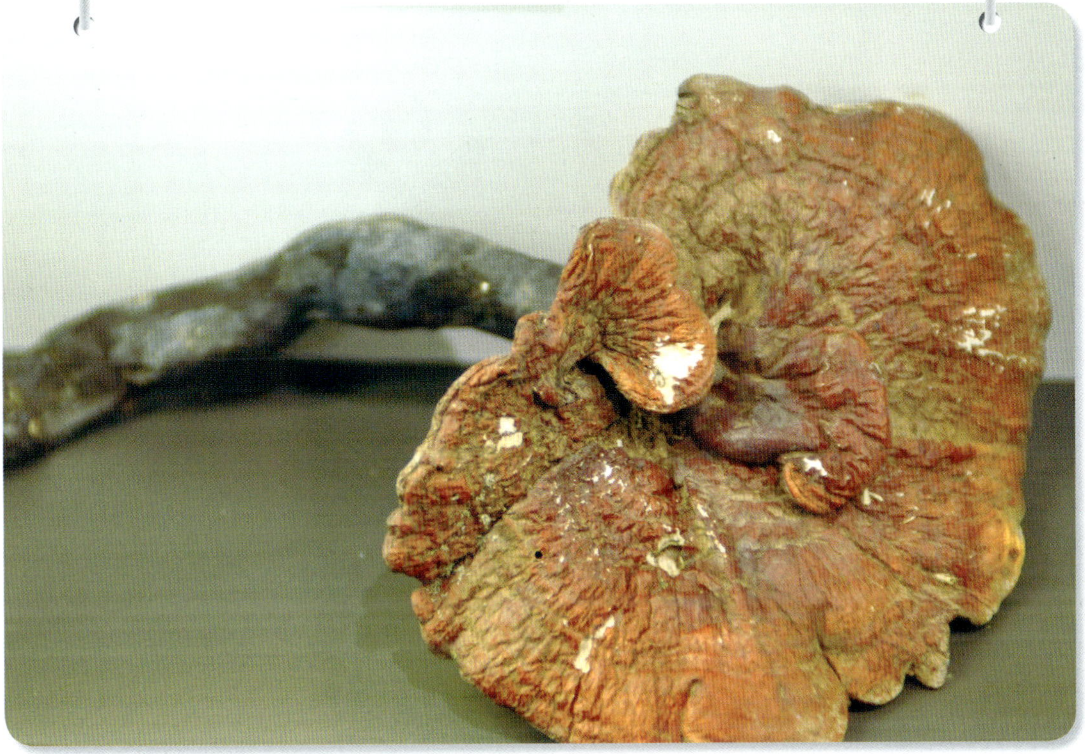

한약명 영지

- 생물명 및 학명: 영지 *Ganoderma lucidum* Karsten
- 과명: 구멍장이버섯과(Polyporaceae)
- 약용부위: 자실체
- 한약명: 영지(靈芝)
- 라틴 생약명: Ganoderma
- 이명 또는 영명: 적지(赤芝), 흑지(黑芝), 청지(青芝), 백지(白芝), 황지(黃芝), 자지(紫芝)
- 식약처 공정서 및 조선시대 의서 수재: 대한민국약전외한약(생약)규격집(KHP)

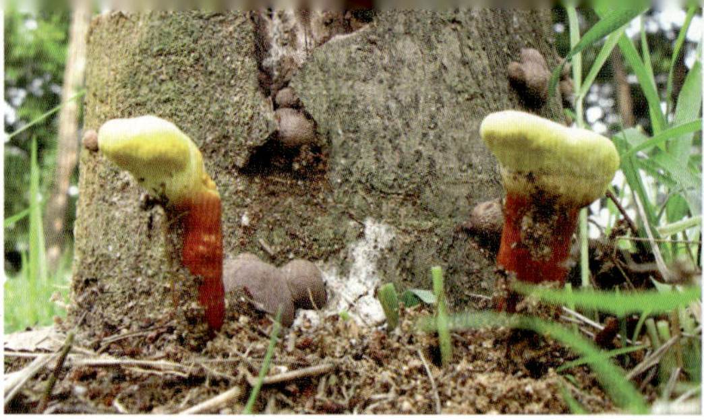

▲ 영지_ 어린 자실체

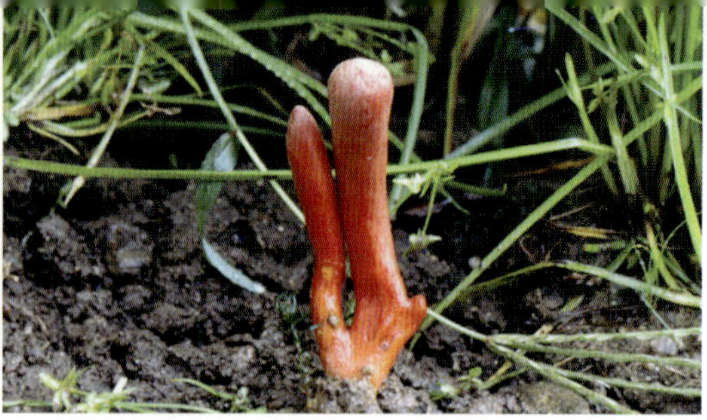

▲ 붉은사슴뿔버섯_ 자실체(어린 영지 자실체와 혼동, 독버섯)

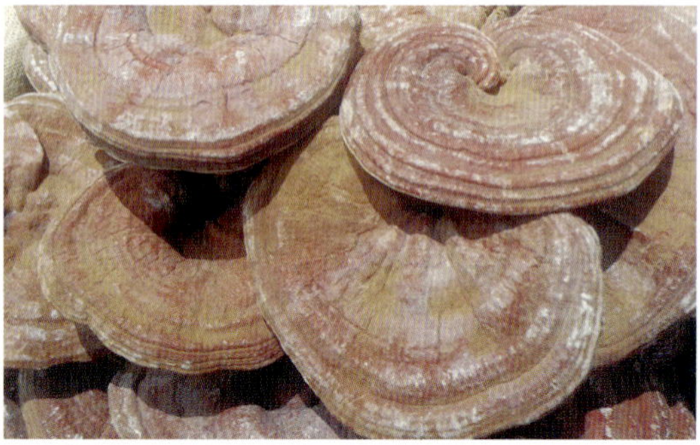

▲ 영지(약재, 전형)

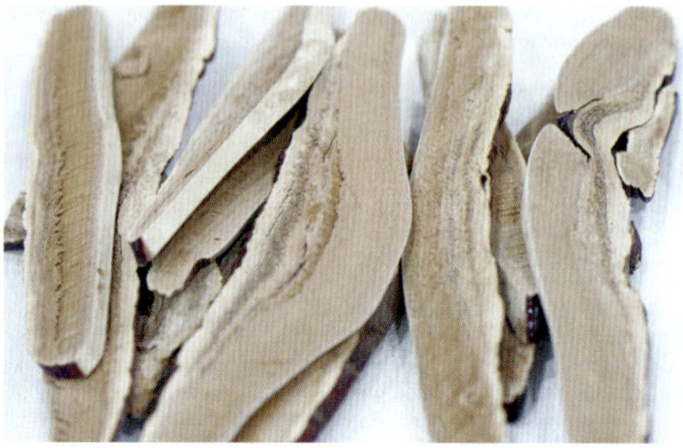

▲ 영지(약재, 절단)

| 한약의 기원 | 이 약은 영지 *Ganoderma lucidum* Karsten 또는 기타 근연종(구멍장이버섯과 Polyporaceae)의 자실체이다.

| 한방 특성 |

- 한방 약미(藥味)와 약성(藥性): 맛은 달고 성질은 보통이다[平].
- 한방 작용부위(귀경, 歸經): 영지는 주로 심장, 폐, 간장, 신장 질환에 영향을 미친다.
- 한방 효능

보기안신(補氣安神): 기(氣)를 보하고 정신을 편안하게 한다.

지해평천(止咳平喘): 기침과 천식을 멎게 한다.

| 약효 해설 |

- 몸이 허약해서 나오는 기침, 천식을 치료한다.
- 어지럽고 잠이 잘 오지 않는 증상을 낫게 한다.
- 신경쇠약증, 소화불량에 유효하다.
- 숨이 차고 때로는 가슴이 답답하며 목에서 가래 끓는 소리가 나는 증상에 사용한다.
- 강장, 진정약으로 쓴다.

| 약용법 | 영지 6~12g을 물 800mL에 넣고 달여서 반으로 나누어 아침저녁으로 마신다.

오갈피나무

한약명 오가피

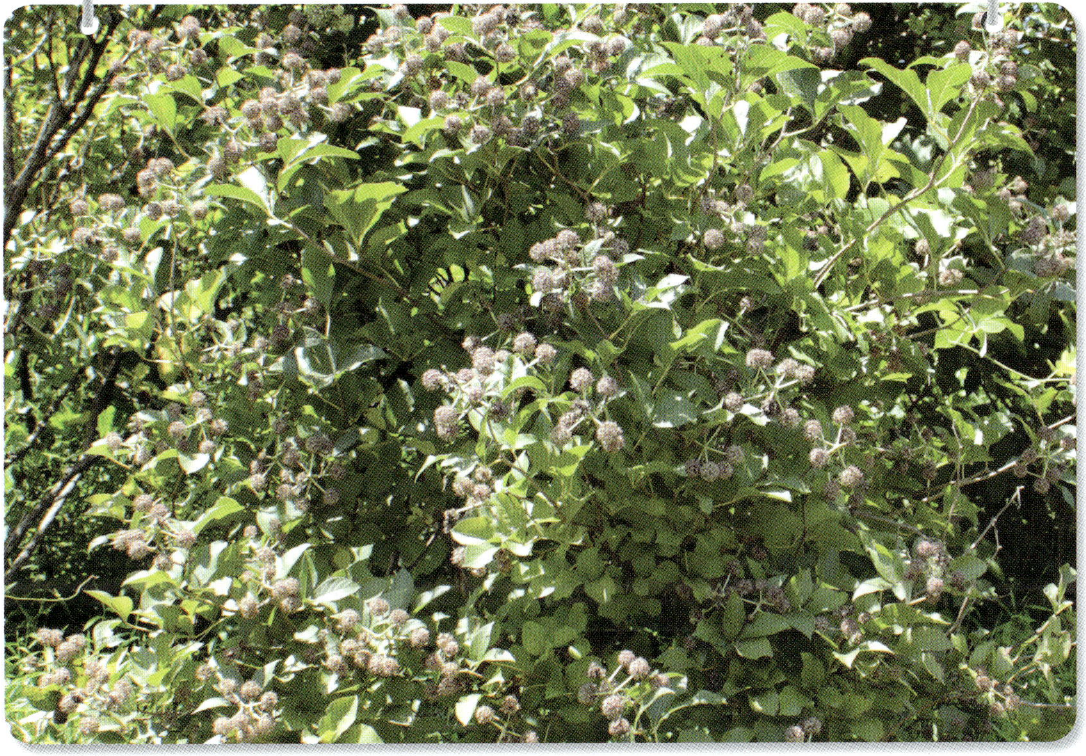

한약명 오가피

- 식물명 및 학명: 오갈피나무 *Acanthopanax sessiliflorum* Seeman
- 과명: 두릅나무과(Araliaceae)
- 약용부위: 뿌리껍질 및 줄기껍질
- 한약명: 오가피(五加皮)
- 라틴 생약명: Acanthopanacis Cortex
- 이명 또는 영명: Acanthopanax Root Bark
- 식약처 공정서 및 조선시대 의서 수재:
  대한민국약전(KP)
  동의보감 탕액편의 나무부(部)
  방약합편의 관목(灌木)편

| 한약의 기원 | 이 약은 오갈피나무 *Acanthopanax sessiliflorum* Seeman 또는 기타 동속식물(두릅나무과 Araliaceae)의 뿌리껍질 및 줄기껍질이다.

| 한방 특성 |

- 한방 약미(藥味)와 약성(藥性): 맛은 맵고 쓰며 성질은 따뜻하다.
- 한방 작용부위(귀경, 歸經): 오가피는 주로 간장, 신장 질환에 영향을 미친다.
- 한방 효능

거풍제습(祛風除濕): 팔다리를 잘 쓰지 못하고 마비되며 아픈 증상을 치료한다.

보익간신(補益肝腎): 간(肝)과 신(腎)을 보한다.

강근장골(强筋壯骨): 근육과 뼈를 튼튼하게 한다.

이수소종(利水消腫): 소변을 잘 나오게 하고 부종을 가라앉힌다.

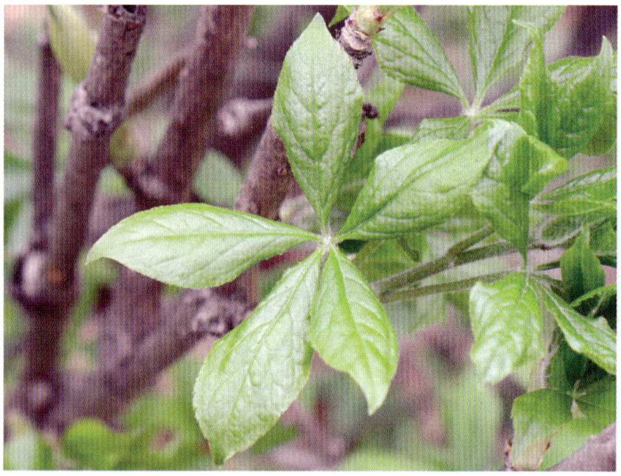

▲ 오갈피나무_ 잎

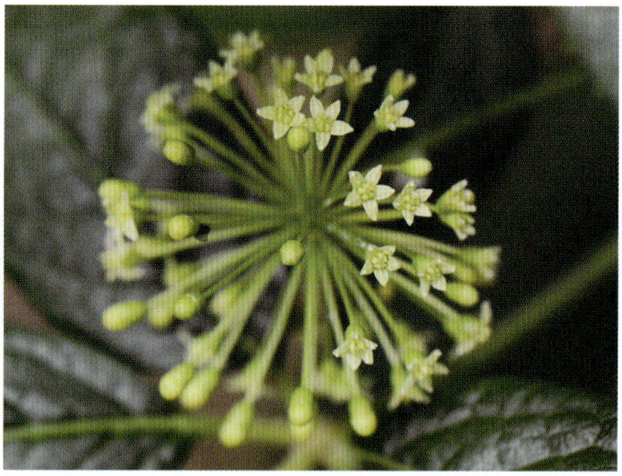

▲ 오갈피나무_ 꽃

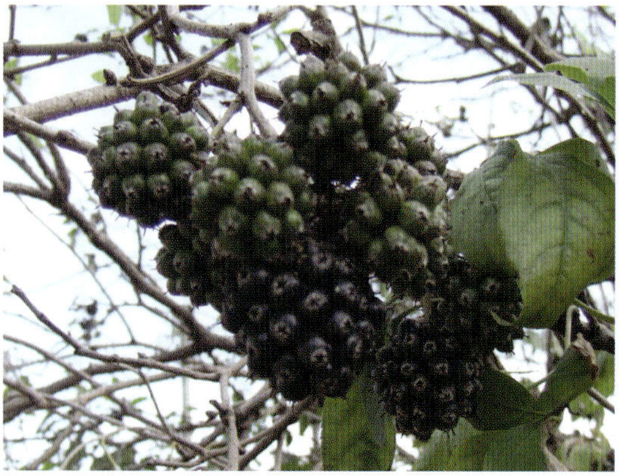

▲ 오갈피나무_ 열매

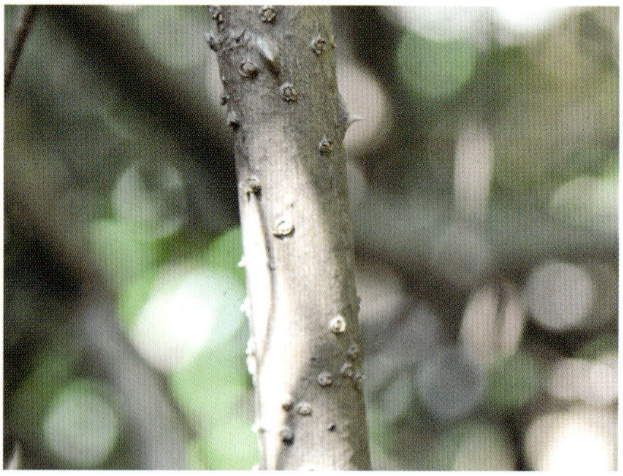

▲ 오갈피나무_ 나무껍질과 가시

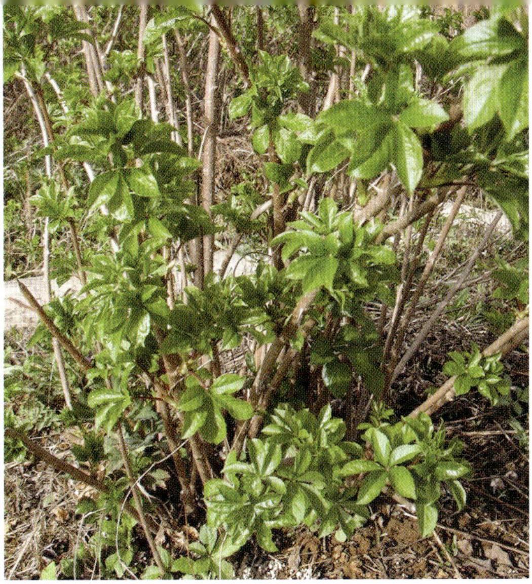

▲ 오갈피나무_ 지상부(봄)

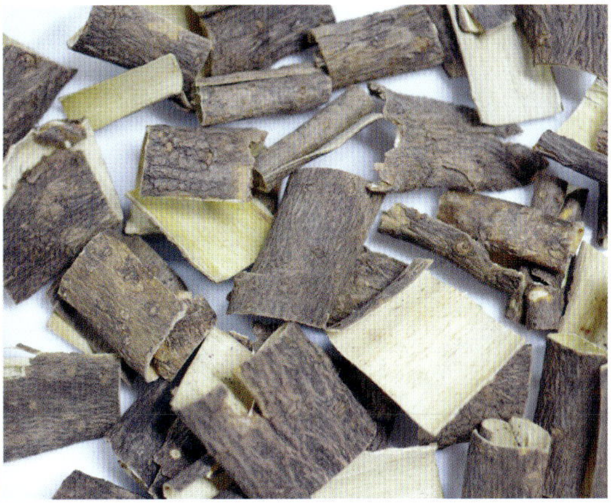

▲ 오가피(약재, 주피 미제거)

| 약효 해설 |

- 팔다리를 잘 쓰지 못하고 마비되며 아픈 증상에 유효하다.
- 근골(筋骨)이 저리고 힘이 없는 증상을 치료한다.
- 발기부전, 요통(腰痛) 치료에 쓰인다.
- 몸이 붓는 증상에 사용한다.
- 강장, 강심 작용이 있다.

| 동의보감 원문의 한글 식물명 | 싸돌훕

| 동의보감 효능 | 오가피(五加皮)의 성질은 따뜻하며[溫](약간 차다[微寒]고도 한다) 맛은 맵고[辛] 쓰며[苦] 독이 없다. 오로칠상(五勞七傷)을 보하며 기운을 돕고 정수를 보충한다. 근육과 뼈를 튼튼히 하고 의지를 강하게 한다. 남자의 발기부전과 여자의 음부 가려움증을 낫게 한다. 허리와 등뼈가 아픈 것, 두 다리가 아프고 저린 것, 관절이 당기는 것, 다리에 힘이 없어 늘어진 것을 낫게 한다. 소아가 3세가 되어도 걷지 못할 때에 오가피를 먹이면 걸을 수 있다.

| 동의보감 원문 | 五加皮: 性溫[一云微寒] 味辛苦 無毒. 補五勞七傷 益氣添精 堅筋骨 强志意. 男子陰痿 女子陰痒 療腰脊痛 兩脚疼痺 骨節攣急 痿躄 小兒三歲不能行 服此便行走.

| 약용법 | 뿌리껍질 및 줄기껍질 5~10g을 물 800mL에 넣고 달여서 반으로 나누어 아침저녁으로 마신다.

오두

한약명 부자, 천오

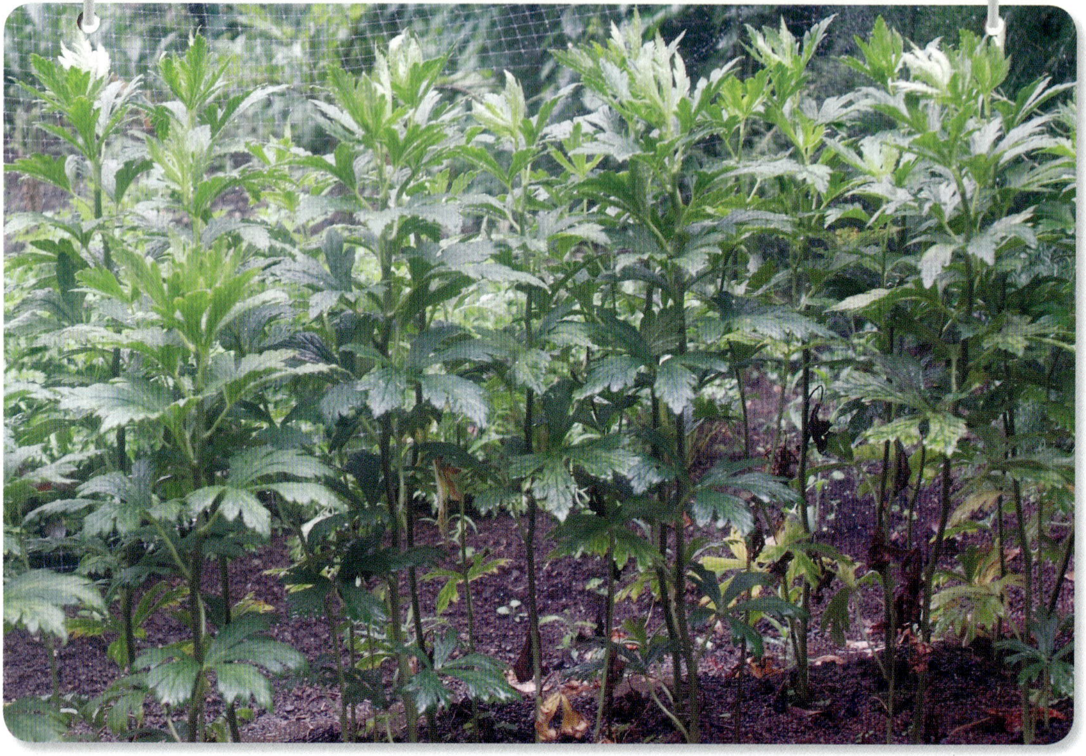

한약명 부자

- 식물명 및 학명: 오두(烏頭) *Aconitum carmichaeli* Debeaux
- 과명: 미나리아재비과(Ranunculaceae)
- 약용부위: 자근(子根)을 가공한 것
- 한약명: 부자(附子)
- 라틴 생약명: Aconiti Lateralis Radix Preparata
- 이명 또는 영명: Prepared Aconite
- 식약처 공정서 및 조선시대 의서 수재:
  대한민국약전(KP)
  동의보감 탕액편의 풀부(部)
  방약합편의 독초편

| 한약의 기원 | 이 약은 오두(烏頭) *Aconitum carmichaeli* Debeaux(미나리아재비과 Ranunculaceae)의 자근(子根)을 가공하여 만든 염부자(鹽附子), 부자편(附子片) 및 포부자(炮附子)이다.

| 한방 특성 |

- 한방 약미(藥味)와 약성(藥性): 맛은 맵고 달며 성질은 매우 뜨겁고 독이 있다.
- 한방 작용부위(귀경, 歸經): 부자는 주로 심장, 신장, 비장 질환에 영향을 미친다.
- 한방 효능

회양구역(回陽救逆): 양기(陽氣)를 회복시켜 위급한 상황에서 구해낸다.

보화조양(補火助陽): 양기(陽氣)를 보한다.

산한지통(散寒止痛): 한사(寒邪)를 없애고 통증을 멎게 한다.

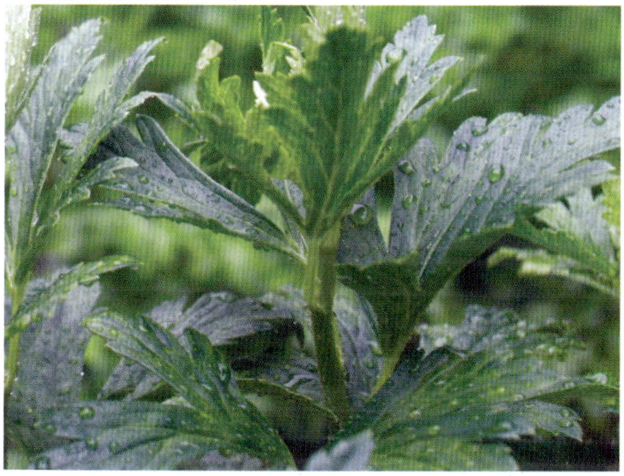

▲ 오두_ 잎

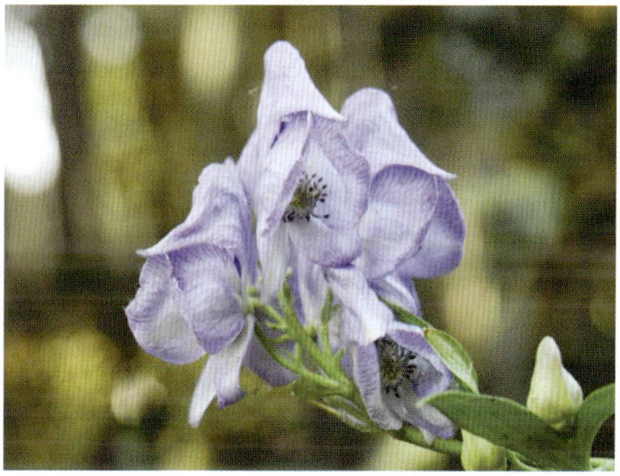

▲ 오두_ 꽃

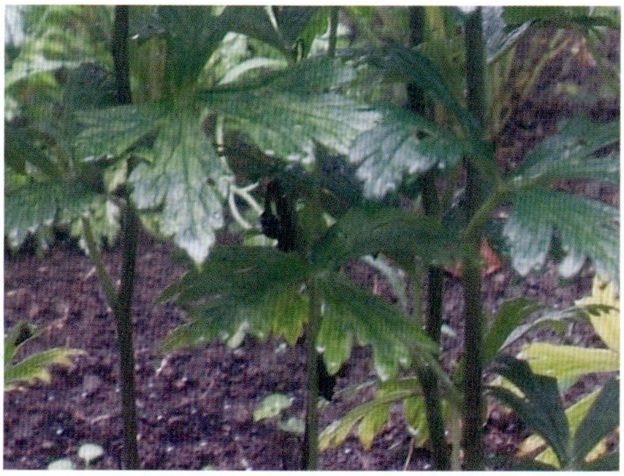

▲ 오두_ 줄기

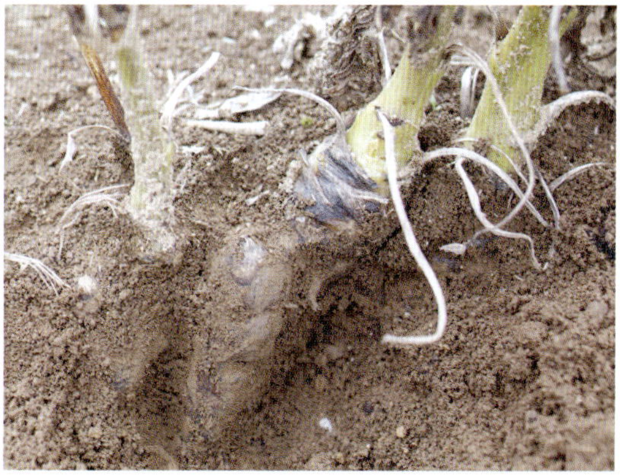

▲ 오두_ 뿌리

| 약효 해설 |

- 발기부전을 치료한다.
- 남자는 음낭이 차고 여자는 아랫배가 늘 차면서 생기는 성(性) 장애를 낫게 한다.
- 팔다리를 잘 쓰지 못하고 마비되며 아픈 증상에 사용한다.
- 가슴과 배가 차면서 아픈 증상에 활용한다.
- 강심제, 진통제, 신진대사 기능 항진제로 쓰인다.
- 부자에는 맹독성 알칼로이드 성분인 아코니틴(aconitine)이 함유되어 있다.

| 동의보감 효능 | 부자(附子, 오두의 자근을 가공한 것)의 성질은 매우 뜨겁고[大熱] 맛은 매우며[辛] 달고[甘] 독이 많다. 삼초의 궐역(厥逆)을 보하고 육부(府)의 한랭(寒冷)과 한습(寒濕)을 치료한다. 팔다리가 늘어지고 힘이 없어 걷지 못하는 증상을 낫게 한다. 유산시키는 데는 모든 약 가운데서 가장 좋다.

| 동의보감 원문 | **附子:** 性大熱 味辛甘 有大毒. 補三焦厥逆 六府寒冷 寒濕 痿躄 墮胎 爲百藥長.

| 수치(修治) | 한방이론에 근거하여 약재를 가공처리함으로써 약재 본래의 성질을 변화시키는 제약기술의 일종으로, 포제(炮製)라고도 한다.

- 염부자(鹽附子)를 맑은 물에 담가 하루 2~3회 물을 갈아주는데 소금기가 없어질 때까지 한다. 다음에 감초, 흑두(黑豆), 물을 넣고 끓인다. 이때 잘라서 맛을 보면 혀를 자극하는 감각이 없어져야 한다. 감초와 흑두를 제거한 후 얇은 조각으로 썰어서 햇볕에 말린다. 함량 비율은 염부자 100kg:감초 5kg:흑두 10kg이다.

| 약용법 | 수치(修治)한 부자 3~15g을 물 800mL에 넣고 달여서 반으로 나누어 아침저녁으로 마신다. 독성이 크므로 사용할 때 유의해야 한다.

| 주의사항 | 오두의 자근은 독성이 있으므로 수치(修治)한 후 사용해야 한다.

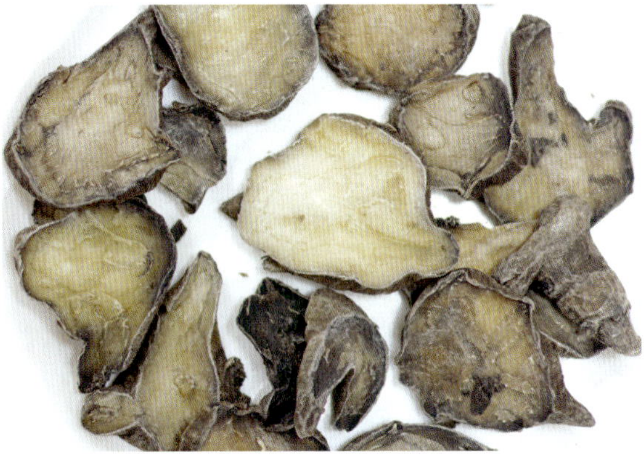

▲ 부자(약재, 절편)

한약명 천오

- 식물명 및 학명: 오두(烏頭) *Aconitum carmichaeli* Debeaux
- 과명: 미나리아재비과(Ranunculaceae)
- 약용부위: 모근의 덩이뿌리
- 한약명: 천오(川烏)
- 라틴 생약명: Aconiti Tuber
- 이명 또는 영명: Aconite
- 식약처 공정서 및 조선시대 의서 수재:
  대한민국약전외한약(생약)규격집(KHP)
  동의보감 탕액편의 풀부(部)
  방약합편의 독초편

| 한약의 기원 | 이 약은 오두(烏頭) *Aconitum carmichaeli* Debeaux(미나리아재비과 Ranunculaceae)의 모근의 덩이뿌리이다.

| 한방 특성 |

- 한방 약미(藥味)와 약성(藥性): 맛은 맵고 쓰며 성질은 뜨겁고 독성이 매우 크다.
- 한방 작용부위(귀경, 歸經): 천오는 주로 심장, 간장, 신장, 비장 질환에 영향을 미친다.
- 한방 효능

  거풍제습(祛風除濕): 팔다리를 잘 쓰지 못하고 마비되며 아픈 증상을 치료한다.

  온경지통(溫經止痛): 경락을 따뜻하게 하여 통증을 멎게 한다.

| 약효 해설 |

- 사지경련, 반신불수, 오래도록 낫지 않는 두통에 사용한다.

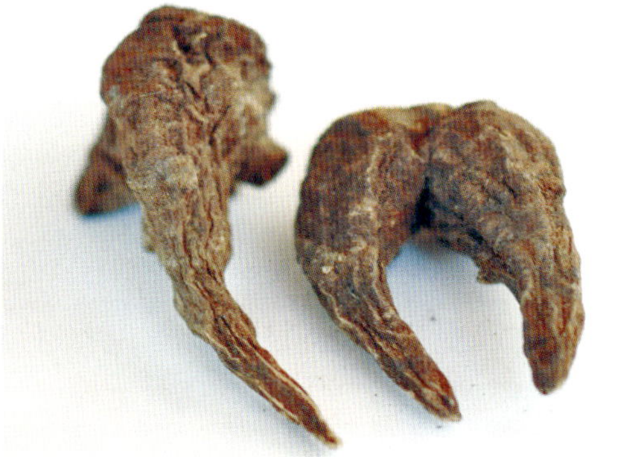

▲ 천오(약재, 전형)

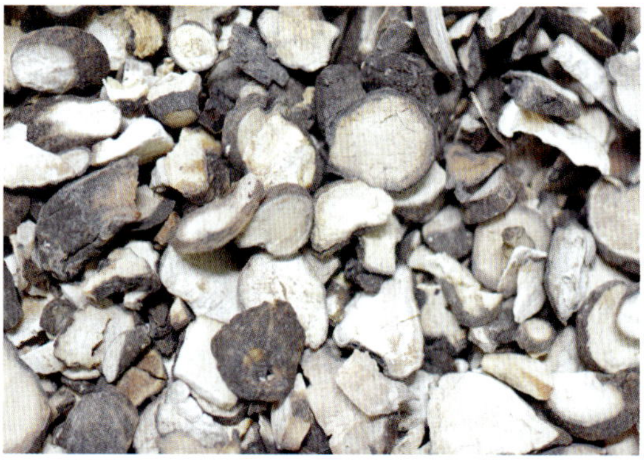

▲ 천오(약재, 절편)

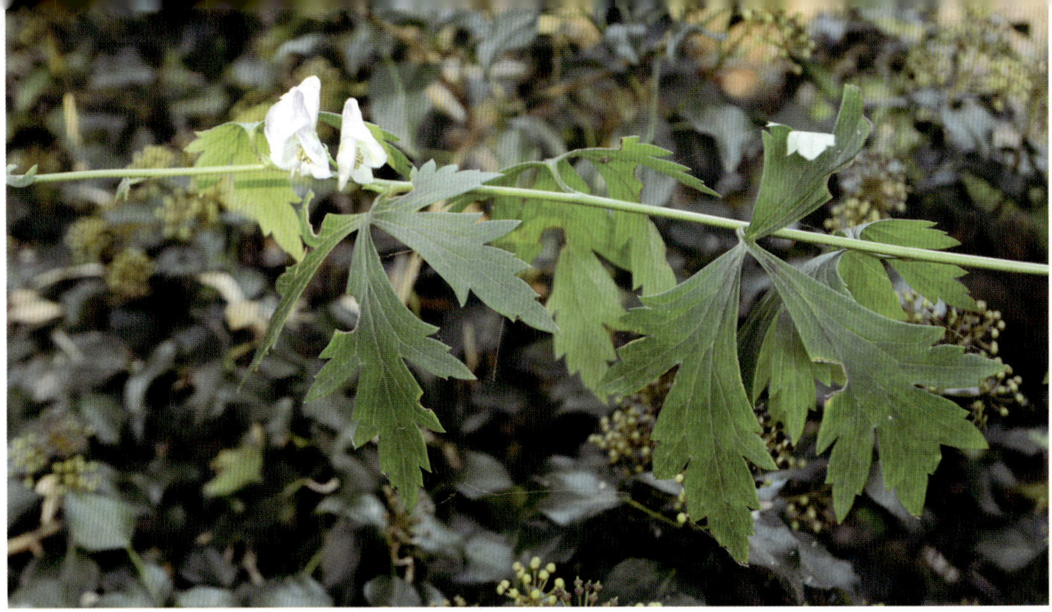

▲ 오두_ 지상부

• 가슴과 배가 차면서 아픈 증상에 유효하다.
• 독성이 있으므로 조심해야 한다.

| 동의보감 효능 | 오두(烏頭)의 성질은 매우 뜨겁고[大熱] 맛은 매우며[辛] 달고[甘] 독이 없다. 풍, 한, 습으로 뼈마디가 아프고 손발이 저린 증상을 낫게 한다. 가슴 속에 있는 냉담(冷痰)을 삭이고 명치가 몹시 아픈 것을 멎게 한다. 배 속에 생긴 덩어리를 깨뜨리고 유산시킨다.

| 동의보감 원문 | **烏頭:** 性大熱 味辛甘 有大毒. 主風寒濕痺. 消胸上冷痰 止心腹疝痛 破積聚 墮胎.

| 수치(修治) | 한방이론에 근거하여 약재를 가공처리함으로써 약재 본래의 성질을 변화시키는 제약기술의 일종으로, 포제(炮製)라고도 한다.

• 이물질을 제거하고 씻은 후 햇볕에서 말린다. 오두(烏頭)를 찬물에 넣고 하루 2~3회 물을 갈아준다. 이때 맛을 보아 혀의 마비감이 적어지면 꺼낸다. 다음 흑두(黑豆)를 오두와 같은 양으로 넣고 물을 부어 오두 내부의 백심(白心)이 없어질 때까지 삶은 후 건조한다.

| 약용법 | 수치(修治)한 모근의 덩이뿌리 3~9g을 물 800mL에 넣고 달여서 반으로 나누어 아침저녁으로 마신다. 외용할 때는 적당량을 사용한다.

| 주의사항 | 오두 모근의 덩이뿌리는 독성이 있으므로 수치(修治)한 후 사용해야 한다.

오미자

한약명 오미자

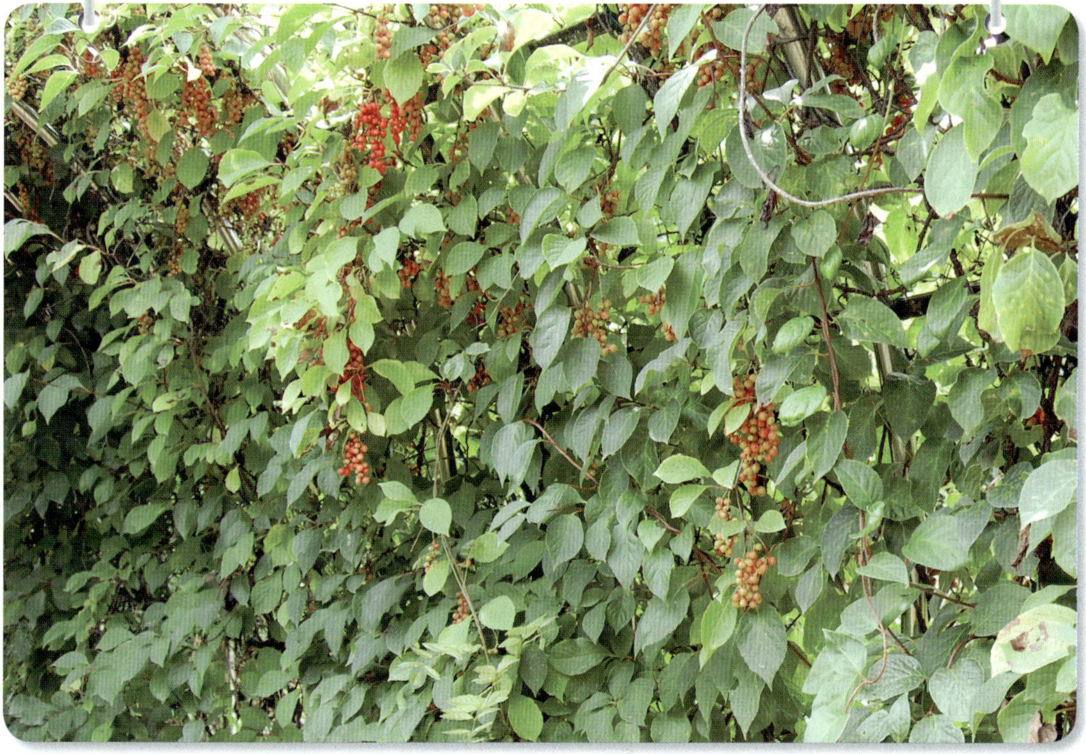

한약명 오미자

- 식물명 및 학명: 오미자 *Schisandra chinensis* Baillon
- 과명: 오미자과(Schisandraceae)
- 약용부위: 잘 익은 열매
- 한약명: 오미자(五味子)
- 라틴 생약명: Schisandrae Fructus
- 이명 또는 영명: Schisandra Fruit
- 식약처 공정서 및 조선시대 의서 수재:
  대한민국약전(KP)
  동의보감 탕액편의 풀부(部)
  방약합편의 만초(蔓草, 덩굴풀)편

| 한약의 기원 | 이 약은 오미자 *Schisandra chinensis* Baillon(오미자과 Schisandraceae)의 잘 익은 열매이다.

| 한방 특성 |

- 한방 약미(藥味)와 약성(藥性): 맛은 시고 달며 성질은 따뜻하다.
- 한방 작용부위(귀경, 歸經): 오미자는 주로 폐, 심장, 신장 질환에 영향을 미친다.
- 한방 효능

  수렴고삽(收斂固澁): 체액의 배출·배설을 억제한다.

  익기생진(益氣生津): 원기를 보충하고 진액 생성을 촉진한다.

  보신영심(補腎寧心): 신(腎)을 보하고 정신을 안정시킨다.

| 약효 해설 |

- 오래된 기침, 설사, 이질을 치료한다.
- 마음을 안정시키고 진정시킨다.

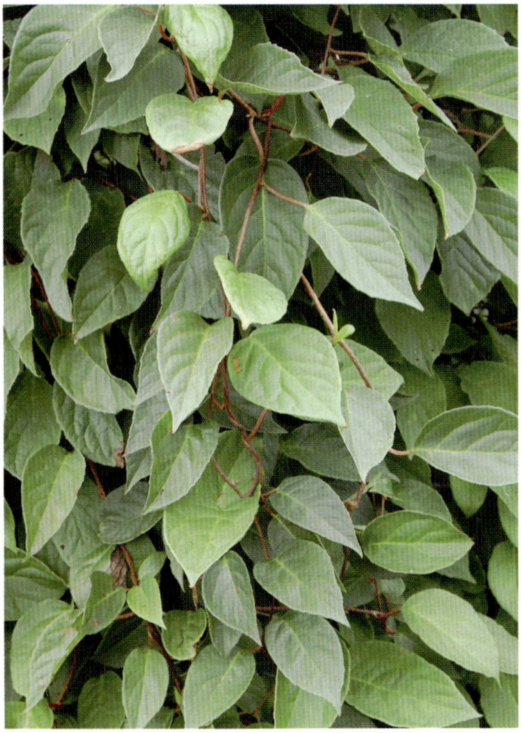

▲ 오미자_ 잎

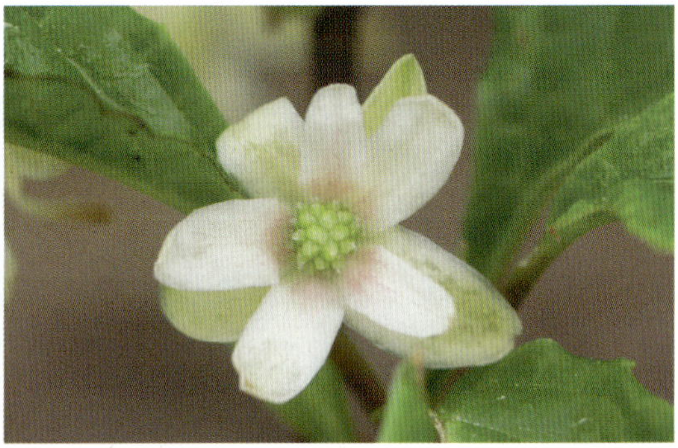

▲ 오미자_ 암꽃

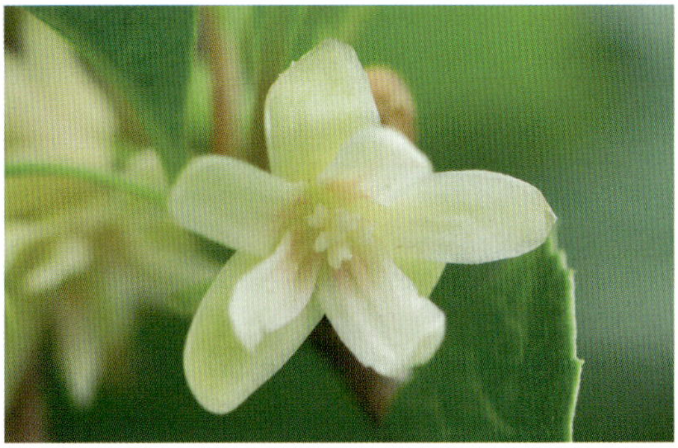

▲ 오미자_ 수꽃

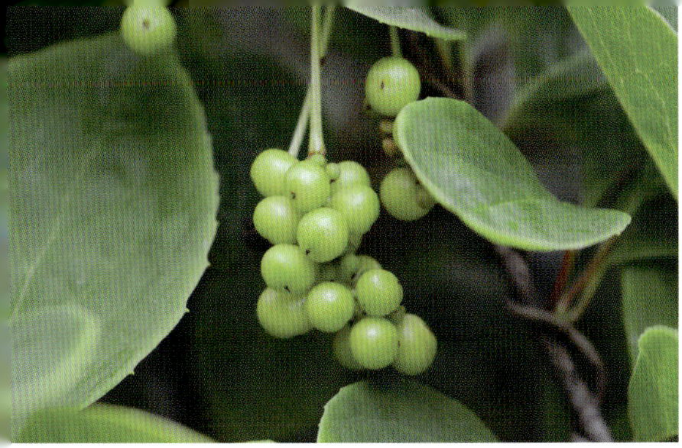

▲ 오미자_ 어린 열매

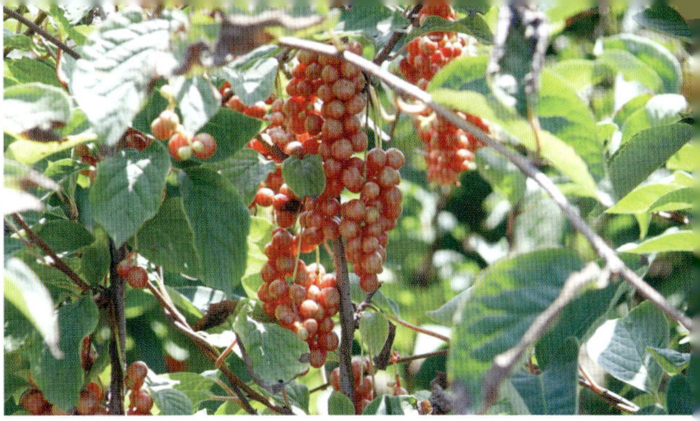

▲ 오미자_ 열매

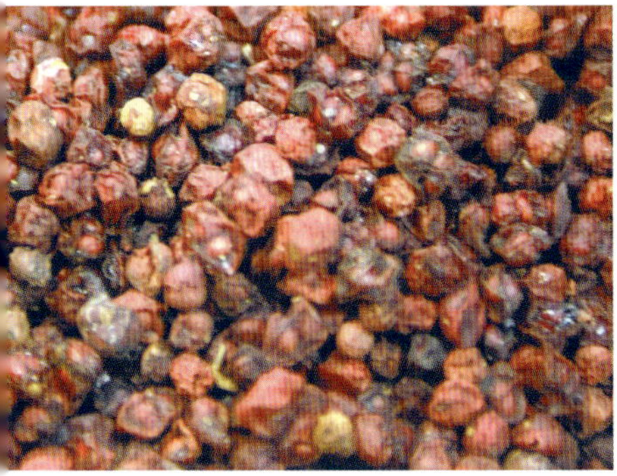

▲ 오미자(약재, 전형)

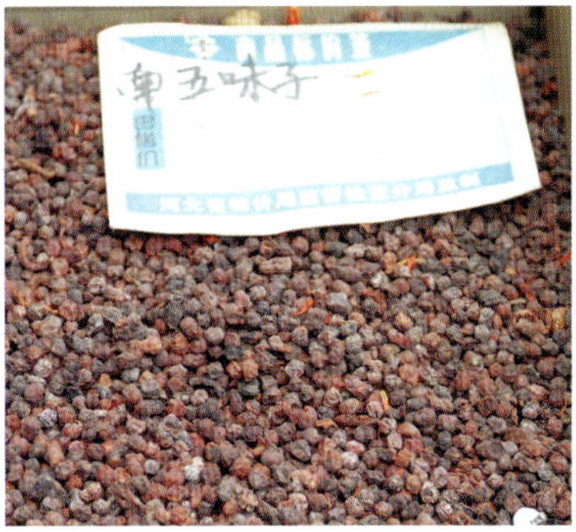

▲ 오미자(약재, 시장 판매품)

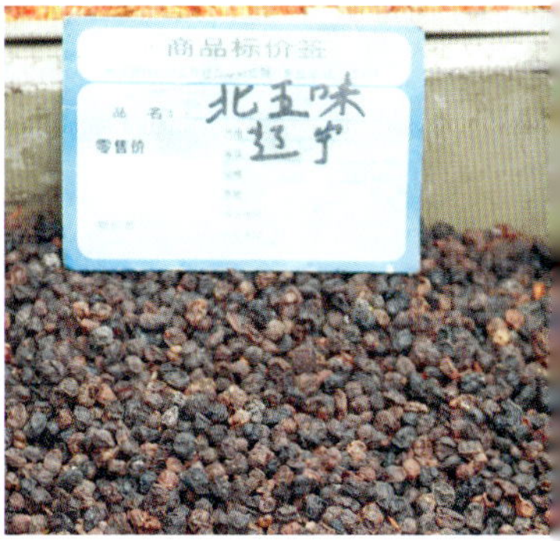

▲ 오미자(약재, 시장 판매품)

- 가슴이 두근거리면서 불안하고 잠을 못 자는 증상을 낫게 한다.
- 몸이 허약하여 잠자는 사이에 또는 깨어 있는 상태에서 저절로 땀이 나는 증상에 사용한다.
- 무의식중에 정액이 몸 밖으로 나오는 증상 치료에 효과가 있다.
- 소변이 저절로 나오면서 배뇨 횟수가 잦은 증상에 쓰인다.

| 동의보감 원문의 한글 식물명 | 오미ᄌᆞ

| 동의보감 효능 | 오미자(五味子)의 성질은 따뜻하고[溫] 맛이 시며[酸](약간 쓰다[苦]고도 한다) 독이 없다. 허로(虛勞)로 몹시 야윈 것을 보하고 눈을 밝게 한다. 신[水藏]을 덥히고 양기를 세게 하며 남자의 정을 보하고 음경을 커지게 한다. 소갈(消渴)을 멎게 하고 가슴이 답답하면서 열나는 증상을 없앤다. 술독을 풀고 기침이 나면서 숨이 찬 것을 치료한다.

| 동의보감 원문 | **五味子:** 性溫 味酸[一云微苦] 無毒. 補虛勞羸瘦 明目 煖水藏 强陰 益男子精 生陰中肌 止消渴 除煩熱 解酒毒 治咳嗽上氣.

| 약용법 | 열매 2~6g을 물 800mL에 넣고 달여서 반으로 나누어 아침저녁으로 마신다.

오수유

한약명 오수유

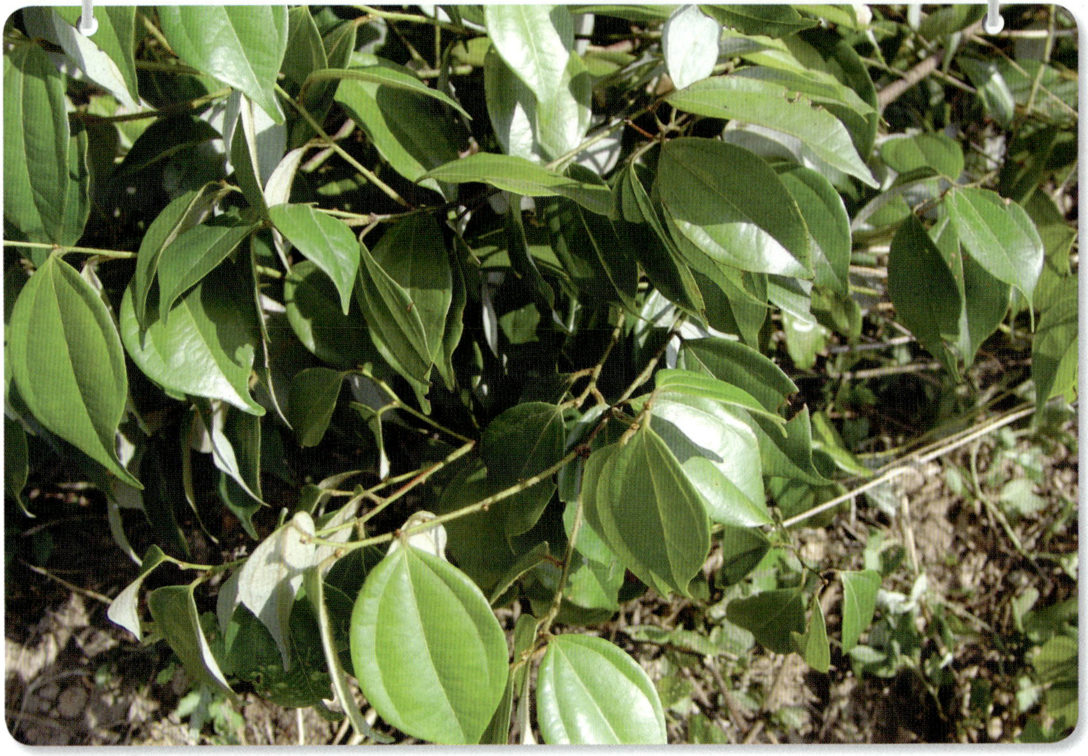

▲ 오수유_ 잎

한약명 오수유

- 식물명 및 학명: 오수유(吳茱萸) *Evodia rutaecarpa* Bentham, 석호(石虎) *Evodia rutaecarpa* Bentham var. *officinalis* Huang, 소모오수유(疎毛吳茱萸) *Evodia rutaecarpa* Bentham var. *bodinieri* Huang
- 과명: 운향과(Rutaceae)
- 약용부위: 열매
- 한약명: 오수유(吳茱萸)
- 라틴 생약명: Evodiae Fructus
- 이명 또는 영명: Evodia Fruit
- 식약처 공정서 및 조선시대 의서 수재:
  대한민국약전(KP)
  동의보감 탕액편의 나무부(部)
  방약합편의 향목(香木, 향나무)편

| 한약의 기원 | 이 약은 오수유(吳茱萸) *Evodia rutaecarpa* Bentham, 석호(石虎) *Evodia rutaecarpa* Bentham var. *officinalis* Huang 또는 소모오수유(疎毛吳茱萸) *Evodia rutaecarpa* Bentham var. *bodinieri* Huang(운향과 Rutaceae)의 열매로서 거의 익어 벌어지기 전에 채취한다.

| 한방 특성 |

- 한방 약미(藥味)와 약성(藥性): 맛은 맵고 쓰며 성질은 뜨겁고 독이 약간 있다.
- 한방 작용부위(귀경, 歸經): 오수유는 주로 간장, 비장, 위장, 신장 질환에 영향을 미친다.
- 한방 효능

산한지통(散寒止痛): 한사(寒邪)를 없애고 통증을 멎게 한다.

소간하기(疏肝下氣): 간기(肝氣)를 끌어내린다.

온중조습(溫中燥濕): 배 속을 따뜻하게 하고 습기를 없앤다.

| 약효 해설 |

- 복부가 차고 아픈 증상에 유효하다.
- 갑자기 심하게 일어나는 간헐적 복통을 치료한다.
- 치통, 두통, 각기, 습진에 사용한다.

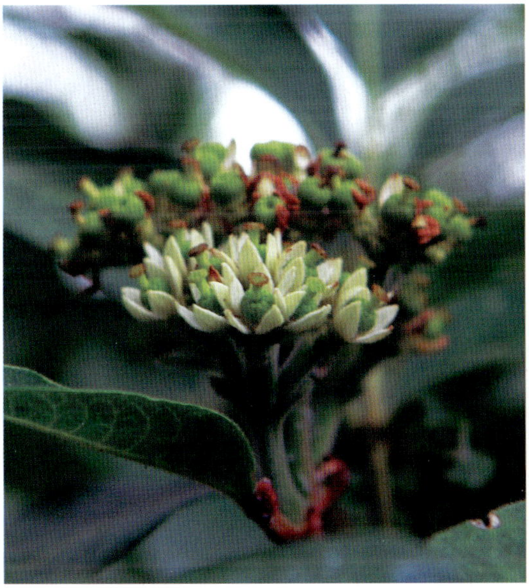

▲ 오수유_ 꽃

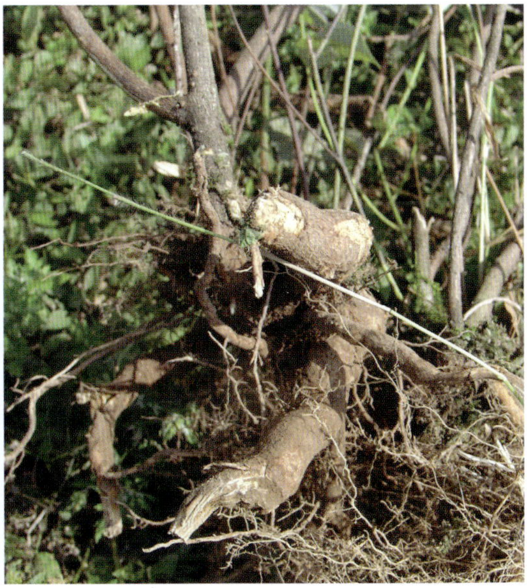

▲ 오수유_ 뿌리

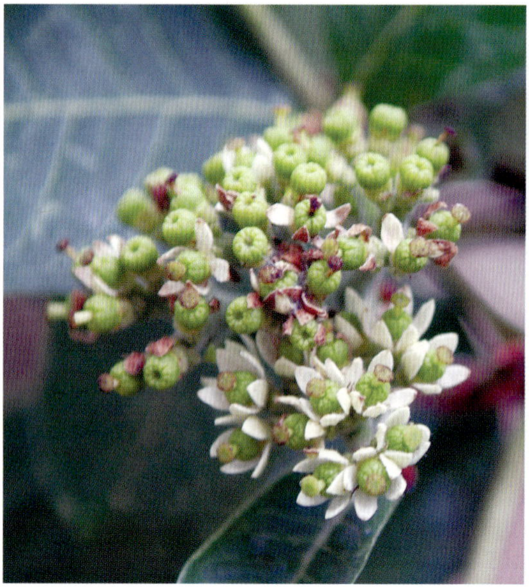

▲ 오수유_ 열매와 꽃

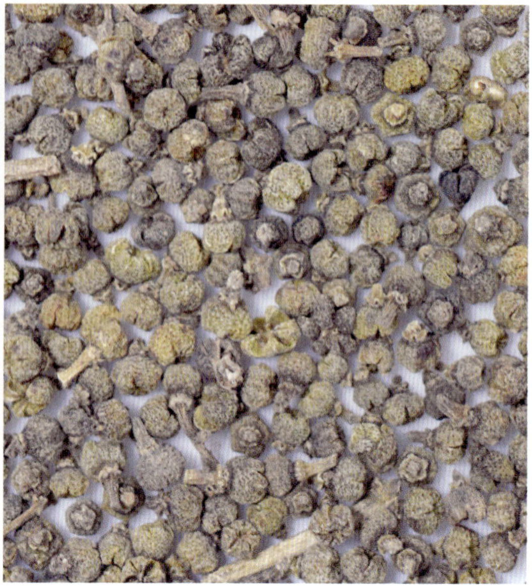

▲ 오수유(약재, 전형)

| 동의보감 효능 | 오수유(吳茱萸)의 성질은 뜨겁고[熱] 맛은 맵고[辛] 독이 조금 있다. 속을 따뜻하게 하고 기를 내리게 하며 통증을 멎게 한다. 명치에 찬 기운이 쌓여 쥐어짜듯 아픈 것, 여러 가지 찬 기운이 뭉쳐 없어지지 않는 것, 중악(中惡, 중풍의 일종)으로 명치가 아픈 것을 낫게 한다. 곽란(霍亂)으로 토하고 설사하며 근(筋)이 뒤틀리는 것을 치료한다. 담을 삭이고 배 속에 생긴 덩어리와 옆구리 부위에 생긴 덩어리를 깨뜨린다. 습(濕)이나 혈(血)로 감각이 둔하고 저린 것[癨痺, 군비]을 없앤다. 신기(腎氣) 허약으로 인한 각기(脚氣), 위(胃) 속의 찬 기운을 낫게 한다.

| 동의보감 원문 | 吳茱萸: 性熱 味辛苦 有小毒. 主溫中下氣止痛. 心腹積冷絞痛 諸冷實不消 中惡心腹痛. 治霍亂吐瀉 轉筋. 消痰 破癥癖 除濕血癨痺 療腎氣脚氣 胃中冷氣.

| 약용법 | 열매 1.5~5g을 물 800mL에 넣고 달여서 반으로 나누어 아침저녁으로 마시거나 또는 가루나 환(丸)으로 만들어 복용한다. 외용할 때는 적당량을 가루 내어 환부에 붙인다.

오약

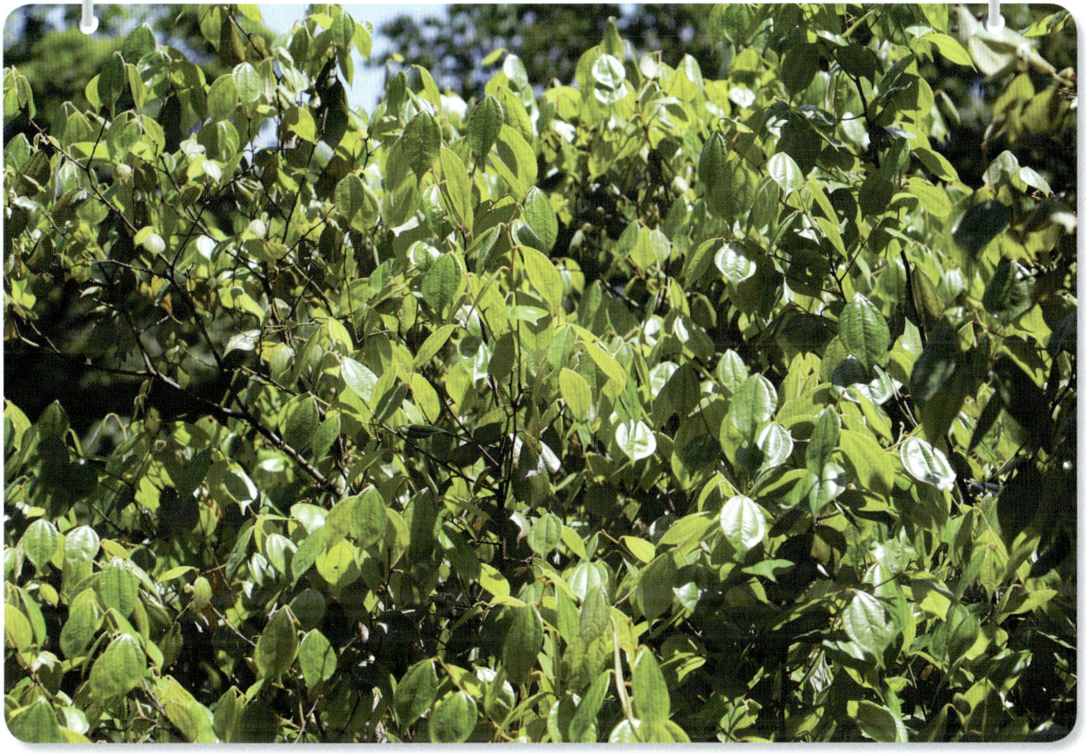

한약명 오약

- 식물명 및 학명: 오약(烏藥) *Lindera strichnifolia* Fernandez-Villar
- 과명: 녹나무과(Lauraceae)
- 약용부위: 뿌리
- 한약명: 오약(烏藥)
- 라틴 생약명: Linderae Radix
- 이명 또는 영명: Lindera Root
- 식약처 공정서 및 조선시대 의서 수재:
  대한민국약전(KP)
  동의보감 탕액편의 나무부(部)
  방약합편의 향목(香木, 향나무)편

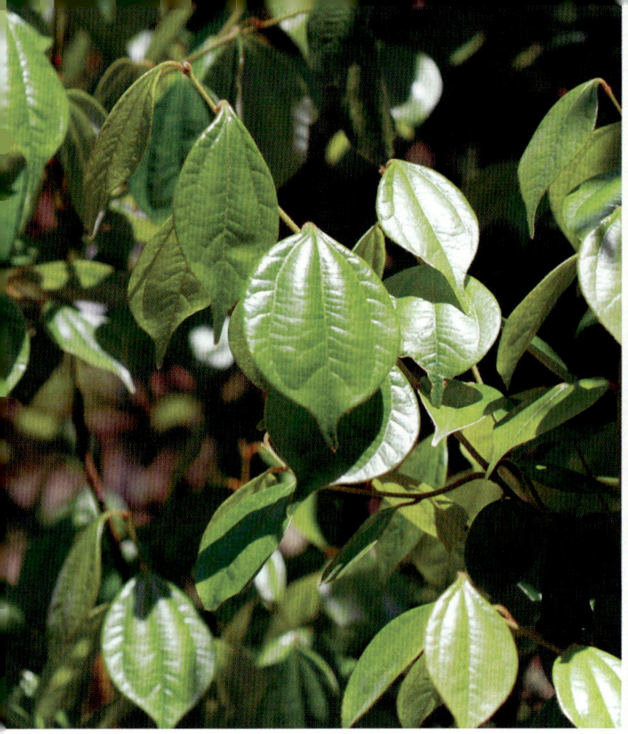

▲ 오약_ 잎

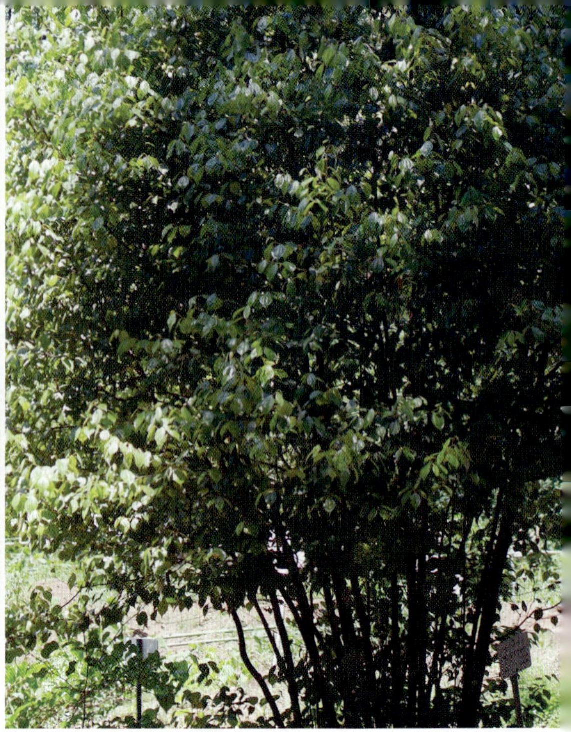

▲ 오약_ 수형

| 한약의 기원 | 이 약은 오약(烏藥) *Lindera strichnifolia* Fernandez-Villar(녹나무과 Lauraceae)의 뿌리이다.

| 한방 특성 |

- 한방 약미(藥味)와 약성(藥性): 맛은 맵고 성질은 따뜻하다.
- 한방 작용부위(귀경, 歸經): 오약은 주로 폐, 비장, 신장, 방광 질환에 영향을 미친다.
- 한방 효능

  행기지통(行氣止痛): 기운을 잘 소통시키고 통증을 멎게 한다.

  온신산한(溫腎散寒): 신(腎)을 따뜻하게 하고 추위를 없앤다.

| 약효 해설 |

- 복부가 부르고 그득하며 통증이 있는 증상을 치료한다.
- 소변이 자주 또는 저절로 나오는 증상에 사용한다.
- 기(氣)가 거꾸로 치솟아서 숨이 가쁘고 급한 증상을 낫게 한다.
- 두통, 산후 복통에 유효하다.

| 동의보감 효능 | 오약(烏藥)의 성질은 따뜻하며[溫] 맛이 맵고[辛] 독이 없다. 온갖 기병을 치

료하고 온갖 냉기를 없앤다. 중악(中惡, 중풍의 일종)으로 명치가 아픈 것과 시주(尸疰), 객오, 헛것에 들린 것을 낫게 한다. 방광과 신(腎) 사이의 냉기가 등뼈를 치고 올라오는 것을 치료한다. 음식이 체하여 구토하고 설사하는 것, 반위(反胃)로 음식을 토하는 것, 이질, 옹절(癰癤), 옴, 나병을 치료한다. 소변이 잦은 것과 부인의 혈기로 오는 통증[血氣痛]을 낫게 한다. 소아의 배 속 충을 죽인다.

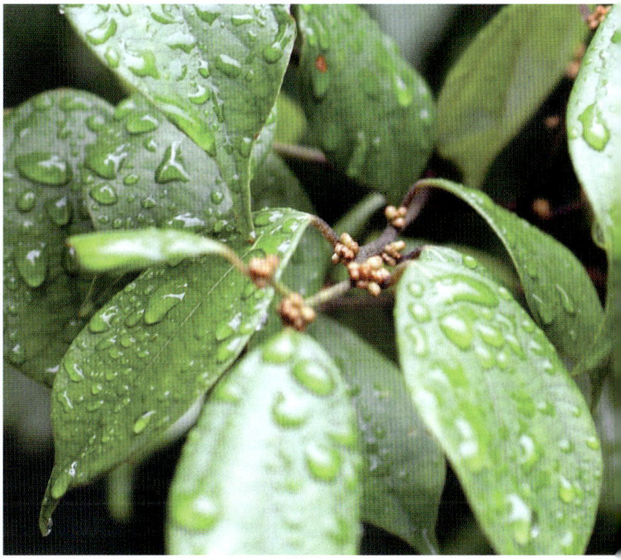

▲ 오약_ 열매

| 동의보감 원문 | **烏藥:** 性溫 味辛 無毒. 治一切氣 除一切冷. 主中惡心腹痛 疰忤鬼氣. 療膀胱腎間冷氣攻衝背膂 治霍亂及反胃吐食 瀉痢 癰癤疥癩. 止小便滑數 婦人血氣痛 小兒腹中諸蟲.

| 약용법 | 뿌리 6~10g을 물 800mL에 넣고 달여서 반으로 나누어 아침저녁으로 마신다.

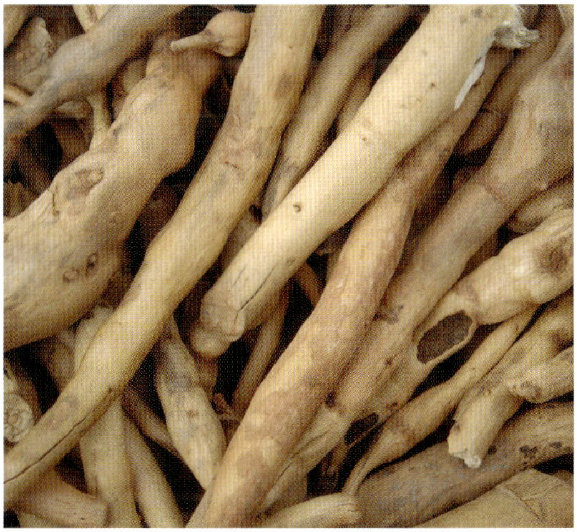

▲ 오약(약재, 전형)

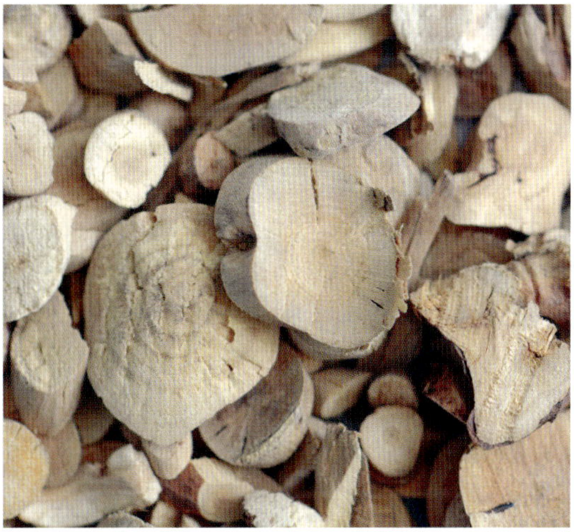

▲ 오약(약재, 절편)

오이풀

한약명 지유

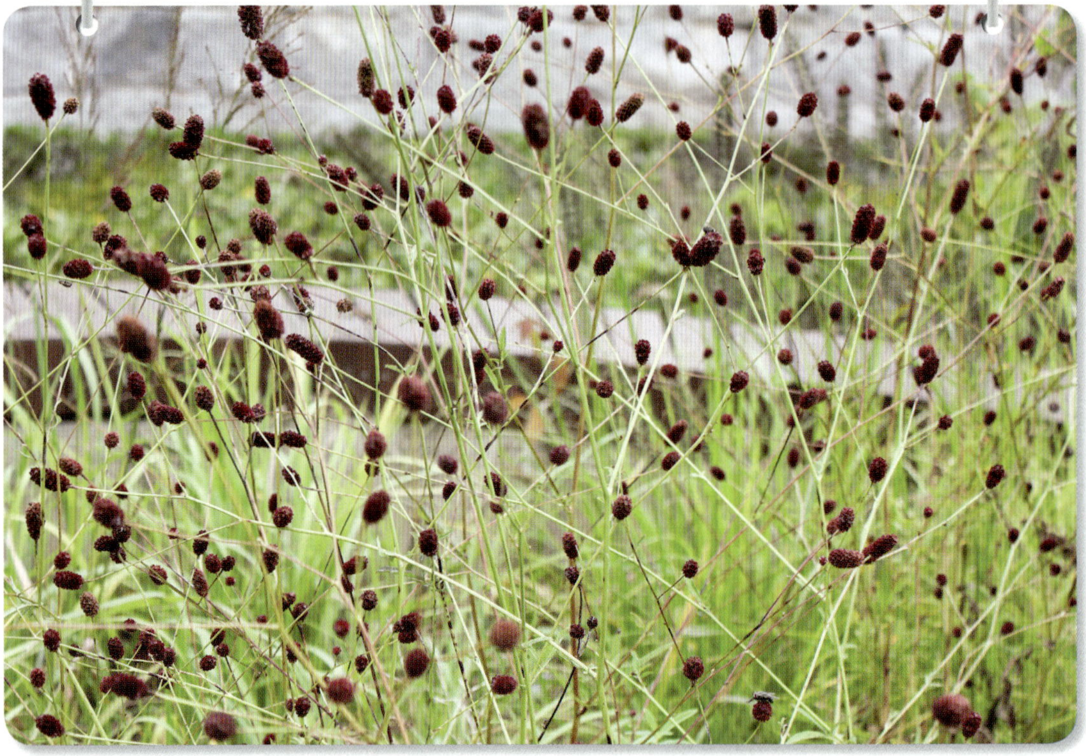

▲ 오이풀_ 지상부

한약명 지유

- 식물명 및 학명: 오이풀 *Sanguisorba officinalis* Linné, 장엽지유(長葉地楡) *Sanguisorba officinalis* Linné var. *longifolia* (Bert.) Yu et Li
- 과명: 장미과(Rosaceae)
- 약용부위: 뿌리
- 한약명: 지유(地楡)
- 라틴 생약명: Sanguisorbae Radix
- 이명 또는 영명: 옥시(玉豉)
- 식약처 공정서 및 조선시대 의서 수재:
  대한민국약전외한약(생약)규격집(KHP)
  동의보감 탕액편의 풀부(部)
  방약합편의 산초(山草)편

| 한약의 기원 | 이 약은 오이풀 *Sanguisorba officinalis* Linné 또는 장엽지유(長葉地榆) *Sanguisorba officinalis* Linné var. *longifolia* (Bert.) Yu et Li(장미과 Rosaceae)의 뿌리이다.

| 한방 특성 |

- 한방 약미(藥味)와 약성(藥性): 맛은 쓰고 시고 떫으며 성질은 약간 차다.
- 한방 작용부위(귀경, 歸經): 지유는 주로 간장, 대장 질환에 영향을 미친다.
- 한방 효능

양혈지혈(凉血止血): 혈열(血熱)을 식히고 지혈한다.

해독염창(解毒斂瘡): 해독하고 상처를 아물게 한다.

| 약효 해설 |

- 치질 출혈, 혈변(血便), 하혈, 각혈을 치료한다.
- 여성의 부정기 자궁출혈을 멎게 한다.
- 습진, 피부염에 유효하다.
- 수렴 작용이 있다.

| 동의보감 원문의 한글 식물명 | 외ᄂᆞ물불휘

| 동의보감 효능 | 지유(地榆, 오이풀 뿌리)의 성질은 약간 차고[微寒](보통이라고도[平] 한다) 맛은 쓰고[苦] 달며[甘] 시고[酸] 독이 없다. 부인의 칠상(七傷), 자궁에서 분비물이 나오는 것,

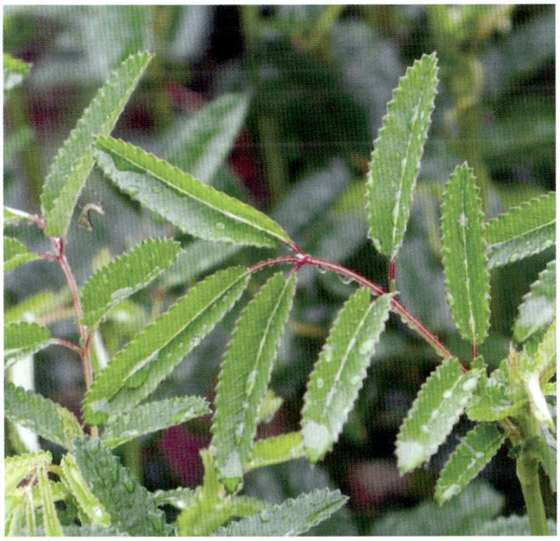

▲ 오이풀_ 잎

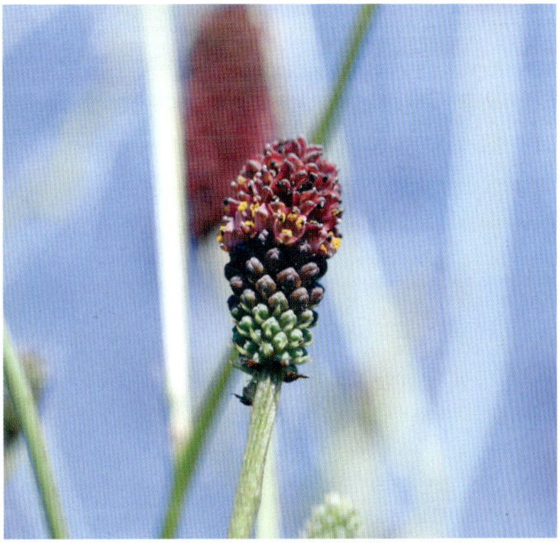

▲ 오이풀_ 꽃

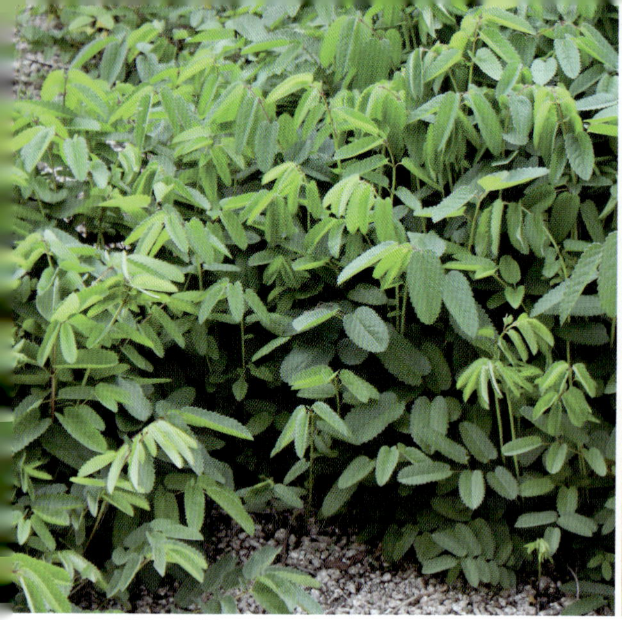
▲ 오이풀_ 지상부

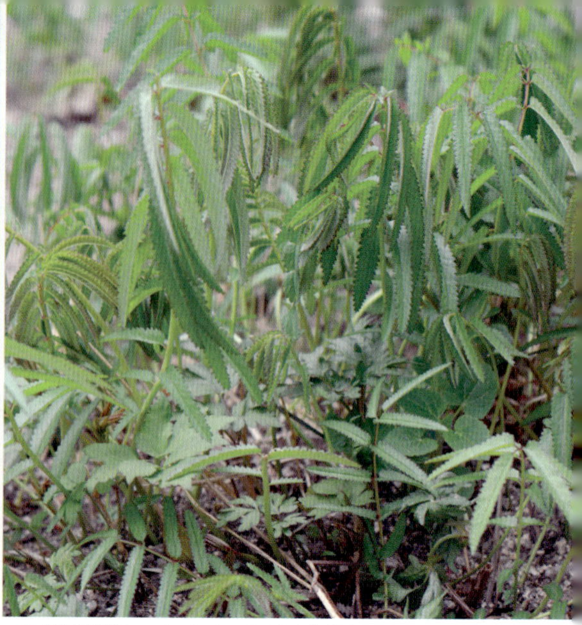
▲ 긴오이풀(*Sanguisorba longifolia*)_ 지상부

산후에 어혈로 아픈 것을 낫게 한다. 대변에 피가 섞여 나오는 것을 멎게 하고 고름을 빼내며[排膿] 쇠붙이에 다친 것을 낫게 한다.

| 동의보감 원문 | 地楡: 性微寒[一云平] 味苦甘酸 無毒. 主婦人七傷帶下病 及産後瘀痛. 止血痢 排膿 療金瘡.

| 약용법 | 뿌리 9~15g을 물 800mL에 넣고 달여서 반으로 나누어 아침저녁으로 마신다. 외용할 때는 가루 내어 환부에 붙인다.

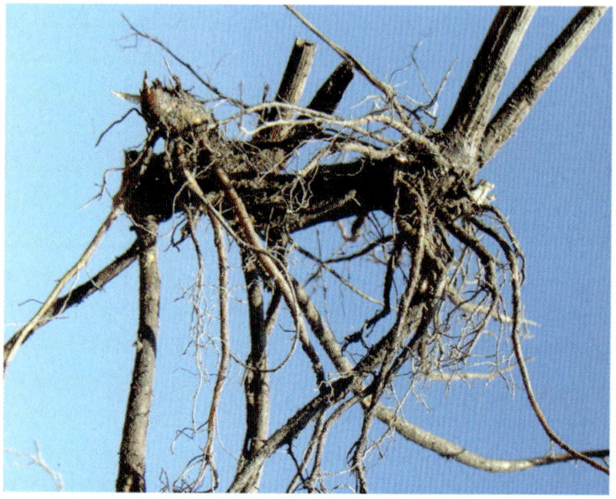
▲ 오이풀_ 뿌리(채취품)

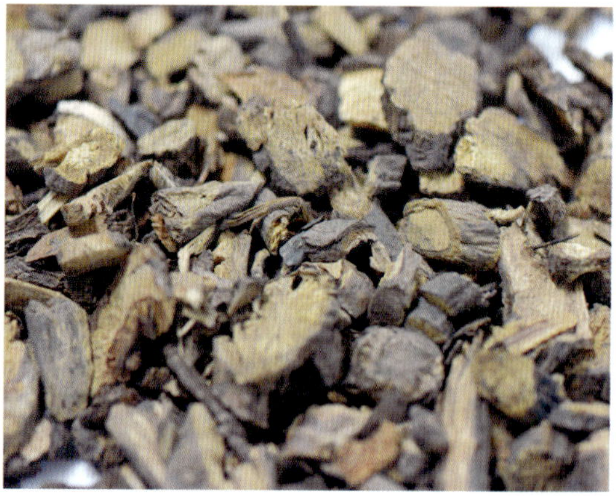
▲ 지유(약재, 절편)

옥수수

한약명 옥촉서예

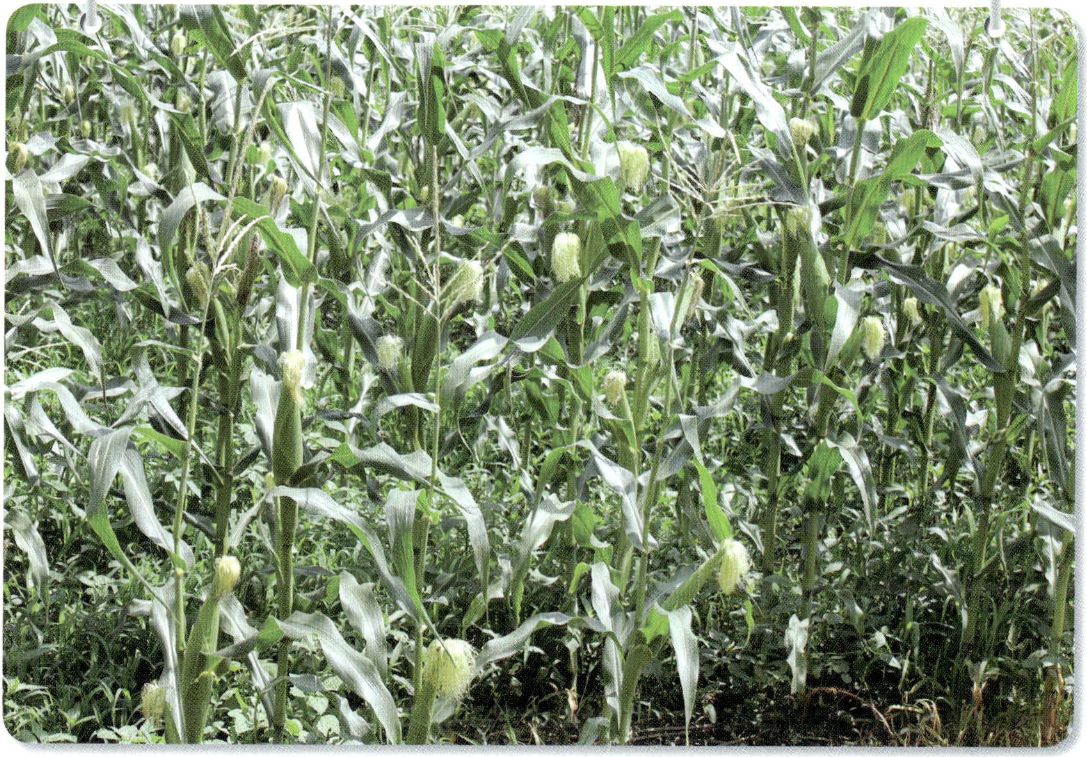

한약명 옥촉서예

- 식물명 및 학명: 옥수수 *Zea mays* Linné
- 과명: 벼과(Gramineae)
- 약용부위: 암술대와 암술머리
- 한약명: 옥촉서예(玉蜀黍蕊)
- 라틴 생약명: Maydis Stigma
- 이명 또는 영명: 옥미수(玉米鬚)
- 식약처 공정서 및 조선시대 의서 수재:
  대한민국약전외한약(생약)규격집(KHP)

| 한약의 기원 | 이 약은 옥수수 *Zea mays* Linné(벼과 Gramineae)의 암술대와 암술머리이다.

| 한방 특성 |

- 한방 약미(藥味)와 약성(藥性): 맛은 달고 싱거우며 성질은 보통이다[平].
- 한방 작용부위(귀경, 歸經): 옥촉서에는 주로 신장, 위장, 간장, 담낭 질환에 영향을 미친다.
- 한방 효능

이뇨소종(利尿消腫): 소변을 잘 나오게 하고 부종을 가라앉힌다.

청간이담(淸肝利膽): 간열(肝熱)을 식히고 담즙 분비를 촉진한다.

| 약효 해설 |

- 신염으로 몸이 부었을 때 사용한다.
- 황달, 담낭염, 담결석에 유효하다.

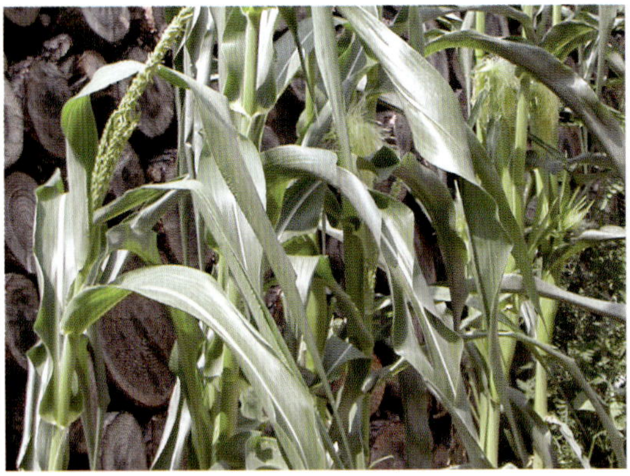

▲ 옥수수_ 잎

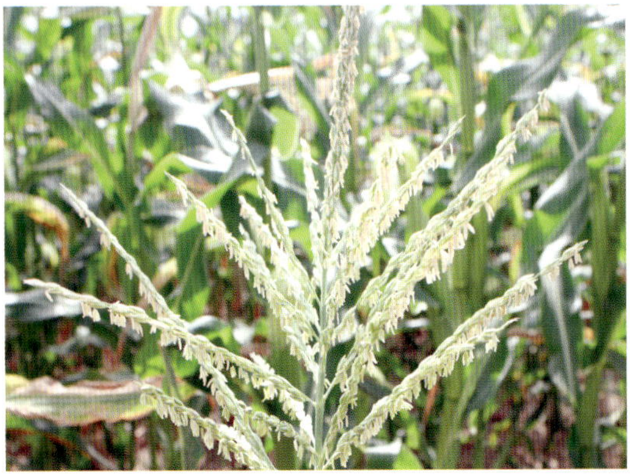

▲ 옥수수_ 꽃

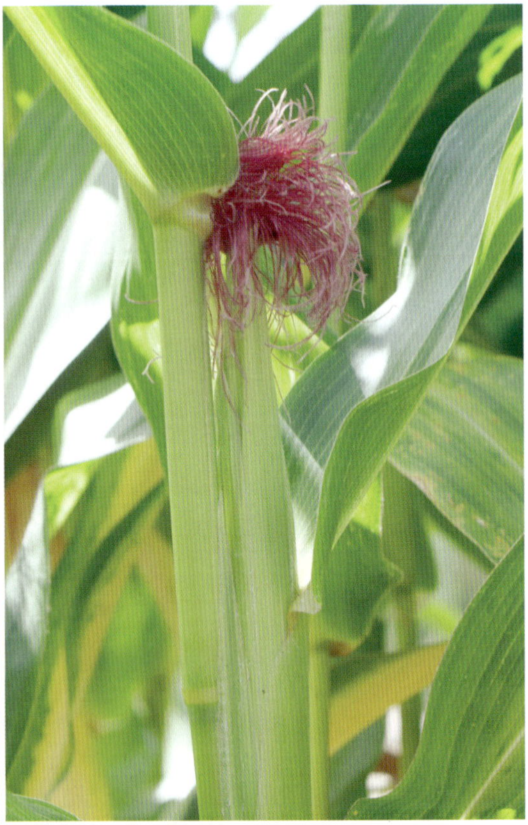

▲ 옥수수_ 암술머리

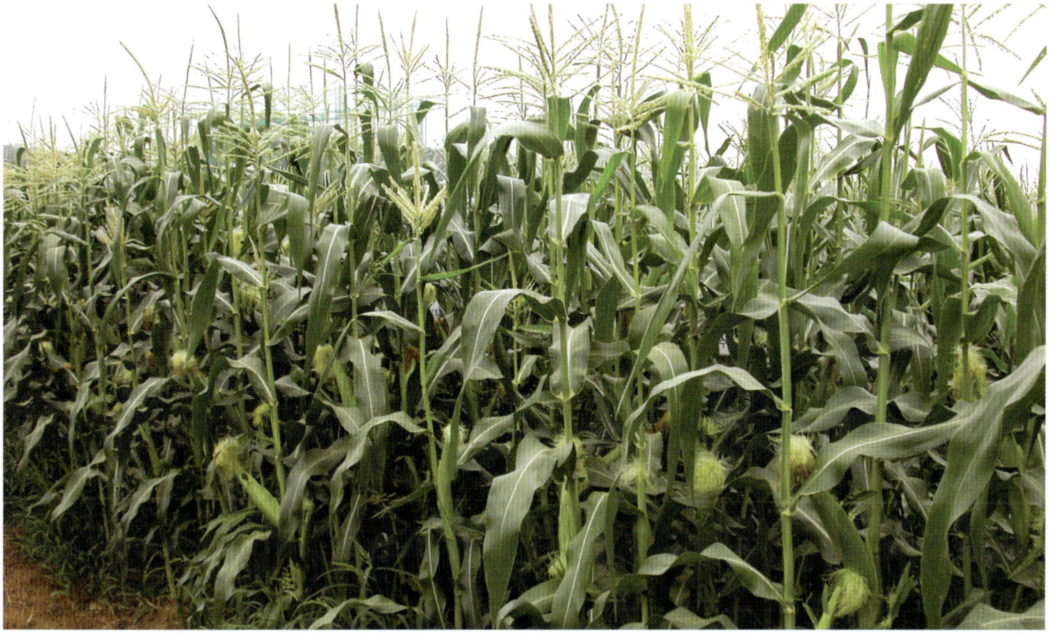

▲ 옥수수_ 재배지

• 산후에 젖이 잘 나오지 않을 때 쓰인다.
• 고혈압, 당뇨병 치료에 도움이 된다.

| 약용법 | 암술대와 암술머리 15~30g을 물 800mL에 넣고 달여서 반으로 나누어 아침저녁으로 마신다. 외용할 때는 옥촉서예 적당량을 태워 연기를 흡입한다.

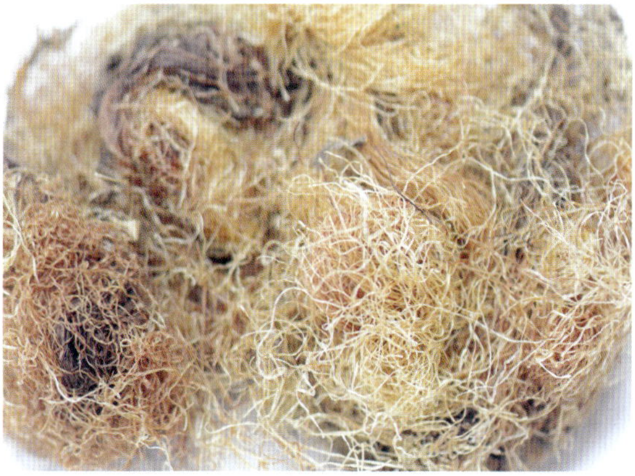

▲ 옥촉서예(약재, 전형)

옻나무

한약명 건칠, 칠피

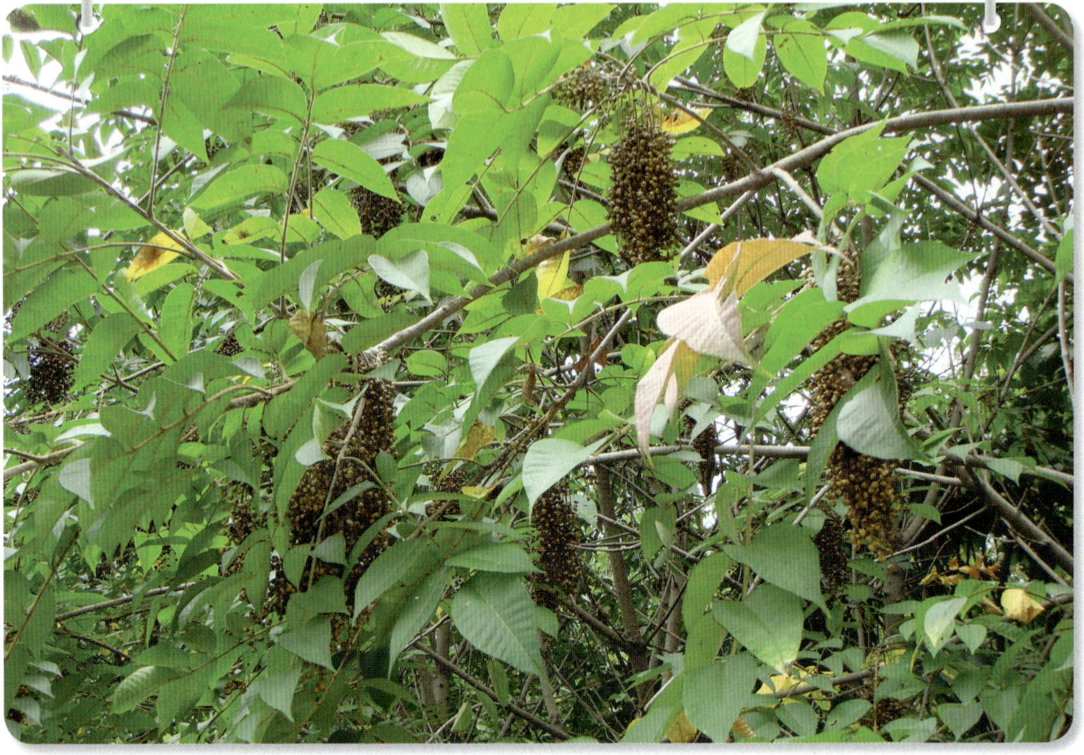

한약명 건칠

- 식물명 및 학명: 옻나무 *Rhus verniciflua* Stokes
- 과명: 옻나무과(Anacardiaceae)
- 약용부위: 줄기에 상처를 입혀 흘러나온 수액(樹液)을 건조한 덩어리
- 한약명: 건칠(乾漆)
- 라틴 생약명: Lacca Rhois Exsiccata
- 이명 또는 영명: 칠(漆)
- 식약처 공정서 및 조선시대 의서 수재:
  대한민국약전외한약(생약)규격집(KHP)
  동의보감 탕액편의 나무부(部)
  방약합편의 교목(喬木, 줄기가 곧고 굵으며 높이 자라는 나무)편

| 한약의 기원 | 이 약은 왕느릅나무 *Ulmus macrocarpa* Hance 또는 기타 동속식물(느릅나무과 Ulmaceae)의 씨에 느릅나무 껍질과 진흙을 섞어서 발효시킨 것이다.

| 한방 특성 |

- 한방 약미(藥味)와 약성(藥性): 맛은 쓰고 매우며 성질은 따뜻하다.
- 한방 작용부위(귀경, 歸經): 무이는 주로 비장, 위장 질환에 영향을 미친다.
- 한방 효능

  살충소적(殺蟲消積): 기생충을 죽이고 배가 더부룩하거나 아픈 병증인 적취를 가라앉힌다.

  제습지리(除濕止痢): 습기를 없애고 이질을 멎게 한다.

| 약효 해설 |

- 구충 작용이 있다.
- 어린아이가 영양 장애로 설사하는 병증에 사용한다.
- 피부 옴을 낫게 한다.

| 동의보감 원문의 한글 식물명 | 느릅나모삐

| 동의보감 효능 | 무이(蕪荑, 왕느릅나무 씨에 느릅나무 껍질과 진흙을 섞어서 발효시킨 것)의 성질은 보통이고[平] 맛은 맵고[辛] 독이 없다. 장풍(腸風), 치루(痔瘻), 피부가 헐어 아프고 가려우며 벌겋게 부어 곪는 것, 옴과 버짐을 치료한다. 삼충(三蟲)과 촌백충을 죽인다.

| 동의보감 원본 | **蕪荑:** 性平 味辛 無毒. 治腸風痔瘻 惡瘡疥癬 殺三蟲及寸白蟲.

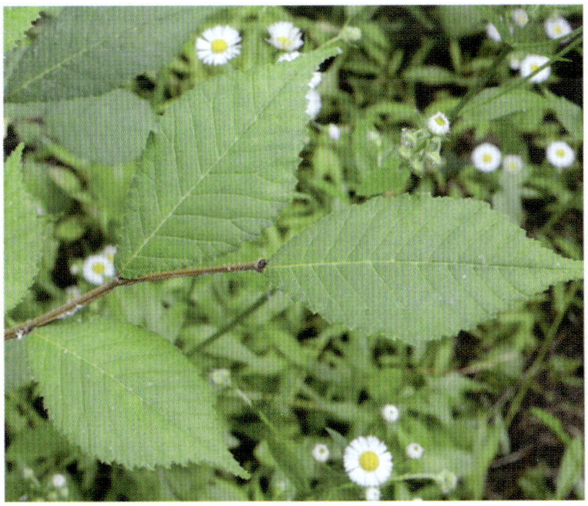

▲ 왕느릅나무_ 잎

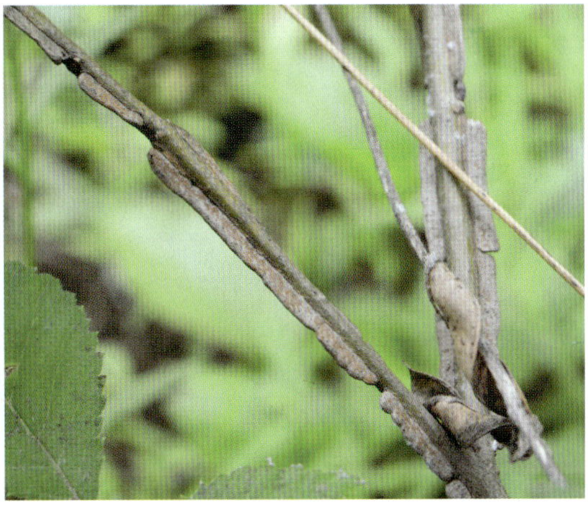

▲ 왕느릅나무_ 줄기

| 약용법 | 무이 3~10g을 물 800mL에 넣고 달여서 반으로 나누어 아침저녁으로 마시거나 또는 가루나 환(丸)으로 만들어 복용한다. 외용할 때는 적당량을 가루 내어 피부에 바른다.

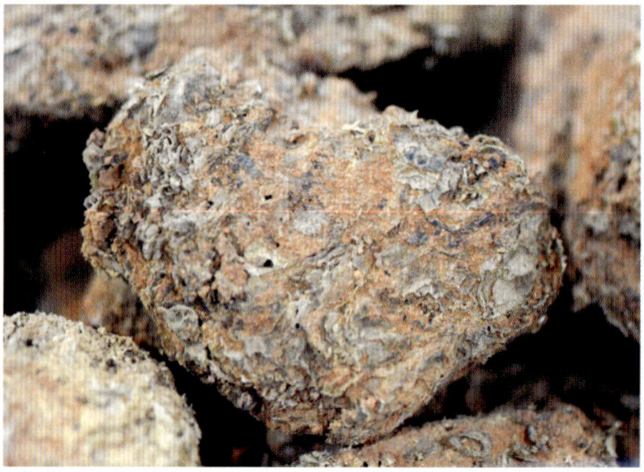
▲ 무이(약재)

한약명

유백피

- 식물명 및 학명: 왕느릅나무 *Ulmus macrocarpa* Hance
- 과명: 느릅나무과(Ulmaceae)
- 약용부위: 주피를 제거한 나무껍질
- 한약명: 유백피(楡白皮)
- 라틴 생약명: Ulmi Cortex
- 식약처 공정서 및 조선시대 의서 수재:
  대한민국약전외한약(생약)규격집(KHP)
  동의보감 탕액편의 나무부(部)
  방약합편의 교목(喬木, 줄기가 곧고 굵으며 높이 자라는 나무)편

| 한약의 기원 | 이 약은 왕느릅나무 *Ulmus macrocarpa* Hance(느릅나무과 Ulmaceae)의 주피를 제거한 수피이다.

| 한방 특성 |

- 한방 약미(藥味)와 약성(藥性): 맛은 달고 성질은 약간 쓰다.
- 한방 작용부위(귀경, 歸經): 유백피는 주로 폐, 비장, 방광 질환에 영향을 미친다.
- 한방 효능

  이수통림(利水通淋): 소변을 잘 나오게 하고 배뇨장애를 해소한다.

  거담(祛痰): 담(痰)을 제거한다.

  소종해독(消腫解毒): 종기를 가라앉히고 해독한다.

| 약효 해설 |

- 잠이 잘 오지 않는 증상에 사용한다.
- 소변이 잘 나오지 않는 병증에 유효하다.
- 몸이 붓는 증상을 치료한다.
- 가래가 많은 기침을 낫게 한다.
- 피부가 빨갛게 부어오르는 피부 질환에 쓰인다.

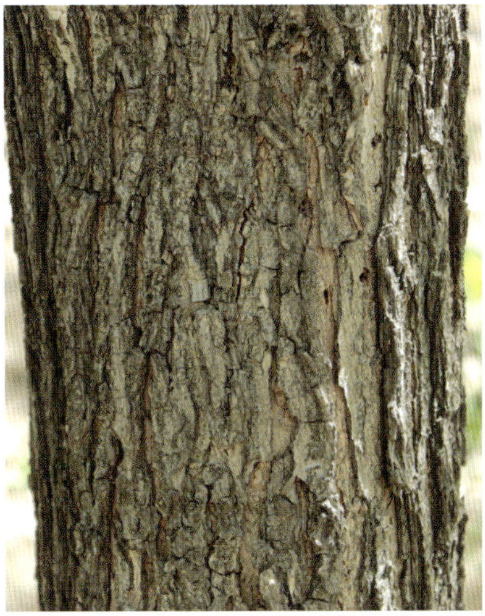

▲ 왕느릅나무_ 나무껍질

| 동의보감 원문의 한글 식물명 | 느릅나무껍질

| 동의보감 효능 | 유피(楡皮, 느릅나무 껍질)의 성질은 보통이고[平] 맛이 달며[甘] 독이 없다. 성질이 미끌미끌하여 대소변이 나오지 않는 데 주로 쓰인다. 소변을 잘 나오게 하고 위와 대소장[腸胃]의 나쁜 열 기운을 없애며 부은 것을 가라앉힌다. 오림(五淋)을 잘 통하게 하고 불면증, 코 고는 것[齁, 후]을 치료한다.

| 동의보감 원문 | **楡皮:** 性平 味甘 無毒. 性滑利 主大小便不通 利水道. 除腸胃邪熱 消浮腫 利五淋 治不眠 療齁.

| 약용법 | 나무껍질 9~15g을 물 800mL에 넣고 달여서 반으로 나누어 아침저녁으로 마시거나 또는 가루로 만들어 복용한다. 외용할 때는 적당량을 짓찧거나 또는 가루 내어 환부에 붙인다.

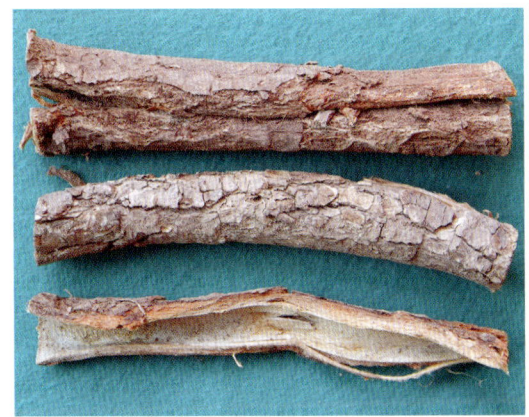

▲ 유백피(약재, 전형)

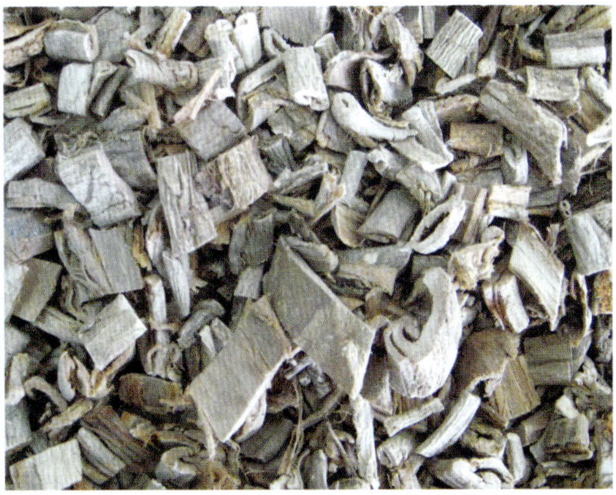

▲ 유백피(약재, 절편)

왕대

한약명 천축황

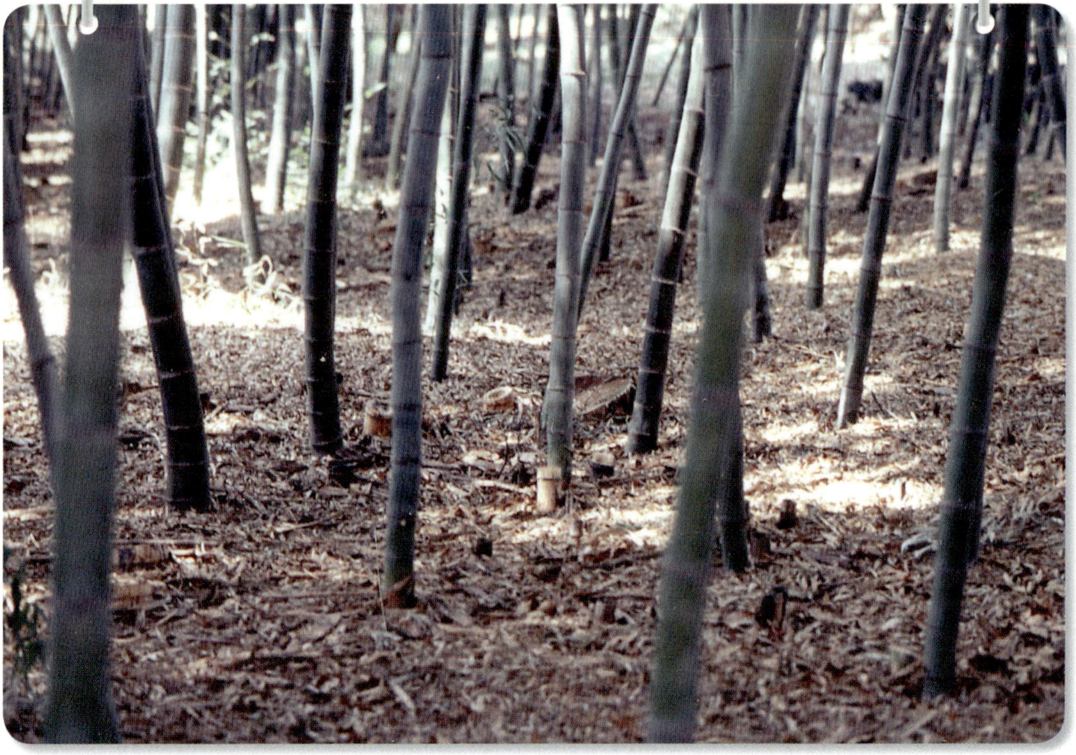

▲ 왕대_ 자생지

한약명 천축황

- 식물명 및 학명: 왕대 *Phyllostachys bambusoides* Siebold et Zuccarini, 청피죽(青皮竹) *Bambusus textilis*, 화사노죽(華思勞竹) *Schizostachyrum chinense*
- 과명: 벼과(Gramineae)
- 약용부위: 마디 속에 생긴 덩어리나 작은 알맹이
- 한약명: 천축황(天竺黃)
- 라틴 생약명: Bambusae Concretio Silicea
- 이명 또는 영명: 축황(竺黃)
- 식약처 공정서 및 조선시대 의서 수재:
  대한민국약전외한약(생약)규격집(KHP)
  동의보감 탕액편의 나무부(部)
  방약합편의 포목(苞木)편

| 한약의 기원 | 이 약은 왕대 *Phyllostachys bambusoides* Siebold et Zuccarini 또는 청피죽(青皮竹) *Bambusus textilis* 또는 화사노죽(華思勞竹) *Schizostachyrum chinense*(벼과 Gramineae)의 마디 속에 생긴 덩어리이거나 작은 알맹이이다.

| 한방 특성 |

- 한방 약미(藥味)와 약성(藥性): 맛은 달고 성질은 차다.
- 한방 작용부위(귀경, 歸經): 천축황은 주로 심장, 간장 질환에 영향을 미친다.
- 한방 효능

청열활담(淸熱豁痰): 열기를 식히고 가래를 없엔다.

양심정경(凉心定驚): 심열을 식히고 놀란 것을 안정시킨다.

| 약효 해설 |

- 정신이 혼미한 병증에 유효하다.
- 어린아이가 갑자기 의식을 잃고 경련을 일으키는 증상을 치료한다.

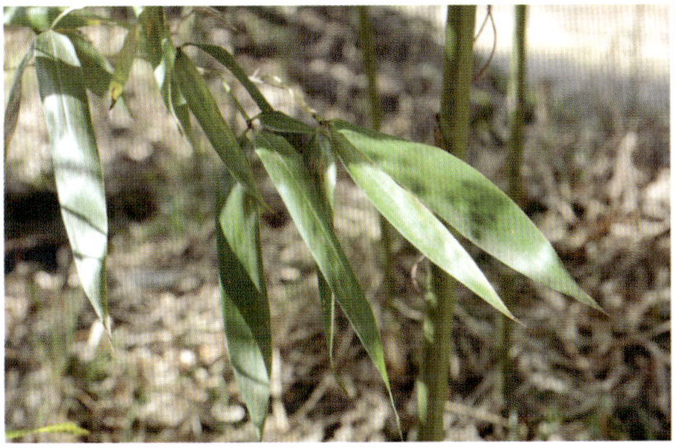

▲ 왕대_ 잎

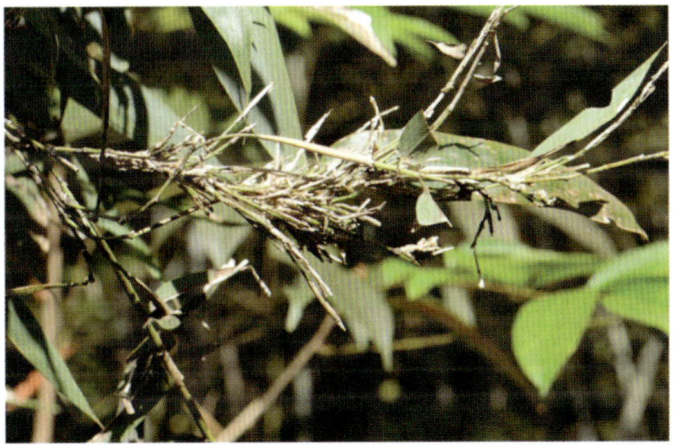

▲ 왕대_ 열매

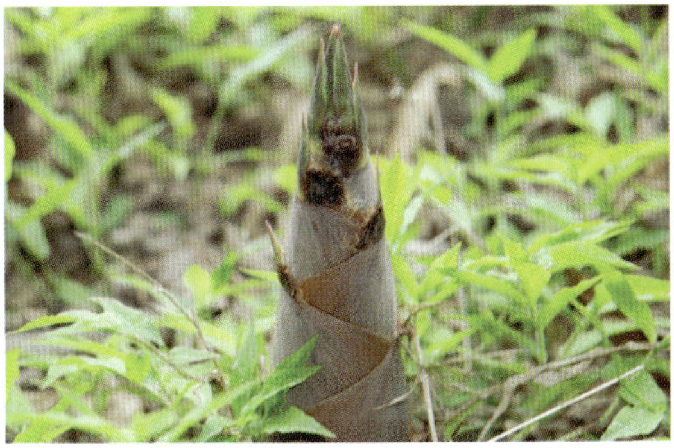

▲ 왕대_ 죽순

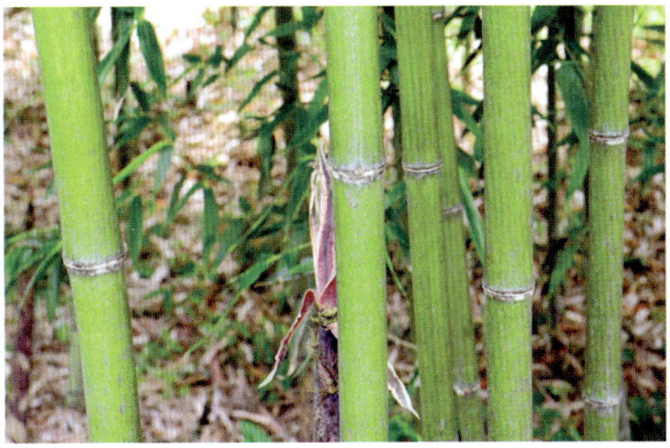

▲ 왕대_ 나무껍질

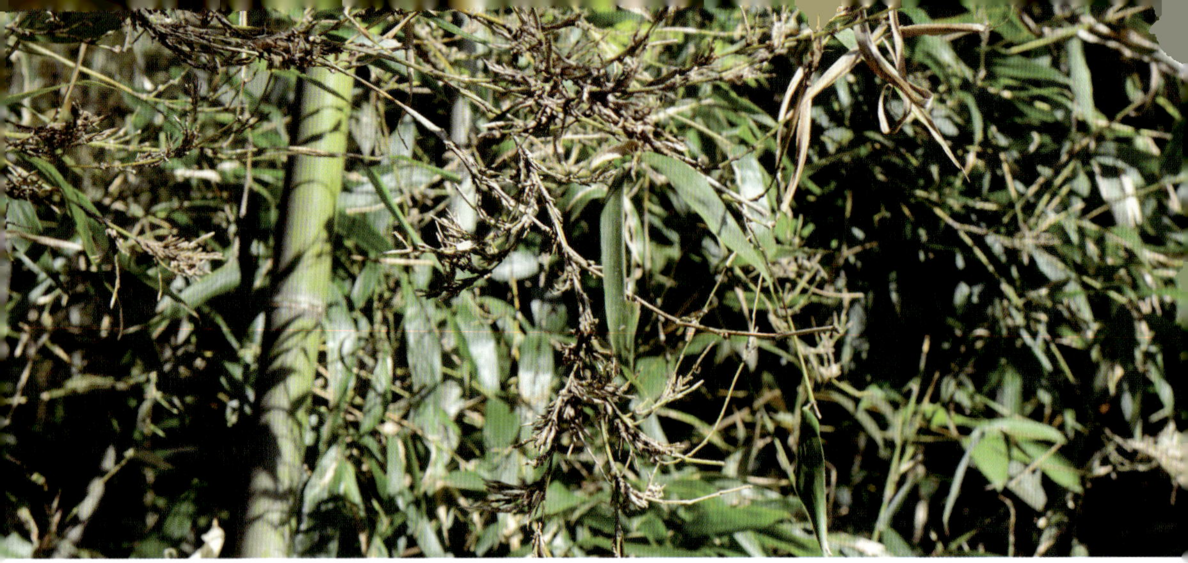

▲ 왕대_ 지상부

· 갓난아이가 낮에는 조용하다가 밤이 되면 불안해하고 계속 우는 병증에 쓰인다.

| 동의보감 효능 | 천축황(天竺黃, 왕대 마디 속에 생긴 덩어리)의 성질은 차며[寒](보통이라고도[平] 한다) 맛은 달고[甘] 독이 없다. 중풍으로 담(痰)이 막혀 갑자기 목소리가 나오지 않고 말을 하지 못하는 것을 치료한다. 여러 가지 풍열(風熱)을 없앤다. 어린아이가 놀라고 경련을 일으키며 까무러치는 것, 천조(天弔), 객오(客忤), 간질에 사용한다. 쇠붙이에 다친 상처를 치료한다.

| 동의보감 원문 | **天竺黃:** 性寒[一云平] 味甘 無毒. 治中風痰壅 卒失音不語 去諸風熱. 主小兒驚風 天弔 客忤 癎疾 療金瘡.

| 약용법 | 천축황 3~9g을 가루나 환(丸)으로 만들어 복용한다.

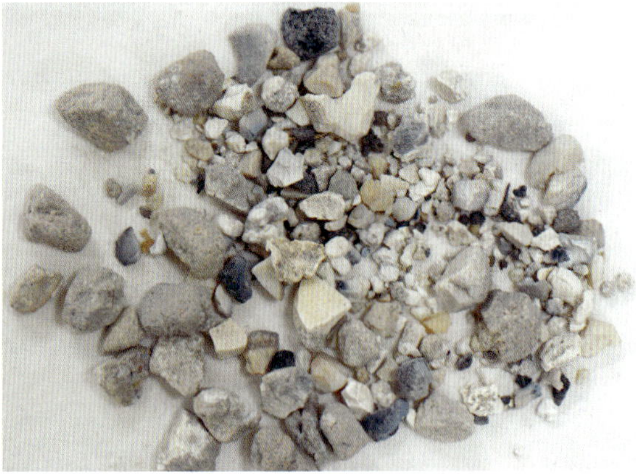

▲ 천축황(약재)

왜당귀

한약명 일당귀

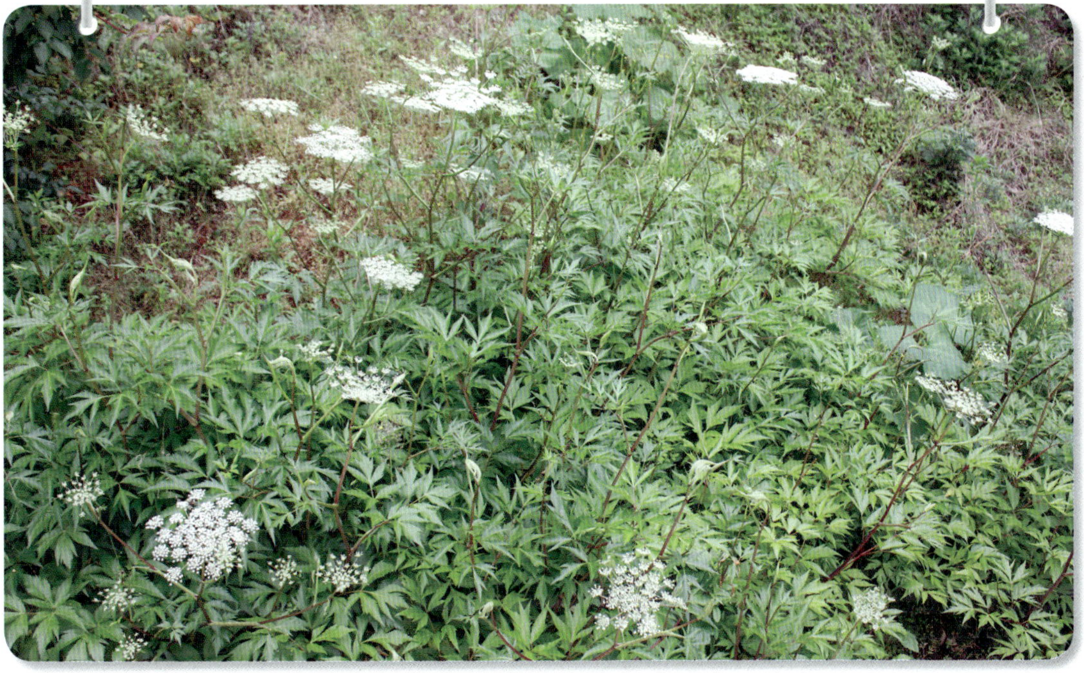

▲ 왜당귀_ 무리

한약명 일당귀

- 식물명 및 학명: 왜당귀 *Angelica acutiloba* Kitagawa, 홋카이당귀 *Angelica acutiloba* Kitagawa var. *sugiyamae* Hikino
- 식물 해설: 우리나라 공정서에는 식물명이 표기되지 않으나 *Angelica acutiloba*의 식물명은 국가생물종지식정보시스템에 수재되어 있는 '왜당귀'로, *Angelica acutiloba* Kitagawa var. *sugiyamae*의 식물명은 일본약전에 수재되어 있는 '홋카이당귀'로 기재한다. 그리고 공정서에 표기된 라틴 생약명인 Japanese Angelicae Radix은 본서에서 Japonicae Angelicae Radix로 바로잡는다. [참고문헌_ 한국 자료 8]
- 과명: 산형과(Umbelliferae)
- 약용부위: 뿌리를 건조한 것
- 한약명: 일당귀(日當歸)
- 라틴 생약명: Japonicae Angelicae Radix
- 이명 또는 영명: Angelica Root
- 식약처 공정서 및 조선시대 의서 수재: 대한민국약전외한약(생약)규격집(KHP)

| 한약의 기원 | 이 약은 *Angelica acutiloba* Kitagawa 또는 *Angelica acutiloba* Kitagawa var. *sugiyamae* Hikino(산형과 Umbelliferae)의 뿌리를 건조한 것이다.

| 한방 특성 |

- 한방 약미(藥味)와 약성(藥性): 맛은 맵고 달며 성질은 따뜻하다.
- 한방 효능

보혈활혈(補血活血): 피를 보하고 혈액 순환을 촉진한다.

조경지통(調經止痛): 월경을 순조롭게 하고 통증을 멎게 한다.

윤조활장(潤燥滑腸): 건조한 것을 촉촉하게 하여 대변 배출을 촉진한다.

| 약효 해설 |

- 월경불순에 사용한다.

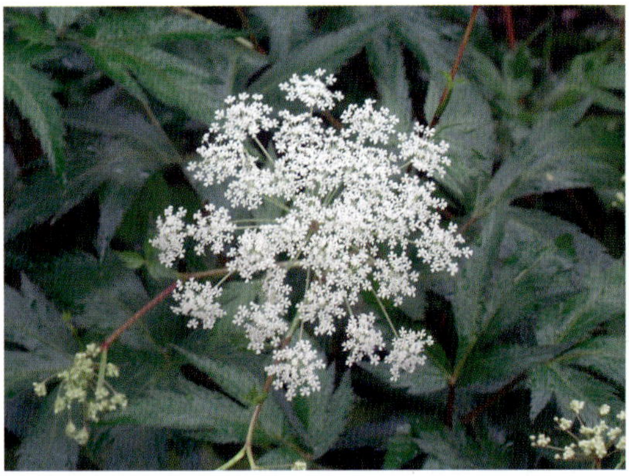

▲ 왜당귀(*Angelica acutiloba*)_ 꽃

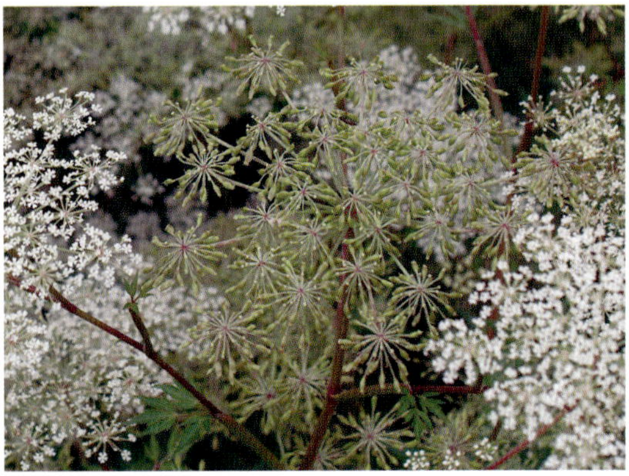

▲ 왜당귀_ 열매

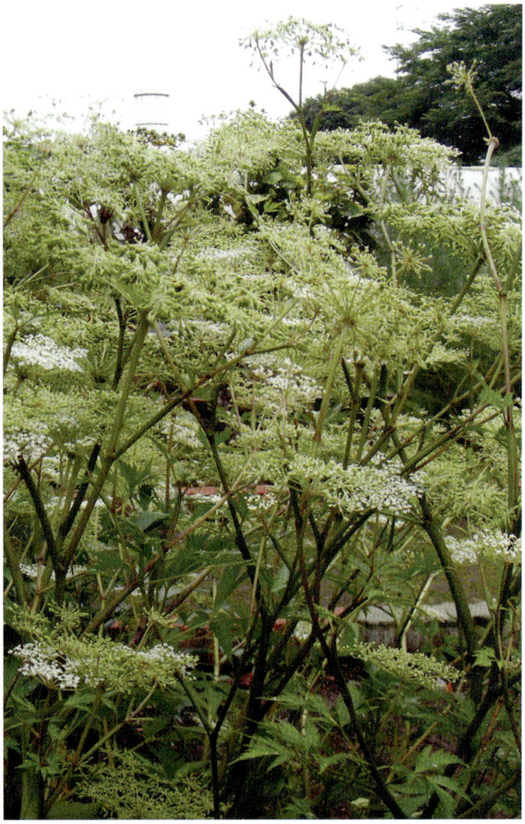

▲ 왜당귀_ 지상부

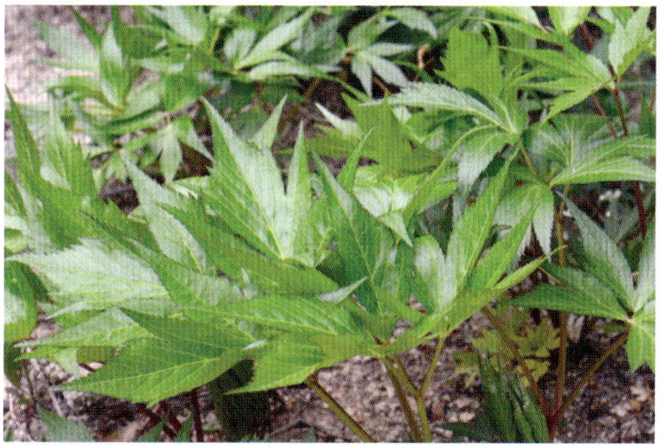

▲ 홋카이당귀(*Angelica acutiloba* var. *sugiyamae*)_ 어린잎(일본)

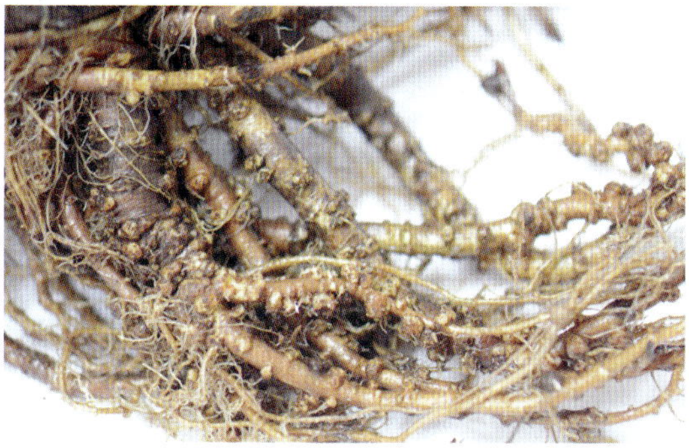

▲ 왜당귀_ 뿌리

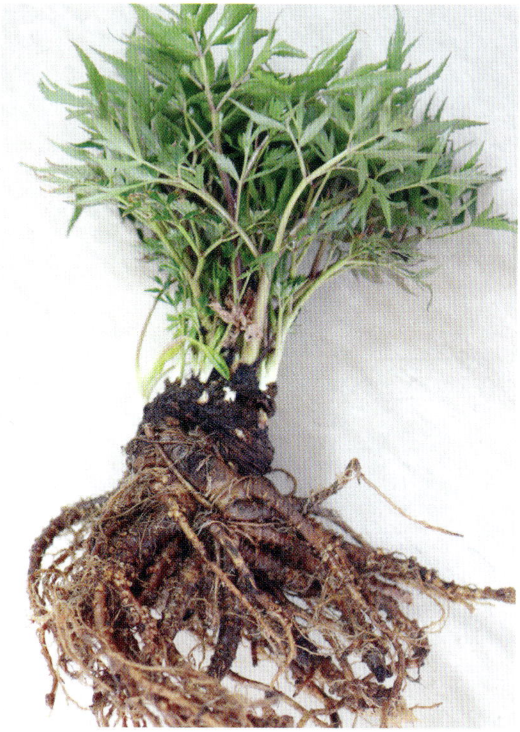

▲ 왜당귀_ 전초(채취품)

• 장(腸)의 진액이 부족하여 대변을 보기 어려운 증상에 쓰인다.
• 산후복통 치료에 효과가 있다.

| 약용법 | 뿌리 10~30g을 물 800mL에 넣고 달여서 반으로 나누어 아침저녁으로 마신다.

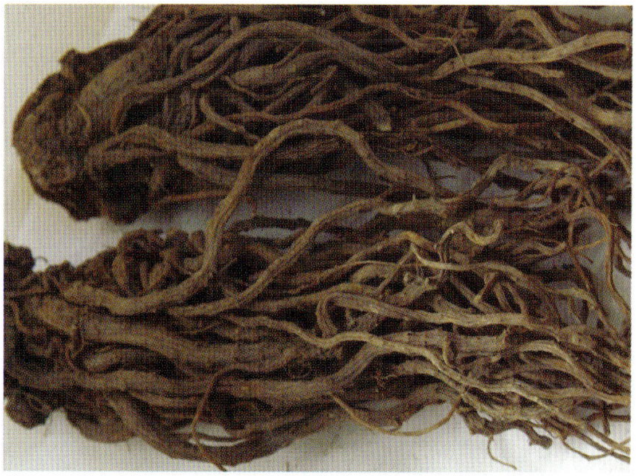

▲ 왜당귀_ 뿌리(약재, 전형, 일본)

용담

한약명 용담

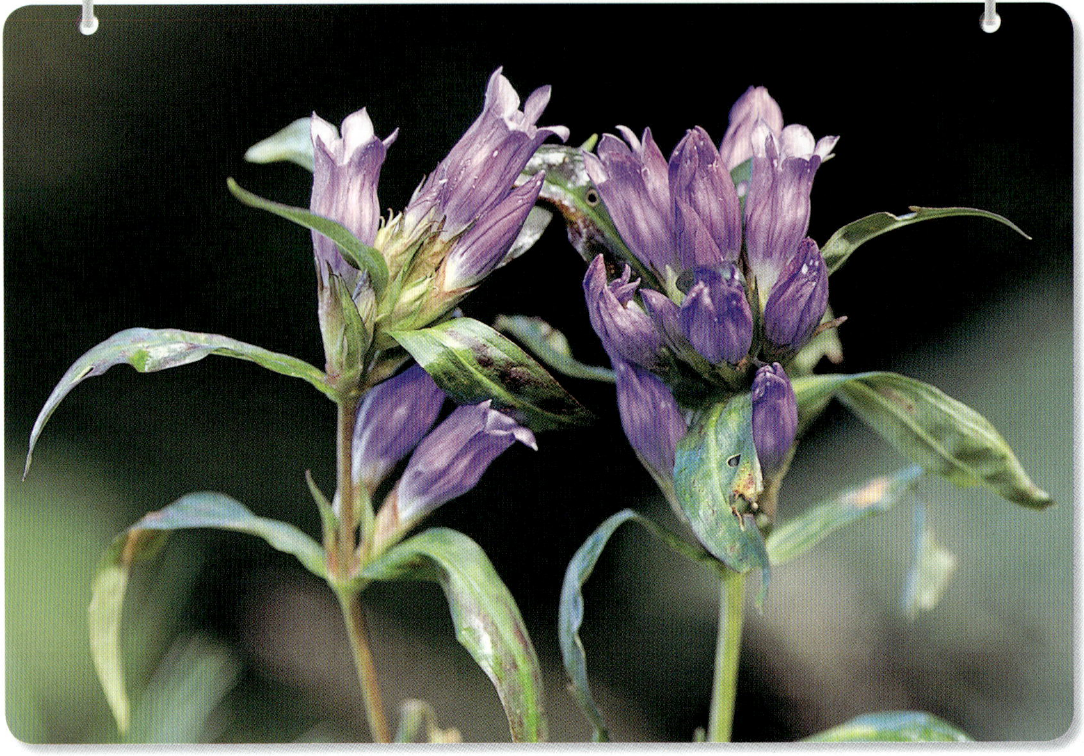

▲ 용담_ 꽃

한약명 용담

- 식물명 및 학명: 용담 *Gentiana scabra* Bunge, 과남풀 *Gentiana triflora* Pallas, 조엽용담(條葉龍膽) *Gentiana manshurica* Kitagawa
- 식물 해설: 용담은 국내 충북지역에서 재배하고 있다.
- 과명: 용담과(Gentianaceae)
- 약용부위: 뿌리 및 뿌리줄기
- 한약명: 용담(龍膽)
- 라틴 생약명: Gentianae Scabrae Radix et Rhizoma
- 이명 또는 영명: 초용담(草龍膽), Gentian Root and Rhizome
- 식약처 공정서 및 조선시대 의서 수재:
  대한민국약전(KP)
  동의보감 탕액편의 풀부(部)
  방약합편의 산초(山草)편

| 한약의 기원 | 이 약은 용담 *Gentiana scabra* Bunge, 과남풀 *Gentiana triflora* Pallas 또는 조엽용담(條葉龍膽) *Gentiana manshurica* Kitagawa(용담과 Gentianaceae)의 뿌리 및 뿌리줄기이다.

| 한방 특성 |

- 한방 약미(藥味)와 약성(藥性): 맛은 쓰며 성질은 차다.
- 한방 작용부위(귀경, 歸經): 용담은 주로 간장, 담낭 질환에 영향을 미친다.
- 한방 효능

청열조습(淸熱燥濕): 열기를 식히고 습기를 말린다.

사간담화(瀉肝膽火): 간과 담의 열을 떨어뜨린다.

| 약효 해설 |

- 음낭이 붓거나 음부가 가려운 증상을 치료한다.
- 자궁에서 분비물이 나오는 증상에 유효하다.
- 황달, 습진 치료에 효과가 있다.
- 두통, 인후통에 사용한다.

| 동의보감 원문의 한글 식물명 | 과남플

| 동의보감 효능 | 용담(龍膽)의 성질은 매우 차고[大寒] 맛이 쓰며[苦] 독이 없다. 위(胃) 속에

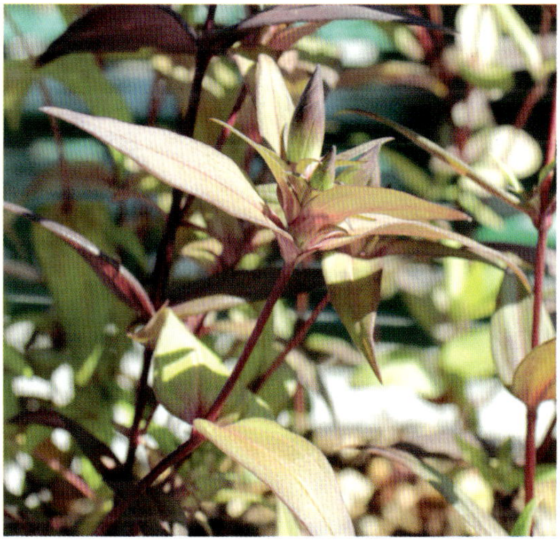

▲ 용담_ 잎

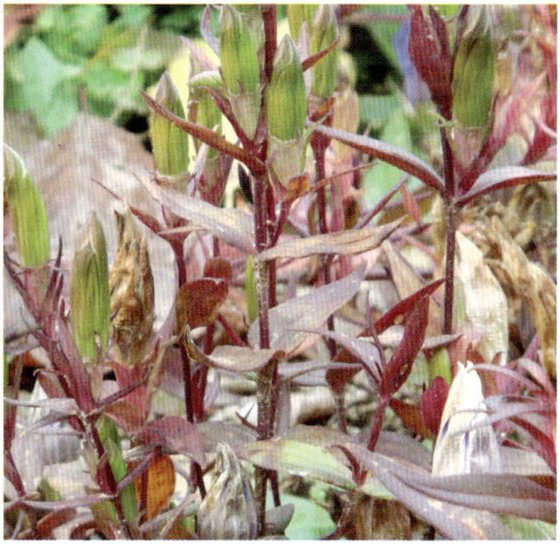

▲ 용담_ 줄기

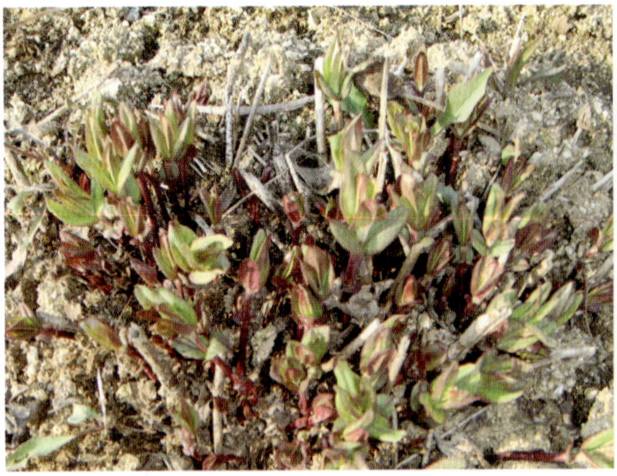

▲ 용담_ 어린순

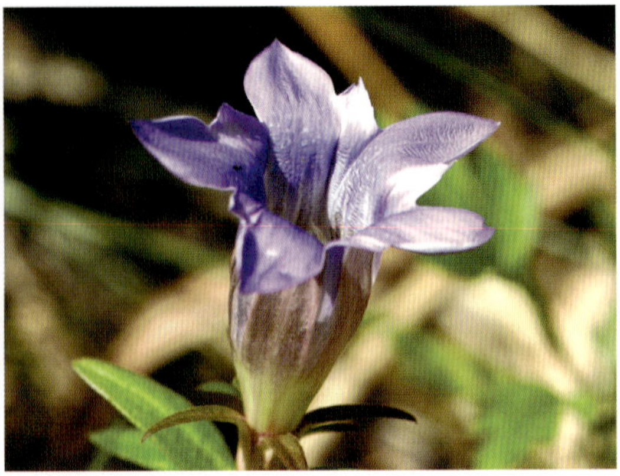

▲ 용담_ 꽃

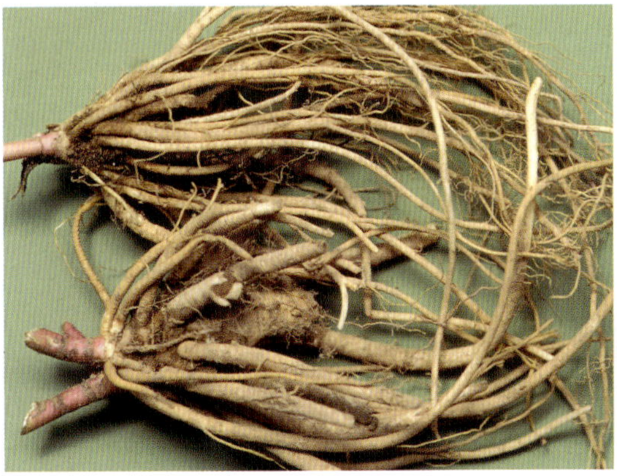

▲ 용담_ 뿌리(채취품)

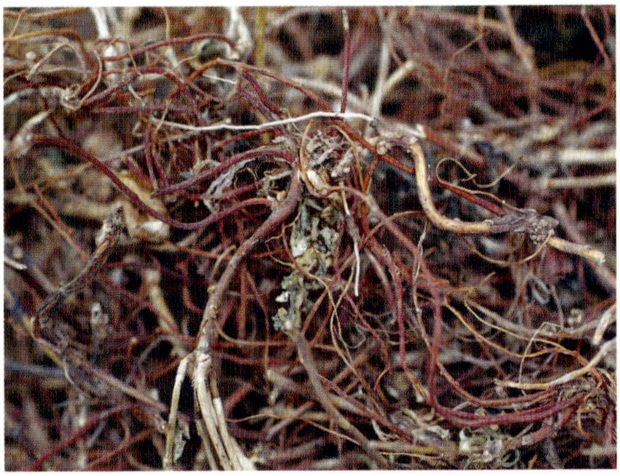

▲ 용담(약재, 전형)

있는 열과 유행하는 급성 전염병, 열성 설사(熱泄), 이질을 치료한다. 간(肝)과 담(痰)의 기를 더해주고 놀라서 가슴이 두근거리는 것을 멎게 한다. 뼛속이 화끈거리며 사지(四肢)가 풀리거나 몹시 기운이 없는 것을 치료한다. 장(腸) 속의 작은 충을 제거하며 눈을 밝게 한다.

| 동의보감 원문 | **龍膽:** 性大寒 味苦 無毒. 除胃中伏熱 時氣溫熱 熱泄下痢. 益肝膽氣 止驚惕 除骨熱 去腸中小蟲 明目.

| 약용법 | 뿌리 및 뿌리줄기 3~6g을 물 800mL에 넣고 달여서 반으로 나누어 아침저녁으로 마신다.

우엉

한약명 우방근, 우방자

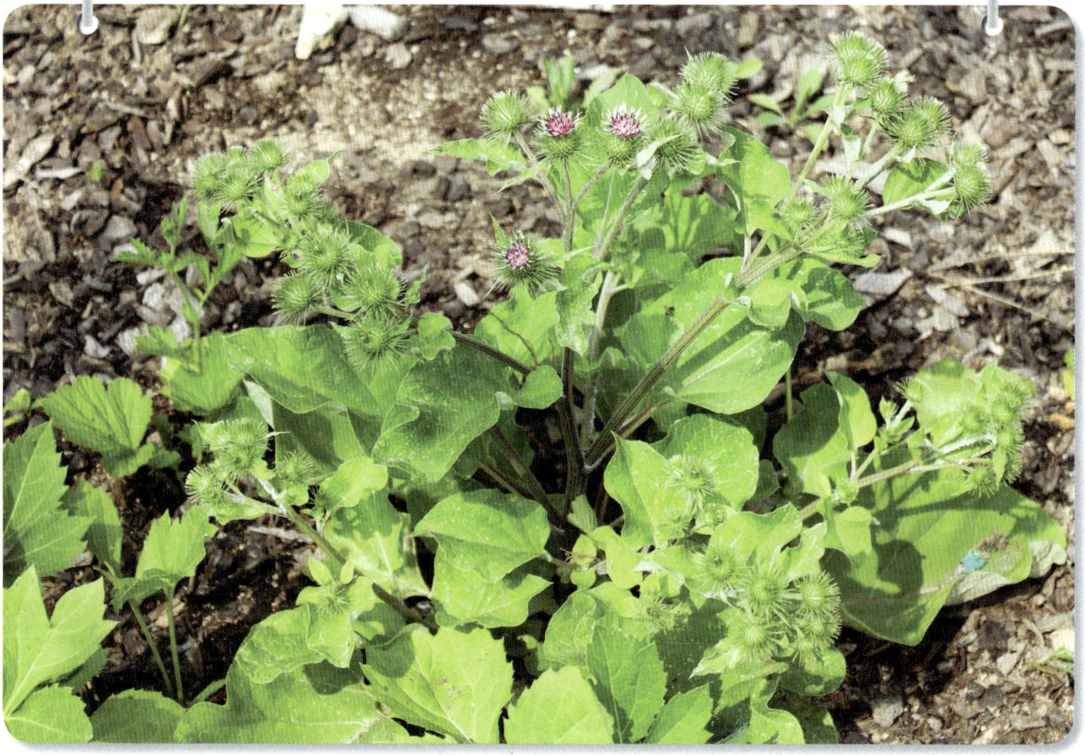

한약명 우방근

- 식물명 및 학명: 우엉 *Arctium lappa* Linné
- 과명: 국화과(Compositae)
- 약용부위: 뿌리
- 한약명: 우방근(牛蒡根)
- 라틴 생약명: Arctii Radix
- 이명 또는 영명: 악실근(惡實根), 서점근(鼠粘根)
- 식약처 공정서 및 조선시대 의서 수재:
  대한민국약전외한약(생약)규격집(KHP)
  동의보감 탕액편의 풀부(部)

| 한약의 기원 | 이 약은 우엉 *Arctium lappa* Linné(국화과 Compositae)의 뿌리이다.

| 한방 특성 |

- 한방 약미(藥味)와 약성(藥性): 맛은 쓰고 약간 달며 성질은 서늘하다.
- 한방 작용부위(귀경, 歸經): 우방근은 주로 폐, 심장 질환에 영향을 미친다.
- 한방 효능

산풍열(散風熱): 풍사(風邪)와 열사(熱邪)가 겹친 증상을 없앤다.

| 약효 해설 |

- 두통, 기침, 가래 제거에 효과가 있다.
- 목 안이 붓고 아픈 증상을 치료한다.
- 류머티즘성 관절염에 사용한다.

| 동의보감 원문의 한글 식물명 | 없음

※ '악실(惡實: 우엉 씨)'의 동의보감 원문의 한글 식물명은 '우웡삐'이다.

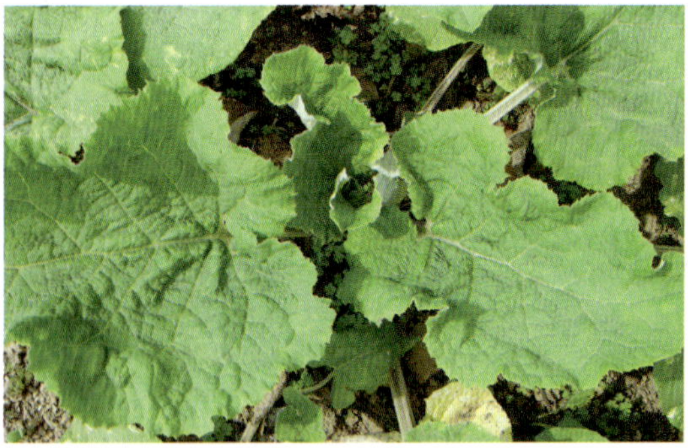

▲ 우엉_ 잎

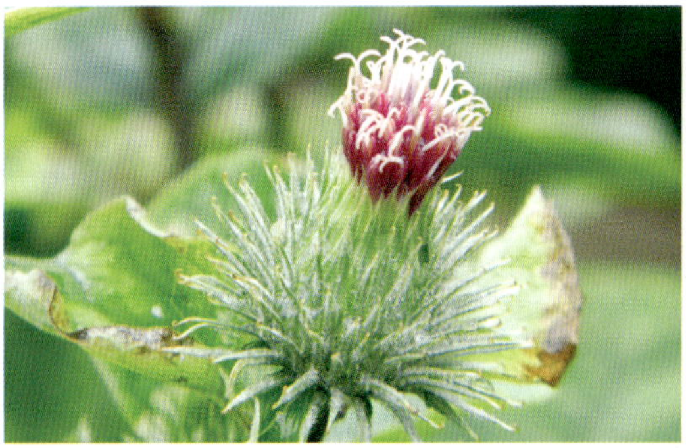

▲ 우엉_ 꽃

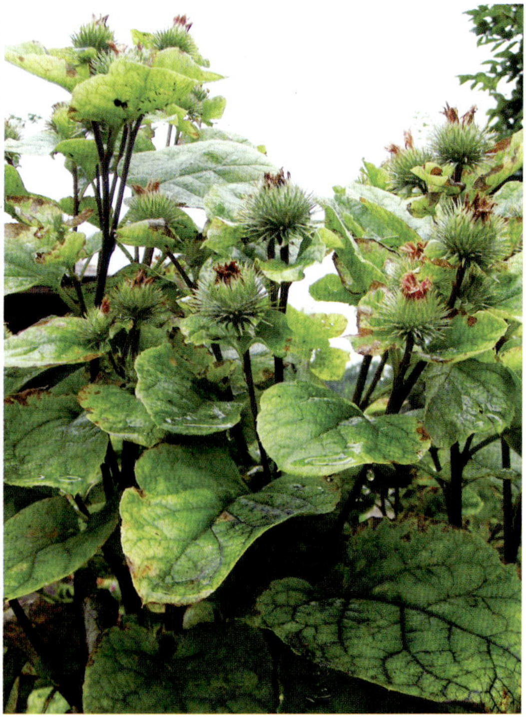

▲ 우엉_ 지상부

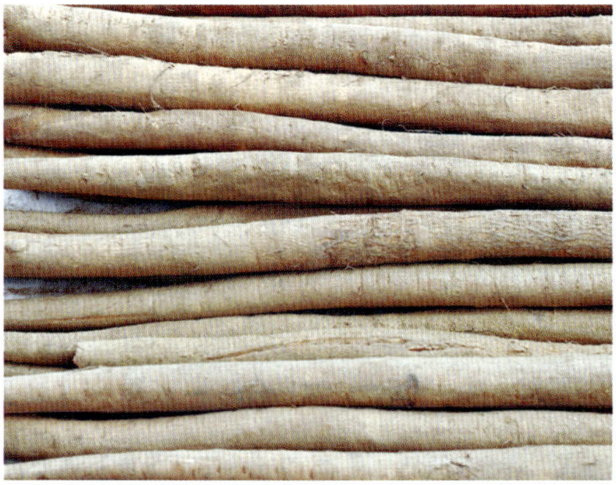

▲ 우엉_ 뿌리(채취품)

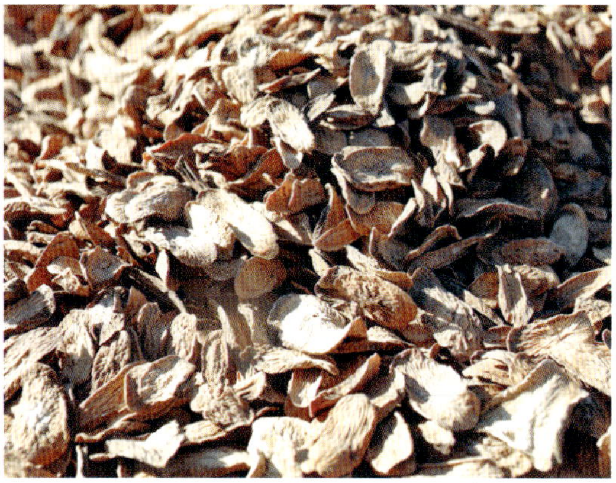

▲ 우방근(약재, 절편)

| 동의보감 효능 | 악실근경(惡實根莖, 우엉 뿌리와 줄기)은 상한(傷寒)이나 중풍(中風)으로 얼굴이 부은 것을 치료한다. 소갈(消渴)과 중열(中熱)을 낫게 한다[본초].

| 동의보감 원문 | **惡實根莖:** 療傷寒及中風面腫 消渴熱中.[本草]

| 약용법 | 뿌리 6~15g을 물 800mL에 넣고 달여서 반으로 나누어 아침저녁으로 마신다. 외용할 때는 적당량을 짓찧거나 고약(膏藥)처럼 걸쭉하게 만들어 환부에 붙인다. 달인 물로 상처 부위를 씻기도 한다.

한약명 우방자

- 식물명 및 학명: 우엉 *Arctium lappa* Linné
- 과명: 국화과(Compositae)
- 약용부위: 잘 익은 열매
- 한약명: 우방자(牛蒡子)
- 라틴 생약명: Arctii Fructus
- 이명 또는 영명: Arctium Fruit
- 식약처 공정서 및 조선시대 의서 수재:
  대한민국약전(KP)
  동의보감 탕액편의 풀부(部)
  방약합편의 습초(濕草)편

| 한약의 기원 | 이 약은 우엉 *Arctium lappa* Linné(국화과 Compositae)의 잘 익은 열매이다.

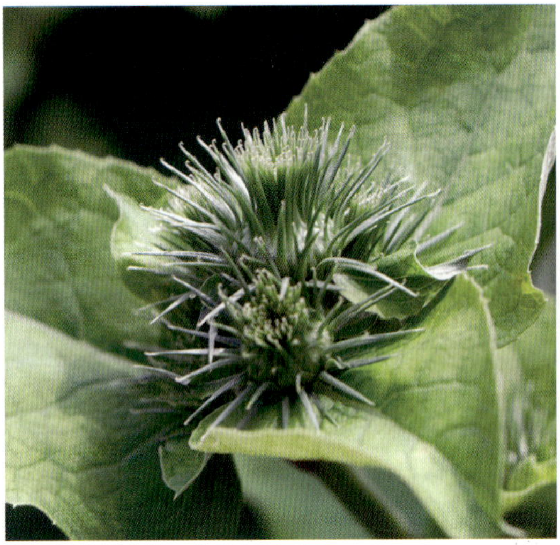

▲ 우엉_ 열매

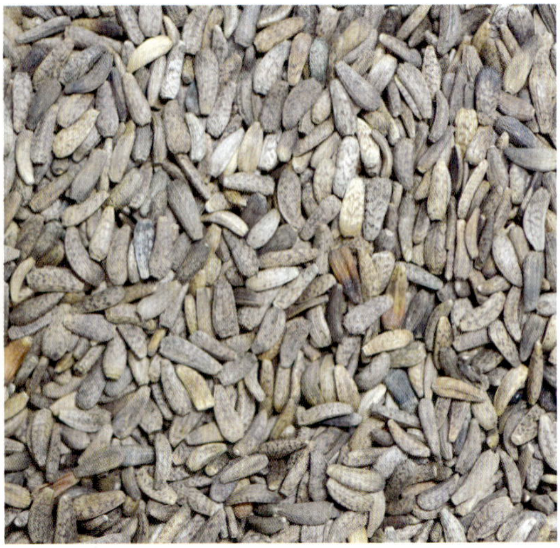

▲ 우방자(약재, 전형)

| 한방 특성 |

- 한방 약미(藥味)와 약성(藥性): 맛은 맵고 쓰며 성질은 차다.
- 한방 작용부위(귀경, 歸經): 우방자는 주로 폐, 위장 질환에 영향을 미친다.
- 한방 효능

소산풍열(消散風熱): 풍열(風熱)을 해소한다.

선폐투진(宣肺透疹): 폐의 기능을 정상화하고 발진을 잘 돋게 한다.

해독이인(解毒利咽): 해독하고 목구멍을 편안하게 한다.

| 약효 해설 |

- 목이 붓고 아픈 증상을 치료한다.
- 가래가 많은 기침 증상에 유효하다.

| 동의보감 원문의 한글 식물명 | 우웡삐

| 동의보감 효능 | 악실(惡實, 우엉 씨)의 성질은 보통이고[平](따뜻하다[溫]고도 한다) 맛은 매우며[辛](달다[甘]고도 한다) 독이 없다. 눈을 밝게 하고 풍(風)에 상한 것을 낫게 한다[본초].

| 동의보감 원문 | **惡實:** 性平[一云溫] 味辛[一云甘] 無毒. 主明目 除風傷.[本草]

| 약용법 | 열매 6~12g을 물 800mL에 넣고 달여서 반으로 나누어 아침저녁으로 마신다.

원지

한약명 원지

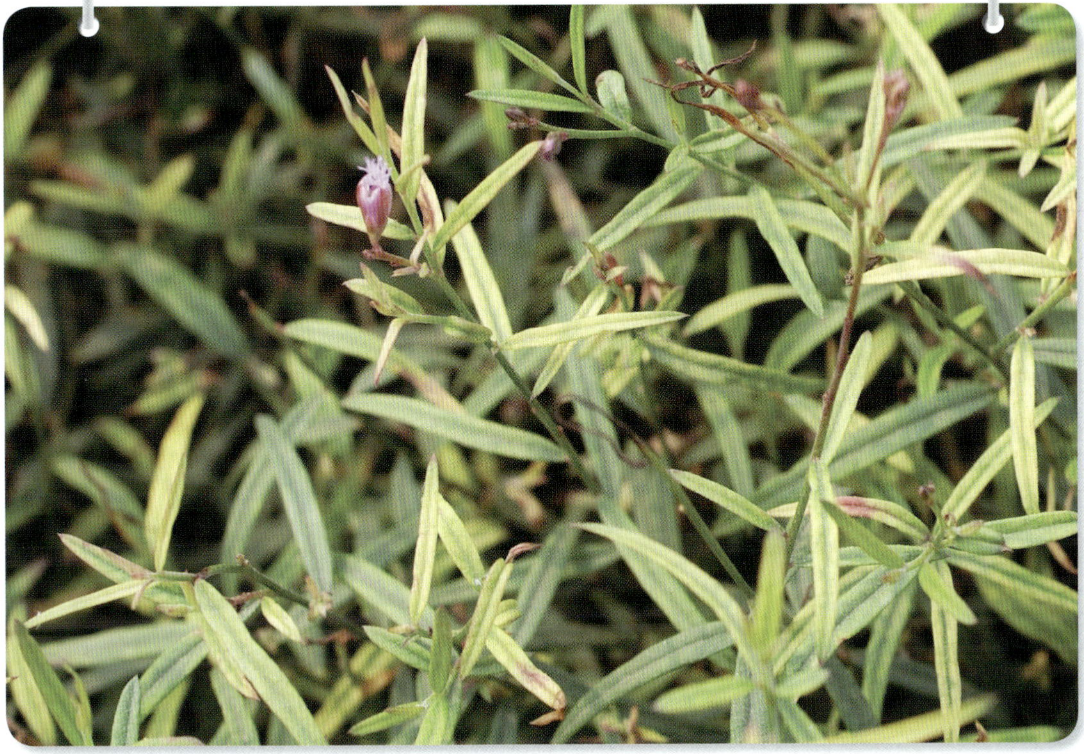

한약명 원지

- 식물명 및 학명: 원지 *Polygala tenuifolia* Willdenow
- 식물 해설: 원지는 서늘한 기후에서 잘 자라지만 고온에 약하다. 농촌진흥청이 원지의 국내 생산이 가능한 재배법을 개발했다.
- 과명: 원지과(Polygalaceae)
- 약용부위: 뿌리
- 한약명: 원지(遠志)
- 라틴 생약명: Polygalae Radix
- 이명 또는 영명: Polygala Root
- 식약처 공정서 및 조선시대 의서 수재:
  대한민국약전(KP)
  동의보감 탕액편의 풀부(部)
  방약합편의 산초(山草)편

| 한약의 기원 | 이 약은 원지 *Polygala tenuifolia* Willdenow(원지과 Polygalaceae)의 뿌리이다.

| 한방 특성 |

- 한방 약미(藥味)와 약성(藥性): 맛은 쓰고 매우며 성질은 따뜻하다.
- 한방 작용부위(귀경, 歸經): 원지는 주로 심장, 신장, 폐 질환에 영향을 미친다.
- 한방 효능

안신익지(安神益智): 정신을 안정시키고 인지기능을 개선한다.

교통심신(交通心腎): 심(心)과 신(腎)의 기운이 잘 통하게 한다.

거담(祛痰): 담(痰)을 제거한다.

소종(消腫): 종기를 가라앉힌다.

| 약효 해설 |

- 마음을 안정시킨다.
- 건망증, 무의식중에 정액이 몸 밖으로 나오는 증상을 낫게 한다.
- 가래, 기침을 없애고 종기를 제거한다.
- 유방이 팽창하면서 아픈 증상에 사용한다.

| 동의보감 원문의 한글 식물명 | 아기플불휘

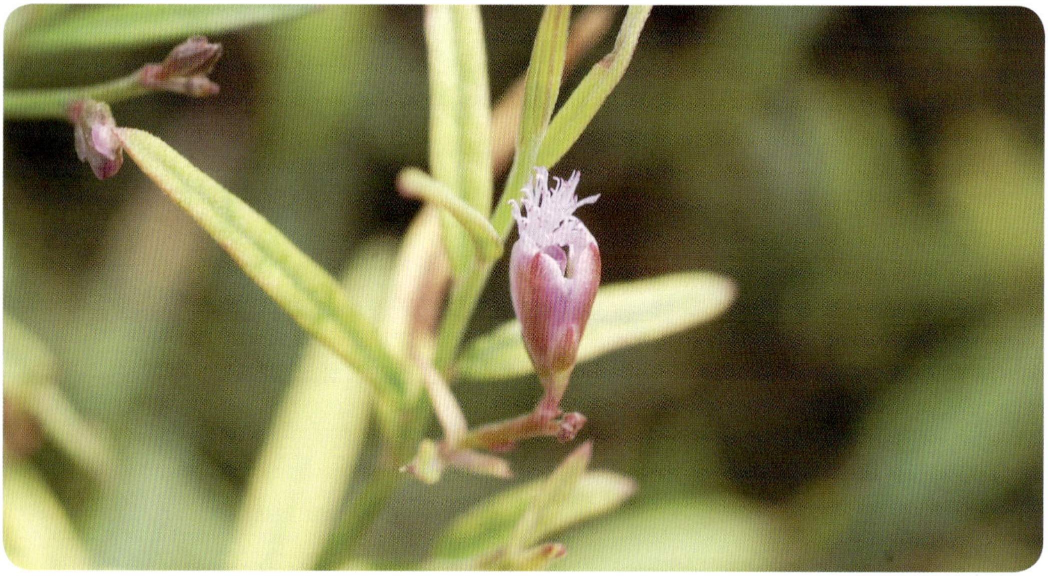

▲ 원지_ 꽃

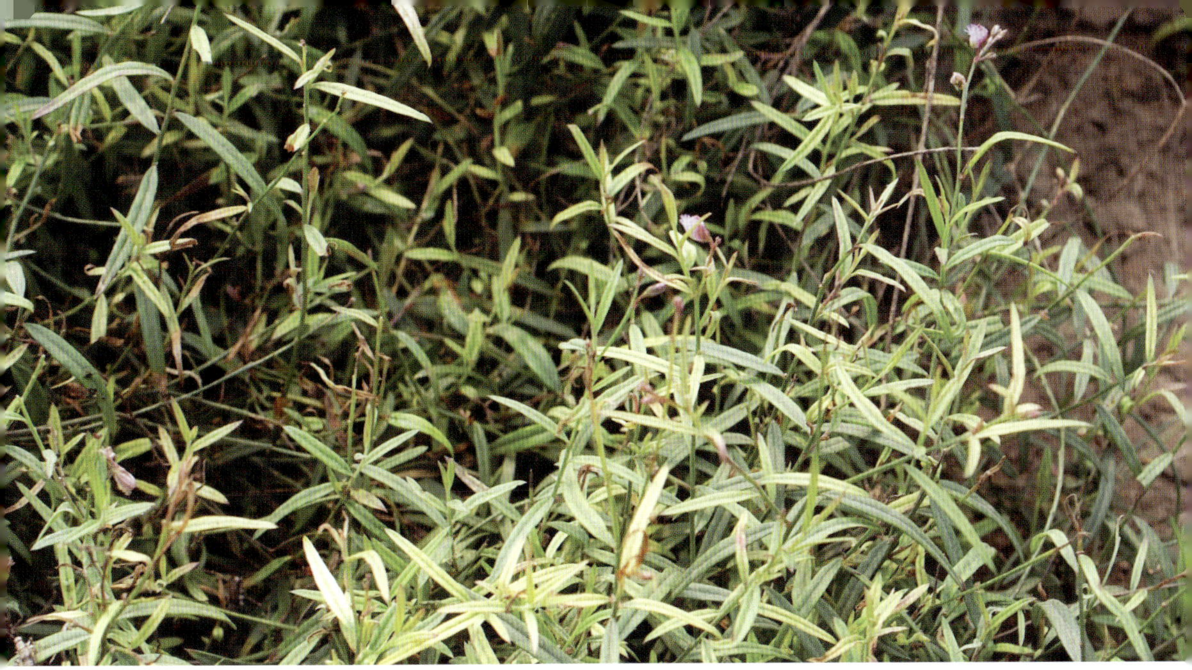

▲ 원지_ 무리

| 동의보감 효능 | 원지(遠志)의 성질은 따뜻하고[溫] 맛이 쓰며[苦] 독이 없다. 지혜를 돕고 귀와 눈을 밝게 하며 건망증을 없애고 의지를 강하게 한다. 심기(心氣)를 안정시키고 놀라서 가슴이 두근거리는 것을 멎게 한다. 건망증을 치료하고 정신을 안정시킬 뿐 아니라 정신을 흐리지 않게 한다[療健忘, 安魂魄, 令人不迷惑].

| 동의보감 원본 | 遠志: 性溫 味苦 無毒. 益智慧 令耳目聰明 不忘 强志 定心氣 止驚悸 療健忘 安魂魄 令人不迷惑.

| 약용법 | 뿌리 3~10g을 물 800mL에 넣고 달여서 반으로 나누어 아침저녁으로 마신다.

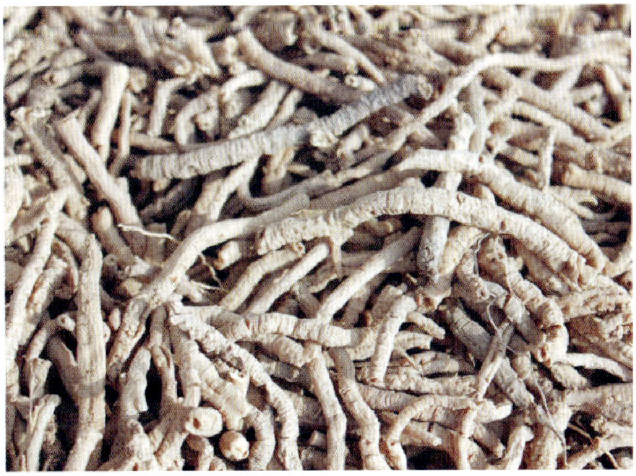

▲ 원지(약재, 전형)

원추리

한약명 훤초근

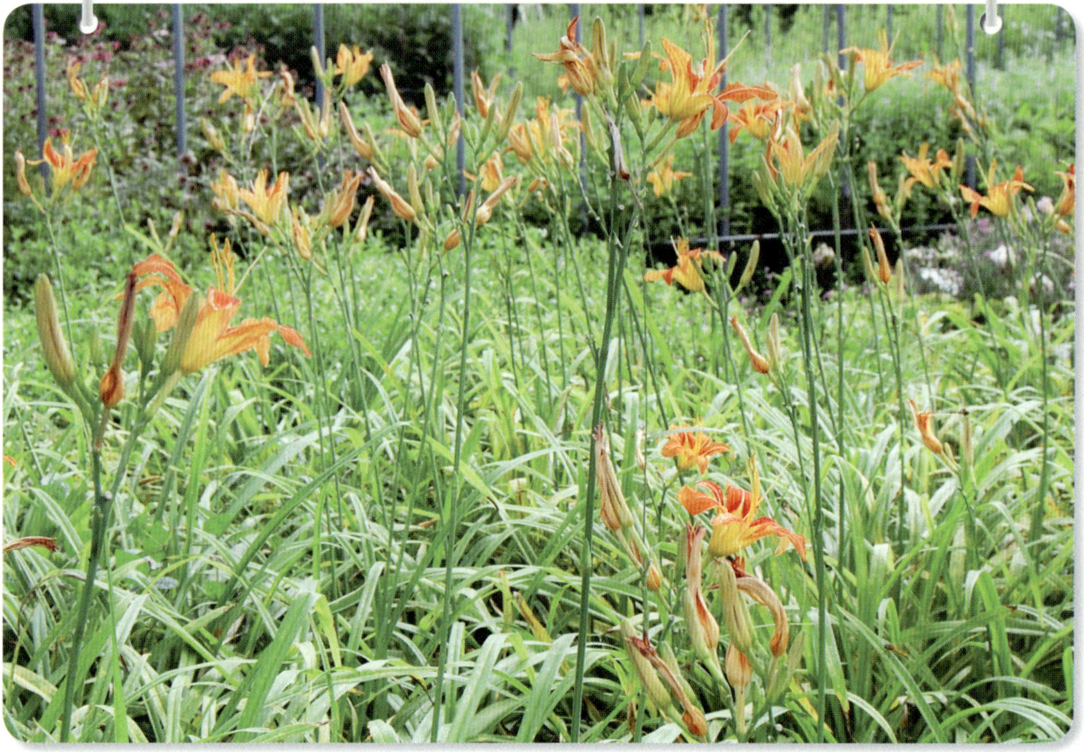

한약명 훤초근

- 식물명 및 학명: 원추리 *Hemerocallis fulva* Linné
- 과명: 백합과(Liliaceae)
- 약용부위: 뿌리 및 뿌리줄기
- 한약명: 훤초근(萱草根)
- 라틴 생약명: Hemerocallidis Radix et Rhizoma
- 이명 또는 영명: 황화채근(黃花菜根)
- 식약처 공정서 및 조선시대 의서 수재:
  대한민국약전외한약(생약)규격집(KHP)
  동의보감 탕액편의 풀부(部)

| 한약의 기원 | 이 약은 원추리 *Hemerocallis fulva* Linné(백합과 Liliaceae)의 뿌리 및 뿌리줄기이다.

| 한방 특성 |

- 한방 약미(藥味)와 약성(藥性): 맛은 달고 성질은 서늘하며 독이 있다.
- 한방 작용부위(귀경, 歸經): 훤초근은 주로 비장, 간장, 방광 질환에 영향을 미친다.
- 한방 효능

청열이습(淸熱利濕): 열기를 식히고 습기를 배출시킨다.

양혈지혈(凉血止血): 혈열(血熱)을 식히고 지혈한다.

해독소종(解毒消腫): 해독하고 종기를 가라앉힌다.

| 약효 해설 |

- 몸이 붓는 증상과 배뇨 곤란에 효과가 있다.
- 출산한 뒤에도 젖이 잘 나오지 않는 병증에 유효하다.
- 여성의 부정기 자궁출혈과 자궁에서 분비물이 나오는 증상에 사용한다.
- 황달, 코피, 혈변(血便)에 쓰인다.

| 동의보감 원문의 한글 식물명 | 원츄리, 넙ᄂᆞ물

| 동의보감 효능 | 훤초근(萱草根, 원추리 뿌리)의 성질은 서늘하고[凉] 맛은 달며[甘] 독이 없다. 소변이 붉으면서 잘 나오지 않는 것과 답답하고 열나는 데 주로 쓴다. 사림(沙淋)을 치료

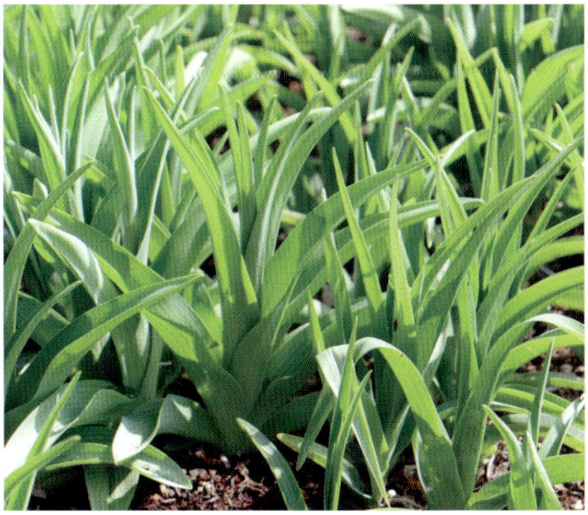
▲ 원추리_ 싹

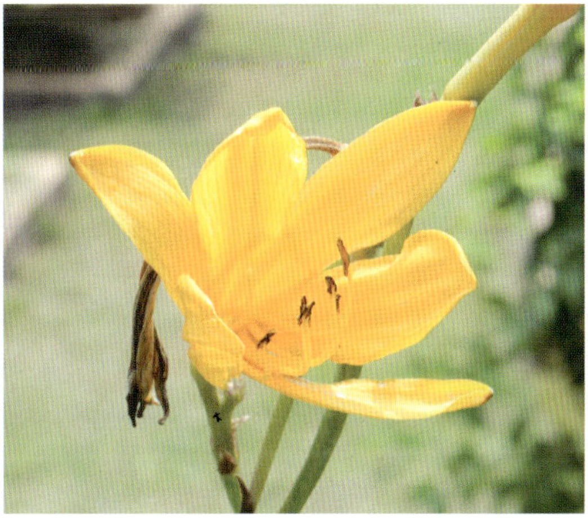
▲ 원추리_ 꽃

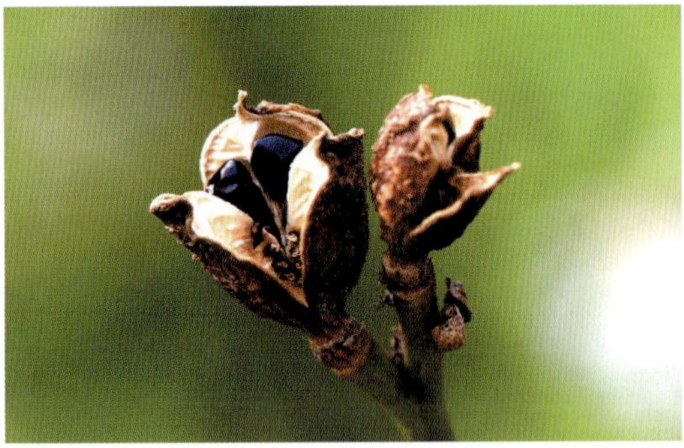

▲ 원추리_ 씨 결실

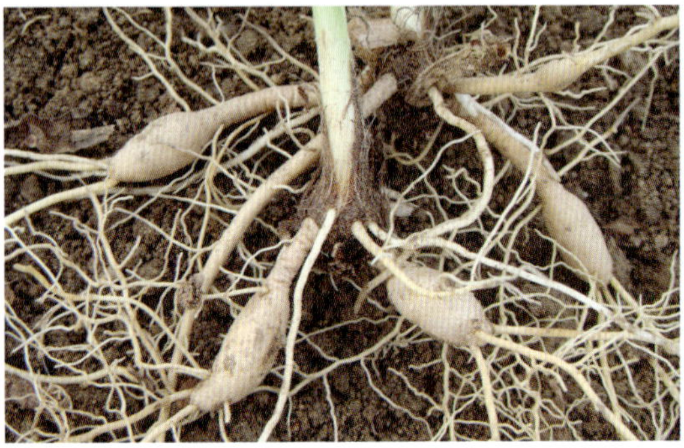

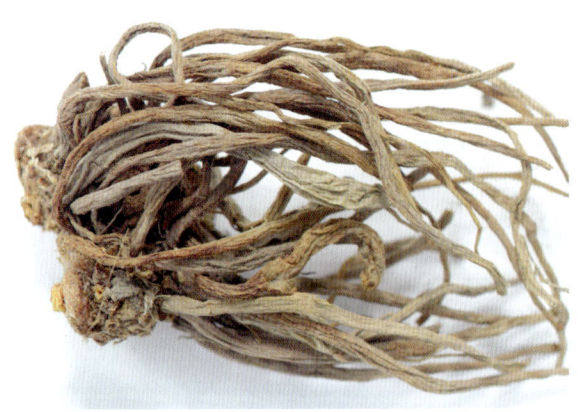

▲ 원추리_ 뿌리(채취품)

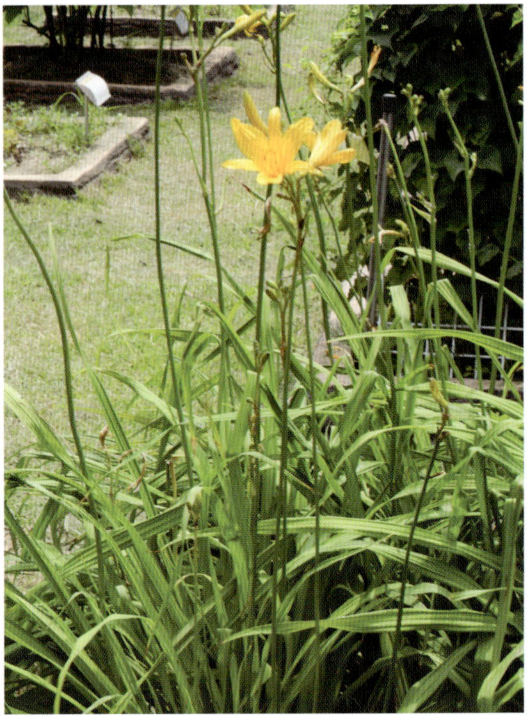

▲ 원추리_ 지상부

하고 몸이 붓는 것을 내린다. 술 중독으로 인한 황달[酒疸]을 낫게 한다.

| 동의보감 원문 | **萱草根:** 性涼 味甘 無毒. 主小便赤澁 身體煩熱. 治沙淋 下水氣 療酒疸.

| 약용법 | 뿌리 및 뿌리줄기 6~9g을 물 800mL에 넣고 달여서 반으로 나누어 아침저녁으로 마신다. 외용할 때는 적당량을 짓찧어서 환부에 붙인다.

▲ 훤초근(약재, 전형)

월남괴

한약명 산두근

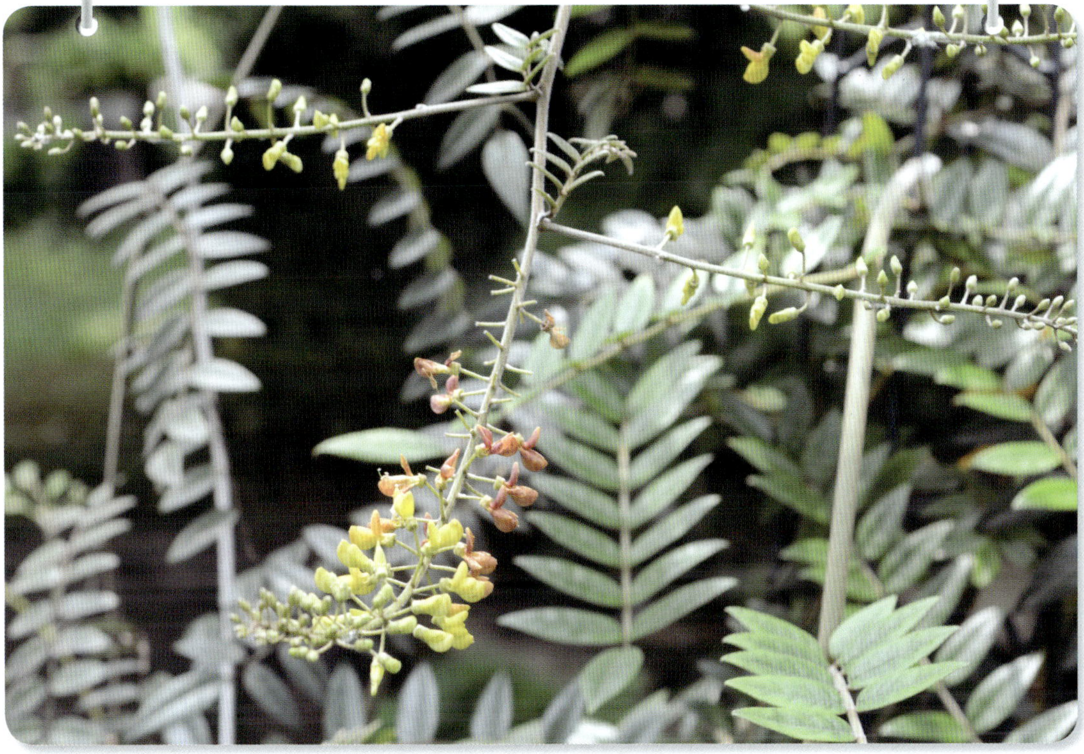

한약명 산두근

- 식물명 및 학명: 월남괴(越南槐) *Sophora tonkinensis* Gapnep.
- 과명: 콩과(Leguminosae)
- 약용부위: 뿌리 및 뿌리줄기
- 한약명: 산두근(山豆根)
- 라틴 생약명: Sophorae Tonkinensis Radix et Rhizoma
- 이명 또는 영명: 광두근(廣豆根)
- 식약처 공정서 및 조선시대 의서 수재: 대한민국약전외한약(생약)규격집(KHP) 방약합편의 만초(蔓草, 덩굴풀)편

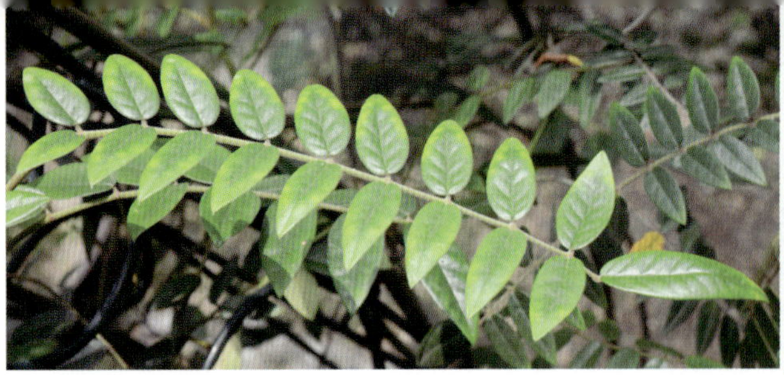

▲ 월남괴_ 잎

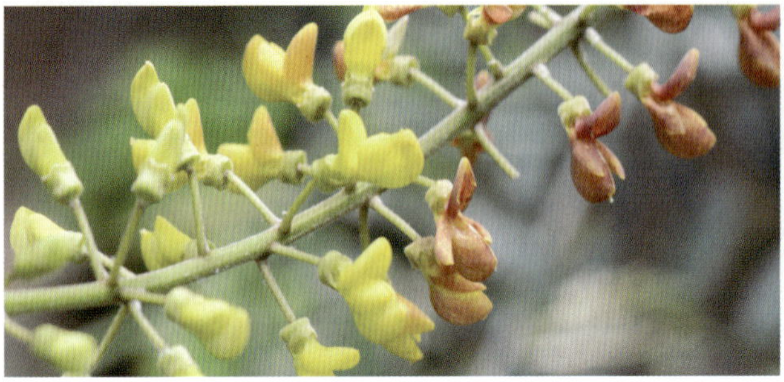

▲ 월남괴_ 꽃

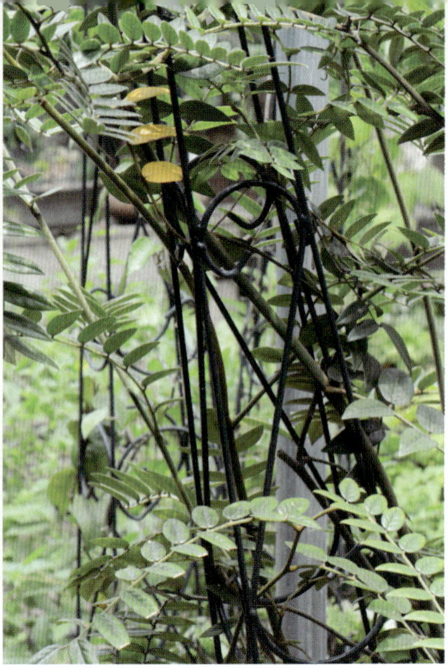

▲ 월남괴_ 지상부

| 한약의 기원 | 이 약은 월남괴(越南槐) *Sophora tonkinensis* Gapnep.(콩과 Leguminosae)의 뿌리 및 뿌리줄기이다.

| 한방 특성 |

- 한방 약미(藥味)와 약성(藥性): 맛은 쓰고 성질은 차며 독이 있다.
- 한방 작용부위(귀경, 歸經): 산두근은 주로 폐, 위장 질환에 영향을 미친다.
- 한방 효능

청열해독(淸熱解毒): 열독(熱毒)을 해소한다.

소종이인(消腫利咽): 종기를 가라앉히고 목구멍을 편안하게 한다.

| 약효 해설 |

- 목 안이 붓고 아픈 증상을 없애준다.
- 잇몸이 붓고 아픈 증상을 낫게 한다.
- 급성 인후염, 간염에 사용한다.
- 황달, 치질을 치료한다.

| 약용법 | 뿌리 및 뿌리줄기 3~6g을 물 800mL에 넣고 달여서 반으로 나누어 아침저녁으로 마신다.

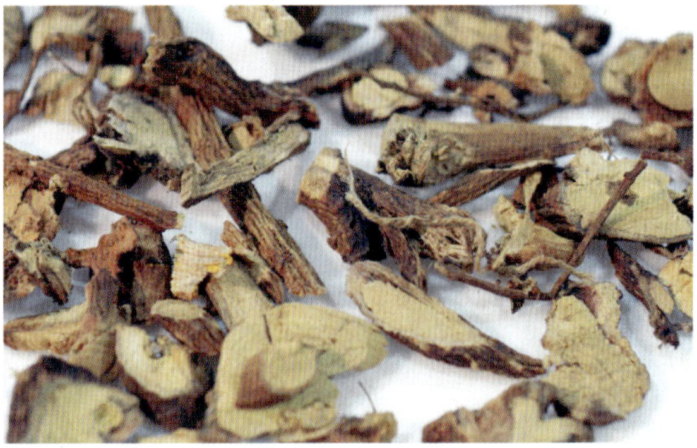

▲ 산두근(약재, 절편)

위성류

한약명 정류

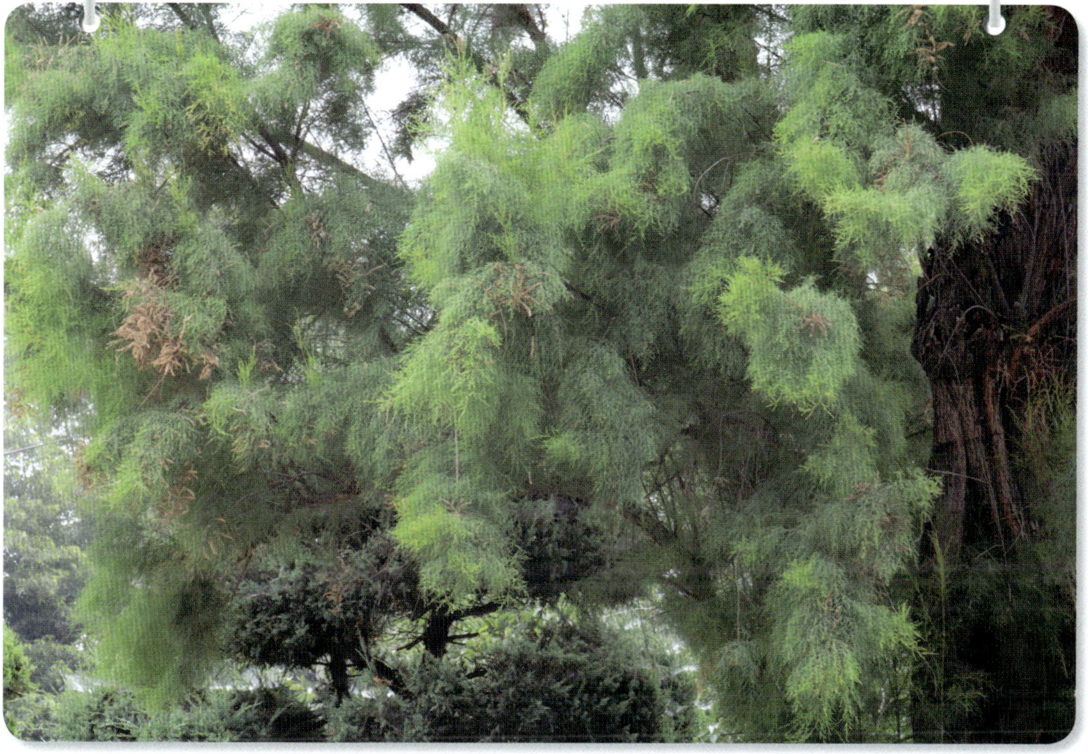

한약명 정류

- 식물명 및 학명: 위성류 *Tamarix juniperina* Bunge
- 식물 해설: 국가생물종지식정보시스템에는 식물명이 향성류(*Tamarix juniperina*)로 표기되어 있다.
- 과명: 위성류과(Tamaricaceae)
- 약용부위: 어린가지와 잎
- 한약명: 정류(檉柳)
- 라틴 생약명: Tamaricis Cacumen
- 이명 또는 영명: 서하류
- 식약처 공정서 및 조선시대 의서 수재: 대한민국약전외한약(생약)규격집(KHP)

| 한약의 기원 | 이 약은 위성류 *Tamarix juniperina* Bunge(위성류과 Tamaricaceae)의 어린가지와 잎이다.

| 한방 특성 |

- 한방 약미(藥味)와 약성(藥性): 맛은 달고 매우며 성질은 보통이다[平].
- 한방 작용부위(귀경, 歸經): 정류는 주로 폐, 위장, 심장 질환에 영향을 미친다.
- 한방 효능

소풍(疏風): 풍사(風邪)를 흩어지게 한다.

해표(解表): 땀을 내어 체표에 있는 사기(邪氣)를 내보낸다.

투진(透疹): 발진을 잘 돋게 한다.

해독(解毒): 독성을 없앤다.

| 약효 해설 |

- 류머티즘성 관절염의 통증에 유효하다.

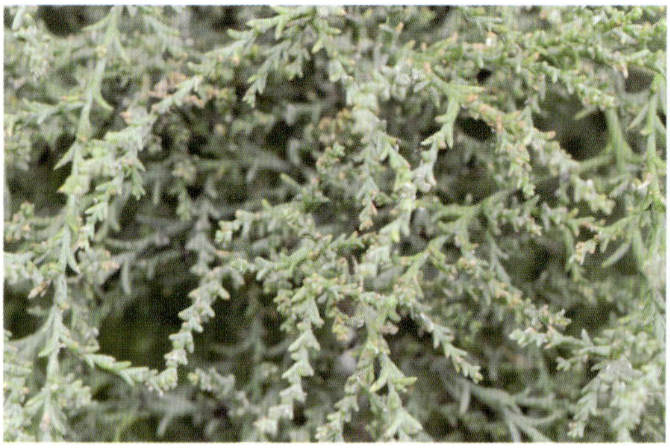

▲ 위성류_ 잎

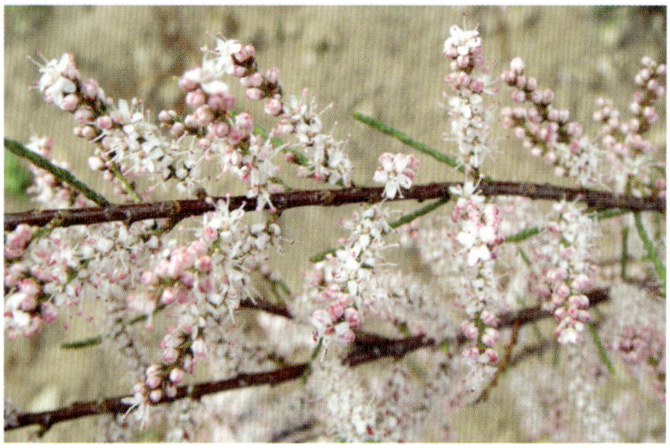

▲ 위성류_ 꽃

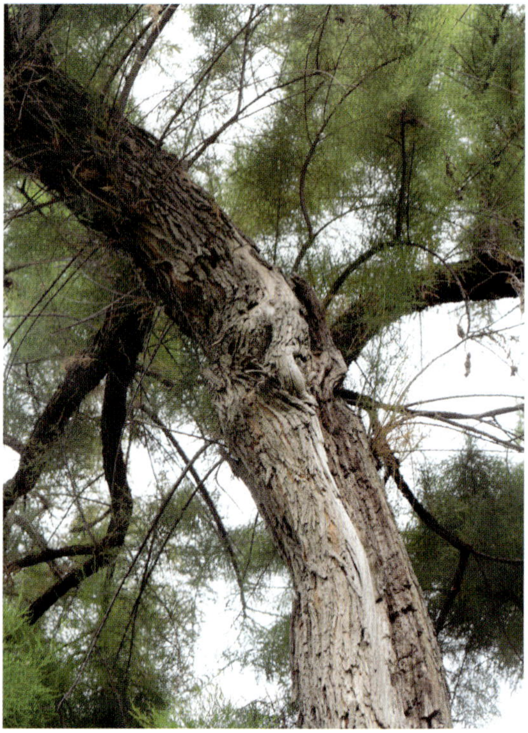

▲ 위성류_ 나무껍질

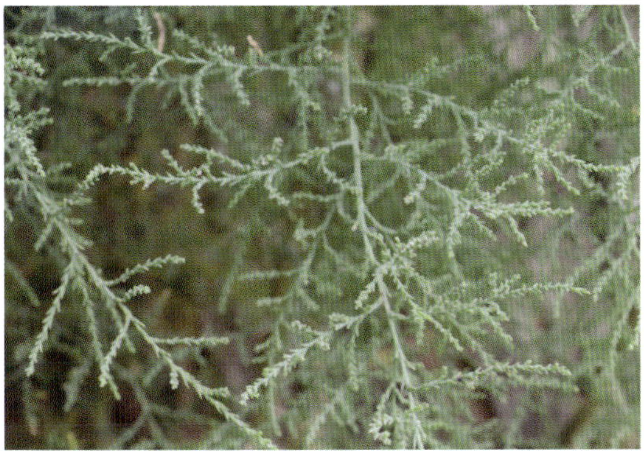

▲ 위성류_ 어린잎과 가지

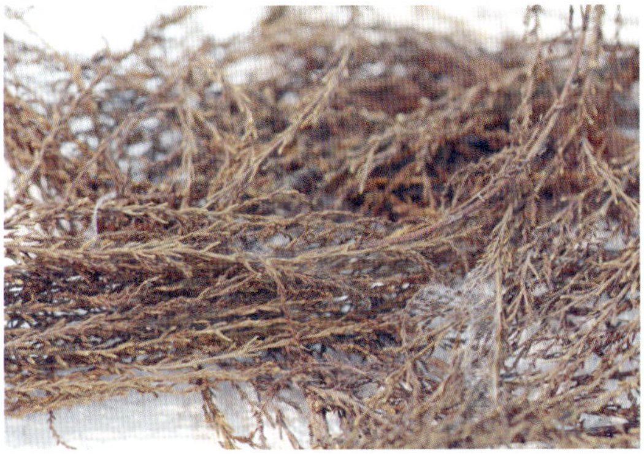

▲ 정류(약재, 전형)

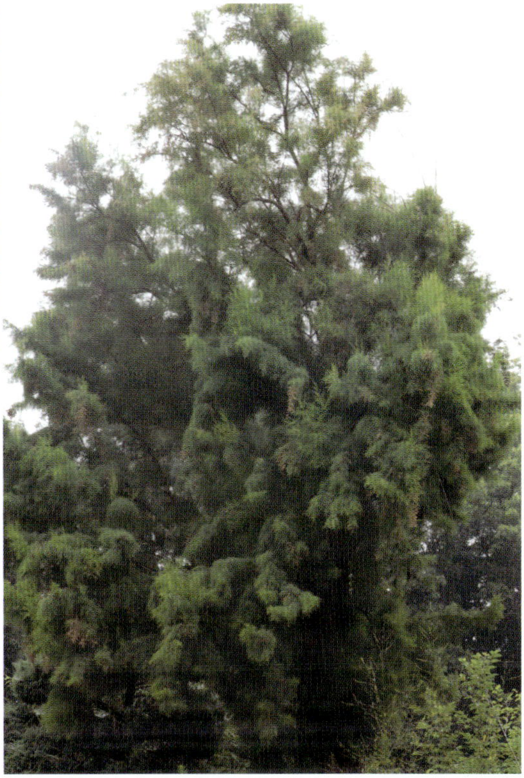

▲ 위성류_ 수형

- 숨이 찬 증세를 치료한다.
- 발진을 잘 돋게 한다.
- 피부 가려움증을 없앤다.

| 동의보감 효능 | 적정(赤檉)은 일명 우사(雨師)라고도 하는데 요즘 강가에서 자라는 작은 버들이다. 줄기가 붉고 잎은 가늘다. 즉 적류(赤柳)라고 한다. 옴과 버짐, 피부가 헐어 아프고 가려우며 벌겋게 부어 곪는 것을 낫게 한다[본초].

| 동의보감 원문 | **赤檉:** 一名雨師. 今河邊小楊 莖赤葉細. 所謂赤柳 主疥癬及一切惡瘡.[本草]

| 약용법 | 어린가지와 잎 10~15g을 물 800mL에 넣고 달여서 반으로 나누어 아침저녁으로 마시거나 또는 가루로 만들어 복용한다. 외용할 때는 적당량 달인 물로 닦아내거나 씻어낸다.

유엽백전

한약명 백전

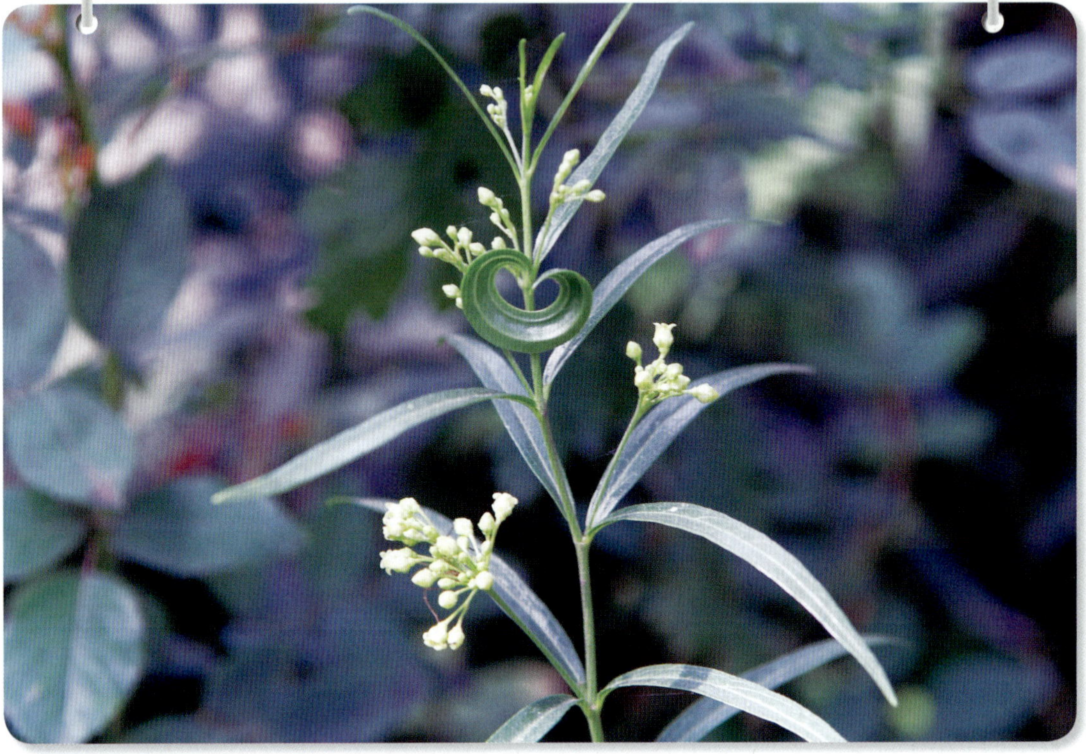

▲ 유엽백전_ 꽃과 잎

한약명 백전

- 식물명 및 학명: 유엽백전(柳葉白前) *Cynanchum stauntoni* (Decne) Schltr. ex Levl., 원화엽백전(芫花葉白前) *Cynanchum glaucescens* Hand.-Mazz.
- 과명: 박주가리과(Asclepiadaceae)
- 약용부위: 뿌리줄기 및 뿌리
- 한약명: 백전(白前)
- 라틴 생약명: Cynanchi Stauntonii Rhizoma et Radix
- 이명 또는 영명: 석람(石藍), 수약(嗽藥)
- 식약처 공정서 및 조선시대 의서 수재: 대한민국약전외한약(생약)규격집(KHP)

| 한약의 기원 | 이 약은 유엽백전(柳葉白前) *Cynanchum stauntoni* (Decne) Schltr. ex Levl. 또는 원화엽백전(芫花葉白前) *Cynanchum glaucescens* Hand.-Mazz. (박주가리과 Asclepiadaceae)의 뿌리줄기 및 뿌리이다.

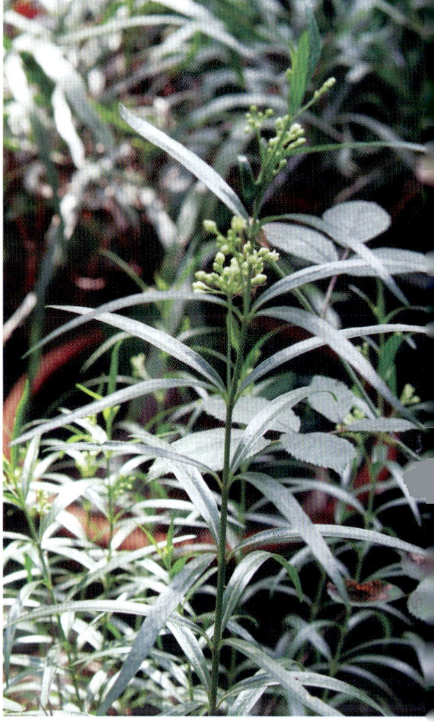

▲ 유엽백전_ 지상부

| 한방 특성 |

- 한방 약미(藥味)와 약성(藥性): 맛은 맵고 쓰며 성질은 약간 따뜻하다.
- 한방 작용부위(귀경, 歸經): 백전은 주로 폐 질환에 영향을 미친다.
- 한방 효능

거담지해(祛痰止咳): 담(痰)을 제거하고 기침을 멎게 한다.

사폐강기(瀉肺降氣): 폐열(肺熱)을 떨어뜨리고 기운을 끌어내린다.

건위조중(健胃調中): 위를 건강하게 하여 배 속을 편안하게 한다.

| 약효 해설 |

- 가래가 많은 기침에 유효하다.
- 가슴이 그득하고 답답하며 숨이 가쁜 증상을 치료한다.
- 기(氣)를 내리면서 가래, 기침을 제거한다.
- 위(胃) 통증을 없앤다.

| 약용법 | 뿌리줄기 및 뿌리 3~10g을 물 800mL에 넣고 달여서 반으로 나누어 아침저녁으로 마신다.

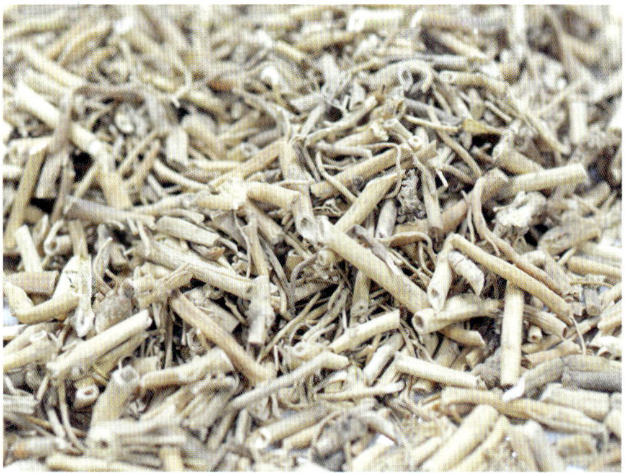

▲ 백전(약재, 절단)

유채

한약명 운대자

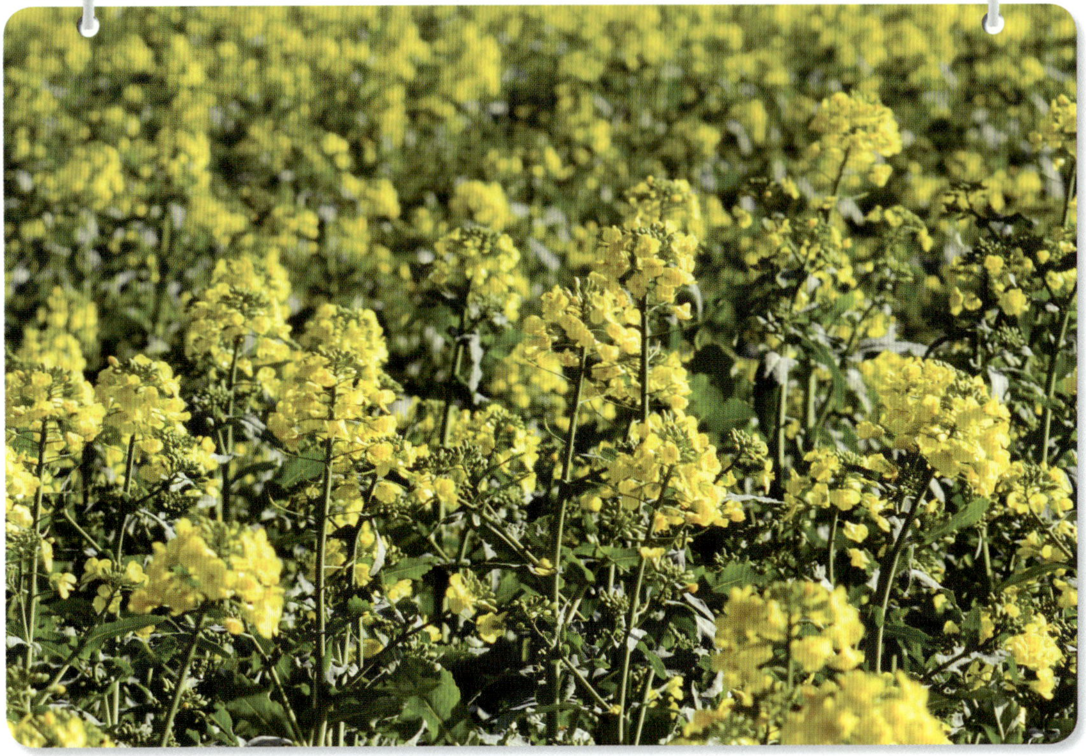

한약명 운대자

- 식물명 및 학명: 유채 *Brassica campestris* subsp. *napus* var. *nippo-oleifera* Makino
- 과명: 십자화과(Cruciferae)
- 약용부위: 씨
- 한약명: 운대자(蕓薹子)
- 라틴 생약명: Brassicae Campestris Semen
- 이명 또는 영명: 유채자(油菜子)
- 식약처 공정서 및 조선시대 의서 수재:
  대한민국약전외한약(생약)규격집(KHP)
  동의보감 탕액편의 채소부(部)

| 한약의 기원 | 이 약은 유채 *Brassica campestris* subsp. *napus* var. *nippo-oleifera* Makino(십자화과 Cruciferae)의 씨이다.

| 한방 특성 |

- 한방 약미(藥味)와 약성(藥性): 맛은 맵고 달며 성질은 보통이다[平].
- 한방 작용부위(귀경, 歸經): 운대자는 주로 간장, 대장 질환에 영향을 미친다.
- 한방 효능

활혈화어(活血化瘀): 혈액 순환을 촉진하고 어혈(瘀血)을 없앤다.
소종산결(消腫散結): 종기를 가라앉히고 뭉친 것을 풀어준다.
윤장통변(潤腸通便): 대변이 잘 나오게 한다.

| 약효 해설 |

- 어혈로 인한 복통을 치료한다.
- 변비와 대변에 피가 섞이는 이질에 유효하다.
- 젖멍울을 낫게 한다.

| 동의보감 원문의 한글 식물명 | 없음

※ '운대(芸薹: 유채의 지상부)'의 동의보감 원문의 한글 식물명은 '평지'이다.

| 동의보감 효능 | 운대자(芸薹子, 유채 씨)는 기름을 짜서 머리에 바르면 머리카락이 길게 자라고 검어진다[본초].

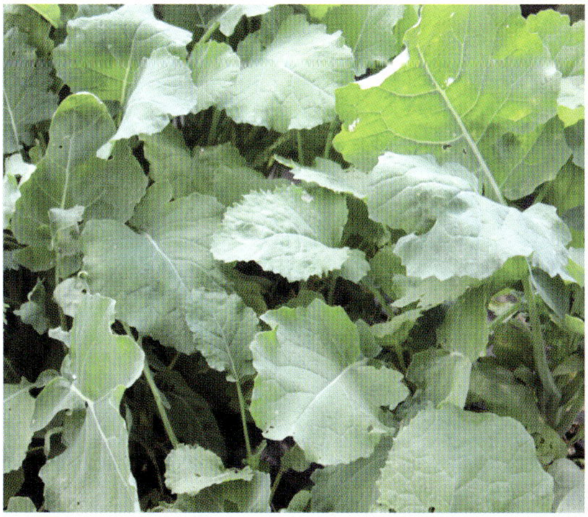

▲ 유채_ 잎

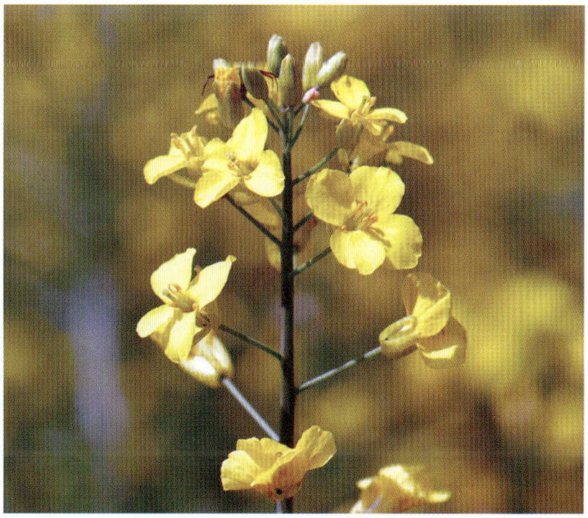

▲ 유채_ 꽃

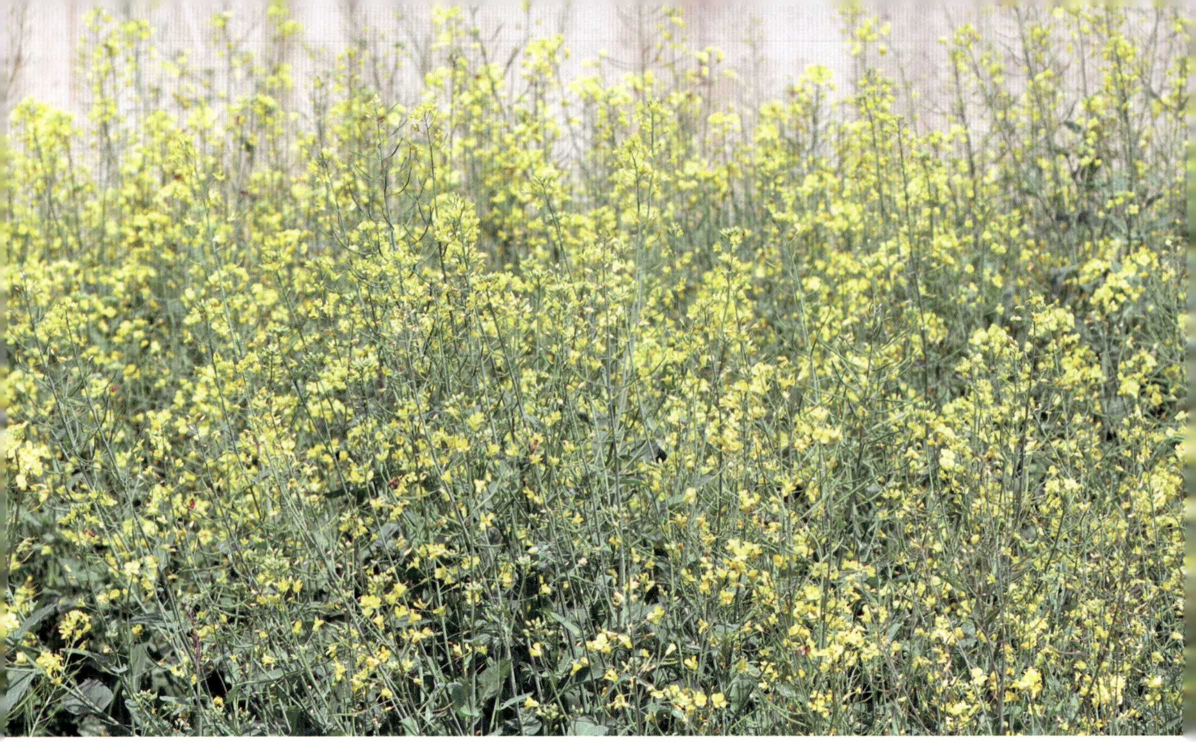

▲ 유채_ 무리

| 동의보감 원문 | 芸薹子: 壓取油 付頭 令髮長黑.[本草]

| 약용법 | 씨 5~10g을 물 800mL에 넣고 달여서 반으로 나누어 아침저녁으로 마시거나 또는 가루나 환(丸)으로 만들어 복용한다. 외용할 때는 적당량을 가루로 하여 환부에 붙인다.

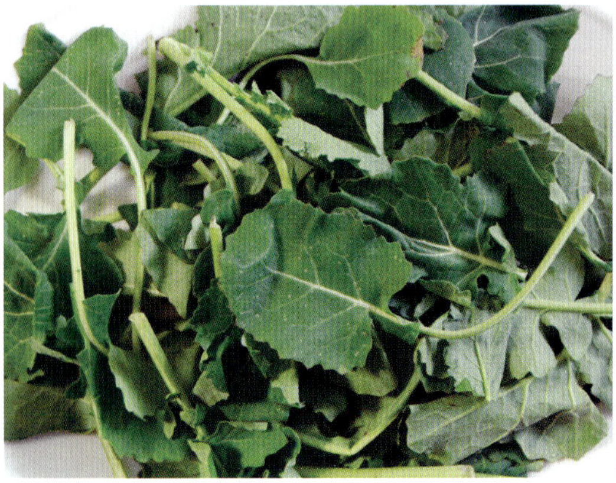

▲ 유채_ 어린잎(식용)

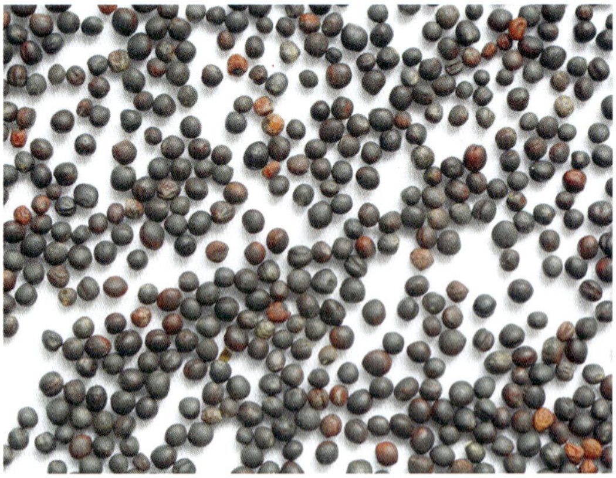

▲ 운대자(약재, 전형)

율무

한약명 의이인

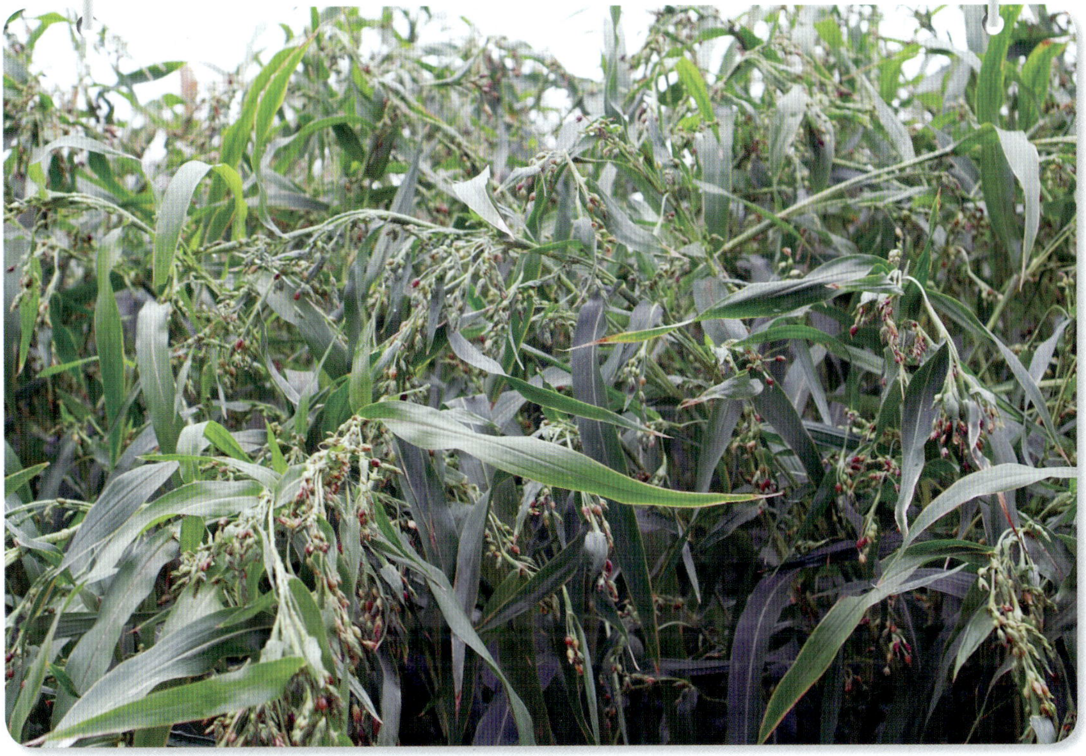

한약명 의이인

- 식물명 및 학명: 율무 *Coix lacryma-jobi* Linné var. *ma-yuen* Stapf
- 과명: 벼과(Gramineae)
- 약용부위: 잘 익은 씨로서 씨껍질을 제거한 것
- 한약명: 의이인(薏苡仁)
- 라틴 생약명: Coicis Semen
- 이명 또는 영명: Coix Seed
- 식약처 공정서 및 조선시대 의서 수재:
  대한민국약전(KP)
  동의보감 탕액편의 곡식부(部)
  방약합편의 직속(稷粟, 기장과 조류)편

| 한약의 기원 | 이 약은 율무 *Coix lacryma-jobi* Linné var. *ma-yuen* Stapf(벼과 Gramineae)의 잘 익은 씨로서 씨껍질을 제거한 것이다.

| 한방 특성 |

- 한방 약미(藥味)와 약성(藥性): 맛은 달고 싱거우며 성질은 서늘하다.
- 한방 작용부위(귀경, 歸經): 의이인은 주로 비장, 위장, 폐 질환에 영향을 미친다.
- 한방 효능

이수삼습(利水滲濕): 소변을 잘 나오게 하여 습기를 배출한다.

건비지사(健脾止瀉): 비(脾)를 건강하게 하여 설사를 멎게 한다.

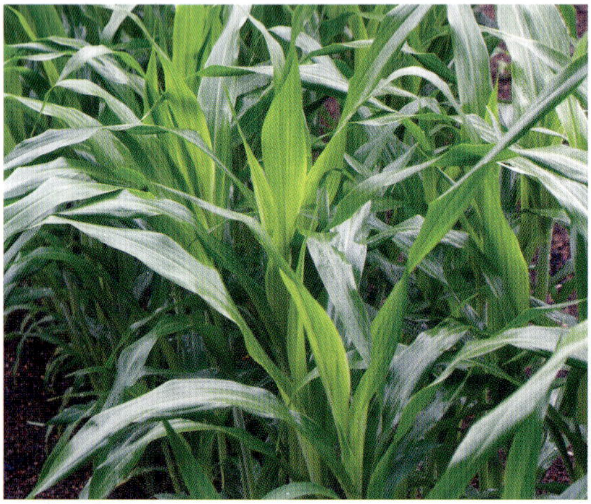

▲ 율무_ 잎

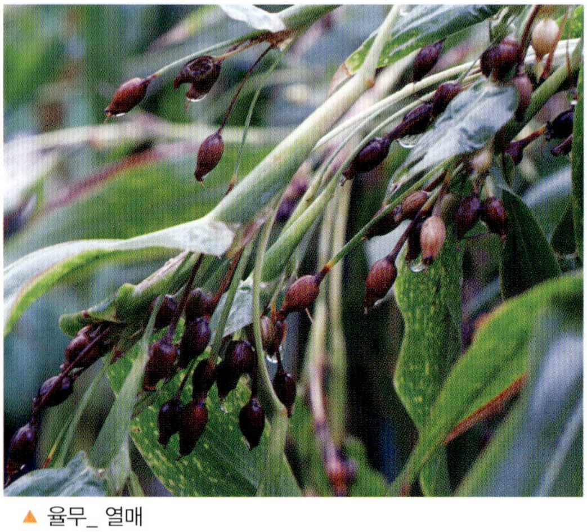

▲ 율무_ 열매

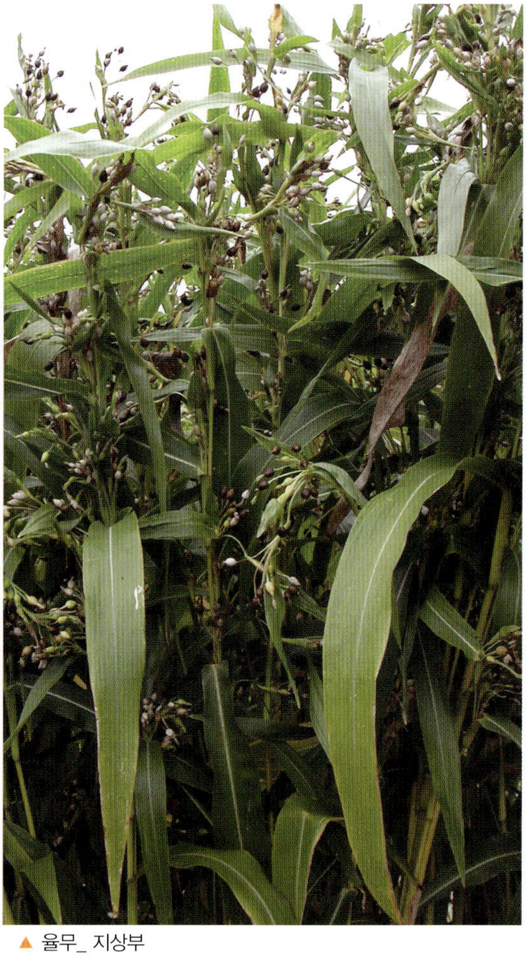

▲ 율무_ 지상부

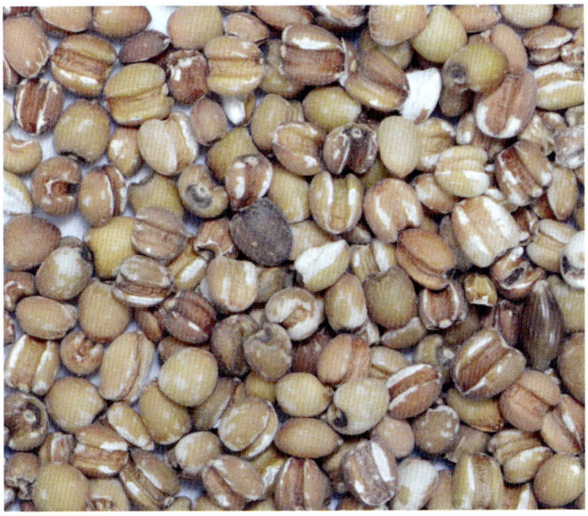

▲ 의이인(약재, 씨껍질 제거 전)

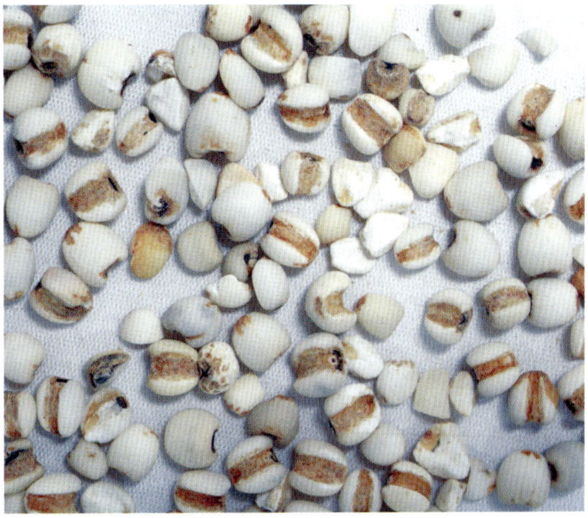

▲ 의이인(약재, 씨껍질 제거 후)

제비(除痹): 관절이 아프고 저린 감이 있는 비증(痹症)을 없앤다.

해독산결(解毒散結): 해독하고 뭉친 것을 풀어준다.

| 약효 해설 |

- 소변이 잘 나오지 않거나 몸이 붓는 증상을 치료한다.
- 각기, 설사에 유효하다.
- 배농(排膿), 소염, 자양 작용이 있다.

| 동의보감 원문의 한글 식물명 | 율믜ᄡᆞᆯ

| 동의보감 효능 | 의이인(薏苡仁, 율무 씨)은 성질이 약간 차고[微寒](보통이라고도[平] 한다) 맛이 달며[甘] 독이 없다. 폐열(肺熱)로 신액이 소모되어 기침하고 숨차는 것을 낫게 한다. 폐기(肺氣)로 인해 생기는 피고름을 토하고 기침하는 데 주로 쓴다. 또 팔다리를 잘 쓰지 못하고 마비되며 아픈 것과 근맥(筋脈)이 당기는 것을 낫게 한다. 다리에 힘이 없고 점차 다리의 피부가 마르고 살이 여위며 마비감이 있고 저린 것을 치료한다. 다리와 무릎이 붓고 잘 걷지 못하는 증상에 사용한다[본초].

| 동의보감 원문 | **薏苡仁:** 性微寒[一云平] 味甘 無毒. 主肺痿肺氣吐膿血咳嗽. 又主風濕痺 筋脈攣急 乾濕脚氣.[本草]

| 약용법 | 씨 9~30g을 물 800mL에 넣고 달여서 반으로 나누어 아침저녁으로 마신다.

으름덩굴

한약명 목통, 예지자

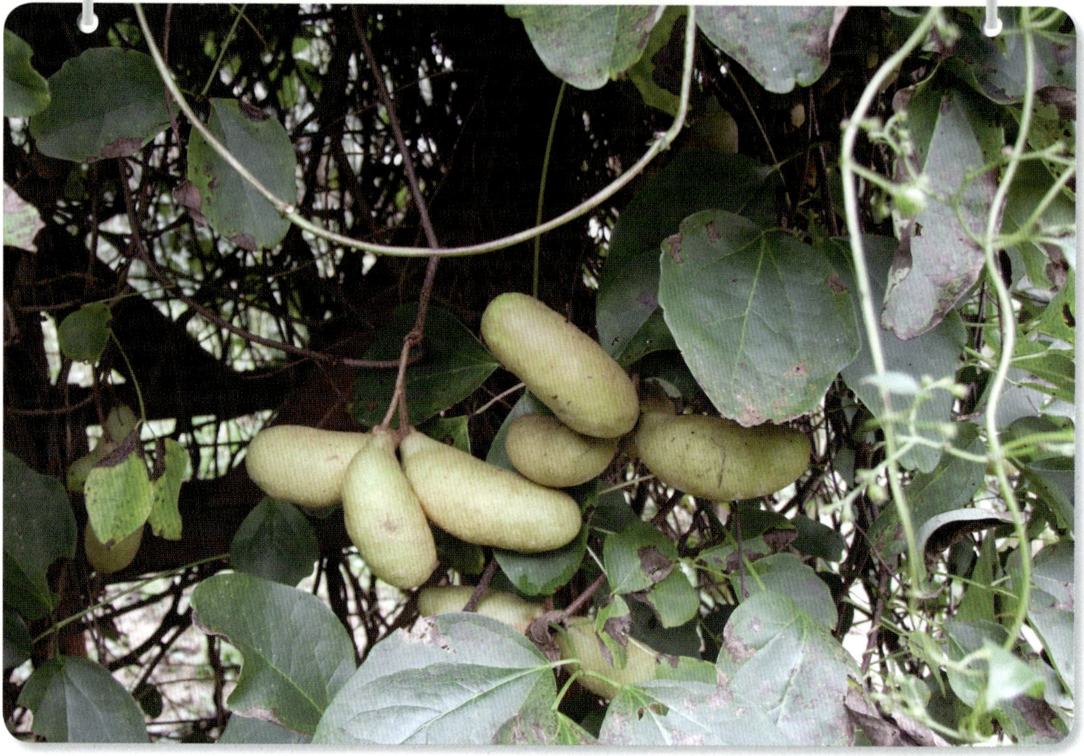

한약명 목통

- 식물명 및 학명: 으름덩굴 *Akebia quinata* Decaisne
- 과명: 으름덩굴과(Lardizabalaceae)
- 약용부위: 줄기로서 주피를 제거한 것
- 한약명: 목통(木通)
- 라틴 생약명: Akebiae Caulis
- 이명 또는 영명: Akebia Stem

- 식약처 공정서 및 조선시대 의서 수재:

  대한민국약전(KP)

  동의보감 탕액편의 풀부(部)

  방약합편의 만초(蔓草, 덩굴풀)편

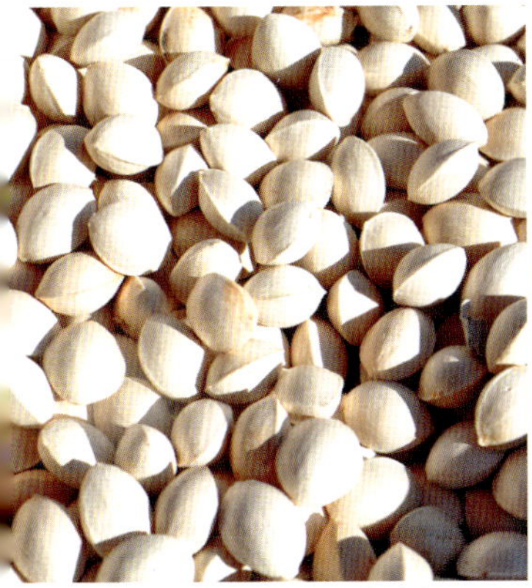
▲ 은행나무_ 씨

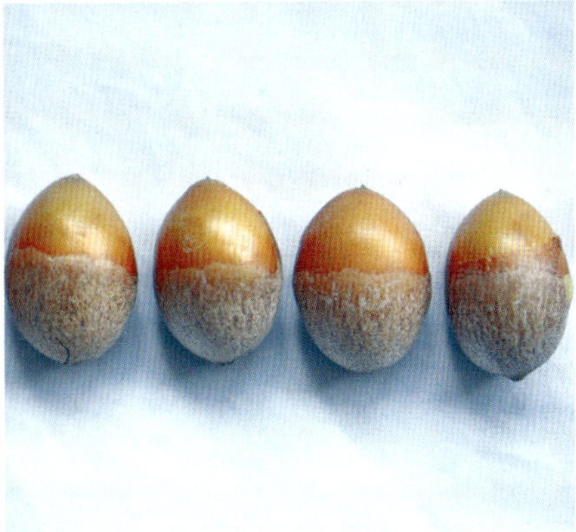
▲ 백과(약재, 내종피 부착)

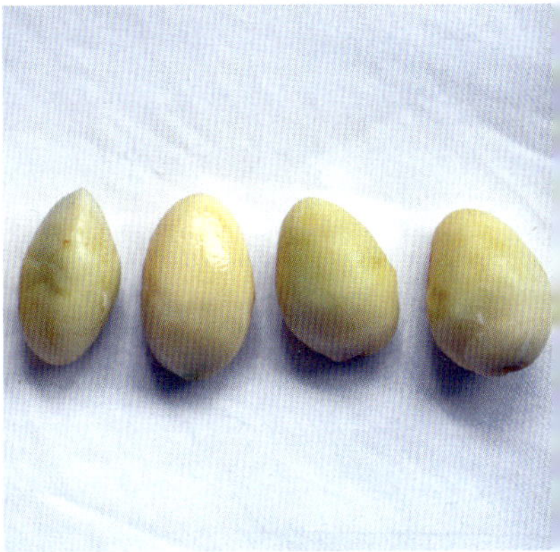
▲ 백과(약재, 속씨)

- 무의식중에 정액이 나오는 증상을 치료한다.
- 소변 횟수가 매우 잦은 증상에 사용한다.

| 동의보감 원문의 한글 식물명 | 은힝

| 동의보감 효능 | 은행(銀杏)의 성질은 차고[寒] 맛이 달며[甘] 독이 있다. 폐(肺)와 위(胃)의 탁한 기를 맑게 하며 천식과 기침을 멎게 한다[입문].

| 동의보감 원문 | **銀杏:** 性寒 味甘 有毒. 淸肺胃濁氣 定喘止咳.[入門]

| 약용법 | 열매의 속씨 5~10g을 물 800mL에 넣고 달여서 반으로 나누어 아침저녁으로 마신다.

한약명 은행엽

- 식물명 및 학명: 은행나무 *Ginkgo biloba* Linné
- 과명: 은행나무과(Ginkgoaceae)
- 약용부위: 잎
- 한약명: 은행엽(銀杏葉)
- 라틴 생약명: Ginkgo Folium
- 이명 또는 영명: Ginkgo Leaf
- 식약처 공정서 및 조선시대 의서 수재: 대한민국약전(KP)

| 한약의 기원 | 이 약은 은행나무 *Ginkgo biloba* Linné(은행나무과 Ginkgoaceae)의 잎이다.

| 한방 특성 |

- 한방 약미(藥味)와 약성(藥性): 맛은 달고 쓰며 떫고 성질은 보통이다[平].
- 한방 작용부위(귀경, 歸經): 은행엽은 주로 심장, 폐 질환에 영향을 미친다.
- 한방 효능

활혈화어(活血化瘀): 혈액 순환을 촉진하고 어혈(瘀血)을 없앤다.

통락지통(通絡止痛): 경락을 잘 통하게 하고 통증을 멎게 한다.

염폐평천(斂肺平喘): 폐(肺)의 기운을 수렴시켜 천식을 안정시킨다.

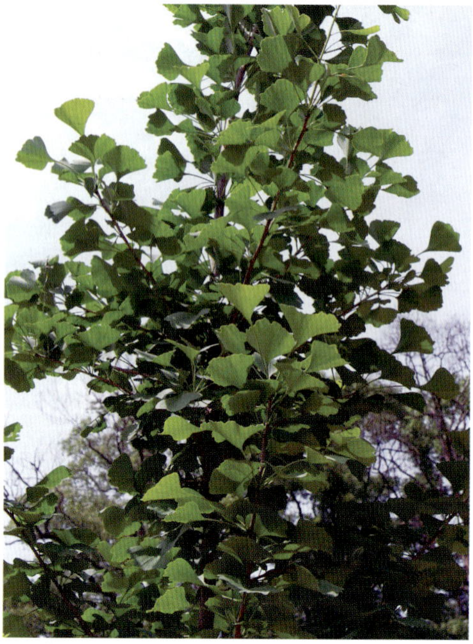

▲ 은행나무_ 수형

| 약효 해설 |

- 가슴이 막히는 듯하면서 아픈 병증에 유효하다.
- 천식, 가래, 기침 제거에 사용한다.
- 자궁에서 분비물이 나오는 증상 그리고 소변이 뿌연 증상을 치료한다.
- 고지혈증 개선 효과가 있다.

| 약용법 | 잎 9~12g을 물 800mL에 넣고 달여서 반으로 나누어 아침저녁으로 마신다.

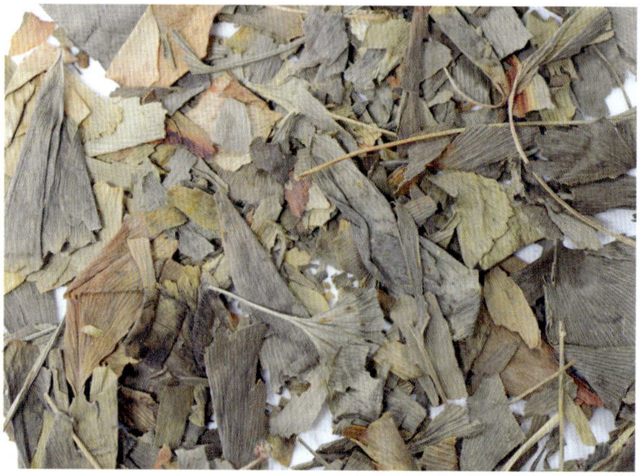

▲ 은행엽(약재, 전형)

음나무

한약명 해동피

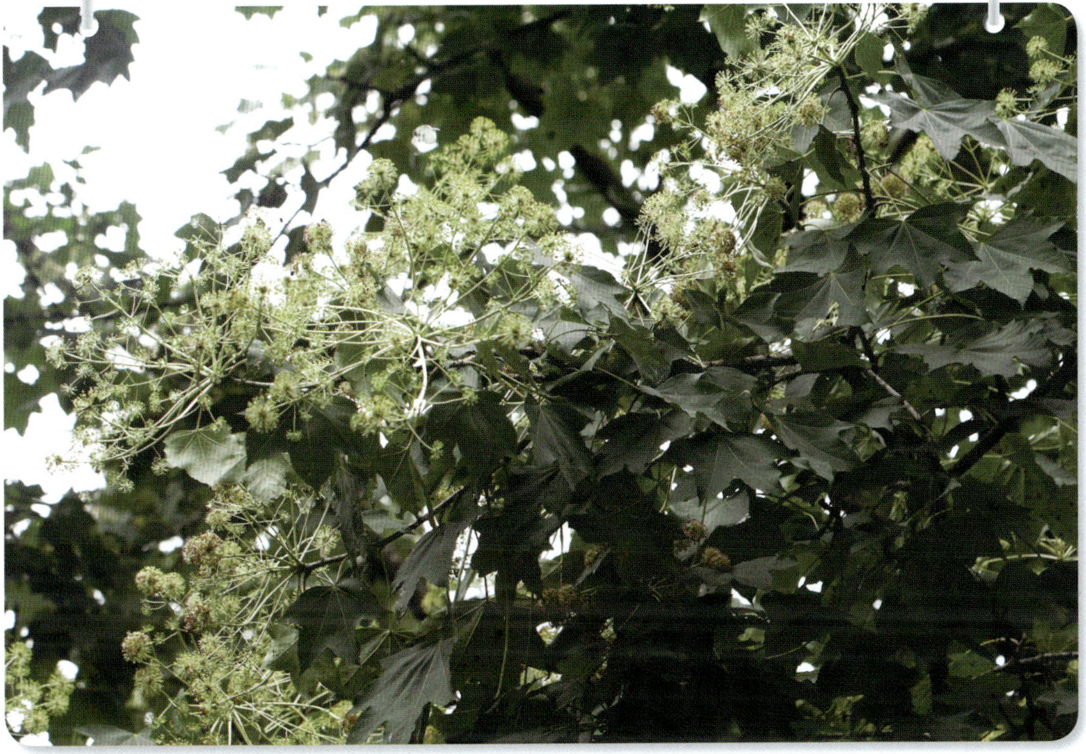

한약명 해동피

- 식물명 및 학명: 음나무 *Kalopanax pictus* Nakai
- 과명: 두릅나무과(Araliaceae)
- 약용부위: 줄기껍질
- 한약명: 해동피(海桐皮)
- 라틴 생약명: Kalopanacis Cortex
- 이명 또는 영명: 자동피(刺桐皮), Kalopanax Bark

- 식약처 공정서 및 조선시대 의서 수재:
  대한민국약전(KP)
  동의보감 탕액편의 나무부(部)
  방약합편의 교목(喬木, 줄기가 곧고 굵으며 높이 자라는 나무)편

| 한약의 기원 | 이 약은 음나무 *Kalopanax pictus* Nakai(두릅나무과 Araliaceae)의 줄기껍질이다.

| 한방 특성 |

- 한방 약미(藥味)와 약성(藥性): 맛은 맵고 쓰며 성질은 서늘하다.
- 한방 효능

거풍제습(祛風除濕): 팔다리를 잘 쓰지 못하고 마비되며 아픈 증상을 치료한다.

활혈지통(活血止痛): 혈액 순환을 촉진하고 통증을 멎게 한다.

살충지양(殺蟲止痒): 기생충을 죽이고 가려움증을 멎게 한다.

| 약효 해설 |

- 팔다리를 잘 쓰지 못하고 마비되며 아픈 증상에 유효하다.
- 팔다리와 피부 감각기능이 제대로 발휘되지 못하는 병증을 치료한다.
- 골절, 타박상, 치통에 사용한다.
- 입안이 허는 병증에 효과가 있다.

| 동의보감 원문의 한글 식물명 | 엄나모겁질

| 동의보감 효능 | 해동피(海桐皮, 음나무 껍질)의 성질은 보통이며[平](따뜻하다[溫]고도 한다) 맛은 쓰고[苦] 독이 없다. 허리나 다리를 쓰지 못하는 것, 마비되고 아픈 것을 낫게 한다. 적백이질, 중악(中惡, 중풍의 일종), 음식이 체하여 구토하고 설사하는 것을 낫게 한다. 감닉,

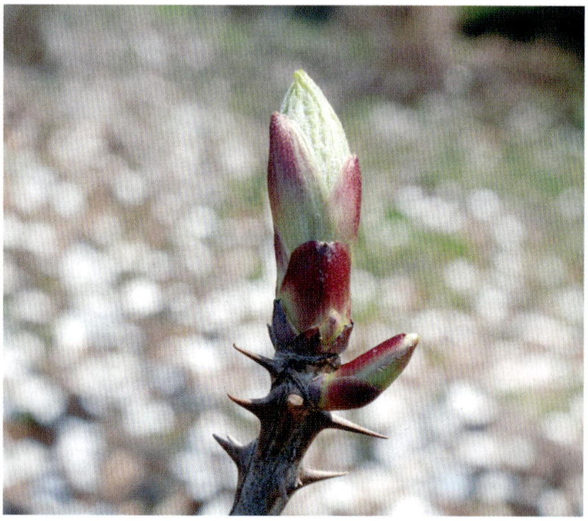

▲ 음나무_ 싹

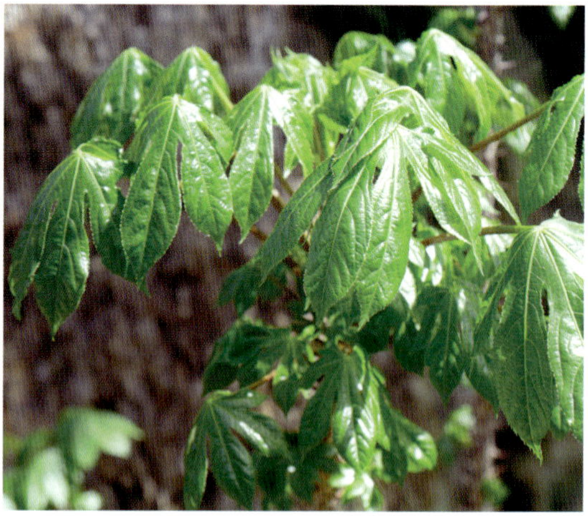

▲ 음나무_ 어린잎

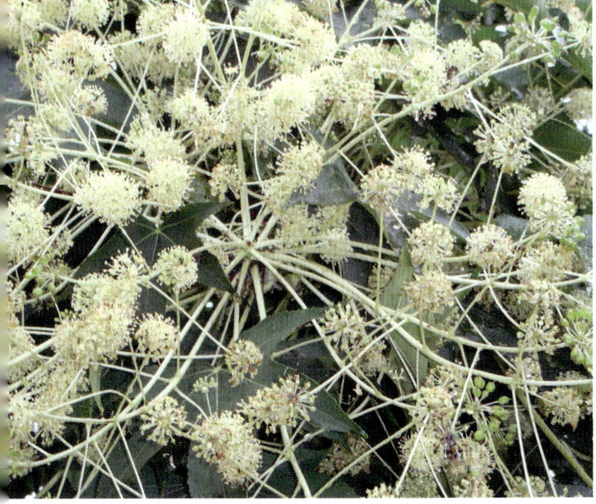

▲ 음나무_ 꽃

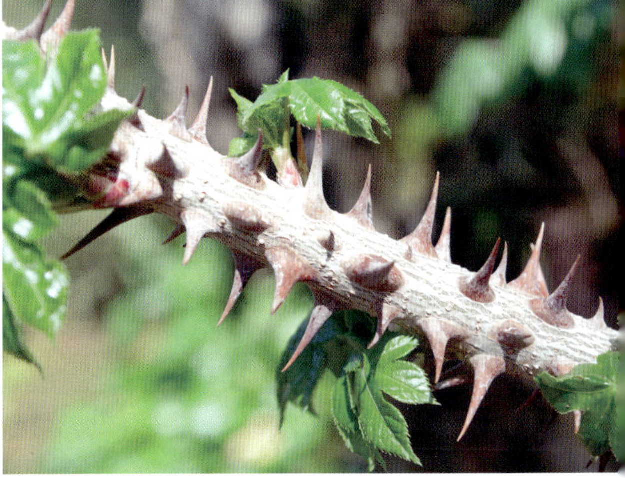

▲ 음나무_ 가시

옴, 버짐, 치통 및 눈이 충혈된 것을 치료한다. 풍증을 없앤다.

| 동의보감 원문 | **海桐皮:** 性平[一云溫] 味苦 無毒. 主腰脚不遂 麻痺疼痛 赤白瀉痢. 治中惡 霍亂 瘰疳䘌疥癬 牙齒痛 及目赤 除風氣.

| 약용법 | 줄기껍질 9~15g을 물 800mL에 넣고 달여서 반으로 나누어 아침저녁으로 마신다. 외용할 때는 적당량을 짓찧어서 환부에 붙이거나 가루 내어 상처 부위에 뿌린다.

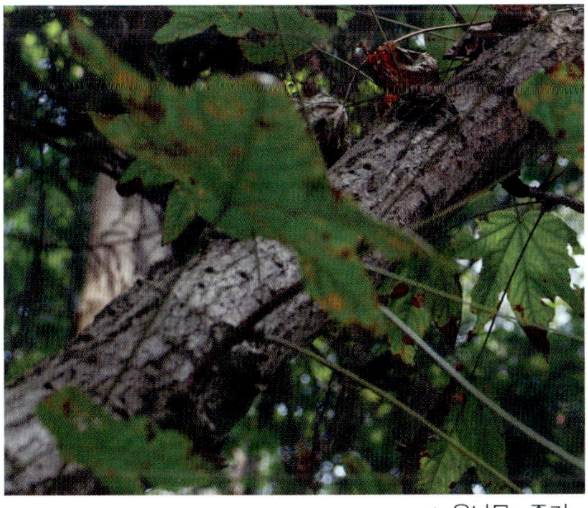

▲ 음나무_ 줄기

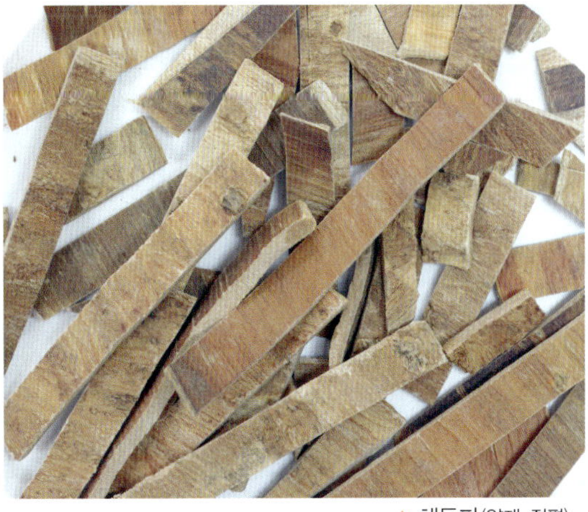

▲ 해동피(약재, 절편)

의성개나리

한약명 연교

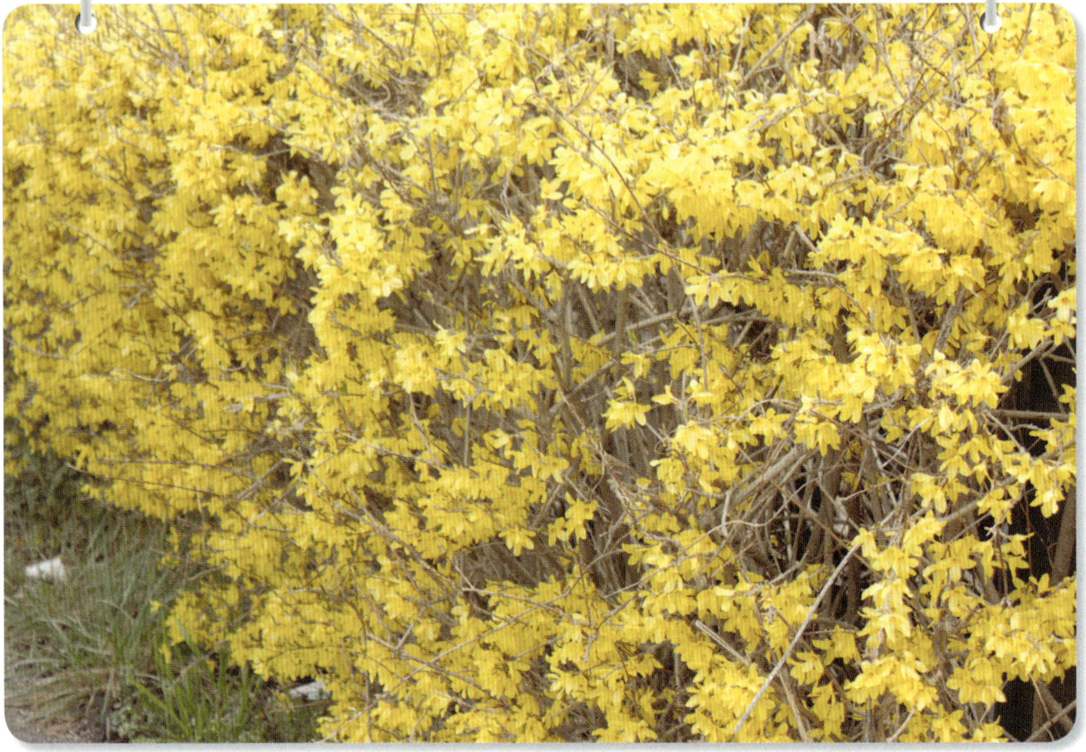

▲ 의성개나리_ 지상부

한약명 연교

- 식물명 및 학명: 의성개나리 *Forsythia viridissima* Lindley, 연교(連翹) *Forsythia suspensa* Vahl
- 과명: 물푸레나무과(Oleaceae)
- 약용부위: 열매
- 한약명: 연교(連翹)
- 라틴 생약명: Forsythiae Fructus
- 이명 또는 영명: Forsythia Fruit
- 식약처 공정서 및 조선시대 의서 수재:
  대한민국약전(KP)
  동의보감 탕액편의 풀부(部)
  방약합편의 습초(濕草)편

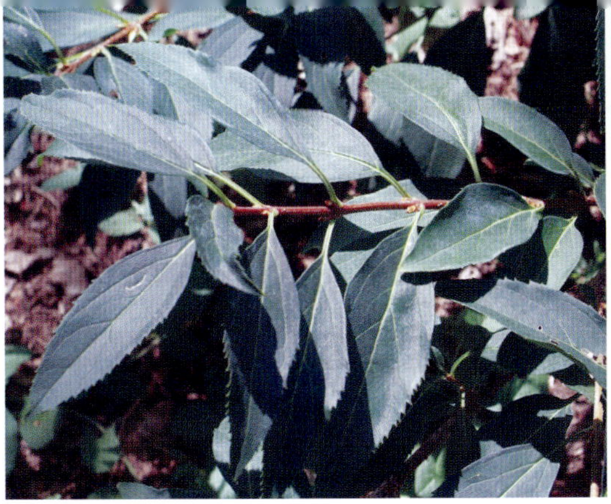

▲ 연교(*Forsythia suspensa* var. *sieboldii*)_ 잎

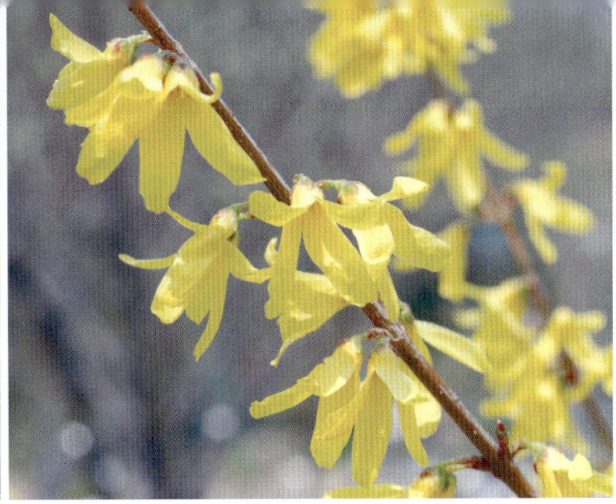

▲ 의성개나리_ 꽃

| 한약의 기원 | 이 약은 의성개나리 *Forsythia viridissima* Lindley 또는 연교(連翹) *Forsythia suspensa* Vahl(물푸레나무과 Oleaceae)의 열매이다. 열매가 막 익기 시작하여 녹색 빛이 남아있을 때 채취하여 쪄서 말린 것을 청교(青翹)라 하고, 완전히 익었을 때 채취하여 말린 것을 노교(老翹)라 한다.

| 한방 특성 |

- 한방 약미(藥味)와 약성(藥性): 맛은 쓰고 성질은 약간 차다.
- 한방 작용부위(귀경, 歸經): 연교는 주로 폐, 심장, 소장 질환에 영향을 미친다.
- 한방 효능

청열해독(淸熱解毒): 열독(熱毒)을 해소한다.
소종산결(消腫散結): 종기를 가라앉히고 뭉친 것을 풀어준다.
소산풍열(消散風熱): 풍열(風熱)을 해소한다.

| 약효 해설 |

- 열을 내리고 해독한다.
- 정신이 혼미하거나 정신을 잃는 증상을 치료한다.
- 높은 신열(身熱)로 인해 가슴에 열감이 있고 갈증이 나는 증상을 낫게 한다.
- 염증성 질환, 피부병에 사용한다.
- 이뇨, 소염, 배농(排膿) 작용이 있다.

| 동의보감 원문의 한글 식물명 | 어어리나모여름

| 동의보감 효능 | 연교(連翹, 의성개나리 열매)의 성질은 보통이고[平] 맛은 쓰며[苦] 독이 없다. 나력(瘰癧), 옹종(癰腫), 피부가 헐어 아프고 가려우며 벌겋게 부어 곪는 것을 치료한다.

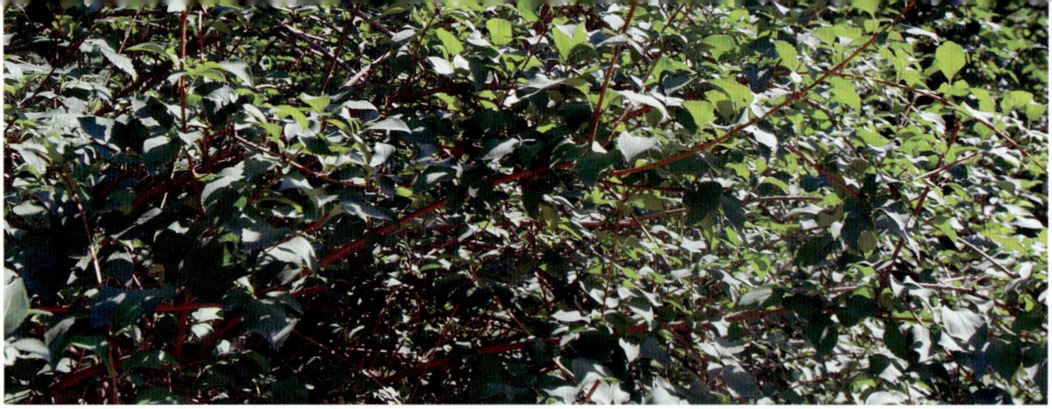

▲ 연교_ 지상부

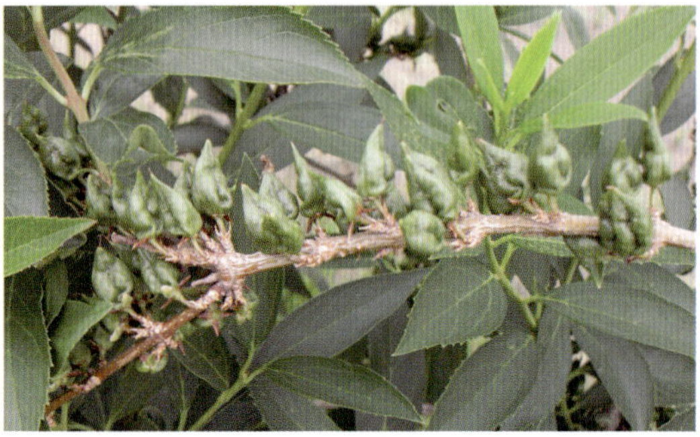

▲ 의성개나리_ 열매

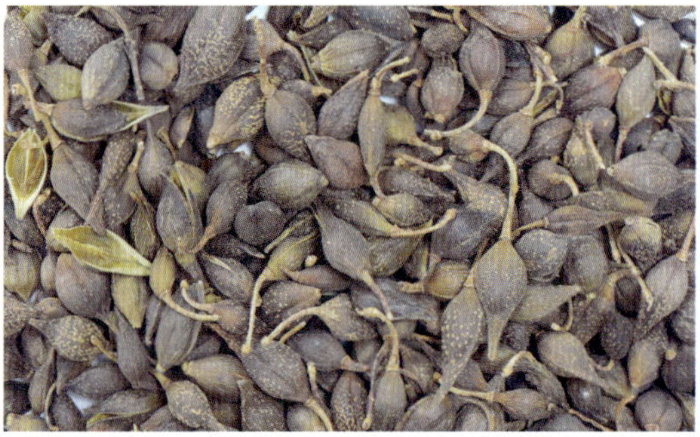

▲ 연교(약재, 전형)

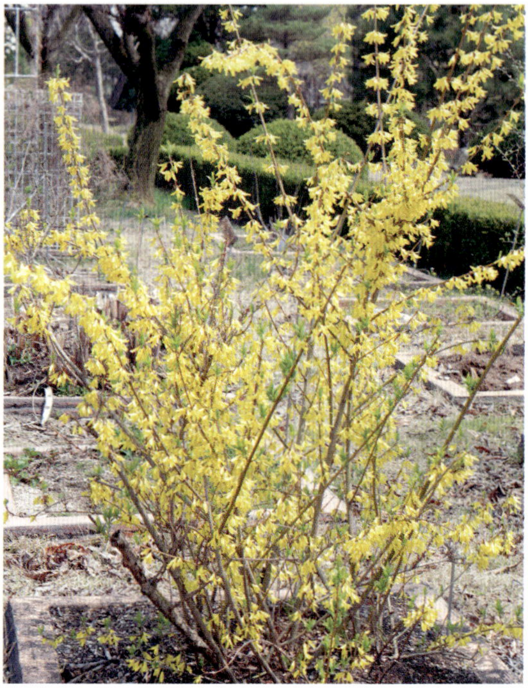

▲ 의성개나리_ 수형

영류(癭瘤), 열이 뭉친 것[結熱], 고독(蠱毒)에 주로 쓴다. 고름을 빼내고 피부에 얇게 생긴 헌데를 낫게 하며 통증을 멎게 한다. 오림(五淋)과 소변이 나오지 않는 것을 치료하고 심(心)에 열이 있는 것을 없앤다.

| 동의보감 원문 | **連翹:** 性平 味苦 無毒. 主瘰癧 癰腫 惡瘡 癭瘤 結熱 蠱毒. 排膿 治瘡癤 止痛. 療五淋 小便不通 除心家客熱.

| 약용법 | 열매 6~15g을 물 800mL에 넣고 달여서 반으로 나누어 아침저녁으로 마신다.

이스라지

한약명 육리인

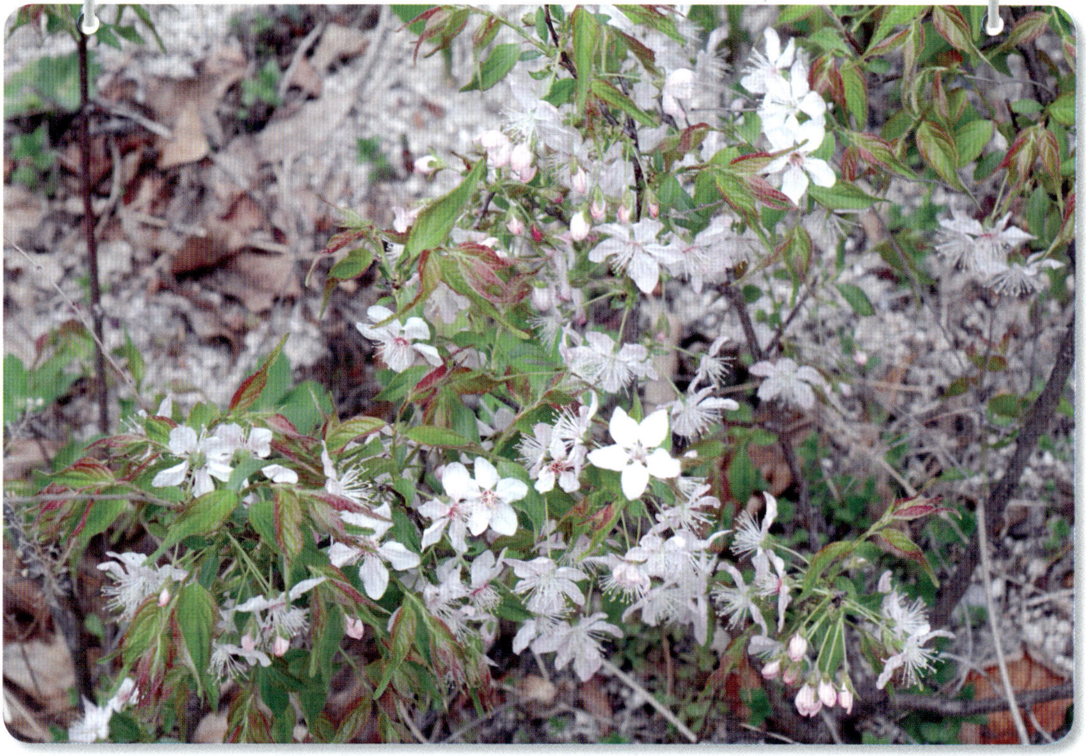

▲ 이스라지_ 지상부

한약명 육리인

- 식물명 및 학명: 이스라지 *Prunus japonica* Thunb.,
  양이스라지나무 *Prunus humillis* Bunge
- 과명: 장미과(Rosaceae)
- 약용부위: 씨
- 한약명: 육리인(郁李仁)
- 라틴 생약명: Pruni Japonicae Semen
- 식약처 공정서 및 조선시대 의서 수재:
  대한민국약전외한약(생약)규격집(KHP)
  동의보감 탕액편의 나무부(部)
  방약합편의 관목(灌木)편

| 한약의 기원 | 이 약은 이스라지 *Prunus japonica* Thunb. 또는 양이스라지나무 *Prunus humillis* Bunge(장미과 Rosaceae)의 씨이다.

| 한방 특성 |

- 한방 약미(藥味)와 약성(藥性): 맛은 맵고 쓰며 달고 성질은 보통이다[平].
- 한방 작용부위(귀경, 歸經): 욱리인은 주로 비, 대장, 소장 질환에 영향을 미친다.
- 한방 효능

  윤장통변(潤腸通便): 대변이 잘 나오게 한다.

  하기이수(下氣利水): 기운을 아래로 내려 소변이 잘 나오게 한다.

| 약효 해설 |

- 장(腸)을 부드럽게 하여 대변이 잘 나오게 한다.
- 음식이 소화되지 않고 오랫동안 적체되는 증상에 유효하다.
- 소변이 잘 나오지 않거나 몸이 붓는 증상을 치료한다.

| 동의보감 원문의 한글 식물명 | 묏이스랏삐, 산미주

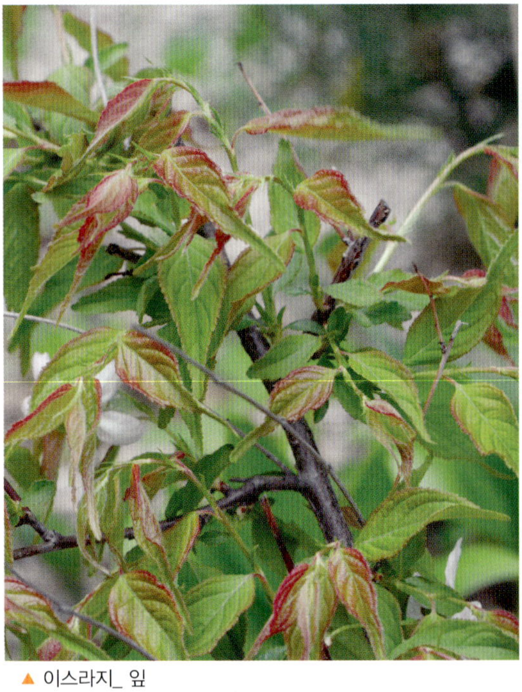

▲ 이스라지_ 잎

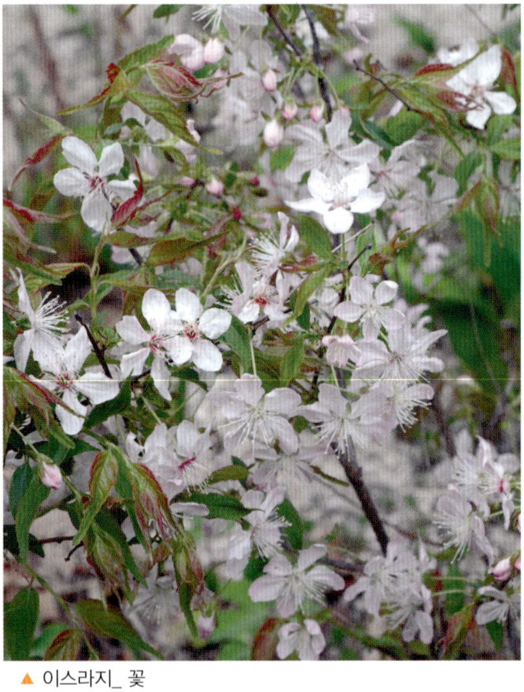

▲ 이스라지_ 꽃

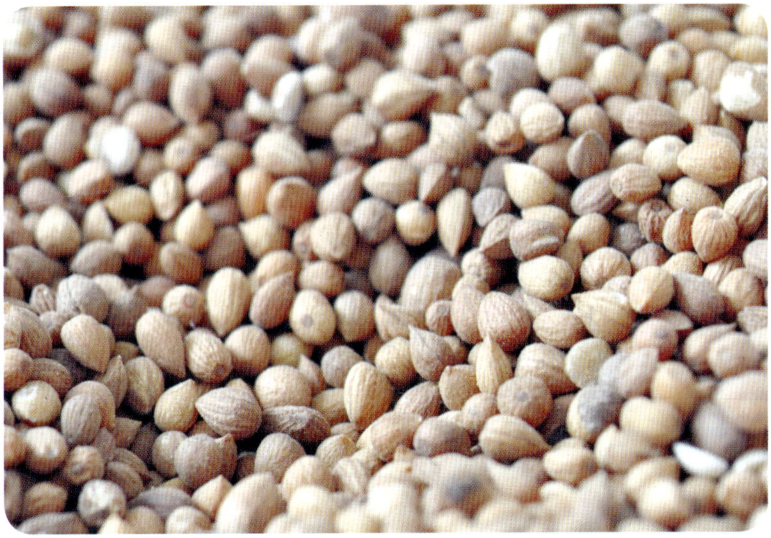

▲ 욱리인(약재, 전형)

| 동의보감 효능 | 욱리인(郁李仁, 이스라지 씨)의 성질은 보통이며[平] 맛은 쓰고[苦] 매우며[辛] 독이 없다. 전신이 붓는 데 주로 쓴다. 소변을 잘 나오게 한다. 장(腸)에 기가 맺힌 것을 낫게 한다. 소변이 잘 나오지 않는 것, 구토가 멎지 않는 것이 동시에 나타나는 것을 치료한다. 방광을 잘 통하게 하며 오장(五藏)이 갑자기 아픈 것을 치료한다. 허리와 다리의 차가운 고름을 빠지게 하고 숙식(宿食)을 소화시키며 기를 내린다.

| 동의보감 원문 | 郁李仁: 性平 味苦辛 無毒. 主通身浮腫 利小便. 治腸中結氣 關格不通 通泄膀胱 五藏急痛 宣腰脚冷膿 消宿食下氣.

| 약용법 | 씨 6~10g을 물 800mL에 넣고 달여서 반으로 나누어 아침저녁으로 마신다.

이질풀

한약명 현초

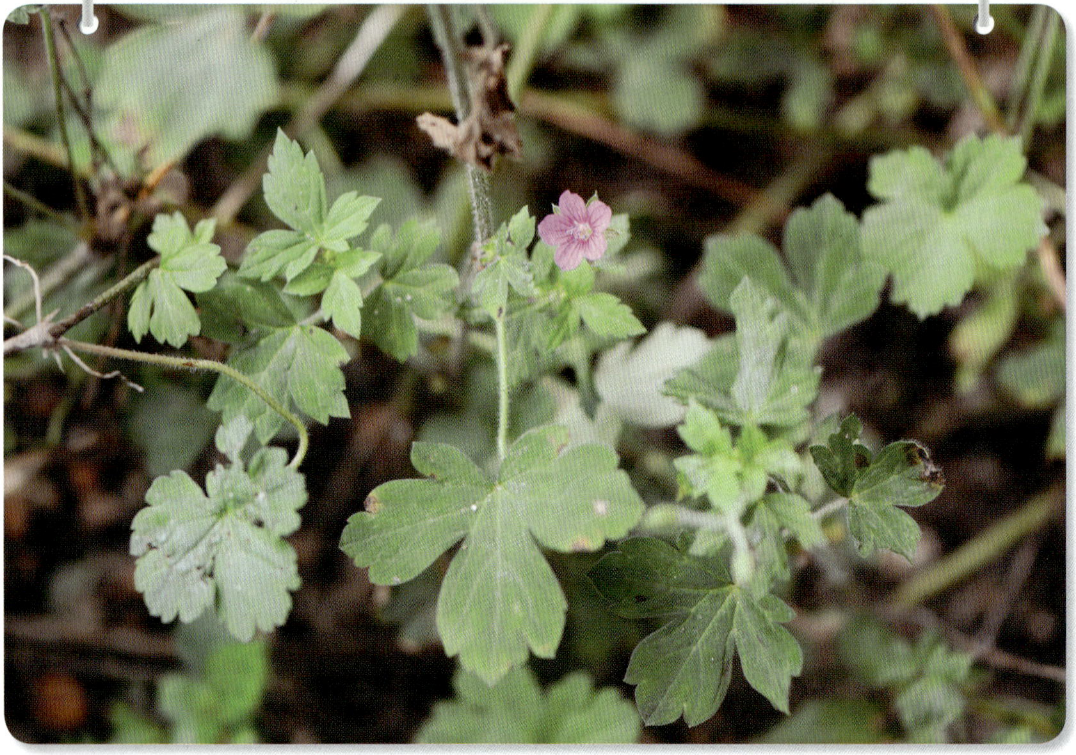

한약명 현초

- 식물명 및 학명: 이질풀 *Geranium thunbergii* Siebold et Zuccarini
- 과명: 쥐손이풀과(Geraniaceae)
- 약용부위: 지상부로서 꽃이 피기 전 또는 꽃이 필 때 채취한 것
- 한약명: 현초(玄草)
- 라틴 생약명: Geranii Herba
- 이명 또는 영명: 노관초(老鸛草), Geranium Herb
- 식약처 공정서 및 조선시대 의서 수재: 대한민국약전(KP)

| 한약의 기원 | 이 약은 이질풀 *Geranium thunbergii* Siebold et Zuccarini 또는 기타 동속 근연식물(쥐손이풀과 Geraniaceae)의 지상부로서 꽃이 피기 전 또는 꽃이 필 때 채취한 것이다.

| 한방 특성 |

- 한방 약미(藥味)와 약성(藥性): 맛은 맵고 쓰며 성질은 보통이다[平].
- 한방 작용부위(귀경, 歸經): 현초는 주로 간장, 신장, 비장 질환에 영향을 미친다.
- 한방 효능

거풍통락(祛風通絡): 풍(風)으로 인해 막힌 경락을 잘 통하게 한다.

활혈(活血): 혈액 순환을 촉진한다.

청열이습(淸熱利濕): 열기를 식히고 습기를 배출시킨다.

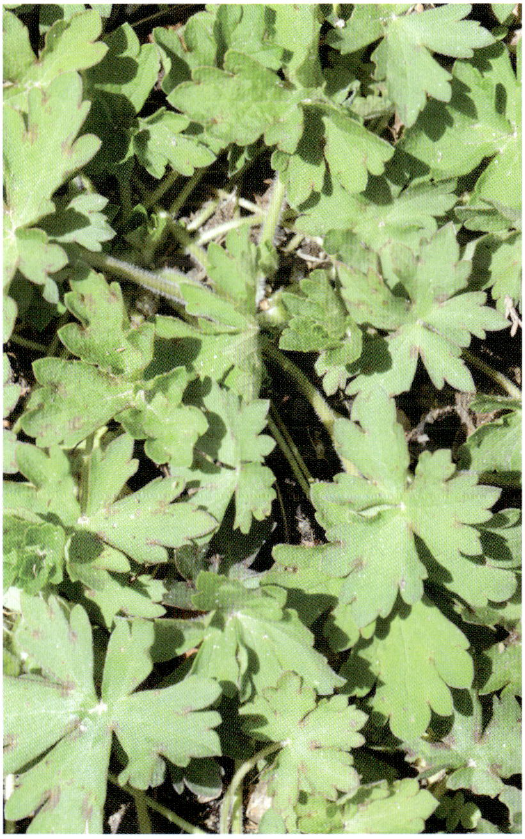

▲ 이질풀_ 어린잎

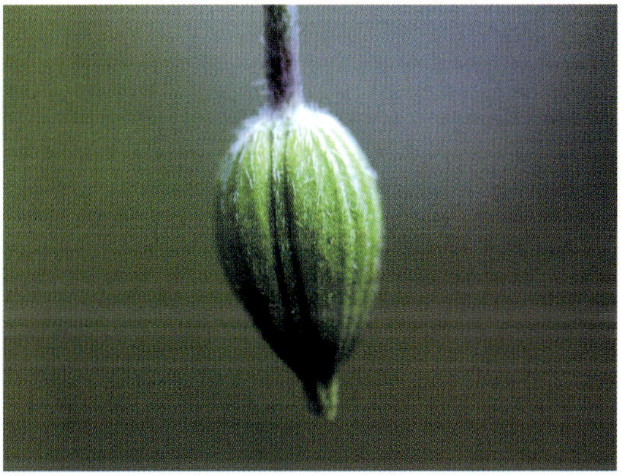

▲ 이질풀_ 꽃봉오리

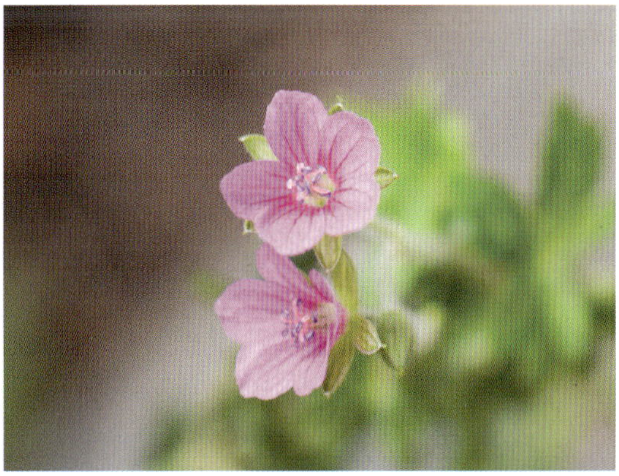

▲ 이질풀_ 꽃

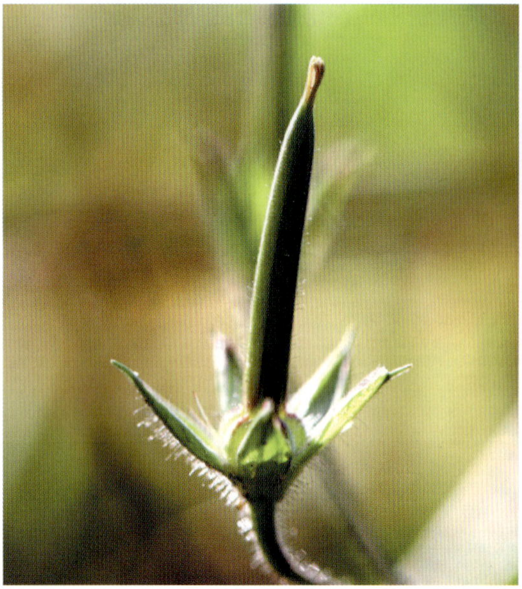

▲ 이질풀_ 씨 결실

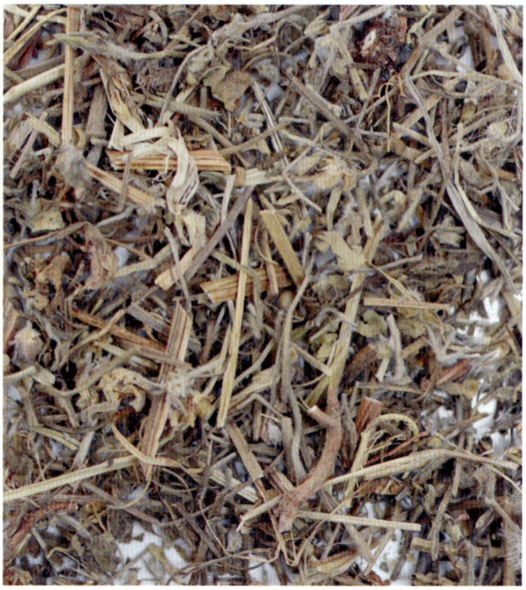

▲ 현초(약재, 절단)

| 약효 해설 |

- 팔다리의 근육에 경련이 일어 당기면서 뻣뻣해 펴지 못하는 증상을 낫게 한다.
- 팔다리를 잘 쓰지 못하고 마비되며 아픈 증상에 사용한다.
- 근육과 뼈가 시큰거리고 아픈 증상에 쓰인다.
- 설사, 이질에 유효하다.
- 건위(健胃), 정장, 살균 작용이 있다.

| 약용법 | 지상부 9~15g을 물 800mL에 넣고 달여서 반으로 나누어 아침저녁으로 마신다.

익모초

한약명 익모초, 충위자

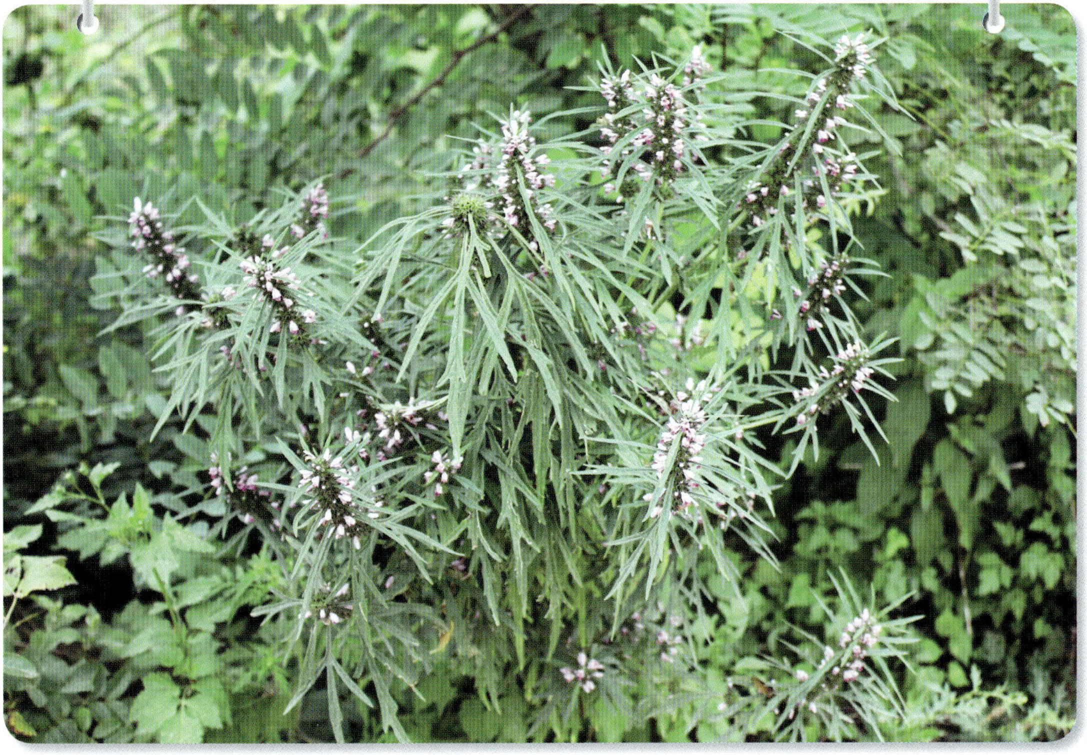

한약명 익모초

- 식물명 및 학명: 익모초 *Leonurus japonicus* Houttuyn
- 과명: 꿀풀과(Labiatae)
- 약용부위: 지상부로서 꽃이 피기 전 또는 꽃이 필 때 채취한 것
- 한약명: 익모초(益母草)
- 라틴 생약명: Leonuri Herba
- 이명 또는 영명: Leonurus Herb
- 식약처 공정서 및 조선시대 의서 수재:
  대한민국약전(KP)
  동의보감 탕액편의 풀부(部)
  방약합편의 습초(濕草)편

| 한약의 기원 | 이 약은 익모초 *Leonurus japonicus* Houttuyn(꿀풀과 Labiatae)의 지상부로서 꽃이 피기 전 또는 꽃이 필 때 채취한 것이다.

| 한방 특성 |

- 한방 약미(藥味)와 약성(藥性): 맛은 쓰고 매우며 성질은 약간 차다.
- 한방 작용부위(귀경, 歸經): 익모초는 주로 간장, 심포(心包), 방광 질환에 영향을 미친다.
- 한방 효능

활혈조경(活血調經): 혈액 순환을 촉진하고 월경을 순조롭게 한다.

이뇨소종(利尿消腫): 소변을 잘 나오게 하고 부종을 가라앉힌다.

청열해독(淸熱解毒): 열독(熱毒)을 해소한다.

| 약효 해설 |

- 월경불순, 어혈복통에 유효하다.

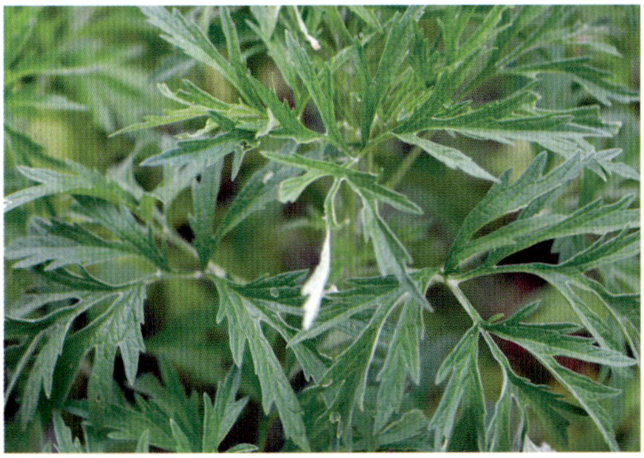

▲ 익모초_ 잎

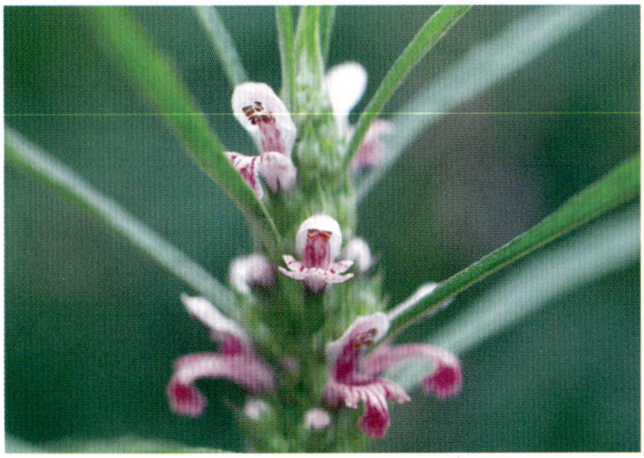

▲ 익모초_ 꽃

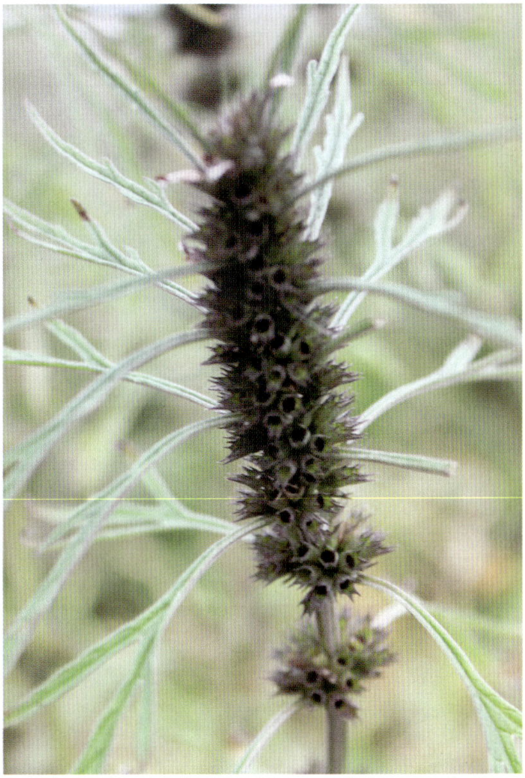

▲ 익모초_ 씨 결실

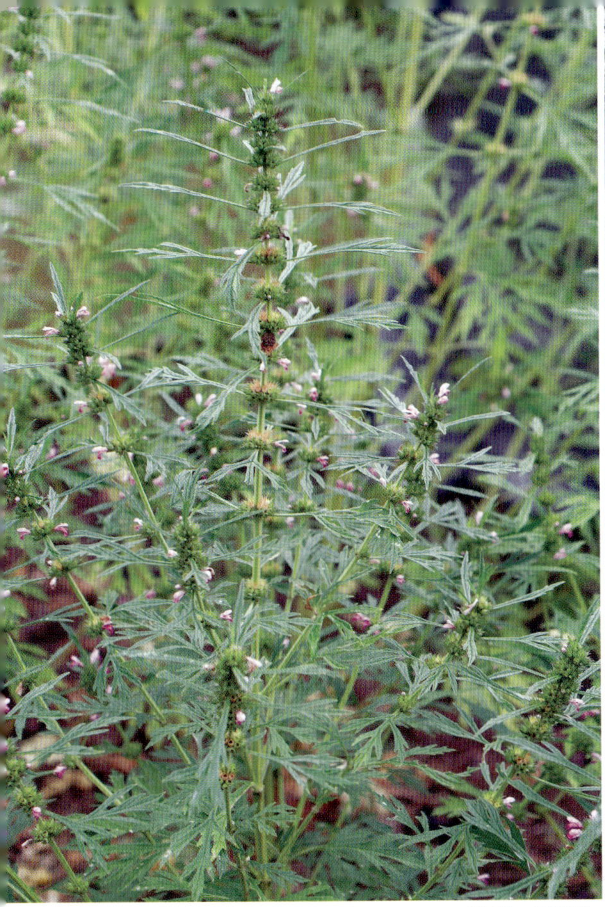

▲ 익모초_ 지상부

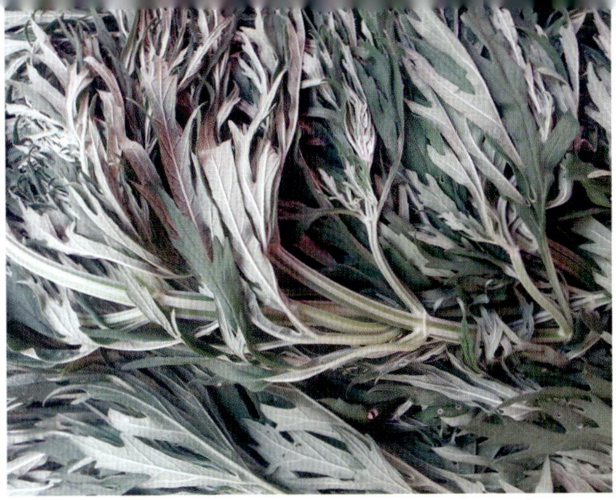

▲ 익모초_ 잎(채취품)

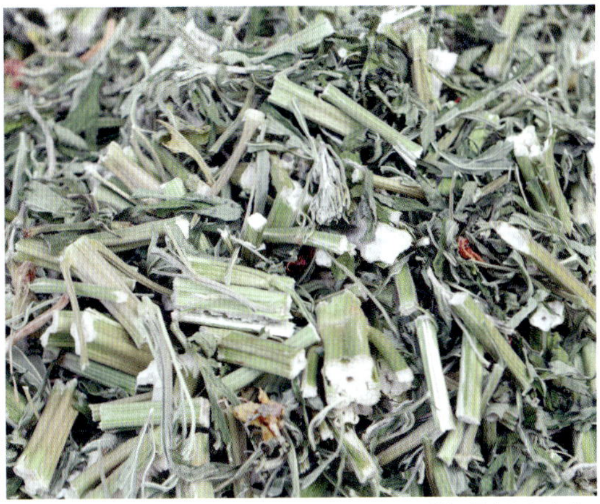

▲ 익모초(약재, 절단)

- 소변이 잘 나오지 않거나 몸이 붓는 증상에 사용한다.
- 혈뇨(血尿)를 치료한다.

| 동의보감 원문의 한글 식물명 | 없음

※ '충위자(茺蔚子: 익모초 씨)'의 동의보감 원문의 한글 식물명은 '암눈비얏삐'이다.

| 동의보감 효능 | 충위경엽(茺蔚莖葉, 익모초 줄기와 잎)은 출산 전후의 여러 병을 잘 치료하여 익모(益母)라 한다. 임신이 되게 하고 월경을 고르게 한다. 효과를 보지 않는 경우가 없기 때문에 부인의 선약(仙藥)이라고 한다[입문].

| 동의보감 원문 | **茺蔚莖葉:** 善救婦人胎前產後諸疾 故命名益母. 求嗣調經 無所不效 故曰婦人仙藥.[入門]

| 약용법 | 지상부 9~30g을 물 800mL에 넣고 달여서 반으로 나누어 아침저녁으로 마신다.

한약명 충위자

- 식물명 및 학명: 익모초 *Leonurus japonicus* Houtt.
- 과명: 꿀풀과(Labiatae)
- 약용부위: 씨
- 한약명: 충위자(茺蔚子)
- 라틴 생약명: Leonuri Semen
- 이명 또는 영명: 익모초자(益母草子), Motherwort Seed
- 식약처 공정서 및 조선시대 의서 수재:
  대한민국약전외한약(생약)규격집(KHP)
  동의보감 탕액편의 풀부(部)
  방약합편의 습초(濕草)편

| 한약의 기원 | 이 약은 익모초 *Leonurus japonicus* Houtt.(꿀풀과 Labiatae)의 씨이다.

| 한방 특성 |

- 한방 약미(藥味)와 약성(藥性): 맛은 달고 매우며 성질은 약간 차고 독이 약간 있다.
- 한방 작용부위(귀경, 歸經): 충위자는 주로 간장 질환에 영향을 미친다.

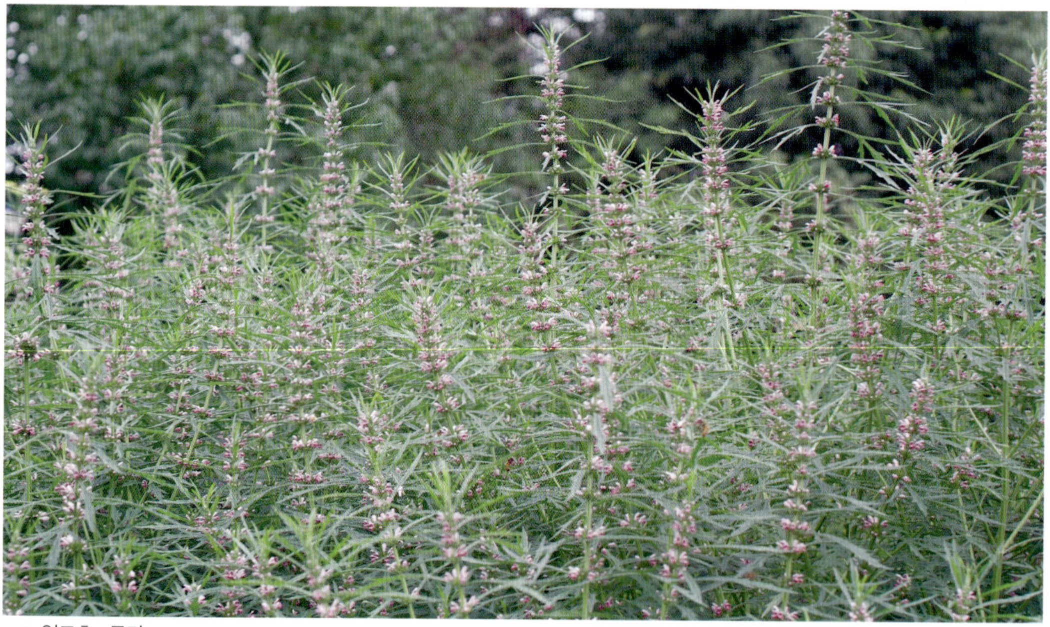

▲ 익모초_ 무리

• 한방 효능

활혈조경(活血調經): 혈액 순환을 촉진하고 월경을 순조롭게 한다.

청간명목(淸肝明目): 간열(肝熱)을 식히고 눈을 밝게 한다.

| 약효 해설 |

- 현기증이 나고 머리가 어지러운 증상에 사용한다.
- 눈이 충혈되면서 붓고 아픈 증상에 유효하다.
- 눈에 막 같은 것이 생기는 장애를 치료한다.
- 월경불순, 산후 어혈통을 낫게 한다.

| 동의보감 원문의 한글 식물명 | 암눈비얏삐

| 동의보감 효능 | 충위자(茺蔚子, 익모초 씨)의 성질은 약간 따뜻하며[微溫](약간 차다고도[微寒] 한다) 맛이 맵고[辛] 달며[甘] 독이 없다. 주로 눈을 밝게 하고 정(精)을 보하며 부종을 없앤다.

| 동의보감 원문 | **茺蔚子:** 性微溫[一云微寒] 味辛甘 無毒. 主明目 益精 除水氣.

| 약용법 | 씨 6~9g을 물 800mL에 넣고 달여서 반으로 나누어 아침저녁으로 마시거나 또는 가루나 환(丸)으로 만들어 복용한다.

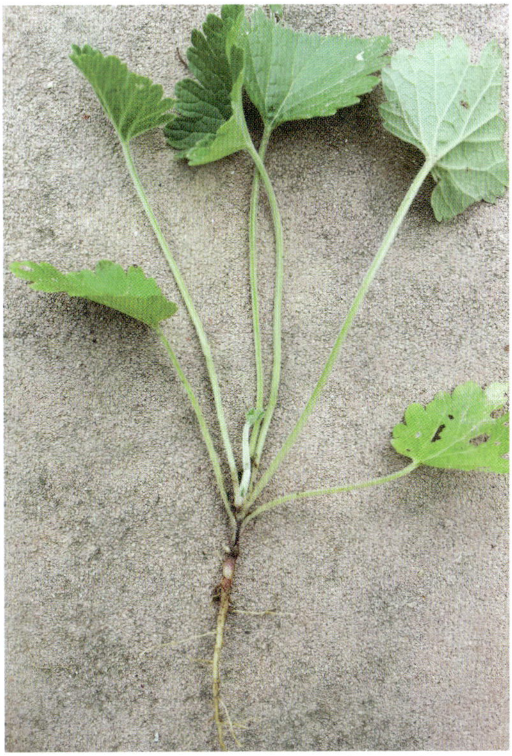

▲ 익모초_ 전초(채취품)

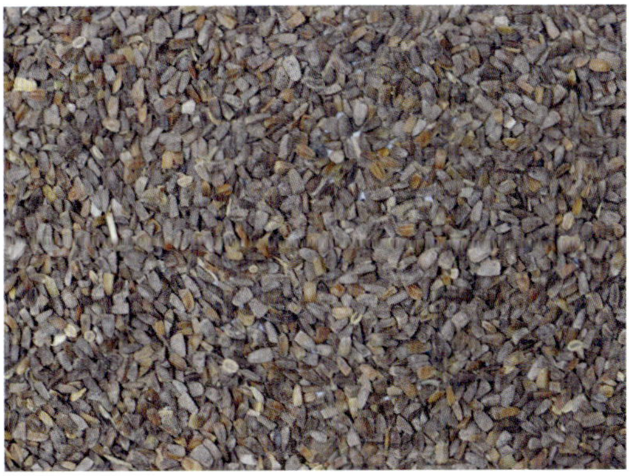

▲ 충위자(약재, 전형)

인동덩굴

한약명 금은화, 인동

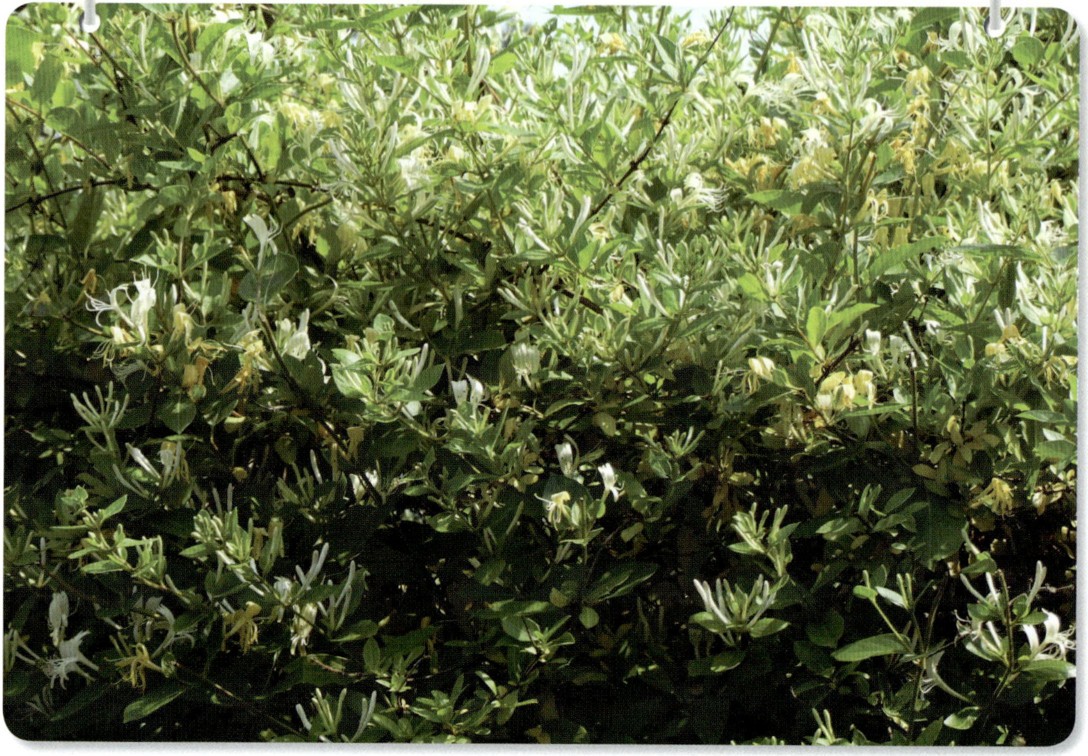

한약명 금은화

- 식물명 및 학명: 인동덩굴 *Lonicera japonica* Thunberg
- 과명: 인동과(Caprifoliaceae)
- 약용부위: 꽃봉오리 또는 막 피기 시작한 꽃
- 한약명: 금은화(金銀花)
- 라틴 생약명: Lonicerae Flos
- 이명 또는 영명: Lonicera Flower
- 식약처 공정서 및 조선시대 의서 수재:
  대한민국약전(KP)
  방약합편의 만초(蔓草, 덩굴풀)편

| 한약의 기원 | 이 약은 인동덩굴 *Lonicera japonica* Thunberg(인동과 Caprifoliaceae)의 꽃봉오리 또는 막 피기 시작한 꽃이다.

| 한방 특성 |

- 한방 약미(藥味)와 약성(藥性): 맛은 달고 성질은 차다.
- 한방 작용부위(귀경, 歸經): 금은화는 주로 폐, 심장, 위장 질환에 영향을 미친다.
- 한방 효능

청열해독(淸熱解毒): 열독(熱毒)을 해소한다.

소산풍열(消散風熱): 풍열(風熱)을 해소한다.

| 약효 해설 |

- 급성 열병으로 인한 발열과 치루(痔瘻)를 치료한다.
- 호흡기계 감염에 치료 효능이 있다.
- 목 안이 벌겋게 붓고 아픈 증상을 낫게 한다.

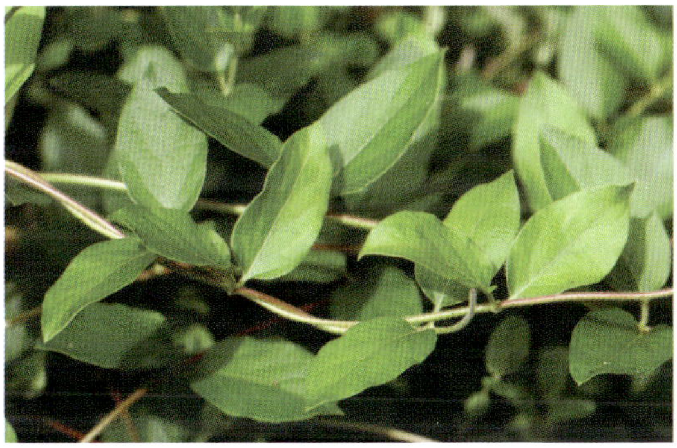

▲ 인동덩굴_ 잎

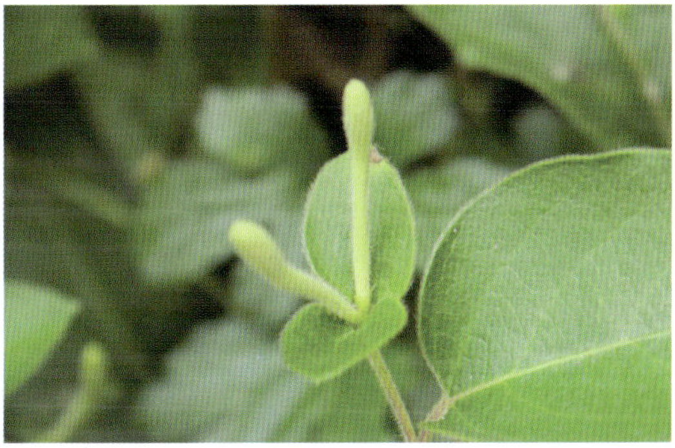

▲ 인동덩굴_ 꽃봉오리

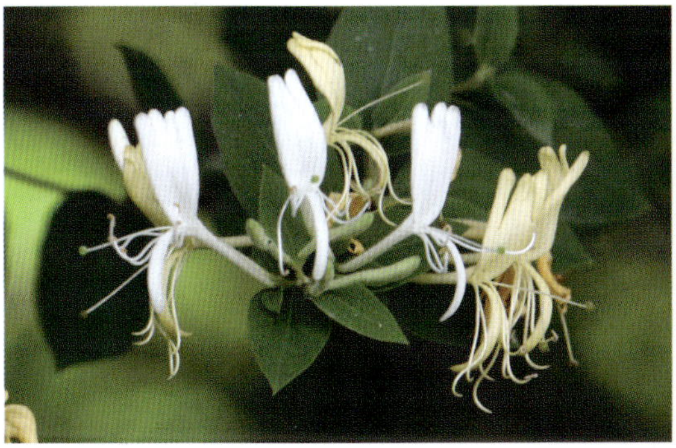

▲ 인동덩굴_ 꽃

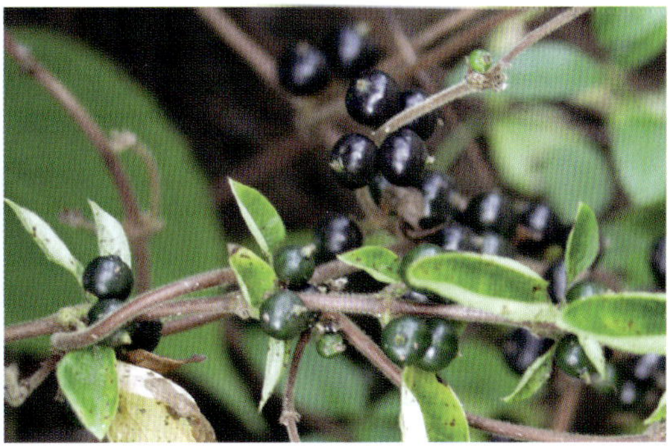

▲ 인동덩굴_ 열매

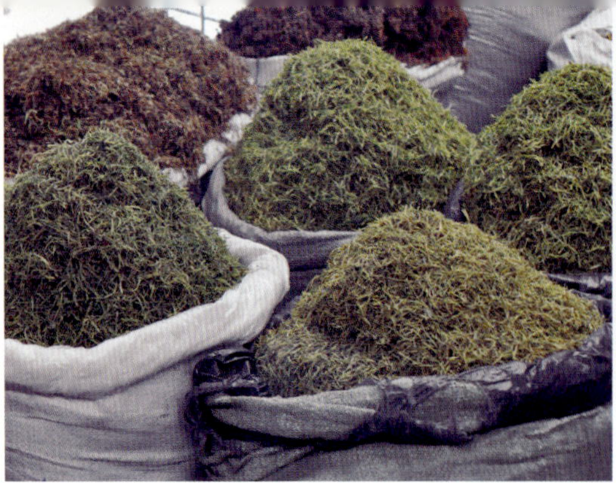

▲ 금은화(약재, 시장 판매품)

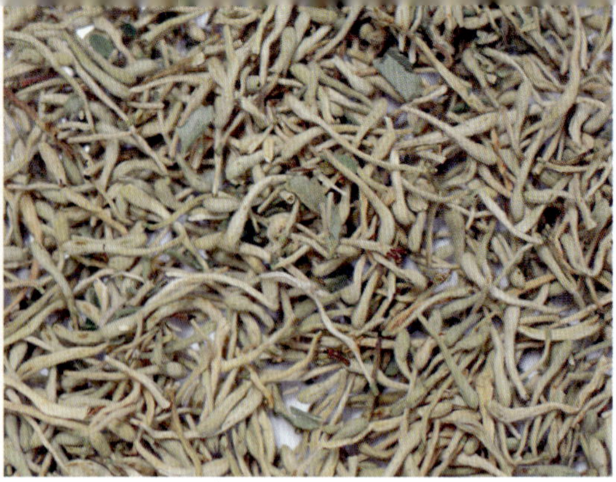

▲ 금은화(약재, 전형)

• 세균에 감염되어 피부가 빨갛게 부어오르는 피부 질환에 유효하다.

| 약용법 | 꽃 6~15g을 물 800mL에 넣고 달여서 반으로 나누어 아침저녁으로 마신다.

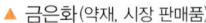

한약명 인동

- 식물명 및 학명: 인동덩굴 *Lonicera japonica* Thunberg
- 과명: 인동과(Caprifoliaceae)
- 약용부위: 잎 및 덩굴성 줄기
- 한약명: 인동(忍冬)
- 라틴 생약명: Lonicerae Folium et Caulis
- 이명 또는 영명: Lonicera Leaf and Stem
- 식약처 공정서 및 조선시대 의서 수재:
  대한민국약전(KP)
  동의보감 탕액편의 풀부(部)
  방약합편의 만초(蔓草, 덩굴풀)편

| 한약의 기원 | 이 약은 인동덩굴 *Lonicera japonica* Thunberg(인동과 Caprifoliaceae)의 잎 및 덩굴성 줄기이다.

| 한방 특성 |

• 한방 약미(藥味)와 약성(藥性): 맛은 달고 성질은 차다.

• 한방 작용부위(귀경, 歸經): 인동은 주로 폐, 위장 질환에 영향을 미친다.

• 한방 효능

청열해독(淸熱解毒): 열독(熱毒)을 해소한다.

소풍통락(疏風通絡): 풍사(風邪)를 흩어지게 하고 경락(經絡)을 소통시킨다.

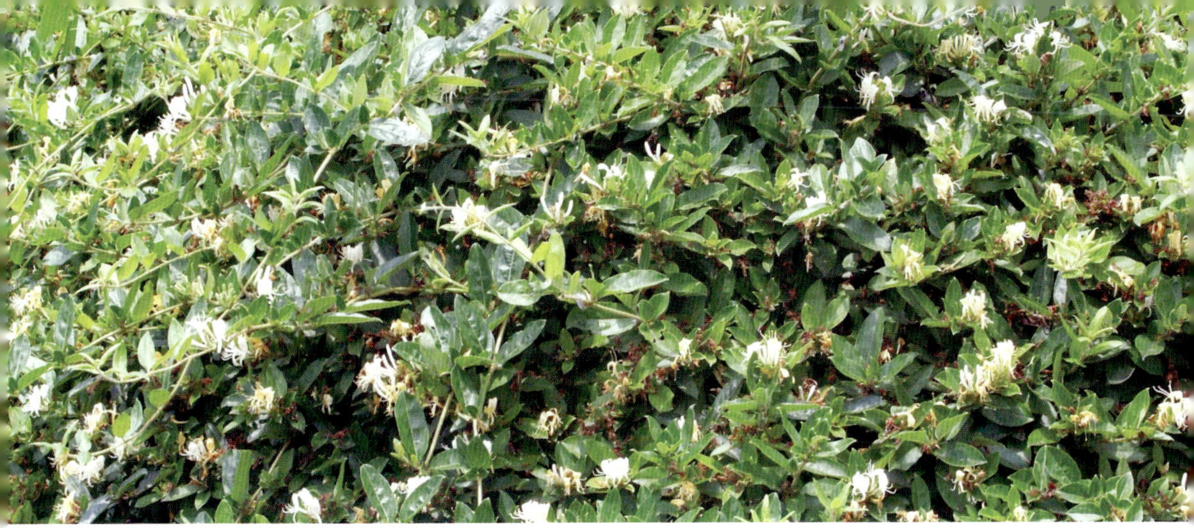

▲ 인동덩굴_ 지상부

| 약효 해설 |

- 고열이 날 때 유효하다.
- 팔다리를 잘 쓰지 못하고 마비되며 아픈 병증에 쓰인다.
- 전염성 간염 치료에 효과가 있다.

| 동의보감 원문의 한글 식물명 | 겨ᄋᆞ사리너출

| 동의보감 효능 | 인동(忍冬)의 성질은 약간 차고[微寒] 맛이 달며[甘] 독이 없다. 추웠다 열이 나면서 몸이 붓는 것과 열독(熱毒), 대변에 피가 섞여 나오는 이질에 쓴다. 오시(五尸)를 치료한다.

| 동의보감 원문 | **忍冬:** 性微寒 味甘 無毒. 主寒熱身腫 熱毒血痢. 療五尸.

| 약용법 | 잎 및 덩굴성 줄기 9~30g을 물 800mL에 넣고 달여서 반으로 나누어 아침저녁으로 마신다.

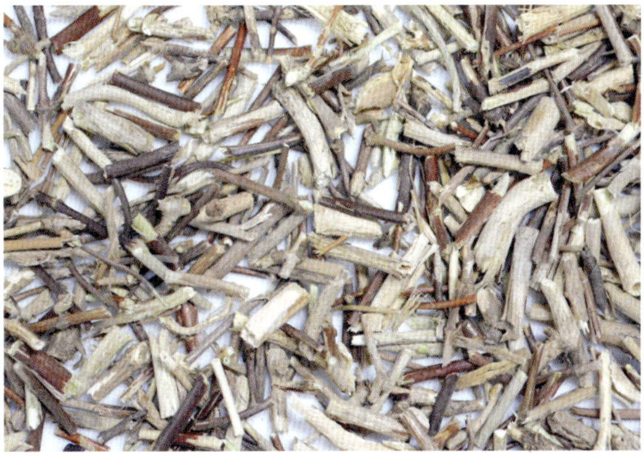

▲ 인동(약재, 절단)

인삼

한약명 미삼, 인삼, 홍삼

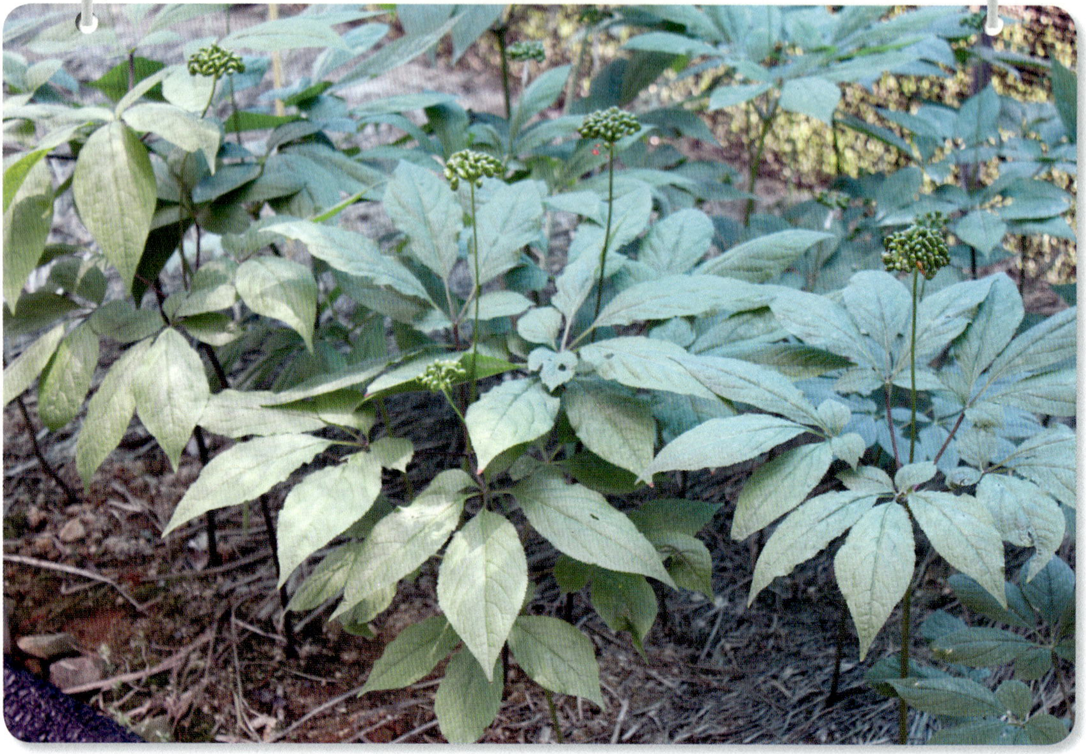

한약명 미삼

- 식물명 및 학명: 인삼 *Panax ginseng* C.A.Meyer
- 과명: 두릅나무과(Araliaceae)
- 약용부위: 가는 뿌리
- 한약명: 미삼(尾蔘)
- 라틴 생약명: Ginseng Radix Palva
- 이명 또는 영명: Fine Root Ginseng
- 식약처 공정서 및 조선시대 의서 수재: 대한민국약전외한약(생약)규격집(KHP)

| 한약의 기원 | 이 약은 인삼 *Panax ginseng* C.A.Meyer(두릅나무과 Araliaceae)의 가는 뿌리이다.

| 한방 특성 |

- 한방 약미(藥味)와 약성(藥性): 맛은 달고 쓰며 성질은 보통이다[平].
- 한방 작용부위(귀경, 歸經): 미삼은 주로 폐, 위장 질환에 영향을 미친다.
- 한방 효능

익기(益氣): 원기를 보충한다.

생진(生津): 진액 생성을 촉진한다.

지갈(止渴): 갈증을 멎게 한다.

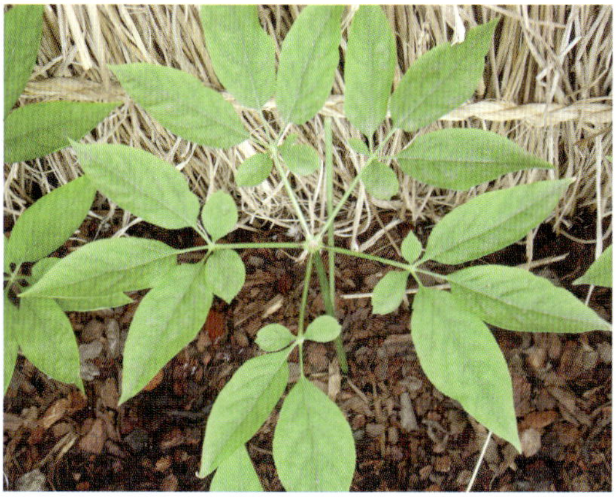

▲ 인삼_ 잎

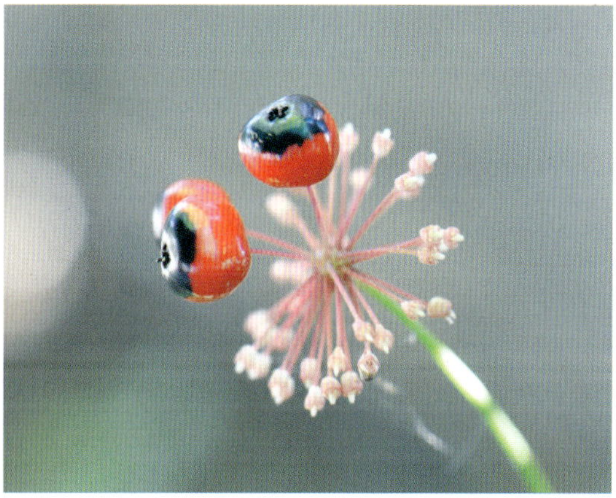

▲ 인삼_ 꽃

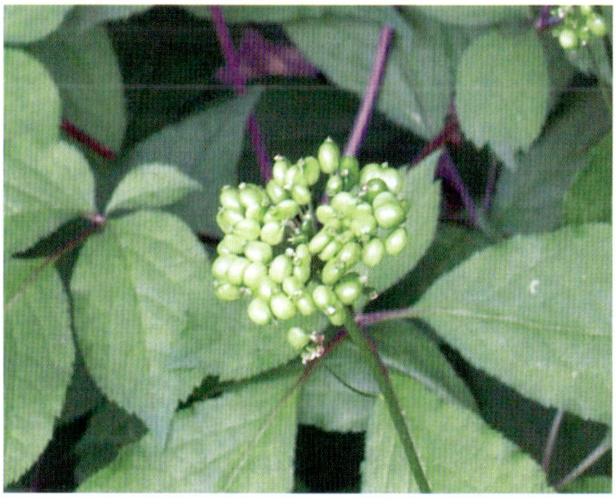

▲ 인삼_ 덜 익은 열매

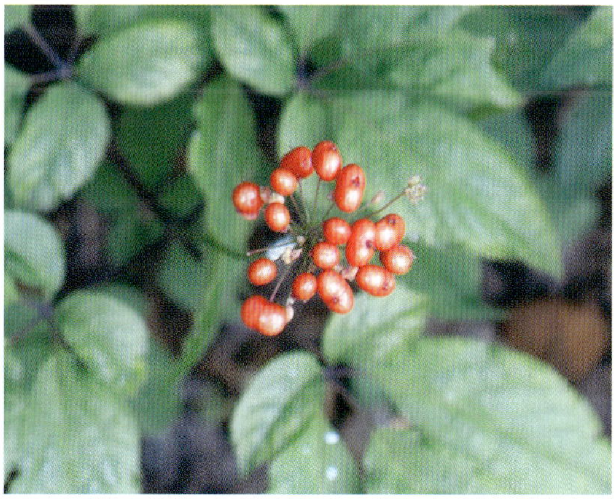

▲ 인삼_ 익은 열매

| 약효 해설 |

- 구토가 급박한 느낌이 드는 증상에 쓰인다.
- 기침 증상을 없애준다.
- 구갈, 토혈에 사용한다.

| 약용법 | 가는 뿌리 3~9g을 물 800mL에 넣고 달여서 반으로 나누어 아침 저녁으로 마신다.

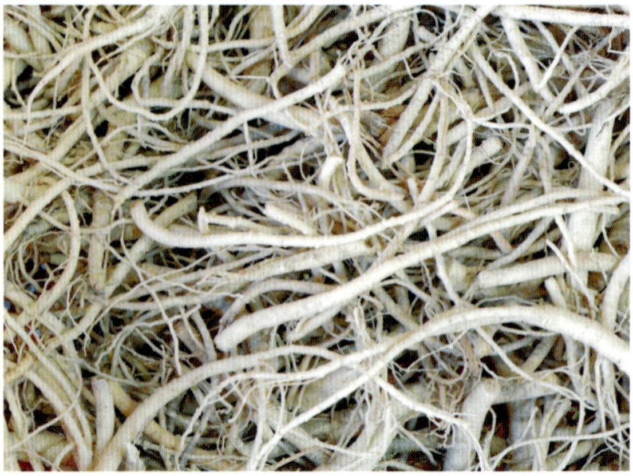

▲ 미삼(약재, 전형)

한약명 인삼

- 식물명 및 학명: 인삼 *Panax ginseng* C. A. Meyer
- 과명: 두릅나무과(Araliaceae)
- 약용부위: 뿌리로서 그대로 또는 가는 뿌리와 코르크층을 제거한 것
- 한약명: 인삼(人蔘)
- 라틴 생약명: Ginseng Radix
- 이명 또는 영명: Ginseng
- 식약처 공정서 및 조선시대 의서 수재:
  대한민국약전(KP)
  동의보감 탕액편의 풀부(部)
  방약합편의 산초(山草)편

| 한약의 기원 | 이 약은 인삼 *Panax ginseng* C. A. Meyer(두릅나무과 Araliaceae)의 뿌리로서 그대로 또는 가는 뿌리와 코르크층을 제거한 것이다.

| 한방 특성 |

- 한방 약미(藥味)와 약성(藥性): 맛은 달고 약간 쓰며 성질은 약간 따뜻하다.
- 한방 작용부위(귀경, 歸經): 인삼은 주로 비장, 폐, 심장, 신장 질환에 영향을 미친다.
- 한방 효능

대보원기(大補元氣): 인체의 원기를 크게 보한다.

복맥고탈(復脈固脫): 탈진되어 맥이 끊어질 듯한 것을 회복시킨다.

보비익위(補脾益胃): 비(脾)를 보하고 위(胃)의 기능을 더한다.

생진양혈(生津凉血): 진액 생성을 촉진하고 혈열(血熱)을 식힌다.

안신익지(安神益智): 정신을 안정시키고 인지기능을 개선한다.

| 약효 해설 |

- 원기를 보충해주며 신체허약과 피로 증상에 유효하다.
- 마음을 안정시키며 건망증, 현기증을 치료한다.
- 빈뇨증, 자궁출혈에 사용한다.
- 자양강장, 면역증강 작용이 있다.

| 동의보감 원문의 한글 식물명 | 심

| 동의보감 효능 | 인삼(人蔘)의 성질은 약간 따뜻하고[微溫] 맛이 달며[甘](약간 쓰다고도 한다) 독이 없다. 주로 오장(五藏)의 기(氣)가 부족한 데 쓴다. 정신을 안정시키고 눈을 밝게 한

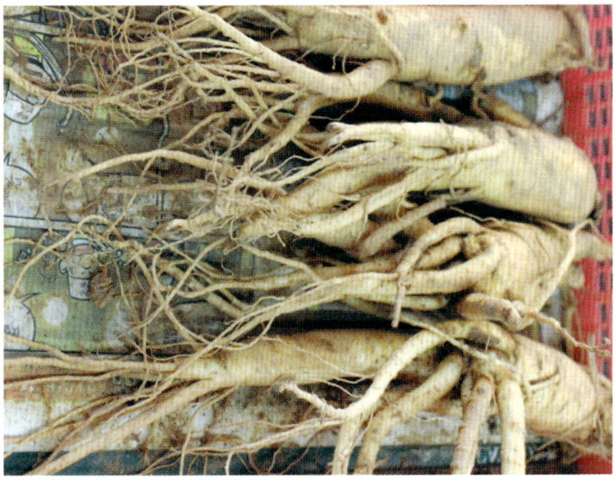

▲ 인삼(수삼)

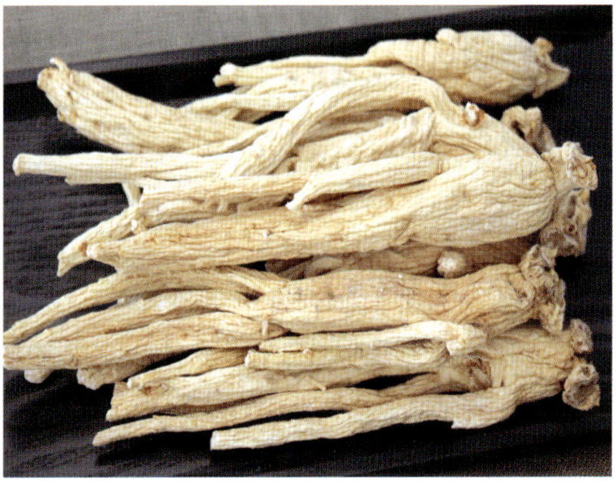

▲ 인삼(건삼)

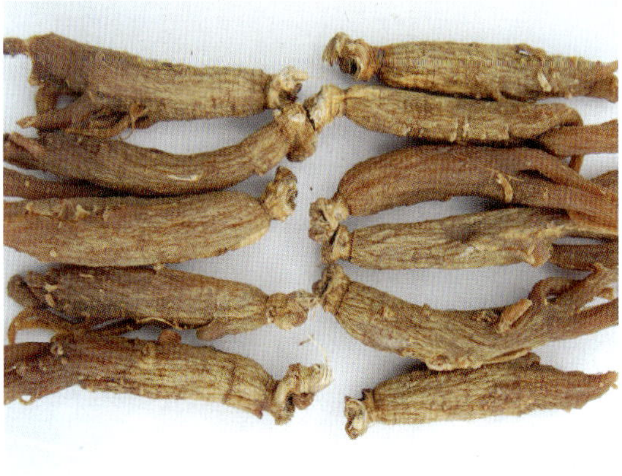

▲ 인삼(홍삼)

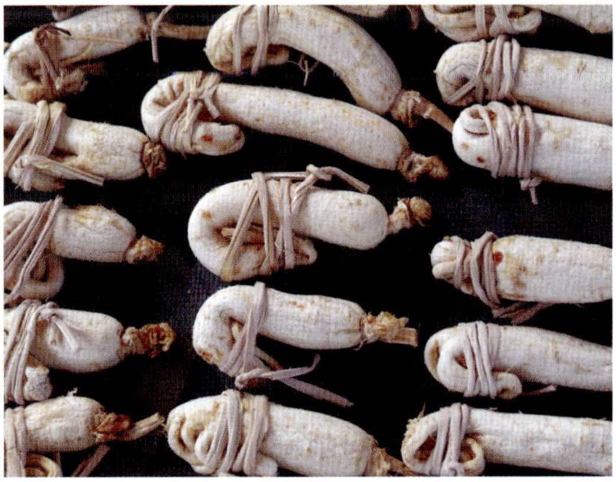

▲ 인삼(곡삼)

다. 심규[心]를 열어주고 지혜를 더한다[益智]. 몸과 마음이 허약하고 피로한 것을 치료한다. 곽란(霍亂)으로 구토하고 딸꾹질[嘔噦, 구홰]하는 것을 멎게 한다. 폐열(肺熱)로 진액이 소모되어 기침하고 숨차는 것, 고름을 토하는 것을 치료하고 담(痰)을 삭인다.

| 동의보감 원문 | **人參:** 性微溫[一云溫] 味甘[一云味苦] 無毒. 主五藏氣不足. 安精神 定魂魄 明目 開心益智 療虛損 止霍亂嘔噦 治肺痿吐膿 消痰.

| 약용법 | 뿌리 3~9g을 물 800mL에 넣고 달여서 반으로 나누어 아침저녁으로 마신다.

한약명 홍삼

- 식물명 및 학명: 인삼 *Panax ginseng* C. A. Meyer
- 과명: 두릅나무과(Araliaceae)
- 약용부위: 뿌리를 찐 것
- 한약명: 홍삼(紅蔘)
- 라틴 생약명: Ginseng Radix Rubra
- 이명 또는 영명: Red Ginseng
- 식약처 공정서 및 조선시대 의서 수재: 대한민국약전(KP)

| 한약의 기원 | 이 약은 인삼 *Panax ginseng* C. A. Meyer(두릅나무과 Araliaceae)의 뿌리를 찐 것이다.

| 한방 특성 |

- 한방 약미(藥味)와 약성(藥性): 맛은 달고 약간 쓰며 성질은 따뜻하다.
- 한방 작용부위(귀경, 歸經): 홍삼은 주로 비장, 폐, 심장, 신장 질환에 영향을 미친다.
- 한방 효능

대보원기(大補元氣): 인체의 원기를 크게 보한다.

복맥고탈(復脈固脫): 탈진되어 맥이 끊어질 듯한 것을 회복시킨다.

익기섭혈(益氣攝血): 원기를 보충하고 출혈을 멎게 한다.

| 약효 해설 |

- 혈액 순환 개선 작용이 있다.

▲ 홍삼(약재, 전형)

▲ 홍삼(약재, 절편)

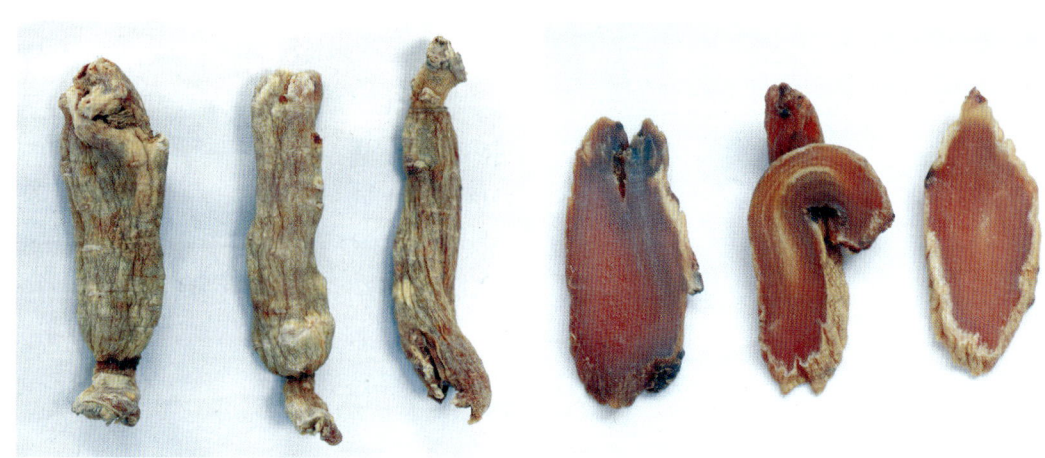

- 여성의 부정기 자궁출혈에 효과가 있다.
- 팔다리가 차고 맥(脈)이 미세한 병증에 사용한다.
- 심장쇠약에 쓰인다.
- 강장, 항암 작용이 있다.
- 건강기능식품의 기능으로서 면역력 증진, 피로회복, 혈소판 응집 억제를 통한 혈액 흐름의 개선 그리고 기억력 개선에 도움을 줄 수 있다.

| 동의보감 효능 | **'인삼'** 참조(731~732쪽)

| 약용법 | 홍삼 3~9g을 물 800mL에 넣고 달여서 반으로 나누어 아침저녁으로 마신다.

일본목련

한약명 후박

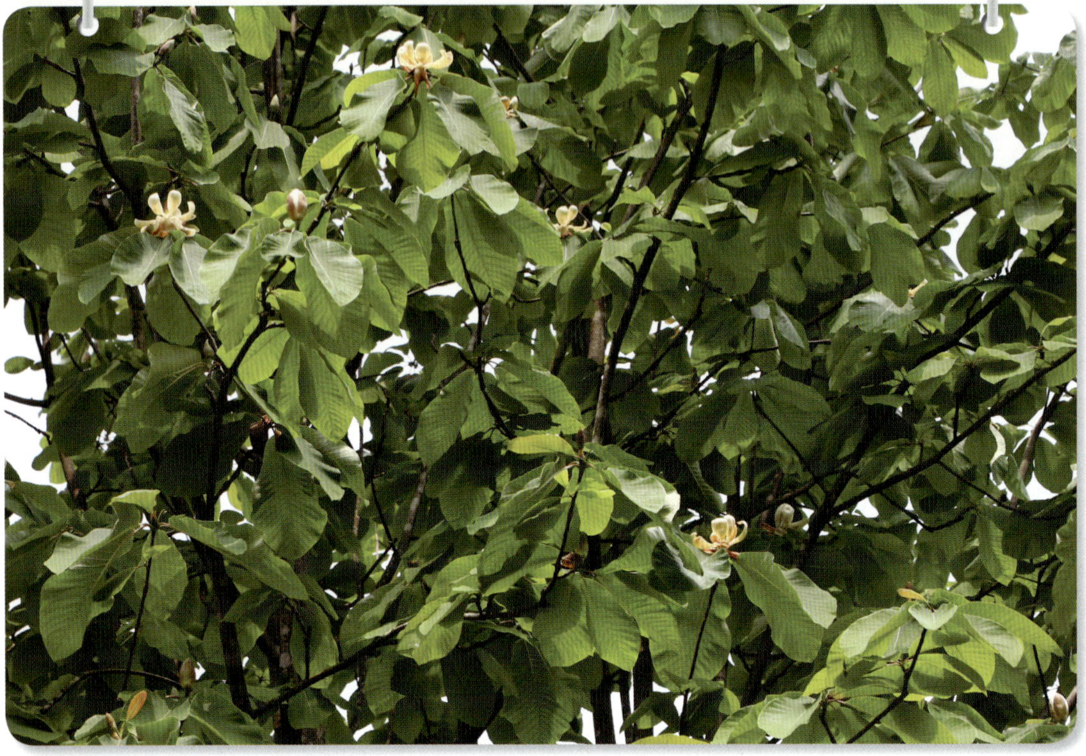

▲ 일본목련_ 수형

한약명 후박

- 식물명 및 학명: 일본목련 *Magnolia ovobata* Thunberg, 후박(厚朴) *Magnolia officinalis* Rehder et Wilson, 요엽후박(凹葉厚朴) *Magnolia officinalis* Rehder et Wilson var. *biloba* Rehder et Wilson
- 과명: 목련과(Magnoliaceae)
- 약용부위: 줄기껍질
- 한약명: 후박(厚朴)
- 라틴 생약명: Magnoliae Cortex
- 이명 또는 영명: Magnolia Bark
- 식약처 공정서 및 조선시대 의서 수재:
  대한민국약전(KP)
  동의보감 탕액편의 나무부(部)
  방약합편의 교목(喬木, 줄기가 곧고 굵으며 높이 자라는 나무)편

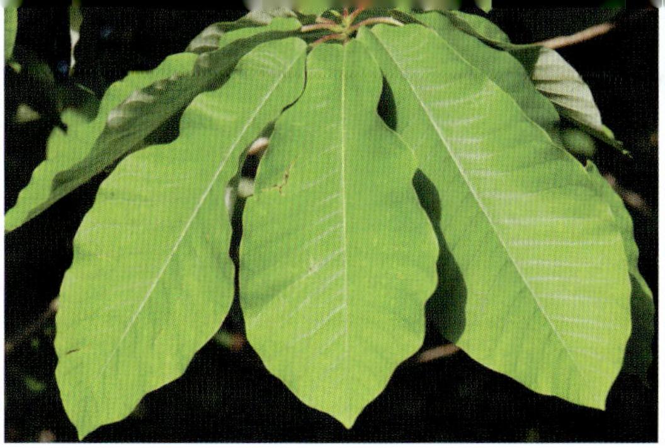

▲ 일본목련_ 잎

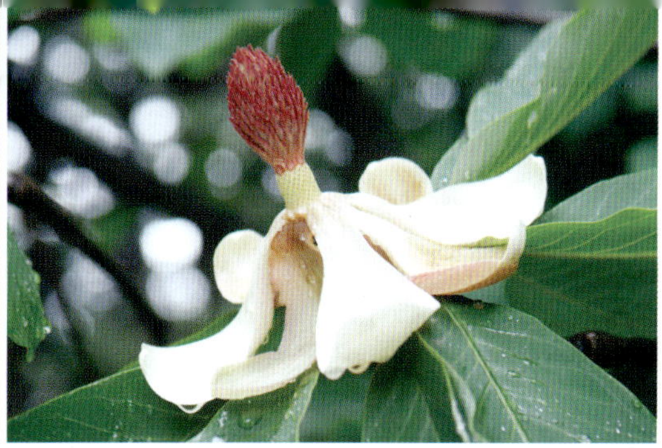

▲ 일본목련_ 꽃

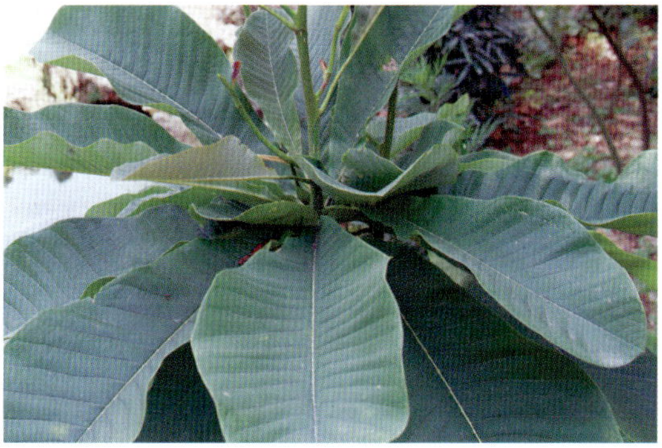

▲ 후박_ 잎

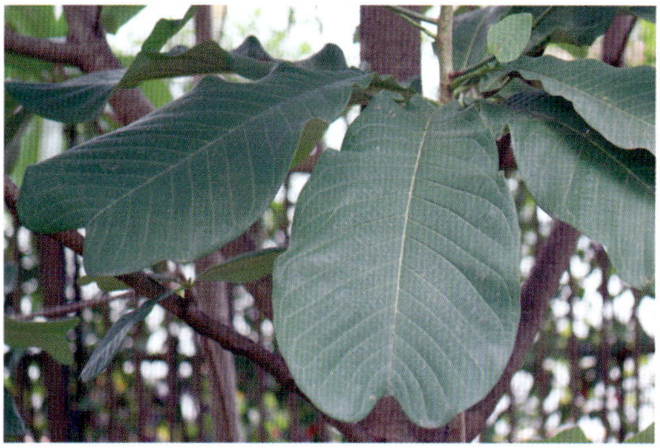

▲ 요엽후박_ 잎

| 한약의 기원 | 이 약은 일본목련 *Magnolia ovobata* Thunberg, 후박(厚朴) *Magnolia officinalis* Rehder et Wilson 또는 요엽후박(凹葉厚朴) *Magnolia officinalis* Rehder et Wilson var. *biloba* Rehder et Wilson(목련과 Magnoliaceae)의 줄기껍질이다.

| 한방 특성 |

- 한방 약미(藥味)와 약성(藥性): 맛은 쓰고 매우며 성질은 따뜻하다.
- 한방 작용부위(귀경, 歸經): 후박은 주로 비장, 위장, 폐, 대장 질환에 영향을 미친다.
- 한방 효능

  조습소담(燥濕消痰): 습기를 말리고 가래를 없앤다.

  하기제만(下氣除滿): 기운을 아래로 내려 속이 더부룩한 것을 없앤다.

| 약효 해설 |

- 음식물이 적체되어 기가 몰려 막힌 증상에 효과가 있다.
- 배가 창만(脹滿)하고 그득한 것, 소화불량과 변비에 유효하다.
- 기(氣)의 흐름이 순조롭지 못하여 일어나는 기침, 가래를 제거한다.
- 건위(健胃), 진해, 진정, 진경, 진통 작용이 있다.

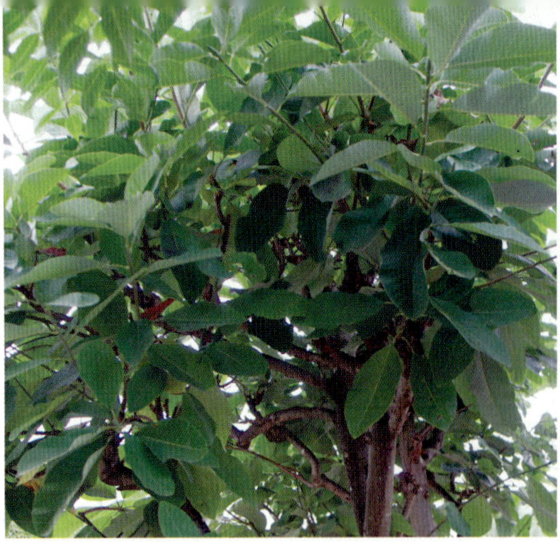

▲ 일본목련_ 수형

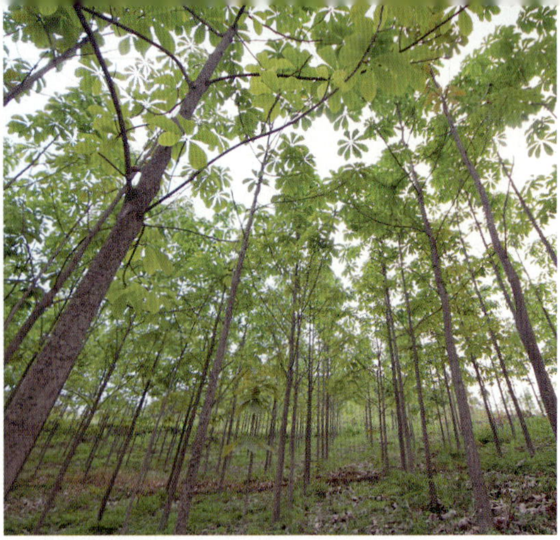

▲ 후박_ 재배지

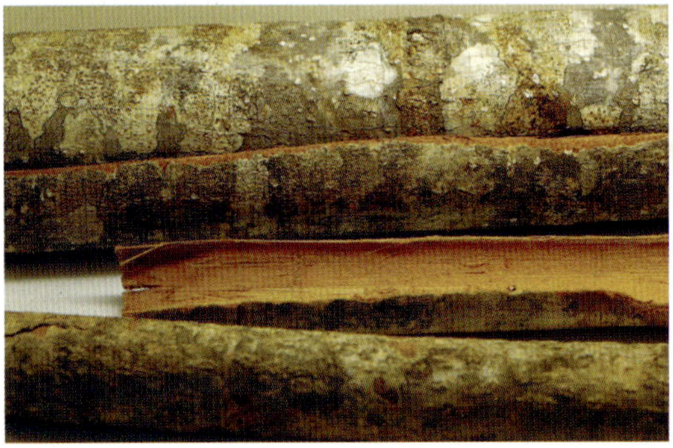

▲ 후박(약재, 전형)

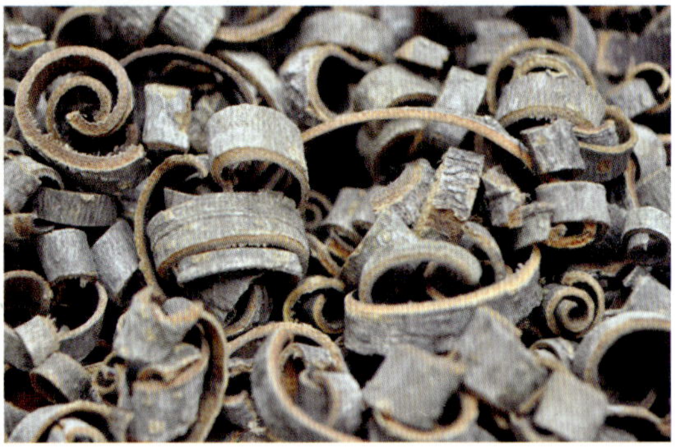

▲ 후박(약재, 절편)

| 동의보감 효능 | 후박(厚朴, 일본목련 줄기껍질)의 성질은 따뜻하며[溫] 맛이 쓰고[苦](맵다[辛]고도 한다) 독이 없다. 오래된 냉기(冷氣), 배가 몹시 부르며 속이 그득한 감을 주는 것, 배가 끓는 것 같으면서 꾸르륵거리는 소리가 나는 것[雷鳴, 뇌명], 식체가 소화되지 않는 데 주로 쓴다. 위기(胃氣)를 매우 따뜻하게 하고 곽란(霍亂)으로 토하고 설사하며 근(筋)이 뒤틀리는 것을 멎게 한다. 담(痰)을 삭이고 기를 내리며 위와 대소장[腸胃]의 기능을 좋게 한다. 설사, 이질, 속이 메슥메슥하여 토하려는 것을 낫게 한다. 삼충(三蟲)을 죽이며 오장(五藏)에 몰려 있는 모든 기를 내보낸다.

| 동의보감 원문 | **厚朴:** 性溫 味苦[一云辛] 無毒. 主積年冷氣 腹中脹滿 雷鳴 宿食不消. 大溫胃氣 止霍亂吐瀉轉筋 消痰下氣 厚腸胃. 治泄痢嘔逆 去三蟲 泄五藏一切氣.

| 약용법 | 줄기껍질 3~10g을 물 800mL에 넣고 달여서 반으로 나누어 아침저녁으로 마신다.

잇꽃

한약명 홍화, 홍화자

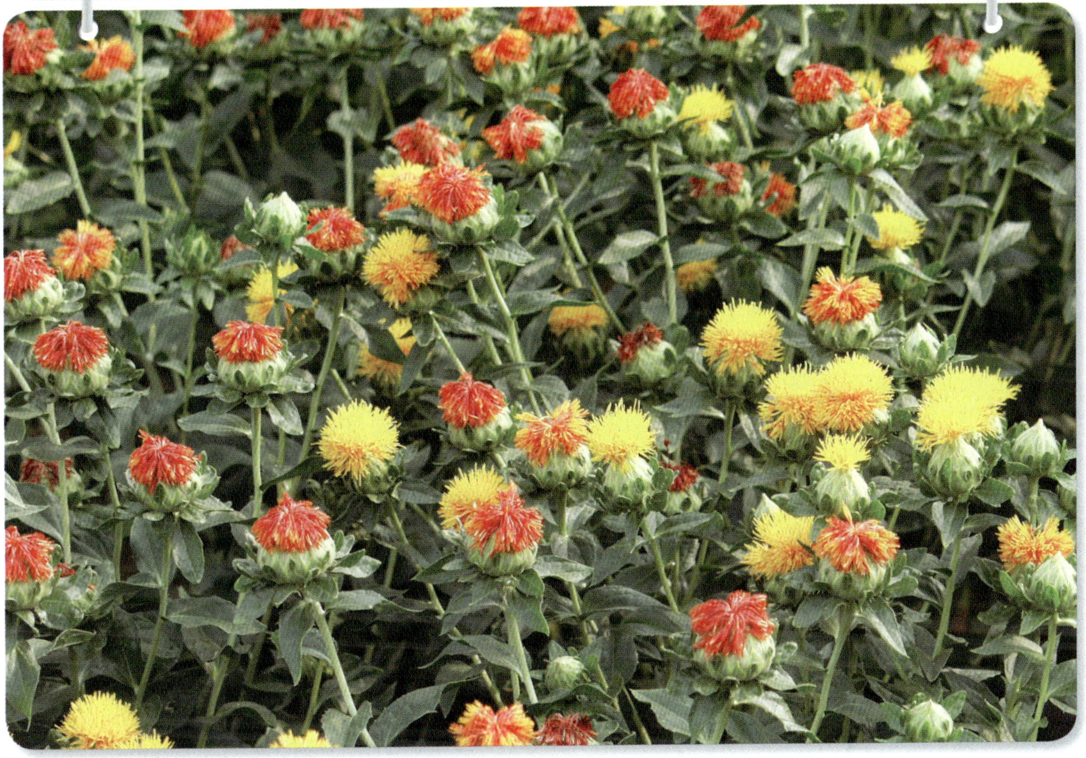

한약명 홍화

- 식물명 및 학명: 잇꽃 *Carthamus tinctorius* Linné
- 과명: 국화과(Compositae)
- 약용부위: 관상화
- 한약명: 홍화(紅花)
- 라틴 생약명: Carthami Flos
- 이명 또는 영명: Safflower
- 식약처 공정서 및 조선시대 의서 수재:
  대한민국약전(KP)
  동의보감 탕액편의 풀부(部)
  방약합편의 습초(濕草)편

| 한약의 기원 | 이 약은 잇꽃 *Carthamus tinctorius* Linné(국화과 Compositae)의 관상화이다.

| 한방 특성 |

- 한방 약미(藥味)와 약성(藥性): 맛은 맵고 성질은 따뜻하다.
- 한방 작용부위(귀경, 歸經): 홍화는 주로 심장, 간장 질환에 영향을 미친다.
- 한방 효능

활혈통경(活血通經): 혈액 순환을 촉진하여 월경이 잘 나오게 한다.

산어지통(散瘀止痛): 어혈을 없애고 통증을 멎게 한다.

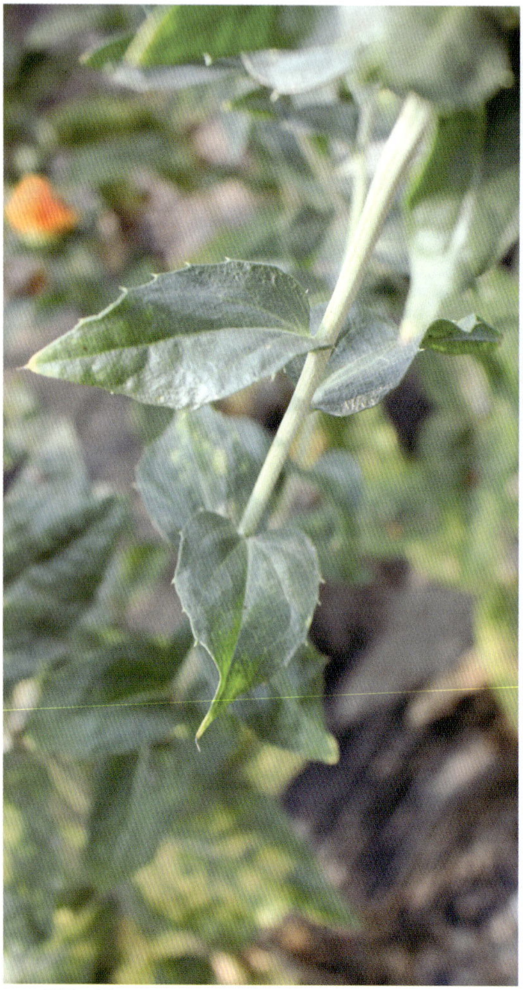

▲ 잇꽃_ 잎

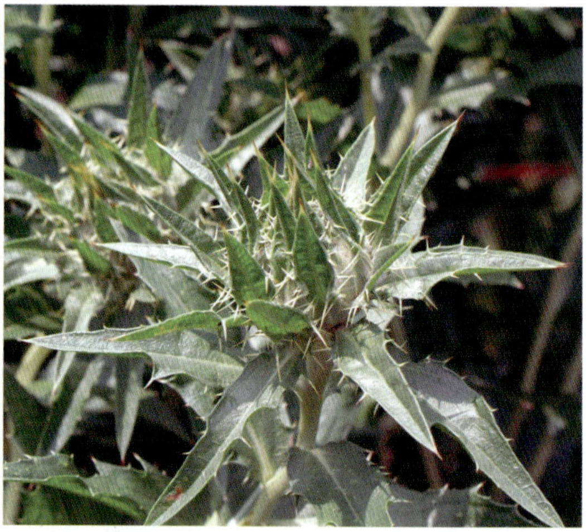

▲ 잇꽃_ 꽃봉오리

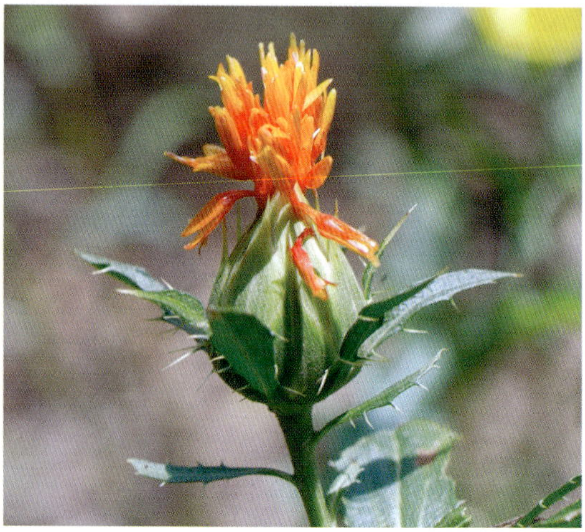

▲ 잇꽃_ 꽃

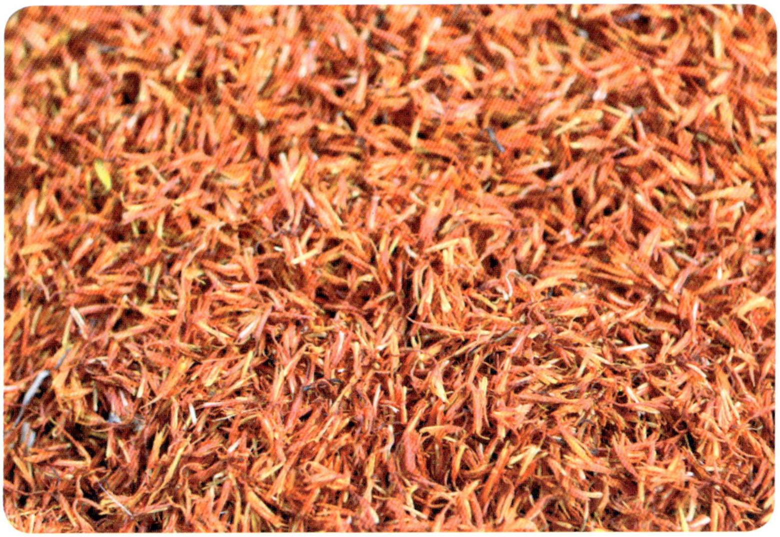

▲ 홍화(약재, 전형)

| 약효 해설 |

- 가슴이 막히는 듯하면서 아픈 증상에 유효하다.
- 가슴과 양 옆구리의 찌르는 듯한 통증을 없앤다.
- 타박상에 활용한다.
- 갱년기 장애 등의 혈액 순환 장애 치료에 사용한다.
- 동맥경화의 예방 효과가 있다.

| 동의보감 원문의 한글 식물명 | 닛

| 동의보감 효능 | 홍람화(紅藍花, 잇꽃)의 성질은 따뜻하고[溫] 맛은 매우며[辛] 독이 없다. 산후에 출혈이 심하여 정신이 흐리고 혼미해지는 증상을 낫게 한다. 배 속에 궂은 피[惡血]가 다 나가지 못하여 쥐어짜듯이 아픈 것, 태아가 배 속에서 죽은 것에 쓴다.

| 동의보감 원문 | **紅藍花:** 性溫 味辛 無毒. 主産後血暈 腹內惡血不盡絞痛 胎死腹中.

| 약용법 | 관상화 3~10g을 물 800mL에 넣고 달여서 반으로 나누어 아침저녁으로 마신다. 양혈(養血, 피를 보양함)과 화혈(和血, 피의 운행을 조화롭게 함) 효능을 위해서는 적은 양의 홍화를 사용한다. 반면 활혈거어(活血祛瘀, 혈액 순환을 촉진하여 어혈을 제거함)의 목적에는 많은 양의 홍화를 사용한다.

한약명

홍화자

- 식물명 및 학명: 잇꽃 *Carthamus tinctorius* Linné
- 과명: 국화과(Compositae)
- 약용부위: 열매
- 한약명: 홍화자(紅花子)
- 라틴 생약명: Carthami Fructus
- 이명 또는 영명: Carthamus Tinctorius Fruit
- 식약처 공정서 및 조선시대 의서 수재:
  대한민국약전외한약(생약)규격집(KHP)
  동의보감 탕액편의 풀부(部)
  방약합편의 습초(濕草)편

| 한약의 기원 | 이 약은 잇꽃 *Carthamus tinctorius* Linné(국화과 Compositae)의 열매이다.

| 약효 해설 |

- 골절상에 씨를 볶아서 가루로 만들어 복용한다.
- 혈액 순환을 촉진하고 해독 작용이 있다.
- 여성의 어혈복통에 사용한다.

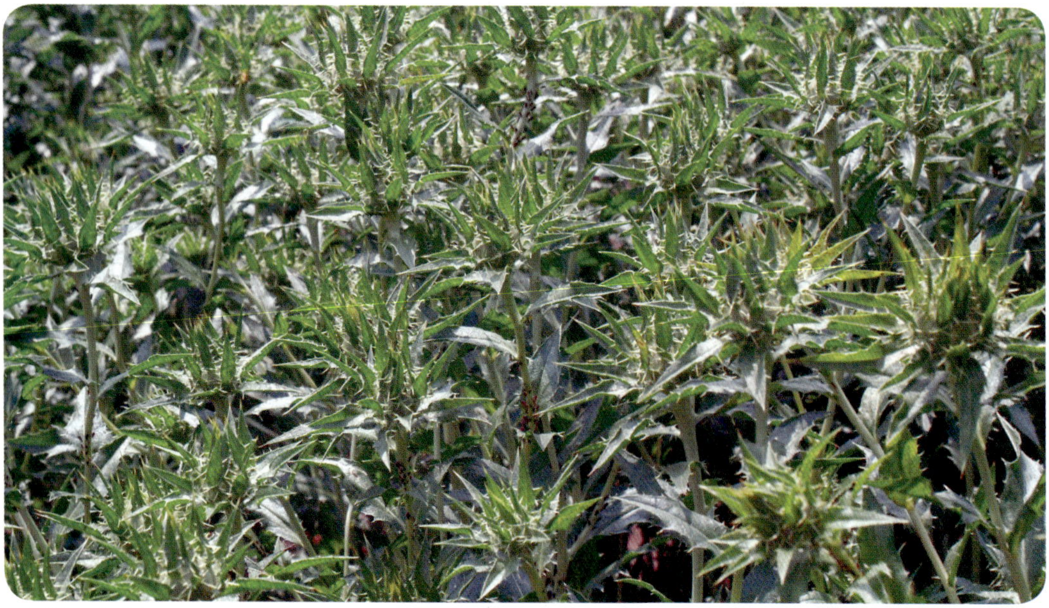

▲ 잇꽃_ 지상부

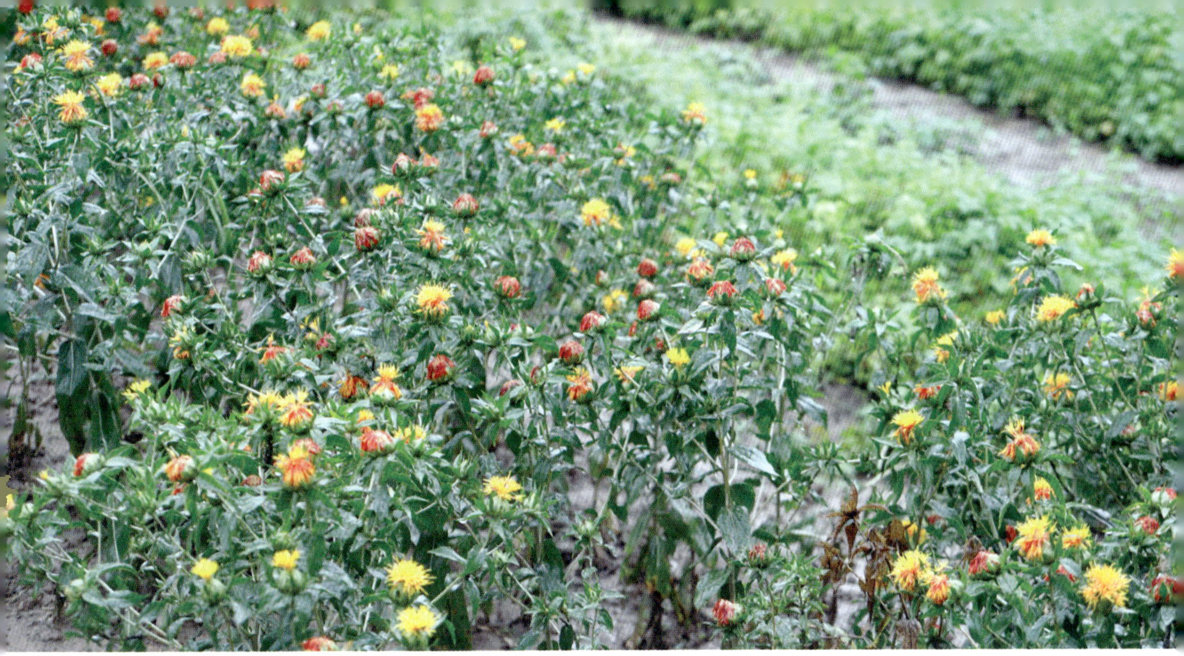

▲ 잇꽃_ 재배지

| 동의보감 원문의 한글 식물명 | 없음

※ '홍화(紅花: 잇꽃 관상화)'의 동의보감 원문의 한글 식물명은 '닛'이다.

| 동의보감 효능 | 홍람자(紅藍子, 잇꽃 씨)는 유행성 창진(瘡疹)이 잘 내돋지 않는 데 주로 쓴다.

| 동의보감 원문 | **紅藍子:** 主天行瘡疹不快出.

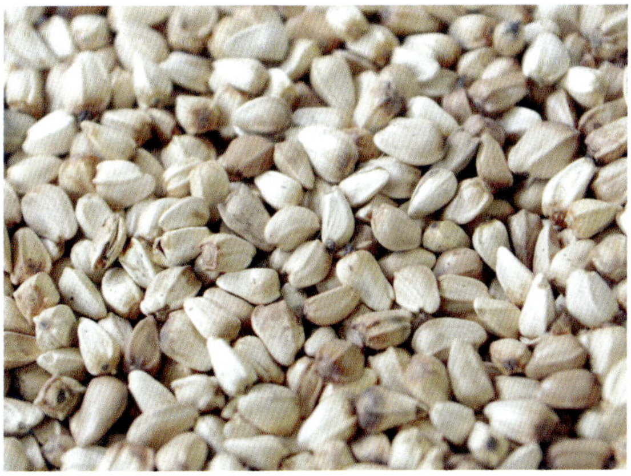

▲ 홍화자(약재, 전형)

자귀나무

한약명 합환피

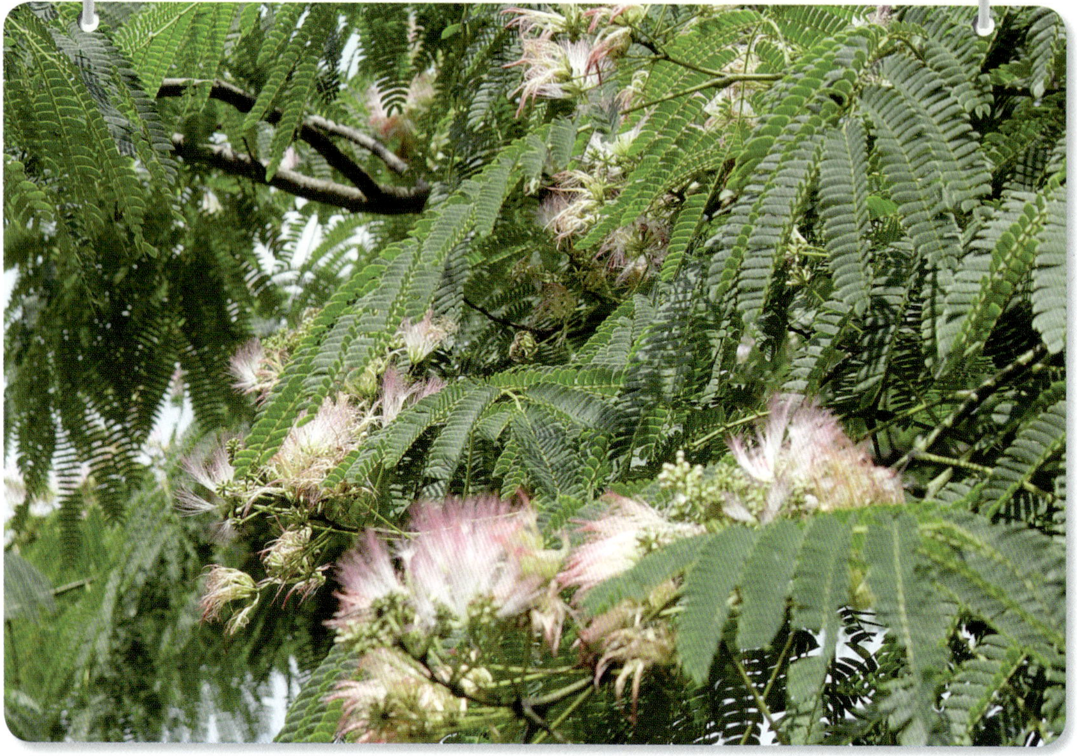

한약명 합환피

- 식물명 및 학명: 자귀나무 *Albizzia julibrissin* Durazzini
- 과명: 콩과(Leguminosae)
- 약용부위: 줄기껍질
- 한약명: 합환피(合歡皮)
- 라틴 생약명: Albizziae Cortex
- 이명 또는 영명: 야합피(夜合皮)
- 식약처 공정서 및 조선시대 의서 수재:
  대한민국약전외한약(생약)규격집(KHP)
  동의보감 탕액편의 나무부(部)

| 한약의 기원 | 이 약은 자귀나무 *Albizzia julibrissin* Durazzini(콩과 Leguminosae)의 줄기껍질이다.

| 한방 특성 |

- 한방 약미(藥味)와 약성(藥性): 맛은 달고 성질은 보통이다[平].
- 한방 작용부위(귀경, 歸經): 합환피는 주로 심장, 간장, 폐 질환에 영향을 미친다.
- 한방 효능

해울안신(解鬱安神): 기운이 울체된 것을 풀어주고 정신을 안정시킨다.

활혈소종(活血消腫): 혈액 순환을 촉진하고 종기를 가라앉힌다.

| 약효 해설 |

- 심신불안, 불면증에 사용한다.
- 타박상에 효과가 있다.

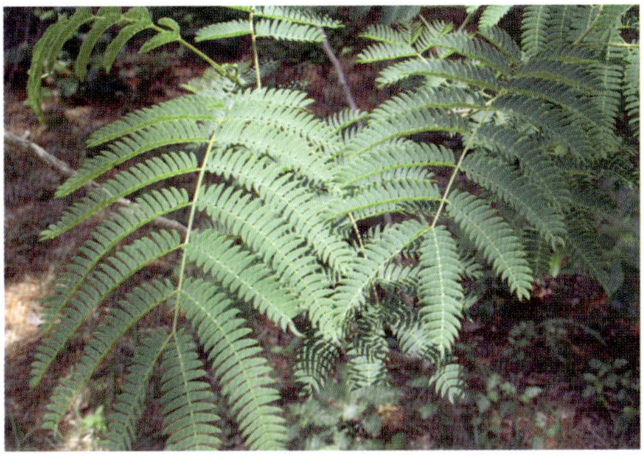

▲ 자귀나무_ 잎

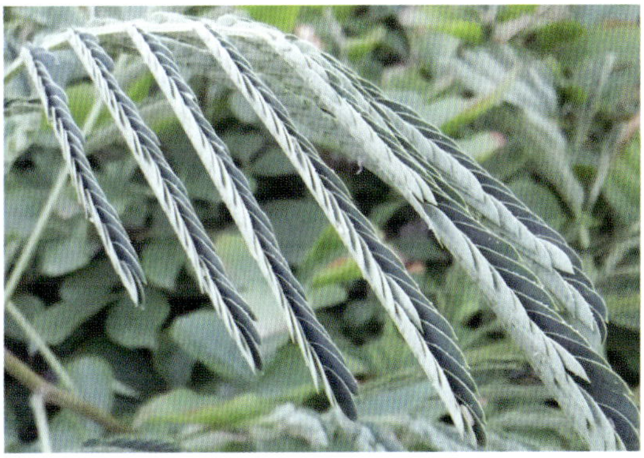

▲ 자귀나무_ 잎 오므라든 모습

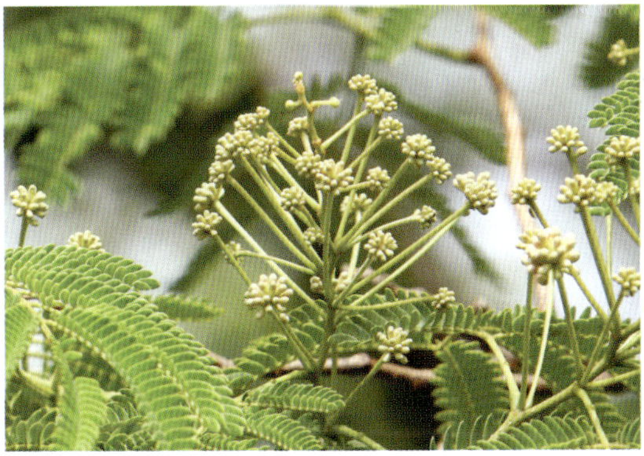

▲ 자귀나무_ 꽃봉오리

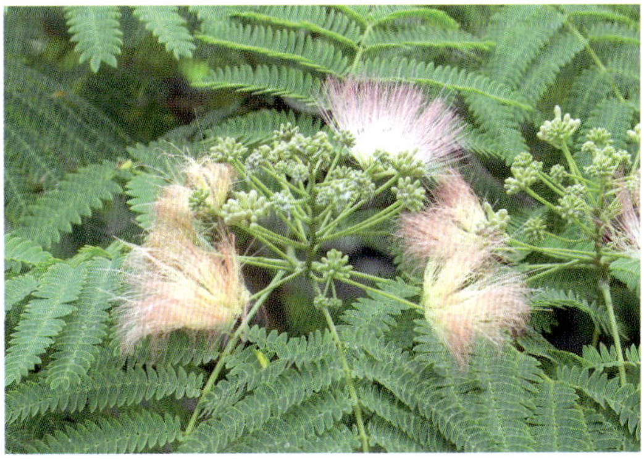

▲ 자귀나무_ 꽃

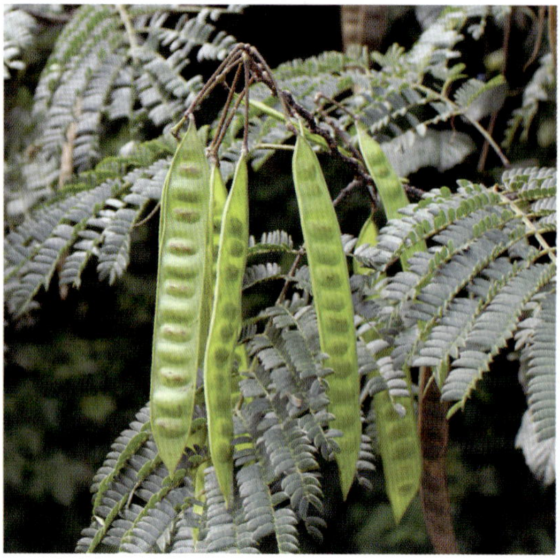

▲ 자귀나무_ 열매

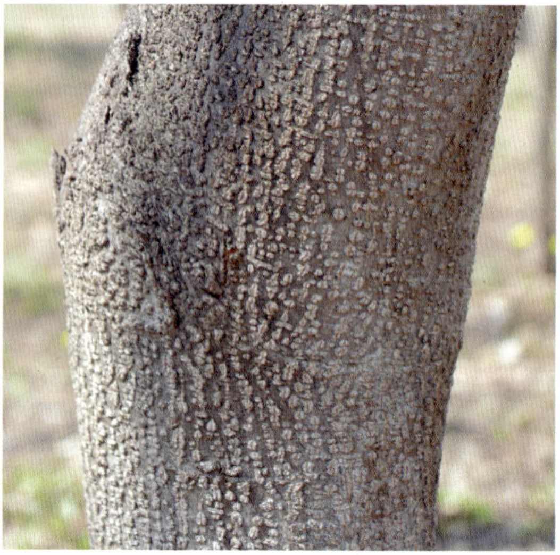

▲ 자귀나무_ 나무껍질

| 동의보감 원문의 한글 식물명 | 자괴나모겁질

| 동의보감 효능 | 합환피(合歡皮, 자귀나무 껍질)의 성질은 보통이며[平] 맛은 달고[甘] 독이 없다. 주로 오장(五藏)을 편안하게 하고 마음을 안정시키며 근심을 없애고 즐겁게 한다.

| 동의보감 원문 | **合歡皮:** 性平 味甘 無毒. 主安五藏 利心志 令人歡樂無憂.

| 약용법 | 줄기껍질 6~12g을 물 800mL에 넣고 달여서 반으로 나누어 아침 저녁으로 마신다. 외용할 때는 적당량을 분말로 만들어 환부에 붙인다.

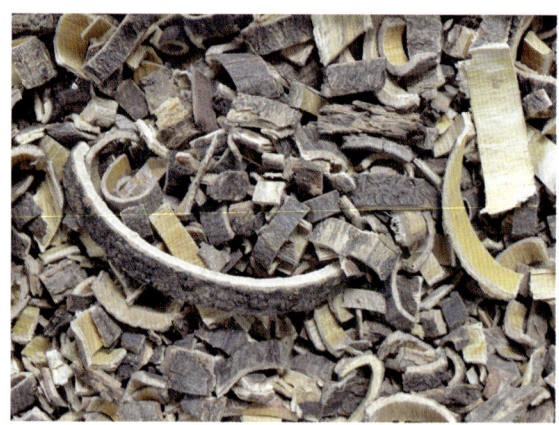

▲ 합환피(약재, 절편)

자란

한약명 백급

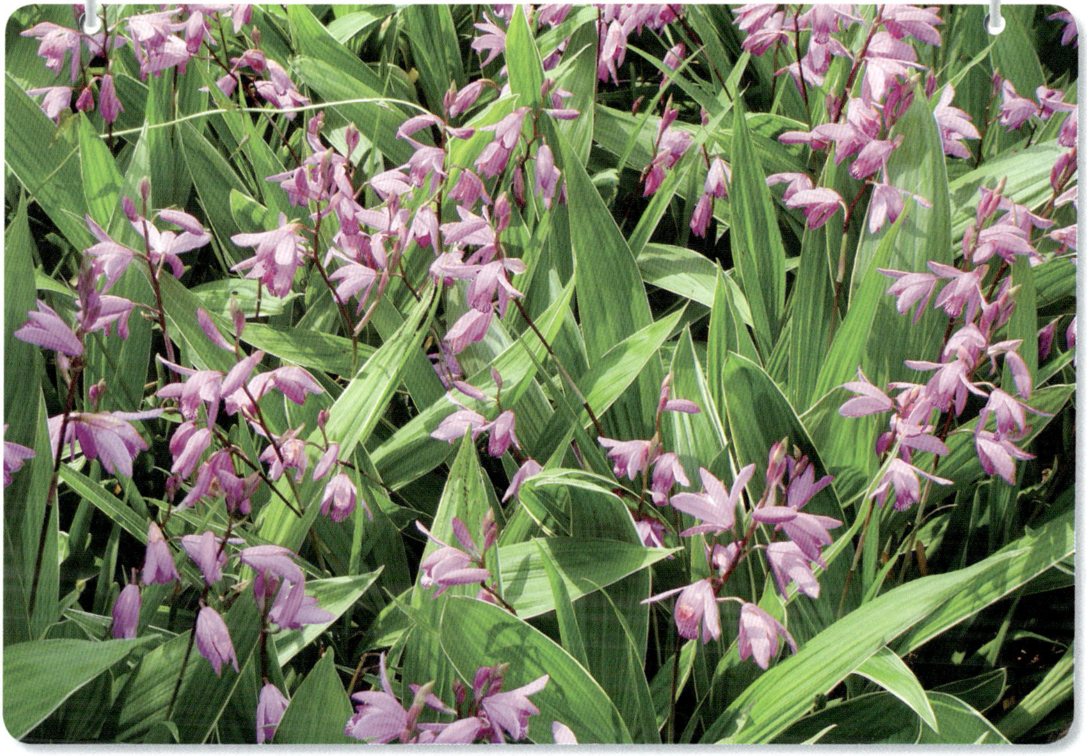

한약명 백급

- 식물명 및 학명: 자란 *Bletilla striata* (Thunberg) Reichenbach fil.
- 과명: 난초과(Orchidaceae)
- 약용부위: 덩이줄기
- 한약명: 백급(白芨)
- 라틴 생약명: Bletillae Rhizoma

- 식약처 공정서 및 조선시대 의서 수재:
  대한민국약전외한약(생약)규격집(KHP)
  동의보감 탕액편의 풀부(部)
  방약합편의 산초(山草)편

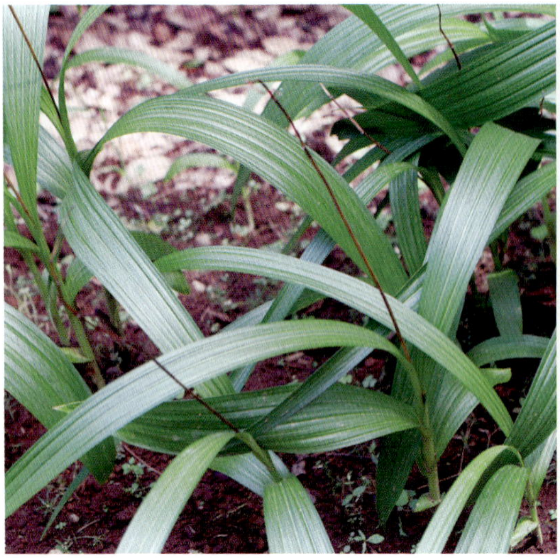

▲ 자란_ 잎

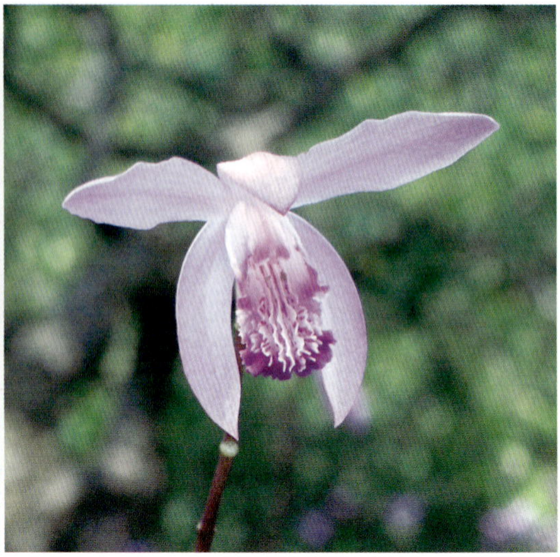

▲ 자란_ 꽃

| 한약의 기원 | 이 약은 자란 *Bletilla striata* (Thunberg) Reichenbach fil.(난초과 Orchidaceae)의 덩이줄기이다.

| 한방 특성 |

- **한방 약미(藥味)와 약성(藥性):** 맛이 쓰고 달며 떫고 성질은 약간 차다.
- **한방 작용부위(귀경, 歸經):** 백급은 주로 폐, 간장, 위장 질환에 영향을 미친다.
- **한방 효능**

  수렴지혈(收斂止血): 상처를 아물게 하여 지혈한다.

  소종생기(消腫生肌): 종기를 가라앉히고 새살이 나게 한다.

| 약효 해설 |

- 새로운 피부 조직의 재생을 촉진시킨다.
- 각혈, 토혈, 혈변(血便), 외상출혈을 멎게 한다.
- 궤양으로 인한 동통을 치료한다.

| 동의보감 원문의 한글 식물명 | 대왐플

| 동의보감 효능 | 백급(白芨, 자란의 덩이줄기)의 성질은 보통이고[平](약간 차다[微寒]고도 한다) 맛은 쓰고[苦] 매우며[辛] 독이 없다. 옹종(癰腫), 피부가 헐어 아프고 가려우며 벌겋게 부어

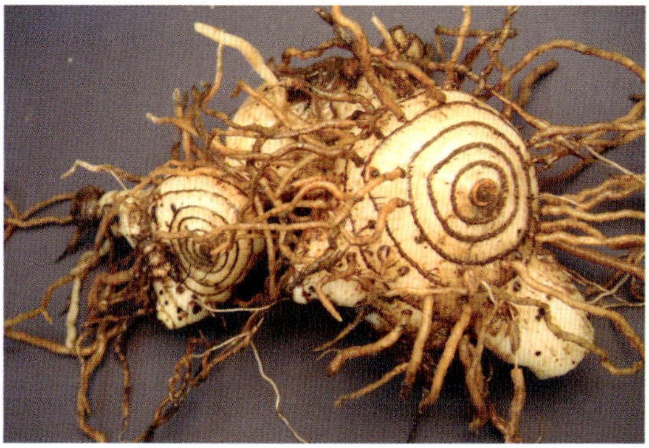

▲ 자란_ 덩이줄기(채취품)

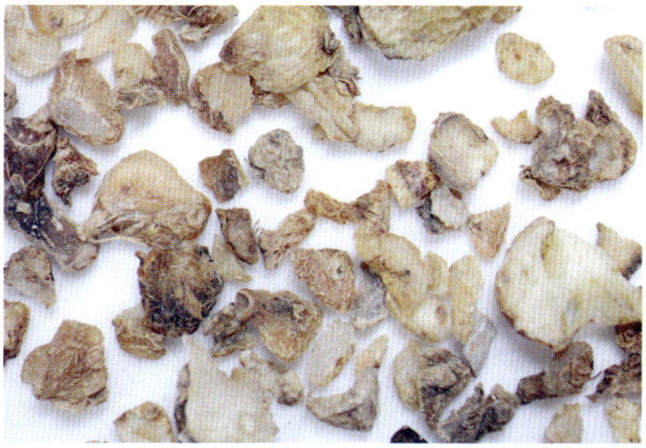

▲ 백급(약재, 절편)

곪는 것을 낫게 한다. 썩어 들어가는 부스럼, 등에 난 종기, 나력(瘰癧)을 치료한다. 치질[腸風, 장풍], 항문 주위에 구멍이 생긴 병증, 칼이나 화살에 다친 것, 넘어져서 다친 것, 뜨거운 물이나 불에 덴 것을 낫게 한다.

| 동의보감 원문 | **白芨:** 性平[一云微寒] 味苦辛 無毒 主癰腫 惡瘡敗疽 發背瘰癧 腸風痔瘻 刀箭撲損傷 湯火瘡.

| 약용법 | 덩이줄기 3~10g을 물 800mL에 넣고 달여서 반으로 나누어 아침저녁으로 마시거나 또는 가루로 만들어 복용한다. 외용할 때는 분말로 하여 환부에 바른다.

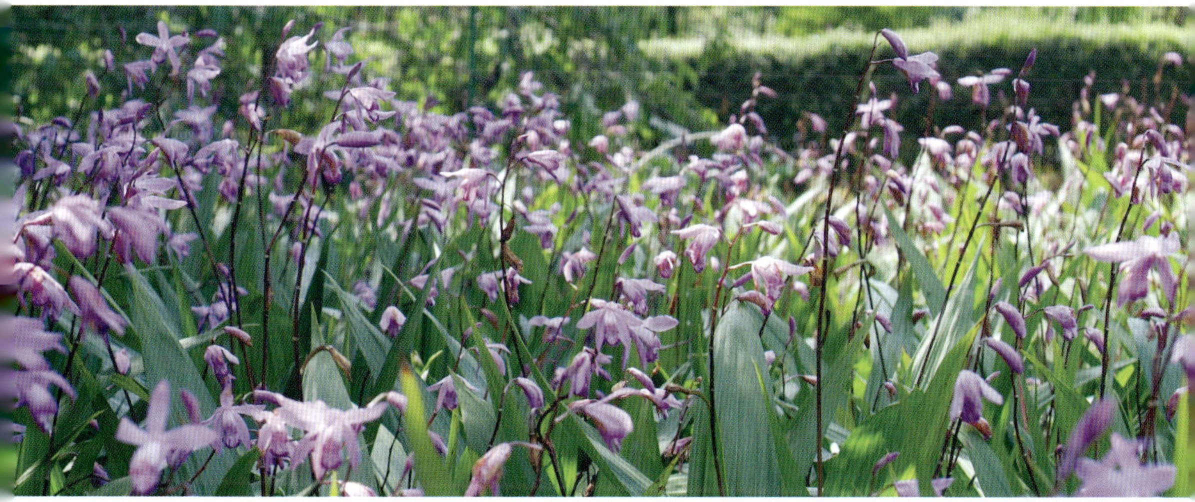

▲ 자란_ 무리

자리공, 미국자리공

한약명 상륙

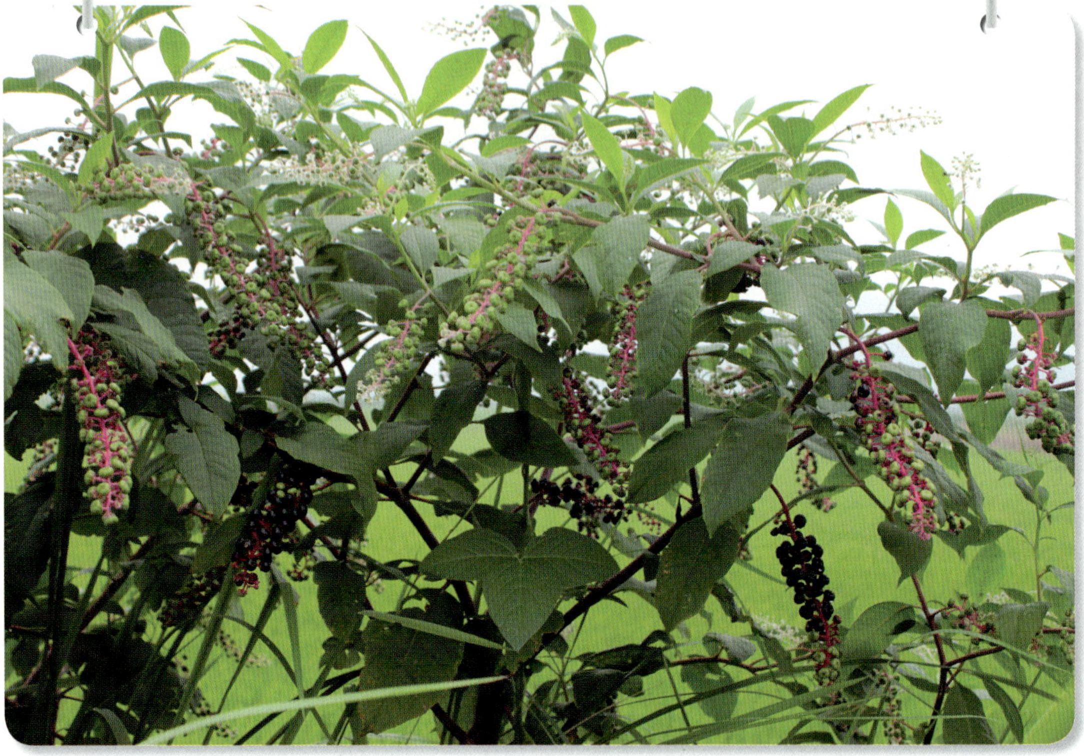

▲ 자리공_ 지상부

한약명 상륙

- 식물명 및 학명: 자리공 *Phytolacca esculenta* Houttuyn, 미국자리공 *Phytolacca americana* Linné
- 과명: 상륙과, 자리공과(Phytolaccaceae)
- 약용부위: 뿌리
- 한약명: 상륙(商陸)
- 라틴 생약명: Phytolaccae Radix
- 이명 또는 영명: 장불로(長不老)
- 식약처 공정서 및 조선시대 의서 수재:
  대한민국약전외한약(생약)규격집(KHP)
  동의보감 탕액편의 풀부(部)
  방약합편의 독초편

| 한약의 기원 | 이 약은 자리공 *Phytolacca esculenta* Houttuyn 또는 미국자리공 *Phytolacca americana* Linné(상륙과, 자리공과 Phytolaccaceae)의 뿌리이다.

| 한방 특성 |

- 한방 약미(藥味)와 약성(藥性): 맛은 쓰며 성질은 차고 독이 있다.
- 한방 작용부위(귀경, 歸經): 상륙은 주로 폐, 비장, 신장, 대장 질환에 영향을 미친다.
- 한방 효능

축수소종(逐水消腫): 물기를 배출시켜 부종을 가라앉힌다.

통리이변(通利二便): 대소변을 잘 나오게 한다.

해독산결(解毒散結): 해독하고 뭉친 것을 풀어준다.

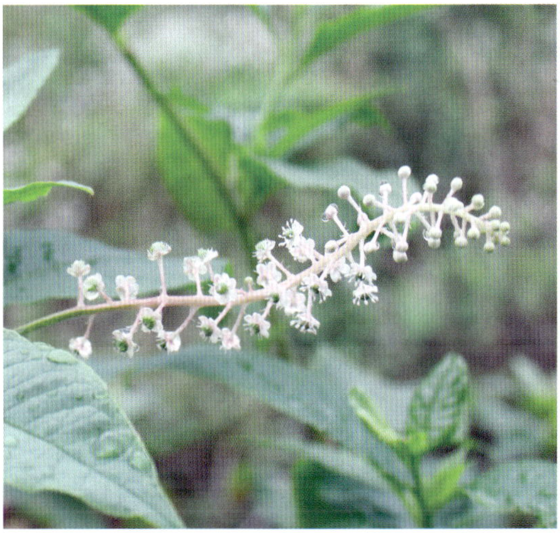

▲ 자리공_ 꽃

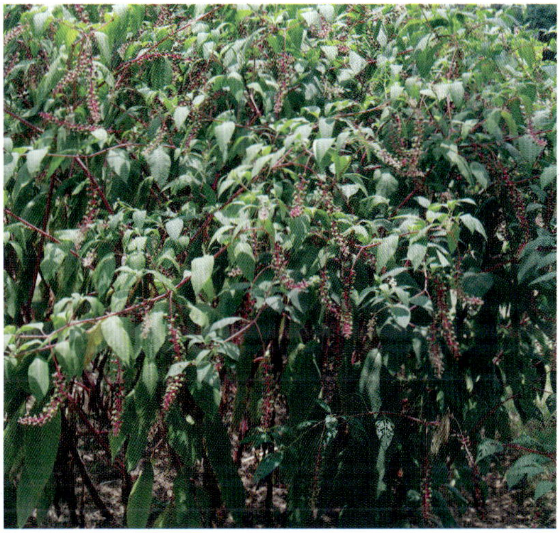

▲ 미국자리공_ 지상부

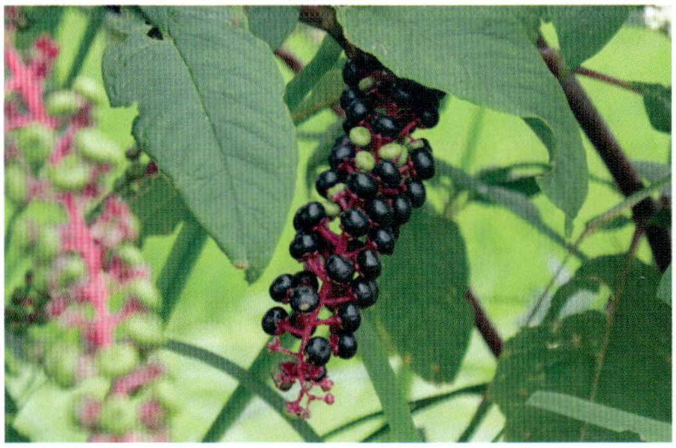

▲ 자리공_ 열매

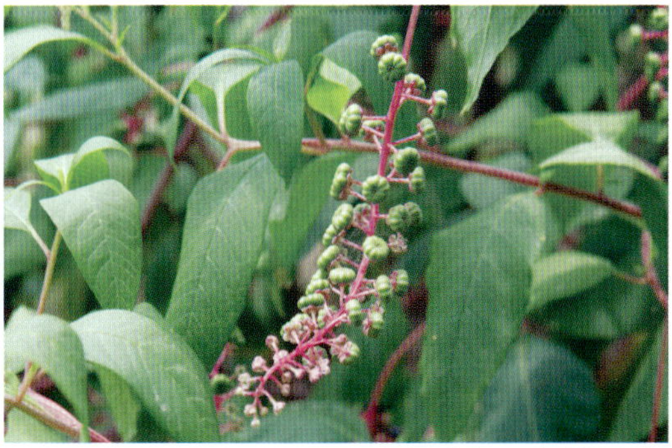

▲ 미국자리공_ 덜 익은 열매

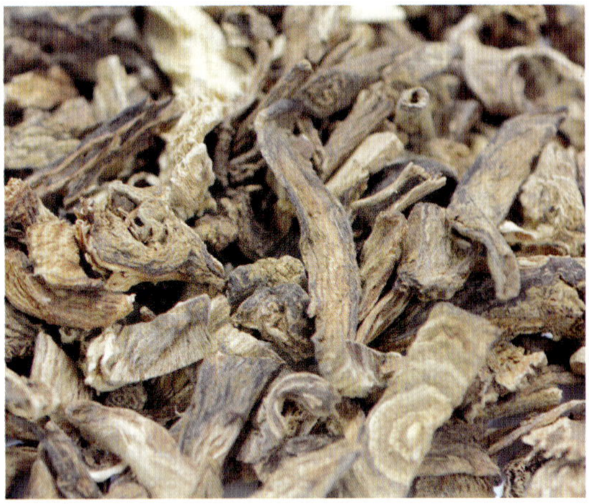

▲ 상륙(약재, 절편)

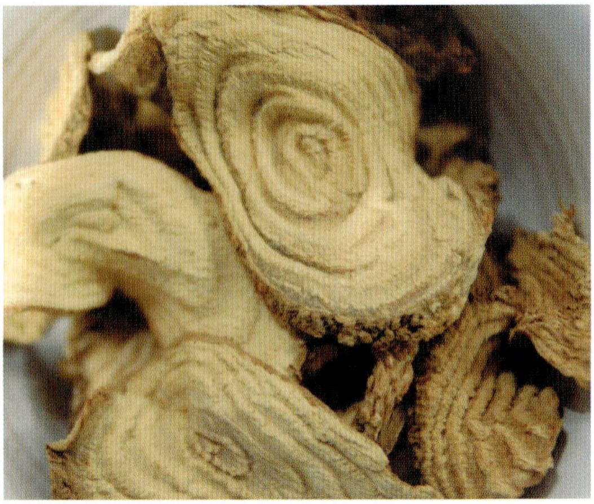

▲ 상륙(약재, 횡단면)

| 약효 해설 |

- 이뇨 작용이 있으며 몸이 붓는 증상을 치료한다.
- 목 안이 아픈 증상에 유효하다.
- 대소변을 보지 못하는 증상에 쓰인다.
- 독성이 있다.

| 동의보감 원문의 한글 식물명 | 쟈리공불휘

| 동의보감 효능 | 상륙(商陸, 자리공 뿌리)의 성질은 보통이고[平](서늘하다[冷]고도 한다) 맛은 맵고[辛] 시며[酸] 독이 많다. 열 가지 몸이 붓는 것, 목 안이 벌겋게 붓고 아프며 막힌 감이 있는 것을 치료한다. 고독(蠱毒)을 없애며 유산시키고 옹종(癰腫)을 치료한다. 헛것에 들린 것을 없앤다. 피부가 헐어 아프고 가려우며 벌겋게 부어 곪는 것에 붙이면 효과가 있다. 유산[墮胎, 타태]시키며 대소장을 잘 통하게 한다.

| 동의보감 원문 | **商陸:** 性平[一云冷] 味辛酸 有大毒. 瀉十種水病 喉痺不通. 下蠱毒 墮胎 除癰腫 殺鬼精物 付惡瘡 墮胎 通利大小腸.

| 약용법 | 뿌리 3~9g을 물 800mL에 넣고 달여서 반으로 나누어 아침저녁으로 마신다.

작약

한약명 작약

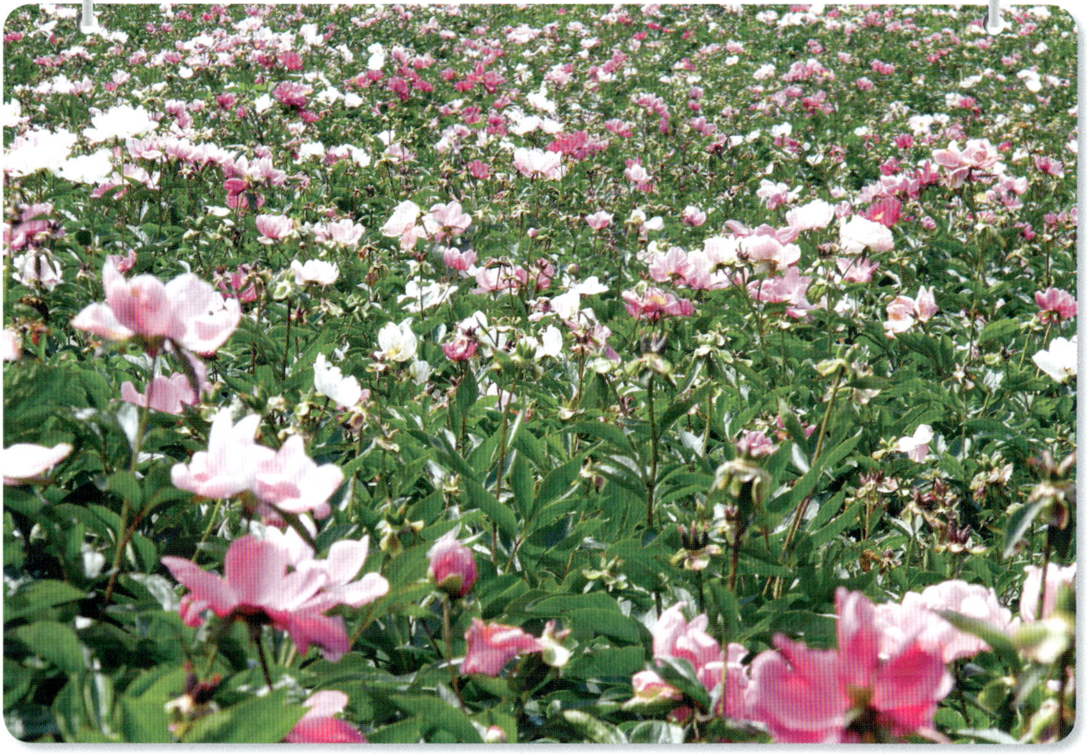

한약명 작약

- 식물명 및 학명: 작약 *Paeonia lactiflora* Pallas
- 과명: 작약과(Paeoniaceae)
- 약용부위: 뿌리
- 한약명: 작약(芍藥)
- 라틴 생약명: Paeoniae Radix
- 이명 또는 영명: Peony Root
- 식약처 공정서 및 조선시대 의서 수재:
  대한민국약전(KP)
  동의보감 탕액편의 풀부(部)
  방약합편의 방초(芳草, 향기가 좋은 풀)편

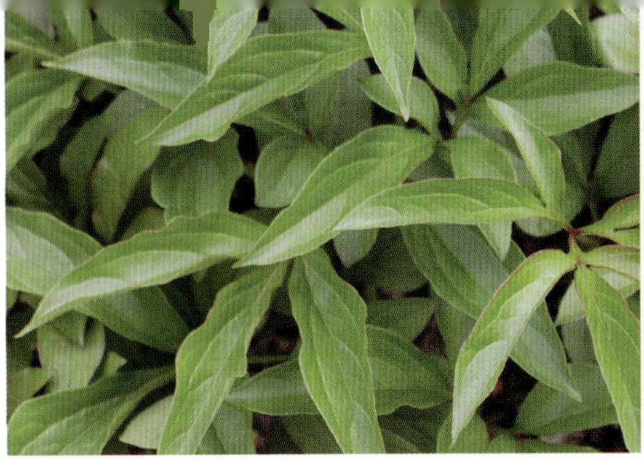

▲ 작약_ 잎

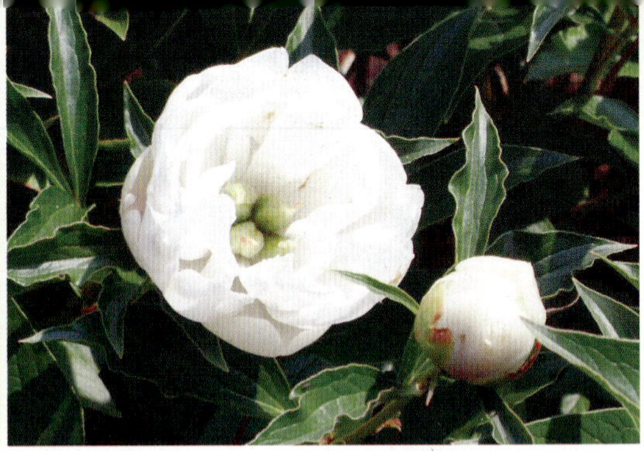

▲ 작약_ 꽃

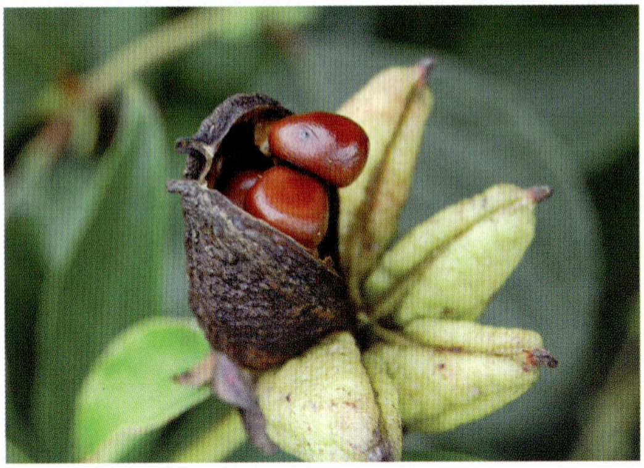

▲ 작약_ 열매

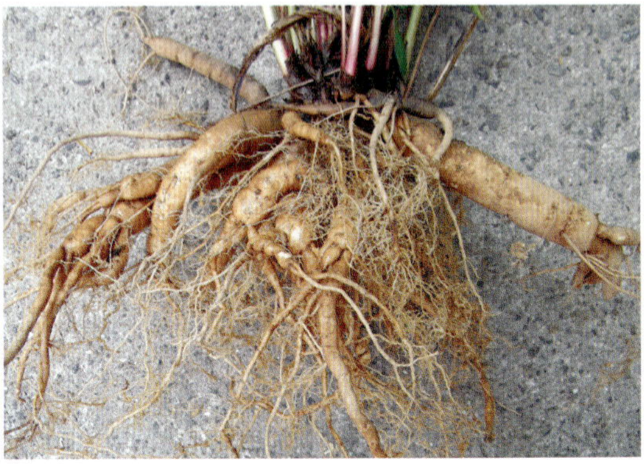

▲ 작약_ 뿌리(채취품)

| 한약의 기원 | 이 약은 작약 *Paeonia lactiflora* Pallas 또는 기타 동속 근연식물(작약과 Paeoniaceae)의 뿌리이다.

| 한방 특성 |

- 한방 약미(藥味)와 약성(藥性): 맛은 쓰고 시며 성질은 약간 차다.
- 한방 작용부위(귀경, 歸經): 작약은 주로 간장, 비장 질환에 영향을 미친다.
- 한방 효능

  양혈조경(凉血調經): 혈열(血熱)을 식히고 월경을 순조롭게 한다.

  염음지한(斂陰止汗): 체액과 땀의 배출·배설을 억제한다.

  유간지통(柔肝止痛): 간(肝)을 부드럽게 하여 통증을 멎게 한다.

  평억간양(平抑肝陽): 간의 양기가 지나친 것을 억제한다.

| 약효 해설 |

- 월경불순, 복통에 유효하다.
- 부정기 자궁출혈, 자궁에서 분비물이 나오는 증상에 사용한다.

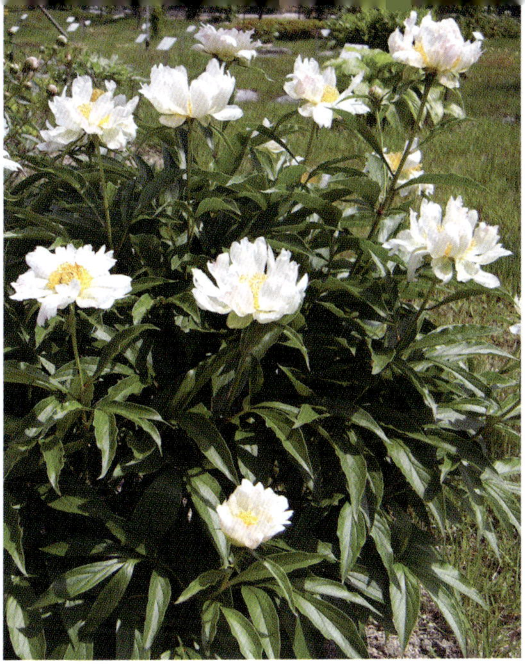

▲ 작약_ 지상부

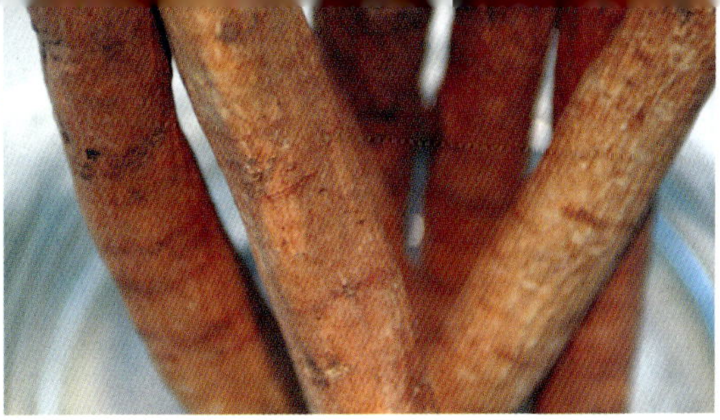

▲ 작약(약재, 전형)

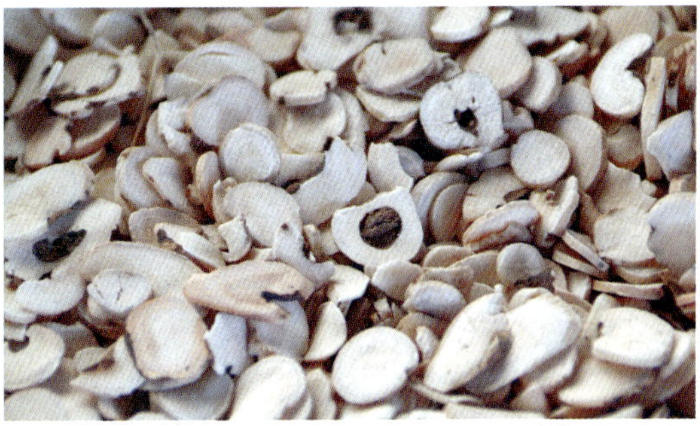

▲ 작약(약재, 절편)

- 몸이 허약하여 잠자는 사이에 또는 깨어 있는 상태에서 저절로 땀이 많이 나는 증상을 치료한다.
- 정신이 아찔아찔하여 어지러운 증상을 낫게 한다.
- 진경, 진정, 혈소판응집 억제 작용이 있다.

| 동의보감 원문의 한글 식물명 | 함박곳불휘

| 동의보감 효능 | 작약(芍藥)의 성질은 보통이고[平] 약간 차다[微寒]. 맛은 쓰고[苦] 시며[酸] 독이 조금 있다. 혈비(血痺)를 없애고 혈맥(血脈)을 잘 통하게 하며 속을 느긋하게 한다. 어혈을 깨뜨리며 옹종(癰腫)을 삭인다. 복통(腹痛)을 멈추고 어혈과 고름을 없앤다. 여자의 모든 병과 산전산후의 온갖 질환에 쓴다. 월경을 통하게 하고 치질[腸風, 장풍]로 피를 쏟는 것, 항문 주위에 구멍이 생긴 병증, 등에 나는 큰 종기[發背], 눈이 충혈되고 눈에 군살이 자라는[目赤努肉, 목적노육] 데 쓰며 눈을 밝게 한다.

| 동의보감 원문 | **芍藥:** 性平 微寒 味苦酸 有小毒. 除血痺 通順血脈 緩中 散惡血 消癰腫 止腹痛 消瘀血 能蝕膿. 主女人一切病 幷産前後諸疾. 通月水 療腸風瀉血 痔瘻 發背瘡疥 及目赤努肉 能明目.

| 약용법 | 뿌리 6~15g을 물 800mL에 넣고 달여서 반으로 나누어 아침저녁으로 마신다.

잔대

한약명 사삼

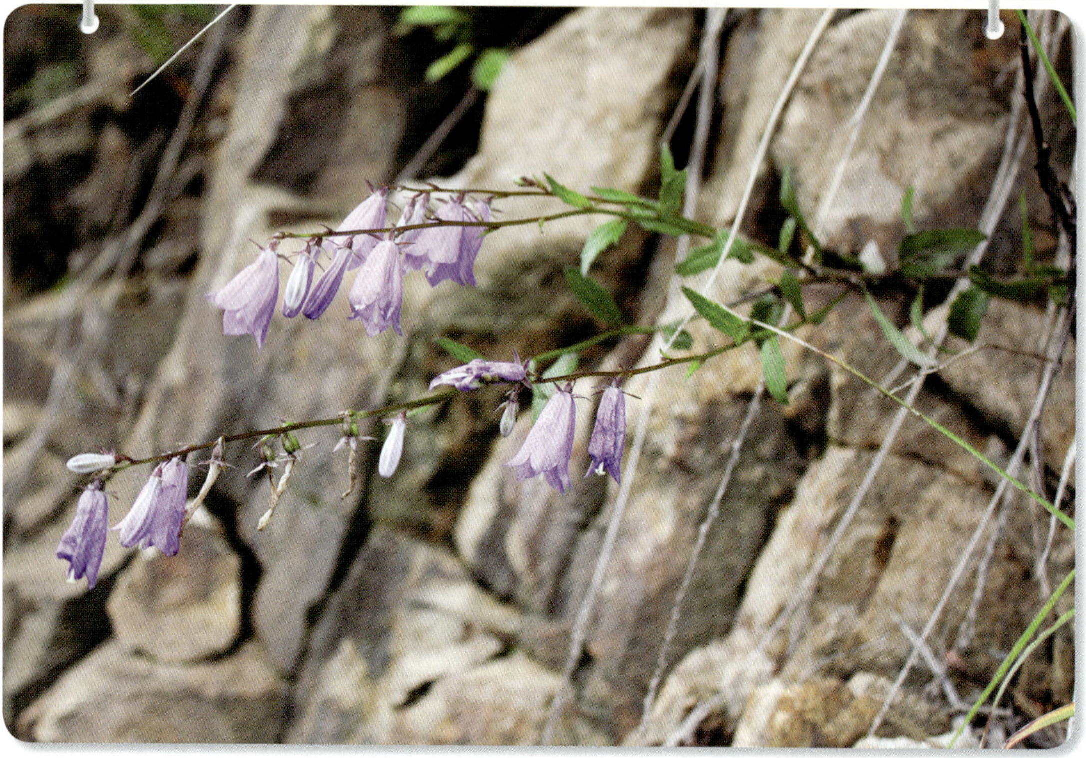

▲ 잔대_ 지상부

한약명 사삼

- 식물명 및 학명: 잔대 *Adenophora triphylla* var. *japonica* Hara, 사삼(沙蔘) *Adenophora stricta* Miq.
- 과명: 초롱꽃과(Campanulaceae)
- 약용부위: 뿌리
- 한약명: 사삼(沙參)
- 라틴 생약명: Adenophorae Radix
- 식약처 공정서 및 조선시대 의서 수재:
  대한민국약전외한약(생약)규격집(KHP)
  동의보감 탕액편의 채소부(部)
  방약합편의 만초(蔓草, 덩굴풀)편

| 한약의 기원 | 이 약은 잔대 *Adenophora triphylla* var. *japonica* Hara 또는 사삼(沙參) *Adenophora stricta* Miq.(초롱꽃과 Campanulaceae)의 뿌리이다.

| 한방 특성 |

- 한방 약미(藥味)와 약성(藥性): 맛은 달며 성질은 약간 차다.
- 한방 작용부위(귀경, 歸經): 사삼은 주로 폐, 위장 질환에 영향을 미친다.
- 한방 효능

양음청폐(養陰淸肺): 진액을 보충하고 폐열(肺熱)을 식힌다.

익위생진(益胃生津): 위기(胃氣)를 보충하고 진액 생성을 촉진한다.

화담(化痰): 가래를 녹인다.

익기(益氣): 원기를 보충한다.

| 약효해설 |

- 폐 기능 허약으로 마른기침이 나는 증상에 유효하다.

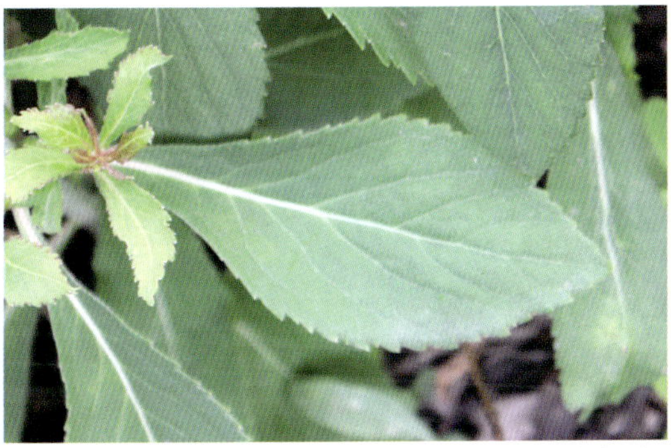

▲ 잔대_ 잎

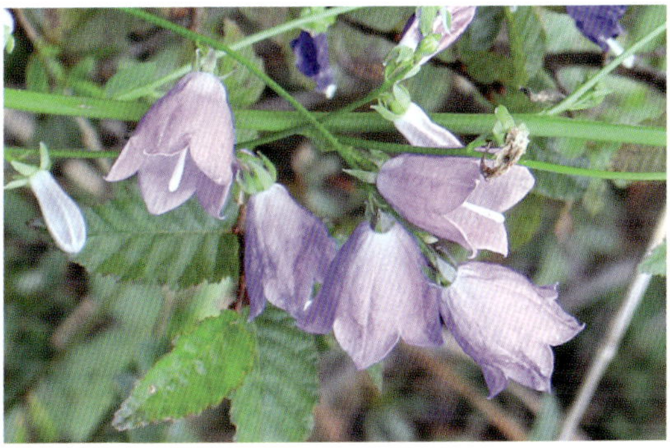

▲ 잔대_ 꽃

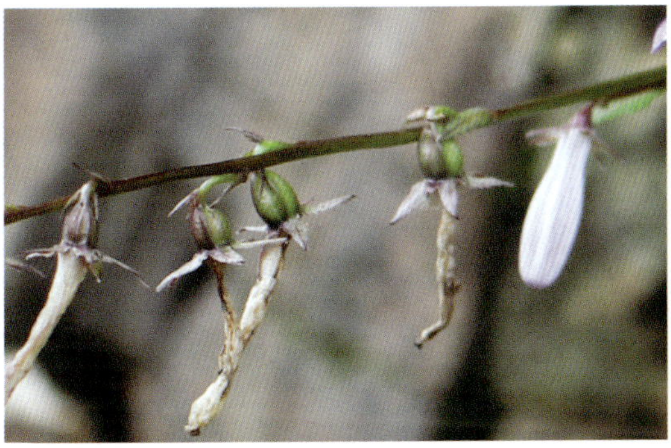

▲ 잔대_ 열매

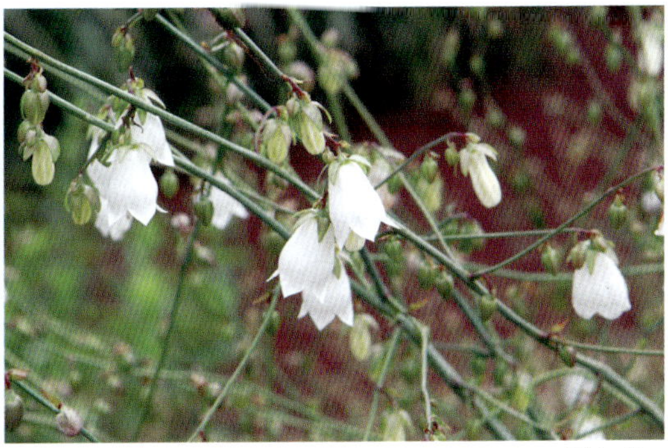

▲ 사삼_ 꽃

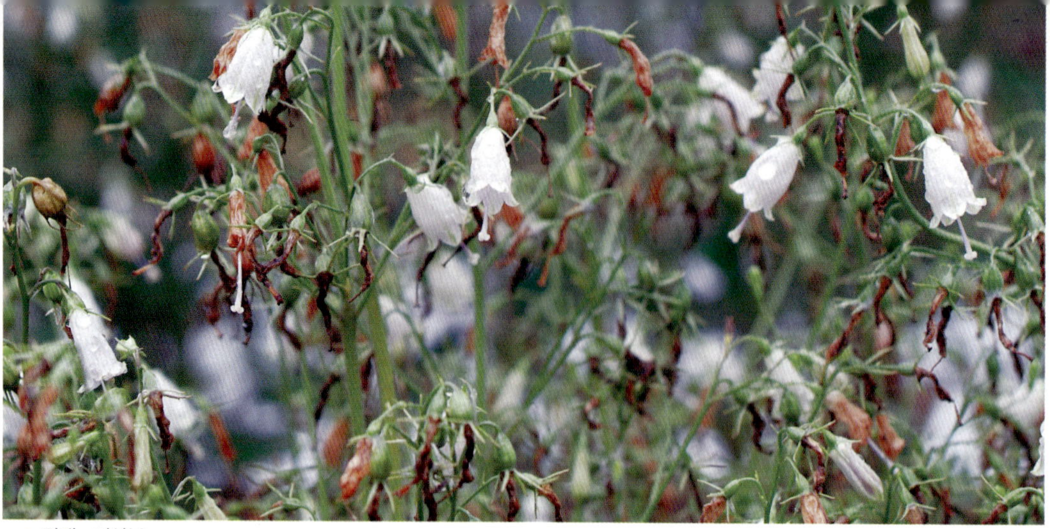

▲ 잔대_ 지상부

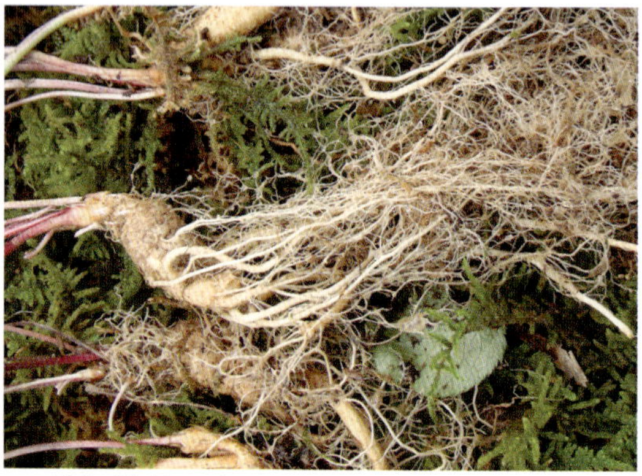

▲ 잔대_ 뿌리(채취품)

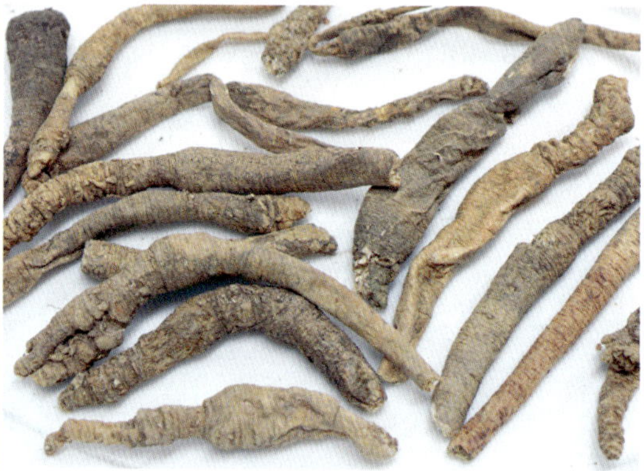

▲ 사삼(약재, 전형)

- 가래가 많이 나오면서 기침하는 병증에 좋다.
- 가슴이 답답하면서 열나고 입이 마르는 증상을 낫게 한다.
- 음식을 조금밖에 먹지 못하고 토하는 증상을 치료한다.

| 동의보감 원문의 한글 식물명 | 더덕

| 동의보감 효능 | 사삼(沙參, 잔대 뿌리)은 성질이 약간 차고[微寒] 맛이 쓰며[苦] 독이 없다. 비위(脾胃)를 보하고 폐기(肺氣)를 보충한다. 산기(疝氣)로 음경과 고환이 당기는 것을 치료한다. 고름을 빼내며 독성이 있는 종기를 삭인다. 오장(五藏)의 풍기(風氣)를 흩는다.

| 동의보감 원문 | 沙參: 性微寒 味苦 無毒. 補中 益肺氣. 治疝氣下墜 排膿消腫毒 宣五藏風氣.

| 약용법 | 뿌리 9~15g을 물 800mL에 넣고 달여서 반으로 나누어 아침저녁으로 마신다.

잣나무

한약명 해송자

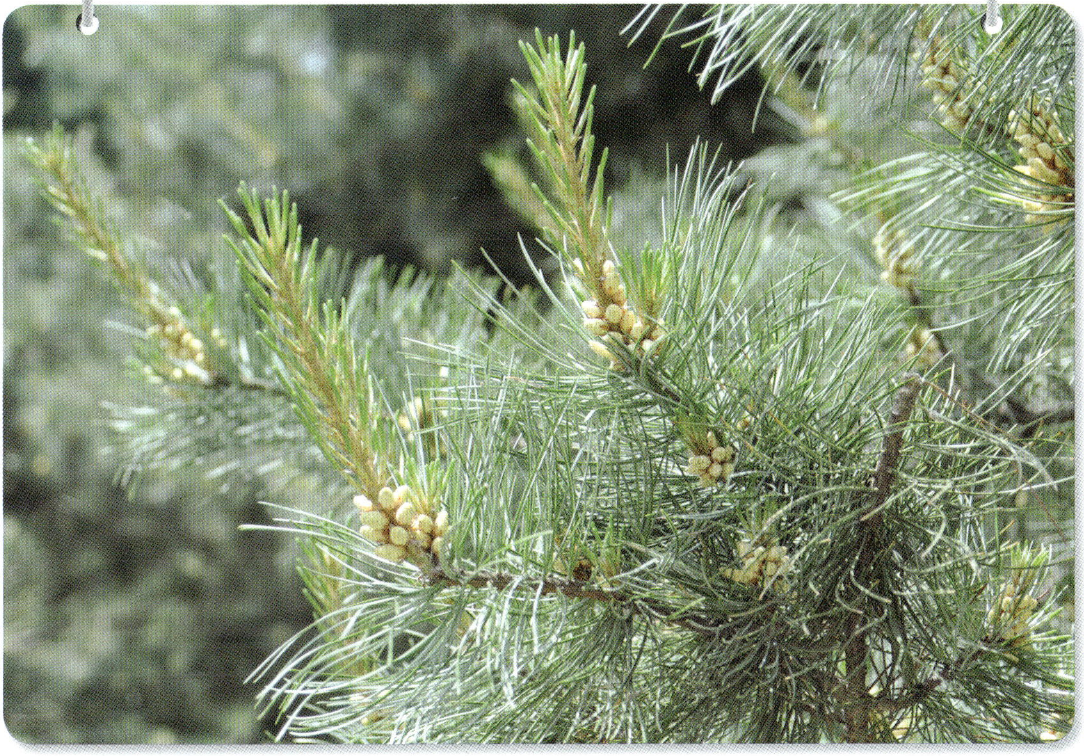

한약명 해송자

- 식물명 및 학명: 잣나무 *Pinus koraiensis* Siebold et Zuccarini
- 과명: 소나무과(Pinaceae)
- 약용부위: 씨
- 한약명: 해송자(海松子)
- 라틴 생약명: Pini Koraiensis Semen
- 이명 또는 영명: 송자인(松子仁)
- 식약처 공정서 및 조선시대 의서 수재:
  대한민국약전외한약(생약)규격집(KHP)
  동의보감 탕액편의 과일부(部)
  방약합편의 이과(夷果)편

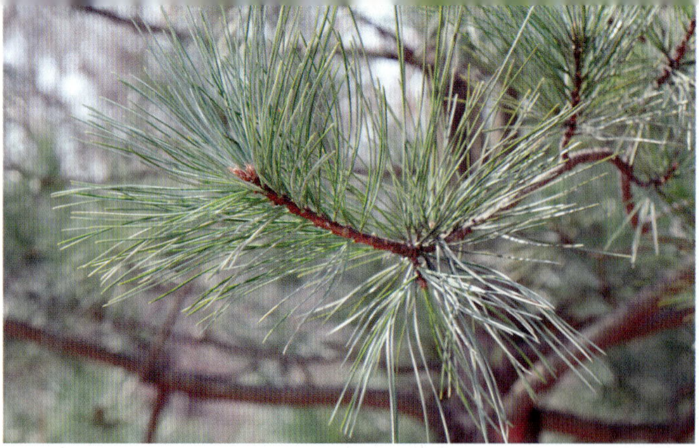

▲ 잣나무_ 잎

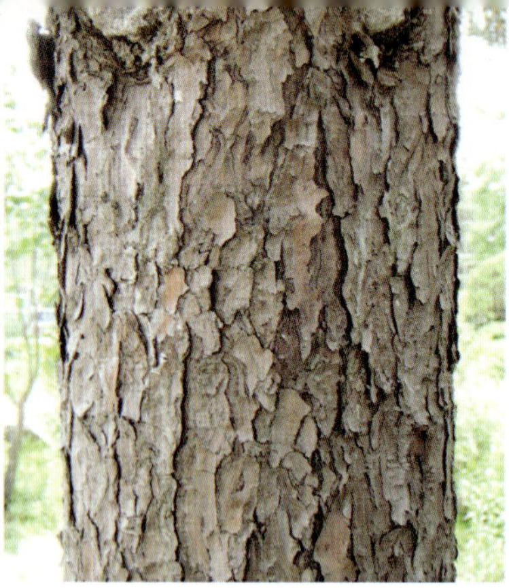

▲ 잣나무_ 나무껍질

| 한약의 기원 | 이 약은 잣나무 *Pinus koraiensis* Siebold et Zuccarini(소나무과 Pinaceae)의 씨이다.

| 한방 특성 |

- 한방 약미(藥味)와 약성(藥性): 맛은 달고 성질은 약간 따뜻하다.
- 한방 작용부위(귀경, 歸經): 해송자는 주로 간장, 폐, 대장 질환에 영향을 미친다.
- 한방 효능

윤조(潤燥): 건조한 것을 촉촉하게 한다.

양혈(凉血): 혈열(血熱)을 식힌다.

거풍(祛風): 풍(風)을 제거한다.

| 약효 해설 |

- 산후(産後) 뼈마디에 바람이 들어오는 것 같고 시린 감이 있는 증상에 유효하다.
- 팔다리를 잘 쓰지 못하고 마비되며 아픈 증상에 효과가 있다.
- 폐가 건조하여 생기는 마른기침에 사용한다.
- 관절염, 변비, 토혈을 치료한다.
- 현기증 치료에 도움이 된다.

| 동의보감 원문의 한글 식물명 | 잣

| 동의보감 효능 | 해송자(海松子, 잣)의 성질은 조금 따뜻하고[小溫] 맛이 달며[甘] 독이 없다. 산후(産後)에 뼈마디에 바람이 들어오는 것 같고 시린 감이 있는 증상, 몸과 팔다리가 마비되고 감각과 동작이 자유롭지 못한 증상, 어지럼증을 치료한다. 피부를 윤기 있게 하고 오장(五藏)을 살찌우며 야위고 기운이 없는 것을 보한다[본초].

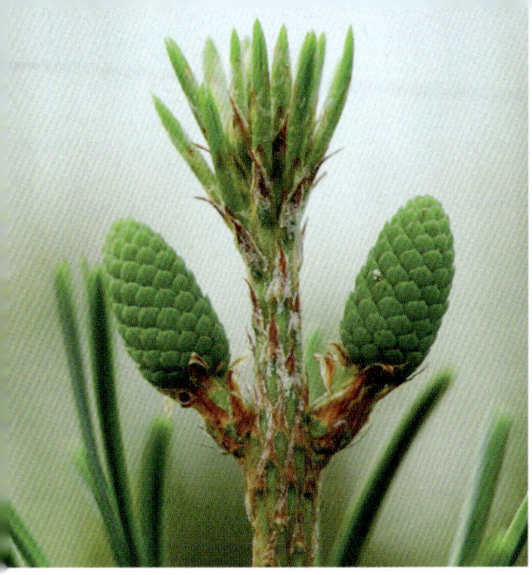

▲ 잣나무_ 암꽃

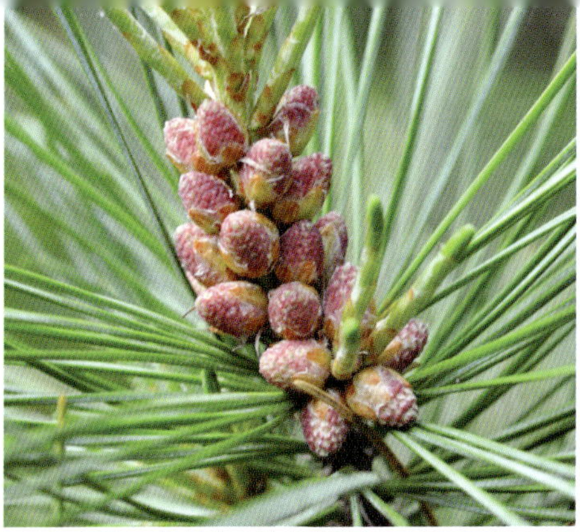

▲ 잣나무_ 수꽃

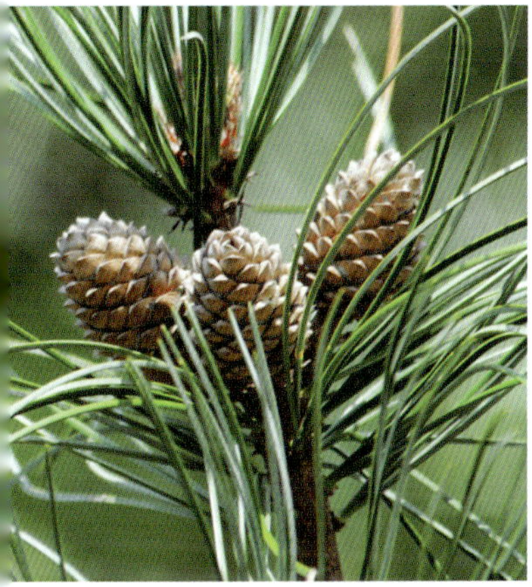

▲ 잣나무_ 열매

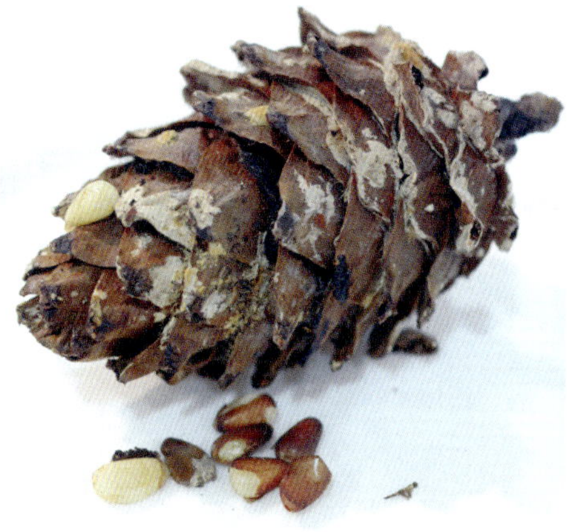

▲ 잣나무 열매와 해송자(약재, 내종피 제거 전)

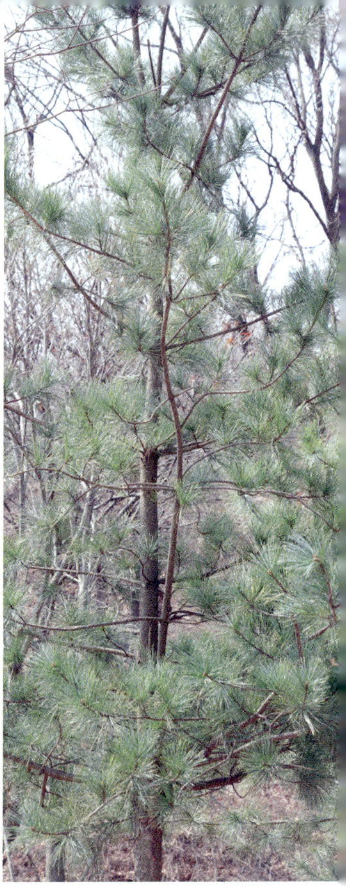

▲ 잣나무_ 수형

| 동의보감 원문 | 海松子: 性小溫 味甘 無毒. 主骨節風 及風痺頭眩. 潤皮膚 肥五藏 補虛羸 少氣.[本草]

| 약용법 | 씨 10~15g을 물 800mL에 넣고 달여서 반으로 나누어 아침저녁으로 마시거나 또는 환(丸)으로 만들어 복용한다.

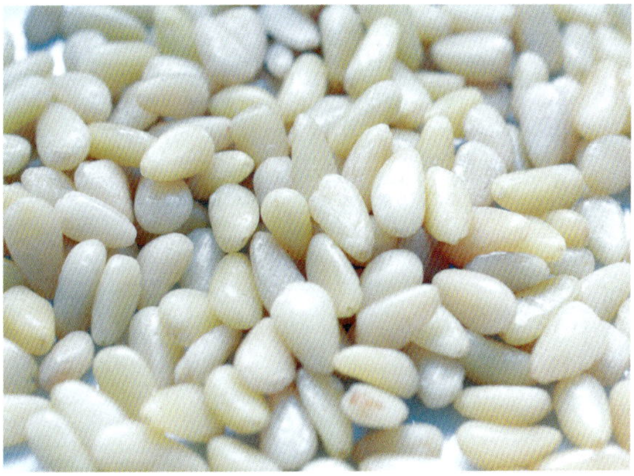

▲ 해송자(약재, 내종피 제거 후)

장구채

한약명 왕불류행

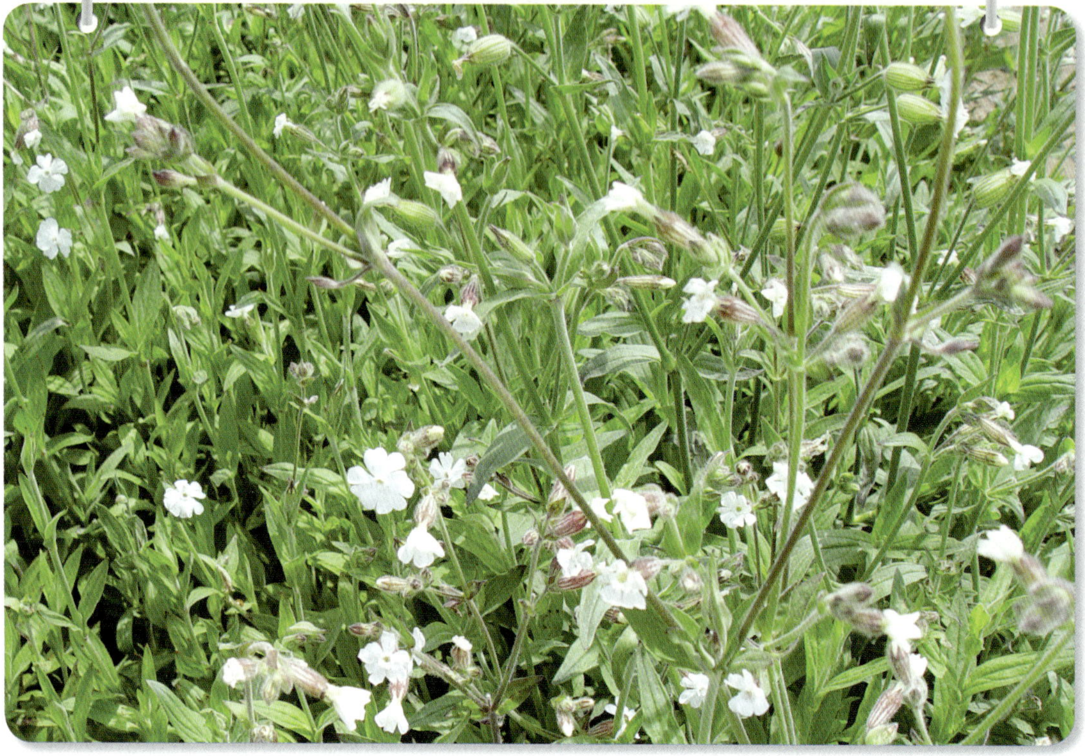

한약명 왕불류행

- 식물명 및 학명: 장구채 *Melandrium firmum* Rohrbach
- 과명: 석죽과(Caryophyllaceae)
- 약용부위: 열매가 익었을 때의 지상부
- 한약명: 왕불류행(王不留行)
- 라틴 생약명: Melandrii Herba
- 이명 또는 영명: 불류행(不留行), 왕불류(王不留)
- 식약처 공정서 및 조선시대 의서 수재:
  대한민국약전외한약(생약)규격집(KHP)
  동의보감 탕액편의 풀부(部)
  방약합편의 습초(濕草)편

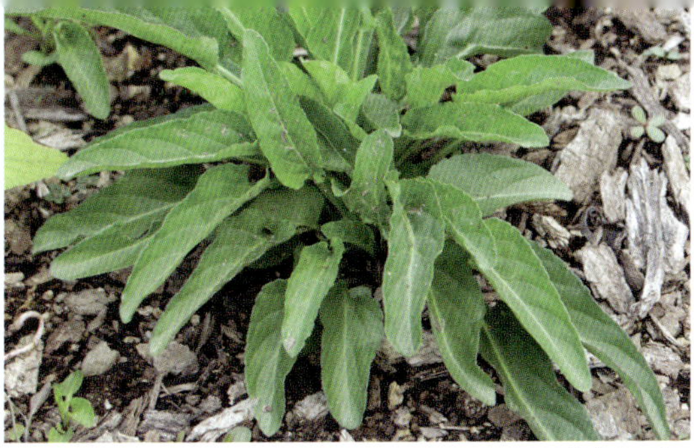

▲ 제비꽃_ 잎

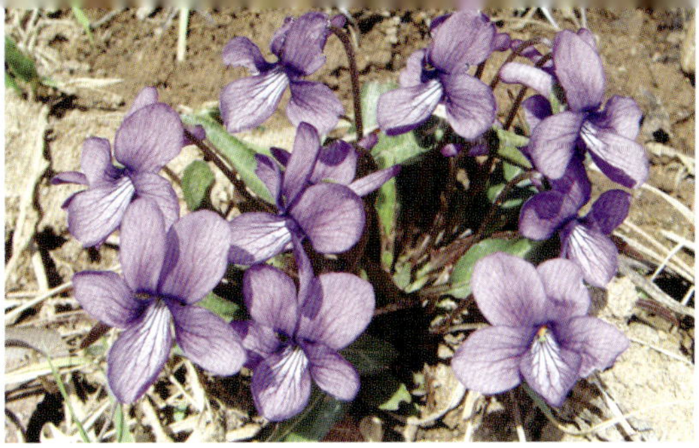

▲ 제비꽃_ 꽃

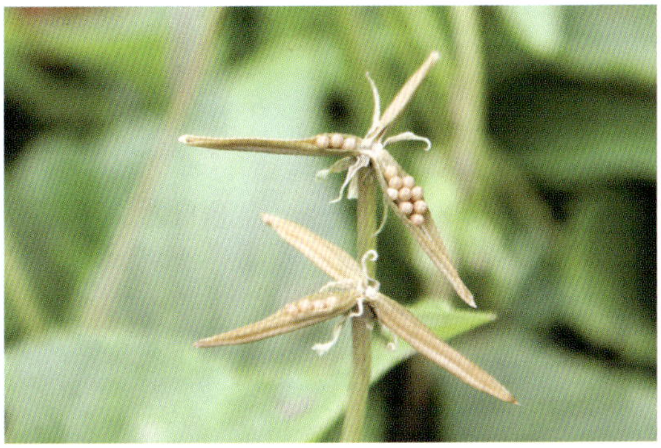

▲ 제비꽃_ 씨 결실

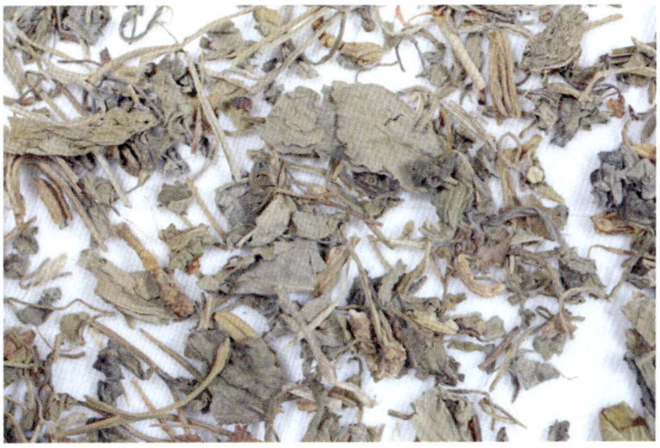

▲ 자화지정(약재, 절단)

| 한약의 기원 | 이 약은 제비꽃 *Viola mandshurica* Baker 또는 호제비꽃 *Viola yedoensis* Makino(제비꽃과 Violaceae)의 전초이다.

| 한방 특성 |

- 한방 약미(藥味)와 약성(藥性): 맛은 쓰고 매우며 성질은 차다.
- 한방 작용부위(귀경, 歸經): 자화지정은 주로 심장, 간장 질환에 영향을 미친다.
- 한방 효능

  청열해독(淸熱解毒): 열독(熱毒)을 해소한다.

  양혈소종(凉血消腫): 혈열(血熱)을 식히고 종기를 가라앉힌다.

| 약효 해설 |

- 피부가 빨갛게 부어오르는 질환을 치료한다.
- 눈이 충혈되면서 붓고 아픈 증상에 사용한다.
- 황달, 이질, 설사에 유효하다.

| 약용법 | 전초 15~30g을 물 800mL에 넣고 달여서 반으로 나누어 아침저녁으로 마신다. 외용할 때는 신선한 전초 적당량을 짓찧어서 환부에 붙인다.

조각자나무, 주엽나무

한약명 조각자, 조협

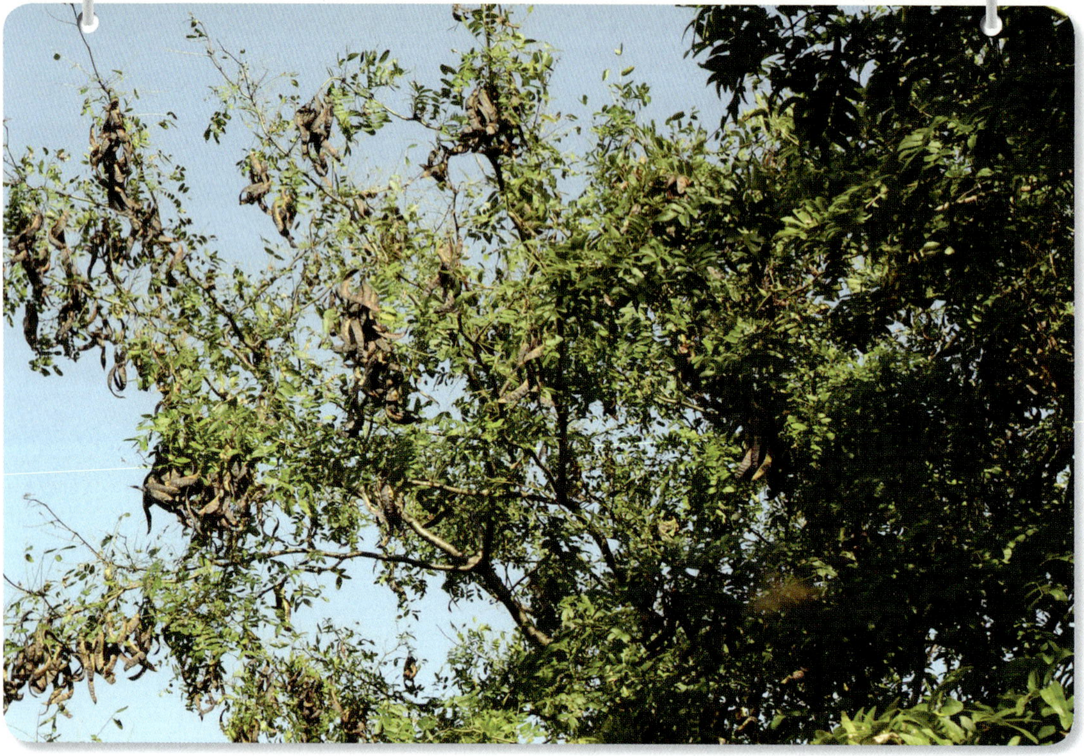

▲ 주엽나무_ 수형

한약명 조각자

- 식물명 및 학명: 조각자나무 *Gleditsia sinensis* Lamark, 주엽나무 *Gleditsia japonica* Miquel var. *koraiensis* Nakai
- 과명: 콩과(Leguminosae)
- 약용부위: 가시
- 한약명: 조각자(皂角刺)
- 라틴 생약명: Gleditsiae Spina
- 이명 또는 영명: Gleditsia Spine
- 식약처 공정서 및 조선시대 의서 수재:
  대한민국약전(KP)
  동의보감 탕액편의 나무부(部)
  방약합편의 교목(喬木, 줄기가 곧고 굵으며 높이 자라는 나무)편

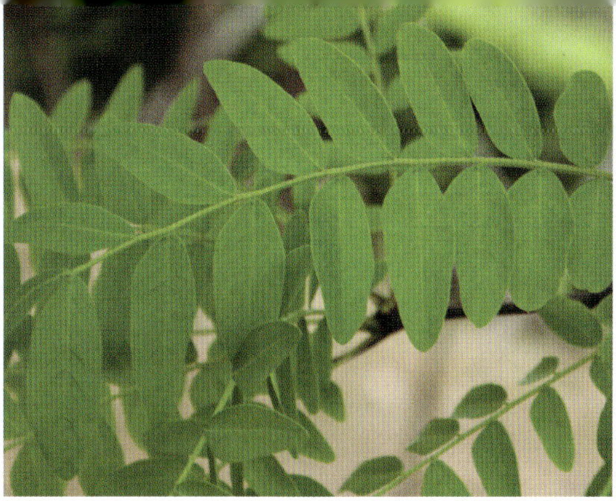

▲ 조각자나무_ 잎

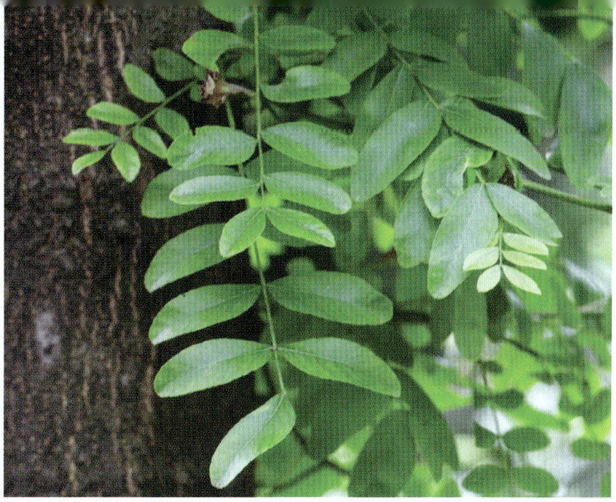

▲ 주엽나무_ 잎

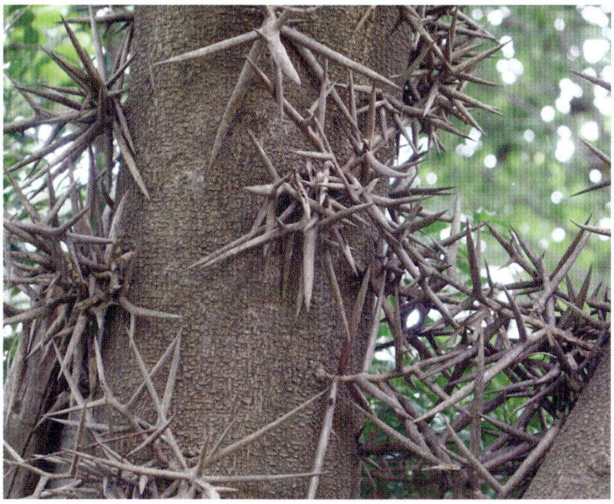

▲ 조각자나무_ 가시

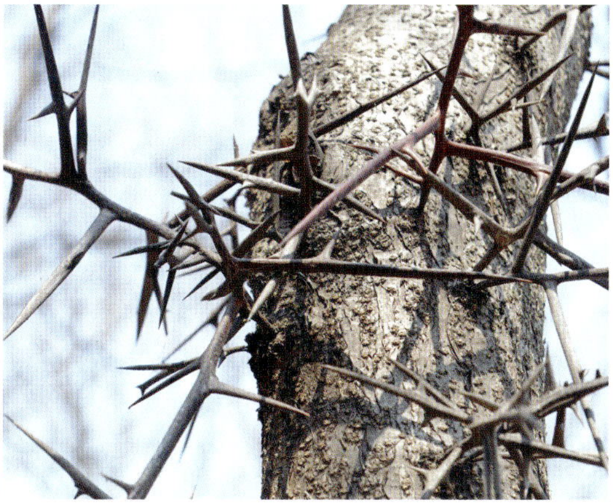

▲ 주엽나무_ 가시

| 한약의 기원 | 이 약은 조각자나무 *Gleditsia sinensis* Lamark 또는 주엽나무 *Gleditsia japonica* Miquel var. *koraiensis* Nakai(콩과 Leguminosae)의 가시이다.

| 한방 특성 |

- 한방 악미(藥味)와 악성(藥性): 맛은 맵고 성질은 따뜻하다.
- 한방 작용부위(귀경, 歸經): 조각자는 주로 간장, 위장 질환에 영향을 미친다.
- 한방 효능

  소종탁독(消腫托毒): 종기를 가라앉히고 상처의 독기를 배출시킨다.

  배농(排膿): 고름이 잘 배출되게 한다.

  살충(殺蟲): 기생충을 죽인다.

| 약효 해설 |

- 태아를 분만한 후 태반이 잘 나오지 않는 증상에 유효하다.

• 출산 후 유즙 분비량이 없는 증상을 치료한다.
• 배농(排膿), 거담, 살충 작용이 있다.

| 동의보감 원문의 한글 식물명 | 없음

※ '조협(皂莢: 조각자나무 또는 주엽나무 열매)'의 동의보감 원문의 한글 식물명은 '주엽나모여름'이다.

| 동의보감 효능 | 조각자(皂角刺, 주엽나무 가시)는 일명 천정(天丁)이라고도 한다. 옹저가 아직 터지지 않았을 때는 터지게 할 수 있다. 이미 터진 뒤에는 터진 부위로 약 기운을 끌고 가기 때문에 피부가 헐어 곪는 것과 나병[癘風, 여풍]에 중요한 약이다[입문].

| 동의보감 원문 | **皂角刺:** 一名天丁. 凡癰疽未破者 能開竅 已破者 能引藥達瘡處 乃諸惡瘡及癘風要藥也.[入門]

| 약용법 | 가시 3~10g을 물 800mL에 넣고 달여서 반으로 나누어 아침저녁으로 마시거나 외용으로 적당량 사용한다.

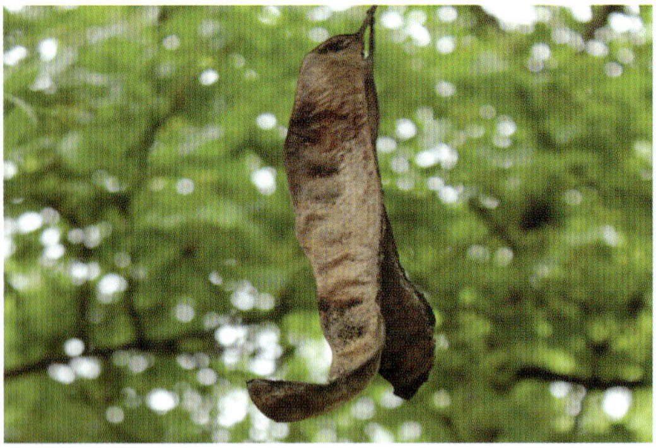

▲ 조각자나무_ 열매

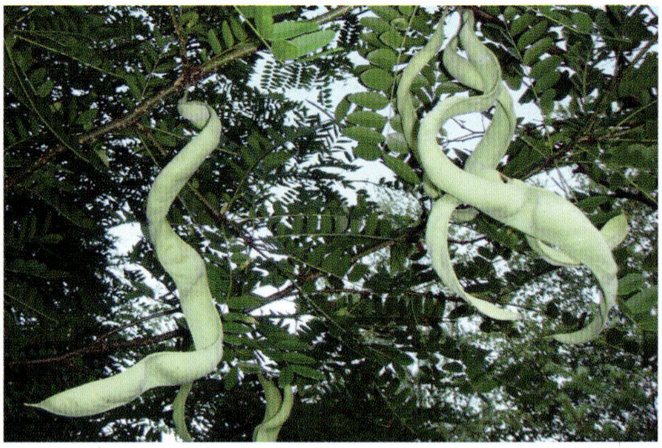

▲ 주엽나무_ 열매

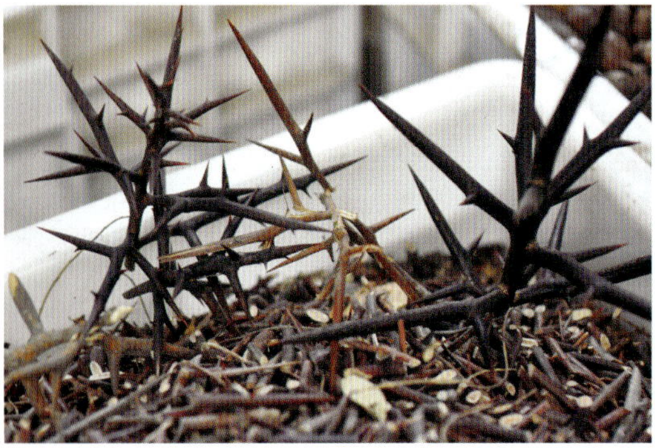

▲ 조각자(약재, 시장 판매품)

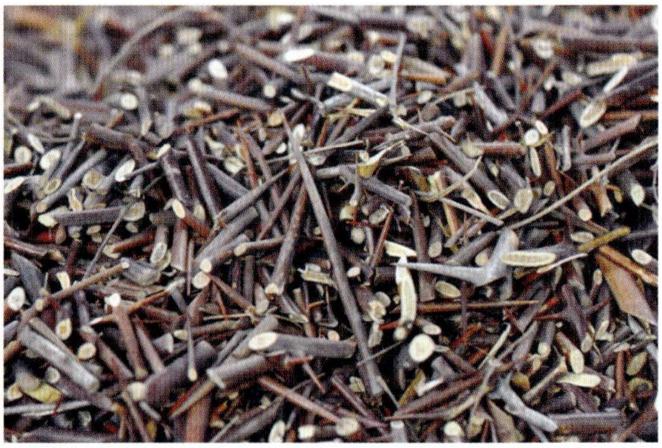

▲ 조각자(약재, 절단)

한약명

조협

- 식물명 및 학명: 조각자나무 *Gleditsia sinensis* Lamark, 주엽나무 *Gleditsia japonica* Miquel var. *koraiensis* Nakai
- 과명: 콩과(Leguminosae)
- 약용부위: 열매
- 한약명: 조협(皂莢)
- 라틴 생약명: Gleditsiae Fructus
- 식약처 공정서 및 조선시대 의서 수재:
  대한민국약전외한약(생약)규격집(KHP)
  동의보감 탕액편의 나무부(部)
  방약합편의 교목(喬木, 줄기가 곧고 굵으며 높이 자라는 나무)편

| 한약의 기원 | 이 약은 조각자나무 *Gleditsia sinensis* Lamark 또는 주엽나무 *Gleditsia japonica* Miquel var. *koraiensis* Nakai(콩과 Leguminosae)의 열매이다.

| 한방 특성 |

- 한방 약미(藥味)와 약성(藥性): 맛은 맵고 짜며 성질은 따뜻하고 독이 있다.
- 한방 작용부위(귀경, 歸經): 조협은 주로 폐, 간장, 위장, 대장 질환에 영향을 미친다.
- 한방 효능

거담지해(祛痰止咳): 담(痰)을 제거하고 기침을 멎게 한다.

개규통폐(開竅通閉): 기(氣)가 막혀서 유발된 감각기관의 기능을 정상화한다.

살충산결(殺蟲散結): 기생충을 죽이고 뭉친 것을 풀어준다.

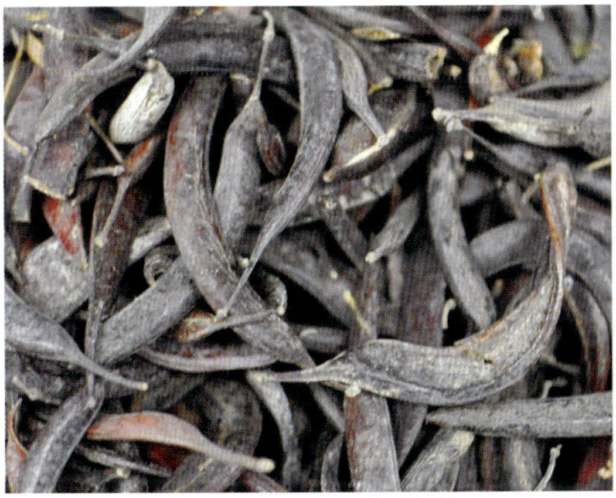

▲ 조각자나무_ 발육되지 않은 열매인 저아조(猪芽皂)

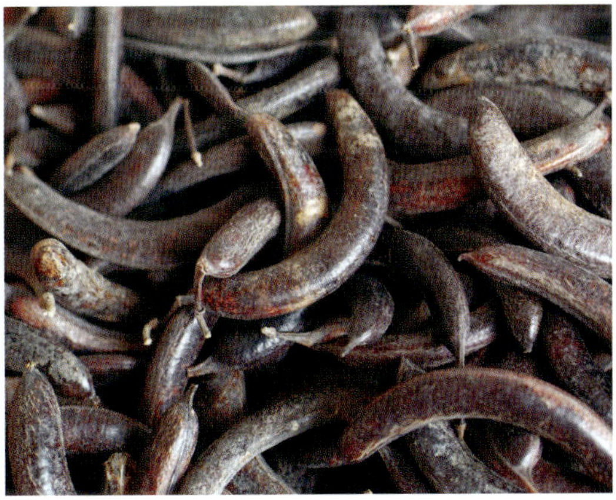

▲ 조협(약재, 전형)

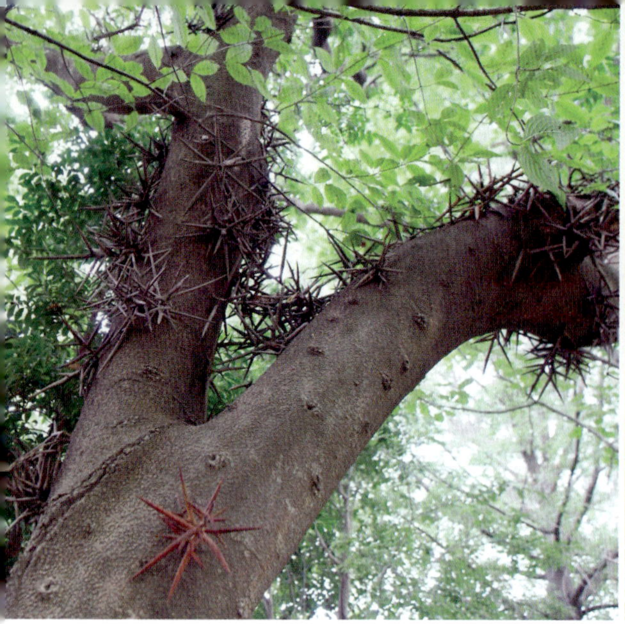

▲ 조각자나무_ 수형

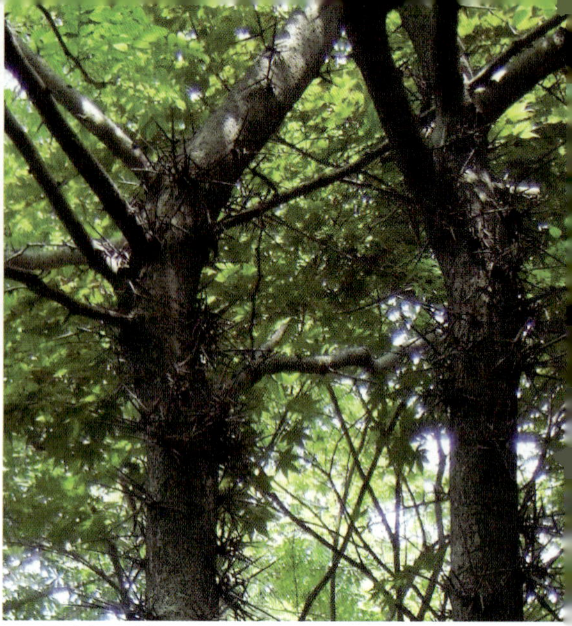

▲ 주엽나무_ 수형

| 약효 해설 |

- 정신이 혼미한 병증에 사용한다.
- 중풍으로 인한 안면 신경 마비에 유효하다.
- 목 안이 붓고 아프며 막힌 감이 있는 증상을 치료한다.
- 강한 거담, 살충 작용이 있다.
- 대소변을 잘 나오게 한다.

| 동의보감 원문의 한글 식물명 | 주엽나모여름

| 동의보감 효능 | 조협(皂莢, 주엽나무, 조각자나무 열매)의 성질은 따뜻하며[溫] 맛은 맵고[辛] 짜며[鹹] 독이 조금 있다. 관절을 잘 통하게 하고 두통[頭風]을 제거한다. 감각기관의 기능을 정상화하고 담연(痰涎)을 삭게 한다. 기침을 멎게 하고 배가 몹시 부르며 속이 그득한 감을 주는 증상을 치료한다. 배 속에 생긴 단단한 덩어리를 깨뜨리고 유산시킬 수 있다. 중풍으로 입을 악다무는 것을 낫게 하며 노채충(勞瘵蟲)을 죽인다.

| 동의보감 원문 | **皂莢:** 性溫 味辛鹹 有小毒. 通關節 除頭風 利九竅 消痰涎 止咳嗽 療脹滿 破堅癥 能墮胎. 治中風口噤 殺勞蟲.

| 약용법 | 열매 1~3g을 물 800mL에 넣고 달여서 반으로 나누어 아침저녁으로 마시거나 또는 가루나 환(丸)으로 만들어 복용한다. 외용할 때는 적당량을 사용한다.

조릿대풀

한약명 담죽엽

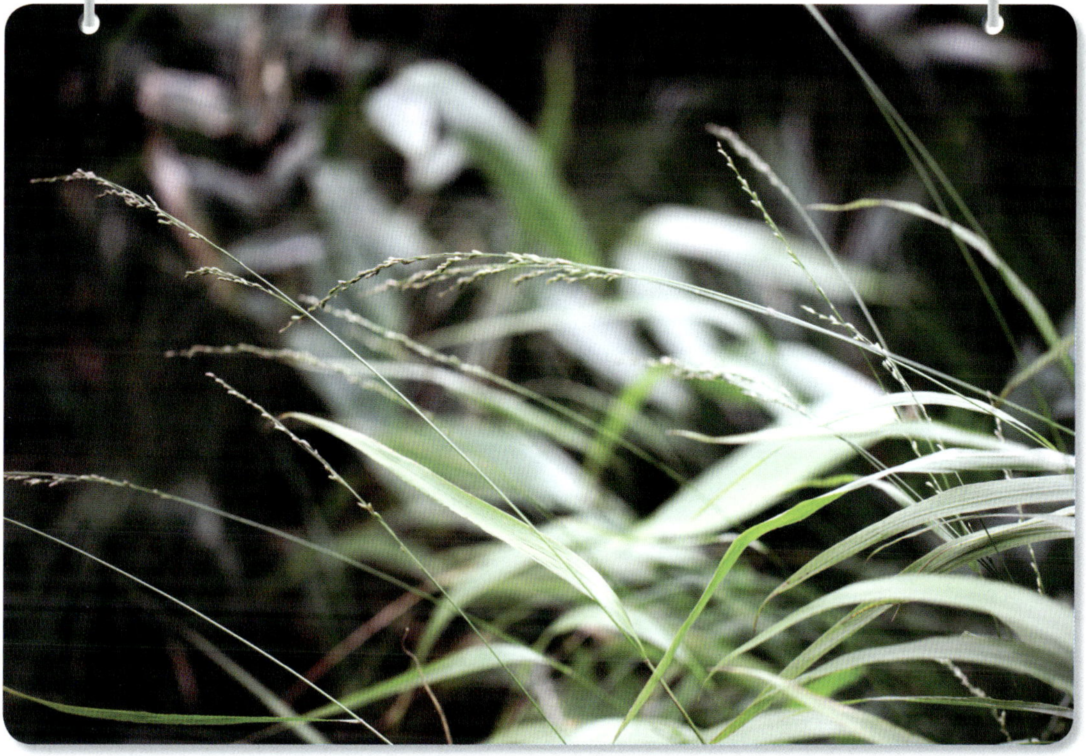

한약명 담죽엽

- 식물명 및 학명: 조릿대풀 *Lophatherum gracile* Bronghiart
- 과명: 벼과(Gramineae)
- 약용부위: 꽃 피기 전의 지상부
- 한약명: 담죽엽(淡竹葉)
- 라틴 생약명: Lophatheri Herba
- 식약처 공정서 및 조선시대 의서 수재:
  대한민국약전외한약(생약)규격집(KHP)
  동의보감 탕액편의 나무부(部)

| 한약의 기원 | 이 약은 조릿대풀 *Lophatherum gracile* Bronghiart(벼과 Gramineae)의 꽃 피기 전의 지상부이다.

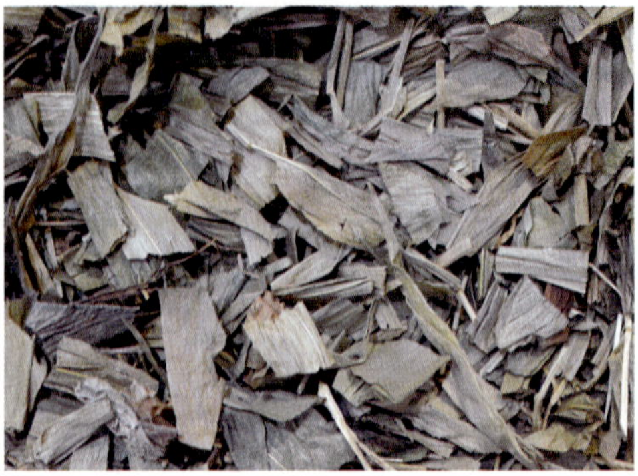
▲ 담죽엽(약재, 절단)

| 한방 특성 |

- 한방 약미(藥味)와 약성(藥性): 맛은 달고 싱거우며 성질은 차다.
- 한방 작용부위(귀경, 歸經): 담죽엽은 주로 심장, 위장, 소장 질환에 영향을 미친다.
- 한방 효능

청열사화(淸熱瀉火): 열기를 식히고 화기(火氣)를 배출시킨다.
제번지갈(除煩止渴): 마음이 답답한 것을 없애고 갈증을 멎게 한다.
이뇨통림(利尿通淋): 소변을 잘 나오게 하고 배뇨장애를 해소한다.

| 약효 해설 |

- 잇몸이 붓고 아픈 병증을 낫게 한다.
- 입안과 혀가 허는 증세에 사용한다.
- 가슴이 답답한 증상과 갈증을 없애준다.
- 소변이 붉고 시원하지 못한 증상에 쓰인다.

| 동의보감 원문의 한글 식물명 | 소옴댓닙

| 동의보감 효능 | 담죽엽(淡竹葉, 조릿대풀 지상부)의 성질은 차며[寒] 맛은 달고[甘] 독이 없다. 담을 삭이고 열을 내린다. 중풍으로 목이 쉬어 말을 하지 못하는 것, 열이 몹시 나면서 머리가 아픈 것을 낫게 한다. 놀라서 가슴이 두근거리는 것과 급성 전염병[瘟疫, 온역]으로 몹시 답답한 것을 멎게 한다. 기침을 하면서 기운이 치밀어 올라 숨이 차는 증상을 치료한다. 임신부가 어지럼증이 나서 넘어지는 것, 소아가 놀랐을 때 발작하는 간질, 천조풍(天弔風)을 낫게 한다[본초].

| 동의보감 원문 | 淡竹葉: 性寒 味甘 無毒. 消痰淸熱. 主中風失音不語 壯熱頭痛. 止驚悸 溫疫狂悶. 治咳逆上氣 孕婦眩暈倒地 小兒驚癎天弔.[本草]

| 약용법 | 지상부 6~10g을 물 800mL에 넣고 달여서 반으로 나누어 아침저녁으로 마신다.

조뱅이

한약명 소계

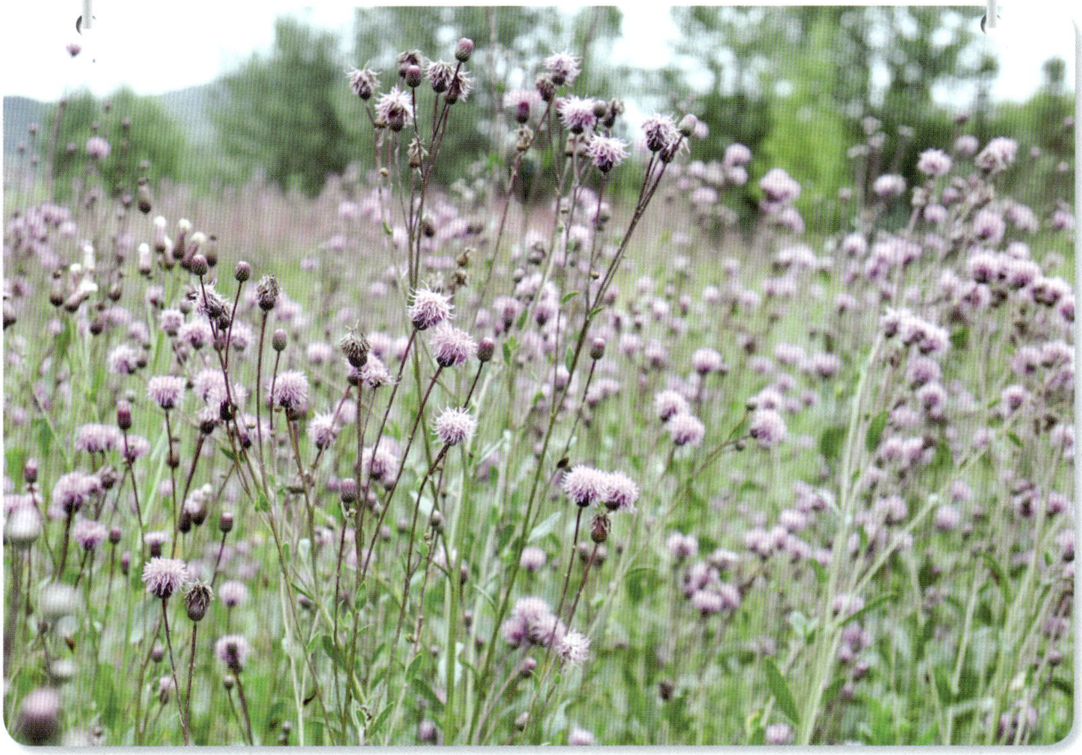

▲ 조뱅이_ 무리

한약명 소계

- 식물명 및 학명: 조뱅이 *Breea segeta* Kitamura, 큰 조뱅이 *Breea setosa* Kitamura
- 과명: 국화과(Compositae)
- 약용부위: 전초
- 한약명: 소계(小薊)
- 라틴 생약명: Breeae Herba
- 식약처 공정서 및 조선시대 의서 수재:
  대한민국약전외한약(생약)규격집(KHP)
  동의보감 탕액편의 풀부(部)
  방약합편의 습초편

| 한약의 기원 | 이 약은 조뱅이 *Breea segeta* Kitamura 또는 큰조뱅이 *Breea setosa* Kitamura(국화과 Compositae)의 전초이다.

| 한방 특성 |

- 한방 약미(藥味)와 약성(藥性): 맛은 달고 쓰며 성질은 서늘하다.
- 한방 작용부위(귀경, 歸經): 소계는 주로 심장, 간장 질환에 영향을 미친다.
- 한방 효능

  양혈지혈(凉血止血): 혈열(血熱)을 식히고 지혈한다.

  청열소종(淸熱消腫): 열기를 식히고 종기를 가라앉힌다.

| 약효 해설 |

- 혈뇨(血尿), 혈변(血便), 토혈, 코피, 외상출혈을 치료한다.

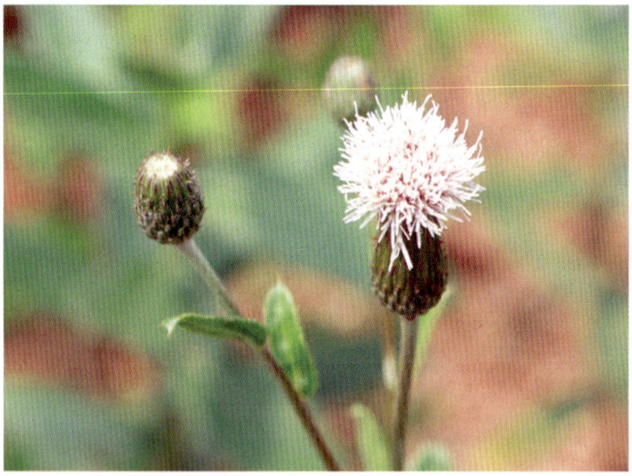

▲ 조뱅이_ 꽃

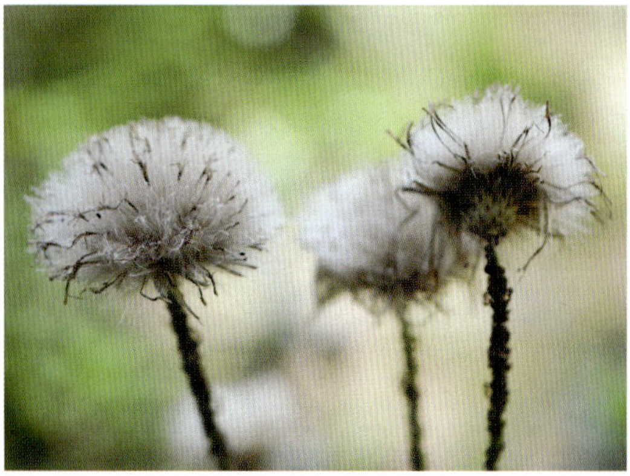

▲ 조뱅이_ 열매 솜털

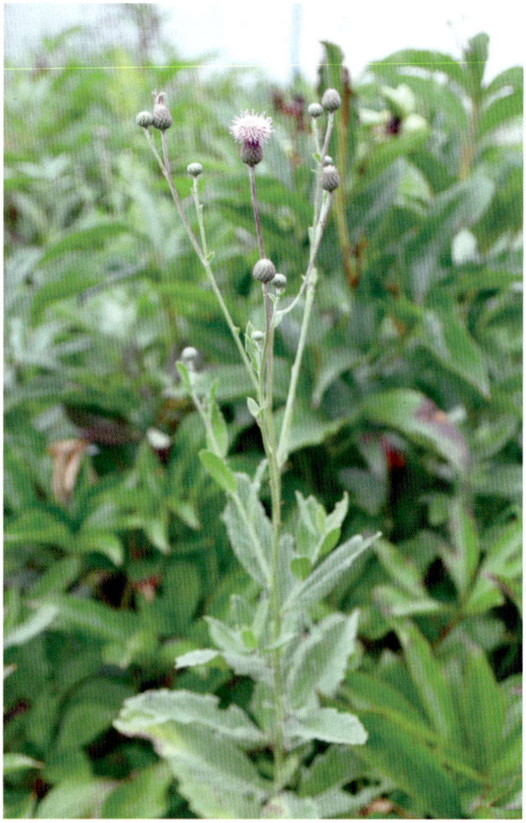

▲ 조뱅이_ 지상부

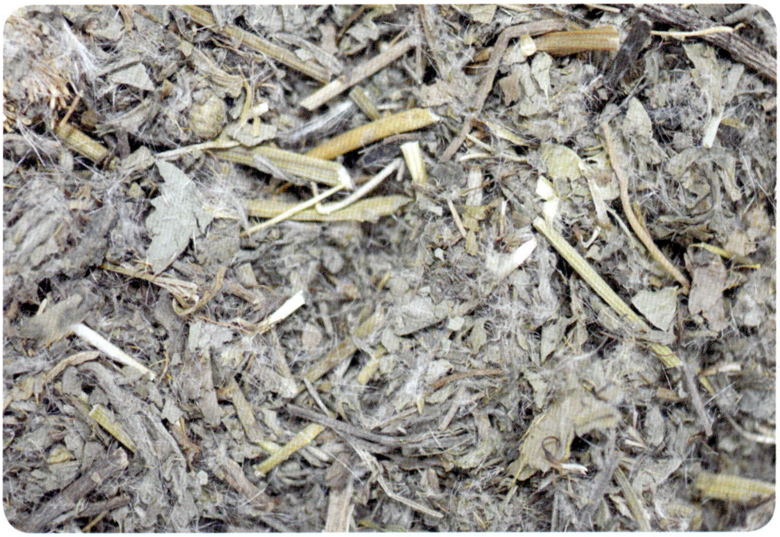

▲ 소계(약재, 절단)

- 간염, 황달에 유효하다.
- 여성의 부정기 자궁출혈에 쓰인다.

| 동의보감 원문의 한글 식물명 | 조방가시

| 동의보감 효능 | 소계(小薊, 조뱅이)의 성질은 서늘하고[凉] 독이 없다. 열독풍을 낫게 하고 오래된 어혈을 깨뜨린다. 갓 출혈된 것, 갑자기 하혈(下血)하는 것, 혈붕(血崩), 쇠붙이에 상하여 피가 나는 것을 멎게 한다. 거미, 뱀, 전갈의 독을 풀어준다.

| 동의보감 원문 | **小薊:** 性涼 無毒. 治熱毒風 破宿血 止新血 暴下血 血崩 金瘡出血 療蜘蛛蛇蝎毒.

| 약용법 | 전초 5~12g을 물 800mL에 넣고 달여서 반으로 나누어 아침저녁으로 마신다.

종대황

한약명 종대황

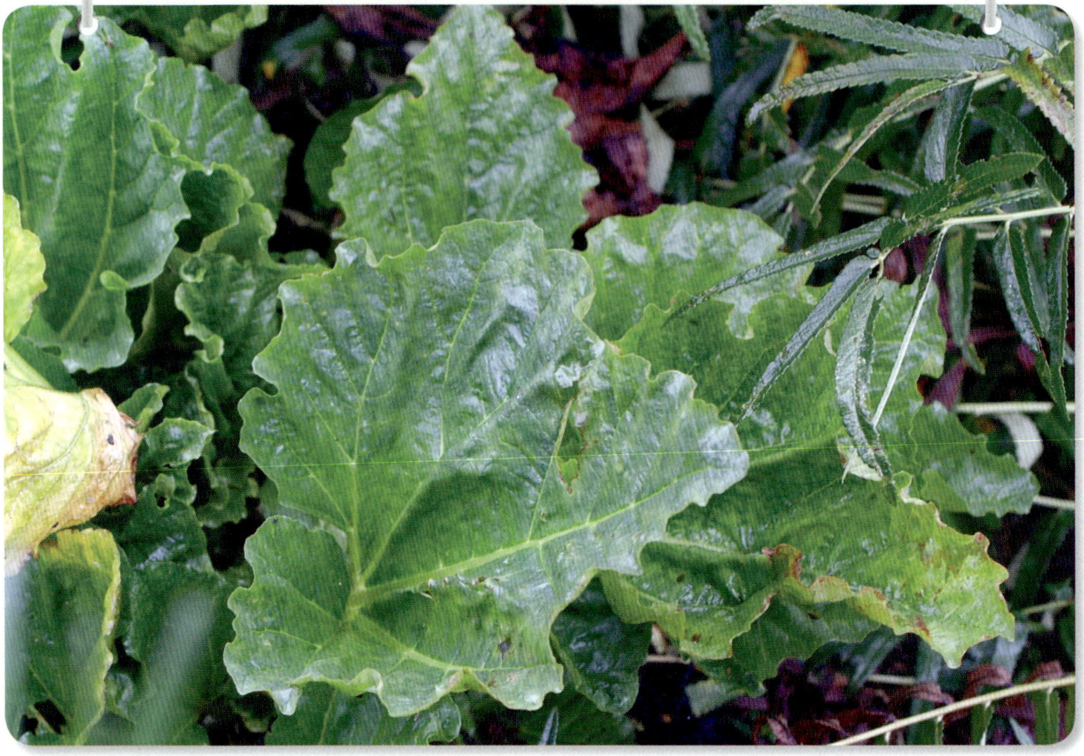

한약명 종대황

- 식물명 및 학명: 종대황 *Rheum undulatum* Linné
- 과명: 여뀌과, 마디풀과(Polygonaceae)
- 약용부위: 뿌리줄기
- 한약명: 종대황(種大黃)
- 라틴 생약명: Rhei Undulatai Rhizoma
- 이명 또는 영명: Undulatum Rhubarb
- 식약처 공정서 및 조선시대 의서 수재: 대한민국약전외한약(생약)규격집(KHP)

| 한약의 기원 | 이 약은 종대황 *Rheum undulatum* Linné(여뀌과, 마디풀과 Polygonaceae)의 뿌리줄기이다. 이 약은 뿌리줄기를 그대로 또는 껍질을 깎아서 모양을 다듬거나 또는 그대로 가로로 자르거나 세로로 쪼개어 말린 것이다.

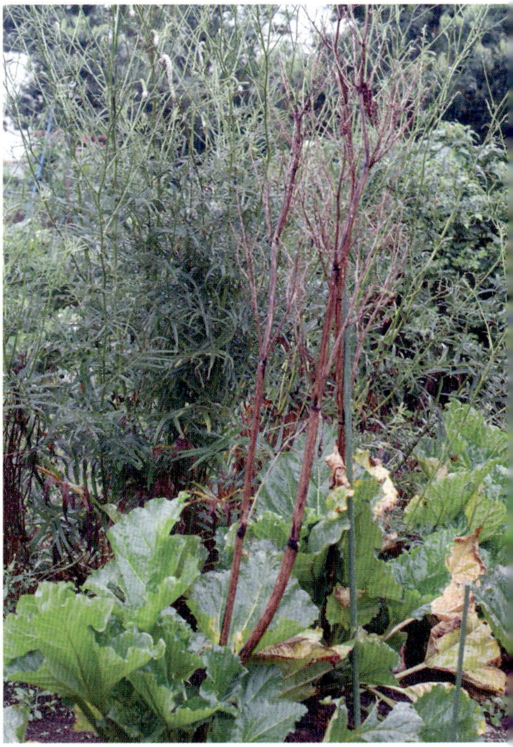

▲ 종대황_ 지상부

| 한방 특성 |

- 한방 약미(藥味)와 약성(藥性): 맛은 쓰고 성질은 차다.
- 한방 효능

사열해독(瀉熱解毒): 열독을 풀어준다.

양혈행어(凉血行瘀): 혈열(血熱)을 식히고 어혈을 없앤다.

| 약효 해설 |

- 열(熱)이 심하여 생긴 화(火)를 없애고 대변을 잘 보게 하는 작용이 있다.
- 위(胃)의 운동을 활발하게 하여 타액과 위액 분비를 촉진함으로써 소화를 돕는다.
- 종대황(種大黃)을 대황 대신으로 사용하면 안 된다.

| 약용법 | 뿌리줄기 6~10g을 물 800mL에 넣고 달여서 반으로 나누어 아침 저녁으로 마신다.

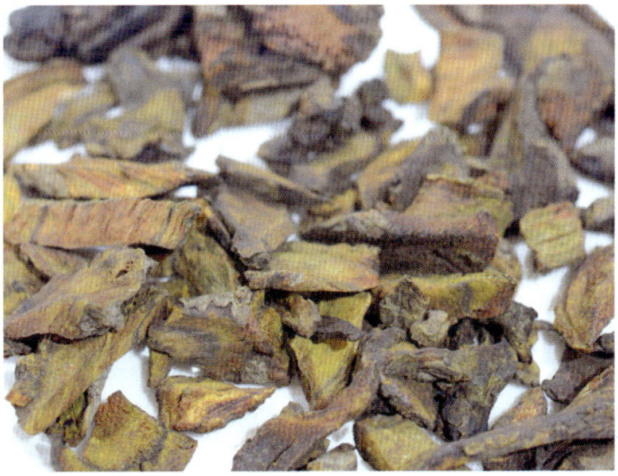

▲ 종대황(약재, 절편)

종려

한약명 종려피

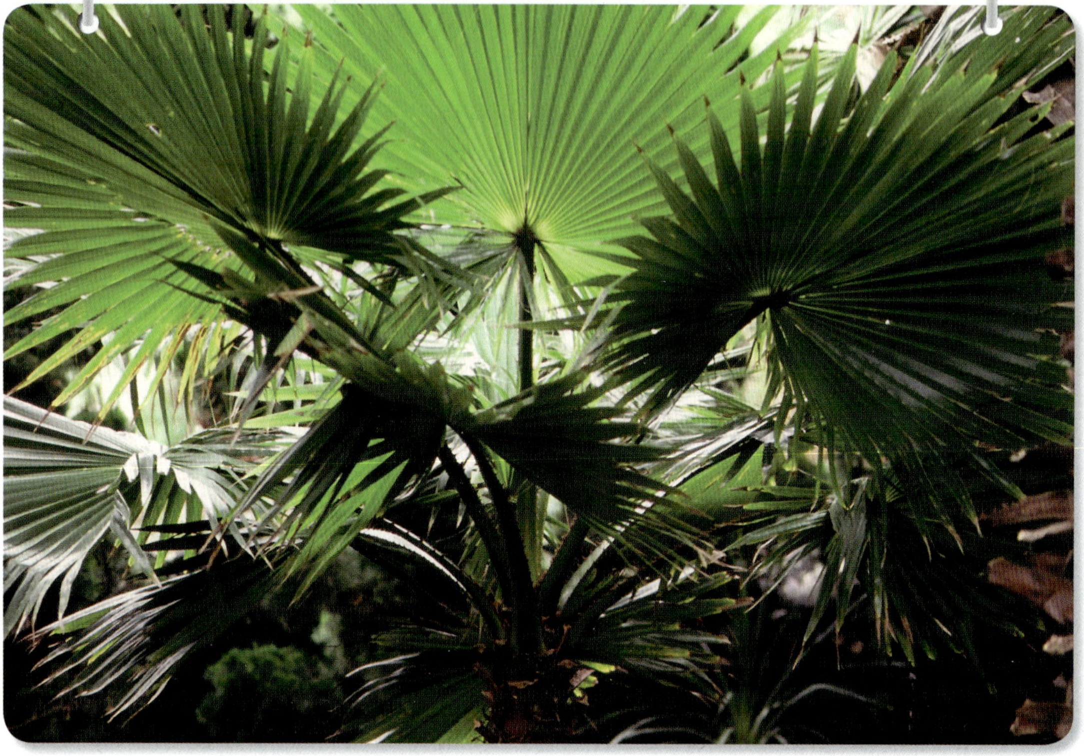

한약명 종려피

- 식물명 및 학명: 종려(棕櫚) *Trachycarpus fortunei* Wendland
- 과명: 야자과(Palmae)
- 약용부위: 잎자루가 오래 묵어 이루어진 헛줄기의 겉껍질
- 한약명: 종려피(棕櫚皮)
- 라틴 생약명: Trachycarpi Petiolus
- 식약처 공정서 및 조선시대 의서 수재:
  대한민국약전외한약(생약)규격집(KHP)
  동의보감 탕액편의 나무부(部)
  방약합편의 교목(喬木, 줄기가 곧고 굵으며 높이 자라는 나무)편

| 한약의 기원 | 이 약은 종려(棕櫚) *Trachycarpus fortunei* Wendland 또는 기타 동속식물(야자과 Palmae)의 잎자루가 오래 묵어 이루어진 헛줄기의 겉껍질이다.

| 한방 특성 |

- 한방 약미(藥味)와 약성(藥性): 맛은 쓰고 떫으며 성질은 보통이다[平].
- 한방 작용부위(귀경, 歸經): 종려피는 주로 폐, 간장, 대장 질환에 영향을 미친다.
- 한방 효능

수렴지혈(收斂止血): 상처를 아물게 하여 지혈한다.

| 약효 해설 |

- 혈변(血便), 혈뇨(血尿), 토혈, 코피를 멎게 한다.
- 부정기 자궁출혈을 치료한다.

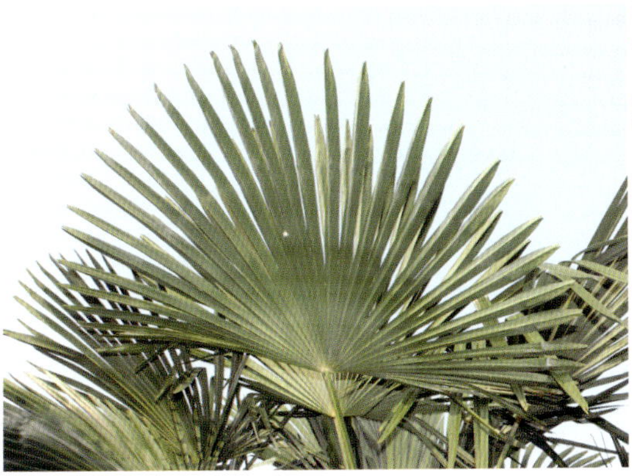

▲ 종려_ 잎

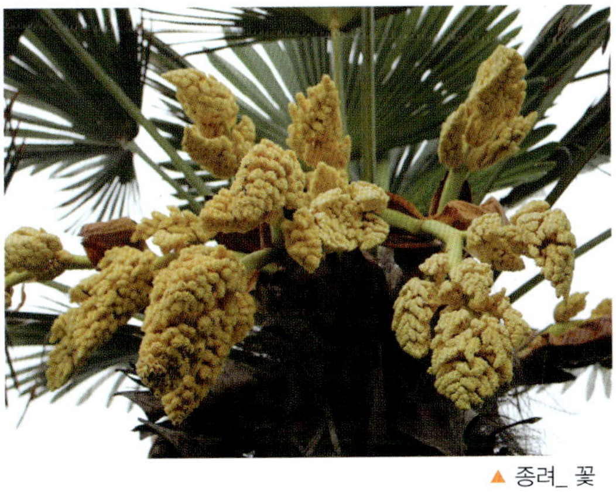

▲ 종려_ 꽃

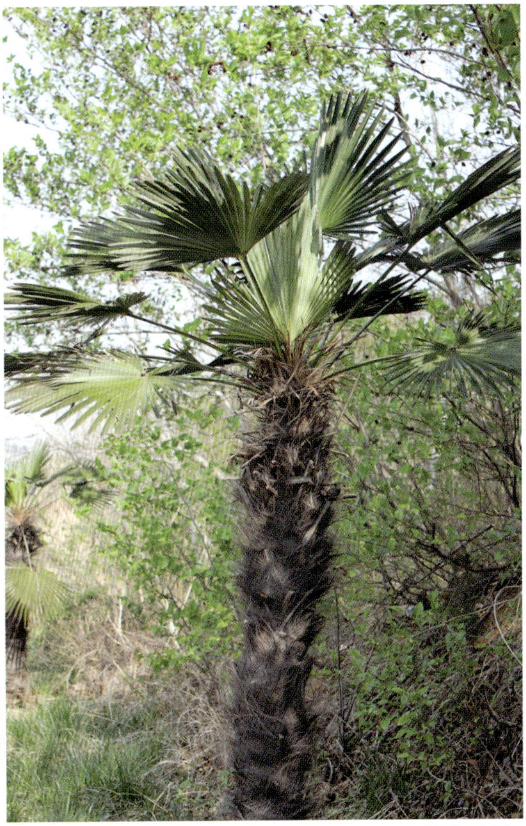

▲ 종려_ 수형

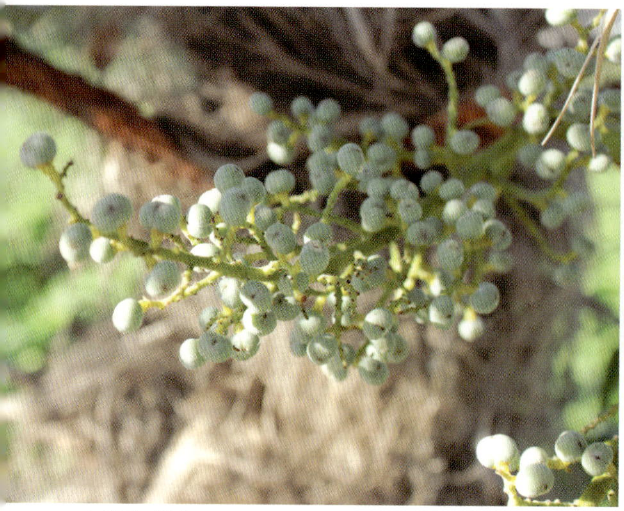

▲ 종려_ 열매

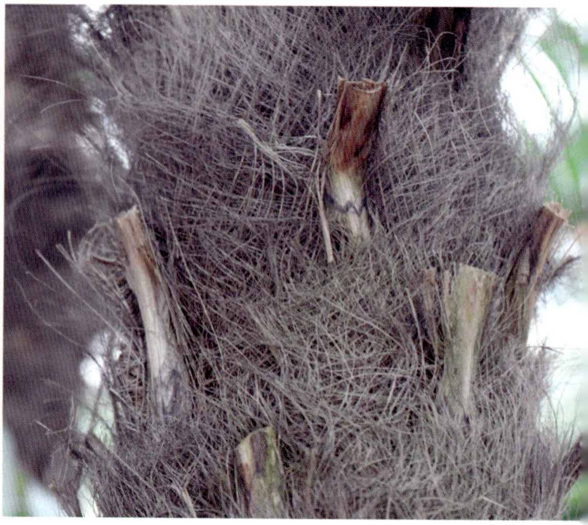

▲ 종려_ 나무껍질

| 동의보감 효능 | 종려피(棕櫚皮, 종려나무 헛줄기의 겉껍질)의 성질은 보통이며[平] 독이 없다. 코피가 심한 것, 피를 토하는 것, 치질[腸風, 장풍], 적백이질, 부정기 자궁출혈, 자궁에서 나오는 분비물을 멎게 한다.

| 동의보감 원문 | **棕櫚皮:** 性平 無毒. 止鼻洪吐血 腸風 赤白痢 及婦人崩中帶下.

| 약용법 | 수치(修治)한 종려피 3~9g을 물 800mL에 넣고 달여서 반으로 나누어 아침저녁으로 마신다.

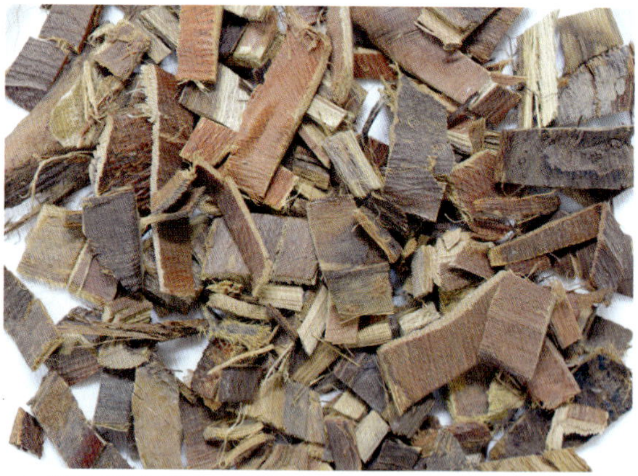

▲ 종려피(약재, 절편)

중국패모

한약명 절패모

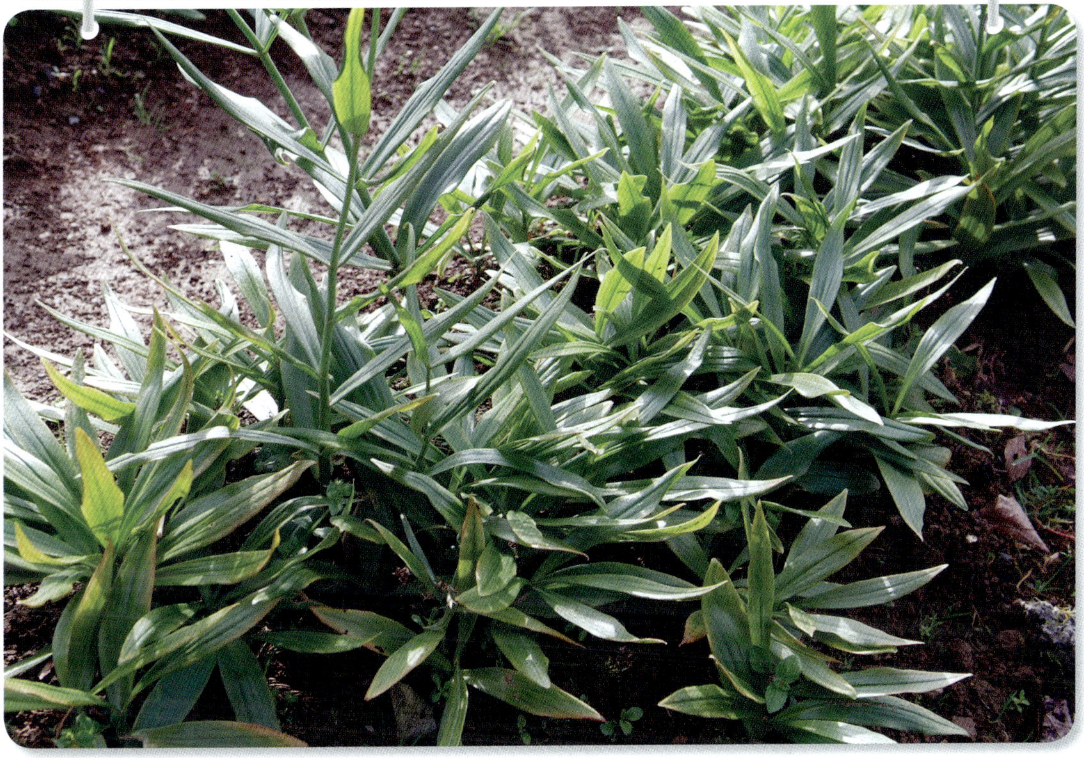

한약명 절패모

- 식물명 및 학명: 중국패모[浙貝母] *Fritillaria thunbergii* Miquel
- 과명: 백합과(Liliaceae)
- 약용부위: 비늘줄기
- 한약명: 절패모(浙貝母)
- 라틴 생약명: Fritillariae Thunbergii Bulbus
- 이명 또는 영명: Fritillaria Thunbergii Bulb
- 식약처 공정서 및 조선시대 의서 수재:
  대한민국약전(KP)
  동의보감 탕액편의 풀부(部)
  방약합편의 산초(山草)편

| 한약의 기원 | 이 약은 중국패모[浙貝母] *Fritillaria thunbergii* Miquel(백합과 Liliaceae)의 비늘줄기이다. 크고 심아(芯芽)를 제거한 것을 대패(大貝)라 부르고, 작고 심아(芯芽)를 제거하지 않은 것을 주패(珠貝)라 부르며, 심아(芯芽)를 제거하고 두텁게 쪼갠 것을 절패편(浙貝片)이라 부른다.

| 한방 특성 |

- 한방 약미(藥味)와 약성(藥性): 맛은 쓰고 성질은 차다.
- 한방 작용부위(귀경, 歸經): 절패모는 주로 폐, 심장 질환에 영향을 미친다.
- 한방 효능

청열화담(淸熱化痰): 열기를 식히고 가래를 없앤다.

강기지해(降氣止咳): 치밀어 오른 기(氣)를 내리고 기침을 멎게 한다.

산결소종(散結消腫): 뭉친 것을 풀고 종기를 가라앉힌다.

| 약효 해설 |

- 담화(痰火)로 인한 기침을 없애준다.
- 발열과 오한으로 생긴 기침 제거에 효과가 있다.

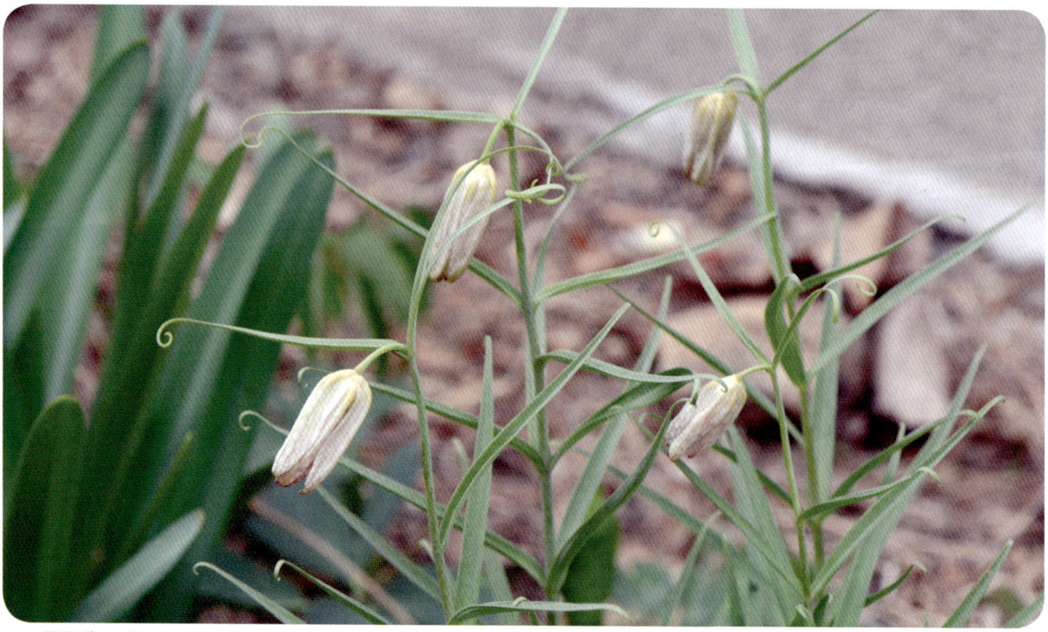

▲ 중국패모_ 꽃

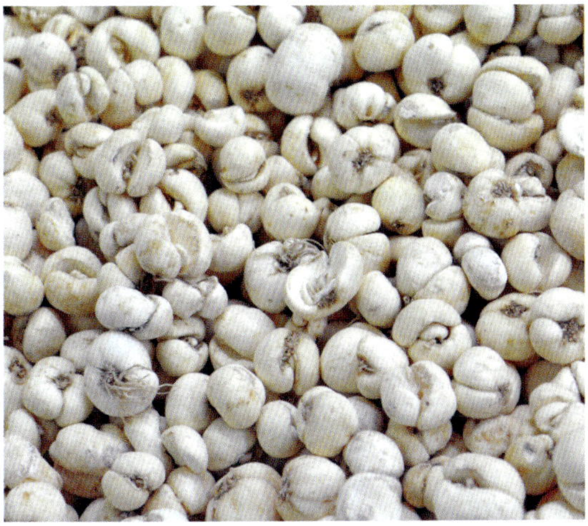

▲ 절패모(약재, 전형)

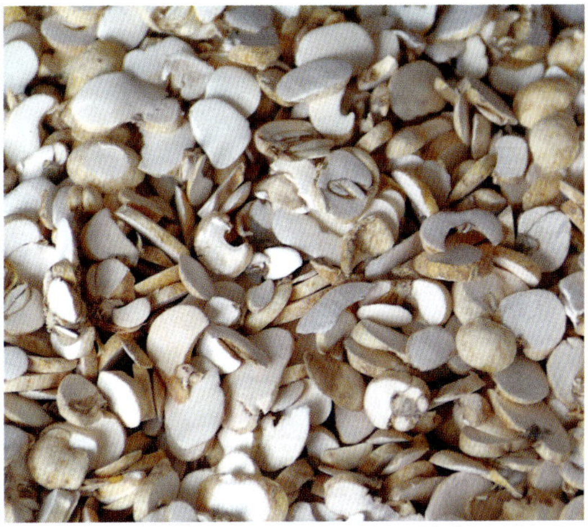

▲ 절패모(약재, 절편)

| 동의보감 효능 | 패모(貝母, 절패모, 중국패모)의 성질은 보통이고[平](약간 차다[微寒]고도 한다) 맛은 맵고[辛] 쓰며[苦] 독이 없다. 담을 삭이고 심과 폐를 부드럽게 한다. 폐열(肺熱)로 진액이 소모되어 기침하고 숨차는 것을 낫게 한다. 폐에 고름이 생긴 병증, 가래에 피고름이 섞여 나오는 것을 치료한다. 속이 답답한 것[煩]을 없애고 갈증을 멎게 하며 쇠붙이에 다친 상처를 치료한다. 피부가 헐어 아프고 가려우며 벌겋게 부어 곪는 것을 낫게 한다. 연교와 같이 쓰면 목덜미 아래에 생긴 영류(癭瘤)를 낫게 한다.

| 동의보감 원문 | **貝母:** 性平[一云微寒] 味辛苦 無毒. 消痰 潤心肺 治肺痿咳嗽 肺癰 唾膿血 除煩止渴 療金瘡惡瘡. 與連翹同 主項下瘤癭疾.

| 약용법 | 비늘줄기 5~10g을 물 800mL에 넣고 달여서 반으로 나누어 아침저녁으로 마신다.

중마황, 초마황, 목적마황

한약명 마황, 마황근

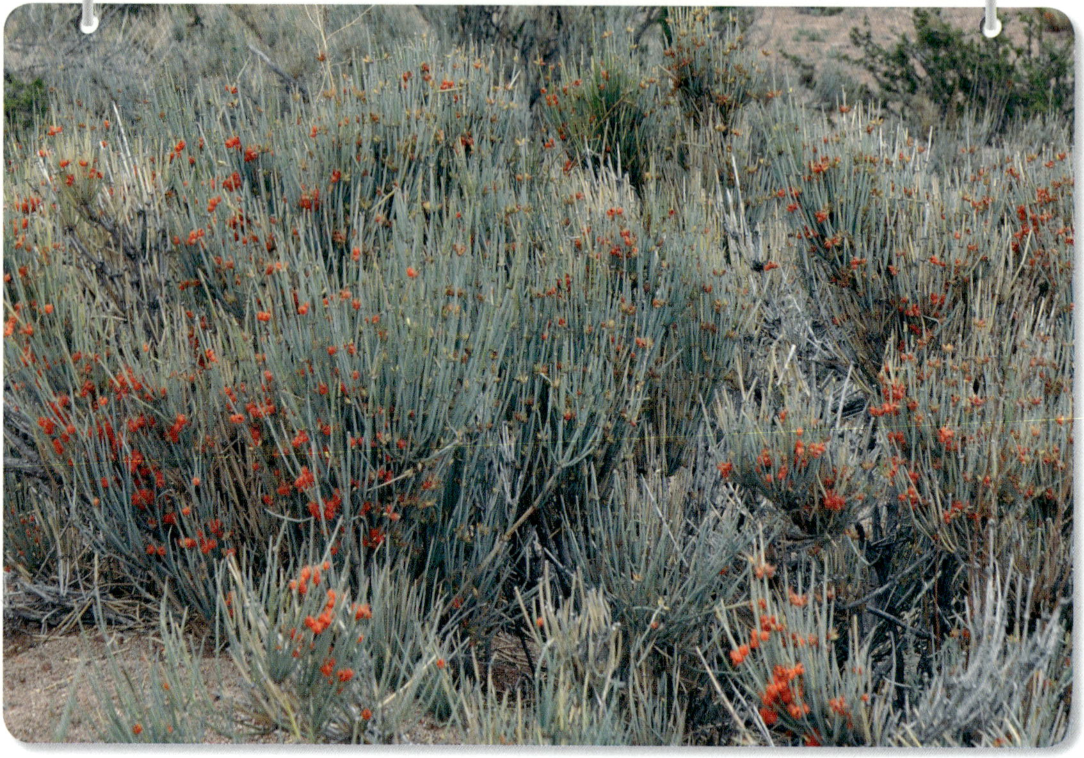

▲ 마황 서식지(키르기스스탄)

한약명 마황

- 식물명 및 학명: 중마황(中麻黃) *Ephedra intermedia* Schrenk et C. A. Meyer, 초마황(草麻黃) *Ephedra sinica* Stapf, 목적마황(木賊麻黃) *Ephedra equisetina* Bunge
- 과명: 마황과(Ephedraceae)
- 약용부위: 초질경
- 한약명: 마황(麻黃)
- 라틴 생약명: Ephedrae Herba
- 이명 또는 영명: Ephedra Herb
- 식약처 공정서 및 조선시대 의서 수재:
  대한민국약전(KP)
  동의보감 탕액편의 풀부(部)
  방약합편의 습초(濕草)편

| 한약의 기원 | 이 약은 중마황(中麻黃) *Ephedra intermedia* Schrenk et C. A. Meyer, 초마황(草麻黃) *Ephedra sinica* Stapf 또는 목적마황(木賊麻黃) *Ephedra equisetina* Bunge(마황과 Ephedraceae)의 초질경이다.

| 한방 특성 |

- 한방 약미(藥味)와 약성(藥性): 맛은 맵고 약간 쓰며 성질은 따뜻하다.
- 한방 작용부위(귀경, 歸經): 마황은 주로 폐, 방광 질환에 영향을 미친다.
- 한방 효능

발한산한(發汗散寒): 땀을 내어 한사(寒邪)를 없앤다.

선폐평천(宣肺平喘): 폐의 기능을 정상화하고 천식을 편안하게 한다.

이수소종(利水消腫): 소변을 잘 나오게 하고 부종을 가라앉힌다.

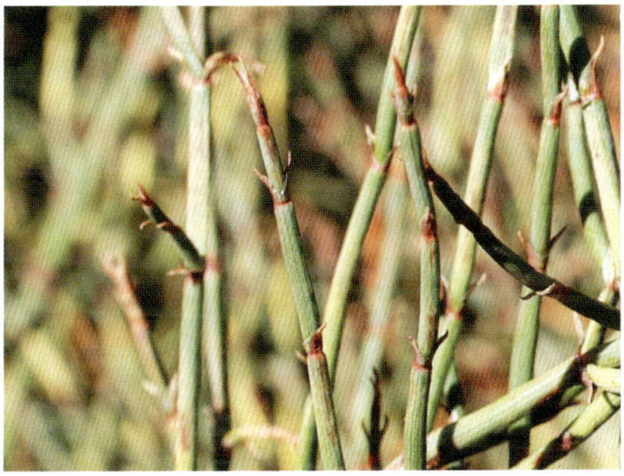

▲ 초마황_ 비늘잎

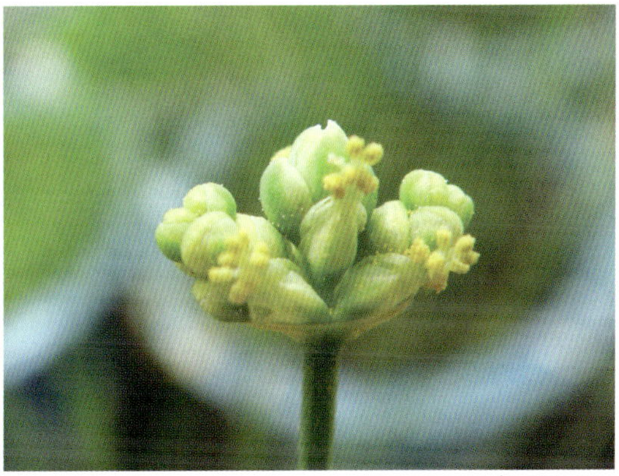

▲ 초마황_ 꽃

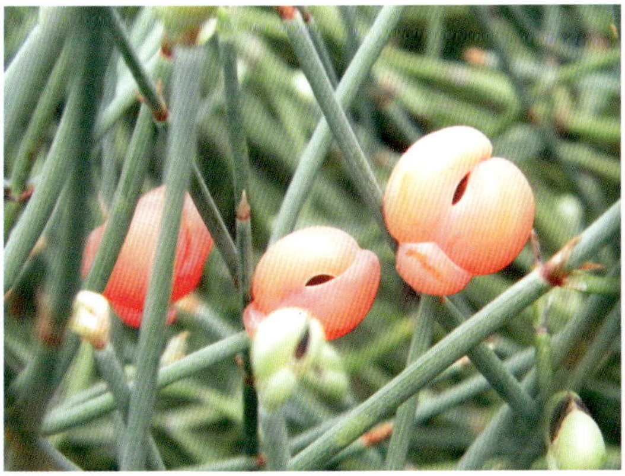

▲ 초마황_ 열매

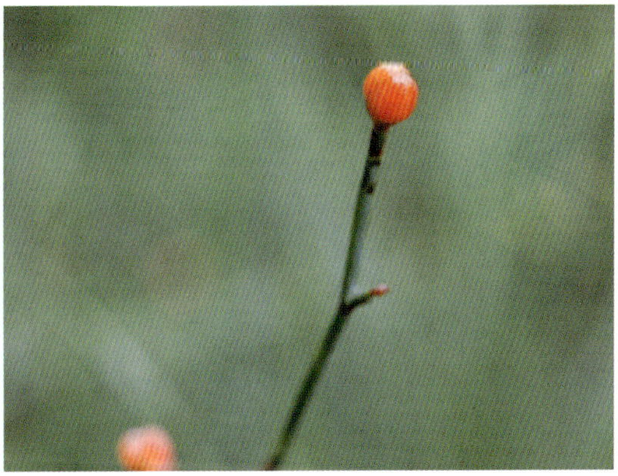

▲ 목적마황_ 열매

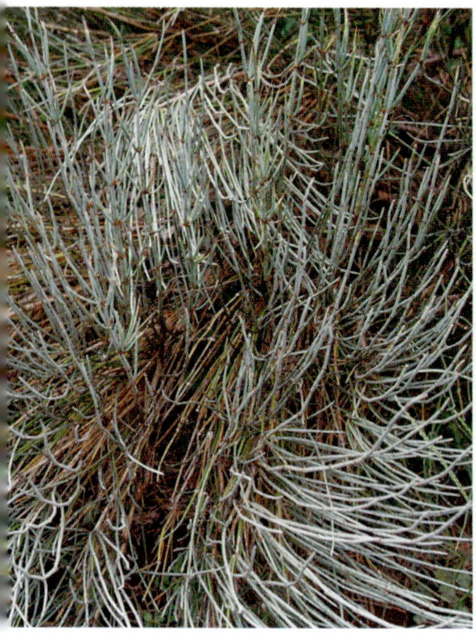

▲ 중마황_ 지상부

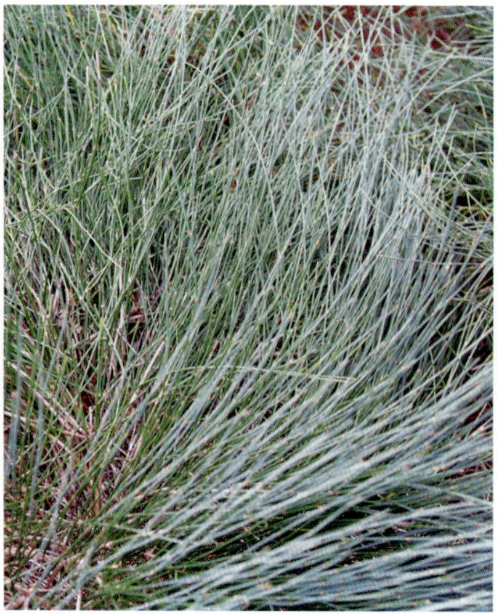

▲ 초마황_ 지상부

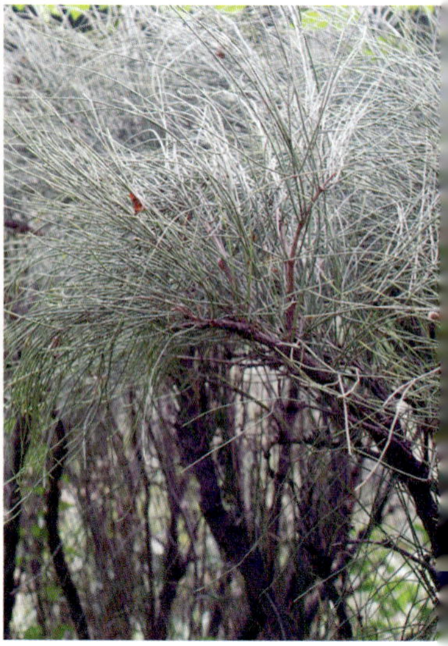

▲ 목적마황_ 지상부

| 약효 해설 |

- 발한(發汗) 작용이 있어 감기로 인한 열을 없애준다.
- 가슴이 답답하고 숨이 차면서 기침하는 증상을 낫게 한다.
- 기침할 때 숨은 가쁘나 가래 끓는 소리가 없는 증상에 많이 사용한다.
- 소변량이 줄거나 잘 나오지 않는 증상에 유효하다.
- 피부가 무감각해진 것을 치료한다.
- 주성분인 에페드린(ephedrine)은 기관지 평활근의 이완, 즉 진해(鎮咳) 작용이 있다.

| 동의보감 효능 | 마황(麻黃)의 성질은 따뜻하고[溫](보통이라고도[平] 한다) 맛은 쓰며[苦](달다[甘]고도 한다) 독이 없다. 중풍[風傷, 풍상]이나 상한(傷寒)으로 머리가 아픈 것과 말라리아[溫瘧, 온학]를 낫게 한다. 땀을 나게 하여 나쁜 기운과 열을 없앤다. 한열(寒熱)과 오장(五藏)의 나쁜 기운을 없애고 땀구멍[腠理, 주리]을 잘 통하게 한다.

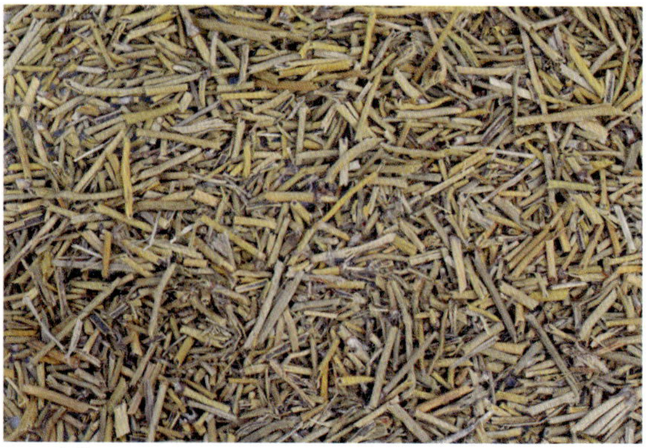

▲ 마황(약재, 절편)

급성 전염병을 낫게 하고 산람장기(山嵐瘴氣)를 치료한다.

| 동의보감 원문 | **麻黃:** 性溫[一云平] 味苦[一云甘] 無毒. 主中風傷寒頭痛 溫瘧 發表出汗 去邪熱氣. 除寒熱 五藏邪氣 通腠理. 治溫疫 禦山嵐瘴氣.

| 약용법 | 지상부 2~10g을 물 800mL에 넣고 달여서 반으로 나누어 아침저녁으로 마신다.

한약명 마황근

- 식물명 및 학명: 중마황(中麻黃) *Ephedra intermedia* Schrenk et C. A. Meyer, 초마황(草麻黃) *Ephedra sinica* Stapf.
- 과명: 마황과(Ephedraceae)
- 약용부위: 뿌리 및 뿌리줄기
- 한약명: 마황근(麻黃根)
- 라틴 생약명: Ephdrae Radix et Rhizoma
- 식약처 공정서 및 조선시대 의서 수재: 대한민국약전외한약(생약)규격집(KHP)

| 한약의 기원 | 이 약은 중마황(中麻黃) *Ephedra intermedia* Schrenk et C. A. Meyer 또는 초마황(草麻黃) *Ephedra sinica* Stapf.(마황과 Ephedraceae)의 뿌리 및 뿌리줄기이다.

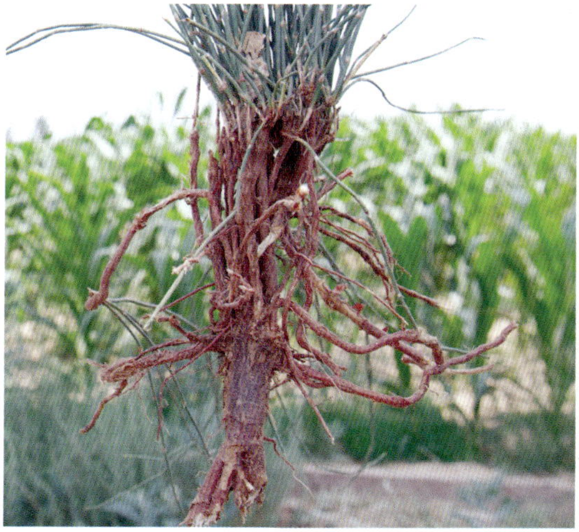
▲ 마황_ 뿌리(채취품)

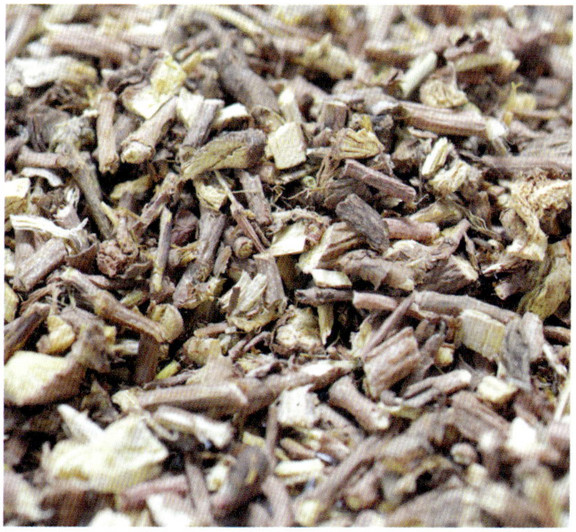
▲ 마황근(약재, 절편)

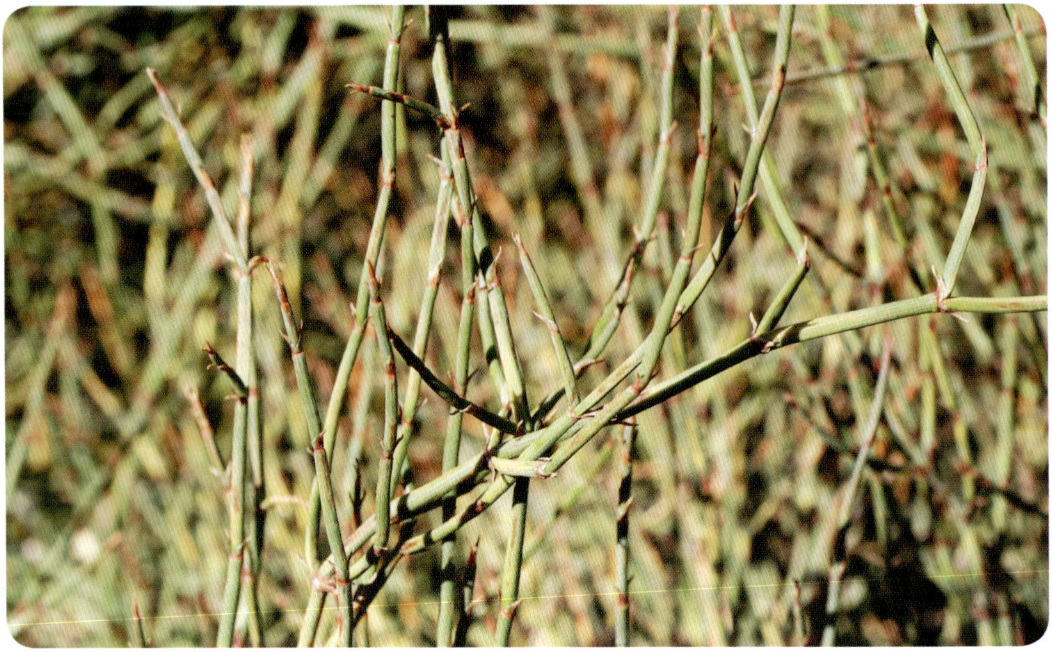

▲ 초마황_ 줄기

| 한방 특성 |

- 한방 약미(藥味)와 약성(藥性): 맛은 맵고 떫으며 성질은 보통이다[平].
- 한방 작용부위(귀경, 歸經): 마황근은 주로 심장, 폐 질환에 영향을 미친다.
- 한방 효능

고표지한(固表止汗): 체표를 튼튼하게 하여 땀을 멎게 한다.

| 약효 해설 |

- 몸이 허약하여 식은땀이 나는 증상을 치료한다.
- 잠잘 때에는 땀이 나다가 잠에서 깨어나면 땀이 멎는 증상을 낫게 한다.
- 뿌리에는 혈압강하와 지한(止汗) 작용이 있는 에페드라딘(ephedradine) 성분이 있다.

| 약용법 | 뿌리 및 뿌리줄기 3~9g을 물 800mL에 넣고 달여서 반으로 나누어 아침저녁으로 마신다.

쥐오줌풀

한약명 길초근

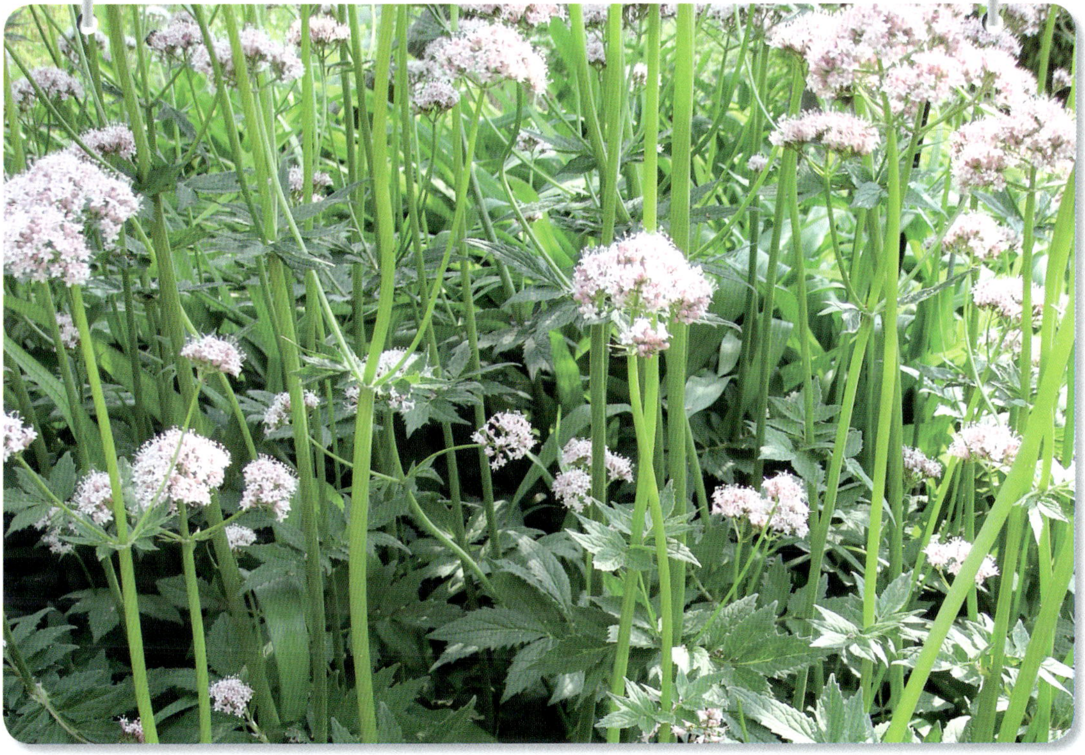

한약명 길초근

- 식물명 및 학명: 쥐오줌풀 *Valeriana fauriei* Briquet
- 과명: 마타리과(Valerianaceae)
- 약용부위: 뿌리 및 뿌리줄기
- 한약명: 길초근(吉草根)
- 라틴 생약명: Valerianae Radix et Rhizoma
- 이명 또는 영명: Valerian Root and Rhizome
- 식약처 공정서 및 조선시대 의서 수재: 대한민국약전(KP)

| 한약의 기원 | 이 약은 쥐오줌풀 *Valeriana fauriei* Briquet 또는 기타 동속 근연식물(마타리과 Valerianaceae)의 뿌리 및 뿌리줄기이다.

| 한방 특성 |

- 한방 약미(藥味)와 약성(藥性): 맛은 맵고 쓰며 성질은 따뜻하다.
- 한방 작용부위(귀경, 歸經): 길초근은 주로 심장, 간장 질환에 영향을 미친다.
- 한방 효능

안심신(安心神): 정신을 안정시킨다.

거풍습(祛風濕): 풍사(風邪)와 습사(濕邪)를 없앤다.

행기혈(行氣血): 기운과 혈액을 잘 소통시킨다.

지통(止痛): 통증을 멎게 한다.

| 약효 해설 |

- 히스테리증을 치료한다.

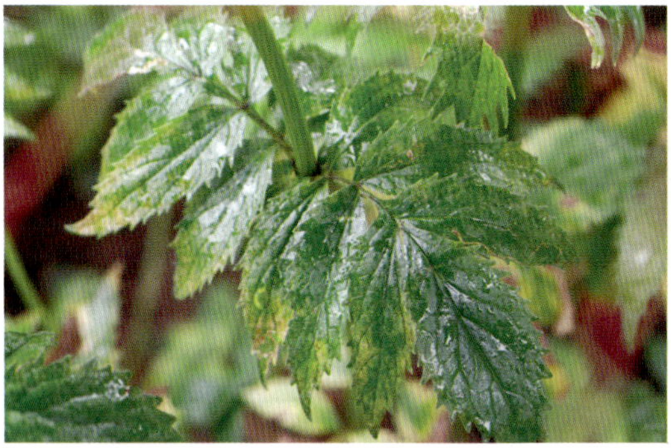

▲ 쥐오줌풀_ 잎

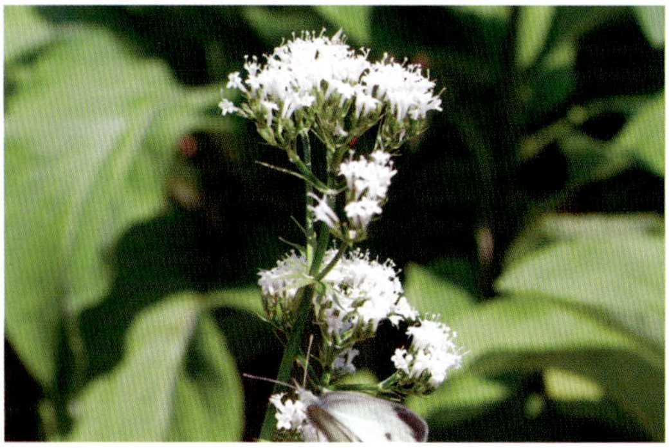

▲ 쥐오줌풀_ 꽃

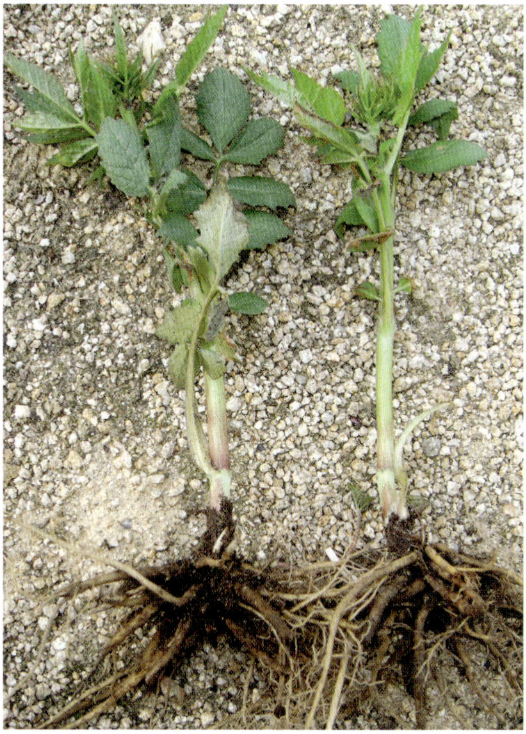

▲ 쥐오줌풀_ 전초(채취품)

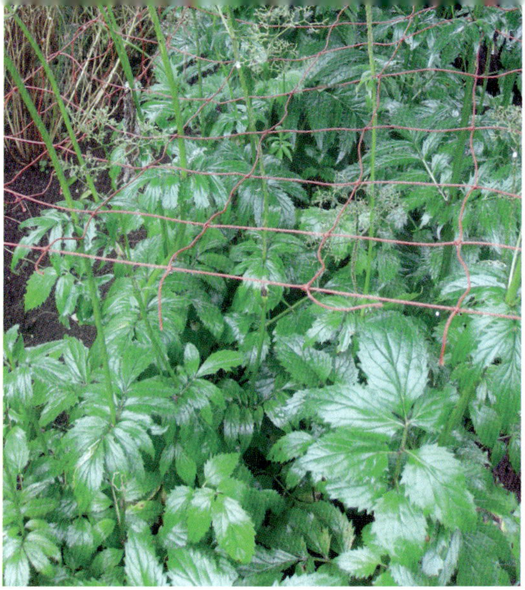

▲ 쥐오줌풀_ 지상부

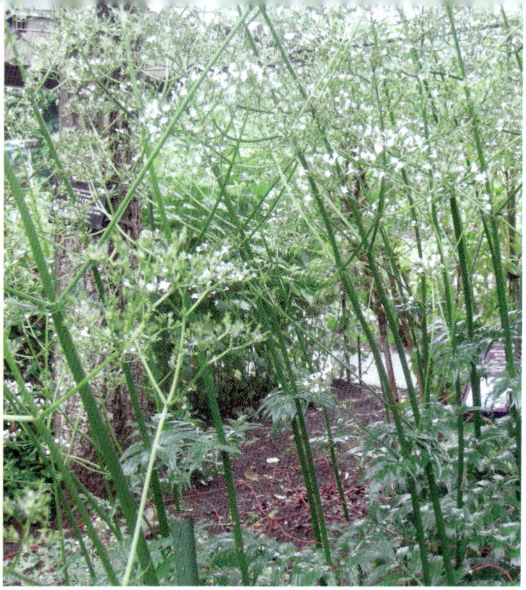

▲ 유럽쥐오줌풀(*Valeriana officinalis*)_ 지상부

- 가슴이 두근거리면서 불안해하며 잠이 오지 않는 증상에 쓰인다.
- 팔다리를 잘 쓰지 못하고 마비되며 아픈 증상에 유효하다.
- 복부가 부르고 그득하며 통증이 있는 증상에 사용한다.
- 요통(腰痛), 월경불순 치료에 좋다.

| 약용법 | 뿌리 및 뿌리줄기 3~9g을 물 800mL에 넣고 달여서 반으로 나누어 아침저녁으로 마신다. 또는 분말로 하거나 술로 담가 복용할 수도 있다. 외용할 때는 적당량을 짓찧어서 환부에 붙인다.

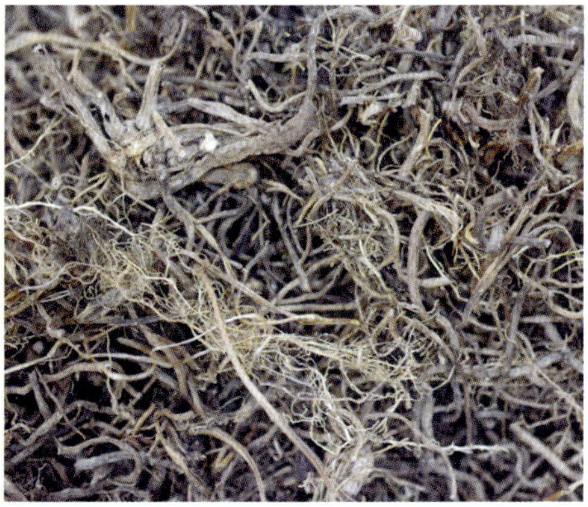

▲ 길초근(약재, 전형)

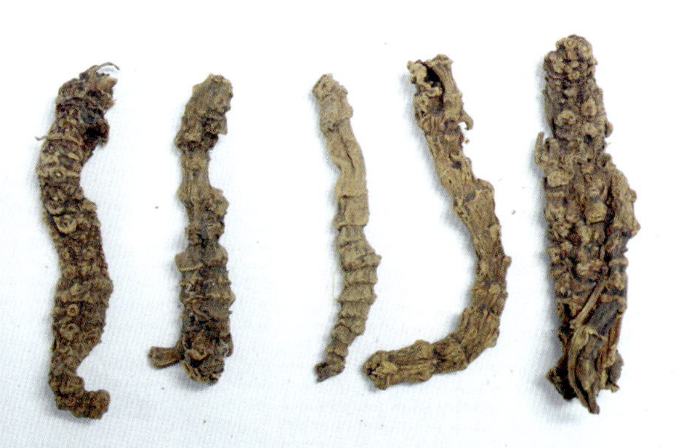

▲ 쥐오줌풀과 유사한 지주향(*Valeriana jatamansi*)의 뿌리줄기(약재, 전형)

지모

한약명 지모

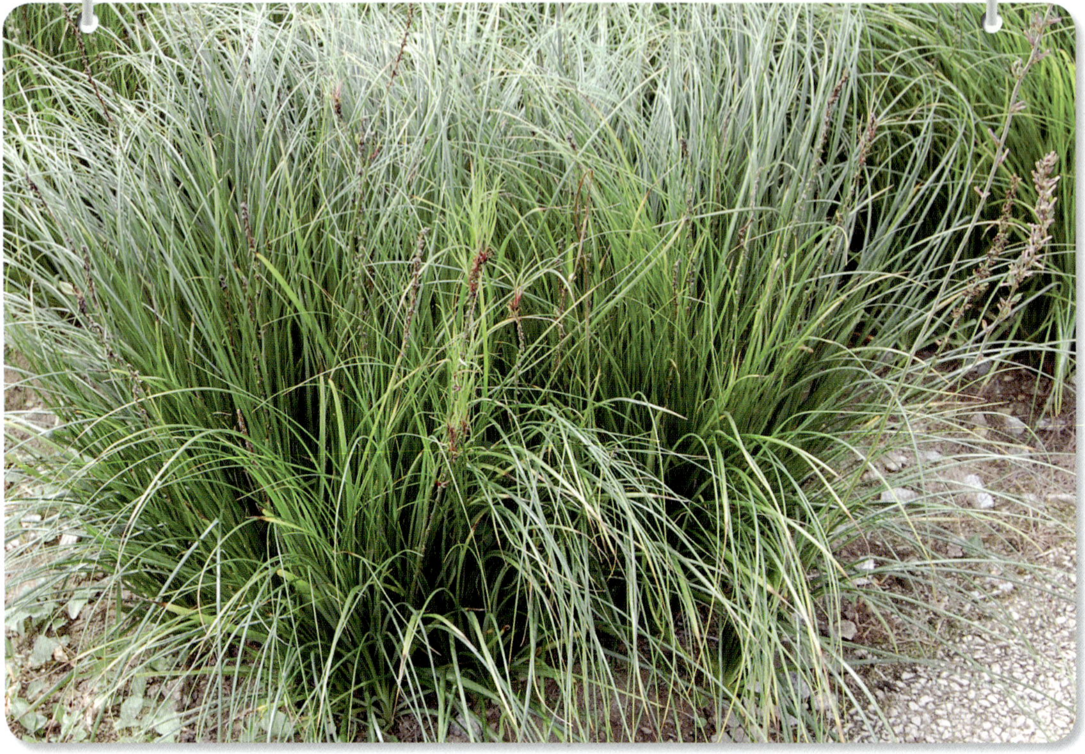

한약명 지모

- 식물명 및 학명: 지모 *Anemarrhena asphodeloides* Bunge
- 과명: 백합과(Liliaceae)
- 약용부위: 뿌리줄기
- 한약명: 지모(知母)
- 라틴 생약명: Anemarrhenae Rhizoma
- 이명 또는 영명: Anemarrhena Rhizome
- 식약처 공정서 및 조선시대 의서 수재:
  대한민국약전(KP)
  동의보감 탕액편의 풀부(部)
  방약합편의 산초(山草)편

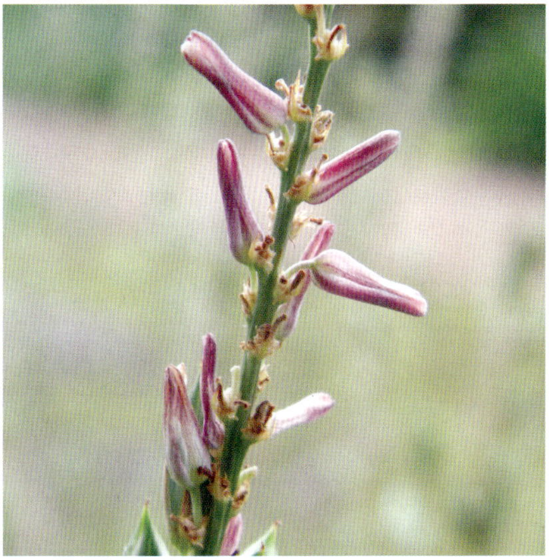

▲ 지모_ 꽃봉오리

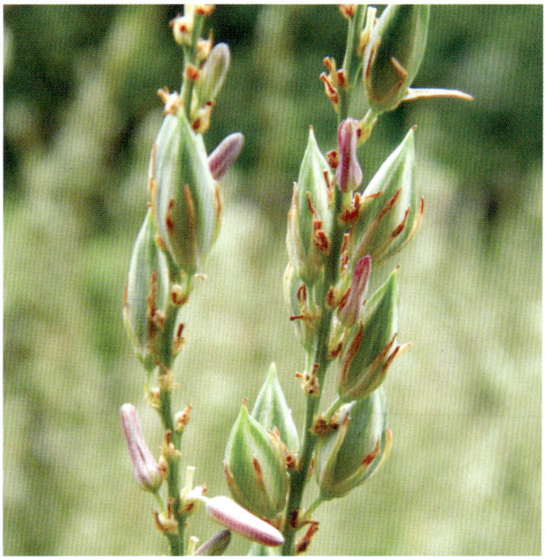

▲ 지모_ 열매

| 한약의 기원 | 이 약은 지모 *Anemarrhena asphodeloides* Bunge(백합과 Liliaceae)의 뿌리줄기이다.

| 한방 특성 |

- 한방 약미(藥味)와 약성(藥性): 맛은 쓰고 달며 성질은 차다.
- 한방 작용부위(귀경, 歸經): 지모는 주로 폐, 위장, 신장 질환에 영향을 미친다.
- 한방 효능

  청열사화(淸熱瀉火): 열기를 식히고 화기(火氣)를 배출시킨다.

  지음윤조(滋陰潤燥): 진액을 보충하여 건조한 것을 촉촉하게 한다

| 약효 해설 |

- 고열로 가슴이 답답하고 입이 마르며 갈증이 나는 병증을 치료한다.
- 폐열로 인해 마른기침이 나는 증상에 사용한다.
- 대장의 진액이 줄어들어 대변이 굳어진 증상에 유효하다.
- 해열, 이뇨, 진경 작용이 있다.

| 동의보감 효능 | 지모(知母)의 성질은 차고[寒](보통이라고도[平] 한다) 맛은 쓰며[苦](달다[甘]고도 한다) 독이 없다. 몸이 허약하여 미열이 나며 식은땀이 흐르고 뼛속이 달아오르는 증상을

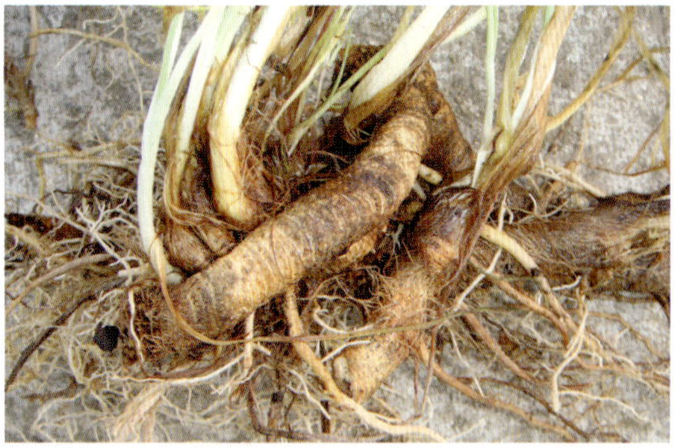

▲ 지모_ 뿌리(채취품)

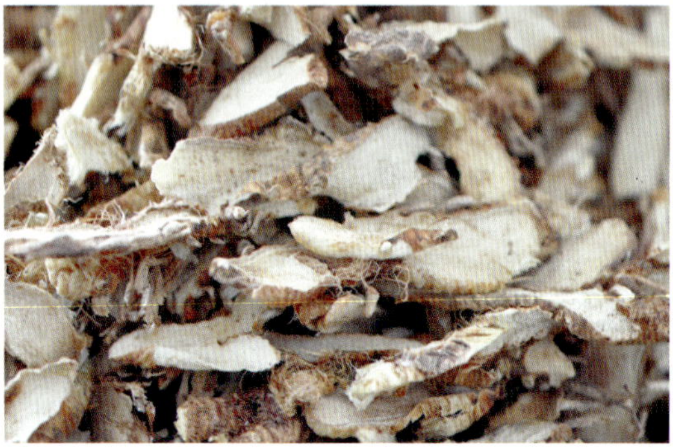

▲ 지모(약재, 절편)

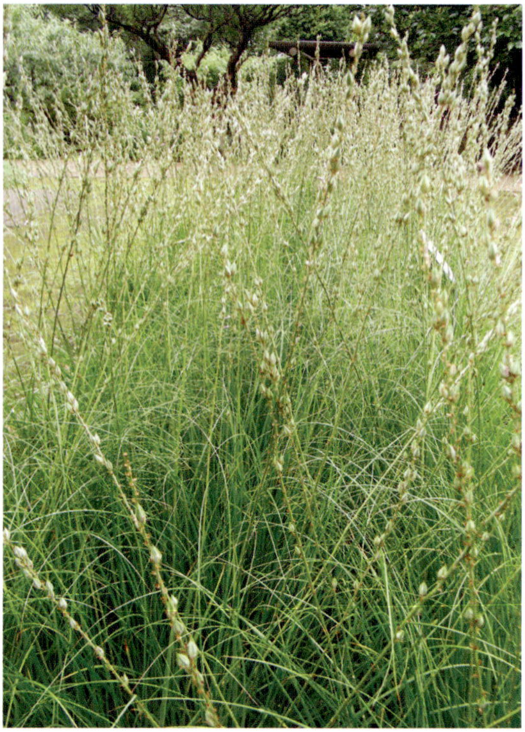

▲ 지모_ 지상부

낫게 한다. 신(腎)의 기운이 부족할 때 주로 쓴다. 소갈(消渴)을 멎게 하고 오랜 말라리아와 황달(黃疸)을 치료한다. 소장을 통하게 하며 담을 삭이고 기침을 멎게 하며 심폐(心肺)를 적셔준다. 산후에 충분한 휴식을 취하지 못해서 몸이 허약해지는 것을 치료한다.

| 동의보감 원문 | **知母:** 性寒[一云平] 味苦[一云甘] 無毒. 主骨蒸熱勞 腎氣虛損. 止消渴 療久瘧黃疸 通小腸 消痰止嗽 潤心肺 治産後蓐勞.

| 약용법 | 뿌리줄기 6~12g을 물 800mL에 넣고 달여서 반으로 나누어 아침저녁으로 마신다.

지치

한약명 자근

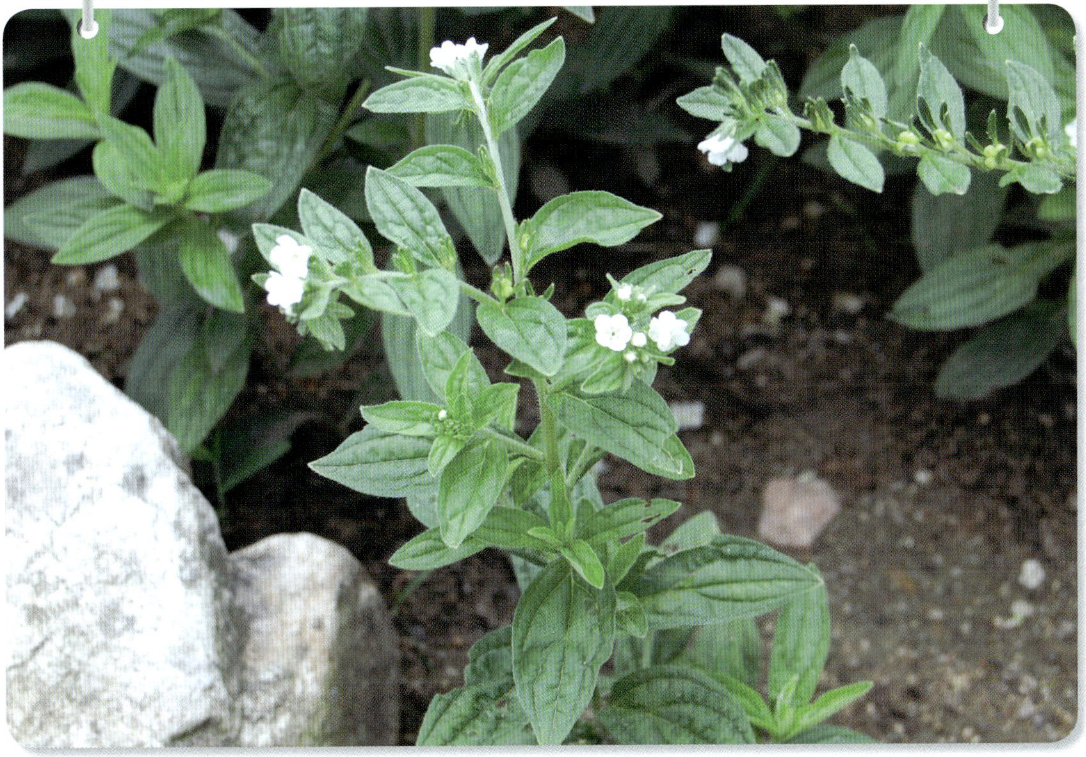

▲ 지치_ 지상부

한약명 자근

- 식물명 및 학명: 지치 *Lithospermum erythrorhizon* Siebold et Zuccarini, 신강자초(新疆紫草) *Arnebia euchroma* Johnst., 내몽자초(內蒙紫草) *Arnebia guttata* Bunge
- 과명: 지치과(Boraginaceae)
- 약용부위: 뿌리
- 한약명: 자근(紫根)
- 라틴 생약명: Lithospermi Radix
- 이명 또는 영명: Lithospermum Root
- 식약처 공정서 및 조선시대 의서 수재:
  대한민국약전(KP)
  동의보감 탕액편의 풀부(部)
  방약합편의 산초(山草)편

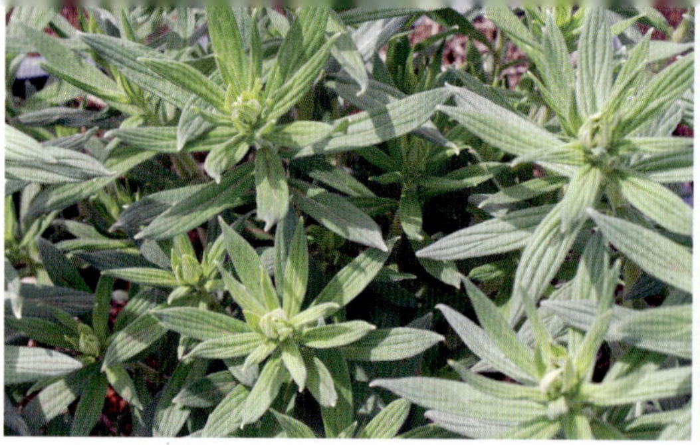

▲ 지치_ 잎

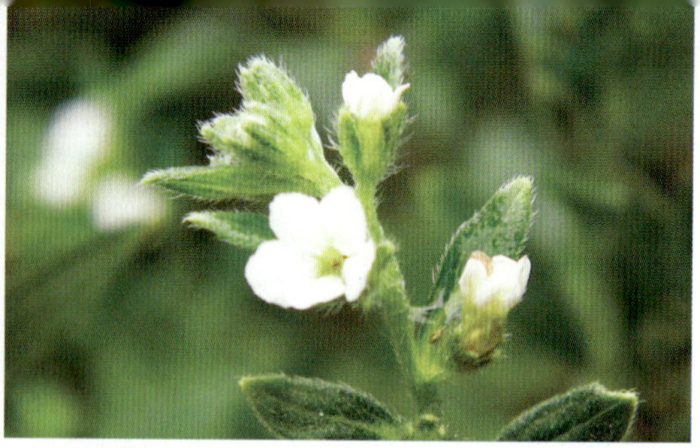

▲ 지치_ 꽃

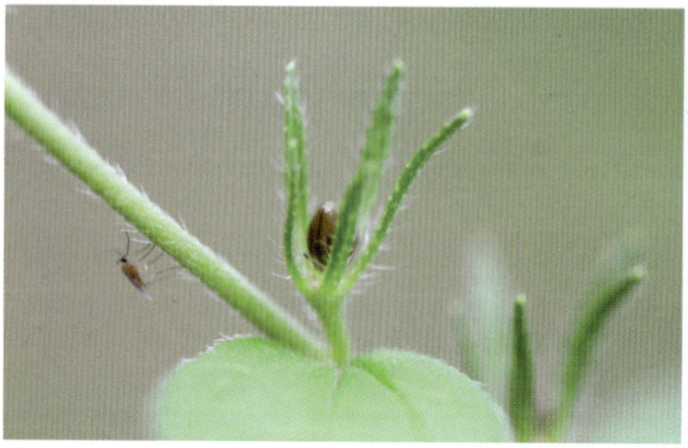

▲ 지치_ 씨 결실

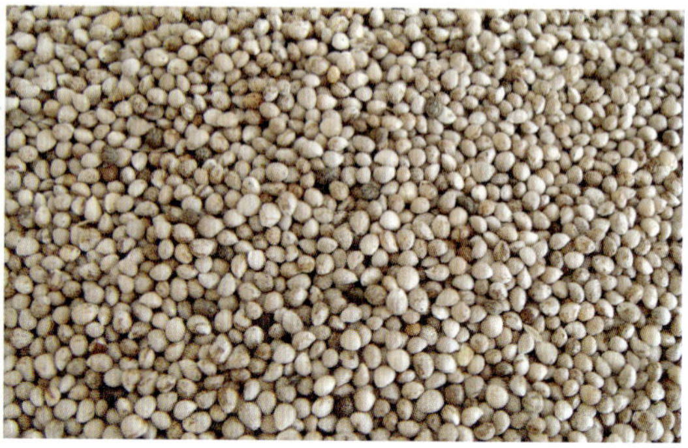

▲ 지치_ 씨

| 한약의 기원 | 이 약은 지치 *Lithospermum erythrorhizon* Siebold et Zuccarini, 신강자초(新疆紫草) *Arnebia euchroma* Johnst. 또는 내몽자초(內蒙紫草) *Arnebia guttata* Bunge(지치과 Boraginaceae)의 뿌리이다.

| 한방 특성 |

- 한방 약미(藥味)와 약성(藥性): 맛은 달고 짜며 성질은 차다.
- 한방 작용부위(귀경, 歸經): 자근은 주로 심장, 간장 질환에 영향을 미친다.
- 한방 효능

  청열양혈(淸熱凉血): 열기로 인한 혈열(血熱)을 식힌다.

  활혈해독(活血解毒): 혈액 순환을 촉진하고 해독한다.

| 약효 해설 |

- 혈뇨(血尿), 토혈, 코피에 유효하다.
- 습진, 화상, 피부가 빨갛게 부어오르는 질환을 치료한다.

| 동의보감 원문의 한글 식물명 | 지최

| 동의보감 효능 | 자초(紫草, 지치)는 성질이 차고[寒](보통이라고도[平] 한다) 맛은 쓰며[苦](달다

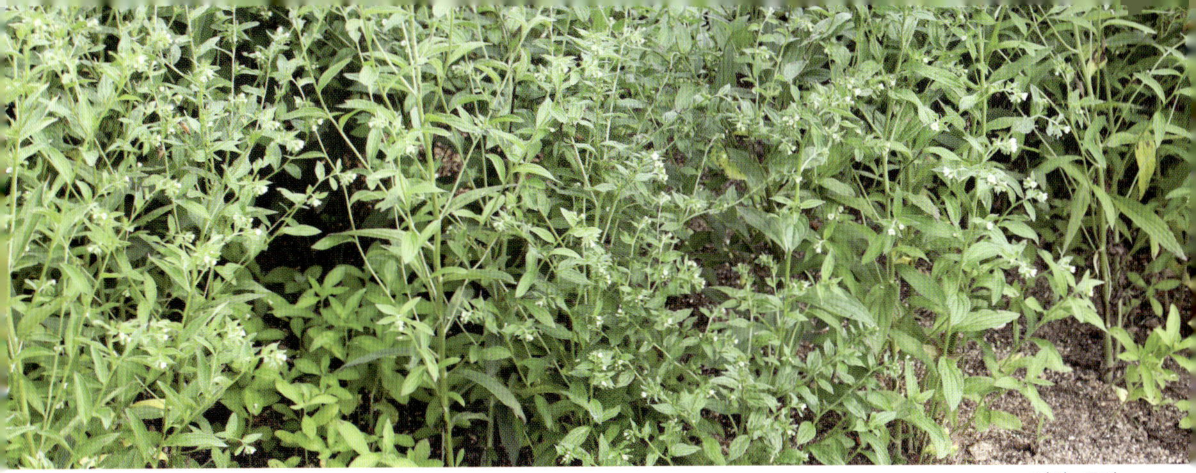

▲ 지치_ 무리

[甘]고도 한다) 독이 없다. 다섯 가지 황달[五疸]에 주로 쓴다. 소변을 잘 나오게 하고 배가 붓거나 불러 올라 그득한 것을 내린다. 피부가 헐어 아프고 가려우며 벌겋게 부어 곪는 것, 종기[瘑癬, 과선], 여드름[面皶, 면사], 소아의 홍역과 마마를 낫게 한다.

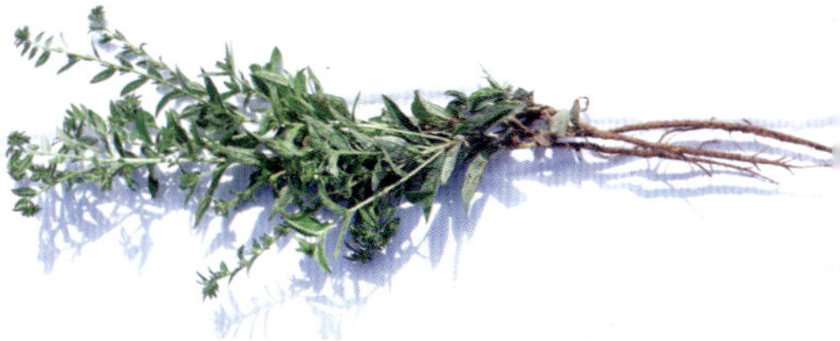

▲ 지치_ 전초(채취품)

| 동의보감 원문 | **紫草:** 性寒[一云平] 味苦[一云甘] 無毒. 主五疸. 通水道 腹腫脹滿. 療惡瘡 瘑癬 面皶 及小兒痘瘡.

| 약용법 | 뿌리 5~10g을 물 800mL에 넣고 달여서 반으로 나누어 아침저녁으로 마시거나 외용으로 적당량 사용한다.

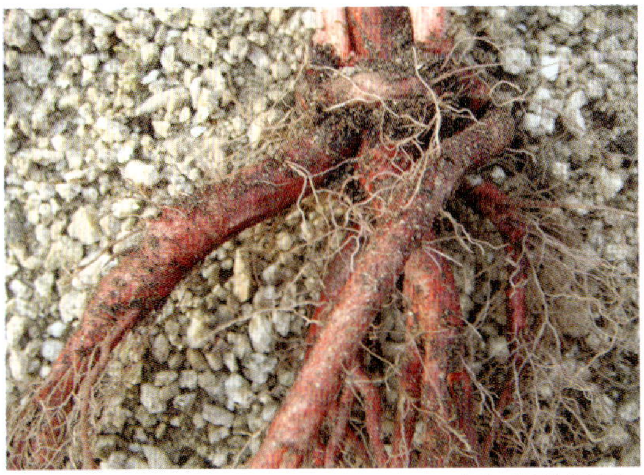

▲ 지치_ 뿌리(채취품)

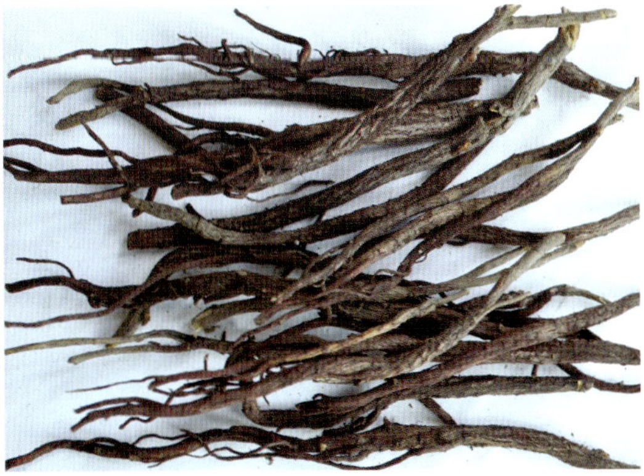

▲ 자근(약재, 전형)

지황

한약명 생지황, 숙지황, 지황

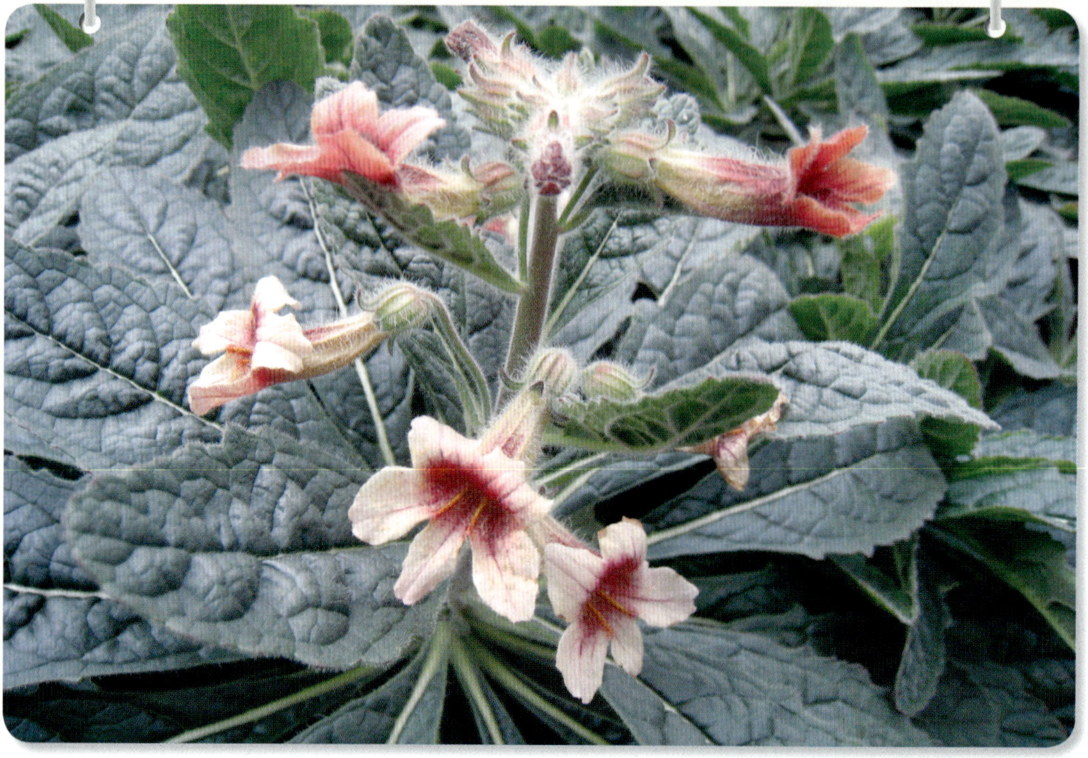

한약명 생지황

- 식물명 및 학명: 지황 *Rehmannia glutinosa* (Gaertner) Liboschitz ex Steudel
- 과명: 현삼과(Scrophulariaceae)
- 약용부위: 신선한 뿌리
- 한약명: 생지황(生地黃)
- 라틴 생약명: Rehmanniae Radix Recens
- 이명 또는 영명: 생지(生地), 선지황(鮮地黃), Fresh Rehmania Root
- 식약처 공정서 및 조선시대 의서 수재:
  대한민국약전외한약(생약)규격집(KHP)
  동의보감 탕액편의 풀부(部)
  방약합편의 습초(濕草)편

| 한약의 기원 | 이 약은 지황 *Rehmannia glutinosa* (Gaertner) Liboschitz ex Steudel(현삼과 Scrophulariaceae)의 신선한 뿌리이다.

| 한방 특성 |

- 한방 약미(藥味)와 약성(藥性): 맛은 달고 성질은 차다.
- 한방 작용부위(귀경, 歸經): 생지황은 주로 심장, 간장, 신장 질환에 영향을 미친다.
- 한방 효능

  청열양혈(淸熱凉血): 열기로 인한 혈열(血熱)을 식힌다.

  양음생진(養陰生津): 진액을 보충한다.

| 약효 해설 |

- 몸이 허약하여 기침과 미열이 나고 식은땀이 흐르며 뼛속이 달아오르는 증상을 낫게 한다.
- 월경 기간이 아닌데도 대량의 출혈이 있는 증상을 치료한다.

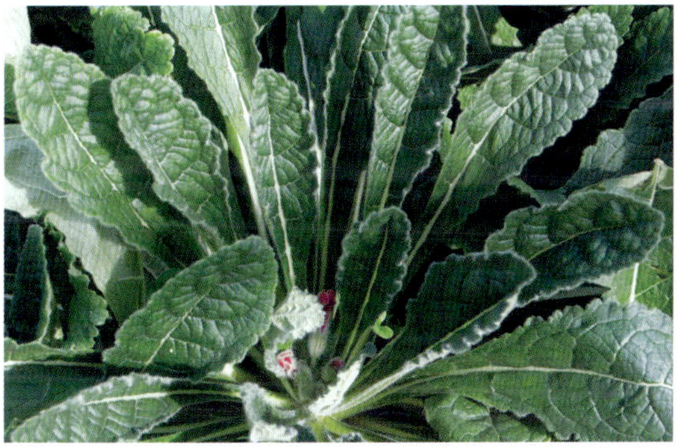

▲ 지황_ 잎

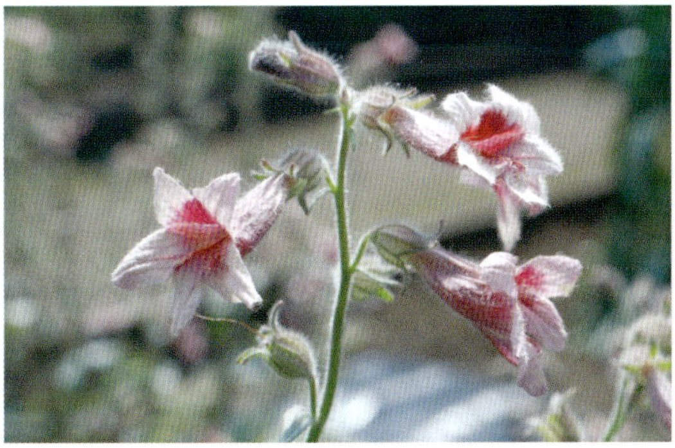

▲ 지황_ 꽃

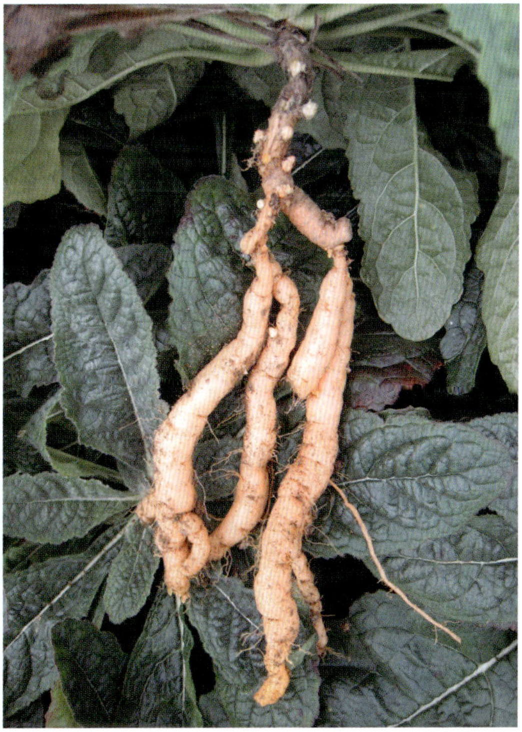

▲ 지황_ 생뿌리

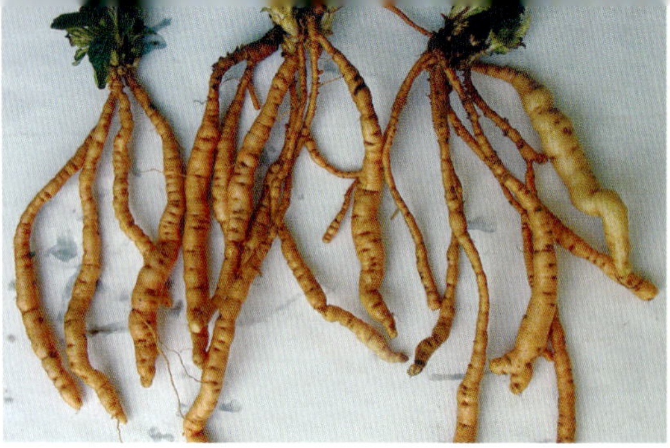
▲ 생지황(채취품)

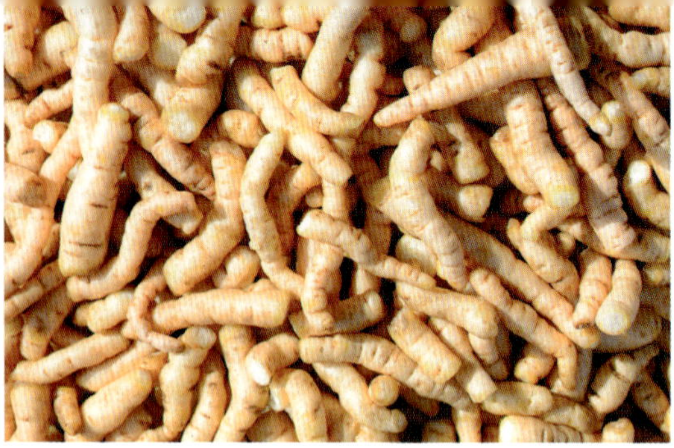
▲ 생지황(약재, 전형)

- 토혈, 코피를 멎게 한다.
- 급성 열병을 치료한다.
- 당뇨병 치료에 도움이 된다.

| 동의보감 효능 | 생지황(生地黃)의 성질은 차고[寒] 맛이 달며[甘](쓰다[苦]고도 한다) 독이 없다. 모든 열을 내리며 굳은 피와 어혈을 깨뜨린다. 또한 월경을 잘 통하게 한다. 부인이 붕루증으로 피가 멎지 않는 것과 태동(胎動)으로 하혈(下血)하는 것, 코피와 토혈(吐血)에 주로 쓴다.

| 동의보감 원문 | **生地黃:** 性寒 味甘[一云苦] 無毒. 解諸熱 破血 消瘀血 通利月水. 主婦人崩中血不止 及胎動下血 幷衄血吐血.

| 약용법 | 뿌리 10~15g을 물 800mL에 넣고 달여서 반으로 나누어 아침저녁으로 마신다.

한약명 숙지황

- 식물명 및 학명: 지황 *Rehmannia glutinosa* Liboschitz ex Steudel
- 과명: 현삼과(Scrophulariaceae)
- 약용부위: 뿌리를 포제가공한 것
- 한약명: 숙지황(熟地黃)
- 라틴 생약명: Rehmanniae Radix Preparata
- 이명 또는 영명: Prepared Rehmannia Root
- 식약처 공정서 및 조선시대 의서 수재: 대한민국약전(KP) 동의보감 탕액편의 풀부(部) 방약합편의 습초(濕草)편

| 한약의 기원 | 이 약은 지황 *Rehmannia glutinosa* Liboschitz ex Steudel(현삼과

Scrophulariaceae)의 뿌리를 포제가공한 것이다.

| 한방 특성 |

- 한방 약미(藥味)와 약성(藥性): 맛은 달고 성질은 약간 따뜻하다.
- 한방 작용부위(귀경, 歸經): 숙지황은 주로 간장, 신장 질환에 영향을 미친다.
- 한방 효능

  보혈자음(補血滋陰): 피와 진액을 보한다.

  익정전수(益精塡髓): 정기(精氣)를 보충하고 골수(骨髓)를 채워준다.

| 약효 해설 |

- 몸이 허약하여 기침과 미열이 나고 식은땀이 흐르며 뼛속이 달아오르는 증상을 낫게 한다.
- 허리와 무릎이 시큰거리고 힘이 없어지는 증상에 사용한다.
- 머리카락과 수염이 일찍 회백색으로 변하는 증상에 쓰인다.
- 가슴이 두근거리면서 불안해하는 병증을 치료한다.
- 정신이 아찔아찔하여 어지러운 증상에 활용한다.
- 월경불순, 당뇨병에 유효하다.
- 이명 그리고 무의식중에 정액이 몸 밖으로 나오는 증상 치료에 도움된다.
- 여성의 부정기 자궁출혈을 멎게 한다.

| 동의보감 효능 | 숙지황(熟地黃)의 성질은 따뜻하고[溫] 맛이 달며[甘] 약간 쓰고[微苦] 독이

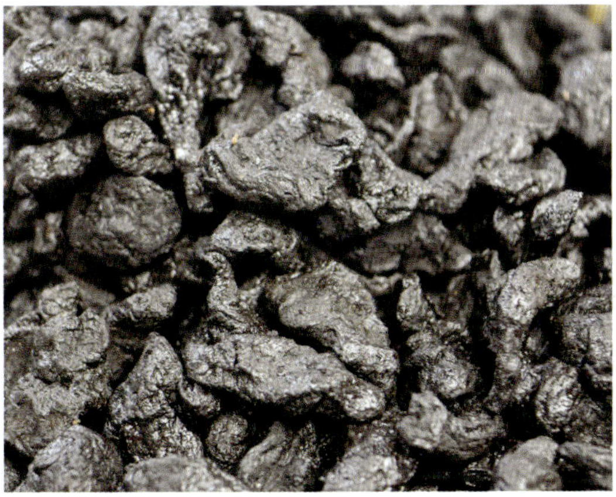

▲ 숙지황(약재, 전형)

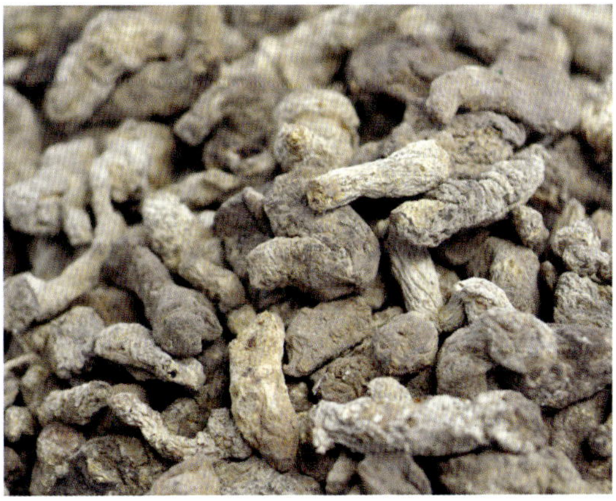

▲ 건지황(약재, 전형)

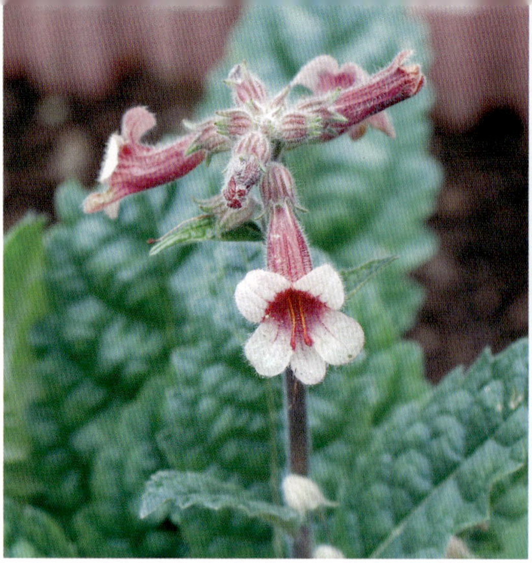

▲ 지황(*Rehmannia glutinosa var. purpurea*)_ 지상부

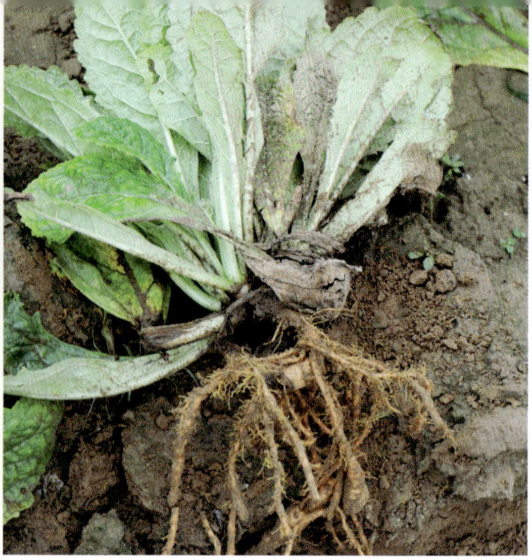

▲ 지황_ 전초(채취품)

없다. 부족한 혈을 크게 보하고 수염과 머리카락을 검게 한다. 골수(骨髓)를 보충해주고 살찌게 하며 근육과 뼈를 튼튼하게 한다. 몸과 마음이 허약하고 피로한 것을 보하고 혈맥(血脈)을 잘 통하게 하며 기운을 더 나게 하고 눈과 귀를 밝게 한다.

| 동의보감 원문 | **熟地黃:** 性溫 味甘微苦 無毒. 大補血衰 善黑鬚髮 塡骨髓 長肌肉 助筋骨 補虛損 通血脈 益氣力 利耳目.

| 약용법 | 숙지황 9~15g을 물 800mL에 넣고 달여서 반으로 나누어 아침저녁으로 마신다.

한약명 지황

- 식물명 및 학명: 지황 *Rehmannia glutinosa* Liboschitz ex Steudel
- 과명: 현삼과(Scrophulariaceae)
- 약용부위: 뿌리
- 한약명: 지황(地黃)
- 라틴 생약명: Rehmanniae Radix
- 이명 또는 영명: Rehmannia Root
- 식약처 공정서 및 조선시대 의서 수재: 대한민국약전(KP) 방약합편의 습초편

| 한약의 기원 | 이 약은 지황 *Rehmannia glutinosa* Liboschitz ex Steudel(현삼과

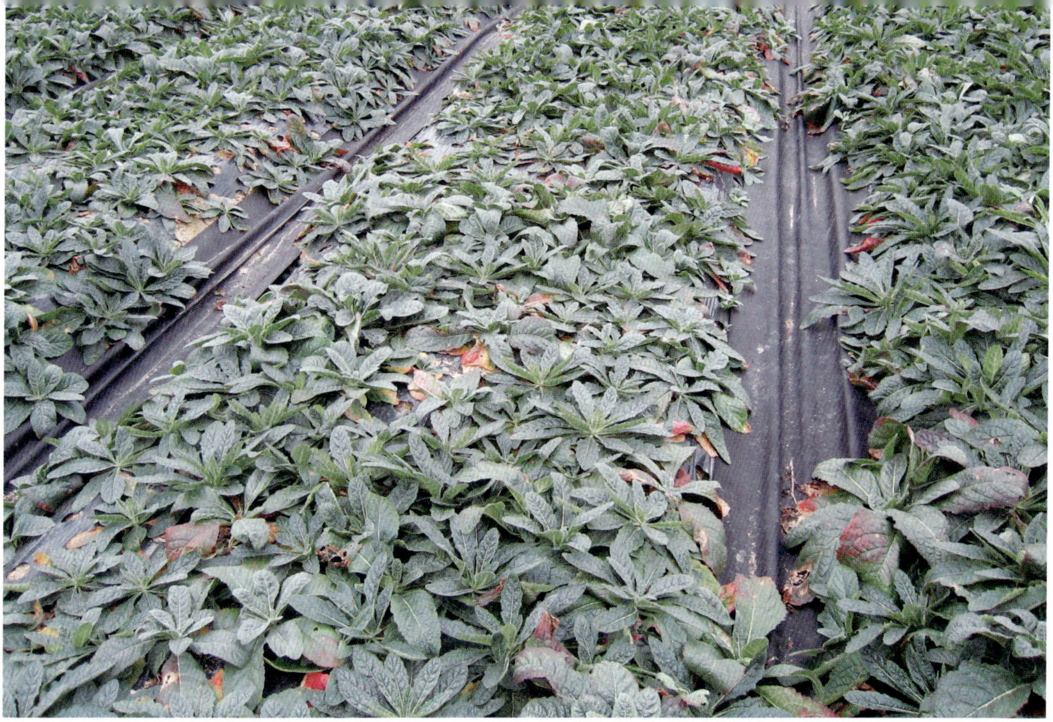

▲ 지황_ 재배지

Scrophulariaceae)의 뿌리이다.

| 한방 특성 |

- 한방 약미(藥味)와 약성(藥性): 맛은 달고 성질은 차다.
- 한방 작용부위(귀경, 歸經): 지황은 주로 심장, 간장, 신장 질환에 영향을 미친다.
- 한방 효능

청열생진(淸熱生津): 열기를 식히고 진액 생성을 촉진한다.

양혈(凉血): 혈열(血熱)을 식힌다.

지혈(止血): 출혈을 멎게 한다.

| 약효 해설 |

- 몸이 허약하여 기침과 미열이 나고 식은땀이 흐르며 뼛속이 달아오르는 증상에 사용한다.
- 토혈, 하혈, 생리불순에 유효하다.
- 당뇨병 치료, 변비 치료에 도움이 된다.

| 동의보감 효능 | **지황의 '생지황'** 참조(806쪽)

| 약용법 | **지황의 '생지황'** 참조(806쪽)

진득찰, 털진득찰

한약명 희렴

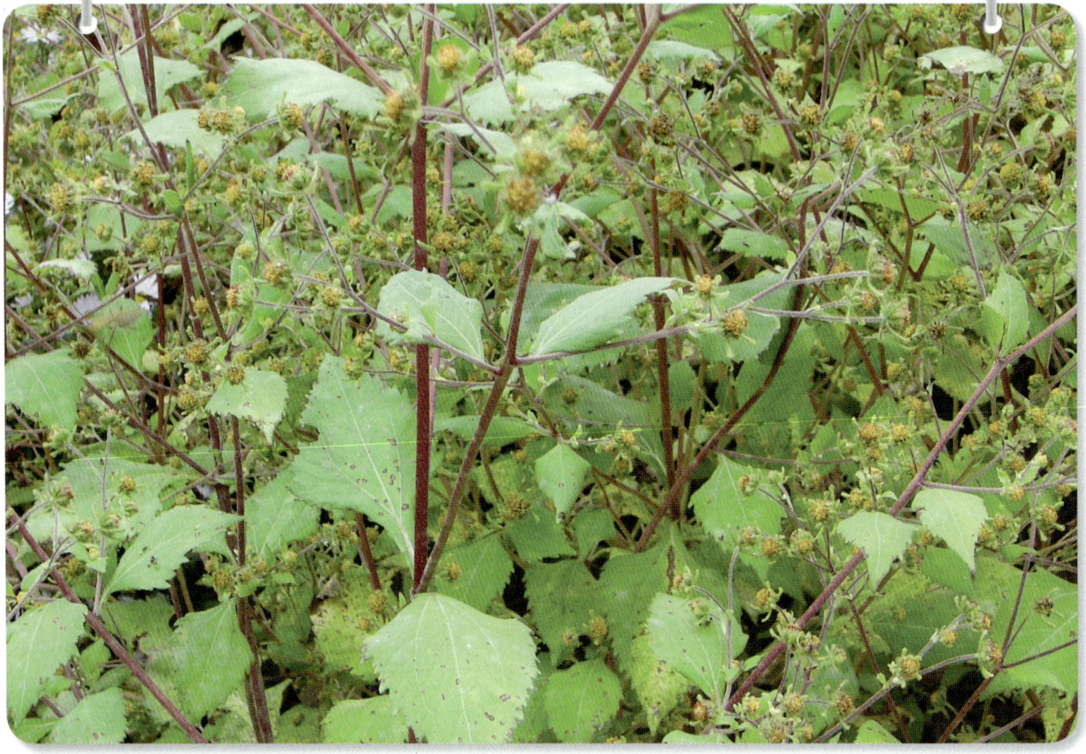

▲ 진득찰_ 무리

한약명 희렴

- 식물명 및 학명: 진득찰 *Siegesbeckia glabrescens* Makino, 털진득찰 *Siegesbeckia pubescens* Makino
- 과명: 국화과(Compositae)
- 약용부위: 지상부
- 한약명: 희렴(豨薟)
- 라틴 생약명: Siegesbeckia Herba
- 이명 또는 영명: 희첨
- 식약처 공정서 및 조선시대 의서 수재: 대한민국약전외한약(생약)규격집(KHP) 동의보감 탕액편의 풀부(部) 방약합편의 습초(濕草)편

질경이, 털질경이

한약명 차전자, 차전초

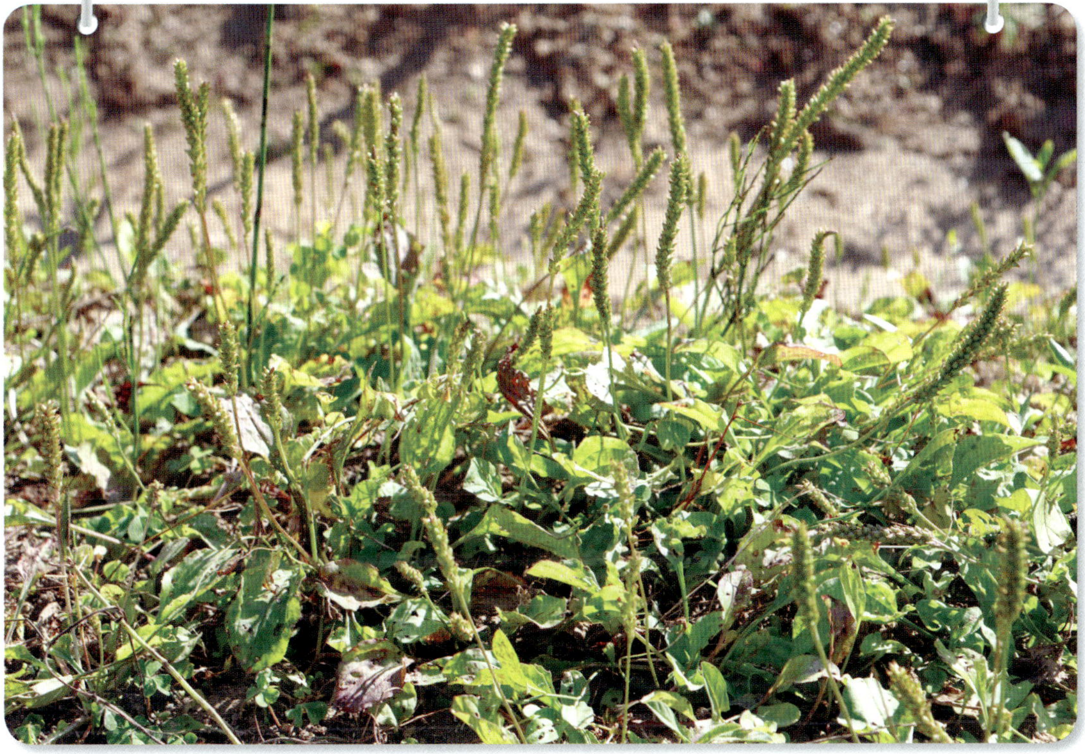

▲ 질경이_ 무리

한약명 차전자

- 식물명 및 학명: 질경이 *Plantago asiatica* Linné, 털질경이 *Plantago depressa* Willdenow
- 과명: 질경이과(Plantaginaceae)
- 약용부위: 잘 익은 씨
- 한약명: 차전자(車前子)
- 라틴 생약명: Plantaginis Semen
- 이명 또는 영명: Plantago Seed
- 식약처 공정서 및 조선시대 의서 수재:
  대한민국약전(KP)
  동의보감 탕액편의 풀부(部)
  방약합편의 습초(濕草)편

| 한약의 기원 | 이 약은 질경이 *Plantago asiatica* Linné 또는 털질경이 *Plantago depressa* Willdenow(질경이과 Plantaginaceae)의 잘 익은 씨이다.

| 한방 특성 |

- 한방 약미(藥味)와 약성(藥性): 맛은 달고 성질은 차다.
- 한방 작용부위(귀경, 歸經): 차전자는 주로 간장, 신장, 폐, 소장 질환에 영향을 미친다.
- 한방 효능

청열이뇨통림(淸熱利尿通淋): 열기를 식히고 배뇨장애를 해소하여 소변이 잘 나오게 한다.

삼습지사(滲濕止瀉): 습기를 배출하고 설사를 멎게 한다.

명목(明目): 눈을 밝게 한다.

거담(祛痰): 담(痰)을 제거한다.

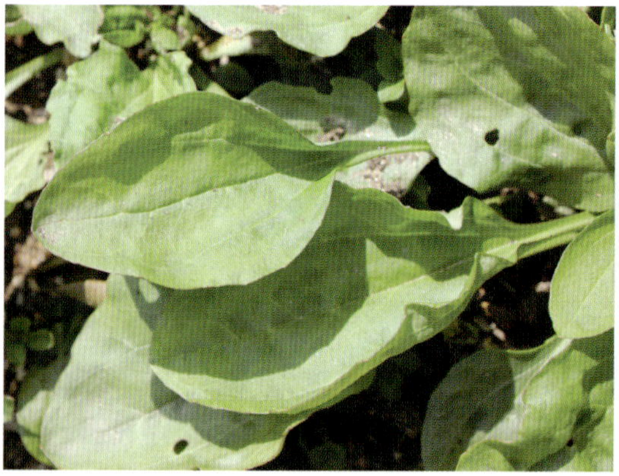

▲ 질경이_ 잎

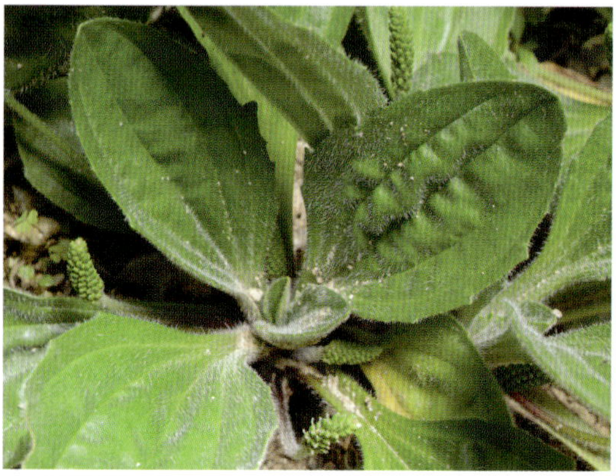

▲ 털질경이_ 잎

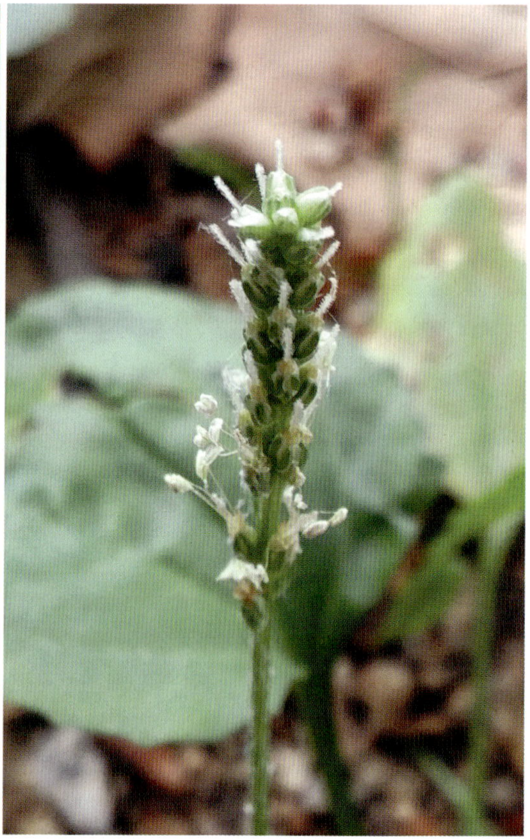

▲ 질경이_ 꽃

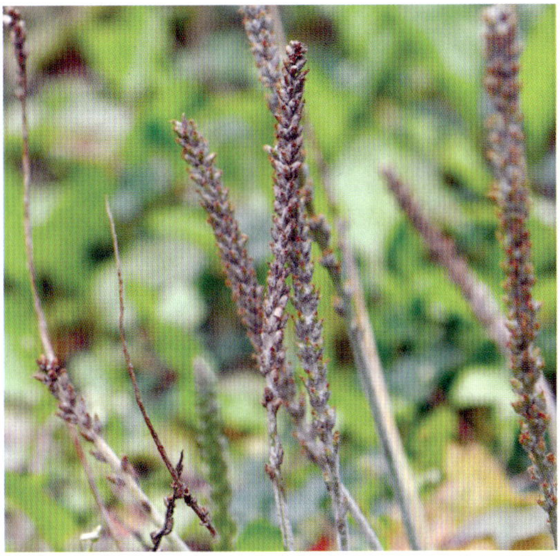

▲ 질경이_ 열매

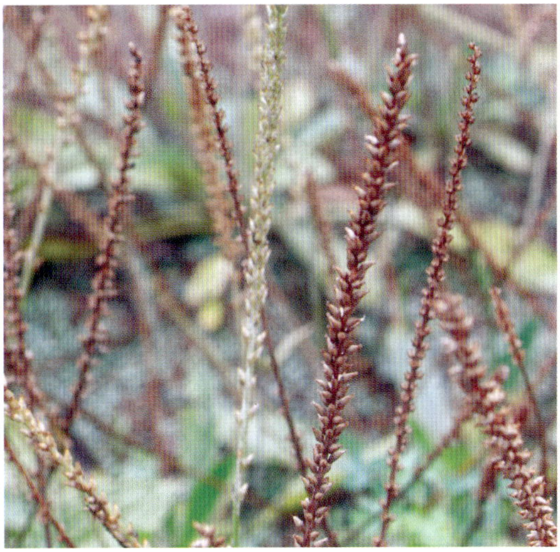

▲ 털질경이_ 열매

| 약효 해설 |

- 소변 볼 때 아프거나 시원하게 나가지 않는 병증을 치료한다.
- 눈이 충혈되면서 붓고 아픈 증상에 유효하다.
- 몸이 붓고 배가 몹시 불러오면서 속이 그득한 증상에 유효하다.
- 가래가 많은 기침 제거에 효과가 있다.

| 동의보감 원문의 한글 식물명 | 길경이삐(뵈빵이삐)

| 동의보감 효능 | 차전자(車前子, 길경이 씨)의 성질은 차며[寒](보통이라고도[平] 한다) 맛이 달고[甘] 짜며[鹹] 독이 없다. 주로 기륭(氣癃)에 쓰며 오림(五淋)을 통하게 한다. 소변을 잘 나오게 하며 소변이 찔끔찔끔 나오는 것을 통하게 한다. 눈을 밝게 하고 간의 풍열(風熱)과 풍독(風毒)이 눈을 쳐서 눈이 붉고 아픈 것, 장예(障瞖)를 치료한다.

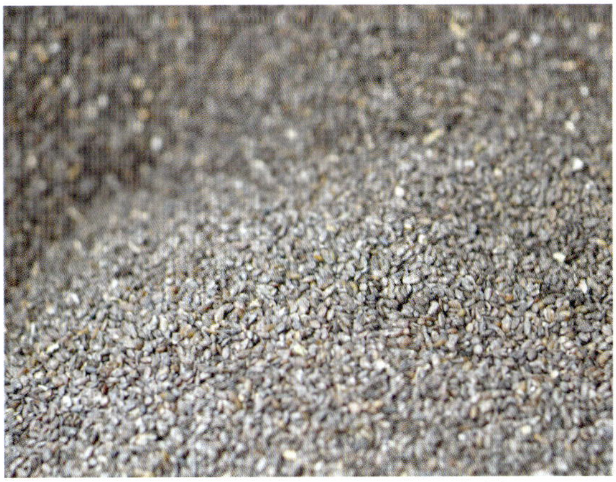

▲ 차전자(약재, 전형)

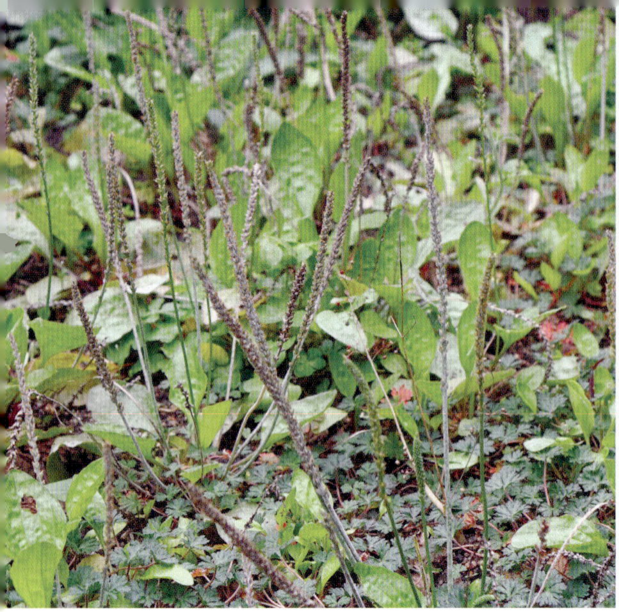

▲ 질경이_ 지상부

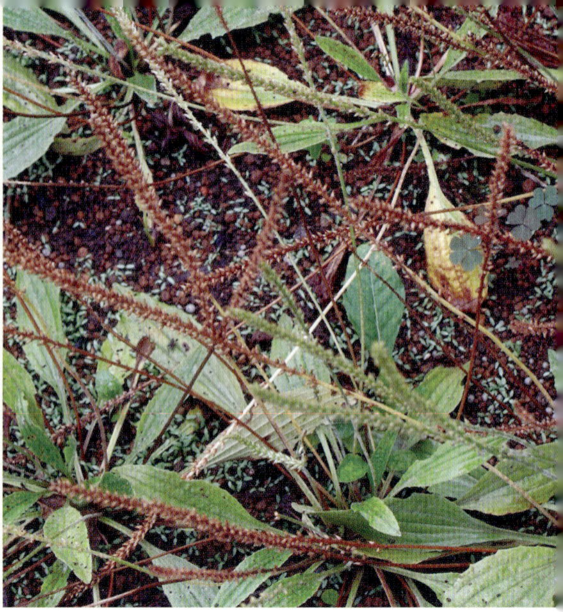

▲ 털질경이_ 지상부

| 동의보감 원문 | **車前子:** 性寒[一云平] 味甘鹹 無毒. 主氣癃 通五淋 利水道 通小便淋澁. 明目 能去肝中風熱 毒風衝眼 赤痛障瞖.

| 약용법 | 씨 9~15g을 거즈에 싸서 물 800mL에 넣고 달여서 반으로 나누어 아침저녁으로 마신다.

한약명 차전초

- 식물명 및 학명: 질경이 *Plantago asiatica* Linné, 털질경이 *Plantago depressa* Willdenow
- 과명: 질경이과(Plantaginaceae)
- 약용부위: 전초
- 한약명: 차전초(車前草)
- 라틴 생약명: Plantaginis Herba
- 식약처 공정서 및 조선시대 의서 수재: 대한민국약전외한약(생약)규격집(KHP) 동의보감 탕액편의 풀부(部)

| 한약의 기원 | 이 약은 질경이 *Plantago asiatica* Linné 또는 털질경이 *Plantago depressa* Willdenow(질경이과 Plantaginaceae)의 전초이다.

| 한방 특성 |

- 한방 약미(藥味)와 약성(藥性): 맛은 달고 성질은 차다.
- 한방 작용부위(귀경, 歸經): 차전초는 주로 간장, 신장, 폐, 소장 질환에 영향을 미친다.
- 한방 효능

청열이뇨(淸熱利尿): 열기를 식히고 소변이 잘 나오게 한다.

양혈(凉血): 혈열(血熱)을 식힌다.

해독(解毒): 독성을 없앤다.

| 약효 해설 |

- 담열증(痰熱證)으로 기침이 나오는 증상을 없앤다.
- 목 안이 붓고 아픈 증상에 쓰인다.
- 간열(肝熱)로 인해 눈이 붉게 되는 증상을 낫게 한다.
- 몸이 부으며 소변량이 적은 증상에 사용한다.
- 혈뇨(血尿), 코피를 멎게 한다.

| 동의보감 원문의 한글 식물명 | 없음

※ '차전자(車前子: 질경이 씨)'의 동의보감 원문의 한글 식물명은 '길경이삐(뵈짱이삐)'이다.

| 동의보감 효능 | 차전엽과 차전근[車前葉及根, 질경이 잎과 뿌리]은 주로 코피, 혈뇨(血尿), 소변에 피가 섞여 나오는 임증[血淋]에 쓰는데 즙을 내어 먹는다[본초].

| 동의보감 원문 | **車前葉及根:** 主吐衄尿血血淋. 取汁服之.[本草]

| 약용법 | 전초 9~30g을 물 800mL에 넣고 달여서 반으로 나누어 아침저녁으로 마신다.

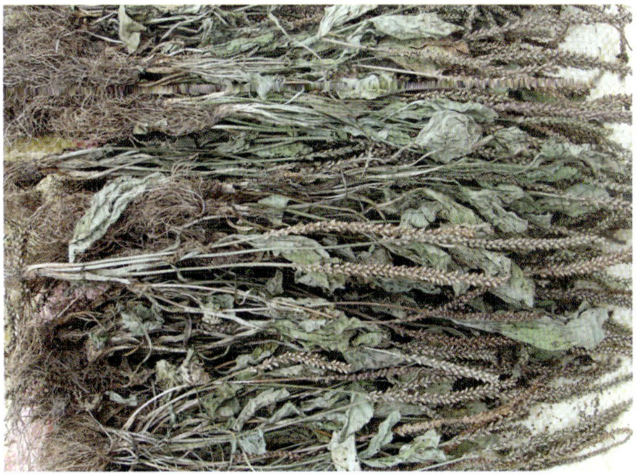

▲ 차전초(약재, 전형)

질경이택사

한약명 택사

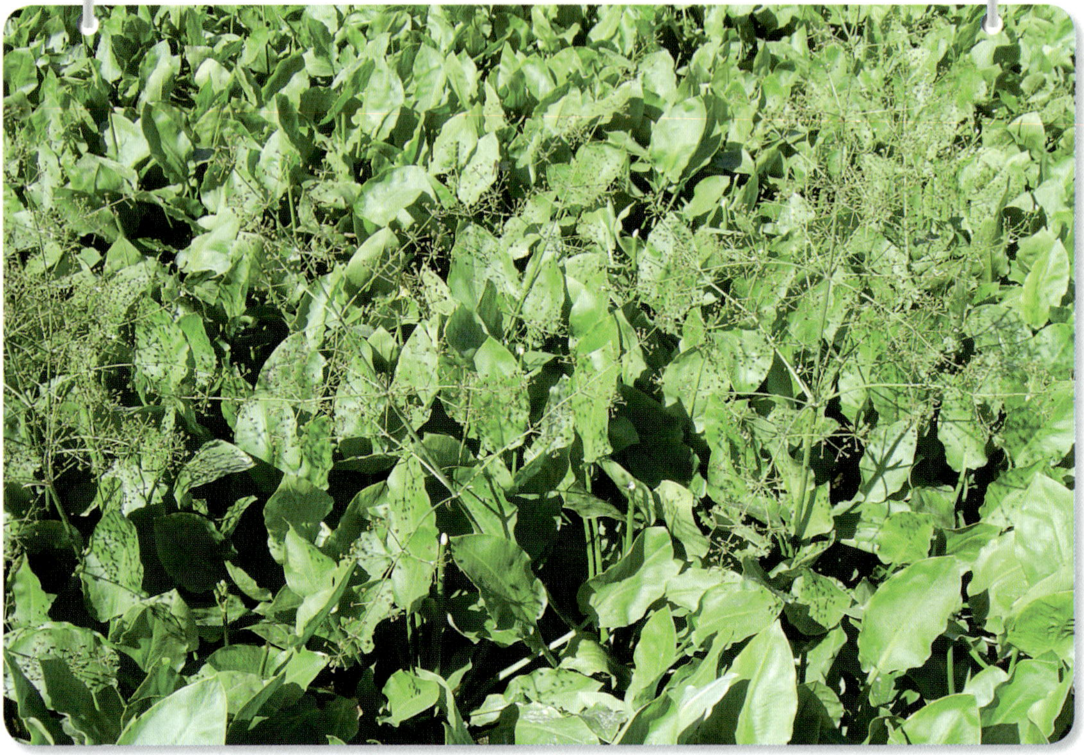

한약명 택사

- 식물명 및 학명: 질경이택사 *Alisma orientale* Juzepzuk
- 과명: 택사과(Alismataceae)
- 약용부위: 덩이줄기로서 잔뿌리 및 주피를 제거한 것
- 한약명: 택사(澤瀉)
- 라틴 생약명: Alismatis Rhizoma
- 이명 또는 영명: Alisma Rhizome
- 식약처 공정서 및 조선시대 의서 수재:
  대한민국약전(KP)
  동의보감 탕액편의 풀부(部)
  방약합편의 수초(水草)편

| 한약의 기원 | 이 약은 질경이택사 *Alisma orientale* Juzepzuk(택사과 Alismataceae)의 덩이줄기로서 잔뿌리 및 주피를 제거한 것이다.

| 한방 특성 |

- **한방 약미(藥味)와 약성(藥性):** 맛은 달고 싱거우며 성질은 차다.
- **한방 작용부위(귀경, 歸經):** 택사는 주로 신장, 방광 질환에 영향을 미친다.
- **한방 효능**

  이수삼습(利水滲濕): 소변을 잘 나오게 하여 습기를 배출한다.

  설열통림(泄熱通淋): 열을 배출하고 배뇨장애를 없앤다.

| 약효 해설 |

- 소변이 잘 나오지 않는 증상에 사용한다.
- 몸이 붓고 배가 몹시 불러오면서 속이 그득한 증상에 효과가 있다.
- 담음(痰飮)으로 정신이 어지러운 증상을 치료한다.

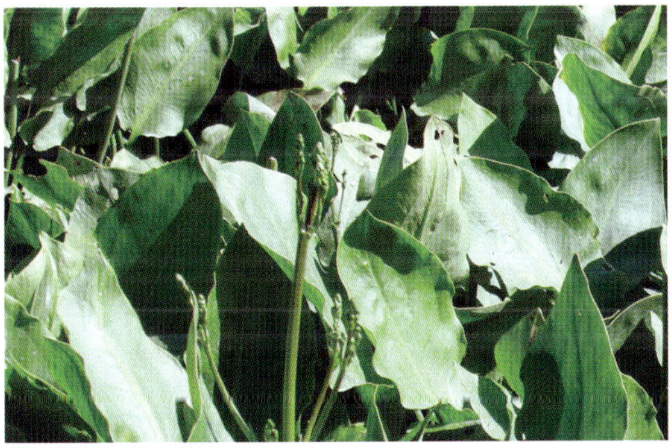

▲ 질경이택사_ 잎

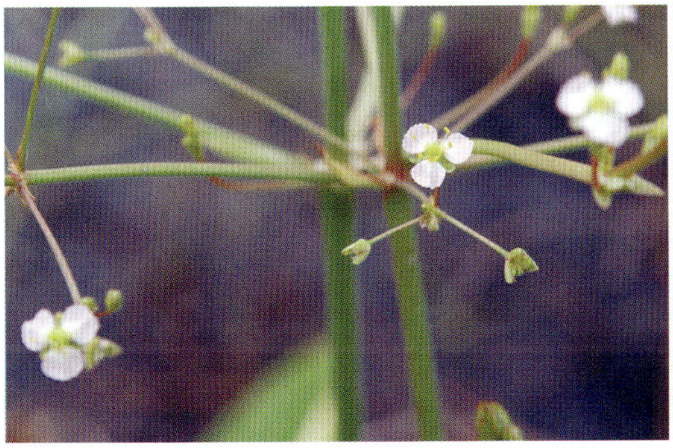

▲ 질경이택사_ 꽃

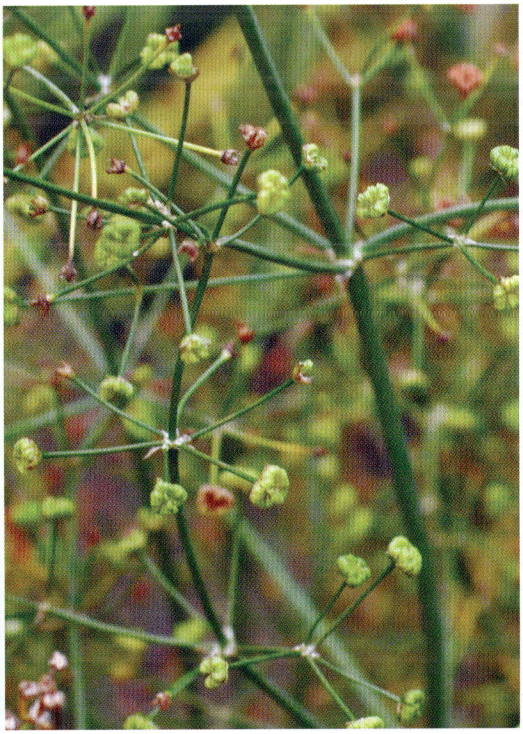

▲ 질경이택사_ 열매

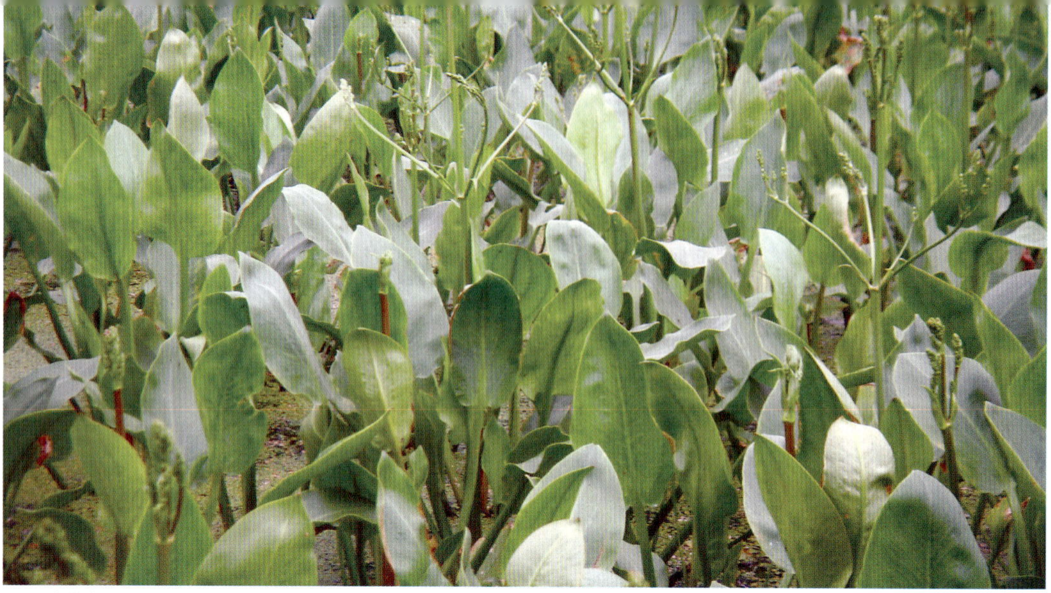

▲ 질경이택사_ 재배지

• 고지혈증 치료에 도움이 된다.

| 동의보감 원문의 한글 식물명 | 쇠귀ᄂᆞ물불휘

| 동의보감 효능 | 택사(澤瀉)의 성질은 차며[寒] 맛이 달고[甘] 짜며[鹹] 독이 없다. 방광에 몰린 소변을 잘 나오게 하며 오림(五淋)을 치료한다. 방광의 열을 없애며 소변과 소장을 잘 통하게 하고 소변이 찔끔찔끔 새는 것을 멎게 한다.

| 동의보감 원문 | **澤瀉:** 性寒 味甘鹹 無毒. 逐膀胱停水 治五淋 利膀胱熱 宣通水道 通小腸 止遺瀝.

| 약용법 | 덩이줄기 6~10g을 물 800mL에 넣고 달여서 반으로 나누어 아침 저녁으로 마신다.

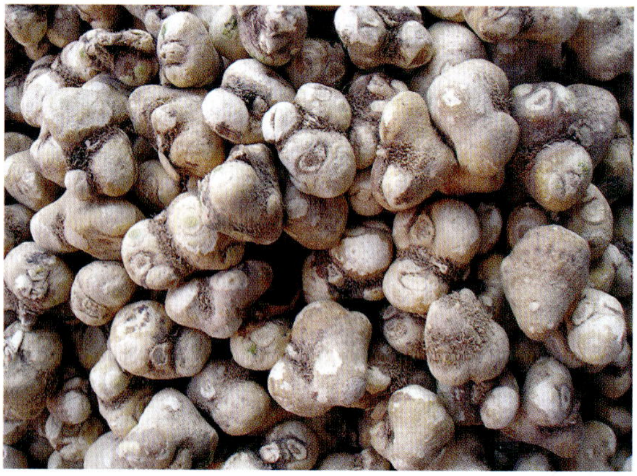

▲ 택사(약재, 전형)

짚신나물

한약명 용아초

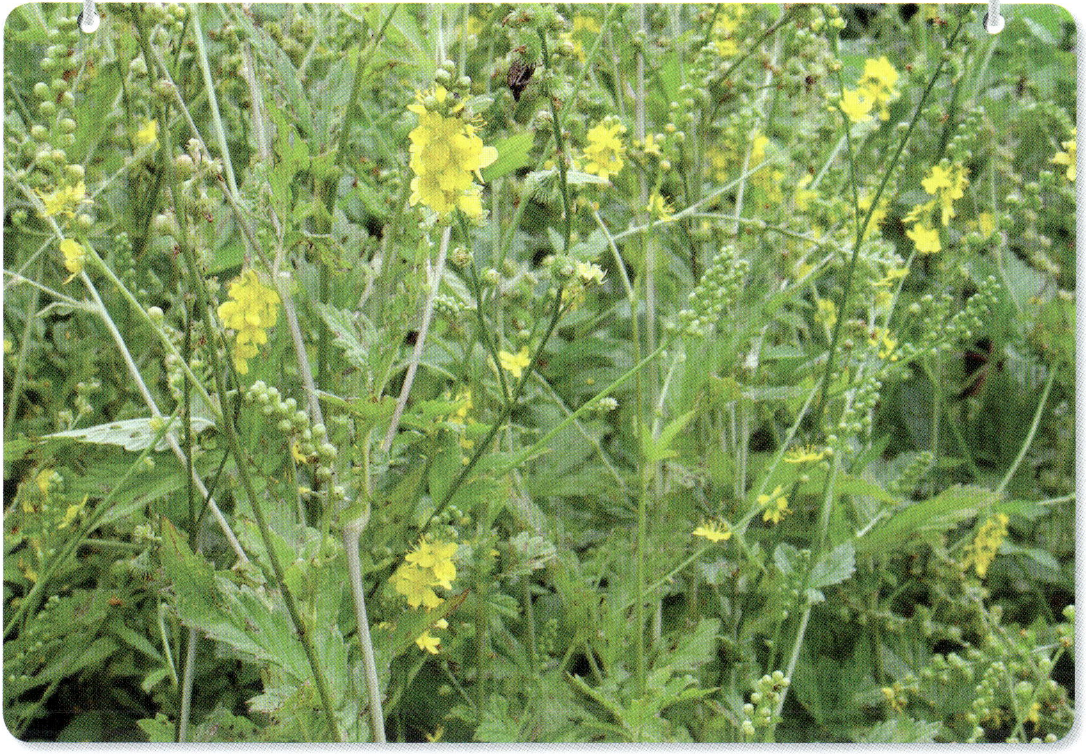

한약명 용아초

- 식물명 및 학명: 짚신나물 *Agrimonia pilosa* Ledebour
- 과명: 장미과(Rosaceae)
- 약용부위: 전초
- 한약명: 용아초(龍牙草)
- 라틴 생약명: Agrimoniae Herba
- 이명 또는 영명: 선학초(仙鶴草)
- 식약처 공정서 및 조선시대 의서 수재: 대한민국약전외한약(생약)규격집(KHP) 동의보감 탕액편의 풀부(部)

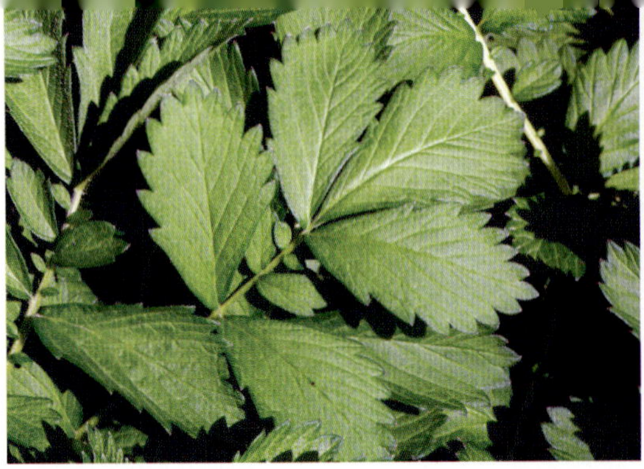

▲ 짚신나물_ 잎

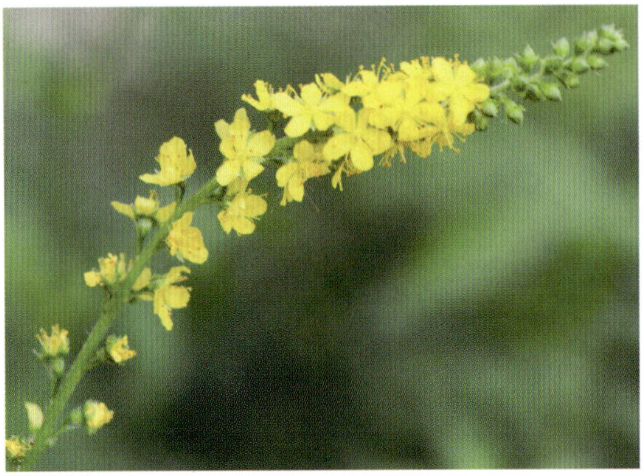

▲ 짚신나물_ 꽃

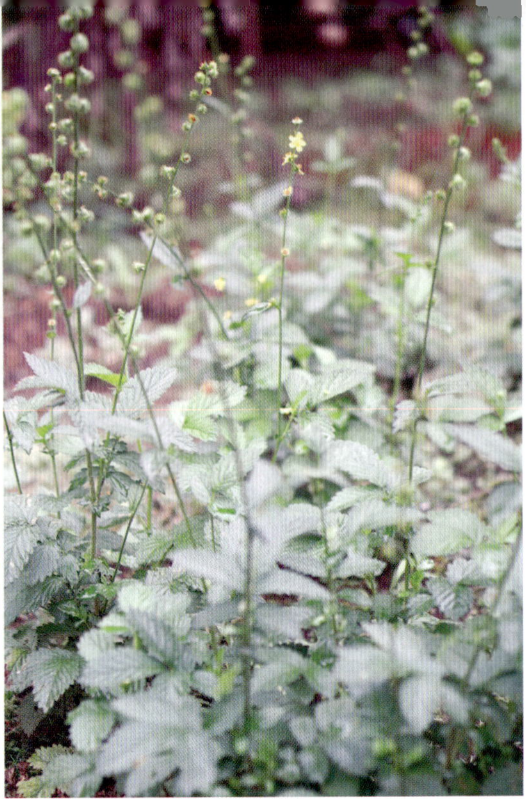

▲ 짚신나물_ 지상부

| 한약의 기원 | 이 약은 짚신나물 *Agrimonia pilosa* Ledebour 또는 기타 동속식물(장미과 Rosaceae)의 전초이다.

| 한방 특성 |

- 한방 약미(藥味)와 약성(藥性): 맛은 쓰고 떫으며 성질은 보통이다[平].
- 한방 작용부위(귀경, 歸經): 용아초는 주로 심장, 간장 질환에 영향을 미친다.
- 한방 효능

수렴지혈(收斂止血): 상처를 아물게 하여 지혈한다.

절학(截瘧): 말라리아를 억제한다.

지리(止痢): 이질(痢疾)을 멎게 한다.

해독(解毒): 독성을 없앤다.

보허(補虛): 허(虛)한 것을 보한다.

| 약효 해설 |

- 혈뇨(血尿), 혈변(血便), 자궁출혈에 유효하다.

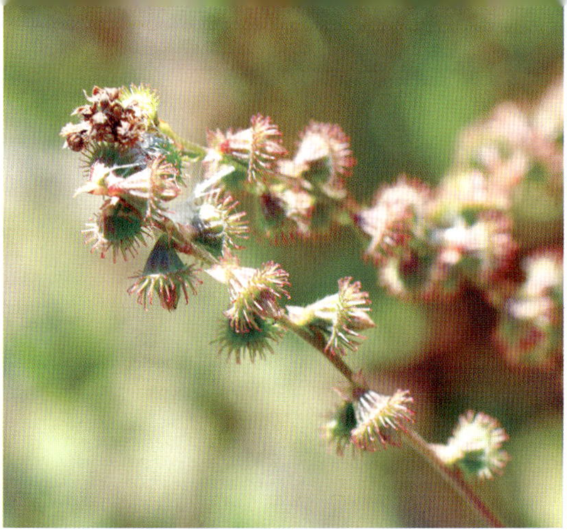

▲ 짚신나물_ 열매

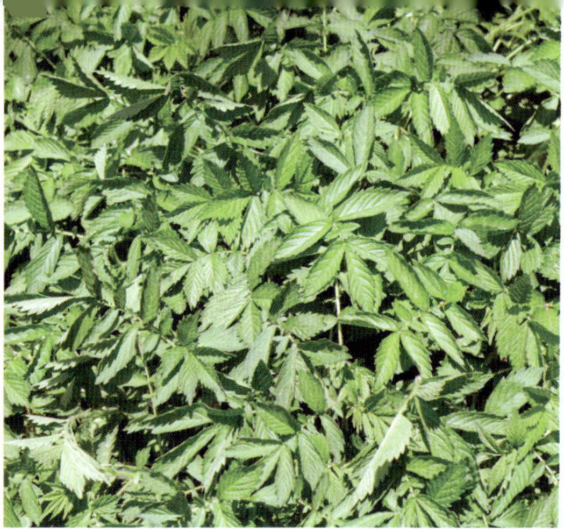

▲ 짚신나물_ 재배지

- 이질, 말라리아 치료에 도움된다.
- 자궁에서 나오는 분비물을 멎게 한다.

| 동의보감 원문의 한글 식물명 | 낭아초

| 동의보감 효능 | 낭아(狼牙, 짚신나물)의 성질은 차고[寒] 맛은 쓰며[苦] 시고[酸] 독이 있다. 가려운 종기, 악성 창양[惡瘍], 치질을 낫게 한다. 촌백충 및 배 속의 모든 충을 죽인다.

| 동의보감 원문 | **狼牙:** 性寒 味苦酸 有毒. 主疥瘙惡瘍瘡痔 殺寸白蟲 及腹中一切蟲.

| 약용법 | 전초 6~12g을 물 800mL에 넣고 달여서 반으로 나누어 아침저녁으로 마시거나 외용으로 적당량 사용한다.

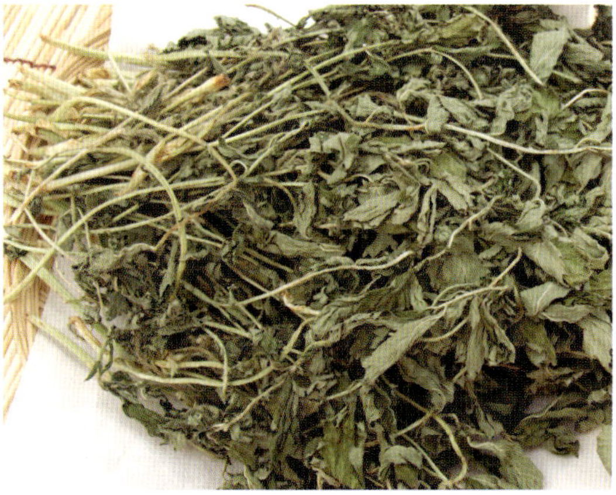

▲ 용아초(약재, 전형)

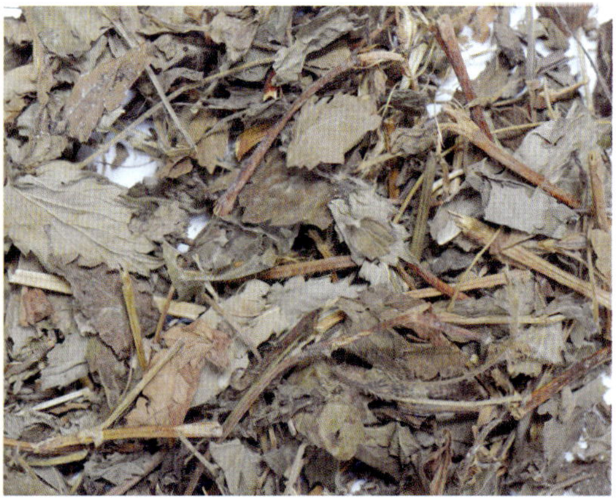

▲ 용아초(약재, 절단)

쪽

한약명 청대

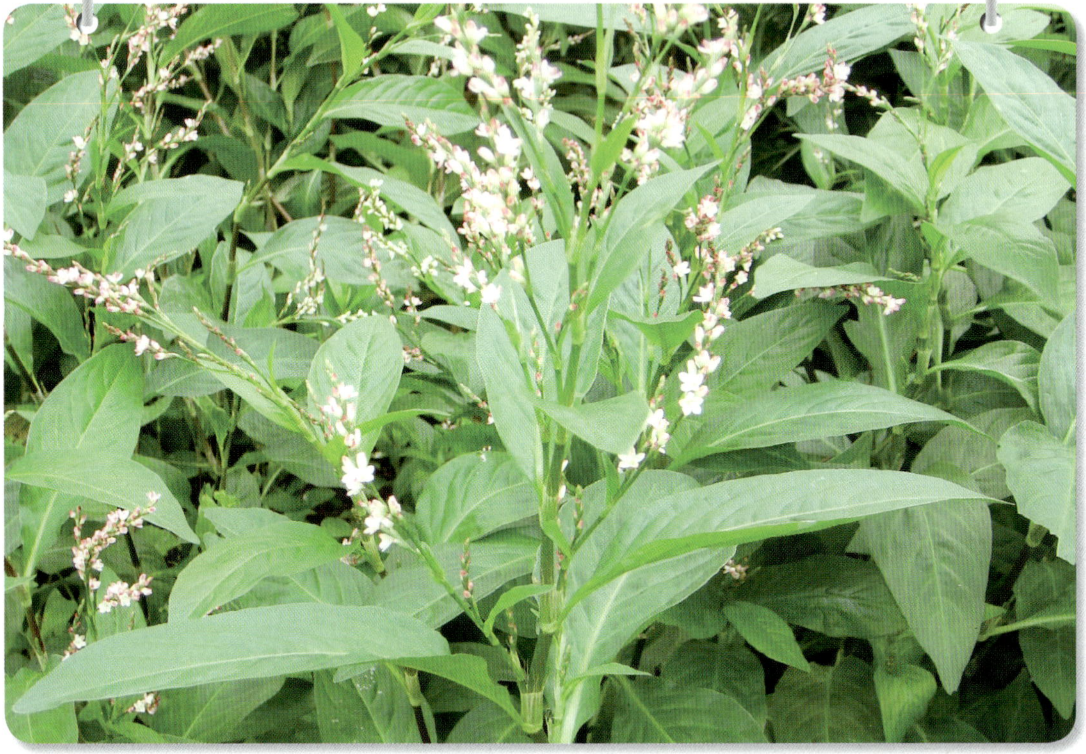

▲ 쪽_ 지상부

한약명 청대

- 식물명 및 학명: 쪽 *Persicaria tinctoria* H. Gross, 마람(馬藍) *Baphicacanthus cusia* (Nees) Bremek.
- 과명: 여뀌과, 마디풀과(Polygonaceae)
- 약용부위: 잎을 발효시켜 얻은 가루
- 한약명: 청대(靑黛)
- 라틴 생약명: Indigo Pulverata Levis
- 이명 또는 영명: 쪽, Indigo
- 식약처 공정서 및 조선시대 의서 수재:
  대한민국약전외한약(생약)규격집(KHP)
  동의보감 탕액편의 풀부(部)
  방약합편의 습초(濕草)편

| 한약의 기원 | 이 약은 쪽 *Persicaria tinctoria* H. Gross 또는 마람(馬藍) *Baphicacanthus cusia* (Nees) Bremek.(여뀌과, 마디풀과 Polygonaceae)의 잎을 발효시켜 얻은 가루이다.

| 한방 특성 |

- 한방 약미(藥味)와 약성(藥性): 맛은 짜고 성질은 차다.
- 한방 작용부위(귀경, 歸經): 청대는 주로 간장 질환에 영향을 미친다.
- 한방 효능

청열해독(淸熱解毒): 열독(熱毒)을 해소한다.

양혈지혈(涼血止血): 혈열(血熱)을 식히고 지혈한다.

청간사화(淸肝瀉火): 간화(肝火)를 식힌다.

| 약효 해설 |

- 가슴이 아프면서 기침할 때 피가 나오는 증상에 사용한다.

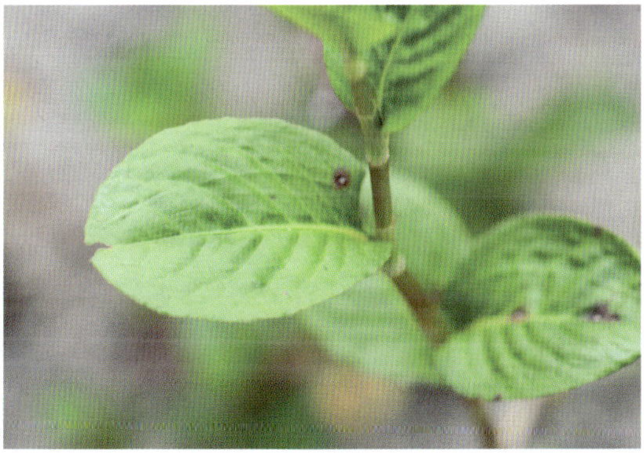

▲ 쪽_ 잎

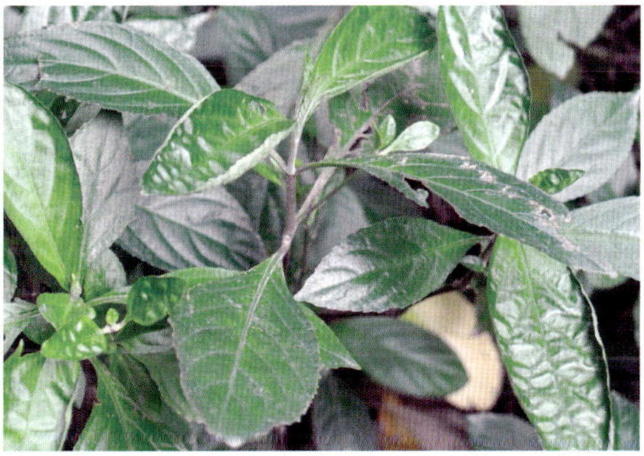

▲ 마람_ 잎

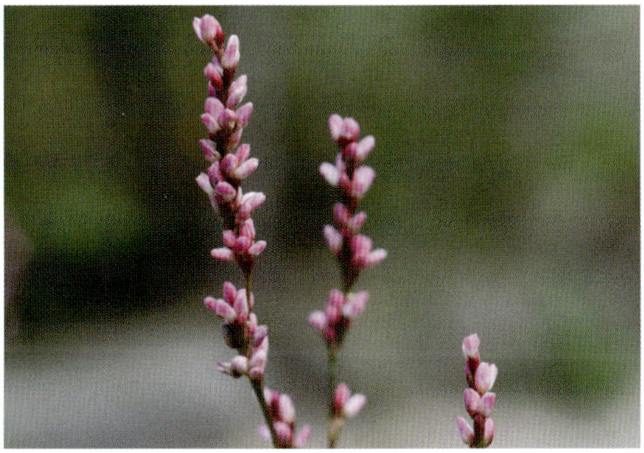

▲ 쪽_ 꽃

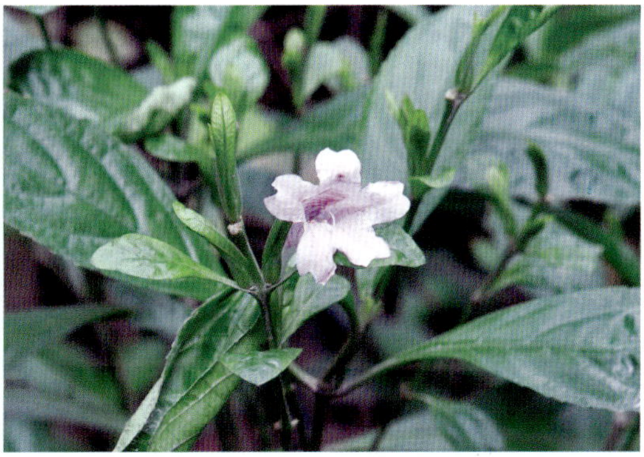

▲ 마람_ 꽃

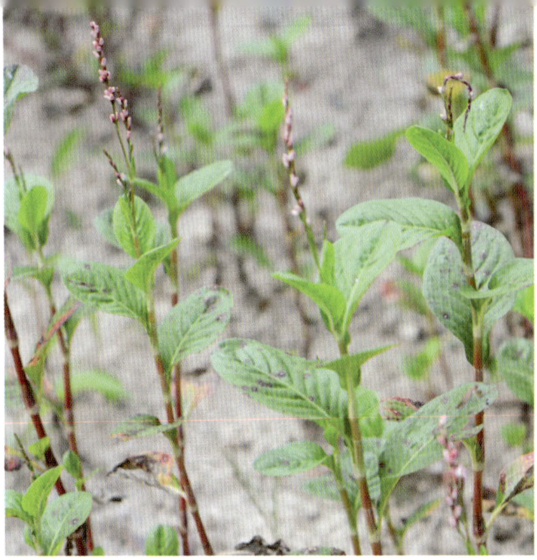

▲ 쪽_ 지상부

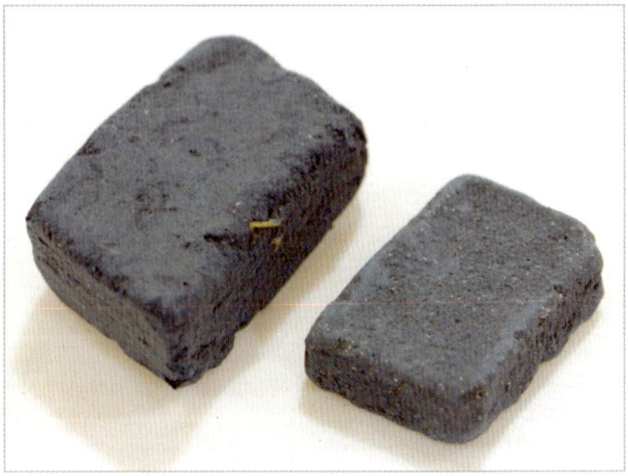

▲ 청대(약재, 덩어리)

- 입안이 허는 병증을 치료한다.
- 목 안이 벌겋게 붓고 아프며 막힌 감이 있는 인후병에 효과가 있다.
- 어린아이가 갑자기 의식을 잃고 경련을 일으키는 증상에 쓰인다.

| 동의보감 효능 | 청대(青黛, 쪽을 가공하여 만든 약재)의 성질은 차고[寒] 맛이 짜며[鹹] 독이 없다[無毒]. 온갖 약독, 유행병으로 머리가 아프고 추웠다 열이 나는 것에 쓴다. 열이 많이 날 때 피부나 점막에 생기는 물집, 악종(惡腫), 쇠붙이에 다친 상처, 하혈(下血)하는 것, 뱀과 개 등에 물린 독을 치료한다. 소아가 감열(疳熱)로 야위는 것을 낫게 하고 벌레를 죽인다. 청대는 쪽으로 만든다. 쪽으로 만든 것이라야 약에 넣어 쓸 수 있다[본초]. 청대는 나쁜 벌레들을 죽여서 물이 되게 한다[단심]. 열독, 충적(蟲積), 감리(疳痢) 등을 치료하고 오장(五藏)에 몰린 답답하여 괴로운 화증(火證)을 없애며 간기(肝氣)를 덜어낸다[의감]. 파란색이다. 옛사람이 눈썹을 그리는 데 썼기 때문에 대(黛)라고 한다. 즉 전화(靛花)이다[입문].

| 동의보감 원문 | **青黛:** 性寒 味鹹 無毒. 主解諸藥毒 天行頭痛寒熱. 亦治熱瘡 惡腫 金瘡 下血 蛇犬等毒. 解小兒疳熱消瘦 殺蟲. ○青黛 乃藍爲之 以藍造者 乃入藥.[本草] ○青黛 殺惡蟲物 化爲水.[丹心] ○治熱毒蟲積疳痢 除五藏鬱火而瀉肝.[醫鑑] ○青色 古人用以畫眉 故曰黛. 卽靛花也.[入門]

| 약용법 | 청대 분말 1.5~6g을 가루약이나 환제(丸劑)로 복용한다. 외용할 때는 가루 적당량을 환부에 붙인다.

찔레꽃

한약명 영실

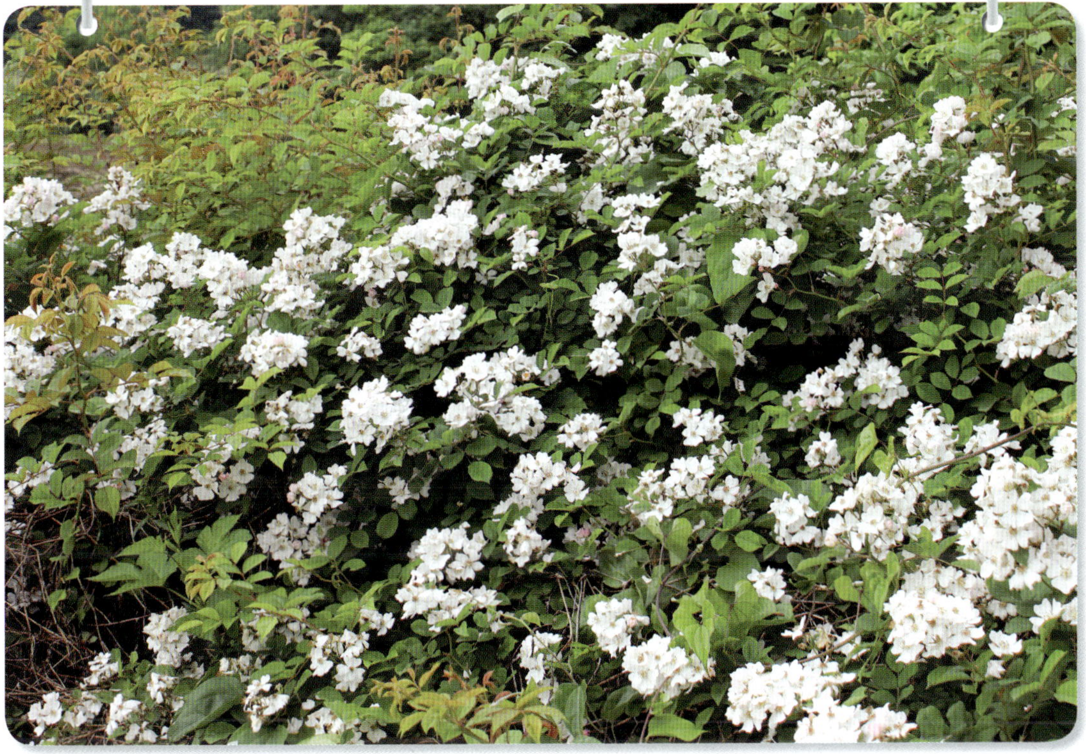

한약명 영실

- 식물명 및 학명: 찔레꽃 *Rosa multiflora* Thunberg
- 과명: 장미과(Rosaceae)
- 약용부위: 열매
- 한약명: 영실(營實)
- 라틴 생약명: Rosae Multiflorae Fructus
- 이명 또는 영명: 영실자(營實子)

- 식약처 공정서 및 조선시대 의서 수재:
  대한민국약전외한약(생약)규격집(KHP)
  동의보감 탕액편의 풀부(部)

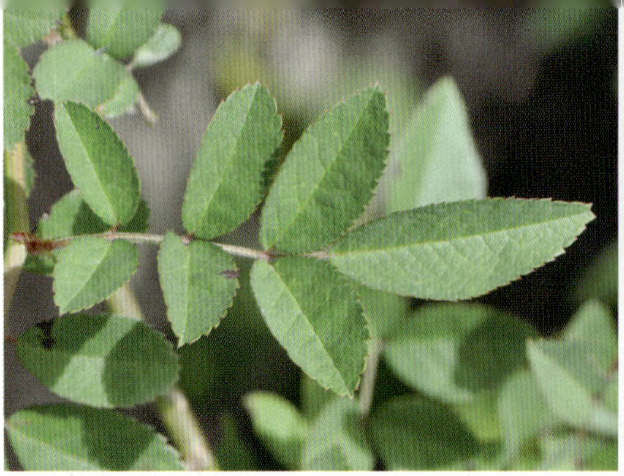

▲ 찔레꽃_ 잎

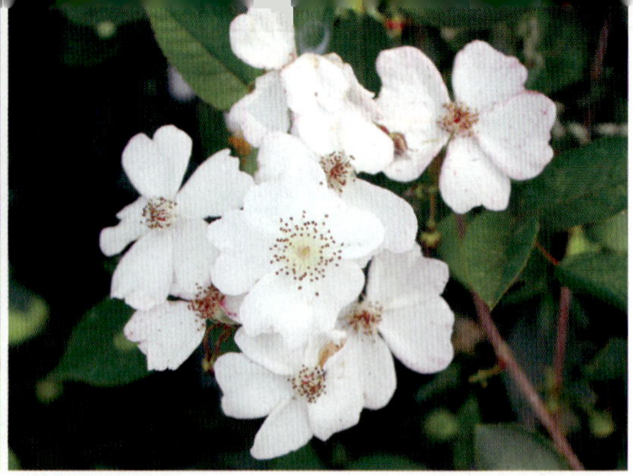

▲ 찔레꽃_ 꽃

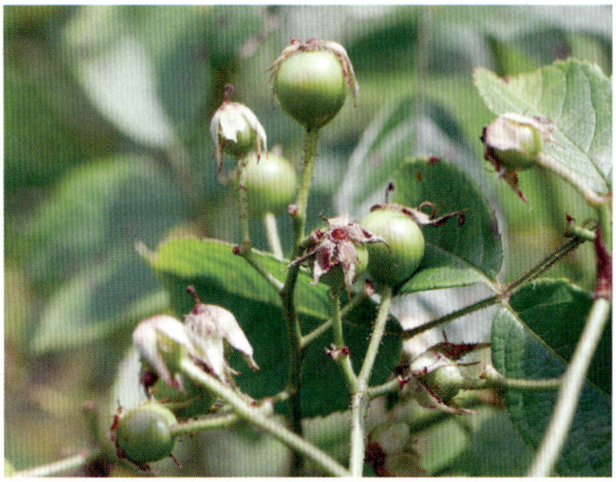

▲ 찔레꽃_ 덜 익은 열매

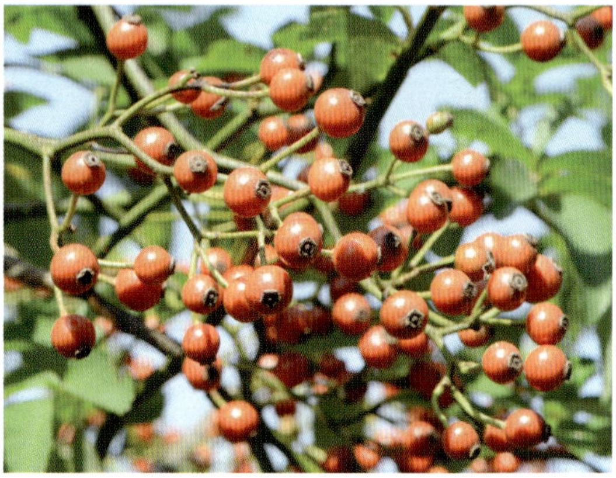

▲ 찔레꽃_ 익은 열매

| 한약의 기원 | 이 약은 찔레꽃 *Rosa multiflora* Thunberg(장미과 Rosaceae)의 열매이다.

| 한방 특성 |

- 한방 약미(藥味)와 약성(藥性): 맛은 시고 성질은 서늘하다.
- 한방 작용부위(귀경, 歸經): 영실은 주로 간장, 신장, 위장 질환에 영향을 미친다.
- 한방 효능

청열해독(淸熱解毒): 열독(熱毒)을 해소한다.

거풍활혈(祛風活血): 풍(風)으로 인해 정체된 혈행을 잘 통하게 한다.

이수소종(利水消腫): 소변을 잘 나오게 하고 부종을 가라앉힌다.

| 약효 해설 |

- 팔다리를 잘 쓰지 못하고 마비되며 아픈 증상을 치료한다.
- 관절 부위가 부드럽지 않은 증상을 낫게 한다.
- 월경불순, 몸이 붓는 증상에 유효하다.

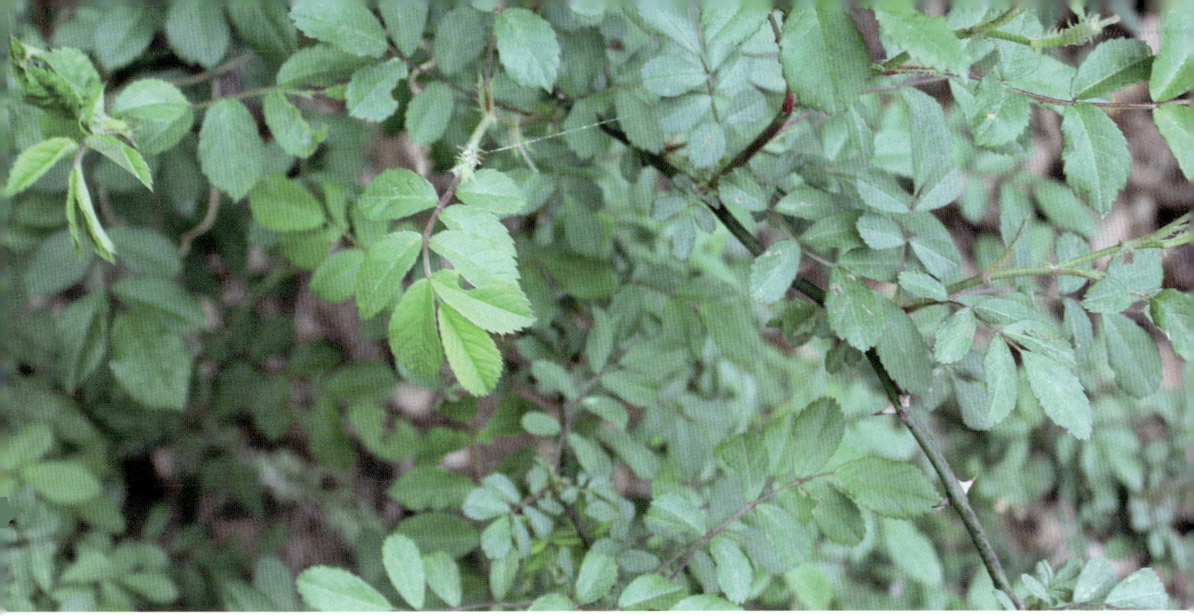

▲ 찔레꽃_ 잎과 줄기

| 동의보감 원문의 한글 식물명 | 딜위여름

| 동의보감 효능 | 영실(營實, 찔레꽃 열매)의 성질은 따뜻하고[溫](약간 차다[微寒]고도 한다) 맛이 시며[酸](쓰다[苦]고도 한다) 독이 없다. 옹저, 피부가 헐어 아프고 가려우며 벌겋게 부어 곪는 것을 낫게 한다. 패창(敗瘡), 여성 음부가 헌 것이 낫지 않는 것, 두창(頭瘡), 머리가 허옇게 빠지는 데[白禿瘡, 백독창]에 쓴다.

| 동의보감 원문 | **營實:** 性溫[一云微寒] 味酸[一云苦] 無毒. 主癰疽惡瘡 敗瘡 陰蝕不瘳 頭瘡 白禿.

| 약용법 | 열매 15~30g을 물 800mL에 넣고 달여서 반으로 나누어 아침저녁으로 마신다. 신선한 열매일 경우 두 배로 증가시킨다. 외용할 때는 적당량을 짓찧어서 환부에 붙인다.

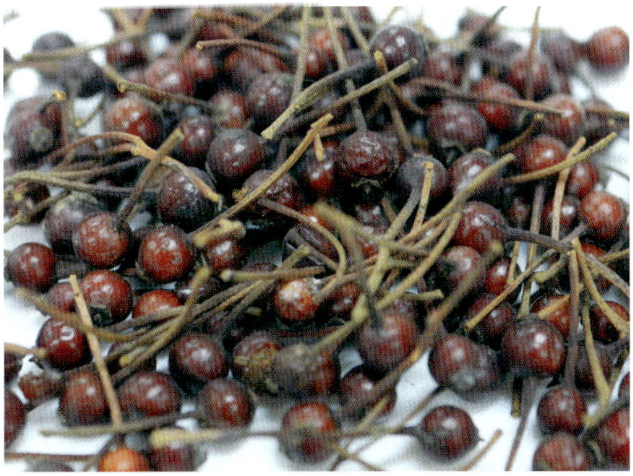

▲ 영실(약재, 전형)

차즈기

한약명 자소엽, 자소자

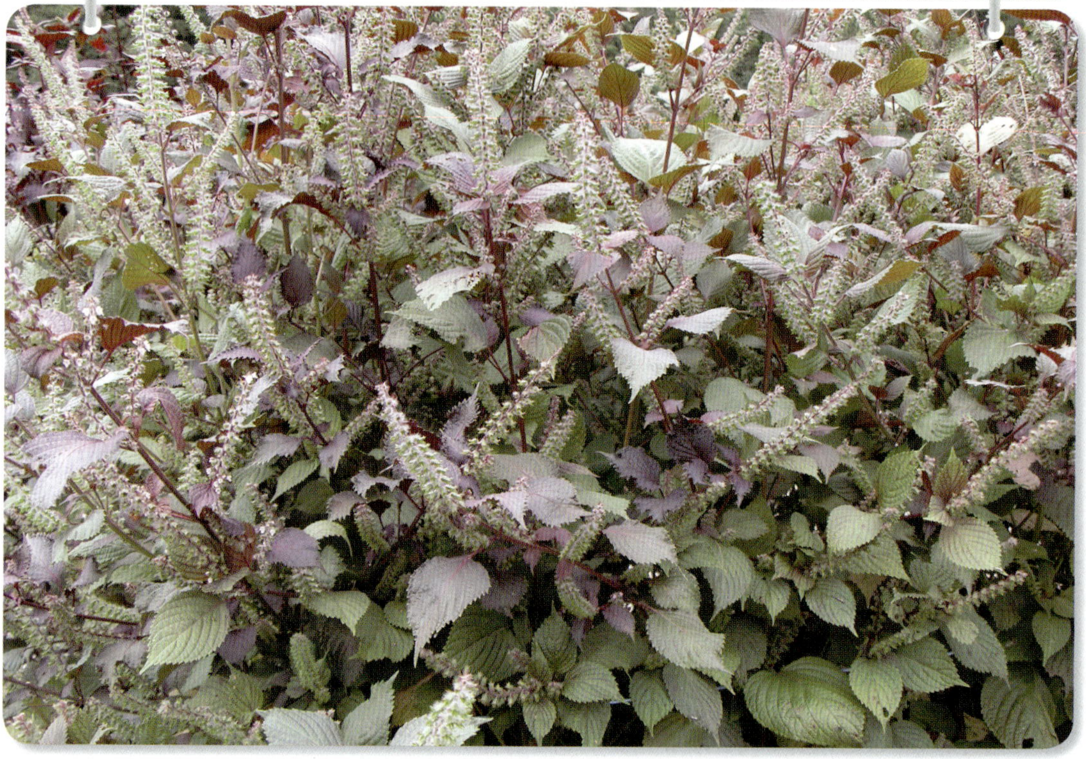

▲ 차즈기_ 지상부

한약명 자소엽

- 식물명 및 학명: 차즈기 *Perilla frutescens* Britton var. *acuta* Kudo, 주름소엽 *Perilla frutescens* Britton var. *crispa* Decaisne
- 과명: 꿀풀과(Labiatae)
- 약용부위: 잎 및 끝가지
- 한약명: 자소엽(紫蘇葉)
- 라틴 생약명: Perillae Folium
- 이명 또는 영명: Perilla Leaf
- 식약처 공정서 및 조선시대 의서 수재:
  대한민국약전(KP)
  동의보감 탕액편의 채소부(部)
  방약합편의 방초(芳草, 향기가 좋은 풀)편

| 한약의 기원 | 이 약은 차즈기 *Perilla frutescens* Britton var. *acuta* Kudo 또는 주름소엽 *Perilla frutescens* Britton var. *crispa* Decaisne(꿀풀과 Labiatae)의 잎 및 끝가지이다.

| 한방 특성 |

- 한방 약미(藥味)와 약성(藥性): 맛은 맵고 성질은 따뜻하다.
- 한방 작용부위(귀경, 歸經): 자소엽은 주로 폐, 비장 질환에 영향을 미친다.
- 한방 효능

  해표산한(解表散寒): 땀을 내어 체표에 있는 사기(邪氣)를 내보내고 추위를 없앤다.

  행기화위(行氣和胃): 기운을 잘 소통시키고 위장을 편안하게 한다.

| 약효 해설 |

- 오한, 열, 가래가 많은 기침에 유효하다.
- 구취 방지, 식욕증진 작용이 있다.
- 항균 작용이 있다.

| 동의보감 원문의 한글 식물명 | ᄎᆞ소기

| 동의보감 효능 | 자소(紫蘇, 차즈기)는 성질이 따뜻하고[溫] 맛이 매우며[辛] 독이 없다. 배가

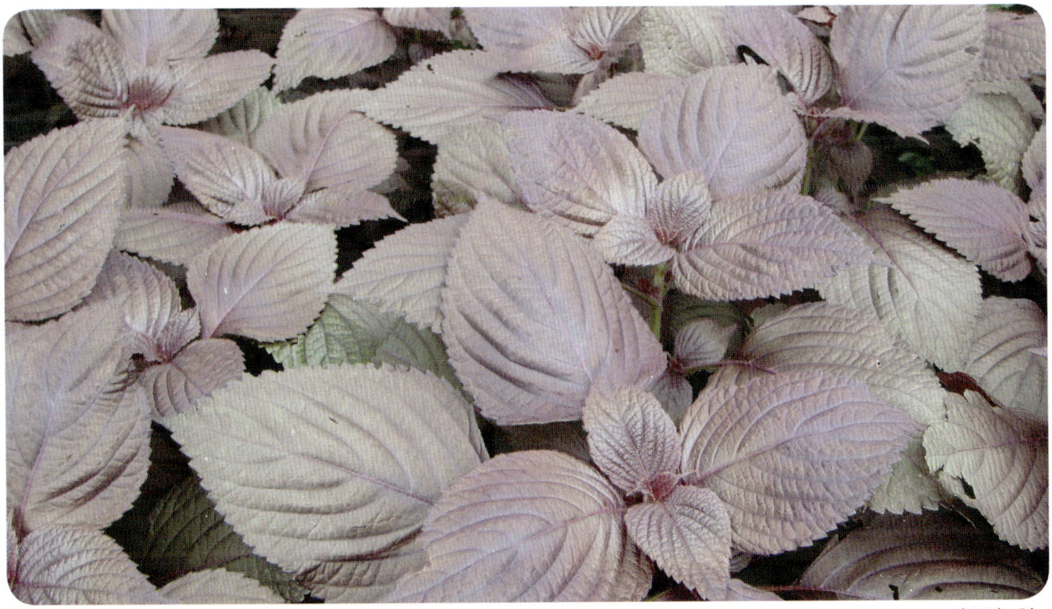

▲ 차즈기_ 잎

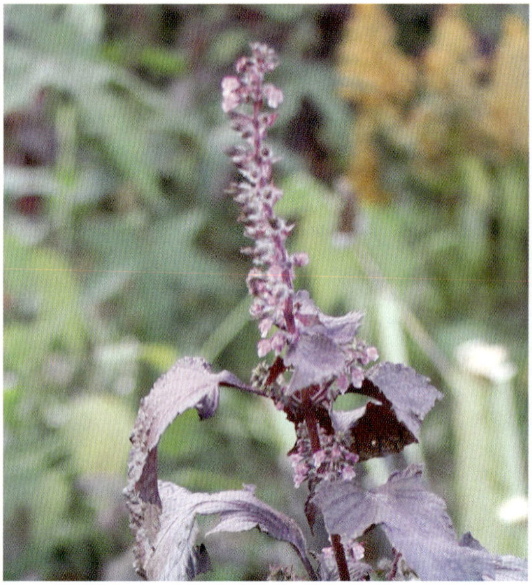

▲ 차즈기_ 꽃

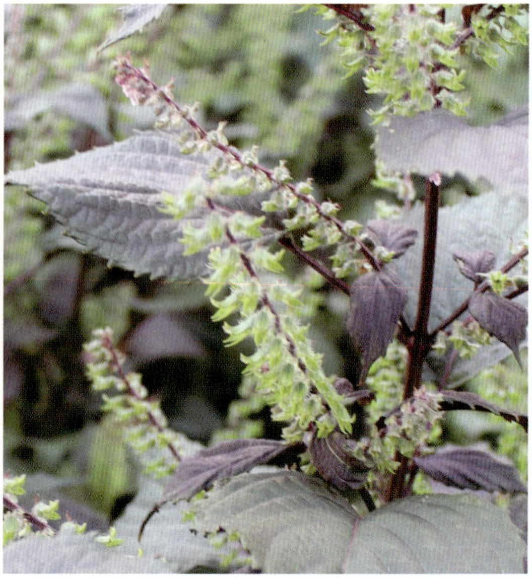

▲ 차즈기_ 열매

몹시 부르며 속이 그득한 감을 주는 증상을 치료한다. 음식이 체하여 구토하고 설사하는 것을 멎게 한다. 각기를 치료하고 대소장을 잘 통하게 한다. 온갖 냉기(冷氣)를 없애고 풍한으로 겉에 사기가 있는 것을 흩는다. 또 가슴에 있는 담(痰)과 기운을 내려가게 한다.

| 동의보감 원문 | **紫蘇:** 性溫 味辛 無毒. 治心腹脹滿 止霍亂. 療脚氣 通大小腸 除一切冷氣 散風寒表邪. 又能下胸膈痰氣.

| 약용법 | 잎 및 끝가지 5~10g을 물 800mL에 넣고 달여서 반으로 나누어 아침저녁으로 마신다.

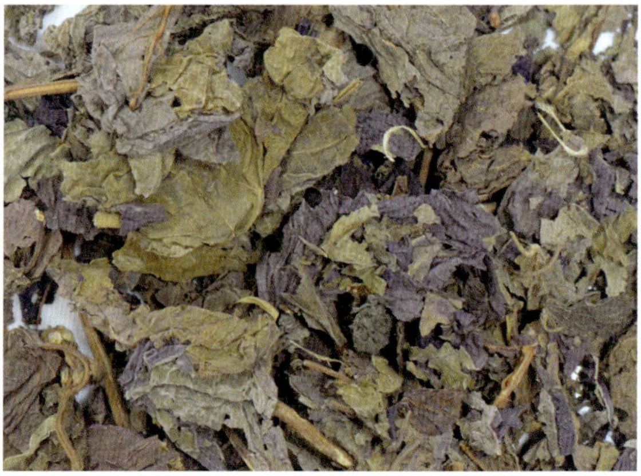

▲ 자소엽(약재, 전형)

한약명 자소자

- 식물명 및 학명: 차즈기 *Perilla frutescens* L. Britton var. *acuta* (Thunb.) Kudo, 주름소엽 *Perilla frutescens* Britton var. *crispa* Decne.
- 과명: 꿀풀과(Labiatae)
- 약용부위: 열매
- 한약명: 자소자(紫蘇子)
- 라틴 생약명: Perillae Fructus
- 이명 또는 영명: 소자(蘇子), Perilla fruit
- 식약처 공정서 및 조선시대 의서 수재:
  대한민국약전외한약(생약)규격집(KHP)
  동의보감 탕액편의 채소부(部)
  방약합편의 방초(芳草, 향기가 좋은 풀)편

| 한약의 기원 | 이 약은 차즈기 *Perilla frutescens* L. Britton var. *acuta* (Thunb.) Kudo 또는 주름소엽 *Perilla frutescens* Britton var. *crispa* Decne.(꿀풀과 Labiatae)의 열매이다.

| 한방 특성 |

- 한방 약미(藥味)와 약성(藥性): 맛은 맵고 성질은 따뜻하다.
- 한방 작용부위(귀경, 歸經): 자소자는 주로 폐 질환에 영향을 미친다.
- 한방 효능

  강기화담(降氣化痰): 치밀어 오른 기(氣)를 내리고 담(痰)을 녹인다.

  지해평천(止咳平喘): 기침과 천식을 멎게 한다.

  윤장통변(潤腸通便): 대변이 잘 나오게 한다.

| 약효 해설 |

- 기침할 때 숨은 가쁘나 가래 끓는 소리가 없는 증상에 사용한다.
- 장(腸)의 진액이 부족하여 대변을 보기 어려운 증상을 치료한다.

| 동의보감 원문의 한글 식물명 | 없음

※ '자소엽(紫蘇葉: 차즈기 잎)'의 동의보감 원문의 한글 식물명은 'ᄎᆞ소기'이다.

| 동의보감 효능 | 자소자(紫蘇子, 차즈기 씨)는 기운이 치밀어 오르는 것과 딸꾹질에 주로 쓴다. 중초를 조화롭게 하고 오장(五藏)을 보하며 기운을 내린다. 곽란(霍亂)과 음식을 먹은 뒤 토하는 것을 멎게 한다. 대소변을 잘 나오게 하고 기침을 멎게 한다. 심(心)과 폐(肺)를 적셔주고 담기(痰氣)를 삭인다. 폐기(肺氣)로 숨이 찬 것도 치료한다. 귤피와 함께 쓰는 것

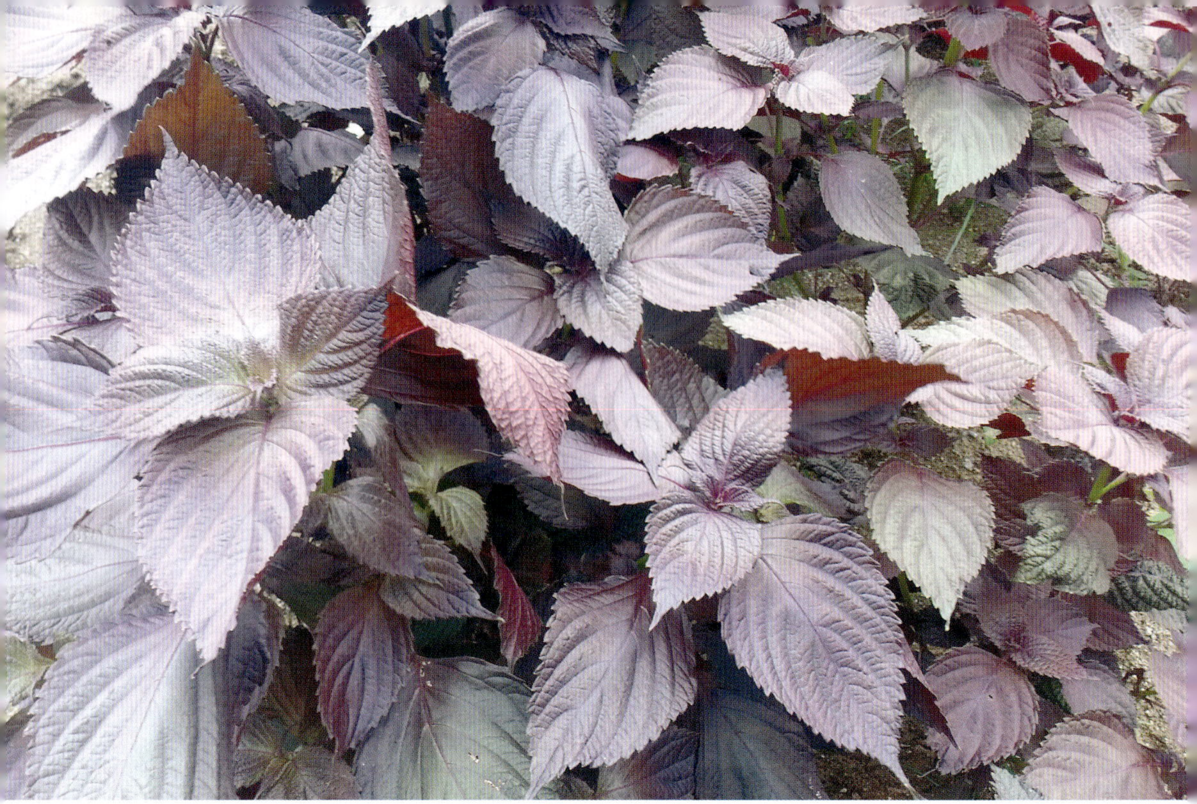

▲ 차즈기_ 재배지

이 좋다. 약간 볶아서 쓴다[본초].

| 동의보감 원문 | **紫蘇子:** 主上氣咳逆. 調中 益五藏 下氣 止霍亂反胃 利大小便 止嗽 潤心肺 消痰氣. 又療肺氣喘急. 與橘皮相宜 微炒用.[本草]

| 약용법 | 열매 3~10g을 물 800mL에 넣고 달여서 반으로 나누어 아침저녁으로 마신다.

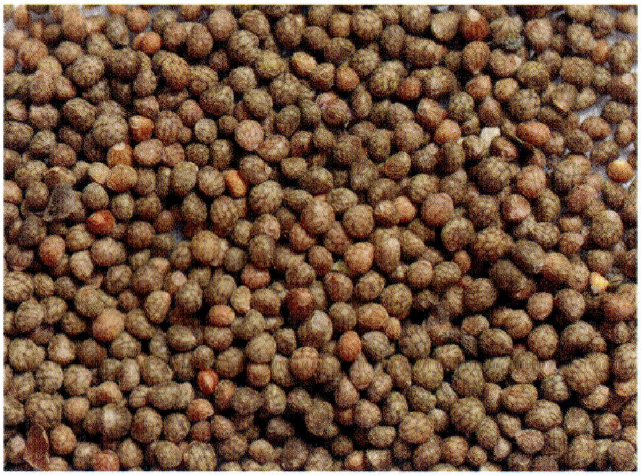

▲ 자소자(약재, 전형)

찰벼

한약명 나도근

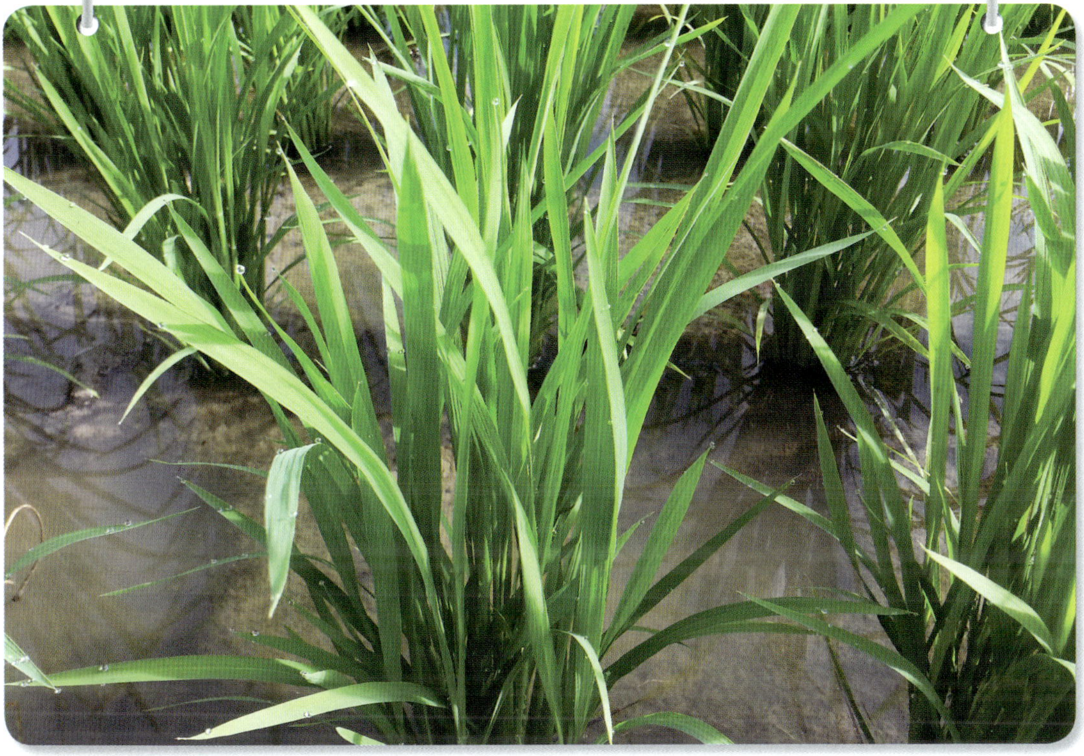

한약명 나도근

- 식물명 및 학명: 찰벼 *Oryza sativa* L. var. *glutinosa* Matsumura
- 과명: 벼과(Gramineae)
- 약용부위: 뿌리줄기 및 뿌리
- 한약명: 나도근(糯稻根)
- 라틴 생약명: Oryzae Rhizoma et Radix
- 이명 또는 영명: 나도근수(糯稻根鬚)
- 식약처 공정서 및 조선시대 의서 수재: 대한민국약전외한약(생약)규격집(KHP)

| 한약의 기원 | 이 약은 찰벼 *Oryza sativa* L. var. *glutinosa* Matsumura(벼과 Gramineae)의 뿌리줄기 및 뿌리이다.

| 한방 특성 |

- 한방 약미(藥味)와 약성(藥性): 맛은 달고 성질은 보통이다[平].
- 한방 작용부위(귀경, 歸經): 나도근은 주로 폐, 신장 질환에 영향을 미친다.
- 한방 효능

  양음제열(養陰除熱): 진액을 보충하고 발열을 없앤다.

  지한(止汗): 땀을 멎게 한다.

| 약효 해설 |

- 목이 마르고 입안이 조여드는 것 같은 증상에 사용한다.
- 잠잘 때 또는 깨어 있는 상태에서 식은땀이 흐르는 증상을 낫게 한다.
- 팔다리를 잘 쓰지 못하고 마비되며 아픈 증상에 유효하다.

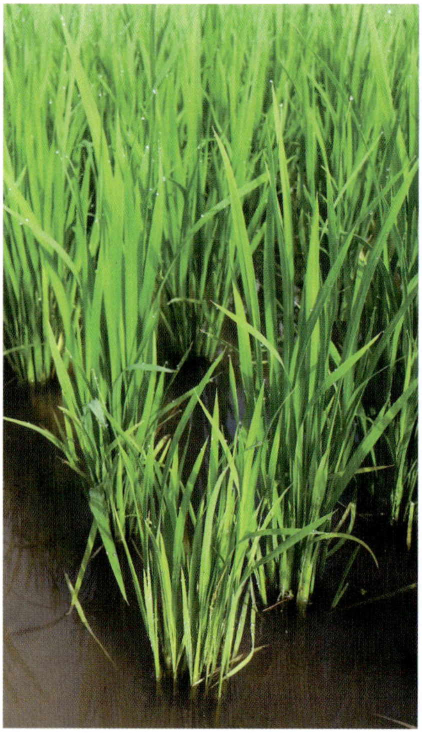

▲ 찰벼_ 어린 지상부

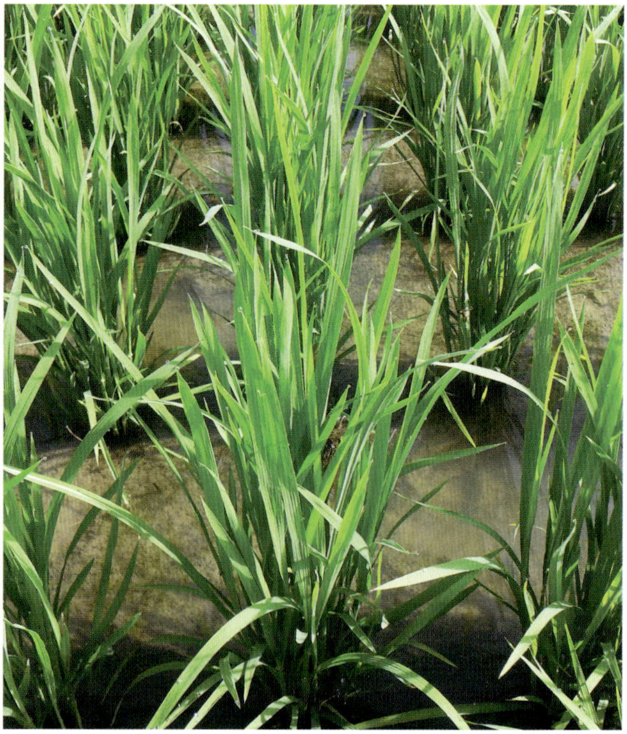

▲ 찰벼_ 재배지

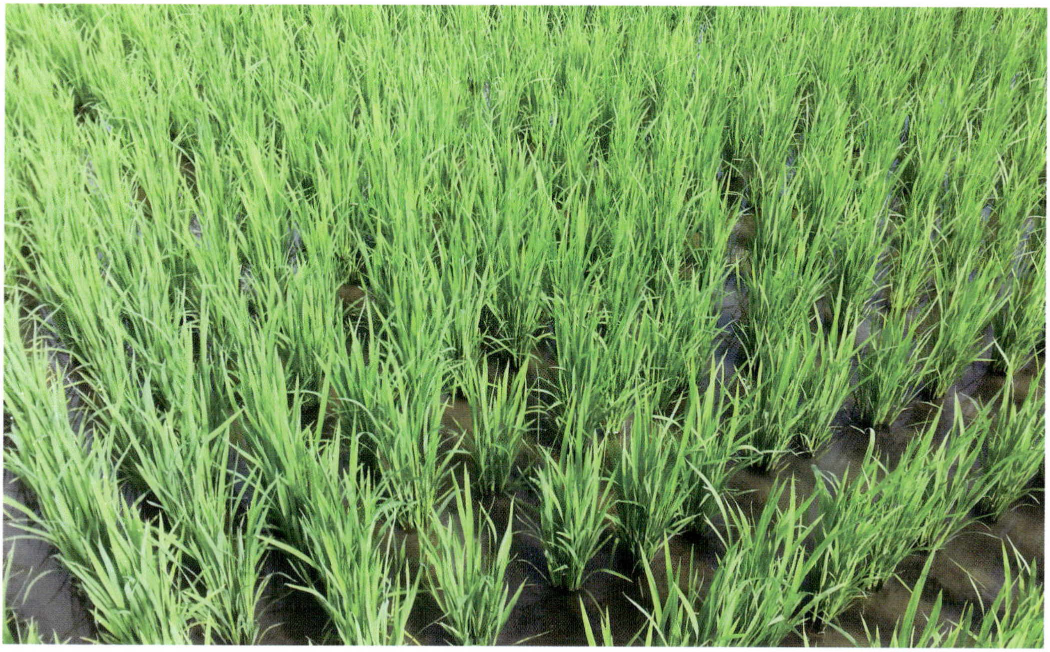

▲ 전남 순천시 별량면에서 재배 중인 백옥찰벼

- 임산부와 태아를 안정시키고 혈액 순환을 조화롭게 한다.
- 간염 치료에 도움된다.

| 약용법 | 뿌리줄기 및 뿌리 15~30g을 물 800mL에 넣고 달여서 반으로 나누어 아침저녁으로 마신다.

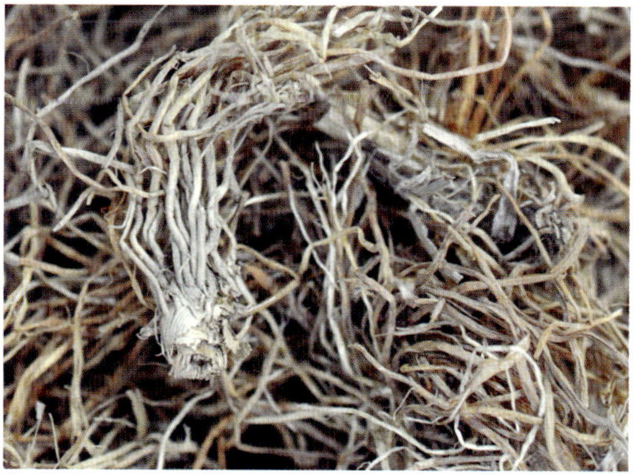

▲ 나도근(약재, 전형)

참깨

한약명 흑지마

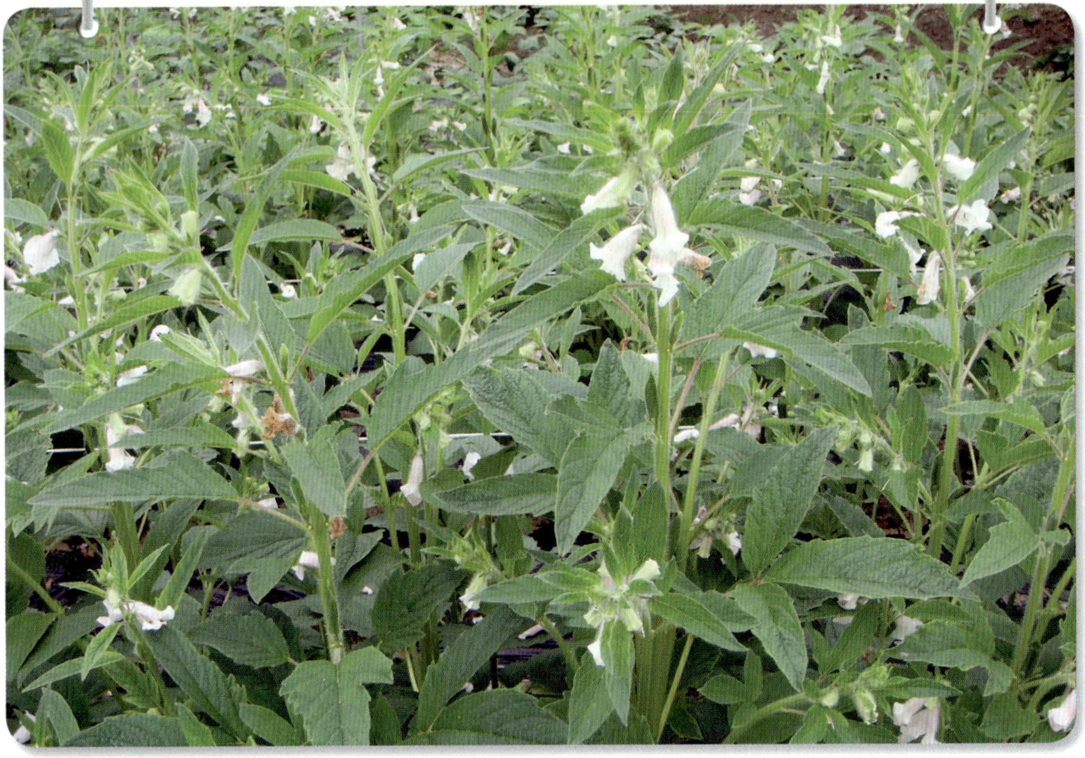

한약명 흑지마

- 식물명 및 학명: 참깨 *Sesamum indicum* Linné
- 과명: 참깨과(Pedaliaceae)
- 약용부위: 씨
- 한약명: 흑지마(黑脂麻)
- 라틴 생약명: Sesami Semen Nigra
- 이명 또는 영명: 흑호마(黑胡麻)

- 식약처 공정서 및 조선시대 의서 수재:
  대한민국약전외한약(생약)규격집(KHP)
  동의보감 탕액편의 곡식부(部)
  방약합편의 마맥도(麻麥稻, 삼, 보리, 벼류)편

| 한약의 기원 | 이 약은 참깨 *Sesamum indicum* Linné(참깨과 Pedaliaceae)의 씨로 검은색을 쓴다.

| 한방 특성 |

- 한방 약미(藥味)와 약성(藥性): 맛은 달고 성질은 보통이다[平].
- 한방 작용부위(귀경, 歸經): 흑지마는 주로 간장, 신장, 대장 질환에 영향을 미친다.
- 한방 효능

보익간신(補益肝腎): 간(肝)과 신(腎)을 보한다.

양혈익정(養血益精): 혈(血)을 자양하고 정기(精氣)를 보충한다.

윤장통변(潤腸通便): 대변이 잘 나오게 한다.

| 약효 해설 |

- 머리가 어지럽고 눈앞에 뭔가 어른거리고 눈이 침침한 증상에 사용한다.
- 나이는 많지 않으나 머리카락과 수염이 회백색으로 변하는 증상에 유효하다.

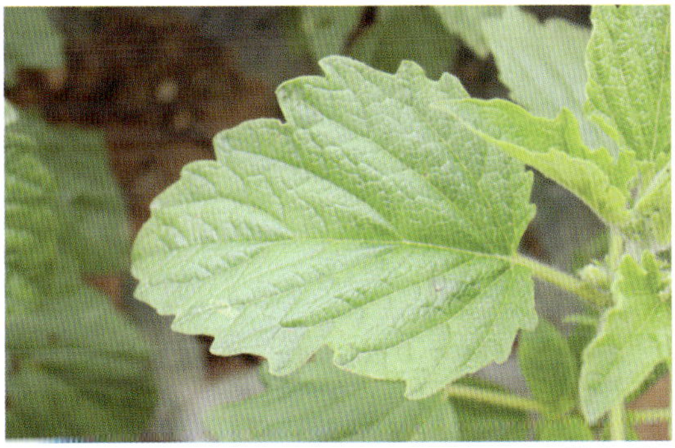

▲ 참깨_ 잎

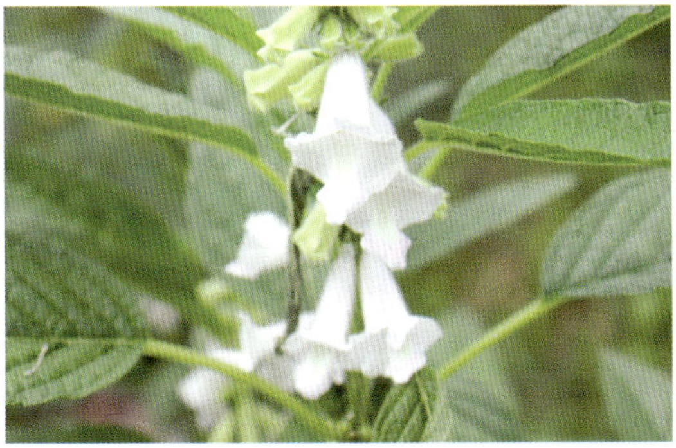

▲ 참깨_ 꽃

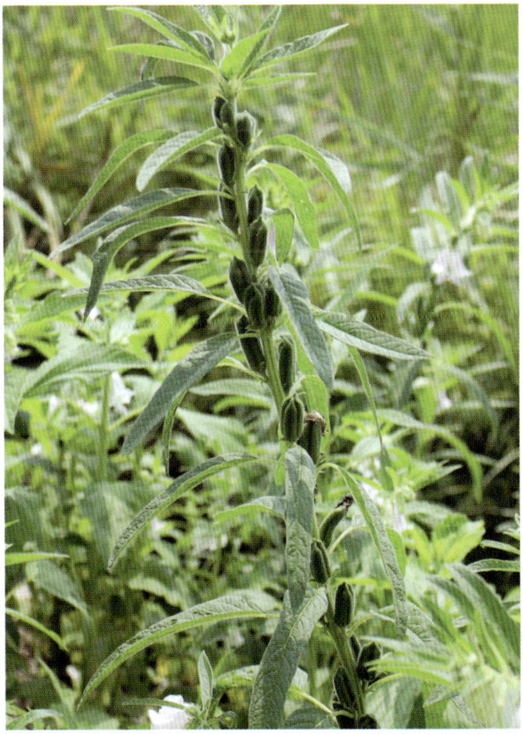

▲ 참깨_ 열매

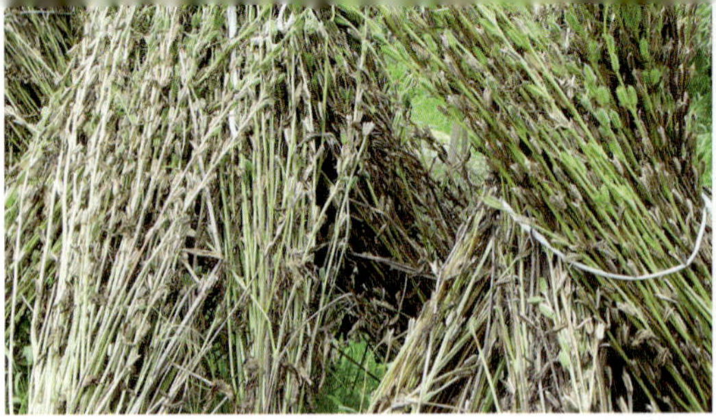

▲ 참깨_ 지상부(채취품)

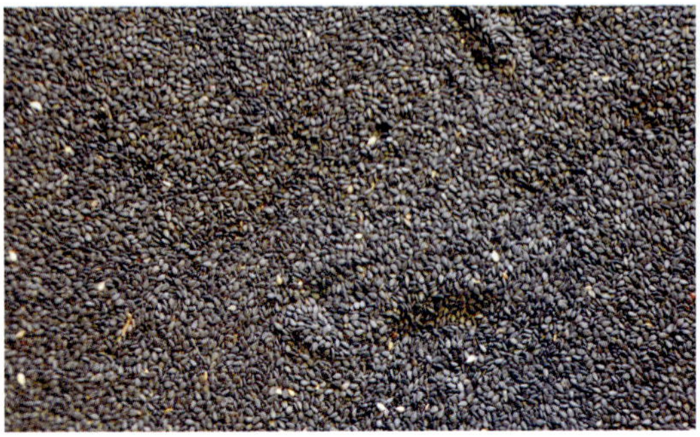

▲ 흑지마(약재, 전형)

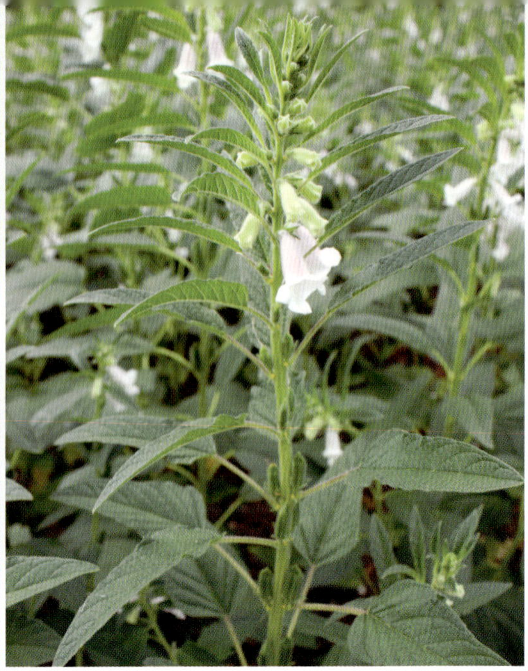

▲ 참깨_ 지상부

- 반신불수와 병후 허약증을 치료한다.
- 귀울림과 소리를 듣지 못하는 증상에 쓰인다.
- 대장의 진액이 줄어들어 대변이 굳어진 증상을 낫게 한다.
- 고혈압, 동맥경화 예방에 효과가 있다.

| 동의보감 원문의 한글 식물명 | 거믄츰깨(胡麻, 호마), 흰츰깨(白油麻, 백유마)

| 동의보감 효능 | 호마(胡麻, 검은 참깨)는 성질이 보통이고[平] 맛이 달며[甘] 독이 없다. 기력(氣力)을 도와주고 살찌게 한다. 골수와 뇌를 충실하게 한다[塡髓腦]. 근육과 뼈를 튼튼하게 하며 오장을 윤택하게 한다[潤五藏][본초].

백유마(白油麻, 흰 참깨)는 성질이 매우 차고[大寒] 독이 없다. 위와 대소장[腸胃]을 미끄럽게 하고 혈맥(血脈)을 통하게 한다. 풍기(風氣)를 잘 운행시키고 피부를 윤기 있게 한다[본초].

| 동의보감 원문 | **胡麻:** 性平 味甘 無毒. 益氣力 長肌肉 塡髓腦 堅筋骨 潤五藏.[本草]

白油麻: 性大寒 無毒. 滑腸胃 通血脈 行風氣 潤肌膚.[本草]

| 약용법 | 씨 9~15g을 물 800mL에 넣고 달여서 반으로 나누어 아침저녁으로 마시거나 또는 가루나 환(丸)으로 만들어 복용한다. 외용할 때는 적당량을 사용한다.

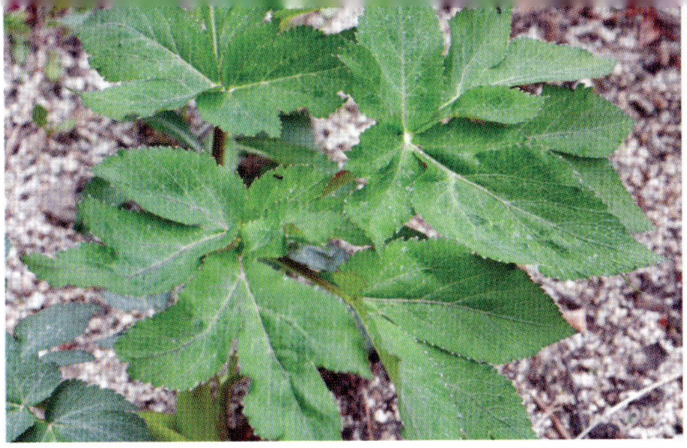

▲ 참당귀_ 어린잎

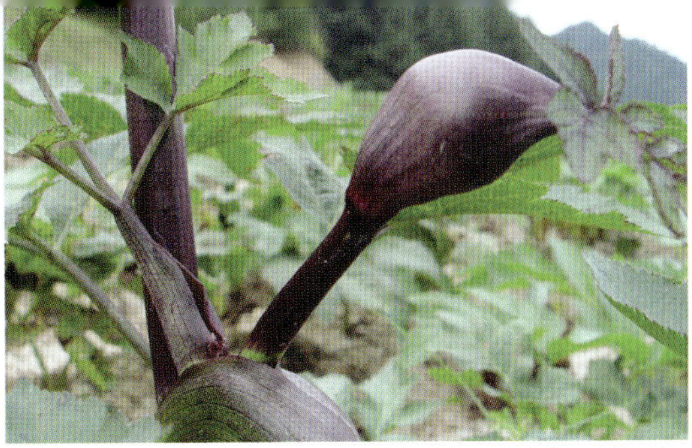

▲ 참당귀_ 꽃봉오리

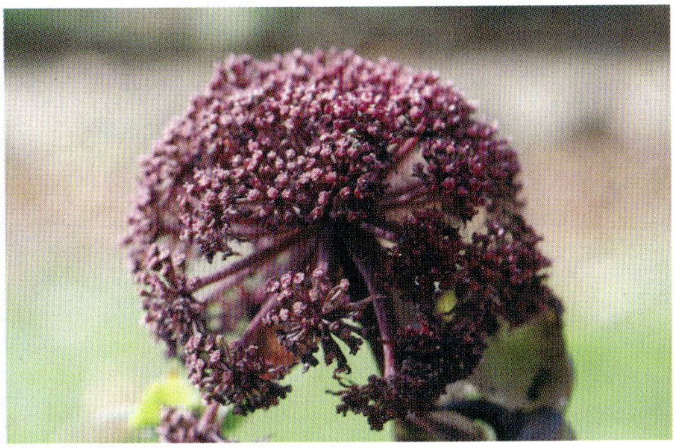

▲ 참당귀_ 꽃(프랑스)

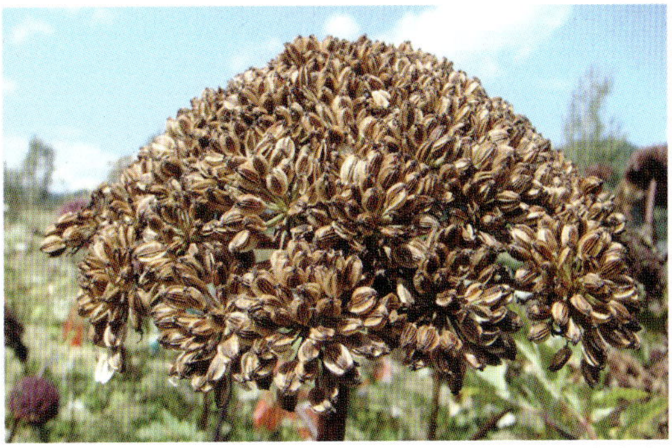

▲ 참당귀_ 씨 결실

| 한약의 기원 | 이 약은 참당귀 *Angelica gigas* Nakai(산형과 Umbelliferae)의 뿌리이다.

| 한방 특성 |

- 한방 약미(藥味)와 약성(藥性): 맛은 맵고 성질은 따뜻하다.
- 한방 작용부위(귀경, 歸經): 당귀는 주로 심장, 간장, 비장 질환에 영향을 미친다.
- 한방 효능

  거풍통락(祛風通絡): 풍(風)으로 인해 막힌 경락을 잘 통하게 한다.

  활혈지통(活血止痛): 혈액 순환을 촉진하고 통증을 멎게 한다.

| 약효 해설 |

- 보혈, 강장 작용이 있다.
- 부인과 질환(갱년기 장애, 냉증)에 많이 쓴다.
- 풍을 제거하고 혈액 순환이 잘되게 한다.
- 팔다리를 잘 쓰지 못하고 마비되며 아픈 증상에 사용한다.
- 진정, 진통, 진경 작용이 있다.

| 동의보감 원문의 한글 식물명 | 숭엄초불휘

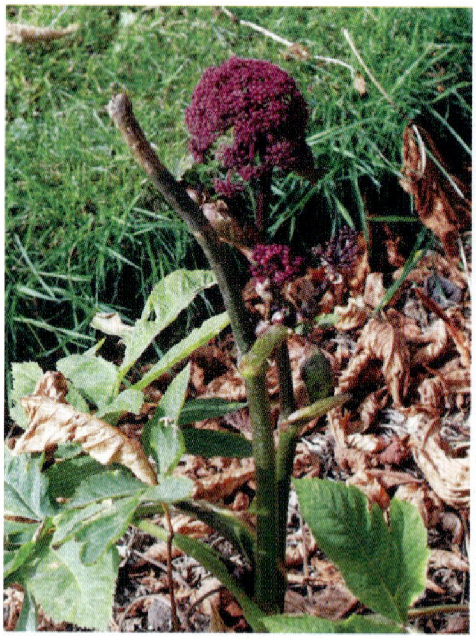

▲ 참당귀_ 지상부(프랑스)

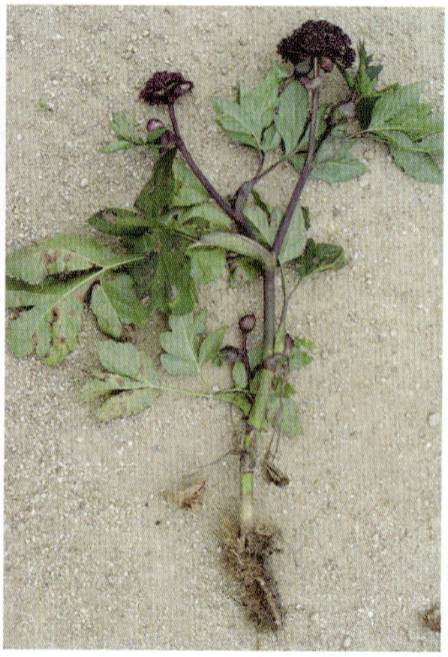

▲ 참당귀_ 전초(채취품)

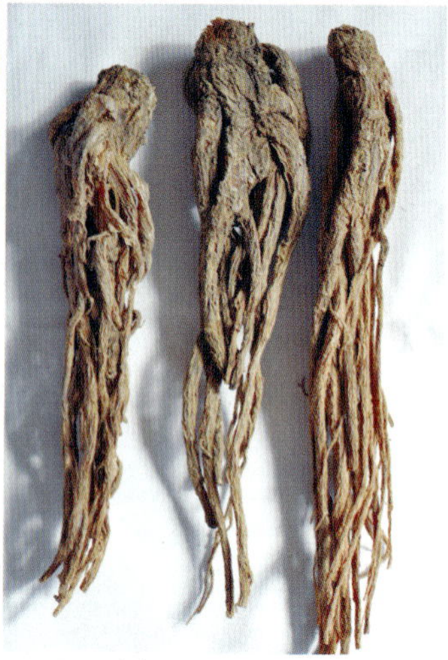

▲ 중국당귀(비교 약재, 전형)

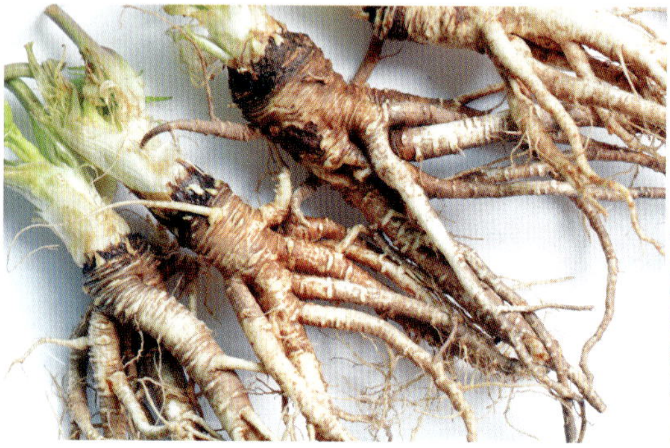

▲ 참당귀_ 뿌리(채취품)

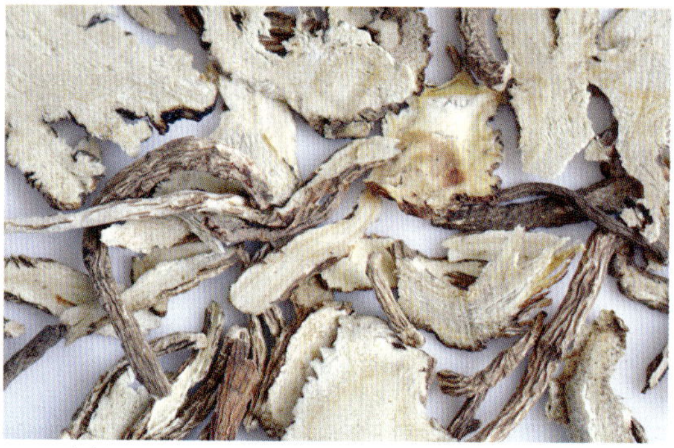

▲ 당귀(약재, 절편)

| 동의보감 효능 | 당귀(當歸)의 성질은 따뜻하며[溫] 맛은 달고[甘] 매우며[辛] 독이 없다. 모든 풍병(風病), 혈병(血病), 몸과 마음이 허약하고 피로한 것을 낫게 한다. 어혈을 풀고[破惡血] 새로운 피를 생겨나게 한다. 징벽(癥癖)과 여성의 부정기 자궁출혈, 불임에 주로 쓴다. 온갖 나쁜 창양(瘡瘍)과 쇠붙이에 상하여 어혈이 속에 뭉친 것을 치료한다. 이질로 배가 아픈 것을 멎게 하며 말라리아[溫瘧, 온학]를 낫게 한다. 오장(五藏)을 튼튼하게 하며 새살을 돋아나게 한다.

| 동의보감 원문 | **當歸:** 性溫 味甘辛 無毒. 治一切風·一切血·一切勞 破惡血 養新血. 及主癥癖 婦人崩漏絶子. 療諸惡瘡瘍金瘡 客血內塞 止痢疾腹痛. 治溫瘧 補五藏 生肌肉.

| 약용법 | 뿌리 10~15g을 물 800mL에 넣고 달여서 반으로 나누어 아침저녁으로 마신다.

참소리쟁이, 토대황

한약명 양제근

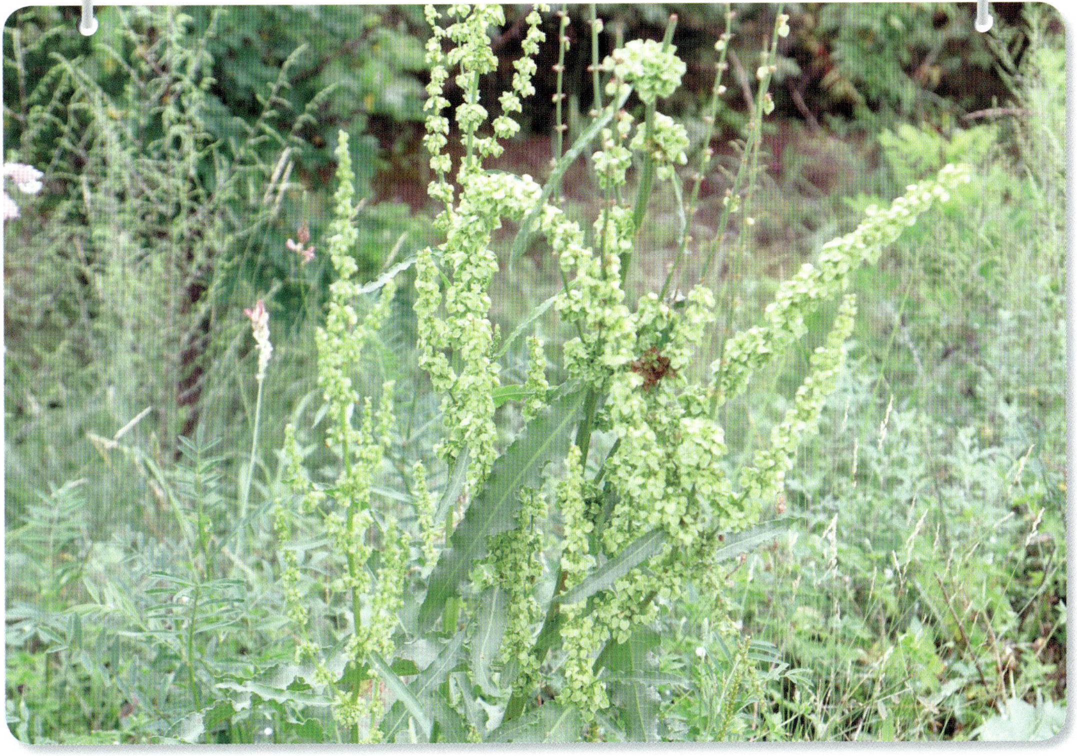

▲ 토대황_ 지상부

한약명 양제근

- 식물명 및 학명: 참소리쟁이 *Rumex japonicus* Houttuyn, 토대황 *Rumex chalepensis* Miller
- 과명: 여뀌과, 마디풀과(Polygonaceae)
- 약용부위: 뿌리
- 한약명: 양제근(羊蹄根)
- 라틴 생약명: Rumecis Radix
- 이명 또는 영명: 야대황(野大黃), 양제대황(羊蹄大黃)
- 식약처 공정서 및 조선시대 의서 수재:
  대한민국약전외한약(생약)규격집(KHP)
  동의보감 탕액편의 풀부(部)

| 한약의 기원 | 이 약은 참소리쟁이 *Rumex japonicus* Houttuyn 또는 토대황 *Rumex chalepensis* Miller(여뀌과, 마디풀과 Polygonaceae)의 뿌리이다.

| 한방 특성 |

- 한방 약미(藥味)와 약성(藥性): 맛은 쓰고 성질은 차다.
- 한방 작용부위(귀경, 歸經): 양제근은 주로 심장, 간장, 대장 질환에 영향을 미친다.
- 한방 효능

청열통변(淸熱通便): 열기를 식히고 대변이 잘 나오게 한다.

양혈지혈(凉血止血): 혈열(血熱)을 식히고 지혈한다.

살충지양(殺蟲止痒): 기생충을 죽이고 가려움증을 멎게 한다.

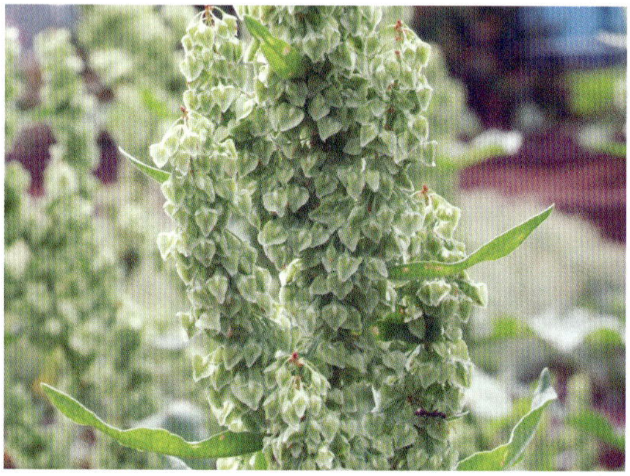

▲ 참소리쟁이_ 꽃

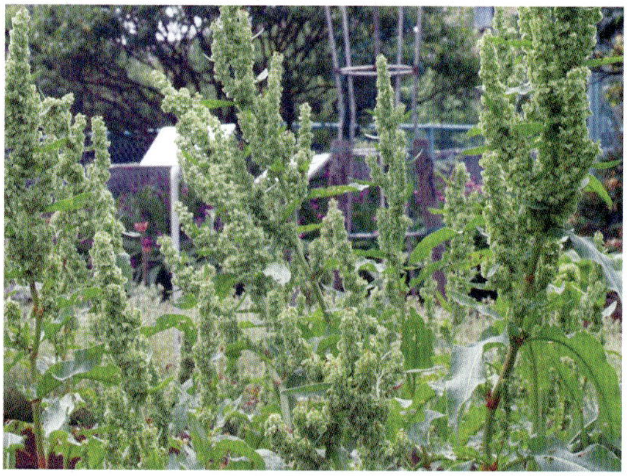

▲ 참소리쟁이_ 지상부

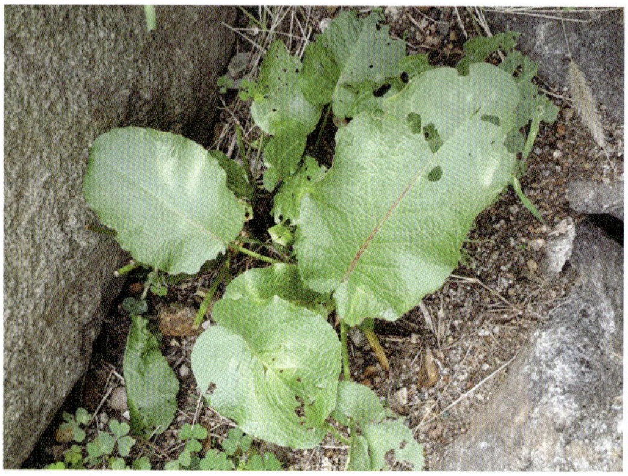

▲ 참소리쟁이_ 어린 지상부

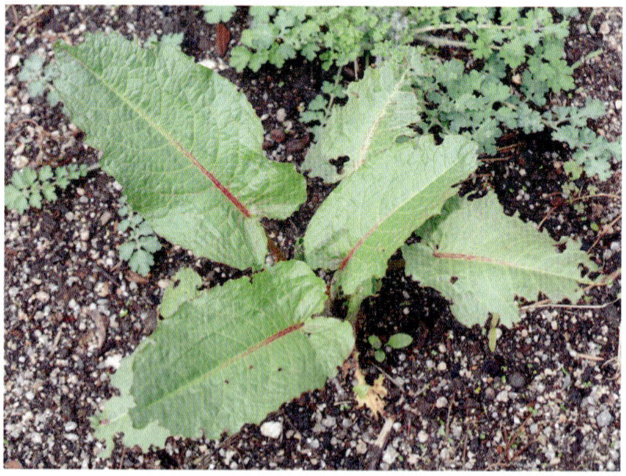

▲ 토대황(*Rumex aquaticus*)_ 어린 지상부. 국립수목원 국가표준식물 목록에서는 토대황의 학명을 *Rumex aquaticus*로 추천한다.

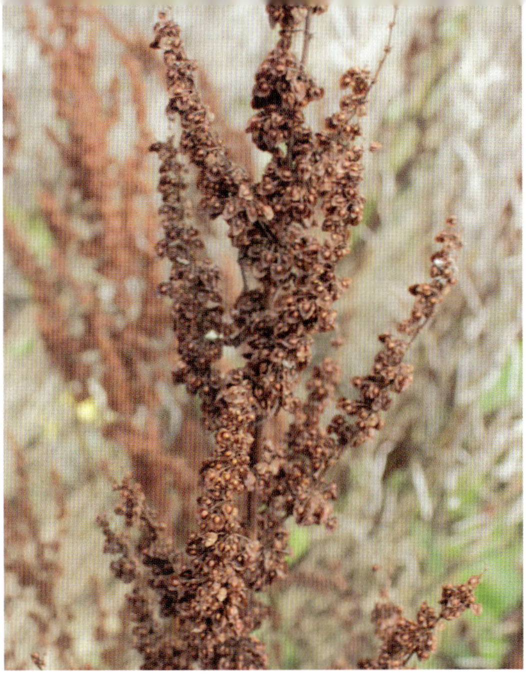

▲ 참소리쟁이_ 열매

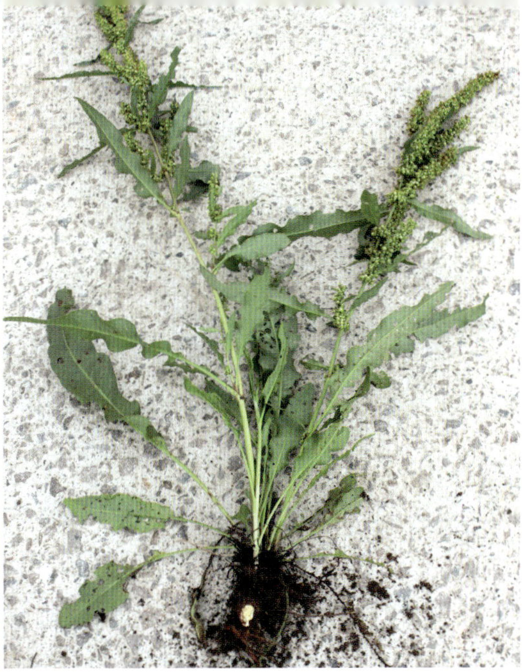

▲ 참소리쟁이_ 전초(채취품)

| 약효 해설 |

- 여성의 부정기 자궁출혈을 치료한다.
- 황달, 변비에 유효하다.
- 토혈, 혈변(血便)을 멎게 한다.

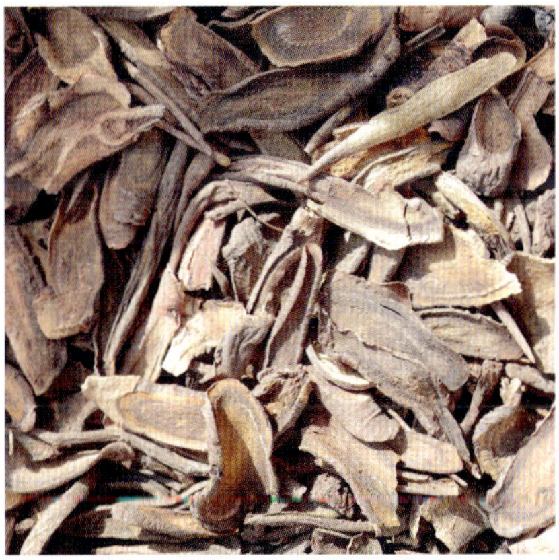

▲ 양제근(약재, 절편)

| 동의보감 원문의 한글 식물명 | 솔옷불휘

| 동의보감 효능 | 양제근(羊蹄根, 소리쟁이 뿌리)의 성질은 차고[寒] 맛은 쓰며[苦] 맵고[辛] 독이 없다(독이 조금 있다고도 한다). 머리카락이 빠지는 것, 옴, 버짐, 큰 종기, 치질, 여성의 음부가 헤는 것, 급성 피부염[浸淫瘡, 침음창]에 주로 쓴다. 여러 가지 충을 죽인다. 고독(蠱毒)을 낫게 하고 독성이 있는 종기에 붙인다. 곳곳에 있다[본초].

| 동의보감 원문 | **羊蹄根:** 性寒 味苦辛 無毒[一云有小毒]. 主頭禿疥癬疽痔 女子陰蝕浸淫. 殺諸蟲. 療蠱毒 付腫毒. 處處有之.[本草]

| 약용법 | 뿌리 9~15g을 물 800mL에 넣고 달여서 반으로 나누어 아침저녁으로 마시거나 외용으로 적당량 사용한다.

참외

한약명 과체

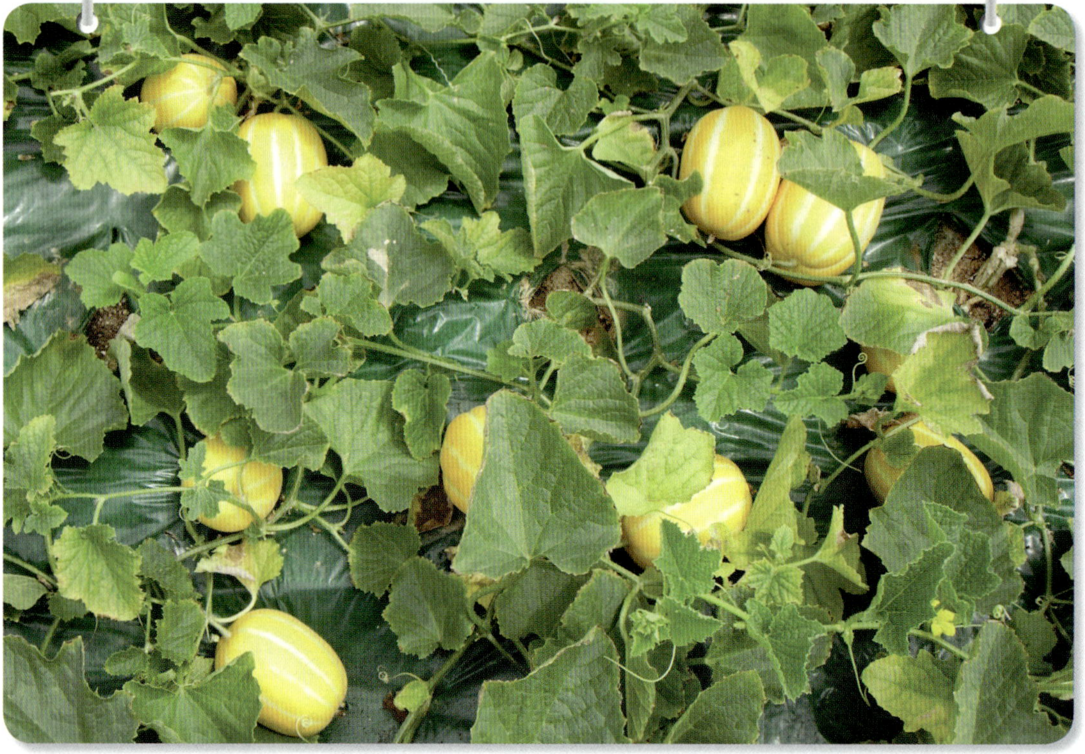

한약명 과체

- 식물명 및 학명: 참외 *Cucumis melo* Linné
- 과명: 박과(Cucurbitaceae)
- 약용부위: 열매꼭지
- 한약명: 과체(瓜蔕)
- 라틴 생약명: Melonis Pedicellus
- 이명 또는 영명: 과체(果蔕)
- 식약처 공정서 및 조선시대 의서 수재:
  대한민국약전외한약(생약)규격집(KHP)
  동의보감 탕액편의 채소부(部)
  방약합편의 과과(瓜果, 과와 과류)편

| 한약의 기원 | 이 약은 참외 *Cucumis melo* Linné(박과 Cucurbitaceae)의 열매꼭지이다.

| 한방 특성 |

- 한방 약미(藥味)와 약성(藥性): 맛은 쓰고 성질은 차며 독이 있다.
- 한방 작용부위(귀경, 歸經): 과체는 주로 비장, 위장, 간장 질환에 영향을 미친다.
- 한방 효능

용토담음(涌吐痰飮): 몸 안에 진액이 여러 가지 원인으로 인하여 제대로 순환하지 못하고 일정한 부위에 몰려서 생긴 담음(痰飮)의 증상을 토해내게 한다.

제습퇴황(除濕退黃): 습기를 없애고 황달을 가라앉힌다.

| 약효 해설 |

- 코막힘, 편도염, 인후염 치료에 도움이 된다.
- 목 안이 붓고 아프며 무언가 막혀 있는 느낌이 드는 것을 낫게 한다.
- 가슴과 배가 붓고 아픈 증상에 사용한다.
- 음식이 위장에 정체되고 쌓여 오랫동안 소화되지 않는 병증에 쓰인다.

| 동의보감 원문의 한글 식물명 | ᄎᆞᆷ외고고리

| 동의보감 효능 | 과체(瓜蔕, 참외 꼭지)는 성질이 차고[寒] 맛이 쓰며[苦] 독이 있다. 온몸이 부

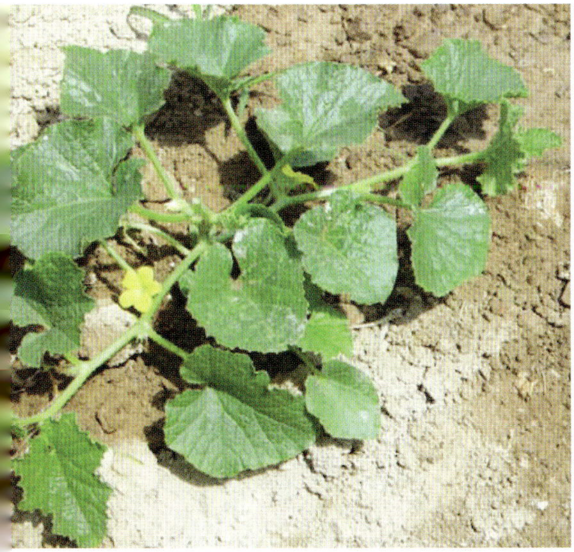

▲ 참외_ 잎과 줄기

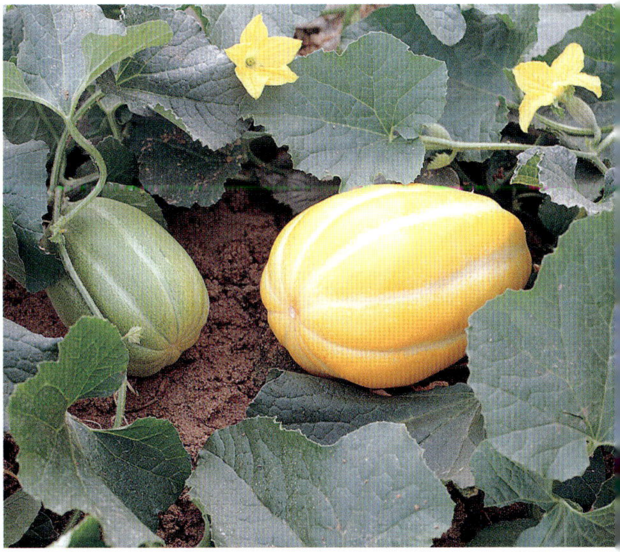

▲ 참외_ 꽃과 열매

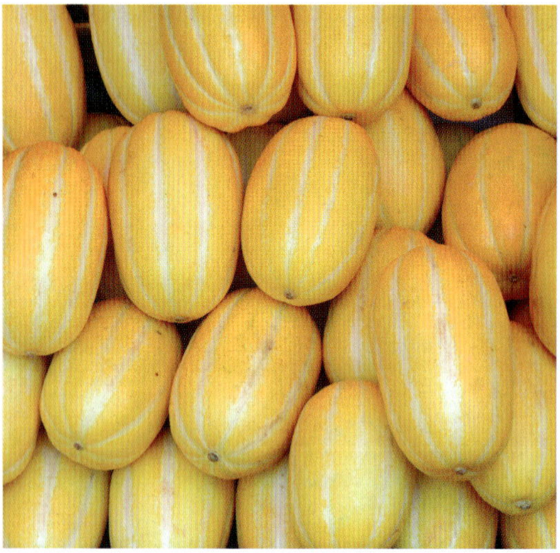

▲ 참외_ 열매(채취품)

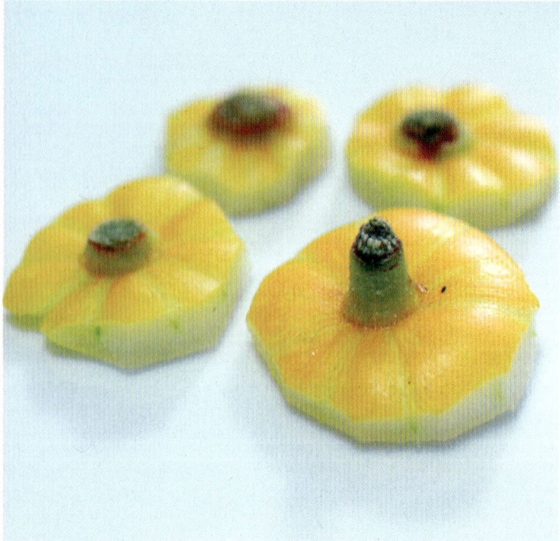

▲ 참외_ 열매꼭지

은 것을 치료하는데 물을 빼낸다. 고독(蠱毒)을 죽이고 코 안에 생긴 군살을 없앤다. 황달(黃疸)을 치료한다. 여러 음식을 지나치게 먹거나[食諸物過多] 병이 가슴속에 있는 경우에[病在胸中者] 토하게 하거나 설사시킨다.

| 동의보감 원문 | **瓜蔕:** 性寒 味苦 有毒. 主通身浮腫 下水. 殺蠱毒 去鼻中瘜肉. 療黃疸 及 食諸物過多 病在胸中者 皆吐下之.

| 약용법 | 열매꼭지 3~6g을 물 800mL에 넣고 달여서 반으로 나누어 아침 저녁으로 마신다. 산제(散劑)나 환제(丸劑)로 할 경우에는 0.3~1.5g을 사용한다. 적당량을 짓찧어서 환부에 붙이기도 한다.

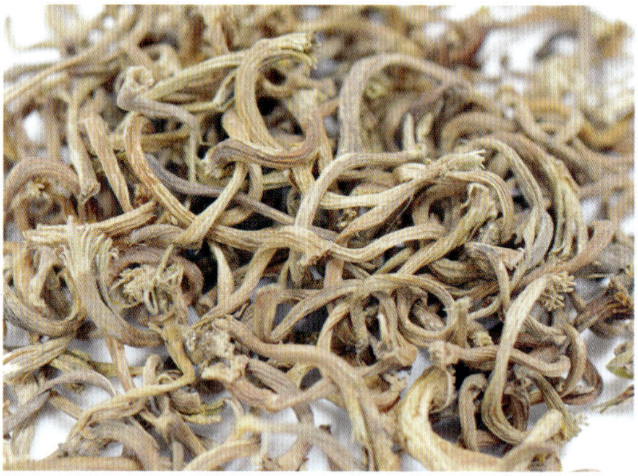

▲ 과체(약재, 전형)

천궁

한약명 천궁

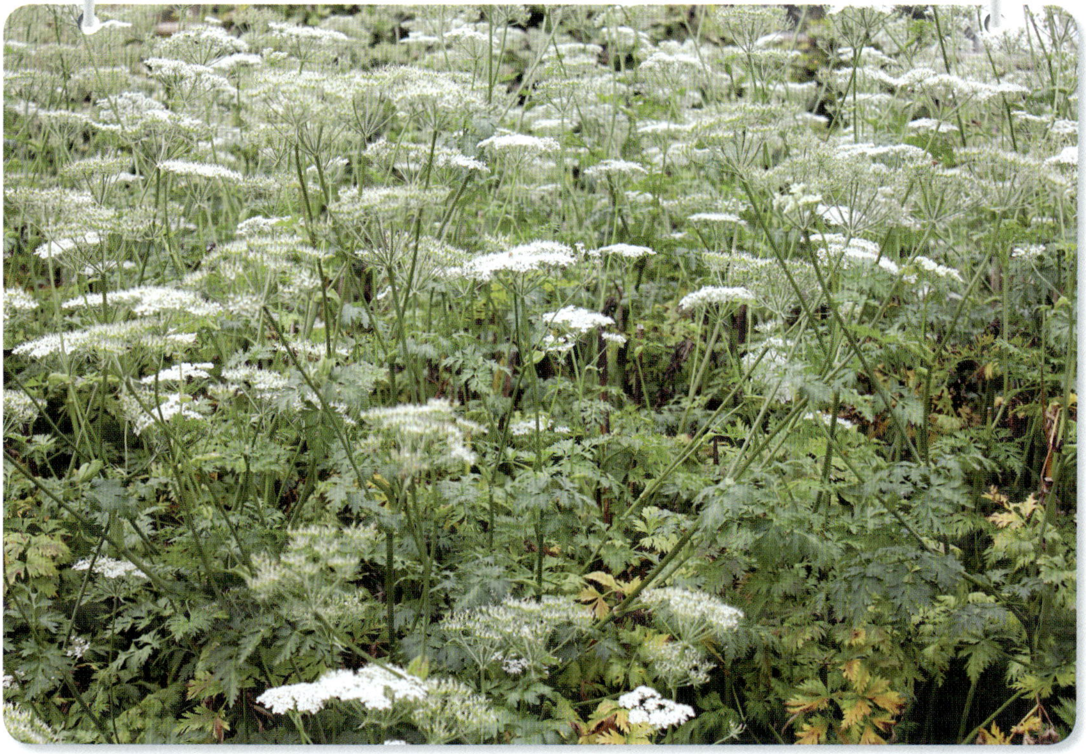

▲ 천궁_ 무리

한약명 천궁

- 식물명 및 학명: 천궁 *Cnidium officinale* Makino, 중국천궁(中國川芎) *Ligusticum chuanxiong* Hort.
- 과명: 산형과(Umbelliferae)
- 약용부위: 뿌리줄기로서 그대로 또는 끓는 물에 데친 것
- 한약명: 천궁(川芎)
- 라틴 생약명: Cnidii Rhizoma
- 이명 또는 영명: Cnidium Rhizome
- 식약처 공정서 및 조선시대 의서 수재:
  대한민국약전(KP)
  동의보감 탕액편의 풀부(部)
  방약합편의 방초(芳草, 향기가 좋은 풀)편

| 한약의 기원 | 이 약은 천궁 *Cnidium officinale* Makino 또는 중국천궁(中國川芎) *Ligusticum chuanxiong* Hort.(산형과 Umbelliferae)의 뿌리줄기로서 그대로 또는 끓는 물에 데친 것이다.

| 한방 특성 |

- 한방 약미(藥味)와 약성(藥性): 맛은 매우며 성질은 따뜻하다.
- 한방 작용부위(귀경, 歸經): 천궁은 주로 간장, 담낭, 심포(心包) 질환에 영향을 미친다.
- 한방 효능

  활혈행기(活血行氣): 혈액과 기운이 잘 소통되게 한다.

  거풍지통(祛風止痛): 풍(風)으로 인한 통증을 멎게 한다.

| 약효 해설 |

- 혈액 순환을 촉진시켜 기를 잘 돌게 하고 통증을 제거한다.

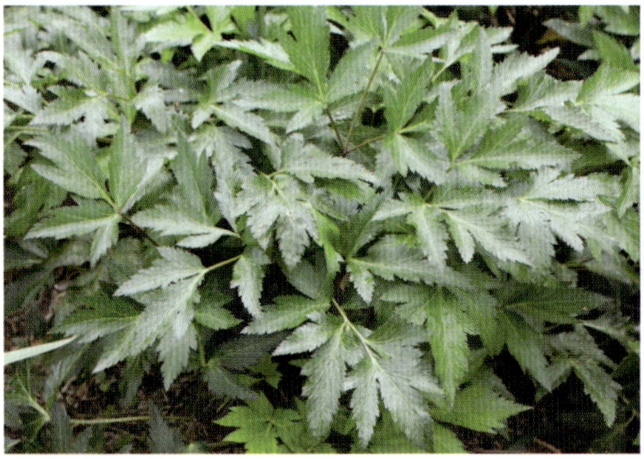

▲ 천궁_ 잎

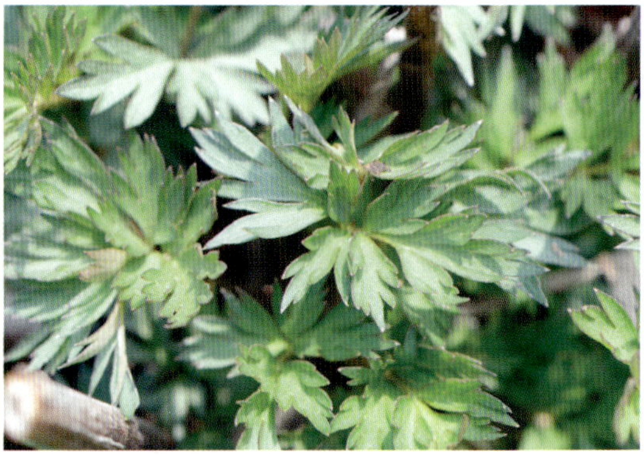

▲ 중국천궁_ 어린잎

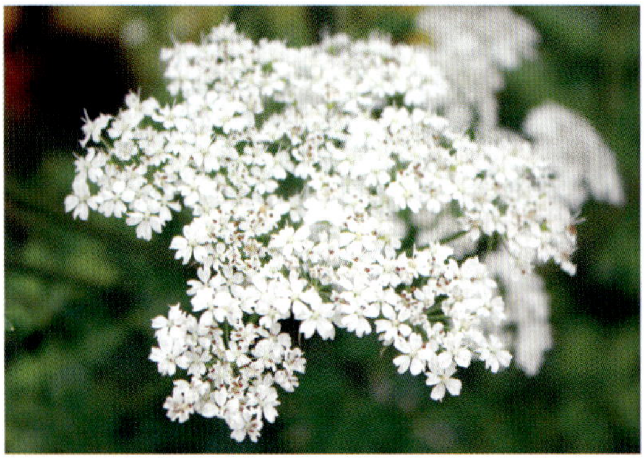

▲ 천궁_ 꽃

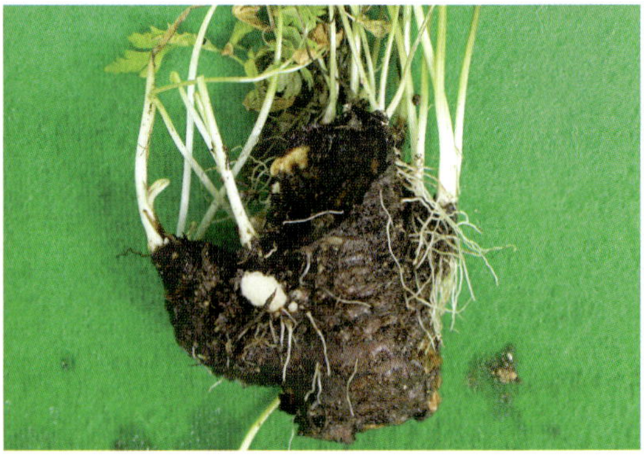

▲ 천궁_ 뿌리줄기와 뿌리(채취품)

| 동의보감 원문의 한글 식물명 | 텬맛삭

| 동의보감 효능 | 적전(赤箭, 천마 싹)의 성질은 따뜻하고[溫] 맛이 매우며[辛] 독이 없다. 헛것에 들린 것, 고독(蠱毒), 나쁜 기운을 없애며 옹종(癰腫)을 삭인다. 고환이나 음낭이 커지면서 아프거나 아랫배가 땅기며 아픈 병증을 치료한다.

| 동의보감 원문 | 赤箭: 性溫 味辛 無毒. 殺鬼精物 蠱毒惡氣 消癰腫 治疝.

한약명

천마

- 식물명 및 학명: 천마 *Gastrodia elata* Blume
- 과명: 난초과(Orchidaceae)
- 약용부위: 덩이줄기
- 한약명: 천마(天麻)
- 라틴 생약명: Gastrodiae Rhizoma
- 이명 또는 영명: Gastrodia Rhizome
- 식약처 공정서 및 조선시대 의서 수재:
  대한민국약전(KP)
  동의보감 탕액편의 풀부(部)
  방약합편의 산초(山草)편

| 한약의 기원 | 이 약은 천마 *Gastrodia elata* Blume(난초과 Orchidaceae)의 덩이줄기이다.

| 한방 특성 |

- 한방 약미(藥味)와 약성(藥性): 맛은 달고 성질은 보통이다[平].
- 한방 작용부위(귀경, 歸經): 천마는 주로 간장 질환에 영향을 미친다.
- 한방 효능

  식풍지경(熄風止痙): 풍(風)으로 인한 경련을 멎게 한다.

  평억간양(平抑肝陽): 간의 양기가 지나친 것을 억제한다.

  거풍통락(祛風通絡): 풍(風)으로 인해 막힌 경락을 잘 통하게 한다.

| 약효 해설 |

- 반신불수 치료에 효과가 있다.
- 머리가 아프고 정신이 아찔아찔하여 어지러운 증상을 치료한다.
- 팔다리가 저리고 아프며 잘 쓰지 못하는 증상에 쓰인다.

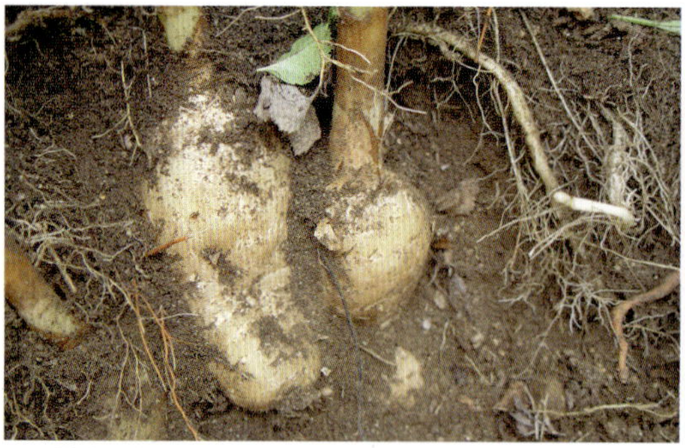

▲ 천마_ 덩이줄기

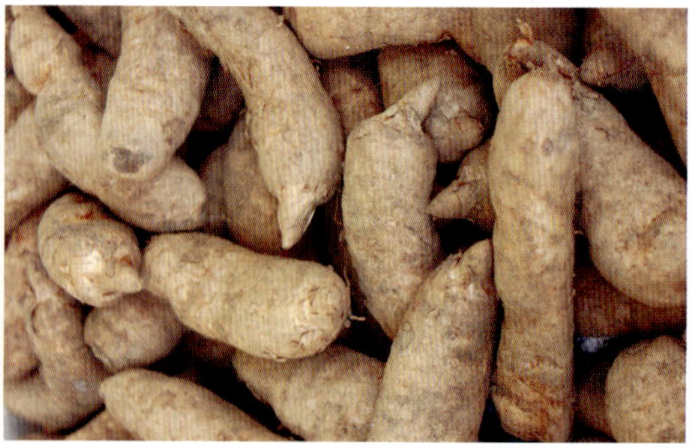

▲ 천마_ 덩이줄기(채취품)

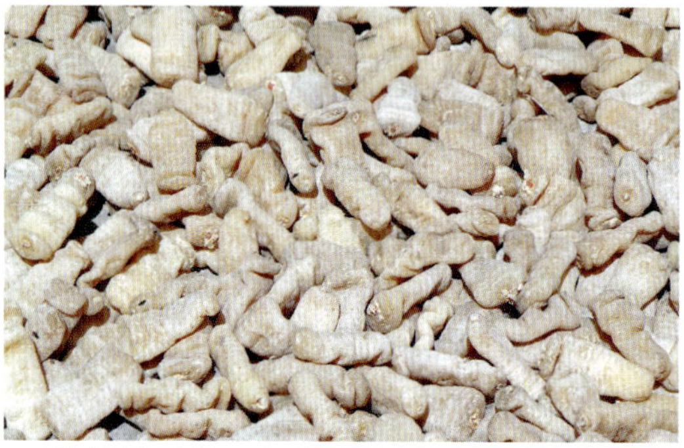

▲ 천마(약재, 전형)

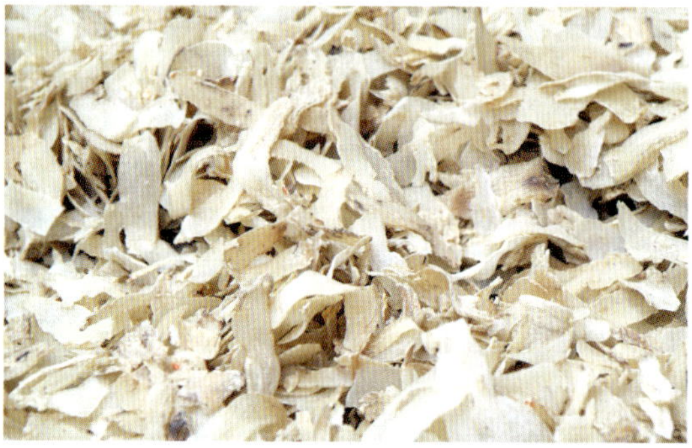

▲ 천마(약재, 절편)

• 어린아이가 깜짝깜짝 놀라고 경련이 일어나는 병에 유효하다.

| 동의보감 원문의 한글 식물명 | 슈자힛좃

| 동의보감 효능 | 천마(天麻)의 성질은 보통이고[平](차다[寒]고도 한다) 맛은 쓰며[苦](달다[甘]고도 한다) 독이 없다. 팔다리를 잘 쓰지 못하고 마비되며 아픈 것, 사지에 경련이 이는 것, 소아 풍간(風癎)과 경풍(驚風)을 낫게 한다. 어지럼증, 풍간으로 말을 잘 하지 못하는 것, 잘 놀라며 정신이 온전치 못한 것을 치료한다. 근육과 뼈를 강하게 하며 허리와 무릎을 부드럽게 한다.

| 동의보감 원문 | **天麻:** 性平[一云寒] 味辛[一云甘] 無毒. 主諸風濕痺 四肢拘攣 小兒風癎驚氣. 治眩暈風癎 語言蹇澁 多驚失志. 强筋骨 利腰膝.

| 약용법 | 덩이줄기 3~10g을 물 800mL에 넣고 달여서 반으로 나누어 아침저녁으로 마신다. 또는 가루나 환(丸)으로 만들어 매회 1~1.5g을 복용한다.

천문동

한약명 천문동

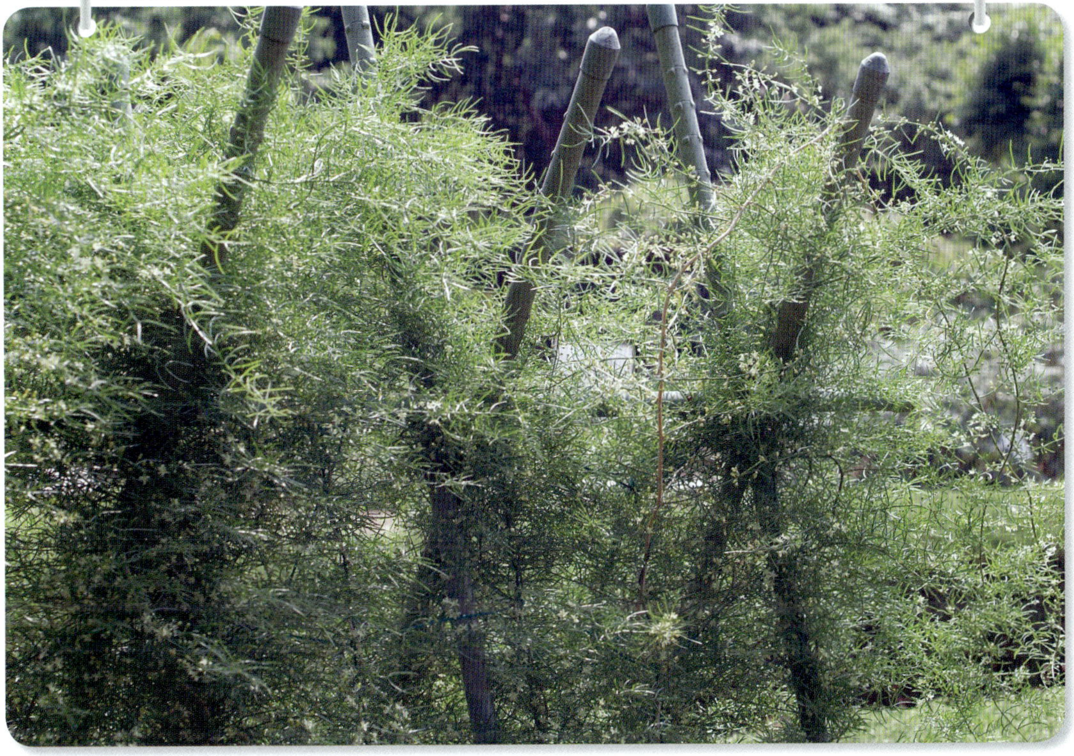

한약명 천문동

- 식물명 및 학명: 천문동 *Asparagus cochinchinensis* Merrill
- 과명: 백합과(Liliaceae)
- 약용부위: 덩이뿌리로서 뜨거운 물로 삶거나 찐 뒤에 겉껍질을 제거하고 말린 것
- 한약명: 천문동(天門冬)
- 라틴 생약명: Asparagi Tuber
- 이명 또는 영명: Asparagus Tuber
- 식약처 공정서 및 조선시대 의서 수재:
  대한민국약전(KP)
  동의보감 탕액편의 풀부(部)
  방약합편의 만초(蔓草, 덩굴풀)편

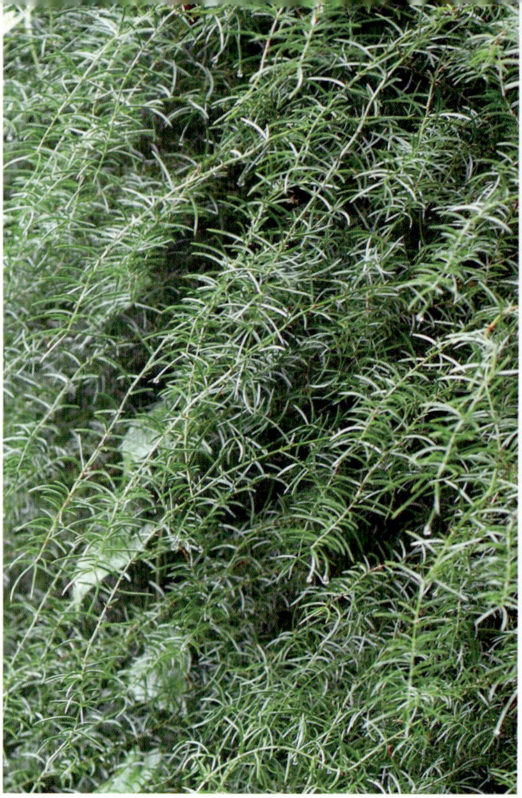

▲ 천문동_ 잎

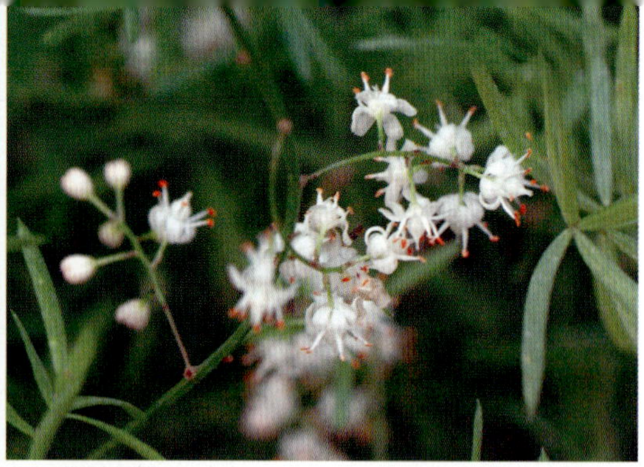

▲ 천문동_ 꽃

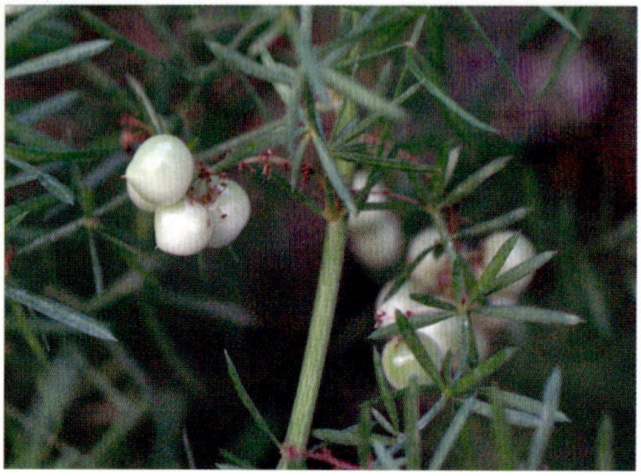

▲ 천문동_ 열매

| 한약의 기원 | 이 약은 천문동 *Asparagus cochinchinensis* Merrill(백합과 Liliaceae)의 덩이뿌리로서 뜨거운 물로 삶거나 찐 뒤에 겉껍질을 제거하고 말린 것이다.

| 한방 특성 |

- 한방 약미(藥味)와 약성(藥性): 맛은 달고 쓰며 성질은 차다.
- 한방 작용부위(귀경, 歸經): 천문동은 주로 폐, 신장 질환에 영향을 미친다.
- 한방 효능

  양음윤조(養陰潤燥): 진액을 보충하여 건조하지 않게 한다.

  청폐생진(淸肺生津): 폐열(肺熱)을 식히고 진액 생성을 촉진한다.

| 약효 해설 |

- 폐에 생긴 여러 가지 열증(熱證)으로 마른기침이 나는 증상을 치료한다.
- 인후의 부종 및 동통에 유효하다.
- 열병(熱病)으로 가슴이 답답하고 입이 마르며 갈증이 나는 병증에 쓰인다.
- 당뇨 치료에 도움이 된다.

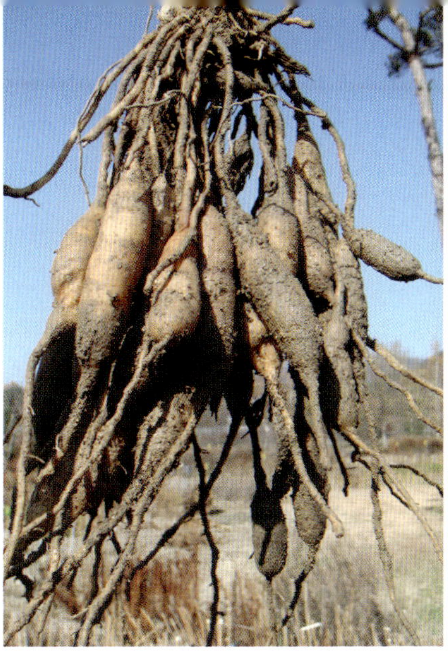

▲ 천문동_ 덩이뿌리(채취품)

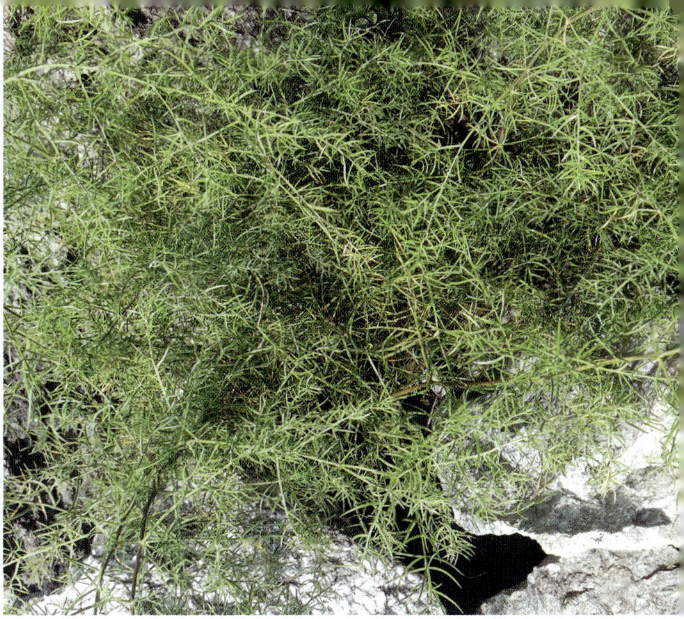

▲ 천문동_ 지상부

| 동의보감 효능 | 천문동(天門冬)의 성질은 차며[寒] 맛이 쓰고[苦] 달며[甘] 독이 없다. 폐에 숨이 가쁘고 기침하는 것을 치료한다. 담(痰)을 삭이고 피를 토하는 것을 멎게 한다. 폐열(肺熱)로 진액이 소모되어 기침하고 숨차는 것을 치료한다. 신기(腎氣)를 통하게 하고 마음을 진정시키며 소변이 잘 나오게 한다. 성질이 차면서도 보할 수 있다[冷而能補]. 삼충(三蟲)을 죽이며 안색을 좋게 하고 소갈(消渴)을 멎게 하며 오장(五藏)을 적셔준다.

| 동의보감 원문 | **天門冬:** 性寒 味苦甘 無毒. 治肺氣喘嗽 消痰 止吐血. 療肺痿 通腎氣 鎭心 利小便. 冷而能補 殺三蟲 悅顔色 止消渴 潤五藏.

| 약용법 | 덩이뿌리 6~12g을 물 800mL에 넣고 달여서 반으로 나누어 아침 저녁으로 마신다.

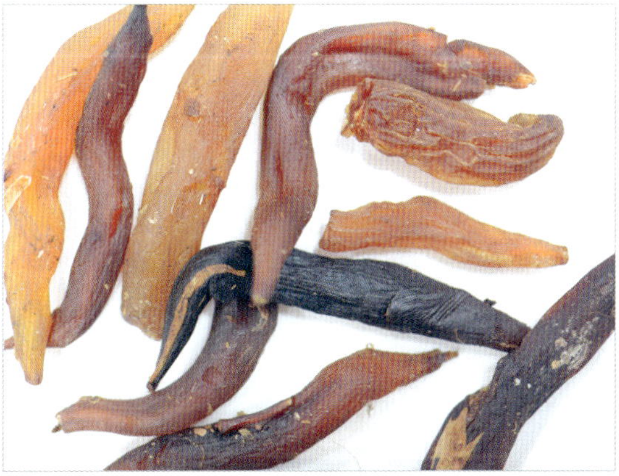

▲ 천문동(약재, 전형)

천속단

한약명 속단

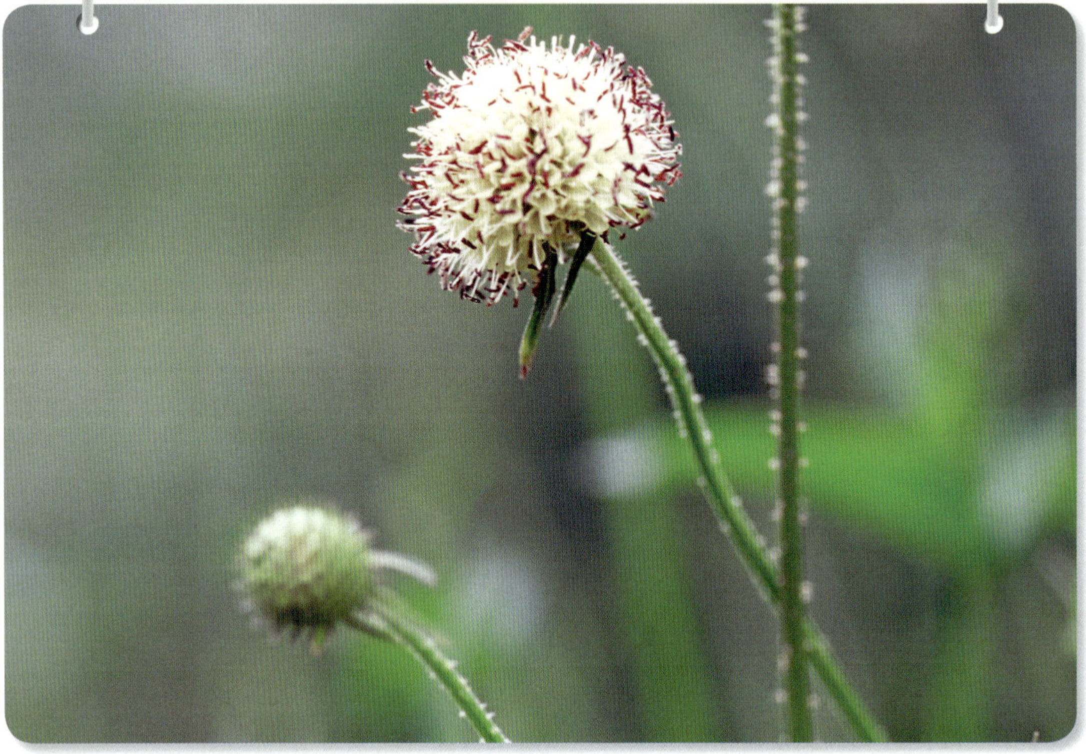

한약명 속단

- 식물명 및 학명: 천속단(川續斷) *Dipsacus asperoides* C. Y. Cheng et T. M. Ai
- 과명: 산토끼꽃과(Dipsacaceae)
- 약용부위: 뿌리
- 한약명: 속단(續斷)
- 라틴 생약명: Dipsaci Radix
- 식약처 공정서 및 조선시대 의서 수재:
  대한민국약전외한약(생약)규격집(KHP)
  동의보감 탕액편의 풀부(部)
  방약합편의 습초(濕草)편

| 한약의 기원 | 이 약은 천속단(川續斷) *Dipsacus asperoides* C. Y. Cheng et T. M. Ai(산토끼꽃과 Dipsacaceae)의 뿌리이다.

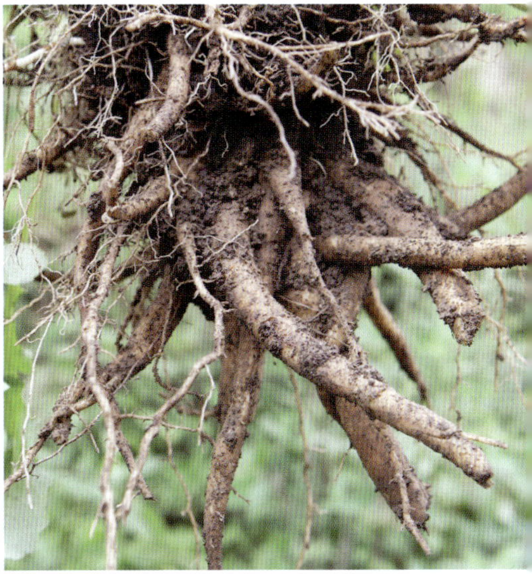

▲ 천속단_ 뿌리(채취품)

| 한방 특성 |

- 한방 약미(藥味)와 약성(藥性): 맛은 쓰고 매우며 성질은 약간 따뜻하다.
- 한방 작용부위(귀경, 歸經): 속단은 주로 간장, 신장 질환에 영향을 미친다.
- 한방 효능

  보간신(補肝腎): 간(肝)과 신(腎)을 보한다.

  강근골(强筋骨): 근육과 뼈를 튼튼하게 한다.

  조혈맥(調血脈): 혈맥(血脈)을 조화롭게 한다.

  지붕루(止崩漏): 하혈을 멎게 한다.

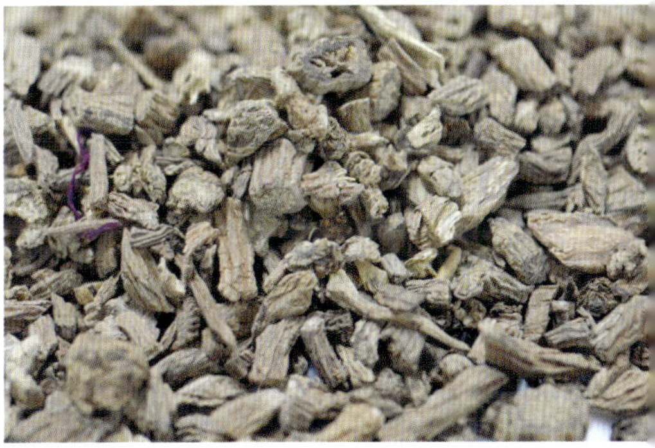

▲ 속단(약재, 절편)

| 약효 해설 |

- 근육과 뼈를 강하고 튼튼하게 한다.
- 간장, 신장의 기능을 돕는다.
- 무의식중에 정액이 몸 밖으로 나오는 증상을 치료한다.
- 자궁에서 분비물이 나오는 증상을 낫게 한다.
- 타박상 치료에 활용한다.

| 동의보감 효능 | 속단(續斷)의 성질은 약간 따뜻하며[微溫] 맛이 쓰고[苦] 매우며[辛] 독이 없다. 경맥(經脈)을 잘 통하게 하고 근육과 뼈를 이어준다. 기를 도와주고 혈맥을 고르게 하며 산후의 모든 질병에 쓴다.

| 동의보감 원문 | **續斷:** 性微溫 味苦辛 無毒. 能通經脈 續筋骨 助氣 調血脈 婦人産後一切病.

| 약용법 | 뿌리 6~15g을 물 800mL에 넣고 달여서 반으로 나누어 아침저녁으로 마시거나 또는 가루나 환(丸)으로 만들어 복용한다. 외용할 경우에는 신선한 재료 적당량을 짓찧어서 상처 부위에 바른다.

청미래덩굴

한약명 토복령

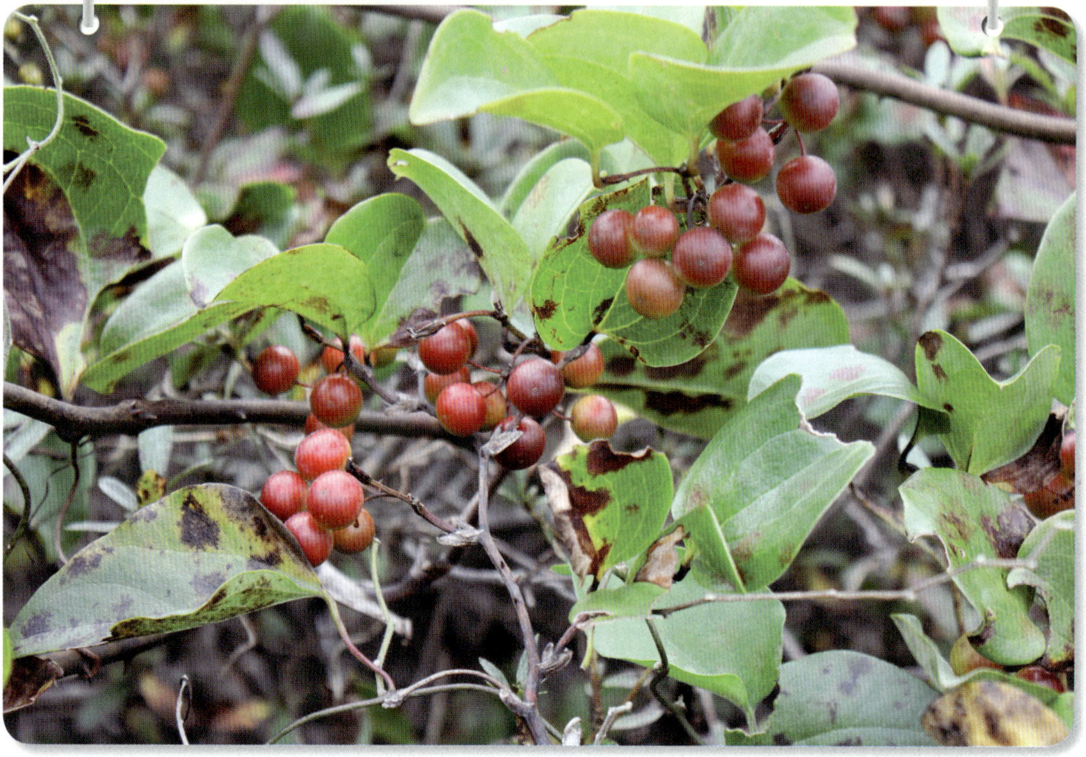

▲ 청미래덩굴_ 지상부

한약명 토복령

- 식물명 및 학명: 청미래덩굴 *Smilax china* Linné, 광엽발계(光葉菝葜) *Smilax glabra* Roxburgh
- 과명: 백합과(Liliaceae)
- 약용부위: 뿌리줄기
- 한약명: 토복령(土茯苓)
- 라틴 생약명: Smilacis Rhizoma
- 이명 또는 영명: 산귀래(山歸來)
- 식약처 공정서 및 조선시대 의서 수재: 대한민국약전외한약(생약)규격집(KHP) 방약합편의 만초(蔓草, 덩굴풀)편

| 한약의 기원 | 이 약은 청미래덩굴 *Smilax china* Linné 또는 광엽발계(光葉菝葜) *Smilax glabra* Roxburgh(백합과 Liliaceae)의 뿌리줄기이다.

| 한방 특성 |

- 한방 약미(藥味)와 약성(藥性): 맛은 달고 싱거우며 성질은 보통이다[平].
- 한방 작용부위(귀경, 歸經): 토복령은 주로 간장, 위장 질환에 영향을 미친다.
- 한방 효능

청열제습(淸熱除濕): 열기를 식히고 습기를 제거한다.

설탁해독(泄濁解毒): 나쁜 기운을 배출하고 해독한다.

통리관절(通利關節): 관절을 원활하게 한다.

| 약효 해설 |

- 날씨가 나쁘거나 환절기에 근육과 뼈가 쑤시고 아픈 증상을 치료한다.

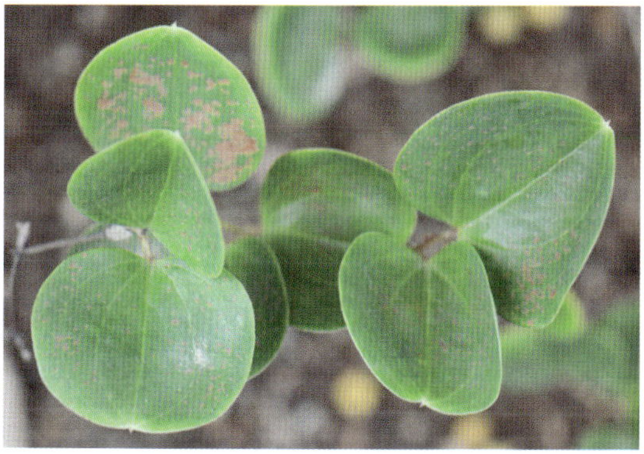

▲ 청미래덩굴_ 잎

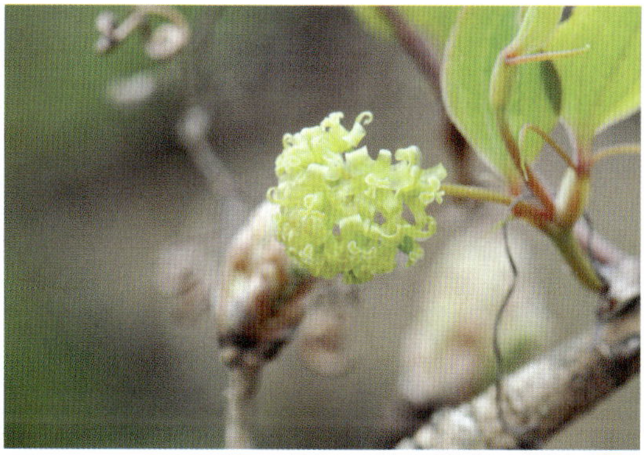

▲ 청미래덩굴_ 꽃

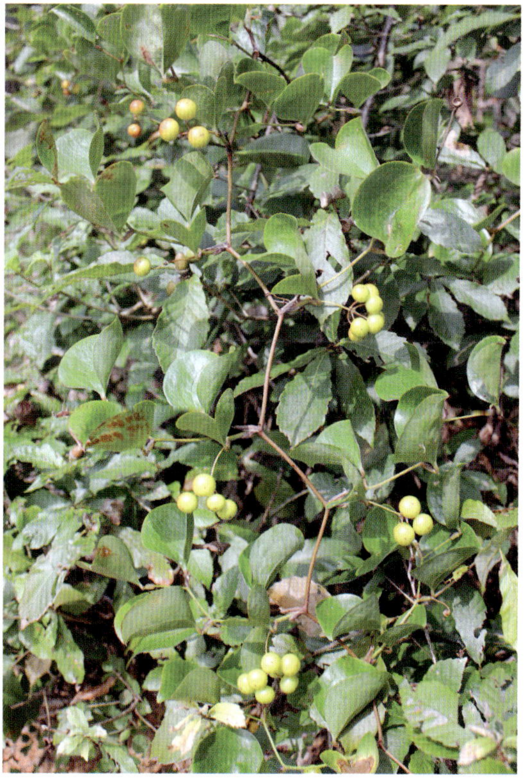

▲ 청미래덩굴_ 수형

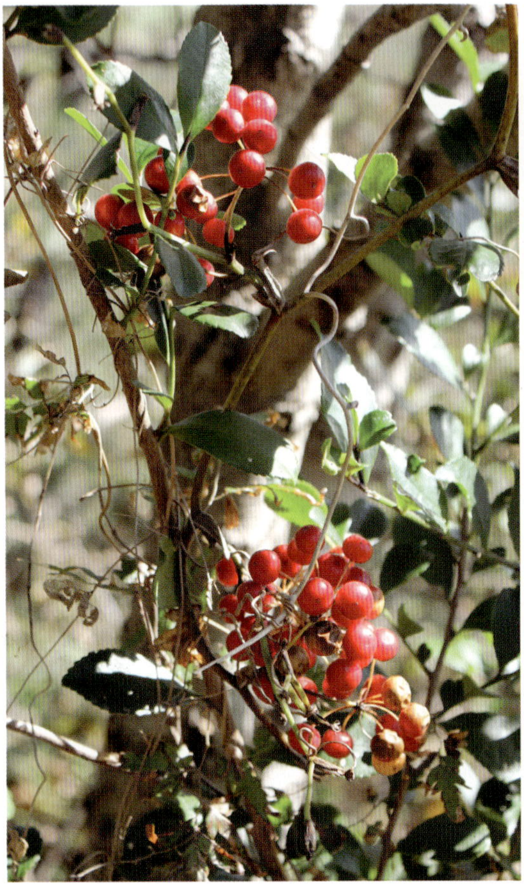

▲ 청미래덩굴_ 열매

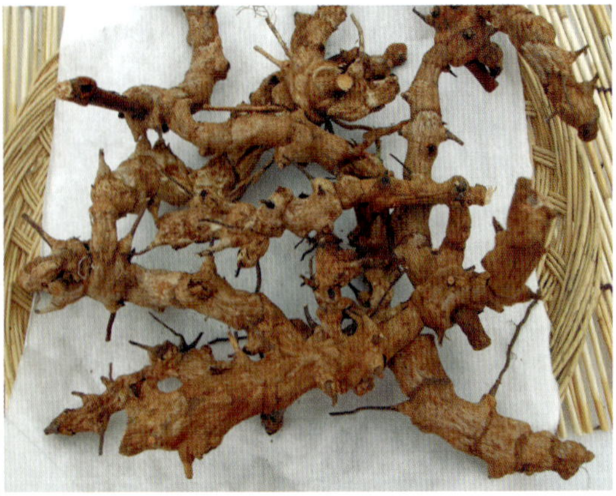

▲ 토복령(청미래덩굴, 약재, 전형)

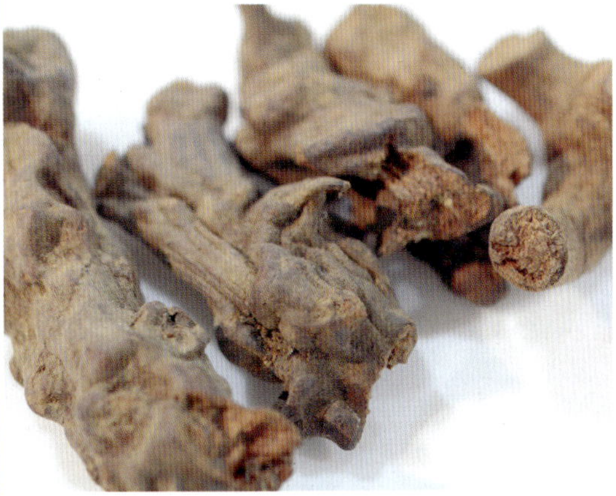

▲ 토복령(광엽발계, 약재, 전형)

- 자궁에서 분비물이 많이 나오는 증상에 사용한다.
- 소변이 자주 나오면서 아픈 증상과 임질에 유효하다.

| 약용법 | 청미래덩굴의 뿌리줄기는 10~15g, 광엽발계의 뿌리줄기는 15~60g을 물 800mL에 넣고 달여서 반으로 나누어 아침저녁으로 마신다. 외용할 때는 적당량을 분말로 하여 환부에 붙인다.

측백나무

한약명 백자인, 측백엽

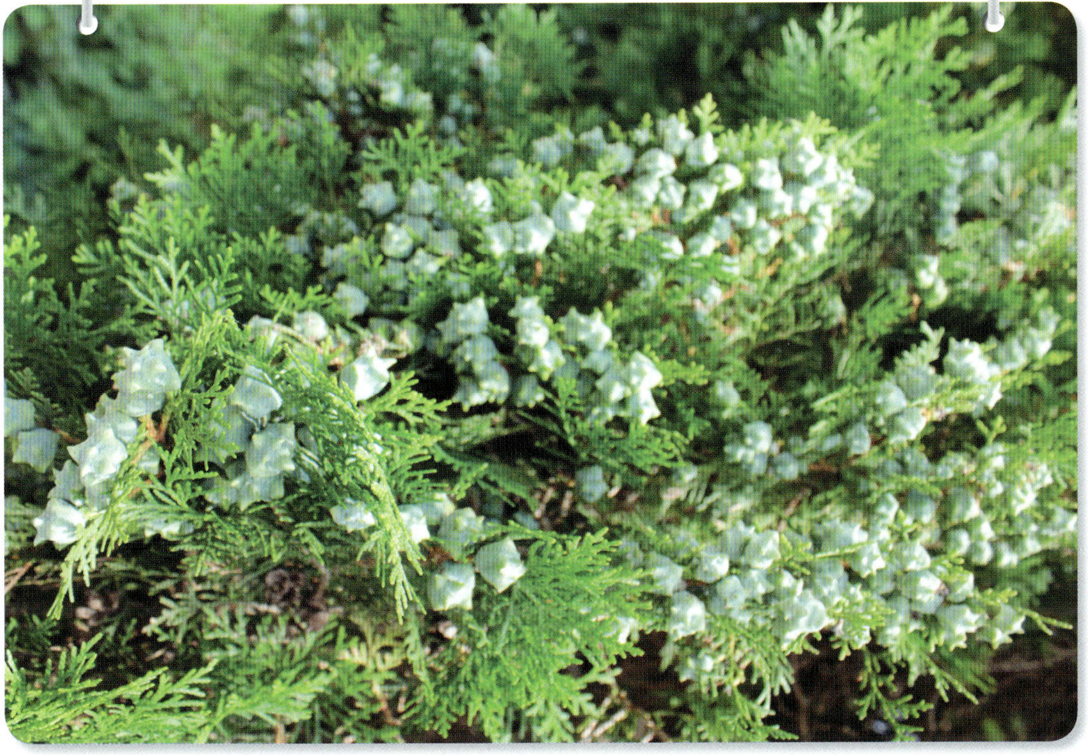

한약명 백자인

- 식물명 및 학명: 측백나무 *Thuja orientalis* Linné
- 과명: 측백나무과(Cupressaceae)
- 약용부위: 씨껍질을 제거한 씨
- 한약명: 백자인(柏子仁)
- 라틴 생약명: Thujae Semen
- 이명 또는 영명: Thuja Seed

- 식약처 공정서 및 조선시대 의서 수재:
  대한민국약전(KP)
  동의보감 탕액편의 나무부(部)
  방약합편의 향목(香木, 향나무)편

| 한약의 기원 | 이 약은 측백나무 *Thuja orientalis* Linné(측백나무과 Cupressaceae)의 씨로서 씨껍질을 제거한 것이다.

| 한방 특성 |

- **한방 약미(藥味)와 약성(藥性):** 맛은 쓰고 떫으며 성질은 차다.
- **한방 작용부위(귀경, 歸經):** 백자인은 주로 폐, 간장, 비장 질환에 영향을 미친다.
- **한방 효능**

  양심안신(養心安神): 심(心)을 보양하고 정신을 안정시킨다.

  염한(斂汗): 땀 배출을 억제한다.

  윤장통변(潤腸通便): 대변이 잘 나오게 한다.

| 약효 해설 |

- 머리카락과 수염이 회백색으로 변하는 증상에 유효하다.

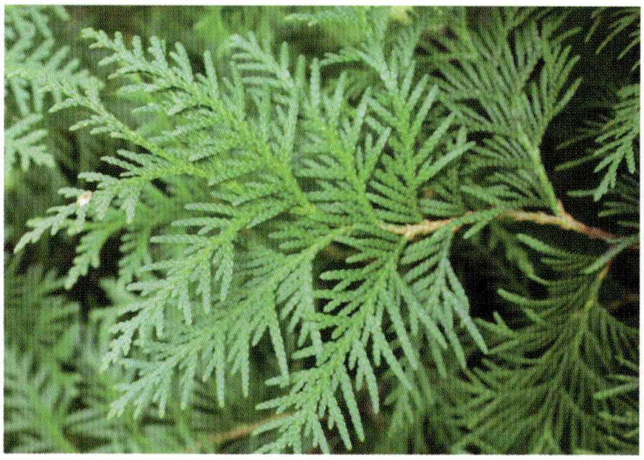

▲ 측백나무_ 잎

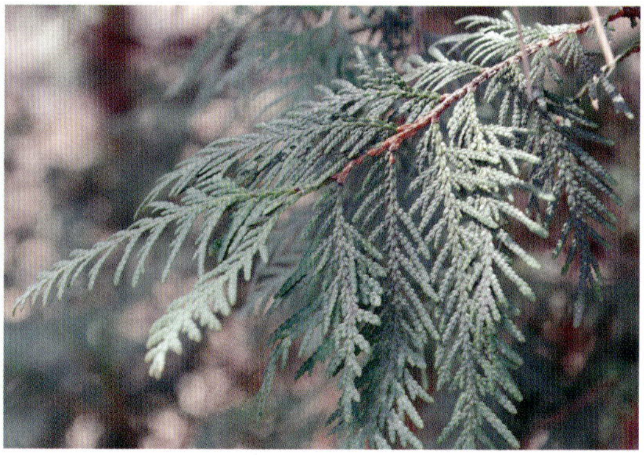

▲ 서양측백나무(*Thuja occidentalis*)_ 잎

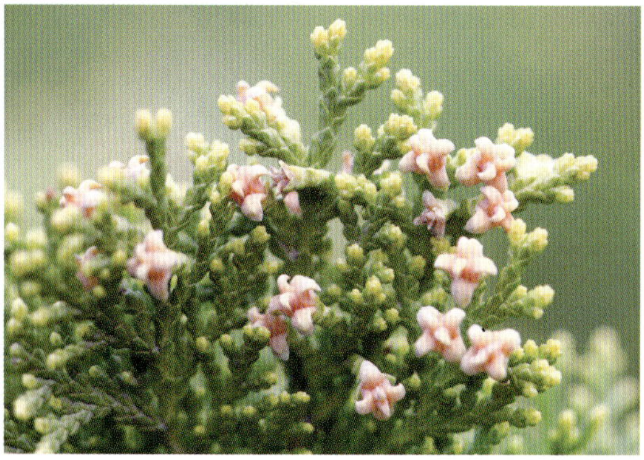

▲ 측백나무_ 암꽃

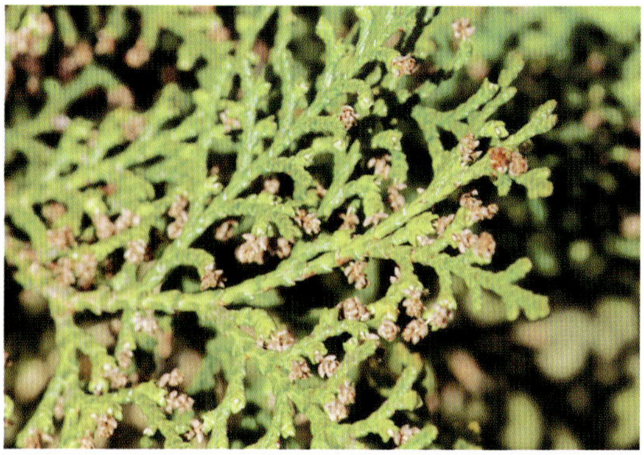

▲ 측백나무_ 수꽃

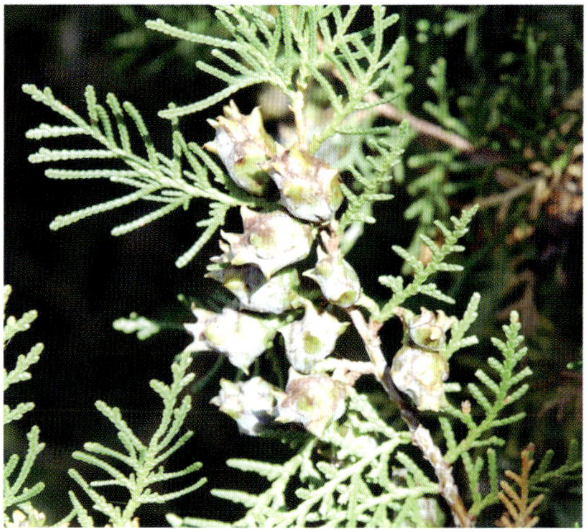

▲ 측백나무_ 열매

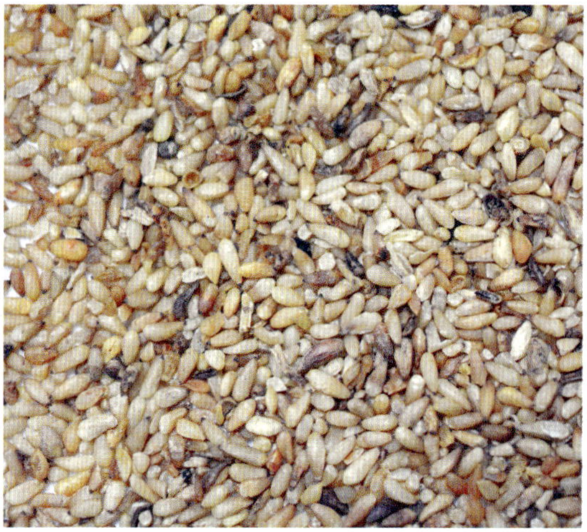

▲ 백자인(약재, 전형)

- 팔다리를 잘 쓰지 못하고 마비되며 아픈 증상을 치료한다.
- 마음을 안정시키고 진정시킨다.
- 폐에 생긴 여러 가지 열증(熱證)으로 기침이 나는 증상을 낫게 한다.
- 가래가 많은 기침에 사용한다.
- 자양, 강장 작용이 있다.
- 각혈, 토혈, 혈변(血便)을 멎게 한다.

| 동의보감 원문의 한글 식물명 | 측빅나모여름

| 동의보감 효능 | 백실(柏實, 측백나무 열매)의 성질은 보통이며[平] 맛은 달고[甘] 독이 없다. 놀라서 가슴이 두근거리는 데 주로 쓴다. 오장(五藏)을 편안하게 하고 기운을 돕는다. 풍증[風]을 낫게 하고 피부를 윤기 있게 한다. 팔다리를 잘 쓰지 못하고 마비되며 아픈 것, 몸과 마음이 허약하고 피로하여 숨을 겨우 쉬는 것을 낫게 한다. 발기를 돕고 오래 살게 한다.

| 동의보감 원문 | **柏實:** 性平 味甘 無毒. 主驚悸. 安五藏 益氣. 治風 潤皮膚 除風濕痺 虛損吸吸 興陽道 益壽.

| 약용법 | 씨 6~12g을 물 800mL에 넣고 달여서 반으로 나누어 아침저녁으로 마시거나 외용으로 적당량을 사용한다.

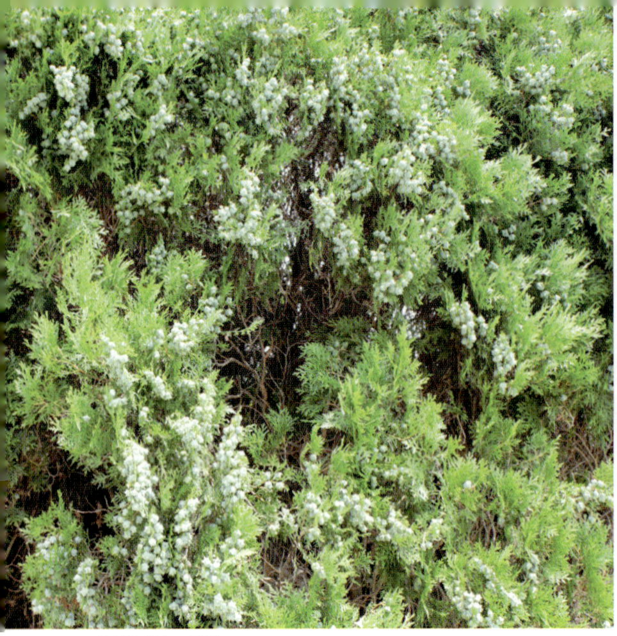

▲ 측백나무_ 수형

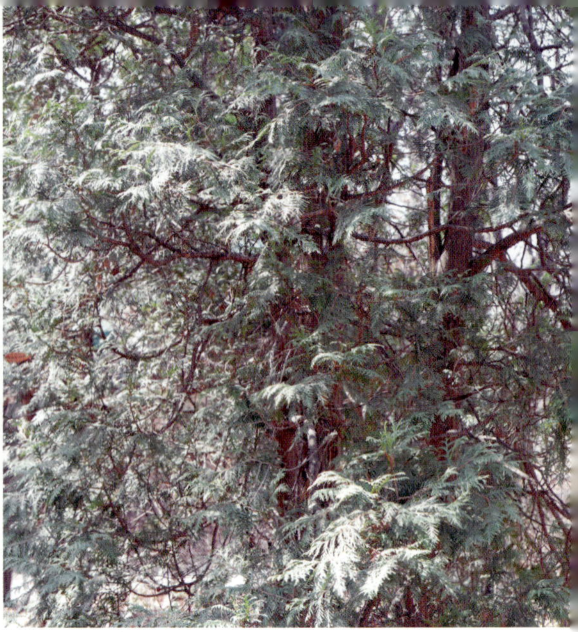

▲ 서양측백나무(*Thuja occidentalis*)_ 수형

한약명 측백엽

- 식물명 및 학명: 측백나무 *Thuja orientalis* Linné
- 과명: 측백나무과(Cupressaceae)
- 약용부위: 어린가지와 잎
- 한약명: 측백엽(側柏葉)
- 라틴 생약명: Thujae Orientalis Folium
- 이명 또는 영명: 백엽(柏葉)
- 식약처 공정서 및 조선시대 의서 수재:
  대한민국약전외한약(생약)규격집(KHP)
  동의보감 탕액편의 나무부(部)
  방약합편의 향목(香木, 향나무)편

| 한약의 기원 | 이 약은 측백나무 *Thuja orientalis* Linné(측백나무과 Cupressaceae)의 어린가지와 잎이다.

| 한방 특성 |

- 한방 약미(藥味)와 약성(藥性): 맛은 쓰고 떫으며 성질은 약간 차다.
- 한방 작용부위(귀경, 歸經): 측백엽은 주로 폐, 간장, 대장 질환에 영향을 미친다.
- 한방 효능

  양혈지혈(凉血止血): 혈열(血熱)을 식히고 지혈한다.

지해거담(止咳祛痰): 기침을 멎게 하고 가래를 없앤다.
거풍습(祛風濕): 풍사(風邪)와 습사(濕邪)를 없앤다.
산종독(散腫毒): 종기의 독기를 없앤다.

| 약효 해설 |

- 가래가 많은 기침을 제거한다.
- 관절염으로 저리고 아픈 증상에 유효하다.
- 여성의 부정기 자궁출혈이 멈추지 않는 증상에 사용한다.
- 각혈, 토혈, 코피를 멈추게 한다.
- 고혈압, 화상 치료에 효과가 있다.

| 동의보감 원문의 한글 식물명 | 없음

※ '백자인(柏子仁: 측백나무 씨)'의 동의보감 원문의 한글 식물명은 '측빅나모여름'이다.

| 동의보감 효능 | 백엽(柏葉, 측백나무 잎)의 맛은 쓰고[苦] 매우며[辛] 성질은 떫다[澁]. 모두 한 방향으로 납작하게 자란다. 토혈(吐血), 코피, 대변에 피가 섞여 나오는 이질을 낫게 한다. 음(陰)을 보하는 중요한 약이다. 각 계절에 해당하는 방향의 잎을 따서 그늘에 말린다. 약에 넣을 때에는 쪄서 쓴다[본초].

| 동의보감 원문 | **柏葉:** 味苦辛 性澁. 皆側向而生. 主吐血衄血痢血 補陰之要藥. 四時各依方而採 陰乾. 入藥 蒸用.[本草]

| 약용법 | 어린가지와 잎 6~15g을 물 800mL에 넣고 달여서 반으로 나누어 아침저녁으로 마시거나 또는 가루나 환(丸)으로 만들어 복용한다. 외용할 때는 적당량을 짓찧어서 환부에 붙이거나 분말로 하여 상처 부위에 뿌린다.

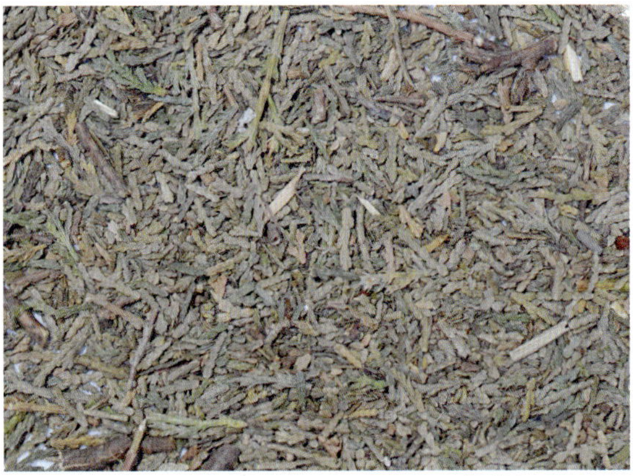

▲ 측백엽(약재, 전형)

치자나무

한약명 치자

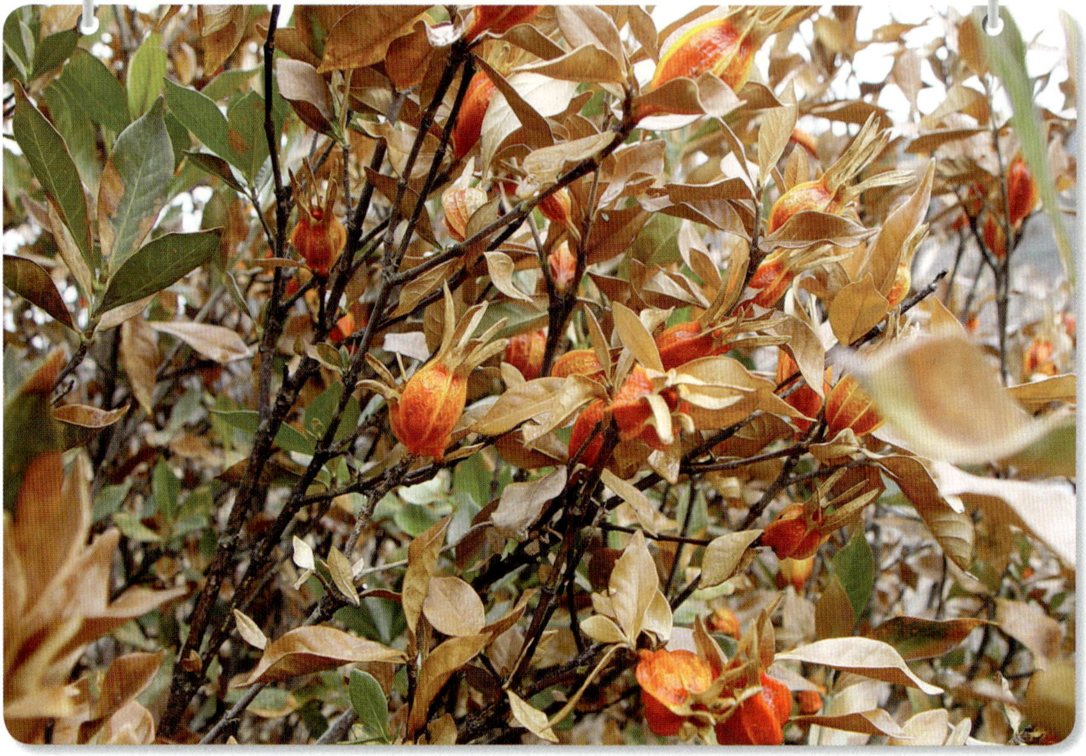

한약명 치자

- 식물명 및 학명: 치자나무 *Gardenia jasminoides* Ellis
- 과명: 꼭두서니과(Rubiaceae)
- 약용부위: 잘 익은 열매로서 그대로 또는 끓는 물에 데치거나 찐 것
- 한약명: 치자(梔子)
- 라틴 생약명: Gardeniae Fructus
- 이명 또는 영명: Gardenia Fruit
- 식약처 공정서 및 조선시대 의서 수재:
  대한민국약전(KP)
  동의보감 탕액편의 나무부(部)
  방약합편의 관목(灌木)편

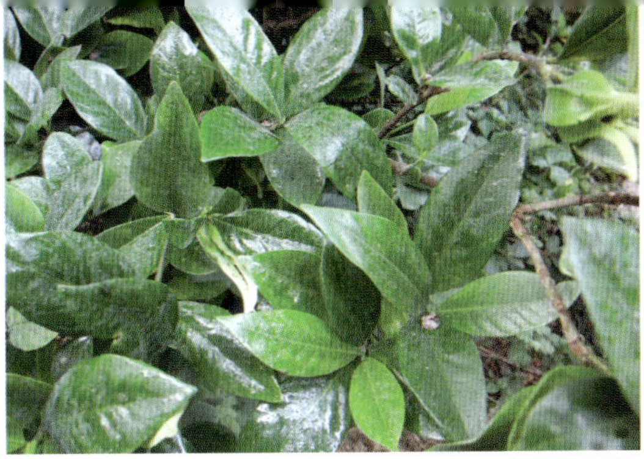

▲ 치자나무_ 잎

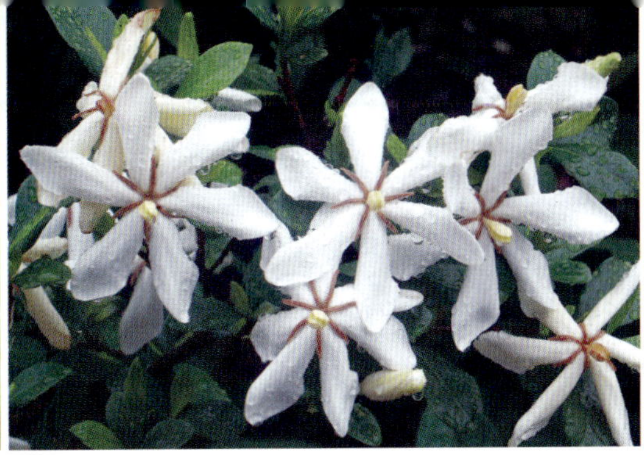

▲ 치자나무_ 꽃

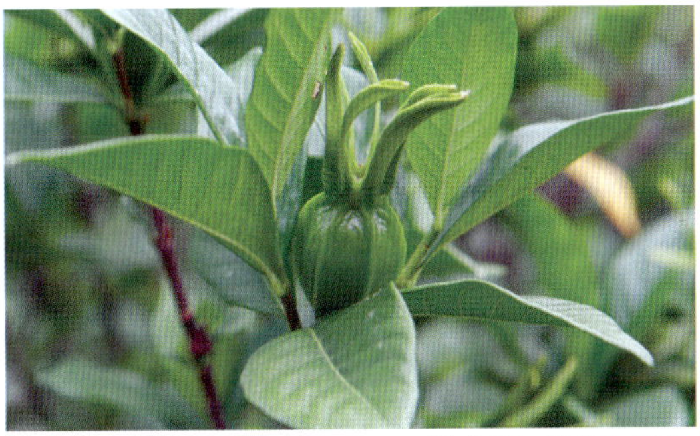

▲ 치자나무_ 덜 익은 열매

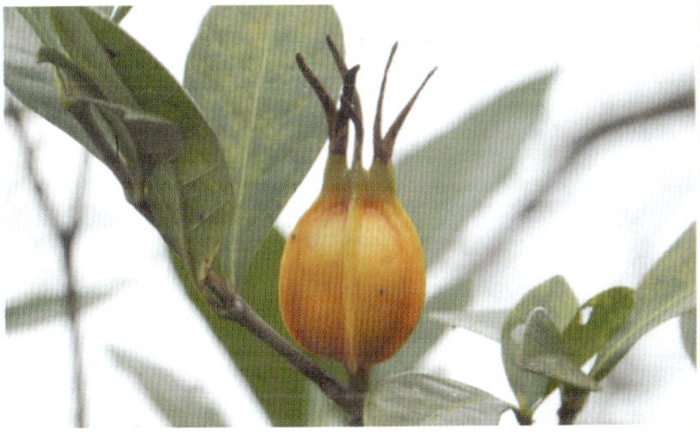

▲ 치자나무_ 익은 열매

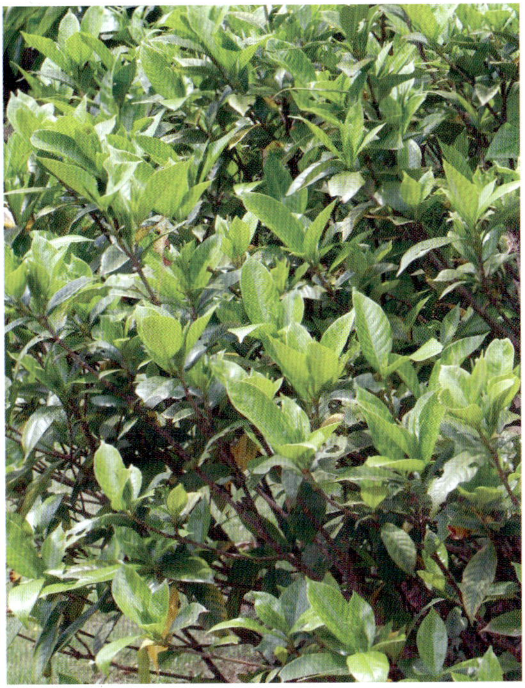

▲ 치자나무_ 지상부

| 한약의 기원 | 이 약은 치자나무 *Gardenia jasminoides* Ellis(꼭두서니과 Rubiaceae)의 잘 익은 열매로서 그대로 또는 끓는 물에 데치거나 찐 것이다.

| 한방 특성 |

- 한방 약미(藥味)와 약성(藥性): 맛은 쓰고 성질은 차다.
- 한방 작용부위(귀경, 歸經): 치자는 주로 심장, 간장, 삼초(三焦) 질환에 영향을 미친다.
- 한방 효능

사화제번(瀉火除煩): 심장의 열을 내려 답답함을 없앤다.

청열이습(清熱利濕): 열기를 식히고 습기를 배출시킨다.
양혈해독(凉血解毒): 혈열(血熱)을 식히고 해독한다.

| 약효 해설 |

• 간화(肝火)로 눈이 충혈되는 증상에 유효하다.
• 열병(熱病)으로 가슴이 답답한 증상을 낫게 한다.
• 습열(濕熱)이 원인이 되는 황달과 당뇨병을 치료한다.
• 토혈, 혈뇨(血尿)에 효과가 있다.
• 부정기 자궁출혈을 멈추게 한다.
• 이담(利膽), 간기능 강화 작용이 있다.

| 동의보감 원문의 한글 식물명 | 지지

| 동의보감 효능 | 치자(梔子, 치자나무 열매)의 성질은 차며[寒] 맛이 쓰고[苦] 독이 없다. 가슴, 대소장, 위(胃)에 심한 열이 있는 것과 가슴이 답답하고 괴로운 데[煩悶, 번민] 주로 쓴다. 열독풍(熱毒風)을 없애고 오림(五淋)을 잘 통하게 하며 소변을 잘 나오게 한다. 다섯 가지 황달[五疸]을 낫게 하며 소갈(消渴)을 멎게 한다. 입안이 마르는 것, 눈이 벌겋게 붓고 아픈 것, 얼굴이 붉어지는 것, 코끝이 빨갛게 되는 것[酒皶鼻, 주사비], 나병 등의 피부병을 치료한다. 자충(蟅蟲)의 독을 없앤다.

| 동의보감 원문 | 梔子: 性寒 味苦 無毒. 主胸心大小腸大熱 胃中熱氣 心中煩悶. 去熱毒風 利五淋 通小便 除五種黃病 止消渴. 治口乾 目赤腫痛 面赤 酒皰 皶鼻 白癩 赤癩 瘡瘍 殺蟅蟲毒.

| 약용법 | 열매 5~10g을 물 800mL에 넣고 달여서 반으로 나누어 아침저녁으로 마시거나 또는 가루나 환(丸)으로 만들어 복용한다. 외용할 때는 적당량을 분말로 하여 환부에 붙인다.

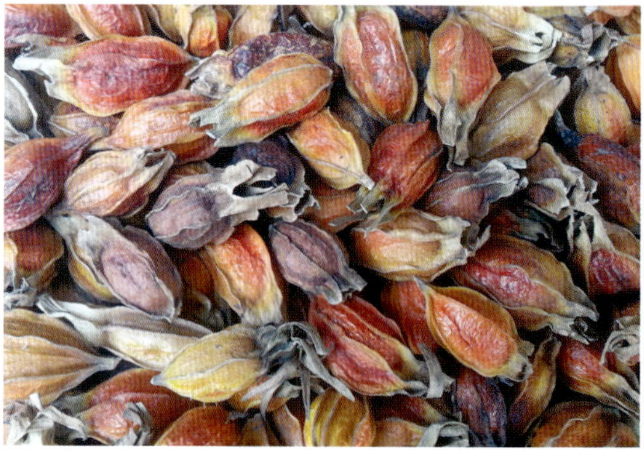
▲ 치자(약재, 전형)

칡

한약명 갈근, 갈화

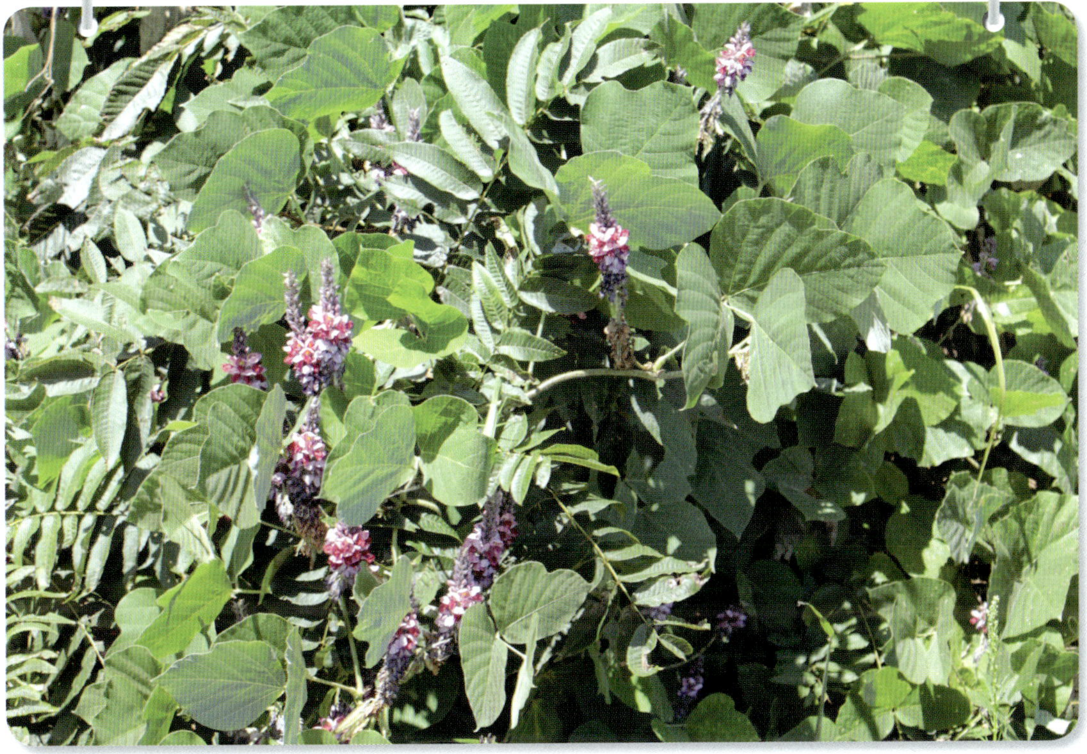

한약명 갈근

- 식물명 및 학명: 칡 *Pueraria lobata* Ohwi
- 과명: 콩과(Leguminosae)
- 약용부위: 뿌리로서 그대로 또는 주피를 제거한 것
- 한약명: 갈근(葛根)
- 라틴 생약명: Puerariae Radix
- 이명 또는 영명: Pueraria Root

- 식약처 공정서 및 조선시대 의서 수재:
  대한민국약전(KP)
  동의보감 탕액편의 풀부(部)
  방약합편의 만초(蔓草, 덩굴풀)편

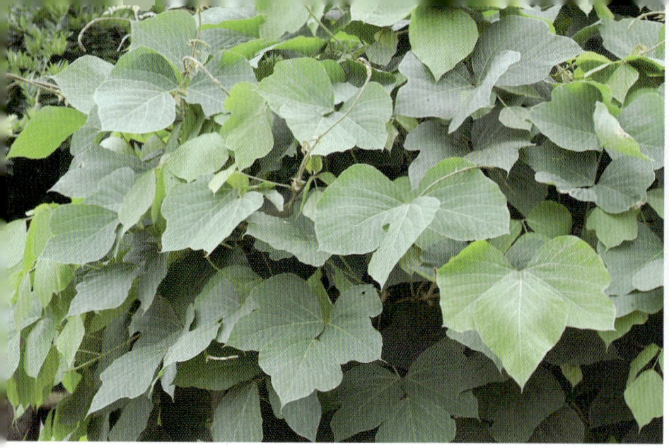

▲ 칡_ 잎

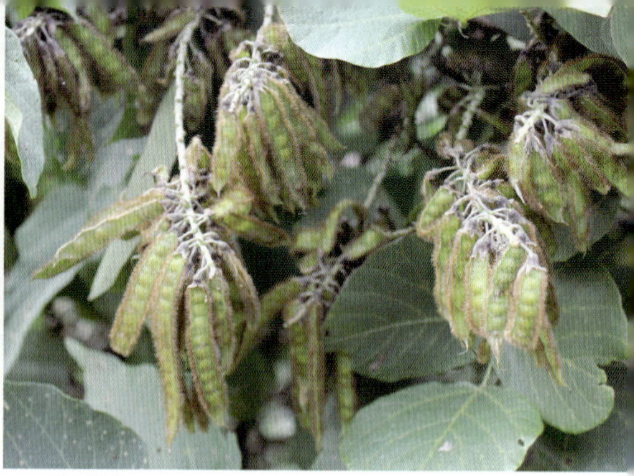

▲ 칡_ 열매

| 한약의 기원 | 이 약은 칡 *Pueraria lobata* Ohwi(콩과 Leguminosae)의 뿌리로서 그대로 또는 주피를 제거한 것이다.

| 한방 특성 |

- 한방 약미(藥味)와 약성(藥性): 맛은 달고 매우며 성질은 서늘하다.
- 한방 작용부위(귀경, 歸經): 갈근은 주로 비장, 위장, 폐 질환에 영향을 미친다.
- 한방 효능

해기퇴열(解肌退熱): 땀을 약간 내어 근육을 풀고 발열을 내린다.

생진지갈(生津止渴): 진액 생성을 촉진하고 갈증을 멎게 한다.

투진(透疹): 발진을 잘 돋게 한다.

해주독(解酒毒): 숙취를 해소한다.

| 약효 해설 |

- 열이 나는 것과 갈증을 해소한다.
- 정신이 아찔아찔하여 어지럽고 머리가 아픈 증상에 사용한다.
- 가슴이 막히는 듯하면서 아픈 증상에 유효하다.
- 고혈압으로 목덜미가 뻣뻣하고 아픈 증상을 치료한다.
- 진경(鎭痙), 혈당강하 작용이 있다.

| 동의보감 원문의 한글 식물명 | 츩불휘

| 동의보감 효능 | 갈근(葛根, 칡뿌리)의 성질은 보통이고[平](서늘하다[冷]고도 한다) 맛은 달며[甘] 독이 없다. 바람과 찬 기운으로 머리가 아픈 것을 낫게 한다. 땀이 나게 하여 표(表)를 풀어주고 땀구멍[腠理, 주리]을 열어준다. 술독을 풀고 번갈을 멈추며 식욕을 돋우고 소화를

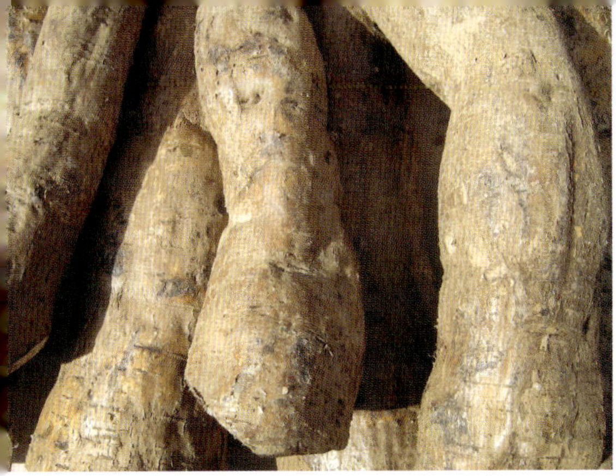

▲ 칡_ 뿌리(채취품, 전형)

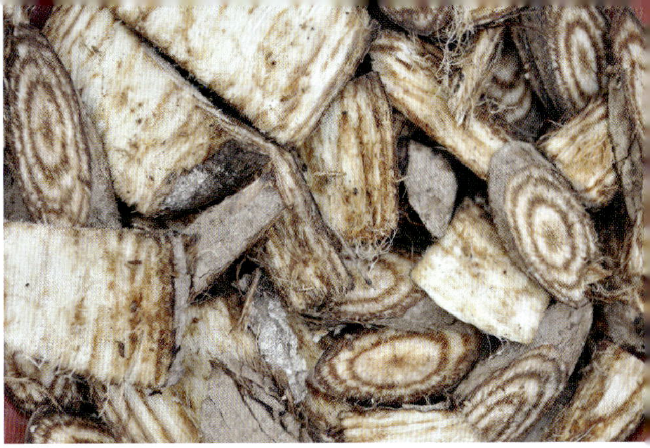

▲ 칡_ 뿌리(채취품, 절편)

돕는다. 가슴의 열을 없애고 소장을 잘 통하게 하며 쇠붙이에 다친 상처를 낫게 한다.

| 동의보감 원문 | **葛根:** 性平[一云冷] 味甘 無毒. 主風寒頭痛. 解肌發表 出汗開腠理 解酒毒 止煩渴 開胃下食. 治胸膈熱 通小腸 療金瘡.

| 약용법 | 뿌리 10~15g을 물 800mL에 넣고 달여서 반으로 나누어 아침저녁으로 마시거나 즙을 내어 내복한다. 외용할 때는 적당량을 짓찧어서 환부에 붙인다.

한약명 갈화

- 식물명 및 학명: 칡 *Pueraria lobata* Ohwi
- 과명: 콩과(Leguminosae)
- 약용부위: 꽃봉오리 또는 막 피기 시작한 꽃
- 한약명: 갈화(葛花)
- 라틴 생약명: Puerariae Flos
- 이명 또는 영명: 갈조화(葛條花), Pueraria Flower
- 식약처 공정서 및 조선시대 의서 수재:
  대한민국약전외한약(생약)규격집(KHP)
  동의보감 탕액편의 풀부(部)

| 한약의 기원 | 이 약은 칡 *Pueraria lobata* Ohwi(콩과 Leguminosae)의 꽃봉오리 또는 막 피기 시작한 꽃이다.

| 한방 특성 |

- 한방 약미(藥味)와 약성(藥性): 맛은 달고 매우며 성질은 서늘하다.

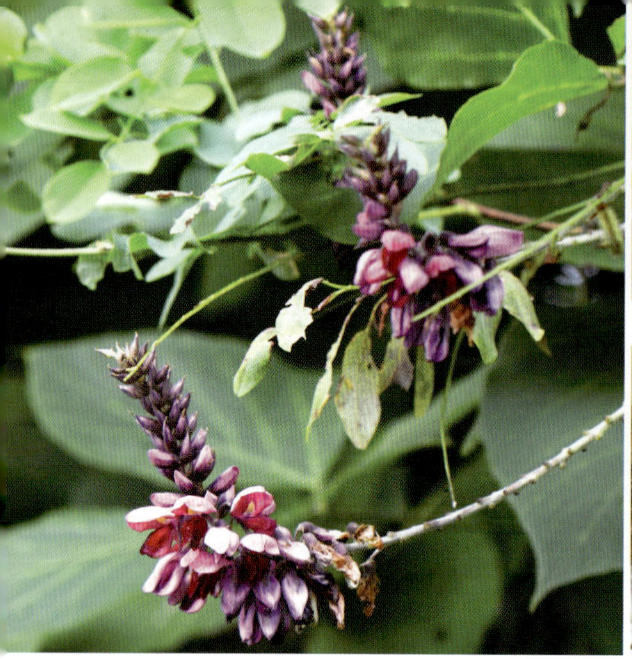

▲ 칡_ 꽃

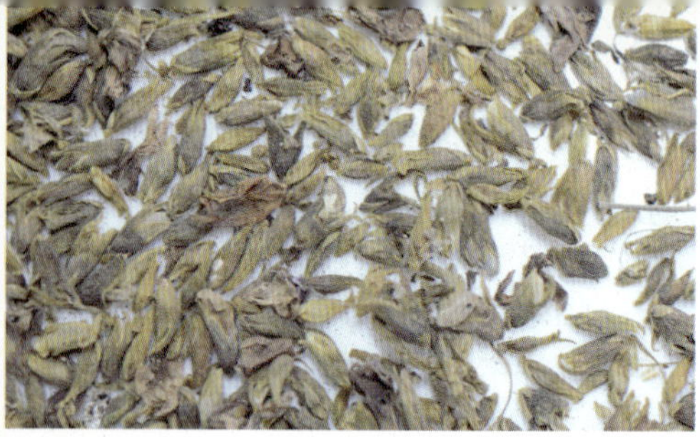

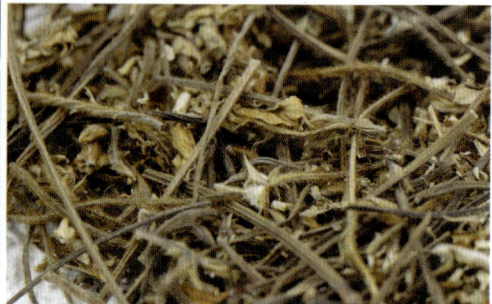

▲ 갈화(약재, 전형)

▲ 칡_ 건조한 새순

- 한방 작용부위(귀경, 歸經): 갈화는 주로 비장, 위장 질환에 영향을 미친다.
- 한방 효능

  해주성비(解酒醒脾): 숙취를 해소하고 비위를 정상화한다.

  지혈(止血): 출혈을 멎게 한다.

| 약효 해설 |

- 술을 지나치게 마셔서 열이 나고 가슴이 답답하며 갈증이 나는 증상에 사용한다.
- 현기증이 나고 머리가 아프고 어지러워 주위가 빙빙 도는 것 같은 증상에 효과가 있다.
- 속이 메스꺼워 토하고 싶은 증상에 유효하다.
- 식욕부진, 직장 궤양 출혈을 낫게 한다.

| 동의보감 원문의 한글 식물명 | 없음

※ '갈근(葛根: 칡뿌리)'의 동의보감 원문의 한글 식물명은 'ᄎᆞᆰ불휘'이다.

| 동의보감 효능 | 갈화(葛花, 칡꽃)는 술독을 없앤다.

| 동의보감 원문 | **葛花:** 主消酒毒.

| 약용법 | 꽃 3~9g을 물 800mL에 넣고 달여서 반으로 나누어 아침저녁으로 마시거나 또는 가루나 환(丸)으로 만들어 복용한다.

콩

한약명 대두황권, 두시, 흑두

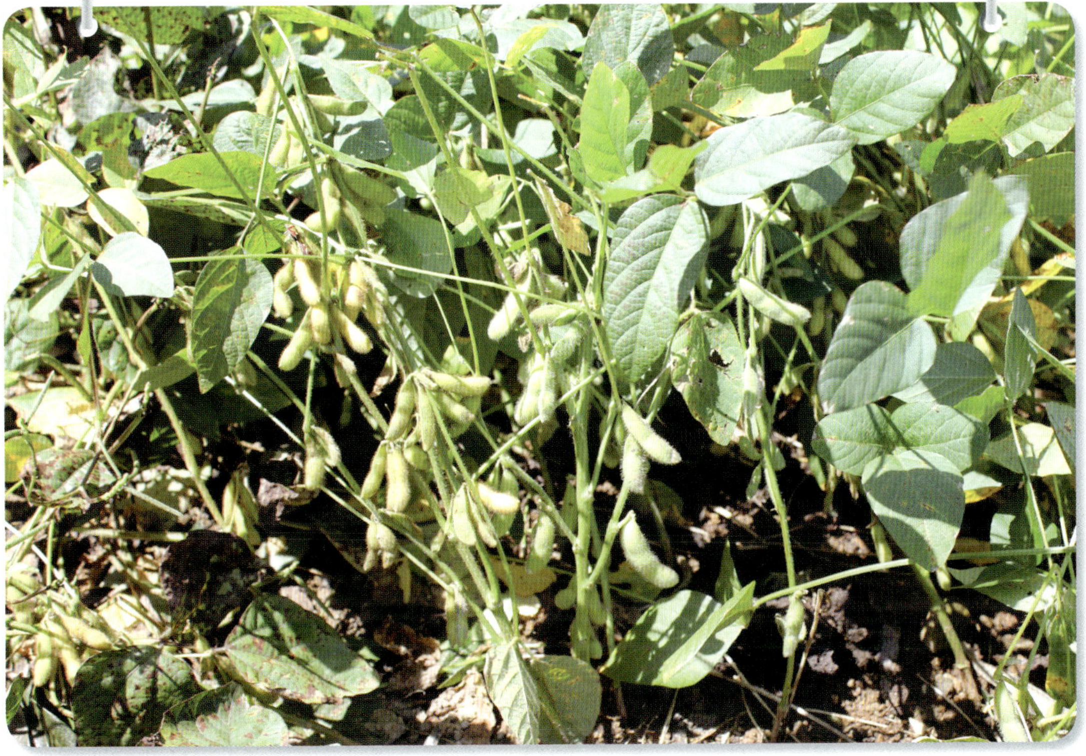

한약명 대두황권

- 식물명 및 학명: 콩 *Glycine max* Merrill
- 과명: 콩과(Leguminosae)
- 약용부위: 발아시킨 것
- 한약명: 대두황권(大豆黃卷)
- 라틴 생약명: Glycine Semen Germinatum

- 식약처 공정서 및 조선시대 의서 수재:
  대한민국약전외한약(생약)규격집(KHP)
  동의보감 탕액편의 곡식부(部)
  방약합편의 숙두(菽豆, 콩류)편

| 한약의 기원 | 이 약은 콩 *Glycine max* Merrill(콩과 Leguminosae)을 발아시킨 것이다.

| 한방 특성 |

- 한방 약미(藥味)와 약성(藥性): 맛은 달고 성질은 보통이다[平].
- 한방 작용부위(귀경, 歸經): 대두황권은 주로 비장, 위장, 폐 질환에 영향을 미친다.
- 한방 효능

청열투표(淸熱透表): 열기를 식히고 체표에 있는 사기를 내보낸다.

제습이기(除濕理氣): 습기를 없애고 기를 잘 통하게 한다.

| 약효 해설 |

- 여름철 날씨가 매우 더워 생긴 병을 낫게 한다.
- 가슴이 답답하고 초조한 증상에 쓰인다.

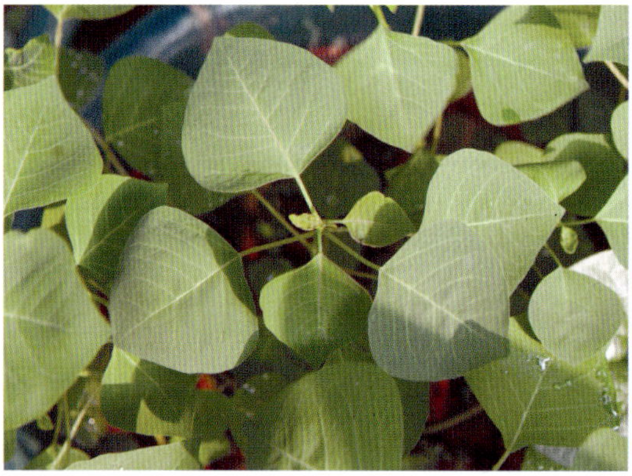

▲ 콩_ 잎

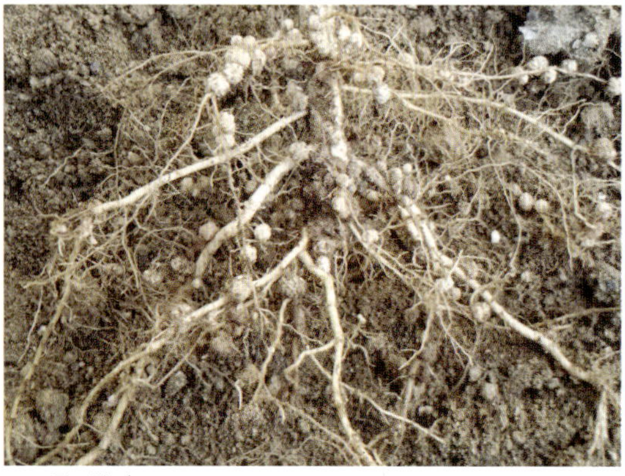

▲ 콩_ 뿌리

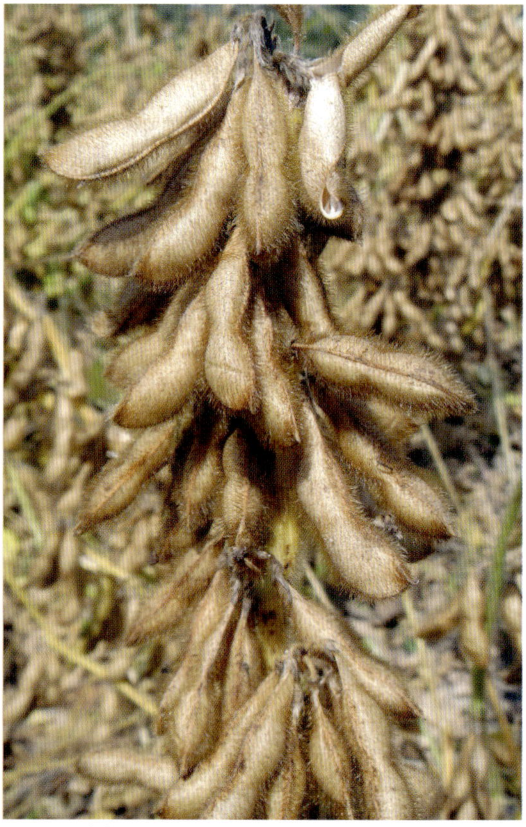

▲ 콩_ 열매

| 한약의 기원 | 이 약은 토목향 *Inula helenium* Linné(국화과 Compositae)의 뿌리이다.

| 한방 특성 |

- 한방 약미(藥味)와 약성(藥性): 맛은 맵고 쓰며 성질은 따뜻하다.
- 한방 작용부위(귀경, 歸經): 토목향은 주로 간장, 비장 질환에 영향을 미친다.
- 한방 효능

건비화위(健脾和胃): 비(脾)를 건강하게 하여 위(胃)를 편안하게 한다.

행기지통(行氣止痛): 기운을 잘 소통시키고 통증을 멎게 한다.

구충(驅蟲): 기생충을 없앤다.

| 약효 해설 |

- 복부가 부르고 그득하며 통증이 있는 증상을 치료한다.

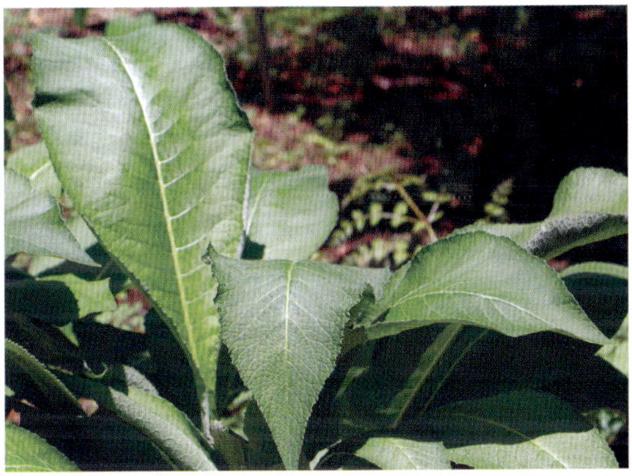

▲ 토목향_ 잎

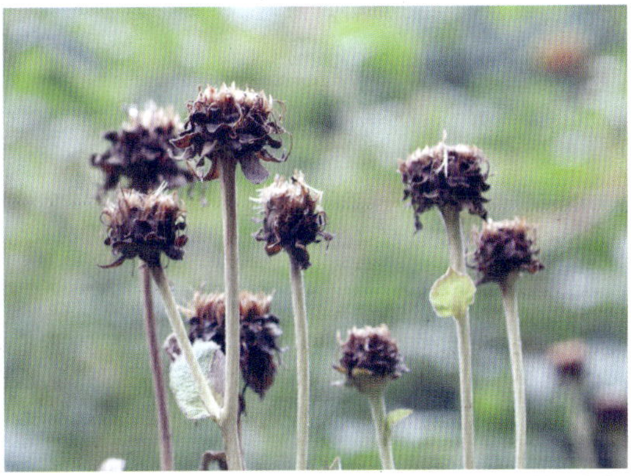

▲ 토목향_ 열매

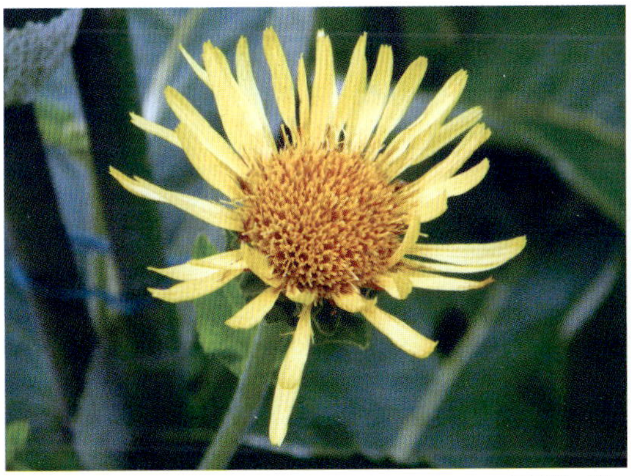

▲ 토목향_ 꽃

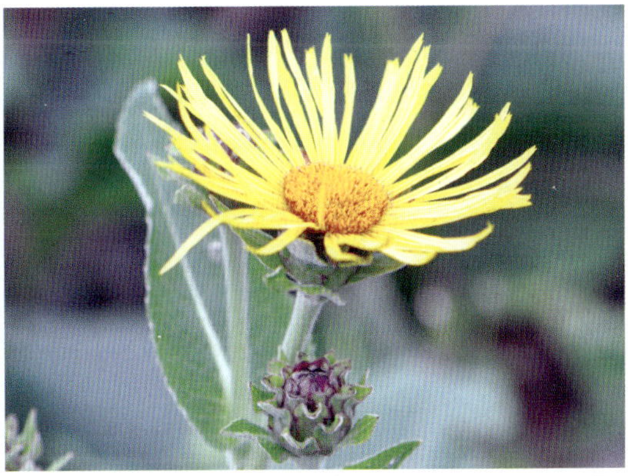

▲ 총상토목향(總狀土木香, *Inula racemosa*)_ 꽃

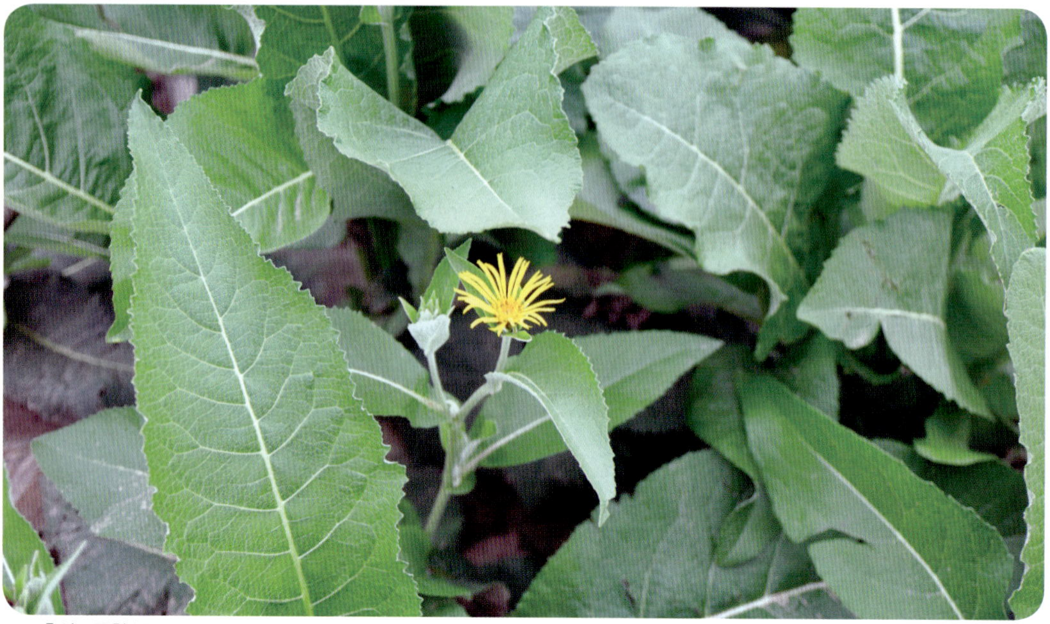

▲ 총상토목향(總狀土木香, *Inula racemosa*)_ 지상부

- 가슴과 양 옆구리가 삐어 힘줄이나 살결이 손상된 병증에 사용한다.
- 임신 중에 태아가 안정하지 못하고 움직이는 증상에 유효하다.
- 구토, 설사에 쓰인다.

| 약용법 | 뿌리 3~9g을 물 800mL에 넣고 달여서 반으로 나누어 아침저녁으로 마시거나 또는 가루나 환(丸)으로 만들어 복용한다.

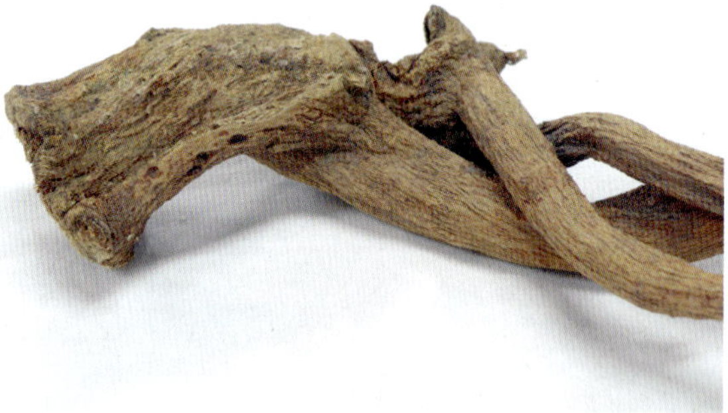

▲ 토목향(약재, 전형)

통탈목

한약명 통초

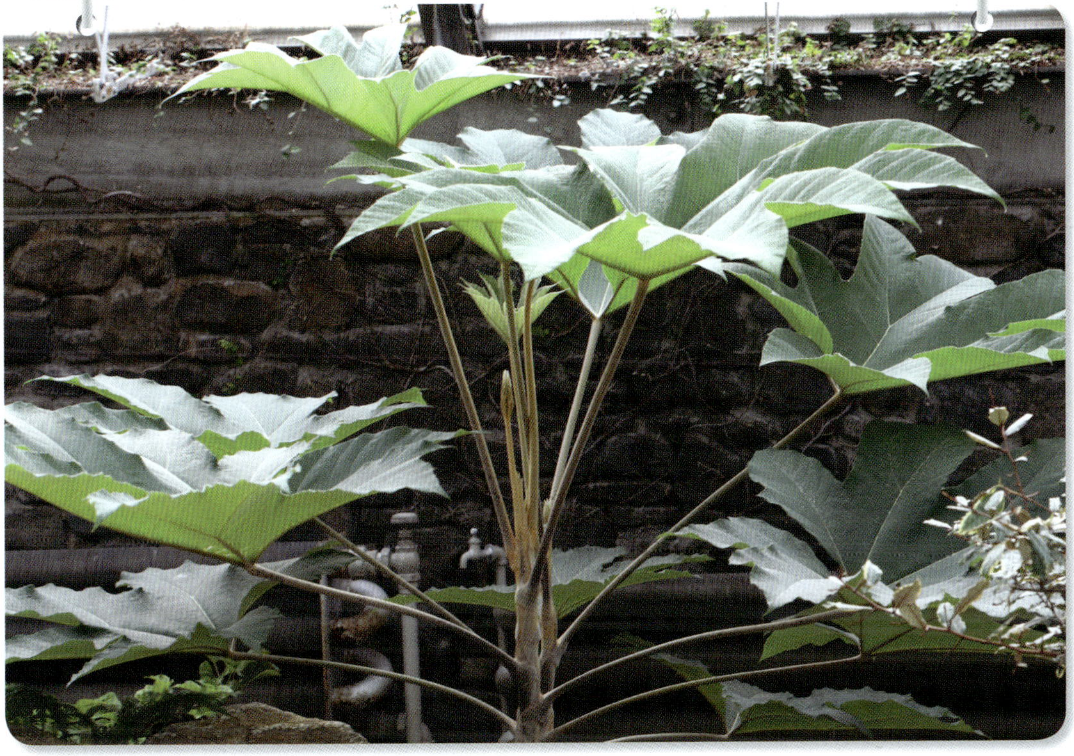

한약명 통초

- 식물명 및 학명: 통탈목 *Tetrapanax papyriferus* K. Koch
- 과명: 두릅나무과(Araliaceae)
- 약용부위: 줄기의 수(髓, 연한 조직으로 구성되어 있는 비섬유상 세포)
- 한약명: 통초(通草)
- 라틴 생약명: Tetrapanacis Medulla
- 식약처 공정서 및 조선시대 의서 수재:
  대한민국약전외한약(생약)규격집(KHP)
  동의보감 탕액편의 풀부(部)
  방약합편의 만초(蔓草, 덩굴풀)편

| 한약의 기원 | 이 약은 통탈목 *Tetrapanax papyriferus* K. Koch(두릅나무과 Araliaceae)의 줄기의 수(髓)이다.

| 한방 특성 |

- 한방 약미(藥味)와 약성(藥性): 맛은 달고 싱거우며 성질은 약간 차다.
- 한방 작용부위(귀경, 歸經): 통초는 주로 폐, 위장 질환에 영향을 미친다.
- 한방 효능

청열이뇨(淸熱利尿): 열기를 식히고 소변이 잘 나오게 한다.

통기하유(通氣下乳): 기운을 잘 통하게 하고 젖이 잘 나오게 한다.

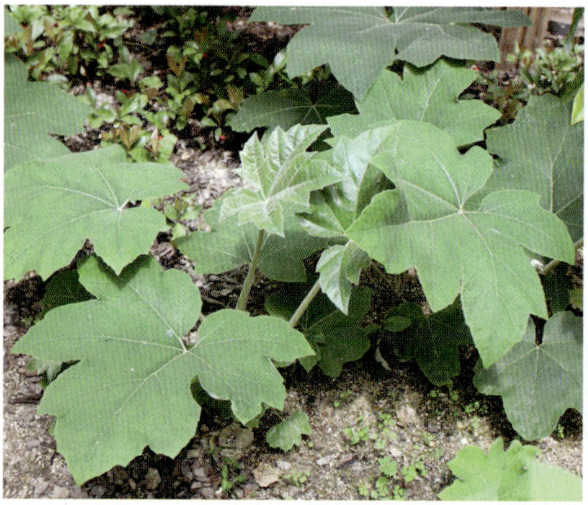

▲ 통탈목_ 잎

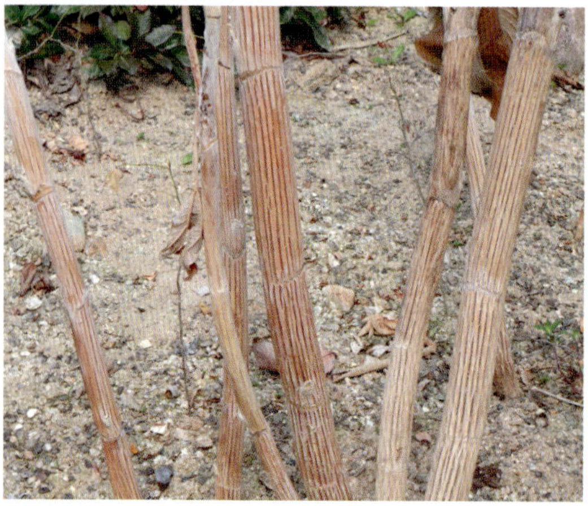

▲ 통탈목_ 줄기

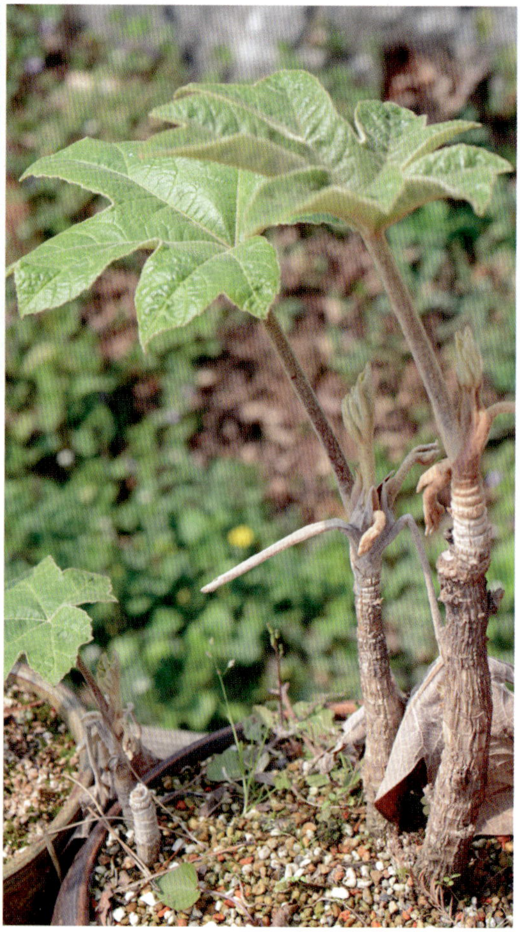

▲ 통탈목_ 어린나무

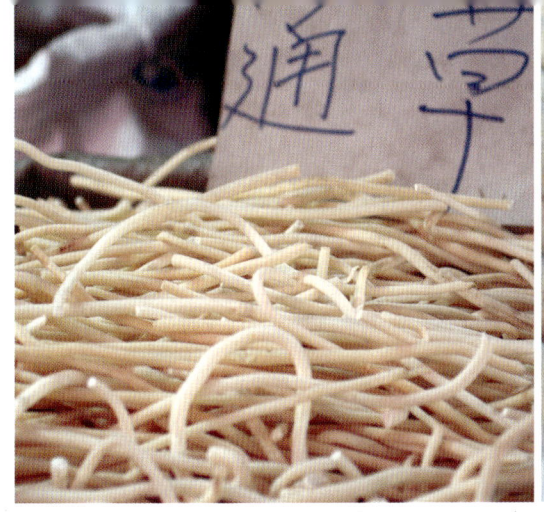

▲ 통초(약재, 시장 판매품)

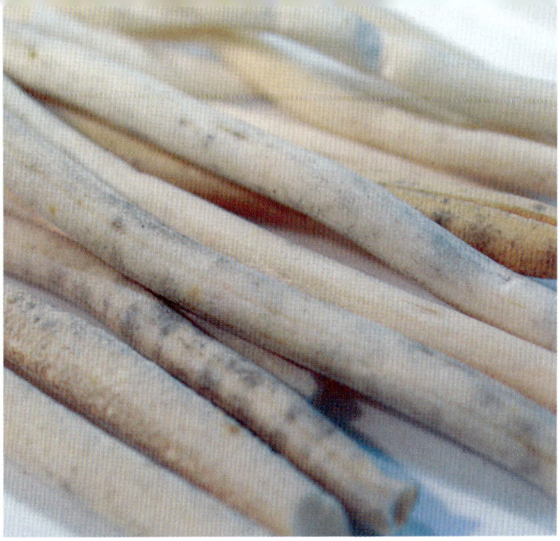

▲ 통초(약재, 전형)

| 약효 해설 |

- 산후에 젖이 잘 나오지 않는 증상에 활용한다.
- 소변이 시원하게 나오지 않고 찔끔거리며 양이 적고 붉은 증상을 치료한다.
- 임질에 유효하다.
- 황달과 자궁에서 분비물이 나오는 증상에 사용한다.

| 동의보감 원문의 한글 식물명 | 으흐름너출

| 동의보감 효능 | 통초(通草, 통탈목, 으름덩굴)의 성질은 보통이고[平](약간 차다[微寒]고도 한다) 맛은 맵고[辛] 달며[甘] 독이 없다. 다섯 가지 임병[五淋]을 낫게 하고 소변을 잘 나오게 한다. 소변이 잘 나오지 않는 것과 구토가 멎지 않는 것이 동시에 나타나는 증상을 낫게 한다. 몸이 붓는 것을 낫게 하며 가슴이 답답하면서 열나는 증상을 없앤다. 감각기관의 기능을 정상화한다. 목소리를 잘 나오게 하고 비달(脾疸)로 잠을 많이 자는 것을 낫게 한다. 유산시키고 삼충(三蟲)도 죽인다.

| 동의보감 원문 | **通草:** 性平[一云微寒] 味辛甘 無毒. 治五淋 利小便 開關格. 治水腫 除煩熱 通利九竅 出音聲. 療脾疸常欲眠 墮胎 去三蟲.

| 동의보감 해설 | 동의보감 통초의 본문은 통초(통탈목 줄기의 수)와 목통(으름덩굴의 줄기)을 섞어서 설명하고 있다. 전체적인 내용은 목통 위주이다. [참고문헌_ 한국 자료 21]

| 약용법 | 줄기의 수(髓) 3~5g을 물 800mL에 넣고 달여서 반으로 나누어 아침저녁으로 마신다.

파

한약명 종백

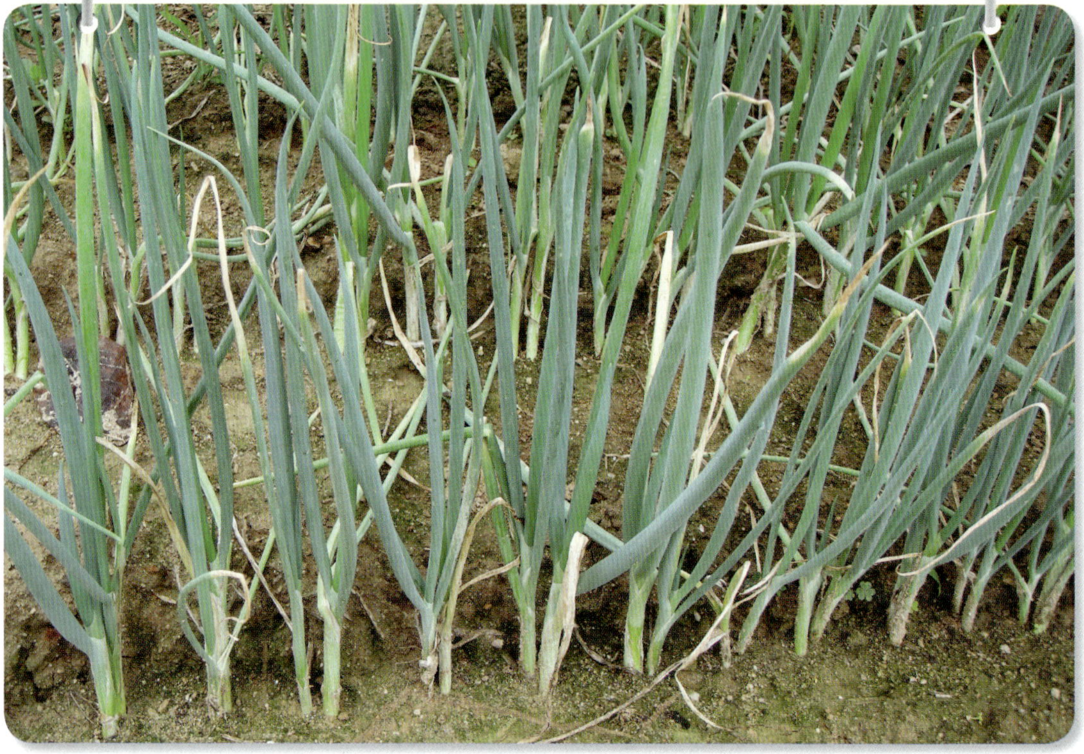

한약명 종백

- 식물명 및 학명: 파 *Allium fistulosum* Linné
- 과명: 백합과(Liliaceae)
- 약용부위: 신선한 비늘줄기
- 한약명: 총백(葱白)
- 라틴 생약명: Allii Fistulosi Bulbus
- 이명 또는 영명: 파뿌리, Ciboule Root, Fistular Onion Stalk
- 식약처 공정서 및 조선시대 의서 수재:
  대한민국약전외한약(생약)규격집(KHP)
  동의보감 탕액편의 채소부(部)
  방약합편의 훈신채(葷辛菜, 매운맛이 나는 채소)편

| 한약의 기원 | 이 약은 파 *Allium fistulosum* Linné(백합과 Liliaceae)의 신선한 비늘줄기이다.

| 한방 특성 |

- 한방 약미(藥味)와 약성(藥性): 맛은 맵고 성질은 따뜻하다.
- 한방 작용부위(귀경, 歸經): 총백은 주로 폐, 위장 질환에 영향을 미친다.
- 한방 효능

발표(發表): 땀을 내어 체표에 있는 사기(邪氣)를 없앤다.

통양(通陽): 양기를 잘 통하게 한다.

해독(解毒): 독성을 없앤다.

살충(殺蟲): 기생충을 죽인다.

| 약효 해설 |

- 열이 나고 추운 증상에 쓰인다.
- 소화불량, 사지냉증에 효과가 있다.
- 두통, 대소변 불통, 이질, 부스럼을 치료한다.

| 동의보감 원문의 한글 식물명 | 파흰밑

| 동의보감 효능 | 총백(葱白, 파의 흰 밑)은 성질이 서늘하고[凉](보통이라고도[平] 한다) 맛이 매우며[辛] 독이 없다. 상한(傷寒)으로 추웠다 열이 나는 것, 중풍으로 얼굴과 눈이 붓는 것에 쓴다. 목 안이 벌겋게 붓고 아프며 막힌 감이 있는 증상을 치료한다. 태아를 편안하게 하

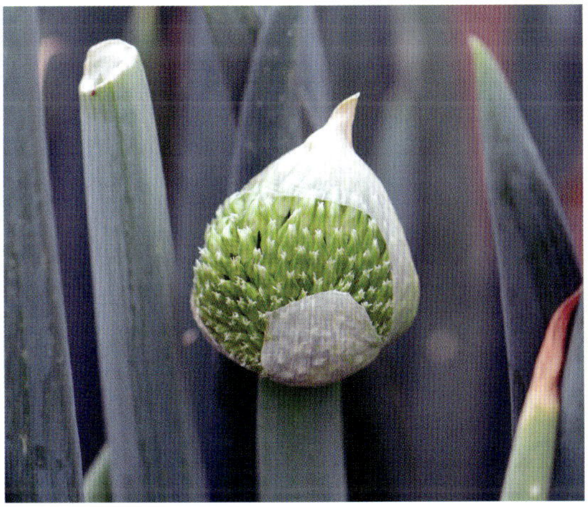

▲ 파_ 꽃

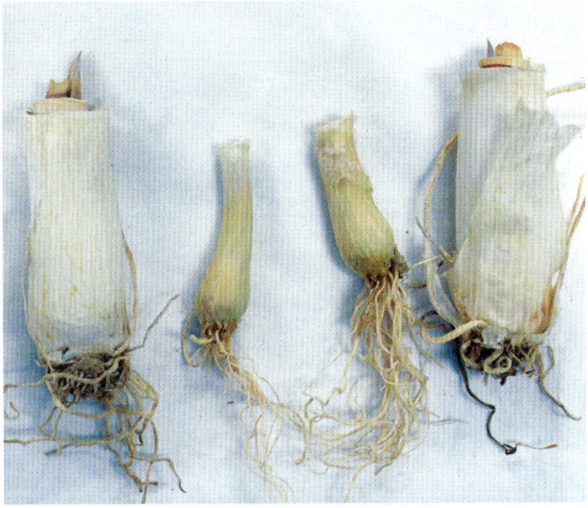

▲ 총백(약재, 전형)

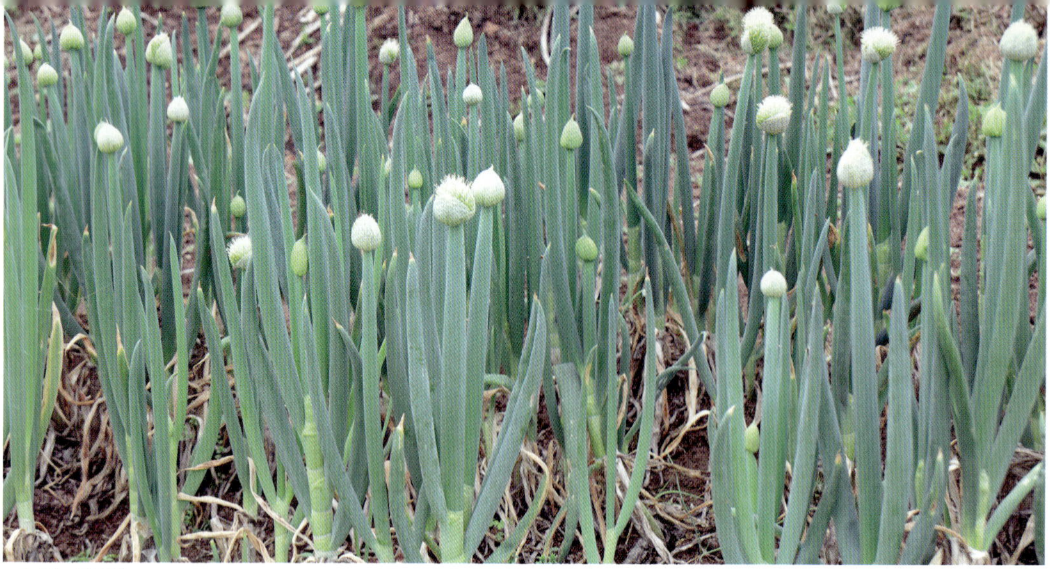

▲ 파_ 재배밭

며 눈을 밝게 한다. 간에 있는 나쁜 기운을 없애며 오장(五藏)을 고르게 한다. 온갖 약독(藥毒)을 없애고 대소변을 잘 나오게 한다. 아랫배에서 생긴 통증이 명치까지 치밀어 오르는 증상을 낫게 한다. 각기를 치료한다.

| 동의보감 원문 | **葱白:** 性涼[一云平] 味辛 無毒. 主傷寒寒熱 中風面目腫. 療喉痺 安胎 歸目 除肝邪 利五藏 殺百藥毒 通大小便. 治奔豚 脚氣.

| 약용법 | 비늘줄기 9~15g을 물 800mL에 넣고 달여서 반으로 나누어 아침저녁으로 마시거나 술에 담가 복용한다. 외용할 때는 적당량을 짓찧어서 환부에 붙인다.

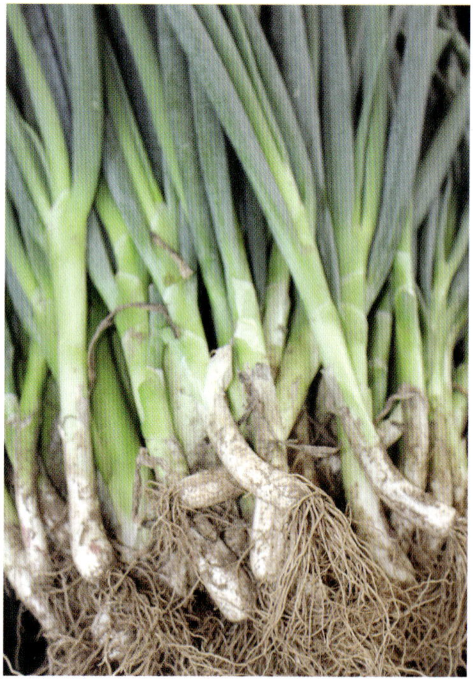

▲ 파_ 전초(채취품)

파극천

한약명 파극천

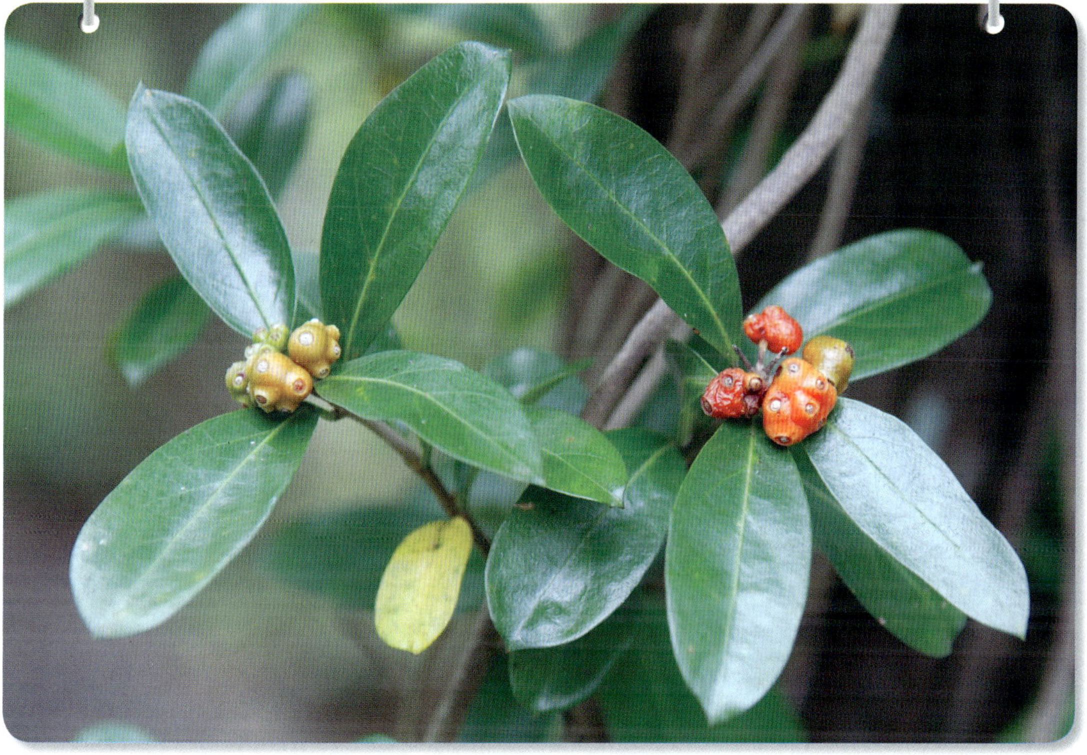

한약명 파극천

- 식물명 및 학명: 파극천(巴戟天) *Morinda officinalis* How
- 과명: 꼭두서니과(Rubiaceae)
- 약용부위: 뿌리로서 수염뿌리를 제거하고 납작하게 눌러서 말린 것
- 한약명: 파극천(巴戟天)
- 라틴 생약명: Morindae Radix
- 이명 또는 영명: Morinda Root
- 식약처 공정서 및 조선시대 의서 수재:
  대한민국약전(KP)
  동의보감 탕액편의 풀부(部)
  방약합편의 산초(山草)편

| 한약의 기원 | 이 약은 파극천(巴戟天) *Morinda officinalis* How(꼭두서니과 Rubiaceae)의 뿌리로서 수염뿌리를 제거하고 납작하게 눌러서 말린 것이다.

| 한방 특성 |

- 한방 약미(藥味)와 약성(藥性): 맛은 달고 매우며 성질은 약간 따뜻하다.
- 한방 작용부위(귀경, 歸經): 파극천은 주로 신장, 간장 질환에 영향을 미친다.
- 한방 효능

보신양(補腎陽): 신(腎)의 양기(陽氣)를 보한다.

강근골(强筋骨): 근육과 뼈를 튼튼하게 한다.

거풍습(祛風濕): 풍사(風邪)와 습사(濕邪)를 없앤다.

| 약효 해설 |

- 관절염으로 저리고 아픈 증상을 치료한다.
- 허리와 무릎이 시큰거리고 힘이 없어지는 증상을 낫게 한다.
- 근육과 뼈를 강하고 튼튼하게 한다.
- 발기부전이나 무의식중에 정액이 나오는 증상에 유효하다.

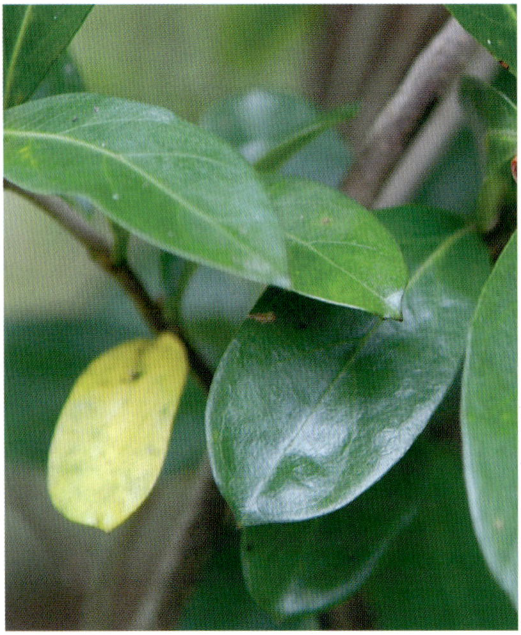

▲ 파극천_ 잎

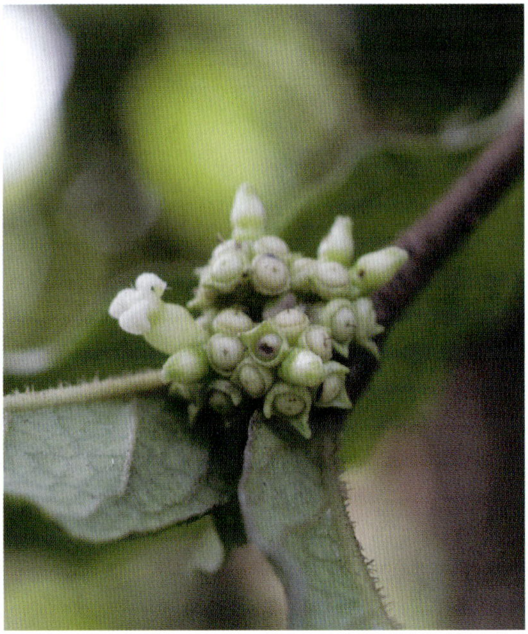

▲ 파극천_ 꽃

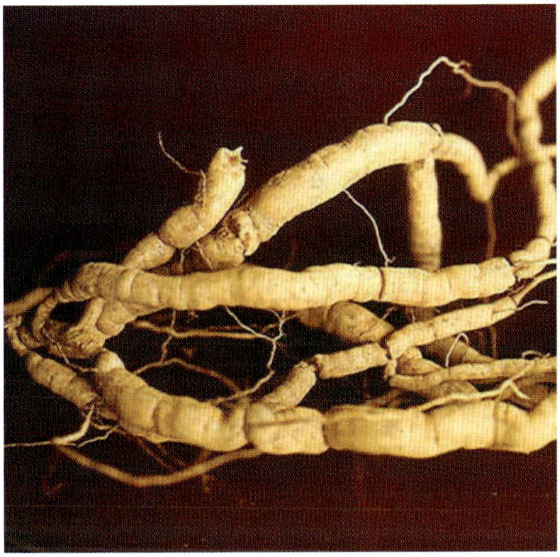

▲ 파극천_ 뿌리(채취품)

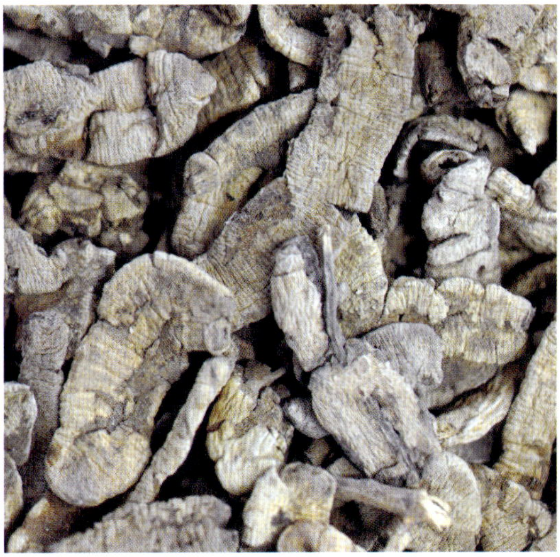

▲ 파극천(약재, 전형)

- 자궁이 차서 임신하지 못하는 증상에 활용한다.
- 아랫배가 차가운 느낌이 나며 아픈 증상에 사용한다.
- 월경불순에 쓰인다.

| 동의보감 효능 | 파극천(巴戟天)의 성질은 약간 따뜻하며[微溫] 맛이 맵고[辛] 달며[甘] 독이 없다. 꿈을 꾸면서 정액이 배설되는 증상에 쓴다. 또한 음위(陰痿)로 발기되지 않는 것을 치료하고 정(精)을 더해주니 남자에게 좋다.

| 동의보감 원문 | **巴戟天:** 性微溫 味辛甘 無毒. 主男子夜夢鬼交泄精. 治陰痿不起 益精 利男子.

| 약용법 | 뿌리 3~10g을 물 800mL에 넣고 달여서 반으로 나누어 아침저녁으로 마신다.

팥

한약명 적소두

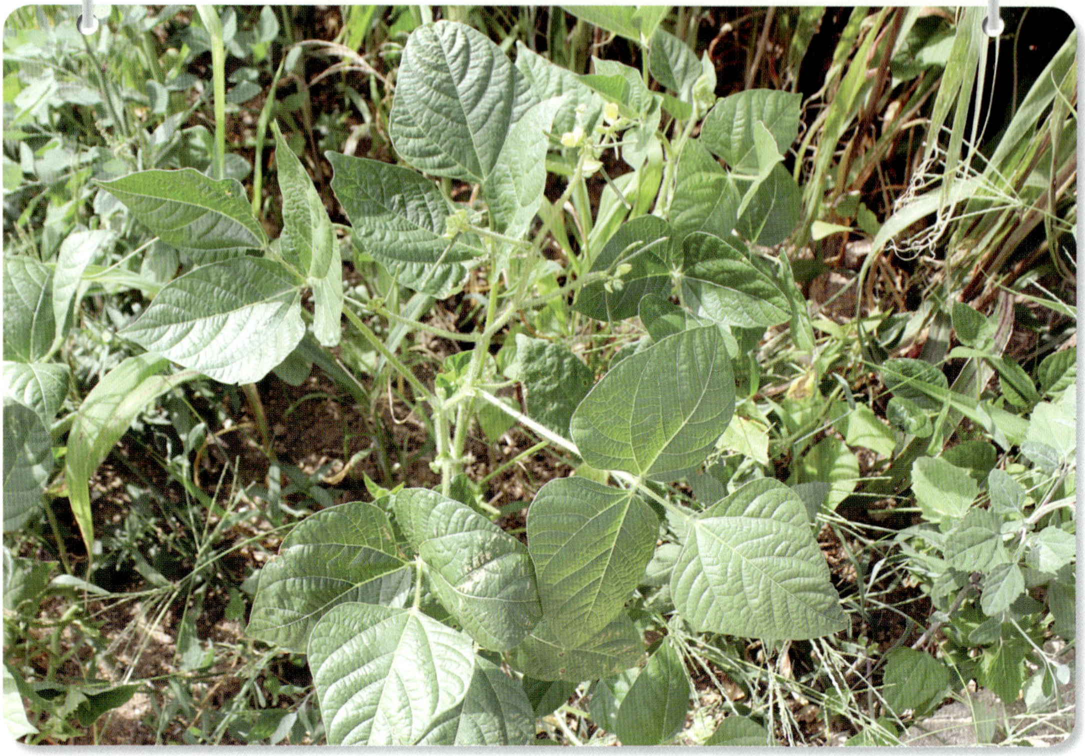

▲ 팥_ 지상부

한약명 적소두

- 식물명 및 학명: 팥 *Vigna angularis* Ohwi & H. Ohashi, 덩굴팥 *Vigna umbellata* Ohwi & H. Ohashi
- 과명: 콩과(Leguminosae)
- 약용부위: 씨
- 한약명: 적소두(赤小豆)
- 라틴 생약명: Vignae Angularis Semen
- 이명 또는 영명: 적두(赤豆)
- 식약처 공정서 및 조선시대 의서 수재:
  대한민국약전외한약(생약)규격집(KHP)
  동의보감 탕액편의 곡식부(部)
  방약합편의 숙두(菽豆, 두류)편

| 한약의 기원 | 이 약은 팥 *Vigna angularis* Ohwi & H. Ohashi 또는 덩굴팥 *Vigna umbellata* Ohwi & H. Ohashi(콩과 Leguminosae)의 씨이다.

| 한방 특성 |

- 한방 약미(藥味)와 약성(藥性): 맛은 달고 시며 성질은 보통이다[平].
- 한방 작용부위(귀경, 歸經): 적소두는 주로 심장, 소장 질환에 영향을 미친다.
- 한방 효능

이수소종(利水消腫): 소변을 잘 나오게 하고 부종을 가라앉힌다.

해독배농(解毒排膿): 해독하고 고름을 배출시킨다.

| 약효 해설 |

- 몸이 붓고 배가 몹시 불러오면서 속이 그득한 증상을 치료한다.
- 혈변(血便), 황달에 사용한다.
- 팔다리를 잘 쓰지 못하고 마비되며 아픈 증상에 유효하다.

| 동의보감 원문의 한글 식물명 | 블근퐃

| 동의보감 효능 | 적소두(赤小豆, 붉은팥)는 성질이 보통이고[平](약간 차다[微寒]고도 하고 따뜻하다[溫]고도 한다) 맛이 달면서[甘] 시고[酸] 독이 없다. 물을 빠지게 하며 옹종(癰腫)과 피고

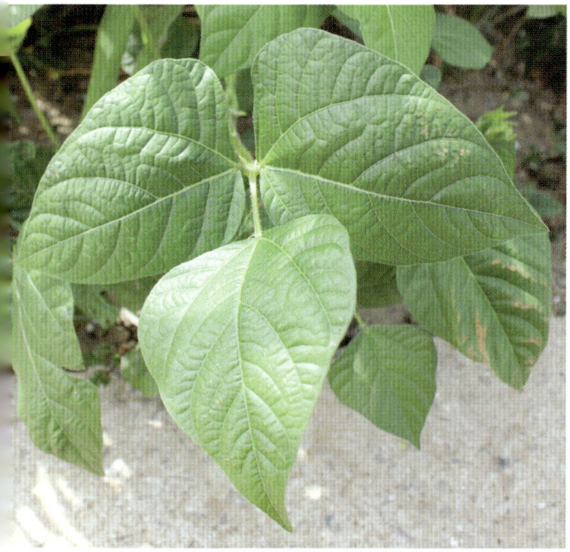

▲ 팥_ 잎

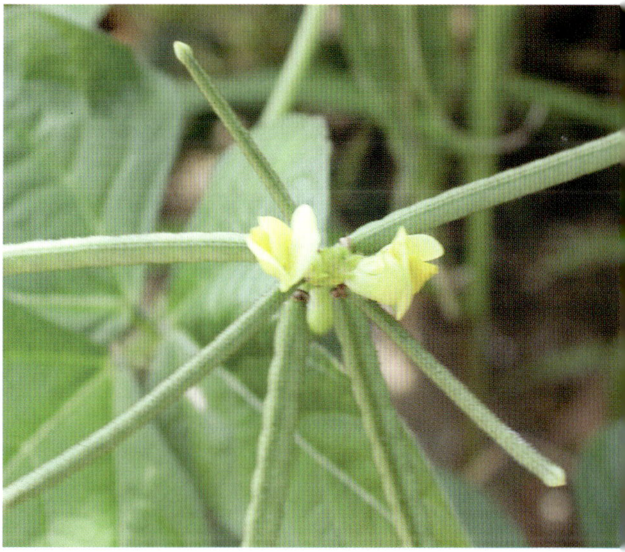

▲ 팥_ 꽃

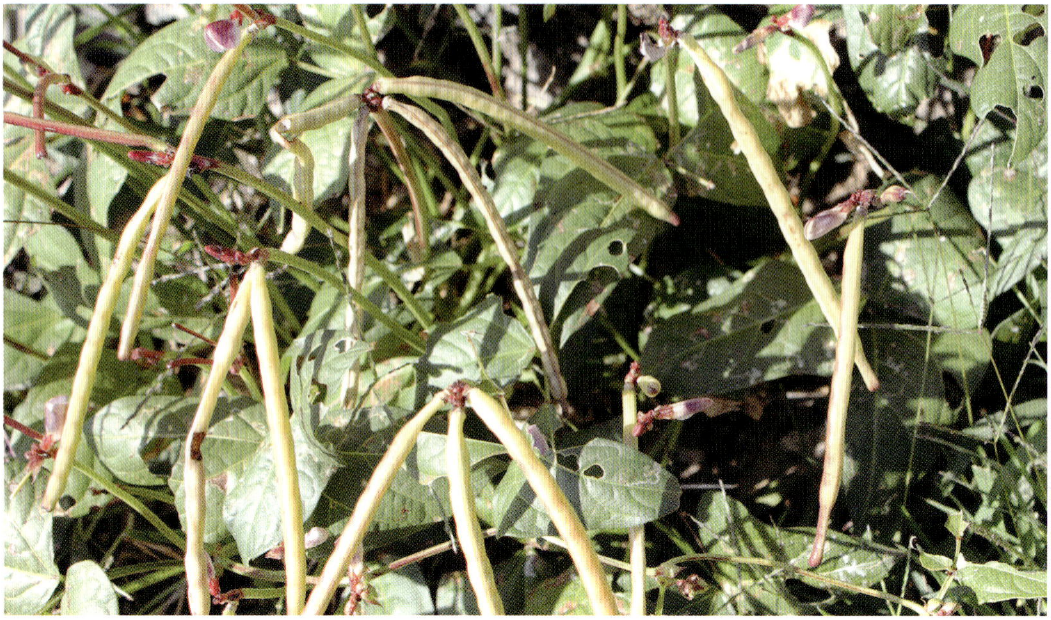

▲ 팥_ 열매

름을 나가게 한다. 소갈(消渴)을 치료하고 설사를 멎게 하며 소변을 잘 나오게 한다. 몸이 붓는 것 그리고 배가 몹시 부르며 속이 그득한 감을 주는 것을 낫게 한다[본초].

| 동의보감 원문 | **赤小豆:** 性平[一云微寒 一云溫] 味甘酸 無毒. 主下水 排癰腫膿血. 治消渴 止泄 利小便 下水腫脹滿.[本草]

| 약용법 | 씨 9~30g을 물 800mL에 넣고 달여서 반으로 나누어 아침저녁으로 마신다. 외용할 때는 적당량을 가루 내어 환부에 붙인다.

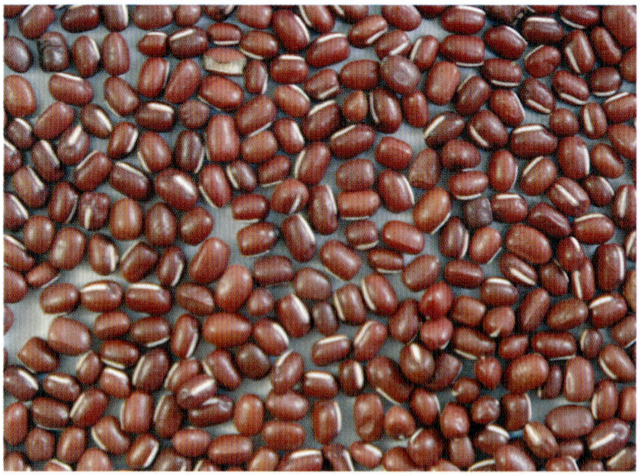

▲ 적소두(약재, 전형)

팥꽃나무

한약명 원화

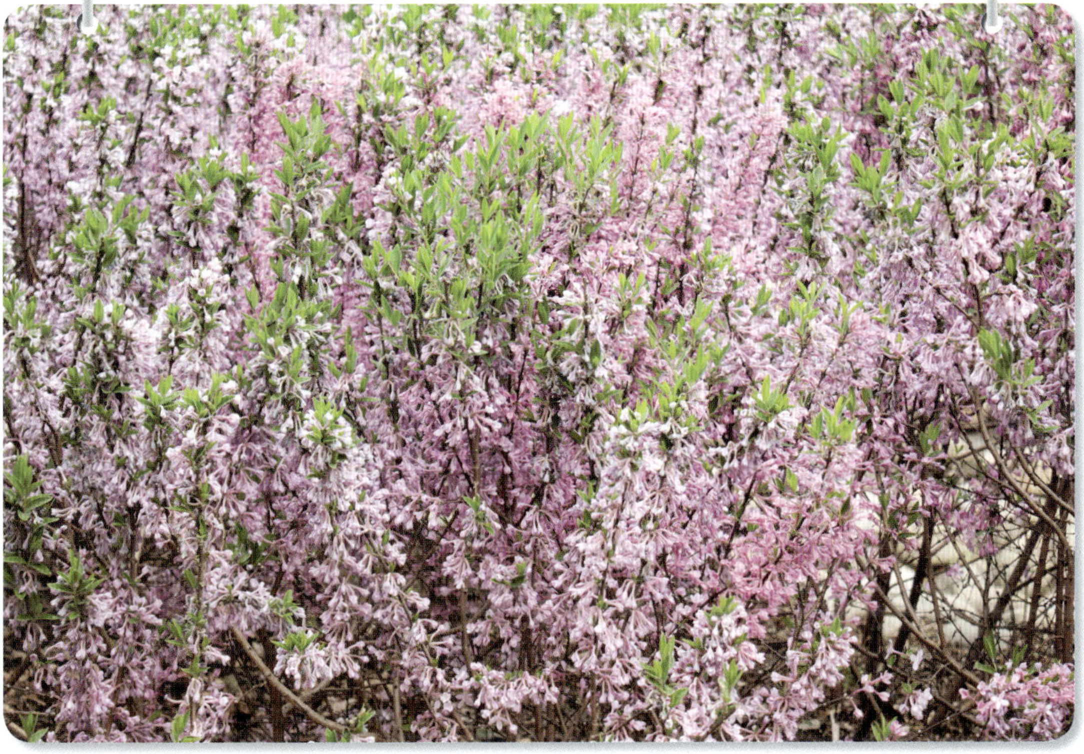

한약명 원화

- 식물명 및 학명: 팥꽃나무 *Daphne genkwa* Siebold et Zuccarini
- 과명: 팥꽃나무과(Thymelaeaceae)
- 약용부위: 꽃봉오리
- 한약명: 원화(芫花)
- 라틴 생약명: Genkwae Flos

- 식약처 공정서 및 조선시대 의서 수재:
  대한민국약전외한약(생약)규격집(KHP)
  동의보감 탕액편의 나무부(部)
  방약합편의 독초편

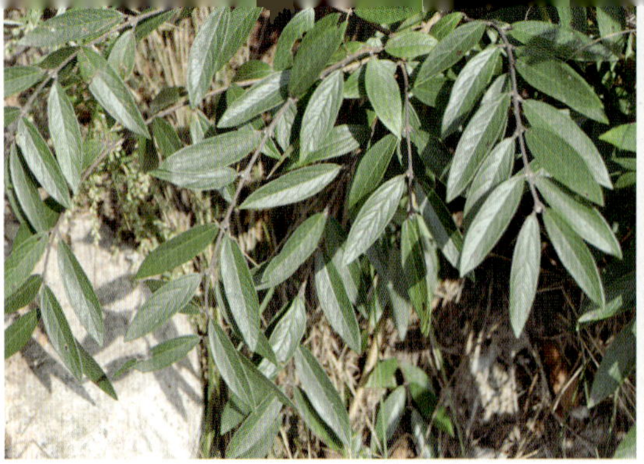

▲ 팥꽃나무_ 잎

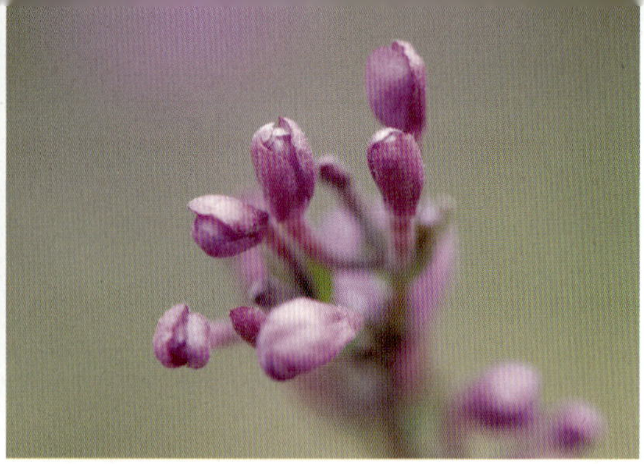

▲ 팥꽃나무_ 꽃봉오리

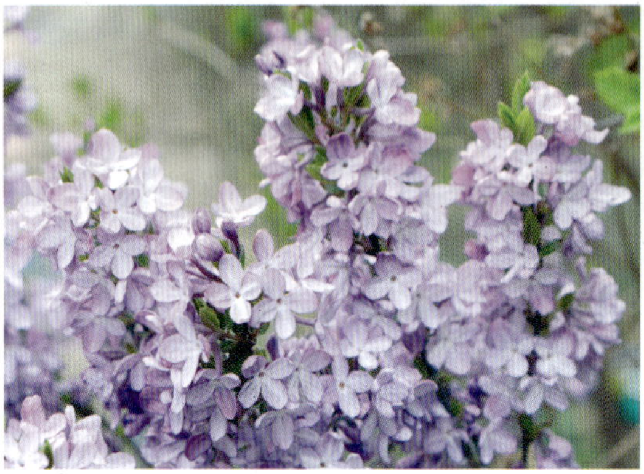

▲ 팥꽃나무_ 꽃

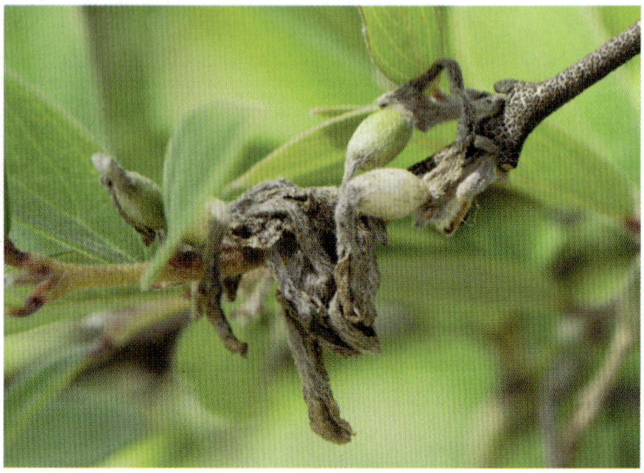

▲ 팥꽃나무_ 열매

| 한약의 기원 | 이 약은 팥꽃나무 *Daphne genkwa* Siebold et Zuccarini(팥꽃나무과 Thymelaeaceae)의 꽃봉오리이다.

| 한방 특성 |

- 한방 약미(藥味)와 약성(藥性): 맛은 쓰고 매우며 성질은 따뜻하고 독이 있다.
- 한방 작용부위(귀경, 歸經): 원화는 주로 폐, 비장, 신장 질환에 영향을 미친다.
- 한방 효능

  사수축음(瀉水逐飮): 과도한 수분을 배출시킨다.

  거담지해(祛痰止咳): 담(痰)을 제거하고 기침을 멎게 한다.

  해독살충(解毒殺蟲): 해독하고 벌레를 죽인다.

| 약효 해설 |

- 몸이 붓고 배가 몹시 불러오면서 속이 그득한 증상에 효과가 있다.
- 기가 치밀어 올라 숨이 차고 기침하는 증상에 사용한다.
- 가슴과 배에 물이 차는 증상을 치료한다.

• 가래, 기침에 유효하다.
• 대소변을 잘 나오게 한다.

| 동의보감 효능 | 원화(芫花, 팥꽃나무 꽃봉오리)의 성질은 따뜻하며[溫] 맛은 맵고[辛] 쓰며[苦] 독이 있다(독이 많다고도 한다). 명치의 창만(脹滿)을 치료하고 몸이 붓는 것을 가라앉힌다. 한담(寒痰)으로 자주 침 뱉는 것, 기침, 말라리아[瘴瘧, 장학], 고독(蠱毒)을 치료한다. 피부가 헐어 아프고 가려우며 벌겋게 부어 곪는 것을 낫게 한다. 팔다리를 잘 쓰지 못하고 마비되며 아픈 것을 치료한다. 벌레, 물고기, 고기의 독을 풀어준다.

| 동의보감 원문 | **芫花:** 性溫 味辛苦 有毒[一云大毒]. 治心腹脹滿 去水腫 寒痰喜唾 療咳嗽 瘴瘧 蠱毒. 治癰腫 惡瘡 風濕 殺蟲魚肉毒.

| 수치(修治) | 한방이론에 근거하여 약재를 가공처리함으로써 약재 본래의 성질을 변화시키는 제약기술의 일종으로, 포제(炮製)라고도 한다.

• 이물질을 제거한 후 원화 500g에 식초 125g의 비율로 혼합한 다음 볶는다. 이때 불기운은 약하고 천천히 타게 하며 식초가 원화에 모두 흡수될 때까지 볶은 후 음건하여 사용한다.

| 약용법 | 수치(修治)한 꽃봉오리 1.5~3g을 물 800mL에 넣고 달여서 반으로 나누어 아침 저녁으로 마신다. 또는 매일 한 번 0.6~1g의 가루약을 복용한다. 외용할 때는 적당량을 갈아서 환부에 붙인다.

| 주의사항 | 팥꽃나무의 꽃봉오리는 독성이 있으므로 수치(修治)한 후 사용해야 한다.

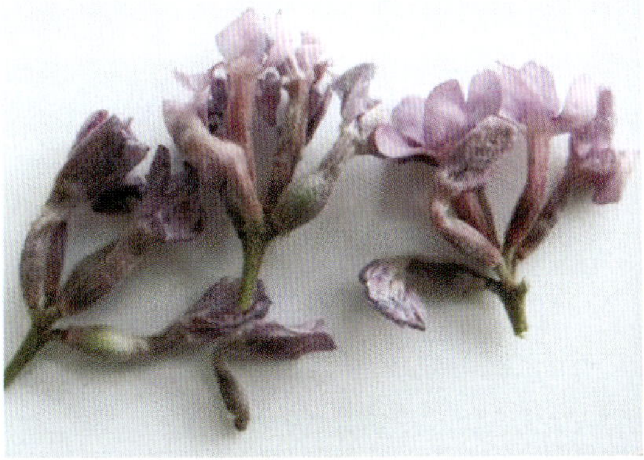
▲ 팥꽃나무_ 꽃(채취품)

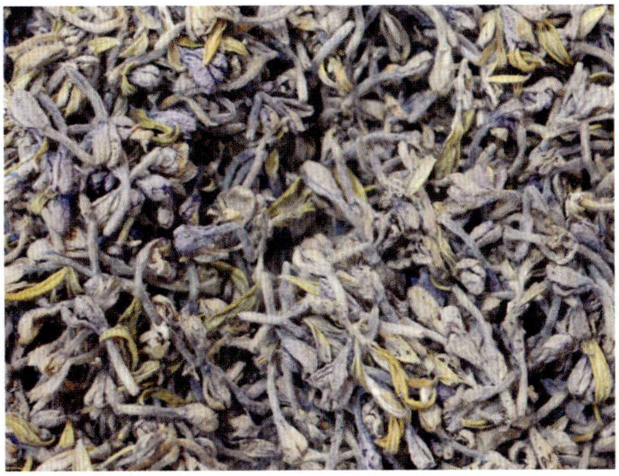
▲ 원화(약재, 전형)

편두

한약명 백편두

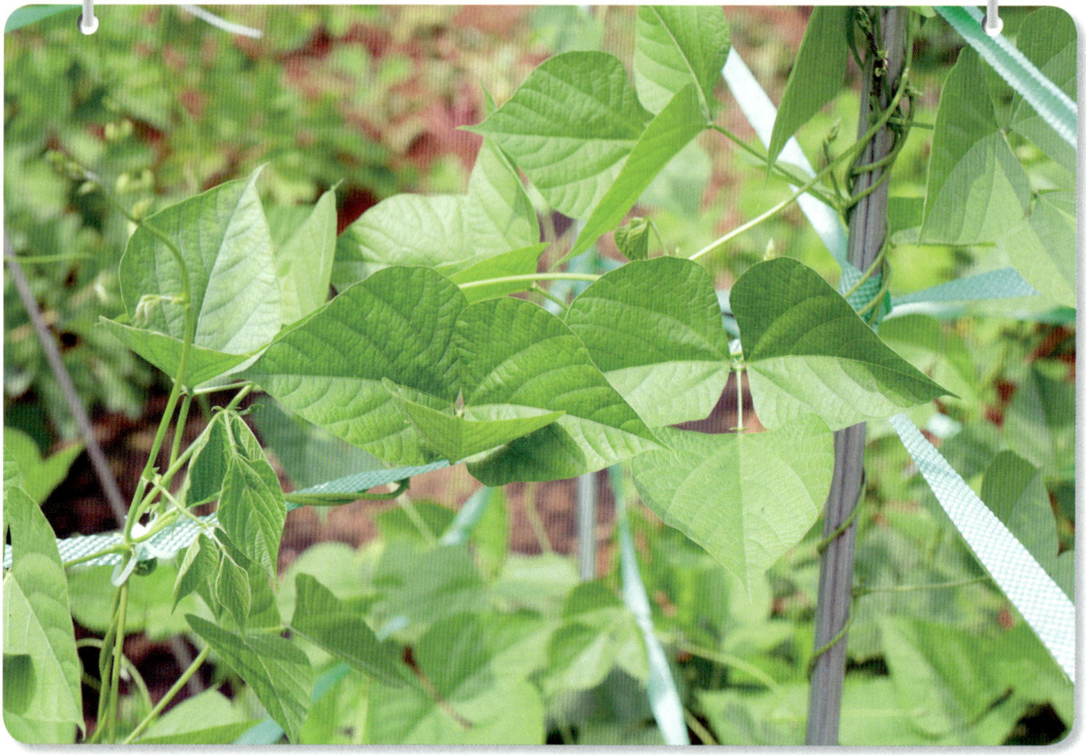

한약명 백편두

- 식물명 및 학명: 편두(扁豆) *Dolichos lablab* Linné
- 과명: 콩과(Leguminosae)
- 약용부위: 잘 익은 씨
- 한약명: 백편두(白扁豆)
- 라틴 생약명: Dolichoris Semen
- 이명 또는 영명: Dolichos Seed

- 식약처 공정서 및 조선시대 의서 수재:
  대한민국약전(KP)
  동의보감 탕액편의 곡식부(部)
  방약합편의 만초(蔓草, 덩굴풀)편

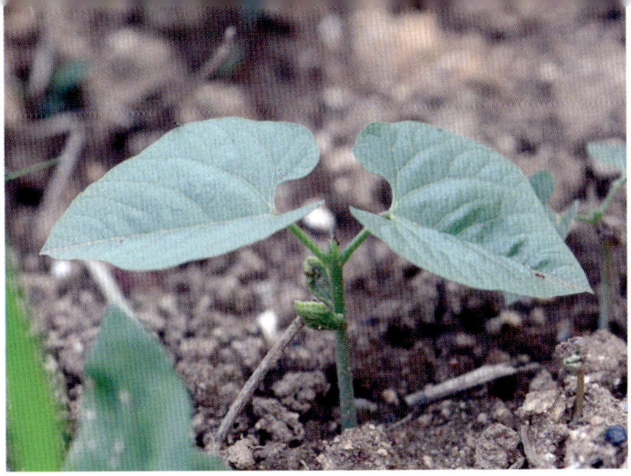

▲ 편두_ 싹

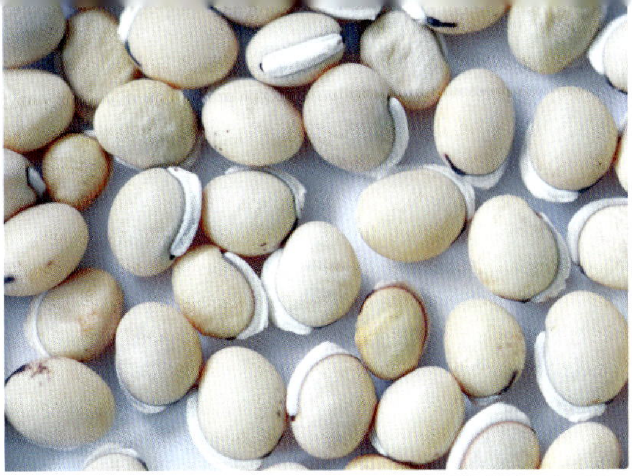

▲ 백편두(약재, 전형)

| 한약의 기원 | 이 약은 편두(扁豆) *Dolichos lablab* Linné(콩과 Leguminosae)의 잘 익은 씨이다.

| 한방 특성 |

- **한방 약미(藥味)와 약성(藥性):** 맛은 달고 성질은 약간 따뜻하다.
- **한방 작용부위(귀경, 歸經):** 백편두는 주로 비장, 위장 질환에 영향을 미친다.
- **한방 효능**

건비화습(健脾化濕): 비(脾)를 건강하게 하여 습사(濕邪)를 제거한다.

화중소서(和中消暑): 배 속을 편안하게 하고 더위를 가시게 한다.

| 약효 해설 |

- 더위로 구갈이 심하면서 가슴이 답답한 증상을 해소한다.
- 여름에 오랫동안 설사가 그치지 않을 때 사용한다.
- 주독(酒毒)을 제거한다.
- 식욕부진 증상을 치료한다.

| 동의보감 원문의 한글 식물명 | 변두콩

| 동의보감 효능 | 변두(藊豆, 편두, 까치콩)는 성질이 약간 따뜻하고[微溫](약간 차다[微寒]고도 하고 보통이라고도[平] 한다) 맛이 달며[甘] 독이 없다. 속을 조화롭게 하고 기를 내린다[和中下氣]. 곽란(霍亂)으로 토하고 설사하는 것이 멎지 않는 것과 쥐가 나는 것을 치료한다[본초].

| 동의보감 원문 | **藊豆:** 性微溫[一云微寒 一云平] 味甘 無毒. 主和中下氣. 療霍亂吐利不止 轉筋.[本草]

| 약용법 | 씨 9~15g을 물 800mL에 넣고 달여서 반으로 나누어 아침저녁으로 마신다.

피마자

한약명 피마자

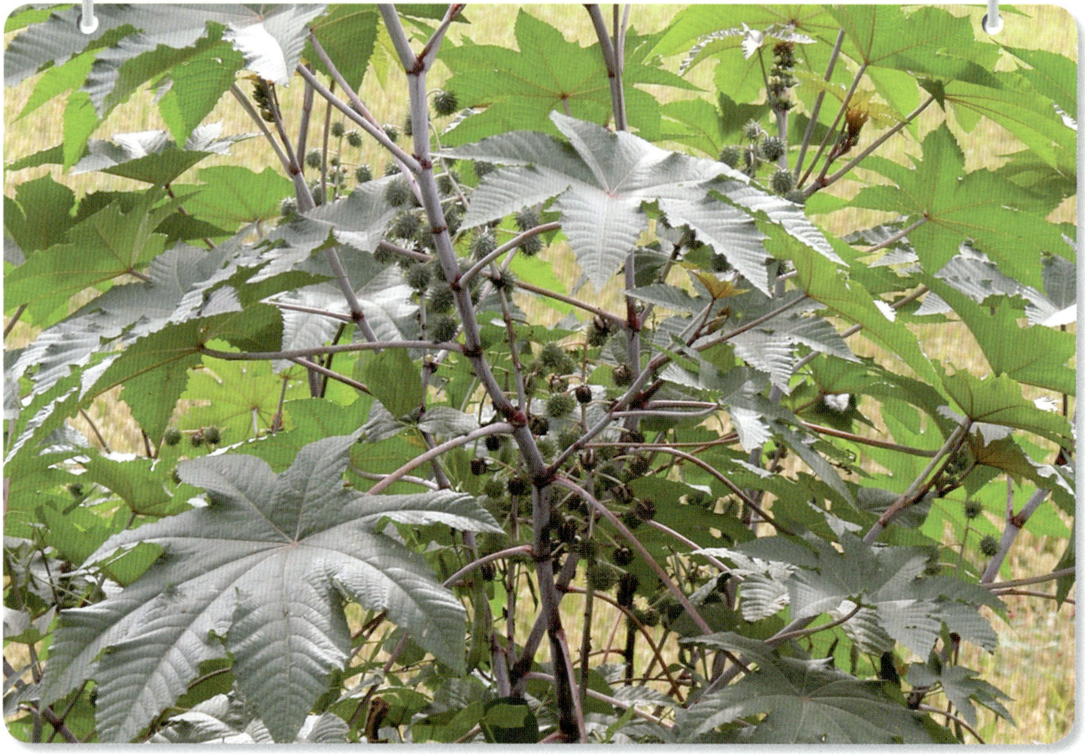

한약명 피마자

- 식물명 및 학명: 피마자 *Ricinus communis* Linné
- 과명: 대극과(Euphorbiaceae)
- 약용부위: 씨
- 한약명: 피마자(蓖麻子)
- 라틴 생약명: Ricini Semen
- 이명 또는 영명: 비마자(萆麻子)

- 식약처 공정서 및 조선시대 의서 수재:
  - 대한민국약전외한약(생약)규격집(KHP)
  - 동의보감 탕액편의 풀부(部)
  - 방약합편의 독초편

| 한약의 기원 | 이 약은 하늘타리 *Trichosanthes kirilowii* Maximowicz 또는 쌍변괄루(雙邊栝樓) *Trichosanthes rosthornii* Harms(박과 Cucurbitaceae)의 뿌리로서 피부를 제거한 것이다.

| 한방 특성 |

- 한방 약미(藥味)와 약성(藥性): 맛은 달고 약간 쓰며 성질은 약간 차다.
- 한방 작용부위(귀경, 歸經): 괄루근은 주로 폐, 위장 질환에 영향을 미친다.
- 한방 효능

청열사화(淸熱瀉火): 열기를 식히고 화기(火氣)를 배출시킨다.
생진지갈(生津止渴): 진액 생성을 촉진하고 갈증을 멎게 한다.
소종배농(消腫排膿): 종기를 가라앉히고 고름을 배출시킨다.

| 약효 해설 |

- 진액(津液)을 생기게 하고 갈증을 없애는 효능이 있다.

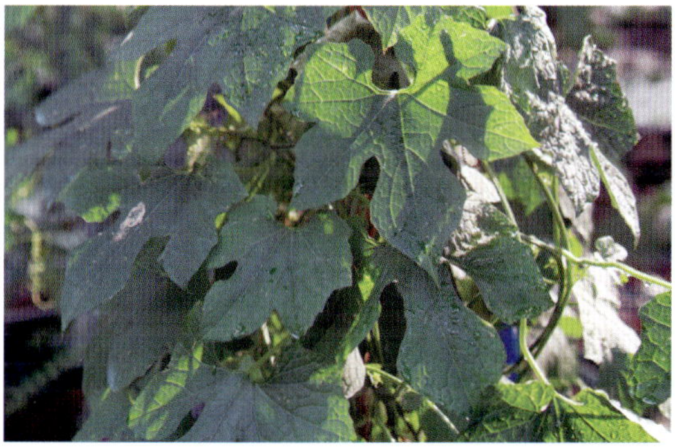

▲ 하늘타리_ 잎

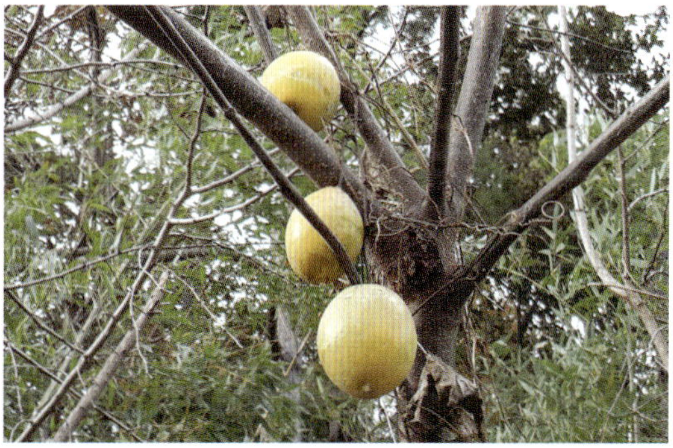

▲ 하늘타리_ 열매

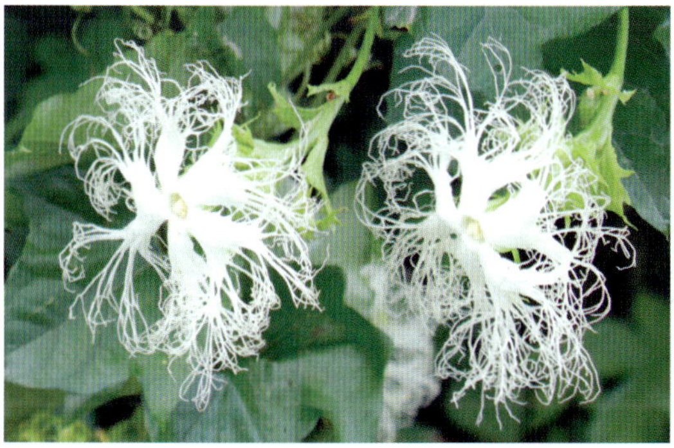

▲ 하늘타리_ 꽃

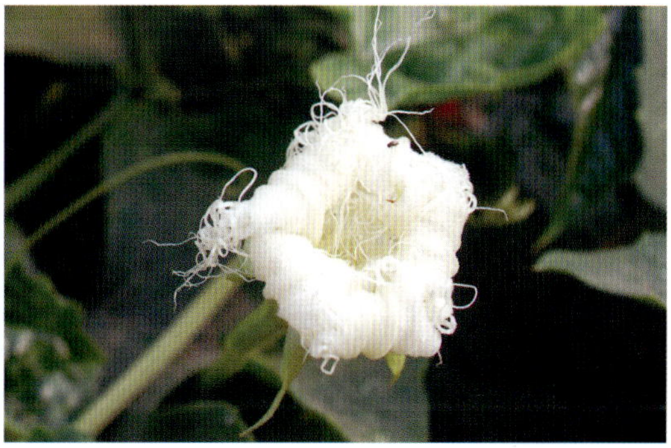

▲ 쌍변괄루_ 꽃

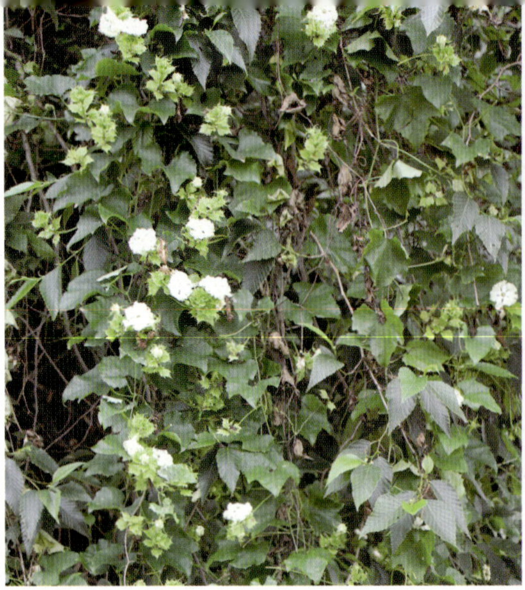

▲ 하늘타리_ 지상부

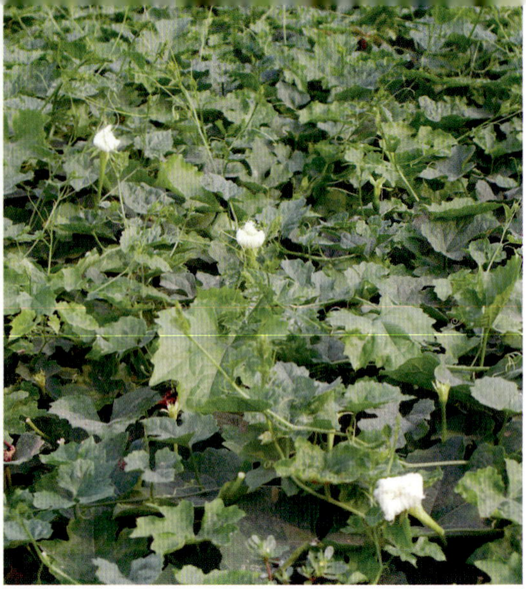

▲ 쌍변괄루_ 지상부

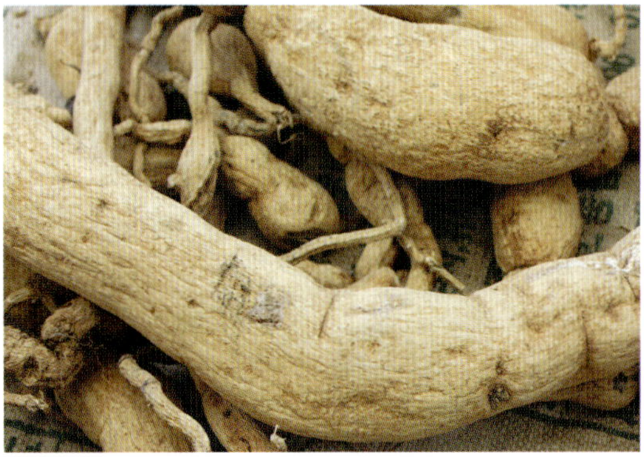

▲ 괄루근(약재, 전형)

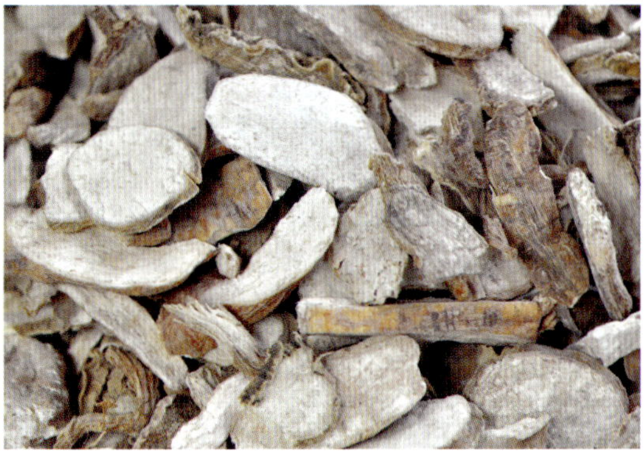

▲ 괄루근(약재, 절편)

- 폐에 생긴 여러 가지 열증(熱證)으로 마른기침이 나는 증상을 낫게 한다.
- 황달과 소갈증에 사용한다.
- 혈당강하 작용이 있다.

| 동의보감 원문의 한글 식물명 | 하늘타리불휘

| 동의보감 효능 | 과루근(瓜蔞根, 하늘타리 뿌리)의 성질은 서늘하고[冷] 맛은 쓰며[苦] 독이 없다. 소갈(消渴)로 열이 나고 가슴이 답답하면서 그득한 데 주로 쓴다. 위와 대소장[腸胃] 속에 오래된 열(熱)과 여덟 가지 황달(黃疸)로 몸과 얼굴이 누렇고 입술과 입안이 마르는 것을 치료한다. 소장을 잘 통하게 하고 고름을 빼내며 독성이 있는 종기를 삭게 한다. 젖멍울[乳癰], 등에 나는 큰 종기[發背], 항문 주위에 구멍이 생긴 것, 피부에 생긴 헌데를 치

료한다. 월경을 잘 통하게 하며 다쳐서 생긴 어혈(瘀血)을 풀어준다.

| 동의보감 원문 | **瓜蔞根:** 性寒 味苦 無毒. 主消渴 身熱煩滿. 除腸胃中痼熱 八疸身面黃 脣乾口燥. 通小腸 排膿 消腫毒. 療乳癰發背 痔瘻瘡癤 通月水 消撲損瘀血.

| 약용법 | 뿌리 10~15g을 물 800mL에 넣고 달여서 반으로 나누어 아침저녁으로 마신다.

한약명 괄루인

- 식물명 및 학명: 하늘타리 *Trichosanthes kirilowii* Maximowicz, 쌍변괄루(雙邊栝樓) *Trichosanthes rosthornii* Harms
- 과명: 박과(Cucurbitaceae)
- 약용부위: 잘 익은 씨
- 한약명: 괄루인(栝樓仁)
- 라틴 생약명: Trichosanthis Semen
- 이명 또는 영명: 과루자, Trichosanthes Seed
- 식약처 공정서 및 조선시대 의서 수재:
  대한민국약전(KP)
  동의보감 탕액편의 풀부(部)
  방약합편의 만초(蔓草, 덩굴풀)편

| 한약의 기원 | 이 약은 하늘타리 *Trichosanthes kirilowii* Maximowicz 또는 쌍변괄루(雙邊栝樓) *Trichosanthes rosthornii* Harms(박과 Cucurbitaceae)의 잘 익은 씨이다.

| 한방 특성 |

- 한방 약미(藥味)와 약성(藥性): 맛은 달고 성질은 차다.
- 한방 작용부위(귀경, 歸經): 괄루인은 주로 폐, 위장, 대장 질환에 영향을 미친다.
- 한방 효능

  윤폐화담(潤肺化痰): 폐를 촉촉하게 하고 가래를 없앤다.

  윤장통변(潤腸通便): 대변이 잘 나오게 한다.

| 약효 해설 |

- 건조한 기침을 하면서 가래가 끈끈하게 나오는 증상에 쓰인다.
- 장(腸)의 진액이 부족하여 대변을 보기 어려운 증상에 사용한다.
- 젖의 부족을 치료한다.
- 열기로 고갈된 폐의 진액을 보충하여 윤택하게 한다.

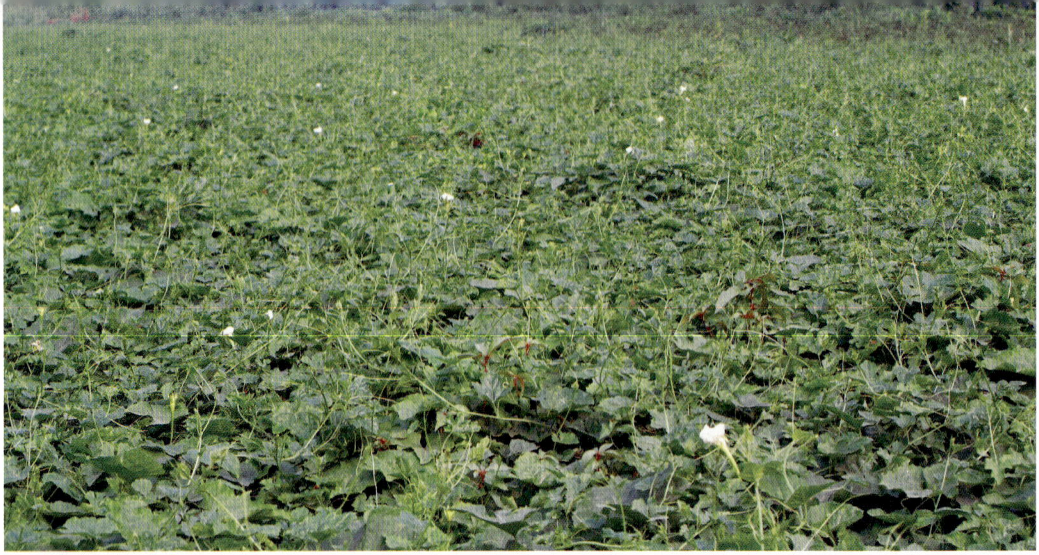

▲ 쌍변괄루_ 재배지

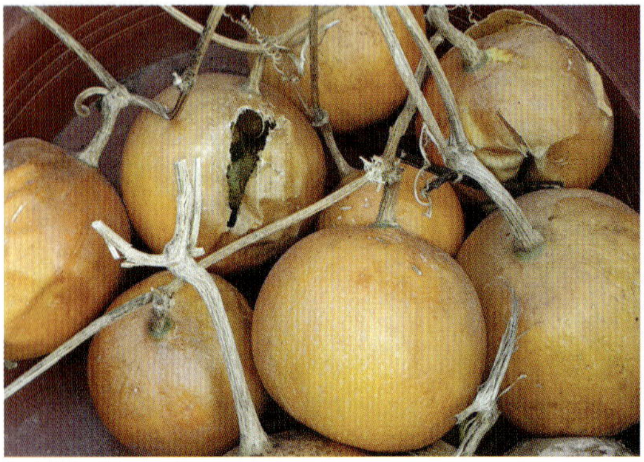

▲ 하늘타리_ 열매(채취품)

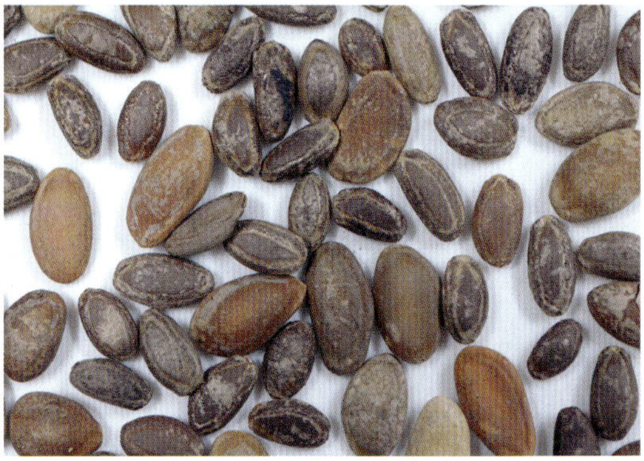

▲ 괄루인(약재, 전형)

| 동의보감 원문의 한글 식물명 | 없음

※ '괄루근(瓜蔞根: 하늘타리 뿌리)'의 동의보감 원문의 한글 식물명은 '하놀타리불휘'이다.

| 동의보감 효능 | 과루인(瓜蔞仁, 하늘타리 씨)은 하늘타리 열매 속에 있는 씨다. 성질은 윤기가 나고[潤] 맛은 달다[甘]. 폐를 보한다. 윤기는 기를 내리게 한다[潤能降氣]. 가슴에 담화(痰火)가 있을 때 달고 완화하며[甘緩] 윤택하고 내리는[潤下] 약으로 도와주면 담(痰)은 저절로 내려간다. 그러므로 이 약은 기침을 낫게 하는 데 중요한 약이다[단심].

| 동의보감 원문 | **瓜蔞仁:** 卽瓜蔞實中之子也. 性潤味甘 能補肺. 潤能降氣. 胸有痰火者 得甘緩潤下之助 則痰自降 宜爲治嗽要藥也.[丹心]

| 약용법 | 씨 9~15g을 물 800mL에 넣고 달여서 반으로 나누어 아침저녁으로 마신다.

하수오

한약명 수오등, 하수오

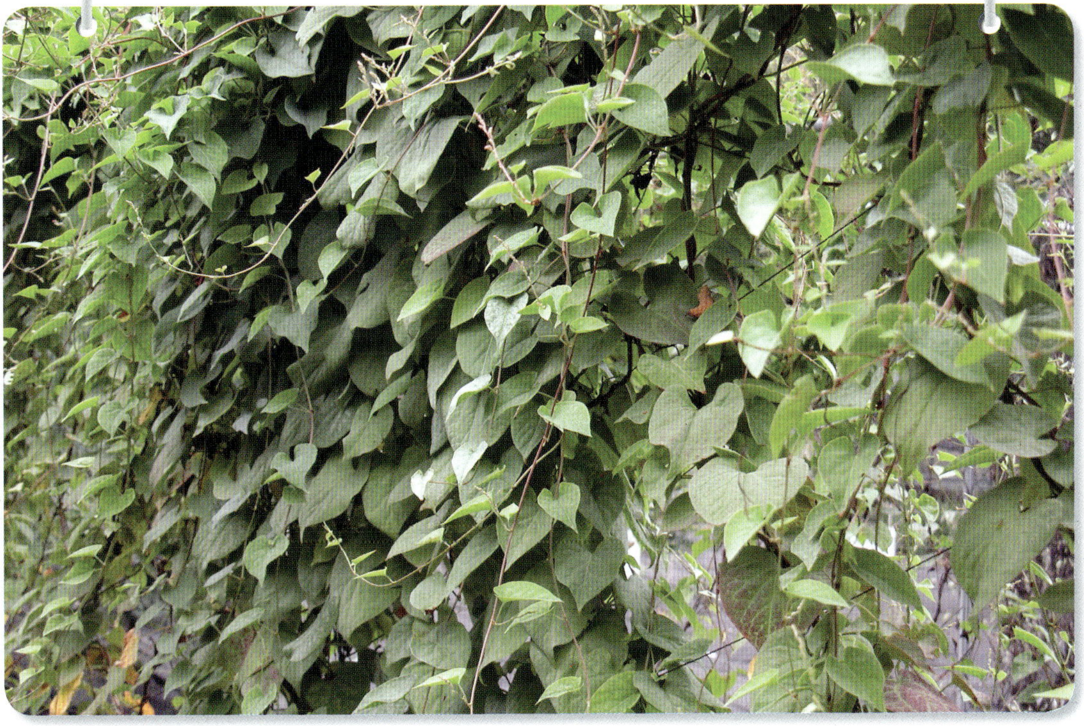

한약명 수오등

- 식물명 및 학명: 하수오 *Fallopia multiflora* (Thunberg ex Murray) Haraldson var. *multiflora*
- 식물 해설: 공정서에서 식물 하수오의 학명이 수오등 항에는 *Fallopia multiflora* (Thunberg ex Murray) Haraldson var. *multiflora* 그리고 하수오 항에는 *Polygonum multiflorum* Thunberg로 기재되어 있다. 마디풀속에 포함시켜 *Polygonum multiflorum* Thunb.으로 하거나 또는 호장근속에 포함시켜 *Reynoutria multiflora* (Thunb.) Moldenke로 하는 등 하수오의 학명은 현재 분류학적으로 이견이 있다. [참고문헌_ 한국 자료 21]
- 과명: 여뀌과, 마디풀과(Polygonaceae)
- 약용부위: 덩굴줄기
- 한약명: 수오등(首烏藤)
- 라틴 생약명: Polygoni Multiflori Caulis
- 이명 또는 영명: 야교등(夜交藤)
- 식약처 공정서 및 조선시대 의서 수재: 대한민국약전외한약(생약)규격집(KHP)

| 한약의 기원 | 이 약은 하수오 *Fallopia multiflora* (Thunberg ex Murray) Haraldson var. *multiflora*(= *Polygonum multiflorum* Thunberg)(여뀌과, 마디풀과 Polygonaceae)의 덩굴줄기이다.

| 한방 특성 |

- 한방 약미(藥味)와 약성(藥性): 맛은 달고 성질은 보통이다[平].
- 한방 작용부위(귀경, 歸經): 수오등은 주로 심장, 간장 질환에 영향을 미친다.

| 약효 해설 |

- 팔다리를 잘 쓰지 못하고 마비되며 아픈 증상을 낫게 한다.
- 근육과 피부의 감각이 둔해지거나 없어진 증상에 효과가 있다.
- 꿈이 많아 숙면을 취하지 못하여 피로감을 호소하는 수면장애에 사용한다.

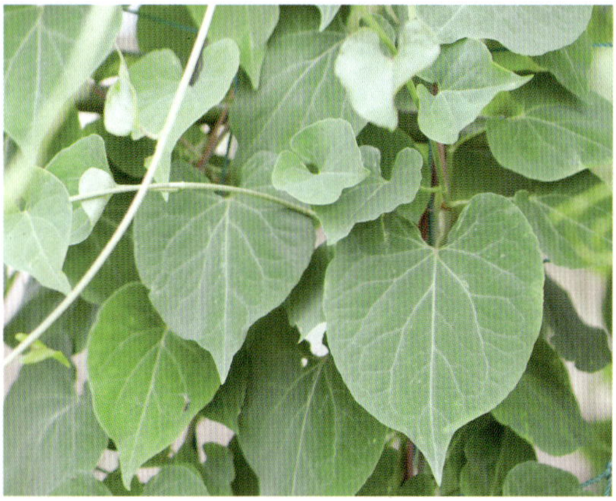

▲ 하수오_ 잎

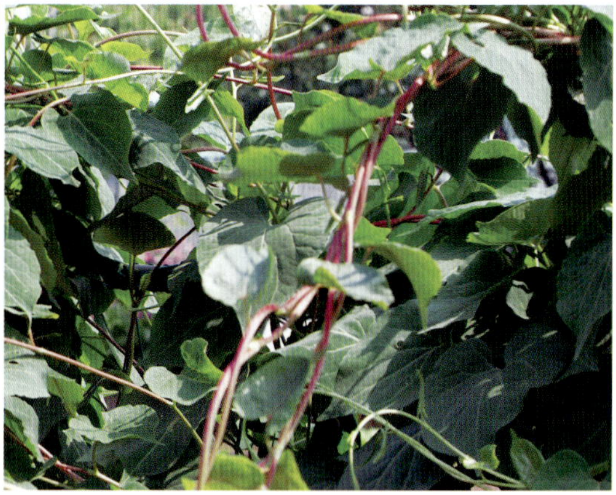

▲ 하수오_ 덩굴줄기

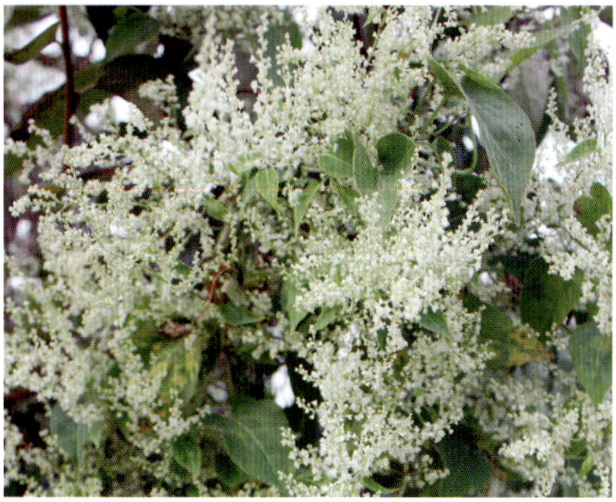

▲ 하수오_ 꽃

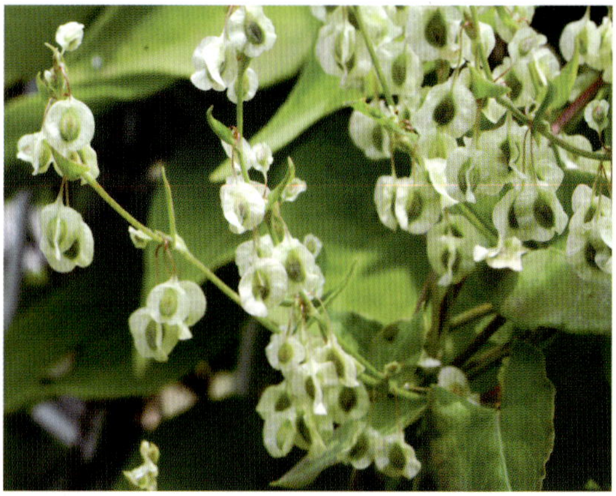

▲ 하수오_ 열매

• 피부 가려움증에 외용(外用)한다.

| 약용법 | 덩굴줄기 9~15g을 물 800mL에 넣고 달여서 반으로 나누어 아침 저녁으로 마시거나 외용으로 적당량 사용한다.

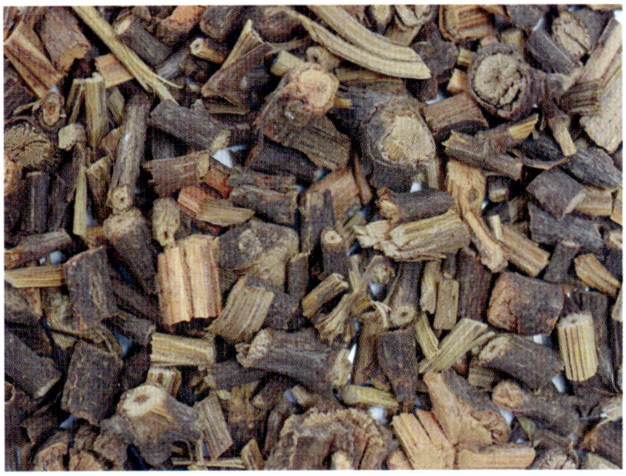

▲ 수오등(약재, 절편)

한약명 하수오

- 식물명 및 학명: 하수오 *Polygonum multiflorum* Thunberg
- 과명: 여뀌과, 마디풀과(Polygonaceae)
- 약용부위: 덩이뿌리
- 한약명: 하수오(何首烏)
- 라틴 생약명: Polygoni Multiflori Radix
- 이명 또는 영명: Polygonum Multiflorum Root
- 식약처 공정서 및 조선시대 의서 수재:
  대한민국약전(KP)
  방약합편의 만초(蔓草, 덩굴풀)편

| 한약의 기원 | 이 약은 하수오 *Polygonum multiflorum* Thunberg(여뀌과, 마디풀과 Polygonaceae)의 덩이뿌리이다.

| 한방 특성 |

• 한방 약미(藥味)와 약성(藥性): 맛은 쓰고 달고 떫으며 성질은 약간 따뜻하다.

• 한방 작용부위(귀경, 歸經): 하수오는 주로 간장, 심장, 신장 질환에 영향을 미친다.

• 한방 효능

양혈자음(養血滋陰): 혈액과 진액을 보충한다.

윤장통변(潤腸通便): 대변이 잘 나오게 한다.

절학(截瘧): 말라리아를 억제한다.

거풍(祛風): 풍(風)을 제거한다.

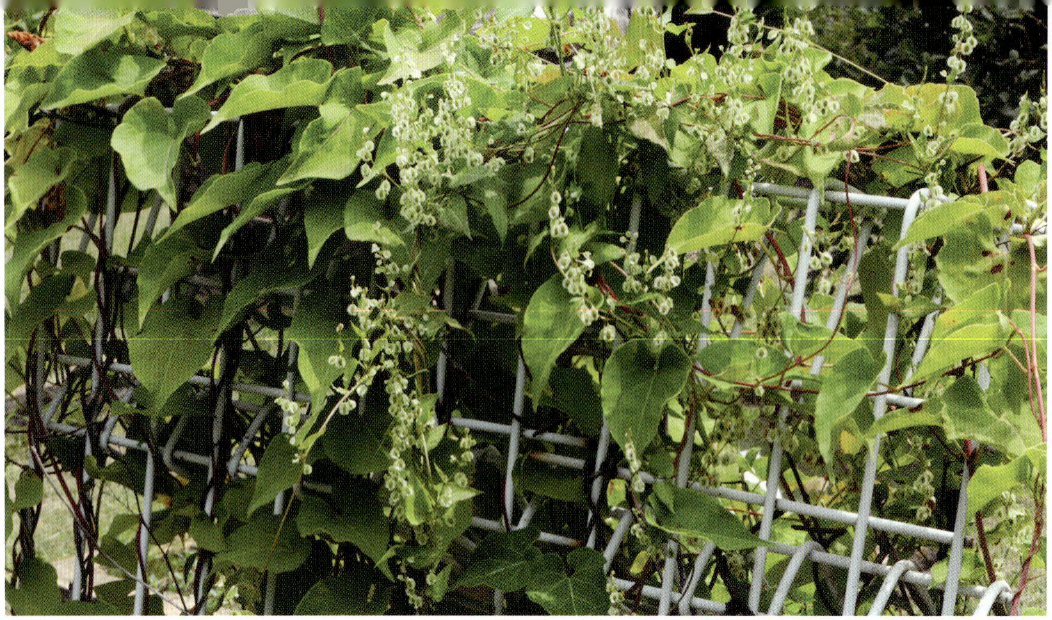

▲ 하수오_ 지상부

해독(解毒): 독성을 없앤다.

| 약효 해설 |

- 가슴이 두근거리면서 불안하고 잠을 못 자는 증상에 쓰인다.
- 현기증을 치료한다.
- 나이는 많지 않으나 머리카락과 수염이 회백색으로 변하는 증상에 유효하다.
- 무의식중에 정액이 나오는 증상, 대량의 자궁출혈을 낫게 한다.
- 만성 간염, 치질 치료에 효과가 있다.

| 약용법 | 덩이뿌리 10~20g을 물 800mL에 넣고 달여서 반으로 나누어 아침저녁으로 마신다. 또는 술에 담그거나 가루나 환(丸)으로 만들어 복용한다. 외용할 때는 적당량을 분말로 하여 환부에 붙인다.

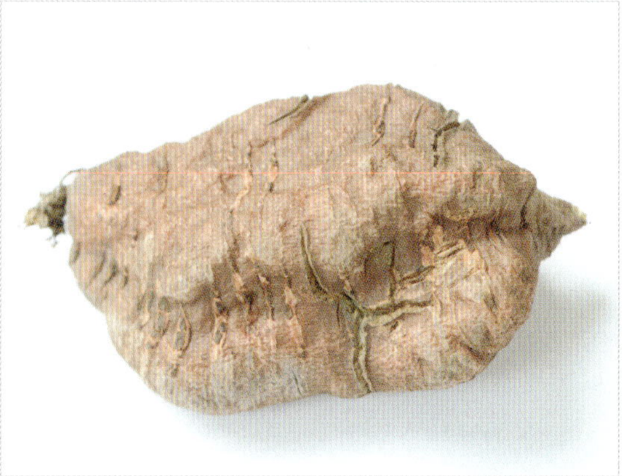

▲ 하수오(약재, 전형)

한련초

한약명 한련초

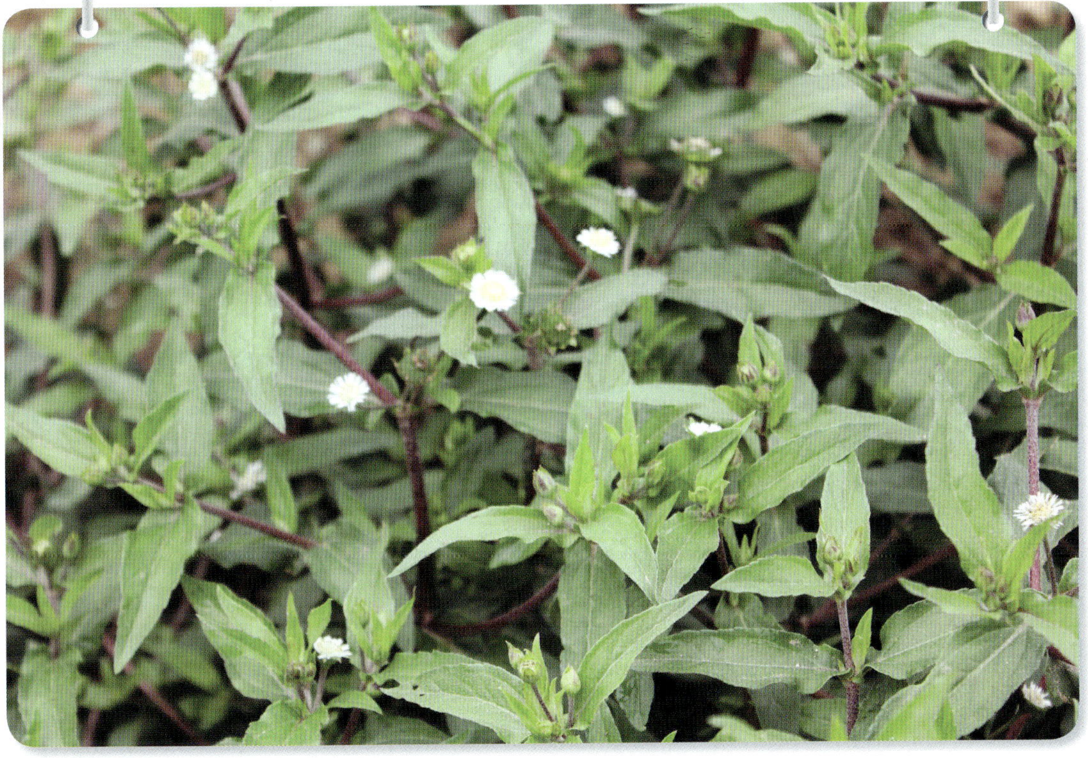

한약명 한련초

- 식물명 및 학명: 한련초 *Eclipta prostrata* Linné
- 과명: 국화과(Compositae)
- 약용부위: 전초
- 한약명: 한련초(旱蓮草)
- 라틴 생약명: Ecliptae Herba
- 이명 또는 영명: 묵한련(墨旱蓮)

- 식약처 공정서 및 조선시대 의서 수재:
  대한민국약전외한약(생약)규격집(KHP)
  동의보감 탕액편의 풀부(部)
  방약합편의 습초(濕草)편

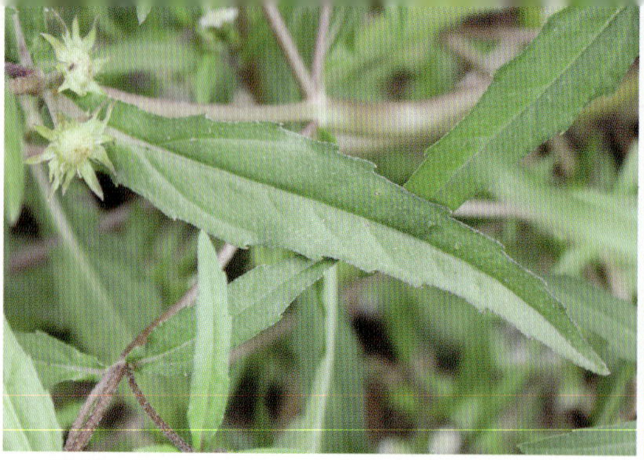

▲ 한련초_ 잎

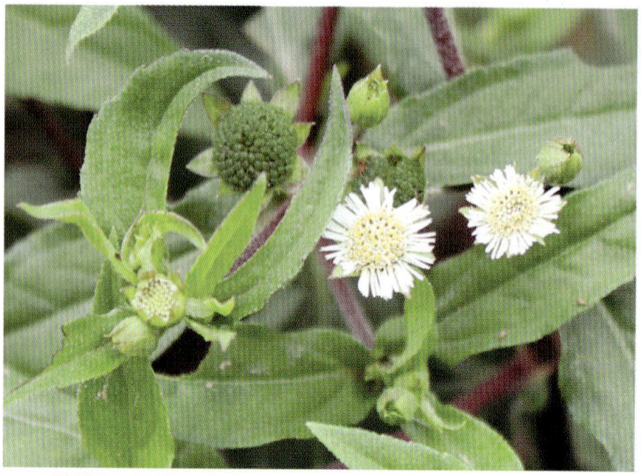

▲ 한련초_ 꽃봉오리와 꽃

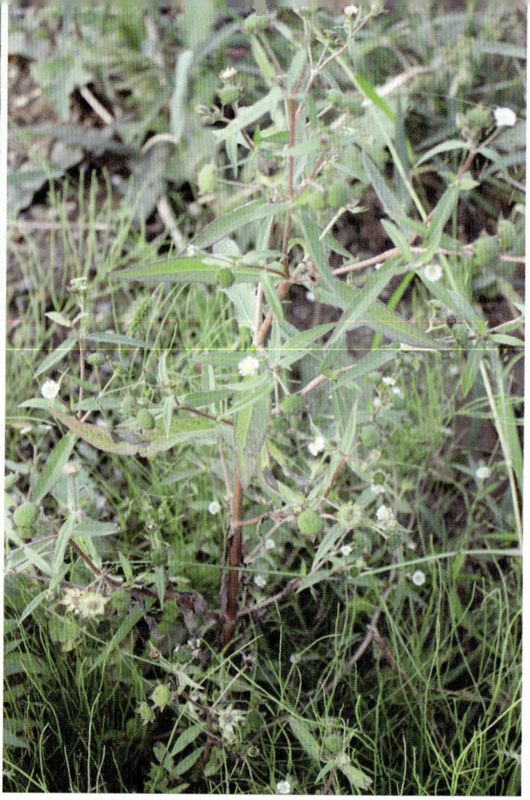

▲ 한련초_ 지상부

| 한약의 기원 | 이 약은 한련초 *Eclipta prostrata* Linné(국화과 Compositae)의 전초이다.

| 한방 특성 |

- 한방 약미(藥味)와 약성(藥性): 맛은 달고 시며 성질은 차다.
- 한방 작용부위(귀경, 歸經): 한련초는 주로 신장, 간장 질환에 영향을 미친다.
- 한방 효능

  자보간신(滋補肝腎): 간(肝)과 신(腎)을 보양한다.

  양혈지혈(凉血止血): 혈열(血熱)을 식히고 지혈한다.

| 약효 해설 |

- 나이는 많지 않으나 머리카락과 수염이 회백색으로 변하는 것을 막는다.
- 어지러움증과 이명 증상을 없앤다.
- 허리와 무릎이 시큰거리고 힘이 없어지는 증상에 유효하다.
- 여성의 부정기 자궁출혈을 치료한다.
- 토혈, 혈뇨(血尿), 혈변(血便)을 멎게 한다.

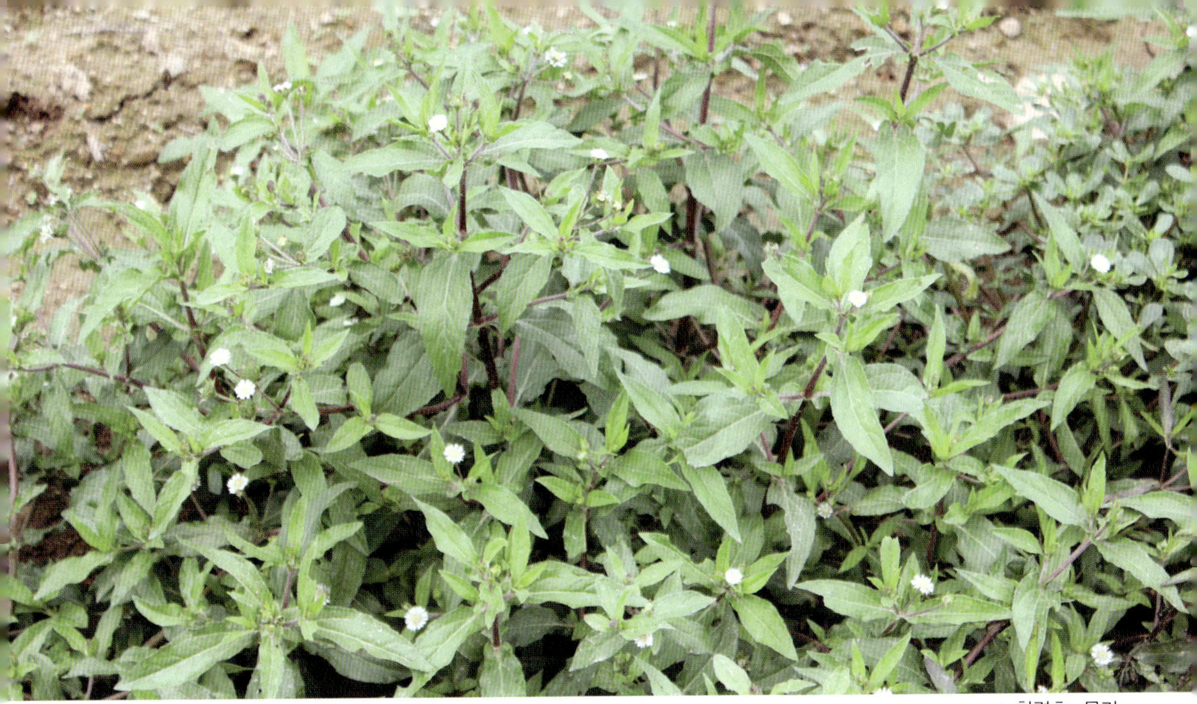

▲ 한련초_ 무리

| 동의보감 원문의 한글 식물명 | 한년초

| 동의보감 효능 | 예장(鱧腸, 한련초)의 성질은 보통이고[平] 맛은 달며[甘] 시고[酸] 독이 없다. 대변에 피가 섞여 나오는 이질 그리고 침이나 뜸을 놓은 자리가 헐어 터져서 피가 나오는 것을 낫게 한다. 수염과 머리카락을 자라게 하고 모든 헌데에 붙인다.

| 동의보감 원문 | **鱧腸:** 性平 味甘酸 無毒. 主血痢 鍼灸瘡發 洪血不可止者. 長鬚髮 付一切瘡.

| 약용법 | 전초 6~12g을 물 800mL에 넣고 달여서 반으로 나누어 아침저녁으로 마신다.

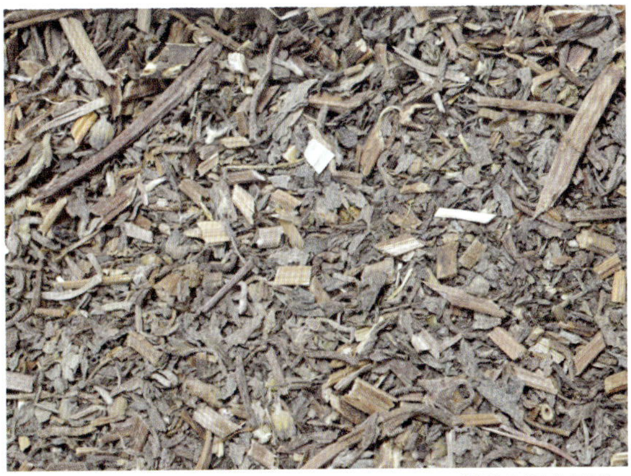

▲ 한련초(약재, 절단)

한삼덩굴

한약명 율초

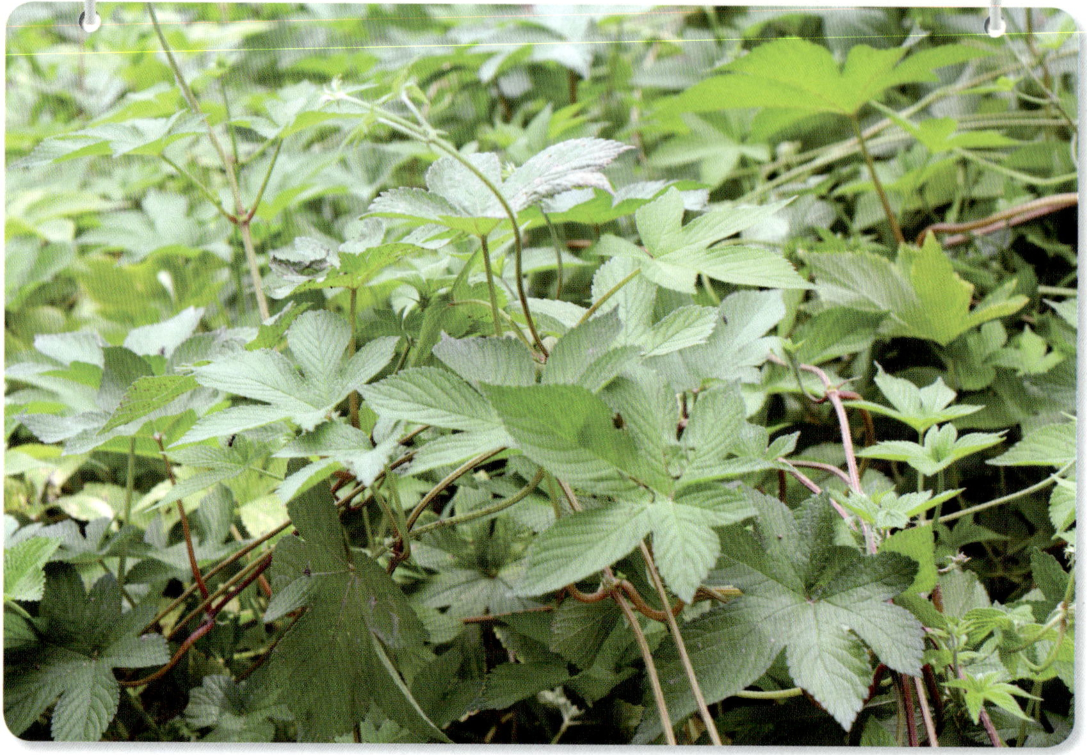

한약명 율초

- 식물명 및 학명: 한삼덩굴 *Humulus japonicus* Siebold et Zuccarini
- 과명: 뽕나무과(Moraceae)
- 약용부위: 지상부
- 한약명: 율초(葎草)
- 라틴 생약명: Humuli Herba
- 식약처 공정서 및 조선시대 의서 수재: 대한민국약전외한약(생약)규격집(KHP) 동의보감 탕액편의 풀부(部)

| 한약의 기원 | 이 약은 한삼덩굴 *Humulus japonicus* Siebold et Zuccarini(뽕나무과 Moraceae)의 지상부이다.

| 한방 특성 |

- 한방 약미(藥味)와 약성(藥性): 맛은 달고 쓰며 성질은 차다.
- 한방 작용부위(귀경, 歸經): 율초는 주로 폐, 신장 질환에 영향을 미친다.
- 한방 효능

청열해독(淸熱解毒): 열독(熱毒)을 해소한다.

이뇨통림(利尿通淋): 소변을 잘 나오게 하고 배뇨장애를 해소한다.

| 약효 해설 |

- 피부 가려움증을 낫게 한다.
- 소변이 잘 나오지 않거나 몸이 붓는 증상에 유효하다.
- 폐에 열사(熱邪)가 침범하여 생긴 기침을 없앤다.
- 폐결핵, 폐렴 치료에 효과가 있다.

| 동의보감 원문의 한글 식물명 | 한삼

| 동의보감 효능 | 율초(葎草, 한삼덩굴)의 성질은 차고[寒] 맛은 달며[甘] 독이 없다. 오림(五淋)을 낫게 하며 이질[水痢], 말라리아를 없앤다. 나병의 부스럼[癩瘡, 나창]에 주로 쓴다.

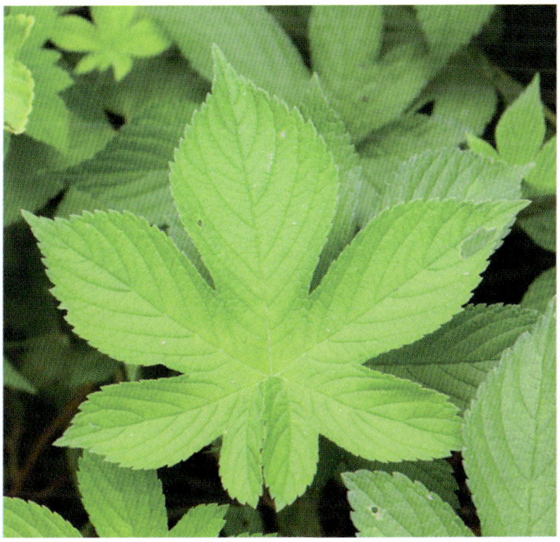

▲ 한삼덩굴_ 잎

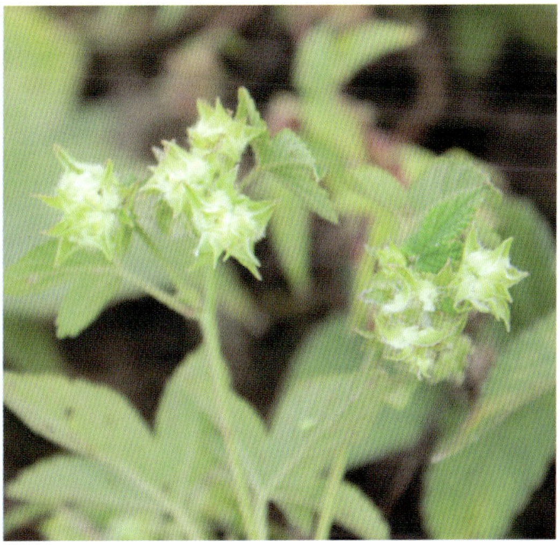

▲ 한삼덩굴_ 꽃

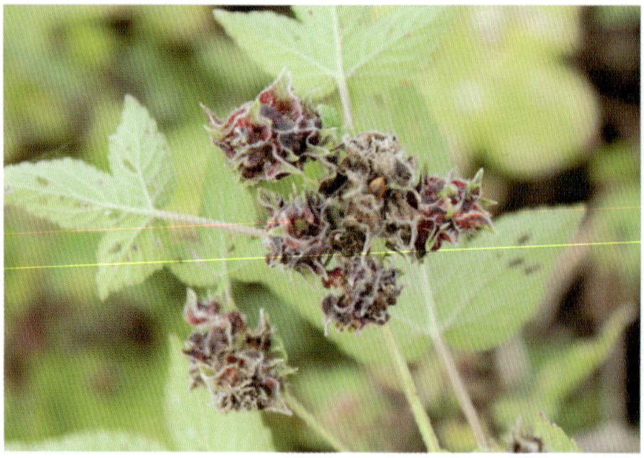

▲ 한삼덩굴_ 열매

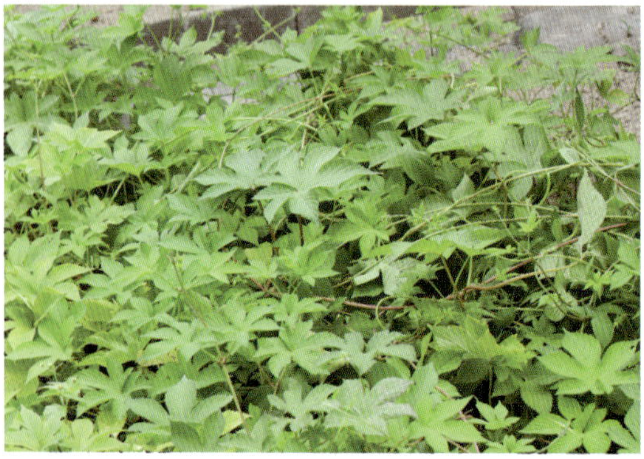

▲ 한삼덩굴_ 잎

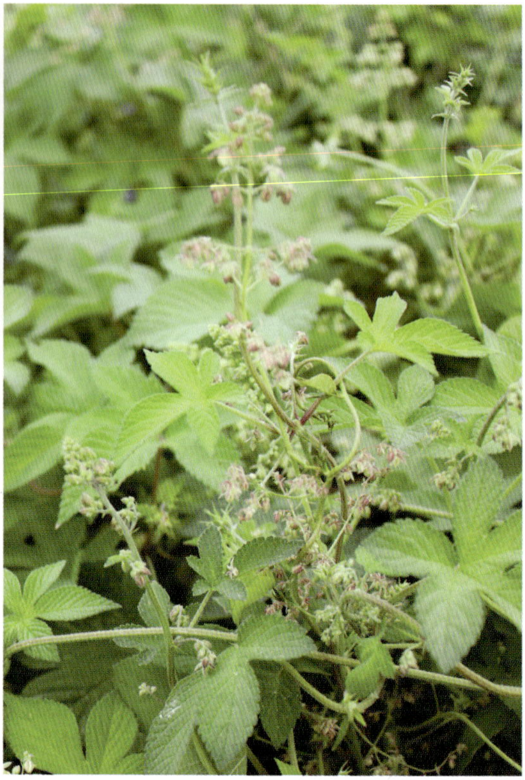

▲ 한삼덩굴_ 지상부

| 동의보감 원문 | **葎草:** 性寒 味甘 無毒. 主五淋. 止水痢 除瘧 主癩瘡.

| 약용법 | 지상부 10~15g을 물 800mL에 넣고 달여서 반으로 나누어 아침저녁으로 마신다. 신선한 재료는 30~60g을 사용한다. 외용할 때는 적당량을 짓찧어서 환부에 붙인다.

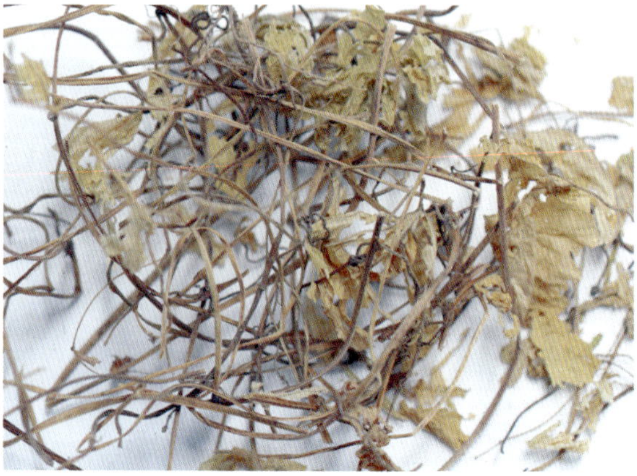

▲ 율초(약재, 전형)

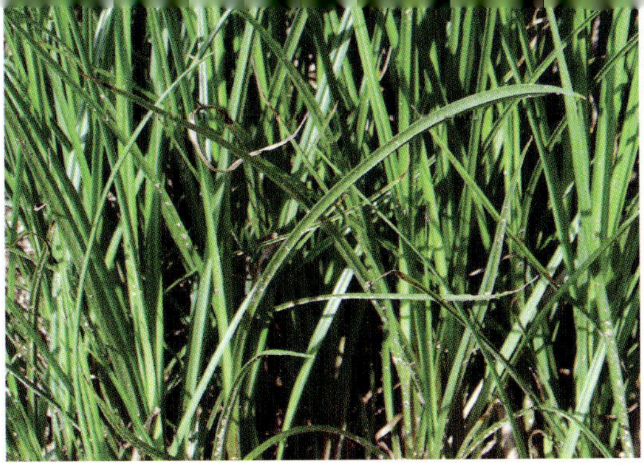

▲ 향부자_ 잎

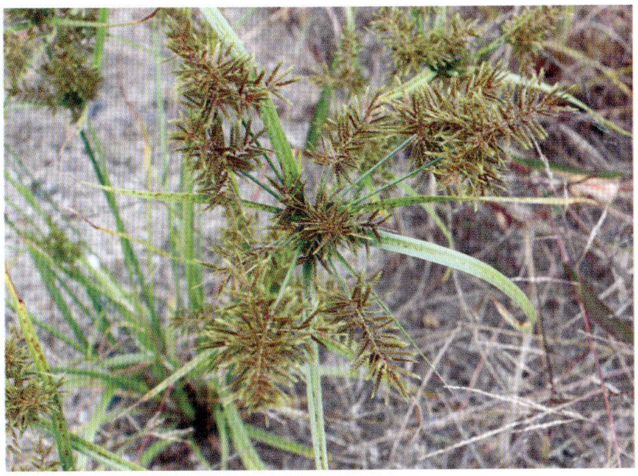

▲ 향부자_ 꽃

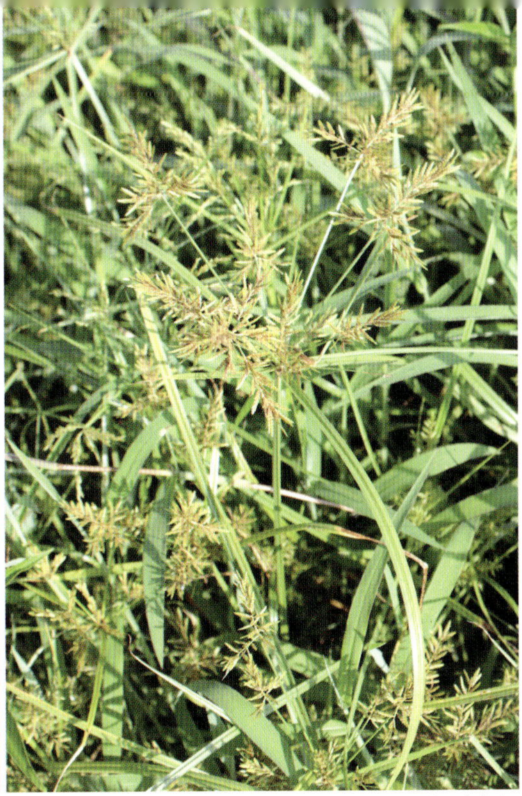

▲ 향부자_ 지상부

| 한약의 기원 | 이 약은 향부자 *Cyperus rotundus* Linné(사초과 Cyperaceae)의 뿌리줄기로서 가는 뿌리를 제거한 것이다.

| 한방 특성 |

- **한방 약미(藥味)와 약성(藥性):** 맛은 맵고 약간 쓰며 약간 달고 성질은 보통이다[平].
- **한방 작용부위(귀경, 歸經):** 향부자는 주로 간장, 비장, 삼초(三焦) 질환에 영향을 미친다.
- **한방 효능**

  소간해울(疏肝解鬱): 간기(肝氣)가 뭉친 것을 해소한다.

  이기관중(理氣寬中): 기(氣)를 통하게 하고 배 속을 편안하게 한다.

  조경지통(調經止痛): 월경을 순조롭게 하고 통증을 멎게 한다.

| 약효 해설 |

- 가슴과 배가 창만하고 아픈 증상을 치료한다.
- 유방이 팽창하면서 아픈 병증에 유효하다.
- 양 옆구리가 창만(脹滿)하거나 가슴이 답답하고 상쾌하지 못한 증상을 낫게 한다.

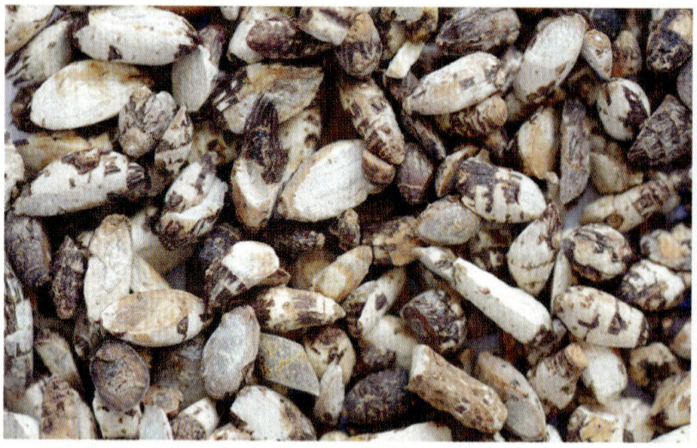

▲ 향부자(약재, 전형). 이것은 마디에 갈색이면서 털 모양인 섬유를 제거한 향부미(香附米)이다.

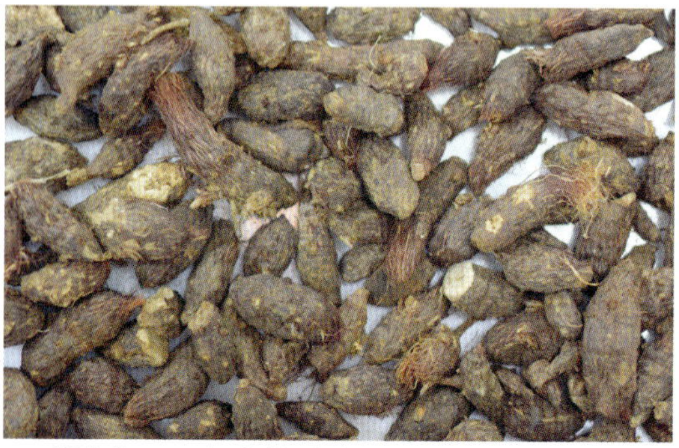

▲ 향부자(약재, 전형). 이것은 마디에 갈색이면서 털 모양인 섬유를 제거하지 않은 모향부(毛香附)이다.

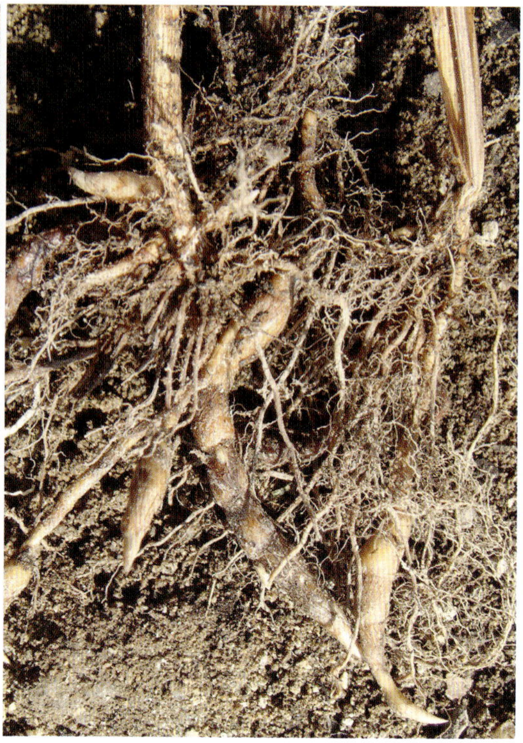

▲ 향부자_ 뿌리줄기(채취품)

- 월경불순에 활용한다.
- 고환이나 음낭이 커지면서 아픈 증상에 사용한다.

| 동의보감 원문의 한글 식물명 | 향부ᄌᆞ

| 동의보감 효능 | 사초근(莎草根, 향부자 뿌리줄기)의 성질은 약간 차고[微寒] 맛은 달며[甘] 독이 없다. 기를 강하게 내리고 가슴의 열을 없앤다. 오래 먹으면 기운이 나고 상쾌하게 하며 속이 답답한 것을 풀어준다. 통증을 멈추며 월경을 고르게 하고 숙식(宿食)을 내려준다.

| 동의보감 원문 | **莎草根:** 性微寒 味甘 無毒. 大下氣 除胸中熱. 久服令人益氣 能快氣開鬱 止痛調經 更消宿食.

| 약용법 | 뿌리줄기 6~10g을 물 800mL에 넣고 달여서 반으로 나누어 아침저녁으로 마신다.

향유

한약명 향유

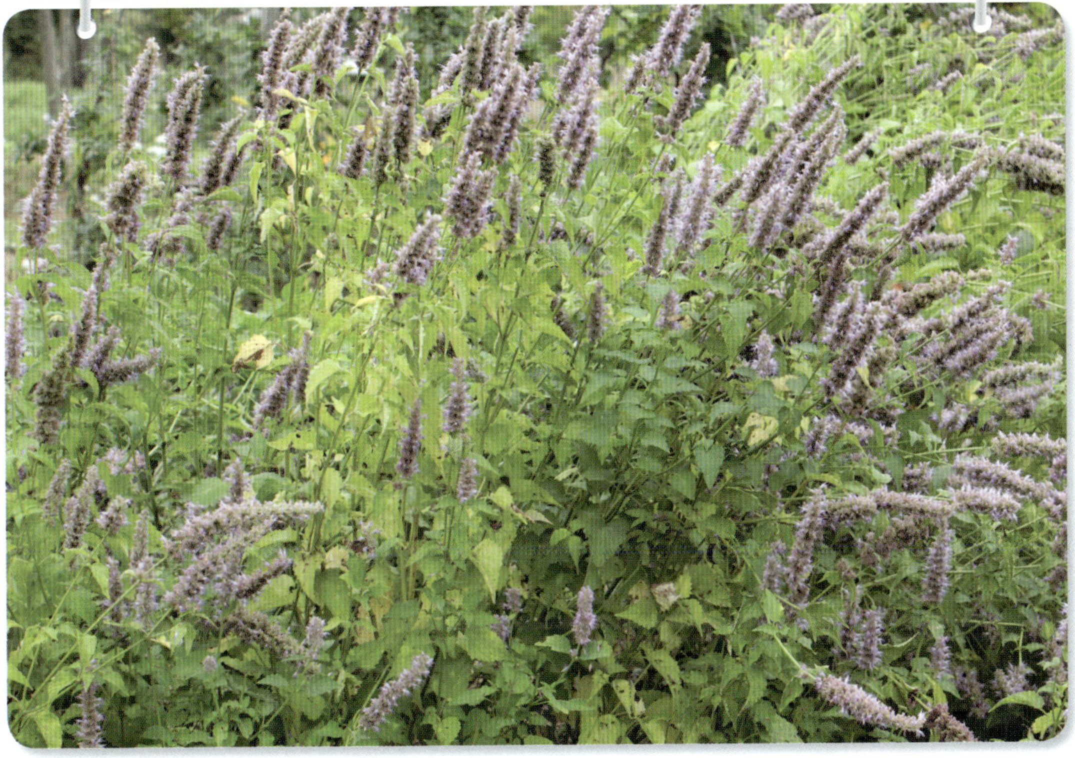

한약명 향유

- 식물명 및 학명: 향유 *Elsholtzia ciliata* Hylander
- 과명: 꿀풀과(Labiatae)
- 약용부위: 꽃이 필 때의 전초
- 한약명: 향유(香薷)
- 라틴 생약명: Elsholtziae Herba

- 식약처 공정서 및 조선시대 의서 수재:
  대한민국약전외한약(생약)규격집(KHP)
  동의보감 탕액편의 채소부(部)
  방약합편의 방초(芳草, 향기가 좋은 풀)편

| 한약의 기원 | 이 약은 향유 *Elsholtzia ciliata* Hylander 또는 기타 동속식물(꿀풀과 Labiatae)의 꽃이 필 때의 전초이다.

| 한방 특성 |

- 한방 약미(藥味)와 약성(藥性): 맛은 맵고 성질은 약간 따뜻하다.
- 한방 작용부위(귀경, 歸經): 향유는 주로 폐, 위장 질환에 영향을 미친다.
- 한방 효능

발한해서(發汗解暑): 땀을 내어 더위를 가시게 한다.

화습이뇨(化濕利尿): 습기를 없애고 소변을 잘 나오게 한다.

| 약효 해설 |

- 여름철 감기에 유효하다.
- 여름철 무더울 때 갑자기 어지럽고 토하며 가슴이 답답하고 얼굴이 창백한 증상에 사용한다.

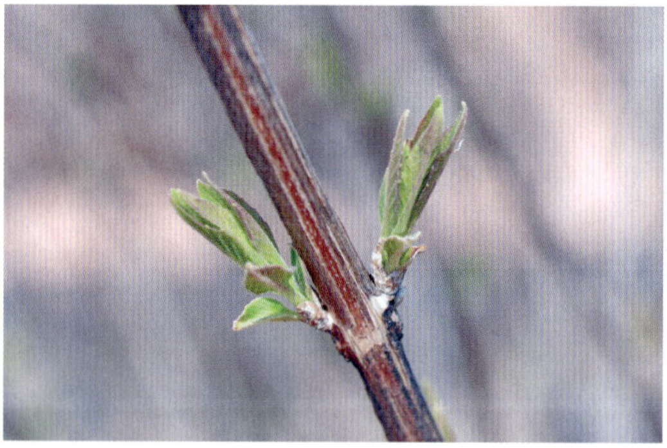

▲ 향유_ 어린잎

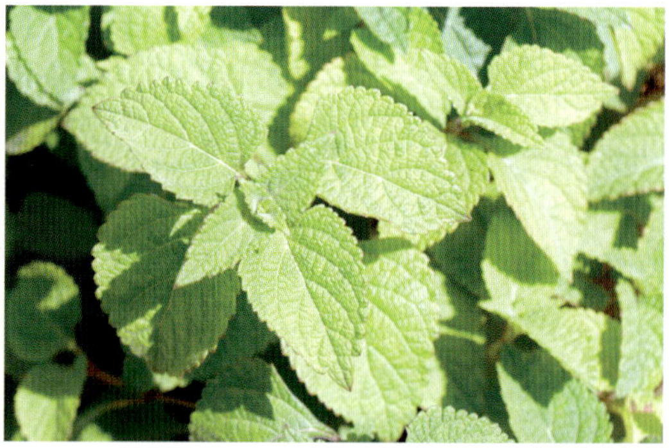

▲ 꽃향유(*Elsholtzia splendens*)_ 어린잎

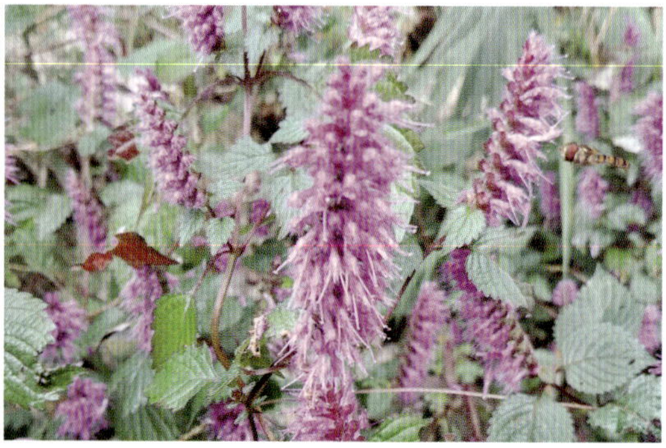

▲ 향유_ 꽃

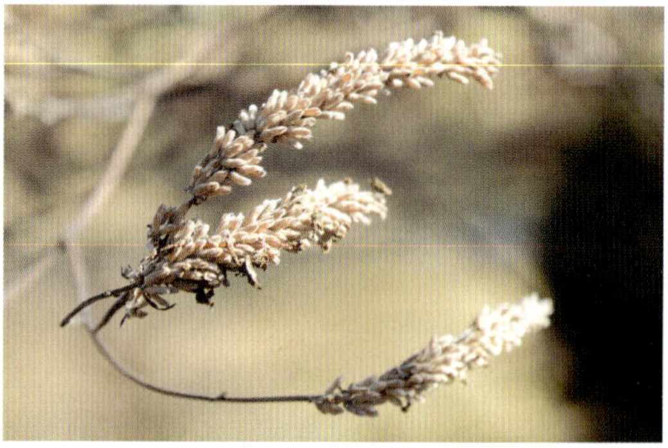

▲ 향유_ 씨 결실

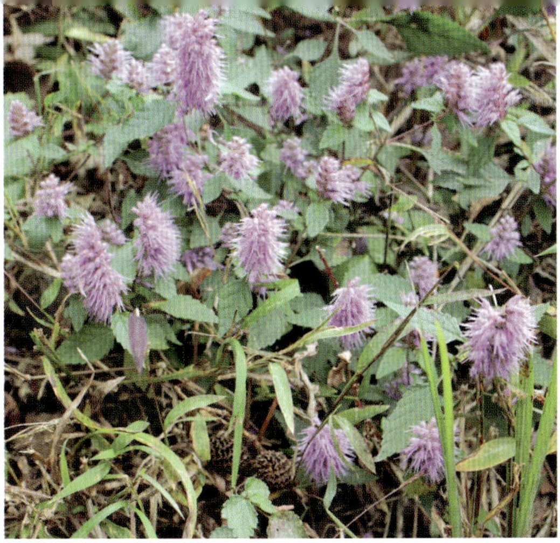

▲ 향유_ 지상부

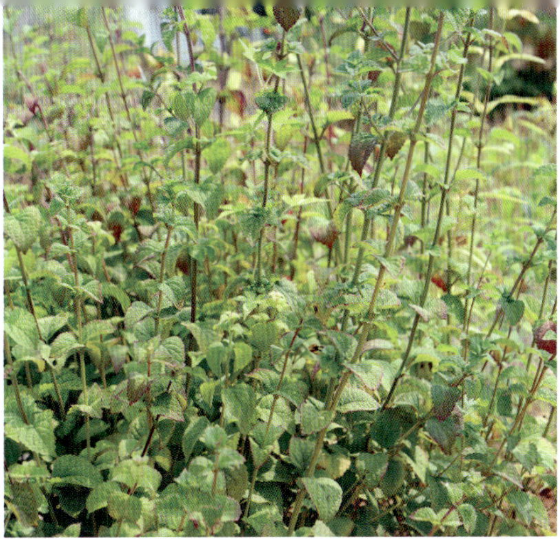

▲ 꽃향유(*Elsholtzia splendens*)_ 지상부

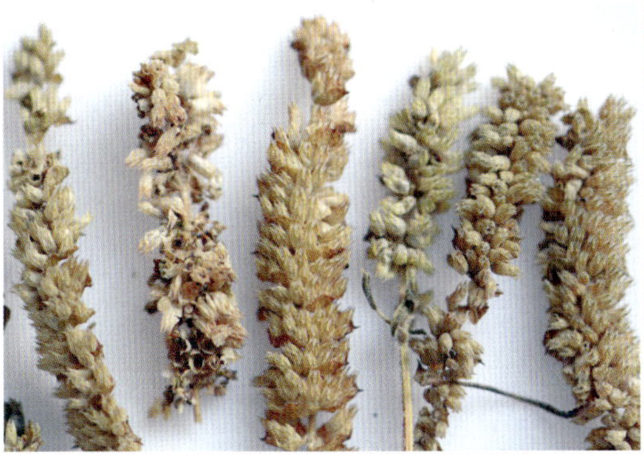

▲ 향유_ 꽃대(약재, 전형)

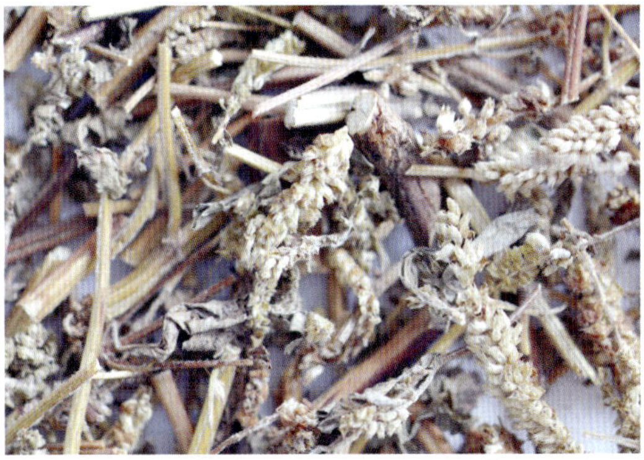

▲ 향유(약재, 절단)

- 소변량이 줄거나 잘 나오지 않는 병증을 치료한다.
- 설사, 습진에 쓰인다.

| 동의보감 원문의 한글 식물명 | 노야기

| 동의보감 효능 | 향유(香薷)는 성질이 약간 따뜻하고[微溫] 맛이 매우며[辛] 독이 없다. 곽란(霍亂)으로 배가 아프면서 토하고 설사하는 데 주로 쓴다. 몸이 부은 것을 내리게 하고 더위 먹은 것을 낫게 한다. 위기(胃氣)를 따뜻하게 하고 가슴이 답답하면서 열나는 것을 없앤다.

| 동의보감 원문 | **香薷:** 性微溫 味辛 無毒. 主霍亂腹痛吐下. 散水腫 消暑濕 煖胃氣 除煩熱.

| 약용법 | 전초 9~15g을 물 800mL에 넣고 달여서 반으로 나누어 아침저녁으로 마신다. 신선한 재료는 두 배를 사용한다. 외용할 때는 적당량을 짓찧어서 환부에 붙인다.

헛개나무

한약명 지구자

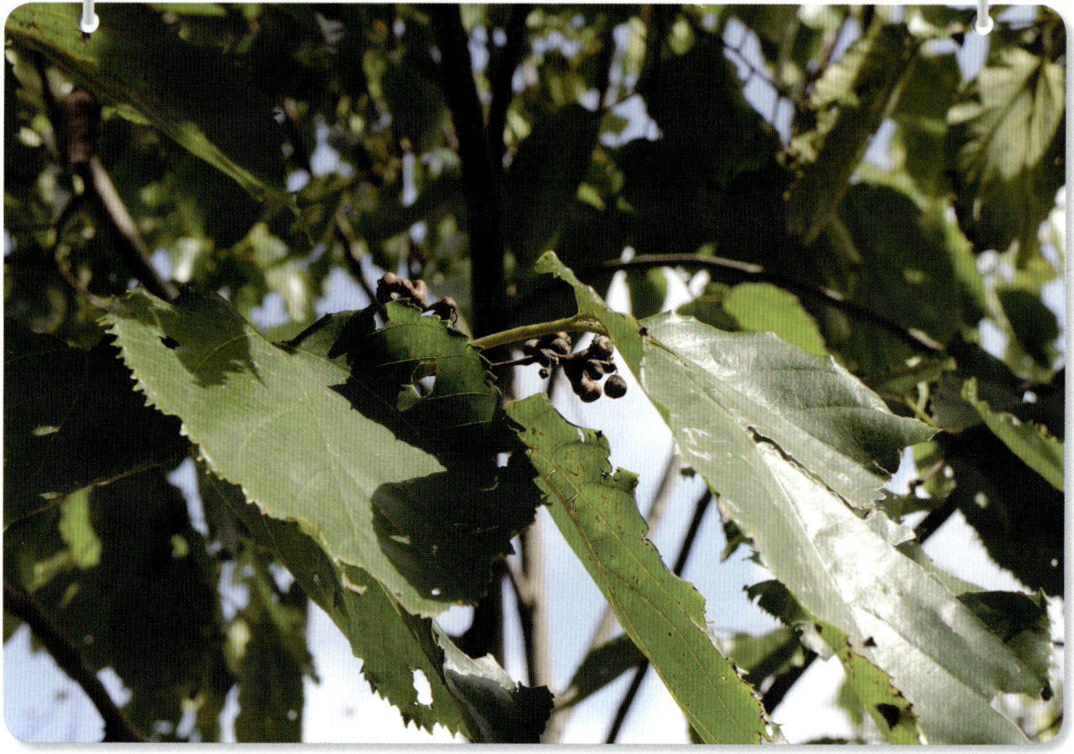

한약명 지구자

- 식물명 및 학명: 헛개나무 *Hovenia dulcis* Thunb.
- 과명: 갈매나무과(Rhamnaceae)
- 약용부위: 열매자루가 달린 열매 또는 씨
- 한약명: 지구자(枳椇子)
- 라틴 생약명: Hoveniae Semen seu Fructus
- 이명 또는 영명: 목밀(木密)
- 식약처 공정서 및 조선시대 의서 수재:
  대한민국약전외한약(생약)규격집(KHP)
  방약합편의 향목(香木, 향나무)편

| 한약의 기원 | 이 약은 헛개나무 *Hovenia dulcis* Thunb.(갈매나무과 Rhamnaceae)의 열매자루가 달린 열매 또는 씨이다.

| 한방 특성 |

- 한방 약미(藥味)와 약성(藥性): 맛은 달고 성질은 보통이다[平].
- 한방 작용부위(귀경, 歸經): 지구자는 주로 위장 질환에 영향을 미친다.
- 한방 효능

해주독(解酒毒): 숙취를 해소한다.

지갈제번(止渴除煩): 갈증을 멎게 하고 마음이 답답한 것을 없앤다.

지구(止嘔): 구토를 멎게 한다.

이대소변(利大小便): 대소변을 잘 나오게 한다.

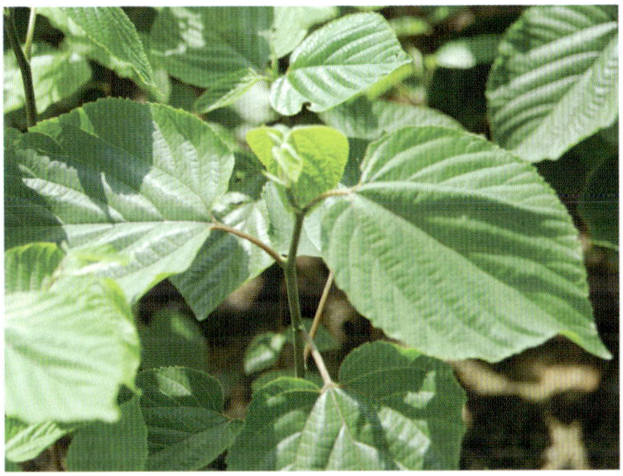

▲ 헛개나무_ 잎

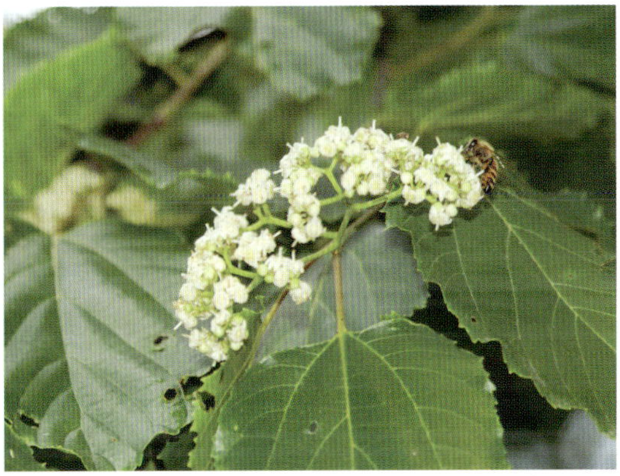

▲ 헛개나무_ 꽃

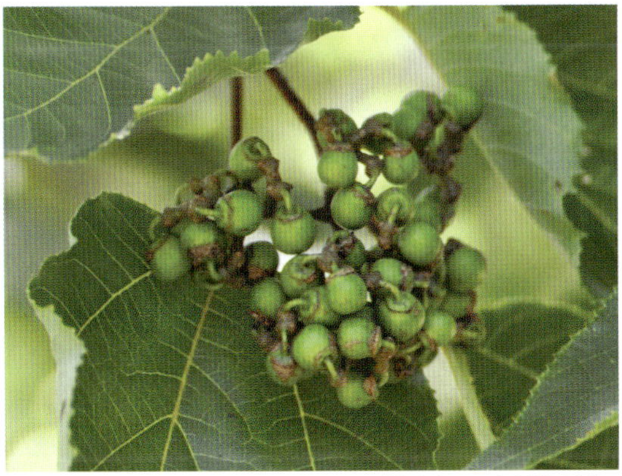

▲ 헛개나무_ 덜 익은 열매

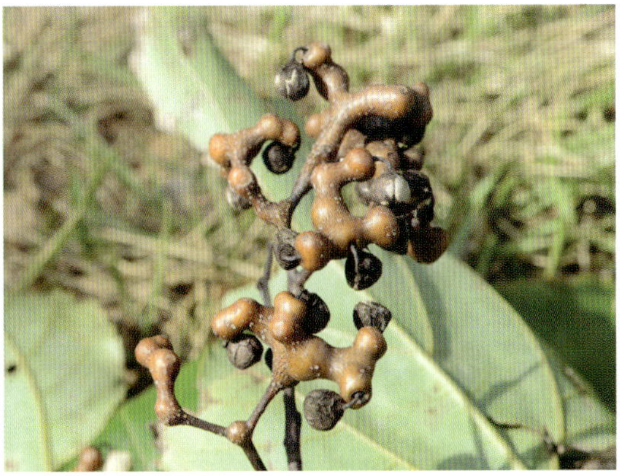

▲ 헛개나무_ 익은 열매

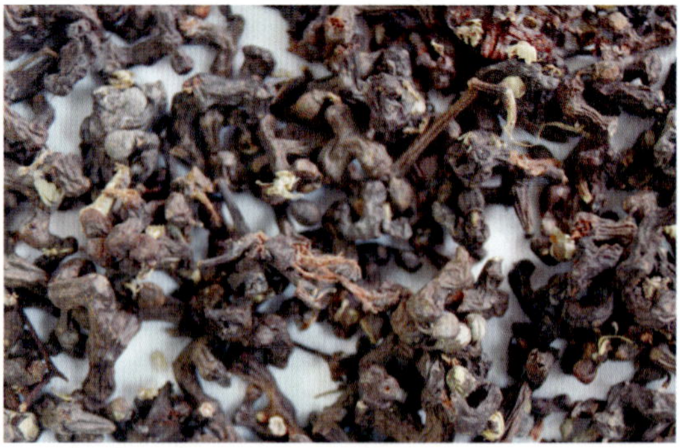

▲ 지구자(약재, 전형)

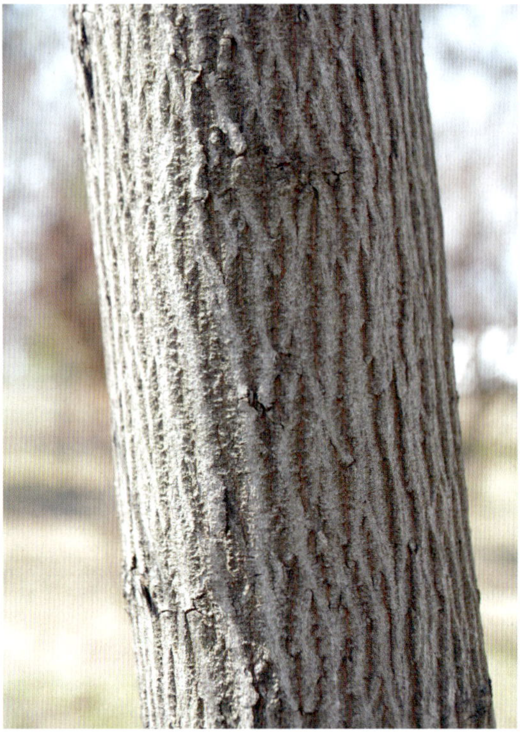

▲ 헛개나무_ 나무껍질

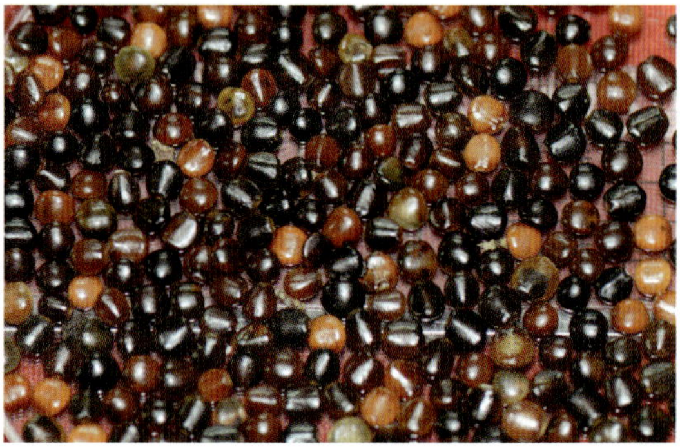

▲ 헛개나무_ 씨(채취품)

| 약효 해설 |

- 가슴이 답답하고 열이 나는 증상에 유효하다.
- 숙취를 풀어주는 효능이 있다.
- 대소변이 잘 나오지 않는 증상을 치료한다.

| 약용법 | 열매 또는 씨 6~15g을 물 800mL에 넣고 달여서 반으로 나누어 아침저녁으로 마신다.

현삼

한약명 현삼

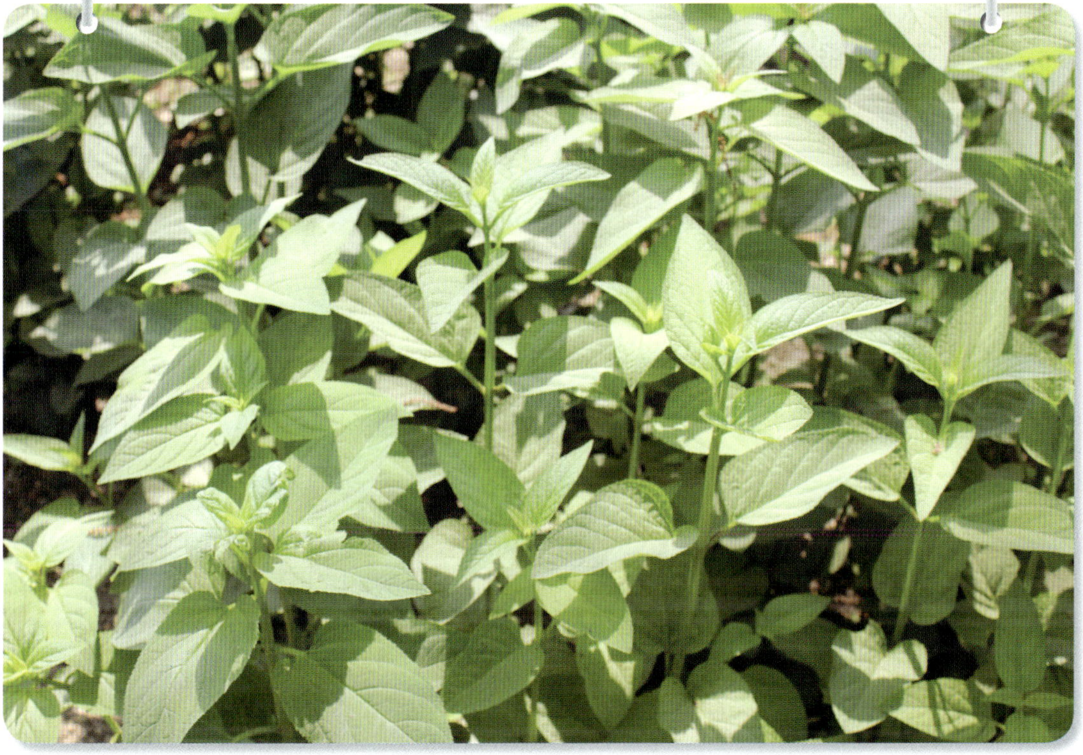

▲ 현삼_ 지상부

한약명 현삼

- 식물명 및 학명: 현삼 *Scrophularia buergeriana* Miquel, 중국현삼(中國玄參) *Scrophularia ningpoensis* Hemsley
- 과명: 현삼과(Scrophulariaceae)
- 약용부위: 뿌리
- 한약명: 현삼(玄參)
- 라틴 생약명: Scrophulariae Radix
- 이명 또는 영명: Scrophularia Root
- 식약처 공정서 및 조선시대 의서 수재:
  대한민국약전(KP)
  동의보감 탕액편의 풀부(部)
  방약합편의 산초(山草)편

| 한약의 기원 | 이 약은 현삼 *Scrophularia buergeriana* Miquel 또는 중국현삼(中國玄參) *Scrophularia ningpoensis* Hemsley(현삼과 Scrophulariaceae)의 뿌리이다.

| 한방 특성 |

- 한방 약미(藥味)와 약성(藥性): 맛은 달고 쓰며 짜고 성질은 약간 차다.
- 한방 작용부위(귀경, 歸經): 현삼은 주로 폐, 위장, 신장 질환에 영향을 미친다.
- 한방 효능

청열양혈(淸熱凉血): 열기로 인한 혈열(血熱)을 식힌다.

자음강화(滋陰降火): 진액을 보충하고 화(火)를 끌어내린다.

해독산결(解毒散結): 해독하고 뭉친 것을 풀어준다.

| 약효 해설 |

- 심신이 피로하고 허약하고 뼛속이 후끈후끈 달아오르는 증세에 활용한다.
- 눈이 충혈되는 증상을 낫게 한다.

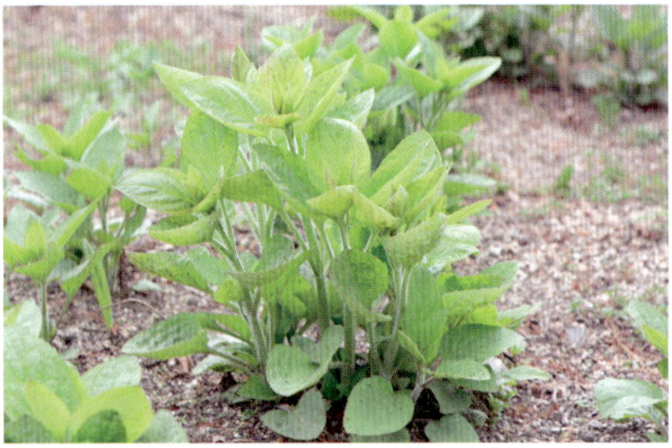

▲ 현삼_ 어린잎

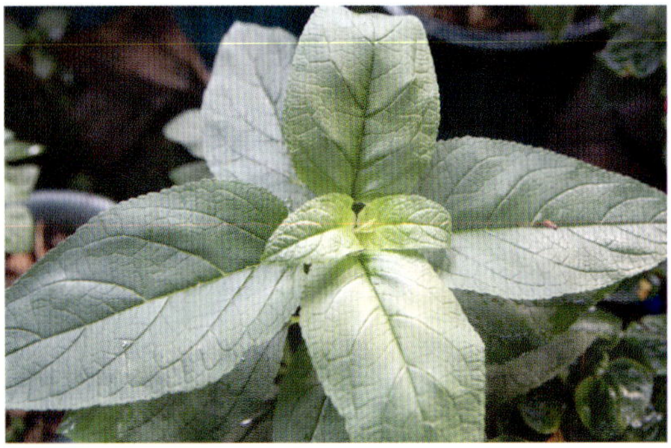

▲ 중국현삼_ 어린잎

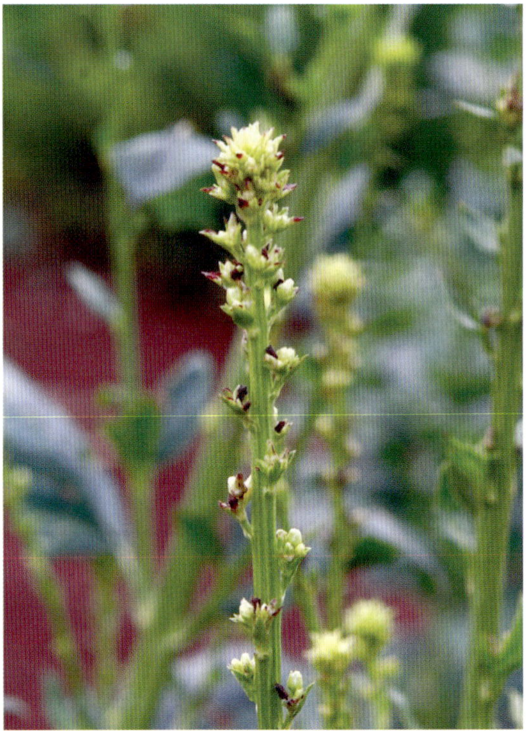

▲ 현삼_ 꽃

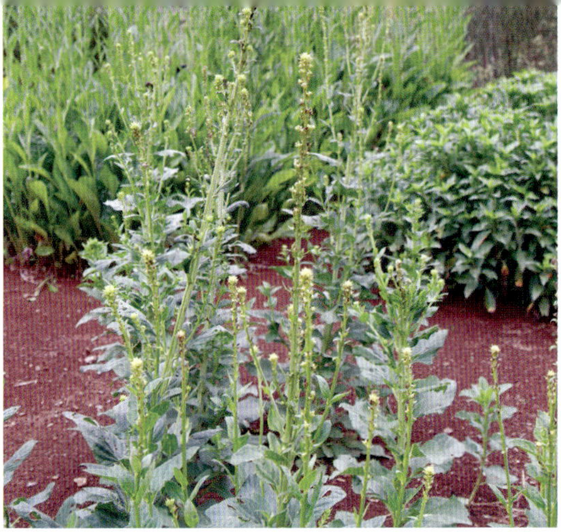

▲ 현삼_ 지상부

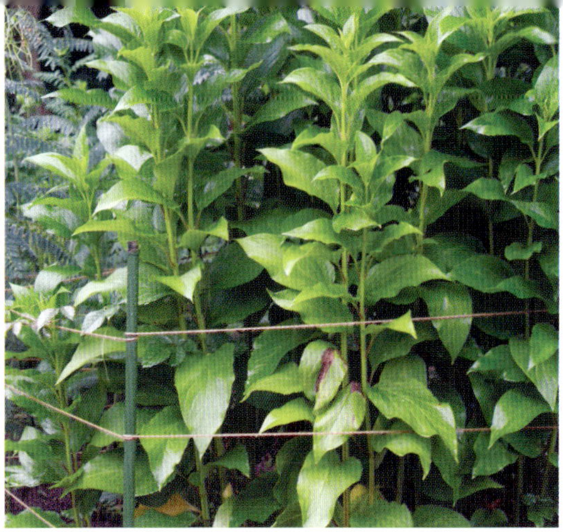

▲ 중국현삼_ 지상부

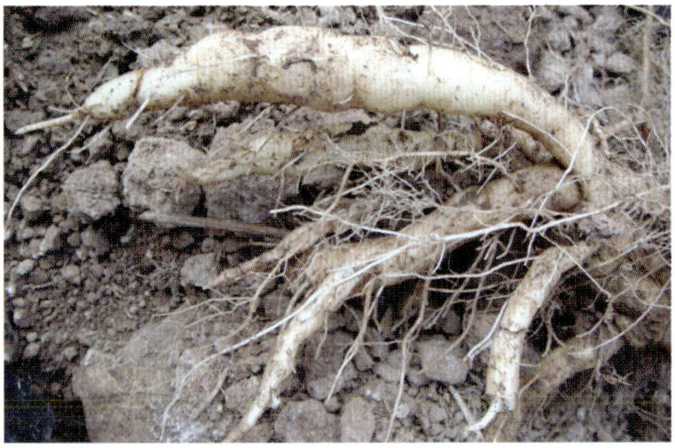

▲ 현삼_ 뿌리

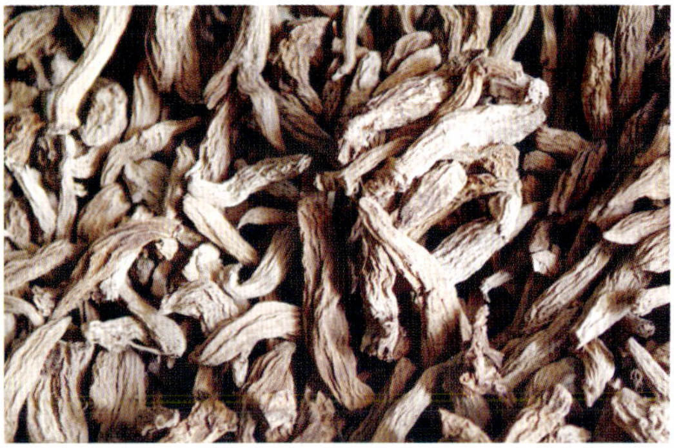

▲ 현삼(약재, 전형)

- 목 안이 붓고 아픈 병증에 사용한다.
- 잠잘 때 또는 깨어 있을 때 저절로 땀이 많이 흐르는 증상에 유효하다.
- 불면증을 치료한다.
- 열성(熱性) 질병으로 생긴 발진을 낫게 한다.

| 동의보감 효능 | 현삼(玄參)의 성질은 약간 차고[微寒] 맛은 쓰며[苦] 짜고[鹹] 독이 없다. 열독과 얼굴이 붓는 증상을 낫게 한다. 몸과 마음이 허약하고 피로한 것을 치료한다. 몸이 허약하여 뼛속이 후끈후끈 달아오르는 증상과 전시사기(傳尸邪氣)를 없앤다. 독성이 있는 종기를 삭이고 영류(癭瘤), 나력(瘰癧)을 흩으며 신(腎)의 기운을 돕고 눈을 밝게 한다.

| 동의보감 원문 | 玄參: 性微寒 味苦鹹 無毒. 治熱毒遊風 補虛勞 骨蒸 傳尸邪氣. 消腫毒 散瘤癭瘰癧 補腎氣 令人目明.

| 약용법 | 뿌리 9~15g을 물 800mL에 넣고 달여서 반으로 나누어 아침저녁으로 마신다.

협엽번사

생약명 센나엽

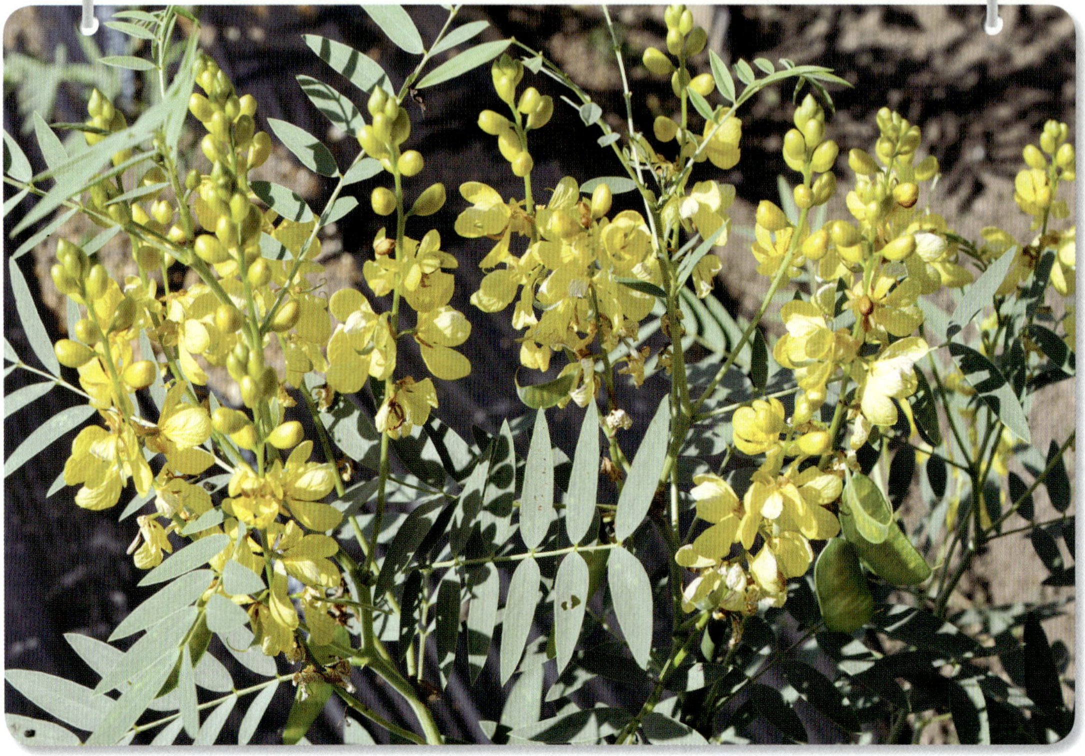

▲ 협엽번사_ 지상부

생약명 센나엽

- 식물명 및 학명: 협엽번사(狹葉番瀉) *Cassia angustifolia* Vahl, 첨엽번사(尖葉番瀉) *Cassia acutifolia* Delile
- 과명: 콩과(Leguminosae)
- 약용부위: 작은 잎
- 생약명: 센나엽
- 라틴 생약명: Sennae Folium
- 이명 또는 영명: Senna Leaf
- 식약처 공정서 및 조선시대 의서 수재: 대한민국약전(KP)

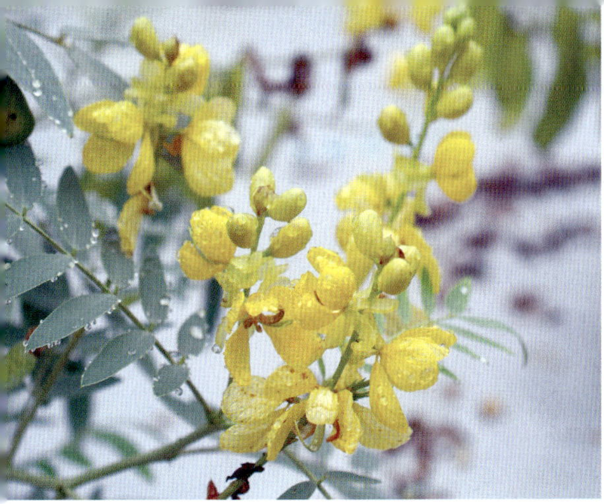

▲ 협엽번사_ 꽃

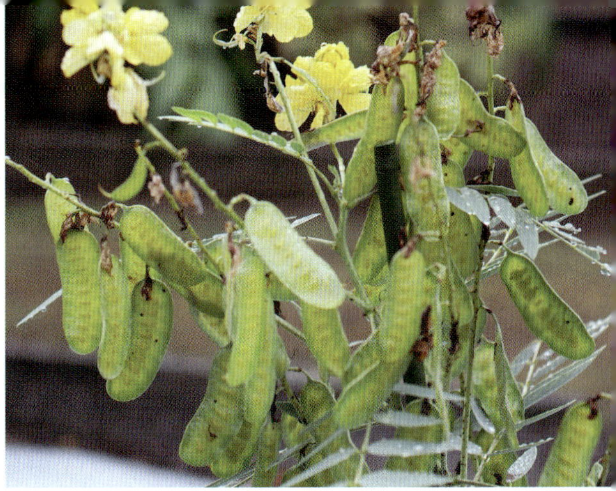

▲ 협엽번사_ 열매

| 한약의 기원 | 이 약은 협엽번사(狹葉番瀉) *Cassia angustifolia* Vahl 또는 첨엽번사(尖葉番瀉) *Cassia acutifolia* Delile(콩과 Leguminosae)의 작은 잎이다.

| 한방 특성 |

- 한방 약미(藥味)와 약성(藥性): 맛은 달고 쓰며 성질은 차다.
- 한방 작용부위(귀경, 歸經): 센나엽은 주로 대장 질환에 영향을 미친다.
- 한방 효능

사열행체(瀉熱行滯): 열을 떨어뜨리고 기운이 막힌 것을 풀어준다.
통변(通便): 대변이 잘 나오게 한다.
이수(利水): 소변을 잘 나오게 한다.

| 약효 해설 |

- 변비 복통을 제거한다.
- 몸이 붓고 배가 몹시 불러오면서 속이 그득한 증상을 치료한다.
- 소변이 잘 나가게 한다.
- 사하(瀉下) 작용의 성분인 센노사이드(sennoside)가 함유되어 있다.

| 약용법 | 잎 2~6g을 물 800mL에 넣고 달여서 반으로 나누어 아침저녁으로 마신다.

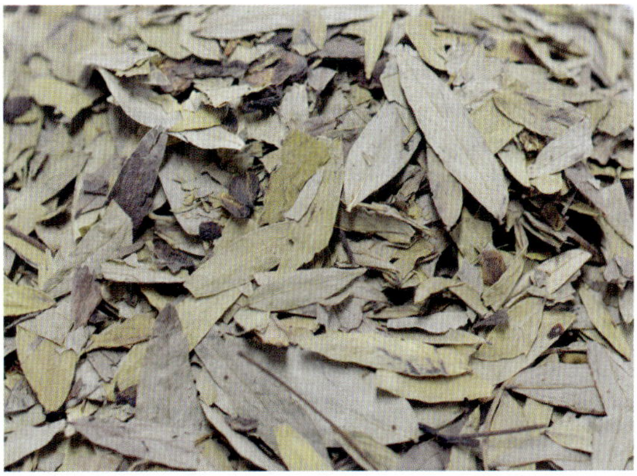

▲ 센나엽(약재, 전형)

형개

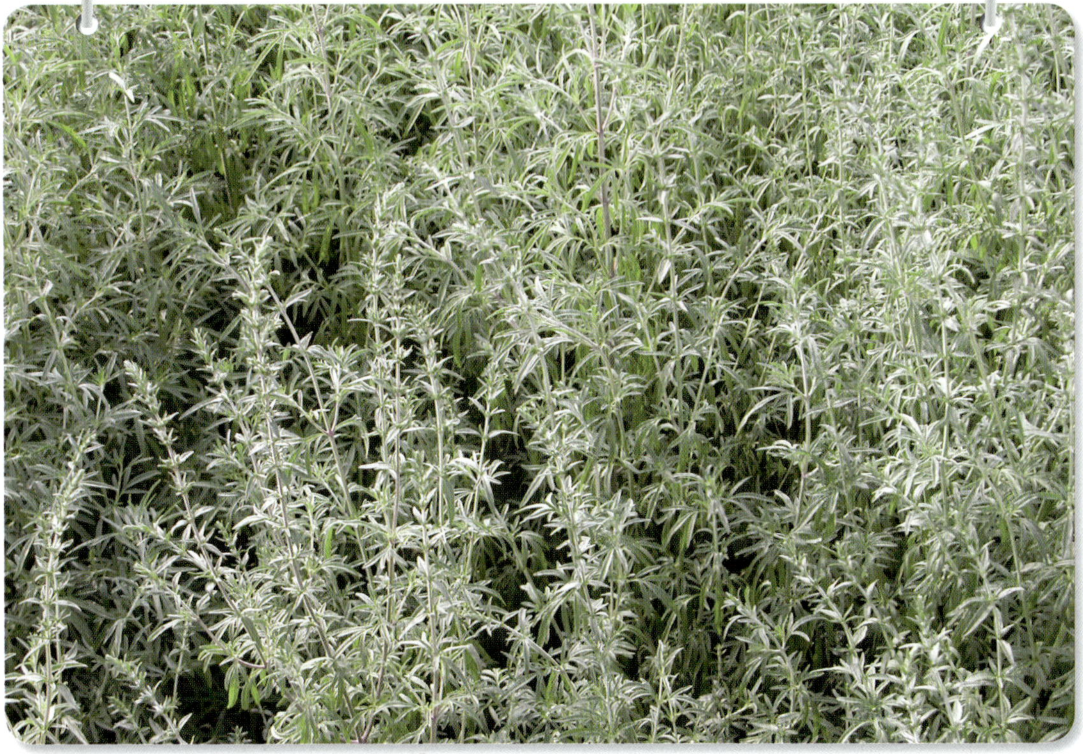

한약명 형개

- 식물명 및 학명: 형개 *Schizonepeta tenuifolia* Briquet
- 과명: 꿀풀과(Labiatae)
- 약용부위: 꽃이삭[花穗, 화수]
- 한약명: 형개(荊芥)
- 라틴 생약명: Schizonepetae Spica
- 이명 또는 영명: Schizonepeta Spike
- 식약처 공정서 및 조선시대 의서 수재:
  대한민국약전(KP)
  동의보감 탕액편의 채소부(部)
  방약합편의 방초(芳草, 향기가 좋은 풀)편

| 한약의 기원 | 이 약은 형개 *Schizonepeta tenuifolia* Briquet(꿀풀과 Labiatae)의 꽃이삭[花穗, 화수]이다.

| 한방 특성 |

- 한방 약미(藥味)와 약성(藥性): 맛은 맵고 성질은 약간 따뜻하다.
- 한방 작용부위(귀경, 歸經): 형개는 주로 폐, 간장 질환에 영향을 미친다.
- 한방 효능

거풍(祛風): 풍(風)을 제거한다.

해표(解表): 땀을 내어 체표에 있는 사기(邪氣)를 내보낸다.

투진(透疹): 발진을 잘 돋게 한다.

지혈(止血): 출혈을 멎게 한다.

| 약효 해설 |

- 감기 발열, 두통, 기침을 제거한다.
- 목 안이 붓고 아픈 증상에 사용한다.
- 눈이 참기 어려울 정도로 가려운 증세에 쓴다.
- 산후(産後)에 머리가 아찔하고 어지러운 증상을 치료한다.

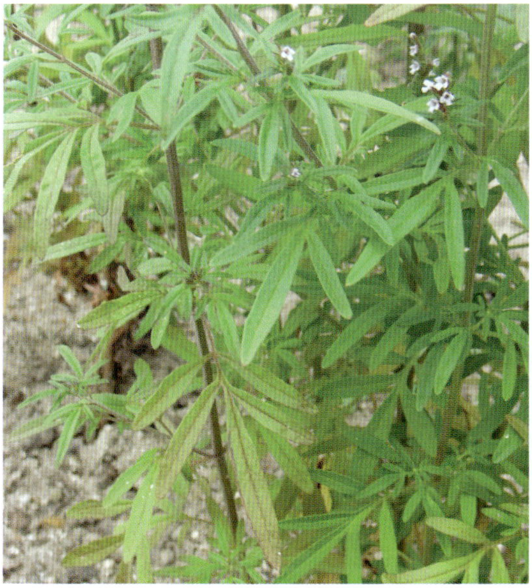

▲ 형개_ 잎

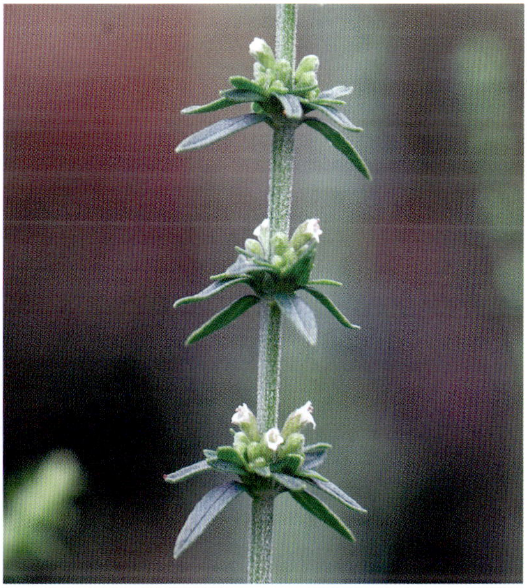

▲ 형개_ 꽃

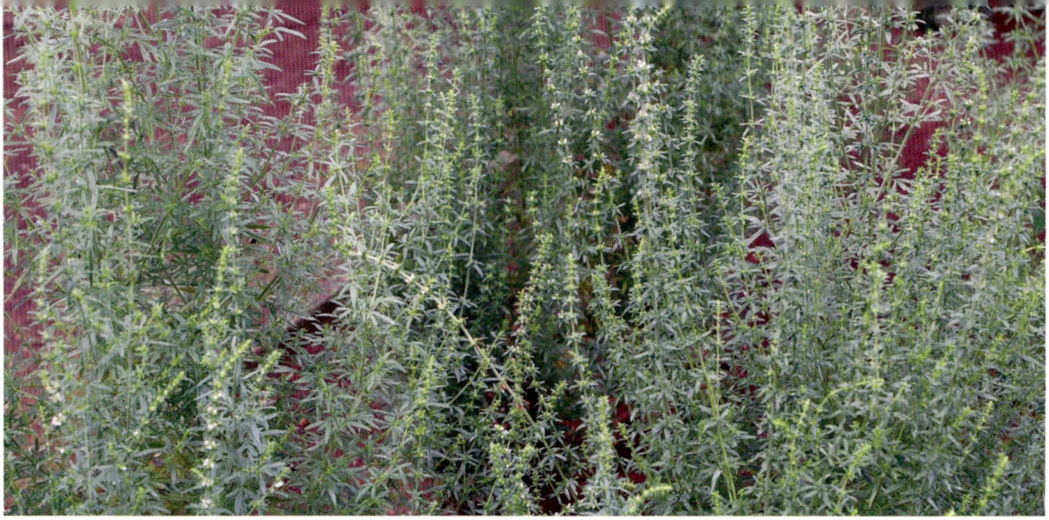

▲ 형개_ 지상부

- 여성의 부정기 자궁출혈에 유효하다.
- 혈변(血便), 코피, 토혈을 멎게 한다.

| 동의보감 원문의 한글 식물명 | 뎡가

| 동의보감 효능 | 형개(荊芥)는 성질이 따뜻하고[溫] 맛이 매우면서[辛] 쓰며[苦] 독이 없다. 악풍(惡風), 적풍(賊風), 온몸에 감각이 없는 것, 상한(傷寒)으로 머리가 아픈 것, 근육과 뼈가 욱신욱신 쑤시는 것을 치료한다. 혈로(血勞), 풍기(風氣)에 효과가 있으며 나력(瘰癧), 창양(瘡瘍)을 낫게 한다.

| 동의보감 원문 | 荊芥: 性溫 味辛苦 無毒. 治惡風賊風 遍身㾓痺 傷寒頭痛 筋骨煩疼 血勞風氣 療瘰癧瘡瘍.

| 약용법 | 꽃이삭 5~10g을 물 800mL에 넣고 달여서 반으로 나누어 아침 저녁으로 마신다.

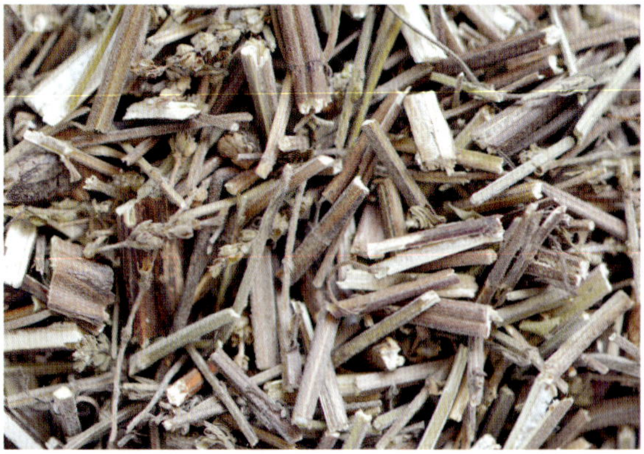

▲ 형개(약재, 절단)

호도나무

한약명 호도

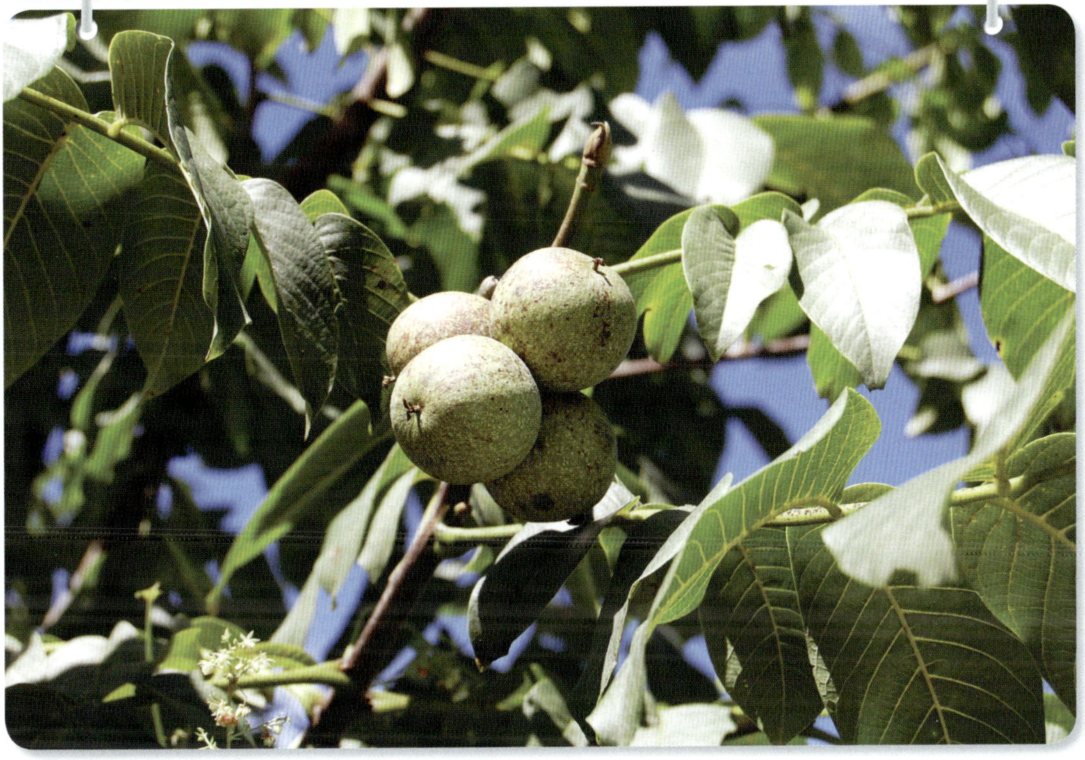

한약명 호도

- 식물명 및 학명: 호도나무 *Juglans regia* Linné
- 과명: 가래나무과(Juglandaceae)
- 약용부위: 씨
- 한약명: 호도(胡桃)
- 라틴 생약명: Juglandis Semen
- 이명 또는 영명: 핵도(核桃)

- 식약처 공정서 및 조선시대 의서 수재:
  대한민국약전외한약(생약)규격집(KHP)
  동의보감 탕액편의 과일부(部)
  방약합편의 산과(山果)편

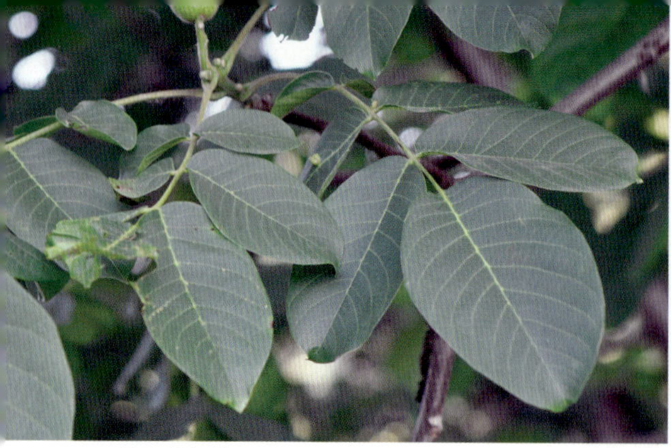

▲ 호도나무_ 잎

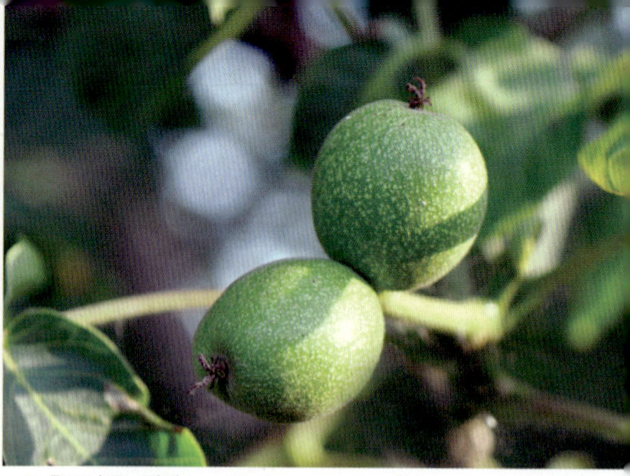

▲ 호도나무_ 열매

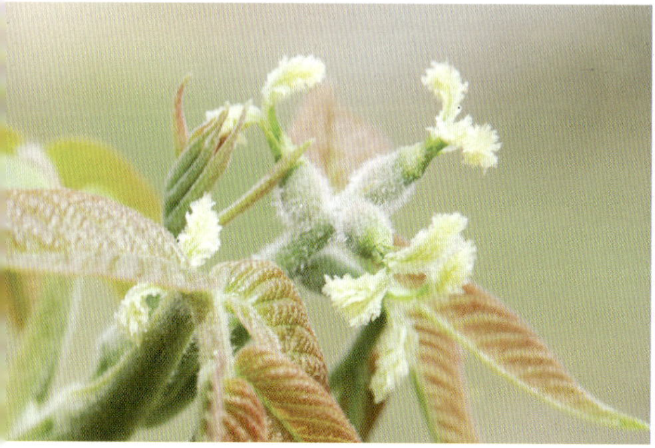

▲ 호도나무_ 암꽃

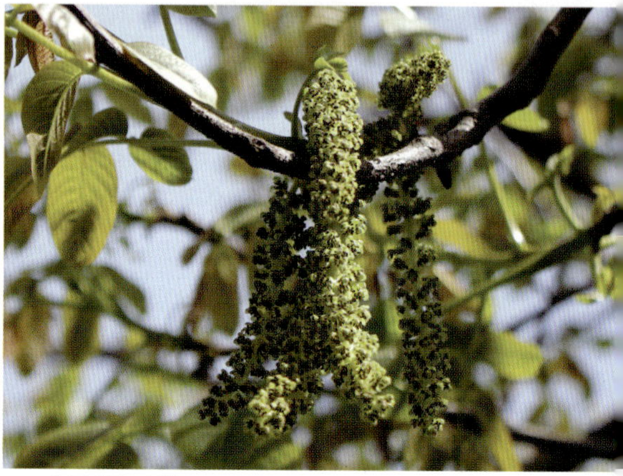

▲ 호도나무_ 수꽃

| 한약의 기원 | 이 약은 호도나무 *Juglans regia* Linné(가래나무과 Juglandaceae)의 씨이다.

| 한방 특성 |

- 한방 약미(藥味)와 약성(藥性): 맛은 달고 성질은 따뜻하다.
- 한방 작용부위(귀경, 歸經): 호도는 주로 신장, 폐, 대장 질환에 영향을 미친다.
- 한방 효능

  보신(補腎): 신(腎)을 보한다.

  온폐(溫肺): 폐(肺)를 따뜻하게 한다.

  윤장(潤腸): 대변이 잘 나오게 한다.

| 약효 해설 |

- 요통(腰痛)과 다리가 약해지는 증상을 치료한다.
- 발기부전, 유정, 유뇨(遺尿)에 유효하다.

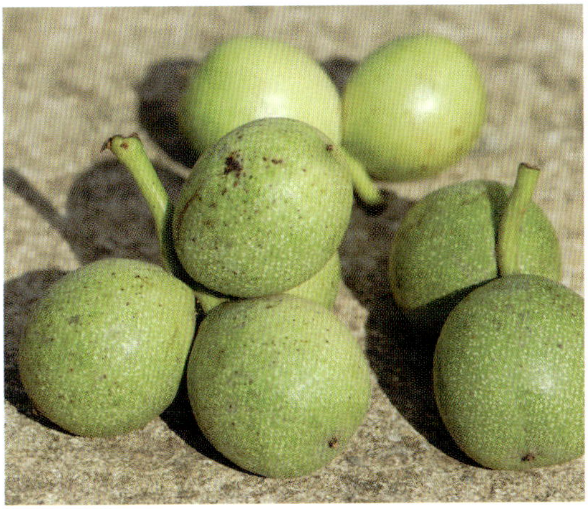

▲ 호도나무_ 열매(채취품)

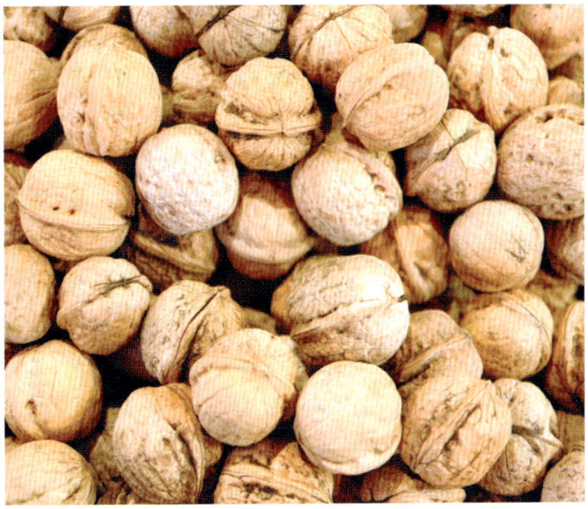

▲ 호도(약재)

- 대장의 진액이 줄어들어 대변이 굳어지는 증상에 사용한다.
- 기침, 천식을 낫게 한다.

| 동의보감 원문의 한글 식물명 | 당츄ᄌᆞ

| 동의보감 효능 | 호도(胡桃, 호두)의 성질은 보통이며[平](뜨겁다[熱]고도 한다) 맛이 달고[甘] 독이 없다. 경맥(經脈)을 통하게 하고 혈맥(血脈)을 윤활하게 한다. 귀밑머리[鬢髮, 빈발]를 검게 하고 몸을 살찌게 하고 튼튼하게 한다.

| 동의보감 원문 | **胡桃:** 性平[一云熱] 味甘 無毒. 通經脈 潤血脈 黑鬢髮 令人肥健.

| 약용법 | 씨 9~15g을 물 800mL에 넣고 달여서 반으로 나누어 아침저녁으로 마시거나 또는 가루나 환(丸)으로 만들어 복용한다. 외용할 때는 적당량을 분말로 만들어 환부에 붙인다.

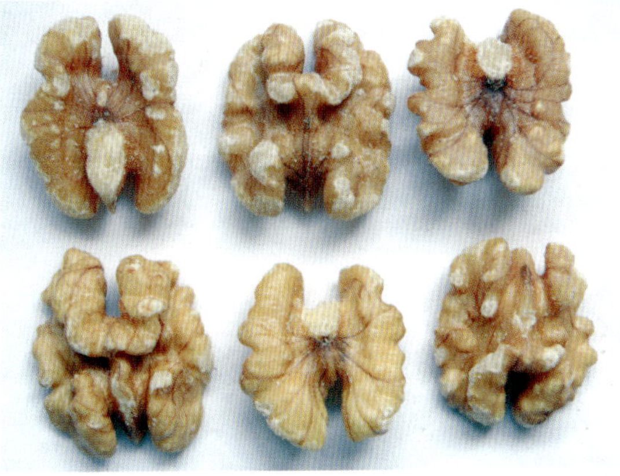

▲ 호도(약재, 종인)

호로파

한약명 호로파

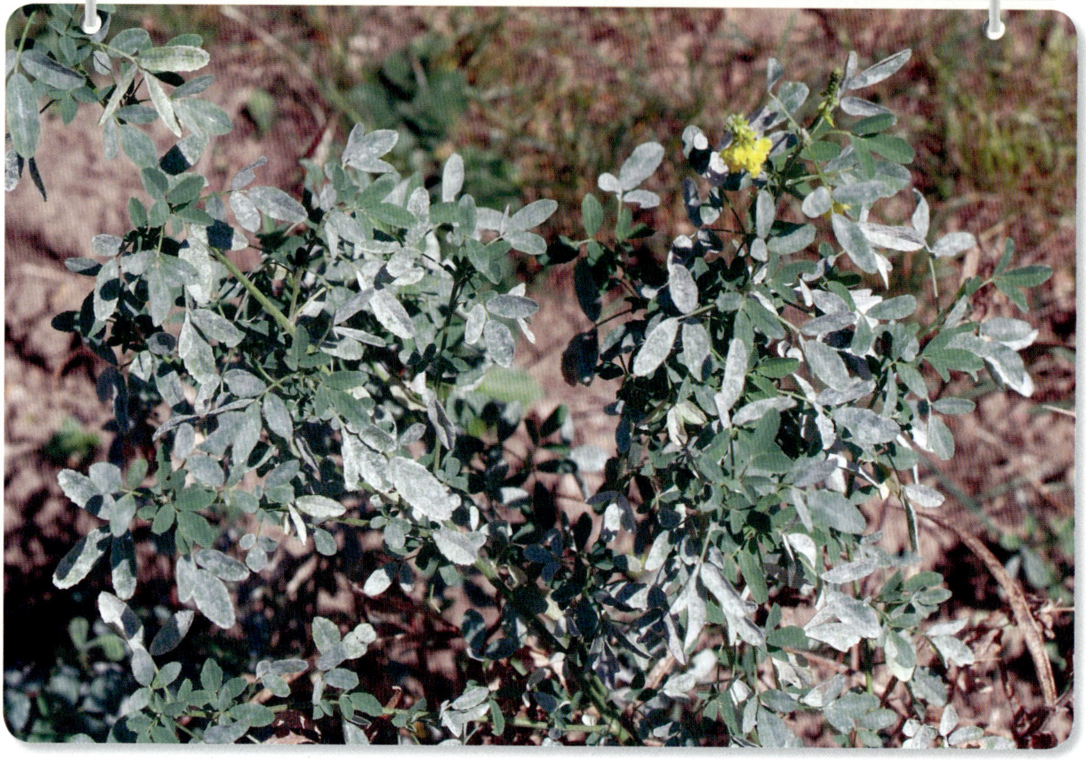

한약명 호로파

- 식물명 및 학명: 호로파(胡蘆巴) *Trigonella foenum-graecum* Linné
- 식물 해설: 호로파는 페뉴그리크란 영어 이름으로서 건강기능식품과 향신료로 자주 이용하는 약용식물이며, 국내에서 시험재배 중이다.
- 과명: 콩과(Leguminosae)
- 약용부위: 씨
- 한약명: 호로파(胡蘆巴)
- 라틴 생약명: Trigonellae Semen
- 이명 또는 영명: 호파(胡巴)
- 식약처 공정서 및 조선시대 의서 수재:
  대한민국약전외한약(생약)규격집(KHP)
  동의보감 탕액편의 풀부(部)
  방약합편의 습초(濕草)편

| 한약의 기원 | 이 약은 호로파(胡蘆巴) *Trigonella foenum-graecum* Linné(콩과 Leguminosae)의 씨이다.

| 한방 특성 |

- 한방 약미(藥味)와 약성(藥性): 맛은 쓰고 성질은 따뜻하다.
- 한방 작용부위(귀경, 歸經): 호로파는 주로 신장 질환에 영향을 미친다.
- 한방 효능

온신조양(溫腎助陽): 신양(腎陽)를 보충한다.

거한지통(祛寒止痛): 한(寒)으로 인한 통증을 멎게 한다.

| 약효 해설 |

- 아랫배가 차가운 느낌이 나며 아픈 증상을 풀어준다.
- 배꼽 주위가 짜는 듯이 아프고 손발이 차가워지는 것에 효과가 있다.

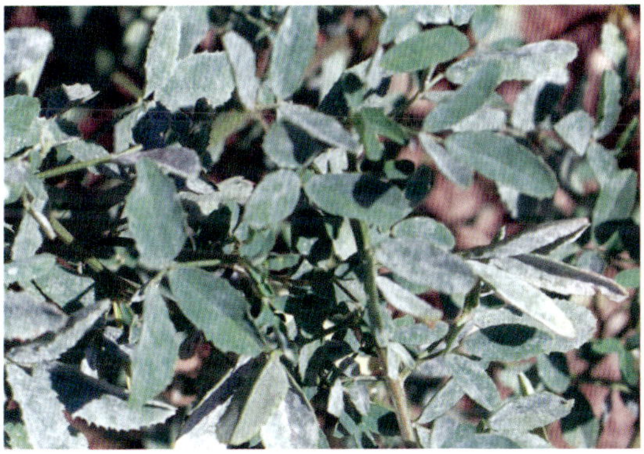

▲ 호로파_ 잎

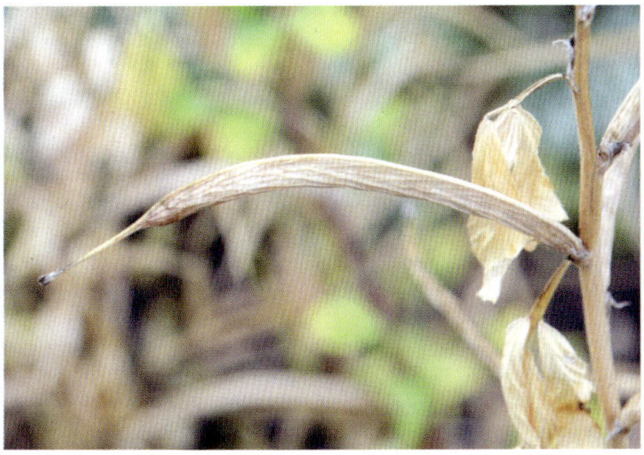

▲ 호로파_ 열매(스위스)

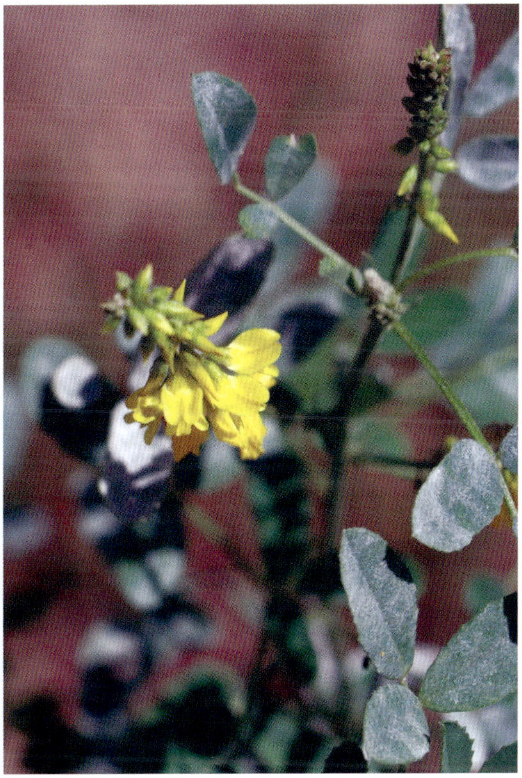

▲ 호로파_ 꽃

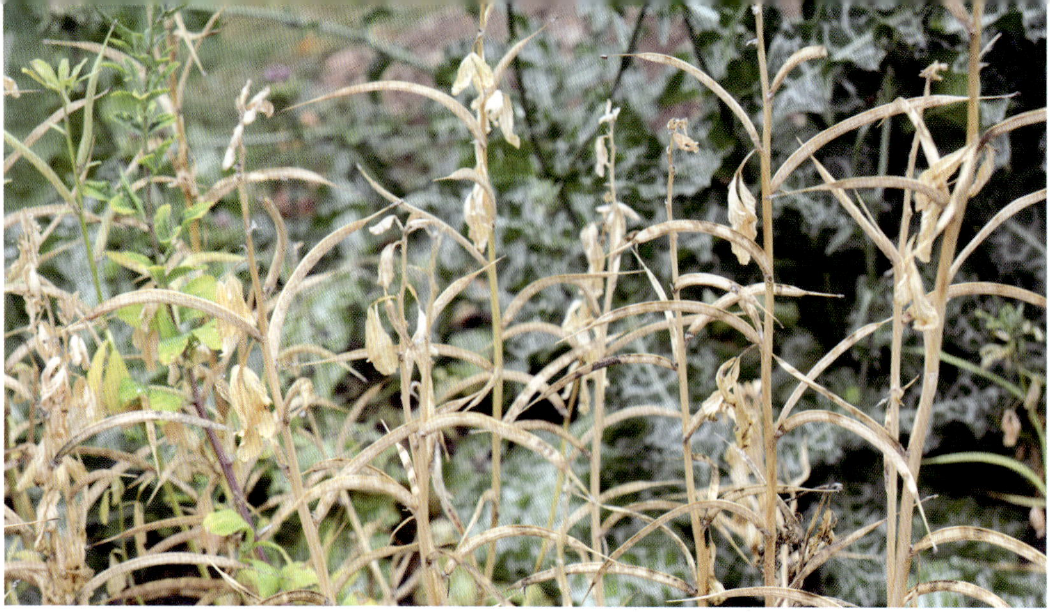

▲ 호로파_ 지상부(스위스)

- 다리가 연약해지고 힘이 없으며 감각이 둔해지는 증상에 쓰인다.
- 호로파는 건강기능식품으로서 혈당 상승 억제에 도움을 줄 수 있다.

| 동의보감 효능 | 호로파(胡蘆巴)의 성질은 따뜻하고[溫] 맛은 쓰며[苦] 독이 없다. 신(腎)이 허하고 찬 것, 배가 몹시 부르며 속이 그득한 감을 주는 것, 안색이 검푸른 것을 치료한다. 또 신(腎)의 기운이 부족한 것을 돕는 데 가장 요긴하다고 한 곳도 있다.

| 동의보감 원문 | **葫蘆巴:** 性溫 味苦 無毒. 治腎虛冷 腹脇脹滿 面色青黑. 又云 治元藏虛冷氣 爲最要.

| 약용법 | 씨 5~10g을 물 800mL에 넣고 달여서 반으로 나누어 아침저녁으로 마신다.

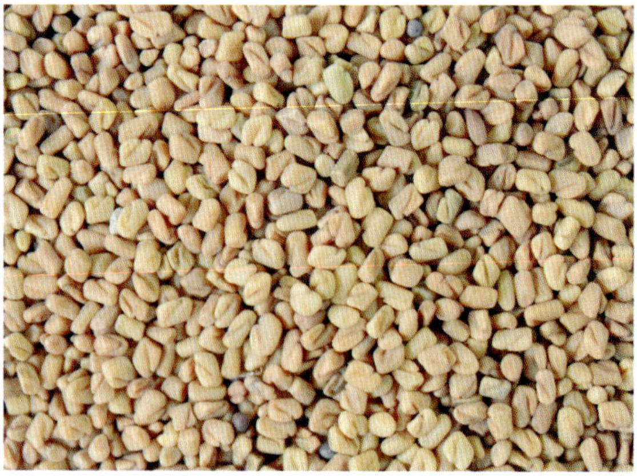

▲ 호로파(약재, 전형)

호장근

한약명 호장근

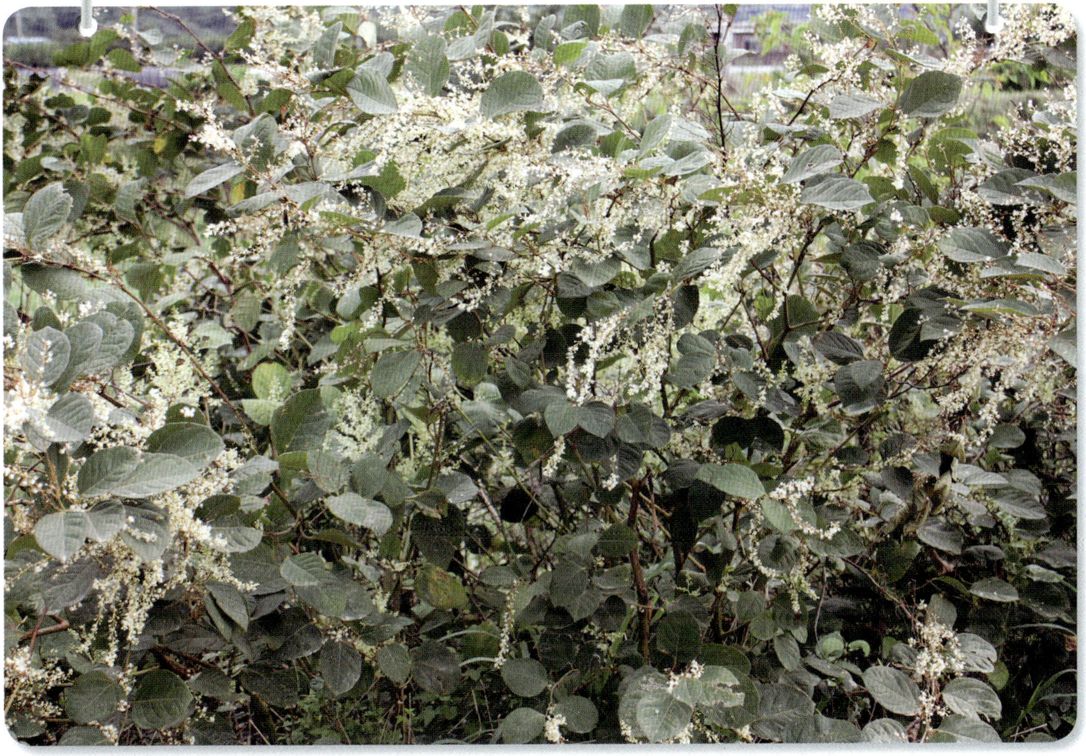

한약명 호장근

- 식물명 및 학명: 호장근 *Polygonum cuspidatum* Siebold et Zuccarini
- 과명: 여뀌과, 마디풀과(Polygonaceae)
- 약용부위: 뿌리줄기 및 뿌리
- 한약명: 호장근(虎杖根)
- 라틴 생약명: Polygoni Cuspidati Rhizoma et Radix
- 이명 또는 영명: 고장(苦杖)
- 식약처 공정서 및 조선시대 의서 수재:
  대한민국약전외한약(생약)규격집(KHP)
  동의보감 탕액편의 풀부(部)
  방약합편의 습초(濕草)편

| 한약의 기원 | 이 약은 호장근 *Polygonum cuspidatum* Siebold et Zuccarini(여뀌과, 마디풀과 Polygonaceae)의 뿌리줄기 및 뿌리이다.

| 한방 특성 |

- 한방 약미(藥味)와 약성(藥性): 맛은 약간 쓰고 성질은 차다.
- 한방 작용부위(귀경, 歸經): 호장근은 주로 간장, 담낭, 폐 질환에 영향을 미친다.
- 한방 효능

활혈산어(活血散瘀): 혈액 순환을 촉진하고 어혈을 없앤다.

거풍통락(祛風通絡): 풍(風)으로 인해 막힌 경락을 잘 통하게 한다.

청열이습(清熱利濕): 열기를 식히고 습기를 배출시킨다.

해독(解毒): 독성을 없앤다.

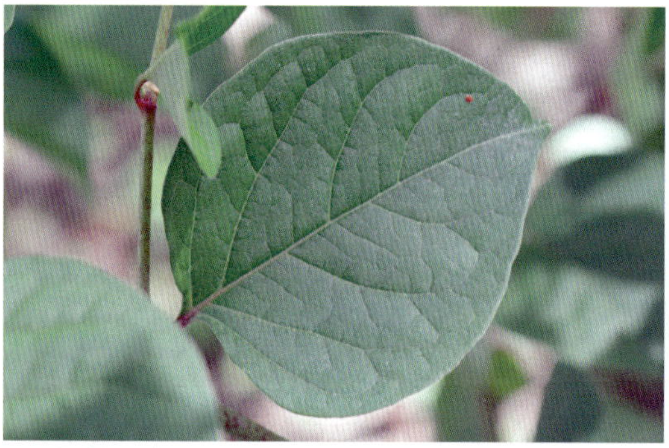

▲ 호장근_ 잎

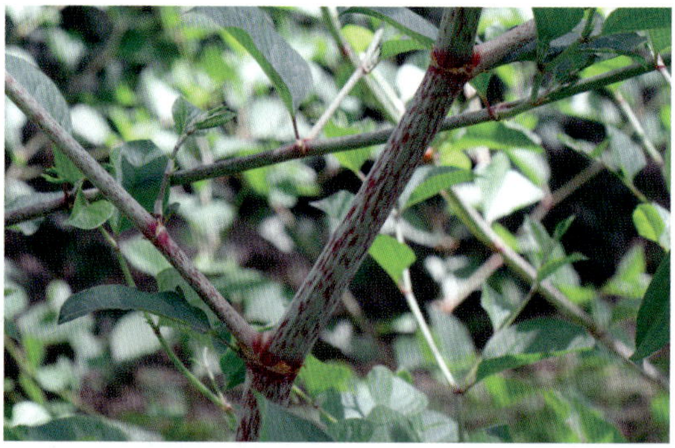

▲ 호장근_ 줄기

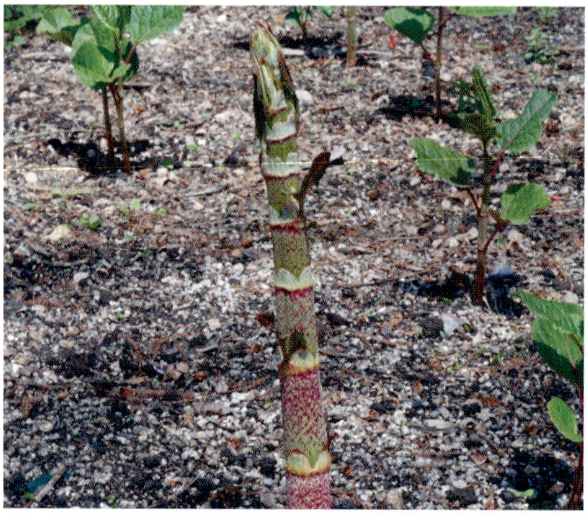

▲ 호장근_ 싹

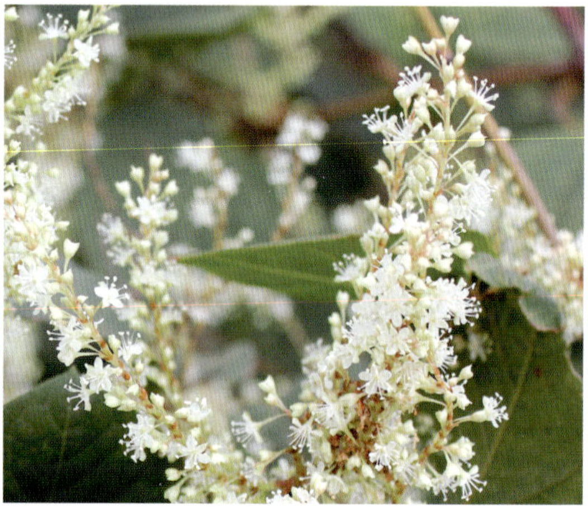

▲ 호장근_ 꽃

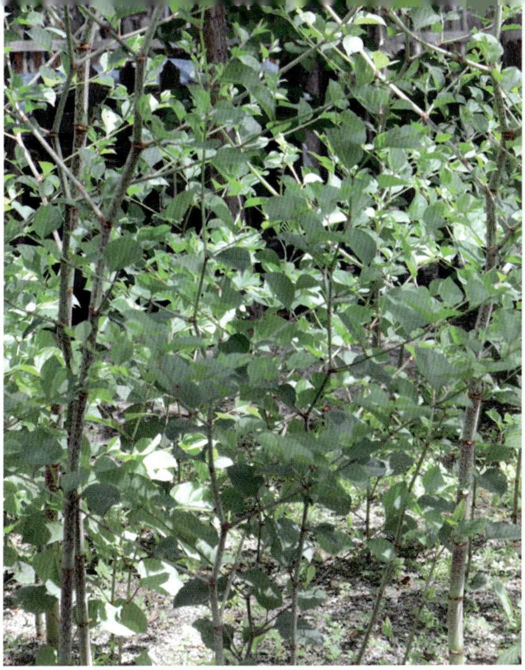

▲ 호장근_ 지상부

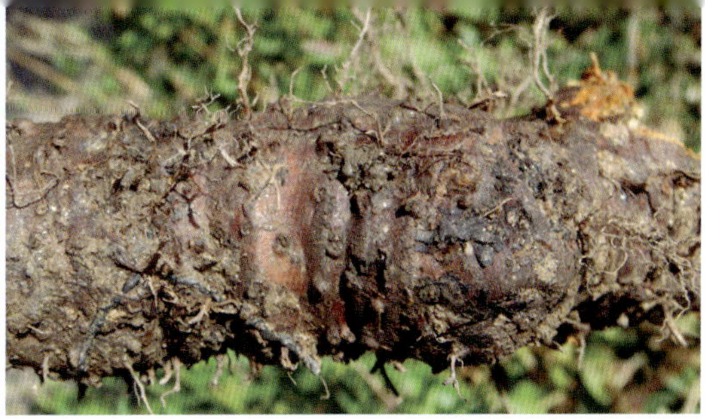

▲ 호장근_ 뿌리줄기(채취품)

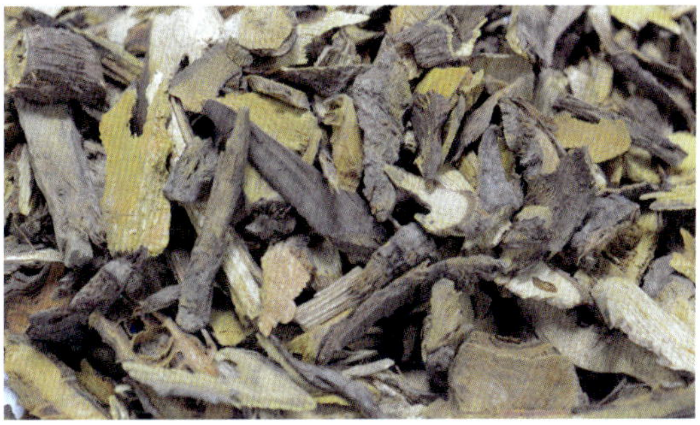

▲ 호장근(약재, 절편)

| 약효 해설 |

- 팔다리를 잘 쓰지 못하고 마비되며 아픈 증세에 쓰인다.
- 폐열로 기침이 나는 증상을 없애준다.
- 황달과 자궁에서 분비물이 나오는 증상을 낫게 한다.
- 소변을 볼 때 아프고 멀건 고름 같은 것이 나오는 증상에 유효하다.

| 동의보감 원문의 한글 식물명 | 감뎻불휘

| 동의보감 효능 | 호장근(虎杖根, 호장근 뿌리)의 성질은 약간 따뜻하고[微溫](보통이라고도[平] 한다) 맛은 쓰며[苦] 독이 없다. 몰려 있는 피와 배 속에 생긴 덩어리를 깨뜨린다. 월경을 통하도록 하며 산후의 어혈을 없애고 고름을 내보낸다. 피부에 얇게 생긴 헌데, 옹독(癰毒), 다쳐서 생긴 어혈에 주로 쓴다. 소변을 잘 나오게 하고 오림(五淋)을 낫게 한다.

| 동의보감 원문 | **虎杖根:** 性微溫[一云平] 味苦 無毒. 破留血癥結 通利月水 下産後惡血 排膿. 主瘡癤癰毒 撲損瘀血. 利小便 通五淋.

| 약용법 | 뿌리줄기 및 뿌리 10~15g을 물 800mL에 넣고 달여서 반으로 나누어 아침저녁으로 마신다. 또는 가루, 환(丸)이나 술로 담가 복용한다. 외용할 때는 적당량을 가루 내어 환부에 붙인다.

홉

생약(한약)명 홉(홀포)

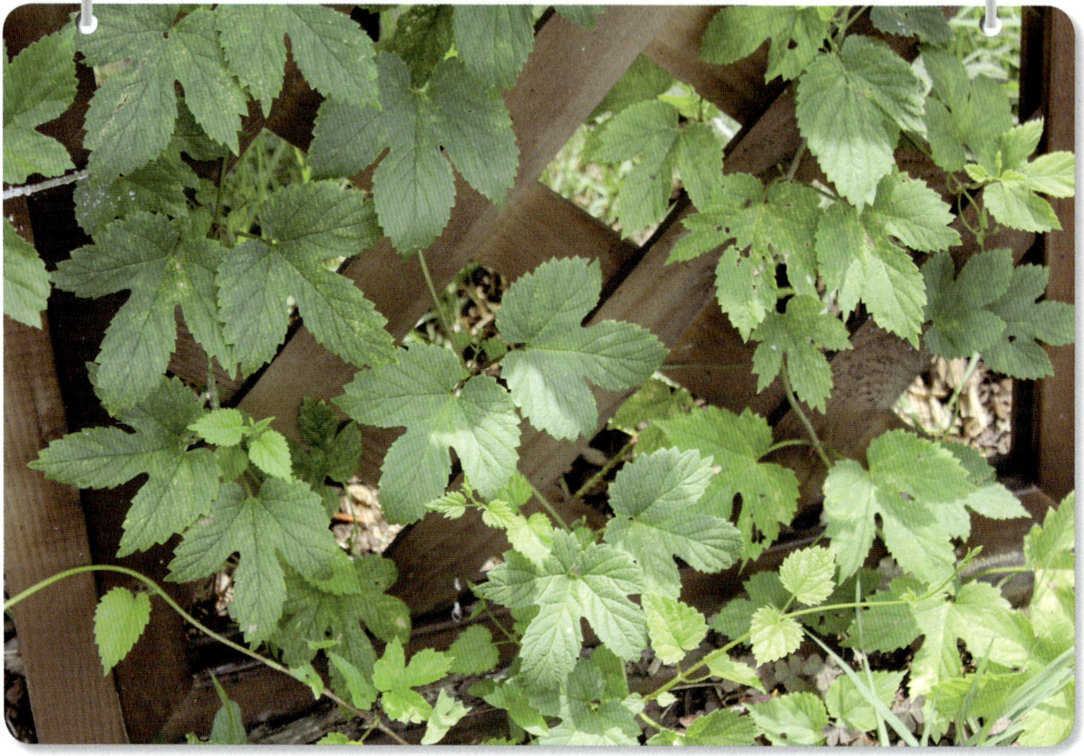

생약명 홉

- 식물명 및 학명: 홉 *Humulus lupulus* Linné
- 과명: 뽕나무과(Moraceae)
- 약용부위: 잘 익은 구과(毬果, 목화한 인편이 모여서 구형 또는 타원체가 된 과일 모양의 구조)
- 생약(한약)명: 홉(홀포, 忽布)
- 라틴 생약명: Humuli Strobilus
- 이명 또는 영명: Hops
- 식약처 공정서 및 조선시대 의서 수재: 대한민국약전외한약(생약)규격집(KHP)

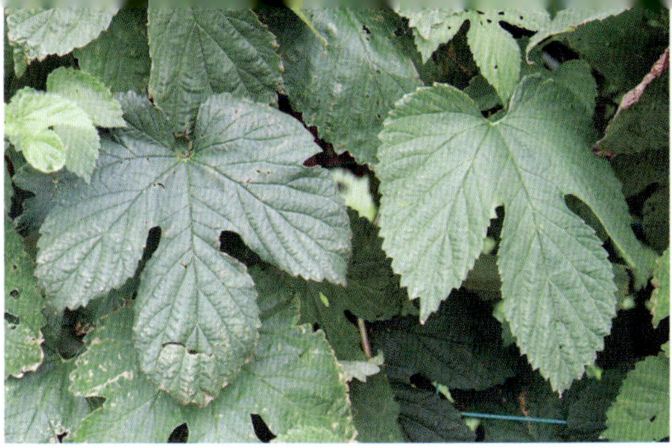

▲ 홉_ 잎

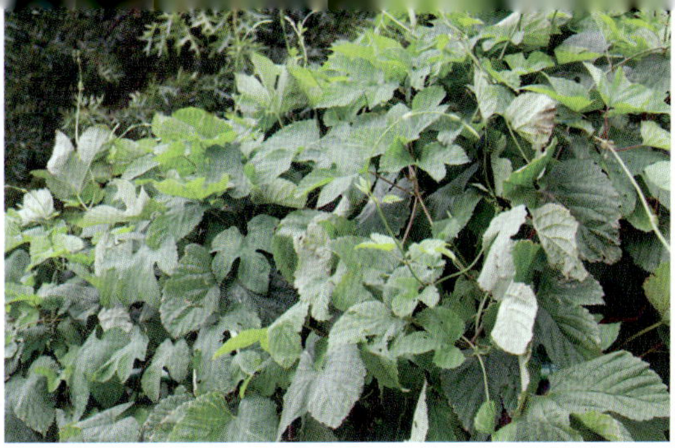

▲ 홉_ 지상부

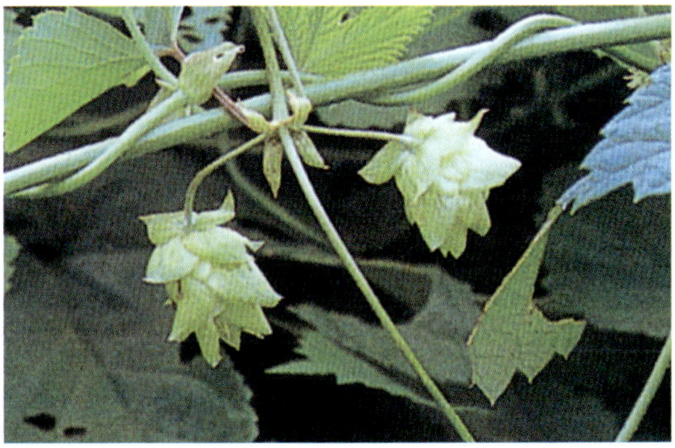

▲ 홉_ 열매

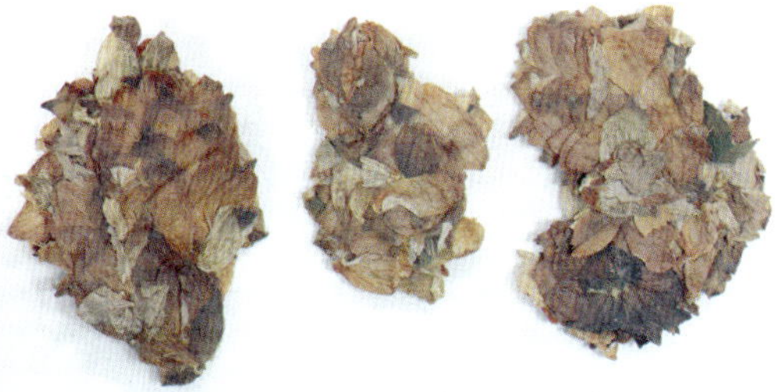

▲ 홉(약재, 포엽)

| 한약의 기원 | 이 약은 홉 *Humulus lupulus* Linné(뽕나무과 Moraceae)의 잘 익은 구과(毬果)이다.

| 한방 특성 |

- **한방 약미(藥味)와 약성(藥性):** 맛은 쓰고 성질은 약간 서늘하다.
- **한방 작용부위(귀경, 歸經):** 홉은 주로 간장, 위장 질환에 영향을 미친다.
- **한방 효능**

  건위소식(健胃消食): 위를 건강하게 하여 소화를 촉진한다.

  이뇨소종(利尿消腫): 소변을 잘 나오게 하고 부종을 가라앉힌다.

| 약효 해설 |

- 소화불량, 불면증, 기침 치료에 효과가 있다.
- 방광염, 폐결핵 치료에 도움된다.
- 정신 안정 작용이 있다.
- 맥주의 향미료로 사용한다.

| 약용법 | 홉 3~9g을 물 800mL에 넣고 달여서 반으로 나누어 아침저녁으로 마신다.

화구등

한약명 조구등

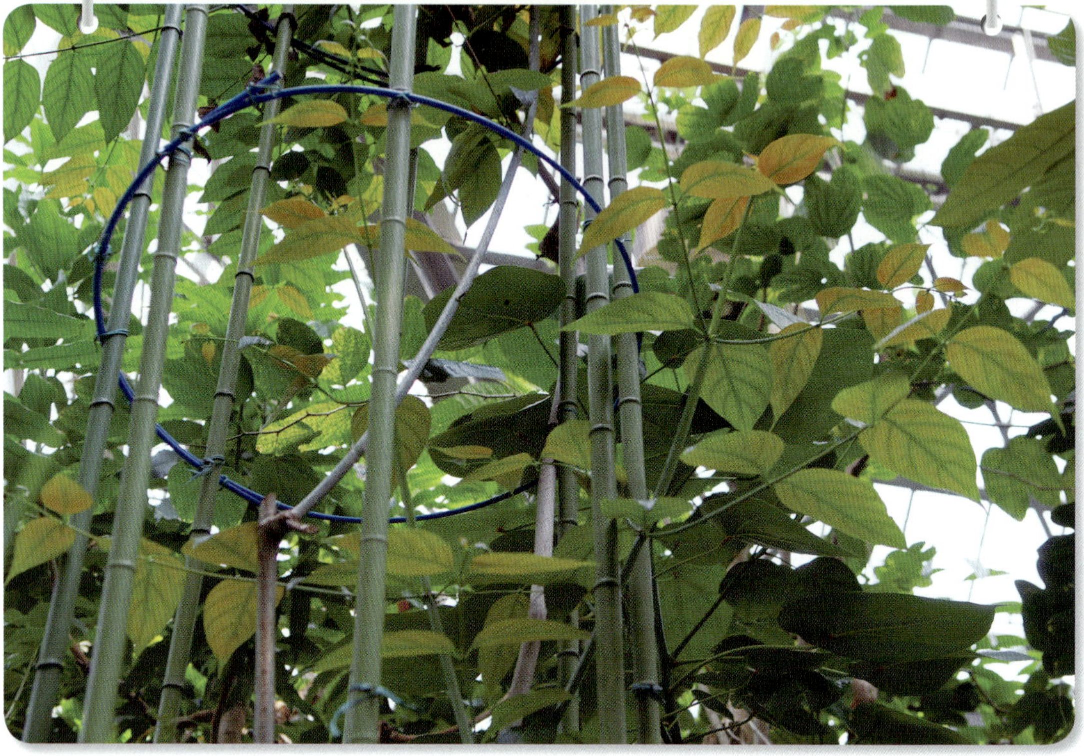

한약명 조구등

- 식물명 및 학명: 화구등(華鉤藤) *Uncaria sinensis* Havil
- 과명: 꼭두서니과(Rubiaceae)
- 약용부위: 가시가 달린 어린가지
- 한약명: 조구등(釣鉤藤)
- 라틴 생약명: Uncariae Ramulus cum Uncus
- 이명 또는 영명: 구등(鉤藤)
- 식약처 공정서 및 조선시대 의서 수재:
  대한민국약전외한약(생약)규격집(KHP)
  동의보감 탕액편의 나무부(部)
  방약합편의 만초(蔓草, 덩굴풀)편

| 한약의 기원 | 이 약은 화구등(華鉤藤) *Uncaria sinensis* Havil 또는 기타 동속 근연식물(꼭두서니과 Rubiaceae)의 가시가 달린 어린가지이다.

| 한방 특성 |

- 한방 약미(藥味)와 약성(藥性): 맛은 달고 성질은 서늘하다.
- 한방 작용부위(귀경, 歸經): 조구등은 주로 간장, 심포(心包) 질환에 영향을 미친다.
- 한방 효능

식풍지경(熄風止痙): 풍(風)으로 인한 경련을 멎게 한다.

청열평간(淸熱平肝): 열기를 식히고 간화(肝火)를 안정시킨다.

| 약효 해설 |

- 머리가 아프고 정신이 아찔아찔하여 어지러운 증상에 사용한다.
- 임신 말기 또는 해산 때 의식을 잃고 전신 경련이 일어나는 위급한 병증에 유효하다.
- 어린아이가 갑자기 의식을 잃고 경련이 나타나는 증상에 도움이 된다.
- 어린아이가 낮에는 조용하다가 밤이 되면 불안해하고 계속 우는 증상에 쓰인다.
- 고혈압 치료에 효과가 있다.

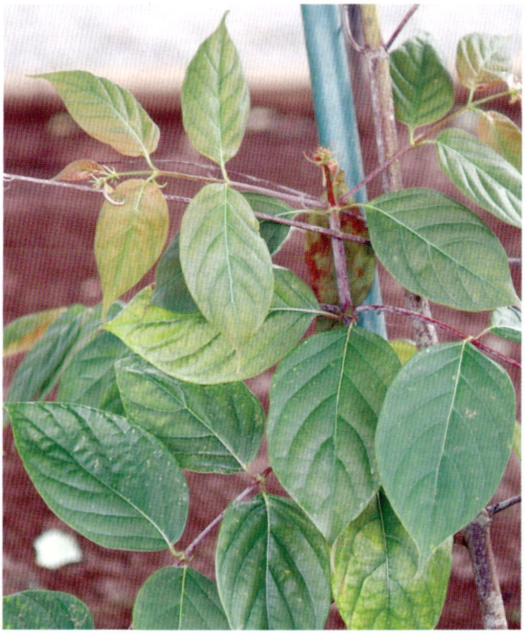

▲ 조등(*Uncaria rhynchophylla*)_ 줄기와 잎

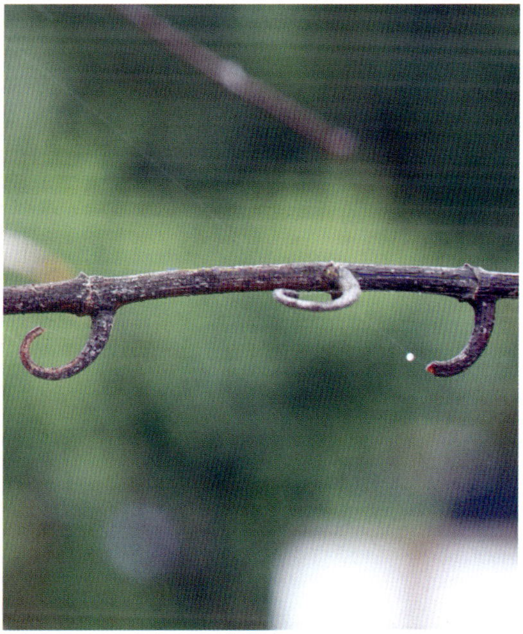

▲ 조등(*Uncaria rhynchophylla*)_ 가시

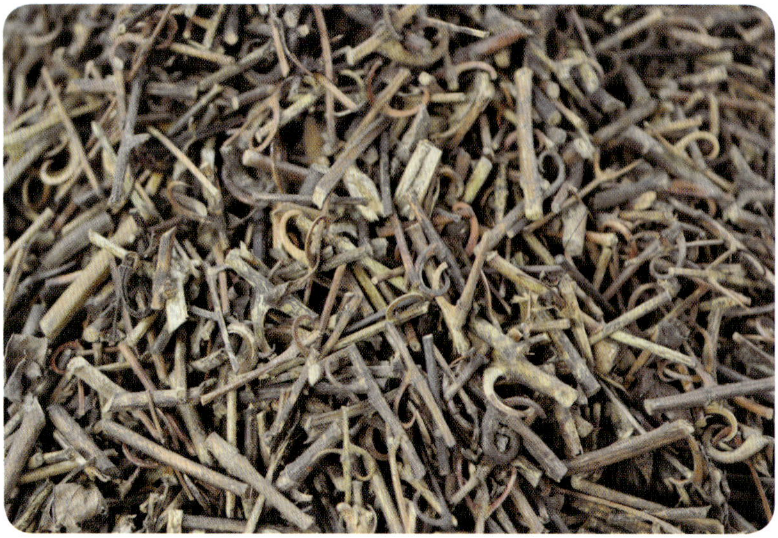

▲ 조구등(약재, 전형)

| 동의보감 효능 | 조등(釣藤, 조구등)의 성질은 차며[寒](보통이라고도[平] 한다) 맛은 쓰고[苦](달다[甘]고도 한다) 독이 없다. 소아가 놀랐을 때 발작하는 간질, 객오(客忤), 갓난아이가 놀라는 것을 낫게 한다. 오로지 소아가 열이 나다가 놀라는 증상을 치료한다.

| 동의보감 원문 | **釣藤:** 性寒[一云平] 味苦[一云甘] 無毒. 主小兒十二驚癎 及客忤 胎風. 專治驚熱.

| 약용법 | 가시가 달린 어린가지 6~30g을 물 800mL에 넣고 달여서 반으로 나누어 아침 저녁으로 마신다. 너무 오래 끓이지 않아야 한다. 또는 가루나 환(丸)으로 만들어 복용한다.

화살나무

한약명 귀전우

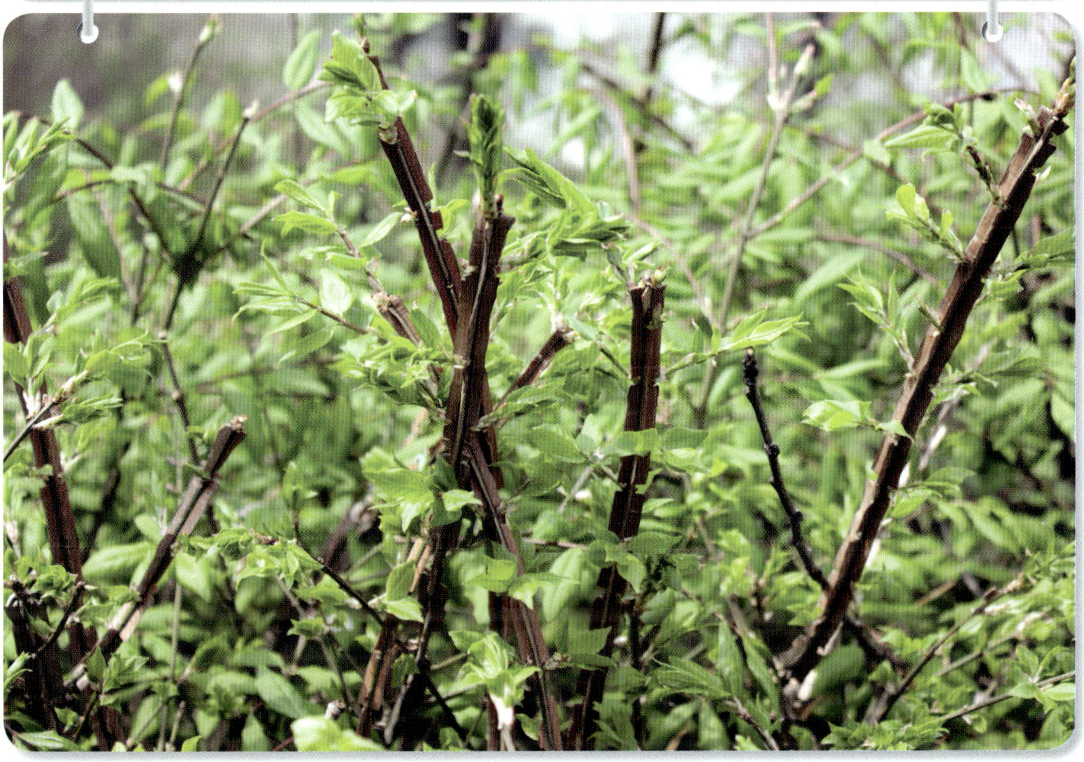

한약명 귀전우

- 식물명 및 학명: 화살나무 *Euonymus alatus* Siebold
- 과명: 노박덩굴과(Celastraceae)
- 약용부위: 줄기에 생긴 날개 모양의 코르크
- 한약명: 귀전우(鬼箭羽)
- 라틴 생약명: Euonymi Ramuli Suberalatum
- 식약처 공정서 및 조선시대 의서 수재:
  대한민국약전외한약(생약)규격집(KHP)
  동의보감 탕액편의 나무부(部)

| 한약의 기원 | 이 약은 화살나무 *Euonymus alatus* Siebold(노박덩굴과 Celastraceae)의 줄기에 생긴 날개 모양의 코르크이다.

| 한방 특성 |

- 한방 약미(藥味)와 약성(藥性): 맛은 쓰고 매우며 성질은 차다.
- 한방 작용부위(귀경, 歸經): 귀전우는 주로 간장, 비장 질환에 영향을 미친다.
- 한방 효능

파혈통경(破血通經): 어혈을 깨뜨려 월경이 잘 나오게 한다.

해독소종(解毒消腫): 해독하고 종기를 가라앉힌다.

살충(殺蟲): 기생충을 죽인다.

| 약효 해설 |

- 가슴과 배의 통증을 없애준다.

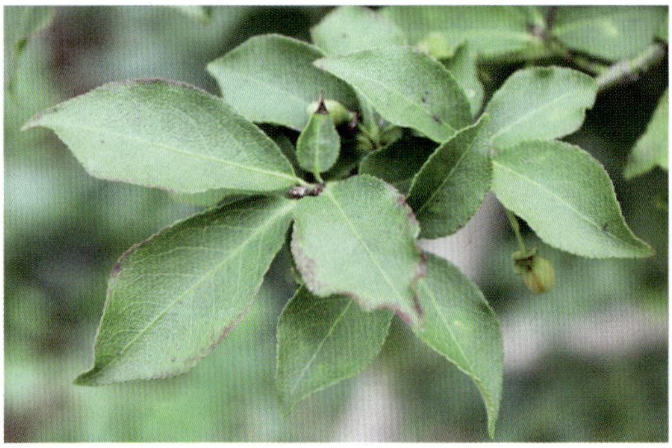

▲ 화살나무_ 잎

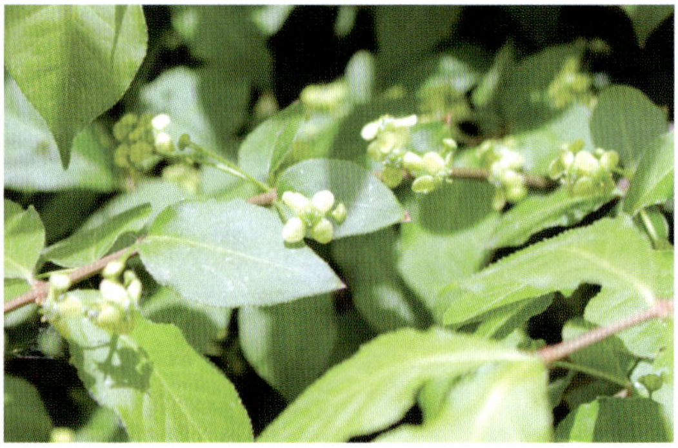

▲ 화살나무_ 꽃

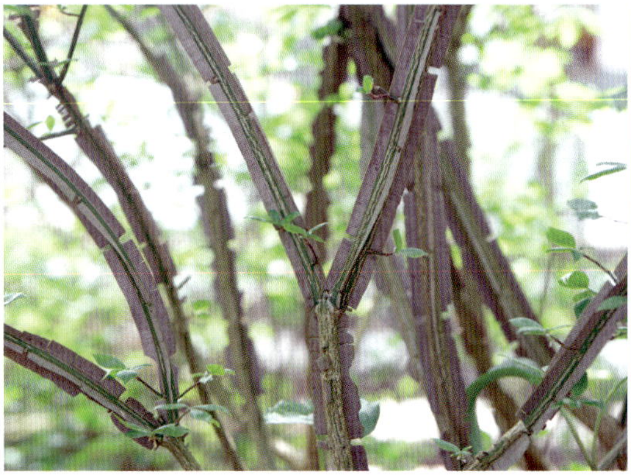

▲ 화살나무_ 줄기

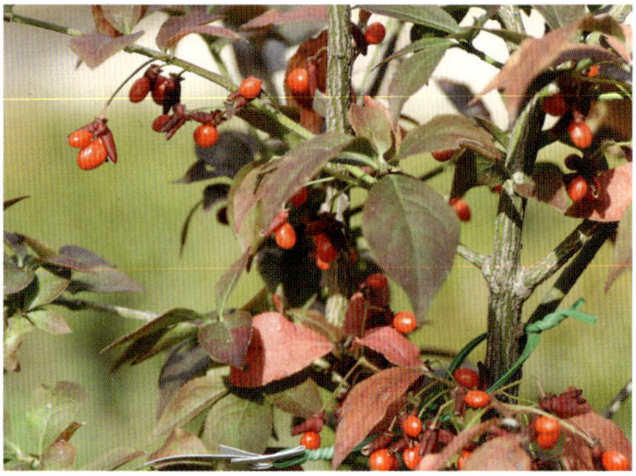

▲ 화살나무_ 열매

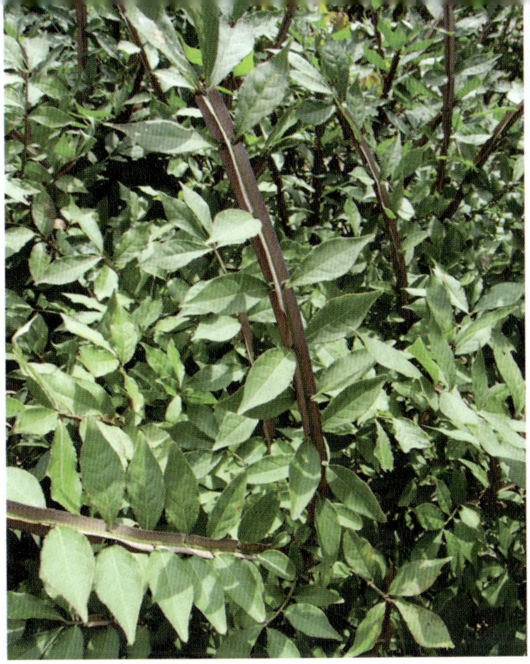

▲ 화살나무_ 지상부

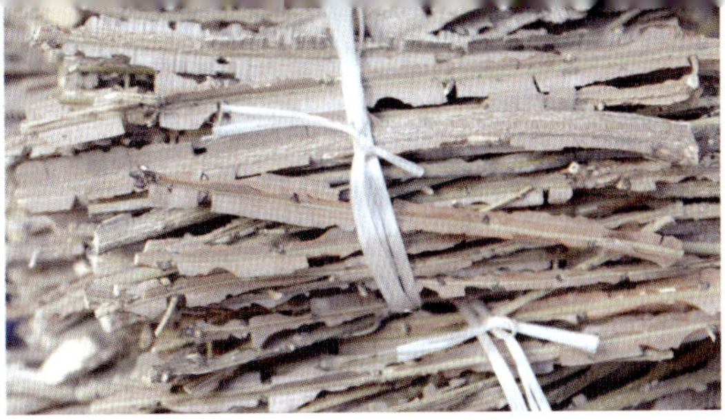

▲ 귀전우(약재, 시장 판매품)

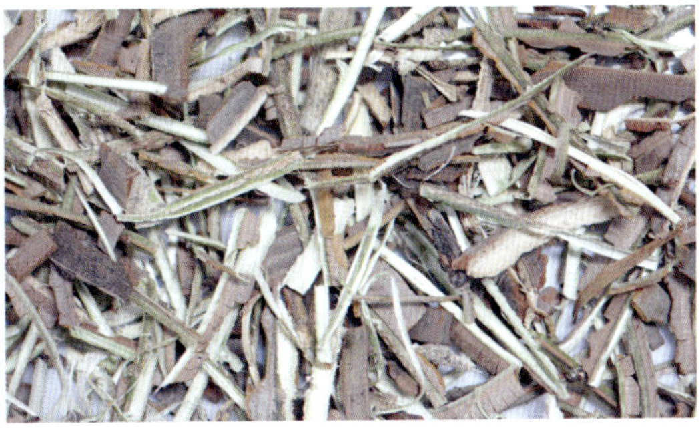

▲ 귀전우(약재, 절단)

- 고환이나 음낭이 커지면서 아프거나 아랫배가 땅기며 아픈 병증을 낫게 한다.
- 산후 어혈복통에 쓰인다.
- 부정기 자궁출혈을 치료한다.

| 동의보감 원문의 한글 식물명 | 부되회

| 동의보감 효능 | 위모(衛矛, 화살나무)의 성질은 차며[寒] 맛은 쓰고[苦] 독이 없다(독이 조금 있다고도 한다). 고독(蠱毒), 시주(尸疰), 중악(中惡, 중풍의 일종)으로 배가 아픈 데 주로 쓴다. 나쁜 기운, 헛것에 들린 것, 가위눌리는 것을 낫게 한다. 배 속의 충을 죽이며 월경을 통하게 한다. 배 속에 생긴 덩어리를 깨뜨린다. 부정기 자궁출혈, 자궁에서 분비물이 나오는 것, 산후에 어혈로 아픈 것을 멎게 하고 풍독종(風毒腫)으로 부어오른 것을 가라앉힌다. 유산시킬 수 있다.

| 동의보감 원문 | 衛矛: 性寒 味苦 無毒[一云小毒]. 主蠱疰 中惡腹痛. 除邪殺鬼 及百邪鬼魅 殺腹藏蟲 通月經 破癥結 止血崩帶下 産後瘀痛 消風毒腫 能落胎.

| 약용법 | 귀전우 4~9g을 물 800mL에 넣고 달여서 반으로 나누어 아침저녁으로 마시거나 또는 가루나 환(丸)으로 만들어 복용한다. 외용할 때는 적당량을 짓찧어서 환부에 붙인다.

황기

한약명 황기

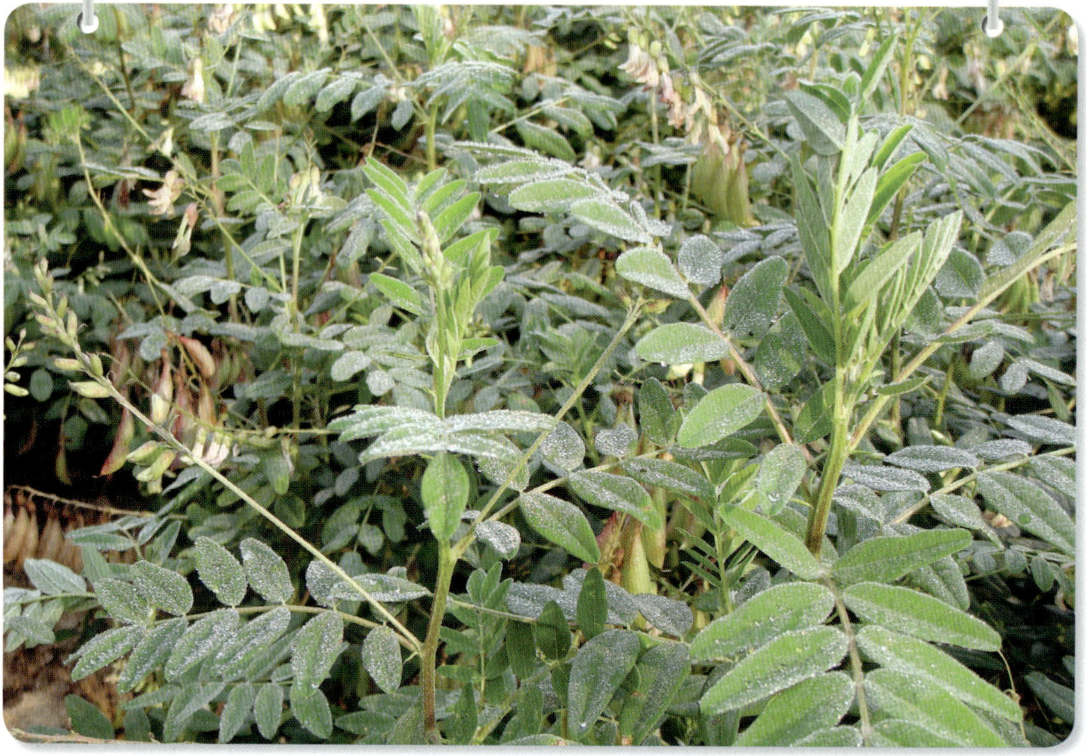

▲ 황기_ 지상부

한약명 황기

- 식물명 및 학명: 황기 *Astragalus membranaceus* Bunge, 몽골황기(蒙古黃芪) *Astragalus membranaceus* Bunge var. *mongholicus* Hsiao
- 과명: 콩과(Leguminosae)
- 약용부위: 뿌리로서 그대로 또는 주피를 제거한 것
- 한약명: 황기(黃芪)
- 라틴 생약명: Astragali Radix
- 이명 또는 영명: Astragalus Root
- 식약처 공정서 및 조선시대 의서 수재:
  대한민국약전(KP)
  동의보감 탕액편의 풀부(部)
  방약합편의 산초(山草)편

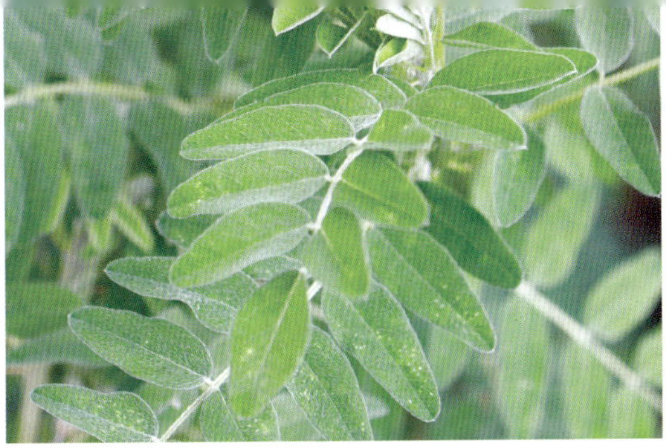

▲ 황기_ 잎

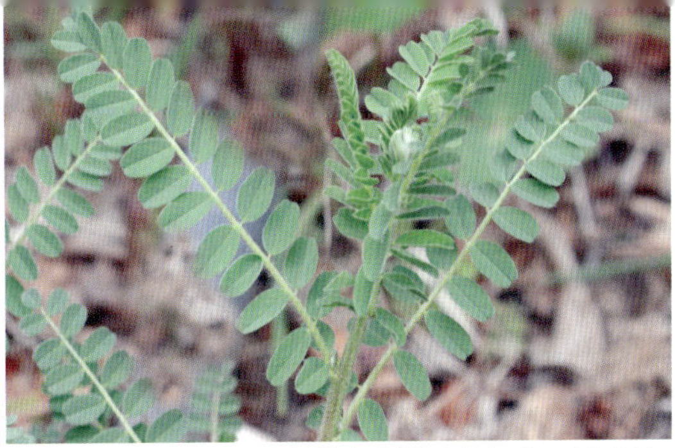

▲ 몽골황기_ 잎(황기의 잎보다 크기가 작다.)

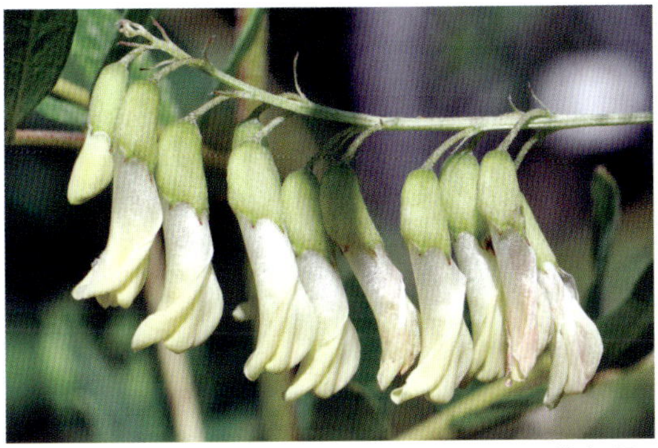

▲ 황기_ 꽃

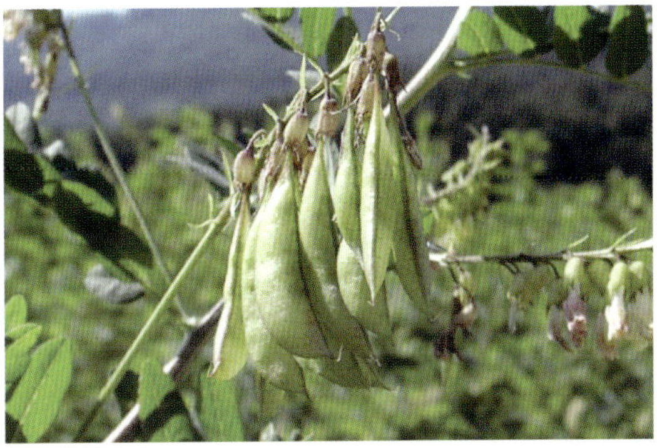

▲ 황기_ 열매

| 한약의 기원 | 이 약은 황기 *Astragalus membranaceus* Bunge 또는 몽골황기(蒙古黃芪) *Astragalus membranaceus* Bunge var. *mongholicus* Hsiao(콩과 Leguminosae)의 뿌리로서 그대로 또는 주피를 제거한 것이다.

| 한방 특성 |

- 한방 약미(藥味)와 약성(藥性): 맛은 달고 성질은 약간 따뜻하다.
- 한방 작용부위(귀경, 歸經): 황기는 주로 폐, 비장 질환에 영향을 미친다.
- 한방 효능

보기승양(補氣升陽): 기(氣)를 보하고 양기(陽氣)를 끌어올린다.

고표지한(固表止汗): 체표를 튼튼하게 하여 땀을 멎게 한다.

이수소종(利水消腫): 소변을 잘 나오게 하고 부종을 가라앉힌다.

탁독생기(托毒生肌): 독기를 제거하고 새살이 나게 한다.

| 약효 해설 |

- 잠자거나 깨어 있는 상태에서 식은땀이 많이 흐르는 증상에 사용한다.
- 허약체질과 급만성 신염에 쓴다.

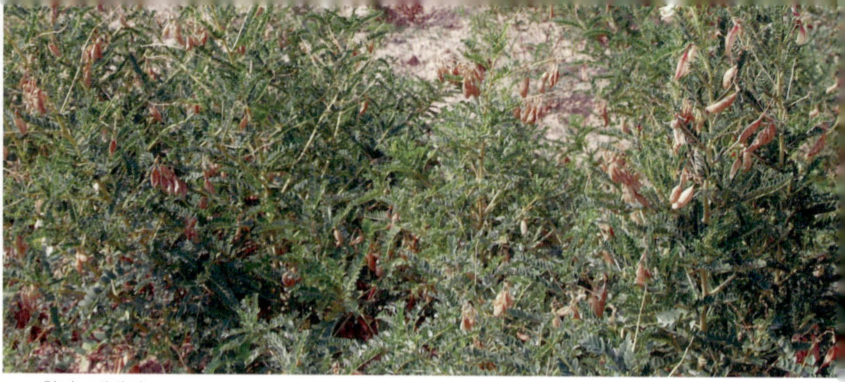

▲ 황기_ 재배지

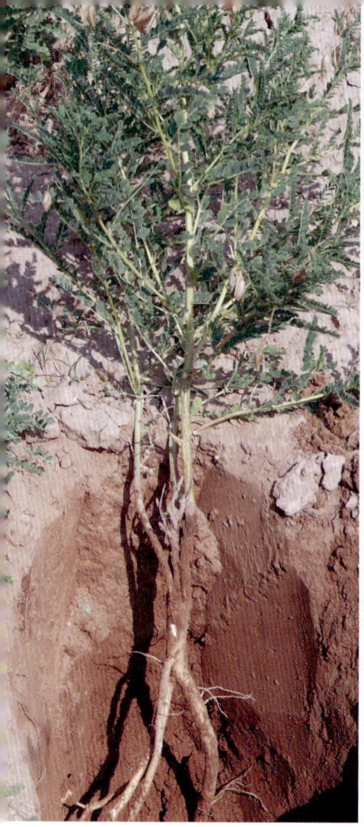

▲ 황기_ 뿌리(채취품)

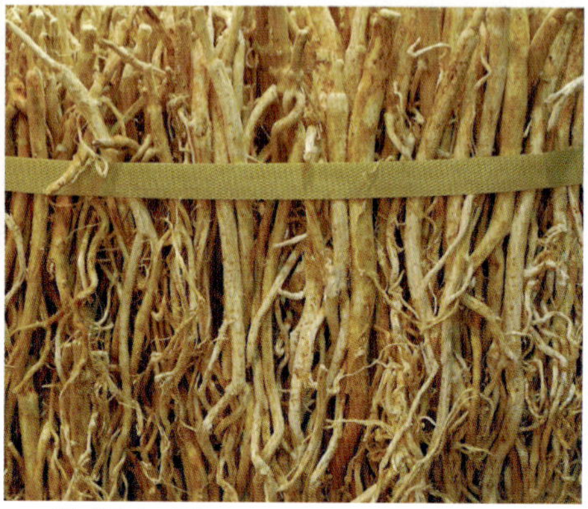

▲ 황기(약재, 전형)

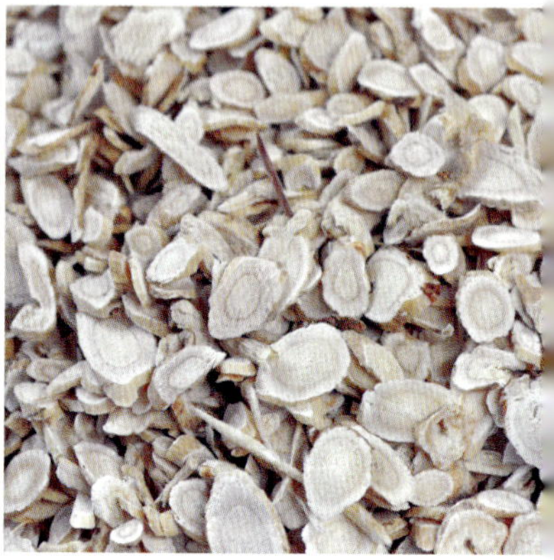

▲ 황기(약재, 절편)

- 반신불수 치료에 도움된다.
- 혈변(血便)과 함께 여성의 성기로부터 비정상적으로 피가 나오는 증상을 치료한다.
- 식사를 지나치게 적게 하여 대변이 무른 증상을 낫게 한다.

| 동의보감 원문의 한글 식물명 | ᄃᆞᆫ너삼불휘

| 동의보감 효능 | 황기(黃芪)의 성질은 약간 따뜻하고[微溫] 맛은 달며[甘] 독이 없다. 허손(虛損)으로 몹시 야윈 데 쓴다. 기를 돕고 살찌게 하며 추웠다 열나는 것을 멎게 한다. 신(腎)이 약해서 귀가 먹은 것을 치료한다. 옹저를 없애고 오래된 헌데에서 고름을 빼내며 아픈 것을 멎게 한다. 또한 소아의 온갖 병과 여성의 부정기 자궁출혈, 자궁에서 분비물이 나오는 것 등 여러 질병을 치료한다.

| 동의보감 원문 | **黃芪:** 性微溫 味甘 無毒. 主虛損羸瘦. 益氣長肉 止寒熱. 療腎衰耳聾 治癰疽久敗瘡 排膿止痛. 又治小兒百病 婦人崩漏 帶下諸疾.

| 약용법 | 뿌리 9~30g을 물 800mL에 넣고 달여서 반으로 나누어 아침저녁으로 마신다.

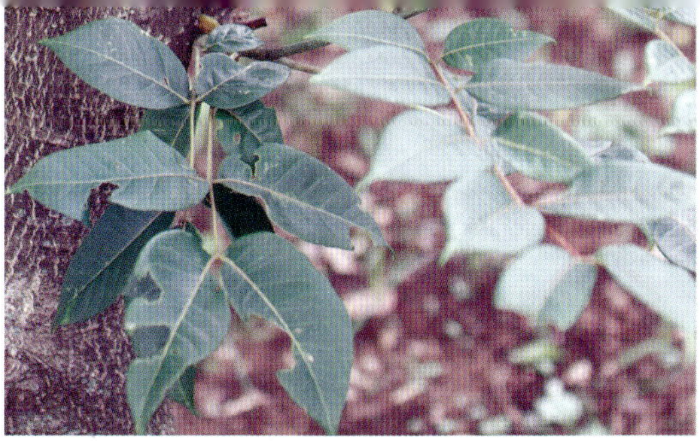

▲ 황벽나무_ 잎

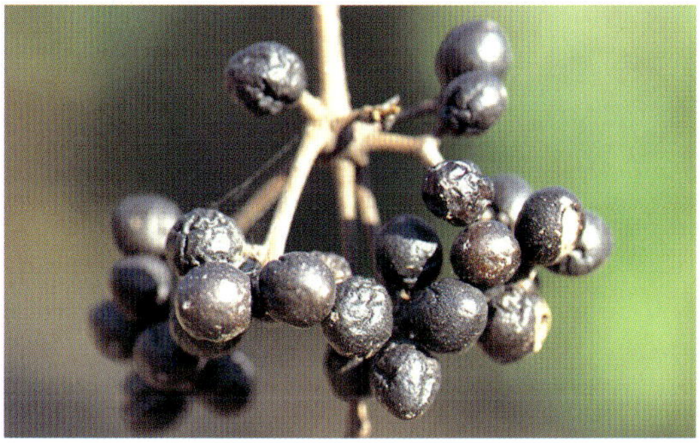

▲ 황벽나무_ 열매

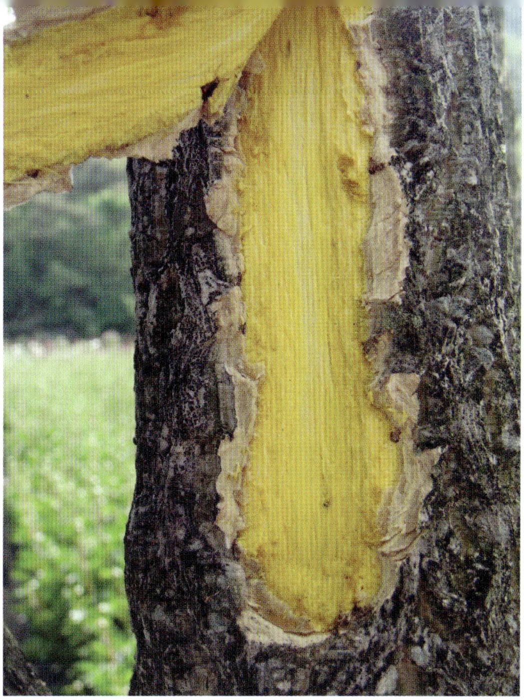

▲ 황벽나무_ 나무껍질

| 한약의 기원 | 이 약은 황벽나무 *Phellodendron amurense* Ruprecht 또는 황피수(黃皮樹) *Phellodendron chinense* Schneider(운향과 Rutaceae)의 줄기껍질로서 주피를 제거한 것이다.

| 한방 특성 |

- 한방 약미(藥味)와 약성(藥性): 맛은 쓰고 성질은 차다.
- 한방 작용부위(귀경, 歸經): 황백은 주로 신장, 방광 질환에 영향을 미친다.
- 한방 효능

  청열조습(淸熱燥濕): 열기를 식히고 습기를 말린다.

  사화제증(瀉火除蒸): 뼛속이 후끈 달아오르는 골증열(骨蒸熱)을 해소한다.

  해독요창(解毒療瘡): 해독하고 상처를 낫게 한다.

| 약효 해설 |

- 심신이 허약하여 잠자는 사이에 식은땀이 저절로 나는 증상을 치료한다.
- 몸이 허약하여 기침과 미열이 나고 뼛속이 달아오르는 증상에 쓰인다.
- 무의식중에 정액이 몸 밖으로 나오는 증상에 효과가 있다.
- 눈이 충혈되면서 붓고 아픈 증상을 낫게 한다.

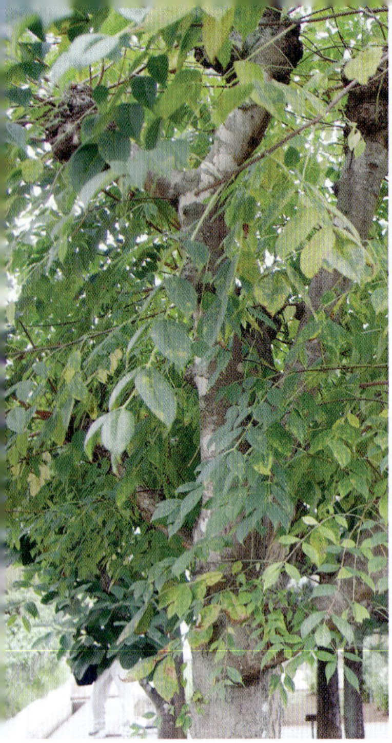

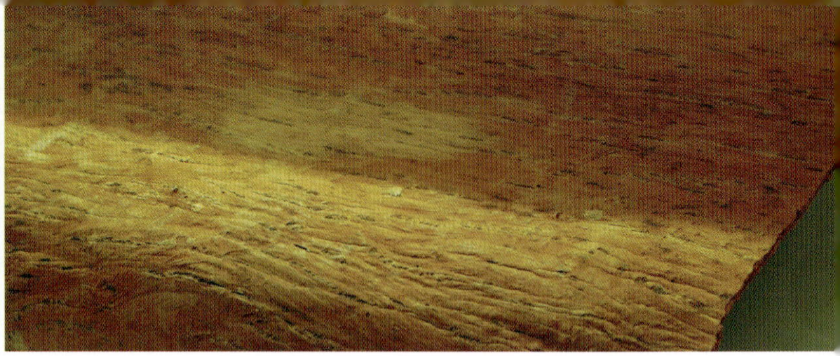

▲ 황백(약재, 전형)

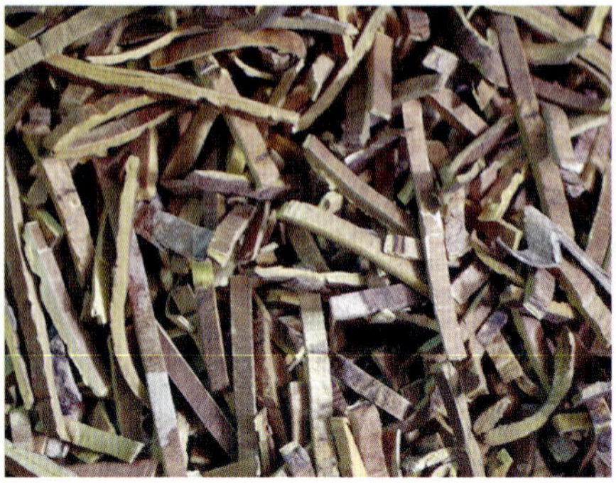

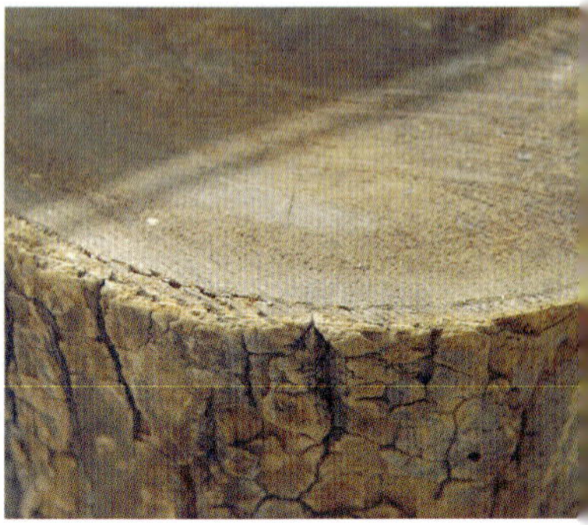

▲ 황벽나무_ 수형

▲ 황백(약재, 절편)

▲ 황벽나무_ 나무줄기의 횡단면

- 자궁에서 분비물이 나오는 증상에 사용한다.
- 입안이 허는 증상에 활용한다.
- 황달, 혈변(血便), 이질에 유효하다.
- 고미건위, 정장, 수렴 작용이 있다.

| 동의보감 원문의 한글 식물명 | 황벽나못겁질

| 동의보감 효능 | 황벽(黃蘗, 황벽나무 껍질)의 성질은 차며[寒] 맛이 쓰고[苦] 독이 없다. 오장(五藏)과 위와 대소장[腸胃]에 열이 맺힌 것과 황달(黃疸), 치질[腸痔, 장치]을 주로 치료한다. 설사, 이질, 여성의 부정기 자궁출혈, 적백대하, 여성의 음부가 허는 것을 치료한다. 감충(疳蟲)을 죽이고 옴과 버짐, 입안이 헌 것을 낫게 한다. 몸이 허약하여 기침과 미열이 나며 식은땀이 흐르고 뼛속이 달아오르는 증상을 치료한다.

| 동의보감 원문 | **黃蘗:** 性寒 味苦 無毒. 主五藏腸胃中結熱 黃疸 腸痔. 療泄痢 女子漏下赤白 陰蝕瘡. 殺疳蟲 疥癬 治目熱赤痛 口瘡 除骨蒸勞熱.

| 약용법 | 줄기껍질 3~12g을 물 800mL에 넣고 달여서 반으로 나누어 아침저녁으로 마시거나 외용으로 적당량 사용한다.

회향

한약명 회향

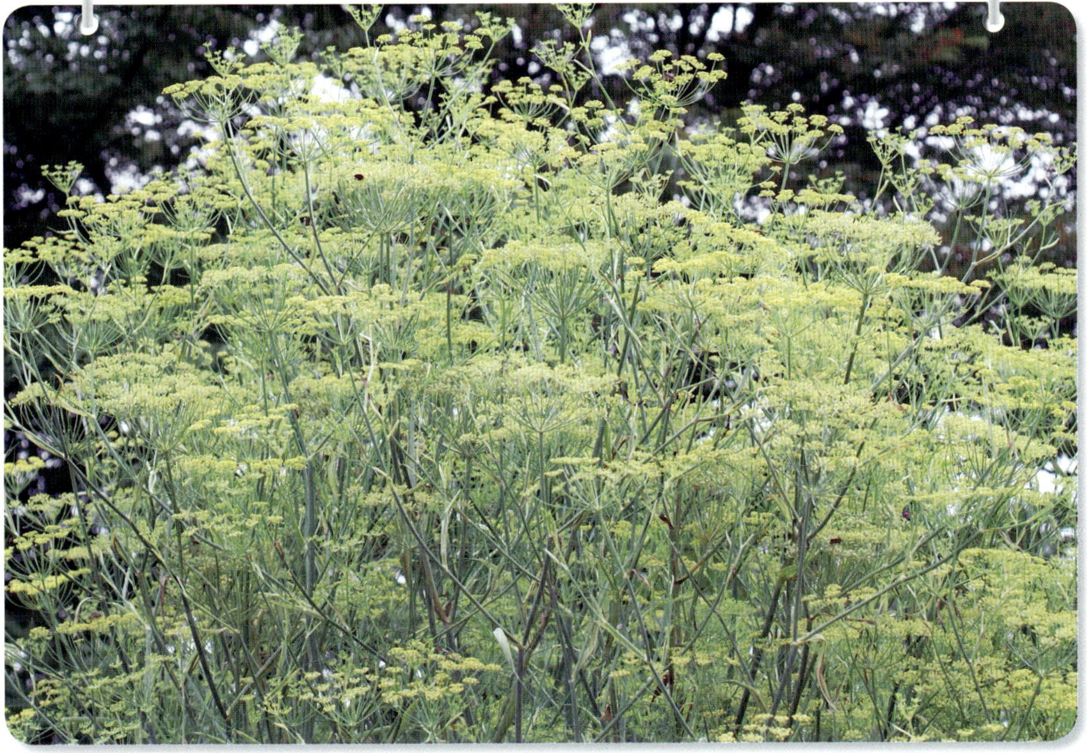

한약명 회향

- 식물명 및 학명: 회향 *Foeniculum vulgare* Miller
- 과명: 산형과(Umbelliferae)
- 약용부위: 잘 익은 열매
- 한약명: 회향(茴香)
- 라틴 생약명: Foeniculi Fructus
- 이명 또는 영명: 소회향(小茴香), Fennel

- 식약처 공정서 및 조선시대 의서 수재:
  대한민국약전(KP)
  동의보감 탕액편의 풀부(部)
  방약합편의 방초(芳草, 향기가 좋은 풀)편

| 한약의 기원 | 이 약은 회향 *Foeniculum vulgare* Miller(산형과 Umbelliferae)의 잘 익은 열매이다.

| 한방 특성 |

- 한방 약미(藥味)와 약성(藥性): 맛은 맵고 성질은 따뜻하다.
- 한방 작용부위(귀경, 歸經): 회향은 주로 간장, 신장, 비장, 위장 질환에 영향을 미친다.
- 한방 효능

  산한지통(散寒止痛): 한사(寒邪)를 없애고 통증을 멎게 한다.

  이기개위(理氣開胃): 기(氣)를 통하게 하고 위 기능을 증진한다.

| 약효 해설 |

- 배꼽 주위가 짜는 듯이 아프고 손발이 차가워지는 병증에 쓰인다.
- 복부가 부르고 그득한 것과 복통을 없앤다.
- 음식 섭취량이 적으며 토하고 설사하는 증상에 사용한다.

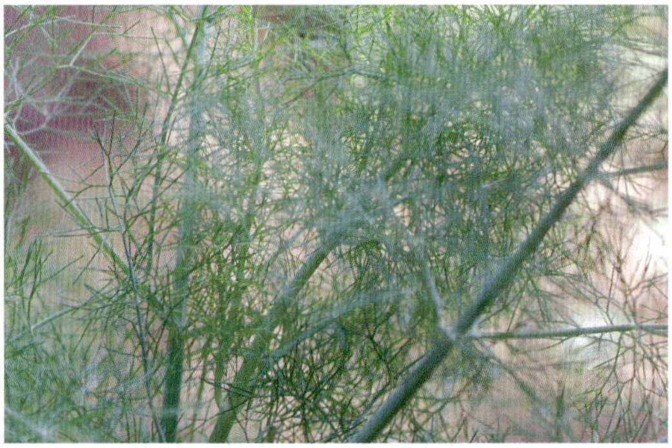

▲ 회향_ 잎

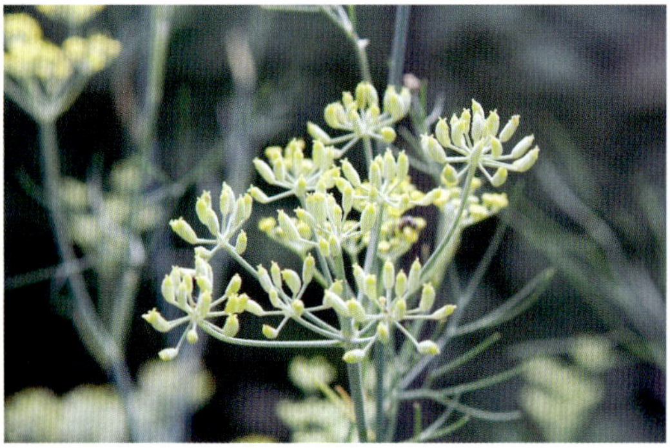

▲ 회향_ 꽃

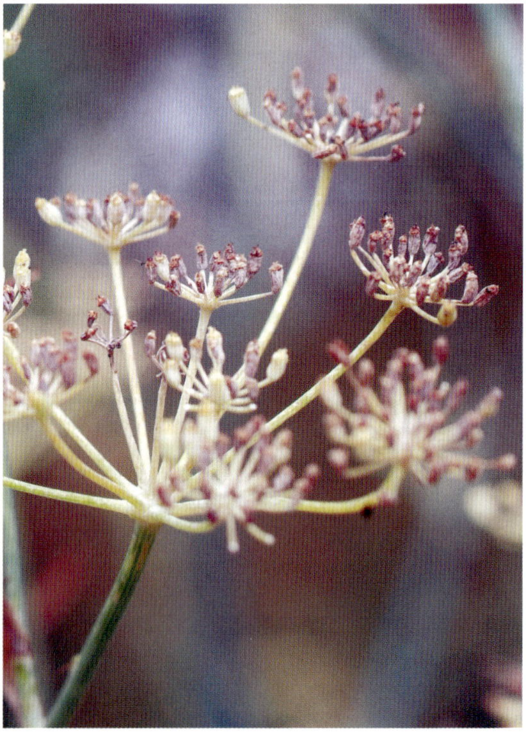

▲ 회향_ 열매

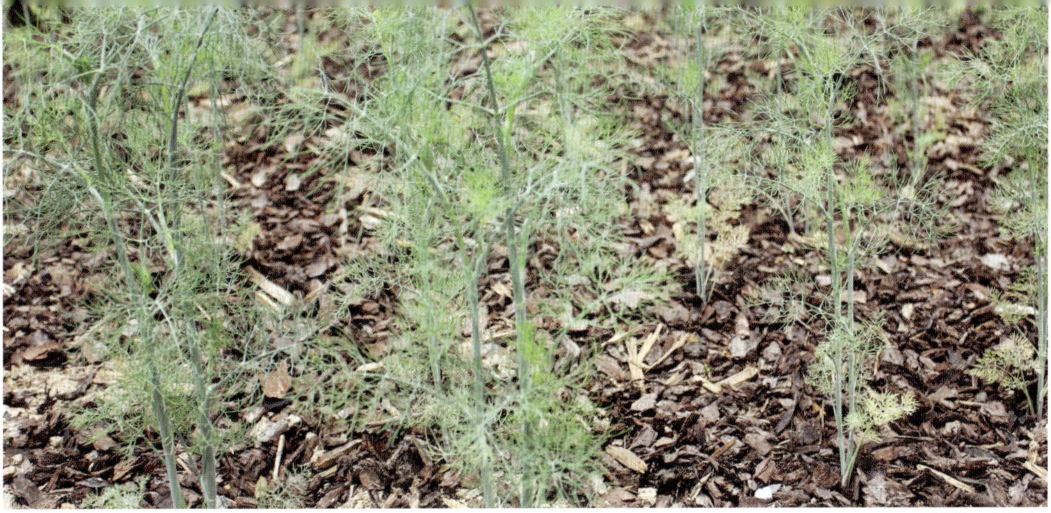

▲ 회향_ 지상부

- 위액 분비를 촉진하여 소화를 촉진하고 식욕을 항진하는 작용이 있다.
- 정장, 구풍(驅風), 진경 작용이 있다.

| 동의보감 효능 | 회향(茴香)의 성질은 보통이고[平] 맛은 매우며[辛] 독이 없다. 식욕을 돋우고 음식을 잘 내려가게 한다. 음식이 체하여 구토하고 설사하는 것, 메스껍고 배 속이 편안치 못한 것을 낫게 한다. 신상이 허약하여 피로해지는 것, 음낭이 붓는 증상[㿗疝, 퇴산], 방광이 아픈 것, 음부가 아픈 것을 치료한다. 또 중초(中焦)의 기운을 조화시키며 위(胃)를 따뜻하게 한다.

| 동의보감 원문 | **茴香:** 性平 味辛 無毒. 開胃下食. 治霍亂及惡心 腹中不安 療腎勞㿗疝 及膀胱痛 陰疼. 又調中煖胃.

| 약용법 | 열매 3~6g을 물 800mL에 넣고 달여서 반으로 나누어 아침저녁으로 마신다.

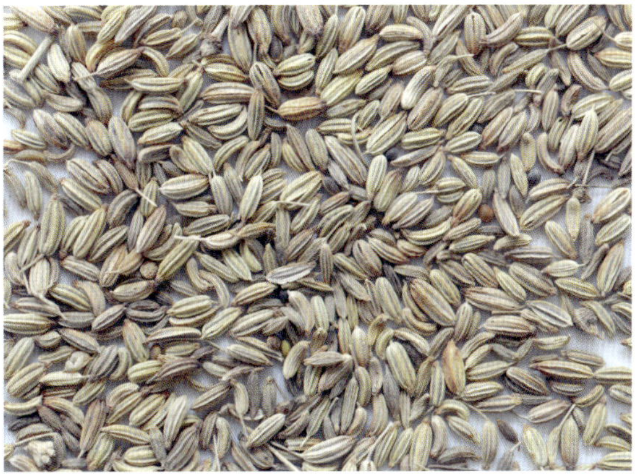

▲ 회향(약재, 전형)

회화나무

한약명 괴각, 괴화

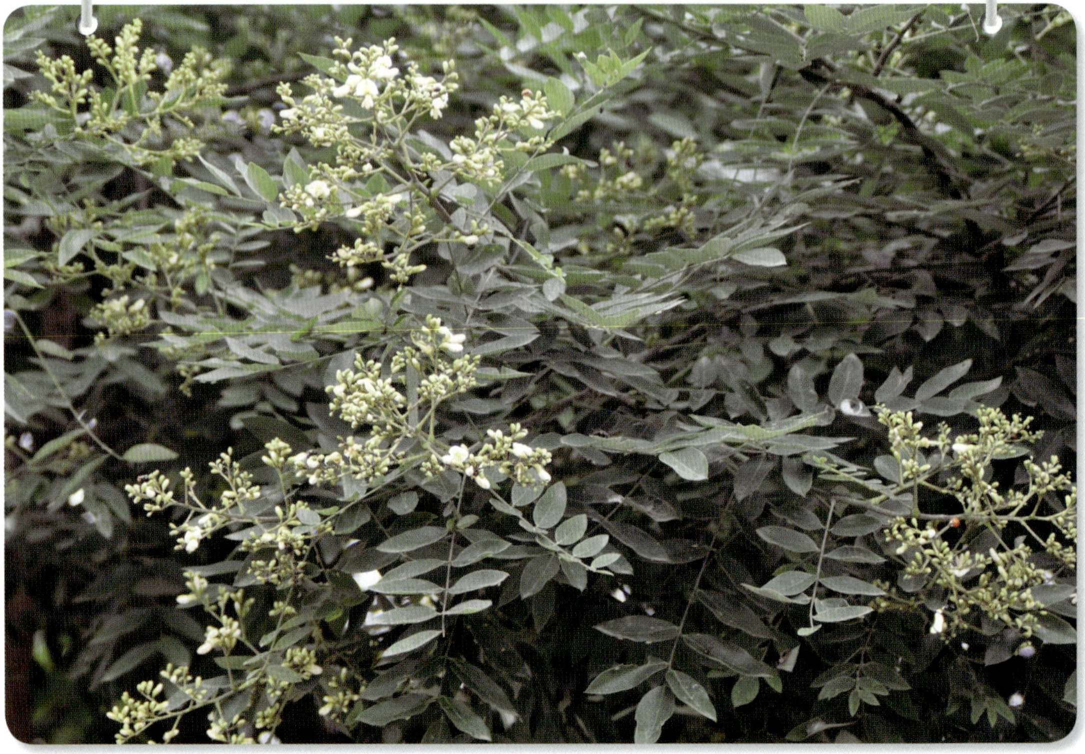

한약명 괴각

- 식물명 및 학명: 회화나무 *Sophora japonica* Linné
- 과명: 콩과(Leguminosae)
- 약용부위: 잘 익은 열매
- 한약명: 괴각(槐角)
- 라틴 생약명: Sophorae Fructus
- 이명 또는 영명: 괴실(槐實)
- 식약처 공정서 및 조선시대 의서 수재:
  대한민국약전외한약(생약)규격집(KHP)
  동의보감 탕액편의 나무부(部)

| 한약의 기원 | 이 약은 회화나무 *Sophora japonica* Linné(콩과 Leguminosae)의 잘 익은 열매이다.

| 한방 특성 |

- 한방 약미(藥味)와 약성(藥性): 맛은 쓰고 성질은 차다.
- 한방 작용부위(귀경, 歸經): 괴각은 주로 간장, 대장 질환에 영향을 미친다.
- 한방 효능

청열사화(淸熱瀉火): 열기를 식히고 화기(火氣)를 배출시킨다.

양혈지혈(凉血止血): 혈열(血熱)을 식히고 지혈한다.

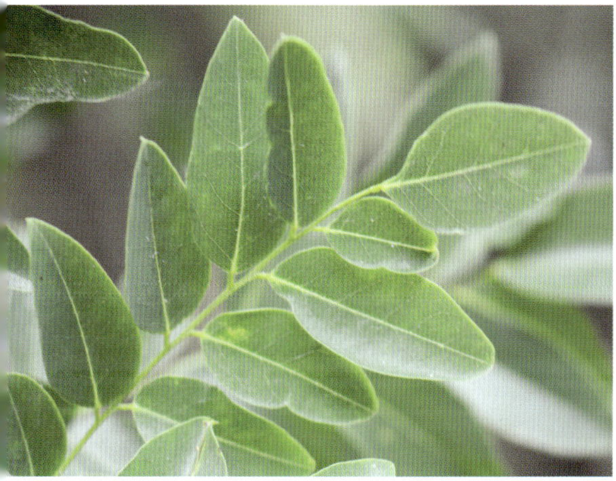

▲ 회화나무_ 잎

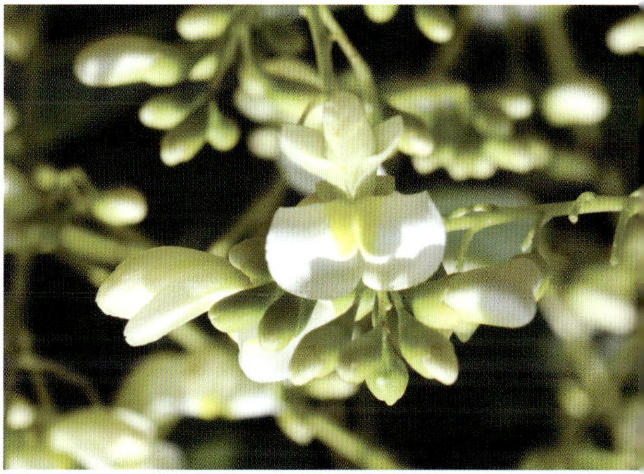

▲ 회화나무_ 꽃(크로아티아)

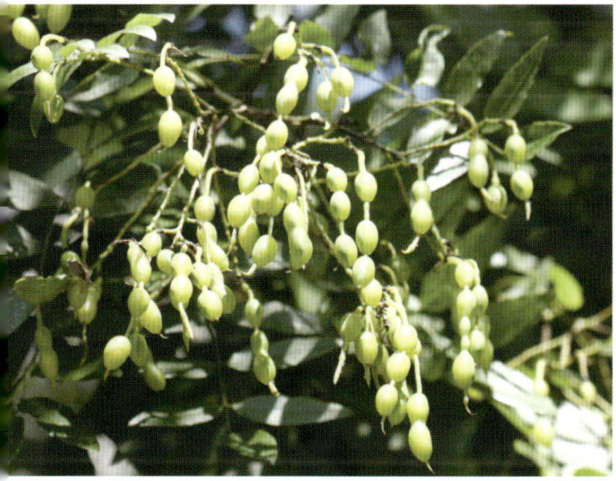

▲ 회화나무_ 열매

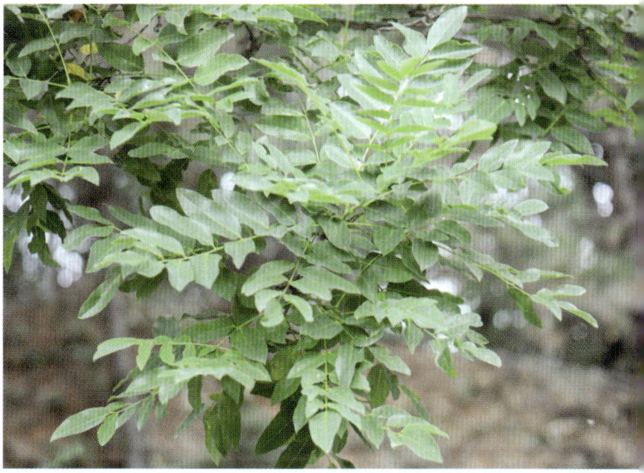

▲ 회화나무_ 가지와 잎

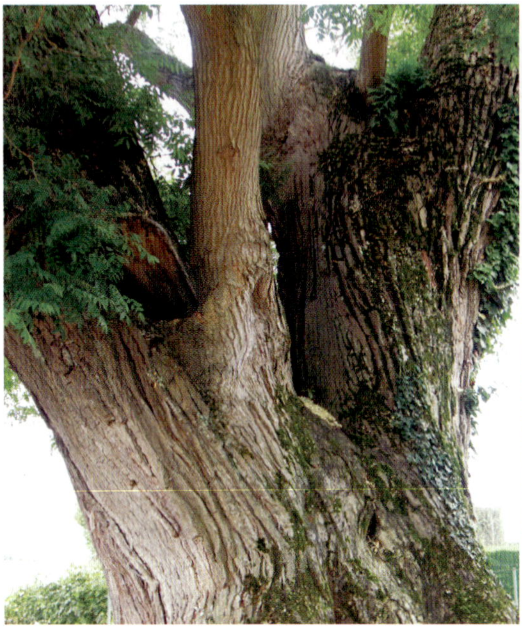

▲ 회화나무_ 나무껍질(프랑스)

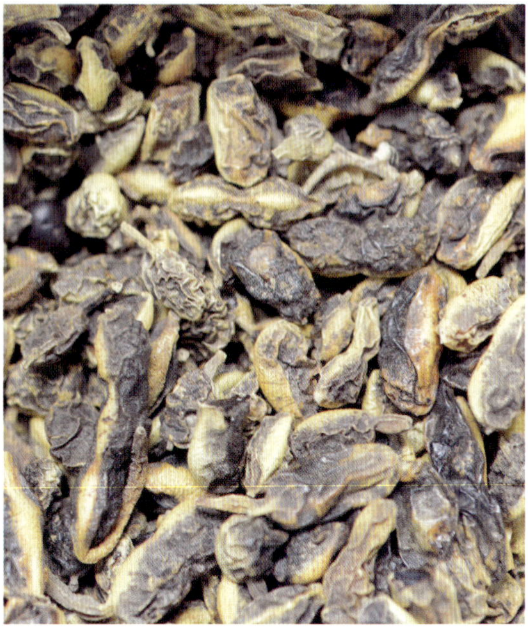

▲ 괴각(약재, 전형)

| 약효 해설 |

- 머리가 어지럽고 눈앞이 아찔한 증상을 낫게 한다.
- 마음이 번거롭고 답답하여 괴로운 증상을 치료한다.
- 눈 충혈에 활용한다.
- 치질에 의한 출혈과 자궁출혈에 사용한다.

| 동의보감 원문의 한글 식물명 | 회화나모여름

| 동의보감 효능 | 괴실(槐實, 회화나무 열매)의 성질은 차며[寒] 맛은 쓰고[苦] 시며[酸] 짜고[鹹] 독이 없다. 다섯 가지 치질[五痔], 불에 덴 데 주로 쓴다. 심한 열을 내리고 태아를 유산시키는 데에도 쓴다. 벌레를 죽이며 풍사를 없앤다. 남녀의 음부가 헐거나 축축하면서 가려운 것, 치질[腸風, 장풍]을 낫게 하고 분만을 촉진시킨다.

| 동의보감 원문 | **槐實:** 性寒 味苦酸鹹 無毒. 主五痔火瘡. 除大熱 療難産墮胎 殺蟲去風. 治男女陰瘡濕痒 及腸風 能催生.

| 약용법 | 열매 6~9g을 물 800mL에 넣고 달여서 반으로 나누어 아침저녁으로 마신다.

한약명 괴화

- 식물명 및 학명: 회화나무 *Sophora japonica* Linné
- 과명: 콩과(Leguminosae)
- 약용부위: 꽃봉오리와 꽃
- 한약명: 괴화(槐花)
- 라틴 생약명: Sophorae Flos
- 이명 또는 영명: Sophora Flower
- 식약처 공정서 및 조선시대 의서 수재:
  대한민국약전(KP)
  동의보감 탕액편의 나무부(部)
  방약합편의 교목(喬木, 줄기가 곧고 굵으며 높이 자라는 나무)편

| 한약의 기원 | 이 약은 회화나무 *Sophora japonica* Linné(콩과 Leguminosae)의 꽃봉오리와 꽃이다. 전자를 괴미라 하고 후자를 괴화라고 한다.

| 한방 특성 |

- 한방 약미(藥味)와 약성(藥性): 맛은 쓰고 성질은 약간 차다.
- 한방 작용부위(귀경, 歸經): 괴화는 주로 간장, 대장 질환에 영향을 미친다.
- 한방 효능

양혈지혈(涼血止血): 혈열(血熱)을 식히고 지혈한다.

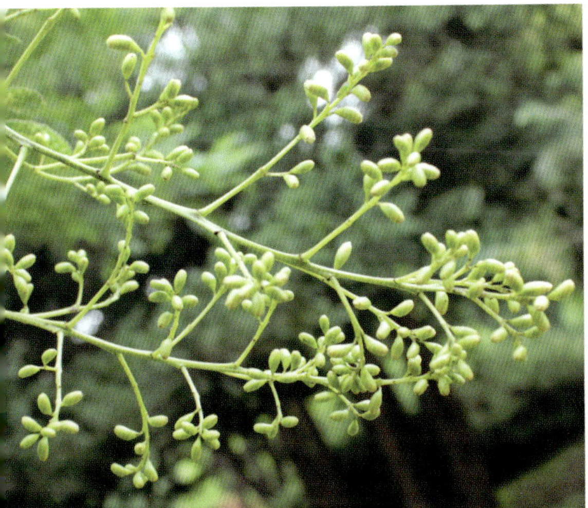

▲ 회화나무_ 꽃봉오리

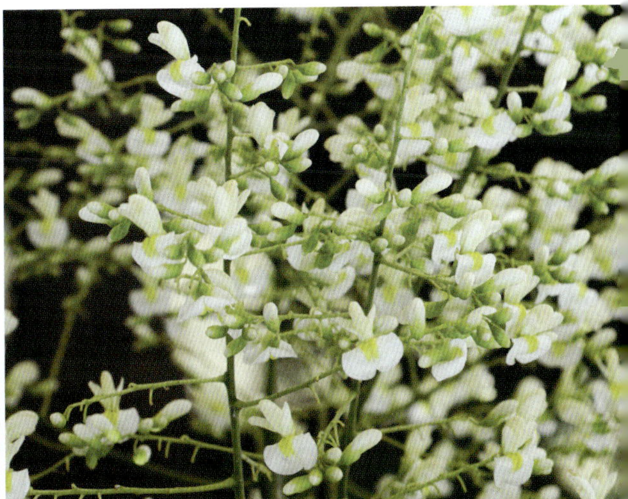

▲ 회화나무_ 꽃(크로아티아)

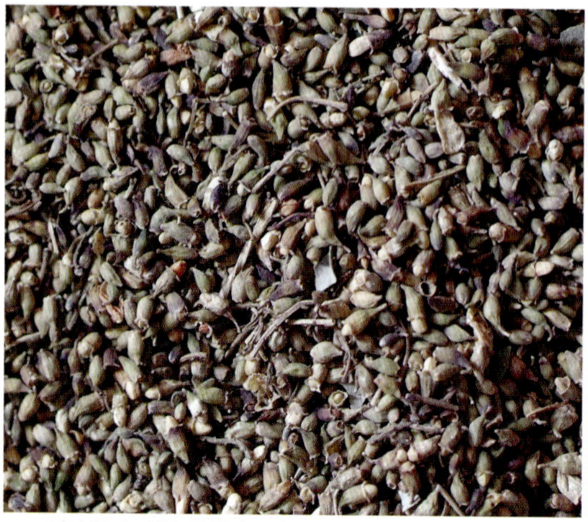

▲ 괴미(약재, 전형). 회화나무의 꽃봉오리이다.

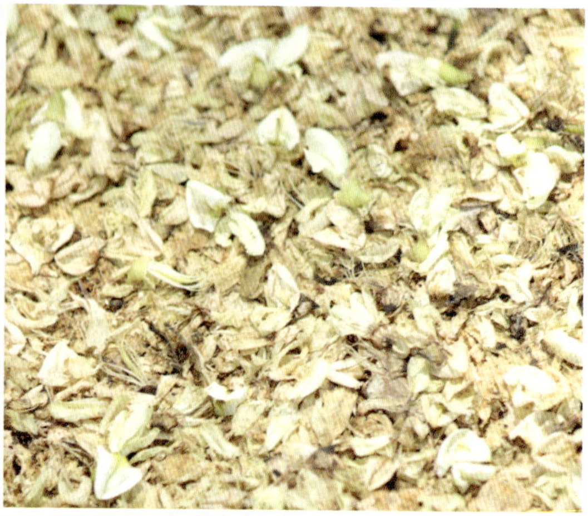

▲ 괴화(약재, 전형). 회화나무의 꽃이다.

청간명목(淸肝明目): 간열(肝熱)을 식히고 눈을 밝게 한다.

| 약효 해설 |

- 간열(肝熱)로 인해 눈이 붉어지고 아픈 병증에 사용한다.
- 머리가 아프고 어지러운 증상에 쓰인다.
- 혈변(血便), 토혈, 코피를 멎게 한다.
- 여성의 부정기 자궁출혈에 유효하다.
- 고혈압, 중풍의 예방 효능이 있다.
- 주성분 플라보노이드인 루틴(rutin)은 모세혈관 강화 작용이 있다.

| 동의보감 원문의 한글 식물명 | 없음

※ '괴각(槐角: 회화나무 열매)'의 동의보감 원문의 한글 식물명은 '회화나모여름'이다.

| 동의보감 효능 | 괴화(槐花, 회화나무 꽃)는 다섯 가지 치질[五痔]과 가슴앓이[心痛]를 낫게 한다. 배 속의 벌레를 죽이고 치질[腸風, 장풍]로 피를 쏟는 것, 적백이질을 치료하고 대장의 열을 식힌다. 약간 볶아서 쓴다. 괴아(槐鵝)라고도 한다[본초].

| 동의보감 원문 | **槐花:** 治五痔心痛 殺腹藏蟲 幷腸風瀉血 幷赤白痢 凉大腸熱. 微炒用. 一名槐鵝.[本草]

| 약용법 | 꽃 5~10g을 물 800mL에 넣고 달여서 반으로 나누어 아침저녁으로 마신다.

흑삼릉

한약명 삼릉

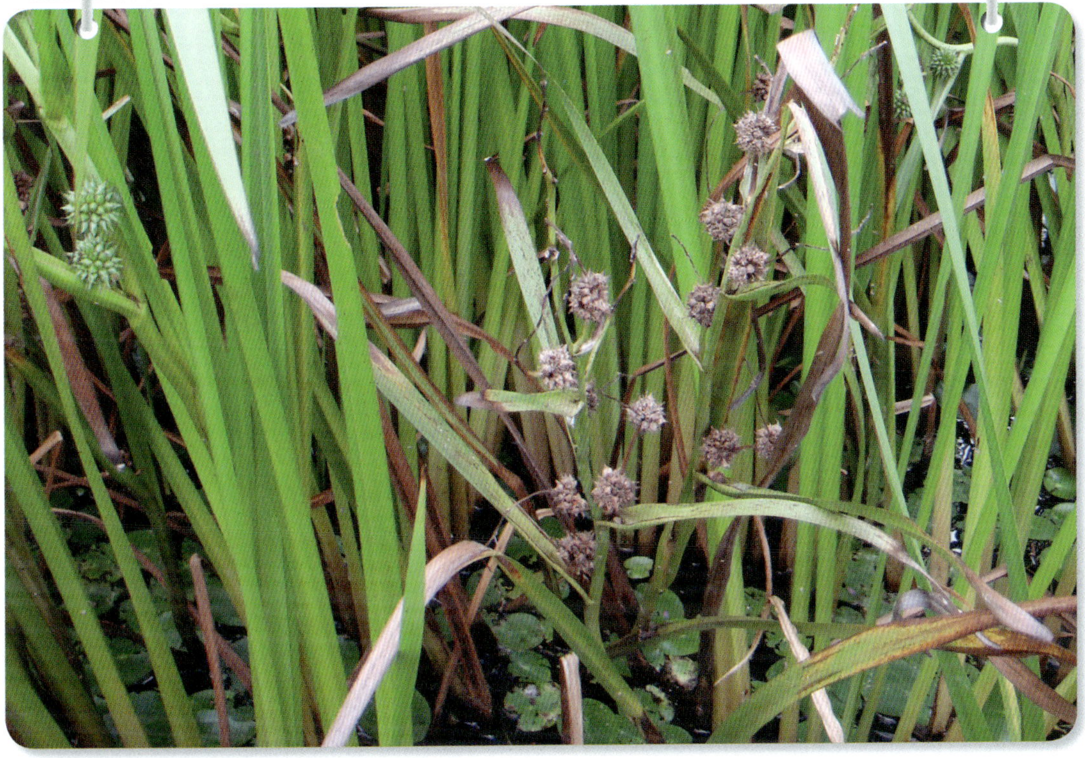

한약명 삼릉

- 식물명 및 학명: 흑삼릉 *Sparganium stoloniferum* Buchanan-Hamilton
- 과명: 흑삼릉과(Sparganiaceae)
- 약용부위: 덩이줄기
- 한약명: 삼릉(三棱)
- 라틴 생약명: Sparganii Rhizoma
- 이명 또는 영명: Sparganium Rhizome
- 식약처 공정서 및 조선시대 의서 수재:
  대한민국약전(KP)
  동의보감 탕액편의 풀부(部)
  방약합편의 방초(芳草, 향기가 좋은 풀)편

| 한약의 기원 | 이 약은 흑삼릉 *Sparganium stoloniferum* Buchanan-Hamilton(흑삼릉과 Sparganiaceae)의 덩이줄기이다.

| 한방 특성 |

- 한방 약미(藥味)와 약성(藥性): 맛은 맵고 쓰며 성질은 보통이다[平].
- 한방 작용부위(귀경, 歸經): 삼릉은 주로 간장, 비장 질환에 영향을 미친다.
- 한방 효능

파혈행기(破血行氣): 어혈을 깨뜨려 기운이 잘 통하게 한다.

소적지통(消積止痛): 배 속에 덩어리가 생겨 아픈 증상을 가라앉히고 통증을 멎게 한다.

| 약효 해설 |

- 어혈을 없애고 기 순환을 촉진한다.

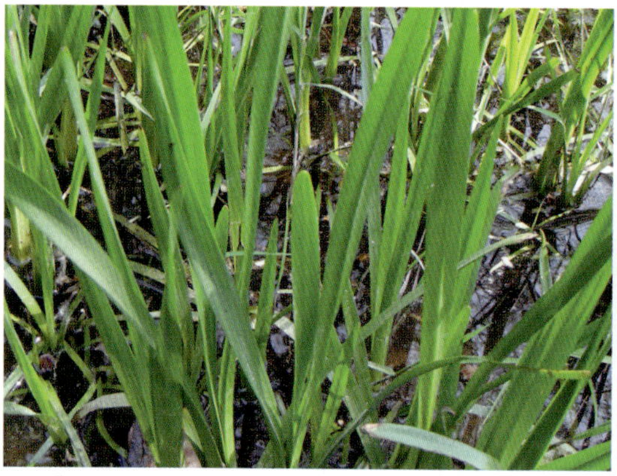

▲ 흑삼릉_ 잎

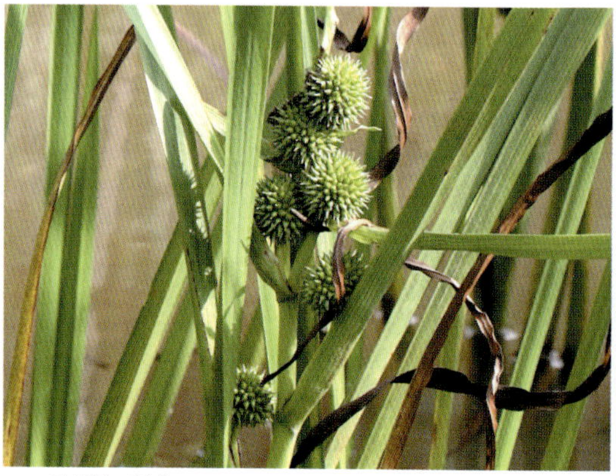

▲ 흑삼릉_ 열매

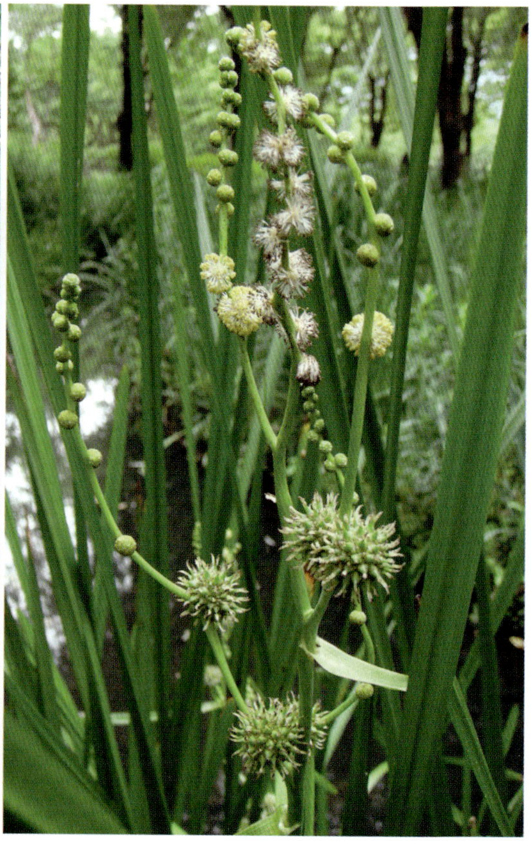

▲ 흑삼릉_ 지상부

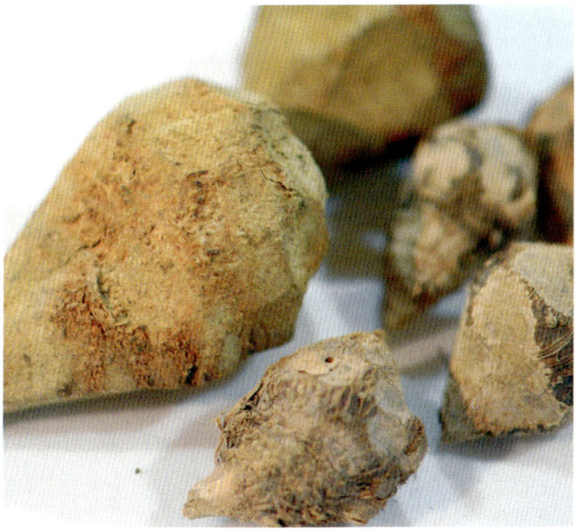

▲ 삼릉(약재, 전형)

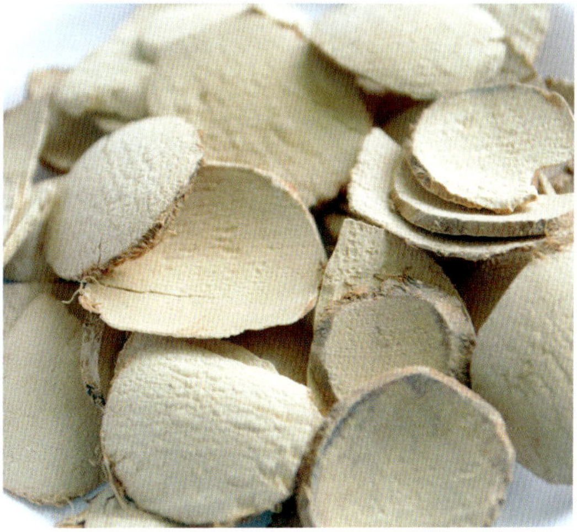

▲ 삼릉(약재, 절편)

- 음식물이 소화되지 못하고 체한 증상에 유효하다.
- 가슴이 막히는 듯하면서 아픈 증상에 쓰인다.
- 산후 어혈로 인한 복통, 타박상을 치료한다.

| 동의보감 원문의 한글 식물명 | 미자깃불휘

| 동의보감 효능 | 삼릉(三稜)은 배 속에 생긴 덩어리와 뭉친 것에 주로 쓴다. 부인의 혈적(血積)을 낫게 하고 유산시킨다. 월경을 통하게 하며 어혈을 없앤다. 산후에 출혈이 심하여 정신이 흐리고 혼미하여지는 증상, 복통, 어혈이 내려가지 않는 것, 넘어지거나 맞아서 멍든 것을 풀어준다.

| 동의보감 원문 | 三稜: 主癥瘕結塊. 治婦人血積 落胎 通月經 消惡血 産後血暈腹痛 宿血不下 消撲損瘀血.

| 약용법 | 덩이줄기 5~10g을 물 800mL에 넣고 달여서 반으로 나누어 아침저녁으로 마신다.

용어해설

ㄱ

각궁반장(角弓反張): 몸이 뒤로 젖혀지는 현상.

각기(脚氣): 다리의 힘이 약해지고 저리거나 제대로 걷지 못하는 병.

간화(肝火): 간의 기능항진(機能亢進)으로 인하여 나타나는 열상(熱象).

감닉(疳䘌): 오감의 하나. 단맛을 즐겨 다식하면 장위에 기생하는 모든 충이 발동하여 장과 부를 침식하는 병증이다.

감리(疳痢): 감질과 이질을 겸한 합병증.

감열(疳熱): 어린아이에게 많이 나타나는, 감질을 수발하는 발열.

감질(疳疾): 어린아이가 여러 가지 만성 질병으로 몸이 파리하고 쇠약해지는 것을 통틀어 이르는 말.

감창(疳瘡): 감질로 인하여 생기는 부스럼.

감충(疳蟲): 영양실조 상태에 요충증이 합병된 것. 감질이 오래되었는데도 낫지 않으면 반드시 배 속에 이충이 있는 것이다.

개창(疥瘡): 풍(風), 습(濕), 열(熱) 등의 사기가 피부에 엉키어 생기는 접촉 전염성 피부병.

객열(客熱): 열의 진퇴(進退)가 일정하지 않은 병증. 외부에서 들어온 열사(熱邪)를 말한다.

객오(客忤): 어린아이가 갑자기 놀란 것이 원인이 되어 생긴 병증.

결괴(結塊): 담핵(痰核)이 엉기어 덩이가 된 것.

경간(驚癎): 경(驚)은 몸에 열이 나고 얼굴이 붉어지며 잠을 잘 자지 못하지만 경련은 나지 않는 증상. 간(癎)은 경(驚)의 증상 외에 몸이 뻣뻣해지고 손발이 오그라들면서 경련이 발생하는 것.

경계(驚悸): 놀라서 가슴이 두근거리거나 잘 놀라고 두려워하는 것. 심계항진과 같은 말이다.

경광(驚狂): 경(驚)으로 인해 광증을 야기하는 병증.

경맥(經脈): 기혈이 운행하는 주요한 통로.

경병(痙病): 목덜미가 뻣뻣해지면서 이를 악물고 사지가 오그라들며 각궁반장(角弓反張)이 주증상인 병증.

경열(驚熱): 경풍(驚風)의 하나. 어린아이의 전신발열인데 열이 그다지 높지 않은 병증이다.

경풍(驚風): 경련이 일어나면서 의식을 잃는 병증. 5세 미만의 어린아이에게 자주 나타난다.

계간(雞癎): 오간(五癎)의 하나로, 폐간을 말함.

고독(蠱毒): 기생충의 감염으로 인하여 발생하는 고창병(鼓脹病).

고주(蠱疰): 몸이 여위고 사지부종 증상이 나타나며 기침을 하면서 배가 커지는 병증.

고창병(鼓脹病): 복부가 팽창하고 복피(腹皮)에 청근(靑筋)이 나타나며 사지가 붓지 않는 병증.

곡신(穀神): 인체를 영양하는 음식물의 정기를 가리킴.

골증(骨蒸): 증병(蒸病)의 하나로, 발열의 상태가 골수에서 투발(透發)하는 것.

골증로열(骨蒸勞熱), 골증열(骨蒸熱): 허로병으로 인하여 뼛속이 후끈후끈 달아오르는 병증.

곽란(霍亂): 갑자기 복통이 나면서 심한 구토와 설사가 동시에 나타나는 위중한 병증.

관격(關格): 소변이 통하지 못하는 관과 구토가 멎지 않는 격이 동시에 나타나는 병증.

괴(塊): 복부에 병으로 인하여 생긴 결괴(結塊). 일정한 형태를 가지고 고정된 부위에 있으며 통증 부위가 이동하지 않는다.

구규(九竅): 인체에 있는 9개의 구멍. 눈, 코, 귀 각각 2규(竅)와 입, 요도(尿道)와 항문(肛門)을 이른다.

구역(嘔逆): 속이 메스꺼워 토할 듯한 느낌.

구창(灸瘡): 뜸 뜬 자리에 화상이 생겨서 피부가 허는 것.

군화(君火): 심화(心火)를 말함. 심(心)은 화(火)에 속한 장기이고 상화(相火)에 상대되는 것이다.

궐역(厥逆): 사지가 싸늘해지는 병증.

귀주(鬼疰): 초기에는 특별한 통증이 없다가 갑자기 가슴이 뒤틀려 아프거나 답답하여 쓰러지는 증상.

귀태(鬼胎): 평소 몸이 허약한 상태에서 기혈이 뭉쳐 흩어지지 못하고 이로 인해 충임맥이 막혀 통하지 않아 발생하는 병증.

금창(金瘡): 쇠붙이 등에 의해 상한 창상.

급경풍(急驚風): 경풍의 하나로, 어린아이에게서 흔히 보이는 병증.

급황(急黃): 황달의 하나. 중증형 황달병에 속하며, 습열의 사독이 몹시 성해서 진액에 침범함으로 인해 발생한다.

기괴(氣塊): 기울(氣鬱)로 인해 발생하는 멍울.

기륭(氣癃): 기림(氣淋), 비신(脾腎)이 허하고 방광에 열이 있어 발생하는 병증.

기창(氣脹): 칠정울결(七情鬱結)로 승강기능(昇降機能)이 실조되어 발생하는 창병.

꽃돋이[疹]: 온열병 때 발생하는 발진.

ㄴ

나력(瘰癧): 림프절에 멍울이 생긴 병증. 주로 목, 귀 뒤, 겨드랑이에 생긴다.

냉로(冷勞): 허한증에 속하는 허로병증. 기혈고갈, 음양불화, 정기산실 등으로 인해 발생하거나 표리가 함께 허하여 발생한다.

냉리(冷痢): 한리(寒痢). 찬 것, 생것, 불결한 음식 등을 지나치게 먹어 한기가 막혀서 통하지 않음으로 인해 비의 양기가 상해서 발생한다.

냉증(冷症): 혈액순환의 기능장애로 인해 생기는 병증.

노권(勞倦): 피로하고 노곤해하는 증후.

노극(勞極): 칠정으로 인하여 오장이 상한 병증.

노손(勞損): 음허에 속하는 허로와 허손.

노열(勞熱): 허로로 인해 발생하는 골증발열.

노채(癆瘵): 노채충이 폐에 침입하여 생긴, 전염성을 띤 만성 소모성 폐결핵류(類).

노학(勞瘧): 오래된 말라리아.

노황(勞黃): 황달의 하나. 사지에 힘이 없고, 몸에서 열이 나며 구토, 한열왕래(寒熱往來) 등의 증상이 나타난다.

누공(瘻孔): 병적으로 생긴 작은 구멍.

누창(瘻瘡): 창양 때 구멍이 뚫려 고름이 흐르고 냄새가 나면서 오랫동안 낫지 않는 병증.

ㄷ

단독(丹毒): 화상과 같이 피부가 벌겋게 되면서 화끈거리고 열이 나는 병증.

단종(丹腫): 단독으로 인한 종창.

담벽(痰癖): 수음(水飮)이 오래 정체되어 담으로 되어 옆구리에 흘러가 수시로 통증을 야기하는 병증.

담연(痰涎): 가래와 침. 담 또는 거품이 섞인 침을 말한다.

담열(痰熱): 담으로 인해 생긴 열 또는 담열의 병증.

담음(痰飮): 체내의 과잉된 진액(津液)이 여러 가지 원인으로 인하여 몰려 있거나 일정한 부위에서 스며 나오거나 분비되어 생기는 병증.

독종(毒腫): 모든 독으로 인한 종기.

독창(禿瘡): 머리가 헐면서 모발이 끊어지거나 빠져 없어지는 병증.

독풍(毒風): 풍독으로 인해 얼굴에 종기가 나는 병증.

두면풍(頭面風): 수풍 또는 면풍과 같은 뜻. 또는 현훈과 같은 뜻.

두풍(頭風): 두통이 낫지 않고 오래 지속되면서 때에 따라 발생했다 멎었다 하며 오랫동안 치유되지 않는 병증.

ㅁ

만경풍(慢驚風): 경풍의 하나. 어린아이의 중병 또는 만성병으로 비기가 허하고 간기가 왕성해지거나 음허, 양허 등으로 인하여 발병한다.

맥기(脈氣): 경맥(經脈)의 기.

맥풍(脈風): 풍사가 혈맥에 침범하여 머물러 있는 것.

면풍(面風): 얼굴에 땀띠 같은 것이 돋으며 벌겋게 붓는 피부병.

몽설(夢泄): 몽정(夢精). 꿈을 꾸면서 사정이 되는 것이다.

묘규(苗竅): 오장과 관련되어 외부로 통하는 곳. 코는 폐(肺), 눈은 간(肝), 입술은 비(脾), 혀는 심(心), 귀는 신(腎)과 통하는 곳이라고 한다.

ㅂ

반위증(反胃證): 음식을 먹고 일정한 시간이 경과한 후 먹은 것을 도로 토해내는 병증.

발배(發背): 등에 생긴 발저를 통틀어 말함.

발저(發疽): 저(疽)의 하나로, 현대의학에서 외과의 악성 종양.

발표(發表): 표(表)에 있는 사기를 발한(發汗)시켜서 제거하는 것.

방광기(膀胱氣): 방광의 기화작용(氣化作用)의 장애로 인하여 소변을 보지 못하는 병증.

백독창(白禿瘡): 독창(禿瘡)의 하나. 풍습의 사기가 두피의 주리(腠理)에 침범하여 울결하거나 접촉 및 전염으로 생기는 병증이다.

백리(白痢): 이질의 하나로, 흰색 점액이나 흰색 농액이 섞인 대변을 보는 병증.

백예(白翳): 예막에 흰색을 띠는 안과 병증.

백합병(百合病): 심폐음허(心肺陰虛)의 병증. 칠정울결(七情鬱結)이나 상한병(傷寒病)을 앓은 후에 심폐음허로 인해 생긴다.

번갈(煩渴): 가슴이 답답하고 입이 마르는 증후.

번열(煩熱): 가슴이 답답하고 열이 나는 증후.

번조증(煩燥證): 가슴에 열이 얽히어 괴롭고 초초하고 불안한 증상.

벽기(癖氣): 양 옆구리가 딴딴하고 통증이 수반되는 병증.

복량(伏梁): 위에 생기는 비만 종괴(腫塊)인 일련의 질환으로, 기혈이 뭉쳐서 생기는 병증.

분돈(奔豚): 신적의 별칭.

붕루(崩漏): 월경기가 아닌 때 갑자기 대량의 자궁출혈이 멎지 않고 지속되는 병증.

비괴(痞塊): 딴딴한 멍울.

비달(脾疸): 비와 관련된 황달병.

비설(脾泄): 비의 운화기능의 장애로 인하여 발생하는 설사증.

비증(痺證): 관절이 쑤시고 마비감이 있으며, 심하면 부으면서 사지의 운동장애가 야기되는 것이 주증상인 병증.

ㅅ

사기(邪氣): 병을 야기하는 원인.

사림(沙淋): 석림(石淋), 하초에 습열이 몰려 수액을 오전(熬煎)하여 소변 찌꺼기를 엉키게 해서 야기되는 병증.

사약(使藥): 보좌약으로 주약의 독성을 경감하고 약 맛을 좋게 하며, 여러 가지 약물의 작용을 조화시켜 부작용이 나타나지 않게 하는 약물.

산가증(疝瘕證): 산증의 하나로, 허리 또는 아랫배가 아픈 것.

산기(疝氣): 체강의 내용물이 간극(間隙)을 통해서 겉으로 돌출되는 병증을 통틀어 이르는 말.

산람장기(山嵐瘴氣): 산간에 있는 습열이 훈증할 때 생기는 좋지 못한 기운으로 인해 사람에게 해를 주는 일종의 사기로, 보통 전염성을 띰.

산증(疝證): 고환이나 음낭이 커지면서 아프거나 하복부가 당기며 아픈 병증.

산후혈훈(産後血暈): 산후에 갑자기 어지럽고 정신이 혼미해지거나 심하면 이를 악물고 까무러치는 병증.

삼충(三蟲): 장충, 적충, 요충의 3가지 기생충을 이르는 말.

삽장(澁腸): 몽정, 요정(尿精), 유정 등을 치료하는 방법.

상한(傷寒): 각종 외감성 열병을 통틀어 이르는 말.

상화(相火): 간(肝), 담(膽), 신(腎), 삼초(三焦)의 화(火)를 통틀어 이르는 말. 심화(心火)와 배합되어 오장육부를 온양(溫陽)하여주고 기능 활동을 돕는다.

서루(鼠瘻): 목줄기나 겨드랑이 부위의 림프샘 결핵.

석림(石淋): 임질(淋疾)의 하나. 콩팥 또는 방광 속에 돌 같은 것이 생기는 병으로 오줌을 눌 때에 요도가 아프다.

소갈(消渴): 다음다식(多飮多食)에 소변량이 많아지고 당뇨가 있으며 몸이 계속 여위는 병증.

소염해독(消炎解毒): 염증(炎症)을 가라앉히고 독기(毒氣)를 제거하는 효능.

소장산기(小腸疝氣): 기체로 오는 산증. 소장기(小腸氣)와 같은 뜻이다.

수고(水蠱): 창만의 하나. 수습(水濕)의 결취(結聚)로 인해서 발생한다.

수곡리(水穀痢): 비위의 기가 허약하거나 풍(風), 습(濕), 한(寒), 열(熱)의 사기가 비위에 침범해서 발생하는 병증.

수기(水氣): 부종이나 수종(水腫)과 같은 뜻.

수종(水腫): 신체의 조직 간격(間隔)이나 체강(體腔), 체내[裏]에 체액이 머물러 얼굴, 가슴, 배나 사지 등에 부종을 발생시키는 질환.

수징(水癥): 수기(水氣)가 정체하여 쌓이고 배 속에 딱딱한 덩어리가 생기는데 양 옆구리 부위가 팽창하면서 전신이 붓는 병증.

수창(水脹): 수기가 기부에 넘쳐서 종창하는 병증. 수종(水腫)을 말한다.

수창(水瘡): 피부병의 하나로, 진물이 생기는 작은 부스럼.

수풍(首風): 머리를 감은 후 바람을 맞아 생긴 병증.

습닉(濕䘌): 습사로 인하여 피부가 파이는 피부병.

습비(濕痺): 비증(痺證)의 하나로, 풍(風), 한(寒), 습(濕)의 사기가 관절, 경락에 침범해서 생긴 병증.

시주(尸疰): 노채. 노채충이 폐에 침입하여 생긴, 전염성을 띤 만성 소모성 폐결핵류(類).

시충(尸蟲): 노채충(癆瘵蟲). 노채병을 일으키는 미생물, 즉 결핵균.

식적(食積): 비위의 운화기능 실조로 먹은 것이 적체(積滯)되어 생긴 병증.

신로(腎勞): 과로로 인하여 신(腎)의 기능이 손상되어 야기되는 허로증.

신적(腎積): 신기나 간기가 치밀어서 발생하는데 안색이 검고 통증이 아랫배에서 발작하여 명치 밑까지 치밀어 오르는 것.

심규(心竅): 심의 묘규(苗竅)로 혀를 달리 이르는 말. 정신작용과 관련시켜 본 부위를 표시한 말이다.

심현(心痃): 명치 밑이 그득하고 아픈 것.

ㅇ

아감(牙疳): 초기에 잇몸이 빌갛게 붓고 헐며 아픈 병증.

아침(兒枕): 임신 후반기 아침통(兒枕痛)의 다른 이름.

아침통(兒枕痛): 여성이 출산 후 어혈이 뭉쳐 아랫배가 아픈 증상.

악종(惡腫): 악성 종양.

악창(惡瘡): 악성 화농성 종기.

양위증(陽痿證): 음위증(陰痿證).

어혈(瘀血): 혈액이 체내의 일정한 조직의 사이의 어체(瘀滯)로 통하지 않는 병증.

역려(疫癘): 강렬한 전염성을 띠고 크게 유행하는 질병.

역절통(歷節痛): 간신(肝腎)이 허한 데다 풍한습(風寒濕)의 사기(邪氣)가 경맥(經脈)을 통해서 관절에 유주(流注)하는 것이 원인이 되어 발생하는 병증.

열감(熱疳): 어린아이의 비위허약, 하기이유(夏期離乳), 음식의 부절제 등으로 인해 몸이 여위면서 복부창만, 수족심열(手足心熱)의 증상이 나타나는 병증.

열격(噎膈): 가슴이 메고 먹은 음식을 도로 토하며 대변이 잘 통하지 않는 소화기 질환.

열독리(熱毒痢): 서습열독(暑濕熱毒)의 감수로 인하여 발생하는 이질.

열비(熱痺): 열독이 골절로 돌아다니거나 체내에 열이 쌓여 있는 데다 풍한습의 사기가 침입해 발생하는 병증.

열설(熱泄): 열사가 장위(腸胃)에 침범해서 발생하는 설사증.

열증(熱證): 몸에서 열이 나고 오한, 가슴이 답답하고 갈증이 나는 증상.

열창(熱瘡): 열병 후에 입 주위나 얼굴에 생기는 포진성 피부병.

열학(熱瘧): 말라리아의 하나. 여름철 서사(暑邪)가 들어와 발생하는데 열증(熱證)만 있고 한증(寒證)은 없다.

영기(榮氣): 맥관에서 순행하는 인체의 방위작용.

영류(癭瘤): 목에 생긴 종양의 일종.

영위(榮衛): 영기(榮氣)와 위기(衛氣).

예막(瞖膜): 외장(外障) 눈병의 하나. 예는 각막이 흐려진 것이고 막은 결막에 백막(白膜), 적막(赤膜)이 눈자위를 가리는 병이다.

예장(瞖障): 눈의 겉 부위에는 예막이 없이 눈동자가 속으로 가려지는 병증.

오감(五疳): 오장과 결부시켜 5가지로 구분한 감증(疳證).

오로(五勞): 허로의 5가지 병인.

오로칠상(五勞七傷): 오로와 칠상을 함께 이르는 말.

오림(五淋): 기림(氣淋), 노림(勞淋), 고림(膏淋), 석림(石淋), 혈림(血淋) 등 5종류의 임증.

온보(溫補): 보법의 하나. 온성보익(溫性補益) 약물로 허한(虛寒)증을 치료하는 것이다.

온역(瘟疫): 유행성 사기(邪氣)를 받아 발생하는 여러 가지 급성 유행성 열병.

온장(溫瘴): 온병. 여러 가지 외감성 급성 열병을 통틀어 이르는 말.

온학(溫瘧): 사기가 잠복한 상태에서 서열(暑熱)의 사기를 받아서 발생하는 말라리아.

옹저(癰疽): 종기의 총칭으로 옹과 저를 포함한 명칭. 창면(瘡面)이 얕으면서 범위가 넓은 것이 옹이고 깊으면서 악성인 것이 저로 피부화농증이다.

옹종(癰腫): 기혈의 순환이 순조롭지 않아 피부나 근육 내에 역행하면 혈이 응체하여 국부에 발생하는 종창.

옹창(癰瘡): 궤양의 일종으로, 외옹이 곪아 터진 후 오랫동안 아물지 않는 병증.

옹체(壅滯): 몰리고 막혀서 풀리지도 않고 통하지도 않는 증후.

완비(頑痺): 피부의 감각이 없는 것.

욕로(蓐勞): 산후에 기혈이 소모되고 몸조리를 잘못한 것이 원인이 되어 풍한사(風寒邪)를 받거나 우사(憂思), 과로로 인해 발생하는 병증.

위기(衛氣): 인체를 외부의 나쁜 기운으로부터 방어하는 기능을 가진 기운.

위벽증(痿躄證): 사지가 힘이 없이 늘어지고 다리를 쓰지 못하는 병증.

위증(痿證): 지체의 근맥이 이완되고 연약 무력해져 팔, 손목, 무릎, 발꿈치 등에 운동 불능을 가져오는 병증.

유두저(有頭疽): 체내 연조직에 생기는 양성의 창양.

유옹(乳癰): 유방에 생기는 염증을 포괄하는 병증. 급성 유선염과 같은 말이다.

유음(留飮): 비위의 양기가 허하여 수음이 오랫동안 머물러 있어서 야기되는 병증.

유저(乳疽): 유선의 깊은 부위의 화농성 감염증.

유정(遺精): 몸이 허약해진 경우나 또는 성행위 없이 정액이 무의식적으로 흘러나오는 병증.

유종(遊腫): 피부병의 일종으로, 종기(腫氣)가 여기저기 돌아다니면서 나는 것.

유풍(遊風): 급성으로 피부에 나타나는 일련의 풍증.

육극(六極): 노상허손(勞傷虛損)이 극도에 달한 6가지의 병증.

융폐(癃閉): 소변불리(小便不利, 소변이 잘 나오지 않으며 양도 적은 병증)를 말함.

음산(陰疝): 한사가 간경을 침습해서 생기는데 고환까지 파급하는 산증(疝證).

음소증(陰消證): 진양(眞陽)이 부족하여 기가 액으로 화(化)하지 못하는 경우에 발생하는 소갈병.

음식창(陰蝕瘡): 외생식기의 염증.

음양역(陰陽易): 상한온역 병후의 쾌유 전에 성행위로 인하여 재발되는 병증.

음위증(陰痿證): 성욕은 있으나 음경이 발기되지 않는 병증.

음창(陰瘡): 남녀의 전음(前陰, 바깥쪽 생식기) 부위의 부스럼.

익창(䘌瘡): 벌레가 파먹은 것처럼 파이는 창양(瘡瘍)의 병증.

ㅈ

장기(瘴氣): 습열의 잡독을 감수하여 발생하는 역려(疫癘)의 일종.

장독(瘴毒): 산람장기(山嵐瘴氣, 전염병을 일으키는 사기)를 말함.

장치(腸痔): 수치질.

장풍(腸風): 치질의 하나. 대변을 볼 때 대변보다 먼저 맑고 새빨간 피가 나오는 증상이 있는데 이는 풍습(風濕)의 사기(邪氣)가 장위(腸胃)를 침범하여 생긴다.

장학(瘴瘧): 장독(瘴毒)으로 인하여 발생하는 말라리아.

저창(疽瘡): 옹저(癰疽).

적단(赤丹): 혈분(血分)에 사기가 숨어 있고 이것이 풍열독(風熱毒)을 겸하는 데서 발생하는 것으로 피부에 적색을 띠는 단독(丹毒).

적라(赤癩): 문둥병의 일종.

적리(赤痢): 급성 전염병인 이질의 하나로, 피가 섞인 대변을 보는 병증.

적백대하(赤白帶下): 성숙한 여성의 생식기에서 병적으로 피 같은 벌건 색의 분비물에 흰색의 대하가 섞여 나오는 병증.

적백리(赤白痢): 이질의 하나로, 묵 같은 점액과 농혈이 섞인 설사를 하는 병증.

적취(積聚): 배 속에 덩이가 생겨 아픈 병증.

적풍(賊風): 사계절의 비정상적인 기후를 말하는 것으로, 허(虛)의 틈을 타고 침입하여 질병을 유발시킨다는 의미에서 붙여진 이름.

전시(傳尸): 전염되는 소모성 질환. 또는 결핵성 질환.

전시노채(傳尸勞瘵): 폐결핵.

정수(精髓): 신정(腎精)과 골수, 뇌수.

정종(丁腫): 목젖이 종창(腫脹)하는 병.

정창(丁瘡/疔瘡): 외과에서 흔히 볼 수 있는 부스럼의 하나. 형태가 작고 뿌리가 깊으며 몹시 단단하다.

조열(潮熱): 매일 일정한 시간에 열이 나는 병증.

종독(腫毒): 헌데의 독.

종창(腫脹): 신체의 부위가 붓는 것.

주달(酒疸): 과음으로 인하여 비위를 상하면 습열이 중초에 몰려서 훈증함으로써 담즙 배설에 장애를 주어 생기는 증상.

주비(周痺): 기가 허한 데다 풍한습(風寒濕)의 사기(邪氣)가 혈맥, 기육(肌肉)을 침범해서 생기는 병증.

주황(酒黃): 황달의 하나. 술을 많이 마셔서 적(積)이 비(脾)에 영향을 주어 황달이 된 것이다.

중악(中惡): 중풍의 하나. 갑자기 손발이 싸늘하고 얼굴빛은 파래지며 정신은 어리둥절하고 어지러우며 눈앞이 아찔하고 말이 헛갈리며 심하면 이를 악물고 정신을 잃고 넘어진다.

중서(中暑): 가만히 있다가 더위 먹은 것.

중열(中熱): 활동하다가 열에 상한 것.

증병(蒸病): 조열(潮熱)이 주증상이며 그 열은 체내[裏]에서 증발하여 나는 것과 비슷하다 하여 붙여진 이름.

진액(津液): 일반적으로 체액(體液)을 통틀어 이르는 말.

징가(癥瘕): 복강에 비괴(痞塊)가 생긴 병증.

징결(癥結): 복중(腹中)의 종양으로, 사기가 몰린 것.

징괴(癥塊): 징가(癥瘕) 등으로 인한 비괴(痞塊).

징벽(癥癖): 복강(腹腔)에 뭉친 어혈과 담적(痰積).

ㅊ

창만(脹滿): 배가 몹시 불러 오면서 속이 그득한 감을 주증상으로 하는 병증.

창병(脹病): 복부의 창만을 주증상으로 하는 병증.

창양(瘡瘍): 종기, 부스럼. 옛날에는 각종 외과 질병을 통틀어 이르던 말이다.

창이(瘡痍): 연장에 다친 상처 또는 피부의 종기.

창절(瘡癤): 피부의 표면에 생긴 작은 부스럼.

창종(瘡腫): 헌데나 부스럼.

천조풍(天吊風/天弔風): 경풍(驚風)의 일종인 만경풍의 별칭.

청근(青筋): 체표에 비정상적으로 청색 근맥이 두드러지는 현상.

청맹(青盲): 겉보기에는 눈에 이상 증후가 없으나 나중에 실명하는 경우가 있는 병증.

청열이수(淸熱利水): 열기를 식히고 소변을 잘 나가게 하여 이를 통해 열기를 빼내는 효능.

치감(齒疳): 구치감(口齒疳). 아감을 경하게 오래 앓은 병증.

치경(痓痙): 치(痓)는 손발이 얼음같이 차고, 경(痙)은 전신이 뻣뻣해지는 것.

치닉(齒䘌): 충치.

치선(齒宣): 아선(牙宣). 잇몸이 붓고 상해서 출혈하거나 농이 나오는데 심하면 잇몸이 패어 들어가서 치근이 드러나고 치아가 흔들리는 병증.

칠상(七傷): 남성의 신기(腎氣)가 쇠약하여 생기는 7가지 증후.

칠정(七情): 기뻐하는 것[喜], 성내는 것[怒], 근심하는 것[憂], 생각하는 것[思], 슬퍼하는 것[悲], 놀라는 것[驚], 겁내는 것[恐] 등 7가지의 정신정지 변화의 표현으로서 외계의 사물에 대한 반응.

칠창(漆瘡): 옻나무나 물건을 만질 때 피부를 통해 옻독이 감염되어 생긴 피부병.
침음창(浸淫瘡): 급성 습진이 전신에 퍼지는 병증.

ㅌ

태루(漏胎): 임신기 중에 비록 양은 적으나 불시에 자궁출혈을 야기하는 병증.
태풍(胎風): 갓난아이가 출생 후 열이 나고 피부가 벌건 것이 불에 덴 것 같은 일련의 증후.
퇴산(㿗疝): 한사가 간경을 침습해서 생기는데 고환까지 파급하는 산증.

ㅍ

폐옹(肺癰): 폐에 옹양이 생겨서 기침에 농혈을 섞어 토하는 병증.
폐위(肺痿): 폐엽(肺葉)의 위축으로 탁한 침을 기침과 동시에 뱉어내는 것을 주증상으로 하는 만성 소모성 질병.
포낭(胞囊): 여성의 자궁구(子宮口)와 남성의 음낭을 말함.
풍간(風癎): 심기(心氣)가 부족한 데다 가슴에 열이 몰리거나 풍사를 받았을 경우 또는 간경(肝經)에 열이 있음으로 인해 발생하는 간증(癎證).
풍경(風痙): 경병(痙病)의 일종.
풍랭(風冷): 찬바람.
풍비(風痹): 풍한습의 사기가 지절(肢節), 경락에 침범하여 생기는 것으로, 그중 풍사가 심한 비증.
풍사(風邪): 질병을 일으키는 원인이 되는 바람. 외감병을 야기하는 주요 원인으로, 다른 사기와 결합하여 여러 가지 병을 야기한다.
풍습비(風濕痹): 풍사와 습사가 겹친 비증.
풍저(風疽): 종아리와 발목 부위에 생기는 저. 습열이 피부에 조체(阻滯)되거나 혈맥에 유체(留滯)되어 생기는데 가렵고 통증을 수반하며 터지면 누런 진물이 나오고 잘 치유되지 않는다.
풍증(風證): 외풍과 내풍에 의해서 생긴 병증을 통틀어 이르는 말. 풍사를 받거나 질병의 경과 과정에 음혈이 몹시 허손되었거나 열이 몹시 성하여 생긴다.
풍진(風疹): 비교적 가벼운 발진성의 급성 피부전염병.
풍창(風瘡): 개창(疥瘡).
풍치(風痓): 중풍과 치경(痓痙)을 아울러 이르는 말.
풍허(風虛): 팔풍(八方에서 부는 바람)과 허사(虛邪)를 합친 것.
풍현(風眩): 현훈의 하나로, 몸이 허한 데다 풍사가 머리에 침습하여 발생함. 현훈은 눈이 아찔하고 머리가 어지러운 증상을 말한다.

ㅎ

학모(瘧母): 말라리아를 오랫동안 앓아 옆구리 아래에 어혈이 생겨 딴딴하게 된 것.

한담(寒痰): 담(痰)증의 하나. 평소 담질환이 있는 데다 한사를 받아서 생긴다.

한증(寒證): 얼굴이 창백하고 손발이 차며 변이 묽고 소변이 맑은 등의 증상.

해기(解肌): 치료법의 하나로, 외감(外感)병 초기에 땀이 약간 나는 표증(表證)을 치료하는 방법.

허로(虛勞): 장부와 기혈의 허손으로 생긴 여러 가지 허약한 증후.

허손(虛損): 몸이 쇠약해지는 것. 칠정(七情), 노권(勞倦), 주색, 음식 등으로 인해서 상하거나 또는 병후에 조섭(調攝)을 잘못한 데서 음양, 기혈, 장부가 허해짐으로 발생한다.

현벽(痃癖): 배꼽 부위 또는 옆구리 부위에 덩어리가 생긴 것.

현훈(眩暈): 눈이 아찔하고 머리가 어지러운 증상.

혈가(血瘕): 월경불순 또는 과식으로 인해서 혈이 경맥 밖으로 넘치고 사기와 결합하여 아랫배 사이에 유체(留滯)하고 축적되어 발생하는 병증.

혈괴(血塊): 혈이 체내에 정체하여 엉키는 것.

혈로(血勞): 음이 허하고 양이 성하거나 그 반대의 경우로 발생하는 허로. 일반적으로 여성에게 나타난다.

혈리(血痢): 급성 전염병인 이질의 하나로, 하리에 혈이 섞여 있거나 순혈을 설사하는 것.

혈림(血淋): 소변에 피가 섞여 나오는 임증.

혈민(血悶): 해산 후에 정신이 혼미하고, 가슴이 답답한 증상.

혈붕(血崩): 붕루의 하나로, 월경하는 기간이 아닌 때 갑자기 음도로 다량 출혈하는 병증.

혈비(血痺): 기혈이 허약해서 생긴 비증(痺證).

혈적(血積): 기가 거슬러 올라 혈이 울체되거나 외상으로 어혈이 몰린 것.

혈창(血脹): 체내에 어혈이 쌓이고 기가 정체하여 통하지 않는 데다 한(寒)이 들어와 혈맥이 불리해져 창만이 발생한 것.

혈치(血痔): 내치 때 항문으로 선홍색을 띠는 변혈을 보는 것.

혈훈(血暈): 혈분에 병변이 있는 혼궐 증상.

협옹(脇癰): 겨드랑이나 옆구리에 발생하는 악창.

혼궐(昏厥): 갑자기 정신을 잃고 쓰러지면서 인사불성이 되고 수족이 싸늘해지는 것.

후비(喉痺): 인후종통의 병증의 하나. 인후가 붓고 통증이 나며 음식을 삼키기 곤란한 증상이 있는 인후병을 통틀어 이른다.

훗배앓이: 아침통(兒枕痛).

휴식리(休息痢): 증상이 멎었다가 발작하였다가 하는 만성적인 이질.

흉비(胸痺): 가슴이 메는 듯하면서 동통을 위주로 하는 병증.

참 고 문 헌

| 한국 자료 |

1) 김창민, 중약대사전, 정담(1998)
2) 김창민, 한약재감별도감, 아카데미서적(2014)
3) 박종철, 생약 · 한약 · 기능식품 통섭사전, 푸른행복(2011)
4) 박종철, 일본 약용식물 한방약 도감, 푸른행복(2011)
5) 박종철, 약이 되는 열대과일, 푸른행복(2013)
6) 박종철, 중국 약용식물과 한약, 푸른행복(2014)
7) 박종철, 향신료 백과, 푸른행복(2014)
8) 박종철, 식품 약초 한약 백과, 푸른행복(2017)
9) 배기환, 한국의 약용식물, 교학사(2010)
10) 생약학교재편찬위원회, 생약학, 동명사(2010)
11) 신용욱, 신전휘, 약초사진으로 보는 동의보감, 도서출판 백초(2013)
12) 안덕균, 한국본초도감, 교학사(2008)
13) 영림사 편집부, 한의학용어대사전, 영림사(2007)
14) 육창수, 원색한국약용식물도감, 아카데미서적(1989)
15) 이영노, 한국식물도감, 교학사(2006)
16) 이영종, 한약재관능검사해설서, 식품의약품안전평가원(2012)
17) 전국한의과대학본초학교수, 본초학, 영림사(1999)
18) 정보섭, 도해 향약대사전, 영림사(1990)
19) 주영승, 최고야, 임상가를 위한 한약재 감별과 응용 제1권, 한국한의학연구원(2016)
20) 주영승, 운곡본초도감, 도서출판 우석(2017)
21) 최고야, 개인자료(2017)
22) 한의학대사전편찬위원회, 한의학대사전, 도서출판 정담(2001)
23) 황도연, 황비수, 방약합편, 영림사(2002)
24) 허준, 동의보감, 남산당(1976)
25) 허준, 동의보감, 여강출판사(2001)
26) 허준, 원본동의보감, 남산당(2004)

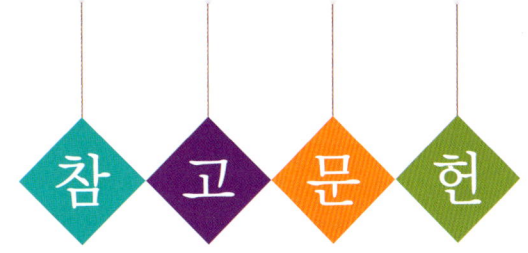

| 한국의 학술 논문 |

1) 박종철, 허종문, 박주권, 김상철, 박정로, 최성희, 최종원, Effects of methanol extract of *Cirsium japonicum* var. *ussuriense*(엉겅퀴) and its principle, hispidulin-7-O-neohesperidoside on hepatic alcohol-metabolizing enzymes and lipid peroxidation in ethanol-treated rats, Phytotherapy Research, 18(1), 19-24(2004)

2) 박종철, 김상철, 허종문, 최성희, 이갑연, 최종원, Anti-hepatotoxic effects of *Rosa rugosa*(해당화) root and its compound, rosamultin in rats intoxicated with bromobenzene, J. of Medicinal Food, 7(4), 436-441(2004)

3) 박종철, 김상철, 최명락, 송상호, 유은정, 김성환, H. Miyashiro, M. Hattori, Anti-HIV protease activity from Rosa family plant extracts and rosamultin from *Rosa rugosa*(해당화), J. of Medicinal Food, 8(1), 107-109(2005)

4) 박종철, 한원동, 박정로, 최성희, 최종원, Changes in hepatic drug metabolizing enzymes and lipid peroxidation by methanol extract and major compound of *Orostachys japonicus*(와송), J. of Ethnopharmacology, 102(3), 313-318(2005)

5) 박주권, 박종철, 허종문, 박성종, 최다래, 신동영, 박기영, 조현욱, 김문성, Phenolic compounds from *Orostachys japonicus*(와송) having anti-HIV-1 protease activity, Natural Products Sciences, 6(3), 117-121(2000)

6) 양한석, 박종철, 최재수, 정해영, 해당화 지하부의 혈청 콜레스테롤치 저하효과, 약학회지, 31(6), 394-398(1987)

7) 양한석, 박종철, 최재수, 서석수, 해당화의 혈압강하작용 및 Triterpene성분, 동양자원식물학회지, 3(2), 83-89(1990)

8) 임상선, 이종호, 박종철, 엉겅퀴 지상부의 심혈관 작용활성 및 후라본 배당체의 분리, 한국식품영양과학회지, 26(2), 242-247(1997)

9) 조은주, T. Yokozawa, 김현정, N. Shibahara, 박종철, *Rosa rugosa*(해당화) attenuates diabetic oxidative stress in rats with streptozotocin-induced diabetes, The American J. of Chinese Medicine, 32(4), 487-496(2004)

10) 허종문, 박종철, 황영희, Aromatic acid and flavonoids from the leaves of *Zanthoxylum piperitum*(초피나무), Natural Product Sciences, 7(1), 23-26 (2001)

11) 허종문, 박주권, 양기호, 박종철, 박정로, 전순실, 최재수, 최종원, Effects of methanol extract of *Zanthoxylum piperitum*(초피나무) leaves and its compound, protocatechuic acid on hepatic drug metabolizing enzymes and lipid peroxidation in rats, Bioscience, Biotechnology and Biochemistry, 67(5), 945-950(2003)

12) 허종문, 박종철, Effects of the aerial parts of *Orostachys japonicus*(와송) and its bioactive component on hepatic alcohol-metabolizing enzyme system, J. of Medicinal Food, 9(3), 336-341(2006)

| 중국 자료 |

1) 中華本草編委會, 中華本草, 上海科學技術出版社(1999)
2) 邱德文, 本草綱目彩色藥圖, 貴州科技出版社(2003)
3) 鄭漢臣, 中國食用本草, 上海辭書出版社(2003)
4) 閻玉凝, 中藥圖典, 北京科學技術出版社(2007)
5) 國家藥典委員會, 中華人民共和國藥典, 中國醫藥科技出版社(2010)
6) 王玉生 外, 南方藥用植物, 南方日報出版社(2011)
7) 徐國鈞, 中草藥 彩色圖鑑, 福建科學技術出版社(2012)
8) 沈連生, 中草藥圖典, 北京科學技術出版社(2013)

| 일본 자료 |

1) 難波恒雄, 原色和漢藥圖鑑, 保育社(1980)

| 그밖의 자료 |

1) 산림청 국가생물종지식정보시스템 홈페이지, www.nature.go.kr
2) 산림청 국가표준식물목록 홈페이지, www.nature.go.kr/newkfsweb/kfs/idx/SubIndex.do?orgId=kpni&mn=KFS_29
3) 식품의약품안전처 홈페이지, www.mfds.go.kr
4) 위키피디아 홈페이지, www.wikipedia.org
5) 한국한의학연구원 내손안에 동의보감, https://play.google.com/store/apps/details?id=kr.re.kiom.donguibogam&hl=ko

찾아보기

ㄱ

ㄴ

ㄷ

ㅁ

ㅂ

ㅅ

ㅇ

ㅈ

ㅊ

ㅋ

ㅌ

F

G

H

I

J

K

L

M

N

O

P

R

S

T

U

V

X

Z

| 저자 발행도서 |

식약처가 공인한

식품 약초 한약 백과

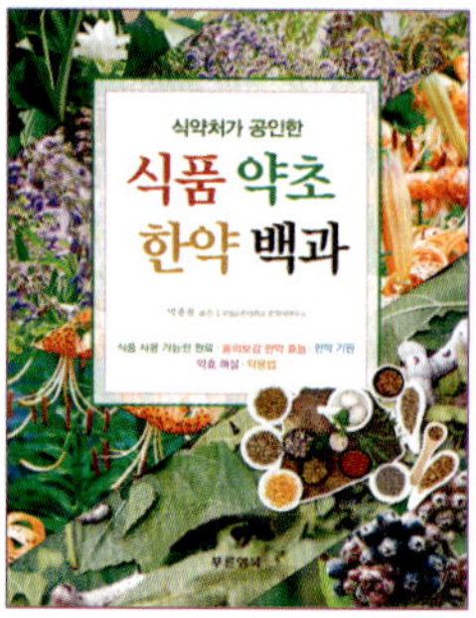

이 책은 대한민국 식품의약품안전처(식약처)에서 공인하는 한약(생약)과 약용식물 그리고 식품에 사용할 수 있는 원료를 정리하여 선보이는 책이다. 동의보감 탕액편에 수록된 풀, 나무, 과일, 채소, 곡식의 효능과 해당 한약과 약용식물 사진도 함께 게재하여 백과로서 활용도가 높도록 하였다. 한약(생약)의 정부 공정서인 대한민국약전과 대한민국약전외한약(생약)규격집에 수재된 의약품 중에서, 150종의 한약(생약)의 명칭, 약용식물명, 기원, 한방 성미(性味), 귀경(歸經), 약효해설 및 약용법을 실었다. 각 항목마다 저자가 직접 촬영한 약용식물 사진은 물론 한약 사진도 함께 곁들였다. 즉 식약처에서 인정하는 한약의 식물학적 특성을 시각적으로 보여주기 위해 살아있는 식물의 다양한 모습을 실어 편집한 것이다. 동의보감 한약에서는 713종의 약용 풀, 나무, 과일, 채소, 곡식의 효능과 이에 해당하는 한약 및 약용식물 사진을 곁들여 독자 여러분들께 정확한 한방정보를 제공하고자 했다. 또한 식약처에서 인정하는 식품 사용이 가능한 4,894종의 원료를 수록했다. 즉 식품공전에 소개된 식품에 사용할 수 있는 원료인 식물 3,680종, 동물 941종, 미생물 69종, 기타 15종 그리고 식품에 제한적으로 사용할 수 있는 원료인 식물 145종, 동물 8종, 미생물 27종, 기타 9종을 이 책에 게재했다.

박종철 지음 / 990쪽 / 4×6배판 / 올 컬러 / 값 62,000원

식약처가 공인한 542종 한약(생약)·약용식물

약초 한약 대백과

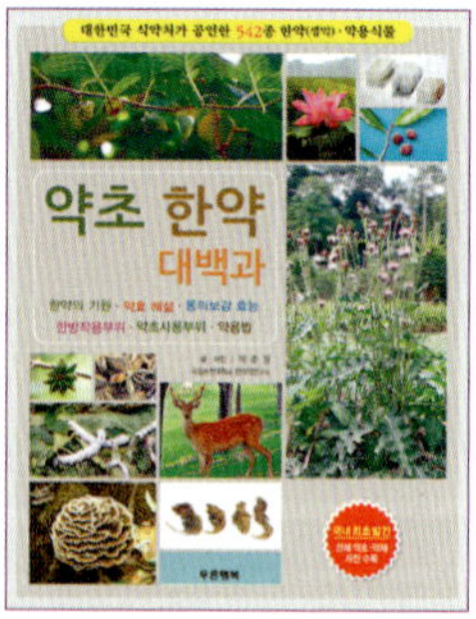

국내 최초로 대한민국 식약처에서 인정하는 모든 한약(생약)의 효능을 정리하고 해당 한약과 약용식물의 사진을 함께 게재하여 우리나라에서 처음으로 선보이는 책이다.

정부의 두 가지 공정서[대한민국약전, 대한민국약전외한약(생약)규격집]에 수재된 542종 한약(생약)의 명칭과 약용식물명, 기원, 그리고 이들의 한방 성미(性味)와 귀경(歸經)을 정리하고 약효해설과 약용법을 실어 독자 여러분들께 정확한 한방 정보를 제공하고자 했다. 각 한약의 동의보감과 방약합편 수재 여부도 조사하여 자료로서 활용도가 높도록 하였다.

각 항목마다 저자가 직접 촬영한 생생한 약용식물 사진은 물론 한약 사진도 함께 곁들였다. 즉 식약처에서 인정하는 한약의 식물학적 특성을 시각적으로 보여주기 위해 살아있는 식물의 다양한 모습을 풍부하게 실어 편집한 것이다.

박종철 지음 / 1,192쪽 / 4×6배판 / 올 컬러 / 값 86,000원

약차 제조법, 식약처 인정 약초·한약, 동의보감 약초·한약의 효능 수록

사계절 동의보감 약초 약차

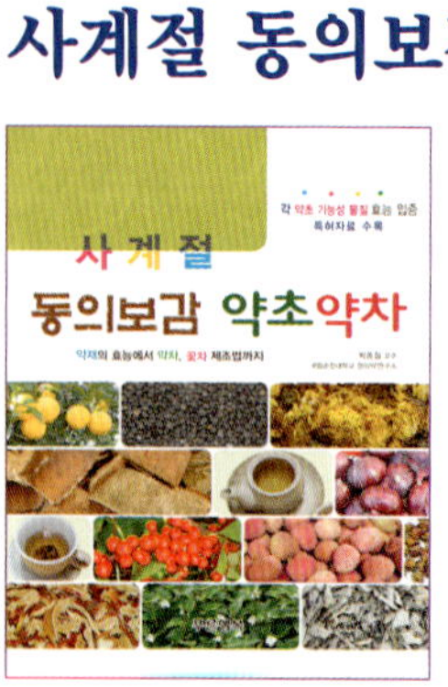

이 책은 32종의 한약과 약초(약용식물)의 효능 그리고 이를 이용하여 만들 수 있는 한방 건강약차의 제조법에 대해 기술하였다. 그리고 식약처가 인정한 한약(약용식물) 50종의 기원, 약효해설, 약용법을 소개했다.

또한, 동의보감이 간직해 온 약이 되는 나무 158종과 풀 266종의 효능에 대해서도 소개하여 한약과 건강식품에 관심 있는 분들의 제품 개발과 연구에까지도 도움을 드리고자 했다.

갈피마다 풍부하게 수록된 약초와 한약의 사진들은 독자 여러분들의 이해를 돕는 데 많은 도움이 될 것이라 기대한다.

박종철 지음 / 527쪽 / 4×6배판 / 올 컬러 / 값 32,000원

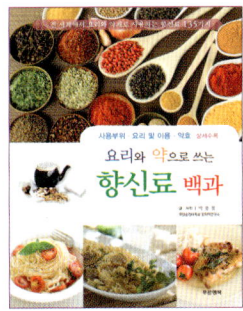

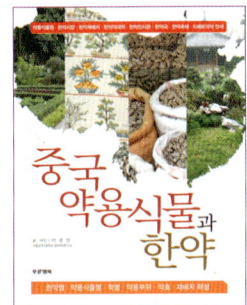

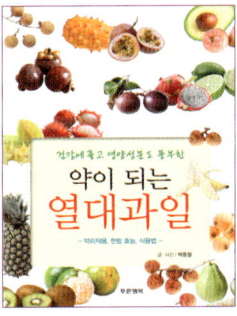

| 저자 발행도서 |

대표적인 일본의 약용식물원과 한방약 자료 총망라

일본 약용식물 한방약도감

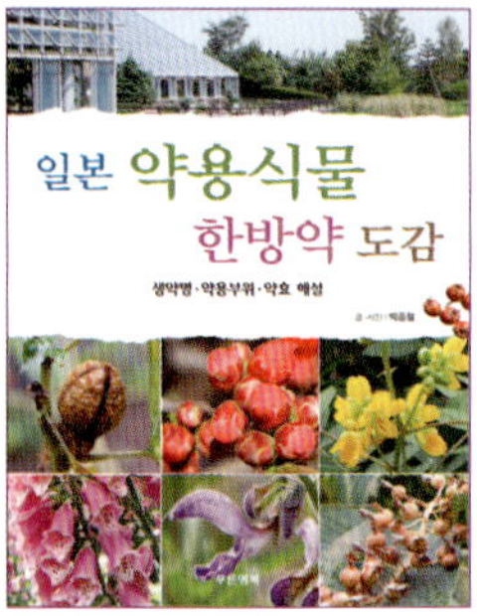

이 책은 일본의 대표적인 약용식물원과 한방약자료관, 전시 중인 희귀식물 등을 도감 형식으로 소개하여 일본의 자연 식물을 관찰하고 여행을 겸할 수 있도록 하였다. 저자가 수년 동안 현지에서 직접 촬영한 수천 장의 사진 중 800여 장을 추리고 자료를 정리하였으며, 일본 약용식물원이나 한방자료관 탐방 및 연구를 위한 지침서 또는 안내서가 거의 없는 실정에서 자료로서의 가치가 크다고 하겠다.

아울러 이 책에 나오는 20여 곳을 직접 찾아가볼 수 있도록, 각 약용식물원이나 한약자료관 등의 인터넷 홈페이지 주소와 약도를 게재하였다. 특히 일본 한방 관련 기관과 약대 홈페이지를 게재하여 독자들이 일본 한약 자료 등을 쉽게 찾아볼 수 있도록 하였다.

박종철 지음 / 448쪽 / 4×6배판 / 올 컬러 / 값 28,0000원

셰프들이 즐겨쓰는

향신료·허브 따라잡기

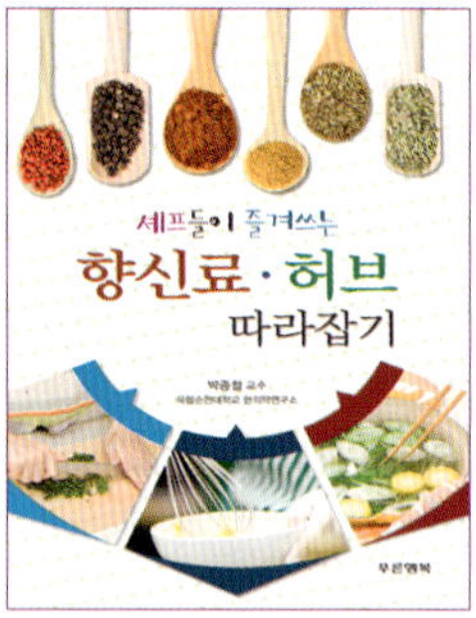

이 책은 셰프들이 즐겨쓰는 향신료·허브의 효능과 이용 방법에 대해 설명한 백과이다. 향신료·허브의 효능 전문서적으로서, 저자가 10여 년 동안 수집한 방대한 향신료와 허브의 식물 사진과 함께 상세하게 해설을 함으로써 '향신료 허브 도감'으로서도 손색이 없다.

총 2개의 장으로 구성된 이 책에는 114종의 향신료와 허브 식물을 수록하였고, 각 식물들의 재배지, 효능, 요리 및 이용법 등을 소개했다.

독자들에게 식용과 약용으로 폭넓게 쓰이는 향신료·허브에 관한 유익한 정보를 전달하고, 다양한 식물에 관심을 가지고 연구할 수 있게 하는 계기가 되기를 기대한다. 요리분야 등에서 실무에 종사하는 분들 그리고 식품영양학, 식품공학, 조리학, 자원식물학 등의 분야에서 공부하는 학부생, 대학원생을 포함한 전공 학자들께 실질적인 도움이 되기를 바란다.

박종철 지음 / 431쪽 / 4×6판 / 올 컬러 / 값 19,800원

현대의학의 기능성 물질과의 만남

동의보감 속 한방약초·약재·약차·꽃차·약술

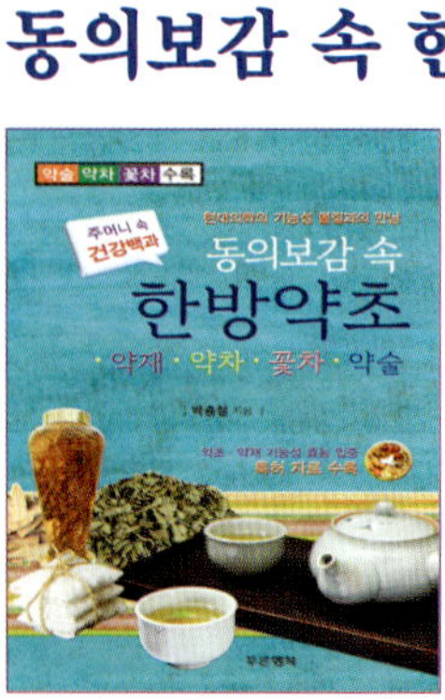

이 책은 32종의 한약과 약용식물의 효능 그리고 이를 이용하여 만들 수 있는 한방 약차와 약술의 제조법에 대하여 기술했다. 특히 한약과 약용식물의 기능성 및 약효에 대한 특허자료도 수록하였다. 무병장수 한약 21종, 동의보감 속의 약이 되는 나무 158종과 풀 266종의 효능에 대해 소개하여 한약과 건강식품에 관심 있는 분들의 제품 개발과 연구에 유용한 정보를 제공한다. "주머니 속 건강백과"라는 부제가 붙은 이 책은 휴대가 용이한 포켓북으로 편집되었지만 실용적인 정보와 다양한 사진을 수록함으로써 약초도감으로 활용하는 데 손색이 없도록 하였다.

박종철 지음 / 468쪽 / 4×6판 / 올 컬러 / 값 19,800원

대한민국을 대표하는

한국 야생화 식물도감 – 봄·여름·가을

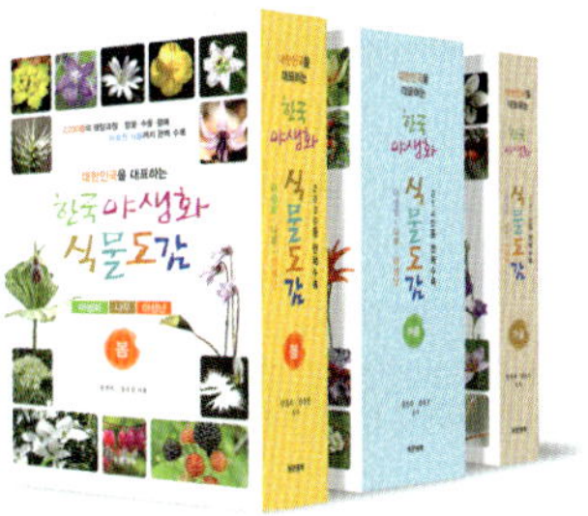

우리나라에서 자생하는 야생화·나무·야생난 등 야생식물 총 6,380여 종을 봄·여름·가을의 계절별로 나누어 수록한 식물도감이다. 그 양이 워낙 방대하여 계절별로 나누어 수록·출간하게 되었다. 방대한 정보량, 꼼꼼하고 상세한 내용, 그리고 15,000여 장이 넘는 생생한 사진들이 수록된 만큼 명실공히 야생화 식물도감으로서뿐 아니라 식물 대백과로서도 손색이 없음을 자신한다. 특히 이 시리즈의 가장 큰 장점은 우리나라 전역에서 자생하는 품종을 다루었다는 것과, 수록된 초·목본류의 자생지 생태를 가능한 그대로 담았다는 것이다. 여기에 각종 식물명의 유래와 이에 얽힌 전설이나 설화 등을 각 항목의 첫머리에 실어 자연스럽고 재미있게 내용에 빠져들 수 있도록 하였다. 또한 식물에 관한 정보나 지식을 처음 접하는 초보자들이 가장 어려워하는 유사 품종을 따로 분류해 본 항목에 등재된 식물과 비교할 수 있도록 구성함으로써 독자들이 본 항목의 식물과 유사 식물을 한 번에 파악하여 구별할 수 있게 하였다.

정연옥, 정숙진 공저 / 3,648쪽 / 신국판 / 올 컬러 / 값 200,000원

풀·나무·버섯 약초·약재 457종 집대성

동의보감 약초 대백과

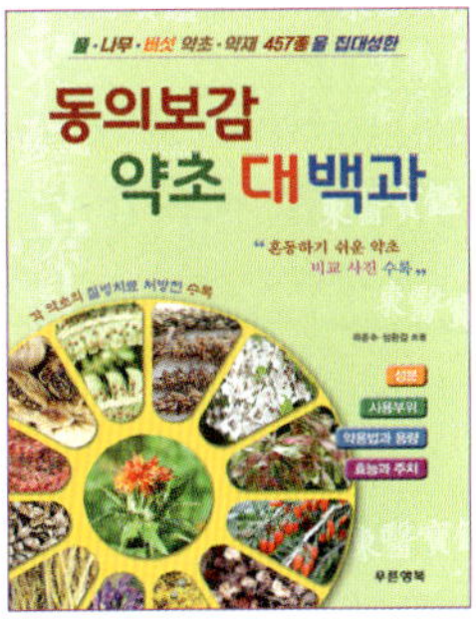

이 책에는 《동의보감》에 기록되어 있는 식물성 약재 중 약초로 이용되는 풀(초본) 283종, 나무(목본) 158종 그리고 버섯류 16종까지 총 457종이 수록되어 있다. 식물의 전체 모습을 확인할 수 있는 사진과 잎·줄기·꽃·뿌리 등 부위별 사진, 그리고 가공 후의 약재 사진을 실었으며, 특히 혼동하기 쉬운 식물들의 비교사진을 수록하여 약초를 찾아 정확히 식별하는 데 도움이 되도록 구성하였다. 또한 식물의 형태와 생육특성을 상세히 기술하였고, 채취 시기와 방법 및 가공법을 쉽게 정리하였다. 이어 주요 성분, 성질과 맛, 귀경(작용부위), 효능·주치, 약용법과 용량을 자세히 설명하였으며, 사용상의 주의사항도 빼놓지 않아 오·남용에 따른 부작용을 막는 데도 소홀함이 없도록 하였다. 특히 이 책에는 기존의 초본과 목본에 능이·동충하초·불로초·저령 등 버섯까지 수록하여 여러 가지 질병 치료에 실질적인 도움이 될 수 있도록 구성하였다.

곽준수, 성환길 공저 / 1,476쪽 / 신국판 / 올 컬러 / 값 62,000원

한의학 전문가의 약초 해설 및 처방 공개

질환별 약초요법

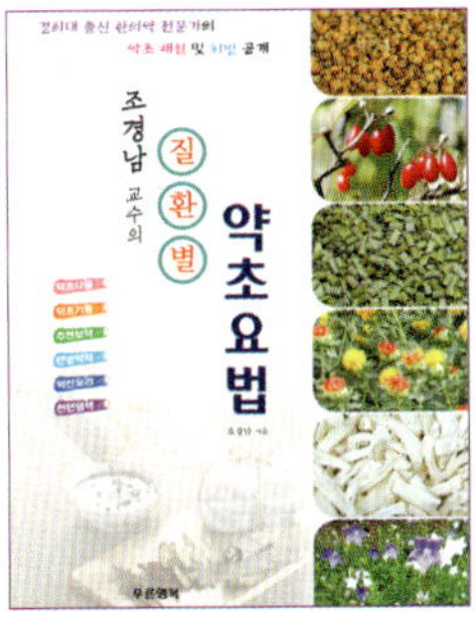

이 책은 신체의 각 부위에 발생할 수 있는 질병에 따라 약초를 이용해 치료할 수 있는 처방법을 소개한 것이다. 저자는 오랜 세월 직접 환자를 상담한 경험을 바탕으로, 누구든지 쉽게 활용할 수 있도록 질병에 따른 '약초의 효능'과 '활용법 및 참고사항'을 구체적으로 설명하였고, 이해를 돕기 위해 함께 수록한 '약초 이야기'나 '에피소드'는 말 그대로 약초에 얽힌 유래나 일화를 소개하여 약초와 그 효능에 대해 한 번 더 짚어준다. 각각의 약초 끝에는 해당 약초를 이용한 전문가의 약선요리, 한방약차, 천연염색 등을 선보여 약초의 활용 가능한 다양한 쓰임새를 소개하였고, 여기에 기력과 식욕을 돋우는 '약초나물', 질병 치료를 돕는 '약초기름', 저자가 특별히 추천하는 질환별 '최고의 보약'까지 모두 담았다. 특히 이 책에 실린 약초 사진들은 저자가 약초 자생지나 재배지를 찾아다니며 직접 촬영한 것으로서, 약초만 단순 촬영한 것이 아니라 독자가 약초의 크기를 짐작할 수 있도록 구도를 잡아 촬영하였다는 점이 특기할 만하다.

조경남 지음 / 420쪽 / 4×6배판 / 올 컬러 / 값 33,800원

| 출판사 발행도서 |

약이 되는 나무의 성분과 약효·용법 수록

사계절 약이 되는 나무도감

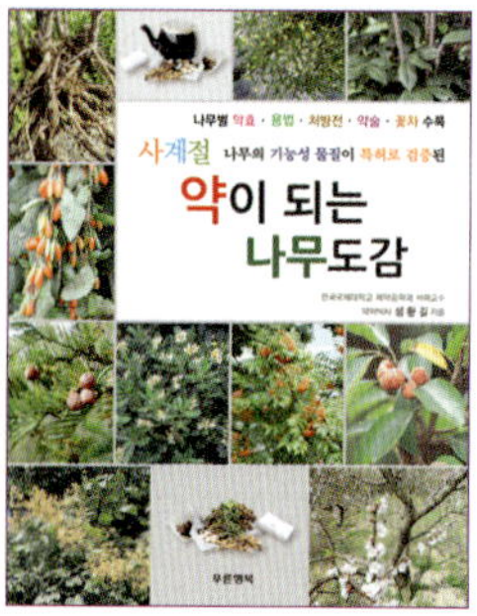

산으로 둘러싸여 있는 우리나라에는 많은 나무들이 자라고 있는데, 이 중에는 특허로 인정받은 주요한 성분과 약효를 가진 나무들이 꽤 많다. 우리 주변에서 볼 수 있는 나무들의 주요한 성분을 알아보고, 그 성분이 우리 몸에 나타나는 여러 가지 질병과 증상에 어떤 약효가 있으며, 어떻게 이용하는지 그 용법을 자세히 설명하고 있다. 또한 나무의 성분, 약효, 용법과 함께 약용 부위, 채취 시기, 맛과 약성(藥性)을 나무별로 자세히 설명하여 누구나 쉽게 이해하고 질병과 증상에 이용할 수 있도록 하였다. 의약품으로 질병과 증상을 개선하고 치료하는 과정에서 생길 수 있는 여러 가지 크고 작은 부작용에서 벗어나 자연에서 질병을 다스리는 지혜를 얻을 수 있는 책이다.

성환길 지음 / 728쪽 / 4×6배판 / 올 컬러 / 값 68,000원

약초는 있어도 잡초는 없다

동의보감 산약초

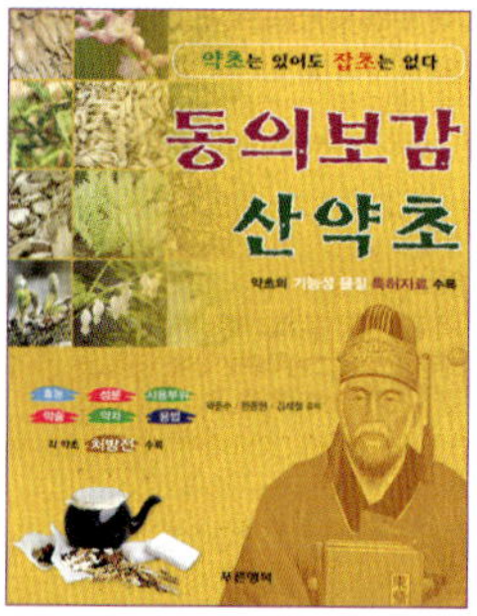

이 책은 총 302종의 약용식물을 대상으로 식물의 생육특성을 상세히 수록하였고, 채취방법과 성분을 쉽게 풀어 설명하였으며, 식용법 및 사용부위, 성품과 맛(성미), 작용부위(귀경)까지 정리하였다. 그리고 이용의 편의를 위하여 효능과 주치, 약용법과 용량을 상세히 설명함과 동시에 사용상의 주의사항도 꼼꼼하게 정리하여 안전성을 높이도록 하였다.

'아는 만큼 보인다'는 말이 있다. 여러 사람이 함께 산을 오르는데도 약으로 이용할 수 있는 수십, 수백 종의 식물을 발견하는 사람이 있는가 하면 아주 흔한 식물조차 알아보지 못하고 산을 내려오는 사람도 있기에 생겨난 말일 것이다. 이 책자가 자연을 벗 삼아 산야로 나가 일상의 찌든 때를 벗고자 하는 많은 분들에게 좋은 길동무가 되길 바라는 마음이다.

곽준수, 한종현, 김재철 공저 / 984쪽 / 4×6배판 / 올 컬러 / 값 62,000원

각 약초의 기능성 물질이 특허로 검증된

사계절 질환별 약초 사용백과

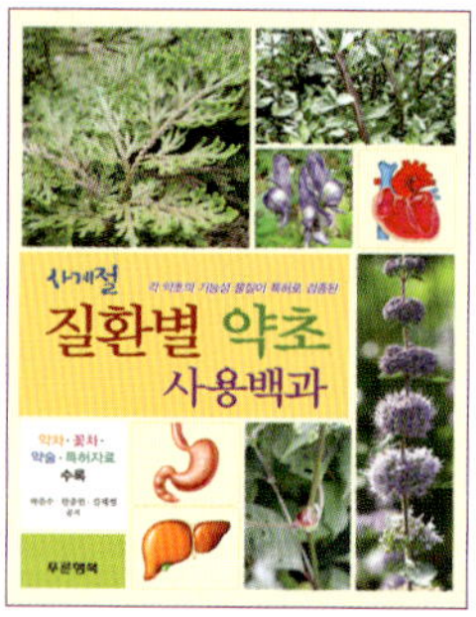

이 책은 총 11개 분야에 31개 질환별로 주변에서 찾기 쉬운 야생 산약초 142종을 중심으로 그 기원과 식물의 형태적, 생태적 특징들이 정리되었다. 또한 성품과 맛, 사용부위, 작용부위(귀경), 성분 등이 수록되었으며, 약초의 채취와 조제 방법 등도 간단하면서도 핵심적인 내용으로 정리되었다. 아울러 개별 약초의 효능과 주치 내용, 약용법, 이용에 따른 주의사항, 약차와 꽃차 및 약술을 담가서 음용하는 법까지 상세하게 설명되어 있다.

누구나 쉽게 사용할 수 있도록 한방 약초에 대한 성미(性味)와 귀경(歸經), 약리작용 등의 전문적인 용어들을 풀어서 썼으며 관련 전공자나 전문가들의 활용 편의성을 위하여 동의보감 원문을 함께 실었다. 또한 현대에 와서 어떤 방식으로 이용되고 있는지 그 경향을 파악하는 데 도움을 드리고자 특허로 등록된 기능성 물질들에 대한 내용을 참고자료로 게재하였다.

곽준수, 한종현, 김재철 공저 / 736쪽 / 4×6배판 / 올 컬러 / 값 39,800원